肿瘤扶正培本研究大成

主审 朴炳奎 花宝金

主编 侯炜

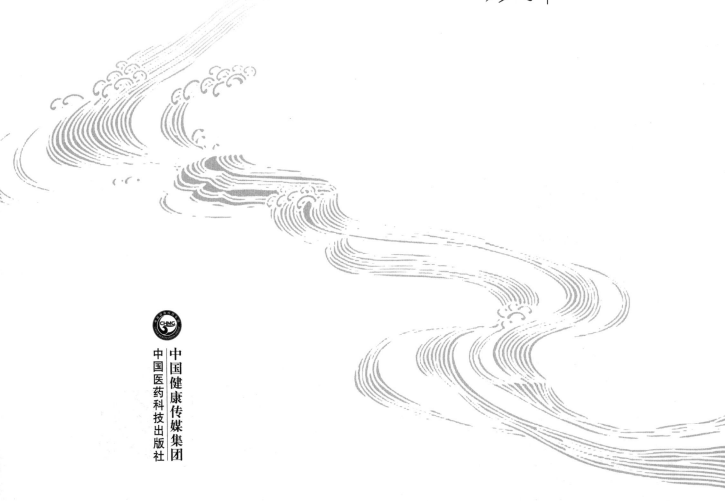

中国健康传媒集团
中国医药科技出版社

内 容 提 要

本书包括思想源流篇、理论研究篇、临床研究篇、基础研究篇、名医经验篇、效验方药篇 6 个部分，分别介绍了肿瘤扶正培本治则的思想源流及近现代发展、恶性肿瘤治疗的临床和基础研究、名医治疗恶性肿瘤的经验等，并记述了效验方药。本书有助于临床医生更好地学习中医肿瘤扶正培本治疗理论，对指导临床治疗恶性肿瘤、提高临床疗效具有重要意义。

图书在版编目（CIP）数据

肿瘤扶正培本研究大成 / 侯炜主编 . -- 北京：中国医药科技出版社，2025.3. -- ISBN 978-7-5214-4877-1

Ⅰ . R273.05

中国国家版本馆 CIP 数据核字第 2024RX3572 号

美术编辑 陈君杞
版式设计 也 在

出版 **中国健康传媒集团** | 中国医药科技出版社
地址 北京市海淀区文慧园北路甲 22 号
邮编 100082
电话 发行：010-62227427 邮购：010-62236938
网址 www.cmstp.com
规格 889×1194mm $^1/_{16}$
印张 42 $^1/_2$
字数 1251 千字
版次 2025 年 3 月第 1 版
印次 2025 年 3 月第 1 次印刷
印刷 北京盛通印刷股份有限公司
经销 全国各地新华书店
书号 ISBN 978-7-5214-4877-1
定价 **188.00 元**

获取新书信息、投稿、为图书纠错，请扫码联系我们。

编委会

王　序

中医学是我国各族人民在几千年生产生活实践中与疾病做斗争逐步形成并不断丰富发展的医学科学。中医肿瘤学科作为中医药领域的重要组成部分，以其独特的理论体系和丰富的实践经验，为人类健康事业做出了重要贡献。在中医药和中医肿瘤事业蓬勃发展的今天，中医肿瘤工作者时刻面临着前所未有的机遇与挑战，要担负起时代使命。

中医肿瘤学必须做好守正创新。在理论创新方面，应当从古贤哲华夏优秀传统文明中启迪中医思维。应师古不泥古，在全面把握中医肿瘤诊疗价值的基础上，始终把提高临床疗效作为原动力，深入研究中医药在肿瘤治疗中的作用机制，用现代的语言诠释其理论内涵，求索创新中医肿瘤发病理论，构建更加科学、更加系统的肿瘤辨证论治体系，提升中医肿瘤疗效，以"天人合德""生生不息"的中华文明本底特色，守正创新，和而不同，体现国学之美，服务民生，嘉惠医林。在临床工作中，应当以"道通于一""厚德载物"作为根基，实现肿瘤治疗的和谐与平衡；践行"仁义、仁心、仁术"的思想精髓，崇尚"仁德和合""无朴纯素"的医生品质，以人为本，生命至上，帮助患者建立战胜疾病的信心；恪守医德和伦理规范，提高自身专业水平，为患者提供更加有效的治疗方案，减轻患者痛苦。在研究工作中，应当具备对立事物辩证、交替、关联、统一的大成智慧，深刻领会中医肿瘤学术思想并加以灵活运用，追求"道""术"合一，既要把握中医理论的精髓，又要掌握西医学的先进技术，特别是要关注医学、生物学、信息科学等领域的最新进展，将中医的"整体观"和"辨证施治"理念与现代科技手段相结合，以大科学、高概念、更精准的方式诊断和治疗肿瘤。

1949年以来，我国第一个中医肿瘤专科在中国中医研究院广安门医院成立，以余桂清教授为代表的第一代中医肿瘤人提出了中医肿瘤扶正培本学说，这是对中医肿瘤治疗理念与方法的系统深入总结，在中西医结合肿瘤学发展和西医学研究中展现了重要的价值和潜力。经过几十年的发展历程，中医肿瘤学科在理论创新、临床实践、基础研究等方面取得了重要成就，令人欣慰。今中国中医科学院广安门医院肿瘤科组织专家学者编撰了《肿瘤扶正培本研究大成》一书，详细阐述了扶正培本学说的理论基础，对中医肿瘤扶正培本的临床实践、科研进展进行了全面而深入的探讨，汇聚了众多中医肿瘤专家的智慧与经验。书中通过大量临床案例，深入探讨了扶正培本理论在临床实践中的应用，展示了中医在肿瘤治疗中的独特方法和显著疗效，能让读者更加深入地理解扶正培本学说的实践价值。本书还探讨了扶正培本学说与西医学免疫调节、生物治疗、微环境等的密切联系，为中医肿瘤学科的发展提供了宝贵的参考意见。

我相信，在同仁们的共同努力下，面向肿瘤这一重大疑难疾病，以中医药和西医药相互补充，深化研究，加强人才培养、学科建设、学术交流，搭建更多更强的国际交流平台，可为构建人类生命健康共同体做出更大贡献。

中央文史研究馆馆员

中国工程院院士　　王永炎

2024 年 10 月

张　序

现今，恶性肿瘤已经成为严重威胁我国人民健康的重大疾病。中医药治疗肿瘤有着悠久历史，在肿瘤综合治疗中显现了重要地位。1949 年以来，经过数代人的不懈努力，中医肿瘤理论得以发展，循证和基础研究取得了长足进步，为中医肿瘤学科体系的建立奠定了基础。随着抗肿瘤新药研发问世，中医肿瘤学逐步形成了一门新的具有中医特色优势的学科。

1955 年，卫生部组建了中国中医研究院。1963 年，我与余桂清、段凤舞在中国中医研究院广安门医院创建了我国第一个中医肿瘤科，成为了重点科室之一。后又有朴炳奎、林洪生、侯炜等主任医师相继加入肿瘤科，成为科室带头人，提出中医肿瘤的"扶正培本"治则，成立了首个临床研究室，成立了中国中西医结合学会肿瘤专业委员会和中国抗癌协会肿瘤传统医学专业委员会，率先联合全国多家单位开展了针对肿瘤"扶正培本"治则的研究，明确了"扶正培本"应用于临床可以提高临床疗效、延长肿瘤患者生存期、减轻放化疗不良反应、提高肿瘤手术效果。在此基础上，随着中医药防治肿瘤研究的开展，一批具有自主知识产权的抑制肿瘤、减轻放化疗不良反应的中药制剂得以研究创制，并取得了良好的临床疗效。

六十余年来，广安门医院肿瘤科已发展成为全国中医肿瘤专科医疗中心、国际知名肿瘤医疗单位，在扶正培本学说的基础上，带领全国开展临床研究，积累经验，提出了一系列新观点、新理论、新学说，极大地丰富了现代中医肿瘤辨治理论；针对中医药防治肿瘤的特色优势等关键问题，制定和完善了常见恶性肿瘤的指南、诊疗规范和中医临床路径；广泛开展国内外交流合作，搭建平台，培养人才队伍，带领一代又一代人在中医肿瘤领域开拓创新，为我国中医肿瘤防治做出了重要贡献。

《肿瘤扶正培本研究大成》一书，是中医肿瘤人怀揣着对医学的热爱对中医肿瘤扶正培本理论的一次全面总结，追溯了中医肿瘤扶正培本理论的发源与演进，详细地呈现了古代、近代和现代中医肿瘤医家对于这一理论的理论构建、临床实践以及研究发展。本书巧妙融入了多位名老中医药专家的宝贵学术经验，将中医肿瘤扶正培本理论的渊源、发展和重要事件串联成一条生动的时间线，为读者勾勒出了一条融合古今的中医药防治肿瘤的脉络。

我要感谢所有为本书付出辛勤努力的专家学者们，是他们的智慧与汗水，才使这部著作得以顺利完成。希望本书能够激发更多中医领域和肿瘤领域学者的思考，提高临床和科研技术水平，引领中医肿瘤行业健康发展，使肿瘤患者获得更多的临床受益。

张代钊

2024 年 10 月

侯 序

回顾中医肿瘤学科的发展历程，以广安门医院肿瘤科老一辈为代表的中医肿瘤工作者，率先倡导扶正培本学术理论，牵头开展全国扶正培本研究及学术研讨会，率先进行中医药扶正培本治则防治恶性肿瘤的系列研究，引领扶正培本治疗肿瘤行业发展并在全国得以推广应用，为推进构建具有中医药特色的肿瘤防治体系奠定了坚实基础。

扶正培本思想萌芽于先秦两汉时期，汉唐宋元时期进一步丰富，至明清时期得以进一步发展。广安门医院肿瘤科是全国中医肿瘤行业研究的先行者，20世纪60年代，余桂清、段凤舞、张代钊三人在中国中医研究院广安门医院创建了全国首家中医肿瘤科，经过不懈的努力，形成了包括中医、中西医结合肿瘤专家在内的学术团队，他们在古代先贤基础上，率先提出了扶正培本法治疗肿瘤的思路，并得到了国内同行的认可。20世纪80年代，在朴炳奎、孙桂芝等人的带领下，倡导以扶正解毒法防治恶性肿瘤，取得了较好的疗效。在注重中医特色治疗的同时，提出"中医与西医相结合、辨病与辨证相结合、扶正与祛邪相结合"的防治肿瘤"三结合"原则。21世纪以来，在中国中医科学院首席研究员林洪生的带领下，凝练扶正培本研究主线，形成恶性肿瘤中医综合治疗方案，开展多中心、大规模循证医学研究，为中医综合治疗肿瘤的确切疗效提供了有力的证据。

经过半个世纪的不懈努力，以扶正培本为主导的治疗方法在中医及中西医结合肿瘤临床中得到了广泛的应用，取得了良好临床疗效，使更多患者获得了受益。在不断的实践与研究中，形成了是"正气内虚"引起恶性肿瘤发生发展的基本共识，总结出了中医扶正培本应全程贯穿肿瘤防治中，"早期以祛邪为主，扶正为辅；中期扶正祛邪并重；晚期以扶正为主，祛邪为辅"的总原则，确立了"扶正培本"理论在中医药全周期防治恶性肿瘤中的优势作用，形成了众多创新理论学说，并不断阐释其机制和内涵，受到了国际上的广泛关注。

为了全面反映扶正培本防治肿瘤的发展历程，做好传承创新工作，便于大家学习查阅资料，我们广泛收集了各个历史时期的相关资料汇编成书。

希望本书的出版，可作为中医、中西医肿瘤工作者的学习工具书及研究参考书，为未来中医研究提供基础和启示，为推动扶正培本肿瘤防治理论的发展提供有力支撑。

最后，感谢所有编写组成员为本书付出的努力。

侯　炜

2024 年 10 月

前　言

　　肿瘤是严重威胁人类生命和社会发展的重大疾病，已成为人类死亡的重要原因。经过全国学者长期临床实践和数代人的不懈努力，扶正培本理论防治肿瘤研究已取得长足进步，积累了大量临床经验、学说和标志性研究成果，极大地丰富了扶正培本学术理论的科学内涵。"扶正培本"已在中医治疗恶性肿瘤中得到广泛应用，具有不可替代的地位和作用。

　　值此中医肿瘤学科建设 60 周年之际，在国家相关部门的大力支持下，中国中医科学院广安门医院肿瘤科牵头组织，以"扶正培本"肿瘤防治理论为核心，广泛查阅国内外大量现存资料，以公开发表的期刊论文、报刊、书籍、学术会议、图片、影像资料以及历史典籍为依据，确保内容的丰富性和准确性，汇总编撰了 1949 年以来各个历史时期肿瘤扶正培本相关的阶段性理论成果、研究资料、重要事件以及学术成就，以便为未来中医肿瘤研究提供基础和启示。

　　本书是中医扶正培本防治肿瘤研究资料的整理汇编，可作为中医、中西医肿瘤工作者的学习工具书及研究参考书。本书共分为六篇，系统编写肿瘤扶正培本的源流及发展，包括思想源流篇、理论研究篇、临床研究篇、基础研究篇、名医经验篇、效验方药篇。思想源流篇主要梳理总结先秦两汉时期到民国各时期扶正培本学术思想在肿瘤应用中的特点，为后世医家防治肿瘤提供启示。理论研究篇从中医肿瘤"扶正培本"理论的初步形成、内涵阐释、辨治分型、综合治疗理念的提出、依托科学研究方法挖掘与推动"扶正"理论创新等方面进行了汇总，梳理了扶正培本相关延伸理论，如"固本清源""调气解毒""黜浊培本"等中医肿瘤理论，并提倡中医全周期"扶正"防治肿瘤策略。临床研究篇全面整理了 1949 年以来扶正培本相关的验案、病例报道、临床研究等，以十年为时间轴，反映了六十余年来各时间段不同病种扶正培本思想的研究特色，从抗肿瘤、提高免疫、改善症状、减毒增效、延长生存期，到治则治法、优势人群筛选、综合方案制定等方面体现了时代特点。基础研究篇系统归纳了扶正培本相关复方、单药以及相应效应成分、化合物的现代作用机制，"虚"证候、病机的生物学基础研究，以及前沿技术对扶正培本思想内涵的阐释。名医经验篇总结并汇编了中医肿瘤行业内共 17 位全国知名中医的宝贵学术思想和经验，以医家长幼进行排序，从个人介绍、主要学术思想和经验进行分述，展示医家"扶正培本"学术思想的由来及传承发展的情况。效验方药篇通过梳理众多中医典籍，结合当代研究成果，从肿瘤类型、肿瘤并发症及不良反应、现代抗肿瘤制剂三方面归纳效验方药，可为肿瘤防治提供更丰富的药物选择。

在本书付梓之际，感谢全国中医肿瘤前辈、同道为中医肿瘤防治工作做出的贡献，感谢全体编写人员的精诚合作及付出的巨大努力。本书花费了大量精力翻阅历史资料，想把扶正培本研究完整地呈现给大家，但由于所涉及的历史研究时间跨度大，部分名医名家资料未能公开，收集资料有未尽之处，希望全国肿瘤专家同道能够谅解和不吝分享，以进一步丰富完善扶正培本研究。

由于时间紧凑，编者水平有限，书中难免有疏漏和不足之处，真诚希望同道和广大读者批评指正。

编　者
2024 年 10 月

目　录

第一篇　思想源流篇

第一章　秦汉唐时代：扶正培本思想的萌芽 ……………………………………… 3

第一节　《黄帝内经》 …………………………………………………………… 3

　　一、明确虚证的定义 ……………… 3　　　　三、肿瘤的初步认识 ……………… 4

　　二、提出虚证的治则 ……………… 3

第二节　《难经》 ………………………………………………………………… 13

　　一、分述积聚病机 ………………… 14　　　　三、分述先后天气 ……………… 14

　　二、提出"五脏积" ……………… 14

第三节　《神农本草经》 ………………………………………………………… 15

　　一、遣药组方的原则指导扶正培本方剂 ……15　三、是发掘抗肿瘤相关中药的巨大宝库 …… 16

　　二、重视肿瘤辨证论治并提倡早期诊治 ……16　四、记载诸多药食同源的扶正培本中药 …… 16

第四节　《伤寒杂病论》 ………………………………………………………… 17

　　一、辨证论治肿瘤的体现 ………… 17　　　　四、用六经辨证治疗肿瘤 ……… 18

　　二、扶正培本思想的体现 ………… 18　　　　五、和法论治肿瘤的体现 ……… 19

　　三、扶正培本治法的体现 ………… 18

第五节　《诸病源候论》 ………………………………………………………… 20

　　一、论述肿瘤疾病证候 …………… 20　　　　三、分篇论述虚劳诸证 ………… 22

　　二、对积聚癥瘕的认识 …………… 20　　　　四、对五脏积分别论述 ………… 22

第六节　《千金要方》 …………………………………………………………… 22

　　一、肿瘤病因病机的认识 ………… 22　　　　四、提出"五瘿七瘤"分类 …… 23

　　二、治疗肿瘤的方药特色 ………… 23　　　　五、五脏归类用药以扶正 ……… 23

　　三、用虫类药物治疗肿瘤 ………… 23

第七节　《外台秘要》 …………………………………………………………… 24

　　一、肿瘤病因病机的发展 ………… 24　　　　二、肿瘤治疗以补法为要 ……… 24

第八节　其他 ……………………………………………………………………… 24

第九节　小结 ……………………………………………………………………………… 25
　　一、积聚分类 ……………………25　　　　三、四诊确立 ……………………25
　　二、病机认识 ……………………25　　　　四、治则治法 ……………………25

第二章　宋辽金元时期：扶正培本治疗疾病百家争鸣 ………………………………… 27

第一节　《三因极一病证方论》 ………………………………………………………… 27
　　一、情志致积 ……………………28　　　　三、积聚治法 ……………………28
　　二、三因致病 ……………………28　　　　四、积聚脉诊 ……………………29

第二节　《太平圣惠方》 ………………………………………………………………… 29
　　一、脏腑虚劳致病 ………………29　　　　二、强调五脏调和 ………………29

第三节　金元四大家对扶正培本的认识 ………………………………………………… 29
　　一、寒凉派刘河间 ………………29　　　　三、补土派李东垣 ………………32
　　二、攻下派张从正 ………………31　　　　四、养阴派朱震亨 ………………33

第四节　其他 ……………………………………………………………………………… 33

第五节　小结 ……………………………………………………………………………… 34
　　一、治法百花齐放 ………………34　　　　三、治未病治疗积聚思想得到发展 ……35
　　二、病因病机得到发展 …………35

第三章　明清时代：肿瘤认识逐步深入，扶正培本实践活跃 ………………………… 36

第一节　《医贯》 ………………………………………………………………………… 36
　　一、命门学说丰富了肿瘤扶正培本法的内涵 36　　二、强调"以肾为本"的思想 ……………37

第二节　《景岳全书》 …………………………………………………………………… 37
　　一、高度概括扶正培本法 ………37　　　　五、确定治疗积聚总则 …………38
　　二、对肿瘤的认识 ………………37　　　　六、治则治法多样 ………………39
　　三、虚证为肿瘤发病之机 ………38　　　　七、分五阶段论治积聚 …………39
　　四、以五脏为主分类积聚 ………38　　　　八、妇人癥瘕，专篇论述 ………40

第三节　《赤水玄珠》 …………………………………………………………………… 41
　　一、积聚均可归阴阳 ……………41　　　　四、反驳积在本位说 ……………42
　　二、脏腑均可生积聚 ……………41　　　　五、提出积聚新认识 ……………42
　　三、积聚均可分内外 ……………42　　　　六、从内外治疗积聚 ……………42

第四节　《病机汇论》 …………………………………………………………………… 43
　　一、阳虚有二 ……………………43　　　　二、阴虚有三 ……………………43

第五节　《理虚元鉴》 …………………………………………………………………… 43
　　一、理虚有三本 …………………43　　　　二、治虚有两统 …………………44

第六节 《医宗必读》 …………………………………………………………………… 44
　　一、提出脾肾先后天根本论 ………44　　四、立攻补兼施为治癌总则 ………45
　　二、倡内外相因导致肿瘤说 ………44　　五、倡温通疏利为治癌大法 ………45
　　三、创阴阳攻积丸治疗肿瘤 ………44

第七节 《医学原理》 …………………………………………………………………… 45
　　一、积聚病机为中气亏败 …………45　　三、重视补气，攻补兼施 …………47
　　二、治疗积聚需固本培元 …………46

第八节 《医学入门》 …………………………………………………………………… 48
　　一、治疗肿瘤重在治痰 ……………48　　三、治疗肿瘤善用毒药 ……………48
　　二、治疗肿瘤重视和脾 ……………48

第九节 《杂病源流犀烛》 ……………………………………………………………… 49
　　一、完善五积的认识 ………………49　　四、审其病机定治法 ………………50
　　二、气郁为本的病机 ………………49　　五、分阶段论治肿瘤 ………………50
　　三、从三焦划分积聚 ………………50

第十节 《医学心悟》 …………………………………………………………………… 51
　　一、扶正培本的初中末三法 ………51　　二、明辨积聚的症候、病因 ………51

第十一节 《医宗金鉴》 ………………………………………………………………… 52

第十二节 《临证指南医案》 …………………………………………………………… 53

第十三节 其他 …………………………………………………………………………… 53

第十四节 小结 …………………………………………………………………………… 54
　　一、积聚的新认识 …………………54　　四、具体积聚疾病新认识 …………56
　　二、内因成论述重点 ………………55　　五、治疗要早、部位重要 …………57
　　三、明确治则，确立治法 …………56

第四章 民国时期：扶正培本思想在社会变革中发展 ………………………………… 58

第一节 《时斋医话》 …………………………………………………………………… 58

第二节 《医学衷中参西录》 …………………………………………………………… 58

第三节 其他 …………………………………………………………………………… 59
　　一、中医肿瘤外科发展 ……………59　　二、施今墨：治慢性病健脾补肾为大法 ……60

第二篇　理论研究篇

第一章　中医肿瘤"扶正培本"理论的初步形成 …………………………………………… 71

第二章　中医肿瘤"扶正培本"内涵探索 …………………………………………………… 72

第一节　肿瘤"扶正"与"祛邪"的关系 …………………………………………………… 72

一、中国中医科学院广安门医院肿瘤科观点 …72

二、湖南省中医药研究所临床研究室肿瘤组
　　观点 ……………………………………72

三、上海中医学院附属龙华医院肿瘤科观点　72

四、北京中医医院观点 …………………………73

五、上海中医研究所观点 ……………………73

六、江苏省中医研究所观点 …………………74

七、江苏省南通地区肿瘤医院观点 …………74

八、浙江省肿瘤医院观点 ……………………74

第二节　扶正培本恢复"阴阳失调" …………………………………………………………… 75

一、上海中医药大学附属龙华医院观点 ……75

二、河南省肿瘤医院观点 ………………………75

三、南京中医药大学观点 ………………………75

四、浙江省立同德医院观点 …………………75

五、安徽省马鞍山市中医医院观点 …………76

第三节　扶正培本"脾肾为本" ………………………………………………………………… 76

一、上海中医药大学观点 ………………………76

二、北京中医医院观点 …………………………76

三、上海中医药大学附属龙华医院肿瘤科
　　观点 ……………………………………77

四、浙江中医药大学观点 ………………………77

五、山东中医药大学附属医院肿瘤科观点 …77

六、浙江中医药大学附属第三医院肿瘤科
　　观点 ……………………………………78

七、中国医学科学院肿瘤研究所扶正研究组
　　观点 ……………………………………78

第四节　扶正培本重视"脾胃" ………………………………………………………………… 78

一、陕西中医学院附院肿瘤科观点 …………78

二、江苏省中医研究所肿瘤科及南京市
　　玄武医院观点 …………………………79

三、上海中医学院观点 ………………………79

四、上海中医药大学附属龙华医院观点 ……79

第五节　在中医理论指导下扶正"抗癌" ……………………………………………………… 80

一、上海中医研究所观点 ………………………80

二、浙江省中医研究所肿瘤组观点 …………80

第三章　中医肿瘤"扶正培本"辨治分型 …………………………………………………… 81

第一节　气血阴阳辨治 ………………………………………………………………………… 81

一、中国中医科学院广安门医院肿瘤科辨治
　　分型 ……………………………………81

二、上海中医学院附属龙华医院肿瘤组扶正
　　辨治分型 ………………………………82

三、福州市第一医院肿瘤科辨治分型 ………82

四、湖南省中医药研究所辨治分型 …………83

五、湖北武汉市医学科学研究所肿瘤组辨治
　　分型 ……………………………………83

六、北京中医医院辨治分型 ……83
七、江苏省南通地区肿瘤医院辨治分型 ……84
八、北京医科大学肿瘤防治研究所辨治分型…84
九、浙江省中医院辨治分型 ……86
十、浙江省嘉兴市王江泾肿瘤医院辨治分型…86

第二节 扶正祛邪辨治 …… 87
一、向塘铁路医院中医科辨治分型 ……87
二、江苏省中医研究所辨治分型 ……88
三、贵阳医学院附院中医科辨治分型 ……88
四、山东中医药大学辨治分型 ……89
五、北京中医医院辨治分型 ……89
六、安徽中医学院附属医院肿瘤科 ……90

第三节 辨病辨治结合 …… 91
一、全国大肠癌科研协作会议大肠癌辨治 …91
二、上海中医学院辨病辨治 …91
三、上海中医药大学附属龙华医院肺癌辨治…92
四、山东医学院附属医院肝癌辨治 ……92

第四章 依托科学研究方法挖掘与推动"扶正"理论创新 …… 94
第一节 突出辨证论治 …… 94
第二节 "三阶段"扶正——根据疾病阶段调整扶正治法 …… 95
第三节 宏观与微观结合的研究 …… 95
第四节 "治未病"理念逐步形成 …… 96
第五节 凝练扶正培本理论科学问题 …… 96
第六节 聚焦扶正中药的作用机制 …… 97
第七节 扶正培本与西医学结合探索 …… 99
第八节 肿瘤"内虚"学说与"平衡"理论 …… 100

第五章 "扶正培本"到"扶正祛邪"综合治疗理念 …… 102
第一节 扶正培本联合"活血""化痰""解毒" …… 102
第二节 扶正抑癌——"诸脏皆虚,唯有邪实" …… 104
第三节 扶正祛邪,病证结合,平衡机体内环境 …… 105
第四节 "扶正＋解毒"理论指导下的四个中西医结合 …… 106

第六章 传承创新,"扶正"理论内涵延伸 …… 109
第一节 "固本清源"引入肿瘤治疗新理论 …… 110
第二节 传承创新,"调气解毒"理论形成 …… 112
第三节 "黜浊培本"肿瘤防治理论的提出 …… 114
第四节 中医肿瘤治疗"形神一体"论 …… 116

第五节 新时代"扶正"理论指导中西优势互补 ………………………………………… 117

第六节 "五期演变"理论与肿瘤防治"扶正五法" …………………………………… 118

第七节 "阴火"理论引入肿瘤化疗耐药防治策略 …………………………………… 120

一、阴火伴随着恶性肿瘤的形成和进展 … 120　　三、阴火理论指导下恶性肿瘤化疗耐药的

二、阴火与化疗耐药互为因果 …………… 121　　　　治疗策略 …………………………… 122

第八节 肿瘤"抗癌复衡"理论的提出 …………………………………………………… 123

第九节 中医全周期"扶正"防治肿瘤策略 …………………………………………… 124

第七章 展望 …………………………………………………………………………………… 126

第三篇 临床研究篇

第一章 肺癌 ………………………………………………………………………………… 135

第一节 响应号召，鉴别诊断，早期治疗，临床初探（1949—1973 年）……………… 135

一、响应号召，确立方针 ………………… 135　　三、人口普查，确立早期筛查重要性 …… 136

二、筛选草药，攻伐为主 ………………… 135

第二节 扶正培本，方药筛选，辨证治癌，初具雏形（1974—1983 年）……………… 136

一、归纳总结，辨证论治 ………………… 136　　三、病因学研究普及，"扶正培本"中药调节

二、重视"扶正"，攻补兼施 …………… 137　　　　免疫功能功效初探 ………………… 137

第三节 百家争鸣，治法创新，急则治标，兼顾扶正（1984—1993 年）……………… 138

一、辨证论治，分期治疗，急则治标 … 138　　三、扶正培本中药对防治中、晚期肺癌肿瘤

二、中西医结合治疗肺癌疗效显现 …… 139　　　　转移的作用 ………………………… 139

第四节 中西合璧，减毒增效，顾护正气，里应外合（1994—2003 年）……………… 140

一、术后阶段 ……………………………… 140　　三、放疗阶段 ………………………… 141

二、化疗阶段 ……………………………… 141　　四、免疫治疗阶段 …………………… 141

第五节 数据挖掘，名家经验，总结优势，分期论治（2004—2013 年）……………… 142

一、扶正培本，普遍应用 ………………… 142　　三、肺癌分期论治理论创新 ………… 142

二、运用数据挖掘技术总结名家经验 …… 142

第六节 临床应用，综合方案，精准治疗，传承创新（2014—2023 年）……………… 143

一、扶正培本相关证候研究，由"经验"向　　三、肺癌扶正培本治疗体系进一步完善 … 143

　　"知识"的转化 ………………………… 143　　四、精准医疗，传承创新 …………… 145

二、扶正培本法对肺癌并发症的治疗作用 … 143

第二章 肝癌 ·· 146

第一节 以毒攻毒，扶正抗癌，利湿化瘀，多法增效（1949—1973 年） ············ 146

一、以毒攻毒，巧用虫药及矿物药 ········ 146

二、晚期肝癌当以扶正为先 ··············· 147

三、围绕化瘀利湿的小规模临床研究初步
展开 ··· 147

第二节 专方专药，单方验方，辨证施治，减毒增效（1974—1993 年） ············ 148

一、中医药辅助治疗特色显现 ············· 148

二、减轻症状负担，提高生活质量 ········ 149

第三节 整体观念，发挥特色，扶正益气，脾肾同治（1994—2003 年） ············ 149

一、辨明邪正盛衰，发挥辨证论治、分期
论治的治疗特色 ························· 149

二、高质量临床循证研究相继开展 ········ 149

三、辨证论治体系趋向完备 ··············· 150

四、中医外治法联合应用 ··················· 150

五、中医药辅助放射治疗 ··················· 150

六、中医辅助介入治疗 ····················· 150

第四节 辨病辨证，规范诊疗，守正创新，制定共识（2004—2013 年） ············ 151

一、癌毒理论应用于肝癌论治体系 ········ 151

二、开启中成药治疗肝癌相关研究 ········ 151

三、中医药配合放、化疗 ··················· 152

四、中医肝癌综合治疗方案、指南制定与
修订 ··· 153

第五节 扶正防复，抑瘤保肝，量化分型，增强免疫（2014—2023 年） ············ 153

一、肝癌早期：中医药扶正抑瘤防复发 ··· 153

二、肝癌中期：中医药兼顾保肝抑瘤 ····· 153

三、晚期肝癌：中医药提高生活质量 ····· 154

四、临床重视扶正培本论治肝癌的生物学
内涵 ··· 154

五、探究客观量化的辨证分型标准 ········ 154

六、中医药治疗肝癌患者胃肠功能障碍 ··· 155

七、创制专证专方 ··························· 155

第三章 胃癌 ·· 156

第一节 个案报道，诊疗初探，扶正抗癌，初见成效（1949—1983 年） ············ 156

一、个案报道，诊疗初探 ··················· 156

二、扶正抗癌，初见成效 ··················· 157

三、关注术后阶段，辨证分型论治 ········ 157

第二节 辨证论治，用药多元，中西结合，开拓新局（1984—1993 年） ············ 158

一、辨证论治，用药多元 ··················· 158

二、中西结合，开拓新局 ··················· 159

第三节 扶正培本，内涵丰富，防治复发，多措并举（1994—2003 年） ············ 160

一、扶正培本，内涵丰富 ··················· 160

二、防治复发，多措并举 ··················· 161

第四节 百家争鸣，传承发展，中西协同，疗效突出（2004—2013 年） ············ 162

一、探究病理因素，各家学者争鸣 ········ 162

二、名家经验，传承发展 ··················· 162

三、中西协同，疗效突出 ··················· 162

第五节　深入研究，守正创新，综合诊疗，以人为本（2014—2023 年）…………… 164

一、中医证型分布规律 ………… 164

二、病因病机，认识深入 ………… 165

三、辨证论治，疗效突出 ………… 165

四、名医验方，广泛推广 ………… 166

五、中医药治疗胃癌相关合并症 ………… 166

六、协同靶向药物应用以增效减毒 ……… 167

七、提高免疫力，改善生活质量 ………… 167

第四章　结直肠癌 ……………………………………………………………………… 168

第一节　区域筛查，鉴别诊断，治疗探索，验案记录（1949—1973 年）………… 168

一、区域筛查，重点预防 ………… 168

二、治疗探索，记录验案 ………… 169

第二节　扶正固本，解毒祛邪，遴选药物，制定规范（1974—1983 年）………… 169

一、开展流行病学研究 ………… 169

二、筛选抗癌药物 ………… 169

三、临床研究实践，形成早期治疗方案 … 169

四、扶正培本思想逐渐形成 ………… 170

第三节　中西协同，固护正气，增效减毒，因时制宜（1984—1993 年）………… 171

一、中西结合，协同增效 ………… 171

二、中医中药在结直肠癌围手术期的应用 … 171

三、中医中药在结直肠癌化疗阶段的应用 … 172

四、中医中药在结直肠癌放疗阶段的应用 … 172

第四节　归纳病机，分型论治，扶正抗癌，虚实兼顾（1994—2003 年）………… 172

一、病机归纳、百家争鸣 ………… 172

二、结直肠癌的辨证分型及治疗 ………… 173

三、扶正培本理论趋于完善 ………… 173

第五节　内外并治，剂型多样，深入研究，明确优势（2004—2013 年）………… 174

一、中药内服在结直肠癌防治中的应用 … 174

二、外治法在结肠癌防治中的应用 ……… 174

三、中成药在结直肠癌患者中的应用 …… 175

四、深入研究中医证候分布，建立中医证候
预测模型 ………… 175

五、随机对照双盲试验及大样本多中心临床
试验开展 ………… 176

第六节　未病先防，防治一体，心身同治，经验剖析（2014—2023 年）………… 176

一、未病防变，关口前移 ………… 176

二、循证医学方法的应用为临床提供有力地
证据支持 ………… 177

三、重视结直肠癌患者情绪的调护 ……… 177

四、分析总结名家经验 ………… 178

第五章　乳腺癌 ………………………………………………………………………… 179

第一节　个案报道，内外结合，扶正祛邪，思想初探（1949—1983 年）………… 179

一、个案报道，内外结合 ………… 179

二、扶正祛邪，思想初探 ………… 180

第二节　经验总结，中西结合，中药开发，疗效提升（1984—1993 年）………… 180

一、经验总结，中西结合 ………… 180

二、中药开发，初具雏形 ………… 181

三、临床观察，疗效提升，"扶正培本"深入
人心 ………… 181

第三节　扶正抗癌，疗效显著，增效减毒，初具雏形（1994—2003 年）……………… 181

　　一、扶正抗癌临床疗效研究 ……… 181　　　　三、中医药减轻西医治疗不良反应研究 … 183

　　二、中医药治疗乳腺癌相关症状研究 …… 182　　　四、中医药防治乳腺癌复发转移研究 …… 184

第四节　全面探索，深入研究，发展迅速，疗效提高（2004—2013 年）…………… 184

　　一、减少术后并发症，促进恢复 ……… 184　　　　三、巩固治疗，防治复发转移 ………… 188

　　二、减轻西医治疗不良反应，协同增效 … 186

第五节　重视扶正，兼顾祛邪，以人为本，创新思路（2014—2023 年）………… 189

　　一、围手术期以扶正为主，兼顾祛邪 …… 189　　　二、辅助治疗期兼顾"扶正祛邪" ……… 190

第六章　胰腺癌 ………………………………………………………………………… 193

第一节　认知奠基，外科起步，个案报道，初步探索（1949—1983 年）…………… 193

　　一、覆前戒后，起步奠基 ………… 193　　　　二、个案报道，初探思路 …………… 193

第二节　辨证论治，经验积累，中西结合，初见成效（1984—1993 年）…………… 194

　　一、临证积累，助启新局 ………… 194　　　　二、中西结合，成效初显 …………… 194

第三节　经验总结，诸法并用，研究起步，成效可观（1994—2003 年）…………… 195

　　一、躬行实践，经验总结 ………… 195　　　　二、研究起步，疗效呈现 …………… 195

第四节　百家争鸣，差异发展，研究日新，多维共显（2004—2013 年）…………… 196

　　一、扶正培本，脾胃为先 ………… 196　　　　四、对症治疗，缓解疼痛 …………… 198

　　二、祛邪抗癌，和而不同 ………… 197　　　　五、临床研究 ………………………… 198

　　三、辨证论治，综合考量 ………… 197　　　　六、基础研究 ………………………… 201

第五节　系统梳理，规范诊治，研究深化，聚焦前沿（2014—2023 年）…………… 201

　　一、系统梳理，传承创新 ………… 201　　　　四、深化研究，全面评价 …………… 203

　　二、制定标准，规范诊疗 ………… 202　　　　五、重视基础，聚焦前沿 …………… 204

　　三、证候研究，探索特色 ………… 202　　　　六、学科交叉，技术融合 …………… 204

第七章　前列腺癌 ……………………………………………………………………… 206

第一节　发病增多，引发关注，个案报道，临床初探（1949—1993 年）…………… 206

第二节　临床探索，攻补兼施，总结经验，奠定基础（1994—2003 年）…………… 206

　　一、临床探索，攻补兼施 ………… 207　　　　三、经验总结，推广治疗 …………… 207

　　二、中西医结合，减少围手术期并发症 … 207

第三节　辨证论治，中西结合，扶正祛邪，疗效显著（2004—2013 年）…………… 208

　　一、理法方药，全面探索 ………… 208　　　　二、中西医结合临床研究 …………… 209

第四节　深入研究，开拓思路，内外并治，提升疗效（2014—2023年）…………………… 212

　　一、理论研究 ……………………… 212　　　二、中西医结合临床研究 …………… 213

第八章　卵巢癌 …………………………………………………………………………… 218

第一节　难诊难治，诊疗起步，攻毒驱邪，初有成效（1949—1983年）………………… 218

第二节　中西结合，疗效提高，扶正固本，辨证治疗（1984—1993年）………………… 219

　　一、抗肿瘤单药的积极挖掘 ………… 219　　　三、中医药扶正固本改善化疗不良反应 … 219

　　二、中西医结合，辨证攻邪 ………… 219

第三节　治法总结，改善预后，科研推进，辅助临床（1994—2003年）………………… 220

　　一、总结病因病机，对症治疗 ……… 220　　　三、科研方法进一步创新 …………… 222

　　二、扶正培本临床试验进一步开展 …… 221

第四节　辨证分型，总结规律，治并发症，探外治法（2004—2013年）………………… 222

　　一、中医证候分布相关研究 ………… 222　　　三、外治法相关临床研究 …………… 224

　　二、中药注射剂及中药复方相关临床研究 … 223

第五节　经验凝练，体质探索，中医干预，提高免疫（2014—2023年）………………… 224

　　一、名老中医经验总结工作有序开展 …… 225　　　三、中医药提高卵巢癌患者免疫功能的

　　二、与中医体质学说相结合 ………… 226　　　　　研究 …………………………… 226

　　　　　　　　　　　　　　　　　　　　　四、扶正培本治法改善骨髓抑制 ……… 226

第九章　食管癌 …………………………………………………………………………… 228

第一节　普查登记，协作防治，临床观察，经验总结（1949—1973年）………………… 228

　　一、普查预防，协作防治 …………… 228　　　三、协助放疗，减轻不良反应 ……… 230

　　二、临床观察，经验总结 …………… 229　　　四、经验反思，方药总结 …………… 230

第二节　舌诊预判，扶正防癌，辨证治癌，初见成效（1974—1983年）………………… 231

　　一、中医舌诊，疗效预判 …………… 231　　　三、辨病辨证，灵活施治 …………… 232

　　二、六味地黄预防食管癌取得重大科技　　　四、扶正培本，初步尝试 …………… 233

　　　　成果 …………………………… 231

第三节　舌诊辨瘤，祛邪为主，复方制剂，广泛应用（1984—1993年）………………… 233

　　一、舌诊辨瘤，初步探索 …………… 233　　　三、复方制剂，应用广泛 …………… 234

　　二、痰瘀毒结，基本病机，祛邪为主，治疗

　　　　大法 …………………………… 234

第四节　中西结合，增效减毒，扶正祛邪，理法渐成（1994—2003年）………………… 235

　　一、中医联合化疗，可提高疗效，防治不良　　　二、中医联合放疗，可提高缓解率，缓解

　　　　反应 …………………………… 235　　　　　症状，提高生活质量 …………… 236

三、专病验方，临床探索 ………… 236

四、治法思索，扶正祛邪 ………… 236

第五节　辨证治癌，数据挖掘，扶正为本，多法论治（2004—2013 年）……………… 237

一、辨证论治，多家争鸣 ………… 237

二、数据挖掘，扶正为本 ………… 237

三、扶正培本，清热解毒，多法论治
　　食管癌 …………………… 238

四、中医改善食管癌临床症状，提高生活
　　质量，带瘤生存 ……………… 238

第六节　名医传承，证候研究，远期疗效，探索思考（2014—2023 年）……………… 238

一、名老中医经验传承总结 ……… 238

二、基于现代统计学方法探索食管癌中医
　　证候规律 ……………………… 239

三、提高近期远期疗效，改善症状，提高
　　生活质量 ……………………… 240

四、中医药联合免疫治疗，需进一步探索
　　思考 …………………………… 241

第十章　骨肿瘤 …………………………………………………………………………… 242

第一节　治疗探索，缓解症状，个案报道，初露头角（1949—1983 年）…………… 242

第二节　内外并用，初步探索，辨证治癌，归纳总结（1984—1993 年）…………… 243

一、初步探索，内外并用 ………… 243

二、辨证治癌，经验总结 ………… 243

三、治疗不良反应初步探索 ……… 244

第三节　自拟方药，减毒增效，顾护正气，初见成效（1994—2003 年）…………… 244

一、自拟方药，初见成效 ………… 244

二、经典方剂，辨证施治 ………… 245

三、放化疗阶段 …………………… 246

第四节　名家经验，总结归纳，扶正升白，增强免疫（2003—2013 年）…………… 246

一、名家经验，总结归纳 ………… 246

二、扶正为主治疗转移性骨肿瘤 ……… 247

三、扶正升白，增强免疫 ………… 247

第五节　病机思索，辅助化疗，应用虫类，全面探索（2013—2023 年）…………… 248

一、病机思索，虚实夹杂，以虚为主 …… 248

二、扶正法为主推动化疗顺利完成 …… 249

三、虫类药物，以毒攻毒 ………… 250

四、总结经验，完善体系 ………… 250

五、中医外治法及针刺疗法的应用 …… 251

第十一章　鼻咽癌 ……………………………………………………………………… 252

第一节　普查统计，早期诊断，误诊分析，临床初探（1949—1973 年）…………… 252

一、数据统计，肿瘤普查 ………… 252

二、早期诊断，误诊分析 ………… 252

三、临床治疗，初步探索 ………… 253

第二节　中西合璧，临床观察，扶正抗癌，初见成效（1974—1983 年）…………… 253

第三节　辨证扶正，减毒增效，综合治疗，机制探索（1984—1993 年）…………………… 254

一、减轻放化疗不良反应 ………… 254　　三、综合治疗 ………………………… 255

二、提高近期及远期疗效 ………… 255　　四、机制初探 ………………………… 256

第四节　扶正抗癌，防治显效，探索积累，渐成体系（1994—2003 年）…………………… 256

一、改善免疫功能 ………………… 256　　三、提高疗效 ………………………… 257

二、减轻放化疗不良反应 ………… 257　　四、名家经验 ………………………… 258

第五节　研究荟萃，阶段治疗，经验总结，证候探索（2004—2013 年）…………………… 258

一、临床研究 ……………………… 258　　四、中医证型相关性初步探索 ……… 259

二、阶段治疗 ……………………… 259　　五、多种手段辅助治疗 ……………… 260

三、名家经验 ……………………… 259

第六节　科学论证，成果丰硕，循证医学，创新发展（2014—2023 年）…………………… 260

一、客观指标，论证疗效 ………… 260　　三、数据挖掘，探寻规律 …………… 262

二、百家经验，百花齐放 ………… 261　　四、证候的现代研究 ………………… 262

第十二章　宫颈癌 …………………………………………………………………………… 263

第一节　辨证施治，探清虚实，针药并用，内外并治（1949—1973 年）…………………… 263

一、响应号召，开展普查 ………… 263　　三、补虚泻实，气血同调 …………… 264

二、辨证施治，初显疗效 ………… 264　　四、宫颈癌针灸治疗的相关探索 …… 265

第二节　扶正祛邪，标本兼顾，增强免疫，延长生存（1974—1993 年）…………………… 265

一、扶正培本理论在宫颈癌论治中的应用 … 265　　三、中医药辅助治疗宫颈癌放疗后损伤 … 266

二、中医论治宫颈癌用药特点 …… 266　　四、辨证论治与内外兼治 …………… 266

第三节　扶正培本，传承创新，辨证治癌，包容并蓄（1994—2003 年）…………………… 267

一、扶正培本学说延伸 …………… 267　　二、中医外治法在宫颈癌治疗的特色优势 … 267

第四节　解毒抗癌，扶正培元，增效减毒，逐渐完善（2004—2013 年）…………………… 268

一、宫颈癌"癌毒"理论内涵 ……… 268　　三、中医药减轻宫颈癌放化疗及术后常见

二、中医药提高宫颈癌放化疗、术后机体　　　　不良反应 ……………………………… 269

　　免疫功能 ……………………… 269

第五节　未病先防，已病早治，扶正培本，全程治疗（2014—2023 年）…………………… 270

一、未病先防思想在宫颈癌中的应用 … 271　　三、放化疗期减毒增效 ……………… 272

二、围手术期改善生活质量 ……… 271

第十三章　恶性淋巴瘤 ……………………………………………………………………… 273

第一节　扶正治疗，初露锋芒，个案报道，疗效初见（1949—1983 年）…………………… 273

第二节 辨证分型，找寻思路，中医治疗，初步探索（1984—1993 年）············· 274

一、辨证论治的相关探索 ········· 274
二、抗癌中草药的相关归纳 ········· 274
三、中医药治疗的相关研究 ········· 274

四、中药治疗癌性疼痛与发热 ········· 275
五、防治放化疗不良反应的相关研究 ········· 275
六、中药联合放化疗的增效作用 ········· 276

第三节 总结病机，归纳方药，中西结合，增效减毒（1994—2003 年）············· 276

一、病因病机的相关总结 ········· 276
二、辨证论治的相关研究 ········· 277
三、辨证结合放、化疗的相关研究 ········· 277

四、中西医结合治疗相关研究 ········· 277
五、专方、验方的相关归纳 ········· 278
六、扶正中药在化疗中增效减毒作用 ········· 278

第四节 扶正祛邪，分期论治，深入研究，疗效彰显（2004—2013 年）············· 279

一、扶正治法的相关研究 ········· 279
二、扶正祛邪治法的相关研究 ········· 279
三、放化疗期间中医用药规律 ········· 280

四、恶性淋巴瘤分期论治的相关研究 ········· 281
五、中医药减轻不良反应的相关研究 ········· 281

第五节 总结归纳，指导临床，百家争鸣，全面发展（2014—2023 年）············· 282

一、临床症状相关总结 ········· 282
二、辨证分型的相关研究 ········· 282
三、病因病机吐故纳新 ········· 282
四、用药特点的相关研究 ········· 283

五、对症治疗化疗不良反应 ········· 283
六、扶正治疗改善化疗后症状 ········· 284
七、改善预后的相关研究 ········· 284
八、名医治法的相关概括 ········· 284

第四篇 基础研究篇

第一章 扶正培本类药物的作用机制研究 ············· 313

第一节 抑制肿瘤生长 ············· 313

一、直接杀伤肿瘤细胞 ········· 313
二、延长细胞周期 ········· 314
三、诱导细胞分化 ········· 316

四、诱导细胞死亡 ········· 319
五、调控基因表达 ········· 324
六、抑制肿瘤细胞侵袭迁移 ········· 329

第二节 调控肿瘤免疫 ············· 333

一、增强特异性免疫 ········· 333
二、激活巨噬细胞 ········· 341
三、促进 NK 细胞和 LAK 细胞活性 ········· 358
四、提高树突状细胞表达 ········· 366

五、促进细胞因子分泌 ········· 372
六、激活补体 ········· 382
七、调控其他免疫功能 ········· 383
八、调控免疫检查点表达 ········· 384

第三节 改善肿瘤微环境 ············· 391

一、抑制肿瘤相关血管生成 ········· 391
二、抑制肿瘤相关淋巴管生成 ········· 405
三、调控肿瘤相关免疫微环境 ········· 408

四、重塑肿瘤相关代谢微环境 ········· 411
五、肿瘤相关微生物组 ········· 413
六、肿瘤基质重塑 ········· 414

七、肿瘤空间结构或时空改变 ………… 420 　　八、肿瘤转移前微环境 ……………… 421

第二章　恶性肿瘤中医证候与病机研究 ……………………………………………… 424

第一节　恶性肿瘤"虚"证生物学基础研究 ………………………………………… 424

一、气虚及兼夹证 ………… 424 　　四、血虚及兼夹证 ………………… 428

二、阳虚及兼夹证 ………… 426 　　五、脾虚及兼夹证 ………………… 428

三、阴虚及兼夹证 ………… 426 　　六、肾虚及兼夹证 ………………… 432

第二节　恶性肿瘤中医病机的基础研究 …………………………………………… 433

一、正虚 ………………… 433 　　四、热邪 …………………………… 437

二、伏毒 ………………… 434 　　五、痰饮 …………………………… 438

三、癌毒 ………………… 436 　　六、血瘀 …………………………… 439

第三章　中医肿瘤现代技术研究概况 ……………………………………………… 442

第一节　常用实验技术 ……………………………………………………………… 442

一、流式细胞术 …………… 442 　　五、免疫组织化学技术 …………… 443

二、聚合酶链式反应技术 … 442 　　六、免疫沉淀与免疫共沉淀技术 … 443

三、免疫印迹技术 ………… 443 　　七、酶联免疫吸附技术 …………… 444

四、免疫荧光技术 ………… 443 　　八、高效液相色谱技术 …………… 444

第二节　数据挖掘技术 ……………………………………………………………… 444

一、中医药网络药理学研究现状 ……… 444 　　三、中药网络药理学研究存在的问题 …… 446

二、网络药理学在中医药研究中的应用 … 445 　　四、中医药网络药理学研究的前景 ……… 447

第三节　组学技术 …………………………………………………………………… 448

一、组学技术 …………… 448 　　三、结语 …………………………… 453

二、多组学联用 ………… 450

第四节　高通量测序技术 …………………………………………………………… 453

一、中医药对疾病治疗机制的单细胞组学 　　二、中药活性物质合成及转运机制的单细胞

研究进展 ………………………… 454 　　组学研究进展 ……………………… 455

第五篇　名医经验篇

第一节　段凤舞 …………………………………………………………………………… 481

第二节　余桂清 …………………………………………………………………………… 483

第三节　张代钊 …………………………………………………………………………… 487

第四节　于尔辛 …………………………………………………………………………… 489

第五节　邵梦扬 ·· 492

第六节　潘明继 ·· 495

第七节　郁仁存 ·· 499

第八节　刘嘉湘 ·· 504

第九节　朴炳奎 ·· 510

第十节　孙桂芝 ·· 514

第十一节　刘伟胜 ·· 520

第十二节　邱佳信 ·· 524

第十三节　周岱翰 ·· 529

第十四节　潘敏求 ·· 532

第十五节　李佩文 ·· 536

第十六节　林洪生 ·· 539

第十七节　王晞星 ·· 547

第六篇　效验方药篇

第一章　癥瘕、积聚 ··· 559

第一节　历代文献本草 ··· 559

第二节　古今经典方剂 ··· 560

第二章　噎膈 ··· 566

第一节　历代文献本草 ··· 566

第二节　古今经典方剂 ··· 568

第三章　反胃（胃反、翻胃） ·· 584

第一节　历代文献本草 ··· 584

第二节　古今经典方剂 ··· 585

第四章　脾积、痞气 ··· 595

第一节　历代文献本草 ··· 595

第二节　古今经典方剂 ··· 595

第五章　肝积、肥气、肝着 ……………………………………………………………… 600

　　第一节　历代文献本草 …………………………………………………………………… 600

　　第二节　古今经典方剂 …………………………………………………………………… 600

第六章　肺积、息贲 …………………………………………………………………………… 603

　　第一节　历代文献本草 …………………………………………………………………… 603

　　第二节　古今经典方剂 …………………………………………………………………… 603

第七章　心积、伏梁 …………………………………………………………………………… 608

　　第一节　历代文献本草 …………………………………………………………………… 608

　　第二节　古今经典方剂 …………………………………………………………………… 608

第八章　失荣、恶核 …………………………………………………………………………… 613

　　第一节　历代文献本草 …………………………………………………………………… 613

　　第二节　古今经典方剂 …………………………………………………………………… 613

第九章　石疽、上石疽 ………………………………………………………………………… 617

　　古今经典方剂 ……………………………………………………………………………… 617

第十章　乳岩、乳癌、乳石痈、妒乳 …………………………………………………………… 618

　　第一节　历代文献本草 …………………………………………………………………… 618

　　第二节　古今经典方剂 …………………………………………………………………… 618

第十一章　肠覃 ………………………………………………………………………………… 620

　　古今经典方剂 ……………………………………………………………………………… 620

第十二章　石瘿、瘿瘤 ………………………………………………………………………… 622

　　第一节　历代文献本草 …………………………………………………………………… 622

　　第二节　古今经典方剂 …………………………………………………………………… 622

第十三章　石瘕、血瘕 ………………………………………………………………………… 625

　　第一节　历代文献本草 …………………………………………………………………… 625

　　第二节　古今经典方剂 …………………………………………………………………… 625

第十四章　肿瘤并发症及不良反应 …………………………………………………………… 629

第十五章　现代中医肿瘤制剂 ……………………………………………………………… 633

第一节　恶性肿瘤中成药注射剂 …………………………………………………………… 633

第二节　恶性肿瘤口服中成药 ……………………………………………………………… 635

第三节　恶性肿瘤外用中成药 ……………………………………………………………… 647

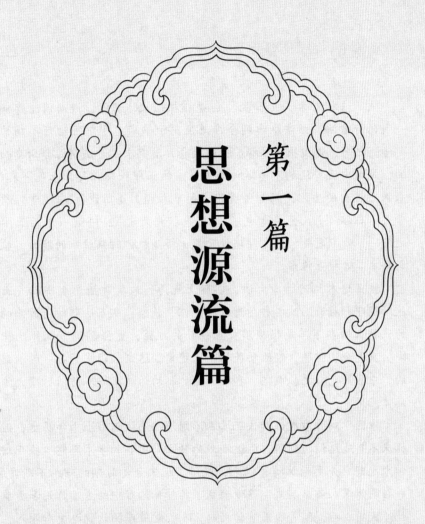

第一篇

思想源流篇

扶正培本又称"扶正培元"，是指扶助机体正气，进而消除疾病的一种治疗方法。该法从古到今广泛应用于临床，是中医治疗疾病的主要治则之一，是由扶正祛邪、标本缓急、治病求本等法则综合衍变而来的，是对中医补法的不断延伸与发展。扶正即扶助正气，正气即真气，来源于脏腑的生化，正如《灵枢·刺节真邪》篇所说："真气者，所受于天，与谷气并而充身者也。"真气包括先天之气——元气和后天水谷之气——营卫之气。培本即培植元气，提高机体防病抗病的能力。扶正与培本二者相互维系。

扶正培本防治肿瘤大法，实际上就是通过对肿瘤患者阴阳气血的扶助调理补益进而改善肿瘤患者"虚证"状态，从而达到防治肿瘤的目的，扶正培本不单是指应用补益强壮的方药，更强调调节人体阴阳平衡，及气血、脏腑、经络功能的平衡稳定，达到"以平为期"的治病目的，中医的"补之、调之、和之、益之"均为扶正培本防治肿瘤大法的具体应用。

中医学对肿瘤虚证和扶正培本治则治法的认识有上千年历史，经过临床不断地总结与创新，已逐渐成为独立而完备的学术思想。扶正培本学术思想自先秦两汉萌芽以来，经历了辽宋金元时期的理论不断发展，并在明清深入临床实践，逐步确立了其肿瘤治疗中的主流作用和重要地位。民国以后，随着西医学的兴起，人们对肿瘤的认识也更加深入，扶正培本学术思想在提高肿瘤患者临床疗效和减轻西医学相关不良反应等方面的指导作用进一步凸显。

本篇为对扶正培本学术思想以及各时期对肿瘤认识的梳理，有助于读者更好地理解扶正培本治疗肿瘤的理论内涵，可以为传承创新和临床实践扶正培本学术思想提供借鉴和参考。

第一章　秦汉唐时代：扶正培本思想的萌芽

先秦时期的中医奠基著作《黄帝内经》记载了"昔瘤""肠覃""石瘕""癥瘕""癖结"等多种与某些肿瘤临床表现相似的病名，对肿瘤的病因病机有了初步认识，提出因虚致病的理论，认为正气亏虚、邪气趁虚而入是导致疾病的主要原因；阐述邪气产生的原因，分为阴阳两个方面，即生于阳的外感因素与生于阴的饮食、起居、情志等内伤因素，这是对因虚致病理论的进一步补充；并提出积聚形成的复杂病因，主要以寒邪、热邪、饮食不节、情志内伤、起居失常等综合所致；提出了肿瘤相关病理、诊断、治疗、预防、养生等一整套基本理论。医论多而方药少的秦汉时期，为中医肿瘤学的后世发展奠定了坚实的理论基础，扶正培本治疗肿瘤学术思想开始萌芽[1-3]。

第一节　《黄帝内经》

《黄帝内经》一般被认为是现存最早的中医典籍，其成书年代在春秋战国至汉代之间，非成于一时也，从《史记·仓公传》中可以看出，在战国末年至秦代中医基本理论已经形成[4]。现今诸多疾病的病因病机制论源头皆来源于《黄帝内经》，肿瘤亦不例外。

肿瘤在《黄帝内经》中虽未作专篇论述，但有学者根据症状体征统计，认为包含肿瘤的疾病名称有 20 余种，如"瘤""积""聚""石瘕"等[5]，病名的记载可见《黄帝内经》对肿瘤已有初步认识。《黄帝内经》所述"正气存内，邪不可干；邪之所凑，其气必虚"，是其对包括肿瘤在内的多种疾病因虚致病病因病机的最明晰阐释。

一、明确虚证的定义

《黄帝内经》作为中医学的奠基著作，经过古代医学家多次修订，集汉以前中医学之大成，强调在疾病形成过程中内因的作用，提出"邪之所凑，其气必虚"与"百病皆生于气"的观点，并给予虚证明确定义："精气夺则虚。"同时《素问·通评虚实论篇》对"精气夺则虚""五虚死"的临床表现进行了具体描述："脉细，皮寒，气少，泄利前后，饮食不入，此谓五虚。"《素问·玉机真脏论篇》对五劳伤的病因做了阐述，即"五劳所伤，久视伤血，久卧伤气，久坐伤肉，久立伤骨，久行伤筋。"《黄帝内经》还用大量的文字阐述了外感六淫、内伤七情、饮食劳倦、不顺四时、不知调养，积虚成损等皆可导致虚证的过程[6-9]。

二、提出虚证的治则

在治疗方面，《黄帝内经》针对虚证的病机特点给予了治疗原则的指导，如"虚者补之""燥者润之""衰者补之""精不足者，补之以味""形不足者，温之以气""损者温之""劳者温之""下者举之"等，均"伏其所主，而先其所因"。《素问·三部九候论篇》述："必先度其形之肥瘦，以调其气之虚实，实则泻之，虚则补之。必先去其血脉而后调之，无问其病，以平为期。"《素问·至真要大论篇》述："热之而寒者取之阳""寒之而热者取之阴"，表示协调阴阳、求其所属是治疗虚证的重要方法之一。在养生方面，《黄帝内经》强调"春夏养阳，秋冬养阴""饮食有节，起居有常，不妄作劳"以及"虚邪贼风，避之有时，恬淡虚无，真气从之，精神内守，病安从来"等，从养生的角度提出扶正补虚的重要性以及相关方法[6-9]。这些记载均为后世医家对于治疗虚证的立法、用药提供了理论依据。

三、肿瘤的初步认识

《黄帝内经》对于肿瘤的论述，运用了古代哲学阴阳五行学说的理论观点，以人体内外相互联系、相互制约的整体观念，阐述肿瘤病理变化规律以及诊断、治疗、用药等法则，把朴素的唯物论和自发的辩证法思想贯穿于整个理论体系中[10-13]。尤其在病名、传舍规律、诊断、病因、病机、治法、预防、预后等内容上，为中医肿瘤学的后世发展奠定了基础。

（一）病名

1. 五脏咳、息贲

《素问·咳论篇》认为："五脏六腑皆令人咳，非独肺也。"《素问·咳论篇》描述了五脏咳的表现，曰："肺咳之状，咳而喘息有音，甚则唾血；心咳之状，咳则心痛，喉中介介如梗状，甚则咽肿喉痹；肝咳之状，咳则两胁下痛，甚则不可以转，转则两胠下满；脾咳之状，咳则右胁下痛，阴阴引肩背，甚则不可以动，动则咳剧；肾咳之状，咳则腰背相引而痛，甚则咳涎。"分析五脏咳，咳而喘息伴有唾血以及咳嗽伴不同部位的疼痛，与肺癌的临床表现相近。《素问·玉机真脏论篇》中"大骨枯槁，大肉陷下，胸中气满，喘息不便，内痛引肩项……真脏见，十月之内死"的论述，与肺癌晚期发展到恶病质阶段时的特征相近。

息贲，病位亦在肺，因其积于胁下，肺气不降，使人呼吸急促气喘，故名。《灵枢·邪气脏腑病形》篇论及该病云："肺脉……滑甚，为息贲，上气。"《黄帝内经》关于息贲的论述，在临床表现、病势发展等方面，当属肺癌范畴[14-15]。

2. 噎膈

"噎膈"之病，首见于《黄帝内经》，称"隔"（古隔同膈）。噎，是指吞咽之时哽噎不顺；膈，是指胸膈阻塞，饮食不下。《黄帝内经》中多处论述的噎膈，其临床表现与西医学的上消化道肿瘤如食管癌、贲门癌、胃癌有颇多相近之处。《素问·通评虚实论篇》曰："隔塞闭绝，上下不通。"《灵枢·邪气脏腑病形》篇曰："膈中，食饮入而还出，后沃沫。"《素问·至真要大论篇》曰："胃脘当心而痛，上支两胁，膈咽不通，饮食不下。"

3. 积、聚

《内经》中所述之积、聚之候，当属腹部肿瘤的范畴。《素问·平人气象论篇》曰："寸口脉沉而横，曰胁下有积，腹中有横积痛"即为指此。《灵枢·五变》篇记载："人之善病肠中积聚者……则肠胃恶，恶则邪气留止，积聚乃作，脾胃之间，寒温不次，邪气稍至，蓄积留止，大聚乃起。"[16-17]

4. 肥气、息积

从肥气、息积的症状特点看，与西医学的肝、胆肿瘤有一定相似性。肥气、息积的主症是胁下若覆杯或胁下满气逆。如《灵枢·邪气脏腑病形》篇指出："肝脉……微急为肥气，在胁下若覆杯。"《素问·奇病论篇》指出："病胁下满，气逆，二三岁不已……病名曰息积，此不妨于食，不可灸刺，积为导引服药，药不能独治也。"张介宾解释肥气、息积关系云："积不在中，而在胁下者，初起微小，久而至大，则胁满气逆、喘促息难，故名息积。"

5. 肠风、肠瘤

《黄帝内经》中的肠风、肠瘤可能与肠道肿瘤有密切关系。从其临床表现描述看，与肠道肿瘤的临床表现有很多类似之处。《素问·风论篇》云："久风入中，则为肠风飧泄。"即表明该病症由风从经脉而入，客于肠胃，或外感风邪，内乘于肠胃所致。其症状为解便时出血，色鲜红而滴沥不止，可见肠风即肠风下血，与直肠部位的肿瘤出血相近。肠瘤之名出自《灵枢·刺节真邪》篇，经文曰："虚邪之入于身也深，寒与热相抟，久留而内着……有所结，气归之，卫气留之，不得复反，津液久留，合而为肠溜，久者数岁乃成，以手按之柔。有所结，气归之，津液留之，邪气中之，凝结日以易甚，连以聚居，为昔瘤，以手按之坚。有所结，深中骨，气因于骨，骨与气并，日以益大，则为骨疽。有所结，中于肉，宗气归之，邪留而不去，有热则化而为脓，无热则为肉瘤。凡此数气者，其发无常处，而有常名也。"溜即瘤也。《灵枢·九针论》篇曰："四时八风之客于经络之中，为瘤病者也。"《黄帝内经》虽未详尽论述"肠溜""昔瘤"的临床表现，但从其病程较长、流散无常的特点来看，可能包含了肠息肉转变为肠癌以及肠癌播散转移的漫长演变过程。

6. 石瘕、肠覃

石瘕、肠覃，见于《灵枢·水胀》篇，两者皆为腹内包块，石瘕与妇科肿瘤具有较大相关性，宫颈癌、宫体癌或卵巢癌在病程的一定阶段均可以见到类似石瘕的症状特点；而肠覃则与腹腔及肠道肿瘤相似。《灵枢·水胀》篇曰："石瘕生于胞中，寒气客于子门，子门闭塞，气不得通，恶血当泻不泻，衃以留止，日以益大，状如怀子，月事不以时下，皆生于女子，可导而下。"石瘕乃妇人因寒气客于胞宫，瘀血留止形成胞中肿块的病症。肠覃是因寒气客于肠外部位，凝滞气血而产生的肿块。

7. 血瘕

血瘕亦为腹腔肿瘤之一，当属瘀血聚积所生的有形肿块，病变主要在胃、肺、脾三经。《素问·阴阳类论篇》云："二阳三阴，至阴皆在，阴不过阳，阳气不能止阴，阴阳并绝，浮为血瘕，沉为脓胕。"二阳即足阳明胃经，三阴即手太阴肺、足太阴脾两经。阴阳经气阻绝不通，故产生血瘕[18-20]。

8. 伏梁

伏梁是指脘腹部痞满肿块一类疾患，因其大如臂，伏于上腹不动，状如屋舍梁栋，故名。《灵枢·邪气脏腑病形》篇曰："心脉……微缓为伏梁，在心下，上下行，时唾血。"《素问·腹中论篇》谓："病有少腹盛，上下左右皆有根……病名伏梁……裹大脓血，居肠胃之外。"《难经·五十六难》特别提出了伏梁为"心之疾"的说法，其云："心之积，名曰伏梁，起脐上，大如臂，上至心下，久不愈，令人病烦心。"[21-23]

9. 鼓胀

鼓胀是腹部胀大如鼓的疾患，从其症状特点看，与晚期内脏肿瘤出现癌性腹水后的表现相似。《素问·腹中论篇》："黄帝问曰：有病心腹满，旦食则不能暮食，此为何病？岐伯对曰：名为鼓胀。"《灵枢·水胀》篇进一步指出鼓胀的证候特征，即："肤胀何以候之……肤胀者，寒气客于皮肤之间，𪉟𪉟然不坚，腹大，身尽肿，皮厚，按其腹，窅而不起，腹色不变，此其候也。鼓胀何如……腹胀身皆大，大与肤胀等也，色苍黄，腹筋起，此其候也。"以上描述中的腹满、腹大、色苍黄、腹筋起

等症状，与西医学肝癌门静脉高压出现腹水的临床表现相近[24-25]。

此外《黄帝内经》还记载了"筋瘤""骨疽""肉疽"等病症，与西医学某些肿瘤的临床表现亦有颇多类似之处。

（二）传舍规律

《黄帝内经》对肿瘤的演变过程也进行了系统描述，《灵枢·百病始生》篇曰："虚邪之中人也，始于皮肤……留而不去，则传舍于络脉，在络之时……留而不去，则传舍于经……留而不去，传舍于输……传舍于肠胃……传舍于肠胃之外，募原之间，留着于脉，稽留而不去，息而成积。"认为肿瘤与人体其他疾病一样，由表及里，居留日久，息而成积，提示了肿瘤日久演变发生发展的过程。上文病名论述的"肠溜""昔瘤"临床表现，也包含了肠息肉转变为肠癌以及肠癌播散转移的传舍过程。

（三）诊断

在肿瘤的诊断方面，《黄帝内经》亦最早提出了诊断肿瘤的明堂色部诊法与脉法，《素问·五脏生成篇》记载："赤脉之至也，喘而坚，诊曰有积气在中，时害于食，名曰心痹……白脉之至也，喘而浮，上虚下实，惊有积，气在胸中，喘而虚，名曰肺痹……青脉之至也，长而左右弹，有积气在心下支，名曰肝痹……黄脉之至也，大而虚，有积气在腹中，有厥气，名曰厥疝……黑脉之至也，上坚而大，有积气在小腹与阴，名曰肾痹。"对于肿瘤疾病的脉诊，《黄帝内经》中记载了三阴三阳脉法、寸口脉法、五脏脉法等不同方法。如《素问·大奇论篇》："肾脉小急，肝脉小急，心脉小急，不鼓皆为瘕……三阳急为瘕，三阴急为疝。"又如《素问·平人气象论篇》："寸口脉沉而弱，曰寒热及疝瘕少腹痛；寸口脉沉而横，曰胁下有积，腹中有横积痛。"再如《灵枢·邪气脏腑病形》篇："黄帝曰：请问脉之缓、急，小、大，滑、涩之病形何如？岐伯曰：臣请言五脏之病变也。心脉……微缓，为伏梁，在心下，上下行，时唾血……肝脉……微急为肥气在胁下，若复杯……微缓为水瘕痹也。"其中水瘕痹与西医学之恶性腹腔积液相类。

（四）病因

《黄帝内经》对肿瘤病因也有相关记载，如《素问·调经论篇》记载："夫邪之生也，或生于阴，或生于阳。其生于阳者，得之风雨寒暑。其生于阴者，得之饮食居处，阴阳喜怒。"其认为邪气的产生不外于阴阳两个方面，即生于阳的外感因素与生于阴的饮食、起居、情志等内伤因素，形成了邪气入侵人体而导致疾病发生的致病方式，这样的致病方式同样适用于肿瘤疾病的发生。

1. 或生于阳，感受外邪

《内经》中涉及了很多外感邪气致肿瘤的论述，如《灵枢·九针》篇曰："四时八风之客于经络之中，为瘤病者也。"《灵枢·刺节真邪》篇记载："虚邪之入于身也深，寒与热相搏，久留而内着……邪气居其间而不反，发为筋瘤……合而为肠瘤……凝结日以易甚，连以聚居，为昔瘤……"以上这些论述，强调了虚邪、八风、寒、热等外邪可通过客于经络，扰乱气血，使阴阳失调，气血逆乱，日久而变生肿块。在外感邪气之中，寒邪与肿瘤的发生关系尤为密切。《灵枢·百病始生》篇曰："积之始生，得寒乃生，厥乃成积也。"指出了寒邪是肿瘤形成的首要因素，同时对其病理过程的产生亦进行了详细的论述："厥气生足悗，悗生胫寒，胫寒则血脉凝涩，血脉凝涩则寒气上入于肠胃……肠外之汁沫迫聚不得散，日以成积。"又如《素问·举痛论篇》曰："寒气客于小肠膜原之间，络血之中，血泣不得注于大经，血气稽留不得行，故宿昔而成积矣。"寒邪属阴，性凝滞，寒邪侵入体后，可使筋脉拘急，气滞血瘀，从而促进有形之物的产生，日久则成积。正如《素问·阴阳应象大论篇》所云："阳化气，阴成形。"《素问·六微旨大论篇》亦曰："无形无患。"从寒邪对于肿瘤生成的重要影响中，我们也能更加深刻地体会到《内经》中强调的阳气、正气在生命活动中的重要意义。

2. 或生于阴

（1）情志不调

《内经》认为肿瘤的发生、发展与七情变化有密切关系。举凡忧思郁怒，所欲不遂，久则气机不行，进而影响到脏腑功能，从而发为肿瘤。《素问·通评虚实论篇》云："隔塞闭绝，上下不通，则

暴忧之病也。"《灵枢·上膈》篇曰："喜怒不适，食饮不节，寒温不时……邪气居之……积聚以留。"《灵枢·百病始生》篇曰："卒然外中于寒，若内伤于忧愁，则气上逆，气上逆则六输不通，温气不行，凝血蕴裹而不散，津液涩渗，着而不去，而积皆成矣。"《素问·疏五过论篇》描述了因地位变化而情志不遂导致恶疾的演变过程，即"尝贵后贱，虽不中邪，病从内生，名曰脱营。尝富后贫，名曰失精，五气留连，病有所并。医工诊之，不在脏腑，不变躯形，诊之而疑，不知病名，身体日减，气虚无精，病深无气，洒洒然时惊……离绝菀结，忧恐喜怒，五脏空虚，血气离守……尝富大伤，斩筋绝脉，身体复行，令泽不息，故伤败结，留薄归阳，脓积寒炅"，原文指出情志不遂，内伤脏腑，气机逆乱，精血损耗，必致"脱营""失精"而危及生命；而许多学者认为，"脱营""失精"发生发展的过程，就是恶性肿瘤的演变过程。

（2）饮食不节

饮食内伤可致脾胃虚弱，痰浊、湿热等内邪产生，从而气机受阻，气血失常，邪聚不散而致肿瘤的发生。《素问·阴阳应象大论篇》云："水谷之寒热，感则害于六腑。"《灵枢·百病始生》篇亦云："卒然多食饮则肠满，起居不节……肠外有寒，汁沫与血相搏，则并合凝聚不得散，而积成矣。"值得注意的是，饮食不节等因素导致了脾胃虚弱，功能受损，使邪气滞留体内，形成了潜在的致病条件，而邪气入侵或饮食寒温不适，促进了痰、瘀等有形之病理产物形成，日久则积聚而生。类似论述在《黄帝内经》中还有很多，如："喜怒不适，食饮不节，寒温不时，则寒汁流于肠中……积聚以留。""人之善病肠中积聚者……肠胃恶，恶则邪气留止，积聚乃作，脾胃之间，寒温不次，邪气稍至，稸积留止，大聚乃起。"

（3）劳逸无度

《素问·经脉别论篇》曰："生病起于过用。"提出了疾病的产生是由于超过人体耐受程度的观点，这里的过用包括太过与不及，前文所述的无论是感受外邪还是内伤情志、饮食不节等致病因素都包含了太过与不及的意思，劳与逸是太过与不及的具体阐释。过劳伤损精气，精气虚弱是致病之基，如《素问·举痛论篇》曰："劳则气耗。"《素问·调经

论篇》曰："有所劳倦，形气衰少。"《灵枢·大惑论》篇曰："神劳则魂魄散，志意乱。"然而过于安逸，气血运行迟缓，脏腑功能减退，也是疾病发生之因，故《素问·宣明五气篇》提出："久视伤血，久卧伤气，久坐伤肉，久立伤骨，久行伤筋。"此外，入房太甚，导致肾气亏虚，无力抗邪，水停津聚，也是引起肿瘤发生的因素之一，如《素问·上古天真论篇》曰："以酒为浆，以妄为常，醉以入房，以欲竭其精，以好散其真，不知持满，不时御神，务快其心……半百而衰也"，结合现代生活现状来看，过劳与过逸的失调，特别是"神太过而形不及"，即精神过劳而形体过逸，这种形神劳逸的不平衡对人体健康造成了很大的威胁，是肿瘤发生的重要潜在危险因素。所以，劳逸要有度，形神应协调，正如《素问·上古天真论篇》曰："形与神俱"，在一定程度上，保持动以养行，静以养心的生活状态，使之张弛有度，是养生保健、防癌抗癌的上法。

（4）体质差异

《灵枢·行针》篇曰："余闻九针于夫子，而行之于百姓，百姓之血气各不同形。"这是《黄帝内经》中对个体体质差异的高度概括，这种差异既有先天自然因素，如性别、年龄等，也有在后天生长发育和生活经历中所形成的体质、心理、认知等方面的不同，这些差异对疾病的发病趋向、证候类型和预后有着显著影响。如《素问·经脉别论篇》曰："当是之时，勇者气行则已，怯者则着而为病也。"西医学证明肿瘤的发生与个体体质强弱有着密切的联系，体质壮实且脏腑功能旺盛、正气充足者，不易发病；而素体虚弱或者脾胃功能差，且气血精微生成不足者，则易增加肿瘤发生的概率。如《灵枢·五变》篇云："人之善病肠中积聚者，何以候之……皮肤薄而不泽，肉不坚而淖泽。如此，则肠胃恶，恶则邪气留止，积聚乃作，脾胃之间，寒温不次，邪气稍至，稸积留止，大聚乃起。"表示易患肠中积聚者，大多是皮肤薄而不润泽，肌肉微润而不坚实者，其脾胃虚弱，运化无力，易使邪气留滞，久而形成积聚。张景岳同样指出："脾胃不足及虚弱失调之人，多有积聚之病。"而且，经西医学证明，肿瘤疾病的发生与性别、年龄、禀赋、性格、家族遗传等亦有明显的相关性。

（5）多因复合

肿瘤的发生发展是一个漫长而复杂的过程，多种因素的复合，日久的综合作用，导致了肿瘤的产生。《灵枢·百病始生》篇云："卒然多食饮，则肠满，起居不节，用力过度，则络脉伤。阳络伤则血外溢……肠外有寒，汁沫与血相搏，则并合凝聚不得散而积成"。从中不难看出，肿瘤的发生，除了饮食因素外，还有生活习惯、络脉损伤、寒邪入侵、痰饮瘀血互结等多方面因素的复合，最终导致肿瘤的产生。《灵枢·百病始生》篇还提到："卒然外中于寒，若内伤于忧怒，则气上逆，气上逆则六输不通，温气不行，凝血蕴裹而不散，津液涩渗，着而不去，而积皆成。"同样表示肿瘤的发生由内外之邪相合而成，即外感寒邪同时又有情志失调，从而导致气机受阻，阳气不行，经脉不通，气血运行紊乱，瘀血、痰饮等多种因素"着而不去"，而后导致肿瘤产生。

（五）病机

1. 气血凝滞

《素问·调经论篇》曰："血气不和，百病乃变化而生。"气血是人体的物质基础，气血失和是疾病产生的基本病机，而气血失和所致的气血凝滞，是肿瘤疾病发生的主要病机。《素问·举痛论篇》曰："寒气客于小肠膜原之间，络血之中，血泣不得注于大经，血气稽留而不得行，故宿昔而成积矣。"说明气血不和，气血凝滞，稽留不行，久则成积。《素问·百病始生篇》亦云："卒然多食饮则肠满，起居不节，用力过度，则络脉伤，阳络伤则血外溢，血外溢则衄血；阴络伤则血内溢，血内溢则后血。肠胃之络伤，则血溢于肠外，肠外有寒汁沫与血相搏，则并合凝聚不得散而积成矣。"《黄帝内经》认为气血不和，致瘀血久积不去或血溢脉外停滞于局部，均可以形成有形之肿块，"石瘕""肠覃"等病症的形成亦与瘀血留着不去有密切关系。

2. 痰结湿聚

痰湿是肿瘤形成的最主要病理因素之一。《灵枢·刺节真邪》篇论肠瘤说："有所结，气归之，卫气留之不得反，津液久留，合而为肠溜（瘤）。"指出气机不运，而津液久留致水湿不化，久则聚湿成痰，发为肠溜（瘤）。《灵枢·百病始生》篇在论积证之形成时提及：“卒然中于寒，若内伤于忧愁，则气上逆，气上逆则六输不通，温气不行，凝血蕴里而不散，津液涩渗，著而不去，而积成矣。”津液涩渗即为痰湿，着而不去即为结聚，可见痰湿、瘀血的结聚是肿瘤发生的重要病机之一。

3. 热毒内蕴

火热毒邪在体内局部的蕴结，是形成肿瘤及其发生肿痛的关键病机。而在《内经》时代，早已认识到这一过程及其重要性。《素问·至真要大论篇》云：“诸痛痒疮，皆属于心。”又说：“诸病胕肿，疼酸惊骇，皆属于火。”《灵枢·痈疽》篇也认为：“大热不止，热胜则肉腐，肉腐则为脓，故名曰痈。”由上可见，举凡癌肿疼痛，临证者当考虑到火热毒邪的致病特性的存在。血遇火则凝，津遇火则炼而为痰，气血痰浊壅阻经络脏腑，导致了肿瘤的结聚以及局部的肿痛。所以热毒内蕴也当为肿瘤疾病的病机之一。

4. 正气不足

《素问·刺法论篇》说：“正气存内，邪不可干。”强调了人体正气的重要性，认为如果正气存内，会减少邪气侵犯的机会；当正气虚弱时，机体抗邪的能力降低，而引发疾病，甚则发生肿瘤。正、邪在发病辨证关系中可见，若正气虚弱，不能抵御邪气，则疾病丛生，即《灵枢·口问》篇所说：“邪之所在，皆为不足。”张元素也指出：“壮人无积，虚人则有之。”肿瘤的发生与正虚有着密切的关系，在正虚的条件下，内外合邪，毒邪留滞，日久易形成肿块，发生肿瘤。

（六）治疗思想

1. 治其未病

“治未病”是《黄帝内经》理论体系的最具特色的内容之一，《素问·四气调神大论篇》说：“圣人不治已病治未病，不治已乱治未乱……夫病已成而后药之，乱已成而后治之，譬犹渴而穿井，斗而铸锥，不亦晚乎！”《灵枢·逆顺》篇也指出：“上工，刺其未生者也；其次，刺其未盛者也；其次，刺其已衰者也；下工，刺其方袭者也，与其形之盛者也，与其病之与脉相逆者也……故曰：上工治未病，不治已病。”可见，“治未病”不仅仅是未病先防，于病形未显或病气未传之时，早期诊断、早期

治疗，也是“治未病”的重要内容。肿瘤患者终至不治，往往是由于诊治延误。正如《素问·阴阳应象大论篇》所说：“邪风之至，疾如风雨，故善治者，治皮毛，其次治肌肤，其次治筋脉，其次治六腑，其次治五脏。治五脏者，半死半生也。”“治未病”理论于肿瘤疾病治疗的内涵，体现于“未病先防、既病防变、瘥后防复”。

2. 治病求本

《素问·阴阳应象大论篇》曰：“治病必求于本。”是治疗一切疾病立法、选方、遣药的总原则，对于临床治疗肿瘤疾病也有重要的指导意义。“治病求本”之“本”，《黄帝内经》原指阴阳，后人具体化为病因、病机及病证，三者理出一贯，密不可分，反映了疾病的本质特征。治病求本，就是针对疾病的本质进行治疗。求本的过程，就是诊察病情，识别证候，推求疾病发生的过程。《素问·至真要大论篇》说：“必伏其所主，而先其所因。”主，指反映本质的证候；因，即致病之由，包括致病的始因及作用于人体后的各种病机变化。辨证论治，实为审机论治。《素问·至真要大论篇》为审机论治作了示范，强调“谨守病机，各司其属，有者求之，无者求之，盛者责之，虚者责之”。肿瘤是全身性疾病的局部表现，是全身属虚、局部属实的疾病。肿瘤疾病之本在于正虚，扶正是治疗肿瘤的重中之重。

3. 调和阴阳

《黄帝内经》提出疾病的治疗在于调和阴阳。肿瘤的发生发展，与人体阴阳失调密不可分。《素问·生气通天论篇》认为人体生理活动的最佳状态为“阴平阳秘”，若内外之邪扰乱了这种阴阳平衡的状态，便会产生疾病。阴阳失调之病机及病象存在于各种疾病之中，因而调和阴阳的治疗原则具有极为广泛的应用范围，肿瘤亦不例外。关于调和阴阳，《黄帝内经》多篇都有明确表述，如《素问·至真要大论篇》云：“谨察阴阳所在而调之，以平为期。”《素问·阴阳应象大论篇》谓：“审察阴阳，以别柔刚，阳病治阴，阴病治阳，定其血气，各守其乡。”柔刚即虚实，所举多条治法即围绕阴阳虚实而设。阳虚之病可由阴胜引起，阴虚之病可由阳胜引起，平抑其偏胜的一方，阴阳归于平和，其病将自愈。《灵枢·根结》篇说：“用针之要，

在于知调阴与阳，调阴与阳，精气乃光，合形与气，使神内藏。"在调和阴阳治疗原则指导下，《素问·至真要大论篇》提出了针对寒热证候的治疗大法，曰："寒者热之，热者寒之。"又在临床实践中进一步探索，指出："诸寒之而热者取之阴，热之而寒者取之阳。"对虚热证与虚寒证，当施用甘寒之品补阴以抑阳，则虚热自退；甘温之品补阳以抑阴，则虚寒自消。调和阴阳的治则治法，如"寒者热之，热者寒之……衰者补之"，目前广泛地应用于肿瘤疾病的中医药治疗中，以追求"阴平阳秘"。

4. 法天则地

"法天则地"，即治病应取法天地自然规律，这是《黄帝内经》理论体系在治疗上的主导思想之一。《素问·宝命全形论篇》曰："法天则地，随应而动，和之者若响，随之者若影，道无鬼神，独来独往。"《素问·五常政大论篇》曰："必先岁气，无伐天和。"《素问·阴阳应象大论篇》曰："治不法天之纪，不用地之理，则灾害至矣。"人是自然的产物，体内的气血运行及盛衰会随自然界阴阳五行的变化而呈现不同状态，"法天则地"主要用来指导肿瘤患者的康复，要求肿瘤患者从心理、营养、运动等各方面遵循自然规律，恢复气血平和状态。

5. 从容人事

"从容人事"，出自《素问·疏五过论篇》，经曰："从容人事，以明经道。贵贱贫富，各异品理，问年少长，勇怯之理。"人不仅存在于天地自然之间，同时也生活于社会之中，经济社会的发展、政治政策的变更、社会风俗道德的影响，以及个人体质、人格、心理等方面，这些因素的结合在疾病的发生发展中占有重要的地位，因此在肿瘤的防治上把握人事之变是非常必要的。肿瘤疾病的治疗与康复应当注重结合患者当下的社会环境予以决策制定。《素问·疏五过论篇》曰："尝贵后贱，虽不中邪，病从内生，名曰脱营。尝富后贫，名曰失精，五气留连，病有所并。"指出贵贱富贫的更迭、社会环境的变化对人的影响，严重者会使患者出现"脱营""失精"等严重疾病，西医学同样证明，社会环境和社会关系的急剧变化对人心理生理状态的影响，会导致肿瘤的发生发展。《灵枢·师传》篇提出："人之情，莫不恶死而乐生，告之以其败，语之以其善，导之以其所便，开之以其所苦，虽有无道之人，恶有不听者乎？"《黄帝内经》中对于解决患者性情和思想上的问题的重视，为我们治疗和预防肿瘤提供了参考。

6. 因势利导

因势利导，即针对疾病发展过程中邪正进退的病势，顺应正气抗邪趋势而治的原则。《灵枢·师传》篇曰："夫治民与自治……治国与治家，未有逆而能治之也，夫惟顺而已矣。顺者，非独阴阳脉论气之逆顺也，百姓人民，皆欲顺其志也。"《灵枢·逆顺肥瘦》篇还做了形象的说明："临深决水，不用功力，而水可竭也。循掘决冲，而经可通也。此言气之滑涩，血之清浊，行之逆顺也。"顺势而为，则是治愈疾病的关键，把握病势，顺势而行，因势利导，是一项具有广泛指导意义的治疗思想。在疾病的过程中，人体正气为适应或抵御致病因素的干扰，会自发地利用人体的自然通路，如皮毛、口鼻、二阴等祛邪外出。临证时，可据病气表里上下之所在，引导和推动正气抗病之力，确立或上越，或下泄，或外发，或内消的诸种顺势治法。对此，《素问·阴阳应象大论篇》言之甚详："其高者，因而越之；其下者，引而竭之；中满者，泻之于内；其有邪者，渍形以为汗；其在皮者，汗而发之；其慓悍者，按而收之。"邪居上焦，顺其向上之势，则用吐法使之上越而出；邪居下焦，顺其下趋之势，则用下法使之下泻而出；邪居中焦，心下痞闷，气滞胀满，无明显上越下趋之势，非汗吐下之法可解，则用分消之法使邪内消；邪在皮表，顺其向外之势，则用发表之法驱邪外出。肿瘤同样存在着邪正进退的病势变化，治疗上亦当遵循这一治疗思想。

7. 杂合以治，各得其宜

《素问·异法方宜论篇》曰："圣人杂合以治，各得其所宜，故治所以异而病皆愈者，得病之情，知治之大体也。"《黄帝内经》中非常重视综合各种方法，根据不同的病情、疾病的不同阶段，恰当地运用相应的治法，使之各得适宜的治疗。目前对于肿瘤的治疗除西医学治疗方法外，中医的丸、散、膏、丹、外治法、心理疗法等也存在着各自的优势，杂合以治、各得其宜，可使患者获得最大的益处。肿瘤的发生发展是一个过程，在不同的阶段应采用不同的治疗思路，在肿瘤的初期阶段，邪气未盛，正气未衰，病较轻浅，可急扬之使去，发散祛邪；而进入中期，病邪深入，病情加重，更当着重祛邪，减其病势。正如《素问·阴阳应象大论篇》曰："因其轻而扬之，因其重而减之。"进入后期，往往邪实与正虚同在，因而养正与攻邪的具体应用要做相应调整，以防攻伐太过，损伤正气。所以杂合以治、各得其宜不仅说的是治疗手段的选择，同样也是说肿瘤不同治疗阶段有效方法的选择。

8. 和谓圣度

《素问·生气通天论篇》曰："因而和之，是谓圣度。"中医认为人体内的阴阳二气具有在生理状态下自我协调、在病理状态下自我恢复平衡的能力，即阴阳的自和与平衡，这也是治疗的最终目的。《素问·汤液醪醴论篇》曰："病为本，工为标。"治疗是辅助人体增强正气，提高抗病能力以恢复机体的平衡，从而达到治愈的目的。在晚期肿瘤的治疗中，带瘤生存，使机体与肿瘤达到一种和谐共处的状态，不过度治疗往往能使患者获得最大的益处。另外，肿瘤病多为虚实夹杂之证，邪实与正虚往往同在，在肿瘤的各个发展阶段，邪正双方力量对比的状态是不同的。因此，养正与攻邪的具体应用要根据实际病情，祛邪与扶正之用，皆不可太过，同样体现了治疗的"和谓圣度"。如《素问·离合真邪论篇》所说："诛伐无过，命曰大惑，反乱大经，真不可复。"把握肿瘤治疗的尺度，是肿瘤防治的关键[11-13]。

（七）治疗原则

1. 形神同调

《素问·上古天真论篇》曰："形与神俱，而尽终其天年，度百岁乃去。""形与神俱"是中医学养生思想的特色之一。《类经·针刺类》曰："形者神之体，神者形之用。"形与神互根互用，互存互济，协调统一，以保持生命的良好状态。形与神俱是健康的象征，而形神相离是疾病的标志，那么形神同调便可以作为指导疾病治疗的一个原则。《素问·宝命全形论篇》曰："一曰治神，二曰知养身。"疾病的治疗需要身体与精神的同时调养，二者都不可忽视，尤其在肿瘤的治疗中，心理、情志等精神因素本身就对肿瘤的产生有着不可忽视的作用。而且无论是疾病本身带来的痛苦还是治疗过程中产生

的一些不良反应，都会使患者出现不同程度心情的低落或精神的焦虑，处于一种"形苦志苦"（《素问·血气形志篇》）的状态。所以在肿瘤的治疗中根据"形神同调"的原则，在对患者进行身体治疗的同时配合恰当的心理辅导、精神治疗等方法，将会对疗效的提高起到积极的作用。

2. 三因制宜

三因制宜是中医学的一个重要原则，包括因时制宜、因地制宜和因人制宜三个方面。三因制宜同样是《黄帝内经》中"法天则地""从容人事"等思想在疾病治疗原则中的体现。天、地、人三因素对于疾病的发生具有直接关系，所以在疾病的治疗中自是应遵循的基本原则之一。《素问·异法方宜论篇》曰："一病而治各不同，皆愈何也……地势使然也。"《素问·五常政大论篇》曰："地有高下，气有温凉，高者气寒，下者气热，故适寒凉者胀，之温热者疮，下之则胀已，汗之则疮已。"肿瘤的发生亦有明显的地域性，与各方的气候、水土、地势以及居民的生产方式和生活习惯都有很大关系，所以医生必须要综合掌握患者的这些情况，了解患者的生活环境及各个地区的发病特点，这些对诊治肿瘤病有重要的临床价值。《黄帝内经》中还非常重视"以人为本"的治疗理念，强调因人制宜，根据患者不同的体质、心理等特点，进行个体化治疗，如《素问·五常政大论篇》曰："能毒者以厚药，不胜毒者以薄药。"有针对性的个体诊疗理念尤其适合于肿瘤患者，除了用药原则之外，在肿瘤患者的心理辅导、精神调摄方面更当因人制宜。

3. 审机定治

"病机"的概念出自《黄帝内经》，审机定治意在强调把病机作为确定治疗原则的重要依据，也是《黄帝内经》中"治病求本"治疗思想的具体体现。《素问·至真要大论篇》曰："谨守病机，各司其属……必伏其所主，而先其所因。"《素问·三部九候论篇》提出"实则泻之，虚则补之"的原则，《素问·至真要大论篇》提出"谨察阴阳所在而调之，以平为期，正者正治，反者反治"等治疗原则，都可以看作是审机定治的范畴。肿瘤病情复杂，往往是多种因素、不同病机错综交合的结果，肿瘤的病机变化随着病程的发展、西医学治疗方式的不同而发生变化，审机定治的原则对于肿瘤的治

疗尤为重要。

4. 扶正祛邪

扶正祛邪是根据邪正盛衰的基本病机而制定的治疗原则。《素问·通评虚实论篇》谓："邪气盛则实，精气夺则虚。"任何疾病的发生，都是正虚与邪气共同作用的结果。而疾病发病的速迟、病位的浅深、病程的短长、病情的轻重以及疾病的转归，则要取决于邪气与正气双方的胜负进退。针对虚实病机，《素问·三部九候论篇》提出了"实则泻之，虚则补之"的治疗原则。"泻之"即攻邪，驱除体内的邪气，包括邪正斗争过程中产生的湿浊、瘀血等病理产物。"补之"即扶正，重在养气、养血、滋阴、补阳，《素问·阴阳应象大论篇》提出："形不足者，温之以气；精不足者，补之以味。"扶正与祛邪，二者相反相成，邪去则正安，攻邪有助于扶正；正复则邪退，扶正有助于祛邪。肿瘤是全身性疾病的局部表现，是全身属虚、局部属实的疾病，扶正祛邪治疗原则在本虚标实的肿瘤疾病的治疗中具有非常重要的指导意义。

（八）治疗方法

1. 思路方法

（1）寒者热之

寒邪与诸多肿瘤的形成发展关系密切，如《灵枢·上膈》篇提到："喜怒不适，食饮不节，寒温不时，则寒汁流于肠中……积聚以留。"寒邪与诸因素搏结阻滞气机是噎膈形成的重要病机。《灵枢·五变》篇曰："人之善病肠中积聚者……寒温不次，邪气稍至，稸积留止，大聚乃起。"《灵枢·水胀》篇曰："肠覃何如？寒气客于肠外……石瘕生于胞中，寒气客于子门。"可见寒邪在积聚、噎膈、肠覃、石瘕等诸多与肿瘤相关病症的形成中具有重要的影响。治疗上根据具体的病情，可参照温法，运用温中祛寒、温经散寒等温阳方法，同时还可结合其他温通阳气的方法，如《灵枢·上膈》篇对于膈的治疗："已刺必熨，令热入中，日使热内，邪气益衰，大痈乃溃。"以温熨的方法，使热气直达内部，阳气渐通。

（2）留者攻之

留者攻之，指留聚于体内的停积、瘀血、宿食、停水等有形之邪可以运用攻逐、祛瘀、泻下等

方法治疗，八法中的下法可归于此。有形之邪停于体内，是诸多肿瘤病症的特征之一，可以用通导攻下、活血祛瘀、攻逐水饮等方法攻逐留于体内的实邪。如《素问·腹中论篇》在述及鼓胀的治疗时提到："治之奈何……治之以鸡矢醴，一剂知，二剂已。"鸡矢之性，消积下气，通利二便，属攻伐实邪之剂。《灵枢·水胀》篇曰："石瘕生于胞中，寒气客于子门，子门闭塞，气不得通，恶血当泻不泻，衃以留止……皆生于女子，可导而下。"即以通导攻下之法，去凝聚之瘀血。

（3）结者散之

结者散之，指痰、气、血、水等有形之邪郁结于体内，以行气、化痰、散结等方法进行治疗，常用的消法就是其运用的代表。与下法不同的是，消法用于邪坚病固、病势相对较缓、需渐消渐散的病症，这与很多肿瘤非常吻合，如各类囊肿、脓肿等，根据不同的病情，可采用行气散结、化瘀散结、通络散结、消肿散结、利水散结、通阳散结、消食散结等方法。《内经》中也有相关的论述，如《灵枢·四时气》篇讲述到噎膈的治疗方法，其曰："饮食不下，膈塞不通，邪在胃脘。在上脘，则刺抑而下之，在下脘，则散而去之。"即病在上脘，可针刺；病在下脘，可用温阳散结的方法祛除有形之邪。

（4）衰者补之

肿瘤虚实错杂，治疗上大多选用攻补兼施、寓补于攻的方法，这也是"泻其有余，补其不足，阴阳平复"（《灵枢·刺节真邪》篇）治疗原则的指导和运用。对于肿瘤疾病来说，无论是形成过程，还是治疗之中，都存在正虚，所以根据具体病情，可运用养气、养血、滋阴、补阳等方法。临床上，常将补肾温阳、益气健脾、滋阴养阳等法贯穿于"结者散之""留者攻之"等攻法之中，补正不忘攻邪，攻邪不忘扶正，以防攻伐太过，可保持阴阳的平衡。

2. 非药物疗法

（1）针刺法

《灵枢·小针解》篇曰："菀陈则除之者，去血脉也。"即可以采用针刺的方法祛除阻滞于经脉中的瘀血。《内经》中多处在论及肿瘤相关之证的同时述及针刺的方法。《灵枢·九针论》篇曰："四时

八风之客于经络之中，为瘤病者也。故为之治针，必筛其身而锋其末，令可以泻热出血，而瘤病竭。"认为以锋针刺络放血，泻其瘀热，能使顽固的疾病得以根除。《灵枢·水胀》篇曰："先泻其胀之血络，后调其经，刺去其血络也。"指出可以以针刺泻其恶血而后再进行经脉调理的方法来治疗鼓胀。《素问·咳论篇》曰："治之奈何……治脏者治其输，治腑者治其合，浮肿者治其经。"本篇中述及的五脏咳、六腑咳等诸多症状切合临床肺癌的表现，并提出了以上的治疗方法，即根据病情的不同选取经穴或输穴、合穴等特定穴来进行治疗。如肺咳之状，咳而喘息有音，甚则唾血，可取肺经输穴太渊治疗，兼有浮肿，可再取其经穴经渠，若日久不愈移传大肠，大肠咳则易出现大便失禁，可取手阳明经合穴曲池。

（2）导引法

《素问·奇病论篇》指出："病胁下满，气逆，二三岁不已……病名曰息积，此不妨于食，不可灸刺，积为导引服药，药不能独治也。"王冰注曰："积为导引，使气流行，久以药攻，内消瘀稽，则可矣。若独凭其药，而不积为导引，则药亦不能独治也。"指出对于息积的治疗，不可用艾灸和针刺，单靠药物亦不能治愈，必须要逐渐地使用导引法疏通气血，并结合药物慢慢调治。

（3）温熨法

《灵枢·上膈》篇指出"膈"形成的病机之一是寒温不时，虫积上窜，阻碍胃肠，气机不畅，其后便讲述到相关的治疗方法，其曰："已刺必熨，令热入中，日使热内，邪气益衰，大痈乃溃。"即针刺治疗之后，必须要加用温熨法，以使热气直达内部，如此阳气渐通，邪气日衰，内痈自然溃散。

（4）意疗法

意疗法相当于现代的心理疗法，在《内经》中已有所体现。如《素问·阴阳应象大论篇》中提到的"悲胜怒""怒胜思""思胜恐"等情志相胜疗法，再如《灵枢·师传》篇所述："人之情，莫不恶死而乐生，告之以其败，语之以其善，导之以其所便，开之以其所苦，虽有无道之人，恶有不听者乎？"对于肿瘤这样"形苦志苦"的慢性病，医者的关心、开导、暗示，都会给予患者莫大的信心，鼓励其积极地配合治疗，促进康复。

（九）预防

肿瘤是可以预防的，"预防为主，防重于治"，这也是当前医学界对于肿瘤疾病防治的共识。肿瘤的预防分三方面：一方面"未病先防"，包括良好生活习惯的养成，防止肿瘤发生；另一方面"既病防变"，重点在于防止肿瘤的转移进展；再一方面"瘥后防复"，强调手术等治疗方法治愈肿瘤后防止复发。具体预防方法体现如下。

1. 避邪气

对于肿瘤病来说，"邪气"是其形成发展过程中非常重要的一个因素，如寒邪、热邪、毒邪等，避开邪气是预防肿瘤发生的重要方面，《素问·刺法论篇》指出："不相染者，正气存内，邪不可干，避其毒气。"邪气不能入侵人体，除了正气充实于内，还必须要注意避免在外的毒气，如此才能从根本上起到预防的作。

2. 调饮食

饮食因素确与诸多肿瘤的发生有直接的相关性，这在临床上已得到广泛认可，"食饮有节"贯穿于整个肿瘤疾病治疗与康复。"食饮有节"主要包括以下几个方面：其一，食适量。《素问·痹论篇》曰："饮食自倍，肠胃乃伤。"《灵枢·五味》篇曰："谷不入，半日则气衰，一日则气少矣。"饮食应适量，避免过饱或者过饥，以免损伤肠胃，影响气血生成。其二，适寒温。《灵枢·师传》篇曰："食饮者，热无灼灼，寒无沧沧，寒温中适，故气将持，乃不致邪僻也。"其三，和五味。《素问·生气通天论篇》曰："谨和五味，骨正筋柔，气血以流，腠理以密，如是则骨气已精，谨道如法，长有天命。"若五味有所偏嗜，日久则易使人发病，如《素问·奇病论篇》中提到："肥者令人内热，甘者令人中满。"其四，食均衡。《素问·脏气法时论篇》曰："五谷为养，五果为助，五畜为益，五菜为充，气味合而服之，以补精益气。"《内经》中关于饮食的养生知识非常的丰富，对于现代依然有着很大的借鉴意义，平衡膳食，保证合理的饮食结构，养成良好的饮食习惯，是预防肿瘤和促进肿瘤康复的有效方法之一。

3. 摄精神

人与其他物种最大的不同就是具有精神、思

维、心理、情志等，所以精神情志因素既能致病，亦能治病，当然也能防病。《素问·上古天真论篇》对此进行了详细的论述："志闲而少欲，心安而不惧……嗜欲不能劳其目，淫邪不能惑其心，愚智贤不肖不惧于物，故合于道……以恬愉为务，以自得为功，形体不敝，精神不散，亦可以百数。"在现实的生活中，人们生活节奏快、竞争激烈、压力大，应该学会心理调节。而对肿瘤患者而言，"志苦"的精神状态会伴随疾病的始终，所以平稳的情绪和良好的心理状态对于病情的稳定具有不可替代的作用。《灵枢·小针解》篇曰："神者，正气也。"把神放在了影响一身正气的突出位置，当前对于肿瘤的综合治疗中，心理辅导、精神调摄等方面也逐渐得到广泛的认可和重视。

4. 固正气

《素问·评热病论篇》曰："邪之所凑，其气必虚。"人体正气是决定疾病是否发生发展的关键因素，从根本来讲，调饮食、摄精神都是增强人体正气的具体方面。肿瘤的发生与正虚有着密切的关系，在正虚的条件下，内外合邪，毒邪留滞，极易形成肿块，致发肿瘤，所以多方面的增强固护正气，在肿瘤的预防和治疗过程中都发挥着关键的作用。

（十）预后

在肿瘤的证候顺逆、预后判断方面，《素问·腹中论篇》云："帝曰：病有少腹盛，上下左右皆有根，此为何病？可治不？岐伯曰：病名曰伏梁。帝曰：伏梁何因而得之？岐伯曰：裹大脓血，居肠胃之外，不可治，治之每切按之致死。帝曰：何以然？岐伯曰：此下则因阴，必下脓血，上则迫胃脘，生鬲侠胃脘内痈，此久病也，难治。居脐上为逆，居脐下为从，勿动亟夺，论在刺法中。帝曰：人有身体髀股皆肿，环脐而痛，是为何病？岐伯曰：病名伏梁，此风根也。其气溢于大肠而着于肓，肓之原在脐下，故环脐而痛也。不可动之，动之为水溺涩之病。"可见其对于伏梁的整体预后判断，依据发病部位进行的顺证、逆证判别，以及误治后的病理变化、病情转归都进行了具体阐述。与西医学对于肿瘤预后的判断有相通之处。

第二节　《难经》

《难经》是《黄帝八十一难经》的略称，又称《八十一难》。其成书时间据李今庸先生考证可能在公元79—106年之间。《难经》无论形式还是内容都是《黄帝内经》的延续，在其基础上创新性地根据五行理论将邪气、脏腑、疾病联系起来。

《难经》在《黄帝内经》理论的基础上，对积证和聚证明确了定义，并提供了鉴别的方法，认为积聚主要内因为脏腑功能失调，为中医学肿瘤积证和聚证的发病诊断学打下了基础。《难经》首次对"积聚"进行了区分，《难经·五十五难》曰："积者，阴气也；聚者，阳气也。故阴沉而伏，阳浮而动。气之所积名曰积，气之所聚名曰聚，积者五脏所生，聚者六腑所成也。积者，阴气也，其始发有常处，其痛不离其部，上下有所终始，左右有所穷处；聚者阳气也，其始发无根本，上下无所留止，其痛无常处，谓之聚。""积"与"聚"有不同的病位（积成于脏，聚成于腑），有不同的成因（积成于血，聚成于气），有不同的表现（积范围固定，聚范围弥散），其本质是有不同的病机。于是"积"的内容被系统独立出来，形成了"五脏积"的概念并在诊断和症状方面的认识均有所发展。

《难经》对"五脏积"病因病机的认识是基于五行生克理论和天人相应理论。五脏分属五行，五行之间相生相克，五脏之间也相互联系，如脏气相传，包括精气与邪气。季节亦有五行之分，人体生于自然之中，吸清气食五谷，脏腑之气与自然相感，合则气旺。某脏受邪，传其所克之脏，若当其旺季，邪不得传，留而为积，如《难经·五十六难》谓"息贲""肺病传于肝，肝当传脾，脾季夏适王，王者不受邪，肝复欲还肺，肺不肯受，故留结为积。"在肿瘤疾病的认识方面，在一定程度上对《黄帝内经》进行了补充[26-27]。

一、分述积聚病机

《难经·五十五难》:"积者,阴气也;聚者,阳气也。故阴沉而伏,阳浮而动。气之所积名曰积,气之所聚名曰聚。故积者,五脏所生;聚者,六腑所成也。"认为聚病是由于气机阻滞,一时聚合,其特征为聚散无常,痛无定处,病在气分,病情轻,治疗尚易;而积病则由于血瘀痰凝,久积而成,病在血而性质属阴,其特征为有形而固定不移,痛有定处,病在血分,病情较重,治疗较难[28-29]。

《黄帝内经》对积聚进行了分别描述,如《素问·骨空论篇》中有:"任脉为病,男子内结七疝,女子带下瘕聚",此处聚证乃有形之证,属积证的范畴。《素问·奇病论篇》所述"病胁下满,气逆,二三岁不已,病名曰息积",此息积证言积,但从证候分析实乃现今之聚证。而被视为《内经》解经之作的《难经》却对积和聚有了详细的划分。《难经·五十五难》云:"病有积、有聚,何以别之?然:积者,阴气也;聚者,阳气也。故阴沉而伏,阳浮而动。气之所积名曰积,气之所聚名曰聚。故积者,五脏所生;聚者,六腑所成也。积者,阴气也,其始发有常处,其痛不离其部,上下有所始终,左右有所穷处;聚者,阳气也,其始发无根本,上下无所留止,其痛无常处,谓之聚。故以是别知积聚也",明确指出了积证和聚证不同的阴阳属性以及鉴别要点。

1. 积证和聚证的阴阳属性

根据《难经·五十五难》所描述,可知积证的病位在五脏,病机为气之所积;聚证的病位在六腑,病机为气之所聚。脏腑的阴阳与气血的阴阳共同决定了积证和聚证的阴阳属性。五脏所生之积的属性为阴,六腑所成之聚证的属性为阳。另外,气无形,具温煦之作用属阳;血有形,主濡养滋润属阴。因此可认为积证和聚证除了有属脏属腑之差外,还有在血分在气分之别。气为血之帅,血为气之母,气属阳,血属阴,自然"气之所聚"的聚证属阳,"血之所积"的积证属阴。

2. 积证和聚证的发病特点

《难经·五十五难》还指出积证的发病特点为"其始发有常处,其痛不离其部,上下有所始终,左右有所穷处",而聚证以"其始发无根本,其痛无常处,上下无所留止"为其发病特点。生理上,五脏主藏精,六腑主传化物,若出现病理变化,则脏病易出现精血凝聚,腑病多出现腑气不行,所以积证一开始就发病部位固定,疼痛不离发病部位,活动度差;而聚证往往起初没有固定部位与边界,疼痛部位也不固定,活动度好。正如《难经·五十二难》云:"脏病者,止而不移,其病不离其处;腑病者,仿佛贲响,上下流行,居处无常。"

二、提出"五脏积"

《难经·五十六难》则在上篇的基础上,给出了五脏积的概念:肝之积名曰肥气,心之积名曰伏梁,脾之积名曰痞气,肺之积名曰息贲,肾之积名曰贲豚。后世称为五积。进一步强调了积病的形成与五脏的关系,介绍了五脏积病的名称、发病部位、形态、继发病症以及病变形成的原因。指出五脏积"久不已,令人喘逆,骨痿,少气",对积病后期的临床表现做出了形象描写,少气、喘逆、骨痿均和晚期肿瘤患者体力下降、动则气短等表现相符合[30]。

三、分述先后天气

气是构成和维持人体生命活动最基本的物质,能促进人体生长发育,促进精血化生及推动血液运行。《素问·宝命全形论篇》云:"人生于地,悬命于天,天地合气,命之曰人。"《难经·八难》中亦云:"气者,人之根本也。"人体的元气为先天之气,源自先天而根本在于肾,是人体生命活动的原动力,肾中精气是其至关重要的组成部分。故《灵枢·本脏》篇曰:"人之血气精神者,所以奉身而周于性命者也。"精是构成生命体的基本物质,也是生命的原动力,《灵枢·经脉》篇曰:"人始生先成精,精成而脑髓生。"《素问·金匮真言论篇》又曰:"精者,身之本。"《素问·上古天真论篇》提出女子以七岁为单位的生长发育及生殖功能(月经和孕育)起止不同阶段,充分体现了主持生殖之肾气发生发动、状盛衰弱的作用规律。同篇尚云:"肾者主水,受五脏六腑之精而藏之,故五脏盛,乃能泻。今五脏皆衰,筋骨解堕天癸尽矣,故发鬓白,身体重,行步不正,而无子耳。"肾气盛,是促进天癸泌至，维护冲任二脉盈通，保障血海满溢，按期灌注胞宫，以形成月经和孕育子嗣的先决条件。肾精的盛衰是人体生命活动（由少而老）、生殖功能乃至生殖脏器（胞宫）的物质基础[31-34]。

脾胃之气为后天之气，可补五脏。《素问·玉机真脏论篇》言："五脏者，皆禀气于胃，胃者五脏之本也。"《灵枢·五味》篇曰："胃者，五脏六腑之海也，水谷皆入于胃，五脏六腑，皆禀气于胃。"《灵枢·玉版》篇载："胃者，水谷气血之海也。"

脾主运化，胃主受纳，脾胃化生气血。《素问·太阴阳明论篇》："脾者土也，治中央，常以四长四脏……脾脏者常着胃土之精也，土者生万物而法天地。"脾胃为后天之本，统领四脏补充肾精，肾与脾先后天之本相互滋生。

综上，《内经》《难经》时代，已经对肿瘤的病因、病机、治疗、预后等有了一定的认识，而且在一定程度上认识到虚证是肿瘤疾病发生发展的根本，扶正培本治疗肿瘤学术思想已经萌芽。

第三节　《神农本草经》

《神农本草经》是我国现存最早的药物学专著，大约开始撰辑于战国时代，历经秦汉诸医家的补充，最后冠以"神农"之名，乃为尊古之风的假托。目前见到的各种版本，均为明清以后本草学家根据《本草经集注》残卷、《新修本草》残写本及《证类本草》《本草纲目》和其他著作中保存的《神农本草经》文字辑复而成[35]。

《神农本草经》中未涉及对肿瘤病因病机认识的论述，但许多药物的功效描述中有如"破积聚""破坚血"等描述，西医学证明其多为"抗肿瘤药物"。对疾病的治疗最终要落实到药物的治疗上，药物的选择使用可反映医家对疾病本质的认识。有学者研究发现，《神农本草经》中共计160味药物的功效描述中有抗肿瘤的作用[36-37]。

《神农本草经》系统总结了汉以前的药学知识和用药经验，为中药学的发展奠定了基础，至今仍是研究中药的最重要的经典文献之一。其论述的365种药物的疗效真实可靠，至今仍是临床常用药；创立的"四气""五味"理论，及药物分为上、中、下三品的分类方法，具有重要的指导意义。如麻黄"发表出汗""止咳逆上气"，大黄"荡涤肠胃"，吴茱萸"主温中下气止痛"，水蛭"主逐瘀血"，甘草"解毒"，黄连治"肠澼，腹痛下利"，茵陈治"热结黄疸"，海藻"主瘿瘤气"等，不仅为历代临床所沿用，发挥了良好的疗效，还得到了实验的证实[36]。

一、遣药组方的原则指导扶正培本方剂

方剂是临床用药经验的结晶，东汉时期，临床医学水平更加进步，以《神农本草经》为代表的本草学也积累了重要的药学成果，方剂的质量随之提高。《神农本草经》对经方研究有重要的意义，对后世方剂学的发展具有理论意义。每一首方剂，都要根据病情，在辨证立法的基础上选择适当的药物，妥善配伍而成。在组织不同作用和地位的药物时，还应符合"君、臣、佐、使"的组方形式，这样才能做到主次分明，全面兼顾，扬长避短，提高疗效。《神农本草经》指出"药有君、臣、佐、使，以相宣摄合和。宜用一君，二臣，五佐；又可一君，三臣，九佐。"《神农本草经》提出"七情合和"的学说："药有阴阳配伍，子母兄弟，根茎花实，草石骨肉。有单行者，有相须者，有相使者，有相畏者，有相恶者，有相反者，有相杀者。凡如七情合和，视之。当用相须相使者良，勿用相恶相反者。若有毒宜制，可用相畏相杀者，不尔勿合用也。"这就十分清楚地指出，药物之间的关系非常复杂，只要配合得宜，便可奏效。如有的药物相配能起协同作用而增强药效，有的药物相配则能减轻或抑制对方的毒性反应。同时，有的药物合用后，会产生强烈的不良反应，这种情况就属于配伍禁忌。

此外，书中还提出了"当用相须相使者良、勿用相恶、相反"的原则以指导药物配伍使用。《神农本草经》载："主下瘀血，血闭寒热，破癥瘕积

聚，留饮宿食，荡涤肠胃，推陈致新，通利水谷，调中化食，安和五脏。"在经方中，桃核承气汤、抵当汤、抵当丸、下瘀血汤中用大黄，即取"下瘀血"之功；鳖甲煎丸中用大黄，即取除"血闭寒热"之效（以治疟母），大黄䗪虫丸中用大黄，即取"破癥瘕积聚"之力；己椒苈黄丸中用大黄，即取祛"留饮"之义；大、小、调胃承气汤中用大黄，即取祛"宿食，荡涤肠胃，推陈致新，通利水谷，调中化食，安和五脏"的作用。以《神农本草经》原文去分析经方，则可深入了解经方用药的准确含义[36]。

二、重视肿瘤辨证论治并提倡早期诊治

《神农本草经》曰："凡欲治病，先察其源，候其病机。五脏未虚，六腑未竭，血脉未乱，精神未散，食药必活。若病已成，可得半愈。病势已过，命将难全。"这段话强调治疗疾病要从辨证论治入手，怎么样去辨证，本经提出辨病因（先察其源）、辨病机（候其病机）、辨脏腑（五脏未虚，六腑未竭）、辨气血（血脉未乱）、辨得神与失神（精神未散）。辨病因，有内因、外因、不内外因之别。内因七情、饮食，外因风寒暑湿燥火，不内外因金创、虫毒。病因作用于人体会产生哪些症状，这与人的虚实寒热有关，这一过程就是辨病机。辨脏腑即是辨病位，病在何脏何腑，何脏何腑虚，何脏何腑实。人以气血为本，辨气血就是辨病势，辨正气之虚实，邪气之盛衰。除此之外，还要辨精神状态，得神者昌，失神者亡，既是诊病并判断预后的指导原则，也即是仲景辨证论治的重要组成部分，在临床上有重要的指导意义；对于提倡肿瘤的早期诊治也具有一定的现实意义。此外，还提示疾病在临床治疗时需根据疾病的同性及特性综合考虑，对证下药，这在肿瘤的用药治疗的选择上也具有重要的指导意义，如《神农本草经》曰："治寒以热药；治热以寒药；饮食不消以吐下药；鬼疰蛊毒以毒药；痈肿疮瘤以疮药；风湿以风湿药，各随其所宜。"又曰："诸寒之而热者取之阴，热之而寒者取之阳，所谓求其属以衰之也。""饮食不消以吐下药，鬼注蛊毒以毒药"等是针对病因的治疗，"痈肿疮瘤以疮药"则体现了辨病治疗的思想，对于肿瘤的中医治疗思路也有一定的借鉴意义[38]。

三、是发掘抗肿瘤相关中药的巨大宝库

《神农本草经》所载药物的功效，是两汉以前用药经验的总结，为后世药物治疗学打下了基础。陶弘景在《神农本草经集注》中指出："上品药性，亦皆能遣疾，但其势力和厚，不为仓卒之效……中品药性，疗疾之辞渐深，轻身之说，稍薄，于服之者，祛患为速，而延龄为缓……下品药性，专主攻击，毒烈之气，倾损中和，不可常服，疾愈即止。"全书记载药物主治内、外、妇、儿各科病症共170多种。在叙述药物功用时，已经注意药证对应、主治互参，而且记述多味药对应一个病症。

《神农本草经》在中医抗肿瘤中药研发中具有实用价值，现代研究证明有抗肿瘤成分的中药很多出自《神农本草经》，如"破癥瘕积聚"的大黄、"蚀死肌、破石癃癥瘕"的斑蝥、"主……癥瘕积聚"的苦参、"破瘕，散瘿结气"的夏枯草等。研究发现《神农本草经》所载药物中具有明确抗肿瘤功效的有115味，其中上品药物43味，包括人参、黄芪、薏苡仁、灵芝、阿胶等，多数在晚期癌症用于扶正补虚、"带瘤生存"的治疗；中品45味，包括海藻、猪苓、当归、鳖甲、苦参等，适于中晚期癌症攻补兼施的治疗；下品27味，包括斑蝥、蟾蜍、甜瓜蒂、蚤休等，适于早、中期癌症解毒消癥的治疗[37,39,40]。

四、记载诸多药食同源的扶正培本中药

《神农本草经》中所载诸多药食同源药物，可长期服用。运用一些健胃补气且富有营养的药用食物来培补机体，是《神农本草经》记载药物的一大特色。临床常用的鹿茸、枸杞子、杜仲、菟丝子、女贞子、黑芝麻、莲子、芡实、肉桂、人参、白术、甘草、大枣、山药、蜂蜜、茯苓、天麻、麦冬、玉竹、石斛、生地黄、桂圆、茵陈、菊花等，均源于此。《神农本草经》序录开篇就强调养生药品中上品药的重要地位。认为上品药具有"轻身益气、不老延年"的功效，可"多服久服不伤人"。如《神农本草经》载枸杞子"久服坚筋骨，轻身不老"，鹿茸"生齿不老"，柏子仁"久服令人润泽美色，耳目聪明"，生地黄"填骨髓，长肌肉"等，均是针对衰老的不同症状来进行养生。再如

石斛"补五脏"，菊花"利气血"，杜仲"益精气"等，均是针对或脏腑、或气血的不同病因病机来进行养生。同时，《神农本草经》还载有诸多精神情志养生的药物，其中不乏"养精神""安魂魄""不迷""不忘""令人喜乐无忧"等功效描述。《神农本草经》中的药食同源的药物，至今已广泛应用于肿瘤的临床实践中[41]。

第四节　《伤寒杂病论》

东汉张仲景"勤求古训，博采众方，撰用《素问》《九卷》《八十一难》《阴阳大论》《胎胪药录》，并平脉辨证"，在充分吸收《内经》《难经》等论著学术思想的基础上撰《伤寒杂病论》。《伤寒杂病论》是第一部理法方药俱全的中医典籍，其编写年代，据张仲景自序"建安纪年以来，犹未十稔"推算，在公元206年左右。

一、辨证论治肿瘤的体现

《伤寒杂病论》分为《伤寒论》和《金匮要略》两个部分。《伤寒论》部分开创了六经辨证治疗外感疾病的体系，虽无积聚之论，然现代学者根据症状描述认为，其中"脏结病"或包含肿瘤。《伤寒论》167条云："病胁下素有痞，连在脐旁，痛引少腹入阴筋者，此名脏结，死。"描述确与肿瘤有相似之处。《伤寒论》中的许多方药现今临床上用来治疗恶性肿瘤仍然疗效显著，如治疗消化系统恶性肿瘤的半夏泻心汤等。

《金匮要略》为《伤寒杂病论》中论治杂病部分，是我国现存最早的一部论述诊治杂病的专书。全书25篇，介绍了40余种疾病，堪称"重诀之宗，群方之祖"，为治疗杂病之轨范。尽管其中未设专篇论述肿瘤，然而以法统方，以方测证，发现其中不乏针对今之肿瘤相关中医病证创制的有效方剂。书中诸多方剂在临床治疗肿瘤疗效显著，例如扶正祛邪并举的薯蓣丸，养阴散结祛邪的鳖甲煎丸，寓扶正于祛邪之中的大黄䗪虫丸，在当前的恶性肿瘤治疗中仍具有很强的指导意义。张仲景也对某些肿瘤的临床症状表现进行了详细的阐述，如《金匮要略·呕吐哕下利病脉证治》曰："脉弦者，虚也，胃气无余，朝食暮吐，发为胃反。"又曰："朝食暮吐，暮食朝吐，宿食不化，名曰胃反。"此描述与现代临床上胃窦部、幽门癌肿梗阻的表现

非常类似。再如《金匮要略·五脏风寒积聚病脉证并治》对积、聚、气三者作了详细区分，其曰："积者，脏病也，终不移；聚者，腑病也，发作有时，辗转痛移，为可治；谷气者，胁下痛，按之则愈，复发为谷气。"其中"谷气"非指肿瘤，乃食积之气，按之则愈；"积"与"聚"类似肿瘤，"聚"其病在腑，为可治，预后良好，"积"其病在脏，难于治疗，预后多不良。

《金匮要略》涵盖多种辨证方法治疗杂病，包含了肿瘤的辨治。在《妇人妊娠病脉证并治》篇中有病（妇科肿瘤）的论述："妇人宿有病，经断未及三月，而得漏下不止，胎动在脐上者，为癥害……下血者，后断三月坏也，所以血不止者，其癥不去故也，当下其，桂枝茯苓丸主之。"可见肿瘤是久病而显，初起多隐，病程绵长可见一斑。桂枝茯苓丸至今仍广泛用于子宫肌瘤、宫颈癌等妇科肿瘤病的治疗，并取得了良好的临床疗效。《伤寒杂病论》丰富了恶性肿瘤有关正气亏虚和毒瘀互结的病机认识，为治疗恶性肿瘤留下了许多用之有效的方剂。当然，"辨证论治"是张仲景留给中医人最宝贵的财富[42-44]。

"五劳虚极羸瘦，腹满不能饮食，食伤，忧伤，饮伤，房室伤，饥伤，劳伤，经络营卫气伤，内有干血，肌肤甲错，两目黯黑。缓中补虚，大黄䗪虫丸主之。"其描述和肿瘤的恶病质极为类似，提出了治疗大法应该缓中补虚，以不伤正为度，并给出了具体方剂大黄䗪虫丸。其他相关方剂如鳖甲煎丸、桂枝茯苓丸、小半夏汤、麦门冬汤等方剂均为补中有泻，在现在的肿瘤临床中仍广泛使用，有些甚至已经被开发为成药制剂广泛应用。

该书将经络学说、脏腑理论等与临床实践相结合，首创六经辨证和脏腑辨证，建立了较为完整的理法方药辨治体系。其肿瘤扶正培本证治思想也在

书中初露端倪，其扶正培本相关治疗方药为后世医家在肿瘤证治中所推崇并广泛应用。该书创造性地联系具体脉证，将其贯穿到临床辨证论治的全过程中，对各种病症从病因病机、辨证立法、处方用药进行了论述，建立了一整套临床证治原则，使后学有理法可循，有方药可依。

二、扶正培本思想的体现

1. 注重"胃气"

仲景提出了"四季脾旺不受邪""五脏元真通畅，人即安和"，阐述胃气在疾病发生过程中的重要性，"凡欲察病者，必须先察胃气，凡欲治病者，必须常顾胃气，胃气无损，诸可无虑"等论述则进一步说明胃气与疾病发生的密切性。目前，人们已经认识到肿瘤是消耗性疾病，常可致恶病质，从而降低机体的抵抗力，加速疾病的进展和患者的死亡，正好反映了"有胃气则生，无胃气则死"的思想[45]。这也是对扶正培本学术思想的重要体现。

《伤寒论》重视保胃气，第184条云："阳明居中，主土也，万物所归，无所复传。"阳明总统胃与大肠两腑，《灵枢·本输》篇云："大肠、小肠皆属于胃。"胃于五行属土，然无土不成世界，万物土中生，万物土中藏，万物土中灭，《素问·平人气象论篇》云："平人之常气禀于胃，胃者，平人之常气也。人无胃气曰逆，逆则死。"胃气有广狭之分，广义乃指生命之本，亦即人身正气；故胃气乃平人之常气，人不可一刻无胃气，无胃气则逆，逆则死。阳明不衰，邪气断难深入三阴，阳明乃三阴之屏障，《伤寒论》第270条云："伤寒三日，三阳为尽，三阴当受邪，其人反能食而不呕，此为三阴不受邪也"；第145条云："无犯胃气及上二焦，必自愈"；第332条云："食以索饼，不发热者，知胃气尚在，必愈"；第333条云："腹中应冷，当不能食，今反能食，此名除中，必死"；五脏六腑皆赖胃气以生，临证之时，宜不断扶正。故张仲景六经用药方方不离护胃之品，法法不离护胃之旨：桂枝汤以生姜、大枣、炙甘草及啜粥，白虎汤以粳米，小柴胡汤以生姜、大枣、人参、炙甘草，四逆汤以炙甘草、干姜，乌梅丸蒸以五斗米下，皆意在顾护正气[45]。治疗重病、慢病，扶助正气、顾护胃气至关重要，尤其适用于以虚证为基础病机的肿瘤的治疗中[45]。

2. 整体观念

书中"夫病痼疾加以卒病，当先治其卒病，后乃治其痼疾""见肝之病，知肝传脾，当先实脾"等观点也指导我们对肿瘤的临床实践。在我们治疗肿瘤及其并发症的过程中要着眼于整体，遵循"急则治其标，缓则治其本"的原则，应该在身体状况允许的情况下完成对肿瘤的治疗，治病留人。

3. 固护正气

《金匮要略·血痹虚劳病脉证并治第六》的第十条："人年五六十，其病脉大者，痹侠背行，若肠鸣，马刀侠瘿者，皆为劳得之。""痹侠背行，若肠鸣，马刀侠瘿"类似现代胆囊癌、胰腺癌等的临床表现，提示正虚体衰是恶性肿瘤发病的主要原因，应该注重固护正气，充分体现了肿瘤扶正培本的学术思想[46-47]。

三、扶正培本治法的体现

《伤寒杂病论》在疾病的治疗上提出了温补脾胃、滋养胃阴、顾护胃气的治法，并且都创立了相应的方药。温补脾胃方如附子粳米汤、大建中汤等；滋养胃阴方如白虎加人参汤、竹叶石膏汤等；顾护胃气方如十枣汤中之大枣即是。还有健胃和营之桂枝汤，健中补虚之小建中汤，温脾理中之理中汤[46]。

四、用六经辨证治疗肿瘤

1. 六经辨证体系在肿瘤临床中的应用

在《伤寒论》一书中，"医圣"张仲景在"勤求古训，博采众方"的基础上创造性地提出了六经辨证体系，该体系根据疾病的发生部位、寒热属性及正邪对比关系将疾病的传变规律归纳为六个彼此相对独立却又互相联系、息息相关的层次，即太阳、阳明、少阳、太阴、少阴及厥阴。六经辨证不只适用于外感热病的辨证，对临床各科疾病均有普遍指导意义。

中医学认为，肿瘤是在人体正气虚损基础上，由气郁、血瘀、痰湿、热毒等多种病理因素相互交结，兼之机体阴阳失调、脏腑、经络、气血功能逆乱所致，病理变化总属本虚标实。肿瘤的症状以及相关并发症均可通过六经辨证对患者进行辨证论治，达到"观其脉证，知犯何逆，随证治之"的目的。六经辨证提纲挈领，融汇"阴阳表里，寒热虚实"八纲辨证之要，为肿瘤疾病中医临床诊疗提供了准绳，现如今，诸多经方家采用六经辨证治疗肿瘤及其并发症疗效确切[48-49]。

《伤寒论》治疗疾病强调辨病与辨证相结合，在肿瘤的治疗过程中不仅要辨证，强调个体化疾病治疗，在治疗某些特定肿瘤时也有一些效果较好的验方专方。辨病和辨证在《伤寒论》中应用广泛，例如《伤寒论》中六经辨证首倡提纲条文，即先辨"病"，然后再分论不同"病"的发生、发展、治疗及预后。这与当前肿瘤治疗强调要辨病与辨证相结合的理念不谋而合。

《伤寒论》书中先辨六经病，再阐述不同证型、证候的论述特点在书中多有体现。对于肿瘤疾病的辨病辨证治疗，同样具有借鉴意义。六经辨证体系还集中体现了经络与脏腑联系的整体观及阴阳、表里、寒热属性的有机联系。六经辨证体系中，三阳病属阳，太阳病为表阳证，络属肺，少阳病为半表半里阳证，络属胆腑，阳明病为里阳证，络属胃肠。三阳证总体属阳，属热，属实，契合恶性肿瘤初起及疾病中期患者"邪实而正未虚"的病机特点。同理，少阴病为表阴证，络属心肾，厥阴病为半表半里阴证，络属肝脏，太阴病为里阴证，络属脾脏。三阴并属阴，属寒，属虚，则与恶性肿瘤疾病晚期患者久病耗损，阴盛阳虚的病机表现相符。其治则总不离调和阴阳，顾护脏腑功能。同时，伤寒六经的传变也为临床掌握肿瘤疾病的发展规律及遣方用药提供指导借鉴。系统把握六经传变规律，结合六经各经所属脏腑及功能可指导肿瘤疾病的辨证施治。

2. 方证对应在辨证论治肿瘤中的启示

方药是中医治疗疾病的有力手段，"法随证立，方从法出"及"有是证用是方"是伤寒经方临床应用的重要指导原则。将经方与临床辨证相结合，在方剂和病证之间建立高度的契合关系，方证对应在癌瘤的治疗中具有重要意义。

在肿瘤疾病发生发展过程中，随着肿瘤疾病的进展和转移常可出现兼病、并发症等复杂的病势，以"方证对应"作为切入，将有助于提高诊治水平。具体而言，在肿瘤疾病诊治中，方证对应可有以下两个层次。一者，以方应证候，肿瘤病性乖

戾，常以一处为患，病久则兼证蜂起，病势复杂，辨治时可遵《伤寒论》原旨，在六经的辨证体系框架下，根据不同证候的特点施用不同的类方。如骨转移患者出现"恶寒，无汗，身痛"则考虑使用麻黄类方，消化道肿瘤患者"自利、不渴者，属太阴，其脏有寒"可考虑用四逆汤类方，若"心下痞，呕而下利"则可与泻心汤类方；二者，抓主证而处方，肿瘤作为一大类疾病的统称，不同类癌种各具发病特点，临床主要表现各有不同，因而治疗时应重视抓主证以执简驭繁，切中病机。

《伤寒论》中"伤寒中风，有柴胡证，但见一证便是，不必悉具"即体现了这一原则。如呼吸系统肿瘤或消化系统肿瘤，若见寒热往来、默默不欲饮食、胸胁苦满或心烦喜呕，即可考虑从柴胡证入手，执其一端，以抓其要，以病机统属肿瘤疾病，不拘于病名而识证，再参照六经所络属脏腑、不同癌瘤的归属脏腑，圆机活法，或专方或合方，"随证治之"。肿瘤临床中的方证应对，既需要医者具备丰富的临床经验，对肿瘤的各类病证、证候有充分的认识，又能熟记相关经方的经旨及内容，方能在临证中根据患者刻下的具体状态，抓主证，施主方，切中病机，以使诊疗事半功倍[48]。

五、和法论治肿瘤的体现

和法的概念本质上是调和寒热、虚实、水火、阴阳以达到通调津液之功的一种治法，是体现扶正培本治疗原则的一种重要治疗方法。

和法是《伤寒论》治疗疾病的主要大法，同样是指导肿瘤治疗最重要的方法之一。《素问·生气通天论篇》曰："凡阴阳之要，阳密乃固。两者不和，若春无秋，若冬无夏，因而和之，是谓圣度。"而和法之定型则源于《伤寒论》，张仲景既是和法的创立者，又是和法的践行者，也可谓是和法的集大成者。

和法的运用始于张仲景，《伤寒论》在提出半表半里病位的同时，也明确指出了半表半里的治法不可汗、不可吐下，只能为和法。肿瘤病机复杂，正虚、血瘀、痰浊、癌毒形成相互影响之因果链，导致机体气机升降出入失常、阴阳格拒，因而肿瘤多表现为虚实夹杂、寒热互兼、水火并存的临床格局。和法尤其体现于少阳病与厥阴病以及阳明病篇

中，提示其在肿瘤论治中的重要地位。

1. 调和肠胃法

呕、泻当责之于胃肠，消化系统肿瘤如食管癌、胃癌、肠癌、肝癌等，往往会出现诸如恶心、呃逆，泛吐酸水、苦水或胆汁，腹泻等症状，其病机皆属脾胃气机升降失常、寒热错杂，辛开苦降，调和肠胃自然是正治法。仲景创立之半夏泻心汤、生姜泻心汤、甘草泻心汤、黄连汤等验之临床，每可获效[50]。

2. 和解少阳法

"少阳之为病，口苦咽干目眩。""往来寒热""胸胁苦满"是少阳病的常见脉症。临床上如乳腺癌、肺癌、胰腺癌等恶性肿瘤，出现两胁胀满、口干口苦、咳嗽咯痰、浮肿、小便少、不思饮食、便溏、脉弦数等并不在少数，从六经辨证而言，其病机当为少阳枢机不利，三焦水道不通，治宜和解少阳、通利三焦，小柴胡汤、大柴胡汤、柴胡桂枝干姜汤等均可选用[50]。

3. 和解少阴法

四逆散和芍药甘草汤是和解少阴的代表方剂。四逆散首见于张仲景《伤寒论》第318条："少阴病，四逆，其人或咳，或悸，或小便不利，或腹中痛，或泄利下重者，四逆散主之。"该方可有效缓解痉挛、急迫、疼痛等症状，应用于癌性疼痛的治疗在临床实践中可取得较好疗效。中医学认为癌毒形成后积伤入络，引起脏腑经络功能障碍，加之疼痛所引起的情志不遂，久郁伤肝。肝气不舒，木横侮土，则脾失健运，气血生化不足，气机郁滞，日久瘀血阻络，故而发为本病。芍药甘草汤中重用白芍，有养阴敛血、平抑肝阳、柔肝止痛之功；甘草甘温，健脾益气，缓急止痛。二药相伍，酸甘化阴，调和肝脾，有柔筋止痛之效。联合使用四逆散和解少阴，已成为治疗癌痛的重要方法之一。

4. 调和阴阳法

医圣首创和法虽源于病位概念，然纵观《伤寒论》和法之应用远不止于少阳病与厥阴病。《伤寒论》三阴三阳六经病证各自相对独立，病理上并非有必然的联系，但又不可分割，更多见的是本病经内之传变。因此，可以说所谓的伤寒表里传变规律，不但存在于伤寒六经之间，更体现于各自的三阴三阳病之中。肿瘤乃阴阳格拒之产物，因此和解阴阳是肿瘤论治之重要方法。

肿瘤患者由于反复迁延不愈，或经过手术、化疗、放疗后，脏腑功能虚衰，属慢性衰竭疾患，病情复杂，病势缠绵。肿瘤治疗当慎用猛攻之药，尤其晚期肿瘤，当和解阴阳、调和阴阳以达到正气来复的目的。

第五节 《诸病源候论》

隋代巢元方著《诸病源候论》，载古医书近三百种，论疾病，以脏腑为核心，为我国现存第一部论述病因、证候学的专书，作者在《内经》理论的指导下，对内、外、妇、儿等疾病的病因、病机、病变及证候均做了具体阐述。尤其在肿瘤的认识方面，具有重要意义。

一、论述肿瘤疾病证候

该书对肿瘤的病因及证候的论述也极为详细，并把肿瘤进行了较为详细的分类，对类似肿瘤的病症有很多论述。如把噎食分为气、忧、食、劳、思五种；对乳岩的描述则是"乳中结聚成核，微强不甚大，硬若石状"；对肝积的描述则更为相似，"肝积，脉弦而细，两胁下痛……身无膏泽，喜转筋，爪甲枯黑，春瘥秋剧，色青也""胁下满痛而身发黄，名为癖黄""肝气壅盛，胁下结块，腹内引痛，大小便赤涩，饮食减少"，这与肝癌的一些症状基本一致。

二、对积聚癥瘕的认识

（一）对正虚病机的认识

积聚癥瘕总的病机为脏腑虚弱，书中记载"血气衰少，腑脏虚弱，故令风冷之气独盛于内，其冷气久积不散，所以谓之久寒积冷也。其病令人羸瘦不能饮食，久久不瘥，更触犯寒气，乃变成积聚吐利而呕逆也。"说明了"血气衰少，腑脏虚弱"可引起肿瘤。"荣卫俱虚，其血气不足，停水积饮，在胃脘则脏冷，脏冷则脾不磨，脾不磨则宿谷不化，其气逆而成胃反也。则朝食暮吐，暮食朝吐，心下牢大如杯，往往寒热，甚者食已即吐。"颇似胃癌的临床表现，呕吐是晚期症状，而出现这一疾病的原因，也是"荣卫俱虚，其血气不足"。《诸病源候论·妇人杂病诸候》记载了诸多妇科"癥瘕"的症状，如黄瘕为左胁下气血结为硬块，伴身体沉重、困乏、食欲不振，可见脏腑虚证之表现，所以说积聚癥瘕的疾病病机为脏腑虚弱。

（二）对积聚的认识

1. 积聚者，腑脏之病

《诸病源候论》概括性地提出"积聚者，腑脏之病也。"强调了积聚与脏腑的关系。《诸病源候论》记载："积为阴，在五脏，聚为阳，在六腑"，又有"积聚者，由阴阳不和，脏腑虚弱，诸脏受邪……留滞不去，乃成积聚。"在积聚候中，多强调脏腑虚弱，受于风邪或饮食不节、寒温不调，"积聚者，由阴阳不和，腑脏虚弱，受于风邪，搏于腑脏之气所为也。腑者阳也，脏者阴也。阳浮而动，阴沉而伏。积者阴气，五脏所生，始发不离其部，故上下有所穷。聚者阳气，六腑所成，故无根本，上下无所留止，其痛无有常处。诸脏受邪，初未能为积聚，留滞不去，乃成积聚。"

2. 内外互结，产生积聚

外因方面，巢氏强调寒邪致积聚的学术思想。内因方面，巢氏认为脾胃虚弱无力化生精微物质以充养机体，使本已亏虚的正气不能得到必要的补充，导致机体阴阳失衡脏腑基本功能下降，气血停滞机体，经络不通，给积聚产生提供了合适的内部环境，正气的亏虚导致机体抗邪能力下降，加之"寒主收引"，寒邪侵入人体，加重气血凝滞的程度，积聚病就容易产生。如《诸病源候论·虚劳积聚候》所云"虚劳之人，阴阳伤损，血气凝涩，不能宣通经络故积聚于内也。"以及《诸病源候论》虚劳候》所云"瘕病者，皆由久寒积冷饮食不消所致也……劳之人，脾胃气弱，不能克消水谷，复为寒冷所乘，故结成此病也。"另外，从《诸病源候论》虚劳瘕积聚的论述中可知，积聚的产生以

本虚为主，而癥瘕的产生则以寒邪久伤人体，积冷所致，二者的病因有细微差别，因此在临床鉴别、治疗时应仔细考虑。

3. 日久成积，伴有他症

《诸病源候论·积聚候》认为："诸脏受邪，初未能为积聚，留滞不去，乃成积聚。"即积聚的产生是由于脏腑受邪之后，久郁于体内未能排出而成。强调积聚的产生是病邪长年累月作用于人体的结果，与秦汉时期认识无异。

积聚类疾病产生后，伴有其他病症，如积聚痼结、积聚心腹痛、积聚心腹胀满、积聚宿食等。不同的兼症各有特点，如心腹痛为寒邪侵入人体，影响人体气机的正常运行所致，心腹胀满则是因气机不畅郁结于脏腑所致。从中可知，积聚兼症的病因病机多集中在气机不畅，脾胃虚弱[51]。

4. 对癥瘕的认识

巢氏认为癥病和瘕病亦有一定的区别，如《诸病源候论·癥瘕病诸候》指出："其病不动者，直名为癥……瘕者假也，谓虚假可动也。"癥病包块固定，不能移动；瘕者假也，指包块虚假可移动。《诸病源候论·虚劳病诸候上·虚劳癥瘕候》论之："按之不转动为癥；推之浮移为瘕。"进一步对癥、瘕之活动度做了形象的论述。《诸病源候论·癥瘕病诸候》中对癥瘕临床症状有详尽的描述。癥病患者脉弦而伏，肿块质地坚硬，盘结牢固，不能移动。暴癥由素食结聚成块，发病突然，预后较差。瘕病结块疼痛、随气移动，其块虚假而不牢固。其概括了癥瘕可以引起腰腹及四肢痛、月经不调、闭经、崩漏、不孕、下阴肿痛、二便不利、下肢肿、面目发黄、心烦、饮食失调、呕吐、盗汗、失眠、气短、头弦、恶风等诸多症状。当癥瘕阻碍气机，以致气机上逆，亦会引发咯血及昏迷。可见癥瘕病位虽处下焦，症状却可累及上、中、下三焦，多以下腹部结块，或胀或痛为主要临床表现。病情发展还可引致全身性不适如水肿、四肢及腰背痛、身发寒热、盗汗、咯血、消瘦及昏迷等，癥瘕常累及妇人经、带、胎、产方面的改变，严重者甚至会危及生命。

巢氏在癥瘕的诊查中重视对脉诊的分析和归纳，提出癥瘕的脉象多弦紧、迟牢。《诸病源候论·瘕病诸候》云："诊其脉，沉而中散者，寒食

癥也。脉弦紧而细，癥也……在脐则尺中弦紧。脉癥法，左手脉横，癥在左；右手脉横，癥在右。脉头大在上，头小在下。脉来迟而牢者，为病癥也。"在脉象方面，癥瘕发病部位与脉象存在一定的关系，《诸病源候论·癥瘕候》"脉弦紧而细，癥也。若在心下则寸口脉弦紧；在胃脘则关上弦紧；在脐则尺中弦紧。"在判断癥瘕病上，继承《脉经》的有关内容，如"左手脉横，癥在左；右手脉横，癥在右。脉头大在上，头小在下。脉来逆而牢者，为病也。肾脉小急，肝脉小急，心脉若鼓，皆为瘕。寸口脉结者，癥瘕。脉弦而伏，腹中有，不可转动，必死，不治也。"该书为后世肿瘤疾病脉诊的发展奠定了基础，开启了对妇科肿瘤的认知。

《诸病源候论》是较早单独论述妇人积聚的文献。妇人积聚与寒邪有关，"积聚……皆由阴阳不和，风冷搏于脏腑而生积聚也。"又因寒邪所侵入的部位有别，所以产生了"无子""月水不通"等症状，如"积聚起于冷结入子脏，故令无子；若冷气入于胞络，冷搏于血，血冷则涩结，故令月水不通。"因此，有学者运用癥瘕理论指导当代妇科疾病的治疗，说明积聚类疾病不仅是疾病，也可以作为某些疾病的病理因素存在。另外，《诸病源候论》详细论述产后积聚因"产妇血气伤损，腑脏虚弱，为风冷所乘，搏于脏腑，与气血相结，故成积聚也"，说明护理产后妇女时要避免妇人感受风寒之邪，以免导致气血凝滞，久而生积聚。

"产妇血气伤损，腑脏虚弱，为风所乘，搏于脏腑，与气血相结，故成积聚也……产后而有瘕者，由脏虚，余血不尽，为风冷所乘，血则凝结而成癥也。癥病之状，胁下弦急刺痛是也……产后脏虚，为风冷搏于停饮，结聚故成癥也。"此论产后积聚、瘕、癥的病因皆为产后失养，血气损，脏腑虚，同时为风冷所乘而致。积聚、瘕、癥皆是体内肿块，与妇科肿瘤表现相近。

三、分篇论述虚劳诸证

《诸病源候论》专列"虚劳诸病候"，以五劳（志劳、思劳、心劳、忧劳、疲劳）、六极（气极、血极、筋极、骨极、肌极、精极）、七伤（脾伤、肝伤、肾伤、肺伤、心伤、形伤、志伤）来概括虚证的病因，归类虚证证候，以五脏为主，分述各种虚证之候，分门别类，使之更具条理化、系统化，该书对后世扶正培本治疗原则的条理化和系统化有很大的促进作用。

四、对五脏积分别论述

《诸病源候论》分别详细描述五脏积的症状表现及发展预后，"肝之积名曰肥气，在左胁下，如覆杯有头足，久不愈，令人发㾬疟，连岁月不已……心之积名曰伏梁。起脐上，如臂上至心下……脾之积名曰痞气。在胃脘覆大如盘，久不愈，令人四肢不收，发黄疸，饮食不为肌肤……肺之积名曰息贲。在右胁下，覆大如杯。久不愈，令人洒淅寒热喘嗽发肺痈……肾之积名曰贲豚。发于少腹，上至心下，若豚贲走之状，上下无时，久不愈，令人喘逆，骨萎少气。"可以看出，积聚久不愈，可出现四肢不收、黄疸、喘逆、骨萎少气等症状。以上对后世中医肿瘤疾病的分类做出了贡献[52-54]。

第六节　《千金要方》

《千金要方》又称《备急千金要方》《千金方》，是中国古代中医学经典著作之一，共30卷，是综合性临床医著，被誉为中国最早的临床百科全书，为唐朝孙思邈所著，约成书于永徽三年（652年）。该书集唐代以前诊治经验之大成，对后世医家影响极大。该书有大量临床方药从方药分析中可以看出孙氏主要是继承先贤的认识[55]。另，孙氏还著有《千金翼方》。

一、肿瘤病因病机的认识

《千金方》对肿瘤病因病机的认识秉承了《黄帝内经》的观点，认为肿瘤以寒邪致病较多，观《备急千金要方卷十一·坚积聚篇》中有名方16个，有12个方中使用了附子、干姜、吴茱萸、细辛、蜀椒、乌头、桂枝等温热之性显著的药物。另外，《备急千金要方》记载了用灸法治疗积聚，《卷十六·胃腑方》载"胸满、心腹积聚，痞痛，灸肝腧百壮""脏腑积聚，胀满，羸瘦，不能饮食，灸三焦俞"等。灸法是火疗之法，艾草性温，再通过燃烧将温热之气传导入人体之内，可见有医家认为肿瘤的病因病机为"内寒"。继方剂、针刺、导引之法，用灸法治疗肿瘤也有了记载。《坚积聚篇》收于《肝脏篇》中，说明孙氏认为肿瘤与肝脏相关。孙氏又接受了《难经》五行生克传遍的理论，于每一类的第一章"某脏脉论第一"中将五脏积的病机认识收载其中并附以方药。《金匮要略》治疗的方剂以攻下之法配以虫类药使用为主，孙氏治疗癥瘕亦效仿仲景，如《千金翼方》用蜥蜴丸治坚，方中有蜥蜴、蜈蚣、地胆、䗪虫、蜣螂、蛇虫六种虫类，还有剂量不小的朴硝、巴豆、甘遂等峻下之品。

孙氏还继承《难经》积聚鉴别学术思想，如《千金方·肝脏·坚积聚》："积者阴气也，其始发有常处，其痛不离其部，上下有所终始，左右有所穷已。聚者阳气也，其始发无根本，上下无所留止，其痛无常处，谓之聚也。故以是别知积聚也。"说明积病的发病病位固定，并且疼痛部位就是发病部位；聚病的发病部位不定，疼痛部位也无定所。在病形方面，积病的病形有明确的界限，聚病无明显边界。这些论点说明孙氏对于积聚的认识基本同于《难经》。

孙氏在认识积聚的基础上，认为虚是产生积聚的内因，寒邪为主要外因病因。《千金方·处方》："夫众病积聚，皆起于虚，虚生百病。积者，五脏之所积，聚者，六腑之所聚。"强调了积聚的产生是因正气不足，无力驱除寒邪，寒在体内，气血无法正常发挥其功能，气滞血凝而成积。从《千金方》的编排可见，癥瘕积聚与肝有密切的关系，也间接反映出气机与积聚的关系。

关于五积，孙氏提出了经络受病入肠胃而生五积的思想，"经络受病，入于肠胃五脏积聚，发伏梁、息贲、肥气、痞气、奔豚。"一方面说明了经络异常是五积产生的病因之一。另一方面，经络受邪，邪气通过经络系统传入肠胃而生五积，说明了五积的病位是肠胃或者为中焦。第三方面，五积的脏腑属性与经络名称可能存在一定的关联性[56-57]。

二、治疗肿瘤的方药特色

孙氏认为"凡人四十以下有病，可服泻药，不甚须服补药。必若有所损，不在此限。四十以上，则不可服泻药，须服补药。五十以上，四时勿阙补药，如此乃可延年，得养生之术耳。"(《千金方·服饵》)将四十岁作为补、泻药使用的分界点。然而，积聚的治疗却不以此为用药规则，"凡有脏腑积聚，无问少长，须泻则泻。"从中可见，积聚病的发病人群跨度很大，老少均有得此疾病的可能。而且孙氏言"须泻则泻"也突出了以驱邪为主治疗积聚类疾病的用药思路。肿瘤患者多为老者，正气亏虚，从此处也可看出肿瘤治疗顾护正气的观点。

方药是隋唐时期医学发展的重点，根据积聚类疾病的不同类型选择不同的治疗方法、思路、方药。如《千金方·处方》："夫疗寒以热药，疗热以寒药，饮食不消以吐下药，鬼注蛊毒以蛊毒药，痈肿疮瘤以疮瘤药，风湿以风湿药，风劳气冷各随其所宜。"《千金方》在《难经》五积理论的基础上，对每种积证（肝积、肾积等）给予了分类论述，是治疗积聚类疾病过程中极其重要的发展方向[58]。

三、用虫类药物治疗肿瘤

《千金方》在治癥瘕积聚中汇集了许多方药，尤其值得注意的是有较多虫类药，如蜈蚣、蜥蜴、䗪虫、斑蝥、蜣螂等，为后世用虫类药治疗癥瘕积聚及癌肿提供了宝贵的借鉴。

四、提出"五瘿七瘤"分类

《千金方》提出五瘿七瘤分类。所谓五瘿，即石瘿、气瘿、劳瘿、土瘿和忧瘿。所谓七瘤，即肉瘤、骨瘤、脂瘤、石瘤、脓瘤、血瘤、息肉，但缺乏具体的论述。当时所论瘿瘤，包括了现在的甲状腺癌、地方性甲状腺肿等。另外，孙思邈也告诫"凡肉瘤勿治，治则杀人，慎之"，说明对肿瘤的恶性程度也有所认识。

五、五脏归类用药以扶正

孙氏把虚损证治方药按五脏归类，系统地作了论述。如论肝劳曰："肝劳虚寒，关格劳涩，闭塞不通，毛悴色夭。"用猪膏酒方。论脾劳曰："脾虚寒劳损，气胀噫满，食不下。"用通噫消食膏酒方。论肺劳曰："肺劳虚寒，心腹冷，气逆游上，胸胁气满，从胸达背痛，忧气往来，呕逆，饮食即吐，虚乏不足。"用半夏汤方。为临床角度系统探讨肿瘤虚损病证提供新思路。

第七节 《外台秘要》

《外台秘要》又名《外台秘要方》，是由唐代医家王焘所著的大型综合性医学文献，成书于 752 年。《外台秘要》共 40 卷，载方 6000 有余，每篇首列前人有关病候，次叙各家方药，所引录的医学著作，均注明出处，援引许多唐以前失传的典籍，并收录秦至唐中期多位著名医家的方论[59]。

一、肿瘤病因病机的发展

病因病机方面，王氏赞成内寒致积的学术思想。《外台秘要·寒疝积聚》言："夫积聚者，由寒气在内所生也。血气虚弱，风邪搏于腑脏，寒多则气涩，气涩则生积聚也。"因机体阳气不足，气血亏虚，寒由内生，自身阳气无法抵御内寒，又加之风邪与内寒相互搏结，共同作用于脏腑，导致气机凝滞，气滞则血停，气血不畅，久积而生积聚。可见王氏以内寒、外风为积聚的重要病因，素体阳虚，气机凝滞，血瘀阻滞是基本病机。从中可见，积聚与寒邪的关系已从秦汉时期的外寒致积向内寒致积方向转变。但对于肿瘤的虚证的基本病机认识同前人。

二、肿瘤治疗以补法为要

在积聚的治疗方面，王氏继承了唐代以前的治则治法，此外，王氏根据积聚的程度、病位、兼症及全身状态等因素应用灸法治疗积聚。如《外台秘要·灸诸胀满及结气法》："疗胀满、瘕聚，带下疼痛法。灸气海百壮，穴在脐下一寸半，忌不可针。又，疗胀满，结气如水肿状，小腹坚如石法。灸膀胱募百壮，穴在中极，脐下四寸。又，疗胀满肾冷，瘕聚，泄痢法。灸天枢百壮。又，疗冷胀胸满，心腹积聚，痞、疼痛法。灸肝俞百壮，穴在第九椎下两傍各一寸半。又，疗五脏六腑积聚、胀满、羸瘦、不能饮食法。灸三焦俞，随年壮，穴在第十三椎下两傍各一寸半。"中医药治疗手段发展至此基本完善，包括内治法、外治法、针灸、导引等中医常用治疗方法。同时可以看出，无论内治法还是外治法，对于积聚的治疗，仍以补法为要。

第八节 其他

《脉经》为三国时期王熙（字叔和）所作，是我国现存最早的脉学著作。《脉经》在肿瘤脉诊的认识方面既继承发展了前世脉学精华（如《难经》《伤寒杂病论》亦有恶性肿瘤的脉象描述），又补充了一些肿瘤的典型脉象。如《卷一·迟疾短长杂脉法第十三》曰："脉细小紧急，病速进在中，寒为癥瘕积聚，腹中刺痛。"《卷四·平杂病脉第二》曰："快而紧，积聚，有击痛"，《卷七·病不可火证第十六》曰："医加火熏，郁令汗出，恶寒遂甚，客热因火而发，怫郁蒸肌肤，身目为黄，小便微难，短气，从鼻出血，而复下之胃无津液，泄利遂不止。

热瘀在膀胱，蓄结成积聚。"此例为医家误治所致，导致热邪瘀结，最终发为积聚，增加了"误治"和"热瘀"的认识。

《针灸甲乙经》为三国时期皇甫谧所作，其书为《素问》《针经》《明堂孔穴针灸治要》三书合编整理而成。《卷五·九针九变十二节五刺五邪》云："人予四时八正之风，客于经络之中，为瘤病者也，故为之治锋针。锋针者……令可以泻热出血，发泄病。故曰：病在五脏固居者，取以锋针，写于井荥分俞，取以四时也。"这是用针灸治疗肿瘤的较早记载。治疗不同肿瘤选穴亦不相同，《卷八·经络受病入肠胃五脏积发伏梁息贲肥气痞气奔豚》曰："息贲时唾血，巨阙主之。腹中积，上下行，悬枢主之。疝积胸中痛，不得息，天容主之。"对所选穴位功用的分析表明，皇甫氏认为肿瘤的病因病机是经络之气阻滞，郁而化热，因此当"泻热"，用针刺以调畅气机。《针灸甲乙经》中，也记述用针灸方法治疗某些与肿瘤或癌症相类似的病症。如："饮食不下，膈塞不通，邪在胃脘，在上脘则抑而下之（即刺上脘穴），在下脘则散而去之（即刺下脘穴）。"所论病症，具有肿瘤膈塞闭结，上下不退的特点，与食管和贲门部的癌肿极相类似。

晋代葛洪《肘后备急方》是一部当时医生的急诊手册，书中对肿瘤的发生、发展、恶化过程有全面的认识，认为"凡症见之起，多以渐生，如有卒觉便牢大，自难治也。腹中症有结节，便害饮食，转羸瘦。"书中使用海藻治疗瘿病，一直为今人所沿用于治疗甲状腺肿瘤[60-62]。

从这一阶段的医药文献资料可以看出，到了隋唐时期，中医对肿瘤的病因病机与治疗方法认识理论已十分全面而成熟，为后世中医肿瘤学的进一步发展起到了推动作用。

第九节　小结

通过对这一时期医籍的研究，积聚类疾病在此期已基本形成理论上的建构。在病因病机、治则治法、病位病性等方面论述都较为丰富，对于后世医家的影响深远。

一、积聚分类

积聚分类最早出现在《内经》中，如昔瘤、伏梁等，《难经》重点提出积聚的鉴别标准，五积的病名、概念、症状特点，初步建立了五脏与积聚之间的因果关系。《中藏经》提出"六聚，十二瘤，八癥"的概念，可以看出，在秦汉时期，积聚类疾病的分类是呈逐渐增多趋势的，主要是受到《难经》"积为脏，聚为腑"学术思想的影响。

二、病机认识

积聚的病因较为复杂，主要以寒邪、热邪、饮食不节、情志内伤、起居失常等所致。如《灵枢·百病始生》篇从"得寒乃生、饮食起居失节、汁血凝聚"三大方面论述的积产生的病因，是秦汉时期对积病病因认识的第一次总结，也成为后世医家研究积聚不可忽略的文献。

病机方面，体虚邪气乘虚而致积，气血津液异常、气机不利成为积聚的重要病机。如《难经·五十五难》："积者、阴气也；聚者、阳气……气之所积名曰积，气之所聚名曰聚。"《中藏经·积聚杂虫论》"五脏六腑真气失，而邪气并遂乃生焉，

久之不除也……因内外相感，真邪相犯，气血熏持，交合而成也。"

隋唐时期，病因病机的认识以秦汉医家为基础，总体上以继承为主。但是，也会对前人理论予以总结和发展。如概括性总结了"积聚者，腑脏之病也。"隋唐医家提倡寒邪致积的学说，寒邪又分为内寒与外寒，在虚证为基本病机的基础上，进一步发展了《内经》寒邪致积的学术思想。继续强调脾胃虚弱是导致积聚产生的主要病因。从而使得内因的认识从笼统向具体方面开始转变。脾胃虚弱，会影响精微物质的化生，使正气得不到必要的补充，导致脏腑基本功能下降，气血停滞机体，经络不通，给积聚提供合适的内部环境。对于具体的积聚疾病，隋唐医家提出新的观点，如积聚的产生以本虚为主，而癥瘕的产生则以寒邪久伤人体，积冷所致。

三、四诊确立

脉诊的内容包括尺肤诊法、寸口诊法，根据不同的脉象、脉位、脉势判断积聚的种类、轻重、寒热属性，以及与积聚相类似"谷气"的鉴别脉象，可见，当时脉诊积累了大量的实践经验，尤其在肿瘤脉诊的记载方面尤为突出。

四、治则治法

秦汉时期，多医论而少方药，因此本时期的

医书多从治则上给予论述，很少涉及具体治法，如"寒者热之，热者寒之……坚者削之，客者除之，劳者温之，结者散之，留者攻之。""大积大聚，其可犯也，衰其大半而止，过者死。"《肘后备急方》用内治法与外治法相结合治疗积聚，对后世都有一定的影响。

隋唐医家对治疗积聚方面使用的方剂的贡献较大，根据不同类型积聚类疾病选择治疗方法、思路、方药。完备了疾病的诸多治法，包括了内服药、外用药、针灸、导引等治疗手段。尤其在肿瘤的治疗方面，在扶正思想的指导下，提供了很多值得借鉴的方法。

总之，隋唐医家在继承前贤的论述基础上又加以发挥，创制出了不少攻补兼施的药方，但是对于其理论方面的探讨却明显滞后于方药方面，也说明了理论创新的艰难。总体而言，继承成为隋唐积聚疾病发展的主流[13]。

第二章　宋辽金元时期：扶正培本治疗疾病百家争鸣

宋辽金元时期，百家争鸣，医学理论日益丰富。扶正培本治疗疾病的思路得到广泛认可，被应用于各种疾病的治疗当中，尤其对肿瘤疾病的治疗，具有非常重要的指导意义。扶正培本理论的发展，不断充实着中医防治肿瘤理论，使得人们对肿瘤的认识也更加全面，促进了肿瘤学术的进步和发展。宋代东轩居士《卫济宝书》中第一次提及"癌"字并论述"癌"的证治，把"癌"列为痈疽"五发"之一，提到用麝香膏外贴治疗"癌发"。《仁斋直指附遗方论》对癌的症状、病性描述更为详细，认为癌症是"毒根深藏"造成的，还提出了癌有"穿孔透甲"和易于浸润、转移的性质。由宋政府主持编撰的《圣济总录》论述了体内气血的流结或某些不正常物质的滞留，可能产生肿瘤疾病，并载有类似肝肿瘤的肝着、肝壅、肝胀等病的证治。《严氏济生方》记载有割治手术与药物结合治疗肿瘤的病例。窦汉卿《疮疡经验全书》对乳岩进行了细致的观察，描述其早期可治、晚期难治的特点。

这一时期，各个医家因地、因人、因时制宜，从不同的临床实践角度，不同的临证体会阐发，各自总结所特有的学术见解和诊疗经验，产生了历史颇具盛名的金元四大家。出现了以李东垣为代表的补土派；以朱丹溪为代表的滋阴派；以刘河间为代表的寒凉派；以张从正为代表的攻下派。其中东垣丹溪补土、滋阴不仅为扶正培本增添新的内容，而且扩展了治疗方法。朝廷成立了"御药院""尚药局""惠民局""广惠局"等机构，都属于国家统一管理药品的职能部门，宋代太医局编写并出版了《太平惠民和剂局方》，促进了中药成药的发展，并逐渐形成了一些固定成方，由官方就当时太医院搜罗的各家验方汇编而成，是宋代的医方大成[2]。

公元1170年，东轩居士在《卫济宝书》中第一次用"癌"字，在痈疽五发篇中说："一曰癌，二曰瘰，三曰疽，四曰瘤，五曰痫"，将"癌"作为一个特定的病名。窦汉卿《疮疡经验全书》对乳癌描述说："捻捻如山岩，故名之，早治得生，迟则内溃肉烂见五脏而死。""癌"字的应用，说明医家们对恶性肿瘤有了基本的认识。

"癌"字真正具有现代肿瘤含义的论述首见于杨士瀛《仁斋直指方论》中，其《卷二十二·发癌方论》载："癌者，上高下深，岩穴之状，颗颗累垂，裂如瞽眼，其中带青，由是簇头各露一舌，毒根深藏，穿孔通里，男则多发于腹，女则多发于乳，或项或肩或臂。"不仅肿瘤的形态描述细致，且杨氏认为癌病的病因病机为"毒"，这是对《中藏经》脏腑蓄毒认识的进一步阐述。

《太平圣惠方》中记载四君子汤是益气健脾的代表方剂，来源于理中丸，现代对于肿瘤患者化疗期间脾胃虚弱或老年患者还一直加减使用。宋代钱乙《小儿药证直诀》以虚实为纲，把五脏分说作为临床辨证论治之规范，从仲景八味肾气丸化裁而创立六味地黄丸，治疗肝肾阴虚诸症，为金元时代滋阴派的形成提供了理论和临床实践依据，而且还起到承先启后的作用，如李东垣《兰室秘藏·眼耳鼻门》的滋阴肾气丸；朱丹溪《丹溪心法·补损》的大补阴丸，都是由六味地黄丸演变而来的。这些代表方剂，在科技快速发展的今天，在肿瘤领域依然被广泛使用。

第一节　《三因极一病证方论》

《三因极一病证方论》，南宋陈言（陈无择）撰著，原名《三因极一病源论粹》，简称《三因方》。书中首论脉诊、习医步骤及致病三因，次以三因为据载列临床各科病症的方药治疗。陈氏"三因学说"将病因归为 3 类，把六淫致病归为外因，七情致病归于内因，不能归入内外病因的一律归于不内外因，使病因学说更加系统化，成为后世论说病因的规范[63-64]。

一、情志致积

陈无择认为"五积者，五脏之所积，皆脏气不平，遇时相逆而成其病"，突出了脏气异常、脏气与所处时令相违背、病邪侵扰机体，就有可能产生积聚。陈氏提出情志是产生五积的基本病因，如："五积以五脏气不平，肝为肥气，心为伏梁，肺为息贲，脾为痞气，肾为奔豚。皆聚结痞块，随所生所成之日，分推而究之，皆喜怒忧思，乘克胜克，相因相感"。以及"忧伤肺，肺以所胜传肝，遇长夏脾旺，传克不行，故成肝积，名曰肥气……思则伤脾，脾以所胜传肾，遇夏心旺，传克不行，故成肾积，名曰奔豚"。从中不难发现，并非本脏所对应的情志异常导致本脏产生积聚，而是影响此情志所胜的脏腑出现病变，这就提示情志影响是通过相克规律而表现的，这在很大程度上与前贤认识有差别，在治疗、治未病等方面有所借鉴。

陈氏通过临床体会，对五积名称给予了必要的诠释，"肥气者，以其积气藏于肝木之下，犹肥遁于山林也……伏梁者，以其积气横架于肓原也……痞气者，以积气痞塞中脘也……息贲者，以积气喘息贲溢也……奔豚者，犹水蓄奔冲于心火也"。六聚的病位在六腑，陈氏认为"六腑者，大小肠、胃、胆、膀胱、三焦者也，属于三阳"。六腑的正常功能是通过三阳的协调表现出来的，"太阳利清气，阳明泄浊气，少阳化精气，如都会之府主，转输以为常也。"如果出现了异常，则"六腑失常，则壅聚不通，故实而不转，虚而输，随气往来，痛无定处，在上则格，在下则胀，傍攻两胁，如有痞块，易于转变，非五脏比。"说明了六聚之痞块较五积更易于变化，此理论得到后世朱震亨的认可。

二、三因致病

陈氏认为"癥瘕积聚，随气血以分门"，进一步明确癥瘕积聚与脏腑相联系，提出"癥属肝部，积聚属肺部"的学术思想。这是对癥瘕积聚气血分类的进一步阐释。在病因研究方面，陈氏提出内因、外因、不内外因的"三因学说"，对于病因的发展起到了承前启后的作用。其认为"妇人七癥八瘕，则由内外不内外因动伤五脏气血而成"。强调了病邪影响脏腑气血而致癥瘕。除了内外因素外，不内外因亦成为引起积聚的重要因素。从陈氏的论述中可见，积聚的产生是由于五脏正气不足，无力抵抗内因、外因、不内外因的侵扰。而致病的不良的饮食习惯亦成为积聚产生的原因，"然七癥八瘕之名，经论亦不详出，虽有蛟龙、鱼、鳖、肉、发、虱、米等七证，初非定名，偶因食物相感而致患耳"。强调饮食不节能够诱发积聚的产生，与《诸病源候论》论述基本一致。又如"妇人癥瘕并属血病，龙蛇鱼鳖等，事皆出偶然，但饮食间，误中之，留聚腹脏，假血而成，自有活性"。即饮食所伤与瘀血互结而成毕竟是偶然所致，因此提出了"古人将妇人病为痼疾，以蛟龙等为生癥瘕，然亦不必如此执泥"。对于肿瘤发生发展的认识进一步深入。

三、积聚治法

陈氏根据临床心得，认为积聚为内外邪气"与夫宿血停凝，结为痞块"所成。这种学术观点说明了瘀血的产生与内外邪气无必然的联系，而是机体已有之病理产物。这与秦汉、隋唐医家认为的气滞瘀血因外邪而致明显不同。

在治法上，陈氏言"虽内外所感之不同，治法当以类相从"。即积聚的治疗，以积聚的类型、致病因素而定，如外因相同，治法相似；内因相同，治法相似；肝积，治法相似；脾积，治法相似。从目前相关文献可知，中医治疗肿瘤多以脏腑、现代疾病病种为认识角度，符合中医辨证论治的基本思路，如果结合了陈氏病因辨证的分类思维来划分积聚的治疗方法，就会有助于提高积聚类疾病的治疗效果。可见，陈氏对于积聚的认识已经突破了前贤所创制的框架，并提出了新的治疗思维与原则。陈氏亦提出导引等辅助治法，《三因极一病证方论·息积证治》："以两手拇指压无名指本节作拳，按髀趺坐，扣齿三十六，屏气二十一息，咽气三口；再屏息，再咽如是三作，以气通为效，遇子午卯酉时则行。然按摩导引之法甚多，随意行之皆可，不必拘此法。"

四、积聚脉诊

从陈氏列出的与积聚相关的脉象中可见：弦、沉、迟、细、伏是主要的脉象，"疝瘕癥癖，五内作痛，脉皆弦紧；中寒癥结，脉则迟涩；五积六聚，食饮痰气，伏留不散，隧道节滞，脉皆促结……弦紧为癥，为瘕，为瘀血……弦长为积，随左右上下……沉为在里，为癥，为瘕……沉重而中散，为寒食成瘕……迟而涩为癥瘕咽酸……细为气血俱虚，为病在内，为积……细而紧为癥瘕积聚，为刺痛[13]。"进一步丰富了肿瘤的脉诊学。

第二节 《太平圣惠方》

《太平圣惠方》，方书，简称《圣惠方》。北宋王怀隐、王祐等奉敕编写。自太平兴国三年（978年）至淳化三年（992年），历时14年编成。本书为我国现存公元10世纪以前最大的官修方书，汇录两汉以来迄于宋初各代名方16834首，包括宋太宗赵光义在潜邸时所集千余首医方，及太平兴国三年诏医官院所献经验方万余首，经校勘类编而成。首叙脉法、处方用药，以下分述五脏病症、伤寒、时气、热病、内、外、骨伤、金创、妇、儿各科诸病病因证治，及神仙、丹药、药酒、食治、补益、针灸等内容[65-66]。

一、脏腑虚劳致病

《太平圣惠方》可反映宋代以前中医对有关肿瘤方面的认识概况和研究成果。书中认为虚劳积聚的发生是由于阴阳虚损，血气凝涩，五脏失调，以致经络不宣通而致。"夫虚劳积聚者，脏腑之病也。积者脏病也，阴气所生也；聚者腑病也，阳气所成也。虚劳之人，阴阳气伤损，血气凝涩不宣通于经络，故成积聚于内也。"提示治疗上应该以调和五脏阴阳，补虚与活血为主。虚劳癥瘕的成因为人体虚弱，加之脾胃气弱，复为寒冷所乘而致，治疗应以温补脾胃为主。"夫虚劳癥瘕病者，皆由久寒积滞，冷饮食不能消化所致也。结聚牢强，按之不转者为癥，推之转移则为瘕也。今虚劳之人，脾胃气弱，不能消化水谷，复为寒冷所乘，故结成此病也。"

二、强调五脏调和

作者对癖证做了进一步阐述，"夫五脏调和，则荣卫气理，荣卫气理，则津液通流，虽复多饮水浆，不能为病。若摄养乖方，则三焦否隔，三焦否隔，则肠胃不能宣行内饮水浆，便令停滞不散，更遇寒气，即聚而成癖也。癖者谓癖侧在于两胁之间，有时而痛是也。"说明了五脏调和在肿瘤预防中的重要作用。突出强调了扶助正气在肿瘤的防治中的至关重要的意义。

第三节 金元四大家对扶正培本的认识

金元四大家的学术思想对肿瘤证治起到很大影响，百家争鸣不仅促进各疾病学科的发展，也为扶正培本作为肿瘤疾病治疗大法的确立提供了多方面依据。

一、寒凉派刘河间

寒凉派刘河间以火热致病学说而闻名，擅长清火药物的使用。清热解毒疗法是中医肿瘤治疗的重要组成部分，临床实践发现恶性肿瘤的中晚期患者，部分患者发病多伴有发热、肿瘤局灶灼热疼痛、口渴、便秘、黄苔、舌质红绛、脉数等热证表现，常辨证为热毒内蕴，治疗选用清热解毒中药常取得较好疗效。研究表明，多种清热解毒中药中，都含有丰富的抗肿瘤活性成分，如白花蛇舌草、金荞麦、半枝莲等[67]。

1. 火热论致病

刘完素"火热论"思想来源于《黄帝内经》。《素问·至真要大论篇》中所论及十九条病机中以火、热病机阐述最多，共有9条，涉及大的病症17种。刘氏运用五运六气学说，进一步将其拓展为36条，涉及病症56种，使火热病症比例由《内经》中的42%增加至62%，而对"风""寒""湿""燥"等仅略论之，以此说明火热致病的广泛性。后世医家多有持此观点者，如清代医家王秉衡在《重庆堂随笔》中云："风寒暑湿，悉能化火，血气郁蒸，无不生火，所以人之火证独多焉。"刘氏"火热论"包括"六气皆能化火"和"五志过极皆为热甚"两种论点。"六气化火"论中，刘氏提出风、湿、燥、寒诸气在病理变化过程中均可转归为火热（同化），同时，六气中之火热又能衍生各气，或与各气相兼为病（兼化）。如风之与火，他言之："火本不燔，遇风冽乃焰"（《素问病机气宜保命集·病机论第七》），而"风本生热，以热为本，风为标，言风者，即风热病也"（《黄帝素问宣明论方·论风热湿燥寒》）。对湿与热，他提出"积湿成热"，但同时又认为："湿本土气，火热能生土湿""凡病湿者，多自热生"（《黄帝素问宣明论方·论风热湿燥寒》）。对热与燥的关系，一方面他指出："风能胜湿，热能耗液，皆能成燥"（《黄帝素问宣明论方·论风热湿燥寒》），认为热邪可以灼津成燥。另一方面，他认为"燥金虽属秋阴，而其性异于寒湿，而反同于风热火也"（《黄帝素问宣明论方·燥门》）。说明燥邪发病多表现为燥热伤津之象。寒之与热，一属纯阴，一属纯阳，相互对立，本不可相兼为病，对其关系，刘完素则阐述为"……或冷热相并，而反阳气怫郁，不能宣散，怫热内作，已成热证者，不可亦言为冷，当以成证辨之"（《黄帝素问宣明论方·论风热湿燥寒》），认为寒邪亦可郁结成热。在这种六气同化与兼化的理论体系中，火热为病则成为病机的中心[68-70]。

刘完素"六气化火"说中之六气不尽指外感六淫之邪，也包括脏腑功能失调所产生的风、寒、湿、燥、火、热、毒等病理产物，认为这些病理产物一旦生成，也多郁而化热生火，形成火热病证。如在《素问玄机原病式·热类》中论及水肿时指出："或但伤饮食，而怫热郁结，亦如酒病，转成

水肿者不为少矣""治当辛苦寒药治之，结散热退，气和而已"，此法突破了以往张仲景提出的"当以温药和之"治疗水肿的原则，丰富了水肿病治法内容。其他如对消渴、中风等病症均强调内生火热的致病作用。同时，刘完素还将情志内伤病机归因于"火热"之中，即他提出的"五志过极皆为热甚"论。在《素问玄机原病式·火类》中，他提出："五脏之志者，怒、喜、悲、思、恐也……若志过度则劳，劳则伤本脏，凡五志所伤皆热也"，指出情志过度则会损伤相关脏腑，从而化生火热。刘完素的"六气皆从火化"和"五志化火"的理念形成了他完整的"火热论"病因病机思想。火热病症形成的关键，刘氏强调是"阳气怫郁"的结果。在《素问玄机原病式·热类》中，他提出："阳气怫郁，不能通畅，则为热也"，认为无论外感或内伤，凡有"阳气怫郁"病理者皆可归于火热病症，治疗强调"宣散怫热郁结"，药用苦辛寒法。对于火热的特性，刘氏提出"水善而火恶"观点，即认为火为万恶之源，而水则能善利万物。在《素问玄机原病式·火类》中，他认为"夫水数一，道近而善；火数二，道远而恶"，并提出"暴病暴死，火性急速故也"。说明火热致病具有广泛性、急剧性、变异性和危重性的特点，发病后来势急、病程短、变化快、病情重，以期引起医家的高度重视。

刘完素以火热立论，力倡"六气皆从火化""五志过极皆能生火"，因常用寒凉药物，治法多以辛凉宣泄、清热解毒、通腑泄热、养阴退热为主，亦称"寒凉派"。将"火热论"与肿瘤病的发生发展联系起来，给了后世医家很多经验和启发。如当代常见病胰腺癌，古来自有"伏梁""积聚""黄疸"之称。研究认为胰腺癌当属火热病症为主，临床表现为胃脘疼痛、腰酸背痛、黄疸、纳呆、恶心呕吐、发热口渴等症，详析之，上述诸症的形成与火热病机密切相关，即"热聚于胃口而不行，故胃脘为痛也""诸痛痒疮疡，皆属心火""疼酸，酸疼也由火实制金，不能平木""热气郁正蒸，所以发为黄疸""诸逆冲上，皆属于火"等。基于"火热论"指导下的"清热解毒，化湿散积"为胰腺癌证治思路，收到较好疗效，进一步说明刘完素有关火热病机的认识对胰腺癌治疗的重要临床价值[67, 71, 72]。

2. 脾胃为积聚之根

刘完素在《黄帝素问宣明论方·积聚总论》中言："《素问》曰：积聚、留饮、痞隔、中满湿积、霍乱吐下、瘕坚硬、腹满，皆太阴湿土，乃脾胃中气，积聚之根也。"《医林方》亦引用此观点。提出脾胃之气与积聚产生有密切关系，脾胃之气充足，则源源不断地化生水谷精微保证脏腑功能正常，邪不可伤，故无病；若脾胃之气亏虚，化生水谷精微之力不足，则正气虚衰，正不能盛邪，故生病。如明代《医圣阶梯·积聚》言："积有定形，聚无定处也，为肚腹之疾。"都从脾胃功能的重要性的角度说明了积聚与中焦的关系，脾胃作为后天之本，上述论断为扶正培本治疗肿瘤提供了又一坚实的理论基础。

3. "亢害承制"解释积聚病因病机

刘氏认为，疾病的产生与脏腑、阴阳气血、自然界的气候息息相关，"斯疾乃五脏六腑、阴阳变化与兴衰之制也。"其从运气学说入手，以五运主病、六气成病为病因分类的标准，重新思考了病机十九条的内容，提出了"亢则害，承乃制，制则生化"的法则，说明病因与证候间的内在关系，达到指导临床实践的目的。刘氏运用"亢害承制"的学术思想研究积聚，给积聚病病因研究带来新思路。

刘完素所作《黄帝素问宣明论方》，成书于金大定十二年（1172 年）。刘完素根据运气学说，传承《黄帝内经》"亢则害，承乃制，制则生化"理论，并提出全新的病机认识。《黄帝素问宣明论方·卷七·积聚总论》曰："斯疾乃五脏六腑阴阳变化盛衰之制也。亢则害，承乃制，极则反矣。"指出人体脏腑之气受各种因素影响，若变得亢盛，则会对人体产生危害，承之气便会制约，使亢盛之气转化为承之之气，重要论述如《积聚总论》曰："瘕者，腹中坚硬，按之应手。然水体柔顺，而今反坚硬如地者，亢则害，承乃制也。"水性本柔，若其亢盛有害，据《素问·六微旨大论篇》曰："水位之下，土气承之"，土质坚硬，则水气向土质转化，变得坚硬。"害承制"的理论与脏腑、五行、运气皆有关联，与"五脏积"的认识并非一脉，但确从又一角度提出积聚形成的原理[73]。

4. 治疗积聚寒热并用

《素问·气厥论篇》言"小肠移热于大肠，乃为虑瘕。"指出了瘕病因亦有热邪可是在宋代以前的医书中，论及热邪的内容几乎没有，多以寒邪为主。刘氏认为瘕瘕不但寒邪可致，热邪亦是其病因。如《素问玄机原病式·寒类》"诸病上下所出水液澄澈清冷，瘕瘕，癫证坚痞腹满急痛……皆属于寒。"提出了瘕瘕病寒邪作祟。而《黄帝素问宣明论方·积聚论》言："世传冷病，然瘕病亦有热，或阳气郁结，佛热壅滞而坚硬不消者。世传寒瘕也，或坚痞，腹满急痛，寒主筋缩，故急主痛，寒极血凝泣而反兼土化制之，故坚痞之腹满。或热郁于内而腹满坚结，痛不可忍者，皆可为寒？误矣！误矣！"对于积聚病因，刘氏提出了热寒均可产生积聚的观点，刘氏遵循临床表现和脉象，将其作为判断寒热的重要依据，指出热寒并存成为积聚病因的重要部分，丰富瘕病病因学说。

刘氏为寒凉派的开创者，治疗上多用寒凉药，"其为治者，但当泻其过甚之气，以为病本，不可反误治其兼化也。"刘氏认为积聚疾病有热邪所致的部分，还有气滞痰凝湿滞血瘀所致的部分，故在积聚病的治疗思路上以攻、散、消、利、行为主。如理气散结、活血行瘀的导气积壳丸、玄胡丸、大延胡索丸、木香分气丸；活血化瘀、推陈出新的泥金丸、大红花丸；化痰健脾、消痞散结的状元丸；化痰利水的消饮丸、金黄丸；软坚散结温阳的保安丸；清热利水、活血行气的积实槟榔丸。寒凉派的用药特点，极大地丰富了用药思路。

二、攻下派张从正

张从正，字子和，号戴人，他提出了"驱邪即所以补正"的观点。这种以"攻邪"为扶正之要的观点实为肿瘤疾病治疗的一大创新。张从正是"攻下派"的代表人物，其主张"邪去则正安"，善用"汗、吐、下"之法以攻邪，而其代表性的"汗、吐、下"三法也是在多年积聚治疗中总结出来的经验。《儒门亲事·卷三》曾提到"先贤说五积六聚甚明，惟治法独隐……复有不明标本者，又从而补之。岂有病积之人，大邪不出，而可以补之乎？王太仆曰：达谓吐，发谓汗，夺谓下，泄为利小便，折为折其冲逆。"张从正以此为纲，将"汗、吐、下"之法应用于各种疑难杂症之中，同时在肿瘤的治疗上取得了显著成果。在积块的治疗上，常以独圣散催吐、下汗；伏梁病，以茶调散与降火药共同使用；痃气证，以涌吐之代表方剂瓜蒂散配合禹功散涌吐痰涎。"果菌刘子平妻，腹中有块如瓠，……戴人令一月之内，涌四次，下六次，所去痰约一二桶……至是而面有童色，经水即行。"此乃吐法在肿瘤病症治疗上的典型应用[74,75]。

《儒门事亲》为金人张从正（子和）所作，书约成于十三世纪初。张从正指出，先贤对肿瘤的症状描述已经非常清楚，唯有治法不甚明确，《儒门事亲·卷三·五积六聚治同郁断二十二》曰："及问治法，不过三棱、广术、干漆、硇砂、陈皮、巴豆之类。"张氏认为肿瘤的标和本不同，需要区别对待，分清缓急，不可一味攻或补。这一观点对肿瘤病因病机的认识具有较大的指导意义。

"且积之成也，或因暴怒、喜、悲、思、恐之气，或伤酸、苦、甘、辛、咸之食，或停温、凉、热、寒之饮，或受风、暑、燥、寒、火、湿之邪，其初甚微，可呼吸按导方寸大而去之。"若"强补而留之"，则"因受胜己之邪，而传于己之所胜，适当旺时，拒而不受，复还于胜己者，胜己者不肯受，因留结为积。"张从正认为疾病的治疗不能"强补而留之"，攻补同调是为扶正要法，该思路尤其体现在肿瘤疾病的治疗上。

张从正把精神因素作为肿瘤患病的主要病因之一，其在《儒门事亲》中明确提到"积之成之，或因暴怒喜悲思恐之气"。而这种认识比西医早了上百年。张从正还认为："病之一物，非人身素有之也，或自外而入，或由内而生，皆邪气也。邪气加诸身，速攻可也，速去之可也。"强调了攻法的重要性，认为攻法的目的是为了保护正气，随即提出了"驱邪即所以补正"的理论，攻下一分病邪，就可以保住一分正气。"驱邪即所以补正"的思想在张氏的徒弟中得到传承发展，如罗天益，在其所撰的《卫生宝鉴》强调"凡人脾胃虚弱，或饮食过常，或生冷过度不能生化，致成积聚结块"，强调攻下的同时要兼顾脾胃正气。肿瘤作为本虚标实的疾病，"驱邪即所以补正"的学术观点至今仍指导着临床，是扶正培本学术思想的重要组成部分之一。

三、补土派李东垣

李东垣，名李杲，字明之，中国金元时期著名医学家，晚年自号东垣老人。主要著作有《脾胃论》《内外伤辩惑论》《用药法象》《医学发明》《兰室秘藏》《活发机要》等。李东垣从师于张元素，是中国医学史上"金元四大家"之一，属易水派，是中医"脾胃学说"的创始人。李东垣十分强调脾胃在人身的重要作用，因为在五行当中，脾胃属于中央土，因此李东垣的学说也被称作"补土派"。

1. 重视脾胃作用

李东垣重视脾胃的作用，脾胃是水谷生化之源，为机体的生长发育和生理功能提供能量来源，他在《脾胃论》中说："真气又名元气，乃先身生之真气也，非胃气不能灌之。"又说："夫元气、谷气、荣气、卫气，生发诸阳之气，此数者，皆饮食入胃上行胃气之异名，其实一也。"认为元气最重要，而元气又胃气以灌养，故补益元气须从脾胃下手，据此建立了以补脾胃为主的学派，并提出通过调理脾胃不但能治疗脾胃病，也能治疗其他脏腑的多种虚弱症。《脾胃论》有云："则元气之充足，皆有脾胃之气无所伤，而后能滋养元气。若胃气之本弱，饮食自倍，则脾胃之气既伤，而元气亦不能充，而诸病之所由生也"，指出内伤疾病的形成是脾胃受损，耗伤元气的结果。肿瘤作为内伤疾病的一种，发病的根本原因乃是正气不足，而脾胃气虚是导致元气不充的重要原因之一，这为补益脾胃成为扶正培本治疗肿瘤具体治则治法提供主要依据。李东垣基于健脾益气、升阳益气的法则，创制的经典名方补中益气汤至今仍广泛应用于包括肿瘤在内的内科疾病[76-78]。

2. 应用于肿瘤扶正培本治疗

"内伤脾胃，百病乃生"，李东垣认为"人以胃气为本"，认为脾胃升降失常是癥积发病的核心，其在深入研究《内经》理论的基础上，提出"养正积自消""扶正固本"的癥积治疗大法，主张温补脾胃。李东垣提出"胃气一败，百药难施"，指出滋脾益气是治疗积证和改善症状的前提条件。用药方面善用辛甘助阳之品如黄芪、升麻等药引胃气以治本，所创补中益气汤、橘皮枳术丸也是临床上治疗肿瘤的常用方剂。先后著成《脾胃论》《内外伤辨惑论》《兰室秘藏》等，全面系统阐述了脾胃的生理、病理，提出脾胃为元气之本，升降之枢，益气泻火、升清降浊是脾胃内伤病的治疗大法，同样也是扶正培本治疗肿瘤的重要理论支撑[79-81]。

四、养阴派朱震亨

朱丹溪名震亨，字彦修，因世居丹溪，故人称朱丹溪。朱丹溪倡导"相火论"和"从痰瘀论治肿瘤"，提出"阳常有余，阴常不足"的论点，创立大补阴丸、琼玉膏等经典名方，被后世喻为滋阴派的代表，对"翻胃""膈噎""奶岩"等肿瘤类疾病的形成、演变、预后和治疗进行了较为细致的描述，主张以"润养津血，降火散结"为法进行肿瘤治疗。如《丹溪心法》指出："翻胃大约有四，血虚、气虚、有热、有痰兼病……翻胃即膈噎，膈噎乃翻胃之渐。"用药在辨证论治选择四君、四物、二陈的基础上还提出"必用童便、韭汁、竹沥、牛羊乳、生姜汁"等滋阴润燥[82-85]。

朱氏所著《丹溪心法》提出积聚痞块是由痰饮、血块积滞而成，并指出积病不可妄用下法，以防损伤真元之气，所以治疗当用"淬火、清痰、行死血块，块去须大补，不可用下药，徒损真气，病亦不去，当用消积药使之融化，则根除矣"。其倡导从痰论治，主张"降火消痰"以治疗积病，如《丹溪心法》云："凡人身上中下有块者多是痰……治痰者，实脾土，燥脾湿是治其本。"临床上可按照病位和病性的不同遣方用药，曰："许学士用苍术治痰成窠囊一边行极妙。痰挟瘀血，遂成窠囊。眩晕嘈杂，乃火动其痰，用二陈汤加山栀子、黄连、黄芩之类。噫气吞酸，此食郁有热，火气上动，以黄芩为君，南星、半夏为臣，橘红为使，热多加青黛。痰在胁下，非白芥子不能达；痰在皮里膜外，非姜汁、竹沥不可导达。"为后世从痰论治肿瘤奠定基础。朱氏补益喜用人参，消积行血常用大黄、朴硝（制成膏丸，软坚而不泻）、三棱、莪术、桃仁、红花、水蛭、鳖甲、硇砂、南星等。朱氏所谓痞块包括肿瘤。现今治疗肿瘤，食管癌用硇砂，肝癌用鳖甲，宫颈癌用三棱、莪术等，大多与朱氏用药有一定渊源关系[86-89]。

第四节　其他

这个时期不但对肿瘤的病机有更深的认识，同样也对扶正培本的治法、用药有了更大的发挥，并出现了一些扶正培本的代表方剂，直到现在在肿瘤临床中还广泛应用。宋代许叔微在《本事方》及《本事续集》中对虚损之证治强调从脾肾[90-92]。而严用和《济生方·五脏门》中有五脏六腑虚实论治，对五脏六腑虚证论治颇为丰富，并提出了"补脾不如补肾"的治疗原则[93-95]。《圣济总录·瘿瘤门》从气血流行的角度作了论述，认为"瘤之为义，留滞而不去也。气血流行不失其常，则形体和平，无或余赘。及郁结壅塞，则乘虚投隙，病所以生。初为小核，寝以长大，若杯盂然，不痒不痛，亦不结强。"强调体虚与气血流行，因此扶正与活血亦为治疗肿瘤两大重要方法[96-98]。

《中藏经》宋时始面世，宋以前书志未有记载。一般认为该书当属南北朝时拾取华佗遗论，并结合当时的医论及医方编撰而成。《中藏经》最早将"癥、瘕、积、聚"共同论述并进行了区分："积者系于脏也，聚者系于腑也，症者系于气也，瘕者系于血也。""积聚"后成为有明确肿瘤病名之前肿瘤的概称。并且可见肿瘤既与脏腑相关，又与气血相关的观点，奠定后世从脏腑气血出发认识肿瘤病因病机的理论基础。《积聚虫论第十八》曰："积聚杂虫者，皆五脏六腑真气失，而邪气并遂乃生焉，久之不除也，或积，或聚，或癥，或瘕。"已认识到肿瘤的病因病机为正虚邪并。《论诸病治疗交错致于死候第四十七》曰："圆可以逐风冷，破坚，消积聚，进饮食，舒荣卫，开关窍，缓缓然，参合无出于圆也。"圆者丸也，《中藏经》认识到肿瘤慢性病的特点，治疗需缓缓图之，而丸剂作用缓慢而持久，故提倡用丸剂治疗肿瘤。这一认识在《金匮要略》使用桂枝茯苓丸和鳖甲煎丸已有所体现。又《论痈疽疮肿第四十一》曰："夫痈疽疮肿之所作也，皆五脏六腑蓄毒不流则生矣，非独因荣卫壅塞而发也。"荣卫壅塞指的是外感邪气，但仅是外感邪气尚不足以致生肿瘤，而是五脏六腑中有积蓄的毒邪不得出，内毒与外邪合而为病。这一有关"毒邪"的认识发前人所未发，"脏腑蓄毒"的观点是肿瘤病因病机的新认识[99-105]。

自《黄帝内经》始，对肿瘤病因病机的认识多为寒邪，用药多温热之品，《积聚总论》曰："世传冷病，然瘕病亦有热。或阳气郁结，佛热壅滞而坚硬不消者。"再一次提出肿瘤病因病机的认识中有邪热的观点，用药一改秦汉隋唐温热之风，寒凉药物的使用渐多。

《积聚总论》曰："积聚、留饮、痃癖、中满湿积、霍乱吐下、癥坚硬腹满，皆太阴湿土，乃脾胃之气，积聚之根也。"刘氏认为脾胃为肿瘤产生的根源，肿瘤与脏腑，尤其是脾胃的关系渐被重视。刘氏还在"癌瘕"皆属于血的认识基础上提出"瘕为癥之渐，为寝之极"的观点，丰富了肿瘤的认识。

元代罗天益《卫生宝鉴》："养正积自除，犹之满座皆君子，纵有一小人，自无容地而出。今令真气实，胃气强，积自消矣。"表现了虚证在肿瘤疾病中的重要地位，全面体现了扶正培本在肿瘤治疗中的重要地位。

第五节 小结

一、治法百花齐放

1. 治疗方法多样

秦汉、隋唐时期，寒邪致积的思想为主流，在治疗用药方面以驱寒温阳为法。医学发展至宋元，积聚的病因病机认识发生了很大的变化，治则治法上也随之发展。如刘完素倡导寒凉治法，张子和以汗、吐、下三法综合治疗，朱震亨提出"补、行、攻、诱"四法，有些医家强调扶正积自除的思想，这些理论综合起来就可以看出攻补温凉是治疗积聚的各类基本治法，指导后世的组方用药。另外，当时已有医家提出了手术治疗积聚的思想，如《医说·神医》："积聚若在肠胃，则断截湔洗，除去疾秽，既而缝合，敷以神膏，四五日疮愈，一月之间皆平复。"虽假借华佗，实为医家所倡之事。足见当时已经存在手术治疗积聚的案例。

2. 养正积除理论

有医案一则，如"真定王君用，年一十九岁，病积，脐左连胁如覆杯，腹胀如鼓，多青络脉，喘不能卧，时值暑雨，加之自利完谷，日晡潮热，夜有盗汗，以危急来求。予往视之，脉得浮数，按之有力。谓病家曰：凡治积非有毒之剂攻之则不可，今脉虚弱如此，岂敢以常法治之。遂投分渗益胃之剂，数服而清便自调。杂以升降阴阳，进食和气，而腹大减。胃气稍平，间以削之，不月余良愈。先

师尝曰：洁古老人有云：养正积自除，犹之满座皆君子，纵有一小人，自无容地而出。今令真气实、胃气强、积自消矣。洁古之言，岂欺我哉。内经云：大积大聚，衰其大半而止。满实中有积气，大毒之剂尚不可过，况虚中有积者乎。此亦治积之一端也。邪正虚实，宜精审焉。"从医案可知，积聚的治疗方法最初是以有毒药物、攻邪等方法开始的，随着医学的发展，补正逐渐得到医家的重视与应用，养正积自除成为了扶正培本治疗肿瘤的立法之论。

3. 攻补兼施治积

严氏《济生方》提倡"病各有证，治各有方"，强调治疗积聚的思路与方法要依证而定。其总的原则是"当是之时，法宜推荡，然后助养脾胃。"这种治则产生的原因是"夫积者，伤滞也。"是由于饮食不当，伤及脾胃，食物停滞难化而致。其根据不同的积聚，如气积、肉积、酒积、茶积、食积、痰积、血积等，选用不同的方剂。许叔微提出"大抵治积，或以所恶者攻之，以所喜者诱之，则易愈。"是根据药物与疾病之间的攻补关系选择合适的治法，如后世的朱震亨、张介宾亦采用此思维确定治法。

4. 依体质施治

《陈素庵妇科补解》强调医生需根据体质的虚实、积聚产生的病因病机等方面选择恰当的治疗方

法，如："体虚，外受风冷寒湿，以致经闭血滞，补虚十之七，祛滞十之三。体实，外受风冷寒湿，以致经闭血滞，通经十之七，补血十之三。热结者，清其火，则经自通。痰结者，逐其痰，则经乃至。气郁者，调其气，开其郁，则经血自随气以疏通，而无阻闭之患。总之，辨虚实以定补泻；审浮沉以知阴阳，究其为风冷，为寒湿，为痰，为气，以分内外伤感。"治则治法发展到金元时期，面貌可谓焕然一新，对于明清医家影响巨大[106-108]。

二、病因病机得到发展

积聚的病因病机在宋元时期得到了前所未有的发展，医家根据各自学派特点对病因病机予以了重新认识。如陈无择的情志致积，是对情志因素的再创新。另外，积聚瘀血病机的认识也发生了变化，陈无择提出内外邪气所致瘀血与体内固有瘀血致积的思想说明了积聚的瘀血有两种方式产生，这就提示在运用化瘀药物时要辨别瘀血产生的原因。刘完素的亢害承制理论和脾胃之气为积聚之根理论、张子和驱邪即是扶正理论、朱震亨的"相火论"和"从痰瘀论治肿瘤"理论，从不同角度探讨了包括肿瘤疾病在内的诸多内科杂病的病因病机，对临床认识肿瘤提供了更多的参考。

气机异常是宋代医家认识积聚病机的重要方面之一。《仁斋直指方》将积聚附于诸气篇中，杨氏言"人以气为主，一息不运则机缄穷，一毫不续则穿壤判。"表明气机变化对人体的重要性。如果"气"运行失司，以致"五积六聚……殆无往而

不止矣。"说明积聚的病机与气机不利有密切关系。《济生方》强调了情志致病："七情所伤，过则伤于五脏，逆于四肢，传克不行，乃留结而为五积。"《陈素庵妇科补解》从内因、外因两方面论述了妇人癥瘕产生的主要因素：滞经闭从而导致郁积于体内成积；感受风、寒邪，作用于人体，导致气血运行失司，久而成积。

三、治未病治疗积聚思想得到发展

治未病思想从《内经》起，历代医家都对此有发展。到宋元时期，真正出现了积聚疾病的治未病思想。如陈氏在《三因极一病证方论·胀满证治》言："但内所因，不待成积，即为胀满，亦当随其脏气而平治之。"说明了胀满是积病的前驱症状，故在未变成积病时就要及时治疗，体现了未病先防的理念。

古语云"医之门户分于金元"，在这期间，中医学得到了迅速发展，各地区医学相互交流碰撞，金元四大家是其重要的代表，随着时代发展中医学逐渐分化为多种学派并行的医学发展模式，对后世医学的影响深远。积聚类疾病在这个时期也因为学派之间学术观点的差异，而出现了截然不同的认识思想，使积聚类疾病的理法方药形成了多样化的态势，在继承《内经》《难经》《诸病源候论》等的基本理论的基础上，又融入了各自学派的思想，将积聚类疾病的发展推向了更高的水平。宋元医家对后世明清医家的学术思想形成产生了巨大影响[109-110]。

第三章 明清时代：肿瘤认识逐步深入，扶正培本实践活跃

明清时代，不少医家对虚证学说进行了精辟的论述和阐发，各自从不同角度探索致虚本质，诊治方法，使扶正培本学术思想得到进一步发展。经过临床实践检验，扶正培本治疗肿瘤的思路被越来越多的医家所认可。

随着医学的发展和辨证论治体系的日趋完善，对肿瘤发病原因有进一步认识。

明代叶文龄《医学统旨》提到"酒面炙煿，黏滑难化之物，滞于中宫，损伤肠胃，渐成痞满吞酸，甚则为噎膈、反胃"，说明已认识到长期饮酒，特别是热饮的长期刺激，与噎膈的发生关系密切。清代何梦瑶《医碥》也说："好热饮人，多患膈证""酒客多噎膈，饮热酒者尤多，以热伤津液，咽管干涩食不得入也。"

明代《外科正宗》还提到唇癌（茧唇）的产生与过食高热煎炒的肥甘厚味有关。

申斗垣在《外科启玄》一书中，明确论述了体质、年龄与肿瘤发病预后的关系。他指出："癌发初起时，不作寒热疼痛，紫黑色不破，里面先自黑烂。二十岁后，不慎房事，积热所生。四十岁以上，血亏气衰，厚味过多，所生十全一二，皮黑者难治，必死"。赵养葵《医贯》也说："唯男子年高者有之，少无噎膈。"中医认为年龄越大，其脾胃功能越差，"肾气"越衰，机体功能容易失调，容易受到致癌因素的影响而发病。故明代张介宾《景岳全书》说："脾肾不足及虚弱失调之人，多有积聚之病。"这一观点对临床起到巨大的指导作用。

清代余景和《外证医案汇编》在论失荣证时谈到："其起之始，不在脏腑，不变形躯，正气尚旺，气郁则理之，血郁则行之，肿则散之，坚则消之；久则身体日减，气虚无精，顾正消坚散肿；其病日深，外耗于卫，内夺于营，滋水淋漓，坚硬不化，温通气血，补正软坚。此三者，皆郁则达之之义也。不但失荣一证，凡郁证治，俱在其中矣"。此论说明明清时代，对肿瘤的治则已有一定研究，不但把行气活血，同时把补托、软坚均作为郁者达之的原则，具有重要的临床意义。这时期治疗肿瘤的方药也有所发展，如陈实功《外科正宗》的蟾酥丸、王惟德《外科证治全生集》的西黄丸等均为治疗肿瘤之名方。

明清时代不少医家对虚证学说进行了论述和阐发，各自从不同角度探索致虚本质，诊治方法，使扶正培本学术思想得到进一步发展。

第一节 《医贯》

一、命门学说丰富了肿瘤扶正培本法的内涵

《医贯》（又名《赵氏医贯》）是成书于明万历四十五年（公元1617年）的医论性著作，作者是明代赵献可，该书阐发薛己脾胃、肾命学说，治疗上强调六味丸、八味丸的应用，为温补学派的形成、发展做出了重要贡献，对郁证的阐发对后世有重要影响。该书援引《素问·刺禁论篇》"七节之旁，中有小心。"之说，突出地发挥了命门学说。认为命门之火，乃人身之宝。赵献可认为，人之有生，生命之所以能维持，实原于火。盖火者，阳之体，生之根也，故人身亦以火为生命之门，命门之所以称为生命之本，因其中有火的存在，乃全身生活功能所系也。火强则生机由此而壮，火衰则生机由此而衰，火灭则生机由此而止。是以命门之火，乃人身之至宝。并认为五脏的生机，皆离不开此

火，"故曰五脏之真，性肾为根。""命门为十二经之主，肾无此则无以作强，而技巧不出矣；膀胱无此则三焦之气不化，而水道不行矣；脾胃无此则不能腐熟水谷，而五味不出矣；肝胆无此则将军无决断，而谋虑不出矣；大小肠无此则变化不行，而二便闭矣；心无此则神明昏，而万事不能应矣。此所谓主不明则十二官危矣。"基于命名学说，补益命门之火已成为扶正培本又一重要治疗方法[111]。

二、强调"以肾为本"的思想

赵献可提及，火之有余，实原于真水不足，在治疗上切不可泻命门之火，只能补水以配火，此乃"壮水之主，以制阳光。"如火之不足，因见水有余，亦不必泻水，应于水中补火，即"益火之源，以消阴翳。"从临床实际看，赵献可所论的命火不足，与肾阳不足的见症基本一致。在治疗方面，补命门火的药物，又多具有补肾阳的作用。赵献可对命门学说有进一步发挥，认为"命门"是人身主要部分，"命门"之火来自先天，是人身动力的源泉，受两肾阴精的滋养，治疗上推崇"六味""八味"，实际上水火并重，属于"以肾为本"的观点。"六味丸""八味丸"至今仍广泛应用于肿瘤的治疗中[112]。

第二节　《景岳全书》

金元之后，明代许多时医继承河间、丹溪之学，各执一说，保守成方，多用寒凉攻伐，虽然薛己等温补理论已经兴起，但流弊未绝，景岳学说的产生正基于这一现实。首选《内经》《难经》《伤寒》《金匮》之论，博采历代医家精义，并结合作者经验，著成《景岳全书》。张介宾的学术思想受李东垣、薛立斋的影响较大，崇尚温补脾肾。《景岳全书》写就于明朝1624年，为张景岳一生临证经验及其前代名医的经验总结，其立论、治法、制方皆有创新独到之处。

一、高度概括扶正培本法

张景岳在《景岳全书·卷之三道集·传忠录》中指出："命门为元气之根，为水火之宅，五脏之阴气，非此不能滋；五脏之阳气，非此不能发。"《类经附翼·卷三·三焦包络命门辨》中提出："命门与肾本同一气""命门总乎两肾，而两肾皆属于命门。"同篇论述道："命门之火，谓之元气；命门之水，谓之元精。"张景岳总结了前代医家的不同观点，发展成较为完整的阴阳学说，他在《类经附翼·求正录》中说："凡万物之生，由乎阳，万物之死，亦由乎阳……阳来则生，阳去则死。"他在论"阳常不足"的同时，提出重视真阴的论述。如说，"不知此一阴字，正阳气之根。盖阴不可以无阳，非气无以生形也，阳不可以无阴，非形无以载气也；故物之生也生于阳，物之成也成于阴，此所谓元阴元阳，亦曰真精真气也。"张氏还特别提出命门学说，认为命门既为精血之海，真阴之脏，又为元气之根，真阳之舍，为阴阳之宅，真阴真阳互根互用，为十二脏之化源。正是由于他对阴阳有较为全面的认识，所以在治疗上主张"善补阳者，必于阴中求阳，则阳得阴助而生化无穷，善补阴者，必于阳中求阴，则阴得阳升，而泉源不竭"的重要方法。创制了右归丸、左归丸、大补元煎等方剂，丰富了补肾培本的内容。张景岳还吸收了脾胃学派的论点，在《景岳全书·传忠录》中指出："命门为精血之海，脾胃为水谷之海，均为五脏六腑之本""脾胃为灌注之本，得后天之气也，命门为生化之源，得先天之气也"，较为正确地阐述了脾肾之间的关系。《景岳全书》的问世，为扶正培本法理论的成熟和发展做出了巨大贡献[113-114]。

二、对肿瘤的认识

张氏认为积聚属于杂病，从有形、无形、气血病位、症状性质等解释积为阴气、聚为阳气的意义。《杂证谟·积聚》："积聚之病，凡饮食、血气、风寒之属，皆能致之，但曰积曰聚，当详辨也。盖积者，积垒之谓，由渐而成者也；聚者，聚散之谓作止不常者也。由此言之，是坚硬不移者，本有形也，故有形者曰积；或聚或散者本无形也，故无形者曰聚。诸有形者，或以饮食之滞，或以脓血之留，凡汁沫凝聚旋成块者，皆积之类，其病多在血分，血有形而静也。诸无形者，或胀或不胀，或痛或不痛，凡随触随发，时来时往者，皆聚之类，其病多在气分，气无形而动也。故《难经》以积为阴气，聚为阳气，其义即此。"张氏认为五积之所以不同，是发病部位有别所致，《妇人规·癥瘕类》"其他如肺之积曰息贲，心之积曰伏梁，脾之积曰痞气，肝之积曰肥气，肾之积曰奔豚，以至后世有曰疹癖、曰痞块之属，亦不过以形见之处有不同，故名亦因之而异耳。"除此之外，张氏对《金匮要略》的积病的尺肤脉象论述提出异议："仲景此说固详而善，虽亦疑其太凿，然于理则通，故述于此，亦可以资意见。若以余之历验，则凡病癥瘕者，脉必沉紧而疾，若诊见和缓，则胃气本无恙，终非癖块之脉。"[114]

三、虚证为肿瘤发病之机

张景岳认为"脾肾不足及虚弱失调之人，多有积聚之病""积聚渐久，元气日虚……只宜专培脾胃以固其本"。他不仅重视人体阴精，而且立足阳气，持"阴以阳为主，阳从阴为基"的观点，强调肾与命门的真阴、真阳、水火、精气在维持和延续人体生命上的作用，提出"阳常不足，阴本无余"的精辟见解。原因："无非酒色、劳倦、七情、饮食所致。故或先伤其气，气伤必及于精；或先伤其精，精伤必及于气。""凡劳伤虚损，五脏各有所主，而惟心脏最多。"强调心与虚损的关系，颇有新见。以上内容，均阐释肿瘤疾病的发生与体虚的密切关系，肿瘤疾病的治疗和预防当以扶正培本立法。

积聚类疾病的病因病机内容至明代已基本形成。张氏充分论述了积聚的产生与自身正气是否充足、感受外邪的程度的大小、日常生活情况的密切关系。另外，积与聚的病因相同，但是在临床实践中还是需要鉴别区分，进而论述了饮食、风寒、血气所致积聚的各自特点，从病因病机角度重新对积聚予以分类，即"饮食之积""外感之积""癥瘕之积"等，有别于前人对积病的分类思想，对治疗积聚类疾病有着重要的指导意义。

张氏在接受丹溪之说"痰饮、食积、血积"是

积聚重要病因病机思想的基础上，认为按病位判断病机存在不足，提出了具体的实例予以丰富完善，即"尝见丹溪之论曰：痞块在中为痰饮，在右为食积，在左为血块。其不能作块，或聚或散者，气也；块乃有形之物，痰与食积死血而成也。愚谓可聚可散者，此气聚无疑也；若以左为血积，右为食积，中为痰饮，则凿矣。即如小儿多有患痞者，必在左肋之下，此无非纵食所致岂因其在左即为血积，而可攻其血乎？"张景岳师古不泥古，敢于创新，敢于对先贤提出疑问，推动了中医学术的发展。张景岳提出的"凡脾肾不足，及虚弱失调之人，多有积聚之病。盖脾虚则中焦不运，肾虚则下焦不化，正气不行，则邪滞得以居之"的论述，为后世扶正培本治疗肿瘤学术思想的成熟和发展提供了重要依据。

四、以五脏为主分类积聚

本时期，明确了以五脏为主分类积聚的方法，对后世肿瘤学的发展提供了重要参考。心积为伏梁，在心下，相当于今之胰腺癌和横结肠癌；肝积为肥气，在胁下若履杯，即今之原发性和继发性肝癌；脾积，有积寒在腹中，名厥疝，如今之肝脾肿大、肝癌、慢性白血病、脾大；肺积名息积，胁下满，气逆，二三岁不已，即肺癌；肾积，因沐浴清水而卧，积气留于小腹与前阴而成。大致说明了五脏之积的临床表现。

五、确定治疗积聚总则

大积大聚，其可犯也，衰其大半而止，过者死。坚者消之，留者攻之，结者散之，客者除之，下之、上之、摩之、浴之、薄之、劫之、开之、发之，适事为故。张景岳说："总其要不过四法，曰攻、曰消、曰散、曰补。"在治疗上，张景岳认为应以调理阴阳为其大法："凡气虚者宜补其上，人参、黄芪之属是也；精虚者宜补其下，熟地、枸杞之属是也；阳虚者宜补而兼暖，肉桂、附片、干姜之属是也；阴虚者宜补而兼清，门冬、芍药、生地之属是也；此固阴阳之辨也。其有气因精而虚者，自当补精以化气，精因气而虚者，自当补气以生精。又有阳失阴而离者，不补阴何以收散亡之气？水火失而败者，不补火何以建垂寂之阴？此又阴阳

相济之妙也。故善补阳者，必于阴中求阳，则阴得阳助而生化无穷；善补阴者，必于阳中求阴，则阴得阳升而泉源不竭。"创制左归丸、右归丸等重要方剂，调治阴阳气精，使治肾虚的效果提高到新的阶段，同时为扶正培本治疗肿瘤提供了新的思路、新的方法以及系列有效药物。

六、治则治法多样

张氏从《内经》治则内容中确立八种积聚的基本治则，即："经曰：坚者削之，留者攻之，结者散之，客者除之，上之下之，摩之浴之，薄之劫之，开之发之，适事为故。"张氏提出了需要根据积聚的不同类型、发展阶段而运用合适的治则，在后文谈及不同积聚类型的治法内容体现此学术观点。

张氏认为治疗积聚关键是要如何正确运用攻补之法，而攻补的关键，又取决于疾病的缓急。"治积之要，在知攻补之宜，而攻补之宜，当于孰缓孰急中辨之。凡积聚未久而元气未损者，治不宜缓，盖缓之则养成其势，反以难制，此其所急在积，速攻可也。若积聚渐久，元气日虚，此而攻之，则积气本远，攻不易及，胃气切近，先受其伤，愈攻愈虚，则不死于积而死于攻矣……故凡治虚邪者，当从缓治，只宜专培脾胃以固其本，或灸或膏，以疏其经，但使主气日强，经气日通，则积痞自消。斯缓急之机，即万全之策也。""急则治其标、缓则治其本"的肿瘤疾病治疗思路，在当今医学快速发展的今天，仍然有着重要的指导意义。而且从上述文字中，可见当时内治法已成为积聚类疾病的主要治法，张氏在内治法研究的同时，还不断研究外治法，认为凡积聚为坚硬之态，病位在肠胃之外，膜原之外，只用丸药是难以奏效的，必须结合外敷与针灸，方可有效："凡坚硬之积，必在肠胃之外，募原之间，原非药力所能猝至，宜用阿魏膏、琥珀膏，或水红花膏、三圣膏之类以攻其外，再用长桑君针法以攻其内。然此坚顽之积，非用火攻，终难消散，故莫妙于灸。"这较大程度上拓宽了中医药治疗肿瘤的方法。

张氏注重古代医家的治疗经验，无门派之见，取其精华。学习各家之言如下："许学士曰：大抵治积，或以所恶者攻之，或以所喜者诱之，则易愈。如硇砂、水银治肉积，神曲、麦芽治酒积，水蛭、蛀虫治血积，木香、槟榔治气积，牵牛、甘遂治水积，雄黄、腻粉治涎积，礞石、巴豆治食积，各从其类也。若用群队之药，分其药势，则难取效。须要认得分明是何积聚，兼见何证，然后增减斟量使之，不尔反有所损，要在临时通变也。洁古云：壮人无积，虚人则有之，脾胃怯弱，气血两衰，四时有感，皆能成积。若遽以磨坚破结之药治之，疾须去而人已衰矣。干漆、砒砂、三棱、大黄、牵牛之类，用时则暂快，药过则依然，气愈消，疾愈大，竟何益哉。故治积者，当先养正，则积自除……但令其真气实，胃气强，积自消矣……此治积之一端也，邪正盛衰，固宜详审。张子和曰：积之始成也，或因暴怒喜悲思恐之气，或伤酸甘辛咸之味，或停温凉寒热之饮，或受风寒暑湿燥火之邪，其初甚微，可呼吸按导，方寸大而去之，故不难也。若久而延之，留滞不去，遂成五积。徐东泉曰：养正积除，此积之微者也；如脾胃失于健运，而气积、食积之不疏导者，惟养脾胃之正气，而滞积自疏矣。若夫大积大聚，如五积之久而成病，坚固不移者，若非攻击悍利之药，岂能推逐之乎？惟虚弱之人，必用攻补兼施之法也。"从不同医家的论述能够表明，积聚的基本治疗方法不是任何一家所能够完全体现的，而是综合所成的，这可能也是张氏将其同列的原因。从《景岳全书·杂证谟·积聚·积聚论列方》所列出治疗积聚的方剂可以看出，张氏治疗积聚多以本论治，包括了养阴、补阳、活血、化瘀、理气、化痰等法，足见积聚病的病情复杂，不是某一种的方法或药物可以治疗。

七、分五阶段论治积聚

（1）凡积坚而实者，非攻不能去，用攻法此期正气尚强，邪气尚浅，则任受攻之，缓之则养成其势，反难制之。此阶段多为患肿瘤不久，体质强实者多用此法。方药如：温白丸，该方是在大量温药（巴豆、川椒、肉桂等）的基础上用了一些化痰（皂角）、苦寒（黄连）、补气（人参、茯苓）药，桔梗走上，厚朴降气，紫菀宣肺，柴胡疏肝，共同完成攻积块的功效；遇仙丹，功效追虫、逐积、消癖利痰；宣明三花神佑丸，本方药猛，主治一切沉积痰饮，变生诸病，或气血壅滞、湿热郁结、走注疼痛、风痰胀满等证[2, 13]。

（2）凡不堪攻击，止宜消导渐磨者，适合调和阴阳之法，缓而图之。方药如：大和中饮治饮食留滞、积聚等症。病在中焦用和法，多用化湿、理气、消食、化痰类药，药物组成如陈皮、枳实、砂仁、山楂、麦芽、厚朴，泽泻各等份，水煎远食服。胀甚加白芥子，胃寒恶心加炮姜，疼痛加木香、乌药、香附子，多痰加半夏。张景岳用泽泻是其特点。其他如和中丸、草豆蔻散等。无形气聚，宜散而愈，宜排气饮、十香丸、神手散、四磨饮等。

（3）凡积痞势缓而攻补俱有未便者，当专以调理脾胃。此多属于不可攻、不可补的患者。方药有：枳术丸、景岳新制芍药枳术丸、大健脾丸等。大健脾丸健脾养胃，滋谷气，除湿热，宽胸膈，去痞满，久服强中益气。其他如人参木香生姜枳术丸等。

（4）凡脾肾不足及虚弱失调之人，多有积聚之病脾虚则中焦不运，肾虚则下焦不化，正气不行，则邪滞得以居之，此辈无论有形无形，但当察其缓急，当以正气为主，用温法。脾虚者，宜温中饮治呕、吞酸、泄泻、不思食之中虚。虚在肝肾用理阴煎：主治真阴不足或劳倦之辈，或忽感寒邪不能解散，或发热，或头身头痛，或面赤舌焦，或虽渴而不喜冷饮，或背心肢体畏寒，但见脉无力者，悉是假热证。如今之肿瘤多处转移及晚期癌症患者，畏寒发热者，或面赤身热，肝肾虚假热证可加减用之。其他如暖肝煎，治肝肾阴寒、小腹疼痛、疝气等症。如今之子宫、卵巢恶性肿瘤，小腹疼痛可酌用，可以减轻症状。

（5）凡坚硬之积，必在肠胃之外，募原之间原非药力所能猝至，用阿魏膏、三圣膏之类以攻其外，再用长桑君针法以攻其内。然此坚顽之积，非用火攻终难消散，故莫妙于灸。三圣膏，贴治积聚、痞块。长桑君灸法：一般积聚灸中脘、期门、章门、肝俞、三焦俞、通谷，积聚在上灸中脘、上脘、期门、章门，积块在下灸天枢、章门、肾俞、关元、气海、中极。灸治次序：先上后下，脐腹处，灸宜稍大，先灸七壮，或十四壮，或渐增加，愈多愈妙，灸之火力所到，其坚聚之气自然以渐消散。张景岳用灸法和外贴膏药治疗积聚，值得借鉴。

综上所述，张景岳治疗积聚的特点正如《景岳全书·积聚》所说："治积之要，在知攻补之宜，而攻补之宜。当于孰缓孰急中辨之。"在治疗中应注意"治实当顾虚""补虚勿忘实"，可根据具体情况，或先攻后补，或先补后攻，或寓补于攻，或寓攻于补。

认识积聚从病势的缓急和人体的强弱两方面把握。积聚初期，病势尚浅，人体强壮，用补法，以扶正祛邪；积聚中期病势急，人体亦强，必用攻法以缓病势；积聚后期，病势强，人体虚弱，应以生命为主，扶正气，增强人体抵抗疾病的能力，以延长寿命。在治疗方法和手段上，灵活多样，有导引、灸法、汤药、丸药、膏药。

八、妇人癥瘕，专篇论述

（一）癥瘕鉴别、分类

张氏受宋代妇科专著的影响，将癥瘕归于妇人疾病，说明癥瘕多发生于女性，如《医读》："癥瘕，患在脐下，多女子。""癥瘕之病，即积聚之别名。"已不再强行区分癥瘕与积聚，也表明积聚癥瘕在病因病机、病形等诸多内容具有相似性。在癥瘕鉴别方面，张氏提出了几种鉴别方法，"成形者，或由血结，谓之血瘤。或由食结，谓之食。无形者惟在气分，气滞则聚而见形，气行则散而无迹，此癥瘕之辨也。"病变部位痛与不痛，成为治疗难易的诊断标准，"然又有痛者，有不痛者。痛者联于气血，所以有知，气血行则愈，故痛者易治。不痛者不通气血，别结窠囊，药食难及，故不痛者难治。此又治之有辨也。"[115-116]。

（二）癥瘕病因

张氏将妇人癥瘕分为三种：血、食、气瘕。《妇人规·类血》："瘀血留滞作，惟妇人有之。其证则或由经期，或由产后，凡内伤生冷，或外受风寒，或患怒伤肝，气逆而血留，或忧思伤脾，气虚而血滞，或积劳积弱，气弱而不行，总由血动之时，余血未净，而一有所逆，则留滞日积而渐以成癥瘕矣。"从中可以看出血癥瘕涉及的脏腑为脾、肝，病因是妇人感受寒邪侵袭，又加之情志异常，气血亏虚，而产生血行不畅，出现血癥的症状。

食癥的病因是饮食所伤，"凡饮食留聚而为癥痕者，或以生冷，或以风寒，或以忿怒气逆，或以劳倦饥馁，而饮食迭进不用消化，则积而成矣。然胃气强者必不致留聚饮食，而饮食之不能化者，癥痕必由脾肾气弱而然。"强调了食与饮食、外邪、脾胃之气有直接的联系，张氏认为脾胃功能正常，则癥痕就难以发生，若脾胃亏虚则疾病较为引起容易疾病。从另一方面证明了中医学的积聚类疾病的病位在脾胃，也说明了通过积聚类疾病来研究现代肿瘤病应将研究重点放在疾病的理念层次，因为理念层次是普遍的，相通的。

气痕，突出了疾病的形态学特点。"痕者，假也。所谓假者，谓其形虽若癥，而原无根窠，非若癥痞之坚顽有形者也。"张氏认为"无形者，病在气分，气逆则甚，气散则缓，聚散无根者也。惟其无根，故能大能小，或左或右"，说明气痕无固定的部位及形态结构，这些认识仍没有超越《难经》的思维框架。另外，又阐释了癥痕的区别，即"癥由于积，积在阴分而有渊薮，故攻之非易。痕由于聚，聚在阳分而犹乌合，故散之非难，此癥痕之辨有如此。

（三）癥痕治法

1. 血癥

血因血行不畅，瘀积于体内某部所致，从张氏对血癥治法的制定可以看出，血是妇人癥痕的重要疾病类型，正如《女科经纶》言："妇人积聚皆属血病。"张氏认为调气是治疗血的首选方法，"血必由气，气行则血行。故凡欲治血，则或攻或补，皆当以调气为先。"其根据不同的症状特点及疾病的发展阶段，制定出了不同的治疗方法。

2. 食癥

张氏认为食癥与妇人之生理无太大关系，提倡用饮食之积的治则治法论治食癥。"所以治此者，宜酌虚实而为攻补，庶乎得效也。诸治法详积聚门，宜参而用之。"虽参阅薛雪之说，但仍未脱离补养脾胃的思路中，突出了脾胃在治疗癥痕中的重要作用。

3. 气痕

张氏言："气痕……惟散之之法，最有因通因塞之妙用，而人多莫之知也。"提出用散法治疗气痕。其主要的根据是："凡病在气分而无停蓄形积者，皆不可下。盖凡用下者，可除有形，而不可以除无形。若气因形滞者，去其积则气亦顺，自无不可。若全在无形气分，即下亦不去，而适足以败正气也，宜切识之。"因此，分为散气与行气、破气与行气、补气与行气三种散法，实对补气之法内涵的扩展，更有利于中医补法的发展。

综上所述，张景岳集古医先贤学术思想之大成，推动了扶正培本治疗肿瘤学术思想的发展。

第三节　《赤水玄珠》

《赤水玄珠》全称《赤水玄珠全集》，又名《孙氏医书三种》，是明代孙一奎所撰医书。孙一奎，字文垣，号东宿，安徽休宁人，自幼习儒，聪慧过人，先后著有《赤水玄珠》《医旨绪余》《孙文垣医案》，后被合称为《赤水玄珠全集》，为医界后学者所推崇[117-118]。

一、积聚均可归阴阳

积为阴，聚为阳源于《难经·五十五难》："积者，阴气也；聚者，阳气也。"《赤水玄珠·积聚论》认为《难经》所言"积者阴气也，聚者阳气也，是以血气分阴阳也"并且"阴血阳气也，皆能成积，但脏腑所主之不同耳。"积聚的症状表现之所以不同，是因为脏腑形态、功能等差别所致，积产生因素不单与阴气有关，阳气如果出现异常同样会导致积病的发生，阴血阳气来鉴别积病已经不符合临床实践的实际和治疗思路的扩展。如"心肝多主于血，丹溪所谓在左属血是也。息者气之息也，是阳气亦能成积。"以实例阐释其阴血阳气均可成积的学术观点。因此，孙氏认为，阴阳都可以导致积聚，不可强分阴阳。

二、脏腑均可生积聚

孙氏认为"殊不知有形质之物，积滞不行，则为之积，五脏六腑俱有之。"提出五脏六腑是有形之物，就有可能形成有形质的物体，与脏腑之阴阳并无直接关系，而且明确地告诉后人，积聚疾病是以器质性改变为主的疾病，其病变的脏腑是以实体为主，而非概念学上的五脏六腑，这一点与西医学的认识十分相似。从中可知，孙氏不受《难经》等经典医书束缚，能够以实际为本，结合临床而验证理论，师古不泥古，完善理论。

三、积聚均可分内外

对于积病，孙氏提出"内积、外积"的学术观点。孙氏言："夫肥气者，言其皮里膜外有块，以致皮肤有肥满之状，所谓疟母是也。此肝之外积，非肝之内积也。"说明了肥气虽言肝积，但只是肝的外积，推测其可能是肝经出现异常而影响肝经皮部进而发生形态改变，而非肝的内积（应指肝脏本身异常），这一观点与张子和对肥气的认识较为相似。从另一个角度看，中医的积聚类疾病不但包括肿瘤，还包括其他种类的疾病。汪氏认为"外积者，作于皮肤四肢之位也。"也未明言内积的概念，但可合理推测出，内积是五脏六腑实体异常所致，可能与外积有相似的临床表现。只是限于当时的科技水平，无法完全认清其本质，但是能够根据发病部位、临床表现，治疗效果等方面认识到积聚的复杂性是难能可贵的[119]。

不但积分为内外之积，聚也分为内外之聚。孙氏从病位方面区别不同类型的聚病："作于腹中者属内，作于皮肤四肢者属外。"孙氏认为聚病的病因病机是"气虚不能运行之所致"，而非前贤认为气聚而成的实证，又进一步阐释外聚的病因及症状特点："外聚者，亦由气衰滞于四肢百节作痛，痛作随肿，痛退随消。"

四、反驳积在本位说

五积确立于《难经》，多数医家奉为圭臬。随着中医学的发展，后世医家开始质疑五积内容，孙氏亦不例外。如《难经·五十六难》："脾之积，名曰痞气，在胃脘，覆大如盘。久不愈，令人四肢不收，发黄疸，饮食不为肌肤。"孙氏认为："脾积痞气夫脾居于右胁，今积在于心膈之位，乃与本文积在本位之说不相合。"是因脏腑在人体的位置与临床表现无法对应而反驳"积在本位说"。另外，孙氏言："肾积奔豚……与聚证走动相类，与本文积属阴沉伏之比不相合。"是通过形态学的内容质疑肾积的症状表现，提出自己的观点，推动医学的发展。

五、提出积聚新认识

孙氏引《宝鉴》言："夫膀胱为津液之府，气化则出矣。今寒客于子门，气塞不通，血壅不流，而坏以止之，结硬如石，是名石瘕也。"寒邪伤及子门，与膀胱之气化功能的异常有直接的联系，导致气的运行不畅，久之影响血的运动，血瘀不行，气血瘤结于机体形成结硬如石之物。石瘕先因气的运动出现了异常影响至血而导致的疾病，病变部位在子门，故月事不行。"此气先病而血后病，故月事不来，则可宣导而下出者也。"认为石瘕之月水不来只是暂时性的症状，可用宣导之法促使其行。在治疗石瘕时，孙氏提出"非大辛之药不能已，可服见晛丸。"见晛丸的方药组成为大附子、鬼箭羽、紫石英、肉桂、玄胡索、泽泻、木香、血竭、水蛭、槟榔、桃仁、三棱、大黄。从方组可见孙氏在运用大量辛热之品的同时，还运用了活血化瘀、理气行水的药物，说明了治疗石瘕时，即使孙氏重点提出用辛药，也不可忽视血瘀、气滞的病理因素。

孙氏言："肠，大肠也，覃者延也。"孙氏认为"大肠以传导为事，乃肺之腑，腑主卫，卫为气，气得热则泄，寒则凝。今寒客于大肠，故卫气不营，有所系止，而结瘕在内帖着，其延久不已，是名肠覃也。"其认为寒邪直接伤及大肠，而大肠又与肺相表里，肺主一身之气，肺受到大肠的影响，必然会导致肺主气功能出现变化，气的卫外作用降低，寒邪凝结于肠而延久不愈，日久生积。

六、从内外治疗积聚

孙氏根据积聚分内外理论，结合许叔微、朱丹溪等治疗思想，依据积病与聚病的不同，制定诸多治法。如内积，选用倒仓法：外积，因属皮肤四肢之位的疾病（如痈疽、瘰病、疟母），痈疽用仙方活命饮、内托复煎汤；瘰病用破结散、如神散；疟母用降痰火之剂，这说明中医积聚疾病虽与肿瘤相似，但仍包括一些外科疾病。内聚是腹中有块作痛，用人参、黄芪、白术、当归、枳壳、木香治疗；外聚为四肢百节作痛，痛作随肿，痛退随消，可用人参、黄芪、白术、羌活、五加皮、薏苡仁治之。除此之外，孙氏据致病因素而选用不同的方剂，如水积用陷胸汤，湿积用大消痞丸等。从中可知，治疗积聚，需要兼顾如内外、气血、病因病机等多方面内容才会取得满意疗效[120-122]。

第四节　《病机汇论》

沈边著《病机汇论》："以阳虚阴虚为两大纲，辨其阳虚则温补之，辨其阴虚则滋养之，岂非开示后学之法门耶？然余阅历多年，会心先觉，审知阳虚有二，而阴虚有三……所谓阳虚有二者，有胃中之阳，后天所生者也；有肾中之阳，先天所基者也。所谓阴虚有三者，如肺胃之阴，则津液也；心脾之阴，则血脉也；肾肝之阴，则真精也。"以"虚证"立论分阴阳，为扶正培本治疗之病机提供理论基础。

一、阳虚有二

所谓胃中之阳者，乃脾胃之阳也。脾胃同居中州，主受纳水谷，化生精微，乃气血生化之源，后天之本。脾胃阳虚，化源不继，脏腑失养，功能衰退，阳虚诸证作矣。是谓"胃中之阳，后天所生者也。"所谓肾中之阳者，肾之元阳真阳也。肾之真阳，乃一身阳气之本，具有推动、激发诸脏诸腑的功能，为先天之本也。真阳不足，诸脏腑组织失于温煦，生理功能减弱，诸阳虚病证生焉。是谓"肾中之阳，先天所基也"[13]。阳虚在脾肾，为后世扶正培本以脾肾为要扶助阳气提供理论支撑。

二、阴虚有三

所谓肺胃之阴，则津液者，乃源于脾胃，随肺气的宣发，敷布流动全身。"腠理发泄，汗出溱溱，是谓津……谷入气满，淖泽注入骨，骨属屈伸，泄泽，补益脑髓，皮肤润泽，是谓液。"所谓"心脾之阴，则血脉者，乃源于水谷，化生脾胃。中焦受气取汁，变化而赤，是谓血。"血液在脉管内运行，赖脾统之，心主之，是谓血脉。所谓肝肾之阴，则真精者，乃肾藏精，肝藏血，精血同源，彼此互生。精能生髓贯脊、充脑、壮骨，是人体阴中之本，是谓真精[13]。阴虚在肺胃肝肾，为后世扶正培本以肺胃肝肾为要滋补阴液提供理论支撑。

"阳虚有二""阴虚有三"论，可谓二纲鼎足，是对阳虚、阴虚病机学说的一大发展。

第五节　《理虚元鉴》

《理虚元鉴》作者汪绮石，生卒年不详。本书创造性地提出了六因学说，完善了虚劳的病因理论，认为虚劳是由先天之因、后天之因、痘诊及病后失理之因、外感之因、境遇之因、医药之因六个方面产生的，认为虚劳的发病机制都与火关系密切，或为虚火，或为伏火。虚火指的是动于气而未着于形之火，即浮越于外的虚阳，属于阳虚病变，总是由于少火衰微，元阳不足所致。伏火指的是先动于气，久而渐着于形之火，即阳亢，属于阴虚病变，多由阴虚火动、火盛生风所致；对虚劳强调未病先防，已病防变，主张要注意情志、劳倦、时令、节气、药禁以防止病情加重，并坚持治疗，以防止半途而废。

一、理虚有三本

《理虚元鉴》记载："理虚有三本，肺、脾、肾是也。"对其病因，病机有不少独创的见解。他认为虚劳的病因有六：即先天之因、后天之因、痘疹及病后失理之因、外感之因、境遇之因、医药之因，较为全面地概括了虚劳病证的主要成因，为进一步分析病机和确定治法奠定了病因学基础[123-124]。

二、治虚有两统

《理虚元鉴》对虚劳的病机是从阴虚与阳虚两方面进行分析的。阴虚之证主要是精血不足，水火不济，以致阴虚阳亢，相火上炎，伤其肺金使然。阳虚之证有夺精、夺火、夺气之不同。因此，"阴虚证统于肺""阳虚三夺统于脾"则是虚劳病机之核心。

关于对虚劳病证的治疗，《理虚元鉴》认为：用李东垣燥剂补土，有碍肺金之清肃；用朱丹溪滋阴降火，不利于中州之运化；用薛立斋辛热助火，有伤于天一之真阴。提出"虚劳当治其未成。"未病当先预防，轻病当予早期调理，从知节、知防、二护、三候、二守、三禁出发，注重五脏间的整体关系，强调以肺、脾、肾为"治劳之三本，宜先切究"。在此三脏之中，又以肺、脾两脏尤为重要。因为补肾者，不如补肺以滋其源；补命火者，不如补脾以建其中[125-126]。

在治脾调中法中，惟宜甘温，不宜大热。其制订的方剂如归养心脾汤、归养心肾汤、养心固本汤、固本肾气汤等，皆以甘温益气而见长。在清金保肺中，或清润，或疏降，务使肺脏复其清肃之能。其自创的方剂如清金百部汤、清金甘桔汤、加减清金甘桔汤、胶菀清金汤、清金养营汤、百部清金汤等，皆以清润见长。由此可见，绮石对虚劳的病因、病机、立法、制方、选药，都具独特见解和切身经验。为扶正培本的进一步发展提供助力。

第六节 《医宗必读》

《医宗必读》为综合性医书，十卷，由明代李中梓撰于 1637 年。作者深通《内经》，临床经验又极丰富，故撰此书以益后学。卷一为医论及图说，医论共十四篇，以介绍医学源流、指导学医门径为主；图说部分根据《内经》列述人体骨度部位及脏腑、生理等。卷二为新著四言脉诀、脉法心参及色诊三篇，提纲挈领地阐述中医的脉学、诊法。卷三、卷四为本草征要，系选录《本草纲目》部分药物的有关内容，旁采诸家学说，参以己见详予注释。卷五至卷十论述以内科杂病为主的 33 种病症的因证及治疗，并附医案。病机分析以《内经》理论为纲，选方大多切于实用，在中医门径书中卓有影响。

一、提出脾肾先后天根本论

李中梓继承李东垣重视脾胃，又受赵献可的影响重视肾，以脾肾并重，更明确地提出了"肾为先天之本，脾为后天之本"的"先天后天根本论"。在继承前人关于脾肾相关理论的基础上，正式明确提出脾肾先天根本论。脾能将水谷化为精微并将精微物质吸收转输至全身。胃为水谷之海主受纳、腐熟水谷；脾主运化两者相互配合使水谷化生为精微以生气血津液供养全身。正所谓"有胃气则生"。《医宗必读·肾为先天脾为后天论》云："先天之本在肾，肾应北方之水，水为天一之源；后天之本在脾，脾为中宫之土，土为万物之母。"并解释道："肾为脏腑之本、十二脉之根、呼吸之本、三焦之源，而人资之以为始也，故曰先天之本在肾。"又曰："谷入于胃，洒陈于六腑而气至，和调于五脏而血生，而人资以为生者也，故曰后天之本在脾"[127-129]。

二、倡内外相因导致肿瘤说

在肿瘤的病因方面，李氏提倡《内》《难》的内外相因说，认为肿瘤的发生是内外二因共同作用的结果，内因多责之于正气虚弱。谓："积之所成也，正气不足，而后邪气踞之，如小人在朝，由君子之衰也。"外因责之于风雨寒湿，正如《灵枢·百病始生》篇中所说："积之始生，得寒乃生，厥乃成积也。厥气生足悗，足悗生胫寒，胫寒则血脉凝涩，血脉凝涩则寒气上入于肠胃，入于肠胃，则䐜胀，䐜胀则肠外之汁迫聚不得散，日以成积。"正气不足，风雨寒湿侵袭，久而导致肿瘤发生[130]。

三、创阴阳攻积丸治疗肿瘤

李氏首创阴阳攻积丸治疗各种肿瘤。正如其

谓："不论阴阳皆效。"方选吴茱萸、干姜、官桂、川乌、黄连、半夏、橘红、茯苓、槟榔、厚朴、枳实、菖蒲、玄胡、人参、沉香、琥珀、桔梗、巴霜、皂角。融理气、温散、化痰、散结、通下为一炉，配伍精湛，为后世所常用。另载肥气丸（柴胡、黄连、厚朴、黄芪、昆布、人参、皂角、茯苓、川椒、巴霜、甘草）治疗肝积在胁下，痞气丸（厚朴、黄连、吴茱萸、黄芩、白术、茵陈、砂仁、干姜、茯苓、人参、泽泻、川乌、川椒、巴豆霜、桂枝）治"脾之积在胃脘"等，噎膈散（雄黄、灵脂、山豆根、射干、青黛、石朱砂、硼砂）治疗"风热瘟毒、毒火上犯之咽喉肿痛、疮痈、积痰、瘀血"。有报道用噎膈散加减治疗消化道肿瘤有效率达90%以上。

四、立攻补兼施为治癌总则

《医宗必读》："正气与邪气势不两立，若低昂然，一胜则一负。邪气日昌，正气日削，不攻去之，丧亡从及矣。然攻之太急，正气转伤，初中末之三法不可不讲也。初者，病邪初起正气尚强，邪气较浅，则任受攻。中者，受病渐久，邪气较深，正气较弱，任受且攻且补。末者，病魔经久，邪气侵凌，正气消残，则任受补。盖积之为义，日积月累，非伊朝夕，所以去之，亦当有渐。大疯则伤正伤，正伤则不能运化，而邪反固矣。余尝制阴阳两积之剂，药品稍峻，用之有度。补中数日，然后攻伐，不问其积去多少，又与补中，待其神壮则复攻之。屡攻屡补，以平为期。此余独得之诀，百发百中者也。经曰：大积大聚，其可犯也，衰其半而已。故去积及半，纯与甘温调养，使脾土健运，则

破残之余积，不攻自走。必欲攻之无余，其不遗人天殃者鲜矣。经曰：壮者气行即愈，怯者著而为病。洁古云：壮盛人无积，虚人则有之，故当养正，则邪自除。譬如满座皆君子，一二小人自无容身之地，虽然此为轻浅者言耳。若大积大聚，不搜而逐之，日进补汤无益也。审知何经受病，何为成积，见之既确，发直入之兵以讨之，何患其不愈。兵法云：善攻者，敌不知其所守，是亦医中之良将也夫。"

《医宗必读》用攻补兼施法治疗各种肿瘤，被后世誉为经典。它首先提出将肿瘤分为三个阶段：初、中、末来分期治疗，根据病史长短、邪正盛衰、伴随症状来辨明虚实，然后分别论治。谓："初者，病邪初起，正气尚强，邪气尚浅，则任受攻；中者，受病渐之，邪气较深，正气较弱，任受且攻且补；末者，病魔久，邪气侵凌，正气消残，则任受补。"李氏在应用攻补方面经验丰富，自谓：余尚制阴阳两积之剂，药品稍峻，用之有度，补中数日，然后攻伐，不问其积去多少。又于补中，待其神壮则复攻之，屡攻屡补，以平为期，此余独得之诀。李氏用一补一攻、二补一攻、三补一攻、五补一攻等方法，临床上取得明显的效果。

五、倡温通疏利为治癌大法

李氏治疗肿瘤，最喜欢用温药，温阳疏利法贯穿于所载药物、方剂、医案中。温阳疏利法乃治疗中晚期恶性肿瘤的一大基本治法。现代研究发现，温阳可以增强机体免疫力，提高机体功能状态。疏利即保持大便通畅，体内的代谢废物不致在体内淤积，也是保持机体新陈代谢的一个重要环节。

第七节 《医学原理》

《医学原理》系明代著名医家汪机所作，成书于汪机晚年，正是其学验俱丰之时。汪机对此书曾着意推荐，认为关于治疗内科杂病、妇科、儿科诸病的经验、理论、得失、心法等皆汇集于此。他说："《医学原理》所论病机、药性悉本《内经》《本草》，治方、脉法皆据名贤格言。朝究暮绎，废寝忘食，经历八春，而始克就，唯欲吾之后人乐守是

道，以承吾志。观病机即知病源之始终，阐脉法即知病症之生死，读方旨即知立方之主意。各条端绪，涣然于心，庶不负吾平生之所好也。"

一、积聚病机为中气亏败

《医学原理》论述积聚病因病机，宗前贤而有发挥。《医学原理》对"积""聚"概念的辨析

和"五积"的分类方法均源自《难经》，认为"盖在腑者，属阳，阳主乎动，故其积或聚或散，而无常处，名之曰聚；在脏者，属阴，阴主乎静，故成积聚定而不移，名之曰积。""积聚者，乃癥瘕、肠瘤、伏梁、肥气、痞气、息贲、奔豚等症之总名也。"谓"肝之积曰肥气""心之积曰伏梁""脾之积曰痞气""肺之积名曰息贲""肾之积曰奔豚"。从对诸积的临床表现看，应是在腹部的肿块，有的会伴有黄疸、消瘦等表现。对其成因，《医学原理》认为，"不越痰、血、饮、食、气、水六者，停蓄不散所致。虽然，若原所因，未有不由中气亏败，健运失常而成。"指出因"中气亏败、健运失常"而致"痰、血、饮、食、气、水"停蓄不散是积聚形成之根本，明确了"中气亏败"为积聚形成之病机基础。同时在论述"脾积"时谓"中气虚败，运动失常，以致湿热郁而成积"，论述"心积"时谓"盖积证由寒湿郁热而成"，论述"肝积"时谓"夫积始因，寒泣所致"，提示了积证病因病机的复杂性。《医学原理》还强调了朱丹溪所倡"血、食、痰"三者在积证形成中的重要作用的认识，谓"在左为血积，在右为食积，在中为痰积。"另外，《医学原理》分析了特殊类型积聚的病因病机特点。其一是女子的"石瘕"，临床表现"若怀胎坚硬"，其成因是"乃由气滞致血不行"，亦有谓"寒气客于胞门、子户"所致；其二是女子的"肠瘤"，临床表现为"状若怀胎，而月事仍以时下"，其成因认为是"寒气客于大肠，以致肠外汗沫凝滞，渐而益大。"

综上所述，《医学原理》所论积聚病机特点可归纳如下：核心病机为"中气亏败、健运失常"，由此导致"痰、血、饮、食、气、水"停蓄不散而成积聚；积证常日久难消，除"中气亏败、健运失常"而致"寒湿""湿热"内停、"血、食、痰"内滞成积外，还可生"郁热"，提示积证病机的复杂性。特殊类型积聚形成：女子"石瘕"因"气滞致血不行"或"寒气客于胞门、子户"所致，女子"肠瘤"因"寒气客于大肠"所致[131]。

二、治疗积聚需固本培元

固本培元的思想来源于扶正培本，由明代医家汪机提出。汪机提出甘温补气说，认为气、血、阴、阳的虚损根源在于营气受损，即损伤了人体之元气。《内经》云："邪之所凑，其气必虚。"元气虚则邪气可乘虚而入，导致百病丛生，汪机在治疗上重视后天之本的脾胃，通过充营卫补元气，以祛除内邪，抵御外疫。在用药上，其主张以人参、黄芪作为补营气的要药，认为参芪不唯补阳亦能补阴、不唯补气亦能补血，其补营补气、培元的功用，可使正气充而邪气祛[132-133]。

《石山医案》的首篇《营卫论》中，发明了"营卫一气""参芪双补"新说，从理论推导和临床应用两个层面提出并验证"调补气血，培补脾肾元气"，为新安固本培元特色治法奠定了第一个理论基础。

汪机受金元各家影响很大。在《营卫论》中，他列举了金元医家朱丹溪关于气血的论述，并指出其"未尝专主阴虚而论治"，纠正滥用滋阴的不良风气，提出温补元气的主张。他煞费苦心地将朱丹溪"阳有余阴不足"解释为"人之禀赋""而非论治阴虚致病"。接着，他又说朱丹溪的"阳有余"是指卫气，"阴不足"是指营气，而"营者，阴血也"，朱丹溪所说的"人身之虚皆阴虚"就是此意。这样就将朱丹溪的滋阴说导向了补营说。

然后，他又紧接着提出"营卫一气"论，把"补营"巧妙地转化成补气。他还进一步发挥，最终将阴、阳、营、卫、气、血归结为一个"气"字，补"气"成了最基本原则。这就是汪机"调补气血，固本培元"的理论基础[134-135]。

汪机善用人参和黄芪，对人参、黄芪的运用有独到的见解，也是他力倡补气的重要原因。他在《营卫论》中说："经曰，阴不足者补之以味，参、芪味甘，甘能生血，非补阴而何？又曰，阳不足者温之以气，参、芪气温，又能补阳。故仲景曰，气虚血弱，以人参补之。可见参、芪不惟补阳，而亦补阴。东垣曰血脱益气，仲景曰阳生阴长，义本诸此。世谓参、芪补阳不补阴，特未之考耳。"他还作《辩〈明医杂著忌用参芪论〉》一文，驳斥当时另一位医学家王纶发挥朱丹溪滋阴说力论过度服用人参、黄芪之害的《忌用参芪论》。在文中他反复列举朱丹溪治疗血虚有火而"率以参、芪等剂治之而愈"的例证，证明人参、黄芪不仅能够补气也能补血，不仅能补火还能泻火。他重视人参、黄芪滋补阴血的作用，启发医家全面认识补阳补气和补阴补血的辩证关系。对于人参、黄芪运用出现的偏颇，他善于运用灵活的配制来制约。《石山居士传》中转述汪机的意见说："人参虽温，杂于酸苦甘寒群队之中，夺于众势，非为不能为害，反为之用矣。"这就是汪机的参芪说。

此外，在外科方面，他强调"外科必本于内，知乎内以求乎外"，应该以滋补元气为主，以消为贵，切不可托，对外科有一定的影响；汪机在《外科理例》中有专门讨论肿瘤类疾病的《辨瘤》《论恶肉》《乳癌》等篇，在治疗上主张"调理气血，先固根本，不轻用寒凉攻下之剂"。《外科理例》："下血服凉血药不应。必因中气虚。不能摄血。非补中升阳之药不能愈。切忌寒凉之剂。亦有伤湿热之食成肠癖而下脓血者。宜苦寒之剂。以内疏之。"意思是说，如果吃了凉血的药物但是没有反应的，那一定是因为中气虚，应该要补足虚损在进行进一步治疗；而如果有湿热的患者，应该给他们吃苦寒的药物[136-138]。

三、重视补气，攻补兼施

治积大法：积聚之证，古方多以汗、吐、下三者治之。意其法须善，但人有勇怯不同，其法施之于壮实者无不获效，若遇虚怯之人，似难例用，莫若攻补兼施，调养正气为主，但得正气旺盛，健运不失其常，而积聚自能散矣。世俗之治积，多用辛散之剂，欲其积随气散，殊不知气虚者将何抵受？若中挟热，岂不助火以伤气耶。

凡服攻积之药，但见其积中消，则住攻伐之药，候其徐徐自然变化。盖攻伐之剂，不无辛热毒药，苟若不先止服，直待积尽方止住药，则遗药毒于内，反伤正气，此之故也。

凡痞气在皮里膜外，须用补气之剂，如香附之类以开之，或以二陈汤加补气药，且先必须断其厚味。大法咸以软之，坚以削之，行气开痰为主。

1. "中气亏败、健运失常"是积聚形成的总病机

《医学原理》成书于汪机晚年，正是其学验俱丰之时。《医学原理》论述积聚病因病机，宗前贤而有发挥。积聚最早在《内经》中已经提到："人之善病肠中积聚者，何以候之……皮肤薄而不泽，肉

不坚而淖泽，如此，则肠胃恶，恶则邪气留止，积聚乃作。"《医学原理》对"积""聚"概念的辨析和"五积"的分类方法均源自《难经》，认为"盖在腑者，属阳，阳主乎动，故其积或聚或散，而无常处，名之曰聚；在脏者，属阴，阴主乎静，故成积聚定而不移，名之曰积。""积聚者，乃癥瘕、肠瘅、伏梁、肥气、痞气、息贲、奔豚等症之总名也。"从对诸积的临床表现看，应是在腹部的肿块，有的会伴有黄疸、消瘦等表现。对其成因，《医学原理》认为，"不越痰、血、饮、食、气、水六者，停蓄不散所致。虽然，若原所因，未有不由中气亏败，健运失常而成。"指出因"中气亏败、健运失常"而致"痰、血、饮、食、气、水"停蓄不散是积聚形成之根本，明确了"中气亏败"为积聚形成之病机基础。同时在论述"脾积"时谓"中气虚败，运动失常，以致湿热郁而成积"，论述"心积"时谓"盖积证由寒湿郁热而成"，论述"肝积"时谓"夫积始因，寒泣所致"，提示了积证病因病机的复杂性。

2. "攻补兼施，调养正气"是积聚治疗总则

《医学原理》明确提出积聚治疗总则应为"攻补兼施，调养正气为主"。反对不辨体质强弱，滥用攻伐之剂。认为汗、吐、下等治法"施之于壮实者无不获效，若遇虚怯之人似难例用"，而宜攻补兼施，"但得正气旺盛，健运不失其常，而积聚自能散矣。"此治疗原则实与金元张元素"养正积自除"之意旨一脉相承。汪机随后正反举例示人以法度，并论证立此治则之妙处。提到治积多用辛散之剂而导致"积随气散"，对积聚兼"气虚"和"挟热"者，可能会有加重气虚或助火伤气之弊；特别举一攻补兼施的例子是应用补气药联合香附、二陈汤之类以开皮里膜外之"痞气"。在积聚的治疗原则上，汪机还十分赞同《素问·六元正纪大论篇》所谓"大积大聚，其可犯也，衰其大半而止，过则死"的治疗原则，特别提醒使用攻伐之剂需把握火候，即"但见其积中消，则住攻伐之药，候其徐徐自然变化。"认为"攻伐之剂不无辛热毒药"，直待积散再停药，可致"遗药毒于内，反伤正气"。明确了药物治疗药效与不良反应之间需要保持良好的平衡关系。

汪机在《医学原理》中明确指出"中气亏败、

健运失常"是积聚形成之根本原因,"攻补兼施,调养正气"之扶正消积是治疗积聚之基本大法。从《医学原理》所列治疗积聚诸方中可以看出,除了积聚之轻症,仅针对所积之气、血、食、痰等分别予以消导之外,常以攻坚消积与扶正合用。源自《东垣试效方》分别针对五积所设痞气丸、肥气丸、息贲丸、伏梁丸、奔豚丸,除了治肾积之奔豚丸以"散寒气,攻坚积,疏壅滞"而无扶正药之外,其余四积均攻积与扶正兼顾。治肝积之肥气丸,用人参、茯苓、甘草等以补正气,配合辛热散寒攻积、咸以软坚消癥等药;治脾积之痞气丸,用人参、白术、茯苓等诸甘温以补益中气,配合辛热以散郁攻积,苦寒以清湿热;治肺积之息贲丸以人参、茯苓补正气,配合辛热以散寒攻积,辛温以导滞散郁,佐以止喘咳、缓辛热药之热毒等药物;治心积之伏梁丸以人参补正气,配合辛热以散寒郁,苦寒以清湿热,佐使以行滞气及引经药。

《医学原理》所用扶正药包括人参、茯苓、白术、甘草4味,正是四君子汤组方之药,是补益中气之良方,与积聚基本病机为"中气亏败"的认识是一致的。在调补中气的基础上,根据诸病之特点分别施以辛热、辛温、苦寒诸药以"攻补兼施",达到标本兼治的目的。详察以上处方,可以看到扶正与消积诸药之轻重并非一成不变,可根据标本缓急来调整。如息贲丸治肺积,"在右胁下,大如覆杯,久不愈,令人洒淅寒热,喘咳,发肺痈",此时有"寒热""喘咳",急则治其标,故"法当攻积散寒为主",兼以人参、茯苓补正气;痞气丸治脾积久不愈,为"中气虚败,运动失常,以致湿热郁而成积",故"当补养中气为本,疏郁清热为标"[139-141]。

第八节　《医学入门》

医学入门由明代李梴编著,全书分内外集,自谓"医能知此内外门户,而后可以设法治病,不致徇象执方,夭枉人命",故题之曰《医学入门》。共9卷。卷首,载医学略论、医家传略、经穴图说及运气、保养等。

一、治疗肿瘤重在治痰

《医学入门》:"善治癥瘕者,调其气而破其血,消其食而豁其痰,衰其大半而止,不可猛攻峻施,以伤元气。"此句意为,善于治疗类似癥瘕这一疾病的人,应当要调和患者的气,并进行破血,但是在这一过程中,在消除了大半的情况下就应该停止,防止破血太过导致反而伤及了人体正常的正气。此句也成为后世医家治疗各种疾病的重要原则。《医学入门》:"积初属寒,宜辛温消导。久则为热,宜辛寒推荡。壮人无积,虚者有之,先补虚,使气血旺,则积消。"意思是说,积聚的产生只有虚人才会有。想要治病,必须要先补足患者的虚损,让气血充盈,那么积聚的肿物自然就会消除了[142-146]。

二、治疗肿瘤重视和脾

在治疗肿瘤相关疾病的过程中,尤其重视和脾。其认为:"凡攻击之药,病重病受,病轻胃气受之而伤矣,或云待块消尽而后补养,则胃气之存也几希。""宁扶脾正气,待其自化",从而创立开郁正元散治疗癥瘕。方中配伍白术、陈皮、桔梗、茯苓等治疗痰饮,并后以大小乌鸡丸、八珍汤等调补脾胃以防伤正。痰气作为致瘤主要因素,其根据化热、化火、携瘀等不同,有痰火滞中之咽痛喉闭,膈噎胸痞等者用小调中汤、大调中汤以清热化痰以治之;有因郁结在脾,聚湿生痰之脱营者,"宜温胆汤,或二陈汤加参、术、红花。痰火甚者,以痰药吐之、下之"。其在治痰的同时往往配以疏肝行气、活血化瘀等方法,以全面治疗[142-146]。

三、治疗肿瘤善用毒药

善用毒药,中病即止,在治疗癥瘕痞块、血蛊气蛊、恶疮骨疽等,若实证较为明显,而正气不衰之,往往采取"调其气而破其血,消其食而豁其痰,衰其大半而止"之法。如其在"量体虚实"之后，"治癥瘕痞块，当先下此药（消块丸），不令人困"，就是先解决实邪之所困，其常用药物有硝石、虻虫、巴豆、斑蝥、芫花、三棱、轻粉、朴硝、枯矾、大枫子、木鳖子、蟾酥等。然其也指出这些药物均属于有毒之品，而且其性峻猛，必须慎用。如辨证不准或使用不当，虽然除去实邪，却导致耗伤元气，或伐伤胃气，就有反而导致毒气扩散弥漫的可能。健脾祛痰法，是扶正培本治疗肿瘤大法的一个重要组成部分，上述内容从病因病机、理法方药多层面论述了和脾与治痰在疾病治疗中的重要性，丰富了扶正培本治疗肿瘤的内涵。

第九节　《杂病源流犀烛》

《杂病源流犀烛》是清代沈金鳌撰，刊于1773年。本书为《沈氏尊生书》的重要组成部分，卷首载有《脉象统类》《诸脉主病诗》。全书内容以介绍杂病为主，包括脏腑门、奇经八脉门、六淫门、内伤外感门、面部门、身形门等。每门分若干病证，每病各着源流一篇，并详述病症原委，悉其形证，辨证求因，审因论治，依法立方，按方遣药，理法方药比较契合[147-149]。

沈金鳌提出当以气血阴阳为辨证总纲。他在《杂病源流犀烛·虚损痨瘵源流》中说："其所以致损有四：曰气虚、曰血虚、曰阳虚、曰阴虚。阳气阴血，精又为血之本，不离气血，不外水火，水火得其正则为精为气，水火失其和则为寒为热，此虚损之大概。"又说："气虚者，肺脾二经虚也……血虚者，心肝二经虚也……而阳虚阴虚，则又皆属肾[147-149]。"完善了气血阴阳虚证表现。

一、完善五积的认识

沈氏从实际临床体会出发，根据五脏不同性质、功能等方面的综合，对于五积的病因病机都有了较为明确的认识，如："息贲，肺积病也，在右胁下，如覆盆状，令人洒洒寒热，背痛，呕逆，喘咳，发肺痛，脉必浮而长，皆由肺气虚，痰热塞结也宜调息丸、息贲丸，当以降气清热，开痰散结为主。"在症状描述上较《难经》已有较大的补充，更能体现四诊合参的辨病、辨证的特点。沈氏认为息贲是因肺脏本身气虚，又加上痰热塞结于肺，使肺功能得不到发挥，并且肺气本虚，因而邪实更容易损伤肺脏而且肺为娇脏，不耐寒热，也会造成肺脏功能的失和，因此给予降气清热，开痰散结之法治之。对于其他积病，如肝积、心积、脾积、肾积

都已经形成了符合其病因病机疾病基本情况的理法方药，对于后世医家临床应用有较高的现实意义。

二、气郁为本的病机

气是人体脏腑功能得以正常活动的物质基础和能量的体现者。"凡人清纯元气与血流行，循环无端，若冲击横行于脏腑间，而为痛、为痞满、为积聚等病者，气失其平也。"沈氏提出了气失衡是积聚产生的根本原因："诸病皆生于气"。气机异常不但影响脏腑功能，也是脏腑功能自身出现异常的内在体现。因此，气郁成为积聚的本源沈氏提出"积聚、癥瘕、痃癖，因寒而痰与血食凝结病也。"沈氏认为寒邪侵袭人体经络，导致经络之气异常，气机逆乱，进而影响肠胃功能，导致体内津液无法正常排出体外，蕴结于机体，又加之其饮食不当，脾胃运化失司，最终出现食积肠胃、血瘀机体的局面，正如沈氏所言："据经之言，可知经络之气，得寒则厥，寒与厥先逆于下，必肢节痛，而不便利，至成足悗，于是胫寒，血气凝涩，渐而入于肠胃，阳不化气，而肠外汁沫迫聚不散，兼多食而不及运化，汁又溢肠外，与血相搏，起居用力过度，络伤血瘀，得寒则食积血积所必不免，此积之所由成也。"

虽然沈氏提出寒、痰、血瘀、食积病机思想，但是其认为气郁是积聚产生的根本"且诸积之成，莫不由痰食死血，固夫人而知之矣。庸证知痰食死血，乃成积之质，而非成积之本乎？盖使痰伏其位，食化其液，血顺其经，病何自作而积何自生。夫惟气郁而湿滞，湿郁而热生，热郁而痰结，痰郁而血凝，血郁而食不化，食郁而积成此六者，实相因致病，古人所以云六郁为诸积之本也。"所以在

治疗积聚时，沈氏根据疾病发生的时间确定治则治法，即在疾病尚处于萌芽阶段时要给予解郁，使疾病无产生的根源，到疾病已经成熟时，就要以补养中焦之气为主，防止痰瘀的出现。如沈氏所言"当积之未也，必先有以解其郁，而使当升者升，当降者降，当变化者变化，不致传化失常宜人门六郁汤、越鞠保和丸、加味越鞠丸，斯气血冲和，而百疾不作。若积之既成，又当调荣养卫，扶胃健脾，使元气旺，而间进以去病之剂，从容调理，俾其自化，夫然后病去而人亦不伤。乃今之治积者，动议吐下，竟谓非此不除，不知吐与下，只治病之卒暴作者，若积之成，必匪朝伊夕，其所由来者渐矣，故积之治法，必匪朝伊夕，其所由去者，不可不以渐也。不然，《内经》何但有化积、消积、挨积、磨积之文，而并无吐积、下积之说乎？盖直吐直下，皆足以伤胃气而损元气，积必不去也。凡病者医者，其皆体念毋忽。"以上可见，肿瘤治疗原则对扶正培本大法的推崇。

三、从三焦划分积聚

中医学对于三焦的认识起源于《内经》，"上焦出胃口，并咽，以上贯膈而布胃中。中焦亦并在胃中，出上焦之后。下焦别回肠注于膀胱。而于阳明胃之脉，则曰循喉咙，入缺盆，下膈属胃。"《难经》言三焦有名而无形。沈氏根据积聚类疾病所表现的不同形态及部位，应用三焦知识划分聚类疾病："积、聚、痕、疝、癖、痞，分隶三焦，断难混视。痞癖见于胸膈间，是上焦之病。疝积聚见于腹内，是中焦之病。癥瘕见于脐下，是下焦之病，按其证，分其部，方得头绪。"并通过三焦划分，得出了"积聚痕疝癖痞，多生于男子，而女子偶患之，癥瘕多生于女子，而男子偶患之，理固当然也。是以前叙八痕，亦以为女子常生之病，男子偶或一见"的结论，从发病人群角度探讨积聚癥瘕的不同，同样是对积聚病位的新的思考和探讨。

四、审其病机定治法

病机是制定合理治疗方法的前提和基础，只有准确把握疾病的本质才会有令人满意的疗效。沈氏治疗"积聚、癥瘕、疝癖、痞"时，强调审其病机的重要性，如七疝八癥，十八积。另外沈氏对病名

的解释也具有临床指导价值，如"癥者，征也，以腹中坚硬，按之应手，其病形有可征验也，往往见脐下。其原由饮食失节，胃气衰，脾元弱，邪正相搏，积于腹中，牢固不动，故名曰癥""疝者，悬也，悬于腹内，近脐左右，各有一条筋脉扛起，大者如臂如筒，小者如指、如笔管、如弦，其原皆由阴阳之气不和，常多郁塞，又时忿怒，动气偏胜，或适当饮食，与气缠裹，适受寒冷，与气停留，且忿怒则肝火盛，而血随气结，痰亦缘火相附而升，遂合并而成形质，悬于脐之左右，故名曰疝"。

在剂型选用方面，沈氏认为："积聚必成块，治块宜丸，不宜煎，煎药如过路之水徒耗元气，无损于块，盖块者有形之物，气不能成块，必成于痰食死血，大法贵察其所痛，以知其病之有余不足而攻补之。"并确立东垣学说的核心地位，即"谓当详脏腑之高下，而高者越之，结者散之，客者除之，留者行之，坚者削之，强者夺之，咸以软之，苦以泻之，全真气药补之，随所利而行之，节饮食，慎起居，和其中外，可使必已，斯诚千古治积聚之良法也五积宜五积丸，增损五积丸尤妙，通治诸积聚，宜化积丸。"

五、分阶段论治肿瘤

沈金鳌补充完善了"五脏积"的辨证体系，使得症状、诊断、治法、方剂具全，充分体现了四诊合参、辨证论治的完整体系。如《卷一脏腑门·肺病源流》曰："息贲，肺积病也，在右胁下，如覆盆状，令人洒洒寒热，背痛，呕逆，喘咳，发肺痈，脉必浮而长，皆由肺气虚，痰热壅结也。宜调息丸、息贲丸。当以降气清热，开痰散结为主。"

对肿瘤病因病机的认识则多着眼于气机。《卷二·诸气源流》曰："凡人清纯元气，与血流行，循环无端，若冲击横行于脏腑间，而为痛、为痞满、为积聚等病者气失其平也。"又，"积聚、癥瘕、疝癖、因寒而痰与血食凝结病也。"沈氏认为肿瘤的病因病机多为气机失平，气机失平在先，而后在寒的作用下与痰、食、血凝结而成块，这在认可前人认识的同时也有自己的独特见解。沈氏治疗肿瘤也强调分阶段论治，肿瘤未成时多解郁，肿瘤既成后则多调理脾胃。即《卷十四·积聚癥瘕疝癖痞源流》曰："当积之未也，必先有以解其郁，而使当升

者升，当降者降，当变化者变化，不致传化失常，斯气血冲和，而百疾不作。若积之既成，又当调荣养卫，扶胃健脾，使元气旺，而间进以去病之剂，从容调理，俾其自化，夫然后病去而人亦不伤。"并且反对只知攻邪的治法。于辨病之中融入扶正之法是本书的特色。

第十节 《医学心悟》

《医学心悟》，由清代程国彭（钟龄）撰，共5卷，成书于1732年。全书基本涵盖了中医理论和临床的大部分内容。卷一为总论，阐述八纲辨证等内容；卷二辨析《伤寒论》六经证治；卷三至卷五为各科杂病证治。此书内容丰富，切于实用，作者又善于归纳总结，故全书条理清晰，纲目分明，语言生动形象，明白晓畅。

一、扶正培本的初中末三法

积聚临床表现以腹部出现肿块为特殊症状，在治疗方法上，程氏将其列为消法。程氏认为"消者，去其壅也。脏腑筋络肌肉之间，本无此物而忽有之，必为消散，乃得其平。《内经》云：坚者削之是已。"因为积聚所生的肿块非人体自身而生，属于突然长出，因此需要运用消散之法方可达到治病的目的。程氏继承了《证治准绳·诸气·积聚》提出的"大抵治是病，必分初中末三法"。说明积聚类疾病在发展过程中一般会经历三个截然不同的发展阶段，因此在运用消法上就会有一定的差别。

程氏治积三法是根据机体气血的盛衰，以及病邪侵袭人体的时间长短为依据："当其邪气初客，所积未坚，则先消之而后和之。及其所积日久，气郁渐深，湿热相生，块因渐大，法从中治，当祛湿热之邪，削之软之，以底于平。但邪气久客，正气必虚，须以补泻叠相为用，如薛立斋用归脾汤送下芦荟丸。予亦尝用五味异功散佐以和中丸皆攻补并行，中治之道也。若夫块消及半，便从末治，不使攻击，但补其气、调其血，导达其经脉，俾荣卫流通而块自消矣。"从其对三法的具体描述可见，初期是以消法为先，后用和法以治之，从而起到驱邪不伤正的目的。中期则是补消并用，补中有消消中带补，二者相互为用。末期就是因肿块消除过半，则以补法为主，避免使用攻法使得荣卫通畅而肿块消失。三期治法之说的确立，对于积聚的治疗基本

形成了规范程氏虽然提及消法的重要性，但其仍然只能强调了"凡攻病之药，皆损气血，不可过也"的用药警告。故程氏列出了其治疗积聚的三期常用药物："初治，太无神功散主之；中治，和中丸主之；末治，理中丸主之。"并强调了三期治法互用可提高疗效的心得体会[13, 150-153]。这与现今对肿瘤的认识达到了高度一致，即分阶段规范化辨证论治治疗肿瘤。

二、明辨积聚的症候、病因

程氏认为疾病的治疗效果不佳，与医者没有很好的辨析疾病的证候与病因有直接的关系，如积聚疾病病因复杂，"有气、血、食积，停痰、蓄水、痈脓、虫蛊、劳瘵，与夫疝癖、癥瘕、七疝、胞痹、肠覃、石瘕，以及前后二阴诸疾，各各不同，若不明辨，为害非轻。"正是从实际出发，体会到积聚类疾病虽然归属一类，但是因其存在本质上的区别，在治疗时就需要辨别清楚。另外，沈金鳌将积聚类疾病分属三焦就说明积聚类疾病的病变部位是有区别的，程氏认为运用消法时必须明确病变的部位，所用药物才能够直达病所。否则就会"妄行克削，则病未消而元气已消，其害可胜言哉！"因此，只有明辨不同积聚的病变部位、病因、证候，应用相应的方法治疗才可消除疾病，即程氏所言："种种见症，不一而足，务在明辨证候，按法而消之也。"

在程氏看来，不同的积聚就是不同的疾病，而他们之间即存在共性，又具有差异，在治疗用药上就会有一定的差别。如程氏应用和中丸治疗诸多积聚，根据疾病的不同而加减药物，现将其摘录如下。和中丸：白术（陈土炒，四两），扁豆（炒，三两），茯苓（一两五钱），枳实（面炒，二两），陈皮（三两），神曲（炒黑）、麦芽（炒）、山楂（炒）、香附（姜汁炒）各二两，砂仁（一两五

钱），半夏（姜汁炒，一两），丹参（二两，酒蒸），五谷虫（三两，酒拌），炒焦黄色荷叶一枚，煎水叠为丸。每日上午、下午开水下二钱。此方不寒不热，和平之治法也。若寒气盛，加干姜、吴萸、肉桂。若湿热盛，加黄连、连翘。若大便闭结，先用三黄枳术丸下之，随用本方渐磨之。若兼瘀血，加浓朴、赤芍。若脾气虚弱，用六君子汤吞服此丸，或以补中益气汤送下，此医门之秘法，不可不讲。加减法：肝之积，在左胁下，名曰肥气，加柴胡、鳖甲、青皮、莪术。肺之积，在右胁下，名曰息贲，加白蔻仁、桑白皮、郁金。心之积，起脐上，上至心下，大如臂，名曰伏梁，加石菖蒲、厚朴、红花、莪术。脾之积，在置院，腹大如盘，名曰痞气，加厚朴。肾之积，在脐下，发于小腹，上冲心而痛，名曰奔豚，另用奔豚丸主之。热积，加黄连、黄芩。寒积，加肉桂、干姜、附子。酒积，加葛根。痰积，加半夏。水积，加桑白皮、赤小豆。血积，加桃仁、红花、干漆。肉积，加阿魏、山楂[150-152]。

从其加减的药物与所对应的疾病可以看出，药物多为针对疾病的病因所设，如肝积以肝郁气滞为主，因此加入疏肝行气的药物；肾积为肾气不足，无法纳气于下而上攻，故用温阳补肾纳气的药物；热积、冷积、血积、肉积均属于此，可见随病加减也须考虑疾病的根本病因。

第十一节 《医宗金鉴》

《医宗金鉴》是清乾隆时期由太医吴谦负责编修，乾隆皇帝命名，于清乾隆七年（1742年）由武英殿刊行的一部汉医丛书，是中国综合性中医医书中比较完善而又简要的医学教科书。《医宗金鉴》全书共分90卷，15个分册。其中《伤寒》《金匮》两篇集各家注解之大成，其他各篇则以歌诀形式，内容涉及内、外、妇、儿、眼、针灸、正骨等各科的辨证治疗，图文并茂，并汇集了大量方剂。

《医宗金鉴》还有舌菌的描述，指出舌的表面肿瘤初如豆粒，以后如菌头大蒂小，渐则掀肿如泛莲，或如鸡冠，舌本短缩不能伸舒，妨碍饮食言语流出臭涎久则延及项颔，肿如结核，坚硬脊痛，皮色如常等，类似现在的舌癌及其转移的症状。《医宗金鉴·外科心法要诀·卷四·上石疽》有石疽的记载，分上、中、下三种，其中上石疽是生于颈项两旁，形如桃李，皮色如常，坚硬如石，亦类似颈部淋巴转移癌。中医外科有五大绝症，即乳岩、肾岩、茧唇、舌菌与失荣。所谓失荣，据《疡科心得集·卷中·辨失营验生死不同论》说："失荣者，如树木之失于荣华，枝枯皮焦，故名也。"《医宗金鉴·外科心法要诀·卷四·失荣证》也说："其证初起状如痰核，皮色如常，日渐长，大日久难愈，表气渐衰，肌肉瘦削，愈溃愈硬，色现紫斑，腐烂浸淫，渗流血水，疮口开大，努肉高突形似翻花瘤症，古今虽有治法，终属败症，但不可弃而不治。"由此可见，失荣一症大抵也属于颈部淋巴的转移癌症，甚至还可能包括了现在的一些淋巴肉瘤、腮腺癌、鼻咽癌转移等在内。

吴谦等《医宗金鉴》谓："后天之治本气血，先天之治法阴阳。"这与临床辨证分型论治颇为吻合。与此同时，书中还对虚损的含义作了阐明："虚者，阴阳、气血、荣卫、精神、骨髓、津液不足是也；损者，外而皮、脉、肉、筋、骨，内而肺、心、脾、肝、肾消损是也。成劳者，谓虚损日久，留连不愈，而成五劳、七伤、六极也。"提示虚、损、劳、极是虚证的四个慢性发展阶段。而肿瘤疾病本虚标实，肿瘤病机转归实则与上文提到的"虚、损、劳、极"有共通之处。《医宗金鉴》首次明确提出分期论治，针对乳岩发展不同阶段，制定不同的诊疗方案，即"初宜服神效瓜蒌散，次宜清肝解郁汤""若反复不应者，疮势已成……即用香贝养荣汤"；并且针对兼症提出不同内服方，如"或心烦不寐者，宜服归脾汤；潮热恶寒者，宜服逍遥散"；并在治疗中强调结合外用药季芝鲫鱼膏、生肌玉红膏等的使用[154-155]。

第十二节 《临证指南医案》

《临证指南医案》由华岫云收集叶氏晚年医案，加以分类编辑而成，是反映叶天士临床经验及学术思想的代表作之一。《临证指南医案》中癥瘕、积聚卷共记载医案34篇，对癥瘕积聚的临床表现、病因病机、治则治法及遣方用药都有着详细的记载。

叶天士既是时病大师，又是善理内伤虚证之高手。他提出"太阴湿土，得阳始运，阳明阳土，得阴自安""脾喜刚燥，胃喜柔润""仲景急下存津，其治在胃，东垣升阳益气，其治在脾"等论点。他在前人经验的基础上进一步发展创立了"养胃阴"的学说，用益胃汤治疗胃阴不足的病症，尤其对温热病的治疗有着较大的贡献，增添了扶正固本一法的内容，使之更臻完善。他在临证时尤其重视脾胃功能。针对李东垣大升阳气，治在脾；张仲景急下存阴，治在胃，主张脾胃分治，着重阐发养胃阴。叶天士认为："太阴脾土，得阳始运，阳明胃土，得阴自安，以脾喜刚燥，胃喜柔润也。"（《临证指南医案》）提出"脾阳不亏，胃有燥火"，不能以治脾之药来笼统治胃，应养胃阴，降胃气，以润为补。因此，叶天士临证，凡遇燥热之证，或禀赋木火之体，或热病耗伤肺胃之津者，都从胃阴不足论治。其用药也多选择甘凉濡润之品，如麦冬、石斛、麻仁、粳米、甘草等，务使胃津来复，胃气下降，其病自愈。养胃阴以扶正是叶天士提出的新的扶正气的方法，现已广泛应用于临床，在恶性肿瘤的治疗中，也有着现实的指导意义[156-158]。

第十三节 其他

《证治准绳》为明代医家王肯堂所作，初刊于明万历三十年（1602年）。王肯堂认识到肿瘤漫长的病程是呈阶段性发展的，每一阶段特点不同，病因病机也不同，因此根据不同的特点和具体的病因病机，提出了初治、中治、末治三阶段治疗。《证治准绳·杂病·积聚》："初治其邪入客后积块之未坚者，治其始感之邪与留结之，客者除之、散之、行之，虚者补之，约方适其主所为治。"王氏认为肿瘤初期的病因病机多为外邪客体，趁邪气立足未稳，"积块未坚"，拟祛邪外出，多采用攻邪之法，若遇正气亏虚，仍要补虚；"及乎积块已坚，气郁已久，变而为热，热则生湿，湿热相生，块日益大，便从中治，当祛湿热之邪，其块之坚者削之，咸以耍之，比时因邪久凑，正气尤虚，必以补泻迭相为用。"中期肿瘤已成，病因病机多转变为邪气实且正气虚，故补法攻法同时使用，扶正祛邪，又提出"湿热"是肿瘤中期病因病机的观点："若块消及半，便从末治，即住攻击之剂，因补益其气，兼导达经脉，使荣卫流通，则块自消矣。"末期邪气已损过半，无须再用攻法，病因病机多转变为正虚，当以扶助正气为主，兼疏通经络。分初、中、末三阶段非常符合肿瘤的临床特征，对后世产生了较大影响[159]。

《外科正宗》由明代著名外科医家陈实功在晚年撰写，是一部重要的外科学著作，开创了中医外科学三大流派之一的"正宗"派。该书汇集了明代以前中医外科学理论和临床治疗经验，并总结了陈氏毕生的临床经验，是一部集大成之作，有"列症最详，论治最精"之称。《外科正宗》一书包含了大量关于良、恶性肿瘤的细致描述，以及病因病机、理法方药的总结，为后人的临床实践提供了大量的有益借鉴[160-162]。

陈实功在《外科正宗》中最早提到"粉瘤""发瘤"与"失荣"。他描述"失荣"为："初起微肿，皮色不变，日久渐大，坚硬如石，推之不移，按之不动，半载一年，方生阴痛，气血渐衰，形容瘦削，破烂紫斑，渗流血水，或肿泛如莲，秽气熏蒸，昼夜不歇，平生疙瘩，愈久愈大，愈溃愈坚，犯此俱为不治。"这是对恶性肿瘤中晚期出现恶病质比较详细的记载。他认为"内之症或不及于外，外之症则必根于内"，所以强调治疗肿瘤不能仅仅治疗表面的病灶，要内外治疗并重，外科的治疗应以调理脾胃为要。他用自己所创的"和荣散坚丸""阿魏化坚膏"治疗。值得指出的是，他已认识到这种病虽然不能治愈，但是这些药是"缓命药也"。因此他对那些恶性肿瘤晚期的患者，并没有完全放弃治疗，而是积极地用药"缓命"。

对于肿瘤的内治，陈氏重祛邪扶正兼顾，不一味攻伐，在《乳痈乳岩治验》中记载了一个男子乳岩的医案，该男子年过五十，忧郁伤肝，左乳结肿，半年痛甚作腐，经小柴胡汤、八珍汤、益气养荣汤等治疗，"庶保收敛"。后其他医生接治以降火流气宽中等剂，而致邪火内淫、脾土受伤、阴血内竭，不治而亡。陈氏以疾病标本贯穿治疗始终，强调"标本参治，以病合脉，以药合病，庶不误治"。临证强调因证治疗，灵活组方强调"药难执方，治在活法，贵在审详，不可偏执用其方"。提倡"病要论久新，法莫善于宽治猛治"，尤其受病日久，邪正相据、元气未有不衰的，纵有余症杂症坏症，当先固本，而后调之和之散之，使病气退，元气醒，饮食渐进，根本渐实，余患无不愈之理，如果不论新病久病，元气盛衰，一味攻伐，如盲人骑瞎马，夜半临深池，是非常危险的。故有"外科不可不兼明内科"之说[163-164]。

薛己是中国明代医学家，字新甫，号立斋，著有《外科枢要》《内科摘要》等著作。薛立斋认为脾胃为气血之本，脾为统血行气之经，首创脾统血理论。其曰："血生于脾，故云脾统血，凡血病当用苦甘之剂，以助阳气而生阴血""血虚者，多因脾气衰弱不能生血也，皆当调补脾胃之气。"

薛立斋临证遣方用药独具一格，往往一日之内，早服调理脾胃之剂，以培补后天；晚服补肾之品，以滋养化源，为后世医家所效法。这对虚证累及多个脏腑，一方难以求全的复杂证候，提供了新的治疗手段。薛己以脾胃和"命""肾"并重，继承了李东垣补脾胃和朱丹溪重视真阴之说，力倡脾肾双补，以四君子汤补脾益气，补中益气汤补中升阳，六味地黄丸补肾阴，八味丸补肾阳等。

迨至清代，随着实践经验的不断积累，诸多医家对肿瘤虚证学说的认识更加深入，对扶正培本理论的理解更加完善成熟，并涌现出一批有效方药[165-166]。

至晚清，王旭高对"肝无虚证"的成说提出非议。他在《西溪书屋夜话录》中提出补肝阴、补肝阳、补肝血、补肝气四法，使肝脏虚损论治更为完备。在虚证病机学说发展方面，清代医家喻昌亦有突出贡献。

《针灸逢源》是由清代针灸名医李学川所著，其《卷五·积聚门》描述："痞块，气壅塞为痞。凡人饮食无节，以致阳明胃气一有所逆则阴寒之气得以乘之，而脾不及化，则胃络所出之道以渐留滞，结成痞块。"认为脾胃运化失常而导致正气亏虚与肿瘤的形成密切相关；《卷六·积聚》篇引用了"五脏生五积"的理论，"积者，五脏所生，痛处固定；聚者，六腑所成，痛无定处。"李学川认为"积聚亦名癥瘕"，"癥"多坚硬，常固定在腹内，或胃肠之间，推之不动，而"瘕"多结聚浮假而痛，位置不固定，推移可动。认为积聚主要由脏腑虚弱，而又感受外邪所致。认为正气不固、外邪侵袭为肿瘤发生的基本病因，可由饮食不节、情志失调或劳欲过度所导致；五脏六腑功能失常，经络气机郁结，遂至成瘤[167-168]。

总之，肿瘤扶正固本法则在明清两代医家的辛勤努力下，通过反复的临床实践，不断丰富、发展以及成熟起来了。

第十四节　小结

一、积聚的新认识

积聚属于脏与腑，是《难经》所定的内容，历代医家都奉为定律。清代方肇权提出了"积聚皆在六腑"的思想。方氏言："五脏有质无舍，无处容止；六腑有质有舍可容止"，从脏腑解剖学方面提出的观点。

积聚与痞症（癥）有十分相似之处，《医圣阶梯·积聚》言："积聚……脉与痞症（癥）实相类焉。"说明了在脉诊方面，积聚与痞症（癥）较为相似，亦难以判断。然从病位考虑，积聚为肚腹之疾，"痞……为胸膈之疾"，因此二者在治法上就有所差异。如《医圣阶梯·积聚》："治积者，莫先于养正，胃气强，真气实积无不消。"正气旺盛，就可以消除积聚，即正盛而邪退。而痞证，周礼在《医圣阶梯·积聚》中认为丹溪的左、中、右部位病因病机说实质是痞症的病因病机说，在治疗上沿用了丹溪的治法，"瘀血停积者则兼化其血，停食痰聚者兼顺气和胃而消导之。"积聚多有常见病症，如腹胀、腹痛等，但是这些表现终究不是积聚的特异性症状明代医家对此就有论述，如《脉理正义》："今按肝积多病疟，心积、脾积多病痘，肺盖非独积病也。"现代学者也借鉴了积聚的理论。

二、内因成论述重点

积聚的病因病机在《内经》《难经》中已经基本确定，后世医家都在此基础上予以发挥。但是，明代医学家除继承了经典医籍的理论外，传承金元医家的学术又结合当时社会、生活等方面综合考虑积聚的病因病机，这种思维方式有助于肿瘤疾病的认识。

阴阳不和，脏腑虚弱，是清代对积聚病因病机的统一认识。龚廷贤言："阴阳不和脏腑虚弱，四气七情失常，所以为积聚也。"强调了人体阴阳失和、脏腑之气虚弱有因情志的失调，导致气机异常而产生积聚，抛弃了外感邪气致病的思想。因此龚氏提出了"腹中有积总虚弱"。吴球亦在《诸症辨疑》言："人身阴阳顺，脏腑和，则无积聚之患矣。或因气体虚弱，或因饮食所伤，或为喜怒所郁，故又积聚之患。"陈士铎在《辨证奇闻》中重点探讨病因病机方面，共总结了六种基本病机：肝气郁结久而致脾，肝脾同病成积；脾气虚寒，又食寒冷，归罪命门成积；胃气虚弱，食不能消，遂成积；惊与食共，停滞不行，遂成积；饱食受风，风露裹痰于胃，遂成积；食菜蔬之物，心疑有虫，遂成积。其病位都着眼于脾胃，说明脾胃异常是产生积聚的重要内因。实际上，明清医家认识积聚病因病机已不

只专注于外邪方面，从中体现出积聚病因病机的发展是从外邪到内伤，从笼统到具体的发展轨迹。

张三锡在《医学六要》继承了刘完素的脾胃为积聚之根的学术思想："《内经》的积聚、癥瘕，皆太阴湿土，乃脾胃之气积聚之根也。"明确了积聚的病位在脾胃，病机是脾胃之气不足，其交通上下的功能受限，而导致人体气机异常而凝聚于中焦而成积聚，认为"皆浊气痰血凝聚而成，但有微甚，部位之分尔"。重视气、痰、血是重要的致病因素，也没有谈及外邪的因素。对于古今病因病机的转变，张氏认为"上古穴居野处，无情欲之累，故病多外感"，正符合《内经》认为积聚的产生与外邪侵入人体有关。而"今人多情欲，痰与气郁凝滞者，比比皆是"，是对《内经》积聚病因病机的有力质疑。张氏从实际出发，对比人类居住环境、社会因素等方面提出了真知灼见，其认识疾病病因病机的思路与方法值得借鉴。

宋代医家提出"积聚属肺，癥瘕属肝"的思想，其立足点是肺主气、肝藏血为依据，而《苍生司命》中认为："积与聚属脾，俱系气病；癥瘕属肝部，俱系血病。"其并未对此解答，可能脾胃为人体精微之来源，是气机上下交通的要道，气机的异常重要的因素是脾胃功能的异常。陈士铎《辨证录》言："无形之气随惊而下降，有形之物随惊而上升，且惊则气下于肝中，而不下于脾中也。气下于肝，则肝之气不散而下克脾土，即无物相间，尚留物不化，况原有难化之物，受于未惊之前，安得即化乎，此癥瘕所以生也。"说明了气机异常导致肝脾功能紊乱，从而诱发瘕。自从丹溪提出"病位病因病机相关说"之后，对后世的影响巨大，如许浚、龚廷贤、汪机对此就称赞有加，并在其医书中多次出现"中为痰饮，左为气，右为血"的论述。张三锡等则是辩证地看待这个学说，其言："亦有胃脘有食积而病发在中者。"另外，宋代医家对于妇人瘕的病因多从妇人身体状态、感受外邪等方面予以解释，明代医家逐渐扩展了妇人癥瘕的病因范围，提出了配偶在癥瘕中的重要影响。

总而言之，肿瘤疾病从最早的内邪和外邪、寒凉与温热之争，已转变为扶正培本大法内部的治则治法之论，对于肿瘤疾病的认识已趋于高度统一。

三、明确治则，确立治法

明清医学基本继承了秦汉、隋唐、金元前贤创制的治则治法及具体的方药，如治则方面，本着"咸以软之，坚以削之"的基本原则，再根据疾病的不同阶段运用补泻之法治之。如《诸症辨疑》言："治疗之法，开郁软痰，养其正气，调其脾胃。"以及《医圣阶梯·积聚》："治积者，莫先于养正，胃气强，真气实，积无不消。"可谓是受王好古"养正积自除"思想的影响。《医学六要》亦提倡扶正为根本治则，但因疾病阶段不同治法随之改变，如"因身形之虚，而邪得以入客稽留者，必先补其虚而后泻其邪。入客后，积块之未坚者，当如前所云，治其始感之邪，与留结之客也。及乎积块已坚，气郁已久，变而为热，热则生湿，湿热相生，块日益大，便从中治，当祛荡其邪……因邪久凑，正气尤虚，必以补泻迭相为用……"体现了初中末期治法的异同。另外，张氏提出了节饮食对提高药效的思想，值得推荐："痞块在皮里膜外……先须断厚味为要。"

王肯堂认为："邪自外来者，先治其外；邪自内生者，先治其内。"（《证治准绳·积聚》）根据内外邪的不同确立治法。对于外邪致病，王氏运用运气学说思想予以指导治疗。"然而天人之气，一阴阳也，是故人气中外之邪，亦同天地之邪也。从手经自上而下者，同司天法平之。从足经自下而上者，同在泉法治之。从五脏气之相移者，同五运郁法治之。"提出"大抵治是病，必分初中末三法"的三期治法，"初治其邪入客后积块之未坚者，当如前所云，治其始感之邪与留结之，客者除之、散之、行之，虚者补之，约方适其主所为治。及乎积块已坚，气郁已久，变而为热，热则生湿，湿热相生，块日益大，便从中治，当祛湿热之邪，其块之坚者削之，咸以软之，比时因邪久凑，正气尤虚，必以补泻迭相为用。若块消及半，便从末治，即住攻击之剂，因补益其气，兼导达经脉，使荣卫流通，则块自消矣。"从其所论述内容可见，王氏认为积聚的病机发展是初期外邪侵袭，气机凝结，中期气郁生热，湿热内蕴，末期为气血亏虚，经脉不通，因此治法不同。清代刘渊认为"治积聚者，不外攻、消、补三法。"而对于不同病机产生的积聚，刘渊

采用不同的治疗方法，体现了《内经》"谨守病机"的学术思想。如"诸有形者，或以饮食之滞，因寒而成，积风寒之邪，因食而成行，或块、胀痛"，宜用"攻下其积，随用温补脾肾之药以收功。"而"或为虚邪贼风所袭，气血凝滞于肠胃之外，膜原之间，结成癥瘕，聚散无常，此有形兼无形者"，就用"活血行气，渐次消磨"的方法治疗。

董西园认为："治积之法，药易至者攻之，不易至者渐磨之，盛大于脏者，三攻七补，半衰而止，毋过犯矣。"根据药物治疗的效果、用药的程度等概括性地论述治积的基本方法。并且提出运用针灸蒸贴等方法治疗积聚，因为"大抵瘕痞积，挟虚者多，难以峻攻，当从针灸蒸贴诸法，不可徒恃汤药。"可以看出，积聚的治疗需要内外治法兼备，疗效才较好。

《医灯续焰》一书中提出："古人论积聚分脏腑者，亦不过以沉伏留止不移者属阴，阴则为脏；浮动聚散不常者为阳，阳则为腑耳。治之者，当于留止聚散上相机，不当于脏腑二字上作工夫也。"告诫后人在治疗积聚类疾病时应该以临床上所表现出的具体症状为治疗的依据，而不可过分强求于积聚脏腑之间的关系。

除了内服方药作为重点之外，针灸、导引、外敷药等都得到了一定程度的发展导引法逐渐成为预防积聚的方法。

四、具体积聚疾病新认识

肠覃、石瘕最早记载于《灵枢·水胀》篇，是妇科积聚疾病的开端。《灵枢·水胀》篇认为肠覃、石瘕是寒邪影响人体不同的脏腑部位所产生的疾病。隋唐、宋元医家都是在《内经》认识的基础上创立了晞露丸、见睍丸等，对于脏腑部位的认识也基本停留在《内经》时期。

至明清时期，医家对肠覃、石瘕的认识出现了新观点。《苍生司命》认为肠覃的病位在大肠，因肺与大肠相表里，"肺主卫气，气温则泄，气寒则凝。今寒气克于大肠，故卫气不荣而结癥在内"，从而提出了肠覃病机是"气病而血不病"。石瘕发病于胞中，与膀胱关系密切，"膀胱为津液之腑，气化则能出矣"，又因石瘕"恶血当泻不泻"，故其病机为"气先病而血亦后病"。万全在《万氏妇

人科》中对于寒邪入侵人体的门户的论述更为具体："石瘕，因行经之时，寒气自阴户而入……肠覃，因经行之时，寒气自肛门而入。"另外，对于月事是否时下，万氏认为肠覃"月信虽行而血却少"，较《内经》所述更接近实际。《医级》更是提出"石瘕从鼓论，肠覃从胀论"的观点："石瘕乃胞宫之积，虽类而证从鼓论；肠覃为肠募之患，亦肖而病属胀推。"

在治法方面，行气血、除血积为常法。《脉理正义》言："仲景以月事时下者为气分，月事不下者为血分……治惟行气血，不专攻也。"《医学读书记》言："瘕，假也。假血成形，积于胞中，血积易去，可导而下。"

五、治疗要早、部位重要

《杂病广要》言："发萌之初，早能辨其脉证，投以药饵，或以导引之法，犹云庶几。若其见形于皮肤之下，药入肠胃，熏蒸之所不及，诚为难治之证。"正体现了《内经》中治病于未然，早治防变的学术思想，可见早病早治是历代医家都推崇的治病原则，也是适用于多数疾病。正如《医学正传》所言："大凡腹中有块，不问积聚痕，俱为恶候，切勿视为寻常等疾，而不求医早治。"不仅要求发现疾病后要早治，也提出了积聚类疾病并非善病，需要特别重视，万不可忽视而延误治疗时机。如果真的延误治疗时机，待胀满已成，胸腹鼓急，"虽仓扁复生，亦莫能救其万一"。说明此类疾病预后不佳。

方氏认为发病部位与治疗难易有关："积于腑者易治，积于脏者难治，积于肠胃之间者易治，积于肌肉之分、膝理之间者难治。"因为发病的部位预示着病因病机有别。

第四章 民国时期：扶正培本思想在社会变革中发展

这段时期是我国自然科学脱离传统模式的时期，大多数学科的转向是完全的，思维逻辑均西化了，此时西医大规模涌入中国，中医受到了极大的冲击，面临着学理危机、价值危机、存亡危机、权利危机的考验。中医药学在西方医学的大潮面前，在种种否定之下，依然保持了自身的生命力，甚至还有所发展。以施今墨等人为代表的的优秀中医为中医的生存与发展而奋斗，倡导中西医交流。施今墨老先生提倡：中医改进方法，借用西学之生理、病理以互相佐证，实无别途。在中西医的碰撞、交流中，扶正培本治疗疾病思想屹立不倒，并得到创新发展。

第一节 《时斋医话》

孔伯华老先生认为中医在临床上不能单纯地去看病，而是应该照顾到患者的整体。他特别强调"元气"在人体所起的重要作用。他认为《内经》所说的"邪之所凑，其气必虚"及"精神内守，病安从来"这两句话，就是指出，病邪之能使人体发病，都是由于人身元气不足的缘故，若人体本身自卫的元气很强，病邪就不可能使人体生病。所以元气充足，确能起到它对人体"内腠闭据，虽大风苛毒，弗之能害"的主要作用。

本着"风雨寒热，不得虚，邪不能独伤人，卒然逢疾风暴雨而不病者，盖无虚，故邪不能独伤人，此必因虚邪之风，与其身形，两虚相得，乃客其形"的宗旨，指出内因是一切疾病的发生和变化的基础。他既然强调"止气存内，邪不可干"，因而他认为正气受伤，才可以导致发病，也就是指"两虚相得"的内虚，是发生一切疾病的主要根据。至于使正气受伤的原因方面，他首先强调了脾为后天之本，以及脾、胃表里一体在人体所起的重要作用，并且指出了脾、胃与肝三者的相互关系，尤其重要的是脾与肝之间的生克制化关系，亦即其"土侮木"脾病可以传肝与"木乘土"肝病可以传脾的关系[169]。并在肿瘤的治疗中应用上述思想，得到了很好的疗效。

第二节 《医学衷中参西录》

张锡纯在《医学衷中参西录》详细记载了食管癌与贲门癌的病因病机及理法方药，强调在治疗中要补中逐瘀，是肿瘤治疗中"扶正培本"的具体应用。为扶正固本法治疗癌肿提供了理论依据。

张锡纯认为大气组成有三。一为元气，他说："人之元气自肾达肝，自肝达于胸中，为大气之根本。"二为清气，天地之间清气亦是大气的重要组成成分。清气作为大气的重要组成成分，常为历代医家所忽视，朱丹溪的"大气属金"说有所涉及，张锡纯明确指出大气需要清气充养，他说："所谓天地之精气，常出三入一者，盖谓肺吸入之气虽与胸中不相通，实能隔肺膜透过四分之一以养胸中大气，其余三分仍然吐出，即换出脏腑中浑浊之气（即西人所谓吸进氧气，呼出碳气之理），此气化之妙用也。"三为谷气，谷气是大气的养料，他说："至谓半日不食则气衰，一日不食则气少者，申明胸中大气虽可借天地之精气以养之，然出三入一所得者甚少，故又兼资谷气以补助之也。"所以大气的产生是在元气上达胸中，水谷精微上输于肺的前提下，通过呼吸出入，纳入自然界清气，呼出体内浊气，聚集于胸中，成为胸中之大气，故大气包括元气、水谷之清气和自然界之清气三部分。张锡纯说："是大气者，原以元气为根本，以水谷之气为养料，以胸中之地为宅窟者也。"他将大气的病理变化概括为大气虚衰、大气郁滞、大气上逆、大气下陷，特别是张锡纯首次提出大气下陷学说并创设升补大气方药，对大气学说的进一步发展起到了非常重要的作用。在临床应用上，他自制升陷汤，药用生黄芪、知母、柴胡、桔梗、升麻，治疗胸中大气下陷所致的气短、喘咳、汗出、吐血、痿证等病症，效如桴鼓。方中之义，以黄芪为主者，因黄芪即善补气，又善升气，且其质轻松中含氧气，与胸中大气有同气相求之妙也。张锡纯在治疗杂病时重视培补大气，以达到"邪去正气无伤损"的效果。他说："人之脏腑一气贯通，若营垒连络，互为辅角。一处受攻，则他处可为之救应。故用药攻病，宜确审病根结聚之处，用对证之药一二味，专攻其处。即其处气血偶有伤损，他脏腑气血犹可为之输将贯注，亦犹相连营垒之相救应也。又加补药为之佐使，是以邪去正气无伤损。"[170-176]

张锡纯的《屡试屡效方》中有一张名为"十全育真汤"的方子，这张方子张锡纯用来治疗中医所说的"虚劳"和"劳瘵"，这两种疾病与西医学恶性肿瘤晚期的表现相类似，十全育真汤的组成为：野台参四钱，生黄芪四钱，生山药四钱，知母四钱，玄参四钱，生龙骨（捣碎）四钱，生牡蛎（捣碎）四钱，丹参二钱，三棱钱半，莪术钱半。张锡纯的原著中说"十全育真汤"治"虚劳，脉弦数细微，肌肤甲错，形体羸瘦，饮食不壮筋力；或自汗，或咳逆，或寒热不时，或多梦纷纭，精气不

固"。他对这张方子的加减方法也有标注："气分虚甚者，去三棱、莪术，加生鸡内金三钱；喘者倍山药（山药用量加一倍的意思，下同），加牛蒡子三钱；汗多者以白术易黄芪，倍龙骨、牡蛎，加山（茱）萸肉（去净核）、生白芍各六钱。若其汗过多，服药仍不止者，可大用龙骨、牡蛎、（山茱）萸肉各一两煎服，不过两剂，其汗即止，汗止后再服原方；若先冷后热而汗出者，其脉或更兼微弱不起，多系胸中大气下陷，细阅拙拟升陷汤后跋语，自知治法。"

大多数的癌症晚期患者有中医所说的"肌肤甲错，形体羸瘦，饮食不壮筋力；或自汗，或咳逆，或寒热不时，或多梦纷纭，精气不固"的症状，所以这张方子可以用来治疗晚期癌症。而且张锡纯的这张十全育真汤中所用的药，大多属于现代中医抗癌时常用药，张锡纯组建"十全育真汤"的思路也为当代中医所沿袭，十全育真汤属于一张兼顾扶正与祛邪的综合性方剂。方中的野台参（现在已经很少见了，属于珍稀药材）、生黄芪和生山药均属于扶正类药物，有补益气血和健脾益肾之功；知母滋阴清热，玄参凉血消肿，龙骨和牡蛎软坚散结，丹参、三棱、莪术则有活血化瘀、破积聚的作用。诸药合用，就很对癌症患者的症，尤其适合晚期癌症属气虚血瘀、阴亏津枯者[170-176]。

《医学衷中参西录》在"十四治膈食方"中提出用参赭培气汤治疗膈食证，同时其所创的活络效灵丹，对治疗肿瘤的疼痛也有一定的疗效，其用当归、丹参、乳香、没药类治"经络湮淤"，开肿瘤对症止痛的先河。大气下陷学说并创设升补大气方药广泛应用于肿瘤疾病之中，在丰富扶正培本学术思想的同时，也极大地提高了晚期恶性肿瘤患者的生活质量，提高了临床疗效。

第三节 其他

一、中医肿瘤外科发展

段氏外科的开山鼻祖是段馥亭，他祖传中医外科相传有六代之久。他主张内外兼治，提倡中西医汇通，擅长治疗骨结核、淋巴结核疮疡、皮肤顽

癣、乳腺癌等疑难杂症，并根据中医温通散寒、解毒疗疽之法创立了系列外治疗法。

民国时期专门从事肿瘤科的人较少与当时人们对肿瘤的认识有关，内科大夫多兼治肿瘤。文献有载的专门治疗肿瘤见长的医生是徐右丞。徐右丞

带出了许多弟子，他治疗肿瘤实证用清热解毒、化腐消痈，如仙方活命饮、黄连解毒汤等；虚证者以扶正益气补阳、养血滋阴佐以化结软坚之药，如阳和汤、龟鹿二仙胶等以扶助正气助养生肌，若病情由阴转阳再行化腐消痈。同时先生善用成药如化症回生丹、龙马自来丹、一粒止痛丹、西黄丸、醒消丸、蟾酥锭、梅花点舌丹等，虽为一般成药，与汤药配合常能得心应手提高疗效。以外科见长的医家段凤舞后来主要转为从事外科肿瘤的诊治工作。他认为：治疗肿瘤只要辨证准确，或攻，或补，或攻补兼施，均宜集中力量以求奏效，并重辨病与辨证结合。民国以前虽然文献记载有癥瘕、肿块命名，但未有专治该病的医生，更没有肿瘤专科。民国时期徐右丞用中医治疗肿瘤在北平（现为北京）还是首创，由于他和弟子们开创性的工作使肿瘤科出现了雏形，既为肿瘤这一疑难之症积累了经验，又为1949 年后肿瘤科的创建和发展创造了基础。

二、施今墨：治慢性病健脾补肾为大法

施今墨老先生认为，各种慢性病都表现脏腑受损，肾为先天之本，脾为后天之本，既是脏腑受损，补其后天即是治其根本。脾肾受损，自不必论，如肺受损，补脾即是培土生金之意；如肝受损，补肾即是滋水涵木之意；如心受损，补肾则水火相济，补脾则以血养心。特别是症状极为复杂，几乎五脏六腑均有病症表现，如何施治难以下决断时，采用补脾肾之法，则主要矛盾突出，次要矛盾稍减，究竟何脏腑受损则表现无遗。在辨证方面，强调病症不论外感或内伤，无不侵及气血，不辨气血，施治就不确切。

施今墨老先生治疗肺癌验方：黄芪、浙贝各12g，党参15g，知母、白术、花粉、蚤休各12g，茯苓20g，夏枯草20g，白芍15g，海藻20g（单包），郁金12g，砂仁6g，延胡索10g，当归15g，昆布20g（单包），青皮8g。

如患者气虚乏力重，去掉党参换人参，增加黄芪用量。痰黏稠时，浙贝换川贝，增加北沙参、玉竹、麦冬等补肺阴，减去夏枯草、砂仁。此方可见施今墨老先生在治疗肺癌时以黄芪、党参、当归、白芍等益气补血，又以茯苓、白术等健脾益气，体现了扶正培本的思想，在临床应用取得了良好效果。

参考文献

［1］花宝金. 中医药防治肿瘤概述及展望. 北京中医药［J］. 2018, 37（12）: 1103-1106.

［2］郑红刚, 花宝金, 朴炳奎. 肿瘤扶正培本思想源流概述［J］. 中医杂志, 2015, 56（15）: 1269-1272.

［3］王辉, 侯炜, 孙桂芝, 等. 肿瘤扶正培本治法研究概述［J］. 世界中医药, 2016, 11（11）: 2500-2504

［4］张雯.《黄帝内经》著录版本源流考. 中医学报［J］. 2012, 27（12）: 1562-1564.

［5］石翎笙, 贺娟.《黄帝内经》理论内容与文本体例源流解析［J］. 北京中医药大学学报, 2018, 41（06）: 445-450.

［6］张天星.《黄帝内经》"五实""五虚"新解. 北京中医药大学学报［J］. 2019, 42（8）: 625-628.

［7］王震.《黄帝内经》"虚邪"源流. 西部中医药［J］. 2014, 27（1）: 58-60.

［8］贺娟. 论《黄帝内经》之"虚邪". 北京中医药大学学报［J］. 2021, 44（1）: 9-13.

［9］刘锋, 陈钢. 论《黄帝内经》之"虚邪". 时珍国医国药［J］. 2013, 24（1）: 193-194.

［10］张伟. 浅谈《内经》中的积聚. 辽宁中医药大学学报［J］. 2009, 11（4）: 64-66.

［11］马小兰.《内经》病因病机学说源流研究. 广州中医药大学［D］. 2005.

［12］储檀.《内经》积证理论研究. 南京中医药大学［D］. 2012.

［13］朱鹏. 积聚类疾病学术源流梳理及方药证候研究. 广州中医药大学［D］. 2012.

［14］王全林, 李水芹, 陈敏, 等. 基于《内经》的"五脏六腑咳"的理、法、方、穴、术体系探究［J］. 辽宁中医杂志, 2013, 40（4）: 669-671.

［15］李喜云, 王小荣, 段淑文, 等. 五脏咳中医辨证论治的临床应用及思考［J］. 按摩与康复医学, 2022, 13（8）: 39-41.

［16］周禄荣, 鞠宝兆.《黄帝内经》中积、聚、结含义探析［J］. 中国中医基础医学杂志, 2022, 28（3）: 320-322.

［17］于淼, 桑希生, 狄舒男, 等.《黄帝内经》中积聚概念探析［J］. 中国中医基础医学杂志, 2020, 26（8）: 1047-1048.

［18］周艳艳, 尤昭玲, 冯光荣. 试析血瘕与子宫内膜异位症［J］. 中医临床研究, 2014, 6（19）: 48-49.

［19］陈静恒. 癥瘕历代文献及方药证治规律研究［D］. 广州中医药大学, 2014。

［20］陈新莲, 林胜友. 中医学对癥瘕积聚认识及意义［J］. 江西中医药, 2009, 40（11）: 5-6.

［21］王仁平, 张庆祥.《黄帝内经》中"伏梁"病证探析［J］. 北京中医药大学学报, 2020, 43（7）: 557-560.

［22］侯婧. 伏梁古文献研究［D］. 黑龙江中医药大学, 2023.

［23］郑佐桓, 鞠宝兆, 董宝强, 等. 古病伏梁源流探析［J］. 辽宁中医药大学学报, 2020, 22（8）: 58-62.

［24］朱益林, 田露.《黄帝内经》"鼓"探论［J］. 医学与哲学, 2022, 43（19）: 77-80.

［25］郭力铭.《黄帝内经》"痞""满""胀"系术语考辨与语义挖掘［J］. 中国中医基础医学杂志: 1-10.

［26］赵京生, 姜姗.《难经》"五输主病"及其五行观念分析［J］. 中国针灸, 2022, 42（8）: 935-941.

［27］胡建鹏, 李佩佩.《难经》对中医理论的贡献［J］. 中医药临床杂志, 2020, 32（11）: 2047-2049.

［28］付漫娣.《难经》的针灸学术思想研究［D］.

广州中医药大学，2010.

[29] 周杰，段延萍.《难经》论积聚病的特点及对后世的影响［J］. 中国中医基础医学杂志，2008（10）：733-738.

[30] 安俊岐，陈彩肖，于文涛. 从五脏积损与脑络瘀阻论治中风病浅谈［J］. 新中医，2012，44（11）：4-6.

[31] 黄建波."肾为先天之本"的理论质疑和创新发展［J］. 中华中医药杂志，2021，36（8）：4447-4450.

[32] 王文蔚，冯晶晶，王用书，等."肾为先天之本"的文化渊源［J］. 中医学报，2017，32（3）：390-393.

[33] 李帅，张启明. 肾为先天之本的历史轨迹［J］. 世界最新医学信息文摘，2019，19（35）：216-217.

[34] 刘珍珠，刘修超，佟常青，等. 元气、原气、真气、正气的内涵及相互关系探析［J］. 中医杂志，2022，63（5）：401-406.

[35] 丁振国，张净秋.《神农本草经》成书考［J］. 中医药文化，2023，18（5）：434-452.

[36] 吴红洁，周岱翰.《神农本草经》对中医肿瘤学的贡献［J］. 长春中医药大学学报，2017，33（5）：689-692.

[37] 张朝玉，应小平.《神农本草经》抗肿瘤中药统计分析［J］. 国医论坛，2016，31（5）：58-60.

[38] 周鹏，谢伟.《神农本草经》的"治未病"思想与药物应用［J］. 长春中医药大学学报，2020，36（5）：858-860.

[39] 张朝玉，方艳，应小平.《神农本草经》动物类及矿物类抗肿瘤中药探析［J］. 西部中医药，2017，30（5）：32-34.

[40] 侯超，周岱翰.《神农本草经》治癥瘕积聚药物分析［J］. 广州中医药大学学报，2015，32（6）：1123-1125.

[41] 胡帅航，侯炜，哈鹏，等.《神农本草经》中肿瘤治疗相关药物分析［J］. 中医杂志，2021，62（6）：535-540.

[42] 张超一，卢佳岑，冯帅，等.《伤寒杂病论》在肿瘤治疗中的应用浅析［J］. 中国中医药

现代远程教育，2018，16（3）：65-67.

[43] 祁连明.《伤寒杂病论》癥瘕积聚的辨治特色探析［J］. 中西医结合心血管病电子杂志，2019，7（17）：150-151.

[44] 阳国彬，刘松林，梅国强.《伤寒杂病论》癥瘕积聚的证治特色及其对中医肿瘤临床的影响［J］. 中医杂志，2017，58（24）：2100-2103.

[45] 王桂彬，尹炳驿，刘兴兴.《伤寒杂病论》"重胃气"思想初探［J］. 中医学报，2021，36（3）：478-481.

[46] 赵敏，曹珊.《伤寒论》固阴阳之本以扶正思想及其用药特点［J］. 光明中医，2023，38（18）：3523-3526.

[47] 江丹，林明欣，李红，等. 立足《内经》与《伤寒论》，再探扶正祛邪治则［J］. 世界中医药，2013，8（3）：267-268.

[48] 庄振杰，周岱翰.《伤寒论》六经辨证及方证对应在肿瘤临床中的应用与启示［J］. 中医肿瘤学杂志，2022，4（6）：36-39.

[49] 鲍艳举，花宝金，侯炜.《伤寒杂病论》方在肿瘤治疗中的应用概况［J］. 浙江中医杂志，2008（9）：551-554.

[50] 马萌，王克穷. 基于《伤寒论》和法理论探析肿瘤经方论治思路［J］. 中华中医药杂志，2021，36（2）：997-1001.

[51] 鲍晓雷，任建坤，章文春.《诸病源候论》积聚候导引法探析［J］. 江西中医学院学报，2010，22（5）：32-34.

[52] 李晨龙，葛倩，孟静岩.《诸病源候论》对当代肿瘤研究的启示［J］. 天津中医药，2016，33（1）：22-25.

[53] 魏守建.《诸病源候论》对五脏生理病理的认识［J］. 安徽中医学院学报，2000（2）：7-8.

[54] 杨徐杭，汶医宁，杨天成.《诸病源候论》五脏病诊断思想述略［J］. 陕西中医学院学报，2006（1）：3-4.

[55] 潘锋，李楠，李文飞，等. 宋校本《备急千金要方》对校法校勘记探析［J］. 广州中医药大学学报，2024，41（1）：257-261.

[56] 吴盛宏，舒琦瑾.《备急千金要方》坚癥积

聚篇初探［J］. 陕西中医学院学报，2012，35
（6）：28-29.

［57］贾瑞，刘素晓，李亚. 基于《千金方》"肺
脏·积气"篇的"积气致癌"理论探讨［J］.
中医研究，2021，34（3）：13-16.

［58］刘平.《千金方》坚癥积聚方药探析［J］. 上
海中医药杂志，1987（6）：33-34.

［59］张继. 基于《外台秘要》之中医古籍语言时
代特征研究［J］. 南京中医药大学学报（社
会科学版），2014，15（4）：230-233.

［60］张雪梅.《肘后备急方》语词考释［J］. 长春
中医药大学学报，2021，37（1）：20-23.

［61］王林生.《肘后备急方》诸校本览后管见［J］.
中医文献杂志，2020，38（6）：9-11.

［62］刘宁. 中医肿瘤类疾病的隐喻认知研究［D］.
北京中医药大学，2021.

［63］宋修道，王国为，杨威.《三因极一病证方
论》六气方用药规律研究［J］. 中国中医基
础医学杂志，2022，28（2）：236-238.

［64］郭林轩，李明，王宇昕.《三因极一病证方
论》中情志思想分析［J］. 中华中医药杂志，
2023，38（4）：1752-1754.

［65］裘石亮，江凌圳. 浅析《太平圣惠方》治疗
积聚的用药规律［J］. 浙江中医杂志，2020，
55（5）：377-378.

［66］宋代官修方书——《太平圣惠方》［J］. 中国
中医药现代远程教育，2013，11（5）：15.

［67］刘小菊，王海娟，周雪源，等. 刘完素学术
思想探讨［J］. 山东中医药大学学报，2016，
40（5）：430-432.

［68］李春雨，朱延红. 刘完素"火热论"的形成
对中医学发展的影响［J］. 中国中医基础医
学杂志，1997（6）：10-11.

［69］范永升，徐荣斋. 刘完素火热论的探讨［J］.
河南中医，1981（5）：1-3.

［70］刘帆，魏凤琴. 刘完素火热论学术思想的形
成与发展研究［J］. 北京中医药大学学报，
2020，43（1）：27-31.

［71］徐义勇，田真真，朱丽娟. 刘完素火热病
证治及代表方探析［J］. 新中医，2017，49
（12）：187-188.

［72］孔祥勇. 刘完素火热论学术思想探析［J］.
吉林中医药，2010，30（12）：1015-1016.

［73］王海娟，刘小菊，刘婉青，等. 刘完素"亢
害承制"论浅析［J］. 环球中医药，2016，9
（8）：980-982.

［74］黄伟智，罗宝珍. 张子和攻法浅析［J］. 河
南中医，2022，42（4）：519-522.

［75］张子和攻邪学派基本学术要点［J］. 光明中
医，2012，27（2）：319.

［76］杨宏丽.《脾胃论》学术思想在恶性肿瘤治
疗中的应用体会［J］. 陕西中医药大学学报，
2018，41（1）：112-114.

［77］吴兴全，魏晓光.《脾胃论》治未病思想之于
慢性病防治探析［J］. 中国中医药图书情报
杂志，2016，40（3）：63-65.

［78］辛海，王永荣. 浅论调理脾胃法治疗肿瘤
［J］. 中国中西医结合消化杂志，2004（3）：
169-171.

［79］罗凌燕，刘建丽，阳辉兵，等. 从《脾胃论》
浅析恶性肿瘤的中医治疗［J］. 云南中医中
药杂志，2016，37（4）：17-18.

［80］武翔，李有为，查名宝，等. 浅识《脾胃论》
在消化道肿瘤治疗中的重要性［J］. 光明中
医，2012，27（3）：421-422.

［81］张鹤，贾英杰. 浅谈《脾胃论》在中医治
疗肿瘤中的应用［J］. 内蒙古中医药，2007
（1）：35-36.

［82］段泽华，贾成祥."阳有余阴不足"的文化根
源初探［J］. 南京中医药大学学报（社会科
学版），2022，23（6）：385-388.

［83］夏宁俊，顾根网，田永立，等. 基于朱丹溪
学术思想从气、血、痰、郁论治胃癌［J］.
江苏中医药，2023，55（2）：16-18.

［84］林丽珠. 朱丹溪"从痰辨治"理论思辨及在
脑瘤中的应用［J］. 新中医，2010，42（9）：
127-128.

［85］张振宇，胡润萍，朱玲逸，等. 朱丹溪"阳
常有余"与"清阳"的探讨［J］. 中国民间
疗法，2023，31（20）：10-14.

［86］吕志连. 朱丹溪辨治积聚肿块的经验拾遗
［J］. 福建中医药，1986（1）：57-58.

［87］张逸雯，胡镜清，许伟明. 朱丹溪从"痰夹瘀血"辨治疾病思路探析［J］. 中国中医基础医学杂志，2023，29（2）：207-209.

［88］蒋璐，黄余亮. 朱丹溪从痰论治肿瘤探析［J］. 吉林中医药，2010，30（5）：381-382.

［89］邱仕君吴玉生. 朱丹溪在中医肿瘤学上的贡献［J］. 中国肿瘤，2000（8）：360-361.

［90］刘景超，李莹莹，褚瑞雪.《普济本事方》杂病证治的学术思想探析［J］. 世界中西医结合杂志，2013，8（3）：217-218.

［91］韩毅，于博雅. 南宋许叔微医案与临床疾病诊疗初探［J］. 河北大学学报（哲学社会科学版），2017，42（6）：1-11.

［92］王领弟，陈雯，吴东盼，等. 实脾散源流、方义及应用考［J］. 安徽中医药大学学报，2021，40（6）：4-7.

［93］刘景超，李莹莹，褚瑞雪.《普济本事方》杂病证治的学术思想探析［J］. 世界中西医结合杂志，2013，8（3）：217-218.

［94］张瀚月，张思超. 从《济生方》探讨严用和脏腑辨证中重视肾脏学术思想［J］. 环球中医药，2021，14（6）：1074-1077.

［95］相鲁闽. 严用和及其《济生方》［J］. 河南中医，2013，33（4）：477.

［96］郝军，郝纪蓉.《圣济总录》脾胃藏象辨证论治思想的临床意义浅析［J］. 中医研究，2012，25（2）：66-67.

［97］尹进，年莉，张静宇.《圣济总录》研究概述［J］. 辽宁中医杂志，2015，42（10）：2024-2026.

［98］黄文彬，刘启鸿，王鸿程.《圣济总录》瘿病治疗用药规律分析［J］. 新中医，2019，51（5）：79-81.

［99］孙中堂，郭霭春.《中藏经》的学术思想及其对临床辨证治法方面的贡献［J］. 天津中医学院学报，1988（4）：8-10.

［100］谭春雨.《中藏经》理论传承及成书时间探考［J］. 中医文献杂志，2009，27（1）：33-35.

［101］张绍峰，马育轩，张冉，等.《中藏经》内伤疾病填精法与消癥散结法探讨［J］. 中医药信息，2012，29（5）：119-120.

［102］曾镛霏.《中藏经》学术思想的源流初探［J］. 中国中医药现代远程教育，2011，9（24）：8-9.

［103］刘占明.《中藏经》在脏腑辨证体系形成中的地位［J］. 中国中医药现代远程教育，2011，9（24）：5-6.

［104］李晓艳. 浅谈从《中藏经》的版本系统见其流传［J］. 黑龙江史志，2015（12）：35.

［105］张跃双. 浅析《中藏经》治疗学思想［J］. 中国中医药现代远程教育，2011，9（24）：86-88.

［106］刘少勇，刘菊妍. 金元四大家论治肿瘤浅谈［J］. 时珍国医国药，2006（9）：1801.

［107］洪宏喜. 金元四大家学术思想在肿瘤临床中的指导意义［J］. 陕西中医，2007（8）：1054-1055.

［108］杨桂华，姚家树. 金元四大家在肿瘤论治方面的经验［J］. 实用中医内科杂志，2012，26（6）：25-26.

［109］吴申，吴孝雄. 从金元医家的发展探讨中医肿瘤理论的发展［J］. 医学信息，2020，33（20）：149-150.

［110］孙静宜，李泉旺，胡凯文，等. 金元时期中医古籍肿瘤防治认知源流述要［J］. 北京中医药，2018，37（12）：1203-1206.

［111］吴苏柳，程志源，江凌圳.《医贯》考略［J］. 浙江中医杂志，2022，57（9）：684-686.

［112］张楠，武世豪，贾岱琳，等.《医贯》临证解读［M］. 北京：人民卫生出版社，2020：414.

［113］张馨尹，金俊彦，潘宇霜，等.《景岳全书》对肿瘤及其类证的辨治思路［J］. 云南中医学院学报，2020，43（1）：98-102.

［114］沈琦，朱津丽，贾英杰.《景岳全书》积聚证治探析［J］. 山东中医药大学学报，2021，45（2）：191-194.

［115］封述芸，韩凤娟.《景岳全书·妇人规》治疗癥瘕的用药规律探析［J］. 辽宁中医杂志，2023，50（12）：10-13.

[116] 李万雅，傅萍，马娴. 浅析张介宾《景岳全书》妇人癥瘕辨治 [J]. 浙江中医杂志，2019，54（4）：248-249.

[117] 何任.《赤水玄珠》述评 [J]. 浙江中医学院学报，2002（2）：20-21.

[118] 何绍奇.《赤水玄珠全集》初探 [J]. 中医杂志，1983（4）：8-11.

[119] 朱鹏.《赤水玄珠》对积聚病证的认识 [J]. 长春中医药大学学报，2012，28（5）：759-760.

[120] 邹杰，赵会茹. 孙一奎《赤水玄珠》补肾观浅析 [J]. 河南中医学院学报，2006（1）：73-74.

[121] 邰晓芹，孟晓雨. 孙一奎《赤水玄珠全集》编著特点及其诊治特色 [J]. 甘肃中医药大学学报，2023，40（5）：18-23.

[122] 张浩，田蕊，汪瑶，等. 孙一奎《赤水玄珠医案》诊治特色探微 [J]. 甘肃中医学院学报，2014，31（3）：32-33.

[123] 蔡林，廖伯年，雷长国.《理虚元鉴》学术价值探析 [J]. 中国中医基础医学杂志，2016，22（8）：1016-1017.

[124] 范铁兵，杨志旭.《理虚元鉴》学术思想探究 [J]. 长春中医药大学学报，2012，28（6）：956-957.

[125] 刘国萍.《理虚元鉴》辨证论治特色 [J]. 上海中医药杂志，2007（2）：57-58.

[126] 贺立娟.《理虚元鉴》学术特色探析 [J]. 中华中医药学刊，2007（11）：2401-2402.

[127] 张红梅，陈雪功.《医宗必读》辨证施治思想浅探 [J]. 中医杂志，2009，50（11）：1051-1052.

[128] 郭宇轩，曾柏荣，王理槐.《医宗必读》攻补兼施法对肿瘤证治的贡献 [J]. 河北中医，2021，43（1）：147-150.

[129] 马晓峰.《医宗必读》与脏腑辨证 [J]. 天津中医药，2004（4）：299-301.

[130] 许兴涛. 论《医宗必读》对中医肿瘤学的贡献 [J]. 河南中医，2001（1）：29.

[131] 陈群伟，包剑锋.《医学原理》积聚论治经验 [J]. 中华中医药学刊，2012，30（6）：1404-1406.

[132] 王键，黄辉，蒋怀周. 新安固本培元派 [J]. 中华中医药杂志，2013，28（8）：2341-2349.

[133] 刘珍珠，王瑞，代玄烨，等. 新安固本培元派形成主要原因探析 [J]. 安徽中医药大学学报，2020，39（1）：9-11.

[134] 开菲，卜菲菲，王鹏. 固本培元学说与新安固本培元流派探微 [J]. 中医药临床杂志，2022，34（9）：1608-1612.

[135] 赵令富，宋金香，黄辉. 明代新安医家汪机、罗周彦"固本培元"学术思想比较分析 [J]. 甘肃中医药大学学报，2019，36（5）：25-28.

[136] 宋佳，傅延龄.《石山医案》用药特色探讨 [J]. 山东中医药大学学报，2011，35（3）：240-241.

[137] 张思雅，金子开，刘心月，等. 明代温补学派痈疽诊疗思路探微 [J]. 浙江中医药大学学报，2021，45（7）：787-791.

[138] 周超，刘兰林，郭锦晨，等. 汪机《石山医案》温补培元学术思想及用药规律探析 [J]. 甘肃中医药大学学报，2017，34（3）：20-22.

[139] 叶国彬. 汪机"调经养血莫先于调气"论之探析 [J]. 中医药临床杂志，2018，30（11）：1981-1983.

[140] 李梦琪，黄辉，牛淑平，等. 新安医家汪机《石山医案》中丸剂临床应用特点探析 [J]. 甘肃中医药大学学报，2018，35（4）：27-30.

[141] 冯嘉玮，郭锦晨，高兵，等. 新安医家汪机辨治血证特色初探 [J]. 山西中医学院学报，2018，19（4）：8-9.

[142] 郑旭锐，文颖娟. 明代医家李梴养生学术思想探析 [J]. 河南中医，2012，32（8）：973-974.

[143] 周步高，何晓晖，潘源乐，等. 试论旴江医学对中医学发展的贡献和价值 [J]. 中华中医药杂志，2022，37（3）：1254-1257.

[144] 黄小英，刘端勇，胡蓉，等. 旴江名医对肿瘤相关病的治疗策略分析 [J]. 中医研究，

2015, 28（3）: 1-4.

［145］赵海梅, 罗浪, 赵蕾, 等. 旴江名医对肿瘤转移理论的贡献与解析［J］. 光明中医, 2015, 30（9）: 1835-1836.

［146］陈文潇, 刘端勇, 胡蓉, 等. 旴江名医李梴《医学入门》肿瘤相关病论治特色［J］. 中医研究, 2015, 28（1）: 51-54.

［147］郭振球.《杂病源流犀烛》的学术成就［J］. 吉林中医药, 1981（4）: 56-59.

［148］罗洋, 赵辰辰, 罗杰.《杂病源流犀烛》对肿瘤及其类证的论治特点探析［J］. 光明中医, 2023, 38（5）: 837-839.

［149］王卫卫, 于子凯, 魏玉龙. 基于《杂病源流犀烛》编创的"肿瘤调治功法"阐释［J］. 世界中西医结合杂志, 2017, 12（3）: 309-312.

［150］金子开, 朱晶晶, 李鸿儒, 等.《医学心悟》痈疽诊疗思路探微［J］. 江西中医药大学学报, 2021, 33（1）: 12-14.

［151］邹纯朴. 程国彭《医学心悟》的辨证论治特点［J］. 中医药信息, 2005（5）: 1-2.

［152］丁玲, 周雪梅, 胡建鹏. 程国彭《医学心悟》学术特色探析［J］. 陕西中医药大学学报, 2022, 45（5）: 54-57.

［153］吴鑫鑫, 耿艳, 艾虹静, 等. 程国彭《医学心悟》学术特色探析［J］. 亚太传统医药, 2016, 12（19）: 50-52.

［154］刘昕怡, 裴晓华, 夏仲元.《医宗金鉴·外科心法要诀》乳腺病治疗学术特点拾遗探幽［J］. 世界中医药, 2019, 14（11）: 3083-3086.

［155］赵俊芬. 中医肿瘤源流探析［J］. 中医药导报, 2007（10）: 3-4.

［156］吕菲菲, 魏晓玉, 李艳芬, 等.《临证指南医案》癥瘕积聚用药规律分析［J］. 中医肿瘤学杂志, 2021, 3（4）: 17-21.

［157］徐竞一, 颉龙飞, 贾英杰. 基于《临证指南医案》探索叶天士辨治妇科肿瘤特色［J］. 中国中医药现代远程教育, 2022, 20（4）: 70-72.

［158］李贝贝, 张志玲. 浅析《临证指南医案》中

癥瘕积聚的治疗经验［J］. 环球中医药, 2020, 13（5）: 840-842.

［159］王宁杰, 谷宁, 张凯新, 等. 王肯堂《证治准绳》相关乳腺癌辨证论治经验［J］. 中国医药导报, 2023, 20（31）: 137-141.

［160］李正欢, 张晓云.《外科正宗》的论治特色［J］. 现代中医药, 2018, 38（1）: 69-72.

［161］姜德友, 淡平平.《外科正宗》学术思想初探［J］. 中医药信息, 2011, 28（2）: 130-132.

［162］相鲁闽. 陈实功及其《外科正宗》［J］. 河南中医, 2013, 33（1）: 9.

［163］刘静.《外科正宗》对于肿瘤的认识［J］. 中医药学报, 2014, 42（4）: 180-181.

［164］胡升芳, 陈红风, 陆德铭.《外科正宗》乳腺疾病辨治初探［J］. 中医文献杂志, 2015, 33（3）: 19-22.

［165］沈仲圭. 薛己温补学说简述［J］. 上海中医药杂志, 1962（11）: 5-7.

［166］朱炳林. 薛己用补中益气的经验［J］. 中医药学报, 1989（3）: 26-28.

［167］金俊彦, 潘宇霜, 张馨尹, 等. 从《针灸逢源》初探肿瘤类证针灸诊治思想［J］. 上海针灸杂志, 2020, 39（6）: 801-804.

［168］卢超, 邓德厚, 包文龙, 等. 李学川《针灸逢源》有关肿瘤类病症的论述浅析［J］. 浙江中医杂志, 2022, 57（5）: 374-375.

［169］李岩. 北京四大名医研究［D］. 北京中医药大学, 2004.

［170］白明贵. 论张锡纯"大气下陷"证及其在肿瘤内科的应用［J］. 中医药导报, 2017, 23（17）: 19-20.

［171］伍彩霞, 刘文娥, 侯明慧. 浅析张锡纯辨治女子癥瘕经验及其现代应用［J］. 中医药临床杂志, 2019, 31（11）: 2068-2070.

［172］王放, 焦一鸣. 张锡纯辨治上消化道肿瘤的经验发微［J］. 浙江中医杂志, 1995（10）: 459-460.

［173］许春蕾. 张锡纯大气理论研究［D］. 中国中医科学院, 2016.

［174］李公文. 张锡纯治疗胃癌学术经验探析

[J]. 中医药临床杂志, 2005 (1): 62.

[175] 陈赐慧，花宝金. 张锡纯治疗肿瘤学术思想浅析 [J]. 浙江中医药报, 2014, 38 (6):

707-710.

[176] 谢学军. 张锡纯治瘤思想研究 [J]. 中医药研究, 2001 (1): 9-10.

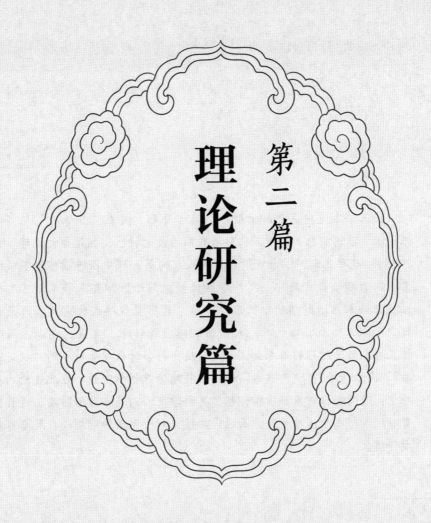

第二篇

理论研究篇

扶正培本是中医药防治肿瘤的基本法则，是在"整体观"与"辨证论治"理论基础上，中医药防治肿瘤的最大特色，也是最大优势。自19世纪60年代起，以余桂清教授为代表的第一代中医肿瘤学者不断探索，在长期临床实践中，总结中医优势，与西医学相互补充，首次建立扶正培本防治肿瘤的中医理论体系，具有里程碑式的意义。时至今日，历经六十载、四代人，对中医肿瘤理论传承、发展、创新，围绕扶正培本防治肿瘤的基本大法，先后提出符合时代发展特点的"扶正解毒""固本清源""调气解毒"的中医肿瘤治疗创新理论。在此理论的指导下，通过循证与基础实验证明了其科学性，以及在防治肿瘤、延长生存时间、提高生活质量等方面的优越性，对于中医肿瘤理论发展具有重要价值。

第一章 中医肿瘤"扶正培本"理论的初步形成

20世纪60年代，余桂清等提出中医肿瘤的"扶正培本"治则，率先联合全国多家单位开展了针对肿瘤"扶正培本"治则的研究："六五"攻关——健脾益肾冲剂合并化疗治疗晚期胃癌的临床和基础研究，并成立了首个临床研究室——中国中医科学院肿瘤研究室。随着研究的深入，明确了"扶正培本"治则应用于临床可以提高临床疗效，延长肿瘤患者生存期，减轻放化疗不良反应，提高了肿瘤手术效果，并发现可延缓食管癌、肝癌等肿瘤癌前病变的进展。自此，中医"扶正培本"理论逐渐应用于肿瘤的治疗中。

全国中医肿瘤学者对中医药"扶正"防治肿瘤进行了理论探讨。高仲山发表《中医肿瘤学原始》一文，较为系统地从恶性肿瘤的中医病因、病理、诊治进行古文献梳理及汇总，并提出癌瘤约有六个治疗大法，其中"扶正法"占有重要地位。

（1）清疏利气

癌瘤初起，多由外因侵袭，内在气血瘀滞，以致脏腑秘涩，当急疏利，方用黄连内疏汤、流气饮。

（2）活血化瘀

癌瘤的形成，由于气滞血瘀，痰湿流注，积成有形癥瘕积聚，方用抵当汤、大黄䗪虫丸。

（3）益气养血

癌瘤多是正虚邪盛，内有积毒，方用十全大补汤、补中益气汤。

（4）和胃镇逆

癌瘤晚期，多见呕吐、泄泻、少思饮食、肚腹作胀，乃郁毒内攻，脾胃益弱之症，法当托里温中，以固胃气，方用托里健中汤、人参理中汤等。

（5）润肠通便

癌瘤患者每有便秘症状，此系阴虚血燥，津液干涸，而失润肠作用，以致燥屎蓄于肠内不得下行，方用麻仁丸、人参利膈丸。

（6）止血定痛

癌瘤晚期破溃出血，缘由气虚不能摄血，或阴虚血热妄行，以子宫癌、直肠癌、肺癌及消化道癌瘤晚期最为常见，方用乳香止痛散、人参养荣汤等。[1]

湖北中医药大学附属医院肿瘤组认为中医药在肿瘤治疗方面除了扶助正气，还可以起到以下作用：①使肿瘤缩小或控制发展；②防止复发；③进一步提高放化疗疗效；④为手术创造条件；⑤预防化疗不良反应。在辨证治疗中必须结合辨病，有目的地选用有抗癌作用的中草药，确能提高疗效，这样进行辨证与辨病相结合，一方面调整机体阴阳失调，改善症状，提高对抗肿瘤的免疫力和抵抗力，达到扶正祛邪的目的，另一方面又可加强直接对局部的抗癌作用。[2]

1974年中国中医科学院广安门医院肿瘤科强调扶正祛邪在肿瘤治疗中的重要性，其中扶正尤重脾肾，健脾（胃）补肾可增强患者脏腑的生理功能。"先天之本在于肾，后天之本在于脾（胃）"，通过健脾（胃）补肾，可以增强脏腑的生理功能，对于肿瘤患者来说，也是如此。多数患者在服用健脾补肾中药后，全身情况都有不同程度的改善，体重有所增加，食欲得到改善。其代表人物余桂清教授致力于消化道肿瘤扶正培本治则的临床及实验研究，强调以肾为先天之本、五脏之根，脾为后天之本、气血生化之源为理论依据，根据多年临床辨证用药经验，经过验证筛选，创脾肾方。[3-4]

自此，"扶正培本"治疗肿瘤思想初步形成，逐步应用于各种恶性肿瘤的中医临床治疗中，成为中医药治疗恶性肿瘤的参考理论和用药选择。

第二章 中医肿瘤"扶正培本"内涵探索

肿瘤"扶正"理念逐步建立后，随之而来的是"扶正的内涵如何阐释""扶正是否有效"以及"如何有效的扶正"的讨论风潮，此时扶正培本的治疗理念尚不深入，但已有诸多研究组及名医开展了理论内涵的探索，也搜集了较多的扶正证据，启迪现代人的扶正培本理念。

第一节 肿瘤"扶正"与"祛邪"的关系

一、中国中医科学院广安门医院肿瘤科观点

肿瘤治疗需要正确处理"扶正"与"祛邪"的关系，"邪气盛则实，精气夺则虚"，任何疾病的过程，都是正邪斗争的过程，因之在治疗上要重视扶正祛邪。肿瘤是全身疾病的局部表现，只有把扶正与祛邪有机结合起来，根据身体具体情况、病理类型、病期早晚，虚则补之，实则泻之，以手术、放疗、化疗或中医攻毒之品祛邪抗癌，以肿瘤扶正培本方药调整人体阴阳、气血、脏腑、经络，做到"邪不伤正""扶正以达邪"。[5]

"急则治其标，缓则治其本。"在肿瘤的长期治疗中，治本有两个含义：一是扶正，一是祛邪（即抗癌）。即是一方面要采用大量的补益气血之类的药物进行治疗，从而促使患者的体质增强，抵抗力增加，另一方面要采用一些中西医抗癌药物，以防止癌瘤的复发和转移。对于那些目前既无明显病灶又无多大症状的患者，最好也能坚持定期的服用少量的中草药，并每半年用一些化学药物，其用量以小剂量为宜，疗程可稍长一些，以不伤正气为原则。[6]

二、湖南省中医药研究所临床研究室肿瘤组观点

从"病"与"人"的角度讨论了"扶正"治疗肿瘤的可行性。其通过实践逐步认识到"治病"与"治人"是对立的统一，当患者精神负担重、体质虚弱的时候，只有从武装思想、调整机体、增强抵抗力着手，才能"留人治病"；但当患者身体条件尚可的时候，就应采取主动进攻，彻底消除局部癌灶，才能"治病救人"。"留人治病"就是指"扶正以祛邪"，用补气血、调阴阳、健脾胃等方法，增强机体的抵抗力，以抑制癌细胞的增殖。调整机体、增强抗力对缓解病情、延长生命具有积极意义。"扶正祛邪"和"祛邪存正"可以互为条件，相辅相成。扶正以增强抗力，在某种情况下可以控制癌细胞的发展，在大量消灭癌细胞的同时不使机体受损，正气自然无伤。但是如果扶正不当，补剂乱投，可助长癌细胞生长，祛邪失宜，损伤正气，亦可促使癌灶发展。关键就在于必须认真细致地观察，分析邪、正的消长，正确地分别采用"扶正""祛邪"或"攻补兼施"等法，才有可能达到增强抗力、消灭癌灶的目的。[7]

三、上海中医学院附属龙华医院肿瘤科观点

对于癌肿的治法，大致可归纳为2个方面，一是杀灭癌细胞，消除肿块，如手术、放疗、化疗及抗癌中草药等，我们称之为"祛邪"或"攻法"；二是调动机体积极因素，调整机体阴阳平衡，提高抗病能力，如免疫治疗、支持疗法和中医的补法等，我们称之为"扶正"。扶正与祛邪是解决邪正矛盾的基本方法。在肿瘤治疗中，有的强调扶正，认为"正足邪自去"有的强调祛邪，认为"邪去正自安"，历来存有争论。我们认为，扶正是为祛邪创造条件，祛邪又进一步保护了正气，两者是辩证的统一。所以扶正与祛邪两个方法不可偏废，必须

从临床实际出发，具体分析患者阴阳气血的盛衰、经络脏腑的虚实、肿瘤的种类、病理类型、病程长短和临床表现等一系列情况，运用中医脏腑经络、气血津液理论指导实践，采用灵活的方法，或先攻后补，或先补后攻，或攻补兼施，使攻补两法在临床治疗中起到"相辅相成"的作用。正如《医宗必读》说："正气与邪气，势不两立，一胜则一负。"我们必须密切注意机体（正）与癌肿（邪）这一基本矛盾的斗争发展，当正虚为矛盾的主要方面时，采用扶正为主，抗癌为辅的治疗原则；当邪盛为矛盾的主要方面时，采用抗癌为主，辅以扶正的治疗原则。如果用之不当，扶正反而助邪，助长癌细胞的生长，或攻邪反而伤正，不但削弱了正气，而且还可能促使病灶播散转移。如果能正确地运用扶正与祛邪两法，扶正达到祛邪，祛邪即所以存正，有利于消散癥积（癌肿），促进机体恢复健康，我们认为扶正是根本，祛邪是目的。

就以祛邪来说，无论手术、放疗、化疗或抗癌中草药治疗等，在一定条件下，确实都能起到各自的重要作用，例如早期癌肿可以取得良好疗效。但是，当癌肿发展到一定阶段时，特别是癌肿到了晚期，单纯地应用这些祛邪方法，就有很大的局限性。即使勉强进行手术，机体受到严重伤害，仍难以解决局部复发与转移的问题。化疗和放疗虽然可以杀灭癌细胞，但也同时杀死了大量的正常细胞，其结果往往是癌肿虽缩小或消失了，但机体也因而一蹶不振，这在临床上并非罕见。所以对于那种只见局部，不见整体，见癌不见人，治癌不治人，盲目地认为凡属癌肿都只能用杀灭癌细胞（祛邪）的方法治疗，而不考虑提高机体的抗病能力（扶正），是不能取得满意的远期疗效的。因此如果不顾正气，一味滥用攻法，则不但达不到祛邪的目的，且常可因药物本身的不良反应或放疗、手术等造成的伤害而更伤正气，导致邪去正衰、两败俱伤的情况。

必须指出，扶正绝对不是简单地加用补气血的药物，而是必须根据患者的症状、脉象、舌苔进行分析，判明其属于阴虚或阳虚，气虚或血虚，然后分别予以滋（养）阴生津、温肾壮阳、益气健脾、补血填精等药物。祛邪也并非单以破气血或大苦大寒的药物一味猛攻，而是要分清其为痰凝、气滞、血瘀、毒聚的不同，然后分别给予化痰、软坚、理气、活血、清热解毒的药物。[8]

四、北京中医医院观点

中医学认为肿瘤的形成主要是由于人体内正气不足，邪气滞留引起。《医宗必读·积聚篇》有"积之成者，正气不足，而后邪气踞之"之记述，说明正气亏虚，导致气血、脏腑功能失常，使病邪留滞，五脏六腑蓄毒不流，气滞血瘀，痰凝湿聚，邪毒内结等而形成肿瘤，所以运用扶正祛邪法则治疗恶性肿瘤是正确且有理论根据的。邪与正是矛盾的对立，掌握扶正祛邪的关系是治疗取得成效的关键，因此我们将扶正与祛邪二者相结合。因扶正可以祛邪，祛邪亦能扶正，二者互为因果而收到疗效。

中医所谓"正气"是指人体正常生理功能及对外界致病因素的防御能力，包括有卫外功能的卫气在内。营卫之气与后天之本的脾胃功能有密切关系。《灵枢·营卫生会》篇指出："人受气于谷，谷入于胃，以传与肺，五脏六腑；皆以受气，其清者为营，浊者为卫，营在脉中，卫在脉外。"因此我们在肿瘤扶正培本治疗中主要以补后天、健脾益气（用生黄芪、白术、党参、茯苓、补骨脂等药）为主，以提高患者的卫外之气，即人体免疫功能，特别是细胞免疫功能。同时，根据扶正与祛邪相结合的原则，常和中医的解毒抗癌法结合治疗（用半枝莲、白花蛇舌草、山豆根、草河车、藤梨根、肿节风等药），借以提高扶正的治疗效果。治疗观察结果证明，患者经治疗后细胞免疫功能均有提高，与治疗前比较有显著性差异。说明扶正祛邪治则组方的药物对肿瘤患者有提高细胞免疫功能的作用，是一种有效的治疗方法。[9]

五、上海中医研究所观点

"扶正"与"祛邪"二者是辨证的对立统一，不能形而上学地加以割裂，如果片面地强调"祛邪"，往往会使攻伐太过而损伤正气，影响患者的抗病功能。反过来，如果单纯地强调"扶正"，那么就会"姑息养奸"，不仅不会使病邪消除，相反会使病邪更加炽盛，以致助邪伤正。因此，在治疗中，"扶正"与"祛邪"都是为了一个共同的目的，即尽可能扶助正气，同时也必须有效地祛除病邪，二者不可偏废。

既要"扶正"，又要"祛邪"，这是不是说在任何情况下，两者都必须等量齐观呢？不，在坚持"两点论"的同时，我们必须在辨证过程中，进行分析，分清主次。如果我们不作具体分析，那就不能确定扶正与祛邪谁先谁后，谁主谁辅，这样就不可能做到正确地辨证施治。一般说，患者在正虚为主的时候，治法应以扶正为主，辅以祛邪。如前人治疗正气虚弱而兼有表邪的玉屏风散，以黄芪益气固表，白术益气健脾，以增强机体、扶助正气为主，而配以防风，祛风解表，疏散表邪，这样黄芪得防风可无留邪之弊，防风得黄芪，可增强正气而不致发散太过，补中寓散，散中寓固，对卫气不足的汗出、自汗用之，可实表而御风寒。这就是以扶正为主，辅以祛邪的辨证运用。反之，在正气不是很虚弱时，则应以祛邪为主，辅以扶正。如《伤寒论》治疗胸腹水肿的十枣汤，以甘遂、大戟、芫花攻逐水饮，祛除病邪，然药性峻烈，易伤正气，故又以大枣之甘平，益气健脾，使脾旺可以制水。在如何确定扶正与祛邪的主次问题上，应该根据患者体质的强弱、病程的长短等具体情况而定，不能把他们凝固化、公式化。[10]

六、江苏省中医研究所观点

扶正祛邪是中医治癌的基本法则。是建立在整体观念和辨证论治基础上的。扶正可增强体质，提高机体抗病能力，从而祛除病邪，使机体恢复健康；祛邪是针对病因运用各种治疗手段，祛除病邪，制止病情发展，使病情逐渐转愈。扶正祛邪是从邪正斗争、盛衰消长的变化观察病情，分清标本虚实、主次、先后，灵活地运用以下治则：癌症初期以祛邪为主，中期则攻补兼施，晚期宜扶正为先。在整个治疗过程中，根据中医组方君臣佐使的配伍规律，在一张处方中，将扶正培本、抗癌祛邪和调理脾胃等法熔于一炉。既能避免产生不良反应，又能发挥药物的效能，从而获得比较满意的疗效。[11]

七、江苏省南通地区肿瘤医院观点

中医治疗的目的是改变正邪双方斗争力量的对比，使疾病向治愈方面转化。中医治疗原则虽多，总不外"扶正"与"祛邪"。治疗恶性肿瘤也不例外。扶正即扶助正气，从患者整体出发，立足于调整人体的阴阳气血。从横的说，有滋阴扶阳，补气益血等。从纵的说，有脏腑之别，例如滋肾阴与养肺阴，温脾阳与温肾阳，养肝血与补心血等。祛邪的法则是相当广泛的。中医治则八法中的汗、吐、下、清、消均属祛邪的范畴。对于肿瘤患者的祛邪，常用消法（活血化瘀与理气散结）、清法（清热解毒）。

扶正与祛邪二者是紧密联系，息息相关的，扶正是为了祛邪，增强机体抗力而战胜疾病。祛邪也是为了扶正，为了清除病邪而使人体恢复健康。总的目的是力求能抑制癌细胞的生长，消除肿瘤，或使癌灶缩小，减轻病苦，延长寿命，或可恢复劳动力。[12]

八、浙江省肿瘤医院观点

扶正祛邪是中医治疗疾病的重要方法，也是肿瘤病的最佳辅助治法之一。这是因为肿瘤的形成、发展、死亡或康复的过程，都是正邪相争的过程。肿瘤是正气先虚，再客邪留滞引起一系列病变的结果。肿瘤患者本身正气虚，加之手术、放化疗等外来因素造成虚上加虚，故在治疗上应紧扣"本虚标实"的病机，以扶正祛邪，攻补兼施为宜。

扶正，即补养正气。可采用药物、针灸、食疗等调节脏腑功能，补益气血阴阳，培补生化之源，增强体质，提高机体抗病能力。祛邪，即祛除致病因子和病理产物。可采用药物、针灸、心理治疗来实现。清热解毒、活血化瘀、软坚散结等治则均属祛邪范畴。扶正祛邪，应根据邪正消长盛衰的变化而灵活运用。邪气盛，正不胜邪，以祛邪为主；邪未净，正气衰，重在养正，邪实正虚，虚实互见，则攻补兼施，标本同治。在癌症晚期或康复中，扶正与祛邪二者不可偏废，但扶正更为重要。因癌症晚期或经手术、放化疗后，多数表现为脏腑功能低下、气血津液虚衰，正虚为矛盾的主要方面。运用扶正祛邪，还应注意养正而不碍邪，祛邪而不伤正，以及顾护胃气，从而邪祛正复，阴阳协调。[13]

第二节 扶正培本恢复"阴阳失调"

一、上海中医药大学附属龙华医院观点

恶性肿瘤的发生、发展主要是由于正气虚损、阴阳失衡，脏腑功能失调留滞客邪（致病因子），致使气滞血瘀、血凝毒聚，相互胶结，蕴郁成肿瘤。癌瘤的生长又会进一步耗损正气，正不遏邪则又助长了癌瘤的发展。西医学亦认为，恶性肿瘤的发生、发展与整体防御功能衰退，尤其是与细胞免疫功能低下有关。而生长着的肿瘤又会加深机体免疫功能的抑制，从而助长了肿瘤的发展。由此可见，癌肿的发生与发展是一个邪正相争的过程，肿瘤患者的正气与免疫状态和预后相关。

中医用扶正培本法治癌症就是在辨证论治的原则下，选用具有扶助正气、培植本元、治疗虚损不足作用的中药，来调整人体的阴阳、气血和脏腑经络的生理功能的不平衡，增强机体内在抗病能力，纠正异常的免疫状态，提高免疫功能，抑制癌细胞生长，并配合祛邪药物杀灭癌细胞，抑制癌肿生长，缓解病情，达到强壮身体（提高生存质量）、稳定或缩小癌肿、延长生命，甚至达到治愈的目的。目前西医学起主导作用的治疗肿瘤的方法（手术放疗、化疗）的着眼点主要是对局部癌细胞的杀灭，但其往往在取得疗效的同时，对正常机体组织也带来一定的损伤，因此在客观上使本已失衡的机体调控作用愈加恶化。中医药有整体调节的优势，对于这种由于治疗所引起的内环境失衡，应用中西医综合治疗来取长补短，发挥中医整体调节的优势与西医局部抗癌的特长，在尽可能维持机体阴阳气血平衡的前提下，进行抗肿瘤治疗，相信可以获得较好的疗效。[14]

二、河南省肿瘤医院观点

扶正固本，是中医治疗虚证的一个重要法则。虚证，是晚期肿瘤的一个共同表现。中医学认为"邪能伤正"，又认为"正能胜邪"。临床表现多为正虚邪实，如果邪毒不盛而见久病以亏损为主时，则主要表现正气亏虚，即阴阳、气血脏腑功能的虚损和失调。对晚期肿瘤气血衰败者多主张补益气血、扶正固本，调理阴阳脏腑以减轻痛苦。

扶正固本，属于补法的范畴，其主要作用在于增强机体的阴阳、气血、经络和脏腑的生理功能，提高人体功能活动，促进营养物质的吸收，充分发挥机体内在的抗病能力。决不能与一般的西医支持疗法等同看待。阴与阳，气与血，是人体生命活动的动力，既相互拮抗、相互依存、相互制约、相互调节、对立统一，又彼此平衡而稳定。所有人体生理功能和病理变化，无不与人体阴阳气血相关联。当人体气血、阴阳任何一方发生亏损，即不能维持机体相对平衡时，皆会影响人体生命活动，出现各种虚弱之证。根据阴阳的盛衰，分别采用益气健脾、温阳补肾、滋阴清热、养血补血、活血化瘀方药治疗，调整阴阳平衡，恢复内环境稳定，使肿瘤细胞不能生存。这就是扶正固本法防治肿瘤的最终目的。[15]

三、南京中医药大学观点

"癌毒"伤正，首先耗伤元气及阴津，而表现为气阴两伤，临床主要见有神疲乏力、口干、舌红、少津、消瘦等。尤其是鼻咽癌、肺癌、胃癌、肾癌、膀胱癌等。补气不难理解，肿瘤细胞大量增殖，侵害脏器，必消耗正气，故多数医生均十分注重补气养元。而阴伤较易被忽视，阴液是人体生命的物质基础，肺阴、胃阴、肾阴受损易，恢复难，故当时时加以顾护，即使阴伤之象不显，也应预见到对阴津的损害，气阴双补，以抵御癌毒的伤害。若正气受损严重，气血俱伤，则提示病情较重，尤须重视扶助正气，气血双补。据临床观察，放疗伤正，多伤气阴；化疗伤正，多伤气血。迨气血两败，阴阳俱损，癌毒深入全身，病已深重，唯有补益固护、缓解病痛是为权宜之策，只恐亦难起沉疴。[16]

四、浙江省立同德医院观点

气血皆是人体生命活动的物质基础，经曰："气

主煦之，血主濡之。"而阴阳在整个生理病理变化过程中，关系是非常密切的。扶正，即保养正气，正气旺盛，气血充盈，人体阴阳协调，是机体康复的根本。恶性肿瘤种类繁多，邪毒嚣张，变化多端，证情险恶，患者多表现为虚证为主，常常出现气血阴阳衰弱的见症。临床中根据症状的侧重，需分清益气、补血、滋阴、温阳的分别运用。《新方八略》中指出："补方之制，补其虚也。凡气虚且补其上，人参、黄芪之属是也；精虚者宜补其下，熟地、枸杞之属也。阳虚者宜补而兼暖，桂、附、干姜之属是也；阴虚者宜补而兼清，麦门冬、芍药、生地之属是也。"对肿瘤患者运用扶正法时，还要结合临床进行气血双补、阴阳双补。"气因精而虚，自当补精化气；精因气而虚，自当补气而生精。""善补阳者，必阴中求阳，则阳得阴助生化无穷；善补阴者，必阳中求阴，则阴得阳升而源泉不竭。"运用扶正法时补益气血阴阳是至关重要，正确的补益将会得到事半功倍的效果。[17]

五、安徽省马鞍山市中医医院观点

肿瘤治疗局部温阳，整体滋阴。"脏腑阳衰"为肿瘤病因，因此治疗上要重温其阳，以振其衰。但温阳应重点针对所病脏腑，或根据其所病脏腑而追寻其根本。温阳的方法，主要是根据药物的归经原则，选择能振奋脏腑阳气的药物，同时注意振奋胃中之阳，温通督脉，使周身阳气畅达，肿瘤之阴凝缓解。如手术中，常以电灼肿瘤组织以及45℃左右热水腹腔灌注热疗，破坏肿瘤细胞，在中医学来说亦有局部温通之理。局部温阳常选用药物：肉桂、干姜、附子等。"整体滋阴"一是遵从"善治阳者，必于阴中求阳"之古训，使"局部温阳"根基可靠；二是鉴于肿瘤患者于一定阶段都呈现出一派全身阴液枯竭的"恶病质"。通过整体滋阴以助水中之火，则"局部温阳"之源自充，且本身长期应用也不至有伤阴耗液之虞。具体应用是以滋养脾胃之阴，以广后天之源为主，适用兼顾所病脏腑之阴。常选用药物：麦门冬、石斛、龟甲、鳖甲等。[18]

第三节 扶正培本"脾肾为本"

一、上海中医药大学观点

治疗肿瘤必须遵循中医理论，辨证与辨病相结合，根据不同病因病机和体质进行辨证论治，并结合西医学最新科研成果，将辨证与辨病有机结合，使诊断与治疗切合病机，才能获得良好的疗效。同时力倡扶正祛邪的治疗法则：肿瘤是全身性疾病在局部的表现，多由正气内虚兼以邪气、邪毒外侵所致。治疗上既要重视扶正，又不能忽视祛邪。在扶正的具体治法上重视脾肾的补益：肾为先天之本，脾乃后天之本。脾和肾相互促进，相互滋养，相互补充，对维持人体正常的生理功能、防止疾病的发生具有十分重要的作用。

肿瘤的发生与否及发病后的转归，同样与脾肾功能状态密切相关。肿瘤的发病是一个渐进的过程，是由于各种致癌因素反复作用于人体，损伤人体的正气，最终导致"正不胜邪"而形成的。而肿瘤形成后，又反过来影响人体各脏腑的生理功能，日久多累及脾肾。因此，补益脾肾是防治肿瘤的常用而有效的方法之一。对于肿瘤患者兼有脾肾见症者，除必需的对症治疗外，每用健脾益肾之剂，不仅能扶助患者正气，提高机体的抗邪能力，有利于虚弱状态的改善，而且可以对抗或减轻放疗、化疗等的不良反应，帮助患者顺利接受放、化疗，从而提高整体疗效。[19-20]

二、北京中医医院观点

脾为中焦枢纽，气血生化之源，主运化布散水谷精微、运化水液，功主升清，喜燥恶湿，为后天之本。肾藏精纳气，气化调节水液，寓一身之阴阳，为先天之本。在五脏之中，脾胃功能尤为重要。脾肾相互资生，相互荣养。脾胃强健，气血化源充足，肾所藏先天之精不断得到后天的培补，则肾气不虚；脏腑经络、四肢百骸得到充足的气血濡养，则正气充盈，不易受外邪侵袭；脾胃不仅将水谷之精气灌溉四脏，滋养周身，同时还排泄废物，推动脏腑精气的上下流行，循环化生，可以发挥其"中焦之枢"的作用，则水液代谢正常、统血有力，痰浊瘀血难生。治疗的关键是通过健脾补肾调整脏腑、气血功能及病邪与正气之间的平衡，使之达到降低肿瘤复发转移、延长无病进展期、长期带瘤生存的目的。

无论是补虚扶正，还是清热解毒、活血化瘀、软坚散结，遣方用药时均尽量选用药性平和之品，避免使用大辛大热、大苦大寒或滋腻之味，以防伤及脾胃功能。即便应用抗癌解毒药亦顾护脾胃，不伤正气。虽然在治疗中患者不一定有肾虚症状，但应用补肾中药滋养五脏，可促进脾胃功能恢复，还能增强患者细胞免疫和免疫监视功能，提高调节内分泌环境，调动和增强机体内在抗癌能力，健脾不只是一味温补，而是以调畅脾胃气机为本，如木香、砂仁、厚朴花、佛手等，即脾健不在补而在运。脾阳需升发，肾阳需蒸腾温煦，因而临床上常采用黄芪、党参、升麻、葛根等一类升阳益气药，以治疗阳气不升之证，使中气得以鼓舞，达升发清阳之功。[21]

三、上海中医药大学附属龙华医院肿瘤科观点

肿瘤治疗治病求本，重在脾肾。恶性肿瘤，尤其是晚期肿瘤，临床多呈一派脾肾两虚之证。因此，在辨证论治时十分强调"治病必求其本"，健脾益肾是最常用的扶正培本法之一。因为脾为后天之本，气血生化之源，脾虚则运化乏权，生化无源。肾为先天之本，内藏元阴元阳，为其他脏腑阴阳之根本。脾气的健运有赖肾阳的不断温煦，在病理上，脾气虚弱，脾阳不足，日久必伤及肾阳，所谓"五脏之病，穷必及肾"。若脾气虚弱，日久损伤及肾，在益气健脾时，证见肾气虚衰时勿忘温肾阳而助脾阳，以助运化；若脾阴虚弱，胃阴不足，治当滋阴生津润燥，勿忘滋补肾阴，以助化生之源。肾阴虚，则宜益肾精滋肾阴。因此，在扶正治法中，特别重视健脾益气、温肾阳、滋肾阴等法，晚期癌症患者采用扶正治疗后，不仅全身情况有所好转，而且也发挥"抗癌"中草药的抗癌作用。此

外，无论是健脾还是补肾滋阴等，重视顾护胃气，使补而不腻，补而不滞。临床多选用鸡内金、炒谷芽、炒麦芽、山楂、焦神曲等健胃消食以助脾胃之运化。临床病家服药数载而鲜有脾胃不适者。[22]

四、浙江中医药大学观点

先天之本在肾，后天之本在脾。肾者，"作强之官，技巧出焉"。扶正去邪的治则总的就是以扶脾、肾为重点。当然这中间包括了对气、血、阴、阳的扶助补益在内。在运用扶正的补养方法时，首先照顾脾胃，因为若这个后天生化之源不能好好运化，任何补养都不能起到应有的作用。故而扶正法对脾胃的注意应放在首位。脾肾两者没有衰败，则抗病祛邪就有了本身的基础。对防治肿瘤，按其不同病情或以补脾为主，或以补肾为主，或脾肾双补。在扶正的同时，配以祛邪制病（抗癌）药，选用比较针对的药物，将扶正的补益药与抗病（癌）药同用，比单纯的用抗癌药似乎更为有益，更少不良反应。[23]

五、山东中医药大学附属医院肿瘤科观点

肿瘤治疗以补为主，脾肾并重。晚期肿瘤患者最主要的是呈现正不胜邪，元气欲竭的病理变化。邪实尽管在这个时期仍持续存在甚或增强，但本虚已不耐攻邪药物的克伐，应用攻邪药反进一步削伤了正气，降低了患者的抵抗力，癌细胞更容易增殖、转移。扶助正气，冀正气旺而抗邪，是防止疾病恶化、发展，稳定、缓解病情的关键。

患者之虚常常涉及多个方面，但重点在于脾、肾二脏的不足，患者所表现出的虚象，皆可用脾肾不足加以概括。如面色㿠白无华或黧黑、体弱无力、身倦懒动、腰膝酸软疼痛、少气声微、汗出畏寒、纳差、腹泻以及恶病质的体重减轻、肌肉削瘦、皮肤枯槁、脱发脱齿甚或卧床不起等，都是由于先天的衰弱和后天的失调。这就应该补脾补肾，培后天以资化源，益先天以助生气。此亦李士材所谓："善为医者，必责根本，而本有先后天之辨，先天之本在肾，后天之本在脾。"现代药理研究表明，具有补益脾肾作用的药物可改善机体的免疫功能，促进免疫活性细胞对癌细胞的杀伤和吞噬（亦即扶正以抗邪），并能调整生命的代谢，增强抵抗力，恢复

体力；又能加快骨髓细胞的分化、增殖，升高外周血细胞数量；有的药物还可调整激素水平和血浆中环磷酸腺苷的含量，有利于机体保持内环境的恒定和各组织、器官生理功能的正常发挥。为治疗肿瘤提供了客观依据。

补脾补肾重在缓补、温补，不宜大剂峻补、滋补。肿瘤属于慢性消耗性疾病，峻补、呆补只会加重脾胃的负担，难以收效；而缓补、温补，行为温和、平淡，动静结合，有利于药物产生效应。[24]

六、浙江中医药大学附属第三医院肿瘤科观点

中医学认为"正气内虚"是肿瘤发生和发展的根本原因。这个理论由《内经》所确立。所谓"正气内存，邪不可干"，后世医家均有进一步的阐述和发挥。《医宗必读》提出："积之成者，正气不足而后邪气踞之。"由于人体的正气来源于脏腑的生化，"内虚"主要指先天不足和后天失调。在脏主要指脾肾两脏，巢元方在《诸病源候论》中指出："凡脾肾不足，虚弱失调之人，多有积聚之病。"当然中医也不完全排除外因的作用，但绝大多数的外界因素是在人体正虚的情况下，侵入机体而发病。扶正培本法应首重脾肾，从人体生理病理情况来看，脾（胃）乃后天之本，五脏六腑气血、津液的生成无不依赖于脾胃，人体的阴阳气血虚损，都有赖于脾胃的健运来弥补不足。通过调治脾胃不仅可以治疗脾胃本身的病变，也可以治疗其他脏腑的虚损。如果脾胃不足，不能益气生血，从本脏自病，

还可影响他脏发病。如脾气不足，影响肺而致肺气亦虚，出现少气懒言等症；脾虚不能益气生血，又能影响心，心失血养出现心悸怔忡、失眠等。在脾本脏来说，则能生湿、生痰、生瘀，而这些因素，在肿瘤发病学上有密切关系。如临床上常见的胃肠道癌、肝癌以及乳腺癌等，无不与脾胃有关。肾乃先天之本，其肾阴、肾阳关系到五脏阴阳的调节，张介宾说："五脏之伤，穷必及肾。"脾肾不独是元气的根本，也是营血的源泉。[25]

七、中国医学科学院肿瘤研究所扶正研究组观点

根据患者的中医辨证，注意到久病的患者多有肾虚的表现，结合近年来国内对肾的本质研究的成果，制定了以补肾为主要治则的扶正方案。中医学认为肾是"先天之本""肾主骨，骨生髓"，与机体的造血、消化、呼吸和生育功能都有重要关系。补肾具有以下功效：①以补肾为主的扶正治疗对化疗、放疗后恢复期患者有一定裨益，不但自我感觉好，中医的虚象减轻，同时血象和细胞免疫指标有一定程度的提高；②在化学和放射治疗中同时合并扶正治疗对全身反应、消化道反应和骨髓抑制也有一定保护，但对细胞免疫和肾上腺皮质功能的影响尚待进一步观察，远期疗效的提高，更有待进一步实践和研究；③扶正治疗对中医临床虚象，特别是肾虚及气血双虚比较明显的患者的疗效比较突出。根据辨证施治、异病同治的原则应选择有明确适应证的患者，尤其是恢复期的患者进行研究。[26]

第四节　扶正培本重视"脾胃"

一、陕西中医学院附院肿瘤科观点

脾胃功能失调导致癌瘤的发生主要在于：先天禀赋不足，脾胃功能怯懦；或后天失调，饮食不节，损伤脾胃；使其受纳、腐熟、运化之功能失职。一则不能运化水湿，水湿积聚，使气血运行失畅，气血瘀久成积；二则脾气虚弱，气虚血瘀成积；其次，水谷精微缺乏致使机体正常的生理功能及抗病功能降低，易感外邪而生瘤病。

调理脾胃法是用具有调理脾胃功能的药物来治疗不同疾病中出现的脾胃功能失调现象。通过治疗，使脾胃功能得以恢复，以利于病体的康复。调理脾胃法之所以能够用于治疗肿瘤，在于肿瘤患者都具备脾胃功能失调的症状，诸如腹胀、纳差、恶心、呕吐、大便稀溏或便秘、消瘦乏力、出血色淡、口干舌燥、舌红少津或舌体胖有齿痕、苔白厚腻或花剥、脉沉或濡细无力等症，符合"辨证施治、异病同治"的中医治疗学特点。[27]

二、江苏省中医研究所肿瘤科及南京市玄武医院观点

总结了化疗期间调理脾胃的观点。化疗初期多表现为肺胃阴伤证，癌瘤蕴积于内，久蕴化热伤津，加之使用性烈化疗药物，临床上尤见阴伤为著。肺为娇脏，清虚柔嫩；胃为燥土，喜润恶燥。因此化疗药物的使用，首先损及肺胃之阴，阴津亏耗，虚热内生。因而化疗初期多见口干唇燥、咽喉干痛、饥不欲食、舌边尖红、苔薄少津、脉细小数等肺胃阴伤之症。治宜滋阴润燥、甘寒清热。可选用沙参麦冬汤、百合固金汤、益胃汤之类。

化疗中期多为脾胃失和证，由于癌肿尚未完全被控制，加之化疗药物对机体脏腑的不断刺激，常易伤脾胃，致使脾胃失和，健运失司，升降紊乱。表现为胃脘痞满、食欲锐减、嗳气作呃、恶心呕吐、腹痛腹泻、苔薄白、脉细等。治宜益气运中，调和脾胃。方选香砂六君子汤、胃苓汤之类。

化疗末期多表现为脾肾虚寒证，化疗延续，脾运失健，病久穷肾，肾阳虚衰。因而临床上每在化疗后期可见脾肾虚寒之证。表现为少气懒言、静卧疲乏、腰膝酸冷、泛吐清水、头昏耳鸣、面色淡白、舌淡白、脉沉弱等。治宜健脾温肾、益气壮阳。[28]

三、上海中医学院观点

调养胃气是指调理脾胃功能，改善中焦的虚弱状态，增强脾胃对饮食物的消化、吸收及布敷作用，以振奋中气，促进化源，助生气血，消除胃气衰败的方法。由于胃气在人体中发挥重要作用，并直接关系疾病的转归和预后，所以在晚期肿瘤胃气大伤，正不胜邪，病情迅速恶化的情况下，及时予以调养胃气，冀正气复而抗邪，对于稳定病情，或促进疾病好转，延长存活期，具有积极的意义。

胃气是对脾胃功能健全的概括，调补胃气按体用理论包括补胃体、助胃用两个方面。补胃体即补益中气、益胃生津，这是恢复脾胃功能活动的基础；助胃用即理气畅中、消食导滞，这是恢复脾胃功能活动的动力，二者相辅相成，缺一不可。补中而不疏导，则中焦呆滞，纳而不能化；疏导而不补中，则纳化无权，亦谈不上胃气的恢复。体用结合，才能使脾胃的受纳、消化、吸收、排泄等功能顺利完成。[29]

四、上海中医药大学附属龙华医院观点

胃癌发生多以"脾虚"为根本，治疗上以治脾为基础，并辨证结合清热解毒、软坚散结、活血化瘀、益气养阴、补肾培本等治法为主。[30]

胃癌的发生同样与脾胃功能状态的健全与否有着紧密联系。而胃癌的生成与脾虚更是息息相关。脾之功能的改变与胃癌发生互为因果，两者互相关联、相辅相成，从实际情况看，在胃癌的发生过程中，先是脾失健运，进而脾虚，导致胃癌逐渐形成；而癌肿生成后进一步加重了脾虚。临床上所看到的大多数胃癌患者，起先是饮食失节，饥饱无度，偏嗜酒辛或过食腌制久存食品；思虑过度，长处忧郁紧张状态；胃疾初患失于诊治，不注意健脾养胃，进而脾失健运、脾胃紊乱、肿瘤渐生。结合实际从理论上认识到：脾主运胃受纳，脾气不足失于运化，则胃纳受碍。胃失受纳，运化无主，脾气耗散，脾虚日甚。脾主升、胃司降，脾气不升，失于输布则胃降受阻。胃降无序，清升无力，脾气衰弱，脾虚愈深。脾喜燥、胃喜润，脾为湿困，痰浊内生则胃纳降失主。胃气上逆，胃津损失，胃癌渐生；若胃之津液损伤则脾之湿浊围困，脾虚尤烈；因此无论从实际还是理论，胃癌发生，是以脾虚为之根本。

在胃癌的形成与治疗过程中，无论脾胃关系中的病机如何演绎，其因果皆是虚与邪的变化，脾虚则邪盛，脾健则邪去。以邱佳信教授临床患者的治疗经历为例，患者最初有疲乏无力、纳食减少、中脘作胀、偶有恶心等脾虚症状，剖腹探查术确诊为胃癌，术后脾虚状态持续加重。治疗则以健脾为先，再结合清热解毒、软坚化痰的方法。经过一段时间治疗，脾虚症状逐步减轻，食量增加，行动自如，腹水吸收，症状基本消失。邱佳信教授患者中，这一类病例有很多，他认为脾虚招致邪实，邪盛而使脾更虚，脾愈虚邪毒就愈实，邪愈实，病愈深，反之亦然。邱佳信教授结合病理学理论，旁证临床中这一规律。早期胃癌其脾虚症状表现得相对少或不典型，此时相对应的邪实症状也少，这时的胃癌一般在黏膜下层或黏膜层，范围小，一般无周

围转移。故邪实症状轻微，或表现不出来。随着病情进展，胃癌浸润肌层或浆膜层，范围逐步增大，周围或有淋巴结转移，或有脏器转移。此时邪实邪深，邪有外窜。而脾虚正虚，虚之更虚。在症状上表现出严重的脾虚症状和明显邪实之象。[31]

第五节　在中医理论指导下扶正"抗癌"

一、上海中医研究所观点

辨证论治是获得疗效的关键。辨证论治强调"治病必求其本"，审证求因，重视内因的主导作用。肿瘤是整体性疾病的局部表现，因此，对肿瘤的治疗，既要看到肿瘤对机体损害的表现（证），又要认识到肿瘤形成的原因及病理变化。从肿瘤的病因方面讲，古代医学家对肿瘤病因的认识，不外乎外因和内因两个方面外因是邪气、邪毒，内因是五脏六腑的蓄毒、气血运行失常、七情刺激和正气的虚弱。肿瘤的发生，虽都是由于致病因素的作用，使机体阴阳失调，脏腑经络气血功能障碍所致，但每个病例各不相同，或为气滞，或为血瘀，或为痰凝，或为毒壅，或为湿聚，累及的脏腑经络各有所异，气血阴阳的盛衰有千差万别，尤其是晚期病例更是如此。因此，若不准确地掌握、使用辨证论治这一中医的传统方法，往往较难奏效。

从肿瘤的病机和发展方面讲，由于肿瘤的变化，正气的盛衰，个体的差异，患者可出现不同的证候。以鼻咽癌为例，其临床症状或头痛，或鼻衄，或复视，或口眼歪斜，或颈淋巴结肿大……或表现为阳亢，或表现为阴虚，或表现为热毒炽盛，或表现为气滞血瘀，或表现为脾胃虚弱，病同证异，错综复杂。这些不同的证候，都是由于患者的个体差异和病理损害的程度不同所产生的。在治疗时，就必须分别采用滋阴潜阳、清热解毒、行气活血、健脾益气等治法，进行处理。

辨证论治的原则在对于肿瘤患者的辨证论治过程中，首先辨清阴阳和所属经脉，同时还必须处理好局部与整体，扶正与祛邪的辨证关系。总之，"辨证论治"不同于"对症疗法"。中医所称的"证"，实际上包括疾病过程中邪正斗争和阴阳失调的表现，所以在"辨证"时也必须按照中医理论，辨清阴阳、脏腑、经络、标本、邪正等各个方面，才能准确地掌握疾病的实质，来指导治疗。[32]

二、浙江省中医研究所肿瘤组观点

肿瘤的病因和发病原理，迄今尚未完全阐明，《内经》有"正气存内，邪不可干""邪之所凑，其气必虚"的理论，认为人之所以得病，是和人的"正气"有着密切的关系，《医宗必读》在论述体内肿块时说："积之成也，正气不足而后邪气踞之"，《外证医案》更明确地指出"正气虚则成岩"，说明了正气虚损是形成肿瘤的内在依据，因此中医认为肿瘤的形成是正气不足，脏腑失调，留滞客邪而致气滞血瘀，血凝毒聚互相胶结，形成肿块。至于对肿瘤的治疗，早在《内经》就指出了"坚者削之，结者散之，留者攻之，劳者温之"等原则，提出攻、消、散、补四法，主要还在于"攻邪"者"扶正"两大治疗法则。由于攻法所采用的药物，有的具有一定的毒性，长期或大量服用，也能耗伤正气，所以有"大聚大积，其可犯也，衰其半而止，过者死"的经验教训。因此张洁古提出了"养正积自消"的著名论点，使后世医家治疗肿瘤颇多启发。近来，越来越多的人认为肿瘤是全身性疾病的局部表现，而全身性的种种失调往往以虚证的形式表现出来，从中医辨证来看，肿瘤晚期多呈现气血不足、肝肾亏损、胃不运等状况。通过临床实践，证明应用扶正培本法治疗，可提高肿瘤患者的机体抗病能力，改善症状，延长生存期，加上现代科学技术对扶正培本的作用原理有所阐明，这样就为扶正培本治疗肿瘤更提供了客观依据。[33]

第三章 中医肿瘤"扶正培本"辨治分型

20世纪70年代后，中医学者对扶正培本认识逐渐深入，各自提出了临床治疗上的辨治分型，多集中在气血阴阳辨治、扶正祛邪辨治和辨病辨治结合。气血阴阳辨治，以气虚来说，重在脾肺或心脾；以血虚来说，重在心脾或肝脾；以阴虚来说，重在肝肾、心肾或肺肾；以阳虚来说，重在脾肾。扶正祛邪辨治在扶助正气外，强调痰、湿、瘀、毒等病理因素，相应采取化痰、祛湿、活血、解毒的治法。辨病辨证结合主要是针对不同肿瘤的发病特点，分别提出了更为具有针对性的治法。

第一节 气血阴阳辨治

一、中国中医科学院广安门医院肿瘤科辨治分型

1. 健脾益气法

由于恶性肿瘤多有整体为虚，局部为实的特点。对此顽疾，中医从整体出发，认为当以调补脾胃，建立中气最为重要。余桂清教授推崇李东垣注重脾胃的学术思想，他认为，中医治疗肿瘤不求取效于一时，而在徐图养正，累以寸功，往往可使患者获得长期生存的效果。特别对于晚期患者，尤需时时注意顾护胃气。胃气一振，则化源充足，诸症缓解，或可重现生机；胃气一绝，诸药罔效，势必不救，故《内经》云："有胃气则生，无胃气则死。"运用健脾益气法宜宗四君子汤、补中益气汤之意而治之。临床实践证明，上述方药对于改善肿瘤患者生活质量，延长生存时间确有较好疗效。药理试验发现这类方药能显著改善肿瘤患者机体免疫功能，有直接或间接抑杀癌细胞的作用。

2. 养阴生津法

该法主要适用于放、化疗后阴液大伤及晚期表现为毒热炽盛的患者，症见口干咽燥或烦渴不欲饮、五心烦热、午后低热、便秘溲赤、夜寐不安、舌红苔薄、脉弦细数等，结合现代研究，免疫功能缺陷可能是阴虚证的本质之一。上述养阴药可以延长抗体存在的时间，调节交感神经和内分泌系统，缓解代谢亢进状态，保持内环境的稳定，促进单核

细胞的吞噬功能和骨髓细胞增生，降低蛋白分解。运用养阴药物应注意防止滋腻碍胃，特别是脾虚胃弱、痰湿内阻、腹满便溏患者慎用，或配伍健脾理气之药。

3. 补肾温阳法

中医认为：肾为"先天之本"，主骨生髓，又主一身之阳气。"久病必伤及于肾。"这一观点同免疫学和内分泌学的研究结果相符合。肾虚造成的免疫状态低下与肿瘤发生、发展密切相关，而温补肾阳药物能激活机体免疫系统，提高垂体-肾上腺皮质系统兴奋性，对遏制肿瘤的发生、发展起着一定作用。补肾温阳法主要适用于晚期恶性肿瘤患者，特别是老年或妇女乳癌去势术后，有形寒肢冷、神疲乏力、腰酸冷痛、尿频而清、大便溏薄、舌淡胖、苔薄白、脉沉细等肾阳亏虚或脾肾不足之证。应用补肾壮阳药应注意避免温燥，对阴虚火旺患者慎用或配伍其他药物，以免助火劫阴。

4. 益气生血法

由于恶性肿瘤消耗以及放疗、化疗损伤，常造成患者血象下降而有头昏耳鸣、心悸气短、倦怠乏力、面色萎黄、舌淡苔薄、脉细弱等气血不足之证，对此可选当归补血汤、四物汤等方药。现代研究表明益气生血药物可显著提高患者血象，改善骨髓造血功能，特别是能够克服西药生血药物造成的血象不稳，对此有较好疗效。应用益气生血药物，如适当配伍滋补肝肾类药可增强疗效；少佐健脾行

气药，可制腹胀纳呆之弊。若患者有虚热之证，尚须佐以清解虚热药物。以上几法是余桂清教授在肿瘤治疗中常用的法则，当然，肿瘤患者的治疗不可无扶正，中医的扶正法则也很多，关键是对证合理，这也是余桂清用之有效和巧妙之处。[34-35]

二、上海中医学院附属龙华医院肿瘤组扶正辨治分型

1. 益气健脾法

益气健脾法是治疗气虚的基本方法。气虚的主要临床表现为神疲乏力、面色白、动辄气短、自汗、脉弱无力、舌质淡胖、舌苔薄白等。常用药物有黄芪、党参（或人参）、太子参、白术、茯苓、怀山药、甘草等。其中黄芪、党参、甘草等气味甘温的药物益气作用较强，常用为益气剂的主要组成部分；白术、茯苓、山药等培补脾胃药物有增强脾胃运化功能的作用，常用为益气剂的主要配伍。当然，在气虚及肾而见肾气虚衰时，还须用肉苁蓉、巴戟天、菟丝子、枸杞子、鹿角等填精益髓药物来配伍，以其"精能化气"。这是中医补气的主要方法，是治疗各种气虚的基本大法。

2. 温肾壮阳法

适用于肾阳虚或脾肾不足之证。临床表现可有畏寒、肢冷、腰膝酸软、神疲乏力、少气、懒言、气短而喘、面色苍白、小便清长、大便溏薄、舌质淡胖、舌苔润滑、脉沉无力等症状。常用药物有附子、肉桂（或桂枝）、鹿角、淫羊藿、仙茅、锁阳、肉苁蓉、巴戟天、补骨脂。运用补肾阳药，时常以熟地、龟甲、山萸肉、菟丝子等益肾精、补肾阴的药物作为配伍。这是根据中医"阴阳互根"的理论。明代医学家张景岳在总结使用补阳法的经验时认为："善补阳者，必于阴中求阳，则阳得阴助，而生化无穷。"这个理论在临床治疗中，实有指导意义。

3. 滋阴补血法

适用于血虚证，常有头晕、目眩、心悸、怔忡、面色萎黄、唇和指甲苍白、腰酸、疲乏无力、脉细、舌淡白等临床表现。常用药物有熟地、当归、阿胶、白芍、龟甲胶、制首乌、枸杞子、女贞子、龙眼肉、紫河车、红枣、花生衣、鸡血藤等。这类药物大多具有补血填精的作用，临床应用时又常与补气药（如黄芪）、健脾药（如白术）等同用。

4. 养阴生津法

养阴生津多用于阴虚内热之证。可见手足心热、午后潮热、消瘦、盗汗、口燥、咽干、心烦、失眠、大便艰行、舌质红、少苔或舌光无苔、脉细数无力等虚热症状。常用药物有生地、麦冬、北沙参、天冬、玄参、石斛、龟甲、鳖甲、玉竹、黄精、天花粉、知母等。这一类药物分别具有养阴清肺、养阴增液和滋养肝肾的作用。[36]

三、福州市第一医院肿瘤科辨治分型

1. 滋阴养血生津法

肿瘤患者阴亏的几种原因主要有邪正相争的消耗、营养摄入量的不足、放射治疗的损害和伤津、化疗的杀伤。肿瘤一旦到了中晚期，75%患者有阴亏症状，接受放疗患者90%有阴亏，而阴亏的主要症状是：头晕、肢软、消瘦、乏力、口燥、咽干、五心烦热、尿短赤、便秘、舌质赤或红绛、苔少或无苔、脉细数。常用的药物有沙参、天冬、麦冬、元参、太子参、生地、藕片、茅根、玉竹、知母、天花粉、黄精、枸杞、白芍、蛇舌草、蛤蟆油、白木耳。以上诸药是滋阴、生津、凉血、养血的代表，临床上一旦出现阴亏症状，只要选择以上药物进行辨证使用，大都可以减轻痛苦，改善症状，增强抵抗力。

2. 补阳益气法

阳气是人体活动功能来源于阴的物质基础，所谓阴生阳长，但阴液的滋生和输布又赖于阳气的推动。这里所谓阳虚大都属脾肾阳虚，主要症状是：畏寒、肢冷、疲乏无力、面色苍白、贫血、消瘦、行动气促、头晕、眼花、口淡、喜热食、饮食减少或不进、小便清长、大便稍稀或正常、舌质淡胖、舌苔润滑或薄白、脉软无力，呈现一派全身功能低下、营养不良、恶病质的症状。这类患者见于癌肿的中晚期，不过晚期患者往往出现阴阳两虚，有的是阳虚为主兼阴虚，有的是阴虚为主兼阳虚。

阳虚病源主要在于脾肾两脏的功能低下，因此补气药物也着重于温肾健脾之类。如黄芪、党参（或人参）、茯苓、白术、怀山药、芡实、香菇、蘑菇、砂仁、蔻仁、木香、熟地、黄精、大枣、鹿茸、鹿角霜、附子、肉桂、补骨脂、当归、川芎。

以上这些药物，多数没有直接杀灭癌细胞的作用，若根据病情选择使用，对于改善症状提高机体抗病能力，控制癌肿的发展，常能起到较好的效果。少数患者，由于机体免疫功能增强，可使癌细胞自行退化以致治愈。[37]

四、湖南省中医药研究所辨治分型

1. 滋阴养血

恶性肿瘤，凡有五心烦热、低热不退、咽干、大便干结、头晕心悸、舌绛无苔，或舌中及舌边俱红等"阴血虚耗"之症，均当滋阴养血，宜熟地、女贞子、旱莲草、白芍、沙参、鸡血藤、芦根、麦冬、天冬、阿胶之属选用。恶性肿瘤既属一种消耗性疾患，在发展期又多有"湿热""血热"见症，所以消耗的结果，多见"阴血虚耗"。恶性肿瘤既已出现阴血虚耗之证，显示机体已经消耗到一定程度，抵抗力已经低下，病有恶化的趋势。经过滋阴养血，病情能否缓解，亦以阴虚能否改善为准，主要指标是看舌苔能否复生。在滋阴养血的同时，能配合有效的抗癌措施，则滋阴养血之后，病情方能稳定，否则，肿瘤的发展不能控制，仍不断消耗，滋阴养血药只能收效于一时。因此说明用滋阴养血一类扶正药，也只能改善机体、减轻症状。

2. 补气助阳

恶性肿瘤，凡有恶寒肢冷、口淡不渴、倦怠少气、二便清利、舌质淡白等"阳虚气损"之症，皆当补气助阳，宜黄芪、肉桂、白术、附片、干姜、吴茱萸、丁香之属选用。恶性肿瘤之所以有阴虚、气虚之证，一方面多由于患者的素质偏差，另方面与长期过用苦寒药有一定关系。临床上出现阳虚气损，是机体虚耗、抗力不足的标志之一。辨明阴阳气血的偏虚情况，对正确使用补虚扶正的方法也是有帮助的。阳虚、气虚的肿瘤患者经使用补气助阳之类的扶正药，虽不能彻底抑制肿瘤的发展，病情亦可在一个阶段内得到减轻。补气药如黄芪、党参等已经临床与实验证实，有提高机体免疫力的作用。

3. 调补脾胃

恶性肿瘤患者，消耗多，消瘦快，如兼有腹胀食少、大便稀溏、小便清利、口淡不渴、舌质淡红等"脾胃虚弱"之症，当及时调补脾胃，宜党参、白术、陈皮、薏苡仁、红枣、生姜、炙甘草之属选用。这种证候虽不是恶性肿瘤发展的结果都如此，但脾胃素虚的肿瘤患者误用苦寒清热更可影响脾胃功能，脾虚气弱，食纳进一步减少，则抵抗力愈益低下，又可促使肿瘤发展或恶化。所以调补脾胃，虽不能彻底控制肿瘤的发展，也是治疗恶性肿瘤所当注意的一环。[38]

五、湖北武汉市医学科学研究所肿瘤组辨治分型

1. 益气健脾

此法是治疗气虚的基本方法。对于肿瘤的形成，《医宗必读》说："积之成者，正气不足，而后邪气踞之。"《外证医汇编》更指出："正气虚则成岩。"宋元时期的医学家张元素、李东垣、罗天益等曾提出"养正积自消"的著名治则。常用药物有黄芪、党参、甘草、白术、茯苓、山药等。

2. 温肾壮阳

癌症患者，每伴肾阳虚或脾肾不足之证。中医学认为，肾为先天之本，脾为后天之本，因此，通过健脾补肾，有助于增强脏腑功能、改善全身状况。补肾阳的药物常用者有附子、肉桂、鹿角、淫羊藿、肉苁蓉、巴戟天、补骨脂等。中医认为"阴阳互根"，故在运用补肾阳药时，常须以熟地、龟甲、山萸肉、菟丝子等益肾精、补肾阴等药物作为配伍。

3. 滋阴补血

适用于有血虚证的肿瘤患者。常用药物有当归、熟地、阿胶、白芍、龟甲胶、制首乌、枸杞、女贞子、龙眼肉、紫河车、红枣、花生衣等。

4. 养阴生津

用于阴虚内热之证。选用具有养阴清肺和滋养肝肾的药物，常用者为生地、麦冬、天冬、北沙参、玄参、石斛、龟甲、鳖甲、玉竹、黄精、知母、天花粉等药。[39]

六、北京中医医院辨治分型

1. 健脾益气法

久病体虚、长期应用苦寒药物或抗癌化学药物引起脾胃虚弱。症见食欲减退、神疲肢倦、恶心呕吐、便溏腹泻、舌淡胖苔薄、脉细弱等，宜用健脾

益气法。常用药物有：人参、党参、白术、茯苓、山药、薏苡仁、甘草、大枣等。此法在临床中应用较广，可调理脾胃以改善患者的全身情况而提高机体免疫功能。某些补气药如党参、黄芪等能促进单核巨噬细胞的吞噬作用和促使淋巴细胞转化，增强抵抗力、控制肿瘤发展和延长患者生命。

2. 滋阴养血法

由于患者长期消耗以及肿瘤毒热邪火使阴血亏耗而出现低热、咽干、便干、尿黄、夜卧不安、舌红少苔、脉沉细而数等肝血不足、肾阴亏虚之症。治宜滋阴养血。应用滋补肝肾法和益气养阴法可以保护骨髓功能，一般多用于接受化疗的患者，可以减轻化疗的不良反应

3. 养阴润燥法

晚期肿瘤患者血枯阴亏或因放射治疗而伤阴引起津枯液燥者，症见咽干、口渴、唾液少津者，用花粉、石斛、麦冬、天冬、沙参、玉竹、乌梅等；便秘液涸者，用生地、玄参、知母、火麻仁等。养阴药生地、玄参、麦冬可提高对实验肿瘤的抑制率。沙参、玄参、天冬、麦冬、鳖甲等能延长抗体存在时间。

4. 温肾助阳法

晚期肿瘤患者毒邪内陷或阴寒内凝而出现肾虚阳衰、顽痰冷结、阴疽恶疽等阴证，表现为功能减退、代谢降低，特别是垂体肾上腺皮质功能低下表现为"阳虚"者，应以温阳法。选用附子、干姜、肉桂、补骨脂、淫羊藿、仙茅、巴戟肉、鹿角粉（或胶）、川草乌、细辛等温肾助阳药，可提高肾上腺皮质功能。一些温肾药还能使抗体提前形成。

因肿瘤病情复杂，合并症较多，以上常用法则的应用需根据实际病情而定。除上述治则外，应根据兼证对症处理如：呕吐时和胃降逆；大便热结用通里攻下；大出血以凉血止血、化瘀止血、引血归经；癌痛则按不同情况予以温阳止痛、活血止痛、益气止痛、养血止痛、清热止痛、祛瘀止痛等法施治。[40]

七、江苏省南通地区肿瘤医院辨治分型

1. 养阴

恶性肿瘤晚期，常有发热、消瘦、口干、便秘、舌红、脉数等一系列阴虚表现，治宜养阴。常用增液汤加味，多能改善症状，延长生存期。此外，不少早中期患者，在放疗过程中，出现津液耗伤、口干舌燥、口腔溃疡等，给患者带来很大的痛苦，因而有些患者往往不愿继续接受放疗。用增液汤加味可使津液充足，症状亦随之减轻或消失。放疗是用放射线来摧毁癌组织，属于攻的范畴。中药养阴，属于补法。扶正祛邪、攻补兼施，有利于放疗继续进行，从而提高了疗效。

2. 益血

恶性肿瘤属于消耗性疾病，患者多有不同程度的贫血。可见面色萎黄、头晕、心悸、食欲不振、舌苔薄质淡、脉细无力等，辨证多属心脾两虚。常用归脾汤加减补益心脾，对贫血有一定的补益。使用抗癌的化疗，虽然对癌细胞有一定的抑制和杀伤能力，但易抑制骨髓再生，血象下降。有些患者可因化疗过程中的血象偏低，被迫中断治疗，运用归脾汤加减治疗后，血象多能渐趋好转，从而使化疗能顺利进行。

3. 补气

恶性肿瘤表现为气虚者常见。临床表现有疲乏无力、少气懒言、动则气促、舌苔薄或微腻、脉濡，治宜补中益气汤加减。应用补气，对增强抗御肿瘤的能力具有一定的积极意义。还有不少患者手术治疗后，由于手术创伤，机体抗病能力降低，正气迟迟不易恢复。应用补中益气汤能改善和（或）消除各种衰弱症状，体重增加，有利于疾病的愈复。

4. 温阳

恶性肿瘤患者常因食纳减少，气血生化之源不足，加之长期持续性疼痛，因此"痛甚则厥"。表现为阳虚、无热恶寒、四肢欠温、苔白、脉迟。治宜温中回阳，常用理中汤合真武汤加减以温阳。此外，温阳药与活血药或行水药同用，可以提高活血或行水之效。[41]

八、北京医科大学肿瘤防治研究所辨治分型

1. 补气法

中医学里所说的气，概括起来有二个含义：一是指构成人体与维持人体生命活动的精微物质；二是指脏腑组织的生理功能。由于人体的气分布于不同部位，有不同的来源与功能特点，因而有不同的

名称，如元气、宗气、营气、卫气、中气等。它们对人体具有十分重要的作用，中医治病也非常重视气。肿瘤晚期多见气虚之证，宜用补气之法，提高机体抵抗力，具体应用时可根据不同情况，分别采取不同的补气方法。

（1）补益肺气法

肺主气，司呼吸而外合皮毛。肺气充盛则呼吸调畅，皮毛致密。肺气不足则呼吸气怯，咳嗽声微，皮毛不固，易于感冒。治疗时，多在补益肺气的基础上兼顾固表收敛。又因脾为后天之本，在补益肺气时常常结合补益脾气，称为"培土生金"法。常用药有黄芪、山药、五味子、冬虫夏草等。

（2）补益中气法

脾胃同居中焦，为人体后天之本。中气来源于脾胃，中气不足表现为精神倦怠、面色萎黄、四肢无力、消化不良，大便溏泻等，补益中气常以四君子汤为基本方，方中人参甘温，扶脾养胃，补中益气；白术、茯苓健脾燥湿，扶助运化；炙甘草甘温益气，补中和胃。本方中加陈皮名异功散，着重健脾益气，主治呕吐泻下，脾胃虚弱，不思饮食。加半夏、陈皮、姜、枣为六君子汤，侧重理脾和胃，主治脾胃不健，饮食不思或胸胁不利，呕吐吞酸，大便不实等。加扁豆、黄芪、姜、枣为六神散，主治脾胃虚弱，津气不足，饮食减少，虚乏身热。总之，凡脾虚所产生的病证均可在四君子汤的基础上进行加减。但是脾胃虚弱并不等同于中气虚弱，中气虚弱的特征为神疲困倦，气短懒言，动则喘促。须以善于补中益气的黄芪为主药，以振奋中气，升提清阳，并常与党参并用。党参培补元气，主在补中，黄芪补中气兼能实表，同时黄芪升举有余，偏于气虚阳虚宜升宜提者最为合适，代表方为补中益气汤。

（3）温补肾气法

肾中阳气为一身阳气之根本，有温煦形体，蒸化水液，促进生殖发育等功能。阳气虚弱，气化无权则出现寒冷性功能衰退及水邪泛滥等病症。补阳气以附子为主，元气虚配合人参，中气虚配合白术，卫气虚配合参附汤、术附汤。其他如用于肾阳不足的金匮肾气丸、右归饮；用于阳虚水泛的真武汤、济生肾气丸；用于肾气不固的秘精丸等尤为常用。

2. 养血法

养血法是治疗血虚证的方法，适用于头眩目花、耳鸣耳聋、心悸失眠、面色无华、脉细涩或细数等症。常用药物如地黄、当归、芍药、阿胶、首乌等。代表方剂如四物汤，方中地黄滋阴补血，当归养血和血，芍药和营理血，川芎行气活血。前人谓"有形之血不能自生，生于无形之气"，故补血剂中常配以人参、黄芪之类益气生血，代表方如归脾汤及李东垣的当归补血汤，四君子汤补气，四物汤补血，气血双亏者需用气血双补法如八珍汤。补血药易滋腻，脾胃薄弱者容易引起消化不良，纳呆、大便不实者慎用。一般补血方内常加健胃和中之品，便可防止影响消化功能。据临床研究，肿瘤患者进行化疗时，应用养血补气和胃之剂，往往可以减轻化疗对造血功能的损害。补血药内有偏于温性药物，在血虚内热或阴虚阳亢者当忌之。

3. 滋阴法

滋阴法是治疗阴虚证的方法，适用于身体羸瘦、形容憔悴、口干咽燥、虚烦不眠、骨蒸盗汗、呛咳、颧红、舌红少苔、脉细数等症。"壮水之主，以制阳光"即指滋阴法。常用的药物如地黄、天冬、麦冬、龟甲、知母、女贞子等，代表方如六味地黄丸、左归饮、一贯煎等。

六味地黄丸是钱乙从《金匮要略》中之肾气丸减桂附而成为滋阴的主要方剂。《医方论》云："此方非但治肝肾不足，实三阴并治之剂。有熟地之腻补肾水，即有泽泻之宣泄肾浊以培之；有萸肉之温涩肝经，即有丹皮之清泻肝火以佐之；有山药之收摄脾经，即有茯苓之淡渗脾湿以和之。药只六味，而有开有合，三脏并治。"

左归饮载于《景岳全书》，为纯甘壮水之剂，方中熟地、枸杞、山萸肉滋补肝肾之阴，使水旺足以制火；茯苓、山药、炙甘草滋养脾胃之阴，使土润可以养肺滋肾，阴平则阳秘。故对于肿瘤晚期出现肾水不足，腰酸遗泄，口燥盗汗或阴虚阳盛，阴土受损而发生的阴虚证有效。在肝癌患者出现胸胁痛、吞酸吐苦、舌无津液、脉细数等肝肾阴虚、气滞不通之症时，可加减运用一贯煎。尤其是放射治疗的患者，容易出现口干、咽干、舌燥等阴虚之症，宜多以滋阴法治之。

4. 温阳法

温阳法是治疗阳虚证的方法。包括温脾阳、温心阳、温肾阳等法。这里主要介绍温补肾阳之法。凡腰膝酸痛、腰以下有冷感、下肢软弱、少腹拘急、小便不利或尿后余沥或小便频数或阳痿早泄、尺脉沉小等，都是肾阳虚弱，不能化气利水，下元失于温养之症。"益火之源，以消阴翳"即指温补肾阳而言。补阳药物如：附子、肉桂、杜仲、鹿茸、肉苁蓉、紫河车等。温阳法的代表方剂有肾气丸、右归饮等。肾气丸首见于张仲景《金匮要略》中，又称金匮肾气丸。方中用六味地黄丸壮水之主，加以肉桂、附子补水中之火，以鼓舞肾气，通过水火并补，协调阴阳，邪去正复，肾气自健。右归饮见于《景岳全书》。乃从肾气丸变化而成，方中熟地、山药、山萸肉、枸杞培补肾阴，肉桂、附子温养肾阳，炙甘草补中益气，杜仲强壮益精，凡命门火衰而致的虚寒证候均可使用。

根据实验室研究，使用扶正培本法，可以提高机体免疫功能，增强垂体 – 肾上腺皮质功能，增强骨髓造血功能，从而可以提高机体抗病能力，改善症状，延长肿瘤患者生存期，提高疗效。[42]

九、浙江省中医院辨治分型

1. 益气健脾

用益气健脾方法治疗脾胃气虚，中州不振的方法。适应用于气虚之证，主要表现有头眩，气短，肢体酸软乏力，纳食不振，大便溏薄，舌苔薄腻，脉象濡细。

2. 滋阴补血

用滋阴补血方药治疗肺肾阴虚，肝血不足的方法。这类药物大多具有补血填精的作用，适用于血虚（或称营血不足）证，主要表现为面唇苍白，头晕，耳鸣，心悸，自汗或盗汗，舌质淡，苔薄腻或淡黄，脉象虚数。在临床上此类药物常与补气药同用，更能奏效，道理是气为血帅，气能生血，气行则血则。"有形之血，不能速生，无形之气，所当速固"，对一些鼻咽癌及恶性淋巴瘤等采用化疗、放疗后出现不良反应较严重而被迫停药者，着手该法，服效可喜。

3. 温肾助阳

用温肾助阳方药治疗肾气不足、命门火衰，或脾肾两亏等病症的方法，适用于脾肾阳虚之证，主要表现是：面色㿠白，精神萎顿，形寒肢冷，溲清便溏，舌质淡，苔白滑，脉象细弱或虚大带散。

4. 养阴生津

用养阴生津方药治疗久病伤阴，热灼耗津，肺胃阴亏的方法，适于阴虚内热之证，主要表现是两颧潮红，头眩胀痛，口干带苦，鼻血齿衄，舌质红或中有剥痕，苔黄糙，脉弦数或细数，也可伴肝肾功能损害，故临床上多采用于养阴清肺、养阴增液和滋养肝肾等方法。

上述四类仅从使用攻伐药后（包括化学疗法）或本身阴阳气血虚损时，来归纳扶正的应用。以肿瘤辨证来说，表现为单一的证型者固有，但以气阴两虚或气血两虚的互见证型较多，因此对各类药物的应用，亦要根据病情作适当的配合。根据人体的"阴阳互根"和"气血同源"的关系，加之肿瘤的病情复杂，变化多端，故在气血阴阳之间并不是一成不变的，而常是互相影响，互相转化的。所以在治疗上要分别主次抓主要矛盾，才能达到恰当的调理。[43]

十、浙江省嘉兴市王江泾肿瘤医院辨治分型

1. 益气养血法

本法是针对恶性肿瘤手术后机体衰弱证。人体受癌肿侵犯，体质虚弱，又经手术，损伤组织，渗耗血液，大伤元气，《难经·八难》："气者，人之根本也。"气血两亏，诸症乃生。临床表现：头晕眼花，面色苍白，少气懒言，神疲乏力，心悸自汗，纳少，或手足发麻，或妇女月经不调，舌淡而胖，脉细无力。如癌肿未能切除，或部分切除，加活血软坚之品。必须指出：破血剧毒药忌用，当患者正气恢复后，可酌情用些，但不宜过多、过量，否则功亏一篑。

2. 清热养阴法

本法针对恶性肿瘤放疗后热毒伤阴证。癌肿接受放射治疗得以控制的同时，正常组织也受到损伤。光属阳邪，曝光照射，火毒内逼，消灼阴液，如同"草木曝晒则枯萎"。临床表现：口渴喜饮，咽干舌燥，或口腔溃烂，大便秘结，或如羊屎，小溲短赤，不思纳食，头晕目眩，或发黄脱落，或二耳失聪，低热，盗汗，苔花剥或光而无津，舌质

红，脉细数。治以改善微循环，加速血流量，增加乏氧细胞的放射敏感性。反之，对放射敏感而出现腹痛腹泻者，可消理湿热。但必须指出：放疗后见苔腻者，不宜妄用燥湿之品，仍以养阴生津为主。

3. 健脾补肾法

本法针对恶性肿瘤化疗后脾胃不和、肝肾阴亏证。用治癌肿的化学药物乃毒性之品。毒邪内侵，损伤脾胃，运化失职，升降失常，故《吴医汇讲》谓："脾胃伤则出纳之机失其常度，而后天之生气已息，鲜不夭札生民者已。"临床表现：脘腹胀满，恶心呕吐，食欲减退，大便溏薄，或面色萎黄，消瘦，心悸气短，周身乏力，四肢倦怠，舌质淡而胖嫩，苔白腻，脉细弱，方选香砂六君子汤合理中汤加减。毒邪深入，损伤肝肾，精髓亏虚，而出现白细胞、血小板急剧减少，伴见头晕耳鸣、腰膝酸软，小便不利，或面浮足肿，五心烦热，汗出，脉沉细。以上两型不能截然分开，临床往往同时出现，只是侧重而已。主张兼顾用药，在用健脾和胃药的同时，酌加补益肝肾之品，以培先天之本，控疾于未然；反之，在用补益肝肾药中，应加健脾胃之品，以顾后天之本，得胃气则昌。故立健脾补肾法。必须指出：不宜用苦寒之品戕胃、滋腻之品碍胃、毒剧之品败胃。

4. 扶正解毒法

本法是针对恶性肿痛不适宜手术、放射、化学治疗的体虚邪实证。《素问·通评虚实论篇》谓："邪气盛则实，精气夺则虚。"癌肿日增，正气日衰。正不抵邪，则邪毒猖獗，侵犯全身，以致气血不和，阴阳失调，甚者"阴阳离决，精气乃绝。"食欲是辨证用药之关键。"人以水谷为本。"食欲好者，脾胃旺，正气足，《中藏经》谓："胃气壮，五脏六腑皆壮也。"治以攻邪为主（包括清热解毒、活血化瘀、软坚散结及蛇虫之类），剂量宜大，所谓："癥瘕尽则营卫昌。"若食欲差，说明脾胃失健，正气不足，《灵枢·五味》篇谓："谷不入半日则气衰，一日则气少矣。"治宜扶正为主（包括健脾开胃、益气养血、填补肝肾及动物之品），前人谓："脾胃为气血生化之源。"必须指出：具体用药应根据癌灶部位、病情轻重、体质强弱而辨证治疗。[44]

第二节　扶正祛邪辨治

一、向塘铁路医院中医科辨治分型

1. 扶正法

肿瘤是一种局部损害和全身消耗性疾病，它严重耗损机体的正气。扶正法可以提高机体免疫力，达到抑制肿瘤的目的。药物有补阳药中的附片、肉桂、菟丝子、仙茅、巴戟天等；补气药中的人参、党参、黄芪、白术、怀山、五味子、红枣。这两类药有促进抗体提前形成的作用。补阴药中有鳖甲、龟甲、黄精、女贞子、旱莲草；补血药中有熟地、首乌、鸡血藤、阿胶、龙眼肉。这两类药有延长抗体在机体内存在的作用。

2. 驱邪法

此法适用于早期癌症正气未伤患者，即用药性较猛烈的中药抗癌祛邪。大致又可分以下四种。

（1）活血祛瘀法

此法可疏经通络，活血止痛，去腐生新，破散结，止血消肿。常用药物有桃仁、红花、山棱、莪术、丹参、玄胡、三七、蒲黄、五灵脂、麝香、土鳖虫、水蛭、甲珠、血竭、急性子、王不留行、虎杖、凌霄花、蜣螂、水红花子、鬼箭羽、牛膝等。这种治法适用于肿瘤包块硬肿，疼痛难忍，出血紫暗，疮口溃烂，经络闭塞等。常用于肝癌、肺癌、胃癌、乳腺癌、子宫癌等痛甚患者。

（2）软坚化痰法

此法可以消除痰核肿块。常用药物有昆布、海藻、牡蛎、海蛤粉、花粉、白芥子、山海螺、黄药子、牛黄、半夏、夏枯草、南星、瓜蒌、贝母、山豆根等。这种治法常用于肿块坚硬，凹凸不平，疮口难敛，时流污水等。多用于甲状腺癌和淋巴肉瘤、鼻咽癌、乳腺癌等。

（3）攻毒散结法

此法是利用有毒性的药物来攻除毒邪，消除肿瘤。常用药物有信石、红升丹、冰片、硼砂、卤砂、辛丹、轻粉、农吉利、喜树碱、斑蝥、长春花、狼毒、鸦胆子、山慈姑、马前子、雄黄、蟾蜍、生川乌、生草乌、生南星、生半夏等。这种治法常用于癌肿初起，正气未衰患者。多用于皮肤癌、阴茎癌、肠癌、子宫癌等。

（4）清热解毒法

此法能消除局部炎症，抑制肿瘤生长，缓解全身中毒症状。药物有半枝莲、白花蛇舌草、山慈菇、龙葵、喜树碱、青黛、土茯苓、玄参、金银花、黄连、连翘、板蓝根、蒲公英、紫花地丁、黄芩等。这种治法多用于肝癌、急性白血病、肺癌、骨髓癌、直肠癌及膀胱癌。[45]

二、江苏省中医研究所辨治分型

1. 清热解毒法

肿瘤患者或由于素体阳亢，或外邪引动，或因病情发展，均可呈现热毒为主的症状。临床常见身热头痛，目赤面红，口干咽燥，五心烦热，尿黄便干，肿瘤局部灼热疼痛，舌质红苔薄黄，脉数或细数。常用：金银花、连翘、白花蛇舌草、半枝莲、半边莲、龙葵、七叶一枝花、山豆根、板蓝根、虎杖、紫草、紫花地丁、蒲公英、鱼腥草、夏枯草、败酱草、穿心莲、黄连、黄芩、黄柏、苦参、龙胆草、金荞麦、蜀羊泉、石上柏、土茯苓、地骨皮、知母、玄参、大青叶、马齿苋、白头翁等。

2. 行气活血法

肿瘤在整个发病过程中，与气血关系密切。始为气机不利，久则络脉瘀结，气血凝滞，死血内着，而成包块。由于瘀血凝滞，不通则痛。血之与气，异名同类，因气血互相联系，气为血帅，血为气母，气行血亦行，气滞血亦滞，故活血化瘀法常与理气法同用，气行促血行，治血必治气，气和血自活，故行气活血法可以改善血循缓解疼痛，抑制结缔组织增生，限制肿瘤生长发展和抗癌抑癌作用。临床常见胸胁脘腹胀痛或刺痛，嗳气肠鸣，甚则可见面色黧黑，肌肤甲错，麻木不仁，苔黏腻，舌呈暗紫色，有瘀点瘀斑，脉细涩。临床上行气药常用：赤芍、丹皮、当归、川芎、柴胡、香附、郁金、青皮、枳壳、枳实、乌药等。活血药习用：三七、桃仁、红花、丹参、乳没、王不留行、三棱、莪术、凌霄花、皂角刺、泽兰、刘寄奴、蒲

黄、延胡索、大黄、藏红花等。虫类药喜用：五灵脂、僵蚕、天龙、地龙、全虫、穿山甲、地虫、水蛭、虻虫、蜈蚣、蜣螂、斑蝥、露蜂房、蟾蜍、石螃蟹、蛇类等。

3. 化痰软坚法

痰的含义，既指咳出的痰涎，也指在全身各处引起各种症状的痰。痰的产生是由于某些致病因素引起脾肺肾功能失调，水谷精微不能化生，水液不得输布凝聚而成，所以痰是脏腑功能失调的病理产物，进一步又可成为致病因子，故有"百病皆生于痰"之说。痰浊凝聚，留于皮肤、筋骨、经络、脏器，均可形成痰核肿块，坚硬漫肿难消，治疗颇为棘手。如甲状腺囊肿（瘤、癌）、肺癌、乳癌（瘤）、消化道肿瘤、淋巴肉瘤等。常用化痰药：黄药子、白芥子、葶苈子、莱菔子、白附子、苏子、杏仁、半夏、胆南星、瓜蒌、竹茹、旋覆花、青礞石、代赭石等。软坚药：昆布、海藻、海浮石、海蛤壳、生牡蛎、夏枯草等。

4. 攻下逐水法

肿瘤患者出现邪在胃肠，燥屎内停，积液于里，水饮蓄积在腹部常引起腹部痞满、发胀、坚硬、疼痛和腹水等标实为主的证候时，应急则治其标，用攻下逐水法以逐水消肿，改善临床症状。本法以邪去为度，中病即止。本类药物药力既猛，又有毒性，用时须注意剂量、配伍和禁忌。常用攻下药：大黄、芒硝、巴豆、番泻叶、芦荟等。逐水药：续随子、白芥子、葶苈子、牵牛子、大戟、甘遂、芫花、商陆等。[46]

三、贵阳医学院附院中医科辨治分型

1. 扶正固本法

《内经》指出："正气存内，邪不可干，邪之所凑，其气必虚。"明代医家又云："善为医者，必责根本。"癌肿患者也不例外，并且癌肿患者中老年人居多，常合并其他慢性疾病。肿瘤的发生与人体免疫功能低下、脏腑功能失调、内环境失衡密切相关。而扶正固本法，就是通过扶助正气、调节脏腑功能、调节人体气血阴阳的不平衡，从而提高人体的抗病能力，控制或延缓病情发展，延长生存期。

扶正固本法是治疗癌肿的一大法则。适用于疾病的各个阶段，是运用最广泛、最有效的一种治

法。扶正固本法运用时，应据肿瘤的部位，采取脏腑辨证与经络相结合为主，抓住"脾肾"二脏先后天之本，分别给予补气、养血、滋阴、助阳等治法。常选用八珍汤、补中益气汤、柴芍六君子汤、黄芪建中汤、增液汤、六味地黄丸为基础，临证化裁加减应用。

2. 活血化瘀法

癌肿属于中医学中的"癥积"的范畴。其产生的机制，多由于六淫邪毒侵袭、脏腑功能失调、气血阻滞、凝滞不散而发生瘤块。实验中，我们发现癌肿确与血瘀证有高度的相关性，如肿瘤有形的肿块、质硬、疼痛、痛处不移，皮肤鳖黑，舌质瘀暗，有瘀点、瘀斑等血瘀表现。临床可选三七粉吞服，血府逐瘀汤、大黄䗪虫丸加减应用。并据产生血瘀的病因，或气虚、寒凝、气滞、热盛等不同，相应地配伍益气、温经、理气、清热药物。

3. 清热解毒法

清热解毒法适用于中晚期癌肿，而邪气盛而正气又不衰的患者，伴见肿块、局部灼热、破溃流脓溢血、全身发热、口干舌燥、大便干结、小便黄赤、舌红苔黄、脉数等热毒证候。它也适用于某些癌肿在某个阶段中出现的热毒证候，如各种肿瘤的癌性发热；肝癌出现的黄疸、腹水；皮肤癌出现的皮肤破溃流脓溢血等，均可选用清热解毒法。常选用五味消毒饮、茵陈五苓散、犀角地黄汤、黄连解毒汤加减应用。[47]

四、山东中医药大学辨治分型

1. 扶正培本法

扶正培本法是中医药抗转移治疗最为重要的方法。此法可贯穿于肿瘤防治的全过程。具体方法包括益气补血、养阴生津、滋阴填精、温阳补肾、健脾养胃、柔肝养肝等，重点在于健脾益肾。

2. 活血化瘀法

活血化瘀药物具有直接抑杀肿瘤细胞、改善血液流变性、降低血黏度、抗凝、抑制血小板活性、促纤溶、抗血栓、消除微循环障碍的作用，可使癌细胞处于抗癌药物及机体免疫功能监控之下。因此，活血化瘀法亦是抗转移治疗的重要方法之一。

3. 清热解毒法

恶性肿瘤，特别是中晚期有转移者常见发热，

肿块增大，局部灼热、疼痛、口渴、便秘、舌红苔黄、脉数等症，皆属邪热瘀毒之候，治疗当以清热解毒为法。现代研究证实，某些清热解毒方药具有抗癌作用，如半枝莲、白花蛇舌草、冬凌草等可直接或间接抑杀癌细胞。一般清热解毒药均有抗菌消炎、解热及改善症状作用。故清热解毒法亦为抗转移治疗的重要方法。

4. 化湿利水法

基础研究发现，组织水肿是肿瘤侵袭、转移的常见现象。一方面瘤体组织水肿，瘤细胞间聚合力下降，有利于瘤细胞脱离母体而进入运转过程；另一方面，健康组织水肿可使纤维成分分开，组织间隙加宽，组织结构抵抗力减弱，有利于转移来的瘤细胞侵袭和占据。应用健脾化湿、利水消肿药治疗水湿诸症能够减少组织水肿，可能为抗转移治疗提供一有效途径。因此，化湿利水法在抗转移方面值得深入研究。

5. 软坚散结、以毒攻毒法

其作用机制主要是直接抑制、杀伤癌细胞，应用这类中药有可能使肿瘤细胞在转移运转过程中被直接杀灭。一些中药还能激活巨噬细胞，促进其吞噬功能以减少转移机会。[48]

五、北京中医医院辨治分型

1. 扶正培本，益气升阳

肿瘤患者体虚，尤其是在放化疗期间更显乏力，气短，懒言，面色㿠白或萎黄，呕恶纳呆，化验常见白细胞下降或血小板减少等。关老临床常用八珍汤加减。方药：黄芪30~150g，党参或西洋参10g，白术10g，当归、杭白芍、阿胶、黄精各10g，冬虫夏草5g，茯苓15g，藿香、佩兰各6g，白蔻6g，甘草6g。重用黄芪补气升阳，益气固表，湿消肿；西医学认为，黄芪确有提高机体免疫的功效。党参、白术、茯苓健脾益气；冬虫夏草、黄精补精益髓；当归、白芍、阿胶养血柔肝，滋补阴血；藿香、佩兰、白蔻，祛湿化浊；甘草，解毒和中。

2. 滋补阴液，益气生津

津液乃人身之本，肿瘤患者放化疗后，体内阴津亏损，虚热内生，临床常出现口干，胸中闷热，头晕耳鸣，多梦少寐，舌红苔少，脉细数等。及时

补充津液，调节人体阴阳平衡，是很重要的一环。常以生脉饮、知柏地黄丸加减，方药：北沙参15g，西洋参10g，麦冬10g，五味子10g，生地、炒知柏各10g，白芍20g，炒枣仁20g，丹皮10g，虫草6g。沙参、麦冬、五味子、西洋参，冬虫夏草合用，益气滋阴；生地、白芍、炒知柏、丹皮，滋阴降火；枣仁酸甘化阴。

3. 健脾祛湿，化痰通络

肿瘤患者在放化疗期间，脾虚运化功能呆滞，水湿不运，久之凝结成痰浊。不少患者表现为痰多，胸闷，头沉重，乏力，呕恶等，这都是水湿痰浊作怪。常用四君子汤、旋覆代赭汤、半夏泻心汤加减。方药：党参10g，白术15g，苍术10g，茯苓15g，薏苡仁15g，山药10g，旋覆花10g，生赭石10g，杏仁10g，橘红10g，草河车10g，蜂房10g，黄芩10g，当归10g，白蔻仁6g，茅根30g，藕节10g。党参、白术、苍术、茯苓、薏苡仁、山药、白蔻仁，健脾祛湿化浊；旋覆花、赭石、杏仁、橘红，理气降逆，化痰行水；蜂房，祛风攻毒；草河车、茅根、藕节、黄芩，清热凉血；当归，养血活血。

4. 活血化痰，软坚散结

肿瘤患者常有气滞血瘀之症，如面色晦暗、皮肤干燥、舌有瘀点、加上放化疗后，津伤更易滋生血分郁热，造成血行不畅，久之形成血瘀。常用血府逐瘀汤加减。方药：当归10g，赤芍15g，丹参15g，泽兰15g，牡蛎15g，鳖甲15g，红花10g，丹皮10g，醋柴胡10g，枳壳10g，生地10g，茅根30g，小蓟10g，藕节10g，山慈菇10g。当归，养血活血；赤芍、丹参、丹皮、生地、泽兰、茅根、小蓟、藕节，清热凉血活血；红花，化瘀行血；柴胡、枳壳，解郁行气；牡蛎、鳖甲、山慈菇，滋阴潜阳，软坚散结。[49]

六、安徽中医学院附属医院肿瘤科

1. 清热解毒法

癌瘤在发展过程中常热毒夹杂为患，而出现毒邪亢盛、热毒内蕴病机。症见肿块局部灼热疼痛，发热，口干咽燥，便秘，小便黄赤短少，咯吐脓血，舌质红绛，舌苔黄腻，脉弦数等。如毒热型的肝癌、肺瘤、直肠癌和急性白血病等均可见上述证候。临床常用清热解毒药有：金银花、蒲公英、七叶一枝花、板蓝根、白花蛇舌草、黄连、黄芩、黄柏、人工牛黄、鸦胆子等。

2. 活血化瘀法

各种癌瘤出现肿块坚硬，痛有定处，胸胁刺痛，脘腹胀满，瘀点瘀斑，舌质紫暗，脉象细涩或沉弦等症，均可应用活血化瘀法治之。临床常用活血化瘀药有：参三七、重楼、大黄、王不留行、当归、水蛭、桃仁等。

3. 软坚散结法

癌瘤肿块坚硬如石，推之不移，中医病机多资之于气血瘀滞、痰浊凝结所致，治当软坚散结，其有软化肿核、消除肿块之功，适应于肿瘤坚硬，不痒不痛，及无名肿毒，痰核瘰疬，喘咳痰鸣，呕吐痰涎，脉象小弦滑，舌苔腻诸症。临床常用软坚散结药有：夏枯草、山慈菇、昆布、海藻、黄药子、土茯苓、瓜蒌等。

4. 扶正培本法

肿瘤患者在病情发展过程中往往出现肺气虚弱、脾失健运、阴血亏虚、肾衰精亏等证候。因此临床上根据辨证施治的原则，采用补肺益气、健脾和胃、养血滋阴、温肾补阳、益肾填精诸法。滋阴养血中药选用天冬、天花粉、玉竹、百合、龟甲、阿胶、鸡血藤、当归等；健和胃中药选用白术、薏苡仁、无花果、两面针、山药、莪术等；益气补肾中药选用人参、灵芝、刺五加、诃子、补骨脂、紫河车等。

5. 消肿止痛法

肿瘤病中晚期，因肿瘤生长迅速，压迫神经，侵犯周围神经末梢，常可出现疼痛，甚至剧烈疼痛。消肿止痛法对于减轻患者痛苦、延长患者生命有重要意义。临床常用消肿止痛药有：没药、乳香、三棱、莪术、五灵脂、露蜂房、天龙、黄药子、参三七、麝香等。[50]

第三节 辨病辨治结合

一、全国大肠癌科研协作会议大肠癌辨治

根据大肠癌患者的脉证及体质状况分成以下五型进行辨证论治。

1. 湿热型

症状：腹部阵痛，便中夹血，或里急后重，肛门灼热，或有发热，恶心，胸闷等，舌质红，苔黄腻、脉滑数。

治则：清热利湿。

方药：槐花地榆汤或清肠饮加减。槐花、地榆、白头翁、败酱草、马齿苋、黄柏、苦参、生薏苡仁、黄芩、赤芍、炙甘草。

2. 瘀毒型

症状：烦热口渴，腹痛泻下脓血，色紫暗、量多，里急后重等，舌质紫或有瘀点等症，脉涩滞或细数。

治则：化瘀解毒。

方药：膈下逐瘀汤或桃红四物汤加减。红花、桃仁、赤芍、丹参、生地、川芎、生薏苡仁、半枝莲、归尾、藤梨根、败酱草、炮山甲。

3. 脾肾阳虚型

症状：面色苍白，少气无力，畏寒肢冷，腹痛五更泄泻，薄白，舌质胖，脉沉细无力。

治则：温补脾肾。

方药：附子理中汤、四神丸加减。附子、党参、白术、茯苓、生薏苡仁、补骨脂、诃子、肉豆蔻、吴茱萸、干姜、陈皮、炙甘草。

4. 气血两虚型

症状：面色苍白，唇甲不华，少气无力，神疲懒言，脱肛，下坠，苔薄白，舌质淡，脉沉细无力。

治则：补益气血。

方药：八珍汤、当归补血汤加碱。党参、当归、茯苓、黄芪、熟地、白芍、川芎、升麻、白术、炙甘草、丹参、陈皮。

5. 肝肾阴虚型

症状：形体消瘦，五心烦热，头晕耳鸣，腰酸盗汗，遗精带下，舌质红或绛，少苔，脉弦细。

治则：滋阴益肾。

方药：知柏地黄汤加减。生地、知母、黄柏、白芍、丹皮、山萸肉、五味子、麦冬、泽泻[51]。

二、上海中医学院辨病辨治

1. 化痰软坚、益气养阴治疗肺癌

肺癌的形成是由于正气不足，邪毒犯肺临床表现为咳痰、咯血、胸痛、发热、消瘦、乏力等症，属"本虚标实"。由于肺为娇脏，这就决定了祛邪时不宜多用峻猛的攻逐之品，而应以化痰软坚的药物为主。化痰使肺得以清肃，软坚则瘤得以消削。肺癌本身易阻遏肺气而化生热毒，故运用化痰软坚法时不取温化痰饮之药，而选用清化热痰之品。常用药物有：贝母、前胡、瓜蒌皮、海浮石、昆布、海藻、佛耳草、石苇、百部、紫菀、蒲公英、山海螺、白花蛇舌草等。临床上，肺癌患者正虚以气阴不足为多见，故益气养阴药也较为常用，如南北沙参、太子参、黄芪、天麦冬、怀山药、清炙草、石斛、百合、黄精、玉竹等。临床实践证实，治疗肺癌以化痰软坚、益气养阴为两大主法，可获得良好疗效。

2. 疏肝解部、清热利湿、益气养阴治疗肝癌

肝癌大多由于情志抑郁，肝气郁结，脾虚湿聚，热毒内蕴而成，属"正虚邪实"。邪实表现为胁痛、纳呆、腹胀、便秘，甚至出现发热、黄疸、腹水等；正虚多为耗气伤阴，表现为乏力、消瘦、贫血、低热、舌红少津等气虚阴亏之象。常以疏肝解郁、清热利湿、益气养阴来治疗。使用疏肝理气药时，力避温燥劫阴，选取药性柔润、理气不伤阴的八月札、合欢皮、郁金、香附、枸橘梨、绿萼梅等。选用清热利湿药时，主张避用苦寒，因易伤阴败胃，克伐正气，而习用性味甘淡平或微苦微寒，清热利湿不易伤阴之品，如土茯苓、水线草、金钱草、半边莲、田基黄、垂盆草、石上柏等。至于扶正，则根据"知肝之病，当先实脾"的经旨，以益气健脾、养阴生津的药物为主，如黄芪、白术、白

扁豆、怀山药、天花粉、女贞子、墨旱莲、炙鳖甲等。尽管肝癌恶性程度较高，但只要辨证用药得当，仍能使症状改善，甲胎蛋白与癌胚抗原等指标下降而延长生命。

3. 宽中理气、益气健脾、养胃生津治疗胃癌

胃癌多由于长期饮食不节，情志抑郁不舒，渐致痰火胶结，气滞血凝而成。早期可见上腹不适，纳呆，消瘦，恶心呕吐，呕血，黑粪等症，晚期则出现淋巴结肿大，腹部肿块或见腹水等。以脾胃功能失调为本，实邪（痰湿、瘀血、热毒）留滞为标。治疗应紧扣"本虚标实"的病机，以攻补兼施为宜。由于胃主受纳，腐熟水谷，为六腑之一，以通为用，故攻法取理气宽中，化痰化瘀，降逆和胃，以达到通调气机、消除壅滞的目的。其中以理气宽中最为常用，化痰与化瘀常结合进行。单纯用活血化瘀较少，常与补气健胃、化痰利湿相结合。常用药物有：枳壳、陈皮、佛手、香橼、八月札、香附、木香、大腹皮、莱菔子、延胡索、川楝子、莪术、赤芍、焦楂曲等。补法主要扶助胃气，促进正气恢复，通过补益脾胃，培补生化之源，以消除虚弱，提高机体的抗病能力，达到扶正祛邪的目的。具体选用药物时，注意补不碍胃。常用党参、黄芪、茯苓、白术、薏苡仁、怀山药、白扁豆、仙鹤草、石斛、玉竹、麦冬、南北沙参、天花粉等。

4. 化痰开郁、消肿软坚、滋补肝肾治疗脑瘤

脑瘤的病因至今尚不明确，可能是由于神经组织中的某些正常的或胎生的细胞，被某些生物、化学或物理等刺激因素所激活，引起异常的生长和发展。临床症状为头痛，头昏，呕吐，视物模糊，肢麻，甚则舌强，失语，抽搐，震颤等。痰湿内阻、肝风内动、气血郁结、肝肾不足与本病有关。机体本身的失调，加上外来因素足诱发本病的原因。常以化痰开郁、消肿软坚、滋补肝肾等攻补兼施之法来进行治疗。由于脑瘤是以痰浊上拢，清窍受蒙为主证，故治疗上首选化痰开郁、消肿软坚之品，如半夏、南星、昆布、海藻、牡蛎、象贝、冰球子、黄药脂、白芥子、僵蚕、菖蒲、远志等，配合行气活血的三棱、莪术、丹参、当归、川芎、赤芍、水红花子。至于用补益肝肾药时，也要考虑到本病痰浊较重，应选用平补肝肾，补而不腻，不助痰湿之

品，如细生地、白芍、山萸肉、女贞子、杜仲、桑寄生等。[52]

三、上海中医药大学附属龙华医院肺癌辨治

肺癌中以阴虚、气阴两虚型多见，扶正疗法就往往采用补气养阴，以恢复肺脏气血阴阳的平衡，辨治如下。

1. 养阴清肺法

适用于阴虚内热的类型。该型约占肺癌患者中的60%~65%。常用药物有南沙参、北沙参、天冬、麦冬、生地、元参等。用这些养阴清肺药物与"抗癌"中草药同用，治疗121例阴虚－内热型的肺癌患者，近期有效率为56.2%，其中鳞癌62例的近期疗效达59.7%，治后存活一年以上的有47例；而单用"抗癌"中草药，未加用养阴清肺药治疗的18中，仅3例有近期疗效。

2. 益气养阴法

适用于气阴两虚证。常用药物有黄芪、党参、太子参、白术、北沙参、天冬、麦冬、生地等。以这类药物与"抗癌"中草药同用，治疗气阴两虚的43例肺癌患者，近期疗效为48.8%，治后存活一年以上的有18例。

3. 益气健脾法

适用于肺脾气虚证。常用药物有黄芪、党参、太子参、白术、茯苓、扁豆、怀山药、薏苡仁等，这些药物具有健脾补气、增强脾胃运化功能，消除痰湿的作用。当气虚及肾，而见肾气虚衰时，还须加补骨脂、苁蓉、巴戟天、菟丝子等填精益气药物，使"精能化气"，这也是中医补气的主要方法。

4. 温肾滋阴法

本法适用于阴阳两虚的肺癌患者，常用仙茅、淫羊藿、苁蓉、肉桂、巴戟天、补骨脂等以温补肾阳；北沙参、天冬、生地、元参、黄精、熟地、龟甲等滋补肺阴。我们发现肺癌的晚期患者往往出现阴阳两虚的症状，必须采用肺肾同治的方法。[53]

四、山东医学院附属医院肝癌辨治

1. 早期肝癌

手术切除＋中药治疗。由于早期患者病情较轻，尚未累及其他脏腑，肝之癌块已被切除，故术后长期应用中药治疗是一项重要措施。而中药治疗

应以扶正为主兼以活血化瘀。脾为后天之本,气血之来源,所以扶正中以健脾胃补气血是关键。常用方药:党参、黄芪、白术、云苓、山药、陈皮、桃仁、红花、丹参、甘草。

2. 中期肝癌

肝动脉插管化疗 + 中药治疗。由于此期患者病变较重,无法切除,肝脾两脏证候明显,所以治疗应以攻补兼施为原则。攻是针对肿瘤采用活血化瘀为主;补是补气血调肝脾使其功能健运为主。常用方药:赤芍、三棱、莪术、桃仁、红花、香附、陈皮、茵陈、郁金、焦三仙。

3. 晚期肝癌

全身静脉化疗联合中药治疗。由于此期患者病情严重,全身脏腑均严重受累,其中肝脾肾三脏受害尤重,故治疗复杂且困难,应以调理脏腑功能为主,兼以活血化瘀。

常用方药:郁金、川楝子、香附、青陈皮、云苓、生地、枸杞、五味子、三棱、莪术、赤芍、台参、砂仁、谷麦芽。

当肝疼重时加延胡索,身寒怕冷时加炙黄芪,肺脏证候明显时加桔梗、瓜蒌、桑白皮,当脾胃证候明显时可用香砂六君子汤合平胃散,当气血亏虚可用归脾汤,当浮肿重时可用五苓散。[54]

第四章　依托科学研究方法挖掘与推动"扶正"理论创新

20世纪90年代，肿瘤分子生物学研究快速发展，借助西医学的研究成果及科研方法，中医肿瘤理论、临床、基础等各方面研究也取得丰硕成果。中医在肿瘤的病因、诊断、治疗及预防等方面均取得了实质性进步，展现了中医在肿瘤防治中的独特价值。临床观察到基础实验等研究都有长足的进展。

中医药已是肿瘤治疗中常用的治疗方法之一，治愈的病例逐年增加，综合治疗措施也逐步优化。临床研究已从个案报道发展到不同病理类型肿瘤的系统观察，从回顾性病例分析进展到前瞻性、有计划的随机对照试验。除对一种肿瘤的深入研究外，根据中医异病同治原则，还对横向的不同病种的同一证型，以及同一治疗法则进行横向比较研究，对肿瘤患者证型的实质开始探索。在这一时期，中医药与现代肿瘤学的结合研究取得了丰硕成果，为肿瘤治疗领域带来了新的发展。在此基础上，本时期的余桂清、郁仁存等中医肿瘤学者们多从固护"先天、后天"入手，认为脾虚与肾虚是发病的根本，健脾补肾是扶正的关键，阴平阳秘、机体阴阳平衡是扶正的重要体现。

在肿瘤防治方面，中医开展肿瘤扶正培本、清热解毒、活血化瘀、软坚化痰、理气散结等治则与免疫调控、微循环、细胞生物学、基因工程等结合的深入而系统的研究，旨在明确中医药控制癌症发生发展、防止复发转移方面的作用，为癌症起因机制、防治方法提供可论证数据。

从20世纪五六十年代的临床观察，到八十年代后的基础实验，中医药在探讨中医肿瘤防治的机制、肿瘤的"证"和辨证论治的实质取得了显著进展，如肿瘤病因病机中的脾虚学说，治疗上健脾益肾、健脾理气的机制。中医药从借助古人的经验、方剂进行临证观察，回顾性病例分析到前瞻性的系统临床研究以及社会心理因素与肿瘤研究，中医经典的治癌思想等研究，中医药在发展中总结经验，摸索规律，从理论上丰富了中西医结合肿瘤学的内容，进一步发扬中医药学。与此同时，中医肿瘤防治的科技队伍逐步形成充实，中医肿瘤防治的团队逐步壮大，建立了数个研究基地和治疗中心，为中医药在肿瘤领域的应用提供了坚实的基础。

中医防治肿瘤方面的实践成就，主要体现在对结合点和难度的认识，其中治则的研究是重点之一。肿瘤的扶正培本、疏肝理气、活血化瘀、清热解毒、化痰祛湿、软坚散结、以毒攻毒等治法及其系列有关方药，是祖国医药学宝贵文化遗产的一部分。结合现代科学方法，从临证与基础实验的结合上开展研究，古为今用，洋为中用，相互渗透，相辅相成，推陈出新，中医药在肿瘤普查普治、配合放、化疗减毒增效、筛选抗癌中草药及复方等方面已有不少的突破点，体现了中医防治肿瘤的特色和优势。不少研究成果已为国内外学者所公认，并在多家防治肿瘤的诊疗、科研单位中得到广泛应用。这一时期形成的中医药防治肿瘤特色理论归纳如下。

第一节　突出辨证论治

在近代疾病分类学辨病的基础上，结合中医的辨证治疗经验，中医药对疾病有了较全面的整体认识。通过整合两者的优势，病证合参，中医肿瘤治法不断充实而扩大治疗范围，共同探索和发掘更有效的诊治方法。针对不同肿瘤的病位、病期和病理类型等选择抗癌措施，又可以辨证论治，增强机体抗病能力，以提高疗效。

突出辨证论治是搞好中医肿瘤防治的关键。例如，肝癌、胃癌、肠癌三种不同癌瘤，部位不同，病理性质也不同，但由于病情发展，在一定阶段都表现出同样的脾虚征象，均有免疫功能低下的情况，以异病同治应用健脾类方药治疗而均获效。后亦经实验证实，健脾中药经有提高免疫功能的作用。再如肺癌，病变部在胸部，在病情发展的不同阶段有肺热阴虚、气阴两虚、脾虚痰浊、气滞血瘀、阴阳俱虚等征象，选用养阴清肺、益气养阴、健脾化痰、行气活血、滋阴温阳等不同中药治疗而获疗效，以实现同病异治。上述同病异治、异病同治的着眼点均在于"证"的异同，是以证为中心开展的治疗，是辨证论治在中医肿瘤防治工作的关键。

第二节　"三阶段"扶正——根据疾病阶段调整扶正治法

扶正培本法是肿瘤综合治疗中的重要组成部分，通过合理安排，配合手术，放疗、化疗、免疫治疗等，可获得最佳疗效。具体说来，应当根据患者病情进展、机体邪正消长状态，采取不同的阶段性的治疗策略。

1. 初诊时

若患者体内邪盛，应优先采用手术、放疗、化疗等方法以打击和消灭肿瘤（攻邪为主），同时要注意保护正气（辅之以扶正培本治疗）。

2. 肿瘤负荷降低后

治疗重点转以扶正培本为主，着重促进造血功能和免疫功能的恢复（重建正气）；在免疫功能和骨髓功能重建后，必要时还可转入以打击肿瘤为主的第三阶段，巩固疗效，尽可能的清除体内的残存癌细胞。

3. 后期

最后进入长期扶正培本为主的治疗阶段，预防肿瘤复发转移或在保持瘤体稳定的前提下使患者获得较高的生活质量和较长的生存时间。

这种将中医扶正与西医学手段结合起来的方法是具有中国特色的肿瘤综合治疗模式，以余桂清主任为创始人的中国中医研究院广安门医院肿瘤科称其为扶正三阶段，并广泛应用于临床，收到很好疗效。

第三节　宏观与微观结合的研究

整体观是中医理论的核心理论之一，强调人体各系统的内在联系，认为"主明则下安，主不明则十二官危"。西医则长于采用现代科学方法，从微观角度分析疾病的发生与演变。19世纪末至20世纪初，中西医结合治疗肿瘤理论研究，将宏观与微观、整体与局部结合起来，即把调节机体内环境的稳定与抑制病原癌灶结合起来，既符合辨证的逻辑推理，又有实验数据对照，体现了生物—心理—社会医学模式，中西医学紧密结合，推动了癌症防治和医学的发展。无论是古老中医的局部治疗方法或西医学中的局部治疗方法都可为现代中医学所用。

以肝癌为例，整体治疗以辨证论治为主，强调该病本身是脾虚，应以健脾理气为主治疗。局部治疗则根据癌块位置、大小等不同，分别采用放射治疗、介入治疗、B超引导下癌块内注射药物，包括中药、酒精、化学药物、免疫制剂等，以及激素治疗，全身免疫治疗，其他中西药物的全身支持、对症治疗，有计划地多方面结合起来，有望使癌肿消失并得到较好的5~10年的生存。这种治疗模式充分发挥了中西医各自的优势，为患者提供更优质的治疗方案。

第四节　"治未病"理念逐步形成

治疗癌前病变，预防肿瘤的发生，至 21 世纪初已有系列的研究成果。对已发生肿瘤的患者，中西医结合治疗可以延缓或防止病情恶化，使肿瘤发展缓慢，带瘤生存较长时间。对一些已行手术或放化疗患者，若能较长时间坚持中医的治疗，特别是经扶正培本辨证施治，可提高机体的免疫功能，对残余的癌细胞起抑制作用，降低复发与转移率，从而提高生存率，这也是防治结合的有效途径。《内经》有云："邪之所凑，其气必虚。"张景岳谓脾胃虚弱失调之人，都有积聚之病。邱佳信治疗消化道恶性肿瘤，提出"有瘤体必虚，有虚首健脾"的思路。中医肿瘤的原则包括治未病、治病求本、既病防变，即预防疾病传变和病久入肾。因而防与治结合体现在认真做好"三早"，即早期发现、早期诊断、早期治疗，注重调理脾胃，善于运用健脾理气、健脾益肾等治则，使之能温养与滋润脾肾，以固先天和后天之本，保持健康和充实生命活力。

第五节　凝练扶正培本理论科学问题

余桂清深入分析探讨肿瘤扶正培本研究的现状，认识到尽管肿瘤扶正培本的研究工作起步晚，但发展较迅速，并在临床和实验工作中取得了显著的进展，这是不容忽视的。然而他指出，肿瘤扶正培本的研究还处于探索阶段，并非尽善尽美，在其研究过程中还存在一些问题，亟待解决。

1. 有关肿瘤虚证的客观指标问题

扶正培本旨在达到"损者益之""虚者补之"的目的，肿瘤虚证类型繁多，如气虚、血虚、阴虚、阳虚、气阴两虚、气血俱虚，还有各脏腑诸虚等。这些肿瘤虚证的客观指标是什么？临床实践既要探求中医对肿瘤诸证客观化的依据，又要从现代科学中寻找较敏感的检测指标，符合肿瘤证候、证型的研究。

2. 中医的补法，大有学问

余桂清常提出一系列深入的问题，探讨中医补法的深奥之处，如：为何古人说"形不足者要温之以气，精不足者要补之以味"；为何五脏诸虚中，肺虚要益气，心虚要调和营卫，脾虚要调饮食、适寒温，肝虚要缓中，肾虚要益精；为什么说养阴不耐胃，补气不壅中；如何理解"大毒治病，衰其大半乃止，勿使过之，伤其正气"；其他如补法的轻重缓急，补法与其他治则的配伍，食补与药补的关系等。若不提高中医基本理论水平，这些问题是不容易得出正确答案的。只有深入理解和掌握中医基本理论，才能正确解答这些问题。当中医理论水平提高时，临床辨证论治的能力也将相应提升。同时，肿瘤扶正培本的研究将在此基础上拓展广度和深度，从而推动中医治疗肿瘤的进步。

3. 有关正确处理"扶正"与"祛邪"的关系

《内经》有云："邪气盛则实，精气夺则虚"，指出任何疾病都是正邪斗争的过程，因而在治疗上要重视扶正祛邪。历代医学家对扶正祛邪各有不同的见解，明代张景岳提倡补法，认为"补中自有攻意"；金元时代张子和主张攻邪，认为"先攻其邪，邪气去而正气自复也，不补之中有真补"。近代中医西医对恶性肿瘤的治疗也有不同争议，有人认为手术、放疗、化疗是治癌的三大法宝，离此不能杀癌细胞；也有人认为癌为毒邪，不祛邪不攻癌非其治也，处方中离不开蜈蚣、蝎子、白花蛇、眼镜蛇、红娘子等；当然亦有人认为正气虚是肿瘤的唯一成因，因之人参、西洋参、黄芪、附子、肉桂、阿胶、蜂皇精、猪苓多糖、银耳多糖等诸补品齐上，认为不补虚，焉能祛邪。这些看法孰是孰非，如何正确处理扶正祛邪的关系？余桂清教授认为肿瘤是全身疾病的局部表现，应将扶正与祛邪结合，根据具体症状、病理类型、病期早晚等因素，采取相应的治疗措施，虚则补之，实则泻之，以手术、放疗、化疗或中医攻毒之品以祛邪抗瘤，以肿瘤扶正培本方药调整人体阴阳、气血、脏腑、经络，做到"祛邪不伤正""扶正以达邪"。

四十多年的中西医结合防治恶性肿瘤研究不断取得进展。在病因学方面，中医不仅认识到自然环境中六淫之邪的影响，还重视七情失调、心理因素与肿瘤发生、发展的内在联系。现代心理学研究表明，约70%肿瘤患者发病前有长期严重的精神抑郁状态，证明了中医学对情志因素与肿瘤的认识有科学内涵。此外，中医还认为肿瘤发病与机体阴阳失和、脏腑失调、正气亏损有关。近年来中西医结合研究在这一领域分别深入到高级神经、内分泌器官、免疫调控等各个方面，从不同角度，不同水平（群体、个体、细胞、分子等）进行了大量的中西医结合研究，推动了肿瘤病因学研究的进展。

在肿瘤诊断方面，中国中西医结合学会和中国抗癌协会中医诊断组联合全国28个协作单位，制定了统一观察标准，对恶性肿瘤12448例患者舌象进行临床观察和对照分析，揭示了各种癌症舌象的规律，对判断肿瘤患者病情、推测预后、指导其治疗均有一定的实用价值。这个协作组还开展了有关肿瘤舌诊与血液流变学、微循环、微量元素、舌面pH值、血气分析及免疫功能等相关因素的实验研究，对发展和提高中西医结合肿瘤诊断的水平均有重要意义。

在肿瘤防治研究方面，全国每年约有120万肿瘤患者，一般除用手术、放疗、化疗等西医治疗措施外，中医药及中西医结合治疗已广泛应用于常见恶性肿瘤，并深受患者欢迎。中医基本理论和辨证论治的临床运用，被证实有较好的疗效。诸多治癌单验方如梅花点舌丹、西黄丸、健脾理气合剂等，经过临床验证均有一定效果。针灸治疗在减轻癌痛、提高机体免疫功能方面发挥作用。气功疗法在肿瘤康复治疗中也显示出良好效果。不少的中医及中西医结合临床单位的临床研究显示，中医药可有效改善症状、提高免疫功能、延长生存率，特别对

减轻放化疗不良反应有独到优势。

应用中医药预防癌前病变，对肿瘤的发生与发展具重要意义。已有研究表明，六味地黄丸、四君子汤、黄芪建中汤、冬凌草抗癌乙片，以及大蒜、苦参、攀枝花、刺五加等中药，在治疗食管上皮重度增生及萎缩性胃炎肠上皮化生，取得一定效果。

中西医结合开展恶性肿瘤的实验研究方面也有较大的进展。研究表明，一些扶正培本中医药能提高荷瘤动物免疫功能，改善骨髓造血功能，调节内分泌及体液，促进机体物质代谢，并抑制肿瘤的浸润与转移等，动物实验与临床结论基本一致。然而，由于恶性肿瘤的治疗具有极大挑战性，需要付出更多努力。未来中西医结合防治恶性肿瘤的研究，应重点关注提高疗效、生存率和生存质量。采用多学科、多途径、多种方法进行研究，优化治疗方案；筛选有效单验方及抗癌中草药，并重视民间有效疗法的挖掘和研究；同时，应加强对肿瘤中医辨证论治及治则的研究、综合疗法的合理配合，以及各种康复措施（如气功、针灸、食疗等）的研究。此外，还应加强癌前病变的预防研究等。并应注意培养和提高肿瘤工作者的业务水平及科研素质。

在肿瘤的基础实验研究方面，应密切联系临床实践，加强有效中草药及方剂作用机制的研究，包括建立动物证候模型、深入研究肿瘤的辨证论治规律、验证和筛选有效治则及方药、加强中医药防止肿瘤复发与转移及癌前病变的预防研究等。并应积极引进国际先进技术手段，不断更新中医药及免疫检测的指标。

总体而言，应避免重大中西医结合科研课题的缺漏和低水平重复。应就肿瘤研究中最为迫切、最有苗头的课题，组织科研大协作，统一领导全国的重大科研攻关工作，组织加强国内外的学术交流，宣传中医药和中西医结合防治肿瘤的优越性，力争一些项目取得与国际合作的可能性。将我国中西医结合防治恶性肿瘤的研究提高至新的高度。[55-56]

第六节　聚焦扶正中药的作用机制

孙燕院士总结了近年来所做的中医药防治肿瘤研究成果，指出在疾病发生过程中，正虚是一个

重要因素，在处理多种疾病时扶正祛邪是最根本的法则。中医的"正"涵盖广泛，根据辨证可进一步

分为许多类型，其中免疫功能的缺损部分概括了虚证共性。此外，肾上腺皮质、甲状腺功能、能量代谢、蛋白质合成和造血功能低下也都与"虚象"有关。扶正中药的作用是多方面的，调节免疫功能是其中关键的一面。

愈来愈多的资料证明：一方面免疫功能的缺陷有利于肿瘤的发生；而肿瘤形成后，患者的免疫功能，尤其是细胞免疫功能会进一步受到抑制。这种免疫抑制在晚期患者、长期接受化疗和放疗的患者身上尤为明显。肿瘤患者的免疫功能状况与预后有关。因此，提高和增强患者的免疫反应可给患者带来一定裨益，改善患者的生活质量并在一定程度上提高手术、放疗或化疗的效果。

在扶正中药的临床疗效方面，已有多中心协作研究验证了其促免疫的作用。研究发现，扶正中药对细胞免疫、体液免疫的功能具有一定的促进作用，并能在一定程度上保护化疗和放疗对肾上腺皮质和骨髓功能的抑制作用，同时还能减轻放疗、化疗引起的消化道反应。

其中，孙燕院士研制的贞芪扶正冲剂具有益气、滋阴、补肾的功能。同时，发现了扶正中药对某些癌前期病变也具有疗效。其研制的另一种临床上具有气血双补效用的药物固元冲剂，临床研究证明，用药 1~2 个月后患者的细胞免疫功能明显改善，特别是 T 抑制（Ts）细胞在 T 细胞总数中所占的比率明显下降，多个临床单位获得的结果一致。目前在临床上应用有效的复方有补中益气汤、六味地黄丸及脾肾方等。上海中医学院应用滋阴生津、益气温阳的中药复方治疗晚期肺腺癌，治后细胞免疫功能显著提高，并能使病灶稳定，延长生存期。

通过西医学角度探讨扶正中药的作用机制，各国学者十分重视从天然产物中寻找有效的生物反应调节剂。因此，通过实验研究，阐明临床上有效扶正中药的作用机制，无疑是一个值得重视的研究课题。

对于扶正中药的作用机制，目前了解尚不充分。根据现有资料，以下方面可能具有一定重要性。

1. 抑制 Ts 细胞活性

研究发现，恶性肿瘤患者的抑制性 T 细胞（Ts 细胞）活性增强，对放射线和胸腺素敏感。黄芪和女贞子等扶正中药能够降低 Ts 细胞活性，恢复正常人和患者淋巴细胞对 PHA 或 ConA 的增殖反应。这一作用与胸腺素相当，并通过单克隆抗体标记得到证实。固元冲剂中的黄芪多糖和人参皂苷对 T 细胞亚型的作用，进一步证明了这一点。

2. 激活巨噬细胞

许多扶正中药，如人参、黄芪、女贞子等，能在体内外激活巨噬细胞。

3. 促进干扰素产生

黄芪对动物干扰素系统有激活作用，能促进病毒诱生的干扰素产量。临床应用中，黄芪能提高对 L 型副流感病毒的抵抗力，并显著增加慢性肝炎患者血中的干扰素水平。

4. 保护骨髓、肾上腺皮质和肝脏

实验和临床研究均表明，扶正中药如黄芪、女贞子、人参、冬虫夏草和某些复方，对正在进行放疗或化疗的患者具有保护骨髓、肾上腺皮质和肝脏功能的作用。实验发现，多种中药提取物对环磷酰胺引起的白细胞减少具有保护作用，并可刺激带瘤动物的骨髓集落形成单位。

5. 白细胞介素 2（IL-2）协同作用

研究表明，黄芪有效成分 Ea 在体外与 IL-2 共同作用，能够显著增强 LAK 细胞的诱导效果。Fs 与 IL-2 联用时，其对肿瘤的杀伤作用明显优于单独使用 IL-2。扶正女贞素能在不同程度上增强 IL-2 对肿瘤患者淋巴细胞的促进作用，这可能与刺激 Th 细胞分泌 IL-2 有关。

6. 抗氧化及自由基捕获作用

其他研究发现，某些扶正中药，如女贞子和绿茶，具有抗氧化和捕获自由基的能力。多数扶正中药含有较多的微量元素硒和锌，能够一定程度提高机体的能量代谢。这些作用可能与抗衰老、防癌、增强免疫功能及提高患者生活质量有关。[57-60]

第七节　扶正培本与西医学结合探索

陕西中医学院肿瘤教研室郭廷信教授在中医药防治恶性肿瘤取得很大收获，使用扶正培本治则，在肿瘤的综合治疗中越来越显示出较大的作用及较好的治疗效果，现将其思想整理如下。

1. 恶性肿瘤虚证机制、病因

郭廷信教授认为，脏腑功能协调是维持人体正常生命活动的中心环节，"阴平阳秘，精神乃治。"如果脏腑功能失调，可因本脏受损，或他脏所累，皆能形成正气亏虚。肿瘤的形成亦多与脏腑虚损、功能失调等因素有着密切的关系。古人重视气血脏腑功能状态为肿瘤病机的思想，对肿瘤的防治有着非常现实的意义。

脏腑的亏虚多与七情、六淫太过不及和饮食失调、起居不适有关。因七情、六淫太过不及和饮食失调、起居不适，皆能间接或直接影响气血及脏腑的正常生理功能。病因在肿瘤发病上虽各有不同，但根据临床观察，大多与四者综合致病有关。从一些古方的论著看，古人亦非常重视肿瘤在急发病原因中的综合病因，足见四种病因的综合作用在肿瘤发病中的重要性。

2. 恶性肿瘤常用扶正培本法则

益气健脾，燥湿化痰法则适用于脾虚痰湿证，多由饮食所伤，脾胃受损，运化不健，痰湿内停所致。症见四肢无力，食欲不振，脘腹胀满，甚而恶心呕吐，或咳吐痰涎，或咳喘痰鸣，或浮肿吐泻，白带多，或痰湿流注肌肤，结节瘰疬；舌苔白腻，舌胖大，边多有齿痕，脉虚滑。养阴生津法则适用于阴虚内热证，多由肝肾阴虚，阴血亏耗所致。症见午后潮热，虚烦不寐，五心烦热，咽干盗汗，或干咳无痰，或痰少而黏，时而带血，或声音嘶哑，腰酸腿软，清瘦，便干溲赤，黄带夹血；舌红少苔或无苔，脉细弱。补气养血法则适用于气血两亏证，多由久病体虚，耗伤精气，脏腑气血阴阳亏虚所致。症见神疲乏力，面色苍白，少气懒言，心悸气短，纳呆，口干不多饮；唇舌色淡，脉虚细无力或虚大无根。温肾壮阳法则适用于肾阳或脾肾不足之证，多由肾阳先虚，肾主水，不能温养脾阳所

致。症见：神疲乏力，四肢不温，两目虚浮，面色萎黄，腰膝酸软，或耳鸣耳聋，食后腹胀喜按，大便溏泻，舌淡胖，苔润，脉沉迟或沉弱。

3. 扶正培本法在肿瘤治疗中的应用

扶正培本法则是近年在恶性肿瘤治疗中应用最广，疗效肯定的基本法则之一。临床验证扶正培本法和西医治疗手断相结合，不仅能保化疗疗程的较早完成，而且可以提高机体的免疫功能，增强机体抗病能力，改善患者的症状，延长生存时间，提高疗效。

（1）提高机体免疫能力

临床观察及实验证实，恶性肿瘤患者细胞免疫指标均低于正常人，广泛转移的患者免疫指标更低，而带瘤长期生存者，其免疫指标均不下降。这些事实说明，机体的免疫状况对评价恶性肿瘤的临床疗效和预后有着重要意义。临床应用扶正培本的法则，以提高机体的免疫状况，就日益受到重视。扶正培本不仅能提高患者的免疫功能，对细胞免疫体液免疫均有促进作用，同时促进垂体－肾上腺系统功能的作用，有的还有增加细胞环磷酸腺苷及调节环磷酸腺苷与环磷酸鸟苷的比值，从而抑制肿瘤的生长。中医研究院广安门医院用"养阴合剂"治疗肿瘤机制的实验研究报道，养阴合剂合并环磷酰胺能明显提高荷瘤（S180）小鼠腹水癌细胞内 CAMP 含量，能明显提高 CAMP/CGMPGC 值，这一结果与抗癌谱试验有平行关系。

（2）减轻放化疗反应，保护骨髓造血功能

临床针对化疗反应，应用补脾肾为主的扶正治疗不仅对减轻骨髓抑制有较好的作用，对消化系统反应也能收到满意的疗效。不但患者自我感觉良好，而且随细胞免疫指标的提高，血象也能较快的恢复。陕西中医学院附院肿瘤科，以回顾性分组的方法，将中医辨证施治加小剂量化疗治疗与西安医科大学一附院肿瘤科同期单纯化疗收治的各种恶性肿瘤，分组对照，结果发现不良反应两组具有显著差异，对消化道反应、骨髓抑制、炎症反应、机体衰弱常见四类不良反应的主要症状，体征及化验室

检查等主要项目经统计对比，亦发现中医辨证合并化疗比单一化疗组有明显降低或减轻。充分说明中医中药在治疗化疗不良反应的优越性。

化疗不良反应的发生机制和演变过程，临床表现非常复杂，但中医学认为主要是由于癌症患者接受化疗后造成机体热毒过盛，津液受损，气血不和，脾胃失调，所产生的一系列特有的临床症状，即化疗的不良反应。对于这些不良反应的积极治疗，不仅与减轻病员的痛苦有关，而且关系到化学药物治疗各种恶性肿瘤能否取得满意和最大限度内的临床效果。在应用化疗同时，辨证运用中医中药，这样相互取长补短，不但对处于疲惫或衰败的癌细胞能继续起到接力性灭杀作用，也能调动体内

组织器官产生更多的抗体，来抑制肿瘤的生长和繁殖，同时对机体增殖旺盛的细胞如骨髓，肠上皮等发挥最大限度的保护作用或再生作用。这可能成为中医中药防止化疗不良反应的基础。

（3）提高临床疗效

陕西中医学院附院肿瘤科对1983—1986年采用益气健脾，燥湿化痰，养阴生津，补气养血滋阴，温肾壮阳等扶正培本法，配合小剂量化疗为主，住院凡完成一个疗程，出院登记有确切疗效评价的180例各种晚期恶性肿瘤进行了回顾性总结，180例平均有效率为61.66%。中医扶正培本，配合小剂化疗与单用中医辨明施治，或单用化疗，显示出扶正培本治则，配合小剂量化疗的优越性。[61-62]

第八节　肿瘤"内虚"学说与"平衡"理论

郁仁存教授是我国著名的中西医结合肿瘤学专家，对恶性肿瘤的中医及中西医结合治疗有其独到的学术思想和治疗经验。在肺癌、胃癌、乳腺癌、大肠癌、肝癌等常见肿瘤具有丰富临床经验以及独特的诊疗、用药思路，在肿瘤的发病理论方面，郁仁存教授提出的肿瘤发病"内虚学说、失衡学说"在20世纪末逐渐成形，并以平衡理论、健脾补肾法则指导肿瘤防治。

郁仁存教授认为"内虚"是肿瘤发生发展的关键因素，在癌症治疗中，脏腑功能、气血功能、病邪与正气之间的平衡是病情稳定的前提。肿瘤治疗的根本原则就是平衡阴阳、扶正祛邪，使机体达到新的平衡状态。"内虚学说"指导下，健脾补肾法是最重要的扶正法则。脾肾双补，资化源，养气血，益先天，脾肾功能正常，则脏腑气血阴阳调和平衡，清浊分流，积聚消弭。郁仁存教授是国内最早提出"益气活血法"治疗肿瘤的中西医结合专家，这一观点的确立、深入研究对全国中医治疗肿瘤的学术发展起到积极的推动作用。郁老认为气虚血瘀证在肿瘤患者中普遍存在。益气活血法治疗肿瘤的关键问题是治疗时机、药物、用量比例的选择。辨病与辨证相结合，凡存在气虚血瘀证患者，以及放化疗期间预防治疗者均可应用益气活血法；原则上是选择经西医学研究证明有提高细胞免疫功

能及增强脏腑功能的益气药为君药，活血药也选择已证明对肿瘤细胞有抑制作用的、对免疫系统功能无明显抑制的活血化瘀药。益气药的用量应大于活血药（7∶3~6∶4），这样才符合"气行则血行"的益气活血法的根本宗旨。如果缺少有效抗肿瘤的治疗（化疗或靶向治疗）时，则要加上已证实有抗肿瘤作用的抗癌中草药。

在治疗上，郁仁存教授提出了中西医结合治疗肿瘤途径和方法。四原则：辨证与辨病相结合，扶正与祛邪相结合，整体与局部相结合，近期治疗与长期调摄相结合。三结合：中医药与手术、与化疗、与放疗相结合。

辨证与辨病治疗相结合：郁仁存教授往往将中医辨证与肿瘤自身特有的发生发展规律相结合，除了弄清楚患者目前是属于中医辨证的何种类型，了解体内气血、阴阳、脏腑虚实、经络的情况，还要清楚所患的疾病种类、病理类型、分期、侵及部位及治疗阶段等辨病的内容，根据不同疾病不同阶段的特征进行施治。在遣方用药时，注重药物的双重功能，应用中药既符合中医辨证论治的理论，又结合药物药理作用，选用具有提高免疫功能、抑瘤作用的中药。

扶正与祛邪相结合：如病属早期，正气尚未大衰，治则应重在祛邪，尽可能地利用中西医各种手

段打击和消灭肿瘤，同时注意保护正气；若患者正气受损，则在祛邪同时兼以扶正。若病已属晚期，正气虚弱，已不任攻伐，特别是又无有效药物，则应以扶正为主，少佐以祛邪抗癌。手术后及放化疗后的患者以扶正调理为主，但具有高危因素的肿瘤患者易出现复发转移，宜攻补兼施。

整体与局部相结合：早期以局部治疗为主，晚期以整体治疗为主，并以局部为辅。在局部肿瘤有条件有可能清除或减灭而机体一般又能胜任者，就要设法做好局部治疗；在局部病变已无法清除或机体宿主已无法胜任的情况下，则无法做局部治疗而着重在全身整体治疗。遵循"急则治其标"的原则，如果局部病况紧急或产生严重的后果或危急时，则要紧急处理作局部治疗，同时要分清主次。

近期治疗与长期调摄相结合：近期治疗以祛邪为主要目的，西医治疗手段在取得近期疗效方面有绝对的优势，中医药治疗可以起到很好的辅助作用。运用西医方法对肿瘤病灶进行彻底的治疗以后，应用中医药方法，对机体的阴阳平衡进行及时的调整，是阻止癌症复发、转移的有效途径，防治并重，长期服药巩固疗效。中医药与手术相结合时，手术前以中药扶正为主，益气养血，健脾补肾，增强体质，改善患者营养状况，有利于手术的进行；术后则配合中药促进机体功能的尽快康复。与放疗相结合时，针对放射线热毒之邪耗气伤阴，损伤脾胃功能，同时阴液亏耗、血行淤滞，导致气虚血瘀证。治以益气养阴，生津润燥，调理脾胃，清热解毒，活血化瘀等法则来治疗，并根据不同部位和证候辨证施治。与化疗相结合时，郁老认为以健脾补肾方药效果最好，健脾养后天，补肾益先天，对骨髓造血功能、免疫功能有很大提高，并总结出针对红细胞下降、白细胞下降、血小板下降

的经验方及有效中草药。

从郁仁存教授治疗肿瘤的 668 张原始处方从多个角度进行分析对比、综合归纳，发掘出"随证用药"的规律如下：①各种肿瘤患者的治疗均含有健脾补肾处方用药，药味、药量依据病情、治疗阶段有所不同，但健脾补肾扶正法则贯穿始终；②以平衡学说为指导，根据患者病情分阶段治疗，不同阶段扶正、抗癌比重均有侧重；③扶正祛邪并举、注重健脾补肾是核心思想。温补、平补是郁仁存教授扶正用药的核心理念，另外苦寒药次之，清热解毒是其临床祛邪的常用治法。两者相合，体现了攻补兼施的原则。郁仁存教授对中医治癌大法的概括为：扶正培本、活血化瘀、清热解毒、软坚散结、化痰祛湿、以毒攻毒等是中医主要的治癌法则。提出"中西方法的有机结合，或者减少其不良反应；或者增强其疗效；或者一治局部，一治全身；或者祛邪、扶正，相互结合，充分发挥各自的长处"的学术观点。

"内虚"学说认为阴阳失调是肿瘤发生、发展、复发及转移的重要原因；而西医学起主导作用的治疗肿瘤的方法（手术、放疗、化疗）的着眼点主要是对局部的癌细胞的杀灭，在取得疗效的同时对正常的机体组织也带来一定的损伤，也即在客观上引起内环境的失调。因此，郁仁存教授主张以中西医结合综合治疗来取长补短，发挥中医整体调节的优势与西医局部抗癌的特长，在尽可能维持机体阴阳平衡的前提下进行抗肿瘤治疗。在肿瘤的具体治疗过程中，辨病与辨证、攻邪与扶正、局部与整体、治本与治标之间的相互关系的正确处理是治疗成功与否的关键，只有在论治过程中真正掌握了平衡的原则，才有可能对患者失调的阴阳平衡进行有效的调节，从而取得良好的疗效。[63-66]

第五章 "扶正培本"到"扶正祛邪"综合治疗理念

中医肿瘤理论体系的形成以及抗癌中药的使用、非药物疗法的出现均来自长期临床实践,实践经验是中医创新发展的不竭动力。名医经验是抗肿瘤中药新药研发的宝库,更是中医肿瘤理论体系创新发展的源泉。步入 21 世纪,中医肿瘤领域的研究热点逐渐向中药抗肿瘤机制探索发展,临床经验、验方的整理和继承处于起步阶段。名老中医经验传承模式也开始逐步探索,师徒传承制、名老中医工作室、科研立项相交互的多元化传承模式,以及医案收集、分析、管理等流程逐渐完善,同时,全国各地中医肿瘤重点学科利用现代信息技术建立多种数据分析模型,全面解析名老中医诊疗经验、学术思想、处方用药,挖掘临证经验中蕴藏的新思路、新理论、新方药和新技术,不断激发中医抗肿瘤治疗的创新活力,为中医肿瘤临床诊疗提供高质量服务。

本时期的理论研究融合了现代科学理念,进一步完善中医肿瘤理论研究模式。中医的思维、理论从临床实践当中提炼而来,具有抽象性,中医在近代落伍的一个重要原因是缺少能够准确阐释其科学性内涵的研究工具,致使许多重要的理念和经验难以得到有效的传承和推广。从既往的研究经验来看,运用现代生物医学模式对中医理论、用药规律进行解构揭示其内在奥义和科学性的同时,也在一定程度上破坏了中医体系的完整性,与中医发展规律相背离,出现理论无法指导临床的局面。从哲学层面上来说,中医与西医学身处不同的体系,因此套用西医学的研究方法,不能完全阐释中医自身的问题。在这种局面下,迫切需要建立和完善符合中医发展规律的科研模式,现代科技的发展丰富了人们的认知手段,结合中医整体程序、诊疗特点和数据形式,提出"具身医学""系统中医学"等新的中医学研究模式。中医肿瘤学无论是在临床研究还是基础科研方面都急需变革,上述新兴理念的提出有助于从更高层面探讨中医肿瘤的科研模式,促进方法学的进步,推动中医肿瘤学的良性发展。

因此在 21 世纪这一时期,逐步形成了以疗效为导向,构筑"扶正+祛邪"理念指导下的中西医结合防治肿瘤的新体系。临床疗效是中医的生命力所在,也是中医的立足之本,在临床诊疗中充分发挥中医特色与优势是中医肿瘤学发展的重要任务。中医在干预癌前病变、肿瘤康复、改善生活质量等方面的优势在本时期已初步显现,如何集中力量构筑中医药防治肿瘤新体系,提高中医肿瘤防治疗效,切实解决临床问题仍是 21 世纪以及未来研究的重要课题。历经过去 40 年的基础与临床研究,中医药防治肿瘤理论体系的构建仍需要进一步界定优势范围、优势人群,因此,在此阶段名医验方和民间验方的转化逐渐受到重视,不断开展抗肿瘤中药循证实践的后效评价,在扶正培本理论的基础上,顺应时代特点与发展,引入西医"祛邪"理念与中医"解毒"理论,构建形成具有中医辨治特色的"扶正+祛邪"肿瘤疗效评价体系。

第一节 扶正培本联合"活血""化痰""解毒"

中国中医科学院肿瘤研究所孙桂芝教授认为肿瘤的发生与人体气血关系密切,肿瘤正气虚损之本在于气血失调。气血生成有赖于脾肾,即先天之本和后天之本的共同作用。故扶正培本治疗肿瘤宜从调补气血入手,健脾益肾、补气生血是具体治法。痰瘀为标,癌毒是根;血气不平,癌毒从生。肿瘤的发生是在正气亏虚或失调的基础上,通过各种内外因素激化而成为癌毒。癌毒内蕴,津液输布不畅，聚而为痰浊；癌毒盘踞，阻滞气机，血行不畅，停而为瘀；癌毒耗伤正气，气虚不能推动血液运行，血行迟缓，也能致瘀。针对血瘀证的治法，孙桂芝教授常采用益气活血法。[67]

林宗广教授认为原发性肝癌有"癌中之癌"之称，预后极差，同样可应用扶正培本而提高疗效。本病属中医积聚、肝积等病范围，这些病的发病和正虚密切相关，如《医宗必读》谓："积之成也，正气不足，而后邪气踞之。"《景岳全书》谓："凡脾肾不足或虚弱失调之人，多有积聚之病。"由于正气虚损，脏腑功能失调，邪气乘虚而入，导致气滞、血瘀、热毒等不同的病理过程。所以张元素、李东垣等提出"养正则积自消"的治疗大法。实践表明，上述论述是正确的。必须指出，本病的虚证表现，非千篇一律，可表现为脾胃气虚、肝肾阴虚、气阴两虚等证型。至于采用什么方剂为佳，笔者认为不必采用什么"大方""怪方"，只要辨证确切，以应用传统著名方剂或经验方为妥，如脾胃气虚型可用六君子汤或补中益气汤，肝肾阴虚型用六味地黄汤，气阴两虚型用自拟益气养阴方等加减均可取得效果。再者，由于本病都有肝大而硬、舌质紫斑、肝掌（朱砂掌）、面颜部毛细血管扩张、面色晦暗等瘀血兼症的表现，故应在扶正培本的基础上加用活血化瘀，可达到"以通为补"的作用。[68]

南京中医药大学程海波教授团队传承国医大师周仲瑛教授"癌毒"学说和"病机辨证"学术思想，创建了中医肿瘤癌毒病机理论，确立了癌毒病机辨治方法。痰毒是癌毒之一，化痰解毒法是针对痰毒互结病机而产生的抗癌解毒八法之一，广泛应用于恶性肿瘤的防治。文章基于文献研究与理论探讨，论述文献溯源、化痰解毒法的学术内涵、化痰解毒法的临床应用、化痰解毒法的临证用药四部分，为临床上运用中医药防治肿瘤提供新思路。

癌毒病机理论是基于国医大师周仲瑛教授"癌毒学说"和"病机辨证"学术思想，提出的中医辨治肿瘤的创新理论。癌毒病机理论认为，肿瘤多起于气机郁滞，以致津凝为痰，血结为瘀，癌毒与气郁、痰、瘀相互搏结，酿成癌肿，其中癌毒是导致肿瘤发生发展的决定性因素。癌毒是指在脏腑功能失调、气血郁滞的基础上，受内外多种因素诱导而生成，是导致恶性肿瘤的一类特异性致病因子。癌毒具有兼夹性，常与痰邪相互胶结，两者很难完全分开。程海波教授认为：单单"痰"或"瘀"无法解释癌肿的恶性，痰、瘀等病理因素只能生成肿物，夹杂了癌毒才能生成恶性肿瘤，痰毒胶结是恶性肿瘤发生发展中的重要病机。抗癌解毒法，是以肿瘤的复合病机辨证为根据，运用具有抗癌解毒功效的药物组方，以祛除癌毒为目标，治疗各种肿瘤病证的治法。根据癌毒兼夹病邪不同，将抗癌解毒法具体分为以毒攻毒、理气解毒、化痰解毒、祛瘀解毒、化湿解毒、温阳解毒、清热解毒、祛风解毒等八种解毒法，其中化痰解毒法是治疗肿瘤的重要治法之一。

程海波教授认为，化痰解毒法临证需要根据痰毒的致病特性、兼夹病邪及邪正消长结合不同病期论治，注意以下3个应用原则：一是机体表现出痰毒征象，方可对证使用。临证癌毒兼夹无形之痰可见颈部、缺盆、腋下、腹股沟等局部肿块，或体内肿块，发无定处，生长缓慢，质地偏软，或未见明显肿块，肠鸣，恶心呕吐，胸闷喘息，咳嗽咯痰，呕吐痰涎，头痛昏蒙，胃脘痞满，舌质淡红，舌体胖大，舌苔腻，脉濡滑等痰毒内蕴之象，适用化痰解毒法。二是注意痰毒与其他病邪的兼夹，多法共用。痰瘀郁毒，共同构成肿瘤的复合病机病证，痰毒常兼夹其他病理因素，故以化痰解毒法联合理气、化瘀、祛风、清热等法复法组方。三是运用化痰解毒法时，要注意辨邪正消长，分期论治。癌肿的形成是邪正交争的过程，正气与痰毒在肿瘤演变中表现不同。肿瘤形成早期，邪气初起，正气尚实，癌毒处于萌发状态，可大胆运用化痰解毒法，消癌毒于未成。肿瘤发展中期，正邪交争，邪气亢盛，正虚显露之时，扶正祛邪，当限制癌肿的发展转移，加大化痰解毒之力以消癥瘕积聚，并根据毒之兼夹，联合抗癌八法以治之，同时顾护正气标本并治。肿瘤发展晚期，正虚邪弱，则以扶助正气为主，化痰之法辅助控制病势，以防病情进一步恶化。[69]

第二节　扶正抑癌——"诸脏皆虚，唯有邪实"

李斯文教授根据多年治疗恶性肿瘤的研究，认识到"诸脏皆虚，唯有邪实"几乎是所有晚期肿瘤患者的共有证候特征，在此基础上兼血瘀、痰湿、毒热等证。针对这一病理特点，他提出了"扶正抑癌"的理论，对指导中医肿瘤临床治疗起到了积极的作用。以扶正抑癌为基本治疗原则，既可将中医药作为主要治疗方法治疗恶性肿瘤，稳定瘤体，改善临床症状，以及用治未病思想指导抗复发防转移，恢复与重建脾胃功能；又可配合放化疗治疗，增强放化疗的疗效，降低放化疗造成的不良反应；同时中医扶正法与生物治疗均具有调节免疫功能、增强宿主对放化疗的耐受性等作用。

1. 扶正抑癌，分段论治

李斯文教授倡导并尊崇扶正抑癌思想治疗恶性肿瘤，并根据不同病期及正邪双方力量对比进行分段论治，通过中医整体性的辨证论治，改善机体细胞微环境，可以促使肿瘤细胞向正常细胞转化，从而实现恶性病变的逆转，临床实践显示扶正抑癌是中医药治疗肿瘤的最主要优势，并贯穿于肿瘤治疗的始终。

2. 用治未病思想指导抗复发防转移

李斯文教授运用治未病思想指导临床抗复发防转移，注重中医药长期维持治疗和巩固治疗，针对不同病期和不同个体，因人因时辨证施治，详细分析每一阶段的理化指标、影像资料等，进而严密跟踪，使之早期发现复发转移的征兆，采取积极有效措施对复发和转移防患于未然。在治未病思想指导下"带瘤生存"。一方面要防其复发、转移，另一方面要防其恶化、出现并发症。这种实践具体体现在通过合理辨证施治，调整人体阴阳气血，使机体处于"阴平阳秘"的状态，以保证一定的生活质量。

3. 辨证、辨病、对症治疗三结合

在肿瘤诊治中，李斯文教授十分重视运用辨证、辨病、对症治疗的原则。采用从辨证到辨病到对症相结合的原则，体现对疾病发展的过程性和阶段性的综合判断。临床诊疗过程中必须处理好三者关系，在分析症状的基础上认识疾病和辨证，治疗宜辨证论治与辨病论治相结合，对症治疗作为补充。这样既可把握疾病的发展规律，又可抓住由于个体差异等多种因素所导致的疾病过程中所表现的不同的证。

4. 注重脾胃功能的恢复与重建

李斯文教授在临床中非常注重健脾，认为癌症患者"有胃气则生，无胃气则死"。即便应用抗癌解毒药亦须顾护脾胃，以达到祛邪而不伤正气。尤其是术后气血大伤虚弱的患者及化疗期间患者，应用健脾中药可以益气养血扶正提高机体免疫力；可以减轻化疗不良反应，可以提高化疗疗效，即养正积自除。在治疗中应用健脾益气法，可以促进脾胃功能恢复，还能增强患者细胞免疫和免疫监视功能，提高调节内分泌环境，调动和增强机体内在抗癌能力，改善体力，提高患者生活质量。

5. 重用解毒抗毒对抗放化疗不良反应

在放化疗过程中只要坚持中医药的配合治疗，均有减轻放化疗不良反应，提高疗效，抑制或延缓肿瘤生长，提高肿瘤患者生存质量，促进肿瘤患者术后康复，减少复发转移，延长生存期的作用。

6. 注重心理治疗

李斯文教授认为，稳定的情绪和乐观的心态，是保持人体的免疫功能相对稳态的关键，因此心理治疗要贯穿整个治疗过程中。首先要用乐观的态度来感染患者，使患者保持心情舒畅，树立治愈的信心和生存的希望，树立与癌症斗争的精神；其次注意体育锻炼，使人体的经络通畅，脏腑功能恢复平衡，使之"阴平阳秘"。增强信心，增强自我抗病意识，使饮食、睡眠、体质得到改善，免疫力增强，提高治疗效果。

学术继承人李艺教授在总结李斯文教授学术思想的基础上认识到"扶正抑癌"理论，是中医抗肿瘤治疗的最基本原则，应始终贯穿于抗肿瘤治疗的全过程。对于中晚期患者来说，"带瘤生存"是现代肿瘤治疗疗效评价的新指标；重视宏观与微观相结合，整体与局部相结合，预防与治疗相结合；肾

为先天之本，脾为后天之本，肺主一身之气，治疗过程中要以肺脾肾三脏为重点；按照中医同病异治的观点，治疗中应强调个体化；注重脾胃功能的恢复与重建的同时，根据五行理论，通过疏肝使脾气得以健运，五脏气机畅达；强调中医内外治法相结合，提高治疗效果；在合理继承中医学传统研究方法的同时，加强中医药抗肿瘤的试验研究。[70-71]

第三节　扶正祛邪，病证结合，平衡机体内环境

1. 注重辨病论治以及辨证与辨病相结合

辨病是西医的病，辨病论治是在寻找病源、明确诊断的基础上针对病源辨证用药。证是疾病反映出的现象，病是证产生的根源。因此证和病之间具有不可分割的密切关系。辨证与辨病相结合则显得更加重要，尤其在肿瘤术后防转移、复发作用意义更加显著。肿瘤术后经过一段时间的体质恢复，临床上可能无任何症状，单纯的宏观辨证可能是无证可辨，但结合现代研究进展，肿瘤患者术后免疫功能多有一定下降，体内可能残存的肿瘤细胞处于休眠或缓慢增殖时期，当残存肿瘤细胞增殖到一定数量或机体受到外界一些刺激，机体的内环境失衡，肿瘤细胞则会出现再次恶性增殖。中国中医科学院肿瘤研究所孙桂芝教授是我国著名的肿瘤中西医结合治疗专家，从事肿瘤的中西医结合治疗已有四十余年，积累了丰富的临床经验，救治的患者遍及海内外，形成了自己独特的肿瘤辨证施治体系。

2. 扶正祛邪应贯穿疾病的始终

扶助正气是肿瘤治疗的根本，无论带瘤患者还是肿瘤术后，正气是抑制肿瘤发生、发展的物质基础，中医认为"正气存内，邪不可干"。扶助正气的概念不是单纯提高机体的免疫功能，更重要的是改善机体的内环境，去除肿瘤细胞发生、发展赖以生存的物质基础。胃肠癌术后孙桂芝教授多采用健脾益气，肺癌多采用益气养阴，乳腺癌多采用疏肝健脾。扶正的同时，依据病种的不同、发展的不同阶段加减用药，肿瘤术后多在扶正的基础上酌加清热解毒、软坚散结之品，胃癌术后加虎杖、藤梨根，肺癌术后加金荞麦、重楼，乳腺癌术后加山慈菇、蒲公英、穿山甲，肝癌术后加凌霄花、藤梨根、鳖甲。

3. 重视整体观，维护机体内环境的平衡

孙桂芝教授认为，人是一个由五脏六腑各个系统构成的整体，治病也是调整人体内环境。对于乳腺癌、肝癌患者，无论手术与否，多出现烦躁易怒等肝气郁结症状。孙桂芝教授首先采用逍遥散加减疏肝解郁，调整机体气血平衡，在此基础上再酌加软坚散结之品。这样的治疗方法不仅使机体的内环境达到平衡，充分调动机体抗肿瘤的免疫机制，同时也为进一步发挥中医药的抗肿瘤作用带来了机遇。

孙桂芝教授在几十年的临床实践中，不但认真钻研中医古籍对类似当今各种恶性肿瘤的论述，而且不断吸取当代各医家治疗肿瘤的经验、体会和现代中医药研究成果。针对不同病种形成了自己独特的辨证用药经验，同时也初步确立了中药处方以辨证论治为基础，即对症治疗＋抗癌治疗的中医肿瘤辨证论治新体系。以胃癌术后为例：患者多会出现纳差、乏力、大便不成形，偶有腹部胀满不适、反酸，舌淡红苔白，脉弦细，结合胃镜检查，多见残胃黏膜红白相间，以红像为主，吻合口充血、水肿，少量或多量胆汁反流，表现为残胃炎。孙桂芝教授认为：临床症状结合胃镜检查，证属气虚血瘀，治疗当以益气健脾、活血解毒为主，采用的固定方是以异功散合当归补血汤及藤虎汤加减。

孙桂芝教授在治疗肿瘤时，秉承"整体观"原则，注重从扶正健脾入手，整体调节。《景岳全书·积聚》云："凡脾胃不足及虚弱失调之人多有积聚之病，盖脾虚则中焦不足，肾虚则下焦不化，正气不行则邪滞得以居之。"大肠癌的发病与饮食不节，或饮食不洁之品，久染肠疾，久泻久痢，损伤脾胃，运化失司，致湿热内生，热毒蕴结，流注大肠，湿毒结聚。内因情志失调，脾胃不和，而致湿热邪毒蕴结，乘虚下注，浸淫肠道，导致气滞血瘀，湿毒瘀滞凝结，形成肿瘤。本病以正虚为本，湿热蕴毒为标，虽然只是大肠的局部病变，但从整

体观念出发，又是全身功能失调的局部表现。治疗
应首重健脾益气，扶正培本，调整机体的免疫功
能，使正胜邪去。[72]

4. 扶正与祛邪在治疗肿瘤时的主次问题

刘嘉湘教授始终主张扶正是根本，扶正可为
祛邪创造条件，祛邪是目的。通过扶正培本，可充
分调动机体的能动性，使正气充沛，阴阳平和，抗
病力得到增强，在邪正相争的过程中，既能遏制邪
气的浸淫，又能防治攻伐之品之损伤，进而祛除邪
实，稳定病情，有利于正气进一步得到恢复，提高
抗病能力，使疾病转危为安，可谓一举两得。此正
所谓"扶正为本"，扶正之中寓于祛邪，祛邪之中
意在扶正。临证时，刘嘉湘教授强调应根据疾病的
不同阶段、机体不同的病理状态而动态地调整扶正
与祛邪的比例，以期达到纠正邪正盛衰、调整阴阳
失衡、"去瘤存人"或"带瘤延年"的目的。刘嘉
湘教授始终认为只有坚持正确地辨证、谨守病机，
抓住病变主要矛盾和矛盾的主要方面，正确处理扶
正与祛邪的辩证关系，使扶正与祛邪有机地结合，
立足于扶正，以祛邪为辅，才能紧紧把握治疗肿瘤
的主动权，才能体现中医辨证施治肿瘤的特色与
优势。[73]

第四节　"扶正 + 解毒"理论指导下的四个中西医结合

中医药学历经几十年肿瘤防治实践后有了新的
发展，形成了扶正培本、活血化瘀、清热解毒、软
坚散结、以毒攻毒等法则，也提出了扶正与祛邪相
结合、辨证与辨病相结合、局部与整体相结合的指
导方针，研制并开发了不少治疗肿瘤的中药新药，
开展了一系列新的疗法。中医药防治肿瘤在提高治
愈率、降低复发转移、延长生存期，尤其是改善肿
瘤患者生存质量等方面发挥作用，形成较为完善的
中医肿瘤学。中国中医科学院肿瘤研究所朴炳奎教
授认为：中医药治疗和化疗、生物治疗一样都属于
肿瘤内科学范畴，是肿瘤治疗的一种手段。朴炳奎
教授在实践中逐渐认识到：合理运用中医药手段
治疗肿瘤，有必要掌握中医药的治疗法则，辨证论
治、病证结合、理法方药、一脉贯通；同时也强调
要了解并掌握一些肿瘤的现代诊疗知识，要走扶正
联合解毒的中西医结合道路。

1. 中医药与手术治疗相结合

手术治疗一直是大部分实体肿瘤治疗策略中的
主要手段，术前诊断、手术技术以及新辅助疗法的
进步，提高了手术治疗的效果。但术后的复发及转
移仍然是严重影响患者的生存期的主要因素，多数
肿瘤患者在临床确诊时，病情已进展至中晚期，这
使得手术治疗效果受到限制。因此，随着分子生物
学的进展，手术治疗正转向综合治疗模式，更加重
视保护机体的防御机制。在这一过程中，中医药在
术前、术后的运用显示了积极影响，分述如下。

（1）术前阶段

其一，术前中药调理可以改善机体状态，增
强体力，提高手术的耐受力，有利于术后恢复。其
二，中药可以调理因其他疾病引起的肝肾功能障
碍，降低手术风险。朴炳奎教授认为：术前运用中
医药能够增强机体的免疫监视功能，有利于术后抗
肿瘤微环境的形成。现代研究亦表明在术前用中
药，可使肿瘤病灶周围的淋巴细胞浸润增加，并且
观察到肿瘤病灶周围的降解酶受抑制现象。

（2）术后阶段

其一，中药调补手术损伤，促进康复。朴炳奎
教授认为：手术损伤人体元气，使气血大亏。术后
的患者常出现气短、发热、乏力、汗出、怕风等症
状，这是元气亏虚、气血不足、卫表不固的表现。
治疗上，可采用黄芪、防风、白术（玉屏风散）等
中药组成的方剂，以益气固表，改善症状，促进体
力恢复，预防感冒和感染。对于术后出现的食欲不
振、腹胀、乏力、大便不畅等症状，可以选择补
中益气汤、香砂养胃丸、参苓白术散等具有益气健
脾、和胃消食作用的中药方剂。若术中出血过多，
或心肺功能受损而出现心慌气短、头晕目眩、面色
苍白等，宜益气养血，辅助心肺，十全大补汤、生
脉散有效。其二，中医药辅助术后治疗，可减少复
发和转移，延长患者生存时间。临床和实验研究证
实，扶正中药能提升机体免疫功能，而活血化瘀法
则能够调节肿瘤血管生成。在朴炳奎教授的指导

下，张培彤等团队的基础研究揭示了活血化瘀疗法降低血液黏稠度、减少血小板聚集、改善血液流变学特性，并抑制肿瘤转移灶的新血管生成。同时，中药对肿瘤基质降解酶和血小板黏附蛋白表达的影响也显示出抗浸润和抗转移的潜力。临床实践中，术后应用中药已有延长生存期的积极成果，体现了中医药在肿瘤治疗中的独特优势。

2. 中医药与放射治疗相结合

至 21 世纪，放射治疗已成为仅次于手术的第二大治疗手段。尽管放疗能够直接杀伤肿瘤细胞，但同时也损伤正常的组织细胞。在此背景下，中医药辅助放射治疗在减毒、增效方面发挥重要作用。

（1）中医药减轻放射治疗不良反应

中医认为放射线是热毒之邪，热毒可以伤阴、耗气，损伤肺、脾等脏腑。即放疗既可以杀灭局部肿瘤细胞，但也杀伤正常组织细胞，中药可以减少或防止它的损伤作用。因此，应用沙参、麦冬、石斛、银花、菊花等养阴清热的中药，可以减轻头颈部放疗引起的口干、舌燥、咽喉疼痛等症；加野菊花、射干等可以缓解急性放射性肺炎引起的咳嗽等症状；用穿山甲、赤芍、莪术、昆布、夏枯草等来试图防治肺纤维化；宽胸利气、益气活血之剂如全瓜蒌、青皮、枳壳、黄芪、当归、赤芍、鸡血藤、莪术等防治心肌损伤；此外，中药治疗放射性食管炎也有一定效果。

（2）中医药对放射治疗有一定的增效作用

中医药通过益气活血药物如黄芪、太子参、山药、桃仁、红花、丹参、鸡血藤，联合放射疗法，治疗食管癌、鼻咽癌等，取得了协同效果，延长了患者生存期，这可能与活血化瘀中药改善肿瘤周围血液循环，增加血氧供应有关。

3. 中医药与化学治疗相结合

随着新化疗药物不断出现和抗肿瘤药物的药理学、药效学的不断进步，化疗药在肿瘤中的应用日益广泛，中医药与化疗相结合在综合治疗中所占比例最高，研究很广，其重要性不可忽视。

（1）中医药提高化疗的效果

中医药在全身化疗或介入化疗中的应用能够显著提高肺癌、肝癌等肿瘤的缓解率；对胃癌、肠癌、乳腺癌等术后辅助化疗起到延长生存期的积极作用。常用的中药如益气健脾、补肾养肝之剂，在配合化疗过程中发挥着重要的调理作用，增强机体对化疗药物的耐受性，提高治疗效果。

（2）减轻化疗的不良反应

化疗药物的不良反应主要表现为对脊髓抑制、胃肠道不良反应，以及影响心脏、肝脏和肾脏功能。朴炳奎教授认为这是化疗药物伤人体气血、精津，伤五脏六腑功能所致，中医药可以减轻和改善这些不良反应。整体观念是中医药的重要特色之一。中医强调，身体各个部门的相互协调、协调和统一才能保持机体的平衡，"阴平阳秘，精神乃治"就是这个意思。朴炳奎教授认为，中医重视扶正，扶正祛邪在治疗中占很重要的地位，这就是所谓"正气存内，邪不可干"。正因为有了上述特点和作用，中医治疗有两个现象。一是治疗时间很长，化疗的服中药，放疗的也服中药，这些治疗的间隙也服中药，尤其是手术后化疗或放疗结束后也长期服用中药，似乎是无休止。这使癌症患者分不清主次。二是中医药治疗不良反应少，不像手术、放疗、化疗那样"受罪"，这么一比中药治疗更容易接受。[74-75]

4. 中医扶正与靶向治疗相结合

21 世纪初，随着靶向治疗在临床的广泛应用，肿瘤治疗进入新时代。肿瘤的中西医结合治疗新模式也随之开始探索。以肺癌为例，多项大型国际多中心临床研究表明，无论二线，还是一线 EGFR-TKI 治疗非小细胞肺癌的中位无疾病进展生存期仅有 10 个月左右，单靶点的 EGFR-TKI 耐药问题成为提高疗效的关键，如何延缓靶向治疗耐药成为肺癌靶向治疗研究的热点和难点。研究显示，EGFR-TKI 耐药产生的机制涉及基因突变、信号转导通路调控的失常以及 miRNA 表达的异常等一系列复杂变化。针对 EGFR-TKI 耐药的治疗策略未取得令人满意的效果，多靶点调节成为逆转耐药的研究方向。EGFR-TKI 治疗肺癌的特点是针对性强，对局部病灶的控制较好，但是最终会出现耐药而失效。而中医药具有多层次、多靶点综合调节的优势，与靶向治疗结合，二者结合取长补短，可互补不足，相得益彰，既可弥补中医药在病灶控制方面的不足，又可避免靶向治疗耐药之弊。从理论上讲，中医药与靶向治疗优势互补，既能控制局部肿瘤，又可改善全身症状，提高生活质量，使患者"带瘤生存"。

　　刘嘉湘教授在国内倡导扶正治癌的学术观点，经过 50 年来系统而深入的研究，使"扶正治癌"的学术思想和理论体系日趋完善和成熟。辨证论治是中医诊疗疾病的特点和精髓，"证"是辨证论治的核心，在最初中医药结合靶向治疗肿瘤的临床实践中，肿瘤靶向治疗后中医证候的特征性变化引起刘嘉湘教授的兴趣，通过对中医辨证结合吉非替尼治疗非小细胞肺癌临床疗效及治疗后中医证候变化的特点进行观察，发现经吉非替尼治疗后的肺癌患者，有从气虚向气阴两虚、气阴两虚向阴虚转化的趋势，提示肺癌患者中医证候有独特的变化规律，在国内首先提出吉非替尼治疗肺癌后中医病机特点为以热毒伤阴、余毒未净为主，治疗当以养阴解毒为主的学术观点。[76-77]

第六章　传承创新，"扶正"理论内涵延伸

随着时代快速发展与生活节奏的加快，"气郁"逐渐成为肿瘤发病的重要因素，中医肿瘤研究因此将"虚、郁"作为肿瘤发病与治疗的研究重点。借助西医学研究，"扶正"的内涵得到延伸与补充。调理气机被认为是扶正的重要方面，扶正理论得到进一步全面发展。近十年来，以中国中医科学院肿瘤研究所林洪生、花宝金、侯炜，以及贾英杰、殷东风、林丽珠、郑玉玲等为代表的第三代、第四代"扶正培本"传承人与学术带头人，在过去60年中医肿瘤理论发展的基础上，博采众长，开拓创新，在新的时代背景下总结实践经验与科研成果，继承发展，形成了代表当今时代特色的"扶正"新理论，深入阐释"调气"与"扶正"的关系，并指导临床工作，为中医药防治肿瘤事业做出贡献。

中医药治疗肿瘤研究不断深入，新理论、新学说、新方法、新药物层出不穷。广大医家立足于"扶正培本"理论，进一步深入研究其科学内涵，同时开展对其理论外延的探索研究。近10年来，在这一学术体系的基础上，大量临床观察和实验研究表明，中医药在肿瘤的控制方面已显示出一定的优势。所以从理论层面上对"扶正培本"学术思想进行拓展与完善，提出符合现代中医药肿瘤治疗的新理论是中医肿瘤学科发展的需求。而实践证明"固本清源"理论既具有现代中医药治疗肿瘤的特色，又符合西医学肿瘤治疗的发展方向，以此理论为导向，将有利于中医药在肿瘤治疗中的优势充分发挥和发展。

"扶正培本"治疗肿瘤的理论渊源　"扶正培本"治疗肿瘤最早的理论依据为《黄帝内经》中的"正气存内，邪不可干""邪之所凑，其气必虚"。此后张元素对治疗肿瘤的"补"法进行了解释，提出了"养正积自消"的著名论点，对后世医家治疗肿瘤启发颇多。总的来看，肿瘤扶正培本的学术思想起源于先秦，形成于汉唐，成熟于金元，发展于明清。新中国成立后，随着中医药事业的进一步发展，中医肿瘤从业者对古人的治则治法进一步发扬，提出了治疗肿瘤的扶正培本及活血化瘀、软坚散结、化痰祛湿、清热解毒等治疗方法，由此，奠定了扶正培本法在肿瘤治疗中的重要位置。20世纪70年代初中国中医科学院广安门医院肿瘤科开始注重"扶正培本"治疗方法，并成立了第一个临床研究室，开展了针对肿瘤"扶正培本"治则的研究，通过研究证实了扶正中药可以改善患者机体状况及放疗、化疗时的血象下降情况，奠定了"扶正培本"治疗肿瘤理论发展与完善的基础。此后，全国多名专家开展了以"扶正培本"为主治疗恶性肿瘤的相关研究，并基于研究提出了各自的学术观点。如余桂清致力于消化道肿瘤扶正固本治则的临床及实验研究，强调以肾为先天之本、五脏之根，脾为后天之本、气血生化之源为理论依据，根据多年临床辨证用药经验，经对比验证筛选，创立脾肾方。邱佳信基于长期临床实践提出"有瘤体必虚，有虚首健脾"的学术观点，并通过对胃癌前病变、中晚期胃癌及抗胃癌转移复发等诸多环节的临床与实验研究，证实具有健脾作用的中药组方能大幅度提高胃癌的癌前病变不典型增生的治愈率，延长中晚期胃癌患者的生存期及中位生存期、提高其生存质量，明显缓减胃癌患者术后复发及转移状况，从而证实了脾虚贯穿于胃癌发生、发展、变化的整个过程，并提出了以健脾法为主的预防治疗胃癌的治疗原则。朴炳奎确立了益气养阴、清热解毒治疗肺癌的基本原则，在临床研究中证实中药扶正培本治疗可以提高晚期肺癌患者的生活质量、延长生存期，并可在一定程度上减少术后的复发及转移；同时深入探讨了扶正中药治疗肿瘤的作用机制，从血液流变学、自由基、血管生成等角度探索了扶正中药抑制肿瘤侵犯及发生远端转移的可能机制。此外，还有刘嘉湘创滋阴生津、益气温阳法治疗晚期原发性肺腺癌，周岱翰提出治疗肝癌当强调清肝利胆、健脾益气，治疗肺癌当重益气养阴、解毒除痰等。提

示临床治疗恶性肿瘤，大多数医家都以"扶正固本"的治疗大法为其学术思想的根本出发点。自此"扶正培本"治疗肿瘤理论趋于成熟和完善，广泛应用于各种恶性肿瘤的中医临床治疗中，并成为中医药治疗恶性肿瘤的基本原则和用药选择，确立了"扶正培本"治疗在恶性肿瘤综合治疗中不可替代的地位和作用。

第一节　"固本清源"引入肿瘤治疗新理论

随着新时代肿瘤治疗手段增多，中医药迎接复杂多变的肿瘤症状及西医治疗不良反应带来的挑战，中国中医科学院肿瘤研究所林洪生教授结合数十年的科研和临床实践以及对恩师余桂清教授等先辈经验的系统总结，对扶正培本理论进一步总结、升华，将中医"扶正培本"在肿瘤中的治疗作用总结为以下几个方面：①配合肿瘤放、化疗应用可以减轻放化疗毒性，提高放化疗完成率，增加疗效；②用于肿瘤手术后患者不但可以促进康复，更重要的是在一定程度上可以控制肿瘤术后复发、转移；③对于不适于手术和放化疗的患者（包括晚期肿瘤患者），可以在一定程度上控制肿瘤发展，减轻临床症状，提高生活质量，延长生存时间；④对高危人群可以预防和减少肿瘤的发生。

林洪生教授认为扶正培本法并不单纯是应用补益强壮的方药，而是应该把调节人体阴阳、气血、脏腑、经络功能的平衡稳定，以及增强机体抗病能力的方法都包含在内。因而"补之""调之""和之""益之"等都属于"扶正"范畴。对扶正培本法应根据病证虚实而定，临证应注意以下几个方面。

1. 处理好扶正和祛邪之间的相互关系

在正虚为主要矛盾时，采用扶正为主、抗癌为辅的治疗原则；在邪盛为主要矛盾时，则应采用抗癌为主、扶正为辅的治疗原则。同时在临床中还应注意辨别虚实真伪。虽然扶正培本在肿瘤治疗中几乎贯穿始终，但在不同阶段用药时还要分清主要矛盾和次要矛盾。因"大实若羸状，至虚有盛候"，如果不辨证候的真假而滥用补益，则会造成助邪伤正的结果。

2. 根据疾病阶段，掌握时机和剂量

在患者手术及放化疗期间一般纯用扶正药，不用祛邪药，以免更伤正气；在恢复期应随着患者身体状况的好转逐渐增加祛邪药的用量及药味以巩固疗效；对身体状况已基本恢复的患者应定期应用大剂量的化瘀解毒散结等祛邪之品以防止肿瘤的复发和转移；而对于肿瘤晚期患者，机体的各种功能都已衰竭，虽然虚象明显，却常常虚不受补，药力不宜太猛，不可急于求成。

3. 兼顾脏腑及气血阴阳

在临床应用扶正培本治则之时，必须辨别气、血、阴、阳盛衰，分别采取或补气，或补血，或补阳，或补阴为主的扶正方法。但由于人体的"阴阳互根"和"气血同源"，扶正培本治则在运用时也应注意保持机体的阴阳平衡。如血虚当补血，同时应辅以补气之品，以助生化，并防止补血药的凝滞；气虚当补气，同时也应辅以补血之品，使气有所附，并防止气独旺而生热化火；阳虚宜补阳，同时辅以补阴之药，因为阳根于阴，使阳有所依附，并可借阴药的滋润以制阳药的温燥；阴虚宜补阴，也要适当辅以补阳之品，是以阴根于阳，使阴有所化，并可借阳药的温运以制阴药的凝滞，达到滋而不腻的目的。选用药物时，注意患者具体情况和某些补药性味之偏颇，如使用补气壮阳药时应注意不使过于温燥而伤阴，适当照顾阴液，佐以养阴之剂，使阳得阴助而生化无穷；使用滋阴养血药时，勿过于滋腻而碍胃，适当照顾阳气，佐以理气之品，使阴得阳升而泉源不竭。

4. 循序渐进，缓以图功，反对用药过当损伤脾胃

因脾胃为后天之本，气血生化之源，所有的食物和药物都要经脾胃的运化输布而发挥治疗作用。肿瘤患者由于全身脏腑功能的减退或化疗等原因，脾胃运化功能往往欠佳，特别是在化疗过程中，如果不重视顾护脾胃，不仅所治之病难以获效，且易引起脾胃之疾，出现呕吐、脘腹胀满、嗳气纳呆等症状,有些患者不得不中断治疗。不但在祛邪时考虑不要伤正,即使是在扶正时也注意顾护胃气,如益气须忌壅滞、养血需忌滋腻等。对于晚期肿瘤患者尤重视调理脾胃,而慎用攻伐之品,从而使患者体力增强,食欲增加,提高生活质量,延长生存时间。

5. 重视中医"未病先防"和"既病防变"思想

林洪生教授认为面对肿瘤这一防大于治的疾病,应将中医"上工治未病"的重要理论发扬光大,应以预防为主,治疗重点"前移"。即对肿瘤高危人群及癌前病变的干预,肿瘤术后防止复发和转移,肿瘤放、化疗不良反应的提前干预,防止或减少其发生等。

6. 重视癌症心理应激

癌症作为一种心理应激因素,可导致患者出现抑郁、焦虑,并可诱发肿瘤或加速肿瘤的恶化。林洪生教授认为改善抑郁、焦虑情绪对癌症的治疗是非常必要的。只有消除患者恐惧、焦虑及不安的情绪,避免不必要的心理压力,以正常的心态配合诊疗,才能取得最佳的治疗效果。而扶正培本的主要措施,一方面包括采用药物调补人体气血不足与脏腑失调,另一方面从精神、饮食、锻炼身体调摄,以达人体精神平衡、气血充足。此外,社会、家庭等因素应是患者心理治疗的主体之一,对患者的情绪管理和康复进程具有重要影响。

7. "扶正培本"理论外延,"清源"是肿瘤治疗的重要特点

对"扶正培本"科学内涵进行总结研究后,林洪生教授总结前人临床经验的基础上,结合现代诸家对于肿瘤"邪气"的理解,提出了在"固本"基础上针对肺癌的中医"清源"治疗方案,即在术后患者体内余毒未清之时,采用中医药化痰、活血、解毒清源,以降低术后的复发转移率;放、化疗后维持阶段以及晚期患者除正虚外,还大多挟有痰湿、瘀阻、热毒之邪,所以需加用活血、解毒、化痰、散结等清源之法来控制肿瘤的进一步恶化。至此,中医药在肿瘤治疗中的两个主要方面逐渐清晰,具体为:一是从源头上对肿瘤的控制作用,即清源;二是调节机体的内环境平衡,即固本。"固本清源"应该是现代中医药治疗恶性肿瘤的指导思想和发展方向。目前"固本清源"理论在中医药治疗恶性肿瘤的临床研究中已广泛应用。

"固本清源"理论不仅在临床研究中得到验证,在中医药治疗恶性肿瘤的相关机制研究中也得到了体现。近年来,针对恶性肿瘤"种子与土壤"这一理论,大量基础研究结果表明,中医药对"种子"即肿瘤细胞的作用主要表现为对肿瘤细胞生物学行为的调控,涉及直接对肿瘤细胞的杀伤作用、诱导肿瘤细胞凋亡以及通过调控 Wnt 通路、NF-κB 等信号转导通路来抑制和调控肿瘤干细胞生物学行为等,在一定程度上说明了中医药从源头上对肿瘤的控制作用,即中药通过针对"种子"的治疗达到"清源"的治疗目的;另一方面,通过探索中医药对荷瘤机体内环境的研究发现,中医药的作用机制不同于西医学的对肿瘤的直接杀伤作用,而是通过调节荷瘤机体内环境如免疫微环境、炎性微环境、血管生成等来达到治疗肿瘤的效果,尤其是在中药通过 PTEN/PI3K/Akt/mTOR 等信号转导通路抑制调节性 T 细胞、肿瘤相关巨噬细胞、骨髓来源免疫抑制细胞、炎性因子等免疫负向细胞的功能,提高NK 细胞等免疫正向作用细胞的免疫杀伤能力等方面均取得了很好的数据支持,说明了中药对机体内环境的调节作用,即中药是通过针对"土壤"的治疗达到了"固本"的治疗目的。[78]

8. 固本清源是扶正培本的重要延伸

中国中医科学院广安门医院李杰教授认为,随着中医药抗肿瘤研究逐渐丰富,扶正祛邪并重的治疗原则逐渐被认同,广安门医院肿瘤科牵头国家"十五"至"十二五"科技支撑计划,由林洪生、花宝金教授主导形成"固本清源"学术思想,治当"固其根本,清其源流"。明辨机体正邪相争的动态消长演变,灵活运用"扶正"与"祛邪"固本以调和补益,清源予活血化瘀、软坚散结、清热解毒及以毒攻毒。研究团队开展了中医药治疗非小细胞肺癌多中心循证与机制探索研究,确证了"固本清源"理论提高临床疗效的作用,并形成了中医肿瘤综合治疗方案,发布中英文《恶性肿瘤中医诊疗指南》,充分发挥中医治疗肿瘤优势特色,是对扶正培本学术思想的进一步阐释与深化。[79]

第二节 传承创新，"调气解毒"理论形成

前辈中医专家认为"正虚"是肿瘤发生、进展的关键病机，进而提出了"扶正培本"治疗肿瘤的基本治则，不但在之后的临床治疗中取得较满意的效果，同时也奠定了现代中医肿瘤理论的基础。花宝金教授、侯炜教授等通过归纳整理古代医籍，结合临床实践、基础研究发现，随着饮食结构的改变、生活压力的增加、肿瘤疾病谱的变化及发病年龄的逐渐降低，"正虚"不能完全解释恶性肿瘤发生的机制。情志、饮食、环境、生活方式等因素导致脏腑功能紊乱、气机失调所致的邪毒结聚亦是肿瘤发生发展的重要原因。如《灵枢·刺节真邪》篇曰："已有所结，气归之，津液留之，邪气中之，凝结日以易甚，连以聚居，为昔瘤。"指出气机失调，邪气久留，而致气血津液凝结，可致瘤发生。同时，肿瘤发生之后，气机紊乱加快了疾病的进展。因此，除正虚外，气机失调亦是肿瘤发生发展的原因之一，同时其亦可作为肿瘤进展的结果，二者相互影响。

自"癌毒"理论提出以来，经过中医肿瘤学者的不断研究，其内涵不断丰富。《素问·五常政大论篇》曰："夫毒者，皆五行标盛暴烈之气所为也。"广义的毒邪指任何能够造成机体阴阳失调的外在或内在因素，包括六淫之毒、疫疠之毒、内生之毒、药物之毒等。癌毒作为广义毒邪的一种，是在脏腑功能失调的基础上，内外各种因素共同作用所产生的一类特异性致病因子，具有隐匿、凶顽、走注流散、耗伤气血等特性，作为肿瘤发病之根、生长之源、转移之因贯穿肿瘤发生发展的始终，故应将消解癌毒作为中医防治肿瘤的主要目标。

基于此，花宝金教授、侯炜教授在"扶正培本"研究的基础上，结合现代肿瘤发生发展的规律，认为肿瘤发生的核心病机是气机失调、毒邪内聚，调气解毒之法应贯穿肿瘤治疗的始终。

1. 调气，即调理气机

张介宾《景岳全书》言："夫所谓调者，调其不调之谓也。凡气有不正，皆赖调和，如邪气在表，散而调也；邪气在里，行而调也；实邪壅滞，泻而

调也；虚羸困惫，补而调也。"可见调气的应用形式众多。根据恶性肿瘤的临床特点，调气应从以下三个方面着手。

（1）顾正气，调虚以利正气之复

《灵枢·决气》篇对气的定义作了总结，即"上焦开发，宣五谷味，熏肤、充身、泽毛，若雾露之溉，是谓气"，说明人体正气充足，才能抵御外来邪气的入侵，即"正气存内，邪不可干"。从"治未病"理论来讲，人体的正气即自然界之真气与水谷之气相合而成。《灵枢·刺节真邪》篇言："真气者，所受于天，与谷气并而充身"，故对于自然之气的调理应"顺"，对于人体之气的调理应"养"。如《素问·四气调神大论篇》曰："故阴阳四时者，万物之终始也，死生之本也，逆之则灾害生，从之则苛疾不起。"指出要顺应四时阴阳的变化和时序变化的自然规律，达到人与自然和谐统一，方能使"灾害"不生、"苛疾"不起。对肿瘤而言亦是如此，应多强调要补养人体正气之虚以利正气之复。正如《诸病源候论》言："凡脾肾不足，虚弱失调之人，多有积聚之病。"故治疗时应多采用健脾益肾治法补虚顾护人体正气。

（2）重升降，调气以复气机出入

《重订灵兰要览·积聚》云："治积之法，理气为先，气既升降，津液流畅，积聚何由而生。"升降出入是气的基本运动形式，气机调畅则脏腑气化功能正常，反之则导致痰饮、瘀血等病理产物在体内蓄积，日久蕴结成毒，形成癌瘤。因而在病理情况下，必须注重调节气机的升降出入，采取"郁者散之，散者收之，上者降之，下者升之"（《素问·至真要大论篇》）的方法，使气机升降出入归于相对平衡协调的状态。

《素问·阴阳应象大论篇》曰："清阳出上窍，浊阴出下窍。"提示清升浊降是机体正常运转的表现形式。升清降浊需各脏腑间气机运动的相互协调，而各脏腑间气机的协调又以五脏功能正常为前提。《素问·刺禁论篇》言："肝生于左，肺藏于右，心部于表，肾治于里，脾为之使，胃为之市。"

即是运用取象比类的方法,从气机升降的角度概括了五脏的生理功能。肝位居东方,主疏泄,其性为升;肺位居西方,主肃降,其气为降;心为阳脏,主火,其性炎上而主表;肾为阴脏,主水,其性寒凝而主里;脾主运化水谷以溉四傍,胃主纳化水谷,二者同居中焦,升降相宜。调理气机升降需要顺应五脏的生理特性,而脾胃作为气机升降的枢纽,从中间起到斡旋作用,故在升降中,脾胃是关键。脾胃为后天之本,"五味入口,藏于胃,以养五脏气",而"百病皆由脾胃衰而生也",故提出肿瘤的治疗应以脾胃的气机升降为核心,调气以复气机出入,最终达到"以和为期"的目的。

（3）畅情志,调神以为立命之本

神是人体生命活动的主宰,情志安和,则脏腑气机功能调畅,百病不生;情志过用,则引起脏腑气机紊乱,甚则神志异常的病理变化。故在调神之中,尤其应重视调畅人之情志。《灵枢·本神》篇曰:"喜乐者,神惮散而不藏。""盛怒者,迷惑而不治。恐惧者,神荡惮而不收。"《素问·阴阳应象大论篇》云:"人有五脏化五气,以生喜、怒、悲、忧、恐。"《素问·举痛论篇》曰:"怒则气上,喜则气缓,悲则气消,恐则气下……惊则气乱……思则气结。"均表明人体脏腑气机的正常运行受到情志的影响,情志失调可致正气受损,气机失调,甚则导致肿瘤的发生,如《外科正宗》所言:"忧郁伤肝,思虑伤脾,积想在心,所愿不得志者,致经络痞涩,聚结成核。"同时,对于患者而言,谈癌色变,无论是手术、化疗、放疗等,还是近年兴起的靶向疗法、免疫疗法,均对患者造成更大的心理负担,加重了不良情绪,促进肿瘤的发展。因此,调畅情志,减轻患者心理负担,取得其积极配合,则气机可调,治疗效果可事半功倍。

2."解毒"的三个阶段

"解"在《说文解字》中记述为"判也,从刀判牛角",本义表示用刀将牛角切割开,延伸到"解毒"则为运用各种手段将毒排解、消除。解毒当求因,根据毒邪兼夹其他病邪性质的不同分别采用不同的治法,总体上有祛邪解毒法、排毒解毒法、扶正解毒法。祛邪解毒法即通过祛除毒之依附,使邪退而毒消,如热毒盛者可用白花蛇舌草、蒲公英等清热解毒;痰毒盛者可用胆南星、土

茯苓等化痰解毒;瘀毒甚者可用水蛭、蜈蚣等化瘀解毒。排毒解毒法以《温病条辨》"逐邪者,随其性而宣泄之,就其近而引导之"为思路,根据毒之病位不同,通过发汗、涌吐、泻下等法因势利导,使毒邪从汗腺、口鼻、二阴等官窍通道外出。如水湿之邪壅盛者用麻黄、桂枝、浮萍等发汗解毒;胃肠积滞者用肉苁蓉、酒大黄、姜黄、番泻叶等泻下解毒;扶正解毒法在解毒的同时加用黄芪、当归等补气养血之品,使机体多一分气血,正气多一分化源,促进机体发挥抗毒功能。值得注意的是,解毒法在肿瘤不同阶段的具体应用的侧重点也有不同。

（1）化浊毒,控癌前病变

癌毒非一日滋生,肿瘤非一蹴而就,从局部的气血津液失调到全身的癌毒流窜,是一个序贯的、动态演进的过程。初期,外感淫疬邪气、情志内伤、饮食不节等损伤肺、脾、肾三脏气化功能,导致水液输布及代谢出现障碍,氤氲于内而成浊毒,随气机周流全身,外达肌肉腠理,内至脏腑经络,阻碍血液正常运行则为瘀,滞留津液则为痰,日久痰瘀胶结化生癌毒,常始于微而成于著,一旦发作则诸症则起。《素问·八正神明论篇》云:"上工救其萌芽……下工救其已成,救其已败。"因此,在肿瘤尚未形成之时,及早化浊解毒,方能截断痰、瘀、浊胶结成癌毒之势,防止癌毒深入而生他变。《丹溪心法》云:"有诸内者,必形诸外",浊毒之邪隐匿伏藏,但非无根之木、无源之水,外现于机体必然会出现相应的反应。诸多癌前病变如慢性萎缩性胃炎、慢性宫颈炎、结直肠多发腺瘤性息肉等往往需要临床高度关注,此类病变提示患者有脏腑运化功能失调、浊毒内生之疑。此阶段浊毒尚未弥漫,不必妄用攻伐之品,应以自身养护、调动机体正气抗邪为要。在饮食调膳方面,"肥者令人内热,甘者令人中满"(《素问·奇病论篇》),故应少食肥甘厚味等易滋痰酿浊之物,做到寒温适中、谨和五味,可服用赤豆汤、百合汤、菊花茶、莲子粥、荷叶粥等以荣养身体,排浊解毒。在生活调养方面,应做到"虚邪贼风,避之有时"以避邪、"起居有常,不妄作劳"以扶正、"志闲而少欲,心安而不惧"(《素问·上古天真论篇》)以御神,内养外防,共同发挥安脏腑而化浊毒之功。

（2）肃余毒，防复发转移

《瘟疫论》云："无故自复者，以伏邪未尽。"手术作为治疗肿瘤的重要方式，能够直接切除原发病灶，剥离有形瘤体，然而癌毒非仅聚集于瘤体所在之处，并不等同于癌细胞形成的癥块，而是随气走窜，遍布周身，仅通过手术难以完全祛除。通过西医学检查手段，可以发现术后患者外周血液中仍存在逃脱机体免疫清除的循环肿瘤细胞，这些肿瘤细胞受外周血中各种细胞因子的影响，一旦机体免疫功能下降，存在着聚集在原发灶器官或组织进而复发为肿瘤的可能，即为蕴蓄不解、周流全身的残余癌毒。

对于肿瘤早期术后患者，治疗首当消解余毒以杜绝其根本。然余毒隐匿潜伏，反映于机体的症状并不明显或呈潜隐性，临床往往存在"无证可辨"的现象，此时，通过西医学的实验测定、理化分析等方法，配合中医望、闻、问、切四诊，可以为宏观辨证提供客观定量化依据，察内知外，起到"无症亦能找证，无症亦能施治"的作用。肿瘤标志物作为特异性存在于肿瘤细胞的一类物质，其数值变化可侧面反映疾病证候的演变，如肿瘤标志物持续性升高，且数值成倍高于正常值，提示邪气盛，此时应以解毒抗癌为主；若肿瘤标志物虽高于正常值，但相对稳定或较前下降，提示邪气渐衰，此时应兼顾扶正解毒。此外，T淋巴细胞、B淋巴细胞、自然杀伤细胞等也可以体现机体免疫功能的强弱，进而反映正气的盛衰。对于免疫细胞数量下降或活性减低的患者，可予健脾益肾、扶正培本的药物，以恢复脏腑功能，提高机体免疫力，达到正复邪去、清肃余毒的作用。

（3）除伏毒，获带瘤生存

《灵枢·痹论》篇云："久病者，邪气入深。"经过治疗虽能使癌毒大减，达到临床治愈之效，但癌毒深伏脏腑经隧，潜藏骨髓血脉，毒根深茂，纵使配合祛邪解毒之法，亦难彻底根除。此时正虚无力驱毒外出，正邪暂时相安导致伏毒内藏，如《伏邪新书》所言："有已治愈，而未能除尽病根，遗邪内伏，后又复发"，伏毒在体内暗耗气血，伺机而动，成为肿瘤复发转移之根。伏毒深痼难解，若一味运用攻伐解毒之品强攻，不仅难以深达病所，更有伤气耗精，甚则导致伏毒鸱张引发肿瘤复发、恶化之弊。此时治疗应以调节机体正邪平衡，进而调控肿瘤细胞处于相对静止、休眠状态为目的，即"带瘤生存"。

"带瘤生存"核心在于"阴平阳秘，精神乃治"，在权衡整体与局部关系的前提下，实验室指标阳性或机体出现相应症状，往往提示阴阳偏颇超出机体调控限度，须辨其邪正盛衰、气血强弱、脏腑功能，见瘤治瘤，采取清热化湿、消痰散结、活血祛瘀等解毒治疗，同时兼顾养阴补血、益气温阳等扶正治疗，恢复阴阳相互制约、动态平衡的关系。此外，对于带瘤生存患者，情志的调节极为重要。《三因极一病证方论》记载："七情……动之则先自脏腑郁发，外形于肢体"，提示生理和心理的双重压力常会导致此类患者出现焦虑、悲伤、怨恨、惊恐等负面情绪，日久情志失调，妨碍脏腑气机功能，助长癌毒之势，须给予患者鼓励与关怀，使机体阴阳正邪趋于平衡，达到"带瘤生存"的目的。

此外，建立具有中医特色的肿瘤预防慢病管理新模式可以实现中医辨证的客观化、数字化和标准化，有利于肿瘤患者的随访和长期管理。研究表明，利用中西医结合疗法为核心的"互联网+"中医慢病管理平台对患者的随访和资料管理统计更加便利，同时提高了患者对于治疗的配合度。[80-82]

第三节　"黜浊培本"肿瘤防治理论的提出

全国名中医贾英杰教授认为，恶性肿瘤的发生、发展是内外因长期相互作用于人体的结果，早期临证发现"虚""毒""瘀"是恶性肿瘤主要致病因素，三者交互存在、互为因果、相互影响，且贯穿癌瘤始终。其于此提出恶性肿瘤的基本病机为正气内虚，毒瘀并存，治疗上倡导扶正解毒祛瘀法。《医宗必读》道："积之成者，正气不足而后邪气踞之。"《医学汇编》谓："正气虚则为岩。"贾英杰教授亦认为无虚则不积，因积而更虚指出"正气内虚"是"病本"。《仁斋直指附遗方论》中曰"癌者，上高下深，岩穴之状，颗颗累垂……毒根深藏，穿孔透里"，毒是癌瘤恶化和转移的直接因素。《素问·举痛论篇》曰："血气稽留不得行，故宿昔而积成矣。"《医林改错》记载："结块者，必有形之血也"，可见血瘀是肿瘤发生、发展的重要因素。

历代医家在肿瘤治疗上提出了不同的观点。早在《内经》中就提出了"大积大聚，其可犯也，衰其大半而止""坚者削之、结者散之、留者攻之"等学术观点，为后世"祛邪治癌"提供理论依据。到宋元时期，朱丹溪在《丹溪心法》中提出"痰挟瘀血，遂成窠囊"的学术观点，为后世从"痰""瘀"角度治疗肿瘤奠定基础。张元素、李杲认为人体正气亏虚是积聚的重要成因，并提出"养正积自除"的观点，是后世"扶正治癌"的雏形。至明清时期，理论日趋完善，张景岳、李中梓提出攻、补要有法度。基于先贤的理论基础，结合虚、毒、瘀的病机特点，贾英杰教授提出的"黜浊培本"法是对扶正解毒祛瘀法的完善和升华。

随着带瘤生存、重视生活质量的改善等肿瘤治疗理念的普及，改变了以往一味地追求消灭肿瘤缩小瘤体的治疗理念。这种理念的转变也给中医药治疗恶性肿瘤带来了机遇。贾英杰教授黜浊培本治癌法则以人为本，以改善临床症状、提高生活质量、延长生存期为目标，强调"人瘤共存"思想，认为癌瘤之病，只可缓图，不可陡攻，并提出"始终培植本元，时时罢黜癌浊"的治癌理念。

1. 罢黜癌浊，重在截断来路，给浊出路

（1）截断癌浊，先证而治

贾英杰教授指出：截断癌浊，先证而治，重在芳香化浊，解毒、化瘀不厌早。浊环境的形成是癌瘤形成的第一步，浊邪胶结易与瘀、毒相合形成浊毒、瘀浊，日久酿为癌浊。中医认为单一的致病因素相对易祛，而复合性病理因素如油入面，难以尽除。因此要先证而治，截断病势，在芳香化浊解除浊环境的同时，尽早配合解毒、祛瘀之品，以防浊毒、瘀浊形成，截断癌瘤进程。芳香化浊喜用佩兰、砂仁之类；消癌解毒常用蛇六谷、铁包金、半边莲、半枝莲之属；活血祛瘀常用郁金、姜黄之辈。如此浊化、毒解、血活截断癌浊之来路。截断

思想，提醒我们，不但要从有处着眼，也要从无处揣度，切勿待癌浊已成方知解毒、祛瘀之要，体现了上工治未病的思想。

（2）给浊出路，因势利导

贾英杰教授指出，给浊出路，因势利导，重在通腑泄浊、疏利三焦。《素问·阴阳应象大论篇》道："因其轻而扬之，因其重而减之。""其高者因而越之，其下者引而竭之，中满者，泻之于内，其有邪者，渍形以为汗，其在皮者，汗而发之。"在中医临床治疗中，逐邪原则强调根据病邪的性质和所在部位，因势利导，要顺应病邪的性质和部位而治。在该原则指导下中医学确立了汗、吐、下逐邪法，金元四大家张从正将其发扬光大。贾英杰教授重视下法在恶性肿瘤治疗中的运用，认为癌浊须从大便去，湿邪多从小便走。贾英杰教授常谓大黄为将军之药，斩关夺门，最能开魄门，逐癌浊，既可通腑泄浊，又能逐瘀排毒。

三焦为癌浊病机理论的核心，癌浊的产生与三焦功能失调相关，因此需重视疏利三焦。贾英杰教授认为三焦的本质是通路，疏利三焦之法就是疏通通路，三焦之路得通，癌浊得以去，正气得复，此即"邪去正自安"之理。常以杏仁、桑白皮、葶苈子开上焦；以枳壳、厚朴、莱菔子畅中焦；以乌药、大黄通下焦，以降为通，寓通于下。此外，三焦针法亦可予之。

此外，贾英杰教授在临床实践的基础上，总结出罢黜癌浊五法：芳香化浊、解毒黜浊、化瘀黜浊、通腑泄浊、淡渗利浊。黜浊不是单一治法，而是对以上五法的高度概括，针对"瘀浊""浊毒"程度不同，具体黜浊法亦不同。

2. 培植本元，重在鼓舞气血，调燮脾胃

（1）鼓舞气血，滋养化源，寓补于通，化生优质气血

有形之血不能速生，无形之气所当急固。贾英杰教授强调补气在补血之先。《本草求真》云："黄芪为补气诸药之长，是以有耆之称。"贾英杰教授常用重剂黄芪，在用重剂黄芪补气的同时，不忘滋其生化之根源。唐宗海在《血证论》中言："盖人身之气，生于脐下丹田气海之中……蒸其水，使化为气。"因此重视"阴中求阳"，在用重剂黄芪时，伍以生脉散、生地黄、石斛等养阴之属，使生气之源

泉不绝。贾英杰教授指出，癌浊易阻碍气血运行，气血通达尤为重要，强调寓补于通，行气在活血之上，巧用血中之气药。朱震亨谓"一有怫郁，诸病生焉"，因气血一家，一通俱通。贾英杰教授喜用游离气血分之品，如川芎、郁金、姜黄，以使气血冲和。

（2）调燮脾胃，以滋先天，重在升降相因，以降为顺

贾英杰教授遥承李杲之学，推崇其"脾胃是元气之本""脾胃为升降之枢纽"的学术思想，并《脾胃论·脾胃虚实传变论》将其运用到临证中。道"脾胃之气既伤，而元气亦不能充，而诸病之所由生也"，可见其认为元气是人身之本，脾胃是元气之源，元气非胃气不能滋之，脾胃伤则元气衰，元气衰则病来，此即内伤脾胃、百病由生的观点。脾胃中焦，为人体升降之枢纽，脾主运化，胃主受纳，脾宜升则健，胃宜降则和，脾胃之升降有序，则周身之气机转枢如常。贾英杰教授认为，肿瘤的发生与中焦脾胃功能失常密切相关。脾胃纳化功能

失司，三焦功能失调，浊邪内生，阻碍气机升降气血运行紊乱，导致瘀浊、浊毒等病理产物内生，邪浊胶结难化，久羁为患，变生"癌浊"。再者脾胃为气血生化之源，脾胃一虚，气血化生无源，元气无所充，因此肿瘤患者常一派虚羸之象。

贾英杰教授在肿瘤治疗中重视调燮脾胃，指出中焦是三焦的核心，脾胃健运是三焦功能正常的前提。强调健脾必先运脾，运脾必先调气。李杲重升发而贾英杰教授更重通降，认为脾胃得降则三焦得通，三焦得通则癌浊可去。降气常用枳壳、厚朴、莱菔子三物，配伍焦三仙、鸡内金、砂仁醒脾开胃，浊气盛者加平胃散或佩兰、豆蔻之属以芳香化浊，气虚甚者重用黄芪、太子参之辈以大补脾土。贾英杰教授强调中焦为枢，可旁及四维，枢机一转，大苛乃散。临证时认为"占据中焦，方可一统天下"。

黜浊培本法紧扣本元亏虚、癌浊丛生病机制论，以三焦为祛邪之路，以脾胃为培本之源，攻补和缓有度，扶正不留邪，祛邪不伤正，虽大积大聚，亦可图之。[83-84]

第四节 中医肿瘤治疗"形神一体"论

在当前社会发展中，肿瘤患者逐年增多，很多患者在发病后常表现出明显的临床症状，因此在治疗方案的选择上需要进行科学的分析。辽宁中医药大学殷东风教授认为，中医治疗肿瘤作为中国医疗的特色之一，当与现代肿瘤诊疗技术相结合时，如何发挥两种医学的优势成为关键研究课题。中医治疗肿瘤应在现代肿瘤指标研究的基础上，充分发挥中医治疗的特点和优势。通过形神医学的深入挖掘与发展，对中医肿瘤治疗方案进行评估，提升肿瘤治疗的处置能力，从而获得患者的广泛认可。以形神医学发掘和发展为主能够对中医肿瘤学治疗方案做出评价，提高患者肿瘤治疗处置能力。

1. 中晚期肿瘤治疗与形神相对统一假说的提出

形神理论是中医学的重要组成部分。形指形体，包括人体内部和外部形态结构。"神"包括广义的神和狭义的神。形神医学中的神，往往多被认为是狭义的神，即精神意识思维活动。《黄帝内经》："神与形俱，度百岁而去"，是古人的长寿理

想。殷东风教授基于《黄帝内经》中对形神医学理论的深入研究，认为提出在肿瘤治疗中，"形"不仅指患者的生理形态，还包括肿瘤本身及其带来的并发症、治疗不良反应等对身体的伤害；"神"则指患者生命活动的整体，包括躯体和精神状态。在治疗上，针对"形伤"，殷教授认为应中医的扶正祛邪，以祛邪为主，融入西医的抗肿瘤；而对"神伤"，则应着重于整体调整，中医采用以扶正为主的治疗方法和辨证施治，西医则侧重于姑息舒缓治疗和康复治疗。

2. 肿瘤幸存者康复需求与形神绝对统一

癌症幸存者指的是那些经过手术等根治性治疗后，癌症得到长期控制的患者。这时的西医抗肿瘤治疗已经结束，接下来的治疗重点转向是预防复发、转移，结合康复医学，改善心身及躯体症状和使机体功能恢复正常。形神医学则强调全力治疗残存的神伤，通过形神兼治使形、神两伤均恢复正常，达到传统意义上的形神兼具的形神统一。为了

与形神相对统一相区别，称之为形神绝对统一。形神绝对统一是肿瘤治疗理想化的愿景。随着肿瘤诊治技术水平的提高，癌症幸存者不断增多，对康复尤其中医康复需求越发广泛，中医药治疗除中药汤药、中成药以外，非药物、中药外治法、器械等治疗是治神或康复治疗的重要补充。全力治疗癌症幸存者的症状和合并症，帮助他们尽快恢复到疾病前的状态，重新融入家庭和社会，这些努力与实现形神绝对统一的目标是一致的。曾经是肿瘤治疗理想化梦想的部分，如今已成为现实。

3. 形神统一理论在肿瘤不同阶段的体现

形神医学指导肿瘤诊治中体现了一种综合思维，是把肿瘤、人体、西医、中医等多维度元素综合考虑，形成一个动态的治疗体系，覆盖肿瘤治疗的各个阶段。通过形神统一思维，可以合理分配治形与治神、抗肿瘤与姑息或康复、中医与西医的治疗权重。神伤治疗贯穿于整个治疗过程始终，并且治疗强度不设上限，以最大限度地发挥中医、西医的相加作用，形成"中医＋西医＞1"的治疗强度效应。形伤治疗需要选择合适时期，而且治疗强度有上限，应保持在"中医＋西医＝1"的强度范围内。在西医高强度抗肿瘤治疗期间，中医重在扶正，起到防护作用；在西医中低强度抗肿瘤治疗时，中医可以适当增强祛邪力度，采用加载治疗模式或防护加加载模式；如果单纯用中医治疗，祛邪力度根据患者的形伤、神伤的情况、程度比较、变化趋势，按照设定的形伤治疗强度上限开始治疗，随治疗正、负效应增减祛邪力度。[85]

第五节　新时代"扶正"理论指导中西优势互补

中医与西医两套理论体系是不同的，中医以辨证论治为核心，西医以辨病论治为主导；中医强调宏观与整体，西医则比较注重微观与局部；中医辨治肿瘤注重在扶正的基础上进行祛邪，西医则善于针对病源及局部进行治疗。林丽珠教授认为在临床治疗中应尊重传统思维原则，运用辨病与辨证相结合、整体与局部相结合、扶正与祛邪相结合的思维方法，有益于中西医治疗优势的互补，提高临床疗效。

1. 中西医结合带瘤生存

中医药合并放、化疗能增强化疗效果，减轻不良反应，提高机体免疫功能及生存率；配合分子靶向治疗能增强免疫功能，减轻不良反应，提高临床效果。《金匮要略·脏腑经络先后病脉证》："若五脏元真通畅，人即安和。"中医学强调整体观念，临证中不要一直盯着化验指标或检查结果，一定要关注人的整体状态而不是局部疾病本身，否则会因局部的过度杀伐而失去人整体的精气神状态，影响患者生活质量或造成身体不能耐受而加重病情。分辨带瘤生存患者的阴阳偏颇，恢复阴阳的动态平衡制约关系，有助于实现患者带瘤长期生存。另外，针对肺癌患者由明显的寒邪闭表引起各种兼证，理应先开表闭，散寒邪，遵循张机（字仲景）"先表后里"治法，恢复人体气机的升降出入，气机升降出入正常，人体才能气血自化，逐邪病安；若寒邪盘踞人体半表半里之间，正气欲驱邪外出，治以"调和为主"，恢复人体自我修复功能；若病已经完全入里，加之手术、放化疗等对人体正气的戕伐致阳气大损，这时逐渐扶养人体阳气，患者便多了一分生机。故肺癌或其他肿瘤的整个治疗过程中都要始终顾护人体正气，推广"扶正祛邪，带瘤生存"的治疗理念，且所有的治疗方式都应在人体能耐受的情况下进行，做到"先留人，再治病"。河南中医药大学郑玉玲教授对肺癌的病因病机及中医药防治有独到的见解，临证中理法方药体系完备，学术思想明确，遵循传统中医诊治思维和中医学阴阳整体观的辨证论治理念，彰显了中医药防治肺癌及其术后并发症的优势和特色，值得临床工作者不断深入学习总结和临床应用推广。[86]

2. 辨病与辨证结合

辨证论治是中医治疗肿瘤的优势，也是中医诊治疾病的主要方法，它特别强调治病求本、审证求因，重视内因的主导作用。临床用药除应注意各种肿瘤的特点之外，还要根据不同病因、病机和体质进行辨证施治。有关肿瘤的常见辨证类型如气滞、血瘀、痰饮、热毒、正虚等可予以不同的治则治法。中医辨证理论对宏观、定性、动态方面的研究有其独到之处，但在微观、定量、静态方面的研究则有不足，缺乏对疾病产生的具体机制和诊断要点的相关依据。现代科学的发展则弥补了中医在诊断和治疗方面的不足，在对疾病做出明确诊断，以制定完善的治疗方案方面提供了科学论据和条件。早在汉代张仲景在《伤寒论》《金匮要略》中就开创了辨病论治与辨证论治相结合的模式的先河，既辨病，又辨证，先辨病，后辨证。病证结合是中西医两种医学模式最好的结合模式，可从不同的侧面把握疾病的病位、病势，准确地反映疾病与患者的状态，提高了临床疗效。

3. 整体与局部相结合

中医学理论体系两个主要的特点是整体观念与辨证论治，其中以整体观看待疾病又是辨证论治的基础。整体观的运用体现在"证"概括了产生疾病的各方面因素和条件，辨证施治通过调节整体而改善局部病变，是中医学整体观的具体运用。中医学认为，任何发生于身体局部的癌瘤与其全身阴阳失衡有关，是全身病变的局部表现。其中正虚（内因）是癌肿发生的关键，外邪（外因）往往通过内因而起作用。通过调节整体可改善局部病变，如扶正而祛邪。整体观念贯穿于中医立法处方过程当中，在具体实施中，不论"同病异治"抑或"异病同治"，均是通过调整阴阳平衡而达到治疗的目的。"带瘤生存"理念是中医肿瘤学中对整体观念的良好诠释。西医学既往长期以"无瘤生存"为目标，临床往往出现过度治疗，甚至出现"病未愈，人先亡"的悲剧。"带瘤生存"的观念推动了肿瘤治疗策略的改变，并从观念上摒弃了肿瘤的过度治疗，使患者保持良好的生活质量，促进了肿瘤的合理化及个体化治疗。目前这种理念也正逐步地被接受与认可，并且广泛地用于指导临床实践。

4. 祛邪与扶正相结合

癌症的病理属性总属于本虚标实，癌症患者的全身衰弱，是局部肿瘤之邪所致，而全身衰弱又可促使局部肿瘤之邪亢盛，这种反复恶性循环，终致不治。所以立方用药，既要扶正亦需祛邪，把扶正与祛邪有机地结合起来，扶正而不留邪，祛邪而不伤正。清代徐大椿说："虚邪之体，攻不可过；实邪之伤，攻不可缓。"说明了扶正祛邪要准确辨证，掌握适当的时机和分寸。在肿瘤的综合治疗中，现代治疗手段如手术、化疗及放疗等均可看作"祛邪"的方法，与中医药治疗相结合，均可在良好把握扶正与祛邪原则的基础上进行辨证运用。"扶正"与"祛邪"是一对矛盾的统一体，只有在取得矛盾平衡的条件下，才能达到"带瘤生存"的目的。对正气渐衰，邪气已盛，无力耐受放化疗不良反应的患者，应以中医扶正治疗为主，通过调和脾胃、补养气血等方法培补正气，增强抗邪能力；对正气未衰、邪正对峙者，应扶正与祛邪并举，在扶助正气的基础上，酌情酌量使用化疗、放疗等抑瘤手段，通过祛邪而扶正；而对正气尚旺，邪毒亢盛，客病牢固者，则应以祛邪为主，辅以扶正，应急为驱逐，勿致蔓延。因此，结合中医学整体观念与辨证论治，化疗与中医药治疗相配合，其策略选择更具平衡性与灵活性。在全面了解患者的全身情况下，针对不同年龄、不同阶段、肝肾功能差异等方面因素综合考虑。对年轻、正气尚足的患者，可选用强效、联合的化疗方案；对年老体弱者，则在固护正气的基础上，选择减量或单药姑息性化疗方案；在肿瘤疾病早期，肝肾功能良好，若能施行根治性切除者，术后辅助化疗或新辅助化疗也许能提高治愈率，而对局部晚期，丧失手术机会，肝肾功能差者，则应加强中医药扶正治疗，并在改善患者肝肾功能的前提下，酌情选用肝肾毒性较小的化疗方案。在全面把握中西医两套治疗理论和方法的基础上，灵活运用，使邪正处于一个平衡的状态，实现个体化的治疗。[87]

第六节 "五期演变"理论与肿瘤防治"扶正五法"

中国中医科学院肿瘤研究所李杰教授，通过总结建科58年的学术经验，从扶正培本、扶正解毒到固本清源等治则治法，反映了中医药在肿瘤治疗中作用不断深入。广安门医院肿瘤科团队早期重点开展中医药防治放化疗的不良反应研究，证实了培补正气类中药在联合治疗中的减毒增效作用，并首次提出"扶正培本"的理念。随后探索不同时间节点干预作用，注重祛邪解毒，提出"固本清源"。对不适于手术的晚期肿瘤患者，在扶正培本基础上强调带瘤生存，应用活血、解毒、散结等中药，力图延长远期生存；术后肿瘤患者，中医药治疗更重视清除余毒，旨在防治复发转移。以上强调肿瘤核心病机的重心由"正虚"渐至"邪实"，完成了从扶正培本到固本清源的深化研究，为开展分阶段病机演变规律探索奠定扎实理论基础。

经过多年临床实践，李杰教授认为，扶正培本是肿瘤中医治疗核心治则。自 20 世纪 70 年代起，以广安门医院余桂清、朴炳奎、孙桂芝等名老专家为主，牵头国家"六五"至"八五"攻关课题，提出"正虚"为肿瘤核心病机，开创"扶正培本"治疗肿瘤先河，引领全国扶正培本研究，并创制以健脾益肾方为主的核心处方。广安门医院肿瘤科团队对中晚期胃癌术后患者进行了健脾益肾方的中药干预研究，结果显示，该方能有效提升患者对化疗的耐受性，提高完成率，改善生活质量，增强免疫功能，并减轻化疗的不良反应，体现了中医药在辅助肿瘤治疗中的优势。根据非小细胞肺癌正虚特征，朴炳奎教授创立益气养阴大法并创制肺瘤平系列方药；根据胃癌各阶段病机特点，孙桂芝教授研制了扶正抗癌口服液、养胃抗瘤冲剂等有效方药，相关研究从分子生物学角度对扶正类中药抗肿瘤机制进行现代化阐释，极大地提升"扶正培本"学术思想的广度和内涵。

"虚—寒—毒—闭—衰五期演变"是构建中医药防治肿瘤创新理论体系的重要基础

李杰教授认为，恶性肿瘤始终处于恒动变化中，具有复杂多变病理特性，且伴随病程阶段和治疗阶段不同，核心病机亦会随之变化，但很多研究忽视了肿瘤不同阶段核心病机异质性。结合肿瘤发生发展的核心病机演变特点和近期研究进展，李杰教授提出"虚—寒—毒—闭—衰五期演变，'郁'贯穿始终，毒是核心"的中医肿瘤创新理论体系，更加切合中医辨治整体性特点，从而应对恶性肿瘤多变化、多阶段的疾病特性。

（1）虚——气虚不固是发病之本

"壮人无积，虚人则有之。"正虚是促进肿瘤发生的重要基础。深入探究正虚（气、血、阴、阳）失衡亚类，临床调查发现癌前病变、肿瘤初期阴阳虚损不显，以"气虚"为主，不能固摄气血津液正常运行而变生癌瘤。此外，除发病初始阶段，"气虚"在术后阶段中也尤为明显，且以复发转移者居多，如肺癌、乳腺癌、胃癌、结直肠癌等，考虑为术后遗邪内伏，气虚不固，邪失镇慑，潜藏伏留之毒得以流散，移生他处，突起而发。因此，不论初始发病，或复发转移，气虚不固乃癌瘤始萌之本源。

（2）寒——阳虚寒凝是进展之因

《素问·针解篇》言："气虚乃寒也。"气虚则阳气无以充养，脏腑失于温煦，内寒由生，凝滞气机，催生癌瘤，故曰"积聚者，由寒气在内所生也"（《诸病源候论》）。寒淫侵袭，性主收引，气血运行凝滞，久留遂成积聚，如《灵枢·百病始生》篇所载："寒气上于肠胃，入于肠胃则䐜胀，䐜胀则肠外汁沫迫聚不得散，日以成积。"又本"阳化气，阴成形"，痰饮、瘀血、水湿、食滞等阴邪聚而杂生，复损阳气，内寒愈重、外寒易袭。随着疾病发展，作者前期研究发现，阳虚质、气虚质患者易发生肿瘤转移，责之因虚致实、阳虚寒凝，促使肿瘤进展。

（3）毒——癌毒壅盛是转折

由于"阳虚—寒凝—阳虚"恶性循环，寒则血脉涩泣，阳虚化气失司，阴以成形，痰湿、血瘀、浊毒等抟聚而变癌毒。癌毒隐匿、凶顽、多变、损正、难消，加剧阳消阴长更致阴盛阳衰，是肿瘤全病程的演变核心。当癌毒淫溢流窜，三焦郁滞不畅加之阳虚为本，共奏阳虚毒结。此类患者多处于中晚期阶段，癌毒充盛，与药毒相搏结，肿瘤发展到极期。总结临床经验，作者提出癌毒壅盛是进展期患者的病机核心，也是病情顺逆的转折点"阳虚毒结"是肿瘤复发转移核心要素，显著影响疾病转归。

（4）闭——邪聚毒闭是渐坏之征

《中藏经》载："夫痈疽疮肿之所作也，皆五脏六腑蓄毒不流则生矣。"此阳虚寒凝，癌毒壅盛，阳消阴长，留滞不行，郁结难开，闭阻气机。肿瘤邪毒阴形暗长,直闭脏腑经脉,发展至肿瘤晚期,多发脏腑传舍则五脏不通,全身内机闭塞。闭于局部见脏腑肢节功能受损,如闭于食管则饮食难入、闭于肠则大便难解或腹泻、闭于肺则喘促短气、闭于四体经脉则痒痛麻木。若郁闭全身气机,心肾不济,肝升肺降,脾胃转枢失常,不能沟通内外、宣通上下,阴阳失交。寒热失调,虚实夹杂,则杂症繁多,预后不佳,渐成坏证。

（5）衰——正气衰败是终末之根

肿瘤末期癌毒泛溢,气机闭塞,气血化生乏源且经脉运行僵滞,内在精气空虚,无以充养,日渐耗损而阴阳衰微,血气离守,精气血终致枯涸,脏腑正气衰败,渐成疾病终末。此期患者,全身多发转移,恶病质状态明显,先后天本源不足,可见极度消瘦、食欲极低、疲乏无力、代谢紊乱、全身衰竭等,邪盛而正气败,调治困难,生存期短。

（5）郁——气机郁滞贯穿肿瘤始终

《灵枢·百病始生》篇载:"卒然外中于寒,若内伤于忧怒,则气上逆……津液涩渗,著而不去,而积皆成矣。"指出除正虚寒淫外,若情志不遂,气逆则乱津血运行失常、燥湿相混、痰浊瘀血杂合而生积聚;全身气机失调,气血津液分布不均致病理产物不能随气机运行及时排出,聚湿化痰、结瘀成毒加之气失固摄,邪气扩散,形成转移,疾病迅猛进展。有研究表明:35% 肿瘤患者易并发抑郁,

10% 并发焦虑,且 2/3 抑郁患者同时伴有焦虑状态,伴发情志障碍的肿瘤患者死亡率高出近一倍。经临床观察也发现,肿瘤患者常伴随因病而郁、因药而郁,体质以气郁质居多。

此外,情志郁滞,常累及各脏腑条达之性。《格致余论》论及"忧怒抑郁,朝夕积累,脾气消阻,肝气积滞,遂成隐核",认为情志异常导致肝脾功能失常,气机郁滞,津血无以输布,痰瘀结聚癌毒,日久成瘤。情志异常亦与心密切相关,心为五脏六腑之大主,若心神不明,肺肝之升发肃降失于调摄,或生内风或引动相火,挟痰湿毒周行全身,传舍他处致复发转移。因此,气机郁滞是肿瘤发生发展的基本病理环节,涉及多脏腑的升降功能失调并贯穿肿瘤始终。

综上,结合肿瘤病性复杂多变及不同阶段病机特点,提出"虚—寒—毒—闭—衰五期演变,'郁'贯穿始终,毒是核心"。癌前及肿瘤早期,机体气虚不能输布津血,成痰成瘀,渐生积聚,术后失于固摄发生转移;随着气虚加重,阳气渐损,邪寒侵袭,促阴成形,癌毒加重;若不及时纠正,阳虚更甚,毒结乖戾肿瘤进展;癌毒流窜,直闭脏腑经脉,多发传舍,全身内机闭塞;肿瘤终末,脏腑衰败,阴阳离绝,救治困难。此外,气机郁滞贯穿肿瘤始终,而以痰湿、血瘀、浊毒等混合而成的癌毒为发生发展关键核心。[88]

第七节 "阴火"理论引入肿瘤化疗耐药防治策略

化疗是目前临床治疗恶性肿瘤的主要手段,化疗耐药是导致化疗失败、恶性肿瘤复发转移的重要因素。中国中医科学院肿瘤研究所侯炜教授认为恶性肿瘤的形成特点与中医"阴火"理论相似,元气虚损是恶性肿瘤发生的基础,元气－阴火失衡是恶性肿瘤进展的内因,阴火所致痰－瘀－毒－虚的内环境促进化疗耐药的形成。中医药治疗恶性肿瘤化疗耐药需注重关口前移,应补脾健中,滋补元气,扶正抗癌;治疗期间应调气解毒泻阴火,改善内环境。调整元气－阴火内环境平衡,进行全方位、全过程的治疗管理,可为中医药治疗恶性肿瘤化疗耐药提供新思路。

一、阴火伴随着恶性肿瘤的形成和进展

"阴火"一词首次出现在李杲的《内外伤辨惑论》中:"既脾胃气衰,元气不足,而心火独盛,心火者,阴火也,起于下焦,其系于心……脾胃气虚,则下流于肾,阴火得以乘其土位。"李杲又在《脾胃论·脾胃虚实传变论》中曰:"夫饮食失节,寒温不适,脾胃乃伤。此因喜怒恐,损耗元气,资助心火。火与元气不两立,火胜则乘其土位,此所以病也",指出七情失调、饮食不节是元气损耗的根本原因,元气不足导致心火上冲。《素问·调经论篇》中提到:"夫邪之生也,或生于阴,或生于

阳，其生于阳者，得之风雨寒暑。其生于阴者，得之饮食居处，阴阳喜怒。"指出风雨寒暑外感之邪为阳邪，阴邪为七情饮食所致的内伤之邪。由此可见，阴火为内伤之邪，七情饮食不节所致脾胃的气机升降失调是阴火产生的关键，气机失调，蕴生湿热，湿热郁于体内，内热宜发，布散不畅致郁而化火，从而引发阴火。《脾胃论》言："火与元气不两立，一胜则一负。脾胃气虚，则下流于肾，阴火得以乘其土位。"揭示了阴火形成的病理状态。"火"与人体元气属于此消彼长、正邪相争的关系。根据阴火的形成特点，有学者认为，阴火具有内伤性、郁滞性、虚损性的病理特征，临床上阴火往往以湿热、郁热、痰火、热毒等形式呈现出来。

元气–阴火失衡是恶性肿瘤进展的内因。阴火为病理之火，若元气亏虚，阴火亢盛，阴火则不安本位，伤及脾胃，耗伤元气，造成元气愈虚、阴火内炽之恶性循环，形成元气–阴火失衡之势、痰–瘀–毒邪混杂之象，产生以脾虚为基础痰、瘀、毒聚集的病理状态。因此，元气–阴火失衡往往贯穿于恶性肿瘤发生及演变的整个病理过程。有研究显示，机体免疫自稳功能及免疫监视功能与机体元气的强弱密切相关，元气虚损，免疫系统紊乱，肿瘤细胞有机可乘，易形成恶性肿瘤。机体元气亏虚，脾胃虚弱，阴火内炽，不安本位，燔灼肆虐周身，气机升降出入失调，水谷精微不得正常输布与转化，虚邪留滞，进而出现的痰瘀等病理产物。癌毒与痰、瘀、湿等病理产物相互促生、互为因果，促进恶性肿瘤发展。故阴火不仅是恶性肿瘤疾病过程中的病理产物，同时也是导致恶性肿瘤进展、转化的致病因素，故阴火与恶性肿瘤的形成和进展息息相关。

二、阴火与化疗耐药互为因果

1. 化疗损伤元气，助长阴火

化疗药物种类繁多，属于内伤毒邪，具有"性深伏、峻烈，易耗伤正气，波及多脏腑等"毒邪的特性，且药毒的强度随着药物剂量的加大、用药周期时长的增加而加大。化疗药物通过静脉输注或口服直接进入机体内部，对人体免疫系统发挥作用，在杀伤肿瘤细胞的同时，对正常细胞也有损害，故直接损伤机体元气。《脾胃论》言："元气之充足，

皆由脾胃之气无所伤也。"化疗药物毒性的日渐累积，脾胃之气损伤，元气随之耗损，脏腑经络失养，元气不足，火胜则乘其土位，阴火乘虚而入，脏腑气火关系失调，导致元气越发亏虚，阴火愈加亢盛，从而进一步引起脾胃脏腑功能的失调。化疗药物导致的骨髓抑制和消化道不良反应是产生化疗耐药的主要因素，而中医药干预可改善机体气血亏虚、元气不足的状态，抵抗化疗药毒，可以减少不良反应的发生，预防耐药。

2. 阴火病理状态为化疗耐药创造条件

肿瘤细胞的增殖速度是化疗耐药产生的关键。阴火病理状态下，机体元气受损，正气亏虚，脾胃气化功能失常，肾气不得充养。肾主骨生髓，肾气虚则骨髓生化乏源，造血能力下降，红细胞、白细胞和血小板减少，影响机体免疫功能，致使机体抵抗癌毒的能力降低。化疗杀伤肿瘤细胞的速度无法影响肿瘤进展，导致化疗疗效随疗程增加而减弱，多疗程化疗后疗效无效而产生化疗耐药。应用温肾健脾的方药补元气、散阴火，改善阴火的病理状态可以提升机体造血能力，改善机体免疫系统功能。如应用四仙颗粒及其拆方均能促进化疗后造血干细胞、祖细胞和巨核细胞的增殖、成熟及血小板的生成。

3. 阴火所致痰–瘀–毒–虚内环境为化疗耐药的形成提供动力

恶性肿瘤通过多种机制对化疗产生耐药性，其中肿瘤微环境起着关键作用。肿瘤微环境由炎性微环境、缺氧微环境、酸性微环境以及免疫微环境等组成，可以影响肿瘤细胞的稳定性及肿瘤细胞的生存和生长。代谢异常是肿瘤微环境的共同特点，炎性因子增多、缺氧、乳酸堆积等都是代谢异常的表现。我们认为，阴火所致痰–瘀–毒–虚内环境中，脾虚是核心，脾虚失运导致肿瘤微环境中代谢异常的发生，促使细胞产生的代谢废物累积，如活性氧积累造成的氧化应激状态会破坏线粒体代谢酶，从而造成线粒体功能障碍，促进糖酵解导致肿瘤进展。湿、痰、瘀与炎性微环境中的炎性细胞、炎症因子关系密切，在不同程度上导致了炎症的发生发展。阴火病理状态下，气机失调，痰湿、瘀浊等异常代谢物增多，炎性微环境中炎性因子水平升高，通过炎性反应调控机体异常免疫、促进新生微

血管形成以及诱导干细胞增殖分化等，影响恶性肿瘤的发生发展，又可作为恶性肿瘤的病理产物维持肿瘤炎性微环境、促进肿瘤化疗耐药的发生。机体内痰－瘀－毒－虚的局部病理环境促进肿瘤微环境中异常代谢的产生，代谢异常既可导致恶性肿瘤进展又可维持肿瘤微环境，内环境的恶性循环促使肿瘤组织对化疗药物不敏感，甚至产生抵抗、诱导耐药。研究发现，应用活血化瘀、解毒化痰类方药干预可调控肿瘤微环境进而阻止恶性肿瘤的进展。

三、阴火理论指导下恶性肿瘤化疗耐药的治疗策略

侯炜教授从阴火理论认识恶性肿瘤化疗耐药的发生发展，为化疗耐药的中医辨治提供了全局观，中医药治疗可根据化疗耐药形成的病因病机对其进行全方位、全过程的治疗管理。

1. 关口前移，补脾健中，滋补元气，扶正抗癌

对于恶性肿瘤化疗耐药的治疗需要关口前移，根据恶性肿瘤患者的状态及肿瘤的发展规律和趋势，早期辨证论治，扶正抗癌，预防肿瘤进展及化疗耐药的发生。元气亏虚、脾胃内伤是阴火发生的基础。恶性肿瘤患者由于饮食失节、忧思失度、感受外邪、禀赋不足等因素，导致正气不足，元气亏损，又受癌毒内侵，极易形成阴火上冲的病理状态，故欲制阴火，当健运脾胃。《脾胃论》云："元气非胃气不能滋"，李杲认为脾胃阳气升发则元气自旺，创立补中益气汤，以黄芪为君，大培中土，甘温益气，升举清阳，制承阴火。临床研究表明，补中益气汤治疗康复期肺癌，可显著改善患者睡眠质量及疲乏症状，调节下丘脑－垂体－肾上腺皮质轴与下丘脑－垂体－甲状腺轴功能紊乱；治疗晚期非小细胞肺癌在改善患者的生存质量方面具有一定优势。

临床治疗时，审查病因，因人制宜，从阴火内伤之因出发，纠正偏颇，改善患者不良症状，提高恶性肿瘤患者生存质量。如对于饮食失节、脾胃功能较差见乏力纳差者，可用参苓白术散健脾益气，配合焦三仙、砂仁等醒脾开胃；对于忧思失度见精神压力过大、失眠抑郁者，可配伍柴胡、香附、玫瑰花等疏肝解郁；对于先天禀赋不足、肝肾亏虚见腰膝酸软者，可配伍熟地黄、淫羊藿、桑寄生等滋补肝肾。

2. 化疗期间，调气解毒泻阴火，改善内环境

化疗药毒具有明显的攻伐属性，杀灭癌毒的同时损伤人体正气，助长阴火，癌毒、药毒兼夹瘀、湿、痰、热、寒等病理因素混杂于体内，形成复杂的病理内环境。李杲在《脾胃论》中针对阴火提出"惟当以辛甘温之剂，补其中而升其阳，甘寒以泻其火则愈也"，创立升阳散火汤，方以柴胡发散少阳之火，升麻、葛根发散阳明之火，羌活、防风发散太阳之火，独活发散少阴之火，人参、甘草甘温补脾之气。全方泻阴火以风药为主，辅以益气健脾药，使郁火得散、阳气得升、气虚得补。由此方配伍组成可以看出，李杲对于阴火的论治关键点在于调畅气机，气机升降失常，清阳不升，浊阴不降，气机逆乱则化火，运用补气升阳散火法调整气机，解郁祛邪，散火同时兼顾阳气的升发，以平衡阴阳。化疗期间运用补中、升阳、散火等治法，调整病理内环境，在调畅气机的基础上注重祛邪解毒，同时关注瘀毒、湿毒、痰毒、热毒、寒毒等兼夹病理因素，从而对化疗起到减毒增效的作用，防止化疗耐药，减缓恶性肿瘤进展。

侯炜教授认为，针对癌毒治疗的同时也要关注化疗药毒对于机体的影响，化疗期不宜全投大剂攻邪之剂，当重视气血生发，减轻化疗药物对机体正气的消耗，改善患者化疗期间的机体状态，减少化疗耐药的发生，以助提高化疗有效率。如化疗引起的骨髓抑制，以健脾益肾方药治之，可用归脾汤、六味地黄丸为主方，药用黄芪、丹参、太子参、枸杞子、女贞子、当归、阿胶、生地黄、菟丝子、紫河车、鸡血藤等健脾益肾、补气养血之品；对于化疗引起的恶心呕吐、食欲不振等消化道不良反应，以健胃消食止呕的方药治之，如保和丸、枳术丸、升阳益胃汤等，药用焦三仙、枳实、厚朴、半夏、生姜、陈皮等健脾益胃、消食化痰之品。研究证明，益气扶正中药与化疗药联用可以降低化疗患者骨髓抑制程度，显著改善恶性肿瘤患者的生活质量与免疫功能。[89-90]

第八节 肿瘤"抗癌复衡"理论的提出

南京中医药大学程海波教授团队在传承中医学整体观念、疾病观、基本治则的基础上,结合癌毒病机制论,创立针对肿瘤治疗的"抗癌复衡"理论。抗癌复衡理论强调扶正抗癌与祛邪抗癌在肿瘤治疗中的辩证统一关系,明确治疗目标是恢复肿瘤局部与整体的平衡,即通过补益气血阴阳之亏虚,调补脏腑功能之不足,祛除"特异性"病邪和"非特异"性病邪,恢复肿瘤局部内环境和机体整体脏腑、气机、血液、津液、虚实、阴阳的平衡。"抗癌复衡"理论遵循中医整体观念,结合西医学肿瘤研究进展,发展和完善肿瘤扶正祛邪治法,对进一步传承创新癌毒病机理论,提高中医药防治肿瘤疗效具有重要意义。

程海波教授认为"抗癌"主要体现为扶正抗癌与祛邪抗癌两端。扶正抗癌重在扶助正气,一为补益气血阴阳之亏虚,如补气、养血、滋阴、温阳;二为调补脏腑功能之不足,如健脾、益肾、疏肝、宣肺等。祛邪抗癌专于祛除病邪,一方面是指祛除或减少导致癌病发生发展的特异性病邪——癌毒;另一方面祛除郁、痰、瘀、风、湿、寒、热等多种非特异性病邪,包括在肿瘤局部与癌毒兼夹的非特异性病邪、在肿瘤发生发展过程中机体内生的非特异性病邪两类。扶正抗癌与祛邪抗癌在肿瘤防治中是相辅相成的,临证宜根据病性虚实,分清先后主次,方可相得益彰,共奏抗癌之效。

"复衡"为恢复平衡之义,即调之以衡,复之以平。"复衡"亦包括两层含义,一指调节肿瘤所处局部内环境的平衡稳定;二指恢复机体整体的平衡协调,主要包括气机、津液、血液、脏腑、虚实、阴阳等多环节之平衡。局部与整体密切相关、相互影响,癌毒病机与西医学肿瘤微环境的机制密切相关,中医肿瘤治疗大多并非直接杀灭肿瘤细胞,而是通过改善局部内环境和调节机体整体,使肿瘤失去体内增殖、转移的土壤。故"复衡"强调局部与整体的辩证统一关系。"抗癌"是治疗方法、手段,"复衡"是治疗目标、结果。"抗癌复衡"既体现癌毒病机理论中以正虚为基础、以癌毒为核心、谨守病机论治的思路,同时遵循传统中医学平衡观及治病求本的基本思想。"抗癌复衡"具体学术内涵包括以下几点。

1. 肿瘤发生发展是局部和整体逐步失衡的过程

癌毒与诸重病邪互结,多种病理因素共同存在,虚实夹杂是肿瘤病机的特点。肿瘤发生发展是机体局部与整体逐步失衡的一个过程,这个病理过程可分为三个阶段。第一阶段多为脏腑、气机的失衡,由于外邪侵袭、情志失调、饮食不节、正气亏虚等多种内外病因导致机体脏腑功能失调,气机升降出入失衡;第二阶段为血液、津液的失衡,在气机郁滞的基础上,气不布津,津液代谢障碍而痰凝,气结血阻,血液运行障碍而成瘀,从而诱导肿瘤特异性病邪——癌毒内生,在局部复与痰瘀搏结形成肿块而为病;第三阶段为虚实、阴阳的失衡,早期癌毒初生,全身正气充实,局部脏腑亏虚初显,此时邪正盛衰不显,阴阳偏颇不甚;中期,随着癌毒渐渐蓄积,损耗机体精微物质以自养,体内邪正交争,呈现阴阳失衡的病理状态;晚期,癌毒猖獗难抑,正气衰败终至正衰邪盛、阴竭阳亡。气机、津液、血液、脏腑的失衡最终导致了肿瘤的发生发展,临床表现出各异症状及不同体征,由此继发的虚实、阴阳失衡变化贯穿癌病始终,逐步显现,继而失控。"抗癌复衡"需重视恢复多环节平衡,以平为期。其中以复气机、脏腑、血液、津液平衡为基础;复虚实平衡是扶正抗癌和祛邪抗癌两大治法的立法依据,正胜则邪自退,邪去则正自复;阴阳是八纲辨证的总纲,人之疾病,或本于阴,或本于阳,复阴阳平衡是为"抗癌复衡"的总纲及根本目标。

2. 肿瘤防治是通过扶正与祛邪以恢复平衡为目的

扶正抗癌为恢复平衡之根本。正虚是肿瘤发生的先决条件和最终结果,正气不足,病变脏腑虚弱,致病因素易侵人体,癌毒留结,癌瘤形成之后发展迅速,更伤正气,故正气虚损是肿瘤发生发展的根本。正如《医宗必读》言:"积之成者,正气不足，而后邪气踞之。"扶正抗癌可以改善正气衰颓之恶境，为恢复平衡之根本。

祛邪抗癌是恢复平衡之关键。邪实是局部与整体逐步失衡的主要因素，癌毒与其他病邪互生互化，癌毒在痰、瘀等病邪基础上酿生，同时可内生或兼夹郁、痰、瘀、风、湿、寒、热等多种病理因素而致病，故邪实是肿瘤发生发展的关键。祛邪抗癌可以消减邪实狂盛之气焰，是恢复平衡之关键。

"抗癌复衡"理论遵循中医学传统理念，在癌毒病机理论指导下对肿瘤扶正抗癌与祛邪抗癌治法进一步凝练和完善，同时这一理论所提倡的"复衡"，即重视恢复肿瘤患者局部内环境与机体整体稳态，是更加契合西医学理念特色的学说，对肿瘤的中医药防治具有重要的临床指导意义。[91]

第九节 中医全周期"扶正"防治肿瘤策略

在中医药防治肿瘤的科研与临床实践中，近现代众多中医药学者基于理性思考，坚持运用中医思维阐释肿瘤发生、转移科学原理，提出了以"正虚""癌毒"为核心的肿瘤发生与发展的病机认识。

半个世纪以来，由中国中医科学院广安门医院肿瘤科研团队牵头的科研攻关项目对中医药防治肿瘤的效应机制进行了深度诠释。通过聚焦正虚、毒聚、气机失调的宏观视角与炎症、代谢、免疫等微观机制，梳理出一条以"扶正培本""固本清源""扶正调气""调气解毒"为架构的学术传承发展脉络，确证了中医药防治肿瘤的理论内涵。以肺癌为例，形成了非小细胞肺癌中医药治疗体系，提出了肺癌全周期（癌前病变—术后状态—复发转移—带瘤生存—肿瘤康复）治疗理念，为干预调控肺癌提供了可推广、可持续、可复制的中医药诊疗基础方案。中国中医科学院肿瘤研究所基于四十年临床与基础研究，以及实践经验，花宝金教授带领团队逐步形成了中医药防治肿瘤的优势体系构建及全周期防治策略。

1. 关口前移，防治结合是降低肿瘤高危人群癌变率的基础手段

肿瘤治疗由"寻找和破坏"到"靶向和控制"的思维模式转变提示，预防为主、防治结合才是降低肿瘤发病率及病死率的根本出路。《素问·上古天真论篇》言："法于阴阳，和于术数，食饮有节，起居有常，不妄作劳，故能形与神俱。"要充分发挥中医学"治未病"理论在肿瘤防治中的独特优势，提高中医药全方位、全周期健康服务水平，积极推广节饮食、慎起居、畅情志、勤导引、顺四时的养生理念，构建多维联动、多方参与、多元投入

的中医药防治肿瘤新格局，彰显中医药在健康养生文化中的时代价值。将"未病先防、既病防变、瘥后防复"的预防思想贯穿肿瘤防治始终。以肺癌为例，要放眼肺癌疾病发展全周期、全过程，重视中医藏象理论、五行理论、经络理论、阴阳理论在肺癌防治中的独特优势，在倡导早发现、早诊断和早干预治疗思维的同时，秉持"先安未受邪之地"理念、注重肺癌"炎癌转化"阶段的病势截断、复发转移阶段的病势逆转、广泛性病变阶段的因势制宜。在把握肺癌癌毒转移病理表现的基础上，干预肿瘤细胞着床微环境，控制肺癌转移通路与定植能力，力争实现肺癌防治各阶段的关口前移，筑建中医药防治肺癌优势体系的牢固基础。

2. 技术引领，优势整合是阐释肿瘤防治科学内涵的核心举措

从历史经验来看，中医药的进步与社会科学技术的高速发展密不可分，要紧密围绕中医药肿瘤学科的科技与科学属性，将阐释肿瘤防治科学内涵与现代技术相结合，探寻其内在逻辑规律与科学价值。如前所述，在探索阐释肿瘤发生、发展科学原理的过程中做出了大量系统性、原创性的工作，基于肿瘤转移前微环境体外模型与肺癌多中心的临床系列研究，发现中医药调控机体抗肿瘤免疫应答的关键机制，从中医药干预调节"内环境"角度，赋予"调节宿主－肿瘤微环境""重塑免疫抑制微环境"等新的肿瘤防治生命科学内涵。在发挥技术引领同时，实现中医药内向精准辨证与外向表型筛选的双向联动与循环，推动建立肿瘤精准分型基础上的精准治疗。以肺癌为例，围绕肺癌基础与临床研究，整合中西医学特色优势，融入现代网络信息与

生物信息技术，创立肺癌辨证论治的优势技术体系，并依托国家行业专项将肺癌中医诊疗方案在国内 65 家医院推广，证实了相关治疗方案的疗效及临床可操作性。这是由中医药原理的科学解读到中医药优势技术的持续创新，再到中医药临床疗效不断提升的关键性工作，同时也是实现中医药肿瘤研究现代化的价值追求。

3. 系统挖掘，疗效评价是推进肿瘤中药新药成果转化的关键范式

抗肿瘤新药的研发是推动肺癌临床治疗的重要前提条件，中医药作为我国肿瘤治疗的特色手段，是原创性新药开发的潜在来源。近 30 年来，我国抗肿瘤新药走过了从仿制药到创新药的蜕变之路，从我国独立研发的第一个抗肿瘤中药新药"Rg3 参一胶囊"的问世，到团队先驱全国名中医朴炳奎教授研制的第一个进军国际市场的抗肺癌中药"益肺清化颗粒"的诞生，我国中药新药成果转化能力不断提升，已进入高速发展的快车道。但在新药研发的过程中，同样面对着新药筛选性、成药性、有效性、安全性及制备工艺的可行性等诸多问题，而系统梳理中医肿瘤学科名老中医学术思想，借助文献学、逻辑学、认知心理学等认知方法及机器学习等信息处理技术手段，将中医经典与人用经验相结合，可极大地推动新药发掘，优化中医药现代化抗肿瘤中药新药成果转化策略。此外，疗效评价作为抗肿瘤中药新药上市价值的重要考量因素，构建系统规范、较为全面地体现新药价值的疗效评价标准就显得尤为关键，因此在传统影像学、生存期等参考指标的基础上，以反映临床价值为导向，引入个体化疗效、症状群等指标，可有效补充中药新药评价方法，推进抗肿瘤中药新药现代化、国际化发展。[92]

第七章　展望

在理论研究方面，自 20 世纪 70 年代，余桂清等提出中医肿瘤的"扶正培本"治则，成立了首个临床研究室，率先联合全国多家单位开展了针对肿瘤"扶正培本"治则的研究，此后朴炳奎教授提出"正气亏虚、脏腑经络失和"是发病基础以及"毒邪致癌"，主张"中医与西医相结合、辨病与辨证相结合、整体与局部相结合、扶正与祛邪相结合"。20 世纪初，林洪生在总结前辈理论基础上形成"固本清源"理论，发展至今，花宝金总结形成"调气解毒"防治肿瘤新理论。近年来，中医药"扶正培本"防治肿瘤理论研究获得了国家的大力支持，并与美国国家癌症研究所（National Cancer Institute，NCI）等国外科研机构进行深入合作，开展了大量临床、基础以及理论研究。

国内外中医药"扶正培本"防治肿瘤的理论机制几乎可以涵盖西药开发的所有热点问题，主要包括以下几类：①抑制肿瘤、预防转移：如直接杀伤肿瘤细胞、影响细胞周期、抑制端粒酶活性、抑制拓扑异构酶活性等；②重塑免疫：如增强特异性免疫、影响巨噬细胞分化及活性、调控 MDSC 细胞等；③减毒、增效，逆转耐药：保护骨髓功能、促进造血功能的恢复、抑制骨髓细胞的凋亡等；④调控机体内环境：调控肿瘤微环境癌成分与非癌成分、调控肿瘤微环境的可溶性因子、改善机体高凝状态等。大量的基础研究表明，中医药在以上各方面均有一定的疗效。按照现代科学方法，遵循现代科学标准的研究，主要围绕"扶正"基本原则进行，如"扶正＋化瘀、扶正＋解毒、扶正＋化痰、扶正＋理气"的不同治法联合。这类研究一定程度上反映了中医复方临床实践的特点，研发了一批关于中医防治肿瘤的临床用药，揭示了中药防治肿瘤"多途径、多靶点"的作用特点，但中医"扶正培本"肿瘤理论研究仍未能用现代生物学语言阐释，循证医学研究与基础实验并进是目前国内中医肿瘤学研究的主流。通过对各地区名老中医防治肿瘤经

验方进行不同级别的循证医学研究，同时尝试通过动物实验与细胞实验，从分子生物学、细胞免疫学等多种机制，从基因、蛋白、细胞等不同层面揭示中医药防治肿瘤的物质基础。以中国中医科学院广安门医院肿瘤研究团队为例，花宝金教授负责的"基于扶正培本"治则的中医肿瘤研究创新团队入选科技部重点领域创新团队，是中医肿瘤领域唯一入选的团队，团队围绕"扶正培本"学术思想开展理论与实践研究，系统阐释"扶正培本"学术思想防治肿瘤的科学内涵可能在于重塑免疫抑制微环境（DCs、TAMs、MDSCs 等）。"扶正培本"方药改善中医肿瘤证候（痰、瘀、毒）的效应机制在于阻断"炎癌转化—血管生成—侵袭迁移"等。在中药复方的循证医学研究方面，随着肺癌的临床研究不断开展，越来越多的中医药防治肿瘤临床证据被完善。癌前：中医药能够降低高危肺磨玻璃结节人群比例 11.27%；肺癌早期术后：中西医结合治疗能够降低肺癌术后 5 年复发转移率 23.3%，延长无病生存时间 40.6 个月；难治性肺癌：中医药联合放化疗能够延长局限期小细胞肺癌患者生存期 15.4 个月，延长广泛期小细胞肺癌患者生存期 3.5 个月；并发症：中医药治疗恶性胸腔积液近期疗效为 72.0%，中医外治法治疗骨转移疼痛总有效率为 61.22%。借此，中医"扶正培本"以及创新理论不断通过循证研究得到验证。但仍需看到，目前仍存在缺少国际公认的药效学临床研究，"扶正培本"及其延伸理论的研究面临研究不够深入，成果转化率低等问题。因此，后续研究应深入阐释中医通过扶正培本"调理"人体的科学内涵，对创新理论"调气"及其与"扶正"的关系，进一步深入阐释。系统建立临床－基础转化机制，加强基础医学、药物研究、临床医学之间的联系，加强研究与应用之间的结合，在它们之间建立起一个双向转化的桥梁，促进"临床－基础"双向研究。如何把中医药防治肿瘤的效应放大，将基础研究结果利于临床转化，就

得从理论、实验、临床等方面，深入阐释研究中医药"调理"肿瘤的内涵，阐释中医扶正防治肿瘤理论的科学机制。

此外，"全周期管理、精准辨治"指导下的核心病机研究是未来重要方向。既往经验总结肿瘤以虚为本的核心病机，随着"固本清源"提出，扶正不忘祛邪，极大推动了中医肿瘤治则、治法的确立。但患者感邪因素多种、治疗方式多样、社会压力及情绪对肿瘤的影响日益显著，病因病机已有较大改变。多位国医大师、名老中医探索在肿瘤不同阶段的病机特点，如癌毒理论、火热理论、风邪转移、脾虚病机等。由此可知，单一病机和治法无法全面体现患者在多阶段的证候变化，有必要明确在肿瘤全周期中核心病机的演变规律，形成符合肿瘤复杂多变病理特性的中医药防治理论体系。因此"全周期管理、精准辨治"下的核心病机研究是未来重点。

参考文献

［1］高仲山. 中医肿瘤学原始——上编［J］. 黑龙江中医药, 1966（4）: 1–12, 40.

［2］中医治疗恶性肿瘤的点滴体会［J］. 新医药通讯, 1973（3）: 11–15, 32.

［3］中医研究院广安门医院肿瘤科. 中西医结合治疗癌症的一些体会［J］. 中医杂志, 1974（11）: 27.

［4］余桂清, 张代钊, 林邦全, 等. Ⅲ期胃癌的远期疗效观察和中药扶正方剂的作用探讨［J］. 中医杂志, 1982（3）: 21–24.

［5］余桂清. 有关肿瘤扶正培本研究几个问题的探讨［J］. 中西医结合杂志, 1985（2）: 77–79.

［6］中西医结合治疗癌症的一些体会［J］. 新医药学杂志, 1974（11）: 27–28.

［7］湖南省中医药研究所临床研究室肿瘤组. 肿瘤辨证论治的初步体会［J］. 新医药学杂志, 1975（5）: 31–32, 29.

［8］刘嘉湘. 中医扶正法治疗支气管肺癌的体会［J］. 新医药学杂志, 1977（10）: 17–19.

［9］郁仁存. "扶正祛邪"治则对肿瘤患者细胞免疫的作用——恶性肿瘤93例巨噬细胞吞噬功能的观察［J］. 新医药学杂志, 1978（12）: 30–32.

［10］钱伯文. 扶正祛邪在肿瘤治疗中的辨证运用［J］. 医学与哲学, 1980（3）: 69.

［11］张文杰. 扶正祛邪治癌十法［J］. 辽宁中医杂志, 1986（5）: 30–32.

［12］刘浩江. 治疗恶性肿瘤运用扶正与祛邪的探讨［J］. 辽宁中医杂志, 1982（12）: 12–13.

［13］姜初明. 扶正祛邪在肿瘤临床上的应用［J］. 浙江中医杂志, 1998（2）: 81.

［14］刘嘉湘. 阴阳平衡与扶正治癌理论在癌症治疗中的应用［J］. 上海中医药大学学报, 2010, 24（1）: 1–2.

［15］邵静. 邵梦扬运用扶正固本治疗恶性肿瘤的学术思想简介［J］. 河南中医药学刊, 2000（3）: 7–8.

［16］顾勤, 周仲瑛, 王志英. 探析周仲瑛教授辨治肿瘤的经验［J］. 南京中医药大学学报, 2010, 26（4）: 299–302.

［17］王德玉, 柴可群. 扶正法在治疗肿瘤中的运用［J］. 辽宁中医学院学报, 2002（4）: 296–297.

［18］韩可祥. 肿瘤病机治则思考［J］. 安徽中医临床杂志, 2003（1）: 52.

［19］人物传记. 辨证与辨病结合扶正与祛邪兼顾擅治肿瘤的钱伯文教授［J］. 上海中医药杂志, 1998（8）: 11–12.

［20］钱伯文. 立足传统重在创新［J］. 上海中医药杂志, 2006（10）: 3–5.

［21］于洁, 郁仁存. 郁仁存教授健脾补肾治肿瘤经验总结［J］. 中医药导报, 2010, 16（12）: 18–20.

［22］孙建立. 刘嘉湘治疗恶性肿瘤学术思想探讨［J］. 辽宁中医杂志, 2002（7）: 389–390.

［23］何任. 肿瘤扶正去邪治法蠡测［J］. 浙江中医学院学报, 1985（1）: 1–4.

［24］齐元富. 中医药治疗晚期癌瘤法则初探［J］. 陕西中医, 1991（2）: 73–74.

［25］王绪鳌. 肿瘤治疗运用扶正培本法则的几个问题［J］. 浙江中医学院学报, 1985（3）: 3–6.

［26］扶正培本治则在肿瘤治疗中的探讨［J］. 医学研究通讯, 1976（4）: 19–23.

［27］王希胜. 调理脾胃法在治疗恶性肿瘤中的应用［J］. 陕西中医学院学报, 1990（4）: 9–11.

［28］王兆麟. 恶性肿瘤化疗期间的辨证论治［J］. 南京中医学院学报, 1989（2）: 15–17.

［29］齐元富. 调养胃气在晚期肿瘤治疗中的应用［J］. 山西中医, 1991（3）: 20.

［30］赵爱光．邱佳信治疗胃癌学术思想初探［J］．江苏中医药，2004（7）：12-15．

［31］邱佳信．健脾为主方剂胃肠安防治晚期消化道恶性肿瘤的研究［C］//中国中西医结合学会（CAIM）．世界中西医结合大会论文摘要集．上海中医药大学附属龙华医院中西医结合肿瘤科，1997：1．

［32］钱伯文．肿瘤的辨证治疗［J］．中成药研究，1982（8）：24-26．

［33］王锦云．中医"扶正培本"法治疗恶性肿瘤的研究（文献综述）［J］．浙江肿瘤通讯，1980（1）：58-66．

［34］张培彤，余桂清，孙桂芝，等．扶正防癌液对胃肠肿瘤患者血清 SOD 活性的影响及其临床意义［J］．中国中西医结合外科杂志，1998（2）：4-6．

［35］贺用和，林洪生，陈长怀，等．（2000）．中晚期胰腺癌 63 例临床报告［C］//中国抗癌协会．2000 全国肿瘤学术大会论文集．中国中医研究院广安门医院，2000：1．

［36］上海中医学院附属龙华医院肿瘤组．中医扶正法在肿瘤治疗中的应用［J］．新医药学杂志，1974（11）：14-20．

［37］潘明继，李永辉，林文光．恶性肿瘤中西医结合治疗的体会［J］．肿瘤防治研究，1976（3）：15-22．

［38］欧阳锜．谈谈中医中药治疗恶性肿瘤的初步设想（上）［J］．新中医，1977（5）：48-51．

［39］吴永方．中医中药在癌症治疗中的应用［J］．新医学，1978（1）：35-40．

［40］郁仁存．关于中医药治疗恶性肿瘤的讨论［J］．中级医刊，1979（10）：7-10．

［41］刘浩江．治疗恶性肿瘤运用扶正与祛邪的探讨［J］．辽宁中医杂志，1982（12）：12-13．

［42］李岩编．肿瘤临证备要［M］．北京：人民卫生出版社，1980．

［43］陈炳旗．扶正法在肿瘤治疗中的临床运用［J］．浙江中医学院学报，1993（4）：20-21．

［44］储水鑫．恶性肿瘤中医调理四法［J］．上海中医药杂志，1992（7）：33-34．

［45］沈世豪．中医论治恶性肿瘤的探讨［J］．铁道医学，1986（1）：33-35．

［46］张文杰．扶正祛邪治癌十法［J］．辽宁中医杂志，1986（5）：30-32．

［47］高萍，陈权彰，李芝秀．中医药在恶性肿瘤治疗中的应用［J］．贵阳医学院学报，1996（4）：312-314．

［48］王志学，焦中华．中医药抗肿瘤转移治疗的思路与方法探讨［J］．山东中医杂志，1997（12）：3-5．

［49］郭明．学习关幼波老师治疗肿瘤病的体会［J］．北京中医，1998（3）：4．

［50］林起铨．谈谈肿瘤的中医治疗［J］．安徽中医学院学报，1990（1）：62-64．

［51］大肠癌中医治疗试行方案［J］．浙江肿瘤通讯，1978（4）：278-279．

［52］钱心兰．钱伯文运用攻补兼施治疗肿瘤的经验［J］．上海中医药杂志，1993（6）：1-3．

［53］刘嘉湘．中医扶正法治疗支气管肺癌的体会［J］．新医药学杂志，1977（10）：17-19．

［54］张尚忠．对肝癌辨证施治的认识［J］．山东中医学院学报，1978（S1）：36-37．

［55］余桂清．有关肿瘤扶正培本研究几个问题的探讨［J］．中西医结合杂志，1985（2）：77-79．

［56］余桂清．中西医结合防治恶性肿瘤的回顾与展望［J］．中国中西医结合杂志，1992（10）：583．

［57］孙燕，袁瑞荣．女贞子有效成份 E（LLE）促免疫作用的临床和实验研究（摘要）［J］．浙江肿瘤通讯，1987（S1）：25．

［58］孙燕，洪婉君，邓健，等．扶正中药治疗肿瘤患者的 10 年随访观察［J］．中西医结合杂志，1987（12）：712-714，707．

［59］孙燕．中医中药在肿瘤综合治疗中的应用［J］．中国中西医结合杂志，1997（6）：323-324．

［60］孙燕．中西医结合防治肿瘤的体会和展望［J］．中国中西医结合杂志，2000（8）：563-565．

［61］郭廷信．扶正培本法治疗恶性肿瘤探讨［J］．陕西中医学院学报，1989（3）：26-30．

［62］郭廷信. 谈谈中医理法在治疗癌证中的应用［J］. 陕西中医学院学报, 1980（2）: 28-34.

［63］王笑民, 陈兢. 中西医结合肿瘤专家郁仁存［J］. 北京中医, 1998（6）: 7-9.

［64］郁仁存. 关于中国哲学与中医药学关系的探讨［J］. 中医杂志, 2014, 55（24）: 2152-2154.

［65］胡凤山. 郁仁存教授学术思想和临床经验总结与益气活血解毒方联合化疗治疗晚期胃癌的临床观察［D］. 北京中医药大学, 2012.

［66］罗敏. 郁仁存教授治疗肿瘤的学术思想总结［D］. 北京中医药大学, 2008.

［67］赵杰. 孙桂芝教授论治肿瘤学术思想及从气血津液辨治大肠癌临床经验研究［D］. 中国中医科学院, 2017.

［68］林宗广. 扶正培本法治疗恶性肿瘤［J］. 中医药研究杂志, 1985（Z1）: 9-12.

［69］惠逸帆, 李柳, 程海波. 化痰解毒法在恶性肿瘤防治中的应用［J］. 中华中医药杂志, 2023, 38（9）: 4186-4190.

［70］李艺. 李斯文教授学术思想和临床经验总结及治疗结直肠癌证治规律研究［D］. 云南中医学院, 2011.

［71］于宏波, 李斯文. 李斯文教授扶正抑癌理论探讨［J］. 云南中医中药杂志, 2007（1）: 31-32.

［72］何立丽, 孙桂芝. 孙桂芝教授治疗大肠癌经验［J］. 辽宁中医药大学学报, 2009, 11（4）: 97-99.

［73］顾军花, 刘嘉湘. 刘嘉湘教授"扶正治癌"理论核心及运用方法［J］. 中国中西医结合杂志, 2017, 37（4）: 495-499.

［74］朴炳奎. 中医药治疗肿瘤的经验和体会［J］. 中医学报, 2014, 29（2）: 155-157.

［75］郑红刚, 花宝金, 朴炳奎. 朴炳奎辨证治疗肺癌的学术思想［J］. 北京中医, 2007（5）: 273-275.

［76］赵丽红. 刘嘉湘教授扶正法治疗肿瘤经验［J］. 辽宁中医杂志, 1995（3）: 101-102.

［77］施志明. 刘嘉湘扶正法治疗肿瘤学术思想初探［J］. 中医杂志, 1996（12）: 716-718.

［78］李道睿, 崔太荣, 吴皓, 等. 林洪生辨治肿瘤学术思想初探［J］. 中国中医药信息杂志, 2008（6）: 86-87.

［79］李杰. 五期演变——中医药防治恶性肿瘤理论体系构建及创新［J］. 北京中医药大学学报, 2022, 45（3）: 223-230.

［80］赵雨薇, 亓润智, 花宝金. 花宝金"扶正调气"防治肿瘤思想与经验探析［J］. 辽宁中医杂志, 2022, 49（3）: 16-19.

［81］郭秋均, 张兴, 刘瑞, 等. 中医肿瘤理论传承发展历程——"扶正培本"到"调气解毒"［J］. 世界中医药, 2022, 17（11）: 1497-1501.

［82］郑红刚, 侯炜, 花宝金. 调气解毒法的学术内涵及其在肿瘤防治中的实践［J］. 中医杂志, 2022, 63（21）: 2023-2028, 2036.

［83］王晓群, 李玉婷, 赵林林, 等. 贾英杰"黜浊培本"治疗恶性肿瘤学术探讨［J］. 中医杂志, 2021, 62（7）: 568-571.

［84］王晓群, 廖冬颖, 徐竞一, 等. "黜浊培本"内涵及在恶性肿瘤辨治中的应用［J］. 中医杂志, 2023, 64（6）: 545-549.

［85］殷东风, 潘玉真, 唐广义, 等. 发掘、发展形神医学与中医肿瘤学守正、创新［J］. 中医临床研究, 2022, 14（27）: 98-100.

［86］刘道新, 刘江涛, 臧云彩, 等. 基于"扶正祛邪、带瘤生存"理念探析郑玉玲教授治疗肺癌经验撷英［J］. 中医临床研究, 2024, 16（1）: 19-23.

［87］林丽珠, 肖志伟. 中西医结合治疗肿瘤的几点思考［J］. 中医杂志, 2012, 53（18）: 1554-1556.

［88］李杰. 五期演变——中医药防治恶性肿瘤理论体系构建及创新［J］. 北京中医药大学学报, 2022, 45（3）: 223-230.

［89］王欣妍, 周彤, 李经蕾, 等. 从"阴火"理论探讨恶性肿瘤化疗耐药的形成及防治策略［J］. 中医杂志, 2023, 64（20）: 2082-2085.

［90］郑红刚, 朴炳奎. 浅议放化疗不良反应的中医病因［J］. 中国中医基础医学杂志, 2007（10）: 751-752.

［91］程海波，王俊壹，李柳，等. 中医肿瘤"抗癌复衡"理论探讨［J］. 中华中医药杂志，2023，38（6）：2522-2525.

［92］花宝金，庞博，朴炳奎. 中医药防治肺癌的优势与策略［J］. 北京中医药，2022，41（5）：472-475.

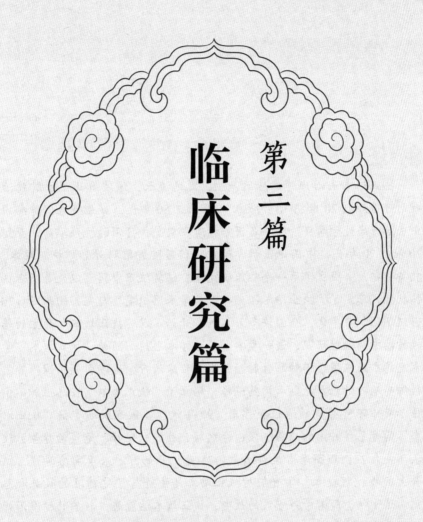

第三篇

临床研究篇

扶正培本法治疗肿瘤应运而生，源远流长，该法真正用于肿瘤治疗则可追溯到20世纪70年代初。20世纪50年代，百业待兴，肿瘤的中医治疗尚处于萌芽阶段，各医家学者积极寻找可用的抗癌草药。直到20世纪70年代，中国中医科学院广安门医院肿瘤科开始"扶正培本"相关研究，并成立了第一个临床研究室，证实扶正中药可以改善患者机体状况，奠定了"扶正培本"治疗肿瘤学术思想发展与完善的基础。20世纪70到80年代，全国许多著名医家开始了以"扶正培本"为主的恶性肿瘤中药治疗研究，进一步丰富了该学术思想。随着"扶正培本"学术思想广泛应用于各种恶性肿瘤的中医临床治疗，逐渐引领了国内外恶性肿瘤治疗的基本原则和用药选择，确立了"扶正培本"在恶性肿瘤中医治疗中不可替代的地位和作用。90年代，各医家逐渐重视"扶正培本"治疗恶性肿瘤的应用阶段，分别联合放疗、化疗、免疫治疗等，改善不良反应，提高患者生存质量。21世纪开始，迎来了网络时代，结合大数据挖掘技术，学者们对扶正培本治法进行了更精准的凝练和总结。近十年，随着诊疗模式的改变，扶正培本治疗恶性肿瘤的精准治疗方案也在逐步形成，进一步传承了老一辈医家宝贵的思想结晶并予以创新，赋予扶正培本理论全新的生命力。

第一章 肺癌

肺癌（lung cancer），或称原发性支气管肺癌，世界卫生组织（World Health Organization，WHO）定义为起源于呼吸道上皮细胞（支气管、细支气管和肺泡）的恶性肿瘤，是全球发病率和死亡率最高的恶性肿瘤之一。肺癌大致可以分为非小细胞肺癌（non-small cell lung cancer，NSCLC）和小细胞肺癌（small cell lung cancer，SCLC）两大类，其中NSCLC约占80%~85%，其余为SCLC。手术仍然是肺癌患者的最佳选择，临床综合治疗包括化疗、放疗、靶向治疗、免疫治疗以及中医药治疗，是目前肺癌主要的治疗手段，其中，中医药治疗是我国防治肺癌的优势特色。

在中医古代文献中未提及肺癌病名，根据文献描述的症状与体征，肺癌可归属于中医的"肺积""息贲""咳嗽""肺疽""肺痈""肺痿"等病症的范畴。《难经·论五脏积病》："肺之积，名曰息贲，在右胁下，覆大如杯，久不已，令人洒淅寒热，喘咳，发肺壅。"《济生方》论述："息贲之状，在右胁下，大如覆杯，喘息奔溢，是为肺积。"《素问·咳论》曰："肺咳之状，咳而喘息有音，甚则唾血。"《金匮要略·肺痿肺痈咳嗽上气病脉证并治》中"寸口脉数其人咳，口中反有浊唾涎沫"的肺痿、"咳即胸中隐隐痛，脉反滑数……咳唾脓血"的肺痈，这些症状在肺癌中均可见到。《东医宝鉴·痈疽篇》曰："痈疽发于内者，当审脏腑，如中府隐隐而痛者，肺疽也。"以"疽"字论定了肺癌的恶变性质。明代张景岳说："劳嗽，声哑，声不能出或喘息气促者，此肺脏败也，必死。"这些记载与肺癌纵隔转移压迫喉返神经的症状相似。《圣惠方》一书中有许多治疗息贲、咳喘等类似肺癌病症的方药记载。

本虚标实是肺癌的病机特点，扶正祛邪是治疗肺癌的基本原则。本病整体属虚，局部属实，正虚为本，邪实为标。临床上应仔细分析正邪两方消长盛衰的情况，决定扶正与祛邪的主次先后。肺癌早期，以邪实为主，治疗以祛邪为主，兼顾扶正培本，根据邪气的偏盛，分别予以行气活血、软坚散结、化痰利湿、清热解毒；肺癌中期，正邪交争，治疗以扶正祛邪并行；肺癌晚期，以正虚为主，治宜扶正培本为主，祛邪为辅，分别采用益气健脾补肺、养阴清热、益气养阴等法。由于肺癌患者正气内虚，抗癌能力低下，虚损情况突出，因此，治疗中要始终维护正气，保护胃气，将扶正祛邪的原则贯穿肺癌治疗的全过程。

第一节　响应号召，鉴别诊断，早期治疗，临床初探（1949—1973 年）

一、响应号召，确立方针

1949 年 9 月，毛泽东接见第一届全国卫生行政会议代表时指出：必须很好地团结中医，提高技术，搞好中医工作，发挥中医力量。20 世纪 50 年代，我国处于缺医少药的困境，肿瘤内科治疗也尚属空白，这致使我国肺癌诊疗的发展起步较晚、肺癌诊疗水平落后于国际水平。1950 年 8 月，第一届全国卫生会议在北京召开，会议确立了"团结中西医"方针，将之与"面向工农兵""预防为主"并列，共同作为新中国的三大卫生工作原则。因此，1949 年后数十年，我国肺癌化疗的发展一直在追赶国际步伐，在吸取国际成果和自身不断探索中前行。

二、筛选草药，攻伐为主

1958 年 10 月 11 日，毛泽东主席倡议，中国医药学是一个伟大的宝库，应当努力发掘，加以提高。随后，中草药治疗肺癌的医案和临床研究逐渐增多。1957 年，余昌言报道了牛钻嘴草治疗肺癌的病例两则，指用新鲜的牛钻嘴草（红白两种花）连根带梗叶制备的代茶饮治疗肺癌可明显改善症状。1959 年，天津市第二中心医院朱景元研究了神农丸治疗各类肿瘤，其中包括肺癌 4 例。1960 年，上海肿瘤医院丁颂勳报道了口服红甜菜汁治疗肺癌的可获得一定临床疗效。

但在 20 世纪 60 年代前后，中药治疗肺癌主要取其"攻伐"作用，强调"以毒攻毒"，并且囿于实验技术，研究进展较为缓慢。1963 年，中国药学会陈新谦[1]梳理了我国抗肿瘤药物研究的初步成果，认为此阶段的中医药研究存在实验方法和影响因素多样等问题，尚处于初步阶段，还需要后续工作加以验证。

随后逐渐有学者认识到"扶正治本"的重要性。1960 年，段馥亭弟子余桂清、段凤舞、赵永昌、张代钊等整理的段老临床经验——《外科证治经验》中，可见"乳痰"一章，段老治疗乳痰，以局部攻蚀和整体治疗相结合。整体治疗中，体亏和虚寒重者分别予八珍汤和十全大补汤。这种在整体治疗中依据患者体质，以扶正为主而非以攻伐为主治疗肿瘤的观念，对肿瘤治疗的临床思路起到重要的启迪作用。

1965 年，济南市立第一医院肿瘤科史兰陵等报道了中医药治疗肿瘤的案例，并阐述了中医药治疗肿瘤的基本法则，不外"实者清之，结者散之，虚者补之，燥者濡之"，忌用大攻大补、辛温助火、香燥热烈之剂。第一，强调"治本"：以控制肿瘤发展，可单用或兼用抗癌成药如将军散、神农丸、治癌散等。第二，"对症治疗"按阶段论治：根据肿瘤发生部位和特性，确定究系何脏何腑，或在经在络。初期以清热解毒、活血破郁、通窍为主，后期或年老体弱者，当扶助正气，增进营养，耐心调理。治疗以西黄丸、神农丸为主，配合清热解毒、润肺清金之剂，药用金银花、沙参、苇茎、蔻仁、杏仁、丝瓜络、天门冬、麦门冬、浙贝母、白及、阿胶、三七、谷芽、甘草等。经上药治疗 3 个月以后，症状基本消失，咳嗽减轻，病变缩小。

1973 年，天津市肿瘤防治办公室报道了用中药山慈菇提取的秋水仙碱为主要成分制成复方秋水仙碱注射液治疗肺癌的临床疗效观察，以"扶正祛邪"主要辨证思路，获得了一定疗效。肿瘤研究组报告了斑蝥综合治疗肺癌 16 例研究，中药斑蝥加小剂量化学药物或放射治疗，结果显示可能具有一定程度提升白细胞，改善患者症状，缩小瘤块的作用。同年 8 月开展的斑蝥、喜树协作会议[2]汇总了用斑蝥单味制剂和喜树碱治疗的 800 余病例，初步认为，喜树碱对肺腺癌有一定疗效。

三、人口普查，确立早期筛查重要性

20 世纪 70 年代开始，为响应国家号召，各地开始人口普查。1973 年江苏南通地区农村 660 万人口调查，恶性肿瘤占死因第一位。因此，学者们认识到早期筛查的重要性，应进一步坚持"预防为主"的卫生工作方针。上海市肿瘤防治研究学术交流会[3]报道了对肺癌、肝癌、宫颈癌、乳腺癌等 4 个癌种的普查结果。实践证明，坚持普查工作逐年定期开展，确能阻断肿瘤早期向晚期发展。

第二节　扶正培本，方药筛选，辨证治癌，初具雏形（1974—1983 年）

随着人们对肺癌的认识不断深入，此阶段运用中草药治疗肺癌的报道日益增多。各地都在开展临床观察及实验研究，并且对民间的单方、验方的进行了进一步的发掘和使用，形势喜人。大量研究证明，中草药抗癌具有简便易廉，药性平和，不良反应小等优势。因此，该阶段在党的领导下，坚持以中医中药为主，实行中西医结合，即以现代医学科学方法作为诊断及随访工具，以祖国医学理论为指导，辨证与辨病相结合，用中草药对各种恶性肿瘤进行治疗。

一、归纳总结，辨证论治

首先，各地学者对肺癌的分型进行了归纳总结，强调辨证论治，并且对单方、复方的研究进一

步深入。各地报道都提示了运用中医药治疗肺癌时，要妥善地处理辨证与辨病、局部与整体、扶正与祛邪抗癌相结合的关系，是贯彻中西医结合治疗的一个重要方面。

1975 年，上海中医学院附属龙华医院肿瘤组报道了中医中药治疗晚期肺癌 89 例疗效观察，经辨证施治将肺癌分为阴虚痰热、气阴两虚、脾虚痰湿、阴阳两虚、气滞血瘀五个证型。其中以阴虚痰热、气阴两虚和阴阳两虚三种类型为多见，占90%，其中又以阴虚为主。中草药制剂则根据肺癌的情况，选用滋阴生津、清热解毒、消肿散结的各种制剂如天龙片、滋阴一号、清解一号、中抗 701。89 例肺癌，经中医药治疗后，有效 41 例，总有效率为 46%。并且提出，中医中药治疗肿瘤疗效判定应以三个月时间较妥，对于短期内服药或间断性服药，往往难以判定中草药对瘤体的作用效果。1978 年，上海市杨浦区中医医院肿瘤组[4] 则将肺癌分为热盛阴虚、阴虚气弱、脾虚痰浊、气血瘀滞四型。分别予中草药对症治疗，获得显著疗效。1979 年，北京中医研究院广安门医院肿瘤科护理组[5] 结合患者咯痰色、质、量及舌色、面色、脉象等进行中医辨证护理，能够明显提高肺癌患者生存质量。

此阶段，针对植物、动物筛选抗癌药的工作开展得很活跃，药物品种亦多。临床及基础研究方法进一步成熟，稳步推进。1976 年，蚌医中医学教研组田立言总结了当前肺癌治疗药物研究情况，当前可深入研究的抗癌中草药较多，如：喜树碱、山慈菇及生物碱制剂、石上柏、农吉利（野百合）、"1213" 注射液（核桃树枝灭菌注射液）、蟾酥制剂、斑蝥制剂（复方斑蝥素胶囊、斑蝥素、斑一片、斑二片、复方斑蝥片）、天南星、天花粉、莪术、三尖杉、长春花等，还需要逐一进行临床试验和基础研究。其中如喜树、莪术、三尖杉、农吉利、斑蝥以及秋水仙酰胺等现已组织了全国的专题协作组，从植化、药理、临床、生产工艺等各个方面都进行了系统的研究，认为这些药物在临床上均有一定疗效。

二、重视"扶正"，攻补兼施

随着辨证施治的治则进一步推广，各地学者开始重视肺癌治疗中的"扶正"思想，提倡与"攻伐"理论相结合，认为解决正与邪、攻与补两者之间的辩证关系，是认识本病规律和治疗上不可忽视的一个基本问题。1977 年，浙江省中医院肿瘤小组[6] 总结了肺癌治疗的主要限制因素为草药数量的欠缺和煎药质量不佳。煎药如黄连、石斛、三叶青、斑叶兰、肺形草、山慈菇、望江南等，药粉如守宫粉、云南白药、川贝粉等，药丸如六神丸、西黄醒消丸、梅花点舌丹等是治疗肺癌比较好的药物。在肺癌的治疗上强调平素可以"攻伐"为主，在用化疗期间则应注重"扶正"。同年，杭州市中草药服务部以天南星科植物滴水珠、三百草科植物鱼腥草、葡萄科植物三叶青等为主结合扶正固本的治疗法则治疗肺癌患者，结果显示在不同程度上有好转和生命延缓的作用。并认为使用中草药治疗肺癌与治疗各种恶性肿瘤相同，应根据病邪的轻重、深浅、长短和体质强弱等差异，用辨证论治精神树立整体观念。此外，浙医一院中医科毛怡平[7] 介绍了治疗晚期肺癌的扶正原则，即依据《内经》记载："形之不足温之以气，精不足者补之以味"，给晚期肺癌治疗采用补法提出基本概念，常用的扶正法有养阴润肺，清热生津，益气补脾，温肾壮阳法。1983 年，上海市中医医院王曦明即应用了扶正培本、攻癌祛邪疗法治疗经病理证实的晚期原发性支气管肺癌 31 例，取得了较满意的疗效。

三、病因学研究普及，"扶正培本"中药调节免疫功能功效初探

病因学研究的进一步普及，让学者们认识到早期发现、早期诊断、早期治疗，即"三早"，是肺癌治疗的前提。1978 年，全国抗癌药物会议制定了《肿瘤药物疗效评定标准》为后续研究提供了疗效评价标准，保证了研究的可比性与稳健度。1979 年京津肺癌座谈会总结了"三早"是目前提高肺癌治愈率、降低死亡率的关键。建立了肺癌防治点，成立了全国肺癌协作组，认为应尽快寻找简便易行的初筛和早诊方法，推广和普及痰细胞学检查法，加强免疫、生化等方法的探索，建议深入开展病因学研究，阐明肺癌病因。

20 世纪 70 至 80 年代，放化疗临床应用普及。由于放化疗可导致患者气血亏虚，免疫力低下。扶正培本中草药对免疫功能的调节功能逐渐引起学者

关注。1980 年，上海中医学院附属龙华医院肿瘤科[8]报告了合成大蒜素注射液治疗 21 例原发性肺癌的疗效观察，结果显示，对肺癌气虚型效果较好，有效率为 56.25%。初步表明合成大蒜素具有一定的抗癌作用和提高机体细胞免疫功能的作用。1982 年，北京中医学院东直门医院发现猪苓多糖具有非特异性免疫增强作用。其抗肿瘤作用是通过调动荷瘤宿主的免疫功能而实现的，治疗原发性肺癌患者有一定疗效，并且 1983 年证实可通过用酶免疫测定法检测原发性肺癌患者的癌胚抗原 CEA 和甲胎蛋白 AFP 以反映临床疗效并监测预后。

以上研究证明了中医扶正培本疗法有调动和增强机体免疫功能的作用，也说明了中医扶正培本疗法在肿瘤治疗中的重要性与必要性。本阶段，"扶正培本"治疗肺癌理论已初具雏形，已经临床证实有效。

第三节　百家争鸣，治法创新，急则治标，兼顾扶正（1984—1993 年）

在本阶段，各地学者争先发表不同的肺癌辨证分型及用药研究，分型大抵以气虚、阴虚为主。因此，肺癌的扶正培本治法在此阶段逐渐规范和成熟，在此基础上各医家根据不同肿瘤发展阶段提出清热解毒、通络化痰等"急则治标"之法。

一、辨证论治，分期治疗，急则治标

1984 年，广州中医学院肿瘤研究室周岱翰[9]按照中医的辨证论治，大体将肺癌分为肺郁痰瘀、脾虚痰湿、阴虚痰热、气阴两虚等四个常见的临床证型。随着病情的发展或好转，各型之间常常可以转变。在临床分型中，肺郁痰瘀型有少部分可能为偏于早期的患者，脾虚痰湿、阴虚痰热型多见于中、晚期，而气阴两虚型则皆为晚期患者。同时提出了肺癌的中医药治疗法则。结合肺癌的发病过程中痰湿、热灼、耗气、伤阴的病理特点，提出肺癌治则应以除痰、清肺、益气、养阴为主。如痰热成瘀蓄毒，可兼通络解毒。在调理脏腑功能障碍中，除补肺气、滋肺阴外，除痰益气在于健脾阳，清润养阴在于壮肾水。并强调对肺癌进行辨证论治时，应权衡祛邪与扶正的先后缓急。对于痰瘀互结、邪热炽盛、喘咳并作的患者，或热伤肺络咯血，包括癌瘤侵犯血管之咯血或吐血，在危急之际，宜"急则治其标"，即予宣肺平喘，凉血泄热，因"肺与大肠相表里"，可先通其大便至便下稍溏，用大黄、黄芩、葶苈子、北杏仁之属，古人谓"扬汤止沸，莫若釜底抽薪"是也。

临床见到的肺癌患者症状多端，由于肿瘤生长的位置各别，瘤体大小及病程的长短，以及体质的差异，常可表现不同的症状，如咳嗽喘促、痰涎壅盛者，宜用鱼腥草、桔梗、浙贝母、马兜铃、牛蒡子等，肺癌每并发肺部感染，如果癌瘤侵犯支气管，可形成阻塞性肺炎，此时重用鱼腥草可收到清热排痰、止咳平喘、控制感染的功效，如见咯血或痰血，宜用仙鹤草、侧柏叶、白茅根、白芨、藕节炭。肺癌的咯血或痰血，首推一味仙鹤草，有清热止血、消炎除痰之功。如瘀血致胸胁疼痛者加三七、延胡索、制乳香、制没药、白芍；由胸腔积液而见喘促或上腔静脉压迫征象而见颜面四肢浮肿者，酌情选用葶苈子、浙贝母、郁金、猪苓等；因脑转移而见精神神经症状者，可选加全蝎、僵蚕、蜈蚣、石决明等。

广州市第一人民医院中医科李定夷则将 95 例肺癌分为阴虚痰热、脾虚痰湿、气阴两虚、气滞血瘀四个证型，其中以阴虚痰热型最多，占 53%。

陕西省中医药研究院附属医院贾堃[10]用平消片治疗 180 例癌瘤疗效观察，证明癌瘤通过中医辨证属于气血郁滞，痰湿结聚证者，均可获益。其缓解症状主要表现在增加食欲，健胃止痛，瘤体缩小以至消失等。能减轻痛苦，延长患者生存期，对于肺癌疗效较为显著。

1991 年，云南省建水县中医医院黄智钢报道了扶正培本结合辨证分型治疗肺癌 16 例，参照 1985 年 6 月第 1 版《实用中医内科学》，共分以下三型来进行辨证论治：第一，肺脾气虚型，方用补中益气汤、香砂六君子汤等，常用药物如黄芪、党参、茯苓、白术、陈皮、法夏、黄精、怀山药、沙参等；第二，肺肾阴虚型，治以滋阴润肺抗癌，方用百合固金汤、沙参麦冬汤、六味地黄汤等，常用药物如沙参、麦冬、生地、熟地、百合、枣皮、玄参、枸杞、鳖甲、菟丝子等；第三，气阴两虚型，治以益气养阴抗癌，方用生脉散、参芪麦味地黄汤等，常用药有黄芪、党参、麦冬、五味子、生地、枣皮、枸杞、黄精等。

二、中西医结合治疗肺癌疗效显现

此阶段还涌现了大量中西医结合治疗肺癌研究，将中草药单药或复方辨证施治与化疗药物联合应用，证明扶正培本中药与手术及化疗相结合可以提高肿瘤患者的生存率，并改善放化疗相关不良反应。为肿瘤的中西医协同治疗模式奠定基础。

1984年第二军医大学长征医院魏品康报道了中西医结合治疗晚期肿瘤的体会，选用菝葜90g，生半夏15g，生南星15g，黄芪30g，炒楂曲各30g为基本方，根据癌种辨证施治，肺癌加守宫9g，脱力草30g，七叶一枝花30g。中成药选用六应丸，猴菇菌片。扶正针剂用生脉注射液或者黄芪注射液。此外，根据晚期肿瘤的特点，运用小剂量复方氟尿嘧啶协同中药抗癌，并且在方中加入沙参、白人参或太子参、二冬、炒楂曲等药以益气生津润燥、和胃、缓解化疗药物燥热伐胃的不良反应。

1988年，福州市第一医院放射科及肿瘤科联合报道经导管灌注抗癌药物结合中医扶正培本治疗9例肺癌的疗效观察，提供了除静脉注射外，新的抗癌药物治疗途径，将导管直接插入到癌组织供血的血管内，缓慢地灌注抗癌药物，能明显地提高癌组织内的药物浓度，提高药效，可减轻全身不良反应。配合中医扶正培本，辨证施治，可纠正由于化疗导致的体内阴阳失衡，并增强机体的免疫功能，从而获得较好的治疗效果。

1989年，湖南医科大学中西医结合研究所向跃前以"扶正培本"治疗癌症放疗化疗引起白细胞减少肺癌患者17例，取得了较好的疗效。以八珍汤为基本方，白细胞上升迟缓者加鸡血藤、女贞子、菟丝子、枣皮、大枣；阴虚伴盗汗、失眠者加麦冬、浮小麦、五味子、酸枣仁等；有血瘀者加丹参、三七等；伴恶心欲呕、腹胀纳差者加法夏、陈皮、麦芽、山楂等；伴咳嗽、吐痰带血者加银花、黄芩、白茅根。

该阶段，以扶正法则为指导的针灸联合中草药进行临床实践亦取得较好疗效。有报道证明，针灸有提高机体免疫功能的作用，如肺癌患者取内关、足三里、三阴交、脾俞、肾俞穴针刺均有扶正固本之作用，经临床验证，确有扶助"正气"，祛邪外出，提高免疫功能的作用，能调节机体功能，增加抗癌能力。

1984年夏玉卿研究发现，益心健脾穴（内关、足三里、三阴交）及益肾健脾穴（足三里、脾俞、太溪）经辨证应用，均具有提高白细胞、稳定血小板的作用，能拮抗放疗和化疗对周围血象的抑制，对提高机体对放疗和化疗的耐受性有一定的作用。

1993年，上海中医学院许玲[11]认为，扶正培本法与现代医学中的免疫功能的提高密切相关。肿瘤患者免疫功能低于常人，而扶正培本法能提高肿瘤患者的免疫功能，尤其是细胞免疫功能，改善机体的免疫状态，增强其对恶性刺激的抵抗力。扶正培本还能提高激素的调节功能，调整患癌机体CAMP/CGMP比值，保护骨髓，提高血象，提高放、化疗疗效等。因此扶正培本法在调整人体功能状态，调动内在抗病能力方面具有特长。

三、扶正培本中药对防治中、晚期肺癌肿瘤转移的作用

此阶段，扶正培本中药的抗肿瘤转移作用逐渐引起重视。1986年，中医研究院广安门医院肿瘤研究室汤铭新、余桂清、段凤舞[12]探究了中医扶正培本方药的抗肿瘤实验研究。结果发现，临床于肺癌手术前注射复方生脉注射液组的患者，比对照组患者癌巢内外淋巴细胞、浆细胞和多核异物巨细胞反应明显增强，在给药组电镜下还可见到许多在肿瘤免疫反应所特有的Russell小体。实验研究表明，扶正中药对癌细胞多无直接杀伤作用，但其能激活和保护机体的免疫功能，增强机体自身的抗癌能力。表现为对某些肿瘤生长的抑制，减轻化疗药的毒性和增强化疗药的抑瘤作用。尤其值得提出的是，扶正中药有明显的抗转移作用。1992年广安门医院侯炜[13]通过临床观察发现晚期转移癌患者舌象多呈暗紫色，究其原因可能由于癌症转移的基础之一是血液流变性的异常，高黏滞状态使在血流中的癌细胞更易留滞于各组织中，并继续生长增殖，

加速了癌细胞的复发和扩散。舌质暗紫、舌脉异常属于中医血瘀证的表现，此时血液即处于高黏滞状态，所以通过舌质颜色、舌脉色泽和曲张的变化可以反映出癌症的转移和复发倾向。

扶正培本治疗中、晚期肺癌具有明显优势。1984年，重庆市中医研究所罗本清[14]报道了温化扶正法治疗原发性肿瘤的66例疗效观察，温化扶正法应用的肺癌患者证型为：肺肾两虚，选用枇杷叶散加味；脾肾两虚证，选用黄芪建中汤加味。研究结果显示温化扶正组治疗有效率54.28%，该法具有补肾助阳，温中止痛，活血化瘀，解毒散结的功效，能够增强中、晚期肺癌患者体质，延长生存期。

1990年，上海中医学院龙华医院肿瘤科刘嘉湘[15]报道了扶正法为主治疗晚期原发性肺腺癌的临床及实验研究，中医药组根据中医辨证分为阴虚、气虚、气阴两虚及阴阳两虚等类型，分别以滋阴、益气、温阳等扶正中药和软坚解毒中药酌情同用。结果显示扶正法治疗晚期肺癌具有良好的疗效和独特作用。中国中医科学院广安门医院张宗岐、朴炳奎等[16]通过分析411例肺癌临床中医分型与疗效的关系发现：肺癌患者以虚证为主，与"肺主一身之气"相吻合；肺癌气虚型对化疗相对敏感；化疗有效患者中，以气虚证患者血象下降幅度较大。

针对晚期肺癌的治疗，有学者认为正气虚损明显，邪气亦盛，不可纯用扶正之法。在1991年，广安门医院朴炳奎、林洪生、余桂清[17]等据中医传统理论和对肺癌患者的诊疗经验，拟定了益气养阴，清热解毒之剂，经动物实验和初步临床使用后，研制出口服中药膏剂，定名为肺瘤平膏，主要组成为：黄芪、党参、沙参、杏仁、桔梗、败酱草、白花蛇舌草等，水煎酒提，兑蜜制成膏。观察肺瘤平膏治疗195例晚期原发性肺癌患者，与化疗药物治疗的144例作对照，结果显示其对主要症状、体重变化、生存质量、疗效评定均有显著改善。肺瘤平膏符合扶正祛邪治疗肿瘤的原则，临床治疗结果表明疗效肯定。晚期肺癌患者临床证候主要以虚证或虚实夹杂为主，各医家采用扶正培本中药治疗了大量病例，结合自身经验，总结了新的治则治法。从不同角度证实了扶正培本治肺癌的临床优势，反映了中医药防治肺癌的一大特色。

至此阶段，扶正培本类治法基本成熟，包括益气健脾、补血养血、补肾益精、养阴润燥等治法，目的皆在于增强机体抗病、防病及自身修复能力。在肿瘤患者中，绝大多数患者属本虚标实之候，故治之大法，当以扶正培本、抗癌祛邪为务，扶正与祛邪又当依证辨证应用。一般而言，肿瘤早期尚小，机体正气尚盛，多属正盛邪轻之候，治当以攻为主，或兼以扶正，或先攻后补，即祛邪以扶正之法；肿瘤中期正气多已受损，但正气尚能与邪气抗争时，治当攻补兼施；肿瘤晚期多正气衰弱，正虚邪盛，气阴亏损，治当以扶正为主，或兼以去祛邪，或先补后攻，即扶正以祛邪。

第四节　中西合璧，减毒增效，顾护正气，里应外合（1994—2003年）

90年代起，肺癌的手术治疗和放、化疗等手段取得了革命性的进展，但与之同时出现的不良反应成为了其应用的主要限制因素。大量学者发现中医药能够明显改善其不良反应。因此在该阶段涌现了大量在肺癌的手术治疗、放疗、化疗、免疫治疗等各阶段扶正培本中药辅助治疗的研究。

一、术后阶段

术后患者正虚明显，术后阶段结合扶正培本治疗，可显著改善患者肿瘤预后，防止复发转移。

1994年，上海第二医科大学附属第九人民医院胸外科倪锋[18]报道了肺切除术后加用扶正培本中药治疗的20例疗效观察。术后第2天开始应用中医益气、补血为主，佐以清热解毒为辅方剂治疗，每日1剂，连续服用1个月后改为以滋阴温阳、补气和补血为主，佐以清热解毒和软坚化痰为辅方剂治疗。

1999年，武警浙江总队医院胸外科胡瑞行报道了手术切除加中医扶正培本治疗小细胞肺癌20例与单纯手术切除小细胞肺癌17例的比较研究，也得出了相同的结论。1998 年，方在望发现术后应用扶正培本方药五黄寿命散防治肺癌术后复发转移疗效显著。总结了肺癌术后治疗要点：①肿瘤切除术后，应注重早期预防复发，一般在术后 2 周开始服药；②根据患者具体情况制定治疗计划，有重点进行用药，灵活适量；③防复发转移时，以中药治疗为主，可适当配合化疗或放疗疗效更佳。同时，经药理毒理试验证明，五黄寿命散具有抗癌，抗病毒、消炎止痛和升高白细胞等作用。

二、化疗阶段

化疗阶段结合扶正培本治疗，可增强化疗药抗癌能力，促进机体康复。同时又可预防或减轻化疗的不良反应。如 1997 年漳州市医院杨舒瑾[19] 报告了中西医结合治疗晚期肺癌 23 例临床报告，以中医扶正培本、解毒化瘀疗法，用药主要包括太子参 30g，百合 20g，黄芪 20g，麦冬 10g，菟丝子 10g，半夏 10g，陈皮 10g，川贝 10g，甲珠 10g，丹参 10g，白花蛇舌草 30g，鱼腥草 30g。配合西药化疗等综合治疗，总有效率达 69.57%，改善了患者咳嗽、咯血、发热等伴随症状。取得了近期较好疗效。陕西省中医药研究院附属医院放射科邓有峰观察复方丹参和化疗药物经动脉灌注治疗中晚期恶性肿瘤 47 例临床研究，期间配合中药扶正培本，清热解毒等治则获得良好疗效，证明中医扶正培本，清热解毒治则对化疗灌注具有协同及降低不良反应的意义。

2000 年，上海市中医医院陆杏清、李树芳将中医中药扶正培本的肺积方与攻癌祛邪的 CPVP 化疗方案联用治疗晚期肺癌，2001 年上海市胸科医院李蕾应用化疗加辨证使用健脾益气和益气养阴中药的患者也获得了类似良好的疗效。2003 年，韩凤山[20] 指出，化疗不耐受时，应用扶正培本方药顾护患者正气同样具有必要性，改善患者症状，提高生存质量。

三、放疗阶段

放疗联合扶正培本治疗，能够提高放疗效果，减轻放疗毒性。1998 年，张代钊、余桂清等[21] 报道了扶正增效方对肺癌放射增效作用的临床和实验研究，放疗加扶正增效方组于放疗前 1 周服用扶正增效方冲剂（组成：生黄芪、白术、太子参、枸杞子、鸡血藤、红花、苏木、茯苓、鸡内金、石斛、沙参、银花），每日 40g（含生药 178g），至放疗结束。结果证明，扶正培本中药能提高肺癌放射治疗的近期疗效，其有效率为 69.7%，高于单纯放射治疗组（40.9%）。该方以生黄芪、太子参、白术健脾益气；北沙参、枸杞子滋阴补肾；苏木、红花、鸡血藤活血化瘀；加石斛生津润燥、银花清热解毒、鸡内金健脾和胃。诸药相合祛瘀不伤正，扶正不敛邪，佐以生津润燥、清热解毒、健脾和胃之药，可起到减毒增效的作用。

四、免疫治疗阶段

免疫治疗结合扶正培本中药，可增加疗效，延长患者生存期。2000 年，福建省泉州市人民医院吴松树[22] 认为扶正培本的重点为肺、脾、肾三脏，需辨病位施治：当肺阴受损时，用养阴润肺方（生地 12g、玄参 12g、天冬 12g、麦冬 12g、沙参 12g、天花粉 30、知母 30、玉竹 30、石斛 30g、五味子 6g）；气虚脾弱时，用益气健脾方（黄芪 12g、党参 12g、茯苓 10g、扁豆 12g、白术 10g、黄精 10g、薏苡仁 12g、怀山 12g）；肾精亏损时，用补益肾方（熟地 15g、鳖甲 12g、龟甲 12g、首乌 12g、当归 12g、白芍 10g、枸杞 10g、补骨脂 10g）。结合免疫治疗 α- 干扰素及左旋咪唑，联合应用以治疗肺癌 27 例，获显著疗效。

总之，手术、放化疗祛邪抗癌，中药扶正固本，体现了中医"邪去正安"的理论。至此阶段，中医药在肿瘤治疗方面的应用日益得到医患双方的认可和推崇。同时证实扶正培本法能减轻患者临床症状，改善生存质量，提高生存率；对放化疗药有减毒增效作用；可稳定瘤体，减少肿瘤患者术后复发和转移。

第五节 数据挖掘，名家经验，总结优势，分期论治（2004—2013 年）

一、扶正培本，普遍应用

在本阶段，扶正培本治疗已经成熟运用于肺癌的临床治疗，医家结合自身经验，拟方制药，进行从临床到基础的新药研发。

2005 年，临沂市中医医院刘世荣[23]报道了自拟方肺积胶囊治疗肺癌疗效，治疗组较对照组提高有效率29%，其以制附子、浙贝母、半夏为君药，以毒攻毒，温经通络止痛，燥湿化痰，消结软坚；人参、黄芪、冬虫夏草、薏苡仁等补气益阴生津、健脾益肾；全蝎、蜈蚣、蟾蜍皮、守宫、山慈菇、黄药子、海浮石、昆布、麝香、皂角刺、露蜂房等配合君药，攻毒解毒、软坚散结止痛；参三七、大黄、土鳖虫等止血活血、祛瘀通络、行气破积。该方意在宣降肺气化痰、活血化瘀、软坚散结、扶正培本、抗癌消瘤。经药理毒理实验证明本方在抑制癌细胞的同时，有增强人体正常细胞的功能，对肿瘤无明显营养、促生作用，无明显不良反应。若与放化疗同用有减毒增效之功，提高了缓解率以及带瘤生存和生活质量，延长了生存期。

基于肺癌正虚理论，中国中医科学院广安门医院朴炳奎教授[24]认为肺癌的病因病机为正气内虚，毒伤肺络，痰瘀内蕴，络息成积。治疗当以扶正培本、解毒散结为主，兼以祛痰化瘀、活血通络。进一步完善了扶正培本治法的理论内涵。基于此，朴炳奎教授研制出益肺清化膏治疗肺癌[25]，临床观察Ⅰ～Ⅱ期非小细胞肺癌手术后患者26 例服用益肺清化膏6 个月，中医证候、生存质量（体重、KPS和 NCI–L 评分）的变化情况。另设对照组25 例，服用人参粉胶囊对比观察，结果显示益肺清化膏可有效改善患者临床证候，提高患者生活质量。

二、运用数据挖掘技术总结名家经验

由于网络的飞速发展，以数据挖掘为手段的临床研究逐渐增多。中医工作者通过梳理总结名医经验，结合数据挖掘技术，探究了扶正培本法治疗肺癌的用药规律。如2009 年，广安门医院肿瘤科

林洪生、侯炜团队[26]报道了利用数据挖掘方法对肺癌中医药治疗特点的初步研究。通过肺癌结构化临床信息采集系统，采集了2002—2008 年广安门医院肿瘤科的肺癌住院病例，运用无尺度网络等数据挖掘方法，从中药的功效、种类、剂量、配伍关系等方面，探讨肺癌中医证候特征及治疗特点。结果显示，肺癌多采用以扶正为主的方剂，四君子汤使用频次最多。组方时，补虚药居于首位，且以益气养阴药为主，其次是化痰药、清热药、利水渗湿药、活血化瘀药、理气药和消食药在不同治疗阶段，随着正邪关系的变化，中医处方的用药原则和扶正祛邪比例随之相应的变化。

2010 年，广安门医院肿瘤科郑红刚[27]基于信息挖掘技术总结了朴炳奎教授治疗肺癌临床经验，朴老治疗肺癌的核心处方：黄芪、土茯苓为君，沙参、桔梗、太子参、炒白术为臣，炒三仙为佐，甘草为使。在此基础上加减配伍的常用药物如下：扶正培本类，如枸杞子、女贞子、山药、益智仁、沙参；清热解毒类，如金荞麦、白英、薏苡仁；理气化痰类，如半夏、瓜蒌、陈皮、茯苓。可见朴老辨证论治肺癌以扶正培本为主，清热解毒为辅，兼以理气化痰。

同年，上海龙华医院肿瘤科吴继[28]分别从扶正培本类、清热解毒类、化痰软坚类和活血化瘀类药对中选取部分刘嘉湘教授治疗肺癌的常用药进行了总结。其中，扶正培本类常用药对为北沙参－麦门冬、天门冬－麦门冬、白术－茯苓、淫羊藿－肉苁蓉、女贞子－墨旱莲。清热解毒类常用药对为石上柏－石见穿、白花蛇舌草－七叶一枝花。化痰软坚类常用药对为陈皮－半夏、夏枯草－生牡蛎、蛇六谷－山慈菇。活血化瘀类常用药对为水红花子－王不留行、郁金－莪术。

三、肺癌分期论治理论创新

学者基于扶正培本的治则讨论了肺癌的中医分期论治方法。2011 年，王慧杰等针对正气虚损这一根本原因，以"气血生化之源"之脾、"主骨生髓"

之肾为重点，以健脾益气，固肾养阴为纲，兼顾瘀结、热毒之标。结合临床不同时期，将肺癌治疗分为综合治疗期和巩固期。综合治疗期以固本增效，提高生活质量为主，即健脾益气，养阴补肾兼和胃、养血、化瘀增效。巩固期则以提高免疫功能，增强巩固治疗效果，提高生存质量为主，即健脾益气，养阴补肾兼解毒化瘀。

第六节　临床应用，综合方案，精准治疗，传承创新（2014—2023 年）

一、扶正培本相关证候研究，由"经验"向"知识"的转化

中医扶正培本法不同于西医支持疗法，如何正确掌握扶正培本法的适应证候及如何应用是中医药治疗肺癌面临的两个重点问题。因此，总结前人有效的用药规律，进行疾病中医证候研究显得尤为重要。在中医学领域，尤其是证候研究和用药规律研究中，人工神经网络（Artificial Neural Networks，ANNs）、遗传算法（Genetic Algorithm）、粗糙集（Rough Set）、模糊集（Fuzzy Set）、关联规则（Association Rules）、互信息（Mutual Information）、宏观量化等数据挖掘技术已经广泛运用。其量化数据实现了中医"经验"向"知识"的转化。

2014 年，顾恪波[29]借助数据挖掘技术，对孙桂枝教授治疗肺癌的经验方剂进行了总结，即在肺癌的治疗方法上，重点可分为以下六型：热毒内壅型，以《千金》苇茎汤为主化裁；燥热伤津型，以清燥救肺汤化裁；热毒伤阴型，以百合固金汤化裁；肺气亏虚型，以黄芪建中汤合玉屏风散化裁；气虚痰阻型，以瓜蒌薤白半夏汤或三仁汤化裁；气阴两虚型，以黄芪建中汤合百合固金汤化裁。在此基础上，随证施用"药对"，包括：蒲黄＋露蜂房；天龙＋僵蚕；鼠妇＋九香虫；旋覆花＋海浮石；桔梗＋款冬花；瓜蒌皮＋燕白＋花椒目等。在肺癌的治疗策略上应：借鉴疡科思想，注重补消结合；重视益气养血在治疗恶性溃疡中的重要作用；辨病为先，辨证为主；扶正祛邪，攻守有度；运用血肉有情之品，提高临床疗效；调节升降枢机，理顺脏腑气机；重视调理肾脏的作用；重视动物药的应用；"取象比类"以提高中药靶向性；"中西医结合"以达优势互补。

二、扶正培本法对肺癌并发症的治疗作用

随着时代进步，诊疗模式由循证医疗转变为精准医疗模式，肺癌相关的并发症也作为诊疗重点之一。癌因性疲乏（cancer-related fatigue，CRF）是肿瘤患者普遍存在且最易受困扰的常见症状。2019 年，学者对扶正培本法治疗肺癌相关癌因性疲乏的疗效及对细胞免疫功能的影响进行了深入研究，结果证明，提示扶正培本丸（功效：益气健脾，扶正固元）的使用改善了晚期非小细胞肺癌 CRF 患者的疲乏状态，治疗组 CD3$^+$、CD3$^+$CD4$^+$ 细胞百分比与治疗前比较均有所上升，且治疗后 CD3$^+$、CD3$^+$CD4$^+$、NK 细胞百分比与对照组比较有所上升，提示化疗同时联合口服扶正培本丸能提高晚期非小细胞肺癌患者的细胞免疫功能，提高患者生存质量。

同时，依托《中成药治疗优势病种临床应用指南》标准化项目组，广安门医院牵头发布了《中成药治疗癌因性疲乏临床应用指南（2020 年）》[30]，系统梳理了 CRF 的临床治疗现状，为医师提供针对 CRF 的一般治疗范式，为临床实践做出了合适的扶正培本中成药推荐。

三、肺癌扶正培本治疗体系进一步完善

从 20 世纪 70 年代以来，中国中医科学院广安门医院肿瘤科开始进行中医药扶正培本治则防治肺癌的系列研究：六五国家科技支撑计划的扶正培本、减轻放化疗不良反应；七五的扶正培本、提高生活质量；八五的扶正培本＋清热解毒控制肿瘤；九五的扶正培本＋活血化瘀防复发转移；十五的扶正培本的循证医学研究；十一五的扶正培本综合治疗方案的研究。以上研究数据显示：中医药可延长晚期非小细胞肺癌患者生存期（提高 3.47 个月，

16.6 个月 vs 13.13 个月）[31]，减少了肺癌放、化疗及靶向治疗相关不良反应，提高了肺癌患者生存质量，肯定了中医药具有减少患者复发与转移的趋势（优势），同时建立了"扶正培本"治则在肿瘤防治中的基本地位，提出了"带瘤生存"的重要理念。5432 例肺癌循证医学研究显示：①中医药可以与西医放化疗等治疗手段有机结合，发挥减毒增效作用；②对于晚期、老年、不适于放化疗的患者，中医药存在疗效优势，不良反应较轻；③中医药整体调节与局部治疗相结合，扶正祛邪相结合，辨病辨证相结合，能够实现"带瘤生存"，在稳定病灶，改善症状，提高生存质量的同时，延长患者生存期；④以中医治疗原则统领中医用药，可以实现在规范化治疗框架下，充分体现个体化辨证的中医用药特色。

1. 扶正培本的减毒增效作用临床研究

放疗、化疗、靶向治疗是目前肿瘤临床治疗的主要手段，但由于其明显的不良反应，严重影响临床疗效以及患者生活质量。从 20 世纪 80 年代开始进行的有关中医药防治放疗、化疗不良反应的研究，如"八五"国家科技攻关课题——扶正减毒增效方对肺癌放化疗减毒增效的研究。研究结果证实中医药在减轻放疗、化疗不良反应方面具有明显优势，奠定了其在肿瘤防治中的地位与作用。大量临床研究表明中医药配合肿瘤放疗、化疗应用，具有控制化疗后骨髓抑制的作用，扶正类药物疗效得到验证，并且比较了不同治则（例如健脾养血和补肾益精）的优劣性、健脾益气类以及外治类药物减轻消化系统反应、防治周围神经毒性、减轻放射性炎症，提高放化疗完成率及临床疗效等辅助作用，同时也在研究过程中产生了大量辅助放疗、化疗的有效中药制剂等。

与放化疗相比较，靶向药治疗严重的不良反应相对较少，但是与药物相关的毒性反应如皮疹、腹泻、恶心、呕吐、肝功能障碍和细胞免疫缺陷也已被广泛报道。2019 年，范振佳报道了郝迎旭教授对非小细胞肺癌 EGFR-TKIs 相关腹泻的中医治疗经验。郝迎旭教授以扶正培本为治疗相关腹泻的根本原则，注重顾护脾肾，善于运用健脾补肾之法，攻伐补益相互平衡，注意扶正培本，顾护脾肾，以益气健脾，温肾养阴为原则。用药注重药性平衡，以

甘养胃，攻伐不宜太过，以防过于耗伤脾肾，补益不宜过盛，以防阻碍脾胃运化，适当佐以酸涩之品，涩肠止泻。在临床得到很好的疗效。研究结果也证实了中药在改善临床疗效、克服耐药性和不良反应方面具有潜在的治疗价值。

2. 扶正培本预防肺癌复发转移临床研究

术后复发转移是肿瘤患者治疗失败的最根本原因，也是临床面临的重要课题。因而对于术后或者化疗后病情稳定的患者，如何维持治疗预防复发转移是治疗的关键。口服中草药被认为是一种有效和安全的维持治疗策略。根据前期临床发现，中医药在预防肿瘤转移与复发方面具有潜在优势。近年来开始在肺癌预防复发转移研究方面进行了示范性研究，国家十二五科技支撑计划，由中国中医科学院广安门医院牵头，组织全国 13 家单位进行多中心、大样本、真实世界的队列研究，以非小细胞肺癌（Ⅱ～ⅢA 期）术后患者为研究对象，纳入随访病例 507 例，采用"病证结合"中医综合治疗方案进行干预，初步结果表明，中医药综合方案可以提高 17.4% 的 2 年无病生存率，其中，中西医结合组 71.9%，西医组为 64.5%[32]。

3. 扶正培本中医肺癌综合治疗方案及指南的制定与修订

中国中医科学院广安门医院肿瘤科在"六五—十五"基础上，通过文献系统评价和专家论证，形成了以辨证论治为纲的中医综合治疗方案，方案形成后再对辨证分型、药物进行筛选、专家问卷等，而后根据专家意见完善中医综合治疗方案初稿，并且再次经专家论证，达成共识，形成了国家"十一五"科技支撑计划"晚期 NSCLC 患者中医综合治疗方案的多中心、前瞻性队列研究"。总体治疗原则：根据对患者病情进展和机体状况的整体判断，中医药治疗采取或以扶正为主，或以祛邪为主，或扶正祛邪兼顾或交替进行不同模式。化学治疗期间：补气养血、健脾和胃、滋补肝肾为主，提前干预，减少化疗毒性，提高化疗完成率，增加化疗疗效。放射治疗期间：养阴生津、活血解毒、凉补气血为主，提前干预，减少放疗毒性，提高放疗完成率，增加放疗疗效。肿瘤缓解期或稳定期：益气、解毒、活血为主结合辨证论治，提高免疫功能、抑制肿瘤发展。不适宜手术、放化疗和晚期肿

瘤：益气养血，解毒散结为主结合辨证论治。

同时，将形成的中医综合治疗方案草案应用于临床进行验证，由广安门医院肿瘤科牵头组织国内治疗肿瘤具有较强实力的 27 家三级甲等医院在循证医学及药物临床试验管理规范（GCP）的思想指导下，采用多中心、大样本、随机或者队列研究的方法，以非小细胞肺癌为对象，以生存期和生存质量为主要观察指标，通过严格的随访、监察，第三方数据管理和质量控制，生物统计学专家的全程参与，以中西医肿瘤学界所认可的判定标准来反映中医药的整体疗效，为中医药防治肺癌提供了高质量的循证医学依据。尤其是基于循证医学的国家十五科技攻关计划课题"提高肺癌中位生存期的治疗方案研究"的研究成果，以及国家十一五支撑课题"非小细胞肺癌中医治疗方案"的研究数据、结论，基于这些经验的总结、药物研究、循证研究的结果，形成了肺癌的中医诊疗路径，并于 2005 年集合了 WHO 西太区专家（中、日、韩、蒙古、越南等）意见，达成共识的指导性文件《WHO 西太区中医药防治肺癌诊疗指南》，肺癌的中医诊疗方案、指南和评价方法得到专家的广泛认可。基于以上成果，开展了"基于中医思维的肺癌全周期防治体系构建与应用"研究，获得了 2023 年度中华中医药学会科学技术奖一等奖。

四、精准医疗，传承创新

"扶正培本"肿瘤治疗思想强调扶正气以御邪气，在中医药防治恶性肿瘤放、化疗不良反应及提高晚期肿瘤患者生存质量等方面发挥了重要作用。然而，随着学者对肿瘤病因病机的深入研究，发现患者在虚证的基础上，多有痰湿、热毒、瘀结等邪毒表现，所以单纯的"扶正"并不能完全体现中医治疗恶性肿瘤的优势和特色。事实证明，"固本清源""调气解毒"等理论的提出，既传承了扶正培本中医治疗肿瘤的经典学术思想，也体现了现代中

医药治疗肿瘤的特色和优势，符合现代医学治疗肿瘤的发展方向，为扶正培本治疗理念注入了新的生命力[33]。

近 70 年来，中医肿瘤工作者、中西医肿瘤工作者结合本学科优势特点，汲取现代研究方法、研究模式、研究技术，不断尝试更新治疗理念、策略，在中医药肿瘤研究中进行了大量的研究及探索。在研究方法方面，从个案经验的总结研究、病例观察，到重视随机对照、队列研究等规范化研究；在干预措施方面，从单一药物筛选，到治则治法研究以及专家共识、综合方案的制定实施；在疗效评价方面，从单一抑瘤方面，到评价不良反应、复发转移、生存质量、生存期等中医药具有优势的综合疗效标准；在治疗模式上，提出了中医防护、中医强化、中医维持、中医巩固等新的治疗理念；在治疗人群的特点方面，从研究中晚期患者，到癌前病变，早期术后患者以及探索中医药治疗中晚期患者的优势人群。这些理念更新以及研究的规范化是提高中医肿瘤临床整体水平的关键。

随着时代发展，肺癌现代医学诊疗逐步迈入个体化、精准化时代，现代医学指导下的肺癌诊疗技术飞速发展。尽管中医药治疗肺癌临床研究方面取得了一定成绩，但在能否体现中医药临床特点以及客观反映中医药防治肿瘤方面，仍存在很多需要商榷的地方，比如在临床研究方法的选择方面，是选择随机对照研究还是选择真实世界研究；在干预措施选择方面，是选择综合方案还是选择单一复方、单一治则；此外涉及人群选择、疗效评价、报告结局以及临床推广等基础问题。随着技术的发展，在今后研究中充分利用互联网、人工智能、大数据等技术，构建肺癌中医处方系统探索继承经验，开展大样本、规范的临床研究亦具有重要价值。如何适应现代医学的发展要求，充分发挥中医治疗肺癌临床疗效的特色优势，提高中医临床诊疗水平，是广大医务工作者目前面临的最严峻的机遇和挑战。

第二章 肝癌

原发性肝癌（primary liver cancer，PLC，肝癌）是全世界范围内常见的消化系统恶性肿瘤。肝癌在我国高发，是第 4 位的常见恶性肿瘤和第 2 位的肿瘤致死病因。肝癌治疗棘手，预后差，严重威胁我国人民的健康和生命。原发性肝癌的病理类型主要包括肝细胞癌（hepatocellular carcinoma，HCC）、肝内胆管细胞癌（intrahepatic cholangiocarcinoma，ICC）和肝细胞胆管细胞混合癌（combined hepatocellular and intrahepatic cholangiocarcinoma，HCC-ICC 混合型，CHCC-CCA）三种不同病理学类型，三者在发病机制、生物学行为、组织学形态、治疗方法以及预后等方面差异较大，其中肝细胞癌占 85%~90% 以上。肝癌的外科治疗是肝癌患者获得长期生存最主要的手段，主要包括肝切除术和肝移植术。肝移植是肝癌根治性治疗手段之一，尤其适用于肝功能失代偿、不适合手术切除及局部消融的早期肝癌患者。在中晚期肝癌的治疗过程中，分子靶向药物治疗、免疫治疗、化疗等全身药物疗法也发挥了重要作用[34]。

中医典籍中尚无"肝癌"的病名叙述，但依据患者症状、体征，可纳入"肥气""积聚"等范畴[35]。如《黄帝内经》："溺黄赤安卧者，黄疸……目黄者曰黄疸。""面色微黄，齿垢黄，爪甲上黄，黄疸也，安卧，小便黄赤。"如《难经·五十六难》中记载："肝之积，名曰肥气。在左胁下，如覆杯，有头足，久不愈，令人发咳逆，痎疟，连岁不已。"诸医家将肝癌的病因分为内、外两部分。内因为情志内伤、饮食劳倦等导致气血运行不畅，瘀热痰毒等郁结于肝，发为肝癌。外因为六淫邪气等，导致正气受损，脏器受侵，最终成为积聚。病性多为本虚标实，病理因素为"瘀、湿、毒"，涉及肝、脾、肾三脏。

第一节 以毒攻毒，扶正抗癌，利湿化瘀，多法增效（1949—1973 年）

受社会环境因素及医学检验手段限制，1949 年前后因对肝癌的认知水平十分有限，又无特效疗法，且预后不佳，亟待临床工作者关注。1958 年中华病理学会对全国尸检肿瘤资料进行统计，发现在 989 例癌肿中原发性肝癌有 26 例，占比 26.3%，占消化道恶性肿瘤的 41.1%，由此引发了国内学者对肝癌这一疾病的重视，在之后十年的时间内涌现了一批临床观察，对我国肝癌的发生率、地理分布差异、肝癌与肝硬化关系等问题进行流行病学分析及病理机制探讨，初步搭建了未来诊治工作开展的临床研究基础[36-37]。20 世纪 50 年代后期经济、工业、科学技术蓬勃发展，在肝外科方面开展了许多动物实验，进行了生化、免疫等方面的大量基础研究。20 世纪 60 年代以后，实验室检测、同位素、B 型超声、造影技术等新技术层出不穷，并广泛应用于医学研究。

一、以毒攻毒，巧用虫药及矿物药

此阶段中医药治疗肝癌处于萌芽阶段，初步摸索治疗肝癌的方法，但还没有总结出普遍有效的规律。"以毒攻毒"的攻伐思想在肝癌的论治中启用最早，如马钱子、蟾酥、斑蝥等。同时虫类药的抗肝癌作用也引起了医者的广泛重视。1958 年旅大市立第二医院用"神农丸"（以马钱子为主）治疗肝癌 6 例，2 例好转。广西医学院肿瘤研究小组使用马钱科植物胡蔓藤治疗 59 例，追访 38 例，平均生存达 8 个月，其中 3 例生存 1 年以上，1 例 2 年 5 个月恢复工作。

蜈蚣、全虫、守宫、土鳖虫等对肝癌的治疗显示出一定疗效。各地报道斑蝥对肝癌的有效率为 17.6%~77% 不等。效果表现在（服药后 4~30 天左右，累积药量 12~36mg 时）症状改善，对肝癌发热有明显降温退热作用，肿瘤体积缩小且生存时间延长。对原发性肝癌普通型前期、胆管细胞癌和单纯型效果较好；对硬化型、炎症型、黄疸腹水型效果较差。且发现人体对该药有一定的耐受性，主张用量应由小到大[38]。在有毒矿物药中，有以"丹方"为主的抗癌片治疗各种晚期肿瘤的临床观察。"丹方"是用明矾、牙硝、水银、煅皂矾、朱砂六种原料煅炼后的升华结晶，加入牛黄、田七、琥珀、黄芩、黄连、黄柏、贝母、陈皮的粉末打片，每片含丹 1 厘，每次 1 片，每日 2~3 次，1 个月为一疗程，4~6 个月为一疗程，疗程之间间隔一周。井冈山地区人民医院肿瘤研究小组报道 1 例肝癌经此治疗后存活 10 年以上。

二、晚期肝癌当以扶正为先

对于晚期肝癌的患者病情危重，或经过长期药物治疗后正气受损明显，因此此阶段以扶正为当务之急。扶正法可用于治疗或纠正化疗、放疗的不良反应，如骨髓抑制、胃肠道反应以及手术后作为一般支持疗法，以保证抗癌治疗的进行；二是按中医辨证论治原则，对于体质亏虚的患者根据具体情况，予以攻补兼施、先攻后补或先补后攻等；三是不满足于只在垂危患者中用人参抢救，而把正气虚损看成肿瘤发生的内在因素，故以扶正方药调整阴阳气血、经络脏腑的功能，培补脾胃后天之本，提高和增强机体的免疫功能，以和肿瘤做斗争。1966年，上海中医学院附属曙光医院肿瘤专题小组报道了 4 例中医药治疗晚期肝癌的个案分析，认为治疗时"当先实脾"，选用朝鲜白参、太子参、黄芪、白术、茯苓益气健脾；鳖甲、丹参、赤芍、王不留行、丹皮、八月札、凌霄花、桃仁、失笑散化瘀消癥；柴胡、银柴胡、郁金、铁树叶、木香等理气疏肝，在减轻患者痛苦、延长患者生存期方面有一定效果。

启东肝癌防治研究调查显示，452 例肝癌以中草药配合小剂量化学抗癌药物干预措施较多，占31.9%。中草药多数以扶正为主的辨证施治，中成药主要有复方斑蝥素片、复方蟾龙片、喜树硷混悬剂、海龟肝注射液等。结论表明，治疗后平均生存期为 6.63 个月，较 1973 年 667 例临床分析平均生存期 3.78 个月为高，较全国 21 个医疗单位综合资料所报告 5.47 个月亦高，说明有针对性地选择扶正抗癌中草药是进一步提高疗效的关键，扶正中药对提高治疗肝癌疗效具有重要价值。

三、围绕化瘀利湿的小规模临床研究初步展开

各地逐步开展了小规模的中医中药治疗探索，组方用药以破血逐瘀为主，兼顾治疗晚期肝癌腹水、黄疸、疼痛等症状。1973 年沈阳医学院附属第一医院肿瘤科开展了三棱莪术注射液合并内服中药一号散治疗原发性肝癌的近期疗效观察，中药一号散由三棱、莪术、瓦楞子、苏木、红花、延胡索、香附、砂仁、香附、木香、陈皮、半夏、厚朴、枳实、大黄、木通组成，配合三棱莪术注射液共同使用，显著有效者 3 例，有效者 10 例，无效者 17例，有效率 43.3%。

1973 年重庆市第一中医院报告了自 1966 年至1973 年 6 月 30 例原发性肝癌的中西医结合治疗病例，其中收效较好 9 例部分采用多种化学抗癌药物，加用中药配合治疗。中医药以"和"法为主，兼以散积利湿，选方柴苓汤加减。或以"补"法为主，兼以清热利湿之剂为宜，选方参芪二陈汤加减。此外，本文还对消退腹水，缓解癌性发热，减少化疗不良反应及止痛等治疗，进行了初步讨论。湖南省人民医院用七叶莲注射液治疗 21 例原发性肝癌的疼痛，均收到满意的止痛效果。上海地区用斑蝥制剂治疗肝癌 212 例，多数病例尚配合不同剂量的化学治疗，取得了较好的近期疗效，总有效率65.6%，疗效表现为生存时间延长，其中有 25 例生存超过一年。

第二节　专方专药，单方验方，辨证施治，减毒增效（1974—1993年）

20世纪70年代后期至90年代末，中医论治肝癌处于百家争鸣的发展阶段，中医、中西医结合治疗肝癌的作用正日益受到重视及肯定，涌现出一批专方专药、单方验方，治疗思想逐步向扶正方向转化，文献报道也由单纯临床观察转向临床治疗机制探讨。中医证型趋于一致，以肝郁脾虚、气滞血瘀为多，且预后较好。

一、中医药辅助治疗特色显现

1976年报道1例肝癌腹腔转移患者，用各种中西药物无效，改用健脾益气行水法后，胃纳转佳，精神振作，尿量由900ml/d增加到1600ml/d，腹水很快消退。1977年江苏省启东县使用"扶正抗癌汤"合并氟尿嘧啶治疗原发性肝癌满一个月以上的55例患者，中药重用益气健脾养血的药物，以扶正抗癌为基本方剂，兼顾祛邪及扶正。"扶正抗癌汤"分为Ⅰ、Ⅱ、Ⅲ号方（Ⅰ号方：太子参、薏苡仁、当归、红花、佛手、柴胡、木香、紫草根、夏枯草、野菊花；Ⅱ号方：八月札、柴胡、木香、莪术、当归、丹参、生牡蛎、白花蛇舌草、半枝莲、平地木、党参、炒白术、炙甘草；Ⅲ号方：党参、黄芪、地黄、当归、白芍、鳖甲、龟甲、白术、茯苓、陈皮、泽泻、白花蛇舌草、七叶一枝花）循环交替使用，55例中"特效"3例，"显效"15例，"有效"16例，"无效"21例，有效率为61.8%，中药辅助治疗肝癌"减毒增效"的优势初步显现。

后诸位医家对中医药控制瘤体及延长生存期等客观疗效指标方面的效果开展临床研究，用药以扶正培本、软坚散结为主，活用虫类药物及活血药物，用药方面各具特色。1984年周岱翰以莲花片（半枝莲、七叶一枝花、山慈菇、蜈蚣、三七、人造牛黄、莪术）治疗61例，其中肝热血瘀证32例，有效率达65.6%。1987年潘敏求以肝复方（黄芪、党参、白术、茯苓、柴胡、穿山甲、桃仁、丹参、苏木、蚤休、牡蛎、鼠妇）治疗60例，治后瘤体稳定率78.3%。

1989年李乃民对40例经行剖腹探查未能切除的中晚期肝癌以柴胡鳖甲参术汤加减（柴胡、鳖甲、白芍、清半夏、䗪虫、黄芩、桃仁、党参、焦白术、茯苓、砂仁、半枝莲、龙葵、鸡内金、焦三仙、甘草、山核桃）。腹水尿少去清半夏、黄芩、䗪虫，加泽泻、车前子、大腹皮、姜皮、石韦；黄疸去䗪虫、焦白术，加茵陈、生栀子；胁痛加乌药、延胡索、川楝子。平均存活9.95个月，对照组5.3个月。

1990年王道龙以普陀膏（血竭、地龙、无名异、全虫、水红花子、僵蚕、木鳖子、大枫子、土鳖虫、蛇虫、冰片等经芝麻油熬炼加工制成膏剂）治疗70例肝癌疼痛患者，镇痛有效率96.7%，显效率83.5%，显著改善了患者生存质量。1993年许继平以肝肾同源为指导，采用疏肝补肾法为主，基础方：柴胡、广郁金、芍药、制香附、佛手、蒸萸肉、枸杞子、何首乌。治疗54例中晚期肝癌，化疗组27例用FM方案，观察组生存期的中位数为8.9个月，化疗组为6.2个月。第二军医大肝胆外科医院用槐耳冲剂（槐耳菌质提取的上清液）对161例AFP＞400μg/L肝癌患者进行观察，结果AFP下降80例（49.7%），AFP下降＞50%17例（10.6%），疗效较为明显。龚惠民用健肝软坚丸（人参、三七、蜈蚣、蟾蜍）治疗74例，近期有效率75.67%，1年生存率42.96%。其中有3例治疗后癌灶消失。余新富以丹芪抗癌散（丹参、黄芪、白花蛇舌草、蛇莓、龙葵）治疗62例，治后中位生存期18个月，化疗组为6个月。并认为该药对肝细胞功能及AKP的恢复明显优于化疗对照组。

1991年，陈世晞[39]等用鸦胆子油、碘油、阿霉素等按1∶2∶1配制成超乳化剂，从肝动脉灌注栓塞治疗中晚期肝癌76例，治疗后AFP阳性者有13.2%转阴，1年生存率为44%，2年生存率为18%，认为该法适合于巨块型肝癌的治疗。由此可见肝癌的治疗已由初期用中药保守治疗发展到用中药提纯制剂介入治疗或中西药合用介入治疗，能使药物直达病所，因此肝癌患者的疗效也得到提高。1993年，于志坚[40]用羟基喜树碱、斑蝥素联合顺铂经肝动脉栓塞治疗原发性肝癌，与常规西药化疗栓塞治疗组进行对照，2 组病例缓解率分别为 54%、32.1%。

二、减轻症状负担，提高生活质量

肝癌患者往往伴随有发热、腹水、疼痛等症状，20 世纪 90 年代诸位医家充分发挥中医药在改善临床症状，提高生活质量方面的治疗优势，阐释了独到的用药见解。方继立[41] 等运用加减如意金黄散外治疗肝癌硬化型疼痛 50 例，结果显效 38 例有效 11 例，无效 1 例，对中重度疼痛均有效（用药期停用止痛药）。李智[42] 等运用神效止痛外贴期门穴或痛点治疗肝癌疼痛 68 例，显效 41 例，好转 19 例，无效 8 例。欧阳俊[43] 等运用新癀片治疗肝癌疼痛 22 例，缓解率达 95.5%。林宗广以自拟方：赤芍、丹参、郁金、车前子、泽泻、半枝莲、茯苓、三棱、莪术、桃仁、土鳖虫治疗 21 例肝癌腹水患者（其中 14 例用利尿剂无效），90% 腹水消退，复发再用仍有效。李佐清等运用活血化瘀清热法治疗肝癌发热患者 31 例，显效（体温回复正常 3 天以上）22 例，好转（体温降低 0.5℃以上）4 例，无效 5 例，停药后无反跳。王幼奇运用安宫牛黄丸为主方灌肠抢救 1 例肝癌、脾大、肝硬化腹水伴上消化道出血后肝性昏迷患者，11 天后患者神清，病情稳定。

第三节　整体观念，发挥特色，扶正益气，脾肾同治（1994—2003 年）

随着中医药临床研究发展逐步完备，临床研究者在验证中医药疗效时更加着眼于群体观察，样本量不断扩大，实施方案设置更为严谨，科学性不断提高，加强了临床疗效的可重复性。并注意以证为纲，密切观察治疗过程中证型的动态改变及兼证出现，运用多种治法，调动脏腑间的整体抗癌能力。

一、辨明邪正盛衰，发挥辨证论治、分期论治的治疗特色

各位医家在论治过程中十分重视辨证论治与分期论治相结合，以养肝护肝。周岱翰认为原发性肝癌患者属早期者，自觉症状不甚，呈现邪实，正气未虚，治宜急攻猛攻，着重清肝解毒，祛瘀消瘤，可选用莲花片、西黄丸、膈下逐瘀汤等加减；中期见肿瘤逐渐增大（包括中、晚期肝癌），病邪侵袭，伤气劫血耗津，机体形神渐损，彼时邪毒炽盛，虚象已露，治宜攻补兼施，或攻多补少，可选用莲花片、西黄丸等合用四君子汤、十全大补汤等；患者为晚期（指终末期肝癌），肿瘤多已转移，肢体柴瘦鼓胀，邪毒得势嚣张，正气虚弱不支，肝肾阴津枯竭，此时一味攻伐（包括使用化学药物），反先夺正，若能育阴培本，寓攻于补，可望苟延生机，宜选用生脉散、左归饮、大补阴丸、补中益气汤、一贯煎等加减，以图带瘤生存。

1996 年，朱胜典将 54 例原发性肝癌辨证为肝肾阴虚、气滞血瘀和肝气郁结三型，分别以一贯煎、膈下逐瘀汤、丹栀逍遥散加减治疗，对照组在此基础上加用 FM 方案，2 组比较无差别。黄伟贤运用一贯煎加减：生地、枸杞子、沙参、麦冬、茯苓各 20g，当归、川楝子、龟甲各 10g，知母 15g，甘草 5g，治疗原发性肝癌肝肾阴虚型 41 例，显效 7 例，有效 30 例，无效 4 例，明显优于对照组。陆祖霖把将患者分血瘀型、阴虚型、气阴两虚型、阴阳两虚型，各型均加入八角金盘辨证治疗 50 例，结果：存活 3 个月、6 个月、1 年和 2 年以上者分别为 11、24、7、3 例，无效 5 例，有效率 90.0%。

二、高质量临床循证研究相继开展

值得注意的是，中医肝癌的临床研究方法学质量和循证学等级有了新突破，从单一的"追求无瘤"转变为既注意局部病灶、又重视患者的临床获益。1998 年发表的一项随机试验，纳入了从 1994 年 10 月至 1997 年 8 月在北京中医药大学东直门医院等 6 家医院病例进行临床试验，采用随机单盲法，共试验病例 325 例，随机分为中药组、中药加化疗组、化疗对照组。三组疗效相比，中药加化疗组优于化疗对照组和中药组，差异有显著性，实验指标的改善较显著，不良反应较轻，提示中药的疗

效优于化疗对照组，说明本方与化疗具有协同作用，能提高瘤体稳定率。李雅玲运用健脾理气药物（党参 12g，茯苓 9g，白术 20g，黄芪 15g，木香 9g，神曲 15g，麦芽 15g，丹参 30g，砂仁 5g，当归 10g，莱菔子 15g）治疗原发性肝癌 127 例，经临床对照观察，结果显示：无论是单纯中药组还是中西医结合组都以健脾理气药物治疗效果好，其生存率与对照组相比在统计学上有显著性差异。

三、辨证论治体系趋向完备

临床医家对于肝癌的认识逐步深入细化，认为肝癌是一种以局部病变为主的全身性疾病，临床研究将发挥中医整体康复和局部辨证论治的优势，制定符合中医的辨证论治诊疗体系。2002 年上海市中医医院消化科林宗广对肝癌高危患者的临床经验做了总结回顾，为肝癌中医辨治思路提供模板，他认为可针对不同病情以扶正培本或祛邪安正法，采用健脾益气法、滋补肝肾法、柔肝健脾、疏肝理气法、清热化湿五种治疗大法。健脾益气法：适用于脾胃气虚者，症见面色不华，神倦乏力，纳差，餐后胃脘胀，或有腹胀便溏，气少懒言，舌淡红边有齿印，舌苔薄白，脉细软。方用六君子汤或补中益气汤加减。滋补肝肾法：适用于肝肾阴虚者，症见肝区隐痛或兼灼热感，腰膝酸软，目糊头晕，食欲减退，手足心热，或有下午低热，口干，少寐心慌，牙龈出血，尿黄，舌红或剥苔质红，脉细弦。方用知柏八味汤加减。柔肝健脾法：适用于肝脾两虚者，症见肝区隐痛，乏力，目糊头晕，食少口干，餐后胃脘作胀，或有便溏，舌红或淡红，脉细等，方用一贯煎合四君子汤加减。疏肝理气法：适用于肝气郁结者，症见肝脾区胀痛，且每因情绪波动而发作或加重，头胀头晕，心烦少寐，口苦胸闷，纳少，大便难下，脉弦，舌边红、苔薄白等。方用柴胡疏肝饮加减。清化湿热法：适用于肝胆湿热者，症见肝区闷胀，胸闷欲呕，口苦食少，倦怠乏力，舌苔黄腻，舌质红，脉弦或濡。方用小柴胡汤合黄连温胆汤加减。

四、中医外治法联合应用

除了口服药物以外，中医外治法在减轻肝癌相关症状方面也展现出了疗效。1997 年周岱翰教授介绍了用琥珀止痛膏外治肝癌等肿瘤 107 例，患处疼痛有不同程度的减轻，有效率为 84.11%；并用田螺膏（田螺肉 10 枚、鲜蚤休 30g，同捣如泥，加冰片 1g 敷脐部，每日 1 次）治疗肝癌所致腹水，可使腹水减轻；还介绍了用香砂大蒜膏（大蒜、丁香、砂仁、良姜、生姜、食盐，同捣如泥作饼状，贴中脘、足三里）外敷穴位以健脾，改善由于肝癌导致的胃纳减退的症状。

五、中医药辅助放射治疗

20 世纪 90 年代后期，放射技术日新月异，临床热点聚焦在了如何将大肝癌变为小肝癌，使不治变为可治的研究领域。在术前辅助放射治疗成为新选择。郑作深[44] 探索结合健脾理气中医疗法（用药：党参、白术、鳖甲、沉香、黄芪、柴胡、重楼等）并将放疗技术改良，放射总量达 50~60Gy，第二步放疗后 3~4 周时行手术治疗。结果 10 例肝癌经术前放疗加中药治疗后，肿瘤最大径由 11~15cm 缩小为 6~8cm，其中 CT 示肝门淋巴结转移灶 2cm，癌旁多个卫星灶 1~3cm 者各 1 例，放疗后病灶消失。表明放疗结合中药确能增敏，提高放疗效果，减轻放疗的不良反应。为了进一步证实中药的抗癌扶正作用，陈乃杰等随机将 53 例原发性肝癌患者分成单纯放疗组和中药放疗联合组。结果表明应用中药的综合治疗组在全身状况及症状改善上明显优于单纯放疗组，且在近期疗效，1 年、2 年生存率上也有所提高。

六、中医辅助介入治疗

20 世纪 90 年代以来，介入治疗逐渐开展起来，并得到蓬勃发展。中药治疗与介入治疗相碰撞，衍生出纯中药制剂介入治疗与中西药合用介入治疗两种模式。肖立森用中药提取物榄香烯经肝动脉灌注治疗原发性肝癌，近期有效率为 56.3%，该药具有低毒、高效的特点。韩铭钧等用莪术油、鸦胆子油和碘油配制成复方莪术油，经肝动脉栓塞治疗 84 例肝癌。结果：治疗后肿瘤平均缩小率 39.2%，1~3 年存活率为 80%、43.4% 和 24%。

田兆仑等[45] 对 23 例不能手术的晚期肝癌患者采用皮下植入式药泵经肝动脉和门静脉灌注羟基喜树碱及 5-FU 化疗，有效率为 95.7%。经皮下植入泵能直接、长期向肿瘤区灌注高浓度药物，此法能提高药效，减少全身不良反应，且组织相容性好。杨敏一[46]在B超引导下向瘤体中心注射去甲斑蝥素（20mg/次）治疗中晚期肝癌41例，结果瘤体缩小者为56%，疼痛明显减轻者为81.2%，1年生存率为34.1%，平均生存11.6个月，中位生存期为10个月。

1997年，程剑华[47]用中药白及粉作为血管栓塞剂用于栓塞肝动脉治疗肝癌，白及组56例，对照组（明胶组）50例，2组灌注药物均为阿霉素和卡铂，外栓塞剂均为碘化油和丝裂霉素。治疗结果表明白及栓塞后的血管再通率、肿瘤平均缩小率以及1、2、3年生存率均明显优于对照组。认为中药白及粉具有永久栓塞的效果，并可有效地阻止侧支血供的建立。

第四节　辨病辨证，规范诊疗，守正创新，制定共识（2004—2013年）

中医药治疗原发性肝癌的整体临床水平登上一个新的台阶，特别是中医诊疗规范的建立，夯实了中医药在稳定瘤体、延缓肿瘤进展方面的地位，同时也显现出了缓解中晚期原发性肝癌患者的主要临床症状，减轻患者痛苦；提高患者免疫功能及改善肝脏功能方面的多重诊疗作用。2006年湖南中医药大学潘敏求教授团队根据对1949年以来中医药治疗肝癌的主要临床研究文献、基础研究文献以及对湖南省5家医院843份原发性肝癌的临床流行病学调查结果的研究，制定出一套原发性肝癌的中医药诊断、治疗以及疗效评价方案，并通过国内10名肿瘤权威专家咨询的反馈意见修改及多中心临床验证，形成一套既符合临床实际，行之有效的中晚期原发性肝癌规范化诊疗方案。

一、癌毒理论应用于肝癌论治体系

近年癌毒理论的提出得到许多医家的认可，癌毒是导致肝癌发生和发展、变化的根本病因，它是由于各种致病因素长期刺激，综合作用相互胶结而产生的一类特殊毒邪。癌毒既是导致肝癌发病的直接因素，也是肝癌发展的病理产物和决定肝癌发展的关键因素，诸位医家从癌毒理论出发对肝癌临证思路展开探讨。周仲瑛教授认为肝癌的发生与病毒性肝炎的关系比较密切，湿热留滞是本病慢性化的重要原因，湿热郁久成毒，化热伤阴。主要病理因素为湿热瘀毒结聚，治疗以清化湿热、化瘀解毒为主，在此基础上加用散结消癥之品。常用药物有半枝莲、茵陈、白花蛇舌草、虎杖、垂盆草、鸡骨草、酢浆草、龙葵、蒲公英、柴胡、八月札、制香附、水红花子、苦参、莪术、石打穿、肿节风等，虫类药物多用炮山甲、土鳖虫、炙蟾皮等。

杨红等认为癌毒非外邪，它内生于患者体内脏腑，由血瘀痰凝毒聚于肝脏而成，中晚期肝癌的治疗应重视健脾疏肝解毒，适当配伍抗癌解毒之品，以清除体内剩余癌毒，抑制癌毒生长，减少复发转移，从而获得更长的生存期[48]。

叶丽红等提出肝癌癌毒可分为气滞、血瘀、痰凝、湿浊、湿热、热毒六种不同类型。气滞为盛则胸胁脘腹等处胀闷疼痛，疼痛时轻时重，部位不固定，多为窜痛、攻痛、胀痛；血瘀为盛则右胁结块可触，坚硬如石或凹凸不平、按之不移，胁肋疼痛如针刺刀割，痛有定处，日轻夜重；痰凝为盛病程长久，胁肋结块，或并有瘿瘤、瘰疬；或呕吐痰涎；湿热为盛胁肋痞块或有灼痛，身目发黄，恶心欲吐，纳呆，腹胀，口苦，泛恶身热。结合辨别癌毒类型，有的放矢予以方药，才能图谋立法，提高临床治疗有效率。

2007年曾洁指出"攻毒"治疗应贯彻整个肝癌治疗过程，以祛除深藏之毒，缓解病情，并以守宫汤（守宫、蜈蚣、茵陈、虎杖、白花蛇舌草、山栀、苦参、龙葵、炒白芍、莪术）治疗原发性肝癌30例，肿瘤客观缓解率为3.3%；疾病控制率为63.3%；疾病进展时间2个月~1.5年，生存时间3.2个月~1.8年，中位生存时间8.6个月。

二、开启中成药治疗肝癌相关研究

2009年黄智芬将60例晚期肝癌患者随机分成治疗组与对照组，治疗组同时加用华蟾素注射液治疗，治疗组的恶化率（46.7%）低于对照组（63.3%）；治疗组与对照组稳定率分别为73.3%、50.0%；治疗组与对照组中医证候改善率分别为83.3%、60.0%；治疗组大于12个月的生存率占46.7%显著高于对照组26.7%，提示华蟾素注射液可提高晚期原发性肝癌患者的机体免疫功能，并能抑制肿瘤的生长，改善临床症状[49]。

2013年河北以岭研究院以养正消积胶囊治疗原发性肝癌介入化疗术后患者，采用随机双盲、安慰剂对照分成治疗组402例和对照组202例，实体肿瘤的疗效，治疗组缓解率22.4%，对照组15.3%，养正消积胶囊对介入化疗术后原发性肝癌安全有效[50]。

2007年韦艾凌等探讨了癌痛消颗粒对肝癌的临床疗效，纳入27例肝癌患者，口服癌痛消颗粒，治疗后肿瘤体积疗效有效率88.89%；中医证候总有效率为77.78%，用药前后中医证候积分差值有显著性意义。2007年浙江省中医药纳入肝癌患者52人，分为单纯介入治疗及介入基础上口服八宝丹两组，结果显示八宝丹联合介入治疗组中医证候的改善明显优于单纯介入治疗组，二者证候稳定改善率分别为85%、55%；单纯介入组患者出现腹痛、呕吐，或体温超过38℃的并发症情况多于八宝丹联合介入治疗组患者。单纯介入组患者肝功能损害也明显多于八宝丹联合介入组患者。单纯介入组患者1年生存率48.3%，显著低于八宝丹联合介入组患者61.8%。

2008年广东省佛山医院肿瘤科开展了一项前瞻性、随机、平行对照实验研究，将97例患者分为实验组（中医综合治疗：中药鸦胆子油介入治疗+内服肝积方+外敷癌理通）、对照组（西医治疗：化疗药物灌注+碘油栓塞+西药镇痛）。结果显示：中医综合治疗方案不良反应低，并可延长镇痛维持时间，提高患者生活质量，改善远期生存，是治疗中晚期原发性肝癌的有效方法[51]。

2009年河北省中西医结合医药研究院开展了养正消积胶囊辅助介入化疗治疗脾肾两虚、瘀毒内阻型原发性肝癌的临床研究，采用随机双盲多中心对照，按3∶1比例分成试验组300例和对照组100例。试验组给予介入化疗+养正消积胶囊，对照组单用介入化疗，试验组实体瘤缓解率23.3%，对照

组缓解率14.0%；中医证候试验组总有效率65.3%，对照组33.0%。

三、中医药配合放、化疗

单纯放、化疗治疗肝癌的疗效不理想，在杀伤肿瘤细胞的同时，也损伤了机体的免疫、造血、消化等系统功能，联合中药使用可改善症状、延长生存期和提高患者生存质量。陈乃杰等随机将53例肝癌患者分成中药加放疗综合治疗组和单纯放疗组。结果表明综合治疗组在全身状况及症状改善上，明显优于单纯放疗组，且在近期疗效，以及1~2年生存率上有所提高。邓国忠等治疗本病56例，采用局部放疗配合服用参苓汤，与39例单纯放疗的对照组比较，发现肝功能损害加服中药组肝损伤率为28.6%，低于对照组的64.1%，平均生存时间为12个月和7个月，表明参苓汤有减轻射线对肝脏损伤和提高远期生存率的作用。

邵世祥将65例肝癌随机分为连慈饮加羟基喜树碱注射液治疗组和羟基喜树碱注射液对照组。研究表明：在总缓解率、生存质量总改善率、免疫调节作用等方面，治疗组明显优于对照组。汪凯波运用中药配合化疗FAM方案治疗与单纯化疗组比较，综合治疗组0.5、1、2年生存率分别达52.9%、60.4%、33.3%，明显高于单纯化疗组的24.0%、25.0%、8.3%；且治疗组白细胞下降率只有27.1%，明显低于单纯化疗组80.1%。

2013年李仁廷观察中药培元抗癌汤联合FOLFOX4方案化疗治疗中晚期肝癌的临床疗效，对76例中晚期肝癌患者随即分成治疗组、对照组各38例。治疗组行FOLFOX4方案化疗，并配合中医健脾理气，软坚散结治疗，对照组单纯行FOLFOX4方案化疗。结果：治疗组PR+CR为42.11%，对照组PR+CR为31.58%，显示中药加FOLFOX4方案化疗治疗中晚期肝癌安全、有效，疗效优于单纯FOLFOX4方案化疗[52]。

陈玉用健脾化瘀汤联合化疗治疗中晚期肝癌30例，并与单纯化疗的20例作对比，结果显示治疗组总有效率为86.67%，对照组总有效率为60%，两组疗效比较有显著差异。温利辉将95例中晚期肝患者经手术治疗后随机分为2组，根据中医辨证分为肝郁脾虚型、气滞血瘀型、肝胆湿热型、肝

肾阴虚型，分别应用扶正祛邪法组成的中药汤剂治疗；对照组 45 例，单纯用西药对症治疗，主要观察症状改善情况、治疗后 6 月及 1、2、3 年生存率。结果显示治疗后 6 月及 1、2、3 年生存率治疗组分别为 88.6%、62.1%、36.2%、9.6%，对照组分别为 82.3%、43.3%、28.9%、6.7%，2 组 1、2、3 年生存率比较，差异显著。

四、中医肝癌综合治疗方案、指南制定与修订

国家中医药管理局"十一五"重点专科肝癌协作组由组长单位广州中医药大学第一附属医院牵头，梳理北京、上海、广东等 9 个省市 13 家中医医院的肝癌病种诊疗方案，制定统一临床路径，针对肝癌的局部微创与全身中医药辨治结合治疗，中医药外治癌痛，肝癌的综合治疗与疗效评价等方面进行深入研究，在肝癌的全程规范治疗方面进行了积极的探索和验证。通过文献及证据收集，形成指南草案，再次进行修订、验证，经过一系列探索过程，最终在 2011 年由国家中医药管理局医政司发布形成《肝癌中医诊疗方案（试行）》，肝癌的中医诊疗方案和评价方法得到专家的广泛认可。

第五节　扶正防复，抑瘤保肝，量化分型，增强免疫（2014—2023 年）

广大中医肿瘤工作者、中西医肿瘤工作者在中医药治疗肝癌领域进行了大量的研究及探索。在研究方法方面，从个案经验的总结研究、病例观察，到重视随机对照、队列研究等规范化研究；在干预措施方面，从单一药物筛选，到治则治法研究以及专家共识、综合方案的制定实施；在疗效评价方面，从单一抑瘤方面，到评价不良反应、复发转移、生存质量、生存期等中医药具有优势的综合疗效标准；在治疗模式上，提出了中医药全程管理的治疗理念；在治疗人群的特点方面，探索中医药治疗肝癌的优势人群以及切入点。这些理念更新以及研究的规范化是提高中医诊治肝癌临床整体水平的关键。在广州中医药大学第一附属医院肿瘤中心牵头下开战了多项致力于推动肝癌的全程管理的临床研究，研究发现，中西医结合治疗肝癌具有协同作用，根据肝癌的疾病发展特点，在不同分期采取针对性的中医药治疗策略，将多学科综合治疗融入肝癌的全程规范治疗当中，以充分发挥中医药治疗肝癌的特色和优势。

一、肝癌早期：中医药扶正抑瘤防复发

抗复发转移是肝癌术后亟须解决的一大难题，中医药在这方面则可以发挥独特的作用。钟崇等采用肝切除术联合中医药健脾化瘀法综合治疗肝癌疗效显著，减少了术后复发和转移，延长了肝癌患者的中位无病生存期，治疗组为 28.7 个月，对照组为 22.6 个月；同时，延长中位生存时间，治疗组为 52.6 个月，对照组为 49.8 个月。肝癌手术阶段的中医药治疗策略：在围手术期，正气受损，应注重培本固元，以"扶正补虚"为治则，以健脾疏肝、清肝利湿为主要治法；术后稳定期，中医药治疗着重于抗转移、防复发，以补益脾肾、祛瘀解毒为主要治法，从而改善术后肝脏功能，降低复发转移风险，提高肝癌术后远期生存率。

二、肝癌中期：中医药兼顾保肝抑瘤

针对肝癌中期，即 BCLC B 期或者 C 期的患者，应提倡多学科综合治疗，中医药配合介入治疗，可有效减轻介入治疗的不良反应，保肝抑瘤，提高生存质量。介入术后，肝胆气机受阻，易于出现胁肋刺痛，肝胆疏泄不利，导致湿浊内停，蕴而化热，湿热内蕴，肝病及脾，脾胃升降失常，胃气通降不利。患者容易出现胁肋胀闷，恶心呕吐，腹胀纳差，低热等症状。因此，中药在此阶段以健脾和胃，祛瘀解毒作为主要治法。钟崇等观察根治性切除术后复发性肝癌采用健脾化瘀法中药联合 TACE 的临床疗效，将 160 例根治性切除术后复发的肝癌患者随机分为 2 组，对照组予单纯 TACE 治疗，综合治疗组予健脾化瘀法中药联合 TACE 治疗，结果发现综合治疗组患者中位生存期为 21（8.0~65.0）月，1、3、5 年生存率分别为 87.5%、27.5% 和 15.5%；对照组中位生存期 18.0（5.0~60.0）

月，1、3、5年生存率分别是70.0%、18.0%和6.8%，2组比较，差异有统计学意义。

三、晚期肝癌：中医药提高生活质量

肝癌中晚期特别是终末期患者，应以中医药治疗为主导。广州中医药大学第一附属医院肿瘤中心通过多中心、回顾性队列研究，纳入来自国内15家医院且按肝癌国内分期标准分为Ⅱb、Ⅲa或Ⅲb期的肝癌患者共计489例，结果显示中医组的半年、1年生存率、2年生存率依次为50%、9%、1%，中西医组依次为70%、30%、6%，西医组依次为50%、10%、0%，中西医组与另外两组比较差异有统计学意义，中西医组在Ⅱb、Ⅲa、Ⅲb期的中位生存期均较另外两组显著延长；中医组在Ⅲa、Ⅲb期的中位生存期较西医组延长。因此，中西医结合治疗可提高中晚期肝癌患者的中位生存期及远期生存率。

四、临床重视扶正培本论治肝癌的生物学内涵

各家在遣方组药时扶正的主要思路集中在健脾益气，并从免疫、炎性因子、代谢等分子角度评价中医药治疗肝癌的疗效。石丹丹等纳入60例经综合介入治疗后达完全缓解的Ⅱ期原发性肝癌患者，予以扶正消瘤颗粒，扶正消瘤颗粒是根据肝癌介入后的关键病机"虚损加剧、毒瘀内结"优化凝练而成，具有"健脾益气、解毒化瘀、软坚散结"的功效，实验发现扶正消瘤颗粒可有效降低综合介入术后Ⅱ期肝癌患者的复发率、改善中医证候，可能通过调节参与氨基酸和脂肪酸等代谢通路的代谢物含量，抑制PI3K/Akt和ERK信号通路的激活从而发挥延缓肿瘤复发的作用。

吕艳杭等针对肝肾阴虚型肝癌设立柔肝化纤解毒颗粒，方含黄芪、半枝莲、白花蛇舌草、全蝎、枸杞子、黄精、牡蛎、薏苡仁、橘红、泽兰、鸡内金、鳖甲、虎杖、牡丹皮、黑枣，选取2018年9月至2020年4月就诊的肝癌患者70例，对照组给予肝动脉化疗栓塞术治疗，治疗组在对照组治疗基础上给予柔肝化纤解毒颗粒治疗。两组患者治疗后，治疗组总有效率显著高于对照组，柔肝化纤解毒颗粒联合肝动脉化疗栓塞术能显著提高原发性

肝癌患者的临床疗效，改善血清相关指标HIF-1α、VEGF、MMP-2、MMP-9、IGF-2及机体免疫功能[53]。

2017年杨静波等[54]探讨健脾扶正汤对晚期原发性肝癌患者疗效、免疫功能、血清肿瘤标志物及生活质量的影响，以110例晚期原发性肝癌患者为研究对象，对照组单纯采用肝动脉化疗栓塞方法治疗，观察组在前者基础上，加用健脾扶正汤，观察组患者总有效率为90.91%，对照组为76.36%；健脾扶正汤治疗晚期原发性肝癌患者临床疗效显著，可以明显降低中医证候积分，有效地控制肝功能指标以及细胞免疫功能指标。滕伟峰以消癥益肝片联合mFOLFOX6方案治疗晚期原发性肝癌临床研究，治疗后观察组有效率为73.8%明显高于对照组的50.7%（33/65）。胁痛，胁下痞块，脘腹胀满，倦怠乏力及大便溏结等中医症状评分的比较中，观察组治疗后上述评分均显著低于对照组，在两组的CD3+、CD4+、IgA、IgG及IgM等免疫功能指标的比较中，观察组治疗后上述指标均显著高于对照组[55]。

五、探究客观量化的辨证分型标准

随着现代医学生物及检测技术的发展与进步，此阶段对中医辨证标准化的研究取得了一定的进展，学者们从中医证型与实验室指标的关系、中医证型与影像学的关系、中医证型与基因的关系、中医证型与临床数据模型建立关系几个方面出发，在肝癌中医证候客观化研究领域取得丰硕成果。一个患者往往出现多个指标与多个证型相关。通过模型的构建，将多个因素进行层层筛选最终确定独立相关因素，从而降低判断误差，使中医证型更加客观、精准化。

"证"是中医治疗的前提和基础，辨证是中医学对病变本质的认识，证候 - 证素 - 证名存在复杂关系，因此形成以证素为核心的理论体系是提高中医药治疗肝癌疗效的关键。辨证论治是中医学中医理论体系的核心，目前原发性肝癌的中医辨证分型尚无统一标准，各医家存在不同的辨证方法，辨证过程中难免掺杂个人主观因素。证素辨证体系的建立，克服诸多弊端，体现辨证的实质特点，具有执简驭繁的要领。证素辨证能更客观、准确、科学地

反映疾病性质，从而反映出病情真实特征，以提高临床辨证论治的准确性，达到临床治疗效果。

肝癌辨证诊断逐渐客观化、规范化。辨证论治是体现中医个体化诊疗优势的关键。邵峰等纳入湖南省中医药研究院附属医院 2013 年至 2017 年住院的原发性肝癌病历资料 673 份，参考《证素辨证学》判定证素，利用文锋Ⅲ辅助诊疗系统从而分析出原发性肝癌的证素特点。共获得证素 34 个，其中病性证素 19 个，病位证素 15 个。15 个病位证素中以肝出现的频率最高，其次为脾、胆、肠、胃、肺、肾、经络、心、胸膈、表、肌肤、膀胱、半表半里、神。19 个病性证素中气滞出现的频率最高，其次为血瘀、气虚、湿、热、阴虚、血虚、水停、阳虚、动血、气逆、痰、食积、血热、饮、（气）闭、阳亢、气陷、不固。结论：肝、脾、胆、肠、胃是最常见的病位证素；气滞、血瘀、气虚、湿、热是最常见的病性证素。证素提取和组合规律研究补充和丰富了原发性肝癌的认识。

周燕将 208 例肝癌患者分为肝郁脾虚瘀血阻络型、肝气郁结型、脾气虚证及瘀血阻络型，多组比较结果显示：异常凝血酶原值越高，为肝气郁结型可能性更大，α-L-岩藻糖苷酶 + γ-谷氨酰转肽酶同工酶联合检测取值越大，为肝郁脾虚瘀血阻络证可能性更大[56]。黄洁等研究发现肝郁脾虚组活化部分凝血活酶时间（activated partial thromboplastin time，APTT）、凝血酶原时间（prothrombintime，PT）、凝血酶时间（thrombin time，TT）水平较其他中医分型组稍低。

学者们借助检验、影像等技术探索疾病在机体内的具体表现，借助线性测量方法进行证型定量化分析，为中医证型量化架起研究的桥梁。

六、中医药治疗肝癌患者胃肠功能障碍

肝癌患者在术后常出现胃肠运动障碍的情况，目前尚无确切有效可行度高的治疗策略，有学者发现运用外治法治疗肝癌及其并发症可取得良好疗效。黄晓璇[57]运用大黄附子细辛汤灌肠治疗行腹腔镜肝癌切除且术后出现胃肠功能障碍的患者，发现其能快速促进胃肠功能恢复且无不良反应。张帆采用十枣散外敷对湿热血瘀型肝癌并腹水患者进行治疗，结果显示在改善患者生活质量、促进肝功能恢复、提高患者免疫功能及临床疗效方面效果显著。项琼和林丽珠[58]研究发现利用双柏散穴位贴敷（神阙穴、气海穴、关元穴）联合足三里穴位注射，能明显改善肝癌微波消融术后腹痛及肠功能障碍症状。吕东霞[59]运用针刺（双侧足三里、合谷、内庭）联合四磨汤治疗肝癌切除术后患者，发现有利于提高胃动素（Motilin，MTL）水平，恢复术后胃肠功能，减少并发症。

七、创制专证专方

临床谨遵辨证论治的治疗原则，在临床试验验证疗效时更强调专证专方，按辨证分型论治，多从清利肝胆湿热的角度出发。2023 年王鹏利采用清肝抗癌方治疗肝胆湿热型晚期肝癌患者，药物组成为茵陈、焦栀子、柴胡、黄芩、金钱草、垂盆草、苦参、制半夏、郁金、八月札、半枝莲、白花蛇舌草、生甘草。胁肋部疼痛者，加三棱；口干明显者，加麦冬、天花粉。结果显示清肝抗癌方可安全有效地减轻肝胆湿热型晚期肝癌患者炎症反应，抑制疼痛介质分泌，调节免疫功能，提高临床疗效。2023 年喻丹采用如意金黄散外敷联合免疫检查点抑制剂治疗肝癌晚期伴肝胆湿热证者，在总有效率及总缓解率方面，观察组显示出一定优势，但差异并不显著，这可能是因为样本量太小，而且随访时间较短。实验室检查发现有助于抑制疼痛介质分泌，调节血管内皮功能，减轻炎症反应，促进心肺功能恢复，提高临床疗效，且安全性较高。

第三章　胃癌

胃癌（gastric cancer）是主要起源于胃黏膜上皮的恶性肿瘤。在我国，胃癌发病率位列恶性肿瘤发病率的第4位，死亡率的第3位，已成为我国重大的公共卫生问题[82]。目前对于胃癌的治疗方式，主要包括手术、化学药物治疗、放射治疗、靶向药物治疗、免疫药物治疗、姑息性治疗、营养支持及中医药治疗。

在传统中医中，没有"胃癌"这一病名称谓，主要是以一些相似的症状和体征命名，如"胃脘痛""噎膈""反胃""积聚""癥瘕""伏梁"等。现代的调查研究表明晚期胃癌的生存期短，预后差，在古代同样有胃癌凶险的认识，如《素问·腹中论篇》中："帝曰：病有少腹盛，上下左右皆有根，此为何病？岐伯曰：病名曰伏梁。"并指出伏梁"不可治，治之每切按之致死"。《诸病源候论·积聚病诸候》中："伏梁者，此由五脏之积一

名也……夏瘥冬剧，唾脓血者死。又其脉牢强急者生，虚弱急者死。"在认识到此类疾病凶险的同时，古人也对其病因病机做了相应的思考阐释，为胃癌的治疗提供了中医的理论参考。如《素问·至真要大论篇》中："食痹而吐"，因痰饮瘀血留滞胃脘，所致食已即心下痛；《诸病源候论》中："荣卫俱虚，气血不足，停水积饮在胃脘则脏冷，脏冷则脾不磨，脾不磨，宿食不化，其气逆而成胃反也。"《景岳全书》也提出"积聚之病，凡饮食、血气、风寒之属，皆能致之"和"凡脾肾不足及虚弱失调之人多有积聚之病"。而胃癌脾虚概念的提出一般认为始于金元时期李东垣，其《脾胃论·脾胃虚实传遍论》中："元气之充足皆由脾胃之气无所伤，而后能滋养元气。若脾胃之本弱，饮食自倍，脾胃之气既伤，而元气亦不能充，而诸病之所由生也"，对后世影响深远。

第一节　个案报道，诊疗初探，扶正抗癌，初见成效（1949—1983年）

20世纪50年代，囿于社会环境因素及医学发展水平，医家对于胃癌认识不清晰，因此尚缺乏有效的治疗方式，故初期临床研究重点为中医药治疗胃癌有效方药的初步探索，其类型多为经方验方应用的个案报道，此类研究结果提示中医药治疗能够在一定程度上改善胃癌患者的临床症状。随着临床实践的深入，"扶正抗癌"思想逐渐形成，其内涵也在医家们诊疗活动中不断丰富。

一、个案报道，诊疗初探

我国胃癌的外科治疗开始于20世纪50年代，因患者确诊多处于晚期阶段，可切除范围较少，故5年生存率仅13.8%[60]。20世纪50年代末，南京第一医院曾对1947年至1958年间的3867例恶性肿瘤患者的病理类型进行了统计分析，结果显示，

胃恶性肿瘤患者占比6.84%，患者的平均发病年龄为48.7岁[61]。如何有效治疗胃癌，许多医家进行了探索。1957年，有医家对中国古代本草中治疗胃癌的药物进行了初步探索，提出藿香、泽泻、当归、甘草、芍药、人参、地黄等可以在胃癌治疗领域发挥作用[62]。

其后几年，各地医家对诊疗过程中的有效案例进行了总结，以期在当时进行临床推广。如1958年上海国营贸易职工医院报道中药治疗1例胃癌患者，药以北沙参、川贝、沉香粉、生甘草、云南白药，用药6个月，患者症状减轻[63]。1959年，天津市第一医院中医中药治疗癌瘤研究小组应用肖福昌医师秘方龙虎散治疗胃癌患者十余例，近期效果良好，患者症状均有不同程度好转[64]。1960年，陈伯涛应用和营止痛之法治疗胃癌患者1例，方用

芍药甘草汤加减，用药三月，患者症状改善[65]。施启誉以大半夏汤加减治疗胃癌患者1例，全方共奏降冲逆，扶正气，化瘀血，开脾胃，扶阳气之功，患者服用24剂，症状显著缓解[66]。此外，1961年，南京市中医院科研室对1例胃癌患者进行了中药治疗，先后予补气养阴和胃、健运调中和血、培元理气通瘀之法，用药190余天，收效良好，患者肿块缩小[67]。1973年，辽宁盘锦地区肿瘤防治小组对重楼汤治疗胃癌进行了临床研究，结果显示15例胃癌晚期患者在使用该方治疗后症状缓解[68]。

二、扶正抗癌，初见成效

基于祖国传统医学对癌肿病机整体观的认识，孙桂芝教授于20世纪70年代在临证中发现：化疗伍用中药，治则不同，其疗效有差异，于是就萌发了实验筛选有效方药的想法。1975初在姜廷良教授指导下，对临床常用的心脾方、脾胃方、脾肾方、肝胃方开展了实验研究，结果显示脾肾方的疗效明显优于其他各组。便与余桂清主任共同拟定了脾肾方组成，率先创建了扶正培本治则—健脾补肾法配合化疗治疗肿瘤的研究方向，奠定了健脾补肾法在肿瘤临床治疗中的应用价值，并在全国得到广泛引用与借鉴。在国家"六五"肿瘤重点攻关课题中组织全国17个科研单位进行了系统研究。针对进展期胃癌不同阶段的不同表现，进行了健脾益肾冲剂、扶正防癌口服液、养胃抗瘤冲剂系列方药的研究。

王芳成[69]基于扶正思想，还对中西医结合在治疗胃癌中运用补法方面进行了总结。明确指出扶正中的补法在胃癌治疗中的适用范围：中晚期或经过手术、化疗等疗法的胃癌患者。并将该类患者归纳为三种证型：心脾两虚、脾胃两亏、脾胃不和。针对补法列举了临床中常用的中药，其中补脾养心法常用中药有：党参、黄芪、当归、酸枣仁、白术、茯苓、龙眼肉、木香、远志等；健脾补肾法常用药物有：党参、黄芪、当归、补骨脂、菟丝子、枸杞子、女贞子、鸡血藤、白术、茯苓；健脾和胃法常用中药有：党参、怀山药、薏苡仁、白术、茯苓、陈皮、半夏、竹茹、甘草；对于化疗程满的胃癌患者，在上述辨证施治的基础上加藤梨根、龙葵等清热解毒抗癌的中药。明确指出补法的应用当注

意中药之间的配伍，补中寓调；并且，补法当有所侧重，补气血而言，补气当主要，补阴阳而言，补阴当主要，补脾肾而言，补肾当主要。

王冠庭对中西医结合扶正培本治疗45例晚期胃癌进行了远期疗效观察，分为中医中药与中药加化疗二组，研究结果显示，中药干预组总平均生存期为3年6个月，平均3年生存率为51.0%，5年生存率为35.5%，较单纯姑息切除治疗组生存期与生存率显著延长和提高，可显著改善患者免疫功能[70]。随后进行的53例晚期胃癌患者的临床研究也获得了类似的结果：胃癌术后给予中医中药或中西医结合治疗的患者，其生存期远较于单纯姑息切除延长。

以上临床研究表明，治疗以扶正为原则，进行整体和局部兼治，可以显著提高临床疗效[71]。"扶正"之法在胃癌的治疗领域具备明显优势，"扶正"在临床实践中是一种广义的存在，"补气""养血""健脾""益肾"均为"扶正"，在众多医家的临床实践中，扶正抗癌的治疗思想已被广泛认同并应用，为广大医家在胃癌治疗领域提供了新的视角。

三、关注术后阶段，辨证分型论治

随着临床外科技术的发展，胃癌术后患者数量逐年增加，该类患者群体也受到医家们广泛关注，如何对其进行有效的术后健康管理，成为当时医家们亟须解决的难题。陈延昌对28例中晚期胃癌术后患者进行了中医药疗效总结，运用中医"扶正"（包括益气养血、健脾理气等方法）与"祛邪"（包括清热解毒、软坚散结、活血化瘀等方法）理论为指导，采取辨证与辨病相结合的方法，对中、晚期胃癌术后患者，单独用中草药治疗，以达到巩固疗效，防止复发转移，延长生存期的目的[72]。并确立了治疗胃癌术后的基本方，主要组成为：黄芪、党参、茯苓、白术、薏苡仁、赤芍、白芍、藤梨根、神曲、枳壳、陈皮。

1982年，广安门医院对72例Ⅲ期胃癌术后患者，基于化疗期间不良反应辨证治疗将其分为四型，在扶正培本思想基础上，针对不同证型提出了有效治疗方法及具体方药。其中，肝胃不和型患者可用舒肝和胃法，用药：柴胡、当归、白芍、白

术、茯苓、甘草等；脾胃不和型患者可用健脾和胃法，用药：党参、白术、茯苓、清半夏、淡竹茹、陈皮等；心脾两虚型患者当用补益心脾法，用药：生黄芪、党参、白术、茯苓、炒枣仁、当归、远志等；脾肾两亏型患者多用健脾益肾法，用药：党参、枸杞子、白术、菟丝子等。化疗后期以调理脾肾为主（党参、白术、木香、砂仁、炒陈皮、米仁、焦六曲、鸡内金、枸杞子、女贞子、菟丝子等），配用"征癌片"（夏枯草、草河车、山豆根等）。临床研究结果显示，治疗1~3年，72例患者全部生存；治疗3~5年，51例患者中，存活36例（占70.6%）；治疗5年以上的33例患者中，存活16例（占48.5%）[73]。

王绪鳌还对胃癌的中医药治疗进行了阶段性总结。其认为胃癌病机当属痰瘀互结，在胃癌的整个治疗过程中，应当根据病情发展的不同阶段，辨别邪正的盛衰而分别采用扶正气或者祛邪气，或者扶正祛邪相结合的方法。治疗基本方药为：党参、白花蛇舌草、枸杞子、蒲公英、土贝母、七叶一枝

花、当归等。针对病情处于不同阶段的患者治疗方式不同，王绪鳌指出早期胃癌患者当先手术。针对胃癌术后患者，其多表现为气阴两伤，治疗当滋阴补血，药以熟地黄、麦冬、阿胶、白术、佛手、鸡内金、黄连、半夏等辨证施治。针对中期胃癌患者，中药与化疗相结合是最佳治疗选择，中药则应在辨证基础上，以扶正气为主法，化疗间隙则可以扶正祛邪相结合。对于晚期胃癌患者，体力多衰是其主要特点之一，中药则应在辨证基础之上，偏于扶助患者正气。基于临床实践，结合前人用药经验，针对患者化疗期间出现的不良反应，王绪鳌提出了用药观点。如化疗引起的骨髓抑制，可以采用益气健脾、补肾生髓之剂，并提出虎杖、鸡血藤、石韦、人参、丹参、补骨脂等中药可有效提升患者白细胞；对于提升血小板有效中药，仙鹤草、女贞子、五味子、白芍、赤小豆等可以被应用于临床治疗。此外，人参、黄芪、当归、金樱子根、阿胶、紫河车等被广泛应用于提高胃癌患者血红蛋白及红细胞[74]。

第二节　辨证论治，用药多元，中西结合，开拓新局（1984—1993年）

这一时期，中医药学界众多医家基于胃癌诊疗的临床实践积累了一定经验，随着现代医学的发展，如何有效进行中西医结合治疗，许多医家进行了探索，并逐步打开了胃癌治疗的新局面。

一、辨证论治，用药多元

（一）分型论治研究

自1985年中国中西医结合研究会肿瘤专业委员会制定了胃癌中医分型的全国协作方案以后，辨证分型治疗胃癌已得到较为广泛的应用。王龙宝[75]认为该病本虚标实，应以扶正健脾与化痰利湿兼施，攻补并举为其治疗原则，并将晚期胃癌分为四型辨证论治：痰气凝滞型，治用香砂宽中汤、五膈宽中汤、海藻玉壶汤等加减；瘀毒内阻型，治用仙方活命饮、普济消毒饮、四生丸等加减；脾胃虚寒型，治用异功散，香砂六君子汤、补中益气汤、黄芪建中汤加减；脾肾阳虚型，治用金匮肾气丸加健

脾益气方。

瞿漱芬[76]对102例胃癌患者作了辨证分型的数据统计，结果显示，阴虚内热型居首，占39.22%；肝胃不和型、气血双亏型各占16.67%；气滞血瘀型占14.70%；脾肾阳虚型占12.74%。邱桂信对102例晚期胃癌辨证分为脾气虚弱、热毒壅盛、实痰结聚三型，分别予以健脾益气、清热解毒、软坚化痰治疗，结果显示中药辨证治疗组一、二、三年生存率分别为71.6%、51.6%和30%，对照组分别为31.6%、10%、8.3%，明显优于对照组[77]。

吴建光[78]对72例本病患者进行辨证分型论治，将其分为肝胃不和、脾胃虚寒、胃热伤阴、痰湿互结四型，在扶正思想指导下，予以相应中药治疗，临床症状改善率明显提高。根据患者不同的症状、体征及苔脉，通过辨证得出的证型，可反应疾病的不同阶段，在其客观的生理、病理学基础上，为立法处方提供了前提和依据，临床收效显著。

（二）中药复方研究

随着各地许多医疗单位临床实践的不断丰富，协定复方治疗胃癌成为新的治疗选择。陈孝明[79]报道用抑癌散治疗3例失去手术机会的晚期患者，基本方为白术、半夏、血竭、木香、雄黄、瓦楞子，每次同服蛋白吸附斑蝥素，可明显缓解疼痛，改善患者食欲和睡眠，提高患者生存率。福州市第一医院肿瘤科对晚期胃癌患者施根治术后，在扶正思想指导下，使用理胃化结汤（党参、白术、茯苓、生黄芪、白花蛇舌草、熟地、三七、枸杞等），其5、10年生存率分别为47.36%、18.42%，较西医晚期胃癌根治术5~10年生存率为佳[80]。

王冠庭等人认为，晚期胃癌患者大多正虚邪实，故制定扶正抗癌方（党参、生黄芪、生白术、薏苡仁、仙鹤草、白英、白花蛇舌草、七叶一枝花、石见穿），在基本方上辨证加减，治疗晚期胃癌56例，结果显示3、5年以上生存率分别为40.07%和30.36%[81]。周阿高[82]报道运用小金丸为主药加减治疗晚期胃癌术后44例，药物为马钱子、当归、制乳香、制没药、地龙、五灵脂、丹参、制草乌、陈皮、厚朴、木香、砂仁，可明显提高胃癌患者1、2年生存率。上海曙光医院采用中药治疗晚期胃癌159例，基本验方为：焦楂曲、焦麦芽、煅瓦楞、生鸡金、川楝子、延胡索、蒲黄、陈皮、木香、生枳壳、丹参、桃仁、仙鹤草、白及、夏枯草、海藻、赤芍、郁金、山豆根等，加攻坚片（马钱子）同服，结果1、3、5年生存率分别为32.1%、3.1%、0.9%[83]。

（三）中成药制剂研究

该阶段中成药抗癌报道较多，人参香茶片、健脾益肾冲剂、复方天仙胶囊、胃瘤平膏被广泛研究，这为胃癌的临床治疗提供了可被推广的治疗方案。如浙江省中医药研究所等单位以人参香茶片（红参、香茶菜、枳壳制成糖衣片）治疗101例胃癌术后患者，治后1年生存率为82.2%，与对照组比较有显著性差异。1989年，三明市第一医院基于广安门医院研究的健脾益肾冲剂配合化疗对中晚期胃癌90例患者进行了疗效观察，研究结果显示，健脾益肾冲剂配合化疗组的患者对化疗后的全身反应、消化道反应及外周血白细胞数和中性粒细胞数

的绝对值变化优于对照组，同时可以提高患者免疫功能，值得临床推广[84]。

1990年，抗癌中药复方天仙胶囊临床与实验研究协作组基于807例胃癌和食管癌患者进行了中药复方天仙胶囊的临床研究。结果表明复方天仙胶囊可明显抑制肿瘤的发展[85]。1991年河南医科大学一附院左中孔团队对中药复方胃瘤平治疗晚期胃癌进行了临床研究，结果显示中药复方胃瘤平膏治疗晚期胃癌78例临床近期疗效，缓解率为19.3%，微效14.1%，稳定53.8%。结果表明该药对消瘤和抑制肿瘤发展有一定作用。经治疗后多数患者主要症状消失或有不同程度的缓解，生活质量明显提高，显示该药具有抗癌作用[86]。

据上海地区统计，用喜树碱治疗胃瘤435例，有效率61%。长宁区中心医院观察在用药量140~200mg之间时约有50%以上的患者腹部肿块有不同程度的缩小，甚至全部消失。沈阳药学院研制的鸦胆子乳剂、济南空军医院研制的乌头注射液，上海长宁区中心医院报告的柘树注射液、白花蛇舌草注射液等均有一定的疗效，这在一定程度上给胃癌患者增加了许多新的用药选择[24]。

二、中西结合，开拓新局

（一）手术联合中药治疗

手术切除是胃癌治疗的主要手段之一，将中医药与手术治疗相结合，能减少手术合并症，提高切除率，改善症状或控制残余癌细胞，并可提高生存率。有报道显示术前用10%鸦胆子乳剂治疗20例胃癌，并以30例常规术前处理作对照，结果表明：临床主要症状中，鸦胆子乳组与对照组比治疗前后有明显减轻，术后病理学观察发现鸦胆子组的癌灶周围免疫反应明显高于对照组，癌灶内细胞坏死变化也以鸦胆子组为著[24]。术后配合中药治疗，对于患者术后康复，减少并发症十分重要。

张代钊认为术后证属肝胃不和者以舒肝和胃健脾为主，佐以祛邪解毒，拟小柴胡汤合六君子汤加半枝莲、白花蛇舌草等；证属气阴两虚者宜补气养阴为主，佐以祛邪解毒，常用益胃汤、增液汤合四君子汤及半枝莲、白花蛇舌草等。北京东直门医院在胃癌术后即静脉输入"参芪注射液"发现能改

善患者症状，增加体重，维护造血功能提高手术效果。湖北省肿瘤医院在扶正抗癌思想指导下采用辨病与辨证相结合的方法，对30例中晚期胃癌术后患者单独用中医药治疗，术后1~2月内始服中药，一般坚持服2~3年，中药基本方为黄芪、党参、茯苓、白术、薏苡仁、赤白芍、神曲、山楂、炒枳壳、蚤休、藤梨根等，疗后1、3、5年生存率分别为90%、63.3%、57.7%，达到了巩固疗效、防止复发转移、延长生存期的目的[24]。

（二）化疗联合中药治疗

化学药物治疗过程中的中医药辅助治疗，其可在扶正调理的基础上减少化疗药物对机体的不良反应，稳定患者机体内环境，提高化疗的效果。福州市第一医院潘明继[87]报道化疗联合理胃化结汤（党参15g、白术12g、茯苓12g、甘草3g、生黄芪15g、熟黄精12g、白毛藤30g、白花蛇舌草30g、芡实15g、莲肉15g、田三七1.5g、大枣6枚、沙参10g、羊肚枣10g、枸杞子9g）治疗320例不同术式的中晚期胃癌术后患者疗效，结果显示：根治术（76例）后3、5、10年生存率分别为60.52%、47.36%、18.42%；姑息切除术（177例）后的3、5、10年生存率分别为44.06%、23.16%、5.0%；改道术（40例）后为15%、2.5%、2.5%，均较单纯手术切除的平均5年生存率高。

北京中医医院郁仁存[88]等报告曾随机分组将中晚期胃癌化疗加中药分为化疗加升血汤（健脾补肾法）、化疗加焦三仙、化疗加辨证施治三组，结果表明所有这些中药均有调节和稳定化疗时机体内环境平衡作用，其中以前两组为显著。上海第二医科大学瑞金医院胃癌研究小组以中药扶正抗癌方结合化疗治疗晚期胃癌患者，结果显示3、5、10年以上生存率显著提高。

第三节　扶正培本，内涵丰富，防治复发，多措并举（1994—2003年）

一、扶正培本，内涵丰富

1994年，中国中医科学院广安门医院孙桂芝及其团队的"扶正培本系列治法治疗胃癌的临床与基础研究"项目成果鉴定通过。该研究扶正培本系列治法与方药（健脾益肾冲剂、扶正防癌口服液、养胃抗瘤冲剂）有对胃癌术后化疗增效、减毒的作用，还可以对中晚期胃癌防复发，抗转移，提高生活质量，延长生存期。丰富了中医"肾主骨，生髓""脾为气血生化之源"理论的科学内涵，确立了扶正培本法在肿瘤治疗中的重要价值。其内涵也在医家们临床诊疗实践中不断被丰富。

（一）辨证治疗方面

郁仁存[29]主张治疗胃癌须辨证与辨病结合，分为以下4型：肝胃不和型予以疏肝和胃，用旋覆花、代赭石、柴胡、郁金、赤白芍、半夏、枳壳、白屈菜；脾胃虚寒型宜健脾温中，用人参、白术、茯苓、半夏、高良姜、荜茇、黄芪；湿热瘀毒型宜清热化湿、解毒抗癌，用茵陈、生薏苡仁、藿香、蒲黄、五灵脂、露蜂房、龙葵、白英、土茯苓等；气血双亏型宜补气养血、健脾和胃，用八珍汤加减。黎治平[89]辨证治疗20例晚期胃癌，其中脾胃不和者用四君子汤加减治疗，阴虚胃热者用麦门冬汤加减，气血两虚者用八珍汤加减，气滞血瘀者用四物汤加减，各型均用抗癌中草药（半枝莲、七叶一枝花、土茯苓）。结果显示患者临床缓解率为90%。戴继红[90]等将胃癌分为5型：气虚型用四君子汤加味，气阴两虚型用四君子合生脉散加味，气血两虚型用八珍汤加味，肾阳虚衰型用当归饮合四君子汤加味，肝肾阴虚型用圣愈汤合六味地黄汤加减，与化疗合用，共治21例，生存期3~5年占42.87%，6~8年占19.04%，成效显著。

（二）成药治疗方面

参芪注射液、参麦注射液、健脾散结膏、平消丹等在这一时期被广泛关注。吴伟[91]的研究结果显示以扶正为主要功效的参芪注射液配合化疗，有改善化疗药物引起的消化道反应，并有提高免疫功能作用，同时对化疗药物有增效作用。据林胜友[92]等的观察，扶正的参麦注射液可改善患者免疫功能，有助于患者化疗的施行。张明使用健脾散结膏对 47 例中晚期胃癌患者进行了临床研究，研究结果显示采用健脾益气、活血化瘀散结、解毒之中药制成膏剂，让患者长期服用，这对改善症状与提高生存质量上有一定的作用[93]。

2000 年，刘景超团队基于平消丹治疗中晚期胃癌，该课题主要对中晚期胃癌患者中医辨证多为气血亏虚、毒癌结聚之病机，进行了中药治疗研究，观察了平消丹治疗中晚期胃癌 65 例的近期疗效，其中缓解率为 29.23%，显效为 26.15%，稳定 35.38%。结果表明该药对消瘤和抑制肿瘤发展、改善体质有一定的作用。经治疗后多数患者主要症状消失或有不同程度的改善和缓解，生活质量明显提高，且对造血系统、心肾功能无任何不良反应，患者易于接受[94]。黄秀英等人首次基于 14 例晚期胃癌患者进行了消癌平注射液的临床研究，研究结果显示采用乌骨藤草药制成的消癌平注射液治疗 14 例晚期胃癌患者，治疗有效率为 50%，临床观察 14 例胃癌晚期患者，大多数患者的临床症状得到缓解，食欲增加，胃痛不适症状明显得到改善，生活质量评分较前提高。按中医分型疗效分析，治疗肝胃不和型效果较满意，有效率达 83.33%[95]。

（三）中药配合化疗、手术方面

中药配合化疗，不但可以减轻化疗药物的不良反应，还可以增加化疗药物的疗效，抑制癌细胞的转移，以发挥扶正抗癌的作用。吴良村等[96]以中药结合动脉插管化疗治疗晚期胃癌，化疗前以中药辨证治疗为主，扶正与抗癌相结合，化疗后针对化学药物引起的各种不良反应采用疏肝和胃、降逆止呕和益气养血、滋补肝肾两种不同方法，治疗组 86 例，治疗后的半年、1 年生存率分别为 85%、46.3%，显著高于对照组。

余桂清[97]报道中药与化疗合用治疗 669 例晚期胃癌术后，中药用扶正健脾益气法，中药加化疗组在减轻消化道和全身不良反应、血象变化方面明显优于单纯化疗组，且合并用药组 94.44% 的患者能顺利完成疗程，而单纯化疗组仅 73% 的患者能完成，且生存率亦有提高。Ⅱ期胃癌术后，化疗加中药，1 年生存率为 99.01%，3 年生存率为 77.31%，5 年生存率为 53.40%。崔同建[98]用中药生黄芪、党参、茯苓、白术、制香附、菟丝子、女贞子、郁

金、薏米仁等扶正抗癌，配合化疗治疗晚期胃癌，近期总有效率为 48.2%。

强咏基于中西医结合对 24 例胃癌术后肝转移患者进行了临床观察，研究结果显示使用扶正培本，健脾理气的中药联合化疗，可以有效提高患者机体的非特异免疫功能，同时对细胞免疫和体液免疫也有一定的作用，可以刺激骨髓造血功能，增强化疗疗效，减轻化疗相关的不良反应，提升患者生活质量[99]。

合理的外科手术仍是胃癌的主要治疗手段，由于手术治疗易使正气受损，气血两亏，故对适合手术的患者，如能术前和术后配用中药治疗，有利于改善患者的全身状况和手术的顺利进行。陈宝树[100]以芍药甘草汤为主方加黄芪、乌梅、山楂、红枣、麦芽（或饴糖）、黄连（或黄芩）、枳壳、厚朴、白花蛇舌草（或蒲公英），加减治疗胃癌术后 21 例，结果：显效 15 例，有效 5 例，无效 1 例。

二、防治复发，多措并举

随着医疗技术的进步，胃癌患者的诊疗模式日趋完善，如何防治复发转移，开始成为这一时期研究的热点。1995 年，孙桂芝认为，胃癌复发转移的内因是正气亏虚，病理基础是气滞、血瘀、痰凝，这是整体与局部对立统一的辨证关系被打破的结果。复发转移表现在局部，但其根本原因是正气亏虚所致，表现为虚则致积，积而易虚的恶性循环。因此，要控制胃癌的复发与转移，必须从扶正和祛邪入手，调动机体内在的防御能力，以控制癌瘤进展。提出使用异功散合当归补血汤以调和脾胃，通畅气血，扶正为主，辅以祛邪[101]。

黄兆明基于 39 例Ⅱ～Ⅲ期胃癌术后患者进行了中药联合化疗的临床研究。认为胃癌术后患者当扶正培本为辨证论治要点，中药联合化疗可有效防治胃癌术后复发转移，提高远期疗效[102]。杨继泉通过中药治疗中晚期胃癌 102 例并进行了疗效分析，纯中药组以温寒化瘀、健脾降胃、解毒抗癌为基本治法，研究结论显示，中医中药治疗中晚期胃癌术后有防治术后复发和转移的作用，减轻化疗不良反应，提高癌症患者的生活质量，延长生存期的作用[103]。吴永芳[104]等运用羟基喜树碱结合丹参治疗消化道癌，PR 率为 50%，平均生存期 192.3 天，而单用羟基喜树碱组平均生存期仅 107 天。

第四节　百家争鸣，传承发展，中西协同，疗效突出（2004—2013 年）

一、探究病理因素，各家学者争鸣

在面对术后及化疗后的各种药物不良反应、肿瘤的复发及转移、免疫力低下等问题时，中医药的辅助作用逐渐得到认可。这一时期，众多学者在继承历代医家对胃癌认识的基础上进行了各种理论和临床上的研究和探索。

在胃癌发生的病因病机认识方面，王晞星[105]认为脾虚失运，则胃失和降，脾胃不调，日久导致痰湿凝结、气机郁滞、瘀血留着、邪毒内壅等一系列病理改变，痰瘀毒聚，胶结不化，交阻于胃，即形成癌肿。而在这一系列的病理过程中，脾虚贯穿胃癌的始终，是胃癌发生、发展的重要因素。

杨金坤等[106]的 141 例晚期胃癌研究中，采用扶正健脾为主中药治疗的生存期明显长于西药组，并与中西医结合组无显著性差异。此外，林丽珠[107]根据其丰富的临床经验，主张把脾虚的患者继续分为脾胃气虚、脾胃虚寒、脾胃阳虚 3 种证型来分型治疗，而杨志新等[108]却认为虽然均用健脾法来治疗胃癌的患者，临床上却有脾阴虚和脾阳虚两种不同的转归，在健脾药物的选择上应有所侧重。

清热解毒法在临床的应用亦颇多。如张镜人喜用蜀羊泉、蛇果草、八月札、灵芝、白花蛇舌草等于方中加强清热解毒的作用，并认为清热解毒法是抗转移的重要途径。然而，周维顺[109]教授却反对一味清热解毒法的滥用，提出应区分热之虚实。钟国存等[110]将 52 例原发性胃癌标本进行中医辨证分为肝胃郁热型、脾胃虚寒型、瘀毒内阻型，认为血瘀是胃癌发生中的重要因素。

"痰"作为在胃癌发生发展过程中自始至终的物质基础，这一理论是魏品康[111]教授提出的，并在此基础上提出消痰散结法治疗肿瘤，在临床上应用天南星、半夏、蜈蚣、全蝎等药物治疗取得较好的疗效，而有部分学者认为应结合血瘀这一病因，并提出痰瘀致癌的理论，认为胃癌是有湿浊中阻，病久入络，瘀血与痰瘀互结所致，如李建新[112]立

降浊化瘀法治疗胃癌。王玉[113]则在脾虚这一病机的基础上提出精亏亦是胃癌发生发展中的病机。认为脾胃肾精亏虚致邪聚不去，临床上主张予灵芝、冬虫夏草等以补精扶正抗癌。

二、名家经验，传承发展

现代医家经验总结方面，吴洁对孙桂芝治疗胃癌复发转移进行了经验总结，认为孙桂芝治疗胃癌治病求本，攻补兼施，提出胃癌复发转移的内因是正气亏虚，虚则致积，积而益虚，制定了以益气养胃、健脾补肾、活血化瘀、清热解毒为基本大法。临床诊断以辨病为先，治疗以辨证为主，防治并重，长期服药巩固疗效，注意饮食生活调摄[114]。

2007 年，郁仁存认为中医治疗可应用于各期胃癌患者以及胃癌治疗的各个阶段，尤其对于无法手术及放化疗的晚期患者，中医治疗作为主要的治疗手段，在胃癌的治疗中发挥着重要的作用。作为综合治疗的一部分，应有计划地与手术、放化疗等结合使用，可促进手术后体力恢复，减轻放化疗的不良反应，提高放化疗疗效，预防胃癌转移及复发，提高近期及远期疗效[115]。林丽珠教授认为，治疗胃癌有四法：内虚为本，扶助胃气；理气疏肝，通降为用；易旁他脏，脾肾并重；化痰祛瘀，解毒抗癌[116]。这些名家经验的传承与发展为胃癌的扶正培本中医药诊疗实践提供了新视角与思考。

三、中西协同，疗效突出

（一）基于扶正培本的新药研发

中国中医科学院广安门医院孙桂芝[117]教授团队在扶正培本思想指导下研发的健脾益肾冲剂是健脾法与补肾法的有机结合。处方组成：党参、白术、女贞子、补骨脂等。脾肾虚损终致五脏亏损，邪气壅盛，尤其中晚期胃癌患者脾肾两虚突出。再由于放、化疗引起的消化道反应、骨髓抑制及生活质量下降，使患者难于继续接受治疗，通过长期临床观察发现，健脾益肾冲剂在胃癌（术后）化疗中

有减毒增效作用，能减轻化疗过程中出现的全身反应，如体重变化、乏力；减轻化疗引起的消化道反应和对造血系统的抑制，增强免疫功能，延长生存期。

扶正防癌口服液是中西医理论结合的体现。处方组成：生黄芪、党参、枸杞子、藤梨根等。基于古人经验和现代研究的成果，孙桂芝团队在扶正培本的基础上增加了解毒抗癌的中药而形成了该制剂。临床研究表明，该药能增加化疗完成率，改善化疗过程中出现的体重下降、疲乏无力、食欲减退、恶心呕吐、腹泻等症状；保护骨髓，减轻白细胞下降、血小板减少；增强机体抗氧化能力，增强对化疗药物的耐受能力，具有减毒作用，可提高远期疗效、该方药的Ⅲ期胃癌 5 年生存率比健脾益肾冲剂同期胃癌 5 年生存率提高了 9.1%、生存期延长。

养胃抗瘤冲剂是孙桂芝团队治疗消化系统肿瘤的第三步，针对晚期带瘤患者以改善症状，提高生活质量，延长生存期为主。处方组成：生黄芪、人参、淫羊藿、苏木、三七、金荞麦等。临床研究显示，养胃抗瘤冲剂合并化疗可以增强化疗疗效，改善患者的体质，减轻全身及消化道反应，保护骨髓及免疫功能。以上三种成药的研发是扶正培本思想的生动实践，为胃癌患者的临床治疗提供了新方案。

（二）基于扶正培本的中西医结合临床研究

随着中医与西医诊疗技术的进步及临床新药的推广，在扶正培本思想指导下，越来越多的临床研究聚焦中西医结合方案，这为患者的治疗提供了更多的可能。2004 年王纪东基于 92 例中晚期胃癌患者进行了临床研究，研究结果显示扶正培本思想指导下的中西医结合治疗中晚期胃癌较单纯化疗效果更佳[118]。

石璐基于华蟾素注射液对晚期胃癌患者进行了临床研究，研究结果显示在扶正培本基础上配合华蟾素注射液治疗晚期胃癌患者可显著提高生存质量和免疫功能[119]。2007 年陈凯对晚期胃癌患者进行了化疗结合中医辨证治疗的临床观察，研究结果显示中药加 5- 氟尿嘧啶持续滴注联合亚叶酸钙和草酸铂方案结合中药辨证治疗晚期胃癌不仅取得较好

的客观缓解率，而且能稳定病情和延长生存期，并部分减轻化疗的不良反应，说明中药与化疗有一定的协同作用[120]。

2008 年杨振斌基于磨积散联合化疗对中晚期胃癌患者进行了临床观察，研究结果显示磨积散对中晚期胃癌患者的总有效率为 83.33%，治疗组中医临床证候疗效显著高于对照组，对照组骨髓抑制现象较为显著，明显高于治疗组[121]。这些临床研究的开展为胃癌的治疗提供了强有力的参考，在提高患者生存率、改善患者生活质量方面具备明显优势。

中药联合化疗在中晚期胃癌的临床治疗中最为常见，大量的相关临床观察研究主要探讨了中药联合化疗在改善生存质量、减轻化疗不良反应、增强免疫力等方面的作用。恶性肿瘤特别是中晚期恶性肿瘤，治疗思想已经从"无瘤生存""延长生存期"向"带瘤生存""改善生活质量"转变。

傅饶、廖斌[122]等对 62 例中晚期胃癌患者分为单纯化疗组及化疗联合中药组，观察中药对中晚期胃癌的疗效，结果：化疗联合中药组生存质量改善率为 41.9%，单纯化疗组生存质量改善率为 16.13%。张海鸥、方文怡[123]等进行的中西医结合提高中晚期胃癌患者生活质量的临床观察也提示中药联合化疗组与单纯化疗组相比较，KPS 评分提示生存质量有明显提高。

大量研究证明中药联合化疗在增强患者免疫力方面有显著的作用。如迟慧昌、胡凤山[124]等将 72 例中晚期胃癌患者分为单纯化疗组及益气活血中药联合化疗组，结果显示两组治疗后中药联合化疗组的 NK 细胞活性及 T_4、T_3 升高，单纯化疗组无明显变化。熊墨年、唐晓玲[125]等进行了益气清毒化瘀法治疗中晚期胃癌 30 例的临床观察，将 58 例患者随机分为治疗组（中药合化疗组）和观察组（单纯化疗组），治疗组 CD4/CD8 值前后比较差异有显著性，两组治疗前 CD4、CD8 具有可比性，治疗后两组 CD4 值和 CD4/CD8 值差异有显著性，治疗组明显高于对照组。

（三）晚期胃癌诊疗的探索

胃癌发病率及恶性程度高，中晚期胃癌的治疗手段更是匮乏。临床医家在扶正培本思想指导下凭借其经验自拟方药治疗晚期胃癌取得了一定成效，

也已成为中晚期胃癌治疗的重要手段。陈曦[126]应用自拟扶正消瘤汤治疗中晚期胃癌取得了较好的疗效，药物重用党参、黄芪、生地、枸杞子等扶正益气，并重用川楝子、鳖甲、丹皮、半边莲、半枝莲、白花蛇舌草等清热解毒、软坚散结抗癌，诸药配伍，标本兼顾，扶正祛邪，患者的临床症状缓解，生活质量得到明显改善，生存时间延长。

陈强松[127]等应用自拟健脾抑瘤汤联合化疗治疗晚期胃癌具有增效减毒的作用。改善机体免疫功能是扶正培本法则防治肿瘤的重要作用机制之一。健脾抑瘤汤具有益气健脾，解毒化积的功效，方用党参、白术、茯苓、甘草、郁金、枳壳、陈皮、白芍、白花蛇舌草、半枝莲、石斛，体现扶正固本的中医中药防治恶性肿瘤的特色与优势。

第五节　深入研究，守正创新，综合诊疗，以人为本（2014—2023 年）

2014 年至今，胃癌的治疗模式更加多元，免疫治疗、靶向治疗等疗法使得越来越多的患者受益，各医家对胃癌的诊疗和病因病机也有了更深入的认识，临床研究也更为成熟，对于胃癌治疗相关不良反应问题也有了更多全面的解决方案。扶正培本思想在长期的临床实践中不断被传承，创新。

一、中医证型分布规律

（一）证型分布规律相关临床研究

近年来，随着医学和统计学的快速发展，越来越多的学者建立中医证型数据库，将因子分析、聚类分析等多种统计学方法引入胃癌中医证型领域，这为胃癌中医证型的认识提供了新的视角，使该研究领域更加健全和规范。孙凯等[128]分析了 338 例胃癌死亡患者的真实世界中医证型分布特征，位居前三的依次为脾胃虚损、瘀毒内阻、气阴两虚。结合患者基本信息，发现男性患者以脾胃虚损为主，女性患者气阴两虚居多。就 45 岁及以上患者进行分析发现，45~59 岁以脾胃虚损为主，占 27.63%，气阴两虚位居第二；60~74 岁以气阴两虚为主，排名第二是脾胃虚损；75~89 岁患者以瘀毒内阻证多见，其次为脾胃虚损。可见，各年龄阶段排名前两位的证型均有胃虚证。

孙大志等[129]基于多中心、大样本临床流行病学调查收集了 767 例胃癌患者四诊及临床资料，采用因子分析和聚类分析方法，发现胃癌患者症状以乏力、消瘦、头晕等全身非特异性表现和上腹不适、嗳气、饱胀或稍食即胀等局部表现为主，舌偏红、苔腻，脉细或弦。运用 K-means 聚类分析归纳

出脾胃气滞、脾胃虚寒、脾气亏虚、痰湿内蕴、气血两虚、瘀血内阻、胆胃失和 7 种证型。可见胃癌各证型关系密切，常相兼而现。杨亚平等[130]研究结果亦证实了证型兼夹、虚实错杂为胃癌证型的主要存在状态。

（二）手术对胃癌中医证型的影响

关于胃癌患者手术前后中医证型分布情况，学者们研究结果存在差异。万朝霞[131]经研究发现 173 例胃癌患者术前以气滞证（24.1%）为主，其次是血瘀证（17.6%）、湿证（17.1%）；术后以气虚证（20.2%）为主，其次是血瘀证（18.5%）、湿证（16.5%）。相较于术前，术后虚证、标实证明显增多，气滞证明显减少。

蒋立文[132]运用聚类分析和因子分析法将 155 例胃癌患者围手术期中医证型进行归纳，研究结果示胃癌围手术期中医证型总体以虚证居多，包括气虚、阴虚、血虚，兼有湿热、气滞、血瘀等实邪。

（三）化疗对胃癌中医证型的影响

骆嘉俊等[133]分析了 68 例 Ⅲ、Ⅳ 期患者化疗前后的中医证型后发现，化疗前患者的中医证型多为肝胃不和证、痰湿阻滞证，行 2 周期化疗后则转变为脾胃阳虚证、胃阴亏虚证、气血不足证为主。

刘振东等[134]通过对 50 例晚期胃癌患者病例分析发现，患者化疗前气血亏虚证占 24%，痰湿凝结证占 20%，气滞血瘀证占 22%；行 2 周期化疗后患者气血两虚证增加至 34%，脾胃虚寒证升高至 24%、实证中痰湿凝结证最多占 16%。

陈晓帆等[135]对 150 例手术后采用奥沙利铂、亚叶酸钙、5-氟尿嘧啶方案化疗的胃癌患者分析后

发现，术前多为瘀阻胃络、脾胃虚寒证，术后转变为胃热阴虚、气血两虚证为主；应用奥沙利铂、亚叶酸钙、5-氟尿嘧啶方案化疗后，胃热阴虚、气血两虚证患者明显增加。

（四）中医证型与客观指标相关性研究

现代临床医家通过将中医的辨证分型与西医的客观化指标进行有机结合，试图打破传统的中医辨证治疗同西医客观化指标之间的无序性，以期丰富中医辨证论治，增强中医辨证治疗胃癌的规范化。

对胃癌的中医证候与客观指标的研究，李立平等[136]研究 91 例不同中医证型胃癌患者胃癌组织中CD151 蛋白的表达，发现中医证型以"痰瘀互结"为主（38%）。洪思蔚等[137]研究发现胃癌患者中医证型以气血两虚证为主，该证型 Livin 阳性率明显高于其他证型，大部分胃癌患者存在气血两虚证，气血两虚可能导致患者 Livin 的异常表达。

钱建华等[138]研究发现肝胃不和型、脾胃虚寒型的 TNM 分期以 1、2 期为主，瘀毒内阻型、痰湿凝结型及气血双亏型的 TNM 分期以 3、4 期为主。痰湿凝结型、瘀毒内阻型 P53 阳性表达率高于胃热伤阴型、脾胃虚寒型、气血双亏型；瘀毒内阻型、痰湿凝结型、肝胃不和型 VEGF 阳性率高于脾胃虚寒型、胃热伤阴型相应水平；痰湿凝结型、瘀毒内阻型 HER-2 阳性表达率高于肝胃不和型、脾胃虚寒型、胃热伤阴型。

而对胃癌的中医证候与血清指标之间的关联研究，李响等[139]通过对 190 例胃癌患者中医证型与血清表皮生长因子水平研究发现痰浊凝滞证与脾胃虚弱、胃热阴伤、气阴两虚、湿热蕴毒以及瘀血内阻证之间有统计学差异。中医证型与客观化指标间存在级联关系，客观化指标可能成为中医辨证的一种参考指标，使得中医辨证走向精准化。

二、病因病机，认识深入

在病因病机方面，蔡小平教授认为胃癌的发生发展的关键是癌毒[140]。花宝金教授认为胃癌的基本病理过程是脾胃气机升降功能失调，其中脾胃虚弱是胃癌的根本，脾胃升降失调是胃癌发生的基本病理过程[141]。柴可群教授认为正虚为本、癌毒为患、情志失畅是胃癌的基本病机特点[142]。邵梦扬教授认为胃癌的主要病因是外感六淫、情志内伤、饮食不节，内在因素是脏腑功能失调[143]。杨金坤教授提出胃癌基本病机是"脾虚毒聚"，指出病本是"脾虚"、病标是"毒聚"[144]。脾虚毒聚贯穿胃癌的发生、发展，直至晚期的全过程，认为晚期胃癌多"脾病及肾"。

三、辨证论治，疗效突出

辨证论治方面，朴炳奎教授认为脾肾虚损是胃癌发病的基础，晚期胃癌辨证以正虚为主，治疗上以补虚扶正、健脾补肾为主[145]。夏黎明教授针对晚期胃癌的治疗思路是根据邪气与胃气的多寡而制定：胃气未损、体质较好者，以攻邪为主，扶正为辅，应侧重祛邪，祛邪即扶正；正气衰败者，以扶正为主，扶正以祛邪；胃气耗损者，应攻补兼施，祛邪亦是扶正，扶正亦是为了更好地祛邪，达到"人瘤共存"的境界[146]。

李春婷教授认为胃癌久病气耗，进而胃阴亏耗或胃阴衰败，治宜益胃养阴[147]。赵国岑教授认为胃癌发病以脾气亏虚为本，胃癌的辨证关键是"邪实凝滞"，对晚期胃癌强调治疗当以顾护胃气为要，采用健脾和胃法，伺机"祛邪实"，扶正方能攻邪，达到延长患者生存期的目的[148]。叶丽红教授认为胃癌在辨证上多见胃阴亏虚、气血两虚、脾胃虚寒等本虚标实，以正虚为主之证，此时当以扶正为要，如益胃生津、益气养血、温中散寒，兼以化痰、祛瘀。同时勿忘本病病位在胃，胃气以降为顺，以通为用[149]。

齐元富教授认为胃癌的病机特点是正气内虚，临床上以枳术汤化裁，辨证分型治疗胃癌，脾虚气滞型胃癌，重枳壳而轻白术，使气畅而不耗气；脾胃虚弱型胃癌，重白术而轻枳壳，使气旺而不壅滞；脾虚痰湿型枳壳和白术并重，使湿化而中健，经辨证论治，取得了较好的效果[150]。

杨晓慧等应用文献分析的方法提炼当代中医专家关于胃癌发病、辨证及治疗方面的心得，总结出胃癌发病源于脾胃之亏虚，成于气血痰毒之瘀滞，治疗依于病机，谨遵病证结合，在晚期胃癌的治疗上强调扶中和胃固其本，祛邪抗癌治其标[151]。郁仁存教授认为治疗胃癌以扶正固本为基础，以疏肝理气为重点。胃癌患者多辨证为"气虚血瘀"证，治疗上予以益气活血法，取得了较好的效果[152]。

四、名医验方，广泛推广

现代名老中医经验方面，李平教授认为恶性肿瘤形成的根本原因是"元气化生异常，内生瘤毒"，对于胃癌提出"扶正通络解毒法"的治疗原则，李平教授认为胃癌属于久瘀入络，癥瘕积聚之疾，故善用具有攻毒散结、通络止痛之效的虫类药物（如全蝎、地龙、天龙、蜈蚣等）来治疗。

陈信义教授认为胃癌发生发展过程中"脾阳不振"导致"寒凝血瘀，集结胃腑，气机阻滞，痰湿凝聚，久则成瘤"，故拟定"温中散寒、理气化痰、活血止痛"的治则治法，由古方良附丸加穿山龙化裁而成"新加良附方"，用治"寒凝血瘀"之胃癌。[153]

林洪生教授认为胃主受纳、腐熟水谷功能均赖于脾之运化，脾胃运化又由肾中精气来推动，林教授总结得出胃癌治疗的关键是培补脾肾，故临床上常使用党参、黄芪、茯苓、白术等药物进行辨证加减治疗。郁仁存教授根据辨证论治原则将胃癌分为四型：肝胃不和、脾胃虚寒、湿热瘀毒、气血双亏，临床上根据不同的证型选用不同的治则治法[154]。

周岱翰教授根据"有胃气则生，无胃气则死"提出胃癌的治疗应注重顾护胃气。周教授认为早期胃癌多由气滞血瘀、痰湿结聚所致，治疗时以调理气机和攻下逐瘀为主；晚期胃癌则多气血两虚，治疗以健脾补血方药为主，顾护胃气[155]。

验方治疗方面，程莉等观察三棱消瘤合剂治疗胃癌，发现化疗基础上联合三棱消瘤合剂能延长晚期胃癌患者的无进展生存期，减轻胃肠道反应，提高患者的生活质量[156]。陈丰等观察健脾消癌汤〔党参18g，黄芪30g，土炒白术12g，茯苓12g，陈皮6g，广木香9g（后下），薏苡仁30g，半夏12g，石斛12g，麦芽12g，枳壳12g，绞股蓝15g〕对胃癌患者生存质量的影响，结果发现健脾消癌汤治疗晚期胃癌能改善中医临床症状，提高生存质量，延长生命。

霍介格教授认为胃癌以"脾胃虚弱"为本，"热毒、血瘀、痰结、气滞"为标。治疗上善用甘味药以健脾养胃、补土和中[157]。丛建秀等用扶脾养胃方〔炒白术12g，蜈蚣2条，茯苓12g，怀山药18g，生薏苡仁21g，槟榔12g，陈皮6g，木香12g，水蛭5g，砂仁（后下）3g，当归12g，白芍12g，鸡血藤30g，白花蛇舌草30g，炙甘草6g〕加减治疗晚期胃癌，结果示扶脾养胃方可以改善胃痛、纳少、嗳气、黄疸等症状，同时改善躯体功能、情绪功能、失眠、食欲丧失以及便秘等症状[158]。

马继恒等将香甲丸联合最佳支持治疗组与对照组对比研究，治疗2个疗程后发现治疗组乏力和纳差的有效率和平均总生存期均明显优于对照组[159]。黄智芬等发现健脾消积汤联合化疗治疗胃癌在改善临床症状、提高机体免疫功能、提高生活质量、减轻不良反应及延长生存期等方面具有明显优势[160]。

马晶通过研究发现在中晚期胃癌患者接受化疗的同时予参芪建中汤能控制疾病发展，改善生存质量[161]。中成药治疗方面，林斌发现艾迪注射液联合中药对胃癌晚期患者的治疗效果较化疗组明显，还可显著提高治疗有效率，同时减少不良反应。李雯等研究发现养正消积胶囊联合心理干预可以提高晚期胃癌患者的化疗效果，在提高生活质量的同时，也缓解了患者的焦虑情绪[162]。

五、中医药治疗胃癌相关合并症

合并癌性疼痛方面，尤建良教授认为晚期胃癌合并腹痛主要辨证为湿热内阻、肝脾不调、气血亏虚、脾肾两虚，治疗以清热燥湿、疏肝健脾、补益气血、滋补肝肾为主[163]。邹蜜对晚期胃癌合并癌性疼痛患者采用艾灸治疗，结果发现艾灸治疗能有效缓解癌性疼痛，改善患者心理状态，提高其生活质量[164]。李德辉等研究发现针刺足三里、太冲、合谷等穴配合三阶梯止痛法，不但能增强晚期胃癌患者止痛效果，还可以降低发生胃肠道不良反应的可能性[165]。

合并呕吐方面，曹雯等将95例晚期胃癌伴呕吐患者随机分为中药组48例和对照组47例，中药组给予中医辨证治疗，对照组给予甲氧氯普胺治疗。研究结论：对于晚期胃癌伴呕吐的患者，采用中医辨证论治，可以明显改善患者的呕吐症状，从而提高生存质量[166]。

合并腹水方面，魏品康教授认为癌性腹水是晚期胃癌的一种常见并发症，病机是痰浊内蕴、水湿内停，基本治法是消痰利水，自创消痰利水方祛邪浊、祛水利尿，达到标本同治的效果[167]。王文等研究发现消胀利水散外敷联合艾灸不仅可以改善脾肾阳虚证胃癌腹水患者临床症状，延长生存期，还能减轻血液毒性等不良反应，提高生存质量[168]。

六、协同靶向药物应用以增效减毒

靶向药物疗法的出现使得胃癌患者在生存期方面得到有效延长，靶向药物在精准攻击和杀伤癌细胞同时，对人体也会产生不良反应。胃癌靶向药物常见不良反应为血液毒性如白细胞减少、血小板降低、贫血等；胃肠道毒性如恶心、呕吐、腹泻等；皮肤毒性如手足综合征，手掌、足底红肿或红斑及疼痛；心脏毒性和肝脏毒性等。药物产生不良反应严重降低患者的生活质量，研究发现中医药在与靶向药物协同治疗时不仅可以增强疗效，同时还可以降低靶向药物的不良反应。中药及中药活性成分在胃癌的治疗中临床疗效显著，能抑制肿瘤细胞增殖，诱导肿瘤细胞凋亡，降低肿瘤细胞的转移和复发。

一项纳入11篇的随机对照试验研究的Meta分析结果显示，中药与阿帕替尼联合应用，能明显提高胃癌患者客观缓解率，提高疾病控制率。扶正安中汤具有调和脾胃，滋养肝肾，抵抗邪气作用，与阿帕替尼联合应用治疗晚期胃癌，治疗结果显示，能提高患者6个月生存率（83.3% vs 63.3%），延长患者PFS期（3.67个月 vs 2.60个月）。

另有研究证实，中医药与靶向药物联合治疗晚期胃癌患者，中医证候总有效率均高于单用西药，从中药中提取的活性成分制备成中药复方制剂，如鸦胆子油注射液、蟾酥注射液、康莱特注射液、复方斑蝥胶囊等，在与靶向药物联合治疗胃癌时，也表现出很好的增强抗肿瘤作用，能提高临床疗效，延长患者生存期[169]。此外，田俊清[170]等应用六君子汤加减联合靶向药物治疗脾气虚型晚期胃癌总有效率为95.83%，与单用西药治疗相比能降低皮疹、恶心呕吐、骨髓抵制、肝功能损伤、脱发等不良反应发生率。

七、提高免疫力，改善生活质量

中药化学成分复杂，作用靶点广泛，中药中含有的多糖类、皂苷类、生物碱类等成分具有增强免疫力作用。益气养阴通络方（黄芪、炒白术、茯苓、党参、北沙参、枸杞等）与化疗药物联合阿帕替尼能显著升高CD3、CD4 T细胞和CD4/CD8水平，提示中西医联合应用能提高机体免疫力，降低机体炎症水平。中药复方（当归、炙甘草、茯苓、半枝莲、白花蛇舌草、白术、延胡索、党参）与阿帕替尼联合应用能降低胃癌患者外周血CD8 T细胞水平，升高CD4细胞水平，与单用阿帕替尼相比，能提高治疗2周、4周后生活质量评分。

近十年间，中医药在胃癌治疗领域的作用引发了越来越多的学者关注，在各家经验、验方成药、维持治疗、防治合并症等方面均取得了进步。依托于不同治法、治则与靶向药物联合治疗胃癌能协同增强靶向药物疗效，提高机体免疫力，改善患者生活质量，降低靶向药物不良反应，以及降低肿瘤标志物水平和逆转靶向药物耐药性。中医药在胃癌治疗中发挥了重要作用，靶向药物与中药联合应用也成为未来胃癌治疗的重要手段。随着肿瘤免疫治疗兴起，越来越多的研究关注免疫治疗与靶向治疗在胃癌治疗中的价值。中医药或其组方化学成分复杂，具有多靶点、多通路、多途径作用的特点。中医药增强免疫系统功能，重塑肿瘤细胞微环境，也是杀死肿瘤细胞的重要途径，免疫治疗与靶向药物联合中医药将会是未来恶性肿瘤治疗中的研究热点。

第四章 结直肠癌

结直肠癌（colorectal cancer，CRC）是癌变发生在结肠和直肠的黏膜上皮在环境或遗传等多种致癌因素作用下发生的恶性上皮性肿瘤。根据 WHO 的 GLOBOCAN 数据库显示，CRC 是男性第 3 常见、女性第 2 常见的癌症，且男性发病率和死亡率均大幅超过女性，2020 年全球新增结直肠癌患者 190 多万例，发病占比 10%，居世界排名第 3 位，新增死亡病例 90 多万例，死亡率 9.4%，排名世界第 2 位[171]。我国结直肠癌的发病率日渐增高，在 2020 年中国癌症统计报告中显示：我国结直肠癌发病率、死亡率在全部恶性肿瘤中分别位居第 2 和第 5 位，其中 2020 年新发病例 55.5 万，死亡病例 28.6 万[172]。我国结直肠癌的防治工作形势严峻。

结直肠癌发病与年龄、饮食习惯以及患者既往溃疡性结肠炎、结直肠息肉、结直肠腺瘤、克罗恩病、血吸虫病等相关，并与家族疾病史，如林奇综合征、家族性腺瘤性息肉病等相关[173]。手术切除是局部结直肠癌的首选治疗方法，放化疗可用于无法手术切除的晚期结直肠癌患者。近年来，随着结直肠癌分子生物学层面研究的进展，在此基础上的生物靶向及免疫治疗，在结直肠癌的治疗尤其是对于晚期结直肠癌患者生存时间的延长中发挥着重要的作用。

结直肠癌属于中医"癌病""积聚""脏毒""肠风""肠癖""锁肛痔"等范畴。其发病主要是由于寒、湿、瘀、毒等因素淤积致脏腑功能紊乱、气血阴阳失调而引起。可能与过食肥甘、霉变食物，大肠慢性病变的长期刺激等有关，亦与久坐少动、长期情志不畅等不良生活方式有关。大肠为六腑之一，以通为用、以降为顺，"泻而不藏"。脾为后天之本，气血生化之源，肾为先天之本，脾虚失运，痰湿内生，积于肠道，肾虚温化无力，久而久之痰湿瘀阻脉络而致癌毒。因此，结直肠癌与肠，与脾、肝、肾密切相关，核心病机为"本虚、标实""虚实夹杂"，本虚主要为脾虚、肾虚，其中脾虚为主，标实为湿、瘀，湿邪易寒化及热化而致病。局部络脉闭阻，痰、湿、瘀、毒阻于肠腑，故认为结直肠癌属于"阴瘤"，结直肠癌患者在起病、病情发展及转归过程中始终处于正邪相争的矛盾体中，起病初期，正气尚盛，邪气尚弱，患者临床症状不明显，往往容易忽视，然而，随着疾病进展，正气逐渐亏虚，邪气强盛，患者临床症状明显，一般已属疾病中晚期，也是临床最常见的疾病状态[174]。

现阶段，中医综合治疗已成为结直肠癌综合治疗中的组成部分，中医综合治疗能提高患者对手术的耐受性，增加放化疗的完成率，减轻放疗、化疗的不良反应，在结直肠癌根治术后预防复发和转移以及在提高晚期患者生存质量、延长生存期的治疗中发挥着积极的作用，并在逆转结直肠癌治疗的多药耐药、治疗结直肠的癌前病变中也发挥着重要的作用。

第一节　区域筛查，鉴别诊断，治疗探索，验案记录（1949—1973 年）

一、区域筛查，重点预防

本时期的结直肠癌高发地区主要由血吸虫病导致，政府在浙江海宁县和嘉善县开展了以大规模的人群为基础的结直肠癌筛查及研究。嘉善也成为结直肠癌早诊早治的示范点之一。嘉善直肠癌防治研究队自 1972 年 12 月起至 1973 年 1 月止，对血吸虫病重疫区嘉善县的六个公社共 108850 人口地区 25 岁以上的社员进行以直肠癌为重点的普查工作，近 10 年（1963—1972 年）直肠、结肠癌发病数为 261 例，平均年发病率为 23.98/10 万，因患直肠、结肠癌死亡的有 219 例。其平均年死亡率为 20.12/10 万[175]。在这个过程中逐渐形成了两阶段筛查模式在我国广泛施行，即基于问卷的风险评估与粪便隐血试验识别出高危人群，然后进行结肠镜检查和必要的组织活检。该时期对结直肠癌的西医治疗方法以手术为主，非手术疗法以放疗为主[176]。

二、治疗探索，记录验案

该阶段对于结直肠癌的中医治疗以验方验案为主，主要涉及结直肠癌的中医外科治法，以及对非手术治疗患者的中医中药治疗。施启生在 1962 年记录了两例未手术直肠癌患者的中医中药治疗病例，先后服补中益气丸、木香槟榔丸、白头翁汤、神农丸等，以补气血、清湿热为治法，配合黄连水纳肛，取得了较好的疗效，生存期均超过 5 年。浙

江嘉兴第二医院报道在 1970 年采用蛤蟆皮治疗 4 例为较晚期失去手术根治机会的病例，4 例患者在当时预计生存期均小于 3 个月，经蛤蟆皮治疗后，经一年多的随访，患者均健在，并且未出现治疗相关的不良反应。记载的蛤蟆皮为活蛤蟆剥皮，具体服用方法包括：煎汤、焙粉，以及与藤梨根、白茅根、野葡萄根、野杨梅根、龙葵、白花蛇舌草、蚊莓、半边莲、半枝莲、蜀羊泉、香附、木香、枳壳、延胡、玉金各 1 两，黄酒 1 斤，加水煎服[177]。1971 年的一篇文献介绍了割治法通过治疗癌根，关元俞、三阴交、关元透中极对结直肠癌进行中医外科治疗的方法，但未对疗效进行具体描述[178]。总体上该时期对结直肠癌的中医治疗处于探索方法阶段，由于当时对疾病的认识尚不充分，文献中在评价疗效时常使用"治愈"等词汇，因此对这个时期文献有关疗效评价的描述有待进一步考证。

第二节　扶正固本，解毒祛邪，遴选药物，制定规范（1974—1983 年）

一、开展流行病学研究

结直肠癌高发地区的筛查工作明显降低了该地区结直肠癌的死亡率，研究者通过对患病人群的特点进行分析，总结与直肠癌发病相关的原因，血吸虫病在这段时期仍然是导致结直肠癌的主要原因，南方以浙江嘉善县及其周边地区为代表的血吸虫病流行区均为结直肠癌的高发区，这在一定程度上导致了我国这段时期结直肠癌的患病的中位年龄早于欧美国家。此外，人们也逐渐认识到饮食结构（如高脂饮食）、亚硝胺盐、土壤环境、不良生活嗜好（如吸烟）与结直肠癌发病相关，某些肠道疾病如溃疡性结肠炎与结直肠癌的发病密切相关[179]。此外结直肠腺瘤作为"癌前病变"的概念开始被临床工作者接受，强调了结直肠镜检查及结肠息肉的早期治疗对结直肠癌的预防价值[180]。

二、筛选抗癌药物

结直肠癌的外科治疗在这段时期取得了较大的进步，外科治疗结肠癌五年生存率由 48% 提高到 56%，直肠癌由 44% 提高到 50%，个别医院达

68.8%，以 5-Fu 药物为代表的化疗药物在临床上开始使用[181]。与此同时，中医研究者对中药材中能起到抑制肿瘤生长的药物进行了遴选，该时期全国筛选出具有抗癌的中草药 2000 余种，复方数百个，其中有效的约 190 种中草药和几十个复方，其中治疗结直肠癌的药物包括：苦参、白花蛇舌草、凤尾草、藤梨根、羊蹄根、瓜蒌、败酱草、草河车、夏枯草、山慈菇、山豆根、土茯苓、干蟾蜍、半枝莲、马齿苋、白英、龙葵等[182]。

三、临床研究实践，形成早期治疗方案

中医药研究者通过临床实践和在此基础上进行的临床试验研究，不断总结经验，探索结直肠癌的中医治则与治法。1973 年陈树森用扶正、手术、麝香的方法治疗 40 例消化道癌，其治疗原则为扶正培本，手术切除癌瘤，安放麝香香囊及用麝香注射液治疗，扶正培本治疗包括患者情绪、增加营养、使用健脾扶正中草药，并对 1 例结肠癌患者进行典型病例报道，经过治疗后在 2 年后随访，患者未出现术后复发转移且生活质量良好。1978 年，陕西中医学院附属医院肿瘤科[183]对 30 例经过中医中药治

疗的结直肠癌患者进行回顾性研究，其中临床治愈 5 例，有效 15 例，无效 10 例，使用的药物包括，癌零九 –1（藤梨根、野葡萄根、水杨梅根、凤尾草、蚤休、半枝莲、半边莲、山豆根、白术、白茅根）、癌零九 –2（藤梨根、瞿麦、瘦肉）、癌零三（鸦胆子灌肠）、蟾蜍皮注射液等，治疗以利湿清热、活血化瘀为主，兼顾扶正。

1978 年全国结直肠癌协作会议在浙江制定了《大肠癌中医治疗试行方案》，根据结直肠癌患者的脉证及体质状况分为：湿热型、瘀毒型、脾肾阳虚、气血两虚、肝肾阴虚型，治疗分别以槐花地榆汤或清肠饮加减、膈下逐瘀汤或桃红四物汤加减、附子理中汤或四神丸加减、八珍汤或当归补血汤加减、知柏地黄汤加减。制定结直肠癌基本方（藤梨根、白花蛇舌草、苦参、水杨梅根、生薏苡仁、凤尾草、野葡萄根、白茅根、槐角、草河车、丹参），外用保留灌肠方（黄柏 60g、黄芩 60g、紫草 60g、虎杖 120g、藤梨根 250g、苦参 60g、乌梅 15g），外用栓剂（硇砂 3g、鸦胆子 9g、乌梅肉 15g、冰片 1.5g）[184]，形成中医药结直肠癌论治方案雏形。

四、扶正培本思想逐渐形成

在对本病治疗的临床实践中，各医家逐渐总结出结直肠癌本虚标实的病性特点。其整体属虚，局部属实，正虚为本，邪实为标，因此，以扶正为主的治法在中医药治疗结直肠癌逐渐得到了人们的重视与认可。1981 年，彭显光等在直肠癌根治术前后配合应用中药治疗，认为直肠癌脏腑正虚为本，气血痰浊聚积为标，报道 14 例病例自入院后予自拟扶正祛邪汤（当归、黄芪、太子参、厚朴、桃仁、红花、白花蛇舌草、半枝莲、薏苡仁、全瓜蒌、女贞子、甘草）同时兼顾扶正固本与解毒祛邪，有利于进行手术治疗。术前予以"清肠汤"（木香、大黄、番泻叶）行术前准备，术后"通气汤"（沉香、白豆蔻、木香、莱菔子、佛手、大腹皮、桃仁、降香、厚朴、延胡索）辅助恢复肠蠕动，恢复期继续予以扶正祛邪治疗，取得较好的疗效[185]。

刘嘉湘教授[186]对 50 例结直肠癌中医治疗中以清肠消肿汤（八月札、广木香、红藤、白花蛇舌草、菝葜、野葡萄藤、苦参、生薏苡仁、丹参、地鳖虫、乌梅肉、瓜蒌仁、白毛藤、凤尾草、贯仲炭、半枝莲、壁虎）为基本方进行随证加减，从整体观念出发，以辨证与辨病相结合为原则，同时加入扶正培本和抑制肿瘤生长的药物进行治疗，气虚加黄芪、党参、白术、扁豆；伴有脾肾阳虚者，常伍用补骨脂、菟丝子、益智仁、熟附块等药物；血虚加当归、白芍、阿胶；阴虚加北沙参、麦冬、川石斛、生地、鳖甲；便脓血加生地榆、槐花炭、血见愁、血余炭；泄泻次多加诃子、升麻、扁豆；大便秘结体实者加生大黄、枳实、元明粉；体虚者加柏子仁、郁李仁、火麻仁；腹部肿块加夏枯草、海藻、昆布、生牡蛎、木鳖子，并将煎剂的 1/3 保留灌肠，取得了不同程度的症状改善，延长了晚期癌症患者的存活率。至本文 1981 年总结时止，1 年存活率为 80%（40/50 例）；2 年生存率为 43.5%（20/46 例）；3 年生存率为 31.7%（13/41 例）；5 年生存率为 20%（7/35 例）；10 年生存率为 9.1%（1/11 例）。同时有部分患者获得了病灶稳定、缩小甚至消失而治愈的疗效。

1983 年，瞿范等[187]对中医治疗 70 例结直肠癌的治疗情况进行分析讨论，提出中医对结直肠癌的疗效体现在：症状改善（如大便中的黏液、脓血量减少，大便涩滞现象缓解，肛门坠胀感减轻，食量增加，精神好转，有的患者尽管客观检查癌块并未缩小，但自觉症情况无恶化）；提高免疫指标、维持血象稳定；增强体质；延长生存（平均生存期为 27.2 个月，高于当时结直肠癌自然生存期）。中医治疗方剂以苦参、草河车、白头翁、白槿花、红藤、无花果、半枝莲、生米仁、白花蛇舌草为基本方进行加减，坚持辨证与辨病相结合的施治原则，先用现代医学的诊断手段明确诊断，再结合中医辨证用药，针对本病不同阶段所出现的不同证候，分别采用清利湿热、解毒消肿、凉血止痢、祛瘀消症、扶正固本等为主的治则，对晚期体虚及术后、化疗或放疗后需扶正的患者也根据具体阴阳气血亏虚的不同，分别选用滋阴、温阳、补气、养血的治法，在辨证的基础上结合实验室的检查以及中药药理研究成果遣方用药。中医治疗结直肠癌在这个时期逐渐向中西医结合的模式发展。扶正培本治疗结直肠癌的思想在这个阶段逐步形成。

第三节　中西协同，固护正气，增效减毒，因时制宜（1984—1993 年）

内窥镜的应用使得结直肠癌的外科治疗取得了长足的进步，化疗药物在结直肠癌治疗的应用在该时期也日趋成熟，在西医对结直肠癌的治疗取得长足进步的同时，有关以扶正培本为治则的中医研究也在不断深入进行。随着科学的方法学和统计学的应用，中医中药防治肿瘤的临床研究逐渐重视和强调了试验设计和数据分析的科学性，逐渐采用严格分组对照方法，并建立相应的客观疗效评价指标。通过临床实践的不断检验，扶正培本思想在结直肠癌治疗方面的应用得到了进一步发展[188]。

一、中西结合，协同增效

在这个阶段，人们认识到结直肠癌患者经手术、化疗、放疗治疗后，机体受到不同程度的损伤，免疫功能受到了一定程度的影响，不利于肿瘤的治疗。采用中西医结合的治疗方法，不但加强了祛邪抗癌的疗效，而且利用祖国医学扶正培本的特长，增强机体免疫功能，进一步提高疗效。中医中药在治疗结直肠癌的不同时期进行干预，根据治疗的不同阶段，兼顾疾病特点及当前患者所受治疗可能对机体产生的影响进行辨证论治，个体化分阶段用药，取得了较好的疗效。

马吉福[189]在 1985 年对 78 例中西医结合治疗直肠癌的患者进行随访和疗效分析，中药治疗采用协定处方"抗癌 8 号"（八角金盘 12g，山慈菇 30g，蛇莓 30g，八月札 30g，石见穿 30g，败酱草 30g，薏苡仁 30g、黄芪 15g、鸡血藤 15g，丹参 15g，大黄 6g，枳壳 10g）随证加减，每日 1 剂，3 个月为 1 个疗程，服完 1 个疗程后隔日或每 3 日服 1 剂，持续半年至 1 年巩固疗效。经中西医结合治疗干预，患者总体 5 年生存率为 80.77%，其中Ⅰ期 5 年生存率为 100%，Ⅱ期为 91.2%，Ⅲ期为 75.8%，Ⅳ期为 28.5%。根据 1978 年全国大肠癌工作会议及国内文献报道资料，单纯采用西医治疗直肠癌，其Ⅰ期 5 年生存率为 30%~60%，Ⅱ期 5 年生存率为 69.7%~75%，Ⅲ期 5 年生存率为 22.4%~42.5%，中西医结合的疗效优于单纯采用西医的疗效。

二、中医中药在结直肠癌围手术期的应用

结直肠癌的病因病机多涉及"虚""毒""湿""瘀""痰"等方面。虚为五大要素之基础，而大肠癌本身及手术创伤，导致脾肾两虚，元气大伤。大肠癌术后，病体正气虚衰，诸脏器脏腑功能下降，大肠传导之功未复，气机升降失常，机体难以康复，免疫力下降，癌毒时有复发，或异时转移。结直肠癌围手术期的中医中药治疗起到了帮助患者术前准备，改善患者术后症状，治疗术后并发症的作用，也为手术后可能进行的下一步治疗做好准备、创造条件。其治疗方法多样，包括中药内服、外用、雾化吸入及中药注射剂静脉给药等。手术在切除病灶的同时也对患者的气血造成一定的耗伤，可能导致脏腑、经络、阴阳失调，故围手术期的中医中药治疗强调全身调理，时时固护正气，减少手术对人体带来的不良影响。

沈卫平在 1992 年报道了中医药成功治疗结肠癌术后吻合口狭窄导致不完全肠梗阻 1 例的以及直肠癌根治行结肠造瘘术后出现尿潴留患者 1 例，均取得了较好的疗效。韩钢、李乃卿[190]在 66 例直肠癌患者手术前后广泛地应用中医药，术前选用番泻叶 10~15g 代茶饮，进行肠道清洁，采用中药清热解毒方药（生大黄 10g、败酱草 30g、白花蛇舌草 30g、黄连 5g、地榆 30g、桃仁 10g 等）进行术前用药，术后 6~10h 向胃管内注入中药［太子参 15g，厚朴 15g，枳壳 15g，川楝子 15g，生大黄 10g（后下），芒硝 3g（冲），当归 10g，白芍 10g，炒莱菔子 20g，木香 10g，防风 10g，乌药 10g］，术中证明了肠道清洁理想，术后肠道蠕动恢复时间缩短。对术后并发肺部感染者予醒肺雾化散（野菊花 15g，桔梗 15g，薄荷 6g，麻黄 10g，杏仁 10g，冰片 3g）雾化吸入；术后并发肠道溃疡性出血者采用复方白及散（白及粉、三七粉、大黄炭）溃疡局部使用；对术后肛门切口感染应用肛门洗药（蛤蟆草 30g，朴硝 30g，野菊花 15g，马齿苋 30g，五倍子 15g，薄荷 10g，冰片 5g）坐浴熏洗，均达到治疗目的。

三、中医中药在结直肠癌化疗阶段的应用

化疗是治疗结直肠癌的主要手段之一，但化疗药物的选择性较弱，在杀伤肿瘤细胞的同时，也会对正常细胞造成损伤，使机体出现诸多不良反应。中医认为化疗药物攻伐癌邪的同时因其药势峻猛，损伤人体正气，患者经化疗后机体表现以虚证为主，围化疗期的中医中药治疗以扶正培本为主要治则。

孙桂芝教授[191]在对1974~1986于广安门医院住院的92例Ⅲ期结直肠癌进行化疗结合中医中药治疗的患者进行疗效观察，发现化疗阶段的结直肠癌患者以脾肾两虚证为主，治疗以扶正培本为治则，以基本方（黄芪30g，黄精、枸杞子、鸡血藤、槐花、败酱草、马齿苋、仙鹤草、白英各15g）随证加减。并在化疗结束后门诊治疗期间加白花蛇舌草、半枝莲各30g，藤梨根15g。该研究随访患者92例，治疗1年生存率97.83%；3年生存率92.11%；5年生存率70.59%；随访10年以上16例，存活12例，10年生存率75.00%。在已死亡的17例患者中，平均生存期为24.6个月，中位生存期为25个月。与同时期单纯化疗相比，增加了患者的生存率和生存期，且治疗前后患者免疫功能相关指标得到提升。

吴建光[192]自1982年2月至1988年9月，以扶正中药（生黄芪30g，党参15g，鸡血藤30g，白术10g，茯苓10g，枸杞子15g，女贞子15g，菟丝子15g）配合化疗及单纯化疗治疗中、晚期结直肠癌的过程中发现观察结果表明扶正中药可以减轻化疗不良反应，减少了患者在化疗后出现体重下降、骨髓抑制、免疫功能下降的概率。

虚则补之，以平为期，在扶正培本思路指导下进行中医中药治疗，与化疗相配合，有维持患者的体内平衡、增强细胞免疫功能及强化患者抗癌能力的作用，对结直肠癌患者起到了减毒增效的作用。

四、中医中药在结直肠癌放疗阶段的应用

放疗是治疗中晚期结直肠癌的主要方法，放射线在针对肿瘤病灶进行治疗的同时，对周边的皮肤黏膜造成了一定的损伤。中医学认为，放射线为火热之邪，放射剂量的增加会使热盛蕴结成毒，耗伤机体气血津液，从而导致肠道黏膜及表皮肌肤受损，张代钊教授认为中医药对放疗不良反应的治疗主要原则是清热解毒、生津润燥以及补养和调理气血、脾胃和肝肾，张老的扶正解毒冲剂（生黄芪、生地黄、金银花、黄连、麦冬、石斛、陈皮、鸡内金、山楂、竹茹、枸杞子、女贞子等），在试验中证明了其能提高放疗的完成率，降低放疗的不良反应。

后续医家在治疗直肠癌化疗后出现放射性肠炎进行治疗时，以扶正解毒为治疗原则。翟瑞庆等对于结直肠癌放疗后出现的放射性肠炎，予以扶正止泻汤［仙鹤草30g，蚕砂30g，人参10g，白术10g，薏苡仁30g，车前子（包煎）15g，白花蛇舌草30g，败酱草15g，白芍药15g，白及15g，枳壳10g，乌梅15g，甘草6g］随证加减，该疗法作为治疗组治疗方案，对照组予氧氟沙星、蒙脱石散、益普生口服，通过随机对照试验，治疗组和对照组总有效率分别为95.59%、68.33%。证明其具有改善临床症状、改善肠黏膜病理变化、提高患者生存质量之功效，且不良反应较小。

第四节　归纳病机，分型论治，扶正抗癌，虚实兼顾（1994—2003年）

基因检测技术逐渐应用于结直肠癌的诊疗，标志着结直肠癌的治疗进入分子生物学层面，使得结直肠癌的诊断、治疗和预后更加精确。在这个时期，通过不断地临床实践总结，中医对于结直肠癌的中医病机和病证进行了归纳总结，扶正培本理论体系也在这个时期趋于完善。

一、病机归纳、百家争鸣

诸多医家在该阶段对结直肠癌的中医病因病机进行了总结归纳。魏文浩认为大肠癌的发病多为毒邪损伤肠络，痰瘀凝聚肠道所致，毒邪可分为两个方面：一是指六淫病邪侵袭人体后，没有得到及时

解除转化为病因性毒邪；二是指七情郁结未解所产生的病理性毒邪[193]。许环应等认为脾肾亏虚，正气不足乃是大肠癌病因的根本[194]。赵玉刚认为大肠癌的发生，癌毒内生是始动之因，人体的正气不足是发生的内因，其中癌毒内生的原因又可分为情志失调、饮食内伤、虫毒入侵等，而正气不足则不能及时祛邪外出，若有癌毒内生的某一些因素发生，致浊邪长期停滞体内酿成癌毒，逐渐变生癌肿[195]。李真认为中医毒邪理论的"瘀毒、食毒、外来毒"是大肠癌发生的主要病因。所谓瘀毒是忧思惊恐而导致气血运行紊乱，脏腑功能失调，气滞血瘀，瘀积日久，毒从内生而恶变致癌。所谓外来毒，如化学污染、环境浊气、射线等毒邪侵袭人体致毒邪内结。所谓食毒瘀积，多为饮食不节、不洁、不均衡致食毒内聚，久伤脾胃，中气亏损，痰湿内生，郁结成病[196]。孙光荣认为大肠癌之发生系人体正气先虚，脏腑阴阳失调，六淫七情等诱发所致[197]。郑肖莹认为大肠癌发病是由于脾胃失调，湿浊壅滞，湿热下注，脾肾阳虚或肝肾阴虚，久而结为癌肿[198]。刘嘉湘教授认为大肠癌的形成大多由于脾气不足，运化不能，湿浊内蕴或肾气亏损，气化失司，湿浊蕴结体内，日久郁而化热，湿热蕴结下注，浸淫肠道导致气血运行不畅，湿热瘀滞凝结而成肿块。脾气亏虚、肾阳亏损是其发病之根本，而后由虚致实[199]。

综上所述，结直肠癌的病因病机总体上被归纳为正虚邪实两个方面，虚则主要责之于脾肾，邪气则由七情、六淫邪气、饮食所伤导致的癌毒侵犯大肠所致。中医认为邪之所凑，其气必虚，久病必伤正气，故正气亏虚既是结直肠癌发病的必要条件之一，又是结直肠癌发病后对人体产生的必然结果。正气不足是结直肠癌病因病机的核心要素。

二、结直肠癌的辨证分型及治疗

在长期临床实践的基础上，人们对结直肠癌的证候进行总结概括。张代钊教授[200]将肠癌分为湿热内蕴、湿毒内阻、脾肾阳虚、肝肾阴虚、气血双亏5型，分别以槐花地榆汤合白头翁汤加减、桃红四物汤合失笑散加减、参苓白术散合四神丸加减、知柏地黄丸加减、八珍汤合当归补血汤加减，并在此基础上加入抗癌药物。孙桂芝教授[201]将大肠癌

分为湿热蕴毒、脾虚湿热、脾肾双亏、寒湿凝滞、肝肾阴虚、气血双亏等型，湿热蕴毒型予白头翁汤合槐花地榆汤加减；脾虚湿热型予参苓白术散加减；脾肾两亏、寒湿凝滞型予四君子汤合四神丸加减；肝肾阴虚予知柏地黄汤加减；气血两亏予八珍汤合十全大补丸加减，在治疗过程中提高了患者的生活质量，有效地延长了患者的生存期。

陈乃杰等将本病分为湿热下注、瘀毒内结、肝肾阴虚、气血亏虚、脾肾阳虚、肝胃阴虚6型，在辨证用药的基础上联合化疗治疗晚期结直肠癌，通过一项样本量为47例的对照试验，试验组26例的有效率为38.4%，化疗组有效率33.3%，而在改善症状、降低治疗不良反应等方面试验组明显优于单纯化疗组。

三、扶正培本理论趋于完善

长期的临床实践证明了外邪内侵、脾虚失运、湿热内生、蕴毒为瘤是导致结直肠癌发生的主要病机病因。治疗过程中应以扶正培本为主，以扶正祛邪为基本治疗方案，祛邪与扶正相辅相成。该理论在实践中不断发展，逐步形成完整的理法方药体系。

潘明继教授[202]作为早期提出扶正培本思想的中医肿瘤学家，在治疗260例中晚期大肠癌术患者在进行西医规范性治疗的同时，采用扶正健脾汤（黄芪、党参、白术、茯苓、甘草、熟地、枸杞、首乌、黄精、女贞子、沙参、麦冬、鸡血藤、芡实、怀山药）配合化疗；扶正养阴汤（黄芪、党参、茯苓、白术、甘草、太子参、人参、麦冬、沙参、玉竹、白花蛇舌草、丹参）配合放疗；在各种攻伐疗法的休止期或为后期的巩固治疗时期用扶正解毒汤（党参、白术、茯苓、甘草、田三七、黄芪、白英、蛇舌草、半枝莲、黄精、女贞子、仙鹤草），260例患者中Ⅱ期36例、Ⅲ期155例、Ⅳ期69例，5年生存率分别为85.5%、56.12%、21.73%，平均为52.78%，术中发现肝转移未切除45例，经中西医结合治疗1~5年生存率分别为95.1%、66%、40%、26.6%、22.2%，上述结果均优于当时单纯西医治疗的疗效报道。

潘明继教授认为"扶正培本"主要在扶持正气，平衡阴阳，提高机体免疫功能，预防正常细胞

基因突变，保护并武装人体五脏六腑功能正常的运转，抵御外邪的入侵。扶正培本需要贯穿肿瘤防治治疗的始终，减轻痛苦，提高生存质量，延长生存期。

第五节　内外并治，剂型多样，深入研究，明确优势（2004—2013 年）

这段时期，结直肠癌的治疗方案更加完善，基因检测以及靶向药物、免疫检查点抑制剂的使用使得结直肠癌的治疗更加完备。中医中药在其中发挥了延长患者生存期、抑制肿瘤生长、降低抗肿瘤治疗的不良反应、提高生活质量的作用，通过临床实践，中医治疗疗法、剂型丰富多样。多中心大样本的临床研究以及中医药治疗结直肠癌的系统综述也为临床应用提供更高级别的证据支持。

一、中药内服在结直肠癌防治中的应用

韦劲松等选择 60 例结直肠癌的住院患者，其中 30 例为治疗组（中药择时服药＋时辰化疗），对照组 30 例（中药非择时服药＋常规化疗），治疗组生活质量稳定率为 70.0%，对照组为 53.3%；治疗组白细胞下降发生率为 33.3%，对照组发生率为 60.0%；治疗组出现消化道反应的发生率为 46.7%，对照组为 73.3%；治疗组出现腹泻的发生率为 16.7%，对照组为 36.7%；治疗组出现末梢神经炎的发生率为 13.3%，对照组发生率为 43.3%，证明了健脾益胃中药可以改善结直肠癌的生活质量，并减轻化疗起的消化道、骨髓抑制、神经毒性等不良反应。李建昌应用中医扶正固本法对结直肠癌辅助化疗患者免疫功能的影响进行了临床研究，选择中晚期结直肠癌患者 40 例，治疗组化疗同时给予中药制剂（黄芪 30g，当归 6g，西洋参 5g，白术 12g，败酱草 30g，白花蛇舌草 30g，茯苓 30g，山药 30g，薏苡仁 30g，甘草 6g 等），结果证明了扶正固本法对改善机体免疫抑制及纠正免疫调节功能紊乱状态具有积极的作用，不但能维持机体免疫功能，而且对于术后恢复也有积极的意义。

陶丽等通过中医辨证治疗，对老年大肠癌术后Ⅱ、Ⅲ期患者生存期的影响进行了临床研究，研究病例共 78 例，综合治疗组为 37 例，西医治疗组 41 例，随访时间均大于 50 个月，研究结果表明综合治疗组 1、3、5 年的无病生存率分别为 100%、74.6%、4.6%，西医治疗组分别为 87.7%、63.4%、29.6%，同时证明了中医药的辨证治疗是改善老年大肠癌预后的独立性保护因子，一方面可减少不良反应，另一方面可提高结直肠癌的临床治疗效果，其在延长患者生存期有显著意义。

鲁建林等[203]以清热利湿、凉血止痛中药（组成为车前草、泽泻各 12g，黄柏 10g，木通、蒲黄、旱莲草各 15g，滑石 20g，大、小蓟各 30g），于放疗后 1 周开始口服至放疗结束后第 5 天治疗直肠癌放疗引起的放射性膀胱炎，最终治疗组治愈 34 例，有效 6 例，无效 2 例；对照组治愈 21 例，有效 11 例，无效 10 例，通过比较发现中药组的治愈率与总有效率显著高于对照组。

二、外治法在结肠癌防治中的应用

中医外治法治疗大肠癌形式多样，临床应用以灌肠、针灸、外敷等为主。发挥的作用包括：缓解患者（术后或带瘤生存者）的疼痛、腹泻、腹胀、便血等症状；减少口服药数量和静脉给药次数，减轻药物的不良反应，减少患者痛苦；消除放化疗所致的不良反应，增强患者体质，改善生活质量，延长生存时间等方面。

黄美珠[204]等采用卡培他滨联合中药灌肠（点滴式）随机对照治疗晚期直肠癌 38 例。对照组采用常规化疗，治疗组在化疗基础上加用每日 1 次中药灌肠，具体方药为：仙鹤草 30g，败酱草 30g，白花蛇舌草 20g，薏苡仁 30g，红藤 20g，地榆炭 20g。结果治疗组总有效率为 65%，对照组为 31.6%，且不良反应（手足综合征、腹泻、食欲下降、贫血出现率）、KPS 评分、中位生存期均显示治疗组优于对照组。

金哲秀[205]运用针灸两步法治疗大肠癌，针灸组在化疗组的基础上采用针灸两步法，第一步调寒热，采用针刺二间、阳溪治疗，1 次／日，一般 4~8 天即能调整到基本无明显寒热，第二步调虚实，采

用隔黄土饼灸法，1次/日，10次为1个疗程，连续治疗6个月后观察疗效。结果发现针灸组总有效率为77.78%，对照组为58.97%，针灸组的腹痛、便秘（或腹泻）、疲乏无力等症状的缓解率均高于对照组，且针灸组无明显不良反应。

瞿媛媛[206]采用中药外敷方[生大黄50g，大腹皮50g，延胡索50g，丹参50g，当归30g，赤芍30g，蜈蚣3条，制附子50g，肉蓉50g，肉桂末（另包）3g，生甘草30g]治疗结肠癌术后肠梗阻30例，以神阙穴为中心，敷于腹部，总有效率为93.33%。马云龙等[207]应用清热止疡汤坐浴治疗低位直肠癌术后吻合口炎62例。治疗组30例采用清热止疡汤（黄柏60g，苦参30g，紫花地丁60g，蒲公英60g，制乳香30g，制没药30g，五倍子15g，莲房30g，槐花15g，地榆15g，大黄25g，蛇床子15g，防风15g）坐浴，1剂/日，2次/日，10天为1个疗程，治疗1个疗程；对照组32例予甲硝唑联合庆大霉素外用治疗，疗程同治疗组。治疗组有效率96.67%，高于对照组有效率83.33%，且治疗方法安全，未出现明显不良反应。

三、中成药在结直肠癌患者中的应用

中成药在结直肠癌的治疗中广泛使用，比较常见的包括：平消胶囊、华蟾素注射液、康艾注射液、艾迪注射液、复方苦参注射液等，其疗效也通过临床试验不断得到证实。

钱弘泉将行结直肠癌根治术的86例患者随机分为治疗组和常规化疗组，治疗组在化疗的基础上予以平消胶囊口服，发现治疗组在服药6周和12周后生活质量评分（QOL评分）均显著高于常规化疗组，且能提高患者细胞免疫功能及增强对血管内皮生长因子（VEGF）蛋白表达的抑制作用。江西省肿瘤医院熊林楷在扶正中药汤剂（四君子汤加减）的基础上加用华蟾素注射液、斑蝥素注射液，治疗18例患者中有效率为11.1%，稳定率为72.2%。说明其具有较好的控制和稳定病灶的作用。

王振飞用艾迪注射液配合化疗治疗术后大肠癌患者，对照组单用化疗，结果治疗组比较对照组生存质量明显改善。陈旭兰等将52例晚期结直肠癌患者随机分成康艾注射液加化疗（治疗组26例）

和单纯化疗组（对照组26例），治疗2周期后评价疗效，康艾注射液联合化疗能有效提高晚期结直肠癌患者的生活质量，且治疗组肝功能受损发生例数较对照组少。提示康艾注射液对于减轻方案化疗的不良反应有一定帮助。曹志宇等将62例晚期结直肠癌患者随机分为2组，治疗组33例，采用复方苦参注射液联合FOLFOX-4方案化疗；对照组29例，单纯用FOLFOX-4方案化疗。结果发现近期疗效有效率治疗组为36.5%，对照组为33.1%。证明了复方苦参注射液在晚期结直肠癌化疗中有增加疗效、减少不良反应、提高生存质量的作用。

四、深入研究中医证候分布，建立中医证候预测模型

对于证候规律的研究，通过文献分析的方法，刘静等对国内医学期刊公开发表的中医药或中西医结合治疗大肠癌的临床研究文献检索，纳入辨证分析的文献37篇，用药分析的文献53篇。通过回顾分析发现，无论是从文献的数量还是从治疗的病例数上看，大多数大肠癌患者与脾虚密切相关，尤其是在有"虚证"表现的患者中明显。侯风刚对311例肠癌患者进行临床流行病学调查的基础上，组织专家组对其进行辨证，参考统计学专家的意见对中医症状的出现情况和专家辨证进行分析，得出脾气虚、脾胃虚弱、阴虚（火旺）、肝阴虚、肾阴虚、肺气虚、肾精亏虚、血瘀、血热、肝气郁滞、湿（痰）浊内生、湿热内蕴、痰浊流注、胃肠积热14项证候为大肠癌常见中医基本证候的结论。

西苑医院杨宇飞教授采用回顾性连续病例研究方法，将影响晚期结直肠癌预后的多个因素进行单因素和多因素Cox回归分析，建立晚期结直肠癌中医治疗生存预测模型，分析中医治疗效应指标的预后作用。结果：89例晚期结直肠癌患者纳入研究，全组中位生存期为15.56个月。单因素分析表明瘤体大小、Karnofsky评分、体质量、主症及疼痛变化5个因素与预后相关，多因素回归分析表明瘤体大小、Karnofsky评分、体质量及主症变化4项为独立预后因素。证明了瘤体大小、Karnofsky评分、体质量及主症变化是中医治疗晚期结直肠癌的重要预后指标。

五、随机对照双盲试验及大样本多中心临床试验开展

杨宇飞教授采用RCT研究方法评估祛邪胶囊对大肠癌根治术后续巩固治疗的影响。通过区组随机设计，选取根治术后Ⅱ、Ⅲ期大肠癌患者48例，两组患者均在常规术后辅助治疗结束后开始干预措施，治疗组给予祛邪胶囊，对照组给予安慰剂胶囊，共6个月，结果证明祛邪胶囊可明显改善患者生活质量，提高患者免疫功能，且服用安全，对于大肠癌术后防止复发转移有一定临床价值。此外杨宇飞教授[208]在一项国内8家中心共入组病例312例中医综合治疗方案减少Ⅱ、Ⅲ期结直肠癌根治术后复发转移的多中心前瞻性队列研究以是否接受中医药治疗为暴露因素进行队列区分，非暴露与暴露的3年预后无明显差异，进一步对暴露程度进行划分，则高暴露长疗程的中医综合治疗方案具有改善预后的作用，对降低患者的复发转移率，延长出现复发转移的时间有一定意义。证明了对于Ⅱ、Ⅲ期结直肠癌根治术后患者，在西医常规治疗的基础上加上中医辨证论治汤剂并坚持1年，可将术后结直肠癌3年的复发转移率从27.9%降至16.7%。

中国中医科学院西苑医院肿瘤科作为国家中医药管理局十一五结直肠癌专病建设组长单位，组织全国26家协作单位完成了中医结直肠癌诊疗方案梳理，并通过1044例回顾性及前瞻性研究发现，晚期结直肠癌治疗以中西医结合综合治疗为主，患者1、2、3年生存率分别为42.24%、15.34%、7.41%，肿瘤控制率的比例达到74.3%，其中（CR+PR）占16.3%，在疗效上进一步肯定了结直肠癌的中西医结合治疗模式。

第六节 未病先防，防治一体，心身同治，经验剖析（2014—2023年）

血吸虫病的彻底消除，使得我国的结直肠癌发病减少了一个重要的高危因素，随着诊疗技术的发展，结直肠癌的5年生存率不断提高。美国结直肠癌5年生存率已到64%左右，欧洲如德国、法国和英国等国家结直肠癌5年生存率也超过60%。近年来中国的结直肠癌总体5年生存率也有了很大提高，结肠癌5年生存率已经达到57.6%，直肠癌5年生存率为56.9%，但仍低于欧美水平[209]。随着我国普通人群对结直肠癌的早期筛查的逐渐重视和临床诊疗水平的提高，我国结直肠癌的5年生存率在未来将有较大的提升空间。

目前，中医药关于结直肠癌的防治已经涵盖了结直肠癌的癌前病变、早期结直肠癌围手术期治疗，中晚期结直肠癌中西医结合治疗，形成了全时期的防治体系。其临床研究方法更加规范，得出的结论更加有说服力，同时对名家经验进行了深入的剖析，对临床实践进行指导。

一、未病防变，关口前移

随着医疗条件的进步，对癌前病变的防治受到越来越多的人的重视，其中结直肠腺瘤和溃疡性结肠炎等炎症性肠病是结直肠癌的主要癌前疾病。中医药对结直肠癌的治疗关口前移，主要包括针对腺瘤或炎症的治疗，阻断其发展为癌；稳定病情，以免进入进展期；配合西医疗法，防治其复发。

卢文杰等研究430例早期结直肠癌及癌前病变患者的中医证候分布情况，发现各证候中脾虚证为242例（56.28%）[210]。陈绮婷等将100例大肠息肉患者随机分为治疗组和对照组，每组各50例。对照组在内镜下行息肉切除术后给予西医常规处理和对症支持治疗，治疗组在对照组基础上给予加服健脾理肠汤（党参15g，白术15g，薏苡仁15g，茯苓10g，三七10g，莪术10g，法半夏15g，厚朴10g，柴胡10g，枳壳10g，炙甘草5g）。术后半年及1年后随访，结果发现运用健脾理肠汤治疗腺瘤性大肠息肉术后患者，术后半年及1年，治疗组腹痛、腹胀、大便次数和大便习惯等中医证候评分均低于对照组，术后1年复查结肠镜发现，对照组和治疗组的复发率分别为30.6%、10.4%，表明健脾理肠汤可有效预防大肠息肉复发[211]。

早期、慢性复发型、轻中度溃疡性结肠炎中医药治疗干预具备一定优势，如李哮天等研究加

味柴六君颗粒（柴胡 12g，白芍 20g，陈皮 6g，半夏 12g，太子参 10g，茯苓 20g，炒白术 20g，甘草 6g，白花蛇舌草 20g，三七 9g，凤尾草 30g）能有效治疗溃疡性结肠炎，其可能的机制为调整肠道菌群及促使体内促炎因子分泌增加、抑制抑炎因子水平下降。张涛等以健脾清热活血为基本方（白术、炙甘草、救必应、白芍、水蛭、三七、马齿苋等）与美沙拉嗪对照，结果显示健脾清热活血方具有提高 UC 愈合质量、缓解其临床症状的功效，从而发挥防治溃疡型结肠炎相关癌变的效应。

大肠息肉与炎症性肠病同属大肠癌前病变，病机上大致皆以正虚为本，邪浊之邪为标，在治疗上应扶正培本、攻补兼施。《中国癌症防治三年行动计划（2015—2017 年）》中提出"坚持预防为主、防治结合、中西医并重，加强癌症防治体系建设，提高癌症防治能力，实施癌症综合防治策略和措施"的总目标、强调预防的重要性。重视癌前病变的诊疗，加强癌前疾病的干预，以"治未病"思想为指导。对最终提高肿瘤的早诊率，降低肿瘤的发病率与病死率，进而减少社会医疗经济压力，具有重大的意义。

二、循证医学方法的应用为临床提供有力地证据支持

杨宇飞、闫韶花等[212]通过 Meta 分析评价口服中药防治结直肠癌辅助化疗所致的骨髓抑制的疗效。纳入 37 篇随机对照临床研究文献，共涉及受试者 2705 名。分析结果显示，口服中药在降低结直肠癌辅助化疗所致的白细胞减少发生率、贫血发生率、血小板减少发生率、中性粒细胞减少发生率等方面具有疗效。在提高血小板计数、红细胞计数、白细胞计数、血红蛋白上没有显示出疗效，临床实践中，可考虑推荐口服中药用于防治结直肠癌辅助化疗所致的骨髓抑制。

南京中医药大学张继康等[213]通过 Meta 分析评价益气健脾法联合化疗治疗结直肠癌术后的疗效及安全性，共纳入 17 项随机对照试验，共 1281 例受试者。结果显示：与单纯化疗相比，益气健脾法联合化疗可以显著提高生活质量，提高中医证候疗效，增加 $CD3^+$、$CD4^+/CD8^+$ 值，减少红细胞下降、血小板下降、恶心呕吐、腹泻、肝肾功能损害及神经毒性等不良反应。但在提高 $CD4^+$、NK 细胞计数，降低 $CD8^+$ 水平，减少白细胞下降方面无明显优势。

刘丽荣、朱艳娟等[214]应用 Meta 分析方法的随机效应模型比较中医药联合化疗与单纯化疗治疗晚期结直肠癌在近期疗效和生存质量方面的差异。证明了中医药联合化疗方案在治疗晚期结直肠癌患者有效率和 1 年生存率上优于单纯化疗方案，而且中医药联合化疗在提高生存质量上有明显优势。

何文婷、张彤等[215]纳入采用辨证论治指导下的中药联合或不联合化疗与单纯化疗进行疗效比较的随机对照临床试验（RCT）及临床观察并进行系统综述，评价中医药联合化疗对比单纯化疗对结直肠癌患者生存获益的影响，并总结中医证型分布规律。共纳入文献 84 篇，患者 8147 例，Meta 分析显示，对比单纯化疗患者，中医药联合化疗中位生存时间延长 1.35 倍，疾病控制率增加 110%，客观缓解率增加 78%。患者证型频次分布前 5 位的分别是脾肾阳虚（1487 例）、脾虚湿盛（1360 例）、痰瘀毒聚（639 例）、气血亏虚（437 例）、肝郁气滞（301 例）。结论中医药联合化疗可使结直肠癌患者生存获益，患者中医证型以脾虚为本，多兼有痰、湿、热、瘀、毒等标实。

以上研究更好地证明尽早介入中医药治疗可以改善结直肠癌患者的生存获益，且结直肠癌的辨证分型以正虚为主要表现，扶正培本治疗在结直肠癌的防治中发挥着重要的作用，但目前多数临床试验仍然存在一定的缺陷，仍需要更多可靠的数据证明中医药在治疗包括结直肠癌在内的恶性肿瘤中的作用。

三、重视结直肠癌患者情绪的调护

随着学科研究的不断发展，人们逐渐认识到结直肠癌患者在各阶段均存在广泛而深刻的心理社会需求。除了晚期结直肠癌患者因肿瘤本身以及抗肿瘤治疗相关的不良反应影响，易出现严重的心理问题外，早中期结直肠癌患者亦有较强的心理支持需求，如围手术期，不同的手术方式是影响患者心理负担的主要因素，术后放化疗期可能会由于放化疗不良反应出现焦虑、抑郁情绪，确诊到随访期可能出现持久的抑郁、对癌症复发的恐惧、认知功能受损等心理负担。

陈雪[216]对 102 例结直肠癌化疗患者按照组间基本特征具有可比性的原则分为观察组和对照组，每组 51 例，对照组行常规护理，观察组实施穴位按摩、耳穴疗法、中药敷脐联合情志护理，结果发现化疗阶段观察组胃肠道反应等级低于对照组，化疗 3 个月时，观察组焦虑自评量表（SAS）、抑郁自评量表（SDS）评分显著低于对照组，观察组癌因性评分低于对照组，得出穴位按摩、耳穴疗法、中药敷脐联合情志护理能有效减轻结直肠癌化疗患者胃肠道反应及化疗期间不良情绪，从而有助于改善癌因性疲乏的结论。

中国中医科学院西苑医院杨宇飞教授、北京大学肿瘤医院唐丽丽教授牵头，组织全国 10 家单位的肿瘤学、中西医结合学、心理学、外科学、护理学、循证医学等多学科专家共同编写《早中期结直肠癌根治术后中西医结合心理康复干预指南》对早中期结直肠癌根治术后在围手术期、放化疗期、康复随访期等不同时期可能出现的心理问题制定了相应的干预方案，中医方案包括情志疗法、情志护理、音乐疗法、气功疗法、辨证论治、针灸、按摩推拿等；西医方案包括支持性心理治疗、教育性心理治疗、认知行为治疗、精神科药物等[217]。

四、分析总结名家经验

应用统计学方法对名医诊疗思路进行分析，剖析名中医治疗结直肠恶性肿瘤的核心思想，更加深入地了解和研究中医大家的临床诊疗思路，便于中医药治疗结直肠癌经验的继承和发展。严楷蕾分析柴可群治疗结直肠癌的临诊经验，运用 Apriori 算法、复杂系统熵聚类等方法获得肠清方核心组方，并根据不同临床分期进一步阐明用药规律。得出肠清方核心组方（太子参、甘草、当归、半夏、柴胡、枳壳、黄柏、桂枝、薏苡仁、虎杖）。"薏苡仁、虎杖"为Ⅱ～Ⅲ期特色用药，"桂枝、淫羊藿"为Ⅳ期特色用药。总结出柴可群注重健脾祛湿、化痰解毒辨治结直肠癌，Ⅱ～Ⅲ期强调健脾化湿、益气养血、清热解毒，Ⅳ期偏重温养气血、散寒通络。

阮善明等[218]对多名浙江名中医（吴良村、郭勇、沈敏鹤、林胜友、冯正权、单泽松）治疗结直肠癌中医思辨特征和共性进行规律研究，通过规范采集和录入临床诊疗信息，建立名中医医案的数据库，进行数据挖掘发现六位医家用药频数最高的分别为茯苓、甘草、太子参、黄连、白术和茯苓。六位医家都以甘味中药治疗结直肠癌，除林胜友以清热药为主外，其余五位医家均以补虚药治疗结直肠癌，总体可概括为扶正为本，健脾为先，清化热毒，消积祛湿。

通过数据挖掘分析医家治疗结直肠癌的用药规律和思想并与其本人学术观点进行参考对照，为中医药治疗结直肠癌的学术思想及用药思路的传承与创新提供了更加有力的支持。

第五章　乳腺癌

乳腺癌（breast cancer）是发生在乳腺腺上皮组织的恶性肿瘤，乳腺导管上皮细胞在各种内外致癌因素的作用下失去正常特性而异常增生，以致超过自我修复限度而发生的疾病。根据世界卫生组织国际癌症研究机构（IARC）发布的全球最新癌症数据[219]，乳腺癌已超越肺癌成为世界上最多的癌种。手术切除是乳腺癌的主要治疗手段。早期乳腺癌可以通过外科手术治疗达到根治效果。对于中晚期乳腺癌，手术治疗可以与放疗、化疗、靶向治疗等其他治疗手段相结合，以达到延长生存期的目的。

乳腺癌属中医"乳岩""石痈"范畴，古籍文献记载较多。《肘后备急方》曰："石痈结肿坚硬如石，或如大核，色不变，或作石痈不消。""若发肿至坚而有根者，名曰石痈"，首次对石痈做出描述。《妇人大全良方》首次记载了乳岩的病因病机，即"肝脾郁怒，气血亏损，名曰乳岩"。《疮疡经验全书》言："乳岩乃阴极阳衰，虚阳积而与，血无阳安能散，致血渗于心经，即生此疾"，认为阴盛阳虚为乳腺癌的关键病机所在。朱丹溪《格致余论》载："忧怒郁闷，昕夕积累，脾气消阻，肝气横逆，遂成隐核，如大棋子，不痛不痒，数十年后方疮陷，名曰乳岩，以其疮形凹似岩穴也，不可治

矣"，认为乳腺癌的致病与情志相关，并且治疗难度较大。《景岳全书》云："乳岩属肝脾二脏郁怒，气血亏损……用加味逍遥散、加味归脾汤、神效瓜蒌散，多自消。若积久渐大，巉岩色赤出水，内溃深洞为难疗，但用前归脾汤等药可延岁月，若误用攻伐，危殆迫矣。"张景岳认为乳腺癌为肝脾不调，气血亏损之病，治疗应以疏肝健脾，补益气血为法。从古代文献中可以看出，多位医家对乳腺癌进行了详细的观察与治疗，指出了乳腺癌的病因病机及治疗方法，极大丰富了中医对乳腺癌的认识。

1949 年后，乳腺癌的研究工作便逐步推进。在起步阶段，乳腺癌的临床研究以个案报道为主要形式，记载了有效的中药方剂。进入 20 世纪 80 年代后，西医治疗不断加入，逐步开始了中西医结合的临床研究。在临床中，研究者们逐渐发现"正虚"是肿瘤发病的重要因素，再加上西医治疗损害人体正气，逐渐确认了扶正抗癌的中医肿瘤治疗之路。新世纪以后，乳腺癌的临床研究呈现蓬勃发展之势。研究者们不仅聚焦于中医治疗的疗效研究，还在缓解不良反应、防治复发转移以及提升生活质量方面做了大量的研究工作。

第一节　个案报道，内外结合，扶正祛邪，思想初探（1949—1983 年）

在 1949—1983 年期间，中医药预防、治疗乳腺癌的研究工作在我国各地初步开展起来，但临床报道仍较少。

一、个案报道，内外结合

1957 年凌云鹏运用归脾汤与逍遥散加减治疗两例晚期乳腺癌患者，虽不能消除肿瘤，但可以延长患者的生存期[220]。

1959 年湖南医药研究所报道了中医戚景如治

疗乳腺癌的案例，内服中药以散煎丸为基础，外用艾条熏灸，效果显著[221]。长乐县防保站陈伍瑞以加味丹栀逍遥散治疗 1 例乳腺癌，可见肿物明显缩小。

除内服中药汤剂治疗，此阶段也报道了内外结合的治疗方法。1960 年，广安门医院中医外科大家段馥亭的弟子余桂清、段凤舞、赵永昌、张代钊等整理的段馥亭临床经验——《外科证治经验》中，可见"乳痰"一章，其中写道："乳痰是由于肝胃两

经痰凝气郁所致，若长久不消延绵失治，可以变成乳岩。此症初起时，乳房有硬结如核，小者如梅，大者如李；按之能移动，皮色如常，不感疼痛，日久则感到隐隐作痛或伴有身热恶寒；或逐渐变腐成脓，甚或溃破后，流出清稀之脓，难于收口。"可知段老所治乳痰为乳腺癌的早期阶段。其治法为："外用千捶膏。睡前服珀黑龙丹。若有郁情不畅者，可给逍遥散；体亏者宜八珍汤；虚寒重者宜用十全大补汤加减治疗；体壮者可服内消片。"段老治疗乳痰，以局部攻蚀和整体治疗相结合。整体治疗中，体亏和虚寒重者分别予八珍汤和十全大补汤。这种在整体治疗中依据患者体质，以扶正为主而非以攻伐为主治疗乳痰的观念，对乳腺癌治疗的临床思路起到重要的启迪作用。

1958 年嘉定县城厢区第一联合诊所李济舫报道了中医对"乳岩"的论治。李济舫认为正本清源是治疗乳岩的基本法则，进行分阶段论治：初起症实、体实，适合内服清肝解郁汤、神效瓜蒌散、西黄醒消丸、小金丹等，必求其消之于早，虽不能速效，亦可缓以图之；外贴阳和解凝膏，或季芝鲫鱼煎，或用木饼热熨等法，取其软坚消散之功；如治不得法，过用克伐峻剂，致损胃气，即用香贝养荣汤；病者体虚，心烦不寐宜投归脾汤；潮热恶寒者，可进逍遥散、人参解郁汤；虚寒者面㿠脉迟，

亦可参用阳和汤；若反复不应，岩块已成，宜调理脾胃，补养气血，使根本既固，然后再理其疮，庶有可生之机；切忌金石暴悍之法，须调畅情志。并附上秘方两则，乳痨无忧丹（内服）：陈蛀全瓜蒌、生地黄、土贝母、生香附、煅牡蛎、漏芦、白芥子、野茯苓、炒麦芽、王不留行籽、制半夏、全当归、福橘叶、炒白芍、小青皮、广陈皮、炮山甲、潼木通、川抚芎、西粉草制丸，蒲公英、香连翘煎汤代水泛丸；消岩膏（外用）：山慈菇、土贝母、炙五倍子、川独活、生香附、生南星、生半夏，醋调如糊状。

二、扶正祛邪，思想初探

在这个阶段，研究者们还对乳腺癌的中医治疗进行总结，逐步认识到扶正的重要性。如 1966 年高仲山认为恶性肿瘤的病机之一为脏腑功能失调，脾肾亏损、正气不足与肿瘤发病存在一定的关系[222]。对于乳腺癌，他认为多由抑郁不舒，或性急多怒，肝脾两伤，气郁凝结而成。治疗上应内服、外用结合[223]。北京中医医院肿瘤科发现了晚期肿瘤和气虚血瘀证的关联，在国内率先提出肿瘤致病的"气虚血瘀学说"，提出"益气活血法"治疗乳腺癌的思路。

第二节　经验总结，中西结合，中药开发，疗效提升（1984—1993 年）

在 1983—1993 年期间，乳腺癌的临床研究较前明显增多，进行了大量经验总结。由于西医学的加入，各医家逐渐认识到中西医结合才能发挥出最理想的治疗效果。中医药在其中不仅能够发挥出抗癌作用，还能缓解西药的不良反应。可见各医家对乳腺癌的病因病机及治疗有了更为深刻的认识，临床疗效也不断提高。

一、经验总结，中西结合

部分研究者以多病例报告形式对乳腺癌的治疗经验进行总结，其中包括中西医结合的报道。如洛阳市第二人民医院对非手术的 4 例乳腺癌患者进行经验总结，内服以中药治疗，用解毒化瘀汤加减，

具体药物为半枝莲 30g，白蒺藜 15g，青皮、陈皮各 12g，柴胡、当归、郁金、三棱、贝母、赤芍、莪术、丝瓜络各 9g；外用复方糖筋膏贴敷。同时结合西药治疗，可达到临床治愈的效果[224]。大连市中医医院周保琴将乳腺癌总结为肝气郁结、冲任不调、毒热蕴结、阴虚毒热等四个证型，分别以疏肝理气、通络散结，补益气血、调摄冲任，清热解毒、活血化瘀，滋阴清热、祛腐生肌为法，临床上应根据病情辨证施治。并且他认为可以中西医结合治疗，如术前服中药以增强体质，术后服中药以巩固疗效，或放疗、化疗加中医中药，或中药内服外敷，以提高疗效[225]。浙江中医学院附属医院以手术结合中药治疗乳腺癌 50 例，所有乳腺癌

患者术后均服用中药一年以上，主要方剂为：柴胡12g，香附12g，广郁金12g，藤梨根30g，山慈菇15g，猫爪草30g，菟丝子15g，淫羊藿15g等，并随证加减，放化疗期间加和胃降逆之品，长夏加健脾化湿之味，春季加养血柔肝药。经过随访，患者5年、10年、15年生存率分别为66%、56%和32%[226]。

二、中药开发，初具雏形

此阶段也基于中药开发了一些治疗乳腺癌的中成药，并开展了中成药的相关研究。如安徽省淮北市肿瘤科研协作组以中华大蟾蜍为主要原料，研制成抗癌注射剂——华蟾素，该药对乳腺癌、中晚期肝癌、胃癌等有显著的疗效，对肺癌、食道癌、宫颈癌亦有一定作用。该药能显著缓解临床症状，增强机体免疫，协同增效，延长生存期，降低化疗不良反应，部分患者能达到瘤体及转移灶的稳定、缩小或减退的效果[227]。河南省安阳医院进行了华蟾素治疗乳腺癌23例的临床观察，全部病例进行住院治疗，华蟾素注射液每次4ml，每日2次，肌内注射。连续使用两个月为一疗程。其中临床治愈1例，显效6例，有效11例，无效5例，总有效率为78%，可见华蟾素具有较好的抗肿瘤作用[228]。

三、临床观察，疗效提升，"扶正培本"深入人心

此阶段研究者们还针对乳腺癌开展大样本的临床观察，结果显示临床经验已初具成效。并且随着临床观察的开展，越来越多的医家认识到"扶正培本"在乳腺癌治疗中的重要作用。如山西省运城市中医肿瘤医院总结237例乳腺肿瘤患者的治疗经验，将气血两虚作为乳腺癌的证型之一，使用抗癌大补汤（太子参30g，黄芪40g，当归20g，黄精、白花蛇舌草、土茯苓、元肉、山药、建曲、炙鳖甲各15g，蜈蚣3条，白芍10g，制乳香9g）加减治疗，效果显著。其他证型包括肝郁气滞型、痰瘀互结型、瘀毒交结型，分别用以清肝解郁汤（当归、川贝母、香附、瓜蒌各15g，生地、赤芍、栀子、穿山甲各10g，桔梗6g，青皮9g）、血府逐瘀汤（当归、川贝母、生地各15g，赤芍、莪术、香附、穿山甲、王不留行各10g，川芎、川牛膝各6g，桔梗、郁金、红花各9g）、清肝解郁汤合血府逐瘀汤加减治疗。此外还外用A3化瘀膏（制作方法：青核桃枝30斤，参三七3斤，甘遂5斤，生草3斤，加水150斤，中火煎熬，煎至药渣无味，滤液去渣，用铜锅浓缩为膏，盛瓷器内，加冰片少许，密封高压消毒备用），内外结合临床疗效显著[229]。

第三节　扶正抗癌，疗效显著，增效减毒，初具雏形（1994—2003年）

在1994—2003年期间，乳腺癌发病率迅速上升，占女性恶性肿瘤的第一位，在中国占女性恶性肿瘤的32%。面对巨大的公共卫生压力，乳腺癌的临床研究也越来越多。此阶段的临床研究不仅聚焦于"扶正抗癌"的疗效研究，还对控制乳腺癌的相关症状、转移灶，现代医学治疗的不良反应，乳腺癌复发转移开展研究工作。可见乳腺癌的研究不断深入，诊治逐渐规范，疗效也不断提升。

一、扶正抗癌临床疗效研究

此阶段扶正抗癌的疗效研究相对较多，以临床观察为主，部分研究设有对照组，研究更加规范。与此同时，中药治疗多按证型服用不同方药，并且在其中运用了扶正抗癌的学术思想。

（一）中西合璧，辨证论治，提高生存期

中国中医研究院广安门医院肿瘤科注重扶正培本理论，认为乳腺癌的治疗应扶正与祛邪相结合，中医与西医相结合，如此才能发挥最佳的治疗效果。对于乳腺癌的证型，基于临床总结为肝郁气滞、脾虚痰湿、瘀毒蕴结、气血双亏四种证型，可分别用逍遥散、六君子汤、桃红四物汤、八珍汤加减治疗[230]。在临床研究上，广安门医院使用中药合并化疗治疗乳腺癌患者60例，中药以益气养血、健脾滋肾、和胃止呕为法，用生黄芪30g、当归12g、鸡血藤15g、三七粉（冲）3g、太子参

15g、炒白术 12g、枸杞子 15g、生首乌 15g、砂仁 10g、竹茹 10g、生姜 15g、焦曲楂各 15g，结果显示测量肿瘤大小的 36 例患者中有 19 例肿瘤明显缩小，并且治疗后细胞免疫 – 吞噬率、吞噬指数明显升高。说明中药治疗不仅能够提高疗效，还对减轻化疗的不良反应、提高机体免疫力、增强抗病能力起到了一定作用[231]。与此同时，广安门医院陈长怀还观察到生血汤（生黄芪、太子参各 15g，炒白术 12g，生薏苡仁、茯苓各 15g，清半夏 12g，淡竹茹 9g，炒莱菔子、生山楂各 15g，陈皮 9g，丹皮、当归各 12g，黄连 9g，藤梨根 12g）配合化疗也能起到较好效果，有效率为 52%[232]。此外，广安门医院还对 134 例乳癌进行中西医结合治疗，结果表明 I ~ III 期 5 年生存率分别为 95.3%、84.1%、66.7% 左右。明显高于单纯西医治疗的 85.90%、60%~70%、40% 左右[233]。

（二）方药总结，提高疗效

全国各医院根据临床经验总结出了一系列以扶正抗癌为基本思路的方药，经过临床试验的验证，疗效较为显著。如佛山市第一人民医院周明等以中西医结合治疗乳腺癌，在放化疗期间同时患者每天服中药扶正升血调元汤，药物组成：党参 15g，首乌 10g，女贞子 20g，骨碎补 10g，鸡血藤 15g，麦芽 10g，白术 15g，黄精 15g。14 例患者经开始 2 个疗程化疗后肿物缩小 50% 者 1 例，缩小 25% 者 6 例。

湖南中医学院附属第一医院以益气血、养阴液、活瘀血、解恶毒为法的乳康汤治疗 36 例乳腺癌术后或放化疗后的患者，每日服中药一剂，持续治疗 2 年以上。具体方药为：太子参 15g，白芍 12g，黄芪 12g，枸杞 15g，花粉 12g，丹参 12g，田三七 3g（兑服），半枝莲 15g，蛇舌草 15g，龙眼肉 30g（另煎水兑服）。并依据患者情况进行加减，如白细胞减少者加补骨脂、女贞子；患侧上肢肿胀者加薏苡仁、桑枝；伤口感染者加蒲公英、鱼腥草等。36 例患者中，显效 22 例，有效 12 例，无效 2 例，总有效率 94.4%，显效率 61.1%。5 年生存率达 69.4%[234]。

上海中医药大学附属龙华医院采用以"扶正祛邪"为组方原则的乳安方（生黄芪 30g，太子参 30g，白术 12g，茯苓 12g，鹿角片 9g，肉苁蓉 12g，灵芝 12g，薏苡仁 15g，龙葵 15g，露蜂房 9g，白花蛇舌草 15g）治疗乳腺癌术后患者 288 例，结果表明乳安方能延长术后 3 年、5 年生存率，明显减少放化疗不良反应，增加细胞免疫功能[235]。

（三）证型探索，指导用药

部分医家依据"扶正抗癌"思想，也对乳腺癌患者的中医证型进行了探索，并基于此指导临床用药。如广州中医药大学第一附属医院将乳腺癌分为肝郁气滞、气血亏虚、痰瘀内阻三种证型。在中西医结合观察治疗患者 70 例时，分别用逍遥散、十全大补汤、桃红四物汤加减。并且他们认为化疗期间存在脾胃失和、升降失司，化疗间歇期存在气血亏虚、肾精不足，分别以健脾和胃、降逆止呕，补益气血、填精补肾为法进行加减。结果显示有效率达 75%[236]。

福建省肿瘤医院刘燕珠等以中西医结合治疗乳腺癌 68 例，其中中医治疗分为肝郁气滞、气血虚弱、痰热凝结三个证型，分别用逍遥散或柴芍六君子、八珍汤或左归散、蒌贝散或涤痰汤加减。结果显示完全缓解 20 例，部分缓解 31 例，稳定或无效 17 例，总有效率 75%。

江苏省肿瘤医院周菊英将乳腺癌患者分为脾虚痰湿证、气血两虚证、正虚邪实证三种，分别用平胃散、当归升血汤、八珍汤加减治疗。在临床观察时，中西医结合治疗的 86 例乳腺癌患者 3 年及 5 年生存率均高于平均生存率，并且疗效高于单纯西医治疗的 86 例乳腺癌患者。

江西省肿瘤医院龙浩等认为乳腺癌可分为热毒蕴结、气滞血瘀，气血亏虚、冲任失调，肝肾阴亏、痰湿内阻三种证型，可用龙胆泻肝汤合柴胡疏肝散、八珍汤合逍遥散、一贯煎合参苓白术散加减治疗。在进行 34 例乳腺癌的中西医结合治疗观察时有效率达 85.3%。

二、中医药治疗乳腺癌相关症状研究

乳腺癌的发病与治疗过程中如疼痛、上肢肿胀、伤口久不愈合等症状严重降低了患者的生活质量，故此阶段也开展了中医药治疗乳腺癌相关症状的临床研究。虽然大多数研究以对症治疗为主，但在其中也体现了扶正的治疗思想。

（一）减轻骨转移疼痛

疼痛是骨转移患者的常见症状之一，部分医者以中医方法进行干预，取得了不错的临床疗效。如河南省肿瘤医院以寻骨风 15g，威灵仙、地龙各 12g，汉防己 10g，川续断 12g，全虫 10g 为基础方辨证治疗，气血亏虚加生黄芪 20g，生白术 12g，枸杞子 15g；气滞湿阻加八月札 12g，制半夏 10g；瘀血阻滞加莪术、炮山甲各 10g，与阶梯止痛法联合使用，相比于单纯阶梯止痛治疗，中西医结合治疗疼痛缓解更加明显，有效率分别为 85%、64%[237]。

江西省南昌市第三人民医院刘红中西医结合治疗乳腺癌骨转移 20 例，患者在化疗或内分泌治疗的基础上使用中药治疗，以温补肾阳、强肾壮骨为治则，选用六味地黄丸、金匮肾气丸、左归饮为基本方进行辨证施治。骨痛明显者，选用阳和汤以温阳养血、散寒祛痰、活血止痛，并可配合帕米膦酸二钠以减骨痛。研究结果显示痊愈 8 例，显效 7 例，有效 4 例，无效 1 例，总有效率为 95%。

（二）恢复术后上肢肿胀

佳木斯市中心医院以中药治疗乳腺癌术后上肢肿胀，治疗中运用自拟通络消肿汤［丹参 30g，赤芍 15g，川芎 15g，甲珠 20g，桂枝 15g，车前子 20g（包煎），茯苓 15g，半枝莲 25g，山慈菇 25g，忍冬藤 25g］加减。结果显示，32 例患者中，上肢肿胀、索条状硬物、疼痛均消失者为痊愈，共 18 例，占 56.2%；上肢肿胀疼痛明显减轻，索条状硬物变软者为好转，共 11 例，占 34.3%；各种症状无变化者为无效，共 3 例，占 9%，总有效率为 91%，可见中药治疗乳腺癌术后上肢肿胀具有较好疗效[238]。

浙江省金华市中心医院林军梅以补阳还五汤加减治疗乳腺癌术后上肢肿胀 36 例，经过 30 天，结果显示显效 5 例，有效 27 例，无效 4 例。患肢臂围平均缩小 0.42cm。总有效率为 88.8%。

福建省第二人民医院使用消肿汤（党参、秦艽、金银花各 15g，黄芪、大青叶各 30g，丹参、延胡索、茯苓各 12g，桃仁、汉防己各 9g）治疗乳腺癌术后上肢水肿，其中对照组 34 例采用止痛、消炎、换药等治疗，治疗组 34 例采用中药联合西医治疗，结果发现治疗组在有效率（治疗组：97.05%；对照组：82.35%）方面明显优于对照组，并且明显缩短治疗疗程[239]。

（三）促进术后切口愈合

河南省安阳市中医院采用中药治疗乳腺癌术后切口不愈，选用生肌散（冰片 1g，血余炭、当归、生石膏、炉甘石、制乳没各 3g，研细末过筛即得）、生肌玉红膏（当归 60g，白芷 15g，紫草 6g，血竭 12g，甘草 36g，蜡 60g，香油熬制成膏即得）、黄连膏（黄连 9g，蒲公英 9g，连翘 12g，黄柏 9g，双花 15g，白芷 6g，栀子 9g，当归 15g，姜黄 9g，黄蜡 120g，熬制成膏即得）每日消毒后外用。27 例创面均愈合，愈合时间最短 14 d，最长 35 d，平均 21 d，可见中医药在促进术后切口恢复方面具有一定的优势[240]。

三、中医药减轻西医治疗不良反应研究

除中西医结合治疗肿瘤的疗效研究外，此阶段也有部分研究者进行中医药减轻西医治疗不良反应的研究，并且中医药干预多以扶正培本为治疗原则。这表明扶正培本法不仅能够提高临床疗效，还能缓解西医治疗的不良反应，提高放化疗完成率，明显提高患者的生活质量。

（一）"扶正"法改善症状，提高放化疗完成率

北京中日友好医院张代钊提出放化疗不良反应需采用不同治疗原则：放疗主要是清热解毒、生津润燥、凉补气血、健脾和胃和滋补肝肾五大治则，而化疗则应以补气养血、健脾和胃、滋补肝肾的扶正法为主要治则，如有炎症要酌加清热解毒药物，他又报道癌症患者加服扶正类中药后 85% 的患者（34/40）都能顺利完成化疗，而对照组仅有 19.4% 能完成化疗[241]。

南通市通棉工厂职工医院顾德泰以中西医结合治疗 65 例乳腺癌，患者均为术后、放化疗后的患者，中医治疗以"补虚益损"为原则兼以清热解毒、疏肝理气提高患者自身抗病能力。基本方：党参，白术，茯苓，枳壳，八月札，前米仁，赤杭芍，全当归，枸杞，女贞子。通过中医药治疗后，

65 例患者的主要症状和体征都有不同程度改善，既提高了患者的生存质量又提高了生存率。

广西中医学院第二附属医院梁少华将 80 例乳腺癌术后化疗患者分成两组，观察组 40 例，在常规化疗同时采用升血和中汤［党参 20g，黄芪 30g，白术 20g，陈皮 6g，砂仁 10g，半夏 6g，茯苓 15g，炙甘草 10g，补骨脂 15g，鸡血藤 30g，山茱萸 12g，阿胶 10g（烊化），女贞子 12g，淫羊藿 15g，枸杞子 12g］治疗，对照组 40 例采用常规防治化疗不良反应的西药治疗，结果显示观察组患者白细胞、血红蛋白高于对照组，消化道反应少于对照组，化疗按时完成率高于对照组[242]。

（二）"扶正"法减轻骨髓抑制，降低放化疗不良反应

广安门医院侯炜认为化疗后白细胞减少多属于气血两虚证。进行了 59 例乳腺癌化疗后白细胞减少患者的临床观察，其中治疗组 45 例，使用中药阿多拉扶正霖（主要成分为黄芪）治疗，对照组 30 例进行外周血象检查。经治疗后治疗组总有效率及显效率分别为 82.2%、48.9%，明显高于对照组（60.0%、26.7%）[243]。

青岛医学院第二附属医院张春玲等自拟升白汤治疗乳腺癌术后化疗白细胞减少 80 例，其中升白汤以扶正为原则，组方为：生黄芪 15~30g，生地、熟地各 30g，太子参 15~30g，白术 10g，茯苓 20g，半夏、补骨脂、当归各 10g，枸杞子、女贞子、何首乌、黄精各 15g，知母 6g，鸡血藤 15~30g，巴戟天 9g，淫羊藿 10~15g，菟丝子 10~20g，丹参 30g，甘草 6g。80 例患者中显效 40 例、有效 38 例、无效 2 例，总有效率为 97.5%。

四、中医药防治乳腺癌复发转移研究

此阶段少部分研究者开展中医药乳腺癌防治乳腺癌复发转移研究。一般认为，乳腺癌的复发转移的主要因素是正气内虚、冲任失调，关键在于余邪未清。基于这种认识，临床研究大多以扶正祛邪为基本思路。如江西省肿瘤医院以化疗联合中医治疗复发乳腺癌 50 例。中医以扶正为法，选用党参，白术，白芍，茯苓，柴胡，郁金，玄参，夏枯草等中药为基础方加减。经过治疗后 50 例患者中完全缓解 19 例，部分缓解 15 例，稳定 7 例[244]。

长春中医学院郭骏骐等治疗乳腺癌骨转移 30 例，方药主要以金匮肾气丸、六味地黄丸、左归饮等为基础，进行辨证施治，3 个月为 1 个疗程，30 例患者中，痊愈 12 例，占 40%；显效 10 例，占 33.3%；有效 7 例，占 23.3%；无效 1 例，占 3.4%。总有效率为 96.6%。

第四节　全面探索，深入研究，发展迅速，疗效提高（2004—2013 年）

在 2004—2013 年期间，乳腺癌的临床研究呈现蓬勃发展之势。研究者们以扶正抗癌为理论基础，对乳腺癌的临床各期进行总结，分别在围手术期、放化疗期、巩固治疗期等各阶段展开临床研究工作，拓展了研究的范围与深度，进一步验证了中医药防治乳腺癌的临床疗效。

一、减少术后并发症，促进恢复

手术切除是乳腺癌的主要治疗手段，但术后常见患侧上肢肿胀、皮瓣坏死、皮下积液等并发症。此阶段进一步验证了中医药在减少术后并发症、促进恢复方面具有可靠的临床疗效。

（一）缓解上肢肿胀

乳腺癌术后患肢肿胀是手术常见的并发症之一。一般认为，手术会存在气血耗伤，气滞血瘀。上肢肿胀与之相关，多因气血虚弱，瘀血停滞于上肢经络而引起，从而影响津液分布，产生疾病。故在临床诊疗时，常以健脾益气、活血化瘀、利水消肿为治疗原则。

1. 以补阳还五汤为代表的补气活血法

补阳还五汤可补气活血通络，常用于乳腺癌术后患肢肿胀的治疗。谢丹以补阳还五汤加减（北芪 30g，川芎 15g，当归 10g，赤芍 10g，地龙 10g；局部红肿灼热者加银花 15g、贝母 15g、皂角刺

30g；疼痛明显者加乳香 5g、没药 5g；合并上肢水肿者加茯苓 15g、扁豆 20g；口干口苦者加花粉 30g、黄柏 15g；大便秘结者加生大黄 10g；心烦不寐者加合欢皮 15g、郁金 10g），合双柏散外敷治疗乳腺癌术后患肢肿胀 30 例，对照组 30 例仅进行西医对症治疗。治疗组 30 例中显效 15 例，有效 14 例，无效 1 例，总有效率 96.7%；对照组 30 例中显效 8 例，有效 15 例，无效 7 例，总有效率 76.7%，2 组总有效率比较，差异有显著性意义[245]。

周月芬也用补阳还五汤治疗乳腺癌术后患肢肿胀，治疗组 32 例采取功能锻炼合并服用补阳还五汤（生黄芪 60~90g，当归、桃仁、红花、赤芍、川芎、茯苓、泽泻各 10g，桑枝 30g，地龙 15g）加减，对照组 22 例单纯进行功能锻炼。结果显示治疗组总有效率（93.75%）明显高于对照组总有效率（59.09%）。

2. 以血府逐瘀汤为代表的活血化瘀法

活血化瘀是治疗乳腺癌术后患肢肿胀的基础治则，因此血府逐瘀汤也常用于此病治疗。浙江省宁波市中医院运用血府逐瘀汤加减（桃仁 10g，红花 6g，当归 10g，生地 12g，赤芍 15g，川芎 10g，柴胡 10g，桔梗 6g，生黄芪 30g，薏苡仁 30g，桑枝 15g，生甘草 6g）配合功能锻炼治疗乳腺癌术后上肢水肿 30 例，对照组 20 例仅进行功能锻炼。结果显示治疗组 30 例中，显效 21 例，有效 7 例，无效 2 例，总有效率 93.3%。对照组 20 例中，显效 5 例，有效 7 例，无效 8 例，总有效率 60.0%，2 组总有效率差异有显著意义[246]。

江苏省沛县华佗医院许正国等也用血府逐瘀汤治疗乳腺癌术后上肢水肿，治疗组 52 例用血府逐瘀汤加减治疗，对照组 49 例口服氢氯噻嗪、螺内酯，结果显示治疗组总有效率为 92.3%，明显高于对照组的总有效率（75.5%）。

3. 以自拟方剂为主的通络利水法

部分医家自拟中药方剂治疗此病，但仍遵循健脾益气、活血化瘀、利水消肿为治疗原则。唐武军使用疏肝通络法，自拟方剂（柴胡 10g，郁金 10g，路路通 10g，水蛭 3g，当归 15g，鸡血藤 30g，络石藤 30g，海风藤 30g，桂枝 10g，车前草 15g，车前子 15g）治疗乳腺癌术后患侧上肢淋巴水肿，对照组进行物理治疗，治疗组在此基础上加用疏肝

通络中药，结果显示治疗组与对照组总有效率分别为 92.11% 和 72.97%，显效率分别为 60.53% 和 32.43%。并且治疗组水肿缓解时间（11.47±4.93）周，明显优于对照组（8.15±4.50）周[247]。

佛山市南海区中医院金军等使用益气活血利水法的方剂，组成：黄芪 30g，太子参、白术各 12g，当归 10g，益母草 30g，川芎 15g，桃仁 9g，红花 6g，赤芍 9g，泽泻、桑枝、路路通各 15g，地龙 6g，车前草 15g，王不留行 18g[248]。山东省蓬莱市中医院王维志等以益气活血、通络利水为主要治则组方，方药组成：黄芪 30g，鸡血藤 30g，猪苓、茯苓各 10g，桑枝 30g，威灵仙 20g，瓜络 20g，路路通 15g，防己 15g。南京市中西医结合医院自拟通络利水方，组成：生黄芪 30g，桃仁 10g，红花 6g，川芎 6g，赤芍 15g，川牛膝 10g，皂角刺 20g，桑枝 10g，桂枝 6g，路路通 10g，泽泻 10g，鸡血藤 15g，生甘草 5g[249]。湖北中医药大学金宇等自拟通络消肿方，组成：黄芪 30g，水蛭 10g，桔梗 10g，当归 10g，白芍 10g，生地黄 15g，川芎 10g，桂枝 10g，桑枝 30g，伸筋草 15g，防己 15g，姜黄 10g，益母草 15g，海桐皮 15g。浙江省杭州市中医院自拟清热消肿汤，组成：黄芪、茯苓、泽泻、夏枯草、僵蚕、当归、三七粉各 50g[250]。疗效均较为显著。

4. 经方治疗

此外，研究发现部分经方也可用于该病治疗。如湖北省襄樊市中医院付烨使用黄芪桂枝五物汤加减（黄芪 30g，桂枝 10g，大枣 10 枚，生姜 10g，赤芍 15g，泽泻 15g，当归 10g，川芎 15g，桑枝 10g，皂角刺 15g，川牛膝 10g，路路通 10g，鸡血藤 15g，地龙 10g，乌梢蛇 1 条）治疗术后上肢水肿，相比于使用呋塞米的对照组，总有效率提升明显。广州医学院第一附属医院以五苓散加减治疗 48 例乳腺癌手术后上肢水肿的患者，对照组口服爱脉朗片治疗。结果显示治疗组总有效率 76%，对照组总有效率 57%，治疗组高于对照组[251]。

（二）防治皮瓣坏死

乳腺癌术后皮瓣坏死也是手术常见的并发症之一，主要考虑与真皮下血管网是否完整、皮缘的对称性和腋窝及创面加压情况有关。中医病机类似于

术后上肢肿胀，考虑为气血亏虚，瘀血阻滞，主要进行补益气血、活血化瘀治疗。

1. 中药汤剂治疗

中药汤剂是治疗该病的主要方法，以桃红四物汤、血府逐瘀汤为代表。如河北省职工医学院陈鹊汀等使用桃红四物汤治疗乳腺癌术后皮瓣血运障碍40例，具体用药为：当归12g，川芎12g，白芍药12g，熟地黄12g，桃仁12g，红花10g，再配合外科换药，结果为40例患者全部治愈，其中用药时间最短者为7天，用药时间最长者35天，疗效较为显著。

浙江省永康市中医院陈海滨使用血府逐瘀汤加减治疗乳腺癌术后皮瓣坏死43例，用药为：当归10g，生地10g，桃仁10g，红花10g，枳壳10g，赤芍10g，柴胡10g，甘草5g，桔梗10g，川芎10g，牛膝10g，结果显示所选病例中发生皮瓣坏死3例，坏死率仅为7%[252]。

2. 中医外治法

部分研究者使用中医外治法进行治疗。如南昌市第二中西医结合医院蔡剑虹使用二龙膏（生血余10g，当归12g，生地15g，九牛子15g，汉防己15g，白芷10g，象皮10g，白蜡60g，熟石膏150g，炉甘150g，广丹30g，香油500g）和白蜡散（熟膏10g，煅甘10g，煅龙骨10g，儿茶6g，轻粉2g，珍珠母6g，冰片1g）治疗乳腺癌术后皮瓣坏死23例，结果显示有效率达91.3%。

上海交通大学医学院附属第九人民医院采用紫归长皮膏治疗乳腺癌术后皮瓣坏死，将60例患者随机分2组，治疗组30例采用紫归长皮膏（由生地黄、甘草、当归、轻粉、象皮粉、紫草、地骨皮、大黄、白蜡、麻油等制成）外敷，对照组30例用0.1%依沙吖啶外敷。治疗组有效率为86.67%，对照组分别为63.33%，治疗组疗效高于对照组[253]。

二、减轻西医治疗不良反应，协同增效

在乳腺癌西医治疗为主的背景下，中医药的临床研究多采用中西医结合的形式进行。西医的治疗手段一般认为会损耗人体正气，所以常以扶正培本为原则进行增效减毒。与以往不同的是，此阶段的临床研究通常将临床疗效与缓解不良反应相结合，更加强调中医药的辅助治疗，临床研究设计也以此为主体进行开展。

（一）防治化疗不良反应

乳腺癌患者化疗时常存在骨髓抑制、恶心呕吐等不良反应，常以补益气血、降逆止呕为原则进行治疗。

1. 补益气血以减轻骨髓抑制

（1）常用时方

龟鹿二仙膏、大补元煎等补益气血方剂是治疗骨髓抑制的常用方剂。如广东省中医院以龟鹿二仙膏加减治疗乳腺癌化疗后骨髓抑制。第一项研究洪宋贞等纳入患者92例，其中治疗组62例，采用龟鹿二仙丹加味（生龟甲50g，鹿角胶、阿胶各12g，枸杞子、西洋参各15g，沙参30g）治疗，对照组30例采用鲨肝醇治疗。结果显示治疗后治疗组的WBC、Hb较对照组升高更显著。第二项研究纳入患者120例，随机分为3组，其中西药对照组36例（化疗后予利血生、鲨肝醇、维生素B_4服用），中药（加味龟鹿二仙汤，组成：生龟甲50g，鹿角胶15g，阿胶15g，枸杞子15g，沙参15g，西洋参15g或红参15g）不拘时口服组43例，中药时辰用药组（加味龟鹿二仙汤组酉时服用）41例。结果显示，中药不拘时口服组与时辰用药组在减轻乳腺癌化疗后血液学毒性方面均优于西药对照组，而在白细胞数减少方面，中药时辰用药组尚优于中药不拘时服用组。此外，中药组相比于西药对照组，可以明显减少集落细胞刺激因子粒生素的使用量[254]。

河南省平顶山市第二人民医院姬广伟等使用大补元煎加减治疗化疗后骨髓抑制71例，对照组36例化疗后使用粒细胞集落刺激因子治疗。治疗组35例在对照组的基础上加服用大补元煎。化疗第2周后，对照组白细胞、血红蛋白和血小板减少发生率分别为43%、29%和6%，治疗组白细胞、血红蛋白和血小板减少发生率分别为19%、17%和3%，较对照组明显下降。

（2）自拟方剂

部分医家以"扶正"为法自拟方剂进行治疗。如北京中医药大学东方医院使用益气生血汤治疗化疗后骨髓抑制，对照组35例采用升白细胞药口服治疗，治疗组35例在对照组基础上加服中药益

气生血汤（黄芪 30g，当归 15g，肉桂 6g，鸡血藤 25g，生地黄 10g，女贞子 15g，仙鹤草 10g，山药 30g，山茱萸 30g）。结果显示：治疗组 35 例，0 度 11 例，Ⅰ度 10 例，Ⅱ度 10 例，Ⅲ度 2 例，Ⅳ度 2 例；对照组 35 例，分别为 5 例、6 例、5 例、16 例、3 例。两组比较，治疗组疗效明显优于对照组[255]。

西安市碑林区红十字会医院李茂林等使用益气升白汤治疗化疗后白细胞减少，其中治疗组 109 例用益气升白汤（生黄芪、党参各 30g、山药 15g、白术、当归、黄精各 10g，鸡血藤 12g，菟丝子、枸杞子、女贞子、黄柏、熟地黄各 10g，陈皮 6g）治疗，对照组 94 例用利血生治疗。结果显示治疗组升高外周血白细胞效果快，有效率高，作用稳定持久，与对照组比较，差异均有显著性意义。

2. 降逆止呕以缓解恶心呕吐

恶心呕吐也是化疗常见的不良反应之一。从中医视角来看，多从调理脾胃气机入手，以降逆止呕为原则，兼顾益气。如山西省运城市卫校附属医院李惠静自拟中药方剂治疗化疗后恶心呕吐，其中对照组使用昂丹司琼治疗，治疗组在对照组基础上加用旋覆代赭汤加减（旋覆花 15g，代赭石 15g，太子参 15g，甘草 6g，姜半夏 10g，炒莱菔子 15g，姜竹茹 6g，厚朴 10g，焦三仙各 10g，生姜 3 片，大枣 5 枚）治疗，结果显示治疗组总有效率为 93.3%，对照组总有效率为 73.3%，可以看出治疗组疗效高于对照组。

广西壮族自治区柳州市中医院以益气降逆为原则治疗化疗后恶心呕吐，选取治疗组 36 例使用常规抗呕吐治疗加中药治疗，组成：党参 15g，白术、茯苓、竹茹、制半夏、代赭石、炙甘草各 10g，麦门冬、天门冬各 20g，砂仁 6g（后下）。痰浊偏重加陈皮 15g；肝气犯胃加木香、厚朴、郁金各 10g；脾胃虚寒加干姜 6g，吴茱萸 10g；胃阴不足加石斛、玉竹各 10g。对照组 36 例单纯使用常规抗呕吐治疗。结果显示，治疗组Ⅲ～Ⅳ级恶心呕吐发生率为 41.67%，而对照组发生率为 77.78%[256]。

益阳市中心医院陈彦使用加味四君子汤治疗化疗后不良反应，对照组采用常规方法对症治疗，治疗组在对照组的基础上口服加味四君子汤（党参 15g，当归 15g，白术 10g，黄芪 15g，熟地 12g，阿胶 10g，丹参 15g，三七 5g，陈皮 10g，半夏 9g，

茯苓 10g，甘草 6g）。结果显示治疗组在恶心呕吐、白细胞下降疗效方面优于对照组。

3. 益气养血、宁心安神以治疗失眠

除骨髓抑制、恶心呕吐外，部分医家还针对化疗后失眠开展临床研究。如江苏省常州市武进中医医院使用加味八珍汤治疗化疗后失眠，对照组服用艾司唑仑治疗，治疗组在对照组基础上使用益气养血、宁心安神的中药治疗，基础方：黄芪 15g，茯苓 10g，炒白术 10g，炒当归 10g，川芎 10g，熟地黄 10g，炒党参 10g，郁金 10g，木香 10g，酸枣仁 10g，远志 5g，炙甘草 5g。结果显示治疗组治愈者 8 例，好转者 10 例，总有效率 90%。对照组治愈者 1 例，好转者 6 例，总有效率 50%[257]。

（二）防治放疗不良反应

此阶段，部分研究者也进行防治放疗不良反应的临床研究。对于放疗引起的损伤也常以扶正为法，常进行益气养血滋阴，兼顾清热解毒。如上海市黄浦区中心医院韩娅以健脾益肾中药治疗放疗后骨髓抑制，对照组 30 例采用升白细胞药口服治疗，治疗组在此基础上加服健脾益肾中药，以八珍汤加二至丸加减：太子参 9g，生黄芪 15g，生白术 15g，云茯苓 12g，大白芍 12g，当归 10g，川芎 9g，女贞子 15g，旱莲草 15g，骨碎补 12g，大枣 3 枚，生姜 3g，炙甘草 4.5g。结果显示治疗组在缓解血液毒性方面优于对照组。

广州医学院第一附属医院林晓明使用益气养阴法治疗放疗后放射性肺炎。治疗组 36 例用中药治疗，组成：沙参 15g，麦冬 15g，天花粉 15g，生地 15g，玄参 10g，玉竹 15g，桑叶 10g，枇杷叶 10g，兼有气喘者加杏仁 10g，苏子 10g；兼有咽痒者加桔梗 10g，苏叶 10g；咳嗽无力者加党参 15g、五味子 10g；兼有大便干结者加熟地 15g、首乌 15g；兼夜间心烦难眠者加用百合 20g。对照组 28 例予西药泼尼松口服治疗。结果显示治疗组总有效率为 97.2%，明显高于对照组的 67.9%。

浙江省肿瘤医院用中肺合剂配合西药治疗乳腺癌术后放疗引起的放射性肺炎，其中西药组 32 例使用头孢类抗生素＋地塞米松治疗。中西药结合组 33 例在西药组基础上加服清热解毒的中肺合剂（浙贝母、白花蛇舌草、白茅根、半枝莲、仙鹤草、龙

葵、夏枯草、地龙、防己、重楼等），结果显示西药组总有效率为69%，明显低于中西药结合组的总有效率（82%）[258]。

（三）防治内分泌治疗不良反应

乳腺癌内分泌治疗引发的不良反应类似更年期综合征的症状，中医认为是药物引起的肾气渐衰，冲任虚损，阴阳失调所致。临床上以肝肾阴虚居多，治疗多以补肾疏肝、滋阴降火、调补冲任为主，代表方剂为逍遥散。如北京市中医医院以丹栀逍遥散加减治疗乳腺癌内分泌综合征65例，结果显示，丹栀逍遥散加减对乳腺癌内分泌综合征有较为明显的改善作用，在缓解患者潮热汗出、失眠、烦躁、疲乏、骨关节痛、头痛等症状及改善性生活状况等方面效果显著[259]。

浙江省宁波市中医院张小玲以逍遥散加味治疗乳腺内分泌治疗后不良反应84例，其中潮热多汗加山栀6g，泽泻、郁金各12g，黄肉8g；失眠烦躁加酸枣仁20g，夜交藤、珍珠母各30g；骨关节痛加五灵脂、牛膝各15g，鸡血藤30g，延胡索15g；腰酸乏力加杜仲15g，狗脊、太子参各12g，生黄芪30g；心悸胸闷加丹参20g，川楝子12g，龙骨30g；子宫内膜增生可加红花6g，川芎8g，泽兰10g；骨质疏松加女贞子、旱莲草各30g，菟丝子20g，补骨脂15g。结果显示不良反应临床缓解率达92.86%。

浙江省温州市第八人民医院以疏肝补肾法治疗乳腺癌内分泌治疗后类更年期综合征，其中治疗组使用逍遥散合二仙汤加减治疗。基本方：柴胡、炒白芍、当归、白术、茯苓、知母、黄柏、巴戟天、仙茅、淫羊藿各10g，炙甘草5g。对照组50例口服谷维素治疗。结果显示治疗组50例患者临床治愈36例，有效12例，总有效率为96%；对照组临床治愈16例，有效22例，总有效率为76%。两组疗效比较，有显著性差异[260]。

（四）协同增效

此阶段协同增效研究也开展了大量工作。经过多年的总结，进一步验证了以扶正培本为原则的中医治法能够提高肿瘤缓解率，大大拓宽了中医的临床疗效。如北京中医医院肿瘤科基于对乳腺癌气虚血瘀的认识，以此为原则拟定固本抑瘤Ⅱ号方（党参15g，茯苓15g，白术10g，生黄芪30g，女贞子15g，枸杞子15g，淫羊藿10g，川芎10g，鸡血藤10g，莪术10g，浙贝母10g，苦参10g），依托北京市科委重点资助项目，纳入复发或转移性乳腺癌患者55例。两组均采用NP方案化疗，治疗组同时加服中药固本抑瘤Ⅱ号。结果显示，治疗组肿瘤缓解率、临床获益率分别为50.0%和92.9%，对照组仅为40.7%和81.5%。并且治疗组在症状评分、生活质量及肿瘤标志物方面优于对照组[261]。

三、巩固治疗，防治复发转移

随着乳腺癌患者的增多，在经过西医治疗后，社会对防治复发转移提出了更高的要求。中医一般认为痰瘀是肿瘤复发转移的关键因素，但在其中也伴随着正虚的基础。故此阶段常扶正祛邪兼顾。研究结果也提示，中医药治疗能够降低乳腺癌的复发转移率。如上海中医药大学龙华医院刘胜等将乳腺癌术后患者在放化疗和内分泌治疗的基础上，分别服用乳移平（莪术12g，生薏苡仁12g，山慈菇12g，露蜂房12g，八月札9g）和乳宁Ⅱ号（生黄芪30g，太子参30g，天门冬12g，枸杞子12g，当归12g，淫羊藿12g，鹿角片12g，莪术12g，生薏苡仁12g，山慈菇12g，露蜂房12g，八月札9g）治疗。连续服药2年后，结果显示乳移平组和乳宁Ⅱ号组复发转移率分别为5.41%、7.89%，大大降低了乳腺癌的复发转移率。此外，该院还用自拟乳癌术后方治疗乳腺癌患者，观察5年生存率。对照组仅进行西医治疗，治疗组在对照组的基础上加用乳癌术后方，组成：生黄芪30g，党参12g，白术9g，茯苓12g，南沙参15g，枸杞子15g，淫羊藿15g，巴戟天12g，肉苁蓉12g，石见穿30g，莪术30g，蜂房12g。结果显示治疗组5年复发转移率低于对照组。

青海大学医学院使用扶正疏肝消癌方观察乳腺癌术后放化疗82例患者的复发转移情况。其中对照组39例采用西医常规对症处理，观察组43例在此基础上服用自拟扶正疏肝消癌方（枸杞子30g，熟地黄20g，黄芪15g，柴胡10g，白芍10g，夏枯草10g，半枝莲15g，半边莲15g，山慈菇10g，莪术10g）。结果显示观察组复发转移率低于对照组[262]。

复旦大学附属肿瘤医院使用消瘰方治疗乳腺癌术后放疗、化疗及内分泌治疗患者，结果显示中药组中位无病生存期为 6.1 年，单纯西医治疗的对照组中位无病生存期为 3.6 年，两者有显著性差异[263]。

第五节　重视扶正，兼顾祛邪，以人为本，创新思路（2014—2023 年）

在 2014—2023 年期间，乳腺癌的临床研究进入更深层次，各阶段的治疗均注重患者生活质量的情况，体现了以人为本的学术思想。此外，在前阶段应用扶正抗癌思想的同时，随着病期的进展，也渐渐认识到扶正的局限性。故此阶段也更加注重扶正与祛邪相结合，在不同阶段配以不同的治疗比重，才能发挥最佳疗效。

一、围手术期以扶正为主，兼顾祛邪

围手术期患者常会出现各类不良反应，除常见的上肢肿胀、皮瓣坏死外，还包括焦虑、抑郁等。此阶段的治则多以扶正治疗为法，兼顾祛邪，以提高手术成功率，降低术后不良反应，提高生活质量为目的。

（一）术后上肢肿胀

此阶段的中医内服法形成众多观点，呈现百家争鸣之态，具体包括温阳、益气、活血、通络、行气、利水、清热解毒等，但仍以扶正为基础，注重生活质量的改善。如中国中医科学院广安门医院采用前瞻性队列研究，以接受中医药治疗为暴露因素，选取乳腺癌术后上肢水肿的患者 92 例，分为观察组 48 例和对照组 44 例，观察组在物理治疗同时结合以益气行水通络为原则的中药"消肿通络方"（黄芪 60g，茯苓 20g，猪苓 20g，泽泻 20g，白术 15g，桂枝 10g，赤芍 10g，川芎 10g，炒麦芽 20g，炒谷芽 20g，炒神曲 20g）内服外敷，对照组只采用物理治疗，结果显示中药暴露组在改善患者上肢水肿方面优于单纯理疗组（89.6% 对比 70.5%），并且治疗后各临床症状积分均较治疗前显著下降，卡氏评分明显高于对照组[264]。

湖南中医药大学第一附属医院以益气温阳、活血通络为原则治疗乳腺癌术后上肢水肿。对照组予物理疗法，观察组予黄芪桂枝五物汤加减（黄芪 30g，桂枝 10g，白芍 15g，赤芍 15g，桃仁 10g，川芎 10g，泽泻 10g，羌活 10g，白花蛇舌草 15g，半边莲 15g，甘草 5g）治疗。结果显示，观察组总有效率为 87.5%，对照组总有效率仅为 65.0%，且观察组患肢功能评分下降多于对照组，生活质量提升更明显[265]。

南京中医药大学附属无锡市中医院黄箫娜等以清热解毒为法，使用四妙勇安汤加减（金银花 30g，玄参 30g，当归 10g，甘草 6g。湿热重者，加川柏、苍术、知母、泽泻各 10g；血瘀明显者，加桃仁、红花、虎杖各 10g；气血两虚者，加党参、炙黄芪、生地黄、白术、鸡血藤各 10g）治疗乳腺癌术后上肢水肿，西药对照组给予口服呋塞米片治疗。结果显示中医治疗组总有效率为 83.33%，西药对照组总有效率为 57.14%，中医治疗组疗效及生活质量改善明显优于西药对照组。此外，部分研究者使用中药外敷、中药熏洗、针刺艾灸、按摩推拿、温针灸、刺络放血拔罐等方法治疗此病，也取得了不错的疗效。

（二）术后皮瓣坏死

此阶段的术后皮瓣坏死治疗逐步从内治法转变为外治法，在指导思想上仍以补益气血、活血化瘀为治则。如兴化市中医院以化腐生肌膏（黄芪 60g，白芷 12g，紫草 12g，当归 12g，甘草 12g，麻油 500g，白蜡适量，血竭 12g，轻粉 12g，珍珠粉 30g，红粉 5g）换药治疗乳腺癌术后出现局部皮瓣坏死的患者，对照组使用莫匹罗星软膏进行换药。结果显示治疗组总有效率为 95%；对照组总有效率为 75%，中药外治法的疗效高于西医治疗的疗效[266]。

江苏省南通市中医院方勇等使用去腐生新膏油纱条外盖创面换药治疗乳腺癌改良根治术后切口皮瓣坏死溃疡，制备方法：丹参、当归各 30g，白芷、

紫草各 15g，甘草 10g（浸入麻油 500ml 中 24~36h 后置铜锅中，取文火煎熬至药焦枯过滤去渣），制没药 10g，血竭、白蜡各 60g（置入上药油中，加温溶化过滤），轻粉、蜈蚣各 10g，煅龙骨、熟石膏各 15g，枯矾 3g，冰片、珍珠粉各 1.5g，共研极细末，过 120 目筛，徐徐加入上药油中并搅拌，待冷却成膏。对照组以 1：1000 乳酸依沙吖啶液纱条创面换药。结果显示治疗 30 天后治疗组的总有效率 94.3%，优于对照组的 74.2%，治疗组的创面愈合时间少于对照组。

（三）焦虑抑郁

随着人们保健意识的提高以及对乳腺癌认识的增加，焦虑抑郁逐渐成了乳腺癌围手术期的不良反应之一。在焦虑方面，目前中医以针刺、推拿、艾灸等外治法为主，中药应用较少，需要进一步的研究。在抑郁方面，中药的干预研究相对较多。一般以疏肝解郁、扶正健脾为原则进行组方用药，常用逍遥散等方剂加减。如湖南省肿瘤医院以逍遥散加减治疗乳腺癌术后抑郁，采用前瞻性随机对照试验，其中对照组 24 例采用莉芙敏片治疗，中药组 24 例给予逍遥散方加减（黄芪 20g，党参 20g，柴胡、白术、茯苓、当归、香附、郁金各 10g，白芍 15g，甘草 5g。临证加减：食少纳呆者加炒谷芽、炒麦芽各 20g，鸡内金 10g；睡眠欠佳者加酸枣仁 30g，合欢皮 20g，远志 10g 等）治疗。结果显示中药组患者肝郁脾虚型抑郁 SDS、HAMD 评分均显著低于对照组，并且中药组中医证候评分治疗后降低 12.96，总有效率 87.5%，对照组治疗后仅降低 4.92，总有效率 45.8%，两组比较差异有统计学意义[267]。

解放军总医院金津津等也用逍遥散治疗此病。对照组与治疗组均予术后常规辅助治疗，但治疗组加用逍遥散。治疗后治疗组患者治疗后 HAMD 评分低于对照组，治疗组中医证候疗效总有效率高于对照组，治疗组患者治疗后生活质量评分高于治疗前。

辽宁中医药大学附属第二医院使用加味逍遥丸进行干预，对照组给予 TCAS 等抗抑郁药治疗，治疗组在对照组的基础上予以加味逍遥丸治疗，结果显示，治疗组总有效率为 97.50%，优于对照组的

80.00%，治疗组较对照组改善明显[268]。此外，部分医家以疏肝解郁、扶正健脾为原则自拟方剂治疗该病，也取得了不错的临床疗效。

二、辅助治疗期兼顾"扶正祛邪"

辅助治疗期是此阶段乳腺癌临床研究的关键点。基于不同的研究目的，中医药的治疗原则也有所不同。若改善生活质量为目的，则要扶正兼顾祛邪；若以缓解症状为目的，则要在扶正祛邪的基础上加以辨证治疗；若以减轻放化疗不良反应、防治复发转移为目的，则要以扶正为主，祛邪为辅。但值得注意的是，各阶段、各层次、不同目的的治疗均更注重患者生活质量的改善，这也是以人为本、思路创新的体现。

（一）改善生活质量

随着临床研究的进展，越来越多的医家认识到生活质量对乳腺癌患者的重要性，因此改善生活质量是此阶段乳腺癌中医临床研究的重点内容。传承于扶正祛邪理念，各医疗单位在改善生活质量方面进行了大量临床研究工作，证明中医药能够十分有效地改善乳腺癌患者的生活质量，也是中医药的优势所在。

1. "扶正祛邪"改善整体生活质量

以扶正祛邪为原则的治疗方法显著改善了患者的生活质量。如北京中医医院肿瘤科依托北京市科技计划项目纳入 314 例三阴性乳腺癌术后放射治疗、化学药物治疗后患者，其中中医组（198 例）辨证论治服用中药（依托常见证素辨证给药，如气虚证予党参 30g，黄芪 30g，防风 10g，白术 10g），观察组（116 例）不接受与三阴性乳腺癌相关的中医药治疗，每 3~6 个月对所有患者进行一次随访，直至完成 3 年随访。结果显示中医组 Piper 疲乏量表中文版总评分及子维度行为、情绪、感觉、认知评分的改善程度均大于观察组，说明中医药治疗可改善三阴性乳腺癌患者疲乏程度，缓解焦虑抑郁情绪，提高整体的生活质量[269]。

上海交通大学医学院附属瑞金医院使用调肝补肾消积分期疗法（基础方：黄芪、灵芝草、白术、知母、橘叶、白花蛇舌草、全蝎、夏枯草、莪术）联合西医常规方法治疗晚期乳腺癌，其中对照组采

用西医常规治疗，结果显示观察组 KPS 评分好转率优于对照组，生命质量评分中躯体、角色、情绪功能及总体生命质量评分高于对照组，HAMD 评分有效率优于对照组；观察组治疗后中医证候积分明显下降，证候总分、情志抑郁、不寐、心烦易怒、自汗盗汗、五心烦热、腰膝酸软、肢体麻木、口干舌燥中医证候积分低于对照组，显示出中医药增效的显著疗效[270]。

浙江中医药大学附属第一医院用中药辨证论治乳腺癌术后患者，观察对其生活质量的影响，选取 141 例患者随机分为 4 组：A 组（ER⁻PR⁻，仅观察随访）15 例，B 组（ER⁻PR⁻，中药治疗）25 例，C 组（ER⁺ 或 PR⁺，内分泌治疗）42 例，D 组（ER⁺ 或 PR⁺，中药联合内分泌治疗）59 例，经中医辨证论治（分为肝郁气滞、脾虚痰湿、阴虚内热、气阴两虚及气血两虚证等，分别予柴胡疏肝散、四君子汤、知柏地黄丸、生脉散及八珍汤，并随证加减）后，治疗组（B、D 组）较对照组（A、C 组）在生理状况、情感状况及功能状况维度均有显著改善[271]。

2."扶正祛邪"改善典型临床症状

中医药治疗乳腺癌在疲乏、疼痛等症状改善方面也较为明显。首都医科大学附属北京中医医院使用疏肝健脾颗粒剂（逍遥散加减）治疗乳腺癌癌因性疲乏，40 例患者在服用中药治疗后，Piper 疲乏自评量表、中医证候量表、综合性医院焦虑量表评分均在试验第 4、8、12 周显著下降，体能状况评分、综合性医院抑郁量表均在试验第 8、12 周显著下降，匹茨堡睡眠质量指数量表评分在治疗第 12 周显著下降[272]。

广州中医药大学第一附属医院李军等以补中益气丸治疗乳腺癌患者的肿瘤相关性疲劳，治疗组使用补中益气丸 + 常规治疗，对照组进行常规治疗。经治疗后治疗组有效率为 78.2%，对照组有效率为 50%。湖南中医药大学李阳等用加味阳和汤治疗乳腺癌骨转移，试验组使用口服加味阳和汤加减［熟地 35g，肉桂 12g，麻黄 12g，鹿角胶（烊化）20g，白芥子 10g，炮姜炭 10g，生甘草 10g，乳香 10g，没药 10g，骨碎补 20g，狗脊 20g，川断 15g］联合静脉滴注唑来膦酸治疗，对照组仅使用唑来膦酸治疗。结果显示试验组在改善骨转移灶方面有效率、

活动能力、生活质量卡氏评分、疼痛评分改善情况优于对照组。

南京中医药大学岳伟使用滋肾壮骨法治疗乳腺癌骨转移，对照组用西医标准治疗，治疗组在对照组治疗基础上加用自拟滋肾壮骨方（熟地黄 12g，龟甲 15g，知母 10g，黄柏 10g，杜仲 10g，补骨脂 10g，续断 10g，香附 10g，牡丹皮 10g，延胡索 10g，川芎 10g，八月札 10g，山慈菇 10g，菝葜 10g，玄参 10g，生牡蛎 30g，生龙骨 30g）。结果显示治疗组治疗后疼痛缓解总有效率达 93.33%，而对照组的总有效率仅为 73.33%；治疗组治疗后的骨转移灶缓解总有效率达 86.66%，而对照组治疗后总有效率仅为 63.33%，可见治疗组的疗效显著高于对照组[273]。

（二）减轻不良反应

减轻西医治疗的不良反应也是此阶段研究的主要内容，特别是随着内分泌治疗的广泛应用，处理其不良反应也成了临床研究的热点问题之一。在治则治法方面，此阶段仍以扶正为主要思路，但相比于前一阶段更加细化，运用的方药更加灵活多样。

1."扶正"法减轻放化疗不良反应

在放化疗不良反应的治疗上，此阶段多传承于名老中医经验，以自拟方剂应用居多，但仍以扶正为主要处方思路。辽宁省肿瘤医院应用随机平行对照方法，将 69 例住院患者，随机分为两组。对照组 35 例患者应用 CEF 方案化疗，治疗组 34 例患者应用扶正健脾抗癌汤（黄芪、党参、灵芝、阿胶、苍术、茯苓、熟地、丹皮、山药、瓜蒌、芍药、当归、陈皮、半夏、厚朴、猪苓、龟甲、柴胡、甘草、大枣、生姜）联合化疗。结果显示治疗组在临床疗效及生活质量改善率方面治疗组明显优于对照组，同时治疗组化疗后不良反应小于对照组[274]。

南方医科大学南方医院成云水等使用理中汤加减（人参 15g，干姜 15g，白术 45g，炙甘草 15g，生山茱萸 15g，五味子 5g，茯苓 15g，白芍 15g）联合化疗防治乳腺癌化疗后恶心呕吐，对照组仅行化疗，结果显示治疗组恶心呕吐发生率明显低于对照组，而治疗组的生活质量改善明显且优于对照组。

昆山市中医医院张莉使用益气养血生津方治疗

乳腺癌术后放疗损害，将 42 例乳腺癌术后放疗患者随机分为治疗组和对照组，对照组单纯放疗，治疗组口服益气养血生津方治疗。结果显示治疗组外周血白细胞计数、血红蛋白、血小板和中性粒细胞水平均高于对照组；治疗组洁欣使用剂量少于对照组；在放射性皮肤损伤方面，对照组明显重于治疗组；在生存质量方面，治疗组优于对照组[275]。

2. "扶正"法缓解内分泌治疗不良反应

在缓解内分泌治疗不良反应方面，该阶段仍坚守"扶正"之法，以疏肝补肾、调理冲任为主要方向，运用方药以逍遥散、二仙汤、二至丸等为主。郑州大学附属肿瘤医院裴俊文等以丹栀逍遥散合二仙汤（牡丹皮 9g，栀子 15g，柴胡 10g，当归 15g，赤芍 15g，生白术 30g，茯苓 30g，仙茅 15g，淫羊藿 15g，知母 15g，盐黄柏 15g，巴戟天 15g，薄荷 10g，炙甘草 6g）治疗乳腺癌内分泌治疗后类更年期综合征，对照组给予谷维素 + 维生素 B_6 治疗。结果显示对照组有效率为 66.67%，治疗组有效率为 90.00%，并且治疗组患者类更年期综合征、中医证候积分改善情况优于对照组。

云南中医学院以逍遥散合二至丸加减治疗乳腺癌内分泌治疗后类更年期综合征症状，选择患者 72 例，对照组 36 例采用补充维生素治疗，观察组 36 例予纯中药逍遥散合二至丸（柴胡 10g，白芍 15g，当归 15g，白术 12g，茯苓 15g，女贞子 15g，旱莲草 10g，郁金 10g，薄荷 10g，生姜 10g，炙甘草 6g）加减治疗，结果显示观察组总有效率为 91.67%，对照组总有效率为 58.33%，与对照组相比，观察组患者类更年期综合征症状明显改善，KPS 评分显著提高[276]。

（三）防治复发转移

此阶段乳腺癌的防治复发转移研究也较前增多，为中医药降低乳腺癌的复发转移率、延长生存期提供了坚实有力的临床证据。在中医的治疗思路上，此阶段仍传承于扶正祛邪思想，以名老中医经验为基础，自拟方剂为主进行临床研究。如首都医科大学附属北京中医医院依托北京市科委重大项目开展了"中医药对三阴性乳腺癌患者术后复发转移

的干预研究"项目，该研究应用多中心、前瞻性队列研究设计，将接受规范化中医辨证治疗作为暴露因素，以乳腺癌术后复发转移高危患者作为研究对象，按照治疗方法将受试者分为中西医结合队列（中药 + 内分泌治疗）、中医队列（中医治疗）、西医队列（内分泌治疗）和观察队列。结果显示中西医结合队列、中医队列、西医队列 1、2、3 年累计无病生存率均高于观察队列。中西医结合队列、中医队列、西医队列、观察队列复发转移患者的中位 DFS 分别为 17.00 个月、16.87 个月、13.93 个月、12.61 个月。说明中医辨证治疗可提高激素受体阴性乳腺癌术后高危患者的累计无病生存率[277]。

北京中医药大学罗楚凡采用队列研究的方法观察蒌慈散结方（瓜蒌皮 10g，山慈菇 10g，猫爪草 15g，蒲公英 10g，生牡蛎 10g，玫瑰花 10g，红花 10g，生黄芪 15g，淫羊藿 10g，升麻 10g，生甘草 5g）防治三阴性乳腺癌复发转移的疗效与安全性。结果显示蒌慈散结方队列复发转移率（14.5%）明显低于单纯西医队列（58.1%），并且 1、2、3 年无病生存率及总生存率优于单纯西医队列[278]。

此外，其他京外单位也进行了与乳腺癌复发转移相关的临床研究。如南京大学附属医院谷雨进行乳腺癌术后服用中药对复发转移影响的临床研究，纳入患者 120 例，结果发现持续服用中药的患者总复发转移率为 81.6%，中位无病生存时间为 60 个月，5 年无病生存时间率为 45%；未持续服用的患者总复发转移率为 96%，中位无病生存时间为 33 个月，5 年无病生存时间率为 20%；未服用者全部发生了复发转移，中位无病生存时间为 16 个月，5 年无病生存时间率为 0[279]。

山西中医药大学王欢采用圣和散（党参 15g，炒白术 15g，白花蛇舌草 20g，全瓜蒌 12g，莪术 6g，鸡血藤 12g，生地黄 9g，补骨脂 6g，砂仁 3g，甘草 6g）辨证治疗联合放化疗治疗三阴性乳腺癌术后患者，对照组仅采用相同放化疗方案。结果显示，治疗组 5 年无病生存率和总生存率分别为 75.0% 和 76.2%，明显优于对照组的 60.7% 和 64.3%，治疗组复发转移率为 23.8%，明显低于对照组的 41.7%[280]。

第六章　胰腺癌

胰腺癌（pancreatic cancer）主要是指胰腺外分泌腺腺癌，大多数来自导管上皮，少数来自腺泡上皮，是消化系统常见恶性肿瘤。中国国家癌症中心2022年发布的2016年度统计数据显示，胰腺癌在国内男性恶性肿瘤发病率居第8位，女性居第12位，在恶性肿瘤死亡率中居第6位[281]。手术切除是胰腺癌获得治愈机会和长期生存的唯一有效方法，化疗属于全身系统性治疗，可用于所有分期的胰腺癌，包括术后辅助化疗，可切除和交界可切除胰腺癌的新辅助化疗，局部进展期、合并远处转移及复发胰腺癌的一线、后续化疗等[282]。

中医医籍中关于胰腺的最早记录见于《难经·四十二难》，曰："脾重二斤三两，扁广三寸，长五寸，有散膏半斤，主裹血、温五脏，主藏意。"此处"散膏"从解剖关系上推测可与西医学之胰腺相对应。清代王清任在《医林改错》中记载："脾中有一管，体象玲珑，易于出水，故名珑管"，在人体解剖中已发现胰腺，但仍归于脾，称之为脾中"珑管"。清代陈宝光在《医纲总枢》中的认识则更进一步，将脾脏和胰腺加以区别，书中记录："生于胃下，横贴胃底，与第一腰椎相齐，头大向右，至小肠头尾尖向左，连脾肉边，中有一管，斜入小肠，名曰珑管"，已经将胰腺的特征描述得非常具体。中医古籍并无"胰腺癌"的病名记载，但类似胰腺癌的证候表现，散见于"积聚""伏梁"等证的论述中。文献中将胰腺癌的命名归属于以下几种病症范畴，主要包括"癥瘕积聚""伏梁""腹痛""黄疸""结胸""脾积""痞块"等。

由于认识不足、技术受限、早期诊断困难等多方面原因，我国胰腺癌的综合研究起步较晚。建国至今，在胰腺癌的中医病因病机认识、临床研究、基础研究等方面，已逐步积累起丰富的经验，全国各地学者对胰腺癌的认识呈现出不同特色，下面根据不同的年代进行分述。

第一节　认知奠基，外科起步，个案报道，初步探索（1949—1983年）

一、覆前戒后，起步奠基

20世纪50年代，由于医学界对胰腺癌的认识不足，且该时期缺乏针对胰腺癌的满意检查诊断方法，同时由于胰腺癌的早期临床表现具有非特异性，胰腺癌的诊断存在困难，误诊率较高[283]。其中，慢性胆囊炎、胆石症、溃疡病等是常见的误诊病种[284]。

1953年4月，浙江医科大学附属二院余文光教授团队成功完成了国内首例胰十二指肠切除术治疗胰头癌[285]，胰腺外科处于起步阶段。到1965年，我国胰腺外科临床初具轮廓，胰腺癌的诊治积累起一定经验，但研究工作开展极少。至70年代末期，随着经内镜逆行胰胆管造影（ERCP）、经皮肝穿刺胆管造影、选择性动脉造影、经皮经肝门静脉造影等诊断技术的发展与应用，以及B超、CT等检查方法的经验积累，胰腺癌的早期诊断水平以及外科治疗水平逐渐进步[286-287]。

二、个案报道，初探思路

胰腺癌的中医治疗报道从20世纪70年代开始散见，且以个案报道为主。1977年中医研究院广安门医院肿瘤科张代钊在《恶性肿瘤的中医治疗》一书中报道了1例胰头癌术后经中医治疗存活8年余的病例，其主要治疗思路以健脾和胃、疏肝理气、补气养血、活血止痛为主，方药为太子参、生黄芪、当归、焦白术、茯苓、草蔻仁、薏苡仁、炒柴胡、陈皮、香附、郁金、延胡索、广木香、五灵脂、瓜蒌、半夏、海螵蛸等加减。

1980年上海中医学院附属曙光医院肿瘤科报道了5例中药治疗存活2年以上的晚期胰腺癌病例，认为胰腺癌的病理机制主要是脾胃失调、湿热壅塞、气滞血瘀，治疗时以健脾和胃、清利湿热、理气活血、软坚消癥为主，并总结基本中药汤剂为煅牡蛎、夏枯草、海藻、海带、漏芦、白花蛇舌草、铁树叶、当归、赤白芍、丹参、党参、白术、茯苓、川楝子、郁金，活血化瘀加桃仁、炙山甲、王不留行，软坚消癥加炙鳖甲、望江南，健脾和胃加陈皮、木香、孩儿参、黄芪、薏苡仁、山药，清利湿热加茵陈、车前草、四川金钱草、虎杖。

第二节　辨证论治，经验积累，中西结合，初见成效（1984—1993年）

这一时期，中医学者已经在胰腺癌的临床实践中总结出一定的诊治规律，探索出围绕西医治疗阶段，权衡扶正与祛邪，进行辨证论治的中西医结合之路。但此时期尚未见到成形的临床研究，仍是以个案报道为主。

一、临证积累，助启新局

1984年上海中医学院附属龙华医院邱佳信报道2例运用"健脾法"治疗的胰腺癌病例，其中1例为胰腺癌多发转移伴黄疸的患者，主张从脾胃着手论治，治以健脾化湿、清热解毒、活血化瘀，以太子参（党参）、炒白术、茯苓、川朴、枳壳、茵陈、山栀、丹皮、丹参、红藤、菝葜、岩柏、地鳖虫为基础方；另1例为胰腺癌术后复发转移伴腹水的患者，治以健脾利水、理气消肿、清热解毒，以党参（太子参）、炒白术、茯苓、甘草、猪苓、泽泻、车前子、丹皮、银花、炙山鳖甲、地鳖虫、八月札、红藤、菝葜、瓜蒌皮、茵陈为基础方。

1992年浙江中医学院学报整理，胰头癌治宜清热利湿，解毒和胃，方用茵陈蒿汤合龙蛇羊泉汤加减，药物包括茵陈30g，栀子15g，生军10g，龙胆草10g，金钱草20g，蜀羊泉30g，龙葵30g，赭石20g，半枝莲30g，丹参30g，车前子30g，黛蛤散30g，六一散30g；胰体癌治宜破瘀散结，舒肝清热，方用膈下逐瘀汤合黄连解毒汤加减，药物包括丹参30g，丹皮30g，桃仁10g，红花10g，莪术15g，三棱10g，炒灵脂10g，蒲黄10g，胡黄连10g，黄柏10g，乌药10g，延胡索10g，白屈菜30g，鸡内金10g，当归10g，穿山甲10g，白花蛇舌草20g；晚期胰尾癌治宜降心火，清脾热，方用清心莲子饮加减，药物包括栀子10g，连翘10g，黄连10g，莲子心10g，乳香、没药各5g，木通15g，生地20g，莪术15g，仙鹤草30g，藤梨根30g，白花蛇舌草30g，虎杖20g，生芪20g，夏枯草20g，山慈菇20g，焦三仙30g[288]。

1993年肖兴玉运用消痰解毒，扶正攻症的方法治疗晚期胰头癌，提出药到病缓，使积聚得以渐缓渐消，患者经治疗后存活2年有余[289]。1993年宋焱报道了屠揆先教授治疗的1例胰体癌病例，运用健脾补气，化湿解毒，破瘀消癥的治法，方以东北白参、茅术、生白术、川连、肉桂、煅瓦楞、猪苓、茯苓、参三七片、生山楂、生赤芍、生白芍等加减，治疗6个月后患者上腹中部肿块消失，存活8年余[290]。

二、中西结合，成效初显

这一阶段在中西医结合方面也做了一定探索，既形成了大致的指导原则，也可见具体的运用。如1989年浙江省中医研究所潘澄濂提出，恶性肿瘤的治则大致分为"补益"和"消散"，两者配合应用。在西医手术后，或化疗、放疗过程中，中医治疗宜补中寓消，以补益为主，消散为辅；如单纯用中药治疗，早期可以消散为主，补益为辅；中晚期病例视病情和体质差异，权衡消补。1990年纪洁报道，通过健脾益气，化瘀散结中药，联合激光疗法照射背部俞穴及阿是穴治疗1例胰头癌患者，1疗程后治以益气养血，以八珍汤加减。随访5年仍存活，未见复发[291]。1992年江苏省苏州东山人民医院高国俊报道，理气化瘀，消肿散结中药（穿山甲、川楝子、香附、郁金、石见穿、丹参、青陈皮、夏枯草、红芪、龙葵、广木香、枸杞、八月札），佐以肿节风、拓木糖浆，联合化疗治疗晚期胰腺癌，治疗后获肿块消失及生存 3~5 年 3 例，存活 2~3 年 1 例，1~2 年 1 例。

第三节　经验总结，诸法并用，研究起步，成效可观（1994—2003 年）

一、躬行实践，经验总结

随着临床实践的积累，较多学者就胰腺癌的诊治经验进行总结，多种中医治疗方法见诸运用。张磊等[292]总结晚期胰腺癌中药止痛可用柴胡、枳壳、八月札、郁金、菝葜、丹参、干蟾皮、半枝莲、白花蛇舌草、徐长卿、延胡索、川楝子等。周仲瑛认为胰腺癌多为肝脾两伤，土败木贼，湿热瘀毒互结引起[293]。王庆才等[294]认为胰腺癌病因病机多由于七情郁结，或饮食失调，久而肝脾受损，脏腑失和，脾运受阻，湿热内蕴，瘀毒内结，中医治疗当以疏肝理气，健脾利湿，解毒抗癌，散瘀止痛为原则。刘合心等[295]主张胰腺癌的辨证分型可分为湿热毒盛型与脾虚瘀阻型，治疗上以清热利湿解毒，治血行气化瘀为主。李增灿等[296]运用健脾、活血化瘀、软坚散结之法治疗胰腺癌，药如生薏苡仁、冬凌草、白花蛇舌草、佛甲草、肿节风、白术、三棱、莪术、黄芪、川芎等。江苏省常熟市中医院熊秀萍采用扶助胃气法治疗晚期胰腺癌，认为晚期癌症患者宜扶正不宜攻邪，胃气宜扶养不宜滋补，饮食与否是判断疗效的关键。浙江中医学院张炫炫报道，运用益气健脾、清热解毒之法治疗 1 例胰腺癌患者，患者存活超过 2 年。赵昌基重视活血化瘀法以消积散结，善用喜树配方治疗胰腺癌等恶性肿瘤[297]。邱佳信认为胰腺癌患者，尽管有时有毒热、湿阻、痰凝、气滞血瘀等表现，但均是在脾虚的基础上衍生而来，脾虚是胰腺癌患者的根本，治疗上必须以健脾益气为基本原则，在此基础上，根据患者的临床表现，适当加用清热解毒、祛湿化痰软坚、行气活血药物[298]。

2003 年北京宣武中医医院王涛对胰腺癌的中医治疗从辨证论治、验方治疗、中草药治疗、中药静脉滴注、辅助疗法等五个方面进行了总结。在辨证论治方面，气血瘀滞证治以行气活血，软坚散结，方以膈下逐瘀汤加减；肝脾湿热证治以疏肝健脾，清利湿热，方以平胃散、茵陈蒿汤合柴胡疏肝散加减；气血亏虚证治以益气养血，健脾和胃，方以香砂六君子丸合四物汤加减。在验方治疗方面，总结了铁树牡蛎汤（煅牡蛎、夏枯草、海藻、海带、漏芦、白花蛇舌草、铁树叶、当归、赤芍、郁金、党参、白术、茯苓、川楝子）、山甲龙葵汤（穿山甲、川楝子、香附、郁金、丹参、石见穿、青皮、陈皮、夏枯草、红花、龙葵、广木香、枸橘李、八月札）、柴胡龙胆汤（柴胡、龙胆草、栀子、黄芩、黄连、大黄、丹参、生地、茵陈、公英、白花蛇舌草、土茯苓、薏苡仁、茯苓、郁金）与龙蛇羊泉汤（龙葵、白英、蛇莓等）。常用中草药如瓜蒌、大黄、半枝莲、藤梨根、金钱草、八月札、羊蹄根、肿节风等。常用中药静脉制剂如榄香烯注射液、华蟾素注射液、复方苦参注射液、艾迪注射液等。针灸、推拿、导引、食疗等辅助疗法也有所应用。

二、研究起步，疗效呈现

在经验总结之外，胰腺癌相关的临床研究类型与数量逐渐丰富，疗效评价指标主要包括近期疗效、远期生存、症状缓解及不良反应发生情况等。

1996 年，陈德云等为观察活血化瘀疗法在肿瘤治疗中的作用，选择 40 例肿瘤患者（其中胰腺癌 4 例）开展研究，发现在进行化疗与放疗的同时，使用活血化瘀中药，能延长存活率，减少肿瘤转移[299]。

2000 年，王炳胜等纳入了 58 例中晚期胰腺癌患者，随机分为放疗及动脉灌注化疗组 28 例，加用益气活血中药组 30 例，结果显示益气活血中药能明显减轻中晚期胰腺癌放化疗的不良反应，促进临床症状改善，延长远期生存率[300]。

2001 年中国中医研究院广安门医院贺用和等总结报道了 1989 年 8 月至 2000 年 6 月期间中西医结合治疗 63 例中晚期胰腺癌的临床结果，患者随机分为中药组 25 例，中药配合全身化疗组 12 例，中药配合动脉插管化疗组（介入组）26 例。提出根据中晚期胰腺癌临床表现，中医辨证以脾虚气滞、瘀毒内结为主，治以健脾理气、化瘀解毒、散结消癥，方以膈下逐瘀汤加减。观察结果显示，介入组效果最好，有效率 23%，其中介入 2 次及以上者中位及平均生存期分别为 13.5 个月和 13.23 个月，半年、1 年生存率分别为 83% 和 58.3%。

2002 年武迎梅等报道了口服金龙胶囊配合中草药辨证治疗中晚期胰腺癌 21 例的临床观察，结果显示治疗总有效率为 57.1%，癌症缓解率为 14.3%[301]。

2002 年复旦大学附属肿瘤医院对 56 例中西医综合治疗的晚期胰腺癌患者进行了回顾性临床分析，其中中医辨证论治主要分为 4 种类型：脾虚气滞证主方选用六君子汤类或香砂六君子汤，气滞湿阻证主方选用二陈汤、平胃散等；湿热蕴结证主方选用三仁汤、茵陈五苓散等；阴津不足证主方选用沙参麦冬汤、一贯煎或增液汤等。结果显示中药的应用对肿瘤的缩小，生存情况的改善及主症好转情况均有助益[302]。

2002 年肖继贤等将中医治疗与化疗及对症支持治疗等结合，治疗 32 例胰腺癌，总有效率为 46.3%，中位生存期 1 年[303]。其对胰腺癌的辨证分型分为两类，一类是湿热毒盛型，治以清热利湿，活血消肿（瘤），方用公英莪术汤，药物包括蒲公英、白花蛇舌草、土茯苓、柴胡、猪茯苓、米仁、三棱、莪术、广郁金、丹参、茵陈、焦山楂、制大黄等；另一类是气滞血瘀型，治以理气化瘀，消肿散结，方用山甲龙葵汤，药物包括穿山甲、龙葵、川楝子、郁金、石见穿、丹参、青陈皮、夏枯草、红花、广木香、枸杞、八月札等。

第四节 百家争鸣，差异发展，研究日新，多维共显（2004—2013 年）

这一时期，胰腺癌的中医及中西医诊治呈现出百家争鸣的局面，学者对胰腺癌的病因、病位、病机、证型及治疗进行了较为广泛的讨论。大多数医家认为脾胃亏虚是胰腺癌发病之本，以脾胃为重点的扶正培本与祛邪抗癌是常见治疗思路，且围绕西医不同治疗阶段进行分期论治已在学界引起共同思考。与此同时，大量临床研究出现，在疗效评价时开始关注生活质量及免疫功能等指标，为中医药、中西医结合治疗胰腺癌提供了更多角度的临床证据。

一、扶正培本，脾胃为先

无锡市中医院尤建良认为中焦脾胃功能失调是胰腺癌患病的关键，创"调脾抑胰方"，其基本药物组成为潞党参、炒白术、苏梗、枳实、全瓜蒌、茯苓、茯神、姜半夏、陈皮、怀山药、薏苡仁、炒谷芽、炒麦芽、猪苓、徐长卿、八月札、炙甘草，主治胰腺癌腹痛、腹胀、黄疸、食欲不振等。并总结出"中药三步周期疗法"，即化疗前益气养阴，扶正固本；化疗中降逆和胃，醒脾调中；化疗后补气生血，温肾化瘀。广西中医学院附属瑞康医院陆运鑫等认为脾气虚弱、瘀毒内结是其病机，治疗上宜从脾虚论治，兼以化瘀清毒，侧重扶正。中药基本方为炙黄芪、人参、白术、茯苓、炙甘草、神曲、麦芽、木香、砂仁、白花蛇舌草、炙穿山甲、参三七、三棱、莪术。中国中医研究院广安门医院孙桂芝认为胰腺癌以脾胃亏虚为本，癌毒侵犯为标，治疗胰腺癌必须以脾胃为本，扶正祛邪相结合，治脾同时还需理气通腑，多根据病情需要以黄芪建中汤或逍遥散为主方随证化裁。浙江中医学院附属医院吴良村认为胰腺癌以脾胃亏虚为本，气血痰毒凝滞为标，将其分为气滞血瘀、肝胃蕴热、脾虚湿阻、气阴两虚等四型，主张不同阶段灵活辨证；扶正祛邪、辨病辨证有机结合、中西医结合综合治疗等原则。上海中医药大学何裕民主张以"调整为先、零毒为佳、护胃为要"为治则，认为胰腺癌患者尽管有时有热毒、湿阻、痰凝、气滞、血瘀等表现，但都是在脾虚的病理基础上衍生而来，主张脾虚是胰腺癌患者的根本，治疗上必须以健脾益气为基本原则，辅以疏肝理气，在此基础上辨证加用清热解毒、祛湿化痰、软坚散结、行气活血药物。

脾肾同补以及其他以辨证论治为基础的综合治疗让"扶正培本"的内涵更加丰富。浙江省中医院沈敏鹤认为邪盛在短时间内无法消除，而正气却日渐损耗，故将扶正大法贯彻于整个治疗过程，同时辅以祛邪之法。对病灶切除或经过化放疗的患者，常扶正为主，顾护脾胃，待其正气恢复，再配合清热解毒之药物祛邪。对未手术或化放疗而肿块存在的患者，视其体质，若正气尚强者，则祛邪为主，且祛邪不忘扶正。上海中医药大学附属龙华医院杨金坤主张在胰腺癌的治疗中扶正抗瘤，脾肾同补，在具体的治法上包括补脾益肾、温阳化痰、疏肝理气、清热解毒、活血化瘀、清热祛湿等。

二、祛邪抗癌，和而不同

与此同时，祛邪抗癌治则成为胰腺癌"扶正培本"治疗思想的重要补充。浙江金华艾克医院孙尚见认为胰腺癌是因虚而得，因虚致实，全身属虚，局部属实的疾病，虚、瘀、痰、毒贯穿中晚期胰腺癌整个发病过程。认为肝郁脾虚，邪毒内盛是中晚期胰腺癌的基本病理，以疏肝理气，健脾化痰，软坚散结，化瘀通络为治疗大法，兼以健脾扶正。从大量方剂中筛选研究出软肝消结汤，由野生制鳖甲、旋覆花、白茅根、赤芍、昆布、猫人参、胆陈皮、白花蛇舌草、败酱草、墓回头、茵陈等19味中药组成。

复旦大学附属肿瘤医院刘鲁明认为湿毒、热毒及湿热毒邪互结是胰腺癌的病机关键，临床治疗应重视清热、化湿、解毒。制定胰腺癌的总体治疗原则为清胰化积为主，创立清胰化积方，由蛇六谷、白花蛇舌草、半枝莲、绞股蓝、白豆蔻等组成。若黄疸加茵陈蒿、青蒿、栀子；腹痛加延胡索、木香、八月札、香附、枸橘李；痞块加干蟾皮、蜂房、天龙、山慈菇、浙贝母；出血加三七、茜草、蒲黄、白茅根、大蓟、小蓟；便秘加大黄、虎杖、蒲公英；腹泻加防风、土茯苓；厌食加六神曲、山楂、鸡内金、莱菔子；腹水加车前子、大腹皮、泽泻、猪苓；阴虚加沙参、石斛、芦根等。之后该团队围绕清胰消积方，开展了大量的临床与基础研究，并凭借《清热化湿法为主中西医结合治疗胰腺癌的临床及应用研究》获2011年中国中西医结合学会科学技术一等奖。

三、辨证论治，综合考量

在讨论胰腺癌辨证分型的同时，学者们也关注并讨论了不同的病变部位、病情分期以及重点症状指向的不同辨证分型及治则治法，进行中西医结合的综合考量。

2005年，泸州医学院赵春妮等提出了以辨证论治为中心，采用中药内服加外敷、身心并治等多法联用的原则对其进行治疗。山西省中医院王晞星认为胰头癌多肝胆湿热为患，胰体、胰尾癌则多见脾虚气滞之证。治疗上重视"和"法，将胰腺癌分为以下3型辨证论治：脾虚气滞型，治以健脾疏肝，方以六君子汤合四逆散加减，药如党参、白术、茯苓、半夏、陈皮、柴胡、白芍、枳实、薏苡仁、白花蛇舌草、半枝莲、天龙、山慈菇、甘草。纳呆食滞加砂仁、神曲、谷麦芽、鸡内金；脾虚湿困，胸脘痞满，加厚朴、白蔻仁，易白术为苍术；脾虚湿滞，腹泻明显者，可合参苓白术散。肝胆湿热型，治以疏肝利胆，方以大柴胡汤加减，药如柴胡、黄芩、半夏、白芍、枳实、白花蛇舌草、郁金、三棱、莪术、片姜黄、蛇六谷、天龙、山慈菇、甘草。黄疸明显者，加茵陈、栀子；大便秘结者，加厚朴、生大黄；疼痛剧烈者，加延胡索、蜈蚣；腹水腹胀者，加猪苓、大腹皮。肝阴亏虚型，治以养阴涵木，方以一贯煎加减，药如生地、沙参、麦冬、当归、川楝子、枸杞子、白芍、女贞子、丹皮、天龙、山慈菇、莪术、甘草，大便秘结者，可加麻子仁、郁李仁。对胰腺癌晚期恶病质患者，治以益气健脾和胃；以疼痛为主者，治以理气活血止痛；以黄疸为主者，治以疏利肝胆退黄；以消化道梗阻为主者，治以通腑泻热，和胃降逆。

李岩将胰腺癌分为3型论治：脾胃湿热型，治以清热利湿，解毒和胃，方以茵陈蒿汤合龙蛇羊泉汤加减，药用茵陈、栀子、生军、龙胆草、金钱草、蜀羊泉、龙葵、代赭石、半枝莲、丹参、车前子、黛蛤散、六一散；肝脾瘀结型，治以破瘀散结，舒肝清热，方以膈下逐瘀汤合黄连解毒汤加减，药用丹参、丹皮、桃仁、红花、莪术、三棱、炒五灵脂、蒲黄、胡黄连、黄柏、乌药、延胡索、白屈菜、鸡内金、当归、穿山甲、白花蛇舌草；心脾实热型，治以降心火清脾热，方以清心莲子饮加减，药用栀子、连翘、黄连、莲子心、乳香、没药、生地、莪术、仙鹤草、藤梨根、白花蛇舌草、虎杖、生芪、夏枯草、山慈菇、焦三仙[304]。

浙江中医学院附属医院周维顺认为胰腺癌与肝胆脾的关系最为密切，按中医学辨证将胰腺癌分为3型，即气滞血瘀型、肝郁蕴热型和气血两虚型，大致相当于西医学的早、中、晚期。胰腺癌早期以手术为主，术后化疗并结合中医药治疗；中期先行新辅助化疗，然后手术，术后再行放疗、化疗并结合中医药、免疫治疗；晚期不宜手术，以中医药、免疫治疗和对症支持治疗为主。气滞血瘀型，治宜活血化瘀，理气止痛，佐以软坚散结，药用丹参、赤芍、红花、延胡索、香附、浙贝母、菝葜、八月札、藤梨根、肿节风、桃仁等。肝郁蕴热型，治宜疏肝解郁，清热解毒，健脾和胃。药用猫爪草、猫人参、三叶青、蒲公英、八月札、香附、延胡索、柴胡、枳壳、白花蛇舌草、菝葜、垂盆草、虎杖、生薏苡仁、浙贝母、猪苓、茯苓、炒谷芽、炒麦芽、神曲、炙鸡内金、姜半夏、橘红、橘络、炙甘草等。气血两虚型，治宜补血益气，消肿散结，健脾和胃，药用党参、黄芪、苍术、白术、当归、鸡血藤、枸杞子、熟地黄、延胡索、八月札、浙贝母、灵芝、肿节风、猪苓、茯苓、青皮、陈皮、姜竹茹、姜半夏、炙甘草等。攻邪时注意养护胃气，可加炒谷麦芽、炙鸡内金等健脾开胃之品。晚期患者往往正虚多于邪实，此时需补虚扶助正气为首要，驱邪次之。此外，放疗后治以清热解毒，生津润燥，清补气血，健脾和胃，滋补肝肾；化疗后治以温补气血，健脾和胃，滋补肝肾。如出现发热则可酌加清热解毒之剂。

四、对症治疗，缓解疼痛

疼痛是胰腺癌的主要症状之一，严重影响患者的生活质量。中国中医研究院广安门医院孙桂芝认为胰腺癌的疼痛主要源于肿瘤压迫与胰酶侵蚀两方面，治疗时必须予以通散结合。肿瘤压迫疼痛多以散结止痛为主；胰酶侵蚀组织、神经，则以通腑泄酶为法，以疏通胰酶排泄的通路为根本。散结止痛常用半边莲、半枝莲、藤梨根、白花蛇舌草、蜂房、草河车、穿山甲、鳖甲、龟甲等清热解毒、软坚散结基础上，运用小剂量荜茇、细辛以加强辛散

散结、通络止痛；通腑泄酶则多用柴胡、香附、延胡索、川楝子、乌药、莪术等行气通腑，伴有梗阻性黄疸时，则加用茵陈、金钱草等通腑退黄。江苏省中医院徐景藩认为胰腺癌根治术后上腹痛病位在中焦脾胃，病理性质为本虚标实，脾气（阳）虚弱为本，湿热气滞血瘀为标，治以温阳健脾、清化湿热、理气活血。

在这一阶段百家争鸣的大背景下，学术界逐渐意识到需要进行规范诊疗，2008年由中华中医药学会牵头制定了一系列癌种的中医诊疗指南（ZYYXH/T136-156-2008）。指南提出，胰腺癌治疗多以"急则治其标"为原则，以清热解毒、除湿化痰、活血化瘀为法，因脾胃虚弱是胰腺癌发病的根本，故用药不宜过于苦寒或泻下，以防寒凉伤胃，加速病情进展。将其分为肝胆湿热证、瘀血内阻证、寒湿困脾证、正虚邪恋证四个证型，其中肝胆湿热证治以清利湿热，方用茵陈蒿汤合黄连解毒汤加减，常用药为茵陈蒿、栀子、大黄、黄连、黄柏、黄芩等；瘀血内阻证治以化瘀消积，方用膈下逐瘀汤加减，常用药为丹参、丹皮、桃仁、红花、莪术、三棱、八月札、卷柏、木香、穿山甲、白花蛇舌草等；寒湿困脾证治以温中化湿，方用茵陈术附汤加减，常用药为茵陈蒿、白术、制附子、干姜、炙甘草、肉桂等；正虚邪恋证治以益气扶正，化瘀消积，方用圣愈汤加减，常用药为生地、熟地、川芎、人参、黄芪等。中成药可用西黄丸、复方斑蝥胶囊、平消胶囊、康莱特注射液、华蟾素注射液、艾迪注射液等。针灸疗法也有推荐，对恶心呕吐者，选足三里、中渚、内关、中脘，用泻法；黄疸明显者，选至阳、腕骨、足三里、中渚、大陵，用泻法；疼痛较甚者，选天突、章门、中脘、涌泉，用泻法，不留针，然后加灸。

五、临床研究

（一）中医药治疗

2005年，广东省第二中医院孙玉冰等给22例患者内服小柴胡汤、逍遥散加减，并外敷中药，经治疗后完全缓解1例（4.55%），部分缓解12例（54.55%）；1年以上生存率86.36%，3年以上生存率22.73%。

2006年，江苏省无锡市中医医院倪依群等以赵氏微调3号方（江苏省著名中医肿瘤专家赵景芳主任医师所创，药用党参、白术、茯苓、山药、茯神、徐长卿、八月札、谷芽、麦芽，猪苓、薏苡仁，半夏、陈皮、苏梗等）为主同时局部外敷自制消症膏，静滴艾迪注射液，配合西药（支持疗法、顺铂、鸦胆子乳灌注）治疗晚期胰腺癌21例，结果显示症状改善率57.14%。

2008年，广西中医学院附属瑞康医院陆运鑫将44例晚期胰腺癌患者随机分为治疗组24例，对照组20例，两组均予常规对症、支持治疗，治疗组加服益气健脾化瘀中药治疗。1个月为1个疗程，连续治疗2个疗程。结果显示治疗组和对照组有效率分别为62.5%和35.0%；治疗组CD3、CD4、CD4/CD8、NK细胞等免疫指标治疗后较治疗前有明显升高；在卡氏评分、症状缓解情况、不良反应等方面，治疗组均优于对照组；治疗组1年生存率为66.6%，2年生存率为41.6%，3年生存率为25.0%。提示益气健脾化瘀法治疗晚期胰腺癌能提高临床疗效及免疫功能，改善患者生存质量，延长患者的生存期。

2009年，复旦大学附属肿瘤医院刘鲁明团队报道，以清胰化积方为主综合治疗的64例患者，1年生存率25.0%，3年生存率14.1%，5年生存率8.4%，中位生存期7.6个月；对照组70例患者，1年生存率10.0%，3年生存率2.9%，无5年生存者，中位生存期4.2个月。

2013年，扬州市中医医院方晓华等报道了32例应用扶正抑癌中药内服外敷的治疗效果，其中内服基本方为生黄芪、灵芝、白术、茯苓、柴胡、生薏苡仁、半夏、陈皮、鸡内金、丹参、白花蛇舌草、菝葜、白英、冬凌草、肿节风等，外敷方为莪术、生黄芪、老鹳草、铁树叶、玄明粉等。治疗1个月后统计疗效，结果显示32例患者治疗前卡氏评分（55.28±10.32）分，治疗后（69.24±9.43）分，治疗后生存半年以内4例，半年~1年9例，1年~2年12例，2年以上7例。

（二）与化疗相结合

2006年，青岛市肿瘤医院姜玉华等将37例局部晚期胰腺癌患者分为中西医结合组（中药基本方为白花蛇舌草、浙贝、山甲、牡蛎、黄芩、柴胡、川楝子、白术、枳实、猪苓、茯苓、三棱、莪术、党参、黄芪、炙甘草）和单纯化疗组（健择+顺铂）。中西医结合组化疗期间和化疗后继续服用中药巩固疗效。结果显示中西医结合组与单纯化疗组临床获益率分别为63.2%、38.9%，1、2、3年生存率分别为47.4% vs 33.3%、31.6% vs 16.7%、15.8% vs 5.6%。

2006年，复旦大学附属肿瘤医院刘鲁明团队报道纳入60例Ⅳ期胰腺癌患者的研究，结果显示中药组（清胰消积方为主，结合辨证加减）治疗后部分缓解0，稳定53.1%，进展46.9%，化疗组部分缓解7.1%，稳定53.6%，进展39.3%；中药组一年生存率为34.37%，中位生存期6.07个月，化疗组1年生存率11.25%，中位生存期4.17个月；中药组不良反应明显轻于化疗组。2013年，该团队又报道了清热化积法联合动脉灌注化疗/栓塞治疗中晚期胰腺癌的随机对照临床疗效分析结果，进行了更多维度的结局呈现。35例清热化积组中位生存期为6.94个月优于35例对照组的4.24个月。清热化积组的患者中血清CA199 < 500U/ml和CA199 > 500U/ml的中位生存期分别为（9.40±2.28）个月和（4.07±0.53）个月。清热化积中药能明显减低胰腺癌患者血清CA199水平，改善患者KPS和疼痛症状评分。

2012年，首都医科大学附属北京中医医院韩冬等对65例晚期胰腺癌患者开展随机对照试验，治疗组给予动脉灌注化疗加腹腔热疗、四逆散加减（柴胡、白芍、枳壳、厚朴、炙甘草、金钱草、半枝莲），对照组给予单纯动脉灌注化疗。结果显示治疗组与对照组CR+PR+SD分别为85.71%、71.88%，疼痛控制CR+PR+MR分别为85.71%、62.5%；肝郁脾虚证证候积分分别为（10.81±4.09）分、（15.27±5.67）分。

2012年，河南省肿瘤医院田同德等对60例中晚期胰腺癌开展试验，治疗组采用自拟清热解毒、活血化瘀方（赤芍、丹皮、半枝莲、虎杖、蒲公英、蜈蚣等）配合单药吉西他滨，对照组单纯应用单药吉西他滨化疗。结果提示相对于单药吉西他滨组，配合清热解毒、活血化瘀方，可以明显提高中晚期胰腺癌患者的近期疗效和临床受益反应率，并能够减少化疗相关不良反应。

2013年，江苏省无锡市中医医院倪依群等将60例中晚期胰腺癌平行分为微调三号方（WD-3）组、WD-3+化疗对照组、化疗对照组，中药采用WD-3基本方（潞党参、猪苓、炒白术、茯苓、陈皮、姜半夏、薏苡仁、炒谷芽、炒麦芽、苏梗、炙枇杷叶），化疗采用吉西他滨+亚叶酸钙+5-氟尿嘧啶，结果提示在生存期、疾病控制率方面WD-3组似乎更有优势；中医证候改善和生命质量改善方面，WD-3组、WD-3+化疗组均显示了较好的效果，WD-3+化疗组化疗反应相对较轻，而单纯化疗则无优势。

（三）与放化疗相结合

2006年，复旦大学附属肿瘤医院刘鲁明团队报道，将42例局部晚期或伴有转移的胰腺癌患者随机分组，在给予区域性动脉灌注化疗（吉西他滨+顺铂或奥沙利铂）与胰腺肿瘤三维适形放疗基础上，一组以清胰化积中药治疗，一组给予对照中药。结果显示清胰化积中药组和对照组客观有效率分别为10%和0，临床受益率分别为44.4%和21.4%；清胰化积中药组的中位生存期为6.1个月，对照组4.3个月，半年生存率两组分别为50.7%、26.8%，1年生存率两组分别为16.4%、0；治疗相关不良反应两组无显著性差异。

2009年，黑龙江省大庆市第六医院索胜梅等报道，将39例中晚期胰腺癌患者分为两组，对照组采用放疗及动脉灌注化疗，观察组在对照组的基础上加用益气活血中药（茯苓、白术、黄芪、丹参、赤芍、太子参、三棱、茜草、鸡血藤、甘草）。对照组总有效率为54.2%，观察组总有效率为69.3%；对照组1~2年生存率分别为49.8%、20.4%，观察组分别为82.1%、48.6%；对照组Ⅱ度以上消化道反应发生率60.0%，观察组为19.3%。

2013年，解放军251医院李凤玉等报道，将106例中晚期胰腺癌患者随机分成两组，对照组行三维适形放疗联合吉西他滨化疗；观察组在对照组放化疗基础上，给予益气活血中药（黄芪、太子参、茯苓、白术、丹参、赤芍、三棱、鸡血藤、茜草、甘草）。结果发现对照组、观察组近期有效率分别为56.3%（27/48）、67.2%（39/58）。1、2年生

存率对照组分别为36.8%、16.6%，观察组分别为75.3%、28.2%，观察组总体生存率优于对照组。观察组放化疗所致的消化道反应也较对照组更轻。

（四）回顾分析

2007年，中国中医研究院广安门医院董海涛等回顾分析华蟾素联合动脉介入治疗胰腺癌的临床疗效，对照组用华蟾素静滴，试验组加用动脉介入治疗。结果显示试验组总有效率为53.84%；对照组总有效率为29.23%。试验组6个月、1年、2年生存率分别为52.3%、27.7%、20%，对照组分别为47.7%、29.2%、23.1%，提示华蟾素结合动脉灌注化疗能提高胰腺癌疗效。

2008年，首都医科大学附属北京中医医院张青等回顾性研究益气活血中药（生黄芪、太子参、白术、茯苓、鸡血藤、赤芍、延胡索、柴胡、黄芩、半夏、焦三仙等。每日1剂，水煎服，至少服用1个月）配合化疗（吉西他滨+顺铂）动脉灌注治疗晚期胰腺癌的临床疗效及受益反应。结果显示患者总有效率为25.6%，临床获益率为67.4%，并有较好的临床受益反应，主要表现在疼痛程度、生活质量水平等方面，其疼痛缓解率达74.3%。提示益气活血中药配合吉西他滨+顺铂动脉灌注治疗晚期胰腺癌有较好的临床受益反应。

2013年，上海交通大学医学院附属瑞金医院朱伟嵘等采用回顾性队列研究方法探讨中医扶正通利法对胰腺癌患者生存状况的影响。选取符合入组标准胰腺癌患者46例，其中对照组26例，采用西医综合治疗。治疗组20例，在西医治疗的基础上采用中医扶正通利法治疗（以海金沙、金钱草、黄芪、薏苡仁、白花蛇舌草、全蝎等8味药为基本方，为沈小珩教授制定）。经过2~52个月随访，结果显示治疗组6、12、18、24、36个月累计相对生存率分别为69%、43%、43%、43%、29%，而对照组分别为44%、20%、15%、8%、8%；总生存期治疗组为14个月，对照组为7个月；Cox回归分析结果显示中医扶正通利法与肿瘤分期是影响因子，其中前者是保护因子，而后者是危险因子，扶正通利法降低死亡风险61%。

在相关因素研究方面，2011年上海中医药大学附属龙华医院韩冰等运用巢式病例对照研究，采

用 Cox 多因素回归分析方法，研究影响中晚期胰腺癌总生存期的独立性相关因素，在基线平衡的条件下，进一步运用病例对照的方法对暴露因素（健脾为基础中药复方辨证治疗）对两组生存期的影响进行研究，结果提示 KPS、健脾为基础的中医药治疗分别是影响中晚期胰腺癌总生存期的独立性相关因素，健脾为基础中医药治疗组较非中药治疗组显著改善患者的生存。

六、基础研究

在中药注射剂方面，2004 年研究报道康莱特可以使 Patu-8988 细胞周期相关基因的表达发生改变，从而影响细胞增殖[305]。2006 年又报道了康莱特与健择对移植于裸鼠的人胰腺癌的抑制作用具有协同效应[306]。

在中药方剂方面，复旦大学附属肿瘤医院刘鲁明团队研究中药清胰消积方对裸鼠体内人胰腺癌 SW1990 细胞移植瘤的抑瘤作用，并利用基因表达谱芯片探索其作用机制。结果提示清胰消积中药对人胰腺癌体内生长有抑制作用，调节癌基因及其相关的信号传导、调节代谢相关基因、改变肿瘤细胞蛋白合成、促进肿瘤细胞凋亡、阻止肿瘤细胞进入增殖周期、逆转肿瘤细胞多药耐药表达等可能是其作用机制[307-308]。在与放疗联用时，清胰化积中药显示出对 SW1990 人胰腺癌细胞有放射增敏作用，生长延缓放射增敏比为 1.37[309]。此外，清胰化积方可明显抑制脾脏移植瘤生长，使肝转移灶数量减少，进一步研究发现降低肝脏转移灶组织 MMP-2、VEGF 表达，是清胰化积方抗肝转移可能机制之一[310]。

第五节　系统梳理，规范诊治，研究深化，聚焦前沿（2014—2023 年）

这一时期，随着多学科技术的发展与应用，有更多医家的经验得到多角度的总结与呈现，更全面地描绘了胰腺癌的证治特点。与此同时，临床研究的开展更加规范，更加重视中医药在胰腺癌全程管理中的作用；基础研究也更加丰富，更加聚焦学术前沿，重视探索中医药复方或单体治疗胰腺癌的作用机制。

一、系统梳理，传承创新

复旦大学附属肿瘤医院经过数十年的研究，在胰腺癌证候分布规律研究、中医药治则治法规律总结和中西医结合治疗方面积累了丰富的经验，并总结出符合胰腺癌临床特征、疗效突出的中西医结合诊治方案，国内较早提出胰腺生理属腑，以通为用，病理以"腑病多实"为特点，以疏泄失常，易生湿生热为特征；以"六腑以通为用"为主要治则，以"湿热蕴结"为核心病机，以清热化湿、行气通腑为主要治则，有效方剂清胰化积方具有明确的延长胰腺癌患者生存期的作用。中西医结合治疗方案推荐采用动脉灌注化疗、寡肝转移微波消融、胰腺原发肿瘤海扶刀热消融治疗等微创、物理治疗联合以清胰化积方为代表的清热化湿中药治疗，显示出显著降低不良反应、降低治疗频次、可以长期接受治疗并有效稳定病灶和延长患者生存期的明显优势。基于 1500 多例晚期胰腺癌的临床病例分析，结果显示以清热化湿中药为主的综合治疗后 1 年生存率 25.0%，3 年生存率 14.1%，5 年生存率 8.4%，中位生存期 7.6 个月，疗效显著优于国内外目前报道的罕见 3 年以上带瘤生存，5 年生存率仅 2%~5%，中位生存不足 6 个月的现状。多因素分析发现以清胰化积方为基础的中药治疗和化疗是独立的生存相关因素，化疗联合清胰化积方 6 个月、12 月的生存率和中位生存期优于化疗联合非清胰化积方组[311]。

该团队主张中西医结合治疗采取辨病与辨证相结合的原则，根据不同的病理类型、不同的西医治疗背景、不同的临床表现，对于接受手术、放疗、化疗且具备治疗条件的胰腺癌患者，予以不同的中医药治疗。在不同治疗阶段，分别发挥增强体质、促进康复、协同增效、减轻不良反应、巩固疗效等作用。对 ⅠA－ⅡB 期胰腺癌患者，仍以手术治疗为主，采用术后辅助放化疗联合清胰化积方，定期复查并长期口服清胰方中药。对Ⅲ期胰腺癌患者，清胰化积方＋新辅助化疗，降期后再行手术切除后参照 ⅠA－ⅡB 期治疗原则。通过新辅助治疗不能手术切除者，即采用晚期胰腺癌治疗方案。对Ⅳ期胰腺癌患者，积极的中西医结合治疗放化疗有利于减轻症状、延长生存期和提高生活质量。对体能状况良好者，采用清胰化积方联合局部动脉灌注化疗，寡转移可采用局部消融治疗／海扶刀／冷冻／放疗治疗，积极鼓励患者参加相关临床试验。对体能状况较差者，采用清胰化积方单纯中药，海扶刀／针灸／放疗缓解疼痛，营养姑息治疗并积极鼓励患者参加相关临床试验。

中国中医科学院广安门医院花宝金团队在全面继承朴炳奎教授"扶正培本"肿瘤治疗学术思想的基础上，围绕胰腺癌病位、病机、病势特点及本虚标实的特征，从调节气机、消解癌毒层面入手，创新性地提出以"调气解毒"立论的胰腺癌中医药治疗策略。在结合胰腺癌疾病自然病程特点的基础上，依据炎癌转化期、气聚成癌期、缓解康复期等不同病期特点，构建控上游，理气疏肝达邪郁（截断）、治病本，破气散结消癌毒（逆转）、防下游，益气健脾稳化生（守御）的肿瘤全周期分期诊疗思维框架，形成把握肿瘤局部与整体、瘤体与伴发症的治疗思维。

二、制定标准，规范诊疗

2014年中国中医科学院广安门医院林洪生牵头主编《恶性肿瘤中医诊疗指南》发布。在既往研究基础上，结合文献报道及国内中医肿瘤专家意见，提出胰腺癌可分为气虚证、阴虚证、血虚证、痰湿证、血瘀证、热毒证、气滞证等7个证候要素。根据治疗阶段的不同，将治疗方法分为中医防护治疗（围手术期、放化疗期间的患者）、中医加载治疗（有合并症，老年PS评分2级，不能耐受多药化疗而选择单药化疗的患者）、中医巩固治疗（手术后无须辅助治疗或已完成辅助治疗的患者）、中医维持治疗（放化疗后疾病稳定的带瘤患者）等4种类型，在不同治疗阶段，分别发挥增强体质、促进康复、协同增效、减轻不良反应、巩固疗效等作用。手术结合中医治疗期间，气血亏虚者治以补气养血，方以八珍汤加减；脾胃虚弱者治以健脾益胃，方以补中益气汤加减。化疗结合中医治疗期间，脾胃不和者治以健脾和胃，降逆止呕，方以旋覆代赭汤加减；气血亏虚者治以补气养血，方以八

珍汤或当归补血汤或十全大补汤加减；肝肾阴虚者治以滋补肝肾，方以六味地黄丸加减。放疗结合中医治疗期间，气阴两虚者治以益气养阴，方以玉女煎加减；热毒瘀结者治以清热除湿，活血解毒，方以茵陈蒿汤合桃红四物汤加减。放化疗后结合中医治疗及单纯中医治疗期间，脾虚气滞者治以理气健脾，方以香砂六君子汤加减；湿热蕴结者治以清热化湿，方以三仁汤合茵陈五苓散加减；气滞湿阻者治以疏肝理气，运脾化湿，方以二陈汤合平胃散加减；肝肾阴虚者治以滋补肝肾，方以杞菊地黄丸加减。

三、证候研究，探索特色

在证候分布方面，中国中医科学院广安门医院张培彤团队探讨234例胰腺癌患者证候分布规律及特点，结果提示胰腺癌患者以气滞证、气虚证、血瘀证、血虚证为主，多虚实夹杂，病位虽在胰腺，但与脾胃、肝关系密切，其辨治应重视扶正与调气，应以调理中焦气机、疏泄肝气与补益脾胃法为主[312]。在证候量化方面，该团队基于250例临床诊断为胰腺癌患者的资料，建立的胰腺癌气滞证量化分级标准的诊断条目包括胃胀、腹胀等共计16项，诊断阈值为6分，前瞻性检验显示该标准的敏感度为92.5%，特异度为90.0%，准确度为92.0%，阳性似然比为9.25，阴性似然比为0.083[313]。在优势人群筛选方面，该团队研究发现中晚期胰腺癌患者肿瘤长径≥4.5cm、黄疸、腹水、肝转移、CEA升高、CA199＞1000U/ml、化疗、多程化疗、免疫治疗、中药干预时间影响患者的生存预后。癌痛、黄疸是预后独立危险因素，中药干预6个月以上、中药干预12个月以上是预后独立保护因素。中晚期胰腺癌患者以虚实夹杂证为主，包括肝郁气滞脾虚证、肝郁脾虚血瘀证、肝胆湿热血瘀证、脾胃阳虚血瘀证、脾虚湿热内蕴证5种主要复合证型。黄疸患者以肝胆湿热血瘀证为主要证型，肿瘤长径≥4.5cm、黄疸、肝转移、化疗、多程化疗、中药干预大于6个月组患者优势证型为脾虚湿热内蕴证、肝郁气滞脾虚证、肝郁脾虚血瘀证，而肝胆湿热血瘀证、脾胃阳虚血瘀证预后较差[314]。

中国中医科学院广安门医院花宝金团队在胰腺癌的区域分布特色方面进行了探索。分析发现晚期

胰腺癌的核心病位在脾，主要病位还包括肝、胃。以秦岭－淮河自然地理分界线为南北地域划分依据，南方患者病位证素以脾、胃为主，北方患者病位证素除脾、胃外，还涉及肝、胆、肾、肺。气滞、气虚、湿、血瘀、痰、热是主要病性证素。南方患者病性证素以气滞、气虚为主，北方患者病性证素除气滞、气虚外，还涉及湿、血瘀、痰、热、阳虚、寒。脾虚（脾气虚）与气滞是晚期胰腺癌的核心病机[315]。

四、深化研究，全面评价

上海中医药大学附属龙华医院王强等[316]采用非随机同期病例对照的方法，按是否接受中医药治疗，将305例晚期胰腺癌患者分为中药组157例（黄芪、太子参、白术、茯苓、半夏、菝葜、藤梨根、莪术、生牡蛎、夏枯草等）、非中药组148例，并以是否接受西医常规抗肿瘤治疗［化疗和（或）放疗］作为进一步预设分层条件，将患者分为中西医结合组127例、西医治疗组118例。研究得到中药组的中位OS为14.9个月，较非中药组的9.6个月显著延长；中西医结合组中位OS为14.1个月，较西医治疗组的9.7个月显著延长；中药组1、2、3、5年的生存率分别为41%、23%、16%、11%，非中药组分别为18%、11%、6%、3%；中西医结合组1、2、3、5年生存率分别为37%、19%、12%、8%，西医治疗组分别为16%、10%、5%、1%；多因素分析结果显示，发病年龄、KPS评分、手术方式、化疗和中药是影响晚期胰腺癌患者生存期的独立预后因素，其中年龄和化疗为非保护性独立预后因素；中西医结合组白细胞降低、中性粒细胞降低、血小板降低、恶心呕吐的发生率低于西医治疗组；中西医结合组Ⅲ～Ⅳ度白细胞降低、血小板降低的发生率低于西医治疗组。

天津市北辰医院胡永进等[317]将50例胰腺癌患者随机分为对照组（吉西他滨），观察组（吉西他滨＋温脾化瘀汤），结果显示治疗后观察组中医症候积分、卡氏评分高于对照组，癌胚抗原低于对照组；两组患者生活质量核心调查量表（QLQC-30）各项评分及总评分均得到明显改善，且观察组改善效果显著高于对照组；观察组治疗总有效率为92%，高于对照组的68%，不良反应总发生率为

12%，低于对照组的36%。上海中医药大学附属岳阳中西医结合医院胡正军等[318]采用非随机同期对照临床研究，以是否接受健脾散结方治疗分为中药组和非中药组，并进一步以有无接受化疗进行分层分析。在基线均衡的条件下比较接受健脾散结方联合化疗的中药组和仅接受化疗的同期非中药组的生存期。结果提示健脾散结方中药是影响晚期胰腺癌预后的独立性保护因素，单独应用或联合化疗均可改善晚期胰腺癌患者的生存期。

上海中医药大学附属岳阳中西医结合医院李富龙等[319]对68例胰腺癌腹膜转移患者开展随机对照研究。两组患者均予吉西他滨静脉滴注结合顺铂腹腔灌注化疗，治疗组加予胰岩消方（太子参、白术、八月札、蒲公英、灵芝、姜半夏、黄连）加减口服。结果发现治疗组和对照组的疾病控制率分别为64.7%、44.1%；疾病缓解率分别为8.8%、5.9%；不良反应发生率分别为44.1%、76.5%；治疗组患者的中医症状总积分、CA199水平、IL-1β及IL-6等炎性细胞因子水平均较对照组更低。

北京中医药大学东直门医院罗美等[320]回顾性分析319例胰腺癌患者病历资料，结果得出胰腺癌患者首发症状以腹痛、腹胀较为常见，主要临床症状为纳差、乏力、腹痛等。中医证候分布频次从高到低依次是脾虚湿阻证、湿热蕴结证、肝肾阴虚证、气滞血瘀证、气血亏虚证、热毒瘀结证。中医证候在不同性别、年龄、病程、病灶部位，以及是否有淋巴转移、是否接受手术及化疗等胰腺癌患者中的组间分布差异有统计学意义。气滞血瘀证与年龄呈正相关，与病程呈负相关；化疗是肝肾阴虚证的危险因素；性别为男性是气血亏虚证的保护因素。

上海中医药大学附属市中医医院王宇立等[321]将120例中晚期胰腺癌患者随机分为中药组、高强度聚焦超声组和联合组，每组40例。所有患者均予基础治疗，中药组加予中药抗癌2号方（黄芪、白术、党参、白茯苓、陈皮、薏苡仁、怀山药、枸杞子、女贞子、当归、酒黄精、白花蛇舌草、菝葜、野葡萄藤、藤梨根、生地黄、夏枯草、天龙、蜈蚣）口服，高强度聚焦超声组加予高强度聚焦超声治疗胰腺病灶，联合组加予中药抗癌2号方和高强度聚焦超声治疗。结果显示联合组疾病控制率为

78.4%，显著高于中药组的52.6%；联合组在体质量保持及疼痛程度缓解方面均优于高强度聚焦超声组和中药组，且有稳定肿瘤标志物的作用。

五、重视基础，聚焦前沿

南硕等[322]总结目前胰腺癌西医模型有诱导性模型、血行转移模型、移植性模型和基因工程模型，西医吻合度较高的有基因工程模型和原位同种移植模型。现有的胰腺癌中医模型较少，主要是先构建中医证候模型（如湿热型、血瘀型和脾虚型），再配合皮下注射胰腺癌肿瘤细胞引起的胰腺癌。中医模型的临床吻合度很低，缺乏客观的评价指标，前述三者中吻合度相对较高的为湿热模型。

曹妮达等[323]通过建立人胰腺癌BxPC-3细胞裸小鼠皮下移植瘤模型，运用实时荧光定量逆转录聚合酶链式反应（RT-qPCR）和Western blot法分别检测瘤组织中IL-6/STAT3通路及其下游靶基因c-myc癌基因（c-myc）、细胞周期蛋白D1（cyclin D1）、血管内皮生长因子（VEGF）、基质金属蛋白酶-2（MMP-2）的mRNA和蛋白表达水平，发现所研究的中药复方可抑制人胰腺癌BxPC-3细胞裸小鼠皮下移植瘤的生长，其机制与抑制IL-6/STAT3通路并调节其下游靶基因c-myc、cyclin D1、VEGF、MMP-2的表达水平有关。

王江威等[324]汇总文献得出，中药治疗胰腺癌的作用机制可能与抑制胰腺癌细胞增殖和诱导胰腺癌细胞凋亡、抑制肿瘤血管生成、抑制上皮细胞-间充质转化、提高化疗药物耐药性增敏性、抑制肿瘤干细胞特性等方面有关。随着研究深入，中药单体在胰腺癌治疗中的探索逐渐广泛，常见中药单体包括大黄素、大黄酸、穿心莲内酯、雷公藤甲素、蝙蝠葛酚性碱、五味子甲素、冬凌草甲素、姜黄素、白藜芦醇等，不同中药单体对胰腺癌的抑制作用及机制存在差异[325]。徐明瑶等[326]基于PI3K/Akt信号通路总结中药单体干预胰腺癌的作用机制发现，生物碱类（如青藤碱、白鲜碱、蝙蝠葛碱等）、萜类（如柴胡皂苷A、乌药内酯、异土木香内酯等）、酚类（如6-姜酮酚、姜黄素、紫檀芪等）、黄酮类（如非瑟酮、山奈酚、槲皮素等）、醌类（β-羟基异戊酰紫草素、大黄酸、赤芝酮等）中药单体，可通过抑制PI3K/Akt信号通路，抑制胰腺癌细胞增殖、侵袭、迁移，调节自噬和凋亡，进而抑制胰腺癌的病理进程。

六、学科交叉，技术融合

浙江中医药大学第一临床医学院谢璐帆等收集从2005年1月1日至2015年12月30日关于扶正祛邪中药联合化疗与单纯化疗比较对中晚期胰腺癌患者临床疗效影响的随机对照试验，对文献进行质量评价及Meta分析。最终纳入文献12篇，共823例胰腺癌患者，包括对照组420例，治疗组403例。4篇文献改良Jadad评分为3分，7篇为2分，1篇为1分。近期疗效评价RR=1.42,95% CI［1.12, 1.82］,P=0.005；体力状况RR=2.90, 95% CI［1.58, 5.31］,P=0.0006；1年生存率RR=1.60,95% CI［1.16, 2.21］, P=0.004。提示扶正祛邪中药联合化疗对改善中晚期胰腺癌临床疗效可能优于单纯化疗。

广州中医药大学第二临床医学院朱泽豪等收集各数据库建库至2017年7月关于中药注射液联合吉西他滨治疗胰腺癌的随机对照研究，基于贝叶斯框架进行网状Meta分析。最终纳入14篇文献，共808名患者、5种中药注射液（复方苦参注射液、参芪注射液、康莱特注射液、康艾注射液、华蟾素注射液）。结果显示，在临床获益率方面，康艾注射液联合化疗比单纯化疗（含吉西他滨）更能提高有效率，排序概率表明华蟾素注射液联合化疗成为最佳方案的可能性最高；在白细胞减少方面，康莱特注射液联合化疗相比单纯化疗更能降低白细胞减少的发生，与排序概率结果一致；在恶心呕吐方面，各中药注射液两两比较差异无统计学意义，排序概率表明参芪注射液联合单纯化疗更能减少其发生。

北京中医药大学田超等通过中国专利公布公告网站检索建库至2022年5月治疗胰腺癌的中药复方专利，借助数据挖掘技术探讨用药规律。共纳入治疗胰腺癌的中药复方专利55项，包含中药426味，药性以寒、温为主；药味以苦、甘、辛为主；归经以肝、脾、肺为主；高频单味药有白花蛇舌草、甘草、白术、延胡索、半枝莲、当归、薏苡仁、柴胡等。常用药对是白术-甘草、白花蛇舌草-半枝莲等；关联分析获得白术-甘草、白花蛇舌草-半枝莲、白术-延胡索等共27个药物组合；高频药物聚类分析获得3个核心药物组合，分别为绞股蓝、当归、魔芋、白花蛇舌草、杯苋、蜈蚣、天花粉；白术、茯苓、薏苡仁、甘草、延胡索、八月札；柴胡、黄芩、虎杖、莪术、重楼、半枝莲、黄芪。体现出中药复方专利治疗胰腺癌组方寒温并用，调和肝脾，以扶正固本，解毒抑瘤为基本治法。

中国中医科学院望京医院龙思丹等借助生物信息学方法及生存分析筛选胰腺癌核心差异基因，进一步通过免疫细胞浸润矩阵分析发现胰腺癌组织中不同免疫细胞的分布之间存在一定相关性，而后对潜在的有效中药进行综合预测和筛选，最后所得中药多属于清热、补益和祛风湿类，归肝经，其中莙荙子、姜黄等中药与核心基因和相关免疫途径最为密切。

总的来看，随着科学技术的不断发展，学科交叉与技术融合的尝试较为丰富，为胰腺癌的中医药研究提供了新的思路与方法。

第七章　前列腺癌

前列腺癌（prostate cancer）是指发生在前列腺的上皮性恶性肿瘤，其病理类型包括腺癌（腺泡腺癌）、导管腺癌、尿路上皮癌、鳞状细胞癌、腺鳞癌，其中腺癌占95%以上。2015年我国恶性肿瘤最新发病率和死亡率情况，其中前列腺癌新发病例7.2万例，发病率为10.23/10万，位居男性恶性肿瘤的第6位；死亡3.1万，死亡率为4.36/10万，位居男性恶性肿瘤的第10位[327]。对于局限性前列腺癌，根治性前列腺切除术或根治性外放射治疗是最重要的治愈性治疗手段；同时根据患者不同的临床、病理分期及危险度分级，根治性手术可联合新辅助治疗或辅助治疗以改善局部晚期前列腺癌患者预后，主要手段包括内分泌治疗、化疗、放疗和核素治疗等[328]。

中医尚无"前列腺癌"病名相关记载，根据取象类比的指导思想将前列腺癌归纳到"淋证""癃闭"等范畴中。淋证是以小便不爽，尿道刺痛为主症的一种疾病，最早的记载见于《内经》，《素问·六元正纪大论篇》称"淋固"，张仲景将其描述为"淋之为病，小便如粟状，小腹弦急，痛引脐中""热下焦者，则尿血，亦令淋秘不通"，以小便闭塞，点滴全无，病热较急者称为"闭"。和闭虽有区别，但都是指排尿困难，只是轻重程度上的不同，因此多合称为闭。"闭"首见于《素问·气厥论》："胞热移于膀胱，则闭溺血"《黄帝内经》："膀胱不利为癃，不约为遗溺。"传统中医认为，前列腺癌的核心病变在下焦，病变的脏腑涉及肾、膀胱、精室等[329]。年老体衰、房事不节、情志不调、邪毒内侵等可能是前列腺癌的发病诱发因素。现代医家对前列腺癌病机认识尚无统一定论，多以肝、脾、肾脏腑失调为主要病机，临床上根据辨证分型可以采用益气养血、健脾补肾、滋补肝肾、益气养阴及祛瘀解毒等法进行治疗[330]。

第一节　发病增多，引发关注，个案报道，临床初探（1949—1993年）

尽管前列腺癌有明显的地区性和种族性，其在亚洲的发病率远小于欧美国家，但是随着前列腺癌早期诊断的进展（如血清特异性抗原检测和经直肠超声波检查），我国前列腺癌的发病率和病死率也有增多之趋势，得了更多的社会关注[331-332]。

这一阶段，中医界尚且缺乏对前列腺癌规范的临床研究及理论探讨，而以个案报道形式多见，初步看到了一定效果。例如，邓启源利用肿节风治疗1例前列腺癌患者，明显改善了患者症状，并延长了患者生命；方伯英报道其治疗1例伴左髂窝淋巴结转移的前列腺癌患者，经中医辨证施治后，患者诸症消失且在一年后复查时发现髂窝部肿块完全消失；外用药方面，徐岩等利用消癌膏外敷治疗前列腺癌伴淋巴结转移，也显示出止痛、安眠、消瘤等功效。在逐步探索中，中医药治疗前列腺癌的相关研究逐渐增多。

第二节　临床探索，攻补兼施，总结经验，奠定基础（1994—2003年）

此时，中医药治疗前列腺癌尚处于起步阶段。规范的临床研究仍十分少见，而以个人经验总结居多，这些研究或报道初步证实了中医药治疗前列腺癌的有效性，表明了中医药治疗该病具有广阔的前景，为后续开展更规范、更深入的基础研究、理论研究、临床研究积累了经验、奠定了基础。

一、临床探索，攻补兼施

囿于时代局限性，此阶段的研究类型仍多为个案报道与经验总结，但也有少数临床观察研究。在这些报道中，"扶正培本"的治疗法则已初见应用。如周道红总结李昌源教授治疗一例前列腺癌患者，将其辨为命门火衰、痰瘀搏结证，治以温补元阳、益气摄精，方用大补元煎加味（炙黄芪、太子参、丹参、生地、怀山药、山萸肉、益智仁、巴戟天、淫羊藿、白术、乌药、五味子、金樱子、仙茅、炙甘草）。前后治疗半年余，后追访1年半，患者面色红润，精力充沛，无复发迹象。

谭新华以补肾扶正、解毒祛瘀、消瘤散结为法治疗1例放化疗效果不佳的前列腺癌伴骨转移的患者，方用六味地黄汤合失笑散加减。患者服药7天即症状大减，后间断服用中药，随访年余，一直病情稳定，未见复发。

曾小菊报道治疗1例全身多处骨转移的前列腺癌患者，以清热利湿通淋，益肾养阴健脾为法，药用车前仁、木通、半枝莲、白花蛇舌草、龙葵、卷柏、生地、枣皮、怀山药、茯苓、泽泻、白术、鸡内金、三七、枸杞，后随证加减。服药半年后，患者复查B超提示前列腺肿块影像完全消失。

南勋义等用鸦胆子油乳注射疗法治疗中晚期前列腺癌33例，其中C期14例，D期9例，多数患者（27例）同时施以睾丸切除术。C期前列腺腺体内局部注射1次/3天，每次两侧叶各注射10%鸦胆子油乳5ml，共10ml，最少6次，最多22次。D期除局部注射外，同时每天10%鸦胆子油乳30ml加生理盐水500ml静脉滴注，10次为1个小疗程，间隔3~5天后继用，30次为1个大疗程，33例治疗过程中无不良反应。结果2年内，C期14例患者达到完全缓解，D期患者中3例完全缓解，16例达到部分缓解。结论认为与单纯睾丸切除术和放疗相比，鸦胆子油乳注射治疗中、晚期前列腺癌近期疗效满意，且无明显不良反应。

二、中西医结合，减少围手术期并发症

另外，对于高龄或晚期的前列腺癌患者，睾丸切除术是最常采用的治疗方法，已被广泛接受。然而，睾丸切除术后，雄激素的分泌量骤然下降，会产生一些血管舒缩功能失常的症状，如烘热、出汗、头晕等，并持续数年。

张剑总结了李辅仁教授中医治疗前列腺癌术后综合征的经验，认为本病系睾丸切除术后，肾之精气骤然衰减，天癸枯竭，冲任二脉空虚，导致气血失和，阴阳失调，脏腑功能紊乱。治疗上应抓住一个"虚"字，从补肾入手，调整阴阳，平和气血。李老专拟基本方，并根据临床不同证型及伴发症状加减。基本方为生熟地各15g，山萸肉12g，女贞子12g，黄精10g，菟丝子12g，枸杞子12g，地骨皮10g，茯苓15g，杭白芍15g，浮小麦30g，泽泻10g，甘草3g；对于肝肾阴虚型患者，基本方加知母、黄柏各10g；脾肾阳虚型患者，基本方去地骨皮，加生黄芪、白术各15g[333]。

Hammar等用针刺方法治疗了7例本病患者，每次治疗30min，每周2次，连续2周，每周1次，连续10周。6例患者完成了至少10周的治疗，结果70%患者的烘热次数减少，最后一次治疗后3个月内，烘热程度仍较治疗前减轻50%[334]。

当然，除睾丸切除术外，对于早期局限的前列腺癌患者，前列腺根治术通常为第一选择。对于前列腺癌围手术期的中医药辨病辨证分型，姚幼斌将其总结为瘀毒互结、气血亏虚、气阴两虚和阴虚挟热四种证型。治疗方面，瘀毒互结型治宜散结消肿、破瘀化痰，方选抵当汤加味，中成药选通关口服液、冬凌草片等，针灸选水道、肾俞、三焦等以排尿通淋；气血亏虚型治宜大补气血、扶正祛邪，方选十全大补汤加味。中成药选扶正抑瘤注射液、参芪扶正注射液等，针灸选脾俞、足三里、气海等以益气生血，调节膀胱；气阴两虚型治宜益气滋阴、扶正祛邪，方选人参养荣汤合左归丸加味，中成药选参麦注射液等，针灸选关元气海肾俞，三阴交等以益气养阴，疏通下焦；阴虚挟热型治宜滋阴清热、解毒散结，方选知柏地黄汤加味，中成药选知柏地黄丸等，针灸选膀胱俞、肾俞、三阴交、阴陵泉等以养阴清热通闭[335]。

三、经验总结，推广治疗

还有医家总结了自己对前列腺癌的治疗经验与

心得体会，不仅在应用中取得了较好的疗效，对于中医药治疗该病的推广也是颇为有益的。如周智恒治疗前列腺癌的经验是采用分期辨证和使用类雌激素样中药，他认为用药治疗的关键是药效能使体内雄激素降至最低水平，方能辨证辨病相结合，提高生存质量。滋阴益肾、益气扶正、祛瘀除癌、解毒软坚中药能使患者体内雄激素降低，PSA、PAP下降至正常，并维持恒定水平。同时自拟基本方，包括生黄芪、熟地、党参、全当归、炮山甲、土茯苓、山慈菇、蛇莓、天龙、炙鳖甲、炙龟甲、生杭芍、甘草；兼湿热者，加泽兰、泽泻、车前子；兼肾阳虚者，加肉桂、补骨脂；伴血尿者，加仙鹤草、茜草、三七粉；伴疼痛者，加乳香、延胡索、蜈蚣，在临床应用中获得了不错的疗效。

厉将斌等对王沛中药治疗某些晚期前列腺癌患者的经验及思路作一简述。王沛认为该病在治疗上以治本为先，标本兼顾，以祛毒补肾、活血散结、清利湿热、益气养阴为治则。方以自制前列腺癌方为主加减。基本方为龙葵、生首乌、女贞子、生黄芪、干蟾皮、莪术、夏枯草、菟丝子、补骨脂、猪苓、茯苓，再根据前列腺质地硬韧与否、有无排尿症状、有无腰痛乏力等症状酌情加减药物[336]。临床上同样取得了较明显的效果，提高了患者生存质量。

第三节　辨证论治，中西结合，扶正祛邪，疗效显著（2004—2013 年）

随着前列腺癌发病率的逐年增高，这十年中医药在治疗前列腺癌方面进行了积极的探索，使得这一时期的理论探讨与临床研究如雨后春笋般地涌现出来。对于前列腺癌的理论认识，虽百家争鸣，但以肝肾亏虚，气血失养，阴阳失调为主要的"本虚"和以湿热蕴结、瘀血阻滞、痰浊内阻三型为代表的"标实"为各家所普遍认同，显示了良好的应用前景。各地医家也大多依据扶正祛邪的治则展开了前列腺癌的中西医结合临床研究，取得了一定的成绩。

一、理法方药，全面探索

（一）辨证论治，总结应用

辨证论治前列腺癌临床应用广泛，各家对其辨证分型及中医治法进行了总结，虽略有不同，但多数以脏腑虚损失调与邪气结聚凝积并存为核心病机，并以此产生了相应的扶正与祛邪之方药。多位医家总结魏睦新、周维顺的治疗经验，根据前列腺癌的病程进展将其辨证分型为三型[337-338]。病变初期多为湿热下注、湿热蕴结，治宜清热解毒、利湿散结，可用萆薢分清饮或八正散加减；中期多为肝肾阴虚，治宜滋阴降火、解毒散结，方用知柏地黄汤加女贞子、枸杞子、黄芪、当归、土茯苓、昆布、夏枯草、白花蛇舌草等；病情晚期多为气血两虚，治宜补益气血、培补肾元，可用右归饮加减或十全大补汤加减。

郭军教授将前列腺癌分为三型：湿热蕴结，治疗当以活血化瘀、清热解毒为主，方用八正散加减；痰瘀闭阻，应以软坚散结、祛瘀化痰为治法，用膈下逐瘀汤加减；气血两虚，宜补益气血、扶正祛瘀，方用金匮肾气丸加减[339]。黄桂军等[340]在探讨前列腺癌中医证型与实验室指标关系中亦将临床分型分为三型即湿热蕴结型（激素依赖型前列腺癌）、气滞血瘀型（非激素依赖型前列腺癌）和痰瘀闭阻型（骨转移型前列腺癌）。

丁永锋等通过 77 例前列腺癌观察并结合相关指标分析，将前列腺癌分为肺热失宣、气血亏虚、湿热蕴结、气滞血瘀、痰瘀闭阻五种证型，其中以后三种证型最为多见。李远鹏将前列腺癌的证型归纳为湿热型、瘀毒型、痰瘀互结型、肾阴虚型、肾阳虚型五种。湿热型治以清热利湿、解毒通淋，方用八正散加减；瘀毒型治以清热解毒、活血化瘀，方用五味消毒饮和血府逐瘀汤加减；痰瘀互结型治以解毒散结化痰逐瘀，方用血府逐瘀汤和温胆汤加减；肾阴虚型治以滋养肾阴，方用左归饮加减；肾阳虚型治以温补肾阳，方用右归饮加减。

陈志强指导的晚期前列腺癌中医辨证分型方式及中西医结合治疗的研究，通过文献研究及前期广东省中医院 103 例 D 期前列腺癌住院病例回顾性分析，并对 160 例 D 期前列腺癌患者进行证候系统聚类分析，结果显示：脾气虚、气血两虚证、阴虚火旺证、血瘀证、肾气虚证、下焦湿热证、阴虚痰热证、阳虚证为晚期前列腺癌最常见的 8 种证型。这证实了晚期前列腺癌患者病机多为虚实夹杂，本虚标实。

陈教授据此提出应用扶正抑瘤法治疗晚期前列腺癌，强调以扶正为先、祛邪为辅的治疗原则[341]，并制定了扶正抑瘤法治疗前列腺癌的基本方，基本方为黄芪、太子参、龟甲、全蝎、半枝莲、泽兰、白术、茯苓、陈皮等，脾虚加山药、黄精、甘草；肾虚加菟丝子、巴戟天、牛膝；阴虚去白术、黄芪、茯苓，加枸杞子、女贞子、鳖甲、山茱萸；湿阻加蝼蛄、车前草；热毒盛加白花蛇舌草、黄芩；血瘀加土鳖虫、水蛭、王不留行；气滞加姜黄、延胡索；痰浊去黄芪、白术，加浙贝母、天花粉；骨转移疼痛加蜈蚣、僵蚕、骨碎补[342-343]。

（二）总结特点，分期辨治

有些学者以西医前列腺癌分期特点和所引起的并发症为导向进行中医辨治。王树声等[344] 根据不同病情分期进行辨治：内分泌治疗期：正气受损，内分泌药物不良反应，出现（肺脾）气阴两虚证，药用黄芪、太子参、麦冬、浮小麦、白术、半枝莲、泽兰、炙甘草，并予以生脉注射液或参麦注射液静脉滴注。雄激素非依赖性前列腺癌：正气进一步受损，毒邪扩散，出现（脾肾）阴阳两虚证，药用黄芪、太子参、黄精、巴戟天、龟甲、半枝莲、泽兰、枸杞、炙甘草、陈皮，并予以参芪扶正液静脉滴注。激素难治性前列腺癌，病情发展，正虚邪恋，出现脾肾阳气虚证，药用黄芪、党参、白术、茯苓、（熟）附子、全蝎、菟丝子、白芍、枸杞子、半枝莲、炙甘草，并予以参附注射液静脉滴注。晚期骨转移：出现肾阳虚证，方用真武汤加减，并予以参附注射液静脉滴注。放疗术后：出现阴虚瘀热证，药用水牛角、生地黄、赤芍、牡丹皮、山茱萸、鳖甲、女贞子，并予以毛冬青、槐花、地榆、蒲公英煎液保留灌肠。前列腺癌根治术后尿失禁：多为阳气虚弱、气虚不摄证，以缩泉丸、真武汤、左归丸加减，静脉用参芪扶正注射液，并配合灸法（艾灸气海、关元穴）、电刺激生物反馈盆底治疗及提肛训练。

彭培初根据不同分期辨治，具体方法：内分泌治疗期多为肾肝肺阴虚之证，当壮水以制阳光，辅以软坚散结，常配以滋水涵木、金水相生之法。药用熟地黄、知母、黄柏、龟甲、玄参、浙贝母、牡蛎、龙胆、栀子。去势抵抗性前列腺癌（包括非依赖性和难治性）为阳衰血亏、寒凝湿滞之证，应重用温经散寒之剂温阳补血，散寒通滞，从而缓解骨转移疼痛，用阳和汤加穿山甲、半枝莲、白花蛇舌草、蜀羊泉、附片。前列腺癌根治术后尿失禁为肾精不足、精关不固之证，治以补肾培元，用六味地黄丸加枸杞、何首乌治疗。

（三）验方验药，推广应用

有些医家对治疗前列腺癌的方药进行了汇总。王涛对目前治疗前列腺癌的常用中药进行总结，对前列腺癌的辨证、方药以及改善排尿困难、血尿、疼痛等常见症状的辨病治疗药物进行整理归纳。另外，他还总结了治疗前列腺癌的单味验方、成药以及针灸治疗和练功等辅助治疗手段。赵映前总结了临床上常用的方药：野葡萄根、白花蛇舌草、半枝莲及菝葜，水煎服，日服 3 次；海藻、昆布、三棱、莪术、当归、赤芍及丹皮，水煎服，日服 3 次；土茯苓水煎服，日服三次。以上方药具有减轻患者痛苦，缓解症状，延长生存时间等作用。

二、中西医结合临床研究

现代医学治疗前列腺癌的方法较多，具体选择哪种方法可根据患者年龄、身体情况以及肿瘤的危险程度等而定。中西医因其理论体系不同，互有长短，两者联用，可进行优势互补。

（一）配合内分泌治疗的中医临床研究

内分泌治疗是目前晚期前列腺癌的主要治疗方法，应用于前列腺癌雄激素敏感期；但经过中位时间 14~30 个月后，几乎所有患者均将进入雄激素抵抗阶段，此时，在抗雄激素治疗的基础上，配合以扶正祛邪为治则的中药治疗，具有可观的疗效。

1. 自组验方，临床探索

张亚强[345] 及庞然等[346-347] 观察了前列消癥汤对激素难治性前列腺癌的临床效果，常规西药治疗同时予以补益气血、清热解毒利湿治则组方的前列消癥汤（薏苡仁、黄芪、黄精、白花蛇舌草、土贝母、莪术、猪苓），临床具体应用时乏力重者加黄芪、太子参；失眠加远志、酸枣仁；食欲不振加焦山楂、焦神曲；恶心者加生姜、竹茹；骨痛加延胡索、姜黄；下肢水肿加泽兰、泽泻；潮热加女贞子、旱莲草；盗汗加浮小麦、麻黄根；心悸加薤白、瓜蒌；小便不利加川牛膝、冬葵子[348]。研究发现，前列消癥汤能增强患者体质，提高机体的抗病能力，降低 PSA 水平或抑制 PSA 增长幅度，降低中医症状评分，改善 FACT-P 生活质量评分，减轻患者痛苦，延缓疾病进展速度，提高患者生活质量。

郁超等[349]使用周智恒教授经验方前列负阴方（黄芪 15g，苦参 9g，熟地黄 15g，补骨脂 15g，益母草 30g）联合西药治疗 90 例晚期前列腺癌患者。结果表明，两组治疗后比较，中西医结合治疗针对尿痛尿不适、恶心呕吐不思饮食、神疲乏力、肢体疼痛、体质量减轻、气短气急、自身总体评价评分等具有确切疗效。

2. 扶正祛邪，疗效显著

吕立国等观察了扶正抑瘤法治疗前列腺癌 142 例的临床疗效，在西医治疗的基础上加用中药（黄芪、西洋参、龟甲、全蝎、白花蛇舌草、王不留行、白术、茯苓、甘草）治疗，统计分析总生存率、总体中位生存期、总体无进展生存期、骨转移灶数目、血 PSA、生存质量量表等，结果显示，其能延缓前列腺癌的进展、减少骨转移灶数目、提高患者生存质量[350]。

古炽明等总结陈志强教授扶正抑瘤法治疗晚期前列腺的临床经验，随访并分析 2005—2011 年在广东省中医院住院的 209 例晚期前列腺癌患者的资料，按队列研究法分为两组，对照组 80 例，采用内分泌治疗或手术治疗等；治疗组 129 例，在对照组治疗基础上加用扶正抑瘤法治疗，每 3 月随访 1 次。最终，治疗组共 26 例转化为激素非依赖性前列腺癌患者，平均转化时间为（39.62±31.84）个月，对照组 10 例，平均转化时间为（21.00±14.87）个月；2 组平均转化时间比较，表明扶正抑瘤法可延缓前列腺癌的进展[351]。

在另一项研究中，古炽明等观察了 30 例前列腺癌的临床疗效，治疗组在内分泌去势（手术或药

物）治疗及抗雄治疗的基础上再予中医药治疗，以补肾之黄精、巴戟天、枸杞子、黄芪、太子参、龟甲、炙甘草、陈皮为基本方随证加减，6 个月后治疗组 PSA 水平、疼痛视觉模拟（VAS）评分与对照组比较显著改善；临床症状（骨痛、排尿困难、尿频、尿急、血尿、贫血、潮热、乳房痛等）缓解程度和生活质量测评，治疗组较对照组均有所改善。

彭煜等采用中西医结合方法，共纳入 295 例前列腺癌患者，对照组予以雄激素阻断治疗，治疗组在西药治疗基础上联合使用以益气养阴法为基本治则的组方（黄芪、党参、麦冬、五味子、葛根等），并随症加减。结果显示，经过中位时间为 4.7 年的随访，在激素抵抗征象发生率方面加服中药组少于单纯西药组，表明益气养阴法对雄激素阻断治疗的前列腺癌患者有一定的辅助疗效。

另外，一些学者运用益气解毒祛瘀方[352]、六味地黄丸加味[353]等扶正祛邪复方联合西医治疗前列腺癌。结果显示，以上方剂均可在一定程度上提高疗效及生活质量，减轻症状，降低血清 PSA，延迟抗雄激素治疗后出现非依赖的时间。

3. 特色治疗，改善症状

除口服中药外，还有医家使用中药注射剂配合西医治疗，证实了其在减低 PSA 水平以及改善患者症状、提高生活质量等方面不错的效果。

黄智峰等将 50 例中晚期前列腺癌患者随机分为两组，治疗组在口服缓退瘤的基础上肌内注射肿节风注射液 2ml，每天 2 次；对照组在口服缓退瘤的基础上肌内注射生理盐水 2ml，每天 2 次。结果 15 个月后治疗组在降低 PSA 水平、提高血清游离前列腺特异抗原与总前列腺特异抗原的比值（F-PSA/PSA）及国际前列腺症状评分（IPSS）方面均较对照组有显著差异。

郁超等[354]将 67 例患者随机分为两组，治疗组应用化学去雄药物联合中药鸦胆子油乳注射液治疗，对照组仅应用化学去雄药物治疗方案，3 个周期后评价疗效。结果表明，相对于对照组，治疗组在治疗前后疲乏症状改善，疼痛症状明显减轻，随之带动躯体功能改善。总体健康状况对照组虽然有改善，但治疗组改善状况明显优于对照组。

张育军等[355]用鸦胆子油乳联合内分泌治疗 45 例中晚期前列腺癌，同样证明了其在降低 PSA、改

善临床症状等方面具有显著作用。

（二）中医改善西医治疗不良反应相关临床研究

许多文献都证实中医药治疗与西医治疗具有协同作用，可以在手术治疗、放疗、化疗或内分泌治疗的同时配合中医药治疗以缓解临床症状，减少治疗不良反应，起到减毒增效的作用。

前列腺癌根治术（RRP）是局限性前列腺癌首选治疗方法，但术后尿失禁是RRP常见的并发症，一旦发生将严重影响患者生活质量，有研究证明中医外治法治疗术后尿失禁疗效显著。程丽[356]运用改良式隔物灸对56例前列腺癌根治术后尿失禁患者进行治疗。将98例前列腺癌术后尿失禁患者随机分为观察组56例、对照组42例，均行针刺治疗，观察组在此基础上用改良式隔物灸腹部、腰部，每日1次，连续3周。结果表明，观察组总有效率明显高于对照组。

杨美伦将98例行前列腺癌根治术后尿失禁患者随机分为治疗组（56例）和对照组（42例）。对照组行常规针刺治疗，治疗组在此基础上行温针八髎穴治疗。结果显示，治疗组56例中，显效39例，有效15例，无效2例，总有效率为96.4%；对照组42例中，显效24例，有效10例，无效8例，总有效率为81.0%，两组总有效率比较有显著差异。

大部分患者初次化疗都会出现严重的不良反应，如恶心、呕吐等症状，长期化疗还会出现免疫力低下等不良反应。陈永良等[357]通过应用补肾益气汤联合化疗方法治疗激素抵抗性前列腺癌，发现补肾益气汤可增强患者机体免疫力，降低化疗药物的不良反应，临床效果确切。杨宏等[358]通过给前列腺癌患者实施化疗的同时联合使用参芪扶正注射液，发现患者恶心、呕吐的症状得到缓解，且其肝、肾功能损伤程度也较单纯化疗组减轻。

内分泌治疗（手术去势或药物去势）后，因对抗睾酮，将不可避免地出现一系列雄激素缺乏症状，对全身多个系统产生不利的影响。许树才等观察《伤寒论》柴胡桂枝汤治疗前列腺癌去势术后综合征（潮热汗出，失眠多梦，眩晕耳鸣，烦躁易怒，心悸抑郁等）36例的疗效，药用柴胡、黄芩、党参、法半夏、生姜、大枣、炙甘草、桂枝、白芍，治疗后患者症状改善、生活质量提高。

赵文硕等[359]观察经手术去势或黄体生成素释放激素（LHPH）类似物药物去势治疗后3个月的患者36例，入组患者维持原去势治疗不变并给予加味滋水清肝饮治疗（熟地黄、山茱萸、山药、枸杞子、茯苓、炙甘草、醋柴胡、当归、白术、白芍、炙龟甲、泽泻）。结果表明，治疗前老年男子症状量表平均评分为（38.81±1.31）分，治疗后普遍有所下降，为（24.97±1.07）分，证明中医药治疗术后综合征疗效显著。

（三）骨转移的中医临床研究

前列腺癌最常见的远处转移部位是骨骼。骨转移发生后，骨痛和骨折带来的痛苦使得患者的生活质量急剧下降，后续问题也会接踵而至。所以需积极治疗以缓解骨痛、预防和降低骨相关事件的发生。

彭煜等应用泉安方治疗前列腺癌骨转移18例，药用熟地黄、鹿角霜、玄参、牡蛎、浙贝母、穿山甲、半枝莲、白花蛇舌草、蜀羊泉、（制）附子、肉桂、炮姜、麻黄、白芥子等。治疗6个月后问卷调查各项均有不同程度改善，其中疼痛、疲劳程度、排尿状况、情绪和总体感觉有显著差异。12例患者疼痛强度指数下降≥2度，6例服用止痛剂的患者止痛剂用量减少50%以上。ECT显示5例患者骨转移灶有缩小或减少，6例无明显变化，1例较治疗前有进展。王树声等将前列腺癌骨转移152例患者分为治疗组（内分泌加扶正抑瘤法）及对照组（单纯内分泌治疗），治疗9个月后治疗组PSA水平、VAS评分与对照组比较均显著改善。张延可等采用复方苦参注射液联合放疗治疗骨转移癌疼痛患者45例，发现在止痛效果方面与单用放疗组无显著性差异，但在食欲、睡眠质量、肝肾功能、卡式评分方面均具有显著性差异，提示复方苦参注射液能够从整体上提高骨转移患者的生存质量。

围绕着扶正与祛邪两方面，现有的多项研究已证实中医中药可以起到增效减毒，降低PSA水平，提高生存质量，降低西药不良反应，延迟对激素非依赖时间的作用，从而延长患者生存期。但是同时，文献循证级别较低，临床研究局限于单一医疗机构，样本量偏少、多无对照、不设盲法，科学性、严谨性差，在一定程度上影响了对中医药疗效的认同。因此，有必要借鉴流行病学、循证医学，开展多中心、随机、大样本符合中医药特点的大型临床研究，以期进一步研究中医药治疗前列腺癌的证候特点、疗效特征，为中医药治疗前列腺癌寻求客观证据。

第四节　深入研究，开拓思路，内外并治，提升疗效（2014—2023年）

经过前十年的探索铺垫，这一阶段的研究更加丰富。在原先的基础上，理论探讨不断深入，临床研究也更加规范，且涌现出除中药内服外其他多种中医治疗手段的相关研究。

一、理论研究

随着治疗的深入，有不少关于前列腺癌方证用药分析以及名医大师临床经验见于文献，为其辨治提供理论基础。对前列腺癌辨证分型与治法方药的讨论更加具体，研究方法也较前进步，更有针对如术后尿失禁、骨转移等方面的专题探讨。这使得中医扶正培本理论研究得到了极大丰富，更加细化、深入，为临床治疗开拓了思路。

（一）针对前列腺癌的理论与治法方药研究

1. 补肾不如补脾，健脾即是补肾

2014年，贾英杰等[360]根据1979年至2013年前列腺癌相关中医文献总结出，前列腺癌患者多为虚实夹杂证，单一证候多见肾虚证，其次是血瘀证、湿证，病位以肾为主，涉及脾、肝、肺，在肾虚基础上，兼夹瘀、湿、痰、毒等。据此，贾英杰认为前列腺癌的发病与脾肾密切相关，病机要素在于虚、湿、毒、瘀，其中以虚为内因，毒为诱因，瘀、湿既是致病因素，又属病理产物，前列腺癌发病与否，关键在于肾气的强弱，治疗上当以补肾为主要治法。然而部分补肾中药具有类似于雄激素的作用，如杜仲、肉苁蓉等，故传统补肾方法可能会提升睾酮水平，反而导致疾病进展而加重病情。贾教授研究发现，从整体治疗方药来看，古代医家治疗用药主要归经为肾、脾、肝，治疗用药主要集中在补虚药、利水渗湿药、清热药，治法基本以益气活血、补益脾肾、利尿通淋、滋阴清热为大法。结合前列腺肿瘤病因病机特点，及补肾与疾病关系的治疗矛盾，贾英杰提出了"补肾不如补脾，健脾即是补肾"的前列腺癌治疗观点。针对晚期前列腺癌激素敏感阶段，贾英杰以健脾、益气、解毒、祛瘀为本阶段主要治疗方法，重在攻补兼施，整体论治，并组方"益气解毒祛瘀方"；针对去势抵抗阶段，则以脾虚湿困、气虚毒瘀为核心病机，据此提出"健脾利湿，解毒祛瘀"为其基本治疗法则，组方"健脾利湿化瘀方"[361]。

2. 肾虚为先，兼以标实

司富春等[362]收集整理1979年至2014年CNKI收录的相关中医诊治前列腺癌的文献资料并建立辨证方药数据库，采用频数分布分析法和R型系统聚类分析法分析，结果显示膀胱湿热证是频数最高的实证证型，肾虚是频数最高的虚证证型，而瘀热内阻证、脾虚挟痰证、痰瘀内结证、气阴两虚证、阴虚火旺证、肾阳亏虚证、正虚毒恋证和阳虚水泛证是常见的8种证型。在方剂的选用方面，多为补益剂、祛湿剂和理血剂，因此治疗当以扶正补虚为主，兼以利湿通淋、化痰散结、活血祛瘀、清解热毒等。

徐福松教授认为，肾虚是前列腺癌的基本病机，瘀血和湿热是最常见的病理及致病因素，而癌毒是诱发因素，疾病进展会在瘀血和湿热的基础上出现其他脏腑功能失调，故晚期前列腺癌患者证候较为复杂，但"本虚标实"是本病病机的总特点，治疗原则仍应以扶正祛邪为主[363]。张亚强教授则利用八纲辨证法把前列腺癌分为8个基本证型即湿热下注型、痰热互结型、气滞血瘀型、痰瘀毒结型、脾肾阳虚型、气血亏虚型、气阴两虚型、阴阳失调型。在方药选择上多用补虚、清热、活血化瘀、利水渗湿类药物[364]，以前列消癥汤为代表。

由于前列腺癌的发生、发展与雄激素水平关系密切，而补肾阳的中药多合有雄激素样作用，过度使用此类药物会促进前列腺癌患者病情的发展。因此，郁仁存教授强调，补肾应以清补为要，避免使用鹿茸、冬虫夏草、淫羊藿、肉苁蓉、附子等辛热壮阳之品，可选用补肾阴之药，如女贞子、枸杞子、当归、桑寄生等[365]。王晞星教授亦认为，前列腺癌"本虚"在于肾阴不足，"标实"在于湿热毒瘀，而"湿"是关键，使用补阳药易耗津伤阴，但滋阴太过又有助湿之虞，此为两难，故临床上多选用清补肾阴之品以及一些已被证实可以增加雌激素的中药，如女贞子、墨旱莲、当归、麦冬等[366]。彭培初教授根据前列腺激素表现的不同，将病程分为两个阶段，"金水不足证"之雄激素依赖阶段及"阴损及阳证"之雄激素抵抗阶段。治法上，第一阶段以"金水相生，虚则补其母"为主，延缓疾病向雄激素抵抗阶段转变，第二阶段以"温补肾阳，通调三焦"为主，延长患者生存期，提高生活质量[367]。

（二）针对前列腺癌骨转移痛的理论与辨证研究

中医无骨转移癌痛的病名记载，通常将其归属于"骨痹""骨疽""骨瘤"的范畴。《素问·长刺节论篇》言："病在骨，骨重不可举，骨髓酸痛，寒气至，名曰骨痹。"《外科正宗·瘿瘤论》言："恣欲伤肾，肾火郁遏，骨无荣养而为肿，曰骨瘤。"即认为发病原因在于有邪气结滞、骨失所养。现代对骨转移癌痛的认识愈加深入。

彭培初认为前列腺癌在早期处于雄激素依赖时期，多属气阴两伤证，而到了晚期，即非雄激素依赖期，往往阴损及阳，阳气不足致寒湿阻滞骨内气血，发为骨骼疼痛。临床中常以"金水相生贯穿始终，温阳散寒调和阴阳"之法，并自拟南北方联合阳和汤化裁治疗。山广志认为，肾虚是前列腺癌骨转移的重要条件，而脾与肾关系密切，肾主藏精，脾主运化，对于肾精亏损者，可通过调养脾胃可达到补益肾精的目的。故治疗前列腺癌骨转移可从滋补肾气填精固本、调和脾胃培土滋源、和解气血通达枢机3个方面来治疗，分别以金匮肾气丸助阳滋阴，使得肾气振奋，气化恢复；六君子汤调理脾胃以恢复机体气机的正常运行，通过调补脾胃可滋先天之精；以及使用一些宣发肺气的药物，如杏仁、桔梗、全瓜蒌、枇杷叶等，恢复气的升降出入运动，恢复脾胃的气机枢纽功能[368]。

（三）针对前列腺癌术后尿失禁的理论研究

前列腺癌根治术后尿失禁为现代手术后出现的相关并发症，属于"遗溺""小便失禁"等病症，现代中医专家根据证候特点对本病的病因病机进行了研究和阐述。

周红教授认为前列腺癌根治术后尿失禁的主要病机是膀胱气化失司，病位在膀胱，与心、肾脏腑功能失调关系密切，故治疗上多采用固涩止遗，温补肾阳，交通心肾的治疗原则，临床上多采用桑螵蛸散加味治疗前列腺癌根治术后尿失禁，取得了良好的效果。黄春林教授认为本病分为4型，即脾肾两虚、心肾不交、肝肾不足、肺肾虚寒，其中以脾肾两虚为主。在治疗上常用自拟方仙芪补肾汤（淫羊藿、黄芪、菟丝子、杜仲等）、桑螵蛸散等。从中医学病因病机来看，前列腺癌手术患者承受了手术的创伤，耗伤正气，正气虚弱，推动无力而成血瘀；正气虚弱，固摄无权以致水液输布失司产生遗尿，中医辨证属于脾肾两虚、气滞血瘀，治疗上应当以健脾固肾，活血化瘀为主要原则。

崔云教授提出了新的观点，认为前列腺癌根治术首先导致肾气亏损，继发脾气之虚及肝血匮乏，鉴于部分补肾药物具有雄激素样作用，主张以"补脾为主、补肾为辅、兼顾实邪"的治疗原则。选方灵活，包括补中益气汤、归脾汤、六君子汤、异功散、圣愈散、八珍汤等，诸方虽繁，但不脱离四君培补中焦之意[369]。

二、中西医结合临床研究

（一）中西医结合治疗前列腺癌的临床研究

西医西药在治疗前列腺癌方面发展相对缓慢，人们在单纯西医学症状大数据研究中，逐渐细化了对中医证候、治法方药等中医药特色方面的考虑，并加以临床实践，取得一定的成效。同时，在既往研究的基础上，这一阶段的临床研究提高了科学性和严谨性，为中西医结合治疗前列腺癌的可靠性提供了更高等级的证据。

1.总结临床验方，提高研究质量

内分泌治疗是晚期前列腺癌患者的基础治疗手段，但经过中位时间18~24个月后，患者绝大多数均进展为去势抵抗性前列腺癌。很多医家对此展开了研究，其中取得科技成果的当属来自中国中医科学院广安门医院的以卢建新、张亚强、宋竖旗等为主要成员的研究团队，从基础实验和临床研究方面，证实了健脾解毒法及以此法创立的方剂前列消癥汤治疗晚期前列腺癌的作用。

中国中医科学院广安门医院卢建新等[370]通过累计 244 例临床观察，发现前列消癥汤（生薏米、炙黄芪、黄精、白花蛇舌草、土贝母、莪术、猪苓）可改善前列腺癌患者的临床症状，提高其生活质量。治疗后患者临床症状大部分得到改善，其中尿急、尿痛、乏力症状改善明显。生存质量及体力状况获得明显改善，能抑制晚期前列腺癌患者 PSA 的过快增长。有了专方的前期基础，为了提供临床客观依据，获取更高质量的临床证据，在 2016—2020 年期间，卢建新教授的团队开展了多中心随机对照研究。即健脾解毒法治疗 CRPC 的有效性及安全性评价研究，获得 192 例研究病例，结果表明，健脾解毒法有效改善去势抵抗性前列腺癌（CRPC）患者症状、生活质量，且未提升睾酮水平，不影响疾病进展，安全性良好。在后续的基础研究中，采用现代分子生物学技术，分别探讨了前列消癥汤对裸鼠移植瘤的影响；前列消癥汤对激素非依赖性前列腺癌细胞系 PC-3 细胞及 DU-145 细胞的增殖凋亡、PI3K/Akt 信号通路、WNT/β-catenin 信号通路、TGF-β/Smad 通路以及前列腺癌 PC-3 干细胞的影响。从整体 - 组织 - 细胞 - 基因分子水平等层次研究，初步揭示了前列消癥汤治疗晚期前列腺癌的疗效特点和作用环节。尤其是中医药对前列腺癌干细胞的研究，在国内前列腺癌领域中属于首次。整个研究包括理论基础研究、临床实践研究、疗效机制研究、高质量证据研究，形成了鲜明的学术特色，也因此荣获华夏医学科学技术奖三等奖。

龚华等将 146 例激素依赖性前列腺癌患者随机均分为两组，对照组行去势加内分泌治疗，治疗组在此基础上加服前列负阴方（生炙黄芪各 15g，苦参 9g，熟地黄 30g，补骨脂 15g，益母草 30g，山慈菇 12g，姜黄 15g，当归 12g，炙甘草 9g 等）。结果显示，治疗组生活质量、症状改善明显高于对照组，两组前列腺特异抗原的倍增治疗组明显低于对照组，治疗组、对照组去势抵抗前列腺癌发生率分别为 19.44% 和 67.14%，骨等远处转移发生率及终

点事件发生率，治疗组均明显低于对照组。任玮、赖伟业同样分别进行内分泌治疗（前者应用氟他胺+醋酸亮丙瑞林，后者应用比卡鲁胺片）和内分泌联合前列负阴方治疗晚期 PCa 的临床研究，综合三者共同结论，前列负阴方可有效改善患者的生活质量，降低复发和转移概率。

徐文静等[371]用益肾通癥汤（补骨脂、枸杞子、山药、熟地黄、山茱萸、茯苓、金樱子、黄芪）联合醋酸戈舍瑞林、比卡鲁胺片治疗 PCa 患者，治疗四个月。结果显示治疗组（中西联合）、对照组（单纯内分泌治疗）治疗后的血清 tPSA 水平均较治疗前显著下降；国际前列腺症状评分，均较治疗前降低，治疗组优于观察组。观察组患者的中医证候评分在治疗后明显下降，且明显低于对照组。

2. 特定证型，针对研究

常德贵等[372]选取 246 例去势术后气虚血瘀型前列腺癌患者，随机分为治疗组与对照组，治疗组予以芪蓝胶囊联合去势及雄激素拮抗剂，对照组将芪蓝胶囊换为外观和其一致的淀粉制剂。经过治疗 6 个月，比较两组患者治疗前后的国际前列腺症状评分、中医证候评分、最大尿流率及血清 PSA 水平，结果显示，芪蓝胶囊治疗去势术后气虚血瘀型前列腺癌安全有效，并能显著增强内分泌治疗效果，改善患者临床症状，但对血清 PSA 值的干预作用不明显。

彭韦[373]将出现排尿困难、淋漓不尽、夜尿频多、腰膝酸软、性欲减退等肾阳虚证候的晚期 PCa 患者 32 人，随机分成两组治疗 3 月，对照组行内分泌治疗，治疗组加服金匮肾气汤。结果显示治疗组血清总前列腺特异抗原、游离前列腺特异抗原量均低于对照组，国际前列腺症状评分、中医证候评分均优于对照组，说明金匮肾气汤联合内分泌治疗对于肾阳虚证的晚期前列腺癌患者具有一定的效果。

刘书君[374]选取证属气阴两虚的未经根治性手术治疗且符合内分泌治疗适应证的 PCa 患者 80 名，随机均分，对照组行内分泌治疗（皮下注射醋酸戈舍瑞林缓释植入剂加口服比卡鲁胺），治疗组加服加减生脉散，治疗 8 周，随访 1 年。结果显示治疗组和对照组瘤体有效率分别为 32.5% 和 22.5%，卡氏评分、中医证候评分、PSA 水平方面均有好转，

且前者优于后者。

王晔等[375]通过随机对照试验研究表明知柏地黄汤联合化疗治疗后中医证候积分、精子密度、精子活动率、活力及精子 DNA 碎片化指数（DFI）及最大尿流量、膀胱顺应性、最大逼尿肌压力及最大尿道压力均显著优于单纯化疗，且观察组随访 1 年生存率显著（95%）高于对照组（75%）。郝晓强[376]设计随机对照试验，将 40 例晚期激素非依赖性前列腺癌患者分为观察组和对照组，对照组行经尿道前列腺切除术，观察组在此手术基础上联合中药川龙抑癌汤治疗。二者结果表明中药联合化疗、手术能够更好地预防并发症和不良反应，改善患者生活质量，降低血清 PSA 水平。

这些临床研究表明，无论是激素依赖性前列腺癌还是去势抵抗性前列腺癌，中医与西药的联合干预均可起到一定作用。对于前者，中药可延长其发展为去势抵抗性前列腺癌的时间；对于后者，中药同样可起到降低 PSA 水平，改善临床症状，延长生存期的作用。

（二）中西医结合治疗前列腺癌根治术后尿失禁的临床研究

前列腺癌根治术是治疗临床局限性及局部进展期前列腺癌的有效方法之一，而术后出现的尿失禁影响患者的生理和心理健康，降低生活质量。当前现代医学对于术后轻、中度尿失禁多采用盆底肌锻炼、膀胱行为训练、生物反馈电刺激等保守疗法，其对于预防、缓解术后尿失禁的效果值得肯定，但单独运用作用有限，且恢复周期长。现代中医对于前列腺癌根治术后尿失禁进行多种尝试，其中包括中药治疗及中医外法治疗。中医外治疗法包括针刺治疗、电针刺激治疗、艾灸、穴位贴敷等，疗效良好，能显著提高前列腺癌根治术后尿失禁患者的生活质量。

1. 中药治疗

石永柱[377]将桑螵蛸散加味联合前列冲剂应用于前列腺癌根治术后尿失禁患者，二者的基本方组成为黄柏、土茯苓、黄芪、桑螵蛸、龙骨等。连续服用 6 个月后通过比较患者的中医证候积分、尿动力学指标、临床疗效指标及不良反应等方面，表明桑螵蛸散加味联合前列冲剂对于前列腺癌根治术后

尿失禁的患者疗效较佳。另外，相较于单纯的西药治疗，中西医结合的治疗方法会使患者获益更多。研究显示，相比于单纯应用盐酸米多君片，使用桑螵蛸散加味联合盐酸米多君治疗前列腺癌根治术后尿失禁患者的症状改善更好，国际尿失禁咨询委员会尿失禁问卷表简表评分更低，同时对患者的肝肾功能不良影响较低。对于单纯的盆底肌功能锻炼来看，中医辅助性治疗亦取得较好的效果。唐荣志等[378]应用补中益气法（主要成分为党参、黄芪等）治疗 30 例前列腺癌根治术后尿失禁患者，对比只进行盆底肌锻炼的患者，其治疗有效率升高（96.67% vs 80%），且最大尿流率、膀胱逼尿肌压力更优。此外，文冠果子仁霜联合盆底肌锻炼也有助于前列腺癌根治术后控尿恢复[379]。

2. 针刺治疗

针刺疗法作为中医重要的治疗方法之一，对前列腺癌术后尿失禁的恢复同样有效。目前，针刺疗法多采用太阳膀胱经等相关腧穴，以达到"温阳益气"的效果，而控制排尿相关神经也多分布于此，可通过刺激神经兴奋，缓解尿失禁症状。宋楠楠等[380]对前列腺癌根治术后早期尿失禁患者针刺气海、关元、曲骨及肾俞、气海俞、关元俞等穴位，其 ICI-Q-SF 评分、72h 尿垫用量及中医证候积分明显高于对照组。总之，针刺治疗是以中医经络腧穴理论为指导，通过针刺足太阳膀胱经等相关腧穴，振奋人体阳气，增强脏腑固摄之力，以达补益元气、培肾固本之效；同时能够刺激排尿反射，调整逼尿肌和括约肌功能，达到帮助恢复排尿功能的效果。

3. 艾灸治疗

艾灸疗法在前列腺癌根治术后主要采用温和灸的形式进行治疗，可达到温阳强肾、收涩止遗的效果。陆琴琴等[381]将 80 例患者分为对照组和观察组，观察组取神阙、关元、气海、肾俞（双）穴进行温和灸治疗，隔日施灸，治疗 8 周。结果显示，治疗后观察组有效率高于对照组（95% vs 70%），尿动力学指标与尿失禁症状较对照组明显改善。另外，有研究表明，应用热敏灸疗法取中脘、下脘、神阙、气海、关元、中极高发热敏穴区域治疗前列腺癌根治术后尿失禁，在临床上亦有很好的效果[382]。艾灸操作简单，安全有效，具有能增强温

阳强肾、收涩止遗之力，可增强患者机体血液循环，改善组织营养，从而提高肌肉兴奋性和肌力，进而改善尿失禁症状。

4. 电针刺激治疗

针刺、电针等中医疗法作为传统医学的重要组成部分，在尿失禁的治疗中常因经济实用、操作简便、不良反应少、有效缓解尿失禁症状等优点而广泛应用，其中选取经脉多为足太阳膀胱经、任脉等，选取腧穴多为关元、三阴交、中极等，可达到"补益肾气"等效果，同时可通过刺激交感、副交感神经促进膀胱功能恢复。

电刺激穴位可以促进前列腺根治术后周围神经的修复[383]。杨浩等[384]采用电针刺激骶四穴的治疗方法，患者治疗 4、8、12 周及随访 6 个月后，ICI-Q-SF 评分、尿失禁生活质量问卷等临床症状明显改善，治疗 12 周后有效率为 73.17%。表明该方法对改善尿失禁有效，并且其疗效随时间延长而累积。此种方法也得到了陈姗等研究的支持，其通过电针刺激 20 例盆底肌锻炼无效患者的骶四穴，8 周后尿失禁改善率可达 85%。也有研究显示，通过电针刺激关元、百会及足三里、中极、太溪、三阴交等穴位，在补肾阳的同时健脾、通调水道，改善前列腺癌根治术后尿失禁患者的症状。低频脉冲电流通过毫针刺激穴位，不仅能够加强止痛、镇痛作用，还能促进气血循环，调整肌张力，提高机体防御免疫作用。通过配合各穴，可使经气更强，加强肾气固摄作用，效果更显著。

（三）中西医结合治疗前列腺癌骨转移的临床研究

1. 中药内治法

马银生等纳入 58 例前列腺骨转移患者，治疗组采用加味耆凌骨转方加减（基本方以炙黄芪、生黄芪、冬凌草、益母草、蜀羊泉、姜黄、熟地黄、党参、补骨脂、骨碎补、炙甘草等为主），并配合针灸采取痛点局部取穴联合循经取穴。相比于对照组，中医综合组和西医组患者疼痛 VAS 评分比较差异显著，可显著减少其疼痛和提高预后生活质量。

吴玉华等观察温肾壮阳活血汤（淫羊藿、肉苁蓉、桂枝、熟地黄、补骨脂、当归、鸡血藤、黄芪、甘草为主）治疗前列腺癌骨转移疼痛的疗效，

治疗组和对照组总有效率分别为 83.3% 和 53.3%。治疗组疼痛改善情况优于对照组；两组治疗后 NRS 评分及卡氏评分均较治疗前改善，治疗组优于对照组。

易舒婧等将前列腺癌骨转移痛患者 48 例随机分为对照组和治疗组各 24 例，对照组予以唑来膦酸治疗，治疗组在此基础上加用温肾壮阳活血汤（鸡血藤 30g，淫羊藿 12g，肉苁蓉、补骨脂各 10g、桂枝、熟地、黄芪各 9g，当归 6g，甘草 5g）。治疗 3 个月后，2 组疼痛评分及生活质量评分均较治疗前显著改善，且中药与西药的联合治疗较单纯运用西药，更能有效改善前列腺癌骨转移患者的疼痛症状。

2. 中药外治法

姚暄等[385]认为中药过体表给药，经皮肤、黏膜表面或经络吸收后药力直达病所，可避免口服经消化道吸收所遇到的多环节灭活作用及一些药物内服带来的不良反应，因而具有不良反应小、起效快、方便经济的特点。刘凤星等自制业痛膏，以附子、生草乌头、生半夏、生天南星、白芥子、蜈蚣、斑蝥、全蝎、蟾酥、水蛭、壁虎、三棱、莪术、黄药子、细辛、雄黄等为主，将药物烘干研末，临证化裁，加冰片外敷，治疗前列腺癌癌性骨痛，将膏药敷于骨疼痛的局部体表，效果较明显。苏寅等[386]使用消微镇痛散（蜈蚣、麝香、全竭、斑蝥、明矾、天南星、蟾酥、东丹、红砒、乳香、没药、醋鳖甲、玉桂等共研细末），取转移灶疼痛部位阿是穴，配以辨证主穴和配穴，循经贴穴。结果发现其对前列腺癌镇痛效果较好，尤以气滞痰凝血瘀型和肝肾不足血瘀型镇痛效果较好。

3. 中成药治疗

段广超等通过回顾性分析 61 例前列腺癌骨转移患者的临床资料，将患者分为两组，观察组在药物去势疗法的基础上加用复方苦参注射液进行治疗。结果显示，治疗组有效率高于对照组，血清学指标水平及视觉模拟评分（VAS）明显低于对照组，而两组患者的不良反应发生情况相当。

胡克邦[387]将复方苦参注射液配合内分泌疗法治疗中晚期前列腺癌骨转移 33 例，结果显示，复方苦参注射液配合内分泌疗法在体质量变化和癌性疼痛疗效明显优于单纯内分泌疗法治疗，使用复方

苦参注射液配合内分泌疗法可有效提高中晚期前列腺癌骨转移患者体质量和控制癌性疼痛。

李军等采用全雄激素阻断配合复方苦参注射液治疗前列腺癌骨转移 25 例，结果表明该方法治疗的患者较单纯全雄激素阻断治疗的患者，PSA 下降更明显，NK 细胞活性升高明显，疼痛控制更佳。

曹宏文等采用针灸联合中药芪凌方（以生黄芪 15g，冬凌草 30g，熟地黄 15g，党参 12g，姜黄 9g，蜀羊泉 15g，补骨脂 15g，益母草 15g，射干 9g，炙甘草 9g 为基本方，随证加减）治疗前列腺癌伴发骨转移患者，亦疗效显著。

第八章 卵巢癌

卵巢癌（ovarian cancer）是发生于女性卵巢的恶性肿瘤。目前在妇科肿瘤中，卵巢癌的发病率排名第二，但其病死率位居首位。在我国，卵巢癌发病率位居女性生殖系统肿瘤第 3 位，约占所有女性生殖道肿瘤的 23%，仅次于子宫颈癌和子宫体恶性肿瘤，且呈现逐年上升以及年轻化的趋势。一直以来，手术和化疗是治疗卵巢癌的重要基石。然而即使是经过手术达到完全切净并进行规范化的化疗，卵巢癌的复发仍然难以避免。随着维持治疗研究的不断深入，研究者们越来越重视药物治疗的有效性和降低不良反应；同时随着对卵巢癌基因分子层面认识的加深和靶向药物逐渐应用到临床，卵巢癌的精准治疗手段也越来越丰富，靶向治疗、免疫治疗也逐渐应用于术后或化疗后的维持治疗中[388]。

在中医的文献中并未记载"卵巢癌"这一病名，但《黄帝内经》中提到的"臌胀""石瘕""肠覃"以及"壤肉"，《诸病源候论》中的"癥瘕"以及《难经》中"积聚"的描述均类似于临床中卵巢癌的表现。《灵枢·水胀》篇中记载："肠覃何如……寒气客于肠外，与卫气相搏，气不得荣，因有所系，癖而内着，恶气乃起，瘜肉乃生。其始生也，大如鸡卵，稍以益大，至其成如怀子之状。久者离岁，按之则坚，推之则移，月事以时下，此其候也。"也与现代"卵巢癌"不同时期的临床表现非常相似[389]。

第一节　难诊难治，诊疗起步，攻毒驱邪，初有成效（1949—1983 年）

由于卵巢癌早期无症状，诊断困难，故往往已有广泛转移才明确诊断，70% 不能手术根治。其 5 年生存率仅从 29%（1950—1959 年）提高到 32%（1965—1969 年）[390]。此阶段卵巢癌的中医治疗鲜有报道，均为个案报道，治法以攻邪为主。

1966 年周慕白治疗卵巢黏液性囊腺癌一例，以桃仁承气汤、抵当汤为主方，辨证合用增液承气汤加味，获得良好疗效[391]。1975 年沈阳药学院莪术研究组报道，沈医一院诊断一例不能手术卵巢癌患者，经 1% 莪术油注射液治疗 2 个月后腹部包块消失；另一例卵巢癌肝转移患者使用 150% 复方莪术注射液腹腔给药及 1% 莪术油静脉注射后，症状得到明显改善[392]。

1971 年孙秉严使用温寒驱毒方加减（陈皮、乌药、厚朴、干姜、肉桂、槟榔等）治疗卵巢癌术后复发的患者，联合使用消瘤丸、化瘀丸、回阳丸等中成药，临床症状得到缓解。1980 年孙秉严使用温阳驱毒汤（陈皮、高良姜、三棱、莪术、玄明粉、牵牛子、槟榔、斑蝥等）治疗卵巢癌术后腹壁、膀胱广泛转移患者，辨证伍用消瘤丸、化结丸等，在改善恶性腹水方面取得良好疗效[393]。

该阶段卵巢癌的中医治疗中，各医者在辨证论治的基础上，多选用破血逐瘀之品，攻伐力度较大，虽然报道显示治疗能够取得良好疗效，但是其科学性及安全性仍有待考证。

第二节 中西结合，疗效提高，扶正固本，辨证治疗（1984—1993 年）

中医药治疗卵巢癌的研究从 1984 年起艰难起步，从初期的病例观察、经验总结，到后期的临床试验、证候规律研究等，中医药与西医化疗相结合，中医治则多采用活血化瘀法，辅以扶正，在一定程度上提高了卵巢癌的治疗有效率和生存率，卵巢癌的中西医治疗工作在探索中逐步前进。

一、抗肿瘤单药的积极挖掘

随着现代医学对卵巢癌认识不断深入，卵巢癌的腹腔镜探查、肿瘤标志物检查、细胞学检查逐渐完善，化疗、内分泌治疗、手术治疗的不断发展推进，中医药治疗卵巢癌也在积极的探索中。1986 年烟台市发电厂卫生所王云龙报道了一例穴位埋藏麝香治疗卵巢癌病案，患者为一名 47 岁双侧卵巢低分化浆液性乳头状囊性腺癌女性，因噻替派不良反应拒绝用抗肿瘤药物，未行手术治疗。医者每 15 天予局麻下双侧足三里、三阴交、关元穴位交替切开，每次每穴埋麝香 0.1~0.3g。12 次治疗后腹水得到有效控制，改为每日肌内注射 1% 麝香注射液 2ml。3 年后患者卵巢原发灶缩小，肠壁、大网膜、肠系膜转移灶消失，截至报道该患者已健存 8 年。

1990 年一则报道称短叶红豆杉树皮制剂治疗卵巢癌能将 1/3 患者的肿瘤缩小 50% 以上，其疗效显著，但供不应求，因此提炼及合成此类中药制剂为此阶段研究重点之一[394]。

1993 年同济大学附属同济医院妇产科马丁开展了黄芪刺五加片剂治疗卵巢癌的临床试验研究，患者在化疗停药后开始服药，每日 3 次，每次 3 片，结果显示该药能够诱导提升 IFN-α 活性水平，提高 NK 活性水平，故黄芪刺五加有利于调动机体免疫反应，可通过黄芪刺五加促发机体内源性干扰素的产生。

二、中西医结合，辨证攻邪

1992 年天津市南开区理疗专科医院苗厚润[395]率先对卵巢癌的中医药治疗进行初步探索。在 44 例确诊的卵巢癌患者中使用中医治疗，其中 19 例加西医化疗。中医治疗以化瘤丸为主，全部病例均连续服化瘤丸 1~2 年，每次 3g，每日二次。3~5 年内每年再服 3 个月左右。其方组成：牛黄、麝香、血竭、硼砂、轻粉、冬虫草、朱砂、全虫、蜈蚣、乳香、没药、白芷、银花、连翘、生栀子、白术、半枝莲、蟾酥、雄黄等。另外根据中医辨证施治的原则，配合汤药以辅助治疗。气滞血瘀型方用金铃子散和失笑散加减，痰瘀凝结型方用开郁二陈汤加减。并在以上分型的基础上增减药物，如清热解毒常用药有：半枝莲、半边莲、白花蛇舌草、凤尾草、蒲公英、紫草等。扶正固本药有：西洋参、黄芪、冬虫夏草、当归、沙参、生熟地、女贞子、旱莲草、阿胶等。结果显示：按照肿瘤近期疗效通用标准判定，总有效率达到 91%。

三、中医药扶正固本改善化疗不良反应

1984 年上海中医学院附属曙光医院陈秀廉将化疗引起食欲减退、恶心、腹泻、乏力、自汗、面色苍白、失眠等症状的卵巢癌患者，根据其临床表现辨为气虚证、阴虚证、气阴两虚证等，分别予益气煎、香砂六君子汤、育阴煎、益气养阴煎等方剂。对于化疗后的患者予扶正加以解毒软坚治疗，以预防肿瘤复发转移，结果显示经中医辅助治疗的患者 4 年以上生存率达 37%。1986 年该团队使用益气养阴法辅助治疗卵巢癌术后化疗反应，气虚型使用补中益气汤加减，阴虚型予南沙参、麦冬、天冬、石斛、玄参、生地、熟地、太子参、白芍、炙甘草、当归、枣仁等药物，气阴两虚型辨证使用党参、黄芪、白术、白芍、天冬、麦冬、枸杞、天花粉、竹茹、半夏、补骨脂、旋覆花等药物，结果显示益气养阴中药对于化疗后白细胞下降有改善作用，并对于呕吐、腹痛、腹泻等消化道症状有一定的缓解。1993 年贵州安顺地区区医院周凯宏运用滋阴补肾法治疗化疗后白细胞减少症 26 例，其中包括卵巢癌患者。研究者根据中医"肾主骨生髓"和"阳常有余，阴常不足"等中医基本理论，主张填补肾精，使肾精充足，骨髓生化有源，故选用左归丸为

基本方，结果显示 96.2% 患者用药后白细胞总数升至 4×10^9/L[396]。1993 年镇江市中医院张风林对 19 例卵巢癌术后患者予中西医结合治疗，化疗药物：腹腔及静脉给予噻替派或顺铂单一化疗，一般 2~3 个疗程。中医中药采用扶正祛邪合活血化瘀药物治疗。基本方：人参 6g，生黄芪 30g，全当归、茯苓、肉苁蓉、菟丝子各 10g，制黄精、半枝莲各 30g，蛇舌草 15g，蜂皮、阿胶（烊化）各 10g。结果显示：患者经治后生存期得到延长，其中 5 年以上者 10 例。

此外，还有学者在一个研究中，进行中医药治疗多个癌种的临床观察，其中包括部分卵巢癌患者。如施志明等健脾补肾法为主治疗恶性肿瘤 115 例，其中卵巢癌 6 例，经上述辨证治疗后，大多数患者临床症状改善，生存质量提高，病灶稳定，部分患者病灶缩小，少数患者病灶消失而达到临床治愈。对部分患者的免疫功能测定发现治疗后低下的免疫功能得到提高，生存期明显延长。治疗后 1 年生存率达 95.5%，3 年生存率达 72.95%，5 年生存率达 53.07%，10 年以上生存率达 28.24%。

诊断学方面，1988 年同济医科大学生物教研室张光道对 67 例卵巢癌患者进行了手纹观察，结果显示卵巢癌患者与正常人比较，其指纹、掌纹、掌褶均有明显差异，具体表现为卵巢癌患者斗形指纹减少，正箕增加；手掌各区真实花纹总数增加，小鱼际区真实花纹减少；手掌过渡 I 型褶纹增加。该研究对于中医望诊有一定的借鉴意义。

该阶段越来越多的卵巢癌患者接受了化疗、放疗及手术等治疗，甚至经过多程、多种治疗。经过临床观察及经验的积累，中医学者逐渐对于西医抗肿瘤治疗手段的中医特性及对机体的影响有了更为全面的认识，治疗时不再一味攻邪，而是根据患者具体表现辨证论治，以扶正固本的治则对待经过西医治疗后正气耗伤的患者，使其生活质量得到改善。

第三节　治法总结，改善预后，科研推进，辅助临床（1994—2003 年）

在此阶段，学者们开始对卵巢癌的中医病因病机及分阶段辨证治疗进行总结，主要表现为发病初期以攻邪为主兼扶正气；后期则以扶正为主兼祛邪气。此外，卵巢癌的中医药研究也有了一定的进展，除了改善化疗后不良反应，还在延长生存期，改善远期疗效方面做了进一步的探索。

一、总结病因病机，对症治疗

部分学者对卵巢癌发生的中医病因病机进行了总结，并且提出相应治法。如哈孝贤认为，卵巢癌的发生，主因正气不足，邪气内聚，病理上属本虚标实。因此治疗应在发病早期以攻邪为主兼扶正气，后期则以扶正为主兼祛邪气。邪气主要有气滞血瘀、湿毒壅盛两种类型，正虚则主要表现为气阴两虚。

气滞血瘀证表现为：下腹肿块坚硬拒按，按之疼痛。阴道不规则流血或闭经，形体消瘦并有腹水，皮肤粗糙，口干不欲饮，二便不畅，舌有瘀斑瘀点，脉细涩等。治疗应理气活血、化瘀消癥之法，可选用膈下逐瘀汤。药用：桃仁、丹皮、赤芍、红花、五灵脂、乌药、枳壳、香附、莪术、山慈菇各 15g，当归、延胡索、鳖甲各 20g，川芎 10g。阴道出血多者加蒲黄 30g（布包），地榆炭 30g。

湿毒壅盛证表现为：腹部肿块迅速增大，腹胀痛伴腹水，阴道不规则出血，口苦，舌暗苔厚腻，脉弦滑数等。治疗以清热利湿、化瘀解毒之法，方选五苓散加味。药用：白术、泽泻、大腹皮、车前草、龙葵、桂枝各 15g，猪苓、茯苓、半枝莲、白花蛇舌草、鳖甲 20g。阴道下血量多者，加炒蒲黄 30g（布包）、三七粉 10g（冲）；大便燥结加大黄 10g。

气阴两虚证表现为：腹中积块日久，精神倦怠，形体消瘦，气短、口干食少，腹大如鼓，腹壁脉络曲张或阴道出血，时有低热，舌红或淡红，脉弦细。治疗可用滋补肝肾、软坚消癥之法，方选六味地黄汤加减。药用：熟地、山药、沙参、女贞子、旱莲草、白花蛇舌草各 20g，山萸肉、丹皮、龙葵、泽泻各 15g，鳖甲 30g。阴道下血量多者加阿胶 30g，三七 10g。食欲不振加炒鸡内金 15g，焦三仙各 10g。

此外，西医在应用放疗、化疗时或前后，常引起消化道反应或骨髓抑制不良反应。因此，配合益气养血健脾类中药治疗可减少不良反应，增强免疫力，提高疗效，此亦属扶正培本治法。如有呕吐、食少等消化道反应，可用太子参、黄芪、麦冬、沙参、五味子、生地、半夏、石膏、旋覆花、佛手等，以健脾益气，养胃降逆。如出现骨髓抑制，白细胞减少者，可配合人参、黄芪、麦冬、枸杞子、紫河车、补骨脂、鹿角胶等补气养阴，益肾填精之药[397]。

二、扶正培本临床试验进一步开展

还有学者对卵巢癌化疗引起的消化道反应进行了相关探索。1994 年，张建自拟胃宁汤对 40 例卵巢癌化疗患者进行治疗，以接受第二、第三疗程化疗的 40 例卵巢腺癌患者为研究对象，观察胃宁汤的治疗效果。胃宁汤药用姜半夏 25g，生姜 19g，芦根 25g，麦冬 20g，竹茹 20g，茯苓 20g，陈皮 10g，枳壳 5g。每日一次，水煎代茶频饮，生姜另包嚼服。治疗结果显示胃宁汤治疗患者化疗后呕吐总有效率为 82.5%[398]。

同年，镇江市第二人民医院王士勤采用扶正祛邪、活血化瘀法辨证治疗卵巢癌 14 例，基本药方：人参 6g，生黄芪 30g，全当归 10g，茯苓 12g，制黄精 3g，肉苁蓉 10g，蛇莓 10g，菟丝子 10g，半枝莲 30g，阿胶 10g，白花蛇舌草 15g，蟾蜍皮 10g。患者长期服用中药，5 年生存率达到 57.25%，其中生存期 7 年以上者 7 例。

2000 年，陕西省肿瘤医院付玉兰采用健脾补肾汤防治卵巢癌化疗胃肠道反应，具体用药：黄芪 30g，党参、白术、茯苓、菟丝子、女贞子、枸杞、何首乌各 15g，陈皮 12g，砂仁 6g（后下），竹茹 9g，炙甘草 6g，对照组采用甲氧氯普胺 20mg 肌内注射，呕吐重者加地塞米松 10mg 静脉滴注。结果显示观察组止吐疗效提高 39.7%，恶心有效率提高 35.9%，且治疗组未见不良反应[399]。

中药制剂方面，山东省立医院高国起自 1990—1999 年间，于华香等运用自拟方参芪扶正败毒丸与化疗药物联合应用，治疗观察卵巢癌 200 例，结果显示观察组化疗联合率较对照组提高 22% 左右，在腹痛腹胀、月经紊乱、全身乏力等症状上有明显改善，治疗组生活质量提高明显、病灶较对照组缩小显著，3 年、5 年生存率均有一定程度的提高[400]。

中药注射剂临床研究方面，2001 年宁波大学医学院附属医院叶元芬应用榄香烯乳治疗卵巢癌恶性腹水 86 例，试验组使用榄香烯乳 400mg 加利多卡因及卡铂注入腹腔，嘱患者变换体位，让药液均匀分布；对照组仅采用卡铂腹腔注射，通过经腹部 B 超判定腹水量。结果显示试验组腹水量有效率较对照组提高 30.1%，不良反应减少，提示榄香烯乳还具有对抗卡铂不良反应的作用[401]。

中成药临床研究方面，2001 年河南省肿瘤医院许瑛采用西安正大制药有限公司生产的平消胶囊对 64 例卵巢恶性肿瘤患者术后进行辅助性治疗，平消胶囊系纯中药制剂，由马钱子、仙鹤草、郁金、干漆、五灵脂、白矾、火硝等中药组成，能活血化瘀、止痛散结、消热解毒、扶正祛邪。经用平消胶囊配合治疗后卵巢浆液性囊腺癌患者存活最长时间 118 个月，卵巢子宫内膜样癌存活最长时间 96 个月，未成熟畸胎肿瘤存活 64 个月[402]。2002 年黑龙江中医药大学附属一院韩凤娟以 S180 荷瘤鼠、SKOV3 卵巢癌模型鼠为研究对象，进行海马生髓丸抗肿瘤的实验研究。通过对移植瘤的抑瘤率、光、电镜技术及细胞凋亡调控基因 P53、Bcl-2 等免疫组化的研究，表明海马生髓丸可以抑制荷瘤鼠的肿瘤生长，明显增强顺铂的杀伤肿瘤作用，明显促进肿瘤细胞的凋亡[403]。

针刺治疗方面，哈尔滨医科大学附属第三医院王梅使用针刺加穴位注射治疗卵巢癌术后腹胀患者 36 例，取穴为双侧足三里，常规皮肤消毒后使用提插捻转后留针，并予新斯的明注射液每次每侧 0.25mg 进行穴位注射。结果显示 94.4% 的患者出现肛门排气，腹胀逐渐好转，提示针刺可以祛除病邪、鼓舞正气、调节脏腑功能、促进阴阳平衡，以疏通经络、调节气血[404]。

2001 年中国人民解放军 251 医院王炳胜使用益气活血、健脾利水中药联合腹腔灌注化疗治疗晚期卵巢癌伴大量顽固性腹水患者 42 例，方药如下：黄芪 30g，太子参 30g，白术 15g，白扁豆

15g，泽兰 30g，丹参 30g，三棱 15g，茯苓 15g，大腹皮 15g，赤芍 30g，鸡血藤 30g，砂仁 10g，甘草 10g。上述药物水煎后浓缩至 100ml 左右，分多次服用，每日 1 剂，服用 2~3 周，治疗组腹水治疗的总有效率（好转＋治愈）为 87.0%，对照组总有效率为 57.9%，两组生活质量计分提高也存在显著性差异[405]。

2002 年张宗岐报道，中国中医研究院广安门医院肿瘤科采用自制中药"扶正防癌口服液""扶正冲剂"和"升血一号"等中药，在治疗卵巢癌的同时合并化疗，使化学治疗引起的恶心、呕吐、食欲下降、骨髓抑制等不良反应明显改善，从而使化学治疗能够顺利进行[406]。

三、科研方法进一步创新

该阶段对于卵巢癌的科研工作持续推进，科研方法的创新及应用使得我们有了认识卵巢癌的新途径，对于中医药治疗卵巢癌的机制有了更为深入的研究。

对卵巢癌的中医药治疗研究最为深入的是上海中医药大学附属曙光医院妇科齐聪团队。2001 年，该团队以 120 例卵巢癌术后患者为研究对象，分为治疗组（增免抑瘤方联合化疗组）和对照组（单纯化疗组）探索增免抑瘤方的疗效，两组病例均于治疗后 3 月、1 年各做 1 次外周血 T 细胞亚群的检测，并于治疗后 1 年、2 年分别做生活质量的统计。同时观察两组的转移复发率以及 5 年生存率。结果显示：治疗组晚期卵巢癌的 5 年生存率（50%）高于对照组（33.3%），治疗组治疗 1 年后的生活质量高于对照组，治疗组治疗 3 月后、1 年后的 CD4、CD4/CD8 值高于对照组，治疗组的复发转移率 17.1% 低于对照组（20%）。此结果证明，中西医结合治疗卵巢癌能够提高晚期卵巢癌的 5 年生存率，提高患者术后第 1 年的生活质量，调整患者机体免疫状况，并能降低复发转移率。

此外，他们还承担了多项卵巢癌相关课题，如增免抑瘤合剂治疗卵巢癌的作用机制研究（上海中医药大学课题）、气虚血瘀与卵巢癌发生及转移关系的实验研究（上海市教委课题，编号 01C04）、增免抑瘤颗粒剂治疗围化疗期卵巢癌的临床疗效评估（上海市卫生局课题，编号 2006L005A）、增免抑瘤颗粒剂治疗卵巢癌临床前研究（上海市科委课题，编号 06DZ19704）等。最后提出卵巢癌术后化疗后患者证属"气阴两虚、余毒未清"，研制出"增免抑瘤合剂"，经临床研究证实能改善卵巢癌患者的 T 淋巴细胞亚群失衡、减轻化疗对白细胞的损伤，提高患者的生存质量、抑制卵巢癌的复发和转移。以上研究结果为扶正培本的临床应用奠定了坚实的理论基础。

第四节　辨证分型，总结规律，治并发症，探外治法（2004—2013 年）

随着信息学的发展，学者们开始应用现代统计学方法进行卵巢癌证候规律的探索。并且，除了对中医药或中西医结合治疗卵巢癌近期疗效、远期疗效的探索，开始进行一些并发症如腹水等的中医药治疗以及中医外治法的相关研究。

一、中医证候分布相关研究

2004 年中国中医科学院广安门医院闫洪飞总结了孙桂芝教授治疗卵巢癌的经验，孙教授则特别强调正气不足、毒邪及情志因素，其中毒邪是导致肿瘤的重要条件。即在毒邪侵袭的条件下，即使体质壮实，正气充盛，也可致癌。这与现代医学中的"盆腔污染"学说相吻合。孙教授将卵巢癌分为肝气郁结型、脾气虚型、肝肾阴虚型、阴虚型，分别辨证使用柴胡疏肝散、四君子汤、杞菊地黄汤、沙参麦冬汤加减，取得良好疗效[407]。

2013 年中国中医科学院广安门医院卢雯平探讨了晚期卵巢癌的证候分布规律。依据临床证候辨证标准，采用八纲、气血、脏腑辨证，对 2012 年在中国中医科学院广安门医院肿瘤科门诊就诊的 63 例卵巢癌患者进行单证及复证的中医证型辨证和相关资料分析。结果显示，卵巢癌证候分布虽复杂但主要以血瘀证、气虚证为主，单证少，复证多。临床应先行单证辨证，进而形成复证[408]。

二、中药注射剂及中药复方相关临床研究

2004 年河北省肿瘤医院张军使用华蟾素注射液治疗卵巢癌 22 例，华蟾素注射液为我国传统生物药材蟾蜍经加工提取制成的静脉注射剂，具有解毒、消肿止痛、增强机体抵抗力、稳定病情、减轻症状和改善全身状况的功能。结果显示 40% 的治疗组患者瘤体有所减小，发热、术后腹水、恶心、呕吐、腹胀、腹泻、大小便不畅等胃肠泌尿系反应及白细胞下降到正常水平以下的发生率明显低于对照组[409]。

2005 年，在卵巢癌相关中药注射剂临床研究中，艾迪注射液[410]应用较广，是一种将中药人参、黄芪、刺五加、斑蝥中所含抗肿瘤活性免疫物质提纯制成的抗肿瘤注射剂。结果显示，艾迪注射液治疗晚期老年卵巢癌患者疗效满意，患者临床症状明显改善，用药过程中无明显不良反应。

2005 年河北医科大学第四医院妇科杨波观察了桃核承气汤化裁辅助西医治疗对卵巢上皮性癌患者的血清 CA125 水平及化疗不良反应的影响。对照组术后以 PC 方案化疗 6 个疗程，治疗组在 PC 方案化疗的基础上加用桃核承气汤化裁。结果显示 CA125 半衰期（T1/2）试验组 ≤ 40 日者为 86.36%，对照组为 60.00%，2 组比较有显著性差异；治疗组恶心呕吐和白细胞计数降低程度 ≤ Ⅰ 度者分别为 77.27% 和 86.36%，对照组分别为 55.00% 和 60.00%，2 组比较均有显著性差异[411]。

2007 年哈尔滨医科大学附属第四医院韩世愈观察了扶正愈瘤饮治疗 62 例卵巢癌减毒增效、抗肿瘤的临床研究，对照组选用卵巢癌常规化疗方案，试验组在化疗基础上联用扶正愈瘤饮，该方由海马、蛤蚧、生水蛭、熟地黄、紫河车、制何首乌、制半夏、黄芪等 10 余味药物组成。结果显示，扶正愈瘤饮能够提高卵巢癌化疗有效率，改善卵巢癌骨髓抑制、免疫功能，减少消化道不良反应[412]。

2008 年首都医科大学附属北京中医医院王笑民教授团队观察了化瘀丸联合 TC 方案化疗对 30 例晚期卵巢癌的疗效及化疗不良反应。化瘀丸为北京中医医院临床应用 40 余年的协定处方，由水蛭、虻虫、王不留行、草河车、白芷、生牡蛎、桃仁、赤芍、西红花、当归、延胡索、砂仁、生晒参、生黄芪和郁金等组成。结果显示化瘀丸联合 TC 方案对晚期卵巢癌患者血瘀证有明显的改善作用，可降低患者的血液高凝状态，尤其对纤维蛋白原、D- 二聚体有较好的改善作用。2 组的临床获益率分别为 86.7%、68.9%[413]。

2008 年陕西中医学院附属医院王会仓使用复方土元汤（土鳖虫 10g，三棱 10g，莪术 30g，郁金 10g，姜黄 10g，水蛭 15g，白花蛇舌草 30g，薏苡仁 30g，半枝莲 30g，薄荷 10g，肉苁蓉 15g，黄芪 30g，四味散 10g 等组成）治疗卵巢癌，结果表明：总有效率（CR+PR）24 例，占 75.0%[414-415]。证明复方土元汤能够明显改善卵巢癌患者的临床症状。

2009 年广西中医学院第三附属医院王三虎教授团队开展了一项妇科养荣胶囊预防卵巢癌复发作用的临床观察，纳入手术、化疗、手术 + 化疗后卵巢癌患者 68 例，治疗组予妇科养荣胶囊（当归、白芍、川芎、熟地黄、黄芪、白术、茯苓、陈皮、阿胶、杜仲、益母草），对照组予平消片，结果显示预防复发的有效率（PR+SD）在治疗组达 82.35%，明显优于对照组 55.88%，治疗组肿瘤标志物 CEA、CA125 明显低于对照组[416]。

此外，有学者进行了卵巢癌相关并发症的中医药干预研究。2010 年河南省辉县市人民医院刘军使用自拟升白汤（黄芪 15g，鸡血藤 30g，太子参 30g，当归 20g，炒白芍 20g，甘草 10g，补骨脂 10g，石韦 20g，穿山甲 10g，女贞子 10g，阿胶 20g）治疗卵巢癌化疗后白细胞减少，对照组用利血生、鲨肝醇治疗。结果显示治疗组的白细胞及血红蛋白减少发生率明显低于对照组，提示自拟升白汤能够在较短的时间内升高白细胞，确保治疗计划按时完成，提高治疗效果[417]。

2011 年辽宁中医药大学郝悦[418]等将 41 例卵巢癌术后合并腹水患者分为治疗组（20 例）和对照组（21 例），2 组均采用化疗和支持疗法。治疗组在上述治疗基础上辅以加味参苓白术散（太子参 15g，茯苓 15g，白术 15g，白扁豆 10g，桔梗 10g，陈皮 15g，山药 10g，砂仁 15g，薏苡仁 30g，甘草 10g，黄芪 30g，猪苓 10g，泽泻 10g，莪术 15g，白花蛇舌草 30g）。结果显示，与对照组相比，治疗组临床症状明显改善，消化道反应和骨髓抑制降低，利尿剂使用剂量减少。

改善症状方面，2012 年辽宁中医药大学郭娟观察了四君子汤联合抗肿瘤西药改善 79 例卵巢癌晚期症状疗效，结果显示四君子汤对于倦怠乏力、食少纳呆、口干咽燥、腹胀、大便干燥、五心烦热、尿赤、腹泻、自汗盗汗、恶心呕吐等症状均有显著疗效，特别是对脾气亏虚证者有效率较高[419]。

三、外治法相关临床研究

该时期的中医外治法主要作用于化疗不良反应及肿瘤并发症，特别是对于消化道不良反应如恶心、呕吐等，对改善临床症状具有一定的作用，但对于肿瘤瘤体的治疗方面尚未有较为系统的研究。

2003 年河南省新郑市人民医院侯玉娜等[420]将 69 例卵巢癌患者随机分为实验组（36 例）和对照组（33）例。对照组单纯采用腹腔化疗。实验组在腹腔化疗的基础上加博生癌宁透皮治疗贴外用。贴敷部位：神阙、中极、三阴交及卵巢病灶区，每日 2~4 贴。结果显示，实验组患者腹痛、腹水、恶心等临床症状均不同程度地减轻或消失，总有效率为 91.6%，优于对照组（60.61%）。

2004 年中日友好医院黄金昶教授使用药灸神阙穴为主治疗癌性腹水 51 例，其中卵巢癌 7 例。将烧干蟾、黄芪、老鹳草、附子、细辛、川椒目、牵牛子、大戟、五倍子等药水煎去渣、合兑浓煎，加阿胶烊化后放冰片，每次取 3 g 敷于神阙穴，上置刺有小孔的生姜片，再将适量艾绒置于姜片上点燃灸之，灸后将药留在神阙穴，外敷塑料薄膜。临床疗效上患者完全缓解 23 例，占 45.10%；总有效率为 82.35%，多数患者首次治疗后即有小便增多、排气增多、腹水开始消退等反应，部分患者腹胀、纳差、双下肢浮肿、乏力等症状减轻甚至消失[421]。

2006 年南京医科大学附属无锡市妇幼保健院肿瘤科朱慧等[422]对 32 例卵巢癌患者采用生姜贴敷配合足三里穴位注射地塞米松、甲氧氯普胺治疗化疗后呕吐。贴敷前用温水洗净并擦干脐部，用新鲜生姜 5g 切成碎末贴敷于神厥穴，外用医用薄膜敷贴固定。并取生姜分别贴敷于患者左右手腕的内关穴，同上法固定生姜片。与地塞米松、甲氧氯普胺肌内注射治疗 32 例对照观察。结果显示，治疗组呕吐总有效控制率优于对照组。

2007 年河北省邢台市人民医院陈忠朴观察了甲氧氯普胺穴位治疗卵巢癌化疗性胃肠反应，于药物化疗当日，观察组分别在化疗前 30min 和化疗结束时取一侧足三里穴和中腕穴各封闭甲氧氯普胺 10mg，用药总量 40mg。对照组在化疗前 30min 和化疗结束时分别静脉注射甲氧氯普胺 20mg，用药总量 40mg。结果显示，治疗组化疗后饮食状况、呕吐均明显优于对照组，提示穴位注射不仅发挥了甲氧氯普胺的药理作用，而且起到了针灸治疗疾病的作用，调动患者经气，使穴位发挥正常生理功能[423]。

2011 年邵阳市中医医院金庆满等[424]采用中药膏剂（药物组成：黄芪 80g，猪苓 50g，石吊兰 50g，商陆 20g，千金子 6g，薏苡仁 50g，桃仁 40g，红花 30g，莪术 30g，沉香 10g，槟榔 10g，将上述药物研细成粉末，以蒸馏水、透皮吸收剂和凡士林调匀成膏剂）外敷联合腹腔灌注化疗治疗卵巢癌腹水 30 例，并与单纯腹腔灌注化疗治疗 30 例对照观察。结果显示，治疗组腹水改善有效率 86.7%，临床症状改善率 80.0%，对照组分别为 56.7%、63.3%。治疗组生活质量高于对照组，白细胞下降、胃肠道反应、腹痛及肾功能损害等不良反应发生率均低于对照组。

总体而言，该时期中医对于卵巢癌的治疗逐渐形成了理法方药更为完整且立体的体系，对于卵巢癌及其并发症的治疗手段更为多样化，逐渐体现出辨病与辨证相结合、局部与整体治疗相结合、多疗程分阶段序贯治疗、多剂型多途径给药的特点。

第五节　经验凝练，体质探索，中医干预，提高免疫（2014—2023 年）

随着祖国医学的不断进步，中医多途径特色疗法治疗卵巢癌得到广泛应用，且具有临床效果显著等优点。在此阶段，学者们对前辈治疗卵巢癌的经验进行进一步总结。并开展中药复方注射液、中药汤剂口服、针灸及中医药联合化疗等中西医结合疗法治疗卵巢癌的临床研究。这些疗法能够显著减轻卵巢癌患者术后化疗的不良反应、缓解化疗后不适症状、提高患者机体的免疫力、改善骨髓抑制等。

一、名老中医经验总结工作有序开展

很多学者对前辈们治疗卵巢癌的经验进行了总结归纳，为临床提供一定的思考。如2014年中国中医科学院广安门医院乔红丽总结了朴炳奎教授治疗卵巢癌的辨证思路及用药规律，朴炳奎教授指出，卵巢癌的发生与"正气亏虚""肝脾肾三脏功能失调"及"痰瘀癌毒内结"有关，主张无论保守治疗，还是手术及放化疗，均应配合中医药辨证论治，以减轻手术及放化疗的不良反应，提高机体免疫力及化疗敏感性，延缓疾病进展，提高患者生活质量，以疏肝解郁、调畅情志、补益肝脾肾、扶助正气、祛痰散结、活血化瘀、解毒抗癌、顾护胃气、调摄饮食为主要治疗思路[425]。

2015年首都医科大学附属北京中医医院李娜总结了郁仁存治疗卵巢癌的经验：郁仁存教授把肿瘤的主要病因病机概括为气滞血瘀、痰结湿聚、热毒内蕴、脏腑亏虚、经络瘀阻五个方面，因外邪寒气入侵，脏腑气虚，营卫失调所致。患者脾肾阳虚，脾阳不足，运化失利，水湿生痰，气机不畅，血凝成瘀，发为癌毒。治疗在扶助脾肾先后天正气的同时加入抗癌中草药控制肿瘤复发、转移，并根据患者身体情况及癌毒程度及兼夹证情况灵活用药。郁教授治疗时多运用菟丝子、枸杞子、女贞子、补骨脂、泽泻等辅助先天之肾气的补益药物同时加入调理脾胃功能的药物以增强脾胃的运化功能[426]。2016年中日友好医院刘弘总结了李佩文教授中医药辅助治疗卵巢癌经验，李佩文教授根据卵巢癌的发病特点结合女性生理特点，常用四物汤、五味消毒饮、安老汤作为基础方化裁，联合采用八纲、脏腑、气血津液、冲任辨证，扶正强调健脾益气、滋肝养血、补肾益精，即滋补冲任，益气滋阴养血，常用药物有党参、黄芪、白术、山萸肉、熟地、当归、赤白芍、野菊花、炙鳖甲、土鳖虫等。合并腹水者在基础方上酌加防己黄芪汤、五苓散、五皮饮等，合并骨转移者喜用三骨汤、四藤汤、独活寄生汤等，便秘酌加三子三仁汤，恶心厌食联用橘皮竹茹汤、旋覆代赭汤、丁香柿蒂汤，泛酸酌加乌贝散，头晕联用桑菊饮、天麻钩藤汤等[427]。

2017年浙江中医药大学第二临床医院陈卫建总结了中国中医科学院林洪生教授治疗卵巢癌经验，林洪生教授认为，卵巢恶性肿瘤发病的主要原因无外乎外感风寒、素体阳虚、情志内伤。病位在少腹，肝肾亏虚、冲任失调为本，气滞痰凝、瘀血阻滞为标。临床治疗上遵循"扶正祛邪"的根本大法，扶正以健脾益气、补益肝肾、调理冲任为主，方用四物汤、左归、右归和十全大补汤加减；祛邪以疏肝理气、化痰散结、活血化瘀为主，方用柴胡疏肝散、开郁二陈汤、乌药散和血府逐瘀汤加减。在临床实践中，形成经验方：黄芪、白术、柴胡、白芍、天冬、麦冬、红景天、鸡血藤、黄精、补骨脂、枸杞子、莪术、土茯苓、蒲公英、龙葵、半夏、浙贝母，根据临床症状予以加减[428]。

2019年广州中医药大学第一临床医院杨志才[429]总结了林丽珠治疗卵巢癌的临床经验，采用频次分析、关联规则分析、复杂网络分析等数据挖掘方法分析其治疗卵巢癌的用药规律。结果显示：共纳入治疗75例患者的668个处方，覆盖中医证型6个，以瘀毒蕴结证、痰瘀互结证、脾肾亏虚证最为多见；处方共涉及中药209味、中成药13种；提取治疗卵巢癌的常用药物23味，核心药物组合12个。分析结果提示：林丽珠教授认为卵巢癌的病机以瘀毒蕴结、痰瘀互结为标，以脾肾亏虚、冲任失调为本，临床多用祛瘀解毒、行气调经、健脾补肾之品，体现其"补脾肾、调冲任、消癌毒"的临证经验。

2020年上海中医药大学严世芸团队对中医肿瘤的治疗方剂进行了汇总，《中医良方大全》[430]中记述了气滞血瘀型、痰湿凝聚型、湿热郁（瘀、蕴）毒型、气血亏虚型、气虚血瘀型、肝肾阴虚型、气阴两虚型、阴虚型、寒凝血瘀型、气虚型、脾虚痰湿型等证型的经方、时方以及各医家经验方、自拟方等，每证型附方十余个，并对用量、煎服法、随证加减进行了详细记述。

基于此阶段的经验总结工作，中医药诊治卵巢癌的理论体系逐渐丰富完善，脉络清晰，不仅使名家经验得以系统地留存，更为后续的深入研究提供了宝贵的理论基础。

二、与中医体质学说相结合

随着体质学说的兴起，部分学者对卵巢癌的中医体质进行探索以指导临床。2015 年黑龙江中医药大学孟楠楠对 80 例卵巢癌患者中医体质分布进行了研究，结果显示：纳入患者中医体质分布特点为平和质＞阳虚质＞气虚质＞气郁质＞阴虚质＞血瘀质＞湿热质＞痰湿质＞特禀质，平和质、阳虚质和气虚质为易感体质；卵巢癌患者不同年龄阶段的中医体质分布为青年平和质、气虚质和阳虚质为主，其次阴虚质；中年平和质为主，其次是阳虚质、气郁质和气虚质；老年阳虚质为主，其次是平和质和气虚质[431]。

2018 年黑龙江中医药大学秦榕婉对于卵巢癌患者中医体质与 C 型行为进行了相关性分析，C 即cancer，C 型人格即"癌前期性格"，表现为人格内向、行为退缩、急躁、多疑，但却尽量克制与压抑自己。结果显示卵巢癌组患者的焦虑、抑郁、愤怒、愤怒（向内）、控制等因子上得分以及 C 型行为总分均明显高于对照组；在社会支持、乐观因子上明显低于非肿瘤组患者得分，说明卵巢癌患者具有 C 型行为或 C 型行为倾向。同一体质，卵巢癌组和对照组在 C 型行为上存在显著差异；不同体质在 C 型行为上无显著差别[432]。

2019 年黑龙江中医药大学肖乔[433]对复发性卵巢癌患者的中医体质进行探索，发现其中医分布体质特点为：阳虚质＞气虚质＞血瘀质＞痰湿质＞气郁质＞阴虚质＞湿热质＞平和质＝特禀质。复发性卵巢癌患者以阳虚质、气虚质为主。

三、中医药提高卵巢癌患者免疫功能的研究

化疗已成为卵巢癌的主要辅助治疗手段，但是由于化疗会给患者带来一系列的不良反应，如骨髓抑制、恶心呕吐、免疫功能下降等，严重影响患者生活质量，故学者们对此展开探索，因此发现了中医药在提高卵巢癌患者免疫功能方面的作用。

2015 年庆云县人民医院妇产科王英梅观察了益气清热养阴方对 60 例卵巢癌患者免疫功能的影响，益气清热养阴方有黄芪、沙参、麦冬等多味中药组成的复方制剂，具有清热、益气、养阴、免疫调理作用。结果显示益气清热养阴方能明显降低卵巢癌

患者腹水中调节性 Treg 细胞比例及抑制性细胞因子水平，调节免疫抑制，增加患者机体免疫功能[434]。2017 年杭州市肿瘤医院陈淑卿[435]等研究发现温阳益气中药辅助腹腔热灌注可以显著降低晚期卵巢癌继发腹腔积液量，调节 T 淋巴细胞水平以增强免疫功能。

2018 年浙江省肿瘤医院妇瘤科诸一鸣观察了参芪扶正注射液联合化疗治疗卵巢癌患者疗效及对患者免疫功能和肿瘤标记物的影响，结果显示两组治疗后 CD3$^+$、CD4$^+$ 和 CD4$^+$/CD8$^+$ 增加，观察组治疗后 CD3$^+$、CD4$^+$ 和 CD4$^+$/CD8$^+$ 高于对照组，且参芪扶正注射液能够，降低血清肿瘤标志物 CA199、CEA 和 CA125 水平[436]。

2019 年郑州大学第二附属医院妇产科方莹[437]等搜集 112 例卵巢癌患者，对照组给予 TC 化疗方案，观察组在 TC 化疗方案的基础上联合运用自拟温阳益气健脾汤，连续治疗 6 个月，结果显示：温阳益气健脾汤联合化疗能有效提高晚期卵巢癌患者的免疫功能，降低血清肿瘤标志物 CA125、HE4 水平，并能提高患者生存率和降低卵巢癌的复发率。2020 年河南中医药大学第二附属医院宋晓婕[438]发现扶正固肾汤可有效减少卵巢癌患者化疗后的不良反应，提高其 T 淋巴细胞免疫功能，同时降低肿瘤标志物 CA125、CA199、HE4 水平，进而提高治疗效果。

2020 年浙江中医药大学附属温州中医院鲁佩佩[439]等运用龙葵当归三棱汤联合化疗治疗卵巢癌 60 例，研究发现与单纯化疗相比，采用龙葵当归三棱汤联合化疗治疗后 Th1、Th1/Th2 升高，Th2、Treg 降低，说明龙葵当归三棱汤可以改善患者的免疫反应，降低炎性反应。2021 年新乡市中心医院宋亭亭[440]分析桂枝茯苓汤对 108 例卵巢癌术后化疗的增敏效果及对患者炎症因子和免疫指标的影响，发现其能降低机体炎症应激反应，调节 T 淋巴亚群平衡，提高免疫功能，减低化疗不良反应，进而提高化疗效果和患者的生存质量，值得临床进一步研究。

四、扶正培本治法改善骨髓抑制

有学者发现扶正培本治法具有改善卵巢癌化疗后患者骨髓抑制的功效。如 2014 年中南大学湘雅

医学院附属肿瘤医院陈志斌探讨扶正消瘤汤联合紫杉醇治疗晚期卵巢癌的临床效果和不良反应77例，扶正消瘤汤由生黄芪、白术、绞股蓝、生薏苡仁、白花蛇舌草、野葡萄根、藤梨根、猪苓、石斛、八月札、三七、鸡内金、生甘草组成，具有理气化瘀、益气养阴、消瘤散结、健脾养胃、清热解毒等功效。治疗组治疗总有效率为51.2%，显著高于对照组对照组35.3%，且白细胞下降、血红蛋白下降和等骨髓抑制不良反应发生率明显降低[441]。

2015年四川省巴中市中医院杨容华等[442]收集114例卵巢癌化疗患者，对照组采用常规化疗方案，治疗组在常规化疗基础上加用足三里注射黄芪注射液，观察结果显示黄芪注射液足三里穴位注射可以显著改善卵巢癌化疗患者骨髓抑制现象，可以有效提高化疗患者白细胞、中性粒细胞和血红蛋白的计数。

2016年黑龙江中医药大学董应男临床观察发现卵巢癌患者的中医证型中气阴两虚型、气血亏虚型及阳虚水停型较气滞血瘀型、寒凝血瘀型、湿热蕴毒型、痰湿凝聚型更容易发生骨髓抑制，气阴两虚型卵巢癌患者化疗后容易出现白细胞及血小板减少；气血亏虚型卵巢癌患者化疗后易出现白细胞、血红蛋白减少；阳虚水停型卵巢癌患者化疗后易出现血红蛋白减少[443]。

2019年郑州市第一人民医院张建丽[444]等运用自拟益气抗癌方联合紫杉醇、顺铂治疗上皮性卵巢癌1个周期（21~28天）。研究结果显示：此方案可以显著提高上皮性卵巢癌患者的生活质量，降低骨髓和免疫抑制，减轻不良反应延长患者生存期。

第九章 食管癌

食管癌（esophageal cancer）是主要起源于食管鳞状上皮和柱状上皮的恶性肿瘤。鳞癌（squamous cell carcinoma）约占 90%，腺癌（adenocarcinoma）约占 10%。据 GLOBOLCAN 2020 年数据显示，中国食管癌发病数和死亡数分别占全球食管癌发病与死亡的 53.70% 和 55.35%[445]。中国是食管癌发病大国，根据 WHO 实时数据，我国食管癌患病率和死亡率都排在全球第五位，但因我国庞大的人口基数，食管癌新发患者和死亡患者都占全球的 55% 左右，位居世界第一。外科手术治疗是食管癌的主要根治性手段之一，在早期阶段外科手术治疗可以达到根治的目的，在中晚期阶段，通过以手术为主的综合治疗可以使其中一部分患者达到根治，其他患者生命得以延长；对于中、晚期的可手术、不可手术或拒绝手术的食管癌，术前同步放化疗联合手术或根治性同步放化疗是重要的治疗原则[446]；对于化疗失败的晚期食管癌患者，免疫检查点抑制剂已成为重要治疗选择。

中医认为食管癌属噎膈之证，早在《黄帝内经》中就有"隔""膈中""隔塞"等的记载，认为"脾脉……微急为膈中，食饮入而还出，后沃沫"。

《诸病源候论》中说："饮食入则噎塞不通……胸内疼不得喘息，食不下，是故噎也。"《景岳全书·噎膈》中说："酒色过度则伤阴，阴伤则精血枯涸，则燥结病于下。"徐灵胎评《临证指南医案》中说："噎膈之证，必有瘀血、顽痰、逆气，阻膈胃气。"可见古代对噎膈的描述已经比较详尽，并指出其发生与忧思暴怒、酒色过度等有关，病机涉及瘀血、痰饮、逆气、阴亏血枯等方面。

自 20 世纪 50 年代，以河南林县为代表的地区因食管癌高发受到党和政府的高度重视后，食管癌的中西医预防、诊断、治疗工作在探索中逐步前进。历经几代中医人艰苦、顽强的探索，取得了令人瞩目的成就。从初期的普查登记、舌诊预判，以毒攻毒、破血活血为主治疗食管癌；到中期以扶正为法的六味地黄丸防治食管重度上皮增生，经验总结；再到后期的辨证论治，多家争鸣，利用现代信息学技术探索食管癌证治规律，开展临床研究等。最终明确食管癌是虚实夹杂的病症，扶正应贯穿食管癌治疗的始终。中医药联合放、化疗在食管癌治疗中可以起到增效减毒、提高患者生存质量、延长生存期的作用。

第一节 普查登记，协作防治，临床观察，经验总结（1949—1973 年）

一、普查预防，协作防治

1958 年，河北、河南、山东、山西和北京"四省一市食管癌防治科研大协作"启动，拉开了我国食管癌普查与多地区、多技术、中西医之间协作防治研究工作的序幕。

在普查预防方面，以林县食管癌高发问题为契机，我国逐步启动了肿瘤登记及癌症综合防治工作。1957—1958 年，河南林县"三不通"问题（水不通、路不通、食道不通）、食管癌高发问题引起党和政府的高度关注，林县随后于 1959 年启动食管癌登记报告工作，成为我国第一个以农村人群为基础的肿瘤登记点。

1970 年，中国医学科学院响应党和国家的号召，派出"中国医学科学院赴林县食管癌防治研究小分队"，即涵盖肿瘤医院（肿瘤研究所）、实验医学研究所、病毒研究所、药物研究所、抗生素研究所等医务科研工作者 40 余人的医疗队奔赴林县，开展食管癌现场的防治研究工作。小分队对林县 76 个大队，11 万人口，进行了 30 年（1940—1970 年）

30 岁以上人口食管癌死亡回顾调查。发现该县食管癌的发病呈现"北高南低"的规律[447]。在河南林县食管癌现场工作的基础上，1972 年又开展了山西、河北、河南和北京等省市沿太行山地区 181 个县市 5000 万人口范围内的食管癌调查与普查，发现食管癌的粗死亡率为 53.96/10 万人口，年龄、性别调整死亡率为 37.39/10 万人口，最高达 139.80/10 万人口。死亡率较高的地区为太行山南段三省交界地带，由此向四周逐渐减低，大体形成一个不规则的同心圆的分布。在高发区，食管上皮增生的患者也较多。在林县通过死亡回顾调查发现三十年来（1941—1970 年）食管癌死亡率始终停留在较高水平上，平均年死亡率为 130.3/10 万，无明显上升或降低趋势。以上普查登记结果，使研究者们深刻认识到食管癌的危害，为后续食管癌的防治工作的展开奠定了基础。

二、临床观察，经验总结

这一时期，规范的临床研究较少，以临床观察总结多见。通过相互协作，长程观察，分析得失，对食管癌的辨证分型与有效单方验方进行总结与改进，证实中医中药在食管癌治疗中确有疗效。

临床研究方面，全国各地的医家应用噎膈散、抗噎丸、治膈散等经验方或院内制剂改善食管癌症状。囿于时代局限性，研究类型多为个案报道或经验总结。如 1965 年，上海中医学院附属曙光医院庞泮池等采用标本兼顾的方法，治愈 1 例食管癌伴左锁骨上淋巴结转移的患者，在理气降逆、涤痰祛瘀方面，药用生半夏、陈胆星、旋覆花、代赭石、丹参、桃仁、蜣螂、急性子、川贝。在滋阴健脾、软坚和络方面，药用生牡蛎、夏枯草、海藻、昆布、赤芍、玄参、生地、黄芩、白术、没药、丝瓜络。加减应用 157 剂，并结合应用专方神农二丸，患者颈部转移病灶及食管局部病灶均完全消失[448]。

1960 年，唐山市癌瘤防治小组应用降逆止呕、调气化痰、活血消瘀法治疗 4 例食管癌。结果显著进步者 1 例，进步者 2 例[449]。

1963 年，徐巩伯以理气消癌为法治疗 1 例食管癌患者，方用逍遥散、瓜蒌薤白汤、丁香柿蒂汤合法，加砂仁、厚朴、枳壳、莱菔子、降香、檀香，治疗 3 月后病状全部消失，5 年后随访情况良好。

1959 年，北京市针灸门诊部等发现针刺天突、膻中及合谷穴能增强食管的蠕动及促进下行的功能[450]。

1959 年，内蒙古自治区中蒙医研究所采用其自创的"三焦分治"手法按摩治疗食管癌，达到疏经络、导瘀滞、开小肠、和固结膀胱之邪气，引肾水上升，洗涤脏腑、滋渭枯燥的肺胃，借此瘀行滞消而愈病。在治疗 3 例食管癌患者中，1 例近愈，2 例好转[451]。

1959 年，河南省中医中药研究所肿瘤研究组运用噎膈散治疗 100 例食管癌患者，能显著改善吞咽困难，有效率达 93%[452]；兰州医学院第一附属医院肿瘤研究组应用抗噎丸治疗 17 例食管癌，症状获得抑制者达 15 例[453]；武汉医学院附属二院外科应用治膈散治疗 8 例食管癌，其中症状明显改善者 3 例，有好转者 2 例[454]。

1960 年，山西医学院中医研究班食道癌研究小组观察了中医治疗 63 例食道癌的疗效，方用参赭培气汤（党参、生赭石、天冬、清半夏、知母、肉苁蓉、当归身、柿霜）培补，和消癌丸（山甲珠、鸦胆子仁、壁虎、水蛭、三七、桃仁、海藻、蜈蚣、制马钱子、地龙、昆布、三棱、莪术、虻虫、枳壳、延胡索、木香）攻伐，二者交替使用攻补兼施，补破递传，攻则猛攻，补则劲补。并行针刺疗法，一方面依灵龟八法按时取穴，一方面循经选取天突、鸠尾、中脘、璇玑、玉堂、紫宫、膈俞、膈关、三里、内关、合谷、太冲、天枢等穴。3 例患者兼行深部 X 线，7 例患者兼行手术治疗。结果显示有效率达到（或超过）57.2%，肯定了中西医结合治疗的重要性。[455]

还有医家总结了食管癌治疗的个人体会，并提出具体辨证分型及相应方剂。1961 年，天津医科大学附属医院癌瘤研究小组提出将食管癌分为 4 个证型，分别为：①阳虚气滞型，治以五噎丸、五膈丸；②阴虚血枯型，治以归地膏加五汁饮、膈下逐瘀汤、滋血润肠汤；③肝旺火盛型，治以参赭培气汤、噙化丸；④脾虚痰壅型，治以大半夏汤、理中汤、八味丸。在临床治疗 50 例食管癌患者，痊愈及好转人数可达 31 例[446]。

1963 年，上海第一医学院附属肿瘤医院胡安邦基于临床体会，提出将食管癌分为 5 个证型，具体为：①气滞型，可选用旋覆代赭石汤、左金丸、金铃子散或瓜蒌薤白汤；②血瘀型，可选用失笑散、复元活血汤、大黄䗪虫丸等剂；③痰凝型，湿痰者可选用六君子汤、平胃散、涤痰汤等，痰火者可选用黛蛤散、龙胆泻肝汤、小陷胸汤、半夏泻心汤等；④阴虚型，可选用五汁饮、增液汤等；⑤阳虚型，可选用附子理中汤、吴茱萸汤、大半夏汤及加减黄连汤等。

1965 年，太原市中医研究所肿瘤临床研究组姜光斗等将食管癌分为 4 型，分别为：①阳虚者，中寒用桂附理中汤化裁；下寒用桂附八味丸化裁；寒饮呕吐用大建中、大半夏汤等化裁；中气下陷用补中益气汤化裁；便秘选用半硫丸；②阴虚者，肺阴虚用甘露饮化裁；胃阴虚用五汁饮；肝阴虚用左归饮化裁；肾阴虚用六味丸化裁；便秘酌用麻仁、猪胆汁、蜂蜜等；③阴阳两虚者，用八珍、十全大补、理中地黄汤等化裁；④阴枯阳结者，不易挽救。姜氏等在治疗中还结合应用七种专方治疗 47 例食管癌患者，在单用中药治疗的患者，已存活 1 年以上者 6 例，3 年以上者 1 例。

三、协助放疗，减轻不良反应

此外，初步开展了中医药协助治疗放疗不良反应的相关研究工作。如 1971 年，中国医学科学院日坛医院林县食管癌科研小分队与中医研究院协作，开始了中西医结合防治食管癌放疗不良反应的研究。先后收治了 50 多例患者，通过结合中医清热解毒、滋阴泻火、生津润燥、凉补气血、健脾和胃等治法以及具体病情辨证论治，明显减轻了腔内放疗的不良反应，仅几例尚有轻微的食管疼痛，其余均顺利地接受了放射治疗，食管瘢痕狭窄也明显减轻[457]。

四、经验反思，方药总结

在大量临床观察的基础上，治疗食管癌的方法也在不断改进，并逐步认识到扶正以祛邪的重要性。如 1965 年，济南市立第一医院肿瘤科史兰陵等认为食管癌治疗上应以扶正补虚、理气散结、清热解毒消肿为主，养阴润燥为辅，二者不可缺少。

1971 年，济南市西郊医院对食管癌的治疗进行了思索及总结，提到："最初我们学习外地的经验，

制订了以攻坚破郁破血为主的方剂用于临床，发现能迅速使癌肿破溃脱落，短期内有的就解决了吞咽困难的问题。但继续观察则见不少患者由于药物腐蚀、溃破出血导致伤气败血，全身情况逐渐恶化。在总结经验的基础上，结合外地的有效方剂，将原方修改为以清热解毒、消痈肿、活血扶正为主的方剂。临床应用一个阶段后，又发现患者有食欲不振、体质消瘦的现象，逐渐认识到这是因为药味苦寒伤胃的缘故，随之又以甘寒和咸寒的药味组成新处方，结果以咸寒方剂疗效较好，不少患者在症状减轻的同时，全身情况不断改善[458]。"上述思索很好地体现了在以攻伐之剂治疗食管癌的时代大背景下，扶正培本思想的萌芽。

中医工作者还对治疗食管癌有效的方药进行总结，体现了当时主要以攻坚、破血、化瘀，甚至"以毒攻毒"为法。如 1972 年，中医研究院等驻林县食管癌防治研究队就中草药治疗食管癌的有效方药行综合介绍：①河南医学院运用回春散（马前子、代赭石）和金灯膏（山慈姑、鸡血藤、红花、儿茶、石菖蒲）治疗 59 例食管癌患者，治疗后 4 年进行随访，患者的平均生存时间为 17 个月零 2 天，较未经任何治疗的食管癌患者的平均生存时间延长了 6 个多月；②安徽省人民医院使用自制浸膏干粉（板蓝根、猫眼草、人工牛黄、硇砂、威灵仙、制南星）治疗 300 例食管癌患者，近期治愈、好转及稳定病例有 266 例；③林县县医院运用八一片（蟾蜍皮、山药）及八二片（白砒、山药）治疗 22 例食管癌患者及 25 例贲门癌患者，分别有 11 例食管癌和 10 例贲门癌患者达到病情稳定；④武汉一六一医院使用喜树碱注射液治疗 3 例食管癌患者，其中 1 例肿瘤基本消失，另 1 例肿瘤缩小；⑤天津医学院附属医院使用喜果片剂六号（喜果、陈皮、半夏、茯苓、竹茹、枳实、山药、元肉、木香、甘草、山橘叶、苍术）和喜果片剂七号（喜果、竹茹、白茅根）治疗 3 例食管癌患者，其中有 1 例症状减轻及肿瘤缩小；⑥上海、南京、嘉兴等地区的有关医疗单位使用蟾皮制剂"6671 片"（蟾皮）治疗 9 例食管癌患者，其有效率为 44.4%；⑦中国医学科学院、中医研究院、安阳工农兵医院驻林县食管癌防治研究队使用抗癌乙丸（黄药子、草河车、山豆根、夏枯草、白鲜皮、败酱草等）治

疗 25 例食管癌、贲门癌患者，总的有效率达 50%；⑧湖北省公安县郑公区卫生院使用硇砂及复方硇砂散（硇砂、大黄、黄连、黄芩、生姜、法夏、乌梅等）治疗食管癌 42 例，有效率为 88%；⑨北京军区总医院发现 1213-0（核桃树枝加青龙衣）、1213-1（核桃树枝加天葵子）、1213-2（核桃树枝加土大黄）、1213-3（核桃树枝加藤梨根）、1213-4（核桃树枝加木棉树）注射液能改善食管癌、贲门癌患者症状，起到增进食欲、镇痛、生血、保肝等作用；⑩旅大市第二医院使用神农丸（马前子）治疗 54 例食管癌患者，其中好转 45 例。北京中医研究院观察到此药有缓解食管癌疼痛和吞咽困难的作用；⑪旱莲草、佛甲草、木棉树皮和藤梨根水煎剂治疗食管癌也存在一定疗效[459]。

第二节　舌诊预判，扶正防癌，辨证治癌，初见成效（1974—1983 年）

林县食管癌防治拉开了我国食管癌防治的序幕。其间产生了众多具有我国特色的研究成果，涵盖食管癌的发病学、流行病学、中医药防治等各方面。同时，各地医家也从食管癌的诊断、预防、单纯中医药治疗以及中西医结合治疗共 4 个方面进行了顽强的探索，取得了一定的成绩。

一、中医舌诊，疗效预判

在这个阶段，食管癌的普查登记工作，使得从业者们清楚地认识到食管的高发病率与死亡率，食管癌的防治工作在曲折中逐步前进。除了西医的筛查与早诊早治，中医研究者们结合中医四诊，对食管癌的防治进行了初步的探索。1982 年，广安门医院肿瘤科余桂清、李佩文等等发现紫舌在食管癌患者中多见，系统调查了 500 例食管癌患者在放疗、手术、化疗、中药治疗前后舌象观察结果，并以微循环及血液流变学部分指标，对其舌象改变机制进行初步探讨。结果发现，早期食管癌患者以淡红舌比例最高，晚期食管癌患者则以紫舌比例为最高。在放射治疗中，还可利用舌诊预测患者对放疗的耐受性，可供确定放疗剂量时的参考。根据临床观察发现，呈淡白舌和淡红舌患者，特别是淡白舌患者，对射线剂量有较大的耐受性，常能顺利接受 7000 拉德左右的根治量；红舌或绛舌患者则相反，放疗过程中常易出现不良反应，放射剂量宜从小量开始，必要时宜配合应用清热养阴药以减少反应。治疗过程中，如舌质由紫转淡红或由晦暗转明润，舌苔由厚转薄或由无苔转薄白苔，均示病有转机，正在向好的方面转化；反之为逆，示病向坏的方面发展，应警惕肿瘤有无转移、扩散、穿孔或出血等情况发生。治疗过程中如始终保持淡红舌不变者，疗效多较显著，据临床观察预后亦多良好[460]。中医舌诊的这一特征，对当时西医分期困难的肿瘤病例具有一定的参考价值，并对放疗的耐受性及剂量控制起到一定的提示作用。

二、六味地黄预防食管癌取得重大科技成果

研究者们还对中医药预防食管癌的疗效进行了初步探索。如河南汤阴县人民医院选用冬凌草制剂 AT-732 和冬凌草药丸 74-2 号药丸（前者每次服 25ml，每天服 2 次，后者每丸重 9g，含生药 15g，每次服 2 丸，每天服 2 次；90 天为 1 个疗程，共 3 个疗程）对食管上皮重度增生 30 例进行追踪观察。在完成服药第 1 个疗程后及时进行复查，便出现 90% 以上的有效率，说明冬凌草制剂对食管上皮重度增生使其阴转逆转是有明显疗效的。

1976 年中国中医科学院余桂清、段凤舞、张代钊等根据食管癌的病因病机特点，共同创制"抗癌乙片"，在河南省林县食管癌高发区人群中用于治疗食管癌前病变通过 16 年的观察，使食管重度增生的癌变率降低了 53.2%。其后研发成为上市中成药增生平片（国药准字 Z20093198），用于食管癌的防治。药理学研究显示其药味均具有抗炎、抗氧化、抗肿瘤等作用。林培中院士团队的循证研究结果显示：基于拉网脱落细胞镜检，1631 例重度不典型增生患者在服用增生平片 3 年后，与对照组相比癌变率下降 61.5%，药物阻断 10 年后随访癌变危险度下降 30%，随访率达 91%，证实了增生平片阻断食管癌前病变的疗效确切。

在中医药预防食管癌的研究中，取得重大科

技成果的当属以姜廷良、严述常、余桂清、张玉顺等为主要成员的中国中医研究院医疗队，从基础实验和临床研究方面，证实了扶正类方剂六味地黄丸预防食管癌的作用。医疗队前期通过实验发现六味地黄汤能抑制化学致癌物亚硝胺诱发的小鼠前胃鳞癌、氨基乙酸酯诱发的小鼠肺腺癌，能降低小鼠自发性肿瘤的发生率，抑制诱变剂的致突变作用，具有抑制实验性肿瘤形成的作用。鉴于小鼠前胃鳞癌类似人的食管癌，食管上皮重度增生是食管癌的癌前病变，具有癌变的高度危险性（一年癌变率5%~7%，五年高达1/3）。因而以六味地黄丸于三个食管癌高发地区，通过数万人群食管脱落细胞学检查，在507例重度增生患者中，进行食管癌变的对照性治疗。1~2年后，治疗组的癌变率1.72%（5/290），对照组为8.29%（18/217）。其中对治疗组57例作五年随访，癌变5例（8.77%），对照组47例癌变12例（25.53%）。证明六味地黄丸有预防食管癌作用。在临床中还发现，重增患者中，肾阴虚占1/3；肾阴虚重增患者的二年癌变率为（15.9%）比非肾阴虚者（2.4%）明显为高。治疗后癌变率（1.52%）明显下降。此时预防食管癌的研究，国外基本处于实验阶段。该研究为中医药治疗食管上皮重增，预防食管癌提出了一种有效方法。获得国家科技进步三等奖[461-462]。

三、辨病辨证，灵活施治

在单一采用中医药治疗食管癌方面，大多采用辨病与辨证相结合，在明确病的基础上，辨证分型论治，或基本方随证加减，或偏方单验方，临证治疗中百花争艳，各有其效。主流学术思想为：根据患者情况，正邪消长，从整体出发，辨证施治，灵活运用，不单独强调采用扶正培本、活血化瘀或软坚散结等某一种方法治疗肿瘤。如河南开封第一人民医院运用家传"复方斑蝥丸"（以斑蝥等制成丸）与中药分型内服（气滞血瘀型：以理气启隔，抗癌散结，清热解毒；阴虚火旺型：以扶正固本，养阴润燥，养血活血，抗癌散结；脾肾阳虚型：以扶正固本，强肾健脾，养血利湿；瘀毒型：以抗癌散结，养阴润燥，清热解毒，活血化瘀，止痛；气血双亏型：以扶正固本，活血养血，强心收敛，健脾利湿），治疗食管癌贲门癌119例。临床治愈

5.04%，显效8.4%，有效44.54%，无效42.02%。初步总结有一定的疗效，但服药均在2个月以上方可见到疗效，疗程较长，改善症状时间出现太慢，仅个别有瘤体消失。

1975年，安徽省人民医院用板蓝根、猫眼草、人工牛黄、硇砂、制南星等对300食管癌辨证分型（气滞、血枯、痰凝、火热四型）论治，近期治愈33例，总有效率88.7%，生存最长者已超过5年。福建莆田县医院用龙虎白蛇汤（龙葵、万毒虎、白英、白花蛇舌草、半枝莲等）治疗70例；山东德州地区肿瘤防治组用农吉利制剂治疗4例，辽宁铁岭地区医院用降香通隔汤治疗食管癌21及贲门癌梗阻5例，总有效率相似，均为85%左右[463]。

还有采用基本方固定随证加减进行临床观察，从中寻找治疗食管癌有效方药，摸索规律。如上海中医学院钱伯文教授以青皮、枸杞、光杏仁、橘叶、广木香、槟榔、桃仁泥、石见穿、象牙屑、山豆根、生地、茯苓、生熟仁、天龙等为基本方达化痰开郁，理气散结，酌情加减；杭州肿瘤医院以藤梨根、野葡萄根、半枝莲、干蟾皮、急性子、紫草、丹参、白花蛇舌草、天龙、姜半夏、甘草、马钱子为基本方加减。处方很多，都在临床上不断摸索总结经验，均在实践中看到效果。

还有医家对食管癌的辨证分型及中医治法进行了总结。如1979年浙江中医学院肿瘤研究室裘钦豪总结道，《内科学》中提到食管癌分三型辨证论治：①痰气交阻，多见于本病初期，宜理气降逆，燥湿化痰，以旋复代赭汤加减。旋覆花、代赭石、姜半夏、陈胆星、急性子、郁金、陈皮、厚朴；②痰瘀互结，多见于本病中期，宜化痰软坚，活血散瘀，以启脑散加减，川贝、郁金、丹参、当归、桃仁、红花、沙参、蜣螂、急性子、昆布、海藻；③气虚津亏，痰瘀凝结，多见于本病的后期，宜扶正生津，化痰散瘀，以八珍汤加减，党参、白术、黄芪、当归、赤芍、生地、天花粉、石斛、丹参、桃仁、生牡蛎、夏枯草，可酌加蜣螂、川贝等。

1981年，王济民总结古代即存在扶正祛邪不同的观点，如张子和"扶正即以祛邪"的观点，他说："夫病之一物，非人身素有之也；或自外而入，或由内而生，皆邪气也。邪气加诸身，速攻之可也，速去之可也。"另一种意见是强调患者本身的

适应性和抗病能力，认为只有扶助和恢复患者正气，才能有利于病邪的扫除。他的实践体会是：在一般情况下要攻补兼施，以中草药侧重扶正，化疗药物侧重祛邪，攻补交替，边攻边补。根据具体情况，掌握攻补程度[464]。

四、扶正培本，初步尝试

由于手术、化疗等治疗手段的攻伐太过，扶正法逐渐在临床应用中受到重视。中晚期食管癌的治疗是个难题，化学药物治疗的疗效不满意，同时药物毒性反应较大，对骨髓抑制比较严重，因此治疗常中断失败。部分研究者为了减轻抗肿瘤药物的毒性反应，在化疗过程中尝试合并扶正培本类方药，并取得一定疗效。如河南安阳地区肿瘤医院对15例中晚期食管癌贲门癌患者应用化学药物抗癌加中药扶正培本治疗，其中显效5例，有效4例，似效4例，无效2例，全组治疗生存一年以上4例，生存一年零八个月1例。中药基本方为当归、黄芪、鸡血藤、阿胶、菟丝子、补骨脂等随证加减。

1983年，胡正明总结其治疗食管癌的经验：初期患者体质尚好，正气尚充，宜以攻邪为主，扶正为辅。中期患者体质渐差，正气日衰，处于正邪相持，宜攻补兼施。晚期患者久病，进食很少，或汤水不入，长期消耗，体质衰弱，正气大衰，宜扶正为主，祛邪为辅。汤水不入者，可暂时输液，待梗阻缓解后，再予扶正固本，辅以祛邪治疗。他选择了14例食管癌患者作为治疗观察病例，治疗方法为：①党参12g，麦冬15g，天冬15g，山药15g，赭石31g，知母10g，花粉10g，当归10g，法半夏10g，枸杞10g，瓜蒌仁10g，土鳖虫10g，煎服，一日一剂；②另予含化丸活血化瘀：三七30g，桃仁15g，硼砂18g，百部茎16g，甘草12g共研细末，炼蜜为丸，每丸重6g，每日3次，每次含化1丸；③蜈蚣散软坚散结活血通络：蜈蚣4g，全蝎2g，炕干，共研细末。连续治疗2月并观察疗效，按1972年原卫生部关于中草药治疗恶性肿瘤的疗效判断标准，结果为：5例有效，有效率35.7%，无效9例，占64.3%。且治疗后梗阻、阻气、食道异物感、吐涎、胸背痛、胸闷均有不同程度减轻[465]。

1979年，裘钦豪总结了关于食管癌在手术后服用扶正中药，可促使机体迅速恢复，对疗效巩固有一定效果，癌症早期尚未发生转移扩散前，以手术方式局部消除癌灶是有效的根治手段，术后机体总不免暂时虚弱，更重要的是手术后机体内不免尚存在肉眼观察不到的癌细胞，佐以手术以后的中医中药调理，借以从速恢复体力，通过机体自身之力消灭残剩之癌细胞，从而达到巩固疗效，提高生存率的效果。

第三节 舌诊辨瘤，祛邪为主，复方制剂，广泛应用（1984—1993年）

各医家继续从食管癌的诊断、治疗等方面展开了一定数量的研究。在这个阶段，中医药的预防相关研究减少，治疗相关研究比例逐渐增加。且在食管癌的诊断方面，中医学者亦进行了初步探索。

一、舌诊辨瘤，初步探索

在诊断方面，有学者开展对人体一定部位进行局部望诊以诊断肿瘤及肿瘤辨证分型的研究，并以舌诊为热点。如李佩文、余桂清等探索了食管癌舌象与口腔唾液淀粉酶的关系。他们发现，在食管癌患者中，随着疾病的加深，舌色多由淡红舌发展为紫舌，舌苔也有加厚的趋势。淡红舌及薄苔患者多为早期癌，口腔唾液淀粉酶活性虽有下降，但变化轻微。红舌及黄厚苔患者中，多有热证阳热偏亢或热毒伤阴，病证主里主热，较淡红舌及薄苔患者病患严重，口腔唾液淀粉酶活性有较大幅度下降。紫舌患者则以血瘀证为主，食管癌辨证分型多属瘀毒型，脏腑辨证属肝瘀为多，实验证明在柠檬酸刺激下，口腔唾液淀粉酶活性下降最为明显，居各组舌色之首位，反映了紫舌组病患之深，脾胃受损之重的程度。在舌苔分组中，白厚苔组病患多属晚期。《国医舌诊学》说："白苔滑而藏结者主死。"多脏腑寒极，阳气衰微，气血两亏。口腔唾液淀粉酶在正常刺激下大幅度下降，反映出"运化"失常的严重状况[466]。

二、痰瘀毒结，基本病机，祛邪为主，治疗大法

中医辨证方面，大多数医家以痰、瘀、毒为本病的基本病机，并以下气化痰，消肿解毒；或清热解毒、理气降逆，活血消癥为基本治疗大法，总体以祛邪为主。如1993年，上海医科大学肿瘤医院陈美芳认为，食管病的主要病理为痰气交阻，瘀毒内结，胃失和降。因而下气化痰，消肿解毒为本病的主要大法。根据食管癌的临床表现按以下几种类型进行辨证施治。

（1）痰气互结型

主要表现为食入不畅，吞咽不利，胸膈满闷，脚骨后隐痛不适，呕吐黏痰，痰涎色白黏稠，吐后则舒，苔薄白腻或白腻，脉滑或弦滑。此乃脾虚津液失布，痰湿内停，痰气交阻，胃失和降。治宜化痰消肿和胃降逆法。方用旋覆花、代赭石、半夏、八月札、枸橘李、公丁香、降香、半枝莲、石上柏、石打穿、莱菔子、谷麦芽。

（2）气滞血瘀型

主要表现为吞咽困难，嗳气呃逆，胸骨后疼痛固定，形体消瘦，肌肤甲错。苔薄，舌质暗红或有瘀斑，脉细或细涩。此乃瘀毒内阻胸肠，气机失调，胃失和降。治宜活血理气，消肿解毒法。方用苏梗、八月札、急性子、威灵仙、丹参、石打穿、半枝莲、野葡萄、刘寄奴、蜣螂虫、生山楂。

（3）痰毒内盛型

主要表现为进食呕吐，咳吐黏稠痰涎，胸骨后疼痛伴烧灼感，大便秘结。苔薄腻或腻，色微黄，脉数或滑数。此乃痰毒热盛于上，腑气失通于下，治宜清热解毒，涤痰通腑法。方用南北沙参、玄参、半枝莲、野葡萄藤、石上柏、蚤休、山豆根、生南星、生半夏、天龙、青礞石、生川军。

（4）气血两虚型

形体消瘦，面色萎黄，神疲乏力，头重纳差，吞咽困难。舌胖，苔薄腻，舌质淡或舌边有齿印，脉濡。此乃病程后期，邪毒未尽，气血亏损，治宜扶正为先，健脾助运培其本，辅以清热解毒祛其邪：炒党参、炒白术、茯苓、生米仁、当归、八月札、半枝莲、野葡萄藤、金雀根、仙鹤草、鸡内金、谷麦芽[467]。

还有学者总结了谢亮辰老中医治疗食管癌的经验，以攻伐类方药为主。谢老认为忧思恼怒损伤肝脾，热毒入侵，内外合邪，而致气机逆乱，络脉瘀阻，日久成癥。在临床中治疗食管癌常用法则是清热解毒、理气降逆，活血消癥。基本方（食道饮）：半枝莲30g，白花蛇舌草30g，刘寄奴30g，金佛草10g，代赭石30g，柴胡10g，香附10g，郁金10g，炒枳壳10g，沙参10g，麦冬10g，元参10g，清半夏10g，丹参10g。另开道散3g：醋紫硇砂1000g，紫金锭1000g，冰片10g，麝香1g，共研细末，装瓶备用（分三次冲服）。并认为汤剂和散剂并进是取效的关键。

三、复方制剂，应用广泛

用中草药复方制剂治疗食管癌临床应用最广泛，这既在一定程度上体现了中医辨证施治的治疗原则，又克服了单纯辨证处方不利观察、可重复性差的缺点，故成为这个阶段研究的主要方向，这方面文献也最多。如张氏等用抗癌乙片（黄药子、拳参、北豆根、夏枯草、败酱草和白鲜皮等）在食管癌高发区进行了食管癌前细胞学检查结果显示病变的阻断性治疗，抗癌乙片组三年和五年的癌发生率分别只有3.2%和7.7%，与对照组比较，差异有统计学意义。抗癌乙片使重度增生的癌变率减少了47.8%。

陆氏等用六神丸（麝香、牛黄、冰片、珍珠、蟾酥、雄黄）每次10~15粒，空腹温开水送下，一日四次，7天为一疗程，连用4个疗程，服药期间停止放、化疗，治疗食管癌、贲门癌20例，4个疗程后，临床症状消失19例，缓解1例，能进普食者15例。

马氏用复方八角金盘汤（八角金盘10g，八月札30g，石见穿15g，急性子15g，半枝莲15g丹参12g，青木香10g，生山楂12g）治疗食管贲门癌178例，结果：治后存活8年以上26例，存活5~8年67例，存活2~3年72例，存活1~2年及无明显效果14例，3年以上存活率为51.6%。

周氏等用虎七散（壁虎70条、三七50g共为细末）每次3~4g，每日2次，黄酒或温开水送下，配合汤剂基本方（党参，茯苓，黄芪各15g，夏枯草20g，姜竹茹10g，姜半夏，旋覆花各12g，白

花蛇舌草、代赭石、丹参、半枝莲各30g、蜂房9g，炙甘草6g），水煎，每日一剂，治疗中晚期食管癌50例，生存期超过6年者2例，占4%，生存期3~6年者4例，占8%，2~3年者5例，占10%，1~2年者25例，占50%，6~12个月者10例，占20%，6个月以下者4例，占8%服药后症状减轻，食纳转佳。

宋氏等用偏方：黄酒1000ml，泽漆100g，壁虎60g（夏季可用活壁虎10条），干蟾皮50g，锡块50g。将泽漆、壁虎、锡块、蟾皮装入消毒的容器内，再加入黄酒浸泡5~7天，滤出药渣，静置2天即可服用。治疗42例，治愈13例，临床治愈19例，显效7例，无效3例[468]。

在这个阶段开展多中心大宗病例观察的是复方天仙胶囊。复方天仙胶囊是以祛邪为主的抗癌中药制剂，自1984年开始在全国16个医疗单位进行了复方天仙胶囊的临床研究工作，观察单独服用复方天仙胶囊治疗晚期癌，手术前服用和伍用放化疗治疗恶性肿瘤的疗效。1987年8月进行了阶段成果鉴定，发现该药对食管癌和胃癌疗效更为显著，此后重点观察复方天仙胶囊治疗食管癌和胃癌的疗效。同时对其不良反应和治癌机制进行了探讨。通过对349例Ⅲ、Ⅳ期食管癌和胃癌患者的近期临床疗效观察，结果表明复方天仙胶囊可明显抑制肿瘤的发展，缓解率为1.2%，好转率2.0%，稳定率77.0%。患者服药后生存质量普遍提高，并可明显减轻食管癌出现的吞咽困难以及癌性疼痛等症状。应用复方天仙胶囊配合放射治疗食管癌364例。配合联合化疗治疗食管癌69例患者，结果表明复方天仙胶囊可明显提高放化疗的疗效。放疗完全缓解率提高21.3%。联合化疗完全缓解率提高17.7%。对25例食管癌手术前服用复方天仙胶囊患者切除的肿瘤标本进行病理组织学和电镜超微结构的免疫病理学研究，看到癌巢内外淋巴细胞和巨噬细胞反应明显增强，癌细胞核和胞浆细胞明显变性坏死。[469]

第四节　中西结合，增效减毒，扶正祛邪，理法渐成（1994—2003年）

随着临床研究的深入，中医药治疗食管癌已取得了较好的疗效。并且随着化疗、放疗等西医治疗方法的大力展开，中医开始配合西医治疗以增效减毒。且学界对食管癌的病机及治疗方法也有了新的观点及思路，主要体现在"扶正祛邪"治疗大法的提出。

一、中医联合化疗，可提高疗效，防治不良反应

这一阶段，有效复方和单方的研究取得了很大的进展，其研究均显示中医中药配合放化疗，对提高治疗食管癌的疗效及远期生存率，防治放化疗不良反应具有广阔的前途。

在中医药联合化疗方面，河南医学院对260例食管癌的研究分为3组，结果显示：化疗+冬凌草组疗效最好，化疗+其他中药组次之，单纯化疗组最差。

王氏以扶正培本方（瓜蒌、薏苡仁、白术、山豆根、冬凌草等）合并化疗治疗食管癌223例，1、3、5年生存率分别为42%、83%、7.1%，近期疗效CR 56%、PR 8.1%。

刘少翔以中药基本方（绞股蓝、黄芪、石见穿、石打穿、藤梨根、白术、甘草）为主，随证加减，结合化疗治疗晚期食管癌60例，中位生存期为9.4个月，明显优于化疗组，提高了生存质量，改善了症状[470]。

王福林用通幽汤加减（含太子参、黄芪、生地、熟地、全当归，黄药子、广陈皮、赤芍、白芍、桃仁泥、急性子、姜半夏、制南星）合并FP方案化疗治疗中晚期食道癌54例，结果显示总有效率83.3%，中位生存期22个月，均明显优于单纯化疗组。

王晓用自拟方（含旋覆花、陈皮、法半夏、厚朴、生地、代赭石、玄参、山豆根、丹参）合PBV方案联合化疗，治疗晚期食管癌20例，结果显示缓解率35%，症状改善率65%，中位数生存期7.5个月。

张明用益气消积汤（含党参、蝉蜕、白花蛇舌

草、山慈菇、半枝莲、徐长卿、牡蛎、茯苓、炒白术、威灵仙、砂仁、白豆、川楝子、延胡索、鸡内金、鳖甲、麝香）配合化疗，鳞癌用 DPV 或 DBV 方案，腺癌用 FAM 方案。治疗食道癌 52 例，结果：完全缓解 13 例，部分缓解 20 例，轻微缓解 8 例无效 11 例，总有效率 63.5%。

二、中医联合放疗，可提高缓解率，缓解症状，提高生活质量

中药联合放疗也进行了相当数量的探索，取得了较好的临床疗效。如张红武等用消噎汤（雄黄、贯众、干漆、三棱、莪术、太子参、木香、槟榔、大黄等）并放疗治疗食道癌，设治疗组与对照组各 12 例，治疗组同时服用消噎汤。结果显示治疗组增强了放疗疗效，使瘤体消退加快，约 6 天即明显改善，而对照组则需 11 天以上。且治疗组未发生因放疗反应和放疗损伤所致的前后胸疼痛及膈隔加重的情况，治疗组近期疗效显著。

胡莲英将 62 例食管癌患者随机分为试验组（32 例）和对照组（30 例），分别采用放射治疗＋口服珍黄胶囊和单纯放射治疗方法。结果显示有效率方面，试验组（46.9%）显著高于对照组（20%），在胸背灼痛、口吐痰涎等症状缓解率方面，试验组缓解率显著高于对照组，提示珍黄胶囊有协同抗肿瘤作用能加快肿瘤消退，可以提高症状缓解率和生活质量。

三、专病验方，临床探索

著名医家徐灵胎云："有一病必有一主证。"在验方治疗食管癌方面报道颇多，诸如半夏泻心汤、通降解毒方、健脾滋肾汤、平消片等，各药治疗的有效率及生存率不尽一致，但均显示出良效。专病验方中所用药物多有抗癌、降逆散结、活血通道等作用，也有一些加入扶正药如党参、黄芪、生熟地等药物，体现了扶正祛邪并施的整体观念与辨证思维模式。

如朱昌国等用天夏开道汤（含天龙、生半夏、生南星、急性子、积实、郁金、贝母茯苓、路路通、黄药子、旋覆花、降香、威灵仙、生薏苡仁、橘皮、橘络、半枝莲、太子参、代赭石）治疗中晚期食道癌吞咽梗阻 38 例；结果：显效（咽下通畅，可进干食或硬食，X 线查原病灶好转，存活 3 年）9 例；有效 22 例；无效 7 例，总有效率 83.68%。

杨云乾等用健脾滋肾汤（含党参、白术、杞子、制首乌、熟地、山茱萸、茯苓）治疗病程 0.5~2.5 年的中晚期食管癌 78 例，结果显效（症状基本消失，病灶缩小一半以上，病灶基本稳定，观察 1 个月）9 例，有效 58 例，无效 11 例，总有效率 85.89%。李华自拟龙通喷汤（含守宫、水急性子、甘草、黄药子、山慈菇，代赭石、冬虫夏草、沉香、蚤休、威灵仙）治疗中晚期食管癌 110 例。结果：缓解率为 6.36%；有效率为 45.50%；稳定率为 88.20%；恶化率为 11.80%。

四、治法思索，扶正祛邪

在临证思路方面，随着对中医药治疗食管癌的大量临床观察及深入研究，学界对食管癌的病机及治疗方法也有了"扶正祛邪"等新的观点及思路。

周宜强认为，一般临床医者在食管癌早期多忽略正虚一面，把着眼点多局限在抗癌消瘤上，化痰散结、活血祛瘀、理气降逆，很少用益气扶正药。日久戕伤正气，正愈虚则邪愈实，加之配合西医之放疗、化疗，虽然一时瘤体缩小，缓解食道梗阻明显，但因正虚不固，很快复发转移，瘤体又增大，疗效多不如愿，且患者正气被伐，精神不振，饮食顿减，生活质量很差。而后期则往往忽略邪实一面，把着眼点放在补虚固本上。一味蛮补，益气滋阴，阴柔养液，壅塞过度而使邪毒无出路，如闭门留寇。因此认为"扶正祛邪"之原则应贯彻食管癌治疗的始终。早期以祛邪为主，兼以扶正；中期驱邪扶正并重；晚期或以扶正为主，或以祛邪为主，唯以正虚邪实分辨孰轻孰重。如此则正复邪消，病本得除。并认为，益气温阳升清，降逆导毒通下，是治疗食管癌的根本大法。

张书文认为防治食管癌，首先要辨病与辨证相合。明确诊断后要根据患者的体质进行辨证施治，早期祛邪为主，当活瘀化痰，软坚散结解毒；病程日久，正气受损，应祛邪扶正；病至晚期，正气不支，不可强攻，当扶正为主以祛邪。用养阴增液，补气养血之法。第二要注重整体治疗，提高生存质量。食管癌病在食道。属胃所主与肝脾肾密切相关，而大肠腑气的畅通也是胃气和降的先决条件。

食道癌这一局部癌肿常可在全身出现多种症状，对食管癌的治疗既要注重局部又要顾及全身。所以对每一个食管癌患者，治疗必须注意到全身的功能状态、精神、情绪、饮食、脏腑气血盛衰等，以判断预后的好坏。必须重视整体调整。第三要分清轻重，兼顾根本。治疗应按"急则治其标，缓则治其本"和"间者并行，甚者独行"的原则进行。如食管癌发展到晚期将出现两大危证，一是食管梗阻，滴水难下；二是大便坚如羊屎状。此为胃气衰败津枯源竭所致，此时当急以开关，缓解梗阻，润通大便。并研制了通道化噎丸（黄药子、硼砂、冰片、板蓝根、硇砂、肉苁蓉等），经3年临床验证，具较好的开关通道作用，一般在服药40min后，即可改善进食，大便通畅。

第五节　辨证治癌，数据挖掘，扶正为本，多法论治（2004—2013年）

一、辨证论治，多家争鸣

辨证论治是中医学的特点与精华，是中医理法、方、药在临床上的具体应用。食管癌病机复杂，国内学者对食管癌辨证论治的认识不尽相同，尚未制订出一套公认的食管癌中医辨证分型方案，从各自的认识角度辨证分型以及组方用药。

如刘福民将晚期食管癌分为4型论治：①痰气互结型，治宜开瘀化痰，润燥消肿，和胃降逆，方用锡类散、半枝莲、八月札、白花蛇舌草加减；②血瘀气滞型，治宜活血理气，消肿解毒，方用皂角刺、白花蛇舌草、参麦散加开关散；③痰毒内盛型，治宜清热解毒，涤痰通腑，方用五汁安中饮加减；④气血两虚型，治宜扶正健脾，补益气血，方用六味地黄丸、开道散、猫胎盘、韭菜汁或冬凌草辅助抗癌。

周岱翰对食管癌的分型论治方法为：①痰气互阻型，治宜开郁降气、化痰散结，方用旋覆代赭汤加减；②血瘀痰滞型，治宜祛瘀散结、化痰解毒，方用血府逐瘀汤加减；③阴虚内热型，治宜滋阴润燥、清热生津方用一贯煎合养胃汤加减；④气虚阳微型，治宜益气养血、温阳开结，方用当归补血汤合桂枝人参汤加减。

周春华等对食管癌的分型论治方法为：①气痰互阻型，表现为食入不畅吞咽困难、胸膈痞闷，常伴嗳气和隐痛，情志舒畅，症状稍减轻，舌苔白腻，脉弦滑，采用开郁降气、化痰散结法；②血瘀痰滞型，表现为吞咽困难、胸膈疼痛、痛有定处、饮食难进甚至食入即吐、面色晦滞、肌肤枯燥，大便秘结甚则坚如羊屎、小便黄赤，舌质暗红有瘀斑，苔白滑或黄腻，脉细涩，采用祛痰散结、化痰解毒法；③气虚阳微型，表现为吞咽困难、饮食不下、神衰少气、面色㿠白、形寒肢冷、面浮足肿、泛吐痰沫、溲清便溏，舌淡苔水白，脉弱，用益气养血、温阳开结法；④热毒伤阴型，表现为吞咽不利、形体消瘦、五心烦热、口干咽燥、大便干、小便黄，舌质暗红，苔薄黄，脉细数，用清热解毒、扶正养阴法[471]。

二、数据挖掘，扶正为本

随着时代的飞速发展，医学信息学应运而生。针对食管癌辨证分型、治疗手段各异的现状，部分医家借助数据挖掘分析等方法，探讨食管癌中医辨证论治规律，发现食管癌以气滞、血瘀、痰浊为主要病理因素，但以补虚药使用为最多，可见扶正之法在食管癌的辨证治疗中起着极其重要的作用。

司富春通过检索收集1979年1月至2011年12月的中医治疗食管癌的文献，利用频度分析以探讨食管癌中医辨证论治规律。发现痰气交阻、气虚阳微、痰瘀互结、气滞血瘀、脾虚气滞是食管癌的常见证型，占67.7%。症状以吞咽困难、胸背疼痛、大便干、神疲乏力、形体消瘦、口干、呕吐痰涎为常见症状。舌质以红舌、淡舌为主，舌苔以厚腻、白、白腻为主，脉象多见细脉、弦脉、涩脉。食管癌所用方剂中自拟方居多，以启膈散、沙参麦冬汤、补气运脾汤、通幽汤较为常用。食管癌用药以补虚药为最多，其次为清热解毒、理气、化痰止咳类药为主。

司银套整理分析对食管癌中医辨证相关文献，结果发现食管癌临床辨证以实证多见，占所有证型的48.18%。在实证中，又以气滞血瘀证所占比例最重，为24.80%；虚证占37.61%，以气血两虚居于首位，占所有虚证的25.75%；虚实夹杂证型仅占14.21%，热毒伤阴证是其主要证型，占该证的61.06%。证型因素统计分析：痰浊、气滞、血瘀、气虚分别位居前4位，出现频次的累计比例为61.10%，且与其他证型因素有显著差异性。

三、扶正培本，清热解毒，多法论治食管癌

中医联合放化疗治疗食管癌减轻不良反应，已经成为临床研究的主流。且扶正培本法、清热解毒法均有应用。如付金书采用放、化疗同时联合中药方治疗40例中晚期食管癌，治疗组在对照组放化疗的基础上同时加服中药参术扶正汤（黄芪35g，党参25g，白术20g，茯苓20g，丹参25g，川芎25g，地龙15g，鸡血藤25g，甘草10g），发现参术扶正汤能减轻放化疗的消化道反应，较好地提高外周血中CD3及CD4的水平，进一步提高NK细胞活性及白细胞介素水平。还能增强骨髓基质细胞在调节造血细胞的增生和分化作用，从而提高骨髓造血功能。

田建明等对184例食管癌随机分组，中药组运用自拟养阴解毒汤（生地15g，玄参15g，麦门冬10g，丹参15g，天花粉15g，白芍20g，银花20g，连翘15g，白花蛇舌草30g，甘草6g）治疗；对照组用激素治疗。两组同时行^{60}Co三野常规外照射治疗。结果中药组放疗过程中的不良反应较对照组明显减轻。

四、中医改善食管癌临床症状，提高生活质量，带瘤生存

随着医学模式的转变，学者们逐渐认识到生存

质量的重要性，并将其引入肿瘤相关中医临床研究的疗效评价体系。中医"带瘤生存"的优势日渐凸显。中医治疗食管癌的相关临床研究结局指标也逐渐聚焦于临床症状的改善。中医药治疗食管癌缓解症状及生存质量的优势被发掘放大。

杨天宇将60例食管癌患者分为观察组和对照组，分别给予中药汤药和西药化疗治疗。评定两组患者的临床疗效、病理结果改变和生存质量评分，发现使用中药汤药参赭培气汤（党参、天门冬、生赭石、清半夏、淡苁蓉、知母、当归、半枝莲、白花蛇舌草、灵芝、红豆杉、焦三仙）治疗食道癌PR率为40%，对照组化疗PR率为36.6%，两组无明显差别。而在改善生存质量方面，中药有明显优势。

张胜奇将83例晚期食管癌患者随机分为两组，对照组单纯用DDP+CF/5-Fu方案化疗；治疗组在对照组基础上，加用参芪扶正注射液，治疗后评价疗效、中医证候、不良反应及生活质量改善情况。结果显示，两组近期疗效无明显差异，但治疗组不良反应减轻，生活质量提高，中医症候改善明显，差异有统计学意义。

从上述临床研究可以看出，改善生活质量、缓解症状以扶正类药物为主。化疗作为祛邪攻毒治疗肿瘤的重要方法，虽有可能使机体达到"邪去正自安"，但在其"以毒攻毒"治疗恶性肿瘤的同时，更加重了正气的耗损。因此，扶正固本能减轻化疗药物对机体的损害，提高患者生存质量，有利于化疗顺利进行。

第六节　名医传承，证候研究，远期疗效，探索思考（2014—2023年）

一、名老中医经验传承总结

名老中医的临床经验是中医传承中最基础、最可靠的信息，也是中医特色疗法有效性的直接证据。在食管癌的临床经验总结方面，后学者们对肿瘤名家如孙桂芝、刘嘉湘、潘敏求、朱良春、周仲瑛等名老中医治疗食管癌的经验进行总结，具有重要的临床参考价值。

王靖思总结孙桂芝的临床经验：食管癌的病机为痰气交阻食管，久而致瘀，病位在肝、脾胃、

肾，故辨证注重从脏腑、经络循行论治，肝、脾、肾三经循行皆经过食管。初期痰气交阻，肝气不舒，升降失司；中期痰湿、痰热较盛，阻滞食管；后期多痰瘀互结，脾肾两虚。故孙老常谓"治膈之法，当益脾肾"。并根据食管癌痰瘀互结的病因病机，临床运用自拟方二术郁灵方（白术、莪术、郁金、威灵仙）为主加减，治疗食管癌取得了良好疗效[472]。

周蕾总结刘嘉湘辨证治疗食管癌的经验：食管癌多由情志忧思伤脾，抑郁忧怒伤肝，饮食起居失宜，或气血亏虚，导致脾虚痰凝，肝气郁结，邪热熏蒸，虚热内灼而成。因此该病的病理特点是虚、痰、气、瘀交互为患，虚实夹杂，本虚标实。并认为根据该病不同阶段邪实正虚的主要矛盾特点，将其分为四个证型：①痰气互结证：治法降气化痰。拟方旋覆花、代赭石、八月札、苏梗、公丁香、干蟾皮、山慈菇、白花蛇舌草、生半夏、生南星、冬凌草、天龙；②气滞血瘀证：治法活血化瘀，理气降逆。拟方八月札、丹参、檀香、公丁香、急性子、威灵仙、冬凌草、山豆根、石打穿、蜣螂虫、天龙；③脾虚痰湿证：治法健脾理气，化痰消积。拟方：党参、白术、茯苓、生半夏、陈皮、生米仁、夏枯草、生牡蛎、炙鸡内金；④津亏热结证：治法养阴生津，泻热散结。拟方：南沙参、北沙参、生地、麦冬、玄参、全瓜蒌、火麻仁、枳实、川楝子、山慈菇、冬凌草、生山楂[473]。

张彩云借助中医传承辅助诊疗系统，挖掘国家级名老中医潘敏求教授对食管癌的临床诊治经验及学术思想。潘教授治疗食管癌以"内虚"立论，认为其发生与发展主要取决于正气的盛衰，因噎膈之病，大都积渐乃至，即使病在初期，正气未必不虚，治疗中应时时顾护正气，始终勿忘扶正补虚，平调阴阳。潘老根据自己多年的经验总结出癌肿的发病与转移涉及虚、瘀、毒，而正气内虚正是其内在根本原因。发现潘老用药频率最高的前十位是：甘草、黄芪、白术、白花蛇舌草、茯苓、陈皮、灵芝、女贞子、枸杞子、麦芽。所有用药以补虚药、清热药的使用频率最高，特别是补气类以及清热解毒类。常用的五个药对有：黄芪-白术、白花蛇舌草-黄芪、白术-茯苓、白花蛇舌草-白术、陈皮-茯苓。核心用药处方为：甘草、黄芪、人参、

白术、枸杞子、菟丝子、白花蛇舌草、陈皮、灵芝、半枝莲、莪术、枸杞子、石见穿、法半夏、谷芽、麦芽、茯苓、鸡内金、夏枯草。

吴艳秋总结朱良春老中医治疗食管癌经验：食管癌在辨证上有虚实之分。早中期多表现为气滞、痰聚、血瘀、毒踞的实证，晚期则因病程缠绵日久，进食困难，频繁呕吐而致气阴两亏，呈现邪实正虚，虚实夹杂之证。治疗中，朱老根据病机选方用药，同时配合使用其独特的运用虫类药的经验，以"降逆和胃、消坚破结、解毒化瘀、养阴培本"为大法，自拟扶正降逆通幽汤（仙鹤草80g，生黄芪40g，旋覆花15g，代赭石30g，法半夏12g，陈皮6g，守宫12g，蜂房12g，生薏苡仁30g，生白术40g）加减治疗，能明显改善临床症状，提高生活质量，延长生存期。

何若瑜总结周仲瑛教授论治食管癌经验：正气亏虚、癌毒侵袭是食管癌的发病基础；痰气瘀结是食管癌最常见的病机；食管癌中晚期易见湿热蕴结。辨治食管癌病机要素分为虚实两端，实者以痰浊、血瘀为主；虚者以阴伤、气虚为主。其病位证素以胃为主，与肝、脾等脏关系密切。治疗时应当注意肝气的调达及肝胃的调和。

二、基于现代统计学方法探索食管癌中医证候规律

既往学者们主要参考文献和临床观察总结了食管癌常见的证候。但一直以来，证候的非规范现象都是困扰中医规范化和现代化，甚至制约中药疗效评价的关键科学问题。随着证素等新概念的不断出现，学者们开始运用现代统计学方法，进行食管癌病位与病性证素特点及组合规律的探索。

吕翠田在文献检索的基础上，对食管癌的证素进行了数据分析，发现构成食管癌病性证素主要有16个，依次为痰、血瘀、气滞、气虚、阴虚、燥、血虚、津液亏、火热、阳虚、湿、毒、思、食积、忧、怒。反映出食管癌病理机制虚实并存，其中实性病理以痰、血瘀、气滞最为突出，其次以燥、火热、湿、毒、食积为主。虚性病理以气虚、阴虚最为突出，其次为血虚、津液亏、阳虚为主。而思、忧、怒证素反映出情志的异常在食管癌病变过程中具有不可忽视的影响较之以往更深入显明了食管癌

病机特点[474]。

孙明坤分析食管癌首次化疗中医证型及证候特征。发现依据证型频次顺序，首次化疗前：痰气阻膈＞瘀血阻膈＞阴虚热结＝脾胃虚弱＞气虚阳微；化疗后：脾胃虚弱＞瘀血阻膈＞痰气阻膈＞气虚阳微＞阴虚热结。证候特征：化疗后恶心呕吐、神疲乏力、食欲不振脾胃虚弱表现增加，畏寒肢冷阳虚证和舌紫暗瘀血证增多；中医证型，脾胃虚弱多、瘀血阻膈、气虚阳微增多。表明化疗后食管癌患者主要表现为寒湿、痰湿、瘀血，本着既病防变的原则，可考虑在化疗时及化疗后温肾健脾，活血化瘀治疗，减少化疗药不良反应。

王茜采用主成分因子分析和系统聚类分析对食管癌中医证型进行探索发现：食管癌早期多以气滞血瘀证、痰湿郁阻证为主，中晚期则主要为气虚邪实证、脾肾阳虚证、气虚阳微证，体现了食管癌病理性质属本虚标实，以气滞、血瘀、痰湿等邪实为主，兼有气虚、阳虚等虚候。具体结果如下：①6种食管癌中医证型按照频率的高低依次为：气虚邪实证＞痰湿郁阻证＞气滞血瘀证＞脾肾阳虚证＞气虚阳微证＞阳虚痰凝证，其中以气虚邪实证最为常见；②食管癌常见证素为气虚、阳虚、痰湿、气滞、血瘀，病位在食管，与脾胃、肝、肾存在密切关系；③食管癌中医证型与TNM分期存在密切联系，痰气郁阻证在Ⅰ期、Ⅱ期最多，阳虚痰凝证及脾肾阳虚证基本可见于整个疾病过程，疾病中期较为多见，气虚邪实证以中晚期为多见，气虚阳微证多见于疾病晚期；④食管癌中医证型分布在分化程度、病理类型上并无显著差异性，与年龄、性别、肿瘤位置、TNM分期及远处转移之间可能具有相关性。

以上探索提示：食管癌病理机制虚实并存。而在化疗等治疗过程或病情进展过程中，正气表现为逐渐亏虚的态势，故在临床治疗食管癌时，应强调在疾病的整个过程以益气扶正贯彻始终，从而达到抗肿瘤治疗的目的。

三、提高近期远期疗效，改善症状，提高生活质量

随着放化疗等专科治疗的普遍开展，临床研究多为中医药联合放化疗以提高食管癌治疗的近期、远期疗效。并且由于中医药多靶点多途径作用、改善复杂症状的独特优势，研究均提示中医药在缓解放化疗不良反应、改善免疫功能、提高生活质量方面的优势作用。

在放疗过程中联合应用中药，可增加食管癌治疗效果、减少不良反应的发生。如羌曹霞发现，与放疗相比，加用生脉散可显著改善食管癌患者神疲乏力、潮热盗汗、口燥咽干、大便秘结等气阴两虚症状，减少放射性食管炎的发生，改善患者营养状况，提高生活质量；张春梅发现，加用茯苓汤可降低中晚期痰气交阻型食管癌患者中医症状积分，提高生活质量和延长远期生存率；丁艳发现，加用消癌解毒方能显著降低食管癌患者肿瘤标志物水平CEA、SCC、细胞角蛋白19片段21-1（CYFRA21-1），改善体力、缓解临床症状，降低胸胁满闷、呕吐痰涎黏液、胸骨后疼痛评分，降低白细胞减少、肝功能异常、Ⅲ度放射性肺炎和食管炎等不良反应发生率；李玉海发现，加用益气养阴方加味能升高食管癌患者血免疫相关指标$CD3^+$及$CD4^+$、$CD4^+/CD8^+$、NK细胞和B细胞数量，减轻临床症状、证候，减少饮食反流、胸痛、吞咽困难等放疗不良反应，改善生活质量[475]。

化疗加用中医药治疗，亦能提高食管癌患者的近期、远期疗效，改善生活质量。与单用化疗相比，杨茜雯发现，加用食道通结方（党参15g，枳实15g，壁虎9g，急性子15g，石见穿30g，制南星15g，煨诃子15g）能提高3年生存率（48.6% vs 25.0%），改善呕吐痰涎、反酸、大便稀溏、乏力症状积分等症状，改善$CD4^+/CD8^+$、自然杀伤（NK）细胞等免疫功能。张辉发现，加用参芪通幽汤（炙黄芪30g，西洋参30g，生地15g，熟地15g，当归15g，红花9g，桃仁9g，升麻3g，槟榔6g，炙甘草9g）治疗中晚期食管癌患者，能提高近期治疗总有效率、中位无进展生存期（PFS）和3年生存率；改善恶心呕吐、骨髓抑制、神经感觉障碍、血小板减少和白细胞减少等不良反应。蔡霄月发现，加用食道通结颗粒（党参、枸橘李、天龙、急性子、石见穿、制南星等）治疗中晚期食管癌，能显著提高疾病缓解率（CRR）（治疗组VS对照组：55.00% vs 32.50%）；缓解白细胞、血小板减少、贫血、恶心呕吐等化疗不良反应。马纯政发现，经验方虎七

散联合化疗能显著降低痰瘀互结型Ⅲ~Ⅳ期食管癌患者吞咽困难、呕吐痰涎或带血中医证候积分，减少出现Ⅲ~Ⅳ度不良反应（白细胞减少、胃肠道反应和脱发）的例数，延长患者无进展生存期[476]。

四、中医药联合免疫治疗，需进一步探索思考

食管鳞癌恶性程度高，预后较差。70%的食管癌患者就诊时已是中晚期，失去了手术治疗机会，晚期食管鳞癌化疗的有效率低，可选的治疗方案和药物非常有限。目前卡瑞丽珠单抗和帕博利单抗已成为晚期食管鳞癌二线治疗的Ⅰ级专家推荐治疗方案。随着食管癌免疫治疗时代的到来，中医药的临床应用与研究需要进一步的探索与思考。

河南省肿瘤医院中西医结合科已经展开了中医药联合PD-1抑制剂治疗晚期食管鳞癌真实世界研究，初步结果发现中医药联合免疫治疗可以改善患者的临床症状，与未接受中医药的患者相比，中医药联合治疗组免疫相关不良反应发生率更低。未来该研究的主要结局指标——安全性和疗效值得期待[477]。

第十章 骨肿瘤

骨肿瘤，亦称骨癌，多指发生于骨骼及其附属组织的恶性肿瘤。根据病因可分为原发性、继发性、转移性3种，其中以骨转移导致的骨肿瘤最为多发。原发性恶性骨肿瘤中，成人患者中软骨肉瘤最常见，约占40%；其后依次是骨肉瘤（28%）、脊索瘤（10%）、Ewing肉瘤（8%）和未分化多形性肉瘤（4%）。儿童和青少年则以骨肉瘤和Ewing肉瘤为主。高度恶性的骨多形性肉瘤、纤维肉瘤、脊索瘤和骨巨细胞瘤相对罕见，约占原发性恶性骨肿瘤的1%~5%。临床研究表明[478]，70%以上的乳腺癌和前列腺癌会发生骨转移，形成骨肿瘤。骨肿瘤的主要症状为疼痛，随病情的进展，疼痛逐渐加重，以致患者难以忍受。现临床常用的治疗骨肿瘤的方法有：外科手术、新辅助化疗、血管介入治疗、全身或局部放疗等治疗手段。对于恶性骨肿瘤患者，目前临床上主要以手术和放化疗治疗为主，《NCCN恶性骨肿瘤临床实践指南》中新加入纳武利尤单抗联合伊匹木单抗这一免疫治疗方案，用于高肿瘤突变负荷的晚期恶性骨肿瘤患者，为恶性骨肿瘤患者提供了更多选择。

中医对骨肿瘤的认识最早可追溯到殷商时期，甲骨文就有"瘤"的病名。骨肉瘤属于中医学中的"骨瘤""骨疽""下石疽"等病证范畴。多由禀赋不足，正气亏虚，邪气乘虚而入，随经络气血走行，深入骨髓，导致气血凝滞，经络受阻，伤筋蚀骨，日久结毒而成骨瘤。《内经》有记载："有所结，气归之，津液留之，邪气中之，凝结日以易甚，连以聚居，为昔瘤，以手按之坚。有所结，深入骨，气因于骨，骨与气并，日以益大，则为骨疽。"说明了骨肿瘤的发生与气血津液的相关性，机体内部气滞、血凝、津液凝结，日久而成瘤。晋代的《小品方》论述了骨肿瘤的特点，称本病为石痈："有石痈者，如微坚，皮核相亲，着而不赤，头不甚尖，微热，热渐自歇，便极坚如石，故谓石痈，难消，又不自熟，熟皆可百日中也。"全面描述了石痈的临床特点，微微坚硬的肿瘤，表面温度不高、热度慢慢停歇后会逐渐发展坚硬，发展为石痈后则难以消除。《医学入门》对骨瘤描述："因七情劳欲，复被外邪，生痰聚瘀，随气流住，故又曰瘤。"《外科心法要诀》记录了骨肿瘤的肿瘤特点：肿瘤属于阴邪，表面白而肿大，皮肤嫩而光亮，其肿瘤顶小而根大，坚硬如石，不易移动，紧贴于骨表面。

骨肿瘤病机特点可高度概括为正虚邪实，正虚以肾虚为主。《外科正宗》中指出肾脏与骨肿瘤的关系：肾主骨，机体肾阳不足，骨无阳气充养；房劳过度，恣情纵欲，惊恐伤肾，皆致肾阳不足、肾阴亏虚，肾阴阳两虚而骨无源荣养，发为本病。癌毒是恶性肿瘤发生发展的关键，《素问·五常政大论篇》中王冰注曰："夫毒者，皆五行标盛暴烈之气所为也。"《金匮要略心典》认为："毒者，邪气蕴结不解之谓。"癌毒是机体在内外多种因素作用下、在脏腑功能失调的基础上产生的能够导致恶性肿瘤发生、发展的特异性病理产物和致病因子，是导致肿瘤发生、发展及加重的根本。痰浊、瘀血邪毒易乘虚侵袭并留置深入经筋骨骼之中，胶着不去，致经脉凝滞不通，故发为病。因此，治疗骨肿瘤应扶助正气、补肾健脾，化痰祛瘀，将扶正祛邪贯穿治疗的始终。

第一节 治疗探索，缓解症状，个案报道，初露头角（1949—1983年）

囿于时代局限性，此时期对骨肿瘤的认识与研究较少，研究类型多为个案报道，且多以对症治疗缓解患者疼痛等不适症状为主。如1960年，青岛市立医院治疗肱骨上端骨肉瘤1例，方选阳和汤加减，治疗1月后疼痛消失，活动如常。1971年，上海中医学院附属曙光医院使用中药配合截肢术治愈骨肉瘤1例，药用：蛇莓、蜀羊泉、龙葵、木馒头、半枝莲、银花藤、山慈菇、土茯苓、制苍术、厚朴、制南星、生焦米仁。患者服药后症状缓解，

无局部复发及远端转移。1980年，阜新市中医院张桐大夫采用阴疽膏、金玉散、汤剂三个方剂，治疗骨肉瘤1例，汤剂药选：双花、连翘、蒲公英、地丁、元参、板蓝根、甘草，服药后症状好转。

第二节 内外并用，初步探索，辨证治癌，归纳总结（1984—1993年）

一、初步探索，内外并用

医家对中医药治疗骨肿瘤的疗效进行了初步探索，此阶段除个案报道外，部分医家自行研制消瘤止痛膏、五毒烧黑散等中药敷贴，内外并用。治法多以活血化瘀，清热解毒等祛邪之法为主。1986年山西省中医药研究院肿瘤科使用中药治疗成骨肉瘤1例，中医辨证：肾虚，毒结伤骨。治宜清热解毒，祛癖通络。处方：沉香、桑枝、赤白芍、灵脂、川牛膝、木瓜、广木香、鸡血藤、桃仁、红花、黄芪、全虫、蜈蚣、川朴、枳实、砂仁、苦参，三七，制乳没。以该方加减共用药2月余肿痛消失。

1988年，南京市中医院使用消瘤止痛膏治疗骨转移癌疼痛，根据中医内病外治之理论，癌痛的中医发病机制以及中药透皮吸收制剂的现代研究成果，研制了新型中药贴敷剂，选用魔芋、山豆根、莪术、马钱子、生川乌、蟾皮等中药。膏中用药乃为猛药、生药、香药，具有活血化瘀，清热解毒，化痰散结，行气止痛之作用，开结行滞，直达病所，充分发挥了膏药所擅长的"截""拔""提""攻"之特长，对骨转移癌疼痛的总有效率达80%。

1992年，《医药信息论坛》中提及对于骨肿瘤，其他止痛方法失效者，可选用补肾药物如仙茅、淫羊藿、熟地、何首乌，有时可加用附子、肉桂等[479]。

1993年，戚学文应用穿筋透骨、攻毒散结、通经活络、去腐生新、行瘀定痛法治以五毒烧黑散治疗4例骨肿瘤患者。将铁锅置木柴火上烧热，先将香油倒入锅内，待沸腾时，将五毒蜈蚣、斑蝥、全蝎、僵蚕、蛇蜕，依以上次序投入加热约10min

后，将14枚去壳鸡子及14枚带壳鸡子投入，再加热约10min后，将桦树白皮撕碎投入，烧成焦褐色时，投入血竭，同时用槐枝一根不断搅匀，待烧至黑烟隆起时，以明火点燃，至火苗将尽未尽时，加入白酒，待然至火尽后，将锅离火待凉，取药研末收藏备用。患者肿瘤未转移、扩散，全身症状明显减轻，肢体功能有一定恢复。

1993年，湖南中医肿瘤医院采用活血化瘀、行气止痛法为主治疗鼻咽癌骨转移50例，基本方为桃仁、红花、穿山甲、赤芍、当归、地鳖虫、广郁金、安痛藤、白花蛇舌草、半枝莲、地龙、八月札、白花蛇。显效25例，占50%。有效13例，占26%。

二、辨证治癌，经验总结

该时期诸多医家总结了骨肿瘤治疗的个人体会，对骨肿瘤的分型进行了归纳总结，强调辨证论治，要妥善地处理辨证与辨病、局部与整体、扶正与祛邪抗癌相结合的关系，并提出具体辨证分型及相应方剂。石家庄维尼纶厂职工医院于庆元基于临床体会，分型论治骨肿瘤，分别为：①痰热蕴结型实证，治以清泄热毒，通散痰结，软坚抗癌，佐以滋养肝肾之品。方以六味地黄丸加解毒活血汤，药用生地、丹皮、白花蛇舌草、生白芍、银花、连翘、猪苓、土茯苓、苦参、川牛膝、黄芪、鳖甲；②寒痰内凝型阳虚证，治以温补肾阳，化痰解毒。方用阳和汤、八味丸、二陈汤加减，药用熟地、附子、茯苓、泽泻、鹿角胶、生南星、赤芍、白花蛇舌草、黄芪、半夏、猪苓；③肝肾气阴亏损型邪实证，治以清热保津，固护胃阴。方以白虎汤加味，药用石膏、知母、甘草、粳米，加清热药诸如黄芩、黄连、板蓝根等。为临床提供了参考借鉴。

此外，还有学者对中药和化疗相结合治疗骨肉瘤进行方药总结及观察。如1986年以来，北京积水潭医院中医科用中药配合化疗对32例术后成骨肉瘤患者进行192次治疗，中药治疗分两类：①止呕开胃、升血保肝方，组方以橘皮、竹茹、姜半夏、白豆蔻、生黄芪、太子参、女贞子、枸杞子、菟丝子、茵陈，呕吐特别重时加沉香粉一分冲；②清热凉血、升血保肝方，组方生石膏、知母、元参、生地、麦冬、赤芍、丹皮、生黄芪、太子参、枸杞子、女贞子、旱莲草、清半夏、茵陈，皮疹特别重时加水牛角粉一分冲。中药组皮疹发生率较对照组明显降低，在减轻恶心、呕吐和恢复食欲对两类化疗都有非常显著的作用。

还有部分学者对当时中医药治疗骨肿瘤的主要方药进行总结，反映了当时多法并用，及骨肿瘤专病专药治疗特色。1987年，杨岳现将国内学者应用中医药治疗骨肿瘤的主要方法总结如下：①补肾益气法选方六味地黄丸，有抑瘤作用的补肾药物包括五加皮、鸡血藤、枸杞、首乌、桑寄生、龟甲、补骨脂、芡实、淫羊藿、天门冬、山药、生地、女贞子、枣皮、覆盆子、肉桂、仙茅、菟丝子等；②活血化瘀法临床常用活血化瘀药物，如土鳖虫、水蛭、红花、苏木、斑蝥、丹皮、泽兰、莪术、丹参、赤芍、川芎、五灵脂、当归、地龙、玄胡、血竭、桃仁、乳香、没药、王不留行、山甲、蜣螂、水红花子、鬼羽箭、虎杖根、石见穿、喜树、急性子、凌霄花等；③化痰软坚法临床常用黄药子、天南星、山慈菇、全瓜蒌、皂刺、蛇六谷、云实子、射干、海藻、夏枯草、海蛤壳、半夏等；④清热解毒法常用半枝莲、白花蛇舌草、蒲公英、龙葵、白英、半边莲、七叶一枝花、藤梨根、漏芦、芙蓉叶、水杨梅根、羊蹄根、野葡萄藤、天葵子等；

⑤理气行滞法常用八月札、木香、丁香、乌药、青皮、大腹皮、柴胡、合欢皮等；⑥补益气血法常用党参、人参、黄芪、白术、鸡血藤、当归、桑椹子、百合、黄精、灵芝、甘草等[480]。

三、治疗不良反应初步探索

手术、放化疗等仍为骨肿瘤的常见治疗方式，其伴随而来的恶心呕吐、头痛等不良反应较为严重，部分医家在探求中医药内外治疗骨肿瘤的同时针对现代医学治疗产生的不良反应进行了探索，初步开展了中医药协助治疗放疗不良反应的相关研究工作。如1985年，上海中医学院附属曙光医院运用竹叶石膏汤治疗18例食管癌患者，药用竹叶心、生石膏、麦冬、人参、姜半夏、甘草、粳米。临床加减，呕恶严重者，除了如前所述注意服药方法外还可加入旋覆花、代赭石、淡竹茹；胃热亢盛、口舌生疮为主者，可重用生石膏，还可和知母、玄参、天花粉等同用；身发斑丘红疹瘙痒难忍者，可加鲜生地、赤白芍、丹皮；气虚多汗、心悸怔忡者，可加黄芪、当归、五味子、煅龙牡和灵磁石，或加服生脉饮口服液，腹痛腹泻者，可合木香、枳壳、白芍等，或加服小檗碱片。总有效率为83.3%，大多数病例服药3~5剂即见效。

1986年上海中医学院附属龙华医院应用清热解毒、化痰祛瘀、平肝息风法治疗1例骨巨细胞肿瘤摘除术后顽固性头痛。方用夏枯草、凤尾草、鹿含草、蜂房、生石决、珍珠母、牡蛎、钩藤、地龙、生甘草。患者服药后头痛症状消失。

1987—1988年北京积水潭医院使用中医药治疗2例骶骨肿瘤术后二便失调。治以益气行气、润肠攻下以通便、补气滋肾以调尿。2例均效果显著，患者排便完全正常，尿失禁及排尿困难有所好转。

第三节　自拟方药，减毒增效，顾护正气，初见成效（1994—2003 年）

一、自拟方药，初见成效

随着对骨肿瘤认识的进一步加深，部分医家结合自己对骨肿瘤的理解及临床经验，开始初步尝试使用自拟方治疗骨肿瘤，研究类型以临床观察为

主，取得了较好疗效。如1996—1997年，河南省新乡市中医院使用自制抗癌镇痛膏治疗骨肿瘤疼痛24例，药用雄黄60g，明矾60g，青黛60g，皮硝60g，乳香60g，没药60g，冰片10g，血竭30g，蟾蜍30g。雄黄水飞，余药共研细末过100目筛，

与雄黄混匀，用凡士林调和成膏装瓶备用，避光保存，药与凡士林的调和比例为 1∶1.5；夏季天热，药膏容易变稀，可适当加大药量。用药后完全缓解 10 例，明显缓解 5 例，轻度缓解 4 例，缓解率为 79.5%。

1999 年，方秀兰使用自拟四骨一铜汤治疗转移性骨肿瘤 56 例，方药组成：骨碎补、寻骨风、透骨草、自然铜、补骨脂、熟地、炙鳖甲、干蟾皮、生黄芪、绞股蓝、蛇舌草、石见穿、穿山甲、蜈蚣。治疗 1 个疗程后疼痛明显缓解为显效，疼痛部分缓解为有效，疼痛未缓解为无效。结果提示：显效 12 例，有效 27 例，无效 17 例，总有效率 69.6%。以 4 个疗程后骨病灶缩小或有骨痂生长为显效，骨病灶稳定并无新的骨转移灶出现为有效，骨病灶扩大或出现新的骨转移灶为无效。结果提示显效 9 例，有效 27 例，无效 20 例，总有效率 64.3%。反映中医药对骨肿瘤疼痛缓解及防治复发转移的疗效。

2002 年，河南省洛阳正骨医院正骨研究所应用化岩胶囊（方药组成由黄芪、白术、补骨脂、淫羊藿、当归、白芍、大黄、南星、莪术、郁金）治疗脾肾气虚、寒痰瘀骨型骨肉瘤 27 例，与鬼臼乙叉苷胶囊治疗为 23 例对照组进行比较。结果提示：肿瘤完全缓解 15 例，部分缓解 5 例；局部及全身疼痛完全缓解 20 例，部分缓解 3 例。提示化岩胶囊可作为治疗骨肉瘤的辅助药物。

2002 年贵州省康本苗族医药研究所赵新环使用爱福宁合剂（以刺梨、苦参、金荞麦等为主要成分）治疗骨肉瘤病例 25 例，骨肉瘤患者临床症状得到控制。表现为骨膜刺激征疼痛、肿胀、出血感染、恶心呕吐、碍食、脱发等症状都明显减轻。

二、经典方剂，辨证施治

随着临床经验的累积，多数医家认识到：骨肿瘤多以局部或周身骨骼顽固性疼痛为主要临床表现，且多伴有乏力、气短、怯寒怕冷等症状，与机体阳气虚弱有密切关系。因此以温阳补肾为主的阳和汤、六味地黄丸、右归丸等扶正类经典名方被广泛用于骨肿瘤的治疗，并取得显著疗效。

以郑翠娥为代表的医家使用阳和汤治疗骨肿瘤显现成效。1994—1996 年，山东中医药大学附属医院郑翠娥用阳和汤加减治疗骨肿瘤 40 例，基本方为阳和汤加减。组成：熟地黄、鹿角胶、白芥子、桂枝、麻黄、补骨脂、骨碎补、白花蛇舌草、半枝莲、细辛、杭白芍、威灵仙、全蝎、蜈蚣（研末冲服）、甘草。水煎服，日 1 剂。患处微温者去麻黄加生薏苡仁 30g。服药后疼痛消失者 26 例，其中 6 剂消失者 2 例，12 剂消失者 4 例，24 剂后消失者 20 例；症状明显减轻者 10 例；无效者 4 例。40 例患者中 23 例服药期间原有病灶未见扩大及转移[481]。

1997 年，湖南省中医药研究院阳和汤加味治疗骨转移癌疼痛 63 例，治疗期间停用其他镇痛方法和药物，给中药阳和汤加味，服药后，多数患者自觉疼痛逐渐减轻，随着服药时间的延长，镇痛效果进一步提高，总有效率：3 天为 76.2%，7 天为 84.1%[482]。

王家涛使用针药治疗坐骨结节肿瘤 1 例，拟阳和汤：熟地、干姜、桂枝、炙麻黄、白芥子、甘草、怀牛膝、赤芍、鹿角胶（烊服）。针刺取患侧昆仑、阳陵泉、血海、髀关、环跳、阿是穴，施以"龙虎交战"手法，留针 30min，间歇行针 2 次。5 剂后，患者左下肢疼痛大减，下肢畏寒减轻，入夜可安寐，继续治疗 11 天，患者左下肢酸痛已明显缓解，无畏寒，已能下床行走。

1995 年，黑龙江省集贤县中医院使用中药治疗骨肉瘤 1 例，以滋补肾阴、填精益髓为治则。患者服药 70 天，症状明显改善，经光摄片复查"左胫骨骨肉瘤明显缩小，未见转移病灶"[483]。

1998 年，广东省中医院使用温肾活血法治疗恶性骨肿瘤 47 例，基本方（右归丸合桃红四物汤加减）：熟附子 15g，肉桂 1.5g（后下），杜仲 15g，菟丝子 15g，枸杞子 15g，鹿角霜 5g，山萸肉 15g，怀山药 15g，熟地黄 15g，当归 12g，桃仁 15g，红花 6g。疼痛剧烈者加乳香、没药；纳差者加白术、茯苓；并截瘫者加地龙、全蝎。10 天为 1 个疗程，连续用药 2 个疗程后作止痛疗效统计。治疗 2 个疗程者 34 例，3 个疗程者 9 例，4 个疗程者 4 例。用药 2 个疗程后评价结果，骨痛完全缓解 5 例（10.6%），部分缓解 33 例（70.2%），轻度缓解 6 例（12.8%），无效 3 例（6.4%）。总有效率 80.8%。同时全身情况亦有较大的好转，且无不良反应。

三、放化疗阶段

放化疗阶段结合中医药治疗，能够有效扶助患者正气，增强机体免疫力，促进机体康复，同时减少放化疗产生的不良反应。浙江中医学院周维顺提到中医对放化疗后的骨肿瘤患者的中医治疗原则是放疗后患者应以清热解毒、生津润燥、凉补气血、补益肝肾、健脾和胃对化疗后患者应以清热解毒、健脾和胃、滋补肝肾、温补气血。对本病治疗中经动物实验和临床验证后有肯定疗效的药物有半枝莲、白花蛇舌草、猫人参、透骨草、寻骨风、补骨脂、徐长卿、乳香、没药、红花、骨碎补等。

1994 年，江苏省南京市鼓楼医院肿瘤科应用参麦汤结合手术切除及化疗治疗恶性骨肿瘤 32 例，所有病例均经手术治疗（包括保肢和截肢术）后第 21 天开始化疗，术后给予阿霉素、顺铂、大剂量甲氨蝶呤、异环磷酰胺等综合化疗 1 个疗程，疗程 5 天。疗程结束后 10 天做观察指标检查。治疗组在上述化疗的基础上自化疗开始日起连续口服参麦汤至疗程结束后 10 天止，每日 2 次，每次 100ml。结果显示治疗组在防治白细胞减少及升高免疫球蛋白方面明显优于对照组。提示参麦汤应用于骨肿瘤的治疗既可起到帮助化疗药物的增效作用，减少化疗药物的不良反应，又可以提高免疫力保护骨髓造血功能[484]。

第四节　名家经验，总结归纳，扶正升白，增强免疫（2003—2013 年）

一、名家经验，总结归纳

在本阶段，扶正治癌已经成熟运用于骨肿瘤的临床治疗，医家结合自身经验，拟方制药，随着对骨肿瘤辨证的进一步认识及治疗骨肿瘤经验不断积累，以孙桂芝、刘金文等为代表的医家形成了自己的治疗体系。

孙桂芝教授治疗骨肉瘤，认为骨肿瘤的辨证，以本虚标实为基础，辨脾肾之盈虚、瘤毒之寒热、痰湿之有无、血瘀之利弊。①肾虚脾弱，骨不得养：方以四君子汤合六味地黄丸加减；②湿邪内蕴，痰浊留滞：方选羌活胜湿汤合六君子汤加减；③瘀血阻滞，瘤毒胶结：方以身痛逐瘀汤加减。

广州中医药大学刘金文教授治疗恶性骨肿瘤化疗后白细胞减少症，自拟健脾补肾汤。在临床过程中，根据辨证所得，在遵从治法的基础上，多选用目前药理研究有提高免疫力、抑癌抗癌作用的中药，如需健脾益气，可选用炙黄芪、党参、白术等，活血化瘀选莪术、丹参、土鳖虫、三棱等，补肾选补骨脂、骨碎补、熟地黄、女贞子、枸杞子、黄精等，清热解毒选白花蛇舌草、山豆根、山慈菇、龙葵、半枝莲、石上柏、石见穿、守宫等。应注意患者经常有纳呆、反胃等症状，故常用神曲、麦芽、鸡内金、枳壳以运化脾胃，助药力发挥。在大量补益药中，常选用上药以行气健脾，和胃消食，防止补益药滋腻脾胃，影响纳化功能。

孙宛峰等把骨转移癌疼痛分为阳虚型、血瘀型和痰湿型 3 型。王少华以活血化瘀、凉营软坚为法，方选血府逐瘀汤合犀角地黄汤加减。柴戎等以清热解毒、消肿散结为法。郑应馨等用中药止痛，药用麻黄、川芎、当归、甘草。王福田以温阳化阴的止痛二号方外用，并口服搜剔阴毒、祛风透骨、消肿定痛作用的骨痛丸。郑翠娥等以温阳补血、化痰通瘀解毒为法，用阳和汤加减。刘临兰等用阳和汤加味治疗骨转移癌疼痛。黄智芬等提出受骨病从肾治的启发，用辨证与辨病相结合，采用温肾阳、滋肾阴、补肾壮阳的药物治疗骨转移瘤患者。山广志等以中医急则治标为法，运用华佗麻沸散加减。郭仁旭等采用扶正、攻坚镇痛的综合治疗措施，以内服癌痛汤，同时配合经穴康复仪，低频脉冲信号输入经穴治疗。沈建平以益肾壮骨、解毒散结为法，用经验方甲骨汤［寻骨风 30g，地骨皮、薜荔果各 15g，炙龟甲、炙鳖甲、炮山甲、煅牡蛎（先煎）、骨碎补、杜仲、山萸肉、五加皮、补骨脂各 10g］合协定方消瘤丸（蜈蚣、全蝎、水蛭、斑蝥虫、鼠妇等虫类药磨粉，制成丸药）辨证治疗骨转移癌，提出骨转移临床分 4 型，即瘀血内阻型、痰湿内凝型、热毒内聚型、肾虚髓伤型[485]。

二、扶正为主治疗转移性骨肿瘤

转移性骨肿瘤通常是由诸如乳腺癌、前列腺癌、肺癌等其他部位的癌症转移到骨骼组织中。常见症状有骨骼疼痛、骨折、骨质疏松等。在此十年期间，针对转移性骨肿瘤治疗相关研究逐渐成熟，治疗方法多以健脾益气，补肾壮骨等为主。如2004年，广西中医学院附属瑞康医院使用参苓白术散方合四物汤加味治疗转移性骨肿瘤，将60例转移性骨肿瘤患者采用配对比较，中药组30例予参苓白术散方合四物汤加味内服，对照组30例口服甲地孕酮，并予支持疗法和对症处理。结果提示中药组患者生活质量和体重及人血白蛋白改善情况优于对照组，中药组疼痛缓解率高于对照组[486]。提示以健脾益气，养血活血，散结止痛，补益阴阳的中药内服，可改善转移性骨肿瘤疼痛症状。

2007年，中南大学湘雅三医院使用补肾壮骨中药合博宁治疗骨转移癌15例，药物组成：菟丝子、淫羊藿、熟地、黄精、补骨脂、骨碎补、川断、杜仲、狗脊、透骨草、鸡血藤、白花蛇舌草。结果显示，治疗组疼痛缓解有效率显著高于对照组[487]。

2010年，黄聪超对30例转移性骨肿瘤疼痛患者加用四逆汤加减，方药组成：熟附子、干姜、炙甘草、龙齿、磁石、山萸肉、白芍、当归、黄柏、砂仁、牛膝、补骨脂、菟丝子、枸杞子、淫羊藿等。比较加用中药前后的疼痛及生活质量，发现加用中药后，止痛效果明显改善，生活质量显著提高[488]。提示癌症患者多以缺阳证居多，治疗骨肿瘤疼痛当以扶阳固本，驱除寒邪为法，不可专攻损正。

2012年，浙江中医药大学蒋沈君等使用自拟柴胡垂盆汤预防骨肉瘤化疗肝损伤43例，方药组成：柴胡、垂盆草、平地木、茯苓、炒山楂、焦六曲、姜半夏、炙甘草。结果显示柴胡垂盆汤有良好的减轻恶心呕吐和恢复食欲、明显改善化疗引起的ALT升高，及明显改善由甲氨蝶呤化疗引起的TBIL升高的作用[489]。

三、扶正升白，增强免疫

针对放化疗带来的白细胞减少症等免疫功能下降的不良反应，多采用补肾健脾法。2010年，广东省中医院观察加味六味地黄汤对骨肉瘤化疗患者免疫功能的影响，试验组化疗开始即服用加味六味地黄汤（黄芪30g，党参15g，白术15g，当归10g，熟地20g，山药15g，山萸肉15g，泽泻10g，丹皮10g，茯苓10g）。经加味六味地黄汤治疗后，骨肉瘤患者的 $CD3^+$ 和 $CD8^+$ 的分子水平有显著性升高[490]。

2011年，杭州市第三人民医院观察参麦注射液对骨肉瘤患者大剂量化疗后免疫功能的调节作用，骨肉瘤患者化疗过程中加用参麦注射液，通过对T淋巴细胞、B淋巴细胞、NK细胞、多项免疫球蛋白等指标的量化观察对比，表明化疗过程中加用参麦注射液，能提高化疗中患者的免疫功能，对化疗得以顺利进行，及早手术都有益[491]。

广州中医药大学应用健脾补肾法治疗骨肉瘤化疗后白细胞减少症17例，方药组成：炙北芪、太子参、大枣、熟地、当归、白术、补骨脂、郁金、丹参、鹿角胶、炙甘草。治疗组白细胞升高显效7例、有效8例，总有效率为88.23%[492]。

2013年，王立新使用升白汤治疗骨肿瘤化疗后白细胞减少症112例，升白汤药物组成：鸡血藤、太子参、大红枣、北黄芩、枸杞、淫羊藿、巴戟天、草红花。兼有偏温偏燥，兼有阴虚火旺者，可加知母、黄精、玉竹。治疗组治愈52例，显效30例，有效20例，无效10例。治愈显效率73.2%，总有效率91%。治疗后Karnofsky评分治疗组治愈48例，显效31例，有效19例，无效14例。治愈显效率70.53%，总有效率87.50%[493]。

广州中医药大学临床工作者运用中医药辨证施治配合放化疗在减轻胃肠道反应、增敏耐药、增强机体免疫功能、减轻骨髓抑制、改善生活质量、延长生存期方面取得显著成效[494]。

中医药对治疗放化疗引起的白细胞减少等免疫力下降等不良反应有较好疗效，其可增加机体免疫力，提高抗癌能力，改善生存质量，提高生存率。

第五节　病机思索，辅助化疗，应用虫类，全面探索（2013—2023 年）

一、病机思索，虚实夹杂，以虚为主

中医工作者对骨肿瘤的病机进行探索与思考，认为骨肿瘤是一种以正虚为本，邪实为标的病证，治疗应以扶正为主，辅以祛邪。如甘肃中医药大学张永健认为，恶性骨肿瘤以正气亏虚为本，痰、瘀、毒邪实为标，虚痰瘀毒病理变化并存，贯穿于整个恶性骨肿瘤发生发展的始终。治疗时应把握病情变化的情况，把扶正固虚之法贯穿治疗肿瘤的始终，再根据痰、瘀、毒实邪的病情状况辨证论治，做到扶正与祛邪相结合[495]。朱青等认为骨肉瘤核心病位在肾，涉及肝、脾、肺，病性总属本虚标实，核心发病机制多为肾虚髓海不充，癌毒痰瘀阻络；邪甚酿毒，易于走注复发。[496]。

1. 健脾益肾以扶正

在扶正方面，中医治疗骨肿瘤主要责之脾肾。脾主运化，肾主藏精，脾肾不足致使气血亏虚，影响骨髓的生成和骨骼的生长发育，容易出现骨质疏松、骨折等问题。因此，强调健脾益肾治疗骨肿瘤。司富春通过文献检索收集 51 篇中医治疗骨肉瘤文献中 85 例病例的辨证分型情况，发现临床多以血瘀证、痰瘀互结证、肾阳虚证、脾肾阳虚证、气血两虚证，肾阴虚证为常见证型。张岳通过问卷调查的方式，分析 30 例骨肉瘤患者四诊资料，明确骨肉瘤主要有气滞血瘀证、肾虚精亏证、痰热互结证和脾肾阳虚证 4 种证型。

2018 年，广西中医药大学李鹏飞[497]等从健脾益肾法论治骨肉瘤，提出中医治疗骨肉瘤常用的健脾益气中药主要有黄芪、党参、白术、太子参等。代表方剂有四君子汤，是气血双补之方，广泛用于临床肿瘤治疗，并且取得良好的效果。孙桂芝教授以四君子汤合六味地黄丸加减（太子参、白术、茯苓、甘草、熟地黄、山萸肉、山药、泽泻、茯苓、牡丹皮）治疗骨肉瘤脾肾虚弱证，取得很好的临床效果[498]。健脾益肾中药可以调节机体 T 淋巴细胞的数量而达到调节机体免疫功能的作用，代表药物有党参、黄芪、补骨脂等[499]。金成辉等[500]通过对

骨肿瘤的大量研究发现，健脾益肾中药如太子参、党参、茯苓、黄芪、白术、续断、熟地黄、鹿茸等可以调节机体免疫功能，增强机体抵抗能力，干扰肿瘤细胞繁殖生长的速度，进而促进骨肿瘤细胞的衰落和凋亡。对于发生骨转移的患者，健脾益肾之法同样适用。

张晓春教授认为，恶性肿瘤发生骨转移主要是因为脾肾亏虚，痰浊瘀血停滞，应以健脾补肾之法为主，兼以活血化瘀、燥湿祛痰等[501]。罗瑞琼等[502]采用参苓白术散［党参 12g，黄芪 30g，茯苓 15g，白术（炒）15g，山药 9g，白扁豆 9g，莲子 9g，薏苡仁 9g，砂仁 9g，桔梗 6g，神曲 6g，白花蛇舌草 9g，甘草 6g］为主方治疗肿瘤骨转移，进行临床研究发现，使用参苓白术散可以有效减轻骨痛，并且可以延缓发生骨相关事件的时间。肿瘤化疗后通常会面临骨髓抑制问题，中医药治疗骨髓抑制的主要方法是健脾益肾、益气养阴，以达到增强机体抵抗力的目的。

沈阳市骨科医院采用补肾健脾之补法益肾壮骨治本病之本，灵活应用活血化瘀、清热解毒、行气祛痰之祛邪药物治本病之标。在治疗骨肿瘤方面研发了琥珀丸（琥珀、乳香、木香、南星、川乌、当归、沉香、丁香、檀香、全蝎、僵蚕、天麻、赤石脂、延胡索、五灵脂、麝香、辰砂）、壮骨片等多种中药制剂，取得了较好的临床疗效，提高了患者的生活质量。

2. 扶阳化痰，解毒化瘀

正虚日久，气血运行不畅，气滞血瘀，津液输布失常，为痰为饮，在正虚的基础上出现了痰饮，瘀血等病理产物，多名医家从阳虚痰凝入手论治骨肿瘤。代表方有补肾散结方、阳和汤、桃红四物汤等。

张炜等[503]认为骨转移为肾中精气耗损、痰瘀阻于骨络、癌毒积聚而成，应用补肾散结方（淫羊藿 30g，威灵仙 30g，制附子 6g，巴戟天 15g，骨碎补 30g，山茱萸 30g，女贞子 30g，鳖甲 9g，黄精 15g，蜂房 9g，干蟾皮 15g，山慈菇 24g，自

然铜 30g，延胡索 30g）治疗肺癌骨转移患者 39 例，治疗组可延长疾病无进展时间，止痛有效率为 75.68%，高于对照组的 36.11%，有效缓解了疼痛、腰膝酸软等症状，稳定了骨转移病灶，抑制了骨转移进展。

黄立中等[504]以阳虚寒凝、痰瘀交阻为辨证标准，立温阳补血、散结止痛为法，运用熟地黄、鹿茸、肉桂、白芥子、甘草等组成温阳止痛胶囊，治疗肿瘤骨转移疼痛患者 35 例，其中显效 2 例，有效 20 例，总有效率 62.9%，效果明显。

孙慧茹等[505]运用温阳散结解毒汤（西洋参 15g，黄芪 12g，鹿角胶 6g，白术 10g，茯苓 10g，蜈蚣 3 条，全蝎 12g，山慈菇 10g，莪术 8g，露蜂房 8g，海藻 12g，白及 12g，附子 6g，草乌 3g）显著地抑制了肿瘤细胞生长和转移，与化疗联合应用，不仅疗效明显，而且可以保护免疫器官、提高细胞免疫功能以及对抗化疗引起的骨髓抑制。

王云启[506]以温阳通脉，散寒化痰为法，运用阳和汤［熟地、黄芪各 30g，鹿角胶（烊冲）、川断各 15g，炮姜、桂枝各 12g，肉桂、制乳香、大黄（后下）、制没药各 6g，麻黄 5g，白芥子 2g，蜈蚣 3 条，全蝎 9g，狗脊、骨碎补各 20g］加味对 30 名骨转移疼痛患者进行观察，疼痛减轻的总有效率为 90.0%，高于对照组。

郑翠娥等[507]以温阳补血、化痰通瘀解毒为法，运用阳和汤加减［熟地黄 30g，鹿角胶 10g，白芥子 10g，桂枝 10g，麻黄 6g，补骨脂 24g，骨碎补 24g，白花蛇舌草 30g，半枝莲 30g，细辛 6g，杭白芍 25g，威灵仙 15g，全蝎 6g，蜈蚣 2 条（研末冲服），甘草 5g］治疗骨肿瘤患者 40 例，疼痛消失 26 例，症状明显减轻者 10 例，23 例服药期间原有病灶未见扩大及转移。

吕世良等指出骨肿瘤以肾阳虚血瘀为临床证候，对 82 例骨肿瘤患者在标准放、化疗方案的基础上配合温肾活血汤方（组方：杜仲、肉桂、鹿角霜、菟丝子、熟附子、枸杞子、山萸肉、怀山药、红花、熟地黄、桃仁、当归）治疗，结果显示经治疗后患者疼痛评分降低、骨髓抑制发生率降低，患者生存质量改善。

2019 年，邹旨龙观察 15 例桃红四物汤加减方（当归、熟地、赤芍、川芎、三七、桃仁、红花各

15g，黄芪 25g，太子参 20g，白术 10g，甘草 5g，）对骨肉瘤患者外周血 TH17、Treg 细胞表达的影响。在口服桃红四物汤加减方治疗 1 周后，口服桃红四物汤患者外周血免疫相关指标明显高于未服用桃红四物汤患者，证明了中医中药治疗具有增强免疫的作用。

二、扶正法为主推动化疗顺利完成

中医在骨肿瘤的临床中应用广泛的领域是辅助完成化疗，缓解症状，提高免疫功能，提高生活质量。由于化疗药物的攻伐作用，中医在治法方面，多以益气补血、滋养肝肾等扶正法为主。

王立新使用升白汤（鸡血藤 30g，太子参 30g，大红枣 30g，北黄芩 15g，枸杞 15g，仙灵脾 10g，巴戟天 10g，草红花 5g）治疗骨肿瘤化疗后白细胞减少症 224 例。治疗后升白治疗结果：治疗组治愈显效率 73.2%，总有效率 91%。对照组治愈显效率 51.78%，总有效率 81.26%。证明升白汤治疗化疗引起的白细胞减少，具有白细胞稳定性高、显效快、疗效高、改善生存质量可重复性强的优点。

肖健使用参麦汤加减（人参、麦冬、山药、半夏、牛蒡子、苏子、白芍、甘草）治疗恶性骨肿瘤化疗后患者 11 例，治疗后患者在疼痛、饮食、生存质量及血清毒性反应等方面均有明显改善。

骨肿瘤患者化疗后通常面临骨髓抑制的问题，主要表现为以白系为主的全血细胞下降，在后期往往伴随感染、贫血、败血症等并发症，降低患者生活质量。如杭州市第三人民医院肿瘤科应用八珍汤联合大剂量化疗治疗骨肉瘤 32 例，方药组成：当归 15g，白芍 15g，白术 15g，人参 10g，川芎 10g，熟地黄 12g，茯苓 20g，炙甘草 6g（儿童用量酌减）。发现八珍汤能有效防止化疗对造血系统的抑制，具有保护骨髓，促进造血生血的作用；并能对抗化疗药物对机体免疫力的冲击，减少机体因免疫力下降过快而导致致病菌感染的概率[508]。

肝损伤是骨肉瘤患者化疗后常见的不良反应之一。化疗药物大都需要经过肝脏代谢。陈婧等使用护肝方（组成：南柴胡 15g，党参片 20g，垂盆草 20g，黄芩片 15g，法半夏 15g，白芍 10g，大枣 15g，生姜 3 片，鸡内金 15g，炙甘草 6g）治疗骨肉瘤大剂量甲氨蝶呤化疗后药物性肝损伤 36 例，

结果表明在化疗的同时加中药自拟护肝方辅助治疗，可降低药物性肝损伤程度，对 ALT 的作用尤为显著，能有效治疗化疗致肝功能损害，并且随着中药服用时间的延长，其护肝降酶作用的体现更加充分；可以减轻化疗不良反应发生率，进一步提高患者的生存质量[509]。

杭州市第三人民医院肿瘤科予以口服柴胡垂盆汤煎剂，药物组成（柴胡 12g，垂盆草 30g，平地木 20g，茯苓 10g，炙甘草 6g）治疗骨肉瘤患者大剂量甲氨蝶呤化疗所致肝损害，结果发现，柴胡垂盆汤联合复方甘草酸苷针剂，相对于单药使用复方甘草酸苷针剂，能明显改善肝功能，SGPT、SGOT 的恢复要明显快于单纯使用复方甘草酸苷针治疗，具有统计学意义。同时能明显缓解患者脘腹胀满、恶心呕吐、疲倦乏力、大便不畅等不适症状。[510]

三、虫类药物，以毒攻毒

除了扶正法，骨肿瘤在治疗上常突破常规治法，往往选用具有大攻、大毒、破血等功效的药物，这是由骨肿瘤的病理性质决定的。虫类药在肿瘤治疗中运用广泛，大多因其"以毒攻毒"之性。雷慧蓉等基于中医传承辅助平台对治疗骨肿瘤方剂组方用药分析中，发现全蝎、蜈蚣、地龙用药频次很高，说明各医家对虫类药在骨肿瘤临床治疗上的重视。

河南中医药大学王红艳总结常用虫类药在恶性骨肿瘤中的应用及作用机制：①全蝎：全蝎通过抑制骨破坏、脊髓星形胶质细胞和小胶质细胞的活化，能够对骨癌疼痛模型大鼠产生镇痛作用，因此全蝎被广泛用于治疗骨肿瘤；②蜈蚣：蜈蚣的乙醇提取物能阻碍表皮生长因子受体表达，从而抑制肿瘤细胞增殖。蜈蚣的抗肿瘤作用也被广泛运用于骨肿瘤的治疗，但因其具有毒性，临床中应严格把控其用量；③斑蝥：斑蝥素能刺激核因子 κB（NF-κB）的表达，从而影响肿瘤细胞的凋亡和侵袭转移。但因斑蝥素的毒性大，故不易直接用于人体，临床运用前通常要先减毒，通过对修饰其结构合成的衍生物，如去甲斑蝥素、斑蝥素酸钠等，具有良好的临床使用价值；④土鳖虫：含有土鳖虫成分的血清能够促进成骨细胞中相关成骨基因的表达，从而促进愈合骨损伤。多种实验表明，土鳖虫镇痛的功效

主要源于土鳖虫酶解物的作用，但具体的作用机制尚未明确；⑤壁虎：现代药理学研究证明，壁虎能够抗肿瘤细胞增殖、诱导肿瘤细胞凋亡、抗肿瘤血管新生、诱导肿瘤细胞分化和调节肿瘤微环境。

蒋士卿常将蜈蚣配伍全蝎治疗骨肿瘤，增强方药的攻毒散结之力。钟森常用蜈蚣与全蝎配伍，认为两者既可消瘀散结，又可止痛，加之有透经络之效，尤其对后期的癌性疼痛有较强镇痛作用，故常用于治疗骨转移癌。郭骏骐等报道，名老中医石玉林以鹿角胶、龟甲、猪脊髓、象牙等中药为主治疗乳癌骨转移 30 例，结果显示，虫类药对骨转移瘤治疗的效果极佳。因此，虫类药在骨肿瘤的治疗中运用广泛，且临床疗效好[511]。

四、总结经验，完善体系

随着骨肿瘤中医临床治疗的逐渐成熟，部分医家提出了有关治疗骨肿瘤的独到见解，使骨肿瘤治疗体系进一步完善。

花宝金教授治疗骨肿瘤癌痛具有特色：①整体与局部互参：强调骨肿瘤癌痛多是转移后的继发性症状，临床诊疗不可片面地依据局部表现来判断病情的轻重缓急，从而导致误诊误治。需要全面评估患者四诊信息，给予综合判断，才能更好地发挥中医"整体观念"的优势；②局部辨病为先，辨证为辅：就骨转移部位的疼痛而言，是典型的局部症状。除了疼痛，一般局部无其他明显主观症状和外在体征，这给辨证带来了一定的困难，并且也绝不能盲目地从整体辨证去论治局部癌痛；③用药直达病所，效专力宏：在辨病辨证准确，治则治法正确的前提下，最优的药物选择和恰当的剂量是保障中药安全及疗效的关键[512]。

刘云霞教授对骨肿瘤进行分期论治：①骨瘤初起，宜首辨阴阳：骨瘤初起，多责之肝、脾、肾，宜首辨阴阳。阴证者多以二陈汤（半夏、陈皮、茯苓、甘草）加味，阳证者多以清热解毒为先；②药毒伤正，当顾护肝脾：化疗药毒，性峻力猛，祛邪伤正，导致脾胃受损，肝胆失疏。治疗以益气补肾、健脾养血是为根本大法，临床常用益气补肾方（黄芪、女贞子、枸杞子、茯苓、猪苓、薏苡仁、半枝莲、藤梨根、莪术、八月札、红枣、炙甘草）合八珍（人参、白术、白茯苓、当归、川芎、

白芍药、熟地黄、甘草）或归脾汤（白术、人参、黄芪、当归、甘草、茯苓、远志、酸枣仁、木香、龙眼肉、生姜、大枣）加减，疗效显著；③瘥后防复，重清肺固金：肺朝百脉，全身血液朝会于肺，且肺为娇脏，五脏华盖，不耐寒热，易被邪侵，因此金首当其冲成为骨瘤最易侵袭转移的部位。采用清肺固金汤（黄芪、浙贝、薏苡仁、白花蛇舌草、桔梗）预防骨瘤复发和转移，疗效显著；④肾虚为本，须适时培补：常用扶正消瘤方（黄芪、女贞子、枸杞子、茯苓、猪苓、薏苡仁、半枝莲、藤梨根、莪术、八月札、红枣、炙甘草）以养正消积。

谢兴文主任医师在长期的临床实践中对治疗骨肉瘤积累了丰富的经验，在继承海派石氏伤科"以气为主，以血为先"学术思想基础上，扩展中医药治疗骨肉瘤的思路与方法：①攻伐有度，祛邪固本：骨肉瘤初期时把攻毒散瘀作为首要目标，同时根据邪气侵袭的程度分为邪毒内壅型、热毒炽盛型，常用半枝莲、白花蛇舌草、蒲公英、龙葵、白英等，祛其邪气，伐其锐气，同时配合白术、当归、党参、百合、黄精等补益气血，减轻对正气的耗伤，顾护其胃气，祛邪不伤正；②活血散结，祛瘀生新：骨肉瘤生长期，要加强局部活血化瘀，祛除瘀血，改善周围组织的微循环，尽可能延缓骨肉瘤的生长，促进周围组织的修复，常用水蛭、红花、丹参、赤芍、川芎等活血化瘀；③调补脾肾，顾护正气：使用健脾补肾的药物改善患者的症状，提高生活质量，常以桑寄生、肉苁蓉、杜仲、续断、熟地、枸杞子、女贞子等滋肾填精，木香、乌药、青皮理气行滞，天南星、瓜蒌、射干、半夏、夏枯草化痰散结，同时配合党参、百合、白芍、当归、黄芪、茯苓等补脾益气[513]。

五、中医外治法及针刺疗法的应用

除了内服中药，中医外治法和针刺疗法作为治疗骨肿瘤的有效手段，在临床应用中亦取得满意疗效。中国中医科学院望京医院朱世杰作为主要参加者完成的国家十二五科技支撑项目分课题"中医外治法治疗常见癌性疼痛的临床和基础研究及推广应用"，获得 2015 年度中国中医药研究促进会科学技术进步二等奖，研究应用痛块消贴膏治疗骨肿瘤疼痛，经随机双盲临床验证：治疗组和对照组疼痛缓解率分别为 86.67% 和 60.00%，治疗组疼痛缓解程度高于对照组；在生活质量改善方面，两组 KPS 评分分别提高（13.67 ± 1.62）和（8.67 ± 1.64），差异有统计学意义，说明痛块消可明显改善癌痛患者的生活质量；同时，研究团队成员王芳等探讨补肾化瘀中药外敷对骨肿瘤患者的疼痛的缓解情况，将骨转移瘤患者随机分为治疗组和对照组，均给予帕米膦酸二钠注射液治疗，治疗组在此基础上加用补肾化瘀中药外敷治疗，发现治疗组中医证候积分明显改善（80% vs 40%），疼痛缓解率分别为 83.3% 和 46.70%，说明中药外敷能够有效控制骨转移瘤疼痛，提高患者生存质量。

在针灸方面，芦殿荣医师采用前瞻性的随机对照方法，将 60 例患者随机分为针刺组（30 例）和西药组（30 例），针刺组（足三里、大杼、悬钟、血海、太溪、后溪、阿是穴）予针刺加奥施康定止痛，西药组予奥施康定止痛治疗，发现针刺组治疗前后爆发痛次数、呕吐次数和便秘次数明显减少，而西药组治疗前后爆发痛次数、呕吐次数和便秘次数比较差异无统计学意义；两组病例治疗后患者服用奥施康定的剂量有统计学差异，表明针刺疗法联合奥施康定更能有效缓解骨转移疼痛，而且针刺疗法可有效缓解奥施康定呕吐、便秘等不良反应，改善患者生活质量。王敬等证实中医外治特色疗法（耳穴埋豆）可有效缓解骨肿瘤疼痛程度，减少阿片止痛药剂量，提高患者治疗依从性，改善患者生活质量。

骨肿瘤患者化疗后易出现恶心、呕吐等消化道反应，浙江中医药大学附属湖州市中医院肿瘤科采用隔姜灸治疗晚期恶性骨肿瘤化疗患者 32 例。取穴：内关、足三里、神阙、中脘。观察组化疗后 2 天、7 天的消化道反应程度为 0 级的例数均多于对照组，而 Ⅲ、Ⅳ 级例数均少于对照组。浙江省杭州市第三人民医院肿瘤科使用穴位贴敷防治骨肉瘤患者化疗后恶心呕吐 43 例，取穴：大椎、中脘、曲池、内关、足三里，24h 更换 1 次。从化疗当天开始至化疗结束后 2 天，共 5 天。结果显示治疗组恶心呕吐不良反应明显减少，生活质量提高。

第十一章　鼻咽癌

鼻咽癌[514]（nasopharyngeal carcinoma，NPC）是原发于鼻咽黏膜被覆上皮的恶性肿瘤，好发部位在鼻咽腔顶部和侧壁。发病部位比较隐蔽，多见鼻塞、血涕或回吸性血涕、耳鸣、听力下降、复视及头痛等症状，常有颈淋巴结肿大，晚期可有肺、肝、骨转移。鼻咽癌病因可能与环境、饮食、微量元素、遗传和EB病毒感染等因素有关，发病有明显的地域性、种族易患性和家族聚集性。根据中国医学科学院国家癌症中心估计，2022年我国NPC新发病例约为64165人，新增死亡人数约为36315人[515]。我国NPC的发病率和死亡率地理分布不均衡，华南地区的发病率和死亡率高于全国水平，主要集中在广东省和广西壮族自治区[516]。以放疗为基础，配合手术、化疗、靶向治疗、免疫治疗、中医药治疗等综合治疗是目前鼻咽癌的主要治疗模式。

中医古籍中无"鼻咽癌"的病名，根据鼻咽癌的临床表现和古代医籍的描述，可以将其归为"鼻渊""鼻衄""控脑砂""耳鸣证""失荣"等病症的范畴。鼻咽癌的病因体现在虚实两方面，实证多为热、毒、痰、瘀，虚证多为气血两虚。《素问·气厥论篇》曰："胆移热于脑，则辛頞鼻渊。""鼻渊者，浊涕下不止也，传为衄蔑瞑目。"《医学准绳六要》指出："至如酒客膏粱，辛热炙煿太过，火邪炎上，孔窍壅塞，则为鼻渊。鼻中浊涕如涌泉，渐变鼻蔑、衄血，必由上焦积热郁塞已久而生。"《名医杂著》曰："耳鸣证，或耳鸣甚如蝉，或左或右，时时闭塞，世人作肾虚治不效，殊不知此是痰火上升，郁于耳中而鸣，郁甚则壅闭矣。"《外科正宗》曰："失荣者，其患多生肩之以上……气血渐衰，形容瘦削，破烂紫斑，渗流血水……越溃越坚，犯此俱为不治。"

现代医学治疗手段有效控制了鼻咽癌的发展，但治疗引起的不良反应不仅给患者带来生理和心理上的创伤，而且可能会导致治疗中断甚至失败。以"扶正培本"为核心思想的中医药治疗在几十年临床实践中不断传承、完善和发展，在鼻咽癌放化疗增效减毒、改善患者预后及生活质量等方面起到重要作用。

第一节　普查统计，早期诊断，误诊分析，临床初探（1949—1973年）

一、数据统计，肿瘤普查

1949年后，全国各地区逐步开展肿瘤普查工作。1970年9月至1972年1月广东省进行了4次以防治鼻咽癌为重点的肿瘤普查，对部分地区10岁以上共436786人进行了肿瘤普查，结果得出鼻咽癌患病率为39.84/10万[517]。为摸清鼻咽癌的流行病学现状，促进临床和研究工作的开展奠定了基础。

二、早期诊断，误诊分析

20世纪60年代，对鼻咽癌早期临床症状报告和误诊分析报告的汇总，为后续进一步完善鼻咽癌的早期诊断起到了良好的铺垫作用。有学者[518]指出，鼻咽癌的早期诊断应强调症状的分析——出现血涕血痰、偏头痛、耳鸣及听力下降时应当怀疑鼻咽癌，并与鼻中陷弯曲、慢性鼻炎、卡他性中耳炎等鉴别；熟悉局部病灶并可据需对病灶进行刮片检查或准确地提取鼻咽部活体进行病理检查；对颈部进行检查，若颈部有肿物，应当了解颈部肿物的表现，并与颈淋巴结核、淋巴结炎或 Hodgkin 氏病等鉴别，必要时行颈部淋巴结活检。

三、临床治疗，初步探索

此期，中医药治疗鼻咽癌的临床运用尚处于初步探讨阶段。1971 年，江门市肿瘤小组对经病理检查确诊的鼻咽癌患者进行中西医结合治疗，将鼻咽癌分为阴虚型、气虚型、气血两虚型、热毒炽盛型和痰凝气滞型等五大类型，阴虚型处方为玄参、干地黄、麦门冬、天门冬、百合、石斛、牡丹皮；气虚型以四君子汤加减；气血两虚型以八珍汤加减；热毒炽盛型以龙胆泻肝汤加减；痰凝气滞型处方为夏枯草、盐霜柏根、玄参、柴胡、蛇泡簕、牡蛎、海蛤、三棱、莪术、青皮。该治疗充分体现了扶正与祛邪相结合的治疗法则，病案举例 3 者经中西医结合治疗后病情控制稳定，肿物较前缩小。

1973 年，广州市第三人民医院肿瘤科对鼻咽癌中医治疗分型做出探讨，将患者分为中医治疗分型和综合治疗分型两大类，中医治疗分型的患者辨证分型为气滞痰湿型、瘀毒蕴结型、风热壅塞型。综合治疗分型的患者辨证分型为正虚型、阴津两伤型、脾虚型。认为早期患者邪毒轻浅，正气尚强，邪实正实的，应以攻为主，治以软坚散结、消癥、清热解毒。中、晚期患者则癌肿毒邪亢盛、正气渐虚，应权衡标本缓急，治以攻补兼施，解毒消癥与固本扶正。

第二节　中西合璧，临床观察，扶正抗癌，初见成效（1974—1983 年）

1974 年，全国各地响应周总理关于对肿瘤"应研究根治办法"的号召，群众性防治鼻咽癌的运动蓬勃发展，经实践证明，中医药对鼻咽癌的治疗取得一定的成效，中医药成为防治鼻咽癌工作的重要手段。

1976 年，广州市医药卫生研究所肿瘤临床组和广州市第一人民医院鼻咽癌防治小组联合发表了 50 例采用中医药结合放疗治疗鼻咽癌患者的临床观察报告，根据中医四诊八纲，将患者分为胃阴枯涸和脾阳虚损两类，分别选用百合汤加味（玄参、生地黄、百合、太子参、桔梗、蛇泡簕、石上柏、野菊花、连翘）以养胃阴、清热生津，参草汤加味（党参、白术、茯苓、天花粉、麦芽、旱莲草、白茅根）以温脾益气、养胃生津。指出鼻咽癌放射治疗的患者绝大部分出现阴津耗伤，故治以养阴为本，改善患者的生存质量。

1977 年，广州市第一人民医院鼻咽癌防治组和广州市医药卫生研究所肿瘤研究组联合发表了中草药加化疗治疗鼻咽癌放疗后复发、转移 2 例临床观察，结果肿物较前减小，疾病发展得到控制，指出中草药加化疗是中西医结合治疗肿瘤的一个有效途径。广东省花县人民医院以中草药为主，中西医结合治疗晚期鼻咽癌，并对 4 例进行疗效观察。根据中医辨证施治的原则，辨证与辨病相结合，收集民间验方进行筛选，以中草药组成"鼻咽癌基本方"（寮刁竹、入地金牛、川芎、蛇倒退、葵树子、生地黄、怀山药、白茅根、蛇泡簕），同时适当配合化疗，通过临床观察，在减轻患者痛苦、缩小肿块、延长寿命和恢复劳动能力方面取得了一定疗效。

1978 年，北京中医研究院广安门医院在放射治疗（或加化疗）前后或放射治疗各期，按辨证分型对 26 例鼻咽癌患者采用中医药治疗，其中风热上扰型治以疏风清热解毒，瘀毒型治以滋阴清热，肺胃痰湿型治以清肺化痰利湿，阴虚型治以滋阴清热，结果 5 年生存率达 61.5%，证明中西结合治疗鼻咽癌疗效显著。

1981 年，广西壮族自治区人民医院放疗室以养阴生津为治法，用增液汤加味治疗 120 例放射治疗所致口腔反应的患者，结果显示口腔反应减轻的总有效率为 99%，说明了养阴扶正治法临床运用的有效性。广州中医学院张景述在中医药治疗鼻咽癌向颈淋巴结转移 2 例临床案例中指出：治疗不能只顾抗癌攻毒，若机体免疫力下降，即便治疗有效，也不能得到巩固。报告中的案例运用"祛邪"药使病邪去大半后，转用"扶正"药，所谓缓则固其本，故连用大剂量的归脾汤，长期地间隔使用，以培补正气，对增强机体的抗病能力收效甚佳。

针刺作为鼻咽癌的辅助治疗手段，在扶正培本治则的指导下取得了一定的疗效。1983 年，四川医学院附属医院肿瘤科谢名英等指出放疗能引起鼻咽癌患者免疫功能下降，为提高患者的免疫力，对进行放疗的 20 例鼻咽癌患者同步针刺治疗，穴位选择根据"邪之所凑，其气必虚"的原理，取气海、关元、足三里、背俞穴以扶正固本，与 20 例单纯放疗的对照组进行比较后显示治疗组的 O·T 试验反应增强，说明针刺有调节机体免疫功能的作用，证实针刺对提高鼻咽癌患者的免疫功能能有一定价值。

第三节　辨证扶正，减毒增效，综合治疗，机制探索（1984—1993 年）

该时期的研究体现出"扶正培本"理论在鼻咽癌的治疗中已得到普遍运用，证明了基于"扶正培本"理论指导下的中医药治疗能够减轻鼻咽癌放化疗引起的不良反应，减少远期后遗症状，降低复发率，达到更好的远期疗效，提高患者 5 年生存率。

一、减轻放化疗不良反应

1984 年，广州中医学院耳鼻喉科王士贞发表了中医治疗鼻咽癌放疗患者的体会，指出放射治疗往往会耗伤大量体内津液，临床表现以伤阴证候为多，轻则肺胃津液受损，重则损及真阴，还能影响脾胃的正常运化功能，导致脾胃失调。因此，扶正培本至关重要，根据临床表现进行辨证与治疗，肺胃阴虚型，治以清肺养胃、润燥生津，方选泻白散合沙参麦冬汤加减；阴血亏损型，治以益气补血、养心安神，方选归脾汤或人参养荣汤加减；脾胃失调型，治以健脾和胃，方选陈夏六君子汤加减。

1988 年，沈阳市大东区中医院杨通礼根据临床患者主证以阴虚津亏、虚火上炎、脾虚肾弱为多见等特点，采用滋阴清热、益气利咽和健脾固肾等辨证联合放疗治疗鼻咽癌 50 例，疗效观察按 1972 年 9 月全国抗癌药物经验交流学习班制定疗效标准进行判定，结果总有效率为 88%。

1989 年，福建省肿瘤医院陈家俊指出由于放疗常因严重不良反应导致治疗中断，从而影响其疗程及治疗效果，故在放疗期间配合中医辨证施治，往往能减轻不良反应，并提高疗效。通过对鼻咽癌的临证观察，将鼻咽癌分三型进行辨证施治：放疗初期，常见肺热伤阴、痰火凝滞型，治以祛邪为主，兼顾扶正；放疗一段时间后，湿热中阻型多见，仍以攻邪为主；放疗中后期，常见肺肾阴虚型，治以补益肺肾，扶正抗癌。

1991 年，江西省肿瘤医院程剑华对中药配合放射治疗鼻咽癌 57 例患者进行临床疗效分析，结果服中药后可进普食者数从 39 例增加至 51 例，收效甚佳。指出中药在治疗黏膜溃疡、吞咽困难、声音嘶哑、纳呆等方面有其独特的优势和特长，认为中药治疗可明显减轻鼻咽癌放疗后产生的不良反应，对黏膜损害及消化道症状疗效尤为突出，可提高治疗效果。

1992 年，江西省肿瘤医院程剑华发表了 324 例鼻咽癌患者的临床治疗分析报告，报告显示在放射治疗的同时辨证施治辅助服用中药煎剂有 46 例，不辨证服用清热解毒中成药有 206 例，不辨证服用扶正中成药有 39 例，基本不服用辅助中药有 48 例，结果四种不同分组治疗的有效率分别为 97.8%、93.5%、92.3% 和 63.2%。说明中药可以减轻放疗不良反应，保证放疗顺利完成，具有清热解毒凉血、滋阴生津和健脾化湿等功能的中药，能修复唾液腺损伤、促进口腔黏膜细胞的新生、恢复其分泌功能，扶正培本中药有调节和提高体内抗癌免疫力的作用。

1993 年，湖南医科大学陶正德等发表了益气养阴方（党参、黄芪、桔梗、枸杞、麦冬、天花粉、茯苓、丹参、黄连、甘草）防治鼻咽癌放疗中咽部黏膜反应的疗效观察报告，结果显示治疗组（放疗＋中药）比对照组（单纯放疗）咽部黏膜反应的初发时间较晚、放疗结束时咽部黏膜反应程度较轻。说明益气养阴方具有延缓鼻咽癌放疗患者咽部黏膜反应发生时间和减轻反应程度的作用。长沙市郊区中医院易凡采用益气养阴法为主治疗鼻咽癌慢性放射性炎症，并对 102 例患者进行临床观察，通过辨证分型治疗，总结发现鼻咽癌放射治疗可致阴精耗伤，正气亏虚，而基于养阴扶正之法对其进行治疗的总有效率为91.2%，明显改善了患者的症状。

二、提高近期及远期疗效

1985年，福州市第一医院肿瘤科潘明继等选用院内协定方扶正生津汤（麦冬、天冬、沙参、玄参、生地黄、白茅根、玉竹、金银花、白花蛇舌草、白毛藤、党参、茯苓、白术、甘草、丹参）配合放射治疗鼻咽癌150例并进行远期疗效观察，结果证明本方确能减轻放疗不良反应，减少远期后遗症，5年生存率58%，10年生存率30.8%，比国内同时期报道的单纯放疗病例疗效有所提高。

1986年，广东省湛江市第二人民医院耳鼻喉科蔡懿廷等以人参、金银花、白花蛇舌草、夏枯草等中西医结合治疗鼻咽癌放疗后的患者，经过5年以上的追踪，中药治疗组5年生存率为70%，西药对照组5年生存率为36.7%，说明中药疗效显著。用人参补益患者气血不足之证，符合中医对癌瘤扶正培本的治则，金银花、白花蛇舌草及夏枯草对放疗后的热毒有清解的功效，诸药配合对提高鼻咽癌放疗后的5年生存率有积极的意义。

上海中医学院附属龙华医院耳鼻喉科张青等对50例鼻咽癌放疗后应用中医药治疗的患者进行疗效观察，结果5年以上生存率为60%，在辨证施治上，以扶正和祛邪为基本治则，阴津亏耗型方用抗鼻咽癌Ⅰ号加减（知母、牡丹皮、茅芦根、金银花、天花粉、野百合、麦冬、生地黄、石斛、沙参、枸杞子、女贞子、丹参、生南星、生半夏、石上柏等）；脾虚痰湿型方用抗鼻咽癌Ⅱ号加减（党参、白术、茯苓、山药、制南星、制半夏、陈皮、薏苡仁、苍术、厚朴、白扁豆、砂仁、猪苓）；热毒瘀结型方用抗鼻咽癌Ⅲ号加减（蒲公英、板蓝根、黄连、黄芩、赤芍、牡丹皮、生地黄、水牛角、旱莲草）；气阴两虚型方用抗鼻咽癌Ⅳ号加减（黄芪、党参、白术、甘草、沙参、麦冬、玄参、黄精、山药、五味子、女贞子、菟丝子、旱莲草）。

1989年，广州医学院第一附院罗景光等对95例鼻咽癌患者均采用放射治疗合中医治疗，对复发者补加放疗，对他脏器转移者，则加化疗，最终疗效显示5年以上存活率达55.8%。在应用中药治疗

时，大致分三个阶段：放射阶段，津液亏损为主，治以清热养阴生津；放疗后阶段，颈部淋巴结尚未消散、鼻咽部仍有肿物，故以攻邪为主；巩固治疗阶段，经放疗及中药攻邪治疗，病情基本稳定，转为扶正巩固疗效。

1990年，中国中医研究院广安门医院将74例进行根治性放疗的头颈胸部恶性肿瘤患者（含4例鼻咽癌）随机分为放疗合用扶正增效方（生黄芪、鸡血藤、枸杞子、女贞子、太子参、炒白术、天冬、红花等）组与单纯放疗组进行对照研究。结果显示2例观察组患者鼻咽部病灶均于照射40Gy内完全消退，对照组2例分别于照射40Gy和60Gy时完全消退，表明扶正增效方有一定的放射增敏作用。

1990年，中山医科大学肿瘤医院中医科陈效莲等对279例鼻咽癌患者进行临床疗效观察，研究结果显示治疗组（中药+放疗）5年生存率达80.59%，对照组（单纯放疗）五年生存率仅51.03%，证明鼻咽癌放疗期间及放疗后长期以中医药辨证施治，对放疗反应症状消退较快，实现短期内元气恢复和提高远期疗效。广州市中医院肿瘤科郑斐璇等对200例放射加中药治疗鼻咽癌患者进行疗效分析，结果统计5年生存率为63.89%，证明中医配合放疗能减轻鼻咽癌放疗反应，提高治疗效果并且可以巩固放疗疗效，减少并发症，控制局部复发，防止远处转移。

三、综合治疗

除了中药汤剂，该时期在针刺及中药注射剂方面也进行了一定的探索。1989年，浙江省中医药研究所陈镇江等通过临床观察，发现针刺对放化疗后出现的后遗症有明显的减缓作用。后遗症多表现为气血失调，津液亏耗，故治以扶正固本，取穴以局部为主，配合循经及对症取穴，选用多气多血阳明经的合谷、四白、迎香、下关、颊车以益气养血，肾为元阴元阳所藏之处，太溪为肾经的"原穴"，用其滋阴生津。进针后要有得气感，留针时间不能少于30min，疗程则需要长，针刺对"放射性口咽部反应"及颞颌关节功能障碍、各种痛症效果较为满意。

1990年，重庆医科大学附一院张文芳用扶正的

参麦注射液治疗 83 例放疗后的鼻咽癌患者，结果显示参麦注射液治疗反射所引起的一系列不良反应的总有效率为 53.01%，效果良好。

四、机制初探

1990 年，中山医科大学肿瘤医院中医科和肿瘤研究所免疫室联合发表了益气养阴汤（太子参、玄参、麦冬、生地黄、女贞子、石斛、天花粉）随证加减对鼻咽癌放疗患者免疫功能影响的初步研究，表明益气养阴汤加减能维持鼻咽癌患者在放疗过程中白细胞数和淋巴细胞数的稳定，并能提高淋巴细胞的活性，对患者血清 IgA 有降低作用。1992 年，第二军医大学附属长海医院中医科凌昌全等发表了 58 例运用自拟四生汤（生黄芪、生地黄、生白术、生薏苡仁）加减治疗鼻咽癌放疗不良反应临床研究报告。结果四生汤组患者的白细胞、血小板及部分细胞免疫功能都远高于对照组，说明服用四生汤的患者机体抵抗力增强，体重下降指数较小，从而保证了放疗的顺利完成。

第四节　扶正抗癌，防治显效，探索积累，渐成体系（1994—2003 年）

一、改善免疫功能

1994 年，中山医科大学附属肿瘤医院黄伙文等采用参芪注射液作为放疗的辅助治疗，观察对照组（单纯放疗）和治疗组（放疗＋参芪注射液）的血常规、T 细胞亚群、淋巴细胞转化率、自然杀伤细胞活性测定、血清免疫球蛋白 IgA、IgG、IgM 的变化，结果对照组较治疗组放疗后白细胞降低明显，治疗组较对照组放疗后 IgM 上升明显，表明参芪注射液有防止白细胞下降、促进 IgM 抗体产生的作用，对鼻咽癌放疗的患者起到一定的保护作用。

1995 年，上海医科大学眼耳鼻喉科医院钱雪治将 30 例放射治疗期间加服中药的鼻咽癌患者与 40 例不服中药患者进行比较，观察淋巴细胞转化试验、E 玫瑰花环形成试验、免疫球蛋白 IgA、IgG、IgM 的变化，结果为放射加中药组比单纯放疗组能提高机体的细胞免疫功能，有利于肿瘤的治疗，并观察到患者的口干、乏力等症状较对照组轻，胃纳和全身情况较好。指出肿瘤患者在接受放疗时常伴有气虚、血虚、脾虚及肾虚等现象，须在辨证施治的基础上给予扶正固本治疗。湖北省肿瘤医院陈焕朝等发表了活血化瘀与养阴生津法对鼻咽癌放射治疗增效作用的疗效观察报告，通过对比两组治疗前后的血象、肝肾功能及免疫指标，发现治疗组对白细胞、T 细胞亚群的影响比对照组轻，且对照组反射导致的口腔反应较重，表明基于本治则的方药辅助放疗治疗鼻咽癌可以达"祛邪不伤正"，提高疗效，增强免疫功能，减轻不良反应的效果。

1998 年，中山医科大学肿瘤医院谢方云等应用放疗并用人参多糖注射液对 30 例鼻咽癌患者的近期疗效及免疫功能等变化进行了前瞻性临床观察，临床研究结果显示人参多糖注射液有加快鼻咽癌原发病灶及颈淋巴转移病灶消退的作用，降低放疗所需放射剂量，提高鼻咽癌患者细胞免疫功能，增强鼻咽癌患者 NK 细胞、LAK 细胞活性，从而抑制肿瘤细胞的生长，使肿瘤缩小，提高鼻咽癌放疗的疗效，加速鼻咽癌原发病灶及颈淋巴转移病灶的消退。

1999 年，广东省肇庆市中医院甘浪舸等对 131 例鼻咽癌患者采用放射治疗，并用清热解毒、生津润燥、健脾胃中药扶正治疗，较对照组（单纯放疗 40 例），白细胞提升快，机体免疫功能获较好调整，放疗不良反应轻。湖南娄底地区人民医院欧阳志等采用随机、单盲法对鼻咽癌癌前病变 EBV-VCA/IgA 抗体滴度≥1∶20 的患者 62 例进行治疗，观察结果显示二黄冲剂（黄连、黄芪、连翘、板蓝根、金银花、人参、山豆根）能显著降低或阴转血清 EBV-VCA/IgA 抗体滴度，可产生较好的鼻咽癌预防效应。

2000 年，广东中山医科大学肿瘤医院李连华等应用 Wenger 自主神经平衡因子分析法及外周血 T 淋巴细胞亚群检测方法了探讨鼻咽癌中医各型患者"正虚邪实"的客观指标，结果发现鼻咽癌中医各型患者大部分呈现副交感神经功能增强或亢进，T 淋巴细胞亚群中 CD3+、CD4+ 及 CD4+/CD8+ 降低与正常人比较有显著差异。该研究有助于辅助判断鼻咽癌患者"正虚邪实"的本质，从而佐证扶正培本治法实现疗效的本质。

二、减轻放化疗不良反应

（一）局部急性损伤

1995年贵阳医学院附院中医科高萍等对清热生津饮（元参、生地、麦冬、黄芩、野菊花、白花舌蛇草、金银花、川芎、天花粉、沙参、黄芪、甘草）联合放疗治疗162例鼻咽癌患者的治疗情况进行临床探讨，发现清热生津饮能不同程度地缓解口干少津、咽喉不适甚则牙龈肿痛、口腔溃疡等症，从而相对地提高了患者对放疗的耐受性，减轻了放疗的不良反应，协助患者完成治疗，经随访其5年生存率可达67.85%，说明近远期疗效显著。

1996年江苏省南京市中医院方明治发表了玉女煎加减治疗鼻咽癌放疗后唾液腺放射反应13例报告，结果显示患者咽痛、口干、进干食困难的症状得到了一定缓解，13例患者治疗均有效，说明玉女煎能加强唾液腺放射反应，此方有助于调整放疗后机体的阴阳失衡状态，从而改善遗留症状，进一步巩固疗效。

1996年，福建省肿瘤医院黄苹等以益气养阴、清热泻火解毒为法采用中药防治21例鼻咽癌放疗导致的口咽反应，结果显示口咽反应得到一定程度的减轻或缓解，其效果优于呋喃西林液含漱口腔。

1997年，三明市第一医院蓝祚均对沙参麦冬汤减轻鼻咽癌放疗损伤作用进行临床观察，结果指出鼻咽癌患者在放疗中配合服用沙参麦冬汤有明显减轻口腔、咽部黏膜反应的作用，总有效率达94.4%，而单纯放疗组总有效率仅47.2%。

（二）局部远期后遗症

1994年，上海中医药大学附属龙华医院张青等将216例鼻咽癌患者在治疗前自选分组，对放疗配合中药治疗与单纯放疗的疗效进行比较，通过辨证施治，阴津亏耗型治以养阴清热、生津利咽，药用知母、丹皮、赤芍、茅芦根、天花粉、野百合、天麦冬、生地、石斛、沙参、西洋参、丹参、杞子、女贞子、银花、黄芩、石上柏、生南星、生半夏等加减；脾虚痰湿型治以健脾化浊、益气和胃，药用党参、白术、茯苓、怀山药、陈皮、薏苡仁、苍

术、厚朴、砂仁、猪苓、葵树子、蛇六谷等加减；热毒瘀结型治以清热解毒、凉血祛瘀，药用板蓝根、银花、牛蒡子、黄芩、知母、山栀、茜草、白茅根、赤芍、丹皮、生地、玄参、旱莲草、山慈菇、紫草根、龙葵、山豆根等加减；气阴两虚型治以益气养阴、扶正固本，药用人参、黄芪、党参、白术、甘草、沙参、麦冬、黄精、山药、五味子、女贞子、菟丝子、旱莲草、首乌、淫羊藿等加减。结果治疗组较对照组张口困难、放射性龋齿、中耳炎或听力下降、颈部纤维化、面颈部水肿、语音不清等远期后遗症均减轻。

（三）血液学毒性

1998年，福建省肿瘤医院林传荣等应用平肝补肾升血汤协定处方（党参、黄芪、白术、当归、白芍、黄精、枸杞子、熟地、菟丝子、仙茅、虎杖、何首乌、甘草）配合铂类化学药物治疗晚期鼻咽癌68例，血象、肝肾功能等不良反应较对照组轻，提示平肝补肾升血汤有利于保护骨髓和肝肾功能。

三、提高疗效

1997年，中山医科大学肿瘤医院胡丕丽等对142例鼻咽癌患者进行了前瞻性观察，用祛瘀生津汤（丹参、赤芍、红花、太子参、玄参、生地、麦冬、板蓝根）、清热汤（夏枯草）配合放疗，并与单纯放疗对照。结果从放射治疗剂量达50GY起，中药组患者鼻咽肿瘤全消失率均优于单纯放疗组，证明上述中药可提高鼻咽癌放疗患者近期疗效。

2002年，湖南省中医药研究院文先惠等将142例鼻咽癌患者随机分组，治疗组在放疗的基础上，予以滋肾活血方（生地、丹皮、山茱萸、茯苓、泽泻、怀山、麦冬、玄参、女贞子、枸杞、银花、连翘、石斛、天花粉、白花蛇舌草、石见穿、石上柏、地龙、田七粉、穿山甲、法半夏、鸡内金、甘草）煎服；对照组仅予放疗。结果治疗组颈淋巴转移灶消退率（85%）高于对照组（67.74%），口腔黏膜反应较对照组轻，放射后对照组血红蛋白、白细胞下降较治疗组明显，说明滋肾活血方具有增强免疫功能、抗肿瘤及抗放化疗不良反应的作用，能够提高鼻咽癌患者的放疗效果。

1998年，广州中医药大学第一附院耳鼻咽喉

科王士贞等将 163 例鼻咽癌放疗患者分为津液耗伤型、阴血亏损型、脾胃失调型三型进行论治。其中津液耗伤型基本方为桑白皮、地骨皮、黄芩、沙参、麦冬、芦根、丹皮、知母、葛根、杭菊、赤芍；阴血亏损型基本方为太子参（或党参）、云苓、白术、桑椹子、女贞子、首乌、生地、麦冬、石斛、鸡血藤、猫爪草；脾胃失调型基本方为太子参（或党参）、云苓、白术、法半夏、陈皮、竹茹、砂仁、麦冬、生薏苡仁、扁豆、佛手。随访结果显示存活 3 年以上 133 例，占 81.5%；存活 5 年以上 99 例，占 60.7%；存活 8 年以上 53 例，占 32.5%；存活 10 年以上 38 例，占 22.3%，存活 15 年以上 12 例，占 7.3%。

四、名家经验

2001 年，沈英森教授[519] 认为，鼻咽癌放射治疗导致的不良反应是因气血瘀结，阴虚内热而产生，放射治疗更加伤阴耗气，损阴灼津，同时也损伤脾胃功能，胃失和降，出现恶心、呕吐；脾失健运，生化无源则见头晕、乏力、体重下降等症。治以益气养阴之法，扶正祛邪，滋阴养液，可减轻或消除不良反应。坚持服用还能巩固疗效，预防复发及转移。

2002 年，广东省名老中医王德鉴教授治疗鼻咽癌患者的经验[520] 提出根据病理耗阴津、伤脾胃、损气血，采用扶正培元、益气生津的治疗原则，对阴津耗伤型治以养阴清热、生津润燥，药用增液汤加减；脾胃失调型治以健脾和胃、祛湿止呕，药用陈夏六君子汤加减；气血亏损型，治以补益气血、养阴润燥，药用生脉散加减，配合饮食疗法，有利于身体的恢复。

第五节　研究荟萃，阶段治疗，经验总结，证候探索（2004—2013 年）

一、临床研究

这一阶段的临床研究丰富，研究热点与重点仍在减毒增效方面，但在结局指标上开始对患者的症状及生活质量改善有更多的关注。

2004 年，蒲志[521] 证明相较于对照组（单纯放疗），治疗组用中药养阴清肺汤（麦冬、丹皮、白芍、生地、玄参、薄荷、金银花、连翘、黄芩）结合放疗治疗鼻咽癌可以缩短口腔黏膜恢复时间，降低放疗不良反应。

2006 年，苏尊波等[522] 采用益气养血、滋阴润燥之法，方选十全大补汤合麦门冬汤加减煎服再予以生理盐水冲洗鼻咽腔，温盐水揩齿及叩齿，持续 1~3 个月治疗鼻咽癌放疗后咽黏膜放射损伤，疗效显著。王文等[523] 通过比较对照组和治疗组放疗前后的生活质量评估、血象检查及鼻咽部 CT、口咽部和黏膜反应观察结果证明生脉注射液可提高疗效，减轻放疗的不良反应，具有减毒增效的作用。

2007 年，周航等[524] 通过对治疗组和对照组患者的体重、Karnofsky 评分和口腔黏膜反应、白细胞变化进行观察对比，证明放疗＋参芪扶正注射液能提高患者的生活质量，减轻患者的不良反应。宋培荣等[525] 采用扶正培本中药辨证治疗接受放疗的鼻咽癌患者，通过比较对照组和研究组的急性放射反应的总体变化、各系统放射反应的变化等，说明扶正培本中医药辨证治疗可减轻鼻咽癌患者急性放疗反应。

2008 年，彭桂原等[526] 通过对单纯放疗和放疗后用增液汤加味（玄参、生地黄、麦冬、石斛、太子参、白花蛇舌草、半枝莲）治疗鼻咽癌放疗后口干燥症进行临床观察，结果指出扶正养阴、培本抗癌中药治疗口干燥症疗效显著。韦子章[527] 将 80 例鼻咽癌放疗后并发鼻窦炎患者辨证分为脾胃虚弱、湿热上犯和肺胃阴虚、邪毒滞留两型进行治疗，前者选用香砂六君子汤合甘露消毒饮加减治疗，后者选用沙参麦冬汤加减治疗，结果总有效率为 92.2%。运用扶正培本类中药方剂治疗鼻咽癌放疗后并发鼻窦炎的疗效好，不良反应少。

2009 年，姚洁等[528] 对参麦注射液＋放化疗 81 例（观察组），单纯放化疗治疗 61 例（对照组）进行临床观察，说明了参麦注射液在配合鼻咽癌放化疗时对口腔反应、骨髓抑制、胃肠道反应都有明显的预防和治疗作用，该药对鼻咽癌放化疗减毒有效。韩文清[529]对冬参扶正汤（麦冬、红参、黄芪）+放化疗40例（观察组），单纯放化疗治疗30例（对照组）进行临床观察，结果说明了冬参扶正汤在配合鼻咽癌放化疗时对口腔反应、骨髓抑制、胃肠道反应都有明显的预防和治疗作用，该药对鼻咽癌放化疗减少不良反应有效。

2010年，王跃珍等[530]通过临床观察证明相对于对照组（采用浓替硝唑含漱液常规口腔护理），治疗组使用养阴生血合剂（地黄、黄芪、当归、玄参、麦冬、石斛、川芎）预防用药可推迟放射性口腔黏膜炎的发生、降低其损伤程度并能缓解患者口腔疼痛。

2012年，孙士玲等[531]通过临床观察说明相较于对照组（口服维生素B$_{12}$片），治疗组使用清热养阴汤（金银花、石上柏、白茅根、黄芩、淡竹叶、天冬、芦根、石斛、南沙参、北沙参、白芷、玄参、桔梗、甘草）可以改善鼻咽癌患者的免疫功能及防治放疗后口咽黏膜反应。

二、阶段治疗

2009年，香港大学中医药学院朱蔼美使用纯中药的内服与外治法在42例鼻咽癌患者电疗、化疗前、后分阶段进行辨证论治，并在电疗、化疗后持续服用中药6~8个月，结果经过中药分阶段、有系统、持续疗程的康复治疗，42例患者均获得良好康复治疗效果，指出在鼻咽癌电疗、化疗手术前、手术后采用分阶段、有系统的中药治疗，能够达到增加手术疗效，提高患者生存率，防止癌症复发的治疗目的。

三、名家经验

在这十年里，各地中医学者也对鼻咽癌的诊治经验进行了丰富的报道。2006年，刘伟胜认为[532]鼻咽癌患者放疗后的基本中医病机为热毒痰瘀凝聚、正气受损，正虚邪实贯穿疾病之始终，在鼻咽癌的放疗过程中或放疗后都应给予扶正固本、清热养阴的中药，既能明显地减少放疗所致的口干舌燥、咽喉肿痛等的不良反应，又能提高其临床疗效。2008年，贾英杰将养阴扶正法贯通于治疗放疗后的口干燥症中[533]。2009年，戴裕光认为[534]当

放化疗不良反应得到控制时，应积极治疗疾病的根本，也就是扶助正气，因为放化疗所伤的是全身气血，尤其以中焦运化所受影响最大，在补气扶正时偏重补中气，尤其善用补中益气汤。2011年，李斯文认为[535]鼻咽癌患者放疗后，以"气阴两虚、热毒蕴结"为病机，故治疗时宜"益气养阴、清热解毒"为法。2012年，林丽珠认为[536]，鼻咽癌以肺、胃、肾阴津亏虚为本，热毒、瘀血、痰湿互结为标，扶正培本应以补益肺肾、养阴生津为要，祛邪治标以解毒祛瘀、化痰软坚，并适当配伍抗肿瘤药物。2013年，吴良村认为[537]正气亏虚是鼻咽癌发生的内在原因及前提，强调扶正应贯穿鼻咽癌治疗的全过程。

朴柄奎治疗鼻咽癌经验一则[538]，该病案中医诊断为失荣，证属火毒伤阴，气阴耗损，朴老治以清热活血解毒，养阴益气健脾，处方选用养阴清肺汤合圣愈汤加减，配合口服西黄解毒胶囊。之后患者一直在朴老处就诊，并根据症状随诊施治，患者坚持服用中药，病情恢复良好。朴老在继承历代医家以及段凤舞、余桂清等老一辈专家的经验上，结合自己多年临床实践，指出"营阴"的虚损在鼻咽癌发展中具有重要作用，临证之时往往根据不同个体的不同病程时期进行辨证论治，扶正培本，解毒抗癌，减轻放、化疗的不良反应，提高机体的抗病能力，改善患者生活质量，减少复发转移率。

四、中医证型相关性初步探索

2005年，刘宇龙等[539]首次探讨鼻咽癌中医证型与"鼻咽癌92分期"（TNM）的相关性，经研究分析，初步揭示肺热型以Ⅰ期、Ⅱ期较多，而瘀血阻络型、血瘀痰凝型、痰凝型等在Ⅲ期、Ⅳ期较多。说明鼻咽癌中医辨证分型与临床TNM分期有密切关系，随着TNM分期的分级增加，其证型亦呈现"肺热型→痰凝型或瘀血阻络型→血瘀痰凝型"总的演变趋势。这提示我们运用中医药辅助放疗及抗复发转移治疗鼻咽癌时应当把握以"热毒、痰凝、瘀阻"为主的鼻咽癌中医病机，辨病与辨证有机结合，丰富了其中医辨证的内涵。

2006年，广州中医药大学第二附属医院肿瘤科刘宇龙等[540]发现中医证型同鼻咽癌病灶分布无相关性，但与颈淋巴结转移情况密切相关，其中痰凝

型多见淋巴结肿大，血瘀痰凝型次之，肺热型、瘀血阻络型较少见淋巴结肿大。该研究有利于说明中医辨证分型有其客观物质基础。刘书静等[541]将60例初诊鼻咽癌患者辨证分为气阴两虚证、气血凝结证、火毒固结证3种中医证型，随后进行常规放射治疗，随访1年以上，经随访结果发现发生颅内侵犯的患者中气阴两虚型为46.7%，气血凝结型为22.2%，火毒困结型为25.0%。对此相关性进行Logistic回归分析证实颅内侵犯这一事件的发生概率与患者初诊时的不同中医证型间存在明显相关性，相关系数为2.119。该研究结论为益气养阴、扶正培本防治鼻咽癌颅内侵犯提供了有力的依据。

2010年，广州中医药大学梁艳[542]对94例鼻咽癌放疗后患者进行聚类分析，得出鼻咽癌放疗后中医证型为热毒伤阴、脾胃虚弱、痰热困结、肺胃阴虚、肾阴亏虚、痰瘀互结。发现鼻咽癌放疗后辨证要素分布规律与放疗后时间段有关，随着放疗后时间延长，中医证型早期以肺胃阴虚为主，后期以肾阴亏虚、脾胃虚弱为主，说明同期放化疗易损伤人体正气，导致脾胃损伤，因此在放疗后应重视顾护后天之本，健脾益胃，扶正培本。

五、多种手段辅助治疗

（一）针灸治疗

2010年，广东省中医院彭桂原[543]在著名针灸大师俞云老师的指导下开展了鼻咽癌放化疗后切脉针灸康复治疗，取得了显著疗效。此外，在该时期，以扶正治则为主的针刺治疗运用于治疗鼻咽癌放疗后不良反应如真性延髓麻痹[544]、伸舌障碍[545]和耳聋[546]等收效满意。

（二）雾化治疗

2005年至2008年，杭州市中医院耳鼻喉科刘素琴运用四君子汤加减中药雾化吸入治疗45例鼻咽癌放疗后口腔溃疡的患者，取得了较好的疗效。

（三）体质分析

该时期对鼻咽癌患者的体质进行了调查和研究分析，得出鼻咽癌患者的初诊体质类型主要呈现为虚弱质[547]，放疗后主要倾向阴虚质和气虚质[548]，为扶正培本治法调理患者体质，防治鼻咽癌提供了有利的论据。

第六节 科学论证，成果丰硕，循证医学，创新发展（2014—2023年）

一、客观指标，论证疗效

2014年，江志超等[549]采用流式细胞仪检测18例经益气解毒方（党参、黄芪、天花粉、黄连、茯苓等）加常规治疗的中晚期鼻咽癌患者（观察组）及15例常规治疗的中晚期鼻咽癌患者（对照组）外周血CD4$^+$、CD25$^+$、调节性T细胞和Th17细胞比例，RT-PCR法检测Foxp3 mRNA和ROR-γt mRNA转录水平，ELISA法检测血清白细胞介素-6（IL-6）和转化生长因子-β（TGF-β）水平，根据研究结果证实益气解毒方可影响中晚期鼻咽癌CD4$^+$、CD25$^+$、调节性T细胞的比例与功能，增强Th17细胞的分化，其机制可能是通过调节IL-6和TGF-β水平而逆转鼻咽癌免疫耐受。

2015年，曾春生等[550]观察研究组（服用贞芪扶正汤剂，包括黄芪、女贞子、党参、白术、茯苓、制首乌、怀山药、当归、川芎、白芍、枸杞子、炙甘草、紫河车等，直至放疗结束）与对照组（单纯放疗）治疗前、后外周血CD3、CD4、CD8、CD4/CD8和NK淋巴细胞数据变化，结果显示观察组数据无明显差异，对照组数据明显下降，证明以黄芪、女贞子为主扶正培本汤剂有提高鼻咽癌放疗患者细胞免疫功能的作用，对维持后续治疗有重要意义。

2018年，吴艳等[551]将40例老年鼻咽癌放射性口干患者随机分组，对照组仅给予常规放疗方案，治疗组给予常规放疗+口服以益气养阴、凉血散瘀为治疗大法中药，比较两组患者治疗第3周及治疗第6周口干程度、唾液腺损伤程度、卡氏评分、唾液流率及唾液pH值，检测两组患者放疗前后肝功能肾功能（丙氨酸氨基转移酶、天冬氨酸氨基转移酶、肌酐、血尿素氮）水平变化情况，根据研究结果证明益气养阴、凉血散瘀法中药治疗能明显降低老年鼻咽癌患者放疗期间唾液腺损伤程度，缓解患者口干等症状。王杰等[552]将105例鼻咽癌患者作为研究对象，选用扶正解毒方（黄芪、党参、炒白术、薏苡仁、制黄精、云灵芝、山慈菇、醋莪术、白花蛇舌草、藤梨根），所有患者均行放化疗治疗，之后按照治疗方法的不同分为中药＋艾灸组、中药组与对照组，观察3组患者的临床疗效，比较放化疗后口腔黏膜损伤状况和血清中炎性反应因子水平，根据研究结果得出扶正解毒方加减联合艾灸可有效减轻鼻咽癌患者放化疗后口腔黏膜损伤，并控制炎性反应进展，提升整体疗效。

2019年，关本岭等[553]将79例鼻咽癌患者随机分为放射对照组及放射＋中药治疗组，治疗组服用养阴益气颗粒（天花粉、黄芪、白术、知母、防风、生地黄、太子参、熟地黄、当归、玄参、芍药等），观察两组鼻咽部原发灶及颈部转移灶（转移淋巴结）缩小情况，以及患者皮肤、黏膜、唾液腺、消化道反应和血常规，研究结果证明养阴益气颗粒是一个安全有效的放射增敏药，可以提高鼻咽癌放射治疗的疗效。

2020年，王记南[554]将72例鼻咽癌放疗患者随机分为对照组和观察组，2组均采用调强适形放射治疗，对照组给予常规口腔护理，观察组在对照组基础上口服养阴清肺汤（生地黄、麦冬、山药、泽泻、金银花、茯苓、白花蛇舌草、川贝母、牡丹皮、甘草），结果发现观察组患者Ⅱ度以上急性放射性口腔黏膜炎发生率低于对照组，并且平均出现口腔黏膜炎时间晚于对照组，观察组血清C-反应蛋白（CRP）、转化生长因子-β1（TGF-β1）、肿瘤坏死因子（TNF-α）水平升高较对照组明显，证明鼻咽癌患者在放疗期间同步接受养阴清肺汤治疗，能够有效延缓急性放射性口腔黏膜炎的出现，并降低病变严重程度，提高放疗耐受程度。

2021年，黎正求[555]将100例鼻咽癌患者随机分为西药组和中药组，中药组采用扶正养阴解毒汤（西洋参、水蛭、虻虫、麝香、生甘草、连翘、鳖甲、蜈蚣、蛇毒、益智仁、升麻）治疗，通过对比两组的临床疗效、治疗前后各中医证候积分、脑电位与诱发电位变化及不良反应，结果中药组的总有效率高于西药组，说明扶正养阴解毒汤在鼻咽癌放射性疗法后神经损伤并发症治疗中取得较好的临床效果。

2022年，马国辉等[556]将94例晚期鼻咽癌患者随机分为观察组和对照组，对照组患者予放化疗治疗，观察组患者在对照组基础上口服养阴解毒汤，通过对比两组的不良反应、外周血T淋巴细胞亚群、癌性疲乏评分，结果显示观察组的总有效率明显高于对照组，说明对气阴两虚型晚期鼻咽癌放化疗患者予养阴解毒汤干预疗效显著，可有效减轻放化疗所引起的不良反应、免疫功能损伤以及癌因性疲乏。

2023年，杨玉真[557]将65例鼻咽癌患者随机分为对照组和观察组，两组均行同步放化疗，观察组加用养阴祛瘀方（白芍、赤芍、当归、牡丹皮、丹参、南沙参、麦冬、石斛、黄精、枸杞子），通过比较两组的免疫功能、生活质量、不良反应发生率，结果显示观察组的总有效率高于对照组，证明养阴祛瘀方治疗鼻咽癌放化疗后气阴亏虚证疗效较好，且可减少放化疗后不良反应。

2016年，周小军等[558]将3例鼻咽癌发病前后配对患者，采用甲基化芯片技术检测FAM150B甲基化，随机选择100例患者，包括鼻咽癌和鼻咽炎各50例及气虚质44例和正常质56例。采用免疫组化方法检测FAM150B蛋白的表达。结果FAM150B在鼻咽癌为高甲基化，FAM150B蛋白在鼻咽炎为高表达，在鼻咽癌为低表达，FAM150B蛋白在正常质为高表达，在气虚质为低表达。因此可以认为FAM150B甲基化致其低表达为鼻咽癌及气虚质的特征，FAM150B为鼻咽癌气虚癌变的分子指标。2018年，周小军团队选择采用芯片技术及实时荧光定量PCR检测鼻咽组织miRNA表达，证明中医气虚存在着特定的miRNA表达特征且以上调表达为主，miRNA-106-363及miRNA-30两基因族可能是鼻咽癌气虚癌变的特征性miRNA[559]。上述研究为扶正培本治疗鼻咽癌提供了分子生物学依据。

二、百家经验，百花齐放

孙桂芝教授认为[560]鼻咽癌的关键病机是先有正气不足，而后邪毒内生，凝结成癌，久之气血阴阳俱衰而致死，因此临证治疗鼻咽癌放疗后的并发症，主要应予"清热生津"法治之。花宝金教授认为[561]正虚是肿瘤发生的根本原因，加之放化疗作为"外邪"侵袭，导致人体邪盛正虚，造成热毒炽盛、肺胃阴虚、津液耗伤。因此治疗放化疗后鼻咽癌的临床思路重在益气扶正，养阴清热，兼顾调畅气机。鼻咽癌经过放化疗后，最常见气阴两虚、内热炽盛等证，多用沙参、麦冬、桑叶、杏仁等。潘敏求教授[562]以扶正祛邪为鼻咽癌治则，在益气养阴、清热解毒、破瘀散结的治疗大法下，常以生脉散、五味消毒饮、二至丸等为基础方，辨证与辨病相结合，临床疗效颇佳。

三、数据挖掘，探寻规律

2015年，广州中医药大学陈佩仪等采用 Meta 分析评价中医药治疗鼻咽癌患者放射性口腔干燥症的临床疗效，该研究结果证实活血化瘀类、清热解毒类和补益固本类中药（如黄芪、党参、沙参、麦冬、芦根、生地黄、连翘、金银花、茯苓、白花蛇舌草等）对鼻咽癌患者放射性口干与黏膜炎有效，同时这些中药临床应用广泛，且无明显不良反应。2020年，中国科学院大学附属肿瘤医院刘梦婷等将针灸对鼻咽癌放疗后吞咽障碍的临床疗效进行 Meta 分析，结果显示电针、点刺不留针或直接针刺的手法，对鼻咽癌放疗后吞咽障碍患者临床治疗有效。

2019年，基于数据挖掘分析中国知网鼻咽癌放疗后中药内服方剂文献中的用药规律，得出放疗后多用滋阴药、补气药、活血化瘀药、清热药等[563]。论证了以养阴益气为首的治法被广泛运用于鼻咽癌放疗后的治疗，扶正培本治则在中草药治疗鼻咽癌中发挥着至关重要的作用。挖掘分析林丽珠教授中

医维持治疗鼻咽癌的用药规律，结果显示用药以宣肺清热、疏肝理气、滋补肝肾为主，常辅以化痰祛瘀、利窍通络之品，体现其诊治鼻咽癌多从肺、肝、肾三脏入手，在整体观念指导下将辨病与辨证、扶正与祛邪相结合，着重提高患者的生活质量及延长生存期，倡导"带瘤生存"的理念[564]。

四、证候的现代研究

2014年，何迎春等[565]采用双向凝胶电泳对中医火毒困结型、气阴两虚型和气血凝结型三种证型的鼻咽癌患者的鼻咽癌组织和健康人鼻咽组织总蛋白进行分离，对比分析找出差异表达蛋白质斑点，结合基质辅助激光解吸电离 – 飞行时间质谱分析技术和数据库信息检索鉴定差异蛋白点，发现火毒困结型、气阴两虚型和气血凝结型鼻咽癌患者原发病灶组织存在差异表达蛋白质。

2018年广东省中西医结合医院耳鼻喉科颜文杰等采用免疫组化法检测60例证型分别为痰浊结聚证、气血凝结证、正虚毒滞证、火毒困结证的鼻咽癌患者治疗前表皮生长因子受体（EGFR）在鼻咽病理组织中的表达情况，结果发现初诊患者中痰浊结聚组与正虚毒滞组的 EGFR 表达强度高于气血凝结组及火毒困结组。广东药科大学附属第一医院肿瘤科李玉齐等观察108例同期放化疗鼻咽癌患者放化疗前后的中医证候，结果显示放化疗前中医证型以瘀血阻络型和痰浊内阻型为主，痰浊内阻证型患者肿瘤组织血管内皮生长因子（VEGF）阳性率最高；放化疗后阴虚气滞、气血两亏证型明显增多，痰瘀气滞证型患者肿瘤组织 VEGF 阳性率最高。

第十二章 宫颈癌

子宫颈癌简称宫颈癌（cervical cancer），通常是指发生在宫颈阴道部或移行带的鳞状上皮细胞及宫颈管内膜的柱状上皮细胞交界处的恶性肿瘤，是女性最常见的恶性肿瘤之一，其发病率在我国妇科恶性肿瘤中居第二位，仅次于乳腺癌。全球2020年新发宫颈癌60万例，死亡34万，分别位居全球女性恶性肿瘤发病和死亡的第4位和第3位[566]。随着现代医学的发展，宫颈癌的治疗已经建立起了预防、治疗、康复的综合体系。在西医治疗方面，经病理确诊为宫颈癌前病变的治疗通常包括物理治疗和切除性治疗，早期宫颈癌以手术治疗为主，中晚期则以同步放化疗为主[567]。

在中医学中宫颈癌属于"崩漏""五色带下""带下""癥瘕"等病症的范畴。历代医家对本病的主要论述如下。《备急千金要方》云："妇人崩中漏下，赤白青黑，腐臭不可近，令人面黑无颜色，皮骨相连，月经失度，往来无常，小腹弦急，或苦绞痛，上至心，两胁肿胀，而食不生肌肤，令人偏枯，气息乏少，腰背痛连胁，不能久立，每嗜卧困懒。"描述了本病的症状，文中所述恶臭的赤白带下，月经失度，小腹弦急症状，符合宫颈癌的局部症状，而食不生肌肤，偏枯，不能久立等符合晚期宫颈癌的临床表现。《黄帝内经》云："任脉为病……女子带下瘕聚。"《诸病源候论》云："阴中生息肉候，此由胞络空虚，冷热不调，风邪客之，邪气乘于阴，搏于血气变而生息肉也。"《三因极一病证方论》认为，妇科肿瘤的发生"多因经脉失于将理，产不善调护，内作七情，外感六淫、阴阳劳逸，饮食生冷，遂致营卫不输，新陈干忤，随经败浊，淋露凝滞，为癥瘕。"《薛氏医案》认为："妇人阴中生疮，乃七情郁火，伤损肝脾，湿热下注……"《张氏医通·妇人门》亦有类似认识："皆由其入阳气不足或肝气郁结，不能生发，致阴血不化而为患也。有因经行时饮冷，停经而成者，有郁痰、惊痰、湿痰凝滞而成者，有因患怒气食瘀积互结而成者。"论述了本病的病因病机。中医药对宫颈癌的治疗以扶正祛邪为治疗大法。通过扶正来改善机体免疫状态，调节人体阴阳气血平衡，增强对外界恶性刺激的抵抗力；祛邪以清化体内痰湿瘀血等病理产物。在早期由于正盛邪实，主要以祛邪为主。中期在经历手术及放化疗等攻伐治疗手段后，人体正气逐渐衰退，脏腑功能受损，即使术后邪毒仍未肃清，易于复发转移。此时治疗重点着眼于扶助正气，佐以祛邪，攻补兼施。晚期正气极虚则以扶正为主[568]。

第一节 辨证施治，探清虚实，针药并用，内外并治（1949—1973年）

我国是宫颈癌发病大国，在党和国家的领导下，我们从1949年至今，已经探索出一条中西医结合预防、诊断和治疗宫颈癌的道路。由于我国宫颈癌发病率较高，20世纪50年代初全国各地相继开展宫颈癌防癌抗癌普查工作，从而达到防控宫颈癌的目的。此阶段众多医家积极探索宫颈癌的中医药疗法，从单方、辨证、针灸的角度治疗宫颈癌，以祖国医学辨证施治及整体与局部、内服与外治并用为思路，采用调气活血、破坚化瘀、疏肝理脾或健脾宁心之法，拉开中医治疗宫颈癌的序幕。

一、响应号召，开展普查

20世纪50年代初期，宫颈癌是妇女恶性肿瘤中发病率最高的疾病，根据全国各地医院报告，宫颈癌发病率在女性癌瘤中占35.3%~72.6%，在女性生殖器肿瘤中占72.3%~93.1%。鉴于当时医疗水平所限，对其病因及发病机制尚缺乏了解，对晚期宫颈癌患者的治疗无系统规范的治疗体系，早期做出准确诊断和给予治疗成为当时对宫颈癌患者的最主要的防控措施。除了使接受宫颈癌筛查的妇女受益，这项工作还促进了中国数据采集基础设施建设、阴道细胞采集方法的成熟，以及生物医学和传统中国医学癌症研究事业的发展，同时积极响应毛泽东重视中医药的号召，着力于如何运用好中国传统医学的"伟大宝库"[569]。

二、辨证施治，初显疗效

基于宫颈癌的中医治疗，众多医家积极探索，国内文献常有中医中药治疗宫颈癌的报道，但尚处在摸索和试用阶段，医者结合患者自身状况辨证施治，选用的剂型较为丰富，涵盖丹剂、散剂、汤剂。1956年，周复生应用化癥回生丹联合辨证汤药治愈子宫瘤两例。1957年，廖家兴推荐良方柏叶散治疗子宫癌肿。1958年，上海中医学院附属第十一人民医院庞泮池等选用柴胡、桂枝、白芍、鳖甲、白薇、归身、炒阿胶、党参、黄芪、升麻、丹皮、鹿角片、紫石英、小金丹，酌加西黄醒消丸或六神丸等治疗1例未行抗肿瘤治疗的53岁2期宫颈癌患者，患者一般情况得到显著改善；以党参、黄芪、归身、白芍、生熟地、鹿角胶、紫石英、炒阿胶、巴戟肉、菟丝子等治疗1例放疗后复发的32岁宫颈癌患者，疗效显著。1958年，德州市中医院治疗1例因瘀热积滞，血流不畅，结聚促成之宫颈癌患者，首以补气养血之法，用大剂补血汤（黄芪、当归）施治，继在重用补气之剂的同时，予活血养血之剂，后用收敛之剂，最后以补中益气汤、归脾汤加减用之以善后。治疗7个月后有7名宫颈癌患者达到好转或基本痊愈。1959年，天津市人民医院肿瘤科报道了中药安肺片治疗20例宫颈癌，结果显示，近期有效率达到50%，在改善患者症状及全身情况方面效果显著。1964年，安徽中医学院张笑平通过反复研究，拟定以皂角刺为主的方剂——丁丹土木消癌汤（天丁、牡丹皮、制乳没、细木通、滑石、土茯苓、金银花、粉甘草），在缓解症状方面，取得了满意的疗效。

禁忌用药方面诸位医家也有应用心得体会，主要集中在活血破血药物方面。1958年，南通市中医院周宗鉴认为当归、川芎之类，每每能促使出血增多，至于桃仁、红花、三棱、莪术、水蛭、虻虫等药则更不可用。其次如调气活血之郁金、香附、五灵脂亦为禁例。因为子宫癌的主症为带下和出血，而出血是它发展的唯一标志。未出血的，在治本的基础上须时时防其出血；已出血的，在治本的同时必须以止血为首要任务。

三、补虚泻实，气血同调

宫颈癌按虚实进行辨证大致可分为虚弱型、瘀毒型和湿热型，按脏腑辨证则与肝、脾、肾密切相关，根据不同的证型再选用相应的治法，众多医家相继报道临床案例，分享辨证论治经验。1959年江西省中医药研究所收治25例患者，根据辨证论治将子宫颈癌患者共分4型：①虚弱型：阳虚以延年益髓丹为主，阴虚以三甲复脉汤为主，十全大补汤、归脾汤可选用；②湿热型：治以丹栀逍遥散为主，甚者用龙胆泻肝汤或栀子柏皮汤加茵陈、大黄，也可选用参术樗皮丸。外用阴道坐药（活蚌壳连肉、鸡蛋连衣、乌贼骨粉、六一散、正二梅片、猪胆汁）；③瘀毒型：治以仙方活命饮为主，神农丸、西黄丸、小金丹等可选用；④虚实夹杂型：治以癌症六味汤加减为主，逍遥散可选用。25例患者接受治疗后有18例好转，2例恶化，5例死亡。

1960年，上海中医学院附属第十一人民医院庞泮池根据子宫颈癌的临床表现，将其归纳成4型：①下元虚寒：治用温肾固涩法，紫石英汤主之；②中气下陷：治用补中益气法，补中益气汤主之；③湿热下注：治用养阴清热法，固经汤主之；④带下癥聚：治用软坚消结法，仿戴氏方（木馒头、黄芩、夏枯草、龟甲、象牙屑、丹皮、全瓜蒌、白蔹、鹿角霜、银花、坎气）主之。60例患者中，显著好转者3例，好转者9例，稳定3例，好转又趋恶化16例，恶化及死亡29例。

1960年，山西医学院西学中班宫颈癌研究小组总结18例宫颈癌的临床用药，湿热证可选用黄连、黄芩、黄柏、栀子、大黄、龙胆草、苍术、白术、茯苓、生山药等；虚弱证可以癌症六味汤加减，亦可用归脾汤与补中益气汤加减使用；气滞证以逍遥散加减；脾虚证可以补中益气汤或归脾汤加减。兼血虚者加用四物汤合黄芪、党参；兼水湿证者加用茯苓、白术、泽泻、猪苓等。治疗结果显示明显好转及好转者达 14 例。

1962 年，天津医科大学附属医院癌瘤研究小组陈志敏等将子宫颈癌分做 4 型：①瘀滞型：治宜补脾胃之气，疏肝经之郁，用加味逍遥散、完带汤等；②湿热型：偏热者以泻火为主，用丹栀逍遥散，甚者用龙胆泻肝汤或西黄丸；偏湿者健脾祛湿，以胃苓汤加减；③虚弱型：分气虚、血虚两种，气虚者宜补中摄血，用补中益气汤，胶艾四物汤或补益消癌汤等；血虚者宜益血养荣，用四物汤、人参养荣汤等；④血毒型：治须急救解毒，宜补益消癌汤送服五宝丹，严重时独参汤救之，出血过多时，人参、鹿茸、三七冲服。治疗 33 例患者显效者 17 例，好转者 8 例，恶化者 5 例，死亡 2 例，不明 1 例。

1964 年，沈阳医学院附属第一医院肿瘤科魏永和等对 24 例早期宫颈癌进行了比较系统的观察。在治疗上以辨证施治及整体与局部、内服与外治并用为原则，针对整体采用调气活血、疏肝理脾之法，以汤剂逍遥散加味为主；破腐化瘀之法以抵当汤、通瘀粉及抗癌片；健脾宁心之剂采用当归补血汤加味，或用归脾汤、补中益气汤、天王补心丹等；针对局部外用化腐生新、燥湿生肌之剂，最终有效 9 例，好转 3 例，无变化及恶化 12 例。

1973 年，山西医学院第三附属医院妇产科中西医结合治疗小组将 154 个病例进行了小结，将其分为 4 类证型：肝肾阴虚型、肝郁气滞型、瘀毒型、脾肾阳虚型，分别给予相应治法的中药。结果显示，中药治疗对子宫颈癌有一定疗效，尤其对早期患者疗效较好，但远期疗效尚需进一步观察。

四、宫颈癌针灸治疗的相关探索

除上述中药治疗外，针灸疗法也应用于子宫颈癌的治疗，主要目的在于减轻宫颈癌患者的伴发症状，具有不良反应小、复发率低、为多数患者所接受的优势。1956 年，王慎轩认为子宫颈癌可灸少腹正中部和尾骶骨及其两旁五分的范围中。1959 年，福州市人民医院黄廷翼、黄希文以针灸疗法治疗子宫颈癌取得满意效果，治愈者 3 例，显著进步者 10 例。取穴：承浆、中极、曲骨、子宫、气冲、天枢、曲泉、上中下髎，轮流更换施针；中脘、足三里、阴陵泉以加强食欲；取列缺、太溪、气海、关元来增强体力。1959 年，中国医学科学院肿瘤医院认为针灸对改善症状有很大帮助。常用穴位，如天枢、气海、石门、关元、中极、足三里、三阴交等。1959 年，上海第二医学院附属广慈医院妇产科教研组中医针灸科考虑到崩漏、带下癥瘕等症状，可能包括子宫颈癌在内，而这些症状与任、冲、督三脉有密切关系。采取循经取穴，以通调冲任为主，佐以培养脾胃以升降气血。处方：石门、中极、关元、带脉、天枢、地机、三阴交、足三里，有崩漏者灸中极、关元、地机等穴。

中医工作者在此阶段展开临床验方探究，强调辨证论治，对证型判断、内外治法及用药思路均有各自见解，重视内服汤剂整体调治与局部用药相结合，但将中医药综合治疗与仅放化疗后疗效对比的临床研究较少，此阶段也并未明确强调扶正理念的应用。通过此时期的研究，发现中医中药在治疗早期宫颈癌、抑制肿瘤生长、减轻患者症状方面均具有一定效果，为后续研究的展开提供了一定的思路与方向。

第二节 扶正祛邪，标本兼顾，增强免疫，延长生存（1974—1993 年）

根据以往开展的宫颈癌的普查工作，此阶段提出早诊方案，健全了宫颈癌的查治，对宫颈癌的预防和治疗有了一定的研究。关于中医治疗，一方面肿瘤扶正研究协作组的成立使扶正培本法的可行性得到进一步证实，许多医家将其应用到宫颈癌的治疗中；另一方面扶正与祛邪、治标与治本相结合的

治疗思想逐步发展成体系并在临床广泛运用，取得了较好的疗效。

一、扶正培本理论在宫颈癌论治中的应用

随着对肿瘤辨证论治规律的探索，诸医家逐步认识到内虚是导致肿瘤发生和进展的关键病机，扶

正应为论治根本。1977年，中国医学科学院肿瘤防治研究所对3批病例在常规放射同时给予扶正治疗2个月，其结果显示放疗加扶正中药组能提高子宫颈癌Ⅲ期组患者的巨噬细胞吞噬率，血浆皮质醇含量的变化，扶正组较对照组的抑制出现较晚[570]，为扶正固本思想在宫颈癌中的论治提供了研究基础。

扶正培本作为肿瘤治疗的根本原则，在临床治疗中还要根据具体辨证分型选择对应治法。王曼[571]提出中医中药治疗宫颈癌的理论包括扶正与祛邪抗癌两大方面。扶正的目的主要在于提高机体免疫力从而抑制肿瘤发展，扶正的治法包括益气健脾、温肾壮阳、滋阴补血、养阴生津，宫颈癌患者以气虚、阴虚最多，故常用补气、补阴药，但由于人体的"阴阳互根"和"气血同源"，病情复杂多变，故在治疗上亦应灵活，不能将中医的扶正与西医的支持手法等同起来。北京中医医院肿瘤科和北京市中医研究所肿瘤科总结单纯中药治疗62例宫颈癌患者的经验，提出中医治疗宫颈癌的特点第一是辨证论治，第二强调扶正与祛邪相结合。

二、中医论治宫颈癌用药特点

诸医家在此阶段对宫颈癌的局部用药有十分独到的见解，常以去腐生肌、化痰软坚等药物为主。包括植物类、矿物类及动物类三大类，如农吉利、三尖杉、莪术、斑蝥、天花粉、地必虫、全蝎、天南星、棒水仙、石蒜、半枝莲、半边莲、白花蛇舌草、女贞子、山茱萸、天门冬、马钱子、夏枯草、皂角刺、旱莲草、藤梨根、急性子、草河车、蜀羊泉、蟾酥、八月札、鸦胆子、石菖蒲、蒲公英、石上柏等。各地都已陆续选用于宫颈癌的治疗[572]。还可选用祛腐生肌（砒石、白及、黄丹）、化痰软坚（硇砂、马钱子、三棱、莪术、天南星）、清热解毒（青黛、黄柏、黄连、黄芩、紫草）、燥湿杀虫（炉甘石、明矾、苦参、硫黄、轻粉、水银、雄黄）、活血化瘀（桃仁、云南白药、血竭）及芳香辟秽（冰片、麝香、木香）等作用之药物。

三、中医药辅助治疗宫颈癌放疗后损伤

放疗是宫颈癌常用的治疗手段。但常发生不良反应如放射性直肠炎、放射性膀胱炎、皮肤黏膜红斑、色素沉着及干/湿性脱皮，口干，乏力，食欲减退等。中医的辅助能减轻放疗不良反应，提高其完成率。上海中医学院曙光医院庞泮池[573]在1982年提出，直肠后期反应的患者有气虚、阴虚、气阴两虚三种类型，并以后者为多见，患者又常夹有湿毒。在治疗时，除采用补气、养阴等扶正中药外，还根据患者的不同体质和不同症状，随证加减。如便血者加槐角、侧柏叶、阿胶等；便溏阳虚者加炮姜、补骨脂、怀山药等；溲赤者加碧玉散、赤猪苓；夹湿热者加黄芩、薏苡仁、白头翁、脏连丸等；纳食不香者加谷芽、麦芽、砂仁；有湿毒者加土茯苓、蛇舌草、蜀羊泉等。由此可见，宫颈癌患者因损致虚，由于放疗反应而灼伤津液以至阴血亏损，或因长期便血而气虚下陷，所以治疗上应以扶正为主，并针对伴随症状加减变化。

四、辨证论治与内外兼治

在内治方面，此时期宫颈癌的临床辨证分型及论治逐步完善，诸医家凝练核心病机，强调辨证论治，众多临床研究数据表明了中医药在治疗宫颈癌方面的独到疗效。1975年，中医研究院广安门医院妇瘤组总结50例中西医结合治疗宫颈癌的患者，中医辨证分为四型：瘀毒型，用八正散加减；肝肾阴虚型，用六味地黄汤加减；肝郁气滞型，用逍遥散加减；心脾两虚型，用归脾汤加减。口服中成药以及西药赛酶胺，配合化疗，总有效率达68%，研究结果表明中医药治疗早期子宫颈癌效果比较好。内服中药，结合局部上药，可以保持机体的完整性，提高机体的免疫力，增强自身抑制肿瘤发展的作用，取得良好治疗效果[574]。

1988年，武汉同济医科大学同济医院[575]对99例子宫颈癌Ⅲ B期患者进行证型归纳：气阴两虚、肝肾阴虚、气不摄血型共有58例。湿热下注、气滞血瘀型共有41例，从病因病机分析二者实质上为本虚标实证。在脉象上，五型之脉象均以细脉为基础，但各型之间又有所差异。湿热下注型脉细滑（濡），气阴两虚型脉细弱，肝肾阴虚型脉细数，气不摄血型脉细微，气滞血瘀型脉细涩。因此说明Ⅲ B期患者在治疗上需要扶正，以提高机体抗病能力，同时要驱邪（如清热利湿，活血化瘀）。攻补兼施，以补其虚为主，泻其实为辅，是为晚期癌肿

的治疗原则。

在外治方面，广安门医院在1975—1981年，单独使用"催脱钉"（山慈菇18g，砒霜9g，枯矾18g，麝香0.9g等，将上药共研细末，加入适量江米粉，用水调匀，制成"丁"字形或圆钉形的栓剂），治疗早、中期宫颈癌共11例，取得了近期临床治愈的效果，并经过1~5年的随访观察，无一例复发[576]。1983年，杨学志等用"三品"锥切疗法治疗本病早期190例，结果显示：除2例3~4.5年后死亡外，188例均健存未见复发[577]。次年，又用此法治疗宫颈中重度间变46例，结果中度20例，重度26例均获治愈[578]。

此外，有医者着眼于宫颈癌远期疗效的观察

和研究。1992年，山西省肿瘤医院随访了1969—1979年经中医中药治愈的90例子宫颈癌患者，得到随访结果者72例，随访率80%。90例子宫颈癌患者的远期疗效：61例健在。其中单纯中药治愈健在者38例，治疗方法采用宫颈局部上药和内服汤药。健在时间最长者，已达16年。死亡11例。随访结果表明中医中药内外合治能够治愈子宫颈癌，并能达到远期治愈效果。

综上，中医学者在此阶段总结辨证和用药，重视扶正培本治法的研究，推进扶正抗癌的应用，不论是理论实验还是临床实践，都印证了扶正培本对治疗宫颈癌的积极作用，体现了中医药在宫颈癌临床运用中的优势，也值得临床进一步推广运用。

第三节　扶正培本，传承创新，辨证治癌，包容并蓄（1994—2003年）

一、扶正培本学说延伸

在此期间中医工作者对扶正培本的理论有了更加具体的阐述。广州中医药大学第一附属医院陈瑞深等[579]通过总结妇科肿瘤的中医药治疗特点和优势，提出扶正培本法是扶助正气、培植本源的治疗法则。中医的理论认为"邪之所凑，其气必虚""正气存内，邪不可干"，正盛则邪去。所以肿瘤的发生是由于正气不足，而后邪毒踞之所致。临床可见到肿瘤患者，罹病日久，耗气伤血，更致正气亏虚。而手术治疗，损伤气血，化疗耗气伤脾，放疗更是伤阴耗气，在抑瘤抗癌的同时，其不良反应对机体的正气带来很大的伤害。且肿瘤在体内能否控制、恶化、扩散及转移，也决定于正气与邪毒斗争的结果。经临床和实验研究表明，扶正补虚能够防治包括宫颈癌在内的妇科肿瘤的发生和发展，能够减轻病者的症状，增强其免疫功能，提高其生活质量，延长其生存期。

肾为先天之本，扶正培本中以滋肾补肾为重，对于肾气虚者首推用右归丸，其他常用药物有附子、肉桂、补骨脂、淫羊藿、巴戟天、锁阳、仙茅、鹿角霜等。如肾阳虚而阴亦不足者，可酌情加用山萸肉、女贞子、龟甲、熟地、菟丝子等补肾阴之品；脾气虚证方用补中益气汤。常用药物有黄

芪、党参、白术、茯苓、怀山、莲子、扁豆、陈皮、炙甘草等；阴血虚证方用四物汤合六味地黄丸加减，常用药物有首乌、熟地、白芍、阿胶、枸杞子、当归、鸡血藤、红枣、花生衣等；气阴两虚证方用生脉散加味，常用药物有西洋参、太子参、麦冬、天冬、五味子、玄参、北沙参、生地、玉竹、知母、石斛、黄精、天花粉、鳖甲、龟甲等。由此可见，此阶段内扶正培本理论在包括宫颈癌在内的妇科肿瘤治疗领域，有了更具象化的应用阐释和理论拓展。

二、中医外治法在宫颈癌治疗的特色优势

中医外治疗法在宫颈癌的论治中较早的应用发展开来。中药外治即根据患者的病情状况、体质情况等将配制好的中药制剂直接塞、敷、涂、搽于病灶局部，或进行熏洗、坐浴等，使治疗药物经过黏膜吸收或局部渗透而直达病所，具有起效快速、简便易行、不良反应少的特点。中医药外治可用于宫颈癌的不同治疗时期，如何更好地把握中医药外治介入宫颈癌治疗的时机，将有利于临床疗效的提高，是临床医生应注重的问题。对带瘤患者局部中药治疗，可抑制肿瘤，缓解宫颈水肿，减少或控制出血，抑制局部感染，促进肿瘤溃烂的愈合，改善局部临床症状，也可作为宫颈癌的术前准

备用药，以改善手术条件；针灸治疗宫颈癌术后的尿潴留；对术后淋巴囊肿用中药外敷；对进行放疗的患者进行早期干预防治放射性直肠炎；对有放射性肠炎的患者中药保留灌肠治疗放射性直肠炎；穴位贴敷、穴位注射在化疗早期介入防治化疗不良反应。

1999 年，中国中医研究院广安门医院[580] 研制院内制剂"宫颈Ⅰ号"（枯矾、雄黄、人工牛黄、儿茶、没药等）外用药栓，对 21 例Ⅰ～Ⅲ级宫颈非典型增生的疗前、疗后宫颈活检组织进行了光镜和电镜观察。结果发现具有不同程度异型性的宫颈非典型增生鳞状上皮经宫颈Ⅰ号栓治疗后，其细胞形态结构转变正常。表明该药有促使宫颈癌前病变细胞向正常细胞转化，阻断宫颈癌发生的作用。

1997 年张道武[581] 等人使用针药治疗宫颈癌189 例，其中观察组共 107 例，肺气壅盛型 11 例，湿热下注型 36 例，肝郁气滞型 13 例，气血双亏型 24 例，肾气不足型 23 例；对照组 82 例，其中肺气壅盛型 6 例，湿热下注型 27 例，肝郁气滞型8 例，气血双亏型 20 例，肾气不足型 21 例。经临床观察，观察组不仅总有效率（100%）高于对照组（92.7%），而且痊愈率（83.2%）明显高于对照

组（41.5%）。且在对观察组各证型分析中亦发现针药结合方法对湿热下注型尿潴留疗效最佳。

1999—2001 年，浙江省中医院[582] 将临床期别≤Ⅱa 期，术前未行放疗，实行子宫根治术的 160例宫颈癌患者作为研究对象，随机分为观察组和对照组各 80 例。观察组中医辨证分为肺气壅盛型、湿热下注型、肝郁气滞型、气血虚弱型、肾气不足型。于术后 4~8 天辅助针灸、中药治疗。术后 8 天拔除导尿管，排尿功能完全恢复、部分恢复、未恢复者，观察组分别为 86.25%、7.5%、6.25%，对照组分别为 45%、40%、15%。结论证明，针药是促进宫颈癌根治术后排尿功能恢复的有效方法。

2000—2002 年初盐城市第一人民医院针灸科[583] 66 例宫颈癌放疗患者的腹泻（指近期腹泻）情况进行了临床观察，其中艾灸组 36 例、对照组30 例。观察有 76.67% 的发生率，其中程度严重的占 65.22%，在中医经络理论的指导下进行了初步的尝试。结果显示腹泻的发生率下降至 52.78%，其中程度严重的下降到 31.58%，证明了艾灸神阙等穴位对宫颈癌放疗患者腹泻的发生有一定的预防作用，患者的免疫功能也得到了显著提高。

第四节　解毒抗癌，扶正培元，增效减毒，逐渐完善（2004—2013 年）

宫颈癌在西医治疗的措施下，其临床疗效有所升高，但是放化疗、手术给患者带来的不良反应也影响着患者的生活质量。近年来的诸医家从"癌毒"理论出发论治，以辨证内服外用为特点的中医药治疗作为肿瘤综合治疗手段之一，着力于提高患者免疫水平，采取扶正与祛邪、治标与治本相结合等措施，使宫颈癌患者的癌灶得到控制、癌肿缩小、复发转移得以抑制、症状减轻、生存质量提高、生存期延长、治愈率提高。

一、宫颈癌"癌毒"理论内涵

一些医家根据中医理论和实践，对癌症尤其是宫颈癌的形成做出新的论述，提出"癌毒"理论，丰富了宫颈癌的治疗内涵。周仲瑛教授[584] 认为，癌毒属毒邪之一，是导致发生肿瘤的一种特异

性致病因子，是恶性肿瘤病机的关键。癌毒与痰、瘀、湿等病理因素胶结存在、互为因果、兼夹转化、共同为病，构成恶性肿瘤的复合病机。其中宫颈癌的主要病理因素为湿热瘀毒阻滞胞宫[585]，依据妇科体检及病理检查确认，常见月经异常、带下恶臭、腹痛、腹坠、腰酸等症状，治疗重在清化湿热瘀毒，常用药物有：苍术、黄柏、石上柏、土茯苓、红藤、败酱草、墓头回、椿根皮、刘寄奴、马鞭草、凌霄花、山甲、露蜂房等。

姜家康[586] 教授认为，宫颈癌之"癌毒"或因过度劳累正气自伤，或因房劳伤肾，或因年老精气衰败，或因长期卫生不洁暗助毒邪，精元耗伤，正气衰败，毒邪增长，"痰""湿""瘀""滞"郁而化热，留滞冲任胞宫，日久不化，发展成为宫颈癌"癌毒"，形成癥瘕痞块。"癌毒"为病，病程

长，病因复杂，病理产物相互胶结于胞门，根深蒂固，难以迅速祛除。治疗时当扶正与攻伐并举，切勿太过。又因"癌毒"瘤结难愈，因此应做到未病先防，治疗时已病防变，"伏毒期"坚持治疗防止复发。

二、中医药提高宫颈癌放化疗、术后机体免疫功能

各家以中医中药手段扶助正气，帮助放化疗、术后患者培本抗癌，临床研究部分多从免疫功能角度评价疗效。2003 年，喻志冲等[587]研究艾灸对放疗患者免疫功能的影响。将 68 例宫颈癌患者随机分为灸疗组 38 例（放疗 + 艾灸）和对照组（放疗）30 例。观察治疗前后两组 IL-2，IL-6，IL-8、肿瘤坏死因子、红细胞免疫黏附功能、T 细胞亚群及免疫球蛋白等指标的变化。结果显示灸疗组治疗后各项检测指标均好于对照组。说明灸疗可以调节、提高宫颈癌放疗患者免疫功能，有利于患者康复。

2011 年，孙红等[588]研究 45 例宫颈癌术后化疗的患者，随机分为对照组 22 例，治疗组 23 例，对照组单纯化疗，治疗组在其基础上另服加减八珍汤（党参 15g、黄芪 15g、白术 12g、茯苓 10g、熟地黄 12g、川芎 12g、当归 15g、枸杞子 12g、甘草 6g），连续服用 3 个月后抽取空腹静脉血测定血清 TNF 和免疫球蛋白水平。结果表明，八珍汤加减联合化疗治疗术后宫颈癌患者，可提高、调节术后宫颈癌患者血清免疫球蛋白水平，有效杀伤肿瘤细胞，从而改善患者的细胞和体液免疫状态，提高术后化疗疗效。

2013 年，梁若箐等[589]随机选取晚期宫颈癌患者 60 例，随机分为对照组和治疗组各 30 例，对照组给予常规的放疗和化疗，治疗组在常规治疗的基础上加服消积散（黄芪、茯苓、半夏、麦冬、白术、厚朴、葶苈子、丹参、桃仁、干姜、当归、杏仁）。治疗组患者的总有效率为 93.33%，对照组患者的总有效率为 73.33%，治疗组疗效显著优于对照组，差别具有统计学意义。经过治疗后患者血清 TNF-α、IL-8 均有明显下降，治疗组患者血清 TNF-α、IL-8 降低水平优于对照组患者。两组患者经过治疗后血清 TNF-α、IL-8 仍高于正常人组。结果表明消积散可以改善患者的免疫状态，提高疗

效。此阶段中医药对免疫系统的激活作用正逐步受到临床关注，免疫调节作用更体现出中医抗肿瘤的整体性、平衡性、多靶点的特点。

三、中医药减轻宫颈癌放化疗及术后常见不良反应

宫颈癌放、化疗及术后，伤及五脏气血津液，不良反应常见骨髓抑制、胃肠道反应、放射性肠炎、尿潴留等。各医家采用中医药手段辨证施治，扶正培本，并用试验方式进行对照说明，效果显著。2007 年，张跃强等[590]研究恶性肿瘤 223 例，治疗组以八珍汤为基础方加减，有效率达 89%，治疗组优于对照组，提示中药联合西药使用可加强升白细胞的功效，其临床疗效显著确切。2009 年，张见新等[591]在应用粒细胞集落刺激因子治疗基础上加服健脾益肾升白汤（生黄芪、生薏苡仁、赤小豆、红枣各 30g，茯苓 20g，当归、鸡血藤、补骨脂、白术、女贞子、枸杞各 15g，炙甘草 5g，白术 10g，仙茅、淫羊藿各 12g。畏寒肢冷明显者酌加附子、肉桂；腹泻者加炒山楂、炒扁豆；失血者酌加炮姜炭、仙鹤草）。白细胞减少症在开始治疗后第 12、15、18 天时，治疗组白细胞减少发生率分别为 48.00%、21.33%、9.33%；与对照组白细胞减少发生率分别为 69.86%、42.47%、32.88% 相比较，明显较低，差异显著，治疗组优于对照组，提示在应用粒细胞集落刺激因子治疗基础上加服健脾益肾升白汤治疗组的临床疗效好于单纯西药治疗，具有降低白细胞减少程度，且在白细胞升至正常以上维持时间长。

2011 年，郑巧荣等[592]将 120 例宫颈癌术后患者随机分为 2 组，观察组在同步放化疗期间口服六君子汤治疗，放化疗结束评估疗效。中性粒细胞减少：观察组 32 例，占 53.33%，对照组 50 例占 83.33%；血红蛋白减少：观察组 10 例占 16.67%，对照组 24 例占 40.00%；2 组中性粒细胞减少、血红蛋白减少发生率分别比较，差异均有显著性意义。恶心呕吐：观察组 22 例，占 36.67%，对照组 42 例，占 70.00%，2 组比较，差异有显著性意义。因此，早期宫颈癌术后患者在化疗过程中，口服六君子汤后有减轻化疗引起的胃肠道反应、减少化疗药物对骨髓的抑制、防止白细胞下降等作用，

同时还能改善患者生活质量，从而增强患者对化疗的耐受力，有利于化疗的顺利进行，起到增效减毒的作用；且其不良反应少，经济且简便易行，值得借鉴。

2004 年，丁小凡等[593]临床观察 235 例宫颈癌合并放射性肠炎的患者，临床治疗中药组（163 例）口服清热补益中药（黄芪、党参、白术、黄连等），对照组（72 例）口服西药。临床观察发现中药组最突出的特点是大多数患者在 24h 内相关的症状有明显的改善，临床疗效明显优于西药。中药组的显效率为 93.87%，有效率为 10%，总有效率（显效＋有效）为 100%；对照组的显效率为 20.83%，有效率为 68.06%，无效率为 11.11%，总有效率为 88.88%。两组的显效率差异有显著性。表明清热益气中药能有效治疗急性放射性肠炎。

2004 年，薛银萍等[594]健脾益气坚阴止泻法治疗放射性直肠炎 34 例，治疗组采用自拟放射汤（党参 20g，云苓、白术各 15g，苦参 30g，薏苡仁 20g，山药 15g，黄连 10g，百合 15g，制半夏 10g）加味，小腹坠胀加延胡索、乌药各 10g；大便清稀，完谷不化，四肢厥冷，脉沉细者加制附子 6g，补骨脂 15g；里急后重者加枳壳 10g，木香 6g；大便带血者加三七粉 3g，仙鹤草 15g；腹痛明显者加白芍 20g，延胡索 15g；久病瘀血者加桃仁 15g，川芎 10g。经 1~3 个疗程治疗后，治疗组 34 例中显效 16 例（47.1%），有效 13 例（38.2%），无效 5 例（14.7%），总有效率 85.3%。对照组 29 例中显效 8 例（27.6%），有效 10 例（34.5%），无效 11 例（37.9%），总有效率 62.1%。治疗组的显效率，总有效率均高于对照组。

1996—2004 年，田卫中[595]等用乌梅丸治疗宫颈癌放疗引起的泄泻 50 例。治疗组采用乌梅丸加味：乌梅 30g、人参 10g、蜀椒 10g、黄连 6g、

当归 15g、附子 10g、桂枝 10g、山药 30g、白术 30g、干姜 10g、赤石脂 15g、槐花 10g，恶心加半夏 10g，腹痛明显加白芍 10g，里急后重加槟榔 10g、枳壳 10g，腹胀加厚朴 10g、大腹皮 10g，大便清稀、完谷不化加补骨脂 15g，苔腻纳差加炒薏苡仁 10g、炒麦芽 10g，小便短少加车前子 10g、泽泻 10g。对照组仅用常规西药治疗。经 1~2 个疗程治疗后，治疗组 50 例中显效 41 例，有效 6 例，无效 3 例，总有效率 87%；对照组 25 例中显效 4 例，有效 4 例，无效 17 例，总有效率为 27.6%。两组治疗后疗效差异显著。

秦爱云[596]报道温针灸治疗宫颈癌术后尿潴留 46 例，针刺中极、关元、气海、足三里、三阴交、阴陵泉。温针灸后指压利尿穴。结果温针组总有效率 100%，疗效好于对照组，表明温针灸治疗对宫颈癌术后尿潴留效果显著。2006—2008 年，姚青峰等[597]用桂枝茯苓丸加味治疗 25 例宫颈癌术后尿潴留患者，术后第 3 天开始用桂枝茯苓丸加味。药用桂枝、茯苓、黄芪各 20g，丹皮、芍药各 18g，桃仁 10g，党参、白术、王不留行、益母草各 12g，当归 9g，猪苓 15g，升麻 5g。口渴者加麦冬 20g，发热者加柴胡 10g、银花 12g，腰疼者加杜仲 12g。总有效率 96%。表明桂枝茯苓丸加味活血化瘀、温阳补气、利尿祛湿之功可有效治疗宫颈癌术后尿潴留。

此阶段关于宫颈癌发生发展及治疗理论继续涌现，各种治疗高危 HPV 的理论和尝试方兴未艾。各医家不仅着眼于中医药扶正方法协同手术、放、化疗手段治疗宫颈癌，还开始重视中医药治疗各种宫颈癌治疗过程中的不良反应，并使用各种实验方法论证其有效性，为后续研究的展开提供了很好的开端。

第五节　未病先防，已病早治，扶正培本，全程治疗（2014—2023 年）

这个阶段的中医认识到，癌前病变的治疗非常关键，因此将其纳入到宫颈癌治疗的过程中。运用中医学理论，结合现代医学，从中医分期辨证的角度出发，对宫颈癌前病变期、围手术期、放化疗

期 3 个阶段进行概述。根据宫颈癌形成、发展的不同时期，治疗上第一阶段应侧重祛邪为主，佐以补虚；第二阶段应补虚与祛邪并重，同时注重术后并发症的预防与治疗；第三阶段着重扶助正气，兼顾

他症。倡导中医药使用不同的治法进行分期论治，提高人们对中医分期辨证论治的认知度，运用中西医的优势互补，为临床治疗开拓新的思路[598]。

一、未病先防思想在宫颈癌中的应用

HPV 感染是宫颈癌发生发展最主要因素，HPV 的持续感染，可导致宫颈上皮内瘤变（CIN），进而发展为宫颈癌。此阶段医家通过扶正益气、健脾补肾、清热解毒燥湿等法，内外合治控制及清除 HPV 感染，逆转 CIN，改善局部症状，从而控制其向宫颈癌演变的路径，降低宫颈癌发病率，实现治未病。现代中医工作者发扬中医辨证论治的理论优势，逐步探索设计临床试验验证疗效，不断积累临床经验，使得中医药在抑制 HPV 感染方面体现出优势。2014 年，张蔚苓等[599] 对 160 例宫颈 HR-HPV 感染患者进行研究，口服中药以扶正解毒立法（石斛 12g，生地 15g，山药 15g，生薏苡仁 30g，黄柏 10g，虎杖 12g，白花蛇舌草 15g，柴胡 6g，生白芍 15g，怀牛膝 15g），外用药主要含莪术、苦参、儿茶、白矾、冰片、黄柏等药物，具有清热解毒、燥湿止痒，活血化瘀的功效，西药用重组人干扰素 α2b（安达芬栓）。连续治疗 2 个月后对 HPV 转阴率分析，结果中药外用 + 中药口服组、中药外用组、西药外用组、西药外用 + 中药口服组 4 组治疗后 HPV 转阴率分别为：70.0%、47.5%、45.0%、67.5%，说明中药扶正解毒法能有效治疗宫颈 HR-HPV 感染。

CIN 是宫颈癌癌前病变，因此阻断 CIN 的发展对宫颈癌的发病率、预后至关重要的影响。2023年，刘海红等[600] 将 120 例 HR-HPV 持续感染合并 CIN Ⅰ 的患者随机分为对照组和治疗组，每组 60例。对照组予重组人干扰素 α2b，治疗组在对照组基础上予加味蜀羊泉散（蜀羊泉 30g，土茯苓 20g，黄柏 10g，炒苍术 10g，紫草 10g，莪术 10g，黄芪 30g，炒白术 10g，川牛膝 10g）口服。实验结果：HPV 转阴率对照组为 53.33%，治疗组为 73.33%。CIN Ⅰ 逆转率对照组为 56.67%，治疗组为 76.67%。对照组、治疗组总有效率分别为 50.00%、73.33%，治疗组显著高于对照组。说明加味蜀羊泉散清热利湿、健脾益气之法可以有效治疗和清除 HPV 病毒，逆转 CIN。

二、围手术期改善生活质量

手术是早期宫颈癌的首选治疗方法。周岱翰[601] 认为尽管只是局部病灶的切除，但手术治疗为金刃损伤过程，伤及皮肉筋脉，引起气血耗伤，造成全身气机紊乱。通过中医药对宫颈癌围手术期患者进行扶正治疗，患者术后生活质量的改善，有利于提高患者的生存获益及后续治疗的开展。

2014 年，夏利花等[602] 将 76 例宫颈癌术后患者随机分为两组，对照组进行常规的放化疗及对症处理；治疗组在对照组治疗的基础上予以中药调理（扶正固本，化瘀解毒，药用黄芪 18g，党参 18g，白花蛇舌草 30g，枸杞 9g，龙葵 9g，五灵脂 12g，川断 12g，土茯苓 28g，蒲黄 12g，半枝莲 12g，苍术 9g，山楂 9g，蜀羊泉 18g）。治疗 3 个月后观察疗效，安全性及随访 1 年的复发率。结果显示治疗组总有效率为 94.7%，对照组总有效率为 73.7%；治疗组不良反应及不良反应发生率低于对照组；治疗组生活质量高于对照组；随访 1 年，治疗组生存 35 例，生存率 92.1%，复发 6 例，复发率 15.8%，对照组生存 33 例，生存率 86.8%，复发 14 例，复发率 36.8%，由此可见中药扶正调理用于术后宫颈癌患者的治疗，能够明显提高临床疗效，降低不良反应，改善生存率，显著提高患者的生活质量。

齐卫等将 90 例宫颈癌术后盆腔淋巴囊肿患者随机分为治疗组和对照组，对照组给予西医常规治疗，治疗组在对照组治疗基础上联合使用中药口服和外敷治疗，口服药物组成：当归 10g，芍药 10g，桃仁 10g，泽泻 10g，防己 10g，络石藤 10g，川牛膝 15g，怀牛膝 15g，薏苡仁 15g，蒲公英 15g，金银花 15g，炮穿山甲 5g，生牡蛎 30g，甘草 6g。外敷药物为大黄、芒硝各 50g。结果治疗组患者有效率为 95.56%，对照组有效率为 82.22%。说明西医常规治疗基础上联合使用中药内服加外敷治疗宫颈癌术后盆腔淋巴囊肿，能提高临床疗效。

2021 年，王海静等[603] 将因妇科恶性肿瘤（宫颈癌、子宫内膜癌、卵巢癌等）行根治术后出现淋巴水肿的患者 85 例，对照组采用徒手按摩、中药外敷（大黄、芒硝）治疗，治疗组在此基础上加用五苓散合五皮饮加减（茯苓 30g，猪苓 15g，白术 12g，泽泻 15g，桂枝 10g，陈皮 10g，生姜皮 10g，桑白皮 10g，大腹皮 10g，生薏苡仁 12g，路路通 10g，丹参 10g，鸡血藤 30g，泽兰 15g）内服、直肠滴入。结果治疗组临床疗效优于对照组。两组治疗后患肢小腿中部、踝上及大腿中部周径均短于治疗前，且治疗组短于对照组。治疗组 1 年随访复发率低于对照组。由此可见五苓散合五皮饮加减内服、直肠滴入配合徒手推拿、中药外敷综合治疗妇科癌症根治术下肢淋巴水肿的效果确切。

三、放化疗期减毒增效

放化疗对于宫颈癌术后及中晚期的治疗是必不可少的，临床疗效也得到广泛的肯定。由于化疗药物药性猛烈，不良反应明显，易伤及肝脾肾三脏，常表现为脾肾两虚、肝肾阴虚及气血亏损等，因此在治疗上宜调肝滋肾，健脾温阳，益气养血，使气血调和。而对于放疗患者，因放疗的性质属于热疗，多耗气伤阴，治疗多以益气养阴，佐以健脾和胃、解毒清热为主，提高患者免疫力、对放疗的耐受度，降低不良反应[604]，最终达到祛邪而不伤正、扶正以祛邪的目的。

2019 年，王逸君等[605] 将 80 例局部晚期宫颈癌患者随机分为治疗组和对照组，对照组行常规放化疗及对症处理；治疗组同步放化疗，自放化疗开始当日起同时服用以八珍汤为主方的中药汤剂。主方：当归 10g，白芍 10g，川芎 10g，熟地 20g，党参 30g，白术 10g，茯苓 15g，甘草 6g。气虚者加黄芪 30g，血虚者加阿胶 10g，腹痛者加延胡索 6g，肛门疼痛者加白头翁 10g、马齿苋 30g，

腹泻者加乌梅 10g、芡实 10g。研究终点时治疗组患者 CD3$^+$、CD4$^+$ 及 CD4$^+$/CD8$^+$ 水平较本组研究起点时升高，且显著高于对照组，提示局部晚期宫颈癌患者行同步放化疗时加服八珍汤可以对抗放化疗引起的免疫抑制，参与调节机体的免疫应答，增强局部晚期宫颈癌患者的细胞免疫功能，提高患者自身免疫力。这表明通过八珍汤的扶正作用可以缓解晚期宫颈癌患者放化疗产生的不良反应，减轻免疫抑制。

2023 年，陈娟等[606] 将 45 例中晚期宫颈癌患者对照组予以新辅助化疗方案，中药组予以新辅助化疗联合抗癌祛毒方（黄芪 30g，党参 25g，山药 25g，当归 20g，枸杞子 20g，地黄 20g，莪术 15g，三棱 15g，赤芍 15g，蜈蚣 3g，全蝎 3g，茯苓 10g，白花蛇舌草 10g，浙贝母 10g，山慈菇 10g，紫草 10g，炙甘草 10g），最终对照组客观缓解为 54.55%（12/22），中药组 ORR 为 82.16%（19/23），中药组的 ORR 显著上调。经治疗，中药组患者血清中细胞角蛋白 19 片段抗原、糖类抗原 125、鳞状上皮细胞癌抗原以及癌胚抗原水平相较于对照组明显下调；与对照组比较，中药组 CD$^+$8 水平明显下调，而 CD4$^+$/CD8$^+$、CD3$^+$ 和 CD4$^+$ 水平上升，中药组的肿瘤转移总发生率（13.04%，3/23）较对照组（40.91%，9/22）明显下调。就此得出结论，新辅助化疗联合抗癌祛毒方可提高治疗中晚期宫颈癌的短期临床疗效，抑制肿瘤转移，其机制与调节患者免疫功能及抑制炎症反应有关。此实验说明，具有扶正作用的中药抗癌祛毒方可提高新辅助化疗疗效。

第十三章　恶性淋巴瘤

恶性淋巴瘤（malignant lymphoma，ML）是原发于淋巴结和（或）结外部位淋巴组织的恶性肿瘤，发生在淋巴结或结外多种部位。根据组织病理学的特点，可分非霍奇金淋巴瘤（non-Hodgkin lymphoma，NHL）和霍奇金淋巴瘤（Hodgkin lymphoma，HL）两类。按细胞来源可分为 B、T、NK 细胞。各种亚型在不同年龄段的构成比不同，儿童 B-NHL 占35%，T-NHL 占65%；而成人 B-NHL 占85%，T-NHL 占15%[607]。恶性淋巴瘤的治疗采用综合治疗，结合患者的年龄、病理类型、分期和预后制订个体化治疗方案，包括手术治疗、放射治疗、化学治疗和生物调节剂治疗等。如 HL Ⅰ、Ⅱ期和低度恶性 NHL 放疗效果理想；弥漫性大 B 细胞淋巴瘤（DLBCL）通常选择利妥昔单抗联合化疗；侵袭性淋巴瘤的治疗，通常为以化疗为基础的综合性治疗，惰性淋巴瘤则需要根据治疗指征确定治疗开始时机[608]。

中医认为恶性淋巴瘤可属于"石疽""阴疽""失荣""恶核"等病证范畴。《诸病源候论》记载："此由寒气客于经络，与血气相搏……状如痤疖，硬如石，故谓之石疽也。"《外科正宗》谓："失荣者……初起微肿，皮色不变，日久渐大；坚硬如石，推之不移，按之不动。"《外科证治全生集》说："不痛而坚，形大如拳，恶核失荣也；不痛而坚如金石，形如升斗，石疽也……尽属阴虚，无论平塌大小，毒发五脏，皆曰阴疽。"以上古籍对淋巴瘤的共同特点描述为局部肿块，皮色不变，坚硬如石，其病因与"外邪""正虚""阴虚"等因素有关，病机可概括为"气滞""血瘀""阴虚"等。

恶性淋巴瘤经过一系列治疗后，多造成体虚毒恋的机体状态，故中医治疗以扶正祛邪为主。基于"正气存内，邪不可干"的理论，对于恶性淋巴瘤的治疗，围绕补益肾气、调和脾胃等治法使正气充沛，因此扶正培本为根本治则，贯穿治疗的始终。扶正法治疗肿瘤，从 20 世纪 70 年代就有报道，涵盖扶正中药促进免疫、预防肿瘤等方面。自中国中医科学院广安门医院提出中医肿瘤"扶正培本"治则，成立首个临床研究室以来，联合全国多家单位开展针对肿瘤"扶正培本"治则的研究，明确疗效优势。"扶正培本"治则在恶性淋巴瘤中的应用，在 20 世纪 80 到 90 年代便有医家进行探索，包括扶正类中药增效减毒作用的临床研究。21 世纪开始，恶性淋巴瘤的中西医结合治疗成为研究热点，扶正培本联合放疗、化疗等，能减轻不良反应，提高患者生活质量，在此阶段，扶正培本与分期论治相结合的报道也不断增多。随着科学技术的发展，扶正培本治则不但在临床上证明是可行的，在药理学、免疫学等理论上也被证实，得到众多医者的认可。同时，对名老医家的治疗经验进行总结归纳，并与现代医学相结合，扶正培本治则在恶性淋巴瘤的治疗上延续经验，与时代接轨。

第一节　扶正治疗，初露锋芒，个案报道，疗效初见（1949—1983 年）

1949 年以后，自 20 世纪 70 年代开始，国内相继出现中医治疗恶性淋巴瘤的报道，内容主要涵盖扶正治疗的有效性、中西医结合治疗的临床观察。如 1973 年，天津市人民医院治疗 48 例恶性淋巴瘤的结果为：扶正治疗使 84.5% 的患者恢复机体抵抗力，有效率达 93.75%。1980 年，吴县东山人民医院中西医结合治疗 53 例恶性淋巴瘤，临床治愈率为 58.49%。还有医者研究扶正中药对免疫的促进作用，如 1983 年，中国医学科学院肿瘤研究所内科的孙燕研究发现，黄芪、女贞子水提剂能促进正常淋巴细胞分裂，促进免疫功能。在这个时期，恶性淋巴瘤的治疗案例较少，缺少大规模的临床研究，相关报道多为疗效观察或个案分析，部分医者对恶性淋巴瘤采取的扶正治疗或中西医结合治疗存在一定疗效。

第二节　辨证分型，找寻思路，中医治疗，初步探索（1984—1993 年）

在此阶段，我国中医学者对于恶性淋巴瘤的中医辨证和中西医治疗进行了初步探索。关于治疗，众多医家从多方向、多角度入手，涵盖中药治疗、中医药减少放化疗不良反应的治疗、中医药联合放化疗的增效作用等方面，为我国恶性淋巴瘤的治疗拓宽途径。

一、辨证论治的相关探索

辨证论治是中医学理论体系的主要特点之一，是中医学认识疾病和诊断疾病的重要方法，是治疗疾病的前提。在恶性淋巴瘤的辨证上，医家多从归纳临床证型出发，通过辨虚实、辨脏腑、辨病理产物，从而选择合适的方剂进行加减化裁，对于实证多选用祛痰、散结、消瘀法，对于虚证则选用扶正培本法。如 1987 年，周岱翰将恶性淋巴瘤的证型归纳为 3 类：①脾湿痰凝型，选用四君子汤（党参、白术、茯苓、甘草）合夏枯草、薏苡仁、川贝母、连翘、海藻、昆布、守宫、僵蚕、露蜂房加减；②痰结血瘀型，选用海藻玉壶汤（海藻、昆布、贝母、连翘、陈皮、法半夏、当归、川芎、青皮、独活、甘草），西黄丸（牛黄、麝香、乳香、没药）合大黄、生南星、生半夏、守宫、僵蚕、露蜂房加减；③痰毒虚损型，选用人参养营汤（人参、甘草、当归、白芍、熟地、肉桂、大枣、黄芪、白术、茯苓、五味子、远志、橘皮、生姜），西黄丸合女贞子、桑椹子、枸杞子、菟丝子、守宫、僵蚕、露蜂房、土鳖类加减治疗[609]。

1988 年，尹素云将恶性淋巴瘤的中医辨证与治疗总结为 5 型：①寒痰凝滞型，治以温阳化痰，软坚散结。方药选用阳和汤合消瘰丸加减（熟地、白芥子、肉桂、麻黄、姜炭、鹿角胶、元参、土贝母、夏枯草、生牡蛎、南星等煎服）；②气滞血瘀型，治以活血化瘀，解毒软坚。方用失笑散加减（蒲黄、五灵脂、赤芍、丹参、三七、莪术、露蜂房、忍冬藤、山慈菇、鳖甲、甘草、蛇蜕）；③风热血燥型，治以疏风清热、润燥散结。方用防风通圣汤合增液汤加减（防风、荆芥、连翘、当归、杭芍、黄芩、生地、元参、夏枯草、山慈菇）；④肝郁脾虚型，治以舒肝健脾，理气散结。方用逍遥散合四君子汤加减（当归、杭芍、柴胡、党参、白术、茯苓、半夏、陈皮、夏枯草、山慈菇、蚤休、甘草）；⑤肝肾阴虚型，治以补益肝肾，滋阴解毒。方用加味杞菊地黄汤合青蒿鳖甲汤加减（生地、山萸肉、茯苓、丹皮、泽泻、青蒿、鳖甲、地骨皮、元参、生牡蛎、夏枯草、焦三仙）[610]。

二、抗癌中草药的相关归纳

在此期间，也有医者对治疗恶性淋巴瘤常用中草药进行研究总结，如尹素云归纳治疗恶性淋巴瘤常用中草药：夏枯草、海藻、昆布、白花蛇舌草、露蜂房、蛇蜕、半夏、南星、黄药子、山豆根、半枝莲、土贝母、重楼、徐长卿、三棱、莪术、猫爪草、僵蚕、草河车、土茯苓、猪苓等。中成药常用小金丸、西黄丸、加味消瘰丸等。

三、中医药治疗的相关研究

关于恶性淋巴瘤的中医治疗，包括单用中药治疗、中西医结合治疗等，在明确诊断的基础上准确辨证，结合患者自身情况施治。其中单用中药治疗以经验治疗多见，有效证据较少，但这种方案在恶性淋巴瘤的中医治疗上也存在一定效果。1985 年，湖南省肿瘤医院中医科对 10 例恶性淋巴瘤患者应用加减四物消瘰汤进行治疗，方剂组成为：当归、川芎、赤芍、生地各 10g，玄参、山慈菇、黄药子、海藻、昆布、夏枯草各 15g，牡蛎、蚤休各 30g。单服加减四物消瘰汤 7 例中，肿块缩小者 6 例，肿块大小保持不变 1 例。治疗后生存均在 6 个月以上，其中有 3 例生存 2 年。服加减四物消瘰汤

1月后加用化疗3例中，肿块消失2例，基本消失1例。3例生存时间分别为治疗后6个月、8个月、10个月。若恶性淋巴瘤辨证为肝肾阴亏，痰火凝结，可选四物汤补益肝肾，消瘰汤软坚散结。1987年，周岱翰治疗"石疽恶核，脾湿痰凝型"1例，方药选用薏苡仁、夏枯草、党参、白术、茯苓、川贝母、僵蚕、露蜂房、土鳖、守宫合西黄丸加减治疗，连续服药逾八百剂，每天一剂或隔天一剂，西黄丸每周服药五天，未用过任何化学药物，患者自觉病情逐渐好转。

此外，有医家根据患者放化疗进行的程度选用不同的治法，1990年，邹雪君对27例恶性淋巴瘤患者进行中药治疗临床观察。第一组是未经用化疗与放疗者，单纯用中药治疗；第二组是作过短期化疗和放疗但无法坚持者；第三组为化疗和放疗同时并用中药。第一组患者正气未虚，治疗以"攻"为主，采用泻火泄热，化痰软坚法，方用犀角地黄汤合内消瘰疬丸加减，同时配合服用小金丹或醒消丸。第二组患者治以攻补兼施，用益气养阴，祛浊消肿法，方用生脉饮合和营散坚丸加减，或用补中益气汤合消瘰丸加减。口渴甚者加花粉、石斛、沙参；咽燥者加玄参、生地、麦冬；呕吐甚者加玉枢丹。第三组患者采用扶正培本法，以保证化疗、放疗顺利进行，以八珍汤为基础，随证加减。结果显示，27名患者7年生存14人，总有效率为57.85%。第一组在短期生存率上高于另外两组，但在远期疗效上却略低于同时应用化疗、放疗和中药治疗的患者。

四、中药治疗癌性疼痛与发热

对于恶性淋巴瘤引起的疼痛、发热等临床症状，中医药治疗亦有疗效。1992年，刘鲁明等针对41例淋巴瘤患者出现癌性疼痛的情况，给予中西医综合四步止痛梯级疗法，结果显示，经中医疗法止痛治疗后，恶性淋巴瘤疼痛的止痛有效率为68.2%[611]。对于9例恶性淋巴瘤发热的辨证治疗，广西肿瘤研究所李佐清等将其分为3型：①阴虚血瘀型：治宜活血化瘀，养阴清热，方用青蒿鳖甲汤加减；②热毒瘀阻型：治宜清热解毒，活血化瘀，方用祛瘀解毒汤（自拟）：穿山甲10g，水牛角30g，七叶一枝花12g，半枝莲20g，白毛藤20g，

黄芩10g，甘草6g，加龙葵、猫爪草；③瘀血型：治宜活血化瘀，方用血府逐瘀汤加减。治疗结果为9例淋巴瘤患者中4名发热症状好转，疗效较同证型的肝癌患者差，分析原因可能为辨证不准确。故治疗时准确辨证、维持机体气血阴阳之平衡尤为重要。

五、防治放化疗不良反应的相关研究

恶性淋巴瘤的现代医学治法以化学治疗和放射治疗为主，由于局部和（或）全身作用，化学药物、放射线在杀死、抑制肿瘤细胞的同时，也会造成机体正常组织的损伤，从而产生一系列不良反应。而采用具有扶正功效的中药并结合辨证，在减轻放疗、化疗不良反应中有一定作用。天津市人民医院对于中医药防治恶性淋巴瘤化疗后骨髓、细胞免疫抑制进行探讨，发现恶性淋巴瘤中晚期患者，多数呈现气血偏虚，肝肾亏损，脾胃不健。故以滋补肝肾，健脾为主。基本方为二地、当归、杭芍、菟丝子、枸杞、阿胶、首乌、女贞子、鸡血藤、太子参，适当加减。结果显示化疗配合中药扶正治疗可以缓解症状，减轻不良反应，在防治骨髓、细胞免疫抑制的效果上均较对照组有显著提高[612]。1986年，广安门医院赵田雍整理段凤舞治疗经验，对于1例回盲部淋巴肉瘤（弥漫型）切除术后产生放射性肠炎不良反应，段老辨证属脾肾阳虚，阴亦不足，治以温补脾肾为主。1987年，周岱翰在恶性淋巴瘤的治疗中发现，消化系统不良反应多由于外来热毒，热伤胃阴，治以养阴清胃。化疗药物伤于中焦，常出现脾虚湿蕴，方用香砂六君子汤加减。随着放射线剂量的增加，机体出现阴虚血热之证候表现，治以滋阴凉血，用大补阴丸合杞菊地黄丸。按血细胞不同成分的减少，其辨证用药可有所侧重，如白细胞减少用黄芪、黄精、女贞子、枸杞子、菟丝子；红细胞减少用人参、党参、当归、大枣、龙眼肉、阿胶、枸杞子；血小板减少用女贞子、山萸肉、龟甲、大枣、黑大豆等。

另有医家采用内外并治法，1990年，广州军区武汉总医院对于10例恶性淋巴瘤患者在放疗、化疗期间出现的口腔溃疡进行辨证治疗，内治法根据热毒炽盛、阴虚火旺、阳虚火僭的证型，分别治以清热解毒、滋阴降火、引火归元；外治法采用月白

珍珠散、口疮凝擦涂患处。此外还记载 1 例放化疗后出现咽喉红肿溃破，黏膜糜烂，舌体多处起泡、出血，伴有壮热烦躁，便秘，尿黄，舌红苔黄糙，脉洪大。中医辨证属热毒炽盛，治宜清热泻火，佐以养阴生津。处方：生石膏 30g，银花、生甘草、生地、石斛各 20g，黄芩、连翘、生大黄、知母、丹皮各 10g。药进六剂，症情大减，溃疡面基本愈合，继服养阴清热方剂而愈。

经多疗程化疗或放疗后的恶性肿瘤中晚期患者，常出现机体免疫功能低下，具有扶正作用的中药对于改善机体免疫功能具有一定疗效。如 1993 年，李淑芬等进行固元冲剂提高恶性肿瘤中晚期患者免疫能力的临床试验。结果为：巨噬细胞吞噬功能和迟发超敏反应有显著提高，吞噬细胞百分比平均由 47.30% 升高至 57.60%，迟发超敏反应 1 ∶ 1000 浓度转阳性率为 53.3%（16/30）；白细胞治疗前均 54.72×10^9/L 提高至 59.84×10^9/L，以上结果表明固元冲剂可以改善和提高人体免疫功能，增加机体的抗病能力，因此是一种比较理想的改善免疫功能的药物。

六、中药联合放化疗的增效作用

还有医者研究发现，扶正祛瘀中药联合放、化疗具有增效作用。1989 年，张玉五等将 47 例恶性淋巴瘤患者随机分为两组，31 例采用丹参 –Cop 方案，16 例采用 Cop 方案，进行临床治疗观察。丹参 –Cop 方案治疗组肿大淋巴结回缩幅度优于 Cop 方案治疗组（89.2 ± 10.8% vs 74.4 ± 25.3%），说明丹参对 Cop 方案的抗肿瘤活性有一定程度的直接的或间接的增效作用[613]。1990 年，孙华丽、余桂清针将浅表淋巴结肿瘤 20 例（其中包括恶性淋巴瘤 2 例）分为对照组和观察组，对照组单用放疗，观察组在对照组基础上加用扶正增效方（生黄芪、鸡血藤、枸杞子、女贞子、太子参、炒白术、天冬、红花等）。结果显示，放疗后观察组肿瘤完全消退 8 例，对照组完全消退 3 例，说明扶正增效方结合放疗具有增敏和减轻放射反应的作用[614]。

总之，在这十年里，中医学者对恶性淋巴瘤的中医辨证和中医药治疗进行了初步研究，可能由于当时时代条件的限制和恶性淋巴瘤病例样本的不足，导致此阶段文献数量较少，但众多医家仍对恶性淋巴瘤的临床研究开展积极探索，尤其是在中医药减少放、化疗不良反应，中西医结合辨证治疗方面取得了一定成果，为以后的中医药治疗恶性淋巴瘤提供思路。

第三节　总结病机，归纳方药，中西结合，增效减毒（1994—2003 年）

在此期间，我国对恶性淋巴瘤的认识和治疗方法较前有所增加，同样，中医学者对其病因病机和辨证分型，以及中西医结合治疗也有进一步的理解。期间，报道主要为中西医结合治疗、专方、验方治疗和中药在化疗中的增效减毒作用，说明中医药在恶性淋巴瘤的治疗中具有重要意义。

一、病因病机的相关总结

据当时国内不完全统计，我国恶性淋巴瘤新增病例呈上升趋势，因此，部分中医学者对恶性淋巴瘤的病因病机进行深入分析。如 2002 年，郑金福等认为恶性淋巴瘤的病因与"虚、痰、气滞、血瘀"有关。病机包括：①先天禀赋不足，胎毒内蕴，当后天气血受损，胎毒与饮结合而成毒痰；②脾不健运，水液停滞为饮，六淫与饮结合，聚而成痰；③情志不舒，肝郁化热，烧灼津液成痰；④肾虚肝旺，水不涵木，津液耗伤，痰火相聚成"恶核"；⑤气滞血瘀，血运不畅，日久结于胸腹[615]。陈锐深则认为恶性淋巴瘤的发病关键取决于人体内环境和脏腑、经络的功能，功能失调即为"内虚"。而在各种"内虚"中，脾胃虚弱又是最重要的病理基础。脾虚则运化失常，精微失布，水湿停蓄，凝而不散，聚而生痰，久则发为本病。"痰"既是病理产物，又是致病因素。临床上，本病或表现为寒痰凝滞，或表现为痰热蕴结，或表现为痰瘀互结，都离不开"痰"。恶性淋巴瘤临床主要表现为"虚""痰"，"瘀"亦不少见。或由情志不舒，肝气郁结，气滞血瘀，积而成块；或由痰阻经络，血行不畅成瘀，痰瘀互结，久而成结。临床中尤以痰瘀互结为多[616]。

二、辨证论治的相关研究

中医学者对恶性淋巴瘤病因病机有了初步认识后，在此基础上总结该病的证候特点，对于分型和选方各抒己见，但其共性的认识为：恶性淋巴瘤的临床证型错综复杂，单一证型少见。实证多为两种或多种证候组成的复杂证型，如气郁、痰凝、瘀血、血热、毒邪相互交错结合，如气郁痰凝、气滞血瘀等；虚证多为气虚、血虚、阴虚，可为单一虚证，也可为两者结合，如气血两虚、肝肾阴虚等；在临床实践中也存在虚实夹杂证。1995年，北京中医药大学东直门医院王沛[617]对恶性淋巴瘤的5个证型进行辨证论治：①气郁痰凝证：开郁散加减；②寒痰凝滞证：阳和汤合消瘰丸加减；③痰毒互阻证：消瘰丸合失笑散加减；④肝肾阴虚证：大补阴丸加减；⑤气血俱虚证：香贝养荣汤加减。

郁仁存[618]将恶性淋巴瘤分为5型：①寒痰凝滞型：治以温化寒痰、解毒散结，方用阳和汤加减；②气滞毒瘀型：治以理气舒肝、化瘀解毒，方用舒肝溃坚汤加减；③血热风燥型：治以养血润燥、疏风清热、解毒散结，方用清肝芦荟丸加减；④肝肾阴虚型：治以滋补肝肾、解毒散结，方用知柏地黄汤加减；⑤气血双亏型：治以气血双补、扶正祛邪，方用八珍汤加减。

2002年，郑金福将恶性淋巴瘤分为5型：①气血两虚型：归脾汤加减；八珍汤加减；②寒痰凝滞型：阳和汤加减；大菟丝子饮加减；③痰毒瘀积型：涤痰丸合膈下逐瘀汤加减；鳖甲煎丸合三棱汤；④肝肾阴虚型：杞菊地黄丸加减；五味消毒饮合左归丸、大补阴丸；⑤肝火犯肺型：黛蛤散与泻白散加减；丹栀逍遥散合麻杏石甘汤加减。

三、辨证结合放、化疗的相关研究

众多医家在明确恶性淋巴瘤的辨证后，根据证型和瘤体分类（期）的不同采用相应的治法和化疗方案，或与单纯西医治疗进行对照，显示辨证论治结合放化疗的治疗效果可嘉。1994年，江苏省肿瘤医院蔡明明等将55例恶性淋巴瘤患者进行中医辨证（脾虚痰湿型、气血两虚型、肝脾失调型），以

上作为综合组（中药加化、放疗），对照组50例（化疗加放疗）。结果为：综合组有效率85.5%。对照组有效率62%，综合组疗效明显优于对照组。

1995年，李慧等把30例恶性淋巴瘤患者分为：肝郁气滞型、脾虚痰湿型、气血两虚型和阴阳两虚型。化疗方案HL选用COPP方案、COEPP方案；NHL选用COEPP方案。治疗结果为：临床治愈6例，完全缓解4例，部分缓解12例，无效8例，总有效率73.3%。

1996年，朱力平报道中西医治疗恶性淋巴瘤，观察组（中西医结合治疗）43例，对照组（单纯西医治疗）24例。中医辨证分型为：痰热互结证、痰浊凝滞证、气滞血瘀证和气血两虚证，中医辨证用药均在16剂以上。结果：治疗组完全缓解（CR）、部分缓解（PR）、稳定（NC）分别为18例、21例、4例；对照组则分别为4例、15例、5例。

1997年，浙江中医学院附院罗秀素等对34例NHL采用中西医结合的治疗方法。寒痰凝滞者用甘草干姜茯苓白术汤合二陈汤加减，阴虚火旺者用大补阴丸合消瘰丸加味。结果显示，3年以上生存率，阴虚火旺型达64.3%，明显高于寒痰凝滞型的25%。

1999年，古宏晖采用中医药配合化疗治愈淋巴瘤1例：中医诊断为恶核，脾虚痰凝证，西医诊断为何杰金氏病（混合细胞型）。治疗上中医以健脾益气，除痰散结为主要治法，辅以静滴中药抗肿瘤制剂吗特灵，西医以COPP方案化疗，出院后继续服用以健脾益气，除痰散结为治法的中药，随访5年病情稳定。

以上均说明在恶性淋巴瘤的治疗中，以辨证为前提，中医药配合西医治疗能取得满意的结果。

四、中西医结合治疗相关研究

对于恶性淋巴瘤的中西医结合治疗，即使未确定证型，依据化疗期间患者的症状表现，采用中药处以对症治疗；也有依据化疗的分期选用各期的中医治法，随症加减变化，都在治疗中起到了积极作用。1994年，全达芳等对73例非何杰金氏恶性淋巴瘤采用中医药并CHOP方案，结果为：全组CR 59例（80.82%），PR 9例（12.33%），总缓解率93.15%，其中初治病例47例，总缓解率占100%。

在分型上，根据化疗前、中、后期的临床表现不同采取分期辨证治疗：化疗前期以化痰解毒、软坚散结法治疗；化疗中期以健脾和胃、理气降逆法治疗；化疗后期以健脾益气、补肾养阴法治疗。

2003 年，马哲河等以化疗结合中药治疗恶性淋巴瘤 40 例，治以软坚散结、化痰祛瘀，在化疗休息期间服用中药（夏枯草 10g，黄药子 10g，山慈菇 12g，浙贝母 10g，连翘 15g，莪术 10g，炒王不留行 10g，望江南 10g），根据兼证加减变化。结果：24 例 NHL 中 CR 9 例，PR 8 例，VC 7 例，总有效率 71%；16 例 HL 中 CR 8 例，PR 5 例，VC 3 例，总有效率 81%。

2003 年，董茂芝等采用院内制剂紫牛散（牛黄、朱砂各 1g，山慈菇、五倍子各 20g，雄黄、乳香、没药、全蝎各 15g，蜈蚣 10g，珍珠 15g，鹿角霜 20g，鳖甲 20g，研末），伍用小剂量 COP 方案化疗，治疗恶性淋巴瘤 105 例。结果：CR 63.8%，PR 27.6%，有效率 91.4%。5 年生存率 53.2%，10 年生存率 37.1%。Ⅰ、Ⅱ期远期生存率明显高于Ⅲ、Ⅳ期[619]。

五、专方、验方的相关归纳

关于恶性淋巴瘤的中医治疗方面，采用单一方剂治疗者，包含验方、专方，治法上涵盖"化痰、消瘀、散结"和"扶正"。在基本方的制定上，不单独采用某一治法，而是根据患者年龄体质、精神状态、症状表现进行化裁，联合多种治法达到扶正祛邪的治疗目的。1996 年，任玉让对 31 例恶性淋巴瘤均采用化痰散结通络、行气活血解毒之中药治疗。基本方：海藻 10g，昆布 10g，没药 10g，乳香 10g，贝母 10g，瓜蒌 10g，当归 10g，陈皮 10g，大青叶 10g，蒲公英 10g。气血两亏者加党参、黄芪、阿胶、白芍；发热加夏枯草、白花蛇舌草、柴胡、黄芩；腹痛加白芍、厚朴、枳实；兼皮肤损害者可加白鲜皮、苦参、金银花、土茯苓；发于头颈部者可加入桔梗、升麻；喉部者可加入桔梗、玄参、射干。每日 1 剂，连用 3 个月为 1 个疗程。结果为：完全缓解 5 例（16%），部分缓解 14 例（45%），无效 12 例（39%）。

1998 年，王熹报道 23 例中晚期恶性淋巴瘤的中西医结合治疗，中医治疗采用自拟增效消瘤汤

（川芎 10g，赤芍 10g，三棱 10g，莪术 10g，红花 6g，三七 5g，枳实 10g，郁金 10g，陈皮 6g，鳖甲 30g，龟甲 30g，牡蛎 30g，海浮石 30g，海藻 30g，昆布 10g），神疲乏力、舌淡、脉弱者加党参、黄芪、白芍、阿胶；纳差、呕吐、腹胀、苔腻、脉滑者，加藿香、佩兰、姜半夏、白术。每日 1 剂，共服 4 周。结果：完全缓解 5 例，部分缓解 12 例，无变化 4 例，恶化 2 例，总有效率 73.9%。2001 年，陈铁汉等采用消瘤解毒汤（山慈菇 15g，藤梨根 30g，蚤休 10g，败酱草 15g，葛根 10g，菝葜 30g，八角莲 5g，山乌龟 5g，天花粉 15g，天葵子 15g，土茯苓 10g）配合化疗治疗恶性淋巴瘤 44 例，并与单纯化疗的 38 例对照。结果：治疗组与对照组完全缓解分别为 39 例（88.64%）、23 例（60.53%）部分缓解为 4 例（9.09%）、9 例（23.68%），无变化为 1 例（2.27%）、6 例（15.79%），治疗组较对照组为优。

2002 年，李世杰选取 30 例恶性淋巴瘤患者作为治疗组，采用化疗配合甘草合剂（生甘草 30g，甜桔梗 20g，威灵仙 50g）治疗，并与对照组（单纯化疗）19 例进行对照，结果：治疗组与对照组的化疗完成率分别为 100%、75.9%，1 年生存期分别为 66%、64%，2 年生存期分别为 60%、46%[620]。以上医家应用专方、验方配合西医治疗，随证加减，取得了良好的疗效。

另有医家归纳单验方，2002 年，郑金福归纳总结治疗恶性淋巴瘤的单验方：小金丹、大黄䗪虫丸、消瘰丸、核桃枝煮鸡蛋、血府逐瘀胶囊、龙胆泻肝丸。此外，陈琰碧等从"痰瘀"论治恶性淋巴瘤有独到的心得体会：治法采用消痰散结、活血化瘀。其病初期多为阳证，宜配清热解毒之品；病久多为阴证，宜配健脾益气之品[621]。

六、扶正中药在化疗中增效减毒作用

中医认为化学药物毒性剧烈，而化疗又是治疗恶性淋巴瘤的有效方法，长期使用化疗药物难免会造成机体的损害，如白细胞下降、血小板减少、胃肠道症状等。因此，可选用扶正类中药以减少不良反应，如人参、黄芪、当归、枸杞子等。此外，研究还发现，在恶性淋巴瘤的治疗上，扶正类中药联合化疗也具有增效作用。如 1999 年，邢涛等采

用"西医治标，中医治本"的原则，选取治标组 14
例，单用化疗；标本兼治组 14 例，在化疗基础上，
于化疗前 1 周口服扶正活血药，结果显示：治标
组 CR 28.57%，PR 57.14%，SD 7.14%，PD 7.14%。
标本兼治组 CR 21.43%，PR 50%，SD 14.28%，PD
14.28%。另外治标组化疗结束后导致心电图异常 9
例（64.28%），标本兼治组 3 例（21.43%）。提示扶
正活血药对 CHOP 方案确有减毒作用，对心脏等器
官有保护功能，具有调节整体内环境的治本效果。

基于艾迪注射液在恶性淋巴瘤中发挥的减毒作
用，2003 年，刁兰萍等将 91 例 NHL 患者随机分为
观察组 44 例（化疗 + 艾迪注射液）；对照组 47 例
（单纯化疗）。结果发现：胃肠道症状在观察组的发
生率为 29.5%，对照组为 46.8%；白细胞下降发生
率在观察组和对照组分别为 27.3% 和 59.5%。提示

艾迪注射液能够显著降低化疗不良反应[622]。罗定
新以艾迪注射液联合 CHOP 方案对 73 例恶性淋巴
瘤进行临床研究，治疗组 38 例用 CHOP 方案 + 艾
迪注射液，对照组 35 例用 CHO 方案。结果显示，
治疗组有效率 64%、骨髓抑制 II 度 6 例；对照组有
效率 46%、骨髓抑制 II 度 12 例。说明艾迪注射液
联合 CHOP 方案能显著提高 NHL 的疗效以及降低
化疗毒性。

综上，在此阶段，医家对于恶性淋巴瘤的辨证
分型更加完善，针对恶性淋巴瘤的中药、中西医治
疗的病例及疗效的报道也较前增多，特别是中西医
结合治疗、扶正类中药的增效减毒作用。许多医家
进行临床研究，分享治疗经验，总结治疗效果，证
明了中药在恶性淋巴瘤治疗中存在不可忽视的作
用，为以后的临床研究奠定了坚实的基础。

第四节 扶正祛邪，分期论治，深入研究，疗效彰显（2004—2013 年）

在这个时期，由于临床研究的不断规范化、专
业化，中医药治疗恶性淋巴瘤的工作也在逐步推
进，我国医者以此为切入点，临床研究成果颇丰，
不论是从中医治法、治疗期间的用药规律，还是中
医药的减毒作用都层出迭现。

一、扶正治法的相关研究

关于恶性淋巴瘤的中医治法，各地医家总结
以往的经验并积极探索，总的来说，治法不离"扶
正培本"，该治法在临床治疗中无疑是举足轻重的
角色。林洪生教授认为，扶正培本法实际上并不单
纯是应用补益强壮的方药，而是应该把调节人体
阴阳、气血、脏腑、经络功能的平衡稳定，以及
增强机体抗病能力的方法都包含在内。因而，"补
之""调之""和之""益之"等都属于"扶正"范
畴。对扶正培本法应根据病证虚实而定，临证应注
意：注重扶正和祛邪之间的相互关系，掌握时机和
剂量，兼顾脏腑及气血阴阳，辨别各脏腑虚衰[623]。

裴正学指出正虚是淋巴瘤发病的关键，扶正固
本为治疗大法，临证以兰州方（由六味地黄汤、生
脉散、甘麦大枣汤、桂枝汤四方化裁）为基础方，
配合西医化、放疗治疗此病疗效显著。对于脾肾两

虚，痰瘀互结者，以兰州方为主健脾补肾，扶正
固本。

2006 年，王文玲等观察 32 例参芪扶正注射液
联合 CHOP 方案治疗（观察组）和单纯用 CHOP 方
案治疗（对照组）治疗效果。结果为：观察组总有
效率为 68.8%；对照组总有效率为 60.7%。说明参
芪扶正注射液联合 CHOP 方案能减轻恶性淋巴瘤化
疗时产生的不良反应。

2011 年，朱万寿等采用扶正固本生血汤（鸡
血藤、首乌、枸杞子、山药、菟丝子、阿胶、龟甲
胶、北芪、山茱萸、党参、连翘、熟地、鹿角胶、
甘草）并常规化疗治疗恶性淋巴瘤，并设单纯西
药化疗组为对照。结果显示：治疗组完全缓解率达
77.15%，总有效率达 85.78%，均明显高于对照组；
缓解所需平均时间为较对照组明显缩短；不良反应
症状较轻，复发率低，生存质量优良。

二、扶正祛邪治法的相关研究

在恶性淋巴瘤的治疗中，"扶正"为一方面，
"祛邪"的作用也不容小觑。"祛邪"以"化痰软
坚""清热解毒"治法为主，根据证候辨证施治，
从而祛除体内病理产物，使机体气血调和，恢复机

体正常功能。周仲瑛教授认为治疗恶性肿瘤需正确把握祛邪与扶正，最积极的治疗原则是祛除病邪，消除"癌毒"，提出"祛毒即是扶正""邪不祛，正必伤"，认为抗癌祛邪是积极的、主动的、进攻性的治疗措施；同时还强调，对于肿瘤不是简单的抗癌解毒，大量应用具有抗癌解毒作用的中药即可，而是辨证施治，根据患者的情况，攻补有序[624]。

2004年，蔡美等采用复方固本解毒汤联合化疗（治疗组）治疗非霍奇金氏淋巴瘤31例，并与20例单纯化疗（对照组）作对照。结果：治疗组生存质量的改善率、近期疗效有效率优于对照组，而不良反应发生率低于对照组。提示中药固本解毒汤联合化疗能提高近期疗效、降低复发率、减轻化疗不良反应、改善患者的生存质量。

2012年，姬卫国等探讨扶正散结汤辅助治疗非霍奇金淋巴瘤（NHL）的临床疗效及作用机制。观察组和对照组各43例，均采用CHOP方案。观察组在此基础加服扶正散结汤，每日1剂，共24周。结果：观察组有效率、临床受益率、生活质量改善均优于对照组，骨髓抑制及消化道不良反应轻于对照组。

还有学者统计治疗淋巴瘤的常用中药，为临床提供参考借鉴。司富春等对30年（1979年6月—2009年6月）中国期刊全文数据库（CNKI）收录的中医诊治淋巴瘤文献进行归纳，发现治疗恶性淋巴瘤用药共20大类，其中补虚药、清热药和化痰止咳平喘药使用频次占72.3%，补虚药为第一位，清热药次之，化痰止咳平喘药第三，活血化瘀等药也常用。

三、放化疗期间中医用药规律

按恶性淋巴瘤放、化疗的前、中、间期和后期的不同阶段，以及每个阶段疾病的共性证候和患者的常见症状，制定阶段性中医治法和用药原则，进行分期论治，使中医药贯穿西医治疗的全过程，充分发挥中医药治疗优势，以获得更好的疗效。据此，众多医家进行研究探讨。林洪生教授认为，患者手术及放化疗期间，正气尚虚，一般纯用扶正药，不用祛邪药；在恢复期，若患者自身状况出现好转，可增加祛邪中药，以巩固疗效；对身体状况已基本恢复的患者，应定期应用大剂量的化瘀解毒

散结等祛邪之品，以防止肿瘤的复发和转移；而对于肿瘤晚期患者，机体的各种功能都已衰竭，但虚不受补，药力宜平和，不可急于求成。

2007年，关洁珊等观察恶性淋巴瘤患者在化疗期间一般表现为食欲不振、恶心呕吐、全身乏力等，治疗注重理气健脾，降逆止呕，以香砂六君子汤为基本方加减运用。反复化疗损伤人体阳气，对多次化疗的患者予以益气温阳、健脾养血法。

2009年，蔡明明阐释中医在综合治疗恶性淋巴瘤中的作用：①化疗时当以健脾养血，益气补肾为主，以保护骨髓及消化系统、心、肝、肾功能；②放疗时当以养阴清热，防治放射性口腔炎、放射性肺炎、放射性食管炎、放射性直肠炎、放射性膀胱炎为主；③化疗、放疗治疗结束后，应以益气养血，健脾补肾，以提高患者的自身免疫功能。

章亚成等认为放化疗手术期间多用调和之法，如调理脾胃法、芳香化浊法、和解表里法。缓解恢复期不忘祛痰化瘀，如益气化湿法、化痰和络法、扶正清邪法[625]。

2012年，林飞等对林洪生教授分阶段辨期论治恶性淋巴瘤临床用药经验总结如下：在恶性淋巴瘤化疗前、化疗中及化疗间期，主要以补益气血、健脾和胃、滋补肝肾等为主，一般为纯补不攻，主要起到减毒增效的作用。在化疗后，随着患者身体的逐渐恢复，视患者的体质状况而酌加龙葵、浙贝、金荞麦、莪术等化痰散结之品防止其复发与转移，这一过程应动态观察，灵活掌握[626]。

基于"阳化气，阴成形"理论，张卫华探讨恶性淋巴瘤的中医证治，认为：①放化疗前应扶正不忘驱邪：扶正与祛邪的比重宜按七三分比例，先固护人体正气，适当的驱邪抗肿瘤。基于"阳化气"的原理，常使用健脾补肾法、益气生血法、疏肝健脾法、行气化痰法、温经通络散结法等治法；②放化疗期间多用调和之法：此时关键是调理"化气"与"成形"之间的平衡关系，常用的治法有调和脾胃法、健脾行气法、调和肝脾法、芳香醒脾化浊法；③缓解巩固期强调"阳化气"的作用：先纠正"化气"的不足，而后适量温化寒痰、散结解毒，常用健脾化痰法、疏肝解郁散结法、温阳利水法等[627]。

2013年，杜美莲等总结周永明治疗经验时提

出：①放化疗期：运用化痰解毒、活血消癥等增敏增效中药增加放、化疗疗效；健运脾胃、清利湿热等方药减轻放、化疗所致的胃肠不良反应；健脾补肾、扶助正气中药以保护脏腑功能；②放化疗后期：以扶正固本补虚为主，但不可骤进温补之剂，以免闭门留寇、助火生热，治疗上还应注重补虚兼顾清除余邪[628]。可见，放化疗的不同时期中医也要采取相应的治法，正气大虚则扶正不攻，正气尚可则扶正祛邪兼用，选方用药则按照辨证、临床表现加减变化。

四、恶性淋巴瘤分期论治的相关研究

在恶性淋巴瘤治疗的总过程中，一般按照早期、中期和后期的分期方法，将其分为三期，各期的治疗方法和选方用药不尽相同。朴炳奎认为，恶性淋巴瘤治疗早期多以化疗、放疗为主，配合中医中药扶正祛邪，既可固护正气，又可减毒增效；中期应提高中医中药的地位，防止化疗、放疗出现耐药，肿瘤细胞逃逸，最大限度杀死肿瘤细胞；后期应将其提升为主要地位，主要针对化疗、放疗不良反应，后期并发症，尤其恶病质等整个机体衰退状况，予以强有力的支持治疗[629]。

2010年，章亚成等报道恶性淋巴瘤早期的治法及常用方剂：该期注重扶正补虚，治法包括①补益肺脾法（补肺汤合参苓白术散加减）；②滋补肝肾法（杞菊地黄汤合一贯煎加减）；③健脾柔肝法（柴胡疏肝散合参苓白术散加减）；④温补脾肾法（右归丸加减）。周永明提出：①早期以攻邪消瘤为主。祛邪法包括清热解毒、活血化瘀、软坚散结、温化痰湿等；②中期治宜攻补兼施；③后期则以扶正补虚为主，兼予祛邪，扶正补虚重点是健脾补肾，益气养阴，常用生黄芪、熟女贞、汉麦冬、生白术、生白芍、炒山药、生地黄等。

2013年，孙韬等整理王沛治疗非霍奇金淋巴瘤临证经验时，对于其治法体会如下：①早期患者，用大剂有小毒的化痰药，先截住传变病邪使之没有去路，加之行气药使之消于无形；②中期患者，因痰邪未得到良好控制，容易夹寒、夹热、夹瘀。治法上，夹寒者"益温益通"，即温药需要与行气药和补益药同用；夹热者"益清益渗"，既要寒温同调，还要淡渗利湿，让邪有出路；夹瘀者"益攻益破"；③晚期患者，治疗上牢抓住、肾两脏，由于痰的产生与肺、脾、肾三脏关系密切，所以补益脾肾可以获得良好效果[630]。

五、中医药减轻不良反应的相关研究

放化疗导致的不良反应或多或少会影响患者的整体健康，无论是方药的选择还是治法的应用，中医药在减轻恶性淋巴瘤放化疗的不良反应的道路上一直在探索。如2008年，蔡亚丽等报道炙甘草汤加味缓解阿霉素化疗心脏不良反应，将治疗组20例、对照组20例均予CHOP治疗方案，治疗组在化疗当天开始服用炙甘草汤加味，连服10天，对照组用辅酶Q_{10}、维生素E治疗，比较两组疗效。结果显示，治疗组心电图异常比率为3.3%，对照组为20.83%，两组左室射血分数（EF）比较有显著差异，说明炙甘草汤加味能减轻阿霉素的心脏毒性。同年，郑翠苹等用中西医结合疗法治疗非何杰金氏淋巴瘤（Ⅰ组）52例，并与西医单纯化疗（Ⅱ组）50例对比。结果显示两组CD3、CD4、CD8、CD4/CD8经治疗后均改善，Ⅰ组改善程度较Ⅱ组显著。

2009年，冯亚葵等对中西医结合治疗恶性淋巴瘤15例进行临床观察，化疗周期的第2天开始内服中药，同时用艾条灸双侧足三里穴位。结果：15例患者均完成2个周期化疗CR+PR为73.3%；7例患者完成6个周期化疗，平均生存期为1.5年；不良反应较轻。结论：中西医结合治疗恶性淋巴瘤患者骨髓抑制及胃肠道不良反应较轻，疗效好。

2012年，李凤珍等运用六味地黄丸合大补阴丸加减治疗恶性淋巴瘤化疗后不良反应1例，患者为非霍奇金淋巴瘤（Ⅲ期），予CHOP方案化疗，患者面色晦暗，发热，消瘦，乏力，纳差，口渴口干，盗汗，周身多处皮肤破损、色黑，二便基本正常。舌体瘦小，舌质鲜红，剥脱苔，脉滑数而细。中医诊断为瘰疬，肝肾阴虚证，治以大补阴丸合六味地黄丸加减（鳖甲、龟甲、熟地、枸杞子、知母、黄柏、地骨皮、山茱萸、茯苓、山药、泽泻、女贞、墨旱莲）。随访1个月，患者自觉症状有好转趋势。

第五节 总结归纳，指导临床，百家争鸣，全面发展（2014—2023 年）

此阶段，我国中医学者对于恶性淋巴瘤有了更加全面和深入的探索，在其症状、证型、病因病机、用药特点、随证加减，以及预后等方面进行研究，重点在于对以往的临床表现、辨证诊断、临证经验开展总结归纳，证实了中医药治疗是可行、有效的，在临床研究方面取得了实质性进展。

一、临床症状相关总结

对恶性淋巴瘤症状进行总结，探寻症状出现规律，为诊断、辨证和治疗奠定基础，从而更好地指导临床选方用药。2017 年，林洪生教授课题组对 40 例淋巴瘤患者症状进行统计，其中发生频率最显著的 3 个症状为口干（65.00%）、疲劳（62.50%）、睡眠不安（62.50%），症状强度最显著的 3 个症状分别是疲劳、出汗、口干[631]。2022 年，杨茜茹等分析恶性淋巴瘤的中医证候特点及其分布规律，其中 148 项中医四诊信息，频率在 13% 以上的症状共 18 个，由高到低依次为乏力、咳嗽、纳呆食少、咳痰量多、失眠、面色少华、脉弦滑、口干、大便质干、脉沉细、身体质量下降、形体偏瘦、语声低微、舌红、肢体麻木。2022 年，李伟明等探讨淋巴瘤的中医诊疗规律。以淋巴结肿大为首发症状占 45.95%（68/148），结外首发占 54.05%（80/148）；淋巴瘤的主要症状为乏力、消瘦、疼痛、盗汗、发热、纳差，主要舌苔为苔腻、苔黄腻、苔薄黄、苔黄，主要脉象为细弱、弦涩、弦细、滑。

二、辨证分型的相关研究

由于医家对恶性淋巴瘤认识的不断深入、临床研究的逐渐增多，如何规范辨证分型成为中医工作者迫切需要解决的问题之一。2014 年，林洪生主编的《恶性肿瘤诊疗指南》将恶性淋巴瘤分为 6 个证：气虚证、阴虚证、血虚证、痰湿证、血瘀证、气滞证[632]。

还有学者统计证型的种类和频次。2019 年，王孟琦总结近 1998—2018 年发表的中医治疗淋巴瘤相关文献，提示淋巴瘤中医证型占前 16 位的分别

是气血两虚证（13.06%）、痰瘀互结证（9.62%）、气阴两虚证（7.90%）、肝肾阴虚证（7.90%）、寒痰凝滞证（7.56%）、脾肾两虚证（5.50%）、气滞痰凝证（5.15%）、痰热内蕴证（4.81%）、肝气郁滞证（4.12%）、阴虚火旺证（3.44%）、瘀毒互结证（3.09%）、脾虚夹湿证（3.09%）、正虚毒恋证（3.09%）、痰湿凝滞证（2.41%）、脾胃气虚证（2.06%）、血燥风热证（2.06%），实证中排在前 3 位的是痰瘀互结证、寒痰凝滞证、气滞痰凝证，虚证中排在前 3 位的是气血两虚证、气阴两虚证、肝肾阴虚证，虚实夹杂证中排在前两位的是脾虚夹湿证、正虚毒恋证[633]。方剂运用频次占前 9 位的分别是消瘰丸、阳和汤、二陈汤、青蒿鳖甲汤、大补阴丸、鳖甲煎丸、六味地黄丸、逍遥散、八珍汤。

2022 年，齐瑞丽等总结 154 例恶性淋巴瘤患者证型频次，排名靠前的依次有瘀血内阻证 41 次（26.6%）、痰湿凝结证 27 次（17.5%）、虚实夹杂证 27 次（17.5%）、痰瘀互结证 23 次（14.9%）、气血两虚证 22 次（14.3%）、热毒内结证 14 次（9.1%）。

三、病因病机吐故纳新

2014 年，《恶性肿瘤诊疗指南》指出恶性淋巴瘤的病因与禀赋不足、脏腑失调、七情内伤、饮食不节、外感六淫密切相关，发病为虚、痰、毒、瘀等杂合而致。2017 年，侯天将等从中医对淋巴组织生理特性分析恶性淋巴瘤的病因病机，总结为：气为病（气虚、气滞）；津为病（痰、瘀）；毒为病（内毒、外毒）。2020 年，司叶俊等基于卫气津液学说分析恶性淋巴瘤的病机：初始成因乃寒、痰搏结而后生瘀，其发生发展规律乃太阳中风，寒客于卫，邪盛卫虚，开阖失度，肺失宣肃，不司水道，津停液凝，结于经隧，与毒相合。病机要素涉及寒、痰、毒、瘀，且互有兼夹。临证紧扣卫气亏虚，不能御邪，气化失司，液凝生痰为主，治宜行卫气，通津液以求阴阳平衡，治愈顽疾。

更有医家从新方向、新理论探索病因病机，2017 年，孙子期等基于"玄府"理论探讨病机及治

法，认为玄府以"通"为贵，以"闭"为逆，玄府郁闭引发的气津运行失常、痰浊瘀毒胶结，而正虚又是疾病发生发展的根源。因此本病基本治法当以"通玄府，解癌毒，扶正气"。2019年，肖尧等认为玄府以"通"为用，以"闭"为逆，淋巴玄府郁闭是恶性淋巴瘤的病理基础，是导致气津运行失常、痰浊瘀毒胶结的关键。淋巴玄府的提出充实了中医对恶性淋巴瘤认识的微观病机制论。借风药升、散、行、动的特点，用于恶性淋巴瘤的治疗，以"通""开""透""折"为法，使玄府得通，气血得畅，痰瘀得消而脏腑自安。2023年，刘珂、李仝等基于窠囊理论辨病因病机，提出恶性淋巴瘤的产生与"痰瘀互结，窠囊内生"的理论高度契合，认为其发生总属本虚标实，正气亏虚、脏腑阴阳失调为本，痰、瘀、毒内结而为标。还有医家根据"淋巴玄府"理论研究恶性淋巴瘤的病因病机，提出相应的治法。

四、用药特点的相关研究

针对治疗所处阶段的不同，2018年，鞠春等探讨中医5种治疗模式指导下的恶性淋巴瘤中医治疗，结果为：防护及加载治疗阶段主要应用健脾化痰组中药汤剂口服并配合扶正为主的中药注射液治疗；巩固及维持治疗阶段较多应用柴胡龙骨牡蛎汤配合中成药物口服治疗；单纯中医治疗阶段应用健脾化痰组及滋阴益气组中药汤剂配合中药注射液治疗。

2023年，金嘉悦提出，由于恶性淋巴瘤疾病发生发展的全身性，基于药物法象理论的中医靶向用药显得尤为重要。通过法象思维进行药物定性、定位的气机运行分析，轻枯虚浮治宜上，厚重实润治宜下，"癌毒"病位于鼻咽、颈部者，可加羌活、桂枝、姜黄、桑枝等；病位于纵隔者，加桔梗、桑白皮、北沙参等；病位于腹腔内、肠系膜者，加苍术、白芍、防风等；病位于腹股沟者，加牛膝、杜仲等。禀天地之运气，辗转流通，除血痹，破坚积，为恶性淋巴瘤中医治疗靶向用药提供重要依据。

还有医家在中药选择上善用药对，药对特点不离扶正、化痰、祛瘀、解毒。2019年，欧田田等总结孙雪梅临床用药特色为善用生药、小毒药，精选虫类药。常选用具有祛痰散结消肿、活血化瘀解毒功效的药对，如僵蚕配合水蛭、蜈蚣配合守宫、牛黄配合麝香、黄药子配合喜树、蜂房配合山慈菇、墓头回配合石见穿。2019年，冷福玉等归纳傅汝林常用药对有北沙参-南沙参、北沙参-猫爪草、鳖甲-莪术、北沙参-鳖甲、北沙参-莪术、南沙参-猫爪草、北沙参-夏枯草、南沙参-夏枯草等，治疗淋巴瘤多采用益气养阴、解毒散结之品[634]。2022年，周艳群等分析丘和明治疗恶性淋巴瘤用药特点时发现，浙贝母、玄参、牡蛎、山药、甘草、熟地黄、山茱萸使用频次较高，常用药物组合有浙贝母-玄参、浙贝母-牡蛎、玄参-牡蛎、熟地黄-山药、山茱萸-山药等，治疗上多采用化痰散结、补益脾肾之品[635]。

五、对症治疗化疗不良反应

在恶性淋巴瘤的化疗阶段，由于化学药物的不良反应，机体出现相关症状，以消化道反应较为多见，在辨证的基础上，依据临床表现随证加减，能很大程度上缓解不适。2014年，李萍萍认为化疗期间出现运化功能失调，疲乏无力，头晕目眩，精神不振等脾肾阳虚，气血不足的表现，当补肾健脾，益气养血。若脾升及胃降功能失调，以胃不能降为主要矛盾，选方用药以降逆为主，同时扶脾和中[636]。同年，许亚梅总结化疗后出现的证候及治疗：①痰湿蒙胃证（胸闷、恶心、食欲不振等）用旋复代赭汤合平胃散加减；②阴虚火旺证（口疮、咽干咽痛等）用益胃汤合泻黄散加减；③毒热内结证（大便干结不通，腹胀）用仙方活命饮加减；④气血两虚证（神疲乏力、少气懒言、便溏等）用十全大补汤加减；⑤肝脾失调证（两胁隐隐作痛、恶心呕吐、厌食油腻等）用柴胡疏肝散加减。

2016年，田晓琳等认为化疗期间消化道反应严重，出现胃失和降（胸闷呕恶，头困肢倦，倦怠乏力，口淡乏味，纳差，舌苔白滑或腻，脉濡或脉滑），治疗上宜和胃降逆，芳香化湿为主，选用平胃散合旋覆代赭汤加减；放疗所致阴液亏虚者（口燥咽干，咽肿疼痛，腹胀便干，舌质红，苔黄燥，脉细或脉数）治宜育阴清热，方用益胃汤合泻黄散或合增液汤加减[637]。

六、扶正治疗改善化疗后症状

化疗结束后患者常出现骨髓抑制、贫血、白细胞减少等，影响患者生活质量，根据证型加减选方，以减少并发症的发生，提高免疫能力、巩固疗效。在治疗恶性淋巴瘤化疗引起的贫血上，2017年，王永敏等在常规化疗基础上予以益髓补肾方（熟地黄15g，黄精12g，制何首乌12g，女贞子25g，墨旱莲12g，菟丝子15g，补骨脂15g，黄芪50g，丹参15g，炙甘草15g）。结果显示，治疗后血红蛋白、血细胞比容、红细胞计数含量升高[638]。2020年，刘吟宇等发现中药当归补血汤加减治疗肿瘤相关性贫血的临床治疗效果理想，可缓解患者的临床症状，改善其免疫功能，提高血红蛋白水平[639]。

中医药减轻骨髓抑制上确凿有效。2014年，王鑫等应用裴氏升血颗粒（该方以六味地黄汤、生脉散、甘麦大枣汤、桂枝汤四方化裁而成，具体组成为：人参须、太子参、北沙参、潞党参、生地黄、山药、山萸肉、麦门冬、五味子、桂枝、白芍、生姜、大枣、炙甘草、浮小麦）治疗非霍奇金淋巴瘤，结果为，裴氏升血颗粒改善非霍奇金淋巴瘤化疗患者生存质量，减轻骨髓抑制程度。

2023年，陈丽红等研究发现，对弥漫大B细胞淋巴瘤化疗患者，相较单用化疗，于化疗开始前7天进行艾灸，其WBC计数、NEU计数、Hb和PLT计数较高，说明艾灸对弥漫大B细胞淋巴瘤化疗患者骨髓抑制具有积极作用。

2019年，刘守海等研究发现芪归益白方（黄芪30g、当归15g、熟地黄12g、炒白术10g、菟丝子20g、山药15g、白芍15g、茯苓10g、山茱萸15g、淫羊藿15g、鸡血藤30g、党参20g、阿胶12g、砂仁6g、炙甘草10g）在防治非霍奇金淋巴瘤化疗后白细胞减少症方面疗效确切，将64例非霍奇金淋巴瘤患者分为对照组和治疗组，对照组给予CHOP化疗方案治疗；治疗组在对照组的基础上加服芪归益白方。结果发现治疗组患者白细胞和中性粒细胞减少的发生率明显低于对照组。陈超研究发现，参芪扶正注射液能显著减小弥漫大B细胞淋巴瘤化疗后患者白细胞下降速度，减轻患者白细胞下降程度，增加患者白细胞恢复速度，减少患者的白细胞恢复天数，显著改善患者气短、乏力、疲倦等气虚

证的临床症状，提高患者生活质量。

七、改善预后的相关研究

基于提高患者生活质量、延长生存期、减少治疗中的不良反应，许多医家对于改善恶性淋巴瘤的预后进行探索。2019年，籍祥瑞发现石龙解毒方（熟地黄15g，黄精12g，制何首乌12g，女贞子25g，墨旱莲12g，菟丝子15g，补骨脂15g，黄芪50g，龙葵20g，白花蛇舌草30g，卷柏15g，石见穿15g，丹参15g，炙甘草15g）能改善老年NHL患者中医证候，缓解体倦乏力、食少纳呆、食后腹胀、潮热盗汗、疼痛、心悸、头晕等症状，提高躯体、角色、社会、情绪、认知功能，提高生活质量，具有较好的增效减毒作用[640]。

2021年，于洁观察分析中医扶正散结法干预非霍奇金淋巴瘤治疗的临床效果，发现其具有较好的治疗效果，可明显改善患者机体免疫功能和生活质量，缓解化疗不良反应，减轻恶心呕吐、血小板降低、周围神经症状等不良反应，延长生存期。该方法具有较高临床应用价值，值得推广。

2023年，胡明观察解毒消瘤方（夏枯草18g，山慈菇9g，石见穿15g，莪术15g，紫花地丁15g，急性子9g，生薏苡仁30g，陈皮9g，半夏9g，地骨皮18g，败酱草9g，鳖甲9g，知母9g，甘草6g，蛇六谷颗粒18g）对B细胞非霍奇金淋巴瘤患者无进展生存期（PFS）的影响。将357例B-NHL患者分为对照组214例，中医组143例。对照组接受国际指南标准放疗、化疗、靶向治疗等，中医组在对照组标准治疗方案基础上加用解毒消瘤方。结果发现中医组和对照组中位PFS分别为76（45.48，106.52）个月和50（28.16，71.85）个月，差异有统计学意义。且相较对照组，中医组能显著提高1年PFS率（97.30% vs 91.30%）和2年PFS率（86.60% vs 73.50%），差异有统计学意义。

八、名医治法的相关概括

对于恶性淋巴瘤的中医治法，众多医家或基于不同的理论，或由于用药经验的不同，观点也是见仁见智，治法涵盖扶正、化痰、解毒、消瘀。

林洪生对于恶性淋巴瘤的治疗，主张调整阴阳，以平为期；培补后天，重视先天；攻中寓补，

攻而不伐。在临床用药中提出分阶段用药和慎用攻伐之品以及药物轮换的学术思想[641]。周仲瑛依据癌毒学说，分阶段治疗恶性淋巴瘤，以五脏虚损为本，痰浊瘀热癌毒互结为标，扶正解毒，化痰祛瘀清热，扶正固本，解毒抗癌，疗效显著[642]。罗秀素指出，恶性淋巴瘤主要病机为"水泛为痰，水沸为痰"，致痰浊内生凝结成核，治疗上将此病分为脾肾阳虚型与肝肾阴虚型两型，分别以金匮肾气丸合理中丸和加味四物汤合消瘤丸治疗，佐以理气活血化瘀[643]。孙桂芝在恶性淋巴瘤的诊疗上，认为淋巴瘤经过各种系统治疗之后的常态是体虚毒恋，中医辨治应以扶正祛邪为原则，扶正固本须围绕益肾填髓来实现，而益肾之先须考虑调和脾胃、理顺中气，以固后天之本[644]。李全认为恶性淋巴瘤治法以扶正祛邪，扶正以温补阳气为主，祛邪以化痰、祛瘀、解毒为主。注重通络搜风法的运用，同时注意顾护脾胃[645]。周永明认为侵袭性淋巴瘤在维持治疗阶段应从"痰毒"入手、以"攻邪"为要，随症加减。运用"毒药"规律，从化痰解毒、消毒散结、寻求毒源、助脏排毒、蠲毒化湿、遵循毒理方面进行论治[646]。朴炳奎治疗经验为："重视痰毒、化痰为先"，健脾渗湿化痰常用薏苡仁、土茯苓，燥湿行气常用半夏、陈皮，消肿化痰散结常用夏枯草、白花蛇舌草，降火养阴化痰常用天冬、白花蛇舌草。"调整脏腑，尤重脾肾"，常选用四君子汤、六君子汤为补脾胃基础方，选择黄芪、太子参、茯苓、白术、山药、党参等。"衷中参西，随证加减。"用药主张平和，守中有变[647]。王晞星治疗恶性淋巴瘤治法为"和解少阳，疏通表里""顾护脾胃，以滋后天""补肾调肝，固本扶正"。常用方剂有：小柴胡汤加减、补中益气汤加减、自拟补肾调肝汤加减（熟地黄、山萸肉、当归、白芍、柴胡、炒白术、茯苓、甘草）[648]。倪海雯论治老年弥漫大 B 细胞淋巴瘤以"消癌解毒"贯穿始终，采用"分期整合，减毒增效"，复法大方多环节增效，与化疗药、靶向药等西药及虫类药等中药有机结合，同时注意顾护正气，标本兼顾[649]。

总之，在 2014—2023 这十年里，基于国家对中医药发展的支持、研究技术的提高、病例数量的增多等客观因素，以及中医学者对恶性淋巴瘤认识的不断丰富，中医药治疗恶性淋巴瘤的临床研究取得了突破性进展，众多学者总结名医诊疗心得，传承诊治经验，各医家对于恶性淋巴瘤的治法虽有差别，但总体上不离"扶正祛邪"。传承与创新相结合，中医药与现代医学有机结合，体现了中医药治疗的特色。

参考文献

[1] 陈新谦. 我国抗肿瘤药物研究的初步成果 [J]. 科学通报, 1963 (4): 32-38.

[2] 斑蝥、喜树协作会议简讯 [J]. 医药工业, 1973 (8): 55.

[3] 上海市肿瘤防治研究学术交流会报道 [J]. 医药工业, 1973 (7): 20-21.

[4] 王羲明, 沈丕安, 王锡顺, 等. 祖国医学治疗支气管肺癌 20 例的临床观察 [J]. 上海医学, 1978 (6): 28-29.

[5] 89 例原发肺癌辨证施护 [J]. 护理杂志, 1979 (1): 26-28.

[6] 肺癌 31 例总结 [J]. 浙江肿瘤通讯, 1977 (2): 71-74.

[7] 毛怡平. 中医扶正法治疗晚期肺癌 (附三个病例介绍) [J]. 浙江肿瘤通讯, 1977 (2): 74-79.

[8] 合成大蒜素注射液治疗原发性肺癌的疗效观察 [J]. 浙江肿瘤通讯, 1980 (3): 68-71.

[9] 周岱翰. 支气管肺癌的中医药治疗 [J]. 新中医, 1984 (1): 16-18.

[10] 贾堃, 张允让, 王慧川, 等. 平消片治疗 180 例癌瘤疗效观察 [J]. 陕西中医, 1984 (6): 10-11.

[11] 许玲, 刘嘉湘. 扶正培本法在原发性肺癌治疗中的应用 [J]. 中医药信息, 1993 (1): 20-23.

[12] 汤铭新, 余桂清, 段凤舞. 中医扶正培本方药的抗肿瘤实验研究 [J]. 癌症, 1986 (1): 65-69.

[13] 侯炜, 宁春红. 晚期癌症患者舌象的临床观察 [J]. 中国医药学报, 1992 (3): 41.

[14] 罗本清, 侯跃东. 温化扶正法治疗原发性肺癌 66 例疗效观察 [J]. 重庆医药, 1984 (5): 35-37.

[15] 刘嘉湘. 扶正法为主治疗晚期原发性肺腺癌的临床及实验研究 [J]. 肿瘤防治研究, 1990 (2): 129.

[16] 张宗岐, 朴炳奎, 唐文秀, 等. 原发性肺癌中医临床分型与疗效关系 [J]. 肿瘤防治研究, 1990 (2): 129.

[17] 朴炳奎, 唐文秀, 张宗岐, 等. 肺瘤平膏治疗晚期原发性肺癌临床观察——附 339 例临床分析 [J]. 中医杂志, 1991 (4): 21-23.

[18] 倪锋, 王相才, 方立德, 等. 中西医结合治疗小细胞肺癌观察 [J]. 中国中西医结合杂志, 1994 (3): 158.

[19] 杨舒瑾. 中西医结合治疗晚期肺癌 23 例临床报告 [J]. 福建中医药, 1997 (1): 17.

[20] 韩凤山, 胡彦军, 阎洪飞. 扶正培本法在中晚期非小细胞肺癌治疗中应用体会 [J]. 航空航天医药, 2003 (3): 162.

[21] 张代钊, 徐君东, 李佩文, 等. 扶正增效方对肺癌放射增效作用的临床和实验研究 [J]. 中国中西医结合外科杂志, 1998 (2): 10-14.

[22] 吴松树. 中西医结合治疗肺癌 27 例疗效观察 [C] // 中国中西医结合学会. 第八届全国中西医结合肿瘤学术会议论文集. 中国中西医结合学会, 2000: 2.

[23] 刘世荣, 王俊娥. 肺积胶囊治疗肺癌的临床研究 [J]. 山东中医杂志, 2005 (2): 84-85.

[24] 郑红刚, 花宝金, 朴炳奎. 朴炳奎辨证治疗肺癌的学术思想 [J]. 北京中医, 2007 (5): 273-275.

[25] 孙宏新, 蒋士卿, 朴炳奎, 等. 益肺清化膏对早期非小细胞肺癌术后患者治疗作用的随机对照研究 [J]. 光明中医, 2005 (5): 55-58.

[26] 刘杰, 林洪生, 侯炜, 等. 利用数据挖掘方法对肺癌中医药治疗特点的初步研究 [J]. 世界科学技术 (中医药现代化), 2009 (5):

753-757.

[27] 郑红刚. 基于信息挖掘技术的朴炳奎主任医师治疗肺癌临床经验初探 [C] // 中国中西医结合学会肿瘤专业委员会. 第三届国际中医、中西医结合肿瘤学术交流大会暨第十二届全国中西医结合肿瘤学术大会论文汇编. 中国中西医结合学会肿瘤专业委员会, 2010: 7.

[28] 吴继, 刘嘉湘. 刘嘉湘教授治疗肺癌常用药对拾撷 [J]. 中华中医药学刊, 2010 (6): 1154-1156.

[29] 顾恪波. 孙桂芝教授从痈疡辨治晚期肺癌学术思想及抗肺癌转移的实验研究 [D]. 中国中医科学院, 2014.

[30] 《中成药治疗优势病种临床应用指南》标准化项目组. 中成药治疗癌因性疲乏临床应用指南 (2020 年) [J]. 2021.

[31] 张英, 侯炜, 林洪生. 中医药治疗恶性肿瘤临床研究成果与思考 [J]. 中医杂志, 2014, 55 (6): 523-525.

[32] 刘瑞, 庞博, 侯炜, 等. 中医"治未病"思想在肿瘤研究中的实践及思考 [J]. 北京中医药, 2018, 37 (12): 1146-1148, 1151.

[33] 郭秋均, 张兴, 刘瑞, 等. 中医肿瘤理论传承发展历程——"扶正培本"到"调气解毒" [J]. 世界中医药, 2022, 17 (11): 1497-1501.

[34] 陈敏山. 中国肿瘤整合诊治指南—肝癌 (2022 精简版) [J]. 中国肿瘤临床, 2022, 49 (17): 865-873.

[35] 黄婉婷, 郭涛, 张晶, 等. 原发性肝癌气滞血瘀证的研究进展 [J/OL]. 世界科学技术 - 中医药现代化: 1-5. [2023-12-19].

[36] 叶维法, 曹世乐, 吴根弟. 原发性肝癌 121 例的探讨 [J]. 吉林医科大学学报, 1962 (4): 45-61.

[37] 郭云赓, 林鸣銮. 福建地区原发性肝癌 244 例的探讨 [J]. 福建医学院学报, 1961 (Z1): 23-25.

[38] 中医药治疗原发性肝癌概况 (文献综述) (1953—1975.10) [J]. 重庆医药, 1976 (6): 47-54.

[39] 陈世晞, 庄一平, 吴美琦, 等. 鸦胆子油、碘油 / 阿霉素超液化乳剂治疗中晚期肝癌的研究 [J]. 江苏医药, 1991, 17 (10): 536-538.

[40] 于志坚. 羟基喜树碱、斑蝥素联合顺氯氨铂经肝动脉栓塞治疗原发性肝癌 48 例 [J]. 中国中西医结合杂志, 1993, 13 (6): 327.

[41] 方继立, 方松韵. 加减如愈金黄散外敷治疗原发性肝庙疼痛 50 例 [J]. 中国中西医结合杂志. 1993, 13 (12): 752.

[42] 李智, 李茂林. 神效止痛膏治疗肝癌疼痛 68 例 [J]. 天津中医. 1994, 11 (1): 35.

[43] 欧阳俊, 李展. 新魔片治疗中晚期肝癌疼痛疗效观察 [J]. 中成药. 1994, 16 (8): 26.

[44] 郑作深, 陈学中, 黄岩, 等. 中西医结合二步治疗大肝癌的临床观察 [J]. 中医杂志, 1998 (11): 668-669, 644.

[45] 田兆仑. 经皮下植入式药泵肝血管灌注羟基喜树碱治疗晚期肝癌 [J]. 南京医科大学学报, 1995, 15 (1): 100.

[46] 杨敏一, 梁宝英, 余清平, 等. B 超导向瘤体中心注射去甲斑蝥素治疗中晚期肝癌 41 例 [J]. 人民军医, 1993, 6 (9): 44-46.

[47] 程剑华, 刘新兴. 中药介入治疗原发性肝癌的研究概况及进展 [J]. 中国中西医结合杂志, 1997, 17 (3): 187-190.

[48] 杨红, 曹勇, 董超. 健脾疏肝解毒法治疗中晚期肝癌的探讨 [J]. 新中医, 2009, 41 (11): 7-8.

[49] 黄智芬, 黎汉忠, 陈强松, 等. 华蟾素注射液结合西药治疗晚期原发性肝癌对生活质量及免疫功能的影响 [J]. 云南中医学院学报, 2009, 32 (4): 47-49.

[50] 孙利, 任君霞, 田野, 等. 养正消积胶囊配合介入化疗治疗原发性肝癌随机双盲多中心临床研究 [J]. 世界中医药, 2013, 8 (6): 688-691.

[51] 田华琴, 梁贵文, 黄小青, 等. 中医综合治疗方案治疗原发性中晚期肝癌的前瞻、随机、对照研究 [J]. 中国医药导报, 2008 (31): 17-21.

［52］ 李仁廷，范秋丽．培元抗癌汤联合 FOLFOX4 方案化疗治疗中晚期肝癌临床研究［J］．辽宁中医杂志，2013，40（1）：92-93．

［53］ 吕艳杭，吴姗姗，王振常，等．柔肝化纤解毒颗粒联合 TACE 治疗原发性肝癌疗效及对其血清指标和免疫功能的影响［J］．中华中医药杂志，2022，37（4）：2386-2390．

［54］ 杨静波，张娟，马纯政．健脾扶正汤对晚期原发性肝癌患者临床疗效及免疫功能、血清肿瘤标志物的影响［J］．中药药理与临床，2017，33（4）：163-166．

［55］ 滕伟峰，毛琦琪，俞丹松，等．消癥益肝片联合 mFOLFOX6 方案治疗晚期原发性肝癌临床研究［J］．中华中医药学刊，2020，38（4）：204-208．

［56］ 周燕．原发性肝癌中医证型与血清肿瘤标志物关系分析［J］．光明中医，2019，34（8）：1145-1147．

［57］ 黄晓璇，周春姣，林丽君，等．大黄附子细辛汤灌肠治疗腹腔镜肝癌术后胃肠功能障碍的临床疗效［J］．中国中西医结合外科杂志，2022，28（4）：456-459．

［58］ 项琼，林丽珠．双柏散配合足三里穴位注射改善肝癌患者微波消融术后腹痛的临床疗效观察［J］．时珍国医国药，2019，30（7）：1671-1673．

［59］ 吕东霞．针刺联合四磨汤用于肝癌切除术后促胃肠功能恢复的效果［J］．中华中医药学刊，2020，38（12）：55-57．

［60］ 王舒宝．从胃癌手术的历史演变探讨胃癌的现代外科治疗［J］．中国实用外科杂志，1999（6）：51-53．

［61］ 3867 例肿瘤标本的统计分析［J］．南京医科大学学报（自然科学版），1959（4）：471-486．

［62］ 斯拉姆 G．，周行．中国古代本草中治疗乳癌及胃癌的药物［J］．江西中医药，1957（9）：61-63．

［63］ 治愈胃癌一例的经验介绍［J］．上海中医药杂志，1958（11）：33．

［64］ 龙虎散治疗食管癌、胃癌十三例近期疗效观察［J］．天津医药杂志，1959（6）：435-438．

［65］ 陈伯涛．初步治愈胃癌一例纪实［J］．江苏中医，1960（1）：42-43．

［66］ 施启．噎膈（胃癌）［J］．福建中医药，1960（3）：37．

［67］ 治疗胃癌一例记实［J］．江苏中医，1961（12）：20-22．

［68］ 重楼治疗胃癌初步报告［J］．新医学，1973（8）：377-378．

［69］ 王芳成．中西医结合在治疗胃癌中运用中医补法的体会［J］．辽宁中医杂志，1980（11）：24-25．

［70］ 王冠庭，徐家裕，张蔼梅，等．中西医结合扶正培本治疗 45 例晚期胃癌的远期疗效观察［J］．上海第二医学院学报，1982（4）：72-75．

［71］ 王冠庭，张蔼梅，吴贤益，等．中西医结合治疗晚期胃癌 53 例［J］．上海中医药杂志，1982（8）：25-27．

［72］ 陈延昌．28 例中、晚期胃癌术后用中草药巩固疗效的初步小结［J］．湖北中医杂志，1979（1）：60-62．

［73］ 郭勇．中医治疗胃癌的近况［J］．浙江中医学院学报，1986（4）：54-56．

［74］ 王绪鳌．谈谈胃癌的中医治疗［J］．浙江中医学院学报，1978（2）：28-32．

［75］ 王龙宝，钱伯文．胃癌的辨证施治［J］．上海中医药杂志，1987（10）：6-8．

［76］ 瞿漱芬，伍海南．102 例胃癌中医辨证分型与临床病理分型的关系探讨［J］．中西医结合杂志，1989（1）：14-15，4．

［77］ 周俊元．胃癌的中医药综合治疗［J］．医师进修杂志，1987（1）：16-18．

［78］ 吴建光．扶正中药配合化疗治疗中、晚期胃癌和大肠癌的临床观察［J］．实用癌症杂志，1989（3）：180-181，177．

［79］ 陈孝明．抑癌散等治疗晚期胃癌疼痛三例［J］．福建中医药，1987（1）：33．

［80］ 朱方石．胃癌的中医药治疗进展［J］．河南中医，1992，12（4）：197-198．

［81］王冠庭，徐家裕，张蔼梅，等. 扶正抗癌方为主结合化疗治疗术后晚期胃癌的疗效观察［J］. 中西医结合杂志，1985（10）：612-614，580.

［82］周阿高，丁钰熊，陈梅芳，等. 小金丸加减为主治疗中晚期胃癌术后患者疗效观察［J］. 中西医结合杂志，1990（6）：343-344，324.

［83］郝迎旭，张代钊. 胃癌的中西医结合治疗［J］. 河南肿瘤学杂志，1993（4）：311-314.

［84］郭良耀，陈郭君. 中西医结合治疗中晚期胃癌90例临床疗效观察［J］. 福建医药杂志，1989（1）：19-20.

［85］抗癌中药复方天仙胶囊临床与实验研究协作组. 中药复方天仙胶囊治疗食管癌和胃癌的临床研究（附807例临床观察）［J］. 中国肿瘤临床，1990（1）：22-28.

［86］左中孔，郎统伦，周云，等. 中药复方胃瘤平治疗晚期胃癌的临床研究［J］. 河南肿瘤学杂志，1991（4）：18-21.

［87］潘明继，李永辉，陈莲舫. 理胃化结汤结合手术与化疗治疗320例胃癌的疗效分析［J］. 中西医结合杂志，1986（5）：268-270，258.

［88］郁仁存. 中西医结合研究胃癌的现状和展望［J］. 中西医结合杂志，1985（2）：73-74.

［89］黎治平，罗凛. 中药治疗晚期胃癌20例临床观察［J］. 江西中医药，1996（2）：27.

［90］戴继红，王庭明，陈继斌. 中西医结合治疗胃癌30例［J］. 四川中医，1998（5）：22-23.

［91］吴伟，周柯鑫，宋崇顺，等. 参芪注射液在胃癌化疗中的增效与减毒作用［J］. 北京中医药大学学报，1997（1）：53-54.

［92］林胜友，刘鲁明，吴良村，等. 参麦注射液对胃癌化疗后免疫功能影响的观察［J］. 中国中西医结合杂志，1995（8）：451-453.

［93］张明. 健脾散结膏治疗中晚期胃癌47例［J］. 上海中医药杂志，1995（11）：12.

［94］刘景超. 平消丹治疗中晚期胃癌的临床及实验研究［D］. 河南中医学院，2000.

［95］袁秀英，范忠泽，黄秀英. 消癌平注射液治疗14例晚期胃癌的临床观察［J］. 上海医药，1996（6）：12-13.

［96］吴良村，沈敏鹤. 中药结合动脉插管化疗治疗晚期胃癌［J］. 浙江中医杂志，1992，27（5）：2.

［97］余桂清. 谈中西医结合探索胃癌的病因及诊治［J］. 实用肿瘤杂志，1991，6（4）：193.

［98］崔同建，施红. 中药配合化疗治疗晚期胃癌86例临床观察［J］. 福建中医药，1997，28（2）：1.

［99］强咏. 中西医结合治疗胃癌术后转移性肝癌24例［J］. 中西医结合肝病杂志，2000（1）：56-57.

［100］陈宝树. 酸甘化阴为主组方治疗胃癌术后21例临床观察［J］. 江苏中医，1990（6）：6-7.

［101］宋恩峰，张新. 孙桂芝防治胃癌复发转移的经验［J］. 湖北中医杂志，1995（6）：4-5.

［102］黄兆明，程剑华，张所乐. Ⅱ、Ⅲ期胃癌手术后辨证论治加化疗远期疗效分析［J］. 江西中医药，1998（1）：26-27.

［103］杨继泉，张斌斌. 中药治疗中晚期胃癌102例疗效分析［J］. 浙江中西医结合杂志，2000（6）：20-21.

［104］吴永芳，袁云，毛松柏. 羟基喜树碱并用丹参治疗消化系癌的疗效观察［J］. 癌症，1990（3）：197-199.

［105］李宜放，郝淑兰. 王晞星教授治疗胃癌经验［J］. 中国民间疗法，2011，19（2）：15-17.

［106］杨金坤，郑坚. 有瘤体必虚 有虚首健脾——邱佳信治疗消化道恶性肿瘤的学术经验［J］. 上海中医药杂志，1995（2）：8-10.

［107］肖志伟，林洁涛. 林丽珠治疗胃癌经验举隅［J］. 世界中医药，2012，7（1）：40-41.

［108］杨志新，尤建良. 中药微调3号辨证治疗晚期胃癌临床研究［J］. 辽宁中医杂志，2006（11）：1434-1435.

［109］钱钧，唐娟. 周维顺教授善用清热法治疗胃癌经验［J］. 长春中医药大学学报，2007（4）：10.

［110］钟国存，陈怡宏，徐发彬. 不同中医辨证分型胃癌细胞拓扑异构酶Ⅱ表达的实验研究

[J]. 中华中医药学刊, 2007 (2): 349-350.

[111] 巨大维, 孙大志, 李春杰, 等. 魏品康从痰论治胃癌的经验 [J]. 世界中医药, 2008 (1): 27-28.

[112] 郭喜军. 李建新治疗胃癌经验 [J]. 中医杂志, 2006 (6): 426, 441.

[113] 王玉. 健脾补精法联合化疗治疗中晚期胃癌的临床研究 [D]. 南京中医药大学, 2010.

[114] 吴洁, 孙桂芝. 孙桂芝防治胃癌复发转移学术经验谈 [J]. 辽宁中医杂志, 2006 (10): 1247-1248.

[115] 唐武军. 郁仁存老师治疗胃癌经验总结 [J]. 中国实验方剂学杂志, 2007 (8): 69-70.

[116] 肖志伟, 林洁涛, 林丽珠. 林丽珠教授治疗胃癌经验举隅 [J]. 新中医, 2011, 43 (10): 141-142.

[117] 孙桂芝, 余桂清, 张培彤, 等. 扶正培本系列方药在胃癌综合治疗中的临床与机制研究 [J]. 浙江中医药大学学报, 2009, 33 (5): 695-700, 702.

[118] 王纪东, 王丽亚, 李夏昀. 中西医结合治疗中晚期胃癌 92 例临床分析 [J]. 现代中西医结合杂志, 2004 (17): 2281-2282.

[119] 石璐, 叶云山, 罗时刚, 等. 华蟾素注射液结合中医辨证对晚期胃癌生存质量及免疫功能的影响 [J]. 浙江中医学院学报, 2004 (6): 20-21.

[120] 陈凯, 王庆才, 殷红, 等. 化疗结合中医辩证治疗晚期胃癌的临床观察 [J]. 中国临床保健杂志, 2007 (3): 275-277.

[121] 杨振斌, 方晓华, 高鹏, 等. 磨积散联合化疗治疗中晚期胃癌临床观察 [J]. 现代肿瘤医学, 2008 (8): 1405-1407.

[122] 傅饶, 廖斌. 中西药结合治疗晚期胃癌探析 [J]. 社区中医药 (医学专业), 2012, 14 (309): 245.

[123] 张海鸥, 方文怡. 中西医结合提高中晚期胃癌患者生活质量的临床观察 [J]. 福建中医药, 2010, 41 (4): 8-9.

[124] 迟慧昌, 胡凤山. 益气活血中药配合化疗药物治疗晚期胃癌疗效观察 [J]. 中华中医药杂志 (原中国医药学报), 2011, 26 (8): 1888-1890.

[125] 熊墨年, 唐晓玲. 益气清毒化瘀法治疗中晚期胃癌 30 例 [J]. 陕西中医, 2012, 33 (1): 7-10.

[126] 陈曦. 扶正消瘤汤治疗中晚期胃癌 46 例临床观察 [J]. 航空航天医药 2008, 19 (2): 99.

[127] 陈强松, 陈奕, 裴润琼, 等. 健脾抑瘤汤对晚期胃癌患者生存质量的影响 [J]. 中国中医药现代教育, 2012, 10 (12): 129-130.

[128] 孙凯, 谢雁鸣, 张寅, 等. 基于医院信息系统的真实世界胃恶性肿瘤死亡患者中医证候特征研究 [J]. 中国中医药信息杂志, 2018, 25 (3): 98-101.

[129] 孙大志, 修丽娟, 施俊, 等. 胃癌中医证候多元分析 [J]. 中国中医药信息杂志, 2016, 23 (10): 16-20.

[130] 杨亚平, 吴娟, 佟书娟, 等. 胃癌的中医证型分布规律多因素研究 [J]. 时珍国医国药, 2012, 23 (10): 2565-2567.

[131] 万朝霞. 基于胃癌病理类型及分期探讨手术前后中医证候分布的动态演变规律 [D]. 北京中医药大学, 2019.

[132] 蒋立文. 围手术期胃癌中医证候分布及动态变化规律的研究 [D]. 浙江中医药大学, 2014.

[133] 骆嘉俊, 黄学武. 化疗对 III ~ IV 期胃癌患者中医证型影响的研究 [J]. 中国中医药现代远程教育, 2018, 16 (18): 53-55.

[134] 刘振东, 周维顺, 林胜友, 等. 化疗对晚期胃癌证型影响的研究 [J]. 浙江中医药大学学报, 2015, 39 (6): 454-456.

[135] 陈晓帆, 谢晓平, 陈云龙. 胃癌术后 FOLFOX 方案化疗不同阶段中医证候演变规律的研究 [J]. 云南中医学院学报, 2014, 37 (1): 70-72.

[136] 李立平, 吴炜景, 李晓, 等. CD151 蛋白胃癌组织中表达情况与中医证型及胃癌转移相关性初探 [J]. 中华中医药杂志, 2014, 29 (10): 3193-3197.

［137］洪思蔚，李立平，麦桥勋，等．Livin蛋白在胃癌中表达情况与中医证型相关性研究［J］．中华中医药杂志，2015，30（2）：632-635.

［138］钱建华，林海燕．胃癌中医证型与病灶组织中P53、VEGF及HER2蛋白表达的相关性研究［J］．中华中医药学刊，2015，33（4）：1005-1008.

［139］李响，张军峰，詹瑧，等．190例胃癌患者中医证型与血清EGF水平的相关性研究［J］．世界科学技术–中医药现代化，2014，16（3）：630-633.

［140］翟怡然，何小鹤，蔡小平．蔡小平教授治疗胃癌经验总结［J］．亚太传统医药，2018，14（8）：139-140.

［141］刘瑞．花宝金运用气机升降理论治疗胃癌经验［J］．环球中医药，2014，7（8）：604-605.

［142］王泽明，柴可群，陈嘉斌，等．柴可群教授"四则四法、四阶段"辨治胃癌经验［J］．云南中医学院学报，2016，39（5）：82-85.

［143］王焱，郑悦颖，孙宏新．邵梦扬治疗胃癌经验［J］．中医学报，2018，33（1）：18-21.

［144］黄立萍，余达，李虹，等．杨金坤教授治疗胃癌临床经验浅谈［J］．浙江中医药大学学报，2017，41（9）：747-751.

［145］林飞．朴炳奎调补脾肾法治疗胃癌学术经验［J］．北京中医药，2017，36（1）：49-50.

［146］姚云祥．夏黎明从邪正关系论治晚期胃癌经验［J］．安徽中医药大学学报，2018，37（1）：28-30.

［147］华雯，李春婷．李春婷治疗胃癌经验［J］．山东中医药大学学报，2016，40（2）：159-161.

［148］罗银星，张影，赵一，等．赵国岑治疗胃癌经验［J］．中医学报，2016，31（2）：171-174.

［149］金玲，叶丽红．叶丽红教授治疗胃癌的临床经验［J］．浙江中医药大学学报，2017，41（10）：819-822.

［150］左诗淳，李慧杰．齐元富巧用枳壳白术治疗胃癌经验［J］．山东中医杂志，2017，36（4）：313-314.

［151］杨晓慧，李雁．基于专家经验的胃癌辨治探讨［J］．中医学报，2018，33（3）：360-362.

［152］金一顺．郁仁存教授治疗胃癌经验［J］．光明中医，2017，32（24）：3536-3539.

［153］张锋利，李平．李平教授治疗晚期胃癌经验［J］．中国中医药现代远程教育，2020，18（20）：111-113.

［154］刘浩，林洪生．林洪生治疗肿瘤方药撷菁［J］．辽宁中医杂志，2015，42（12）：2309-2310.

［155］戴黎颖，刘展华．周岱翰教授治疗胃癌临证经验［J］．天津中医药，2018，35（10）：721-723.

［156］程莉，郭晓冬，马莉，等．三棱消瘤合剂对进展期胃癌患者疾病无进展生存期及生活质量的影响［J］．中国中西医结合消化杂志，2018，26（8）：636-639.

［157］陈丰，劳高权，施智严，等．健脾消癌汤对晚期胃癌患者生存质量的影响［J］．中医临床研究，2016，8（3）：130-133.

［158］丛建秀，王庆庆．扶脾养胃方治疗晚期胃癌及改善患者生存质量的研究［J］．中医药导报，2016，22（24）：35-37.

［159］马继恒，王国方．香甲丸治疗晚期胃癌的效果及安全性分析［J］．中国医药导报，2020，17（3）：115-118.

［160］黄智芬，卢旭全，袁颖，等．健脾消积汤联合化疗对老年晚期胃癌患者生活质量及免疫功能的影响［J］．中国中医药现代远程教育，2020，18（2）：108-111.

［161］马晶．化疗联合参芪健中汤治疗中晚期胃癌的近期临床观察［J］．中国中医药现代远程教育，2020，18（16）：127-129

［162］林斌．艾迪注射液联合中药对胃癌晚期患者的临床效果观察［J］．中国当代医药，2016，23（34）：139-141.

［163］吴雯，尤建良．尤建良从"虚实"辨治晚期胃癌腹痛经验介绍［J］．新中医，2016，48（12）：153-154.

［164］邹蜜. 艾灸对晚期胃癌患者癌性疼痛缓解及生命质量的影响［J］. 医疗装备, 2017, 30（23）: 171-172.

［165］李德辉, 孙春霞, 范焕芳, 等. 针刺足三里、太冲、合谷穴配合三阶梯止痛治疗胃癌痛临床观察［J］. 广州中医药大学学报, 2017, 34（3）: 344-347.

［166］曹雯, 张靖娟. 中医辨证治疗晚期胃癌呕吐48例疗效观察［J］. 中医临床研究, 2015, 7（26）: 69-70.

［167］华丽, 陆苍苍, 吕欣, 等. 魏品康消痰利水治疗胃癌腹水经验探析［J］. 中国中医药信息杂志, 2017, 24（1）: 114-115.

［168］王文, 司文涛, 杨萍, 等. 消胀利水散外敷联合艾灸治疗脾肾阳虚证胃癌腹水40例临床观察［J］. 中医杂志, 2019, 60（16）: 1389-1394.

［169］曾艳, 游然, 韩彬. 中医药联合靶向药物治疗中晚期胃癌研究进展［J］. 消化肿瘤杂志（电子版）, 2023, 15（3）: 262-268.

［170］田俊清. 六君子汤加减方治疗脾气虚弱型晚期胃癌的临床价值体会［J］. 临床研究, 2019, 27（8）: 11-13.

［171］Global Cancer Observatory. International Agency for Research on Cancer［EB/OL］. World Health Organization.［2023-12-13］. https: //gco. iarc. fr/.

［172］Sung H, Ferlay J, Siegel RL, et al. Global Cancer Statistics 2020: GLOBOCAN estimates of incidence and mortality worldwide for 36 cancers in 185 countries［J］. CA Cancer J Clin, 2021, 71: 209-249.

［173］中国家族遗传性肿瘤临床诊疗专家共识（2021年版）（4）——家族遗传性结直肠癌［J］. 中国肿瘤临床, 2022, 49（1）: 1-5.

［174］何斌, 刘建平, 孙红, 等. Ⅰ～Ⅲ期结直肠癌西医常规治疗后中医干预指南［J］. 中国实验方剂学杂志, 2023, 29（21）: 1-9.

［175］嘉善县六个公社直肠癌普查初步小结［J］. 浙江肿瘤通讯, 1973（2）: 33-36.

［176］结肠直肠癌的诊断、治疗和预后（文献综述摘要）［J］. 浙江肿瘤通讯, 1973（3）: 28-30.

［177］蛤蟆皮治疗结肠、直肠癌［J］. 山东医药, 1973（2）: 57.

［178］割治疗法治食管癌、胃癌、肺癌、肝癌、直肠癌、乳腺癌、宫颈癌、卵巢癌及淋巴转移癌等［J］. 新医药通讯, 1971（2）: 46-47.

［179］莫善兢, 王吉民. 大肠癌的流行病、病因学［J］. 浙江肿瘤通讯, 1978（3）: 2-12.

［180］莫善兢. "癌前病变" 大肠腺瘤的研究［J］. 浙江肿瘤通讯, 1978（3）: 100-109.

［181］浙江省肿瘤防治办公室. 国内外大肠癌防治研究近况和进展［J］. 肿瘤防治研究, 1977（3）: 32-39.

［182］王绪鳌, 张炫炫. 大肠癌的中医治疗［J］. 浙江肿瘤通讯, 1978（3）: 119-126.

［183］中草药治疗大肠癌30例分析［J］. 浙江肿瘤通讯, 1978（4）: 164-166.

［184］大肠癌中医治疗试行方案［J］. 浙江肿瘤通讯, 1978（4）: 278-279.

［185］彭显光, 金礼贵, 符中柱. 直肠癌根治术前后配合应用中药的体会［J］. 贵阳中医学院学报, 1981（2）: 32-33.

［186］刘嘉湘. 中医中药治疗大肠癌50例疗效观察［J］. 中医杂志, 1981（12）: 33-36.

［187］瞿范. 中药治疗大肠癌70例小结［J］. 浙江中医学院学报, 1983（6）: 22-23.

［188］王汝宽. 国内外肿瘤治疗研究进展［J］. 医学研究通讯, 1991（1）: 1-6.

［189］马吉福. 中西医结合治疗直肠癌78例疗效分析［J］. 辽宁中医杂志, 1986（1）: 14-15.

［190］韩钢, 李乃卿. 中药在直肠癌手术前后的应用［J］. 中医杂志, 1993（11）: 682-683.

［191］孙桂芝, 宋莉, 陈长怀, 等. 化疗配合中药治疗Ⅲ期大肠癌疗效观察［J］. 中西医结合杂志, 1988（5）: 289.

［192］吴建光. 扶正中药配合化疗治疗中、晚期胃癌和大肠癌的临床观察［J］. 实用癌症杂志, 1989（3）: 180-181, 177.

［193］魏文浩. 直肠癌从毒论治［J］. 河北中医,

2000（5）：365-366.

［194］许环应，李财宝，熊旭东．大肠癌术后加用扶正解毒中药的疗效观察［J］．上海中医药杂志，1996（2）：12.

［195］赵玉刚．解毒法在结肠癌治疗中的运用［J］．黑龙江中医药，1998（1）：32.

［196］李真．浅谈直肠癌的毒邪机制［J］．河南中医，1998（5）：13.

［197］蔡铁如，佘建文．孙光荣研究员内外兼治直肠癌经验简析［J］．湖南中医药导报，2000（6）：9-10.

［198］郑肖莹．中药治疗大肠癌的研究现状［J］．中成药，1995（1）：39-40.

［199］韩明权，刘嘉湘，高虹，等．24味中药对人肺腺癌细胞核酸和蛋白质及细胞周期的影响观察［J］．中国中西医结合杂志，1995（3）：147-149.

［200］张代昭．张代昭治癌经验辑要［M］．北京：中国医药科技出版社，2001.

［201］张新，孙华，李亚东，等．孙桂芝治疗大肠癌经验［J］山东中医杂志，1998，17（4）：173.

［202］潘明继，李永辉，刘景荣，等．中西医结合治疗260例中晚期大肠癌的疗效观察［J］．中医杂志，1996（4）：218-220，196.

［203］鲁建林，何军．中西医结合治疗直肠癌放疗引起放射性膀胱炎［J］．湖北中医杂志，2003（8）：39.

［204］黄美珠，曾江正．卡培他滨联合中药点滴式保留灌肠治疗晚期直肠癌的观察及护理［J］．山东医药，2008（27）：155-156.

［205］金哲秀．针灸两步法治疗大肠癌27例临床分析［J］．上海中医药杂志，2003（5）：48-49.

［206］瞿媛媛，杨新中．中药外敷治疗结肠癌术后肠梗阻30例［J］．吉林中医药，2006（2）：31.

［207］马云龙，张红英，李永清，等．清热止痛汤坐浴治疗低位直肠癌术后吻合口炎30例临床观察［J］．江苏中医药，2007（7）：37-38.

［208］杨宇飞，刘建平，王建彬，等．中医综合治疗方案减少Ⅱ、Ⅲ期结直肠癌根治术后复发转移的多中心前瞻性队列研究［C］//中华中医药学会．发挥中医优势，注重转化医学——2013年全国中医肿瘤学术年会论文汇编．2013：6.

［209］Allemani C，Matsuda T，Di Carlo V，et al. Global surveillance of trends in cancer survival 2000-14（CONCORD-3）：analysis of individual records for 37 513 025 patients diagnosed with one of 18 cancers from 322 population-based registries in 71 countries. Lancet. 2018，391（10125）：1023-1075.

［210］卢文杰，曹建春，李慧苹，等．早期大肠癌及癌前病变中医证候分布规律研究［J］．浙江中医杂志，2019，54（7）：488-489.

［211］陈绮婷，谢伟昌，李京伟，等．健脾理肠汤预防腺瘤性大肠息肉术后复发临床观察［J］．广州中医药大学学报，2020，37（1）：30-35.

［212］闫韶花，许云，闫蕴孜，等．口服中药改善结直肠癌辅助化疗所致骨髓抑制的系统评价和Meta分析［J］．世界科学技术-中医药现代化，2021，23（5）：1598-1609.

［213］张继康，邱晓雯，金振华，等．益气健脾法联合化疗治疗结直肠癌术后疗效及安全性的Meta分析［J］．中医临床研究，2022，14（31）：53-58.

［214］刘丽荣，朱燕娟．中医药联合化疗治疗晚期结直肠癌近期疗效和生存质量的Meta分析［J］．南京中医药大学学报，2014，30（1）：19-21.

［215］何文婷，张彤，杨宇飞，等．中医药治疗结直肠癌临床疗效Meta分析及证型分析［J］．中医杂志，2018，59（22）：1929-1936.

［216］陈雪．穴位按摩、耳穴疗法、中药敷脐联合情志护理在结直肠癌化疗患者中的运用［J］．护理实践与研究，2023，20（14）：2178-2182.

［217］杨宇飞，唐丽丽，孙凌云，等．早中期结直肠癌根治术后中西医结合心理康复干预指南

［J］. 中国实验方剂学杂志，2023，29（21）：10-23.

［218］阮善明，吴霜霜，洪雨心，等. 浙江名中医群治疗结直肠癌的中医思辨特征和共性规律研究［J］. 浙江中医药大学学报，2017，41（6）：482-489.

［219］世界癌症报告：癌症研究促进癌症预防［EB/OL］. 国际癌症研究机构.［2023-12-13］. https：//www. iarc. who. int/cancer-type/breast-cancer/.

［220］凌云鹏. 中医外科对乳房疾患的治疗［J］. 中医杂志，1957（7）：347-348.

［221］中医戚景如治疗乳癌获显著疗效［J］. 南京医科大学学报（自然科学版），1959（1）：4.

［222］高仲山. 中医肿瘤学原始（上编）［J］. 黑龙江中医药，1966（4）：1-12.

［223］高仲山. 中医肿瘤学原始（下编）［J］. 黑龙江中医药，1966（5）：3-22.

［224］舒希舜. 四例乳腺癌非手术验治［J］. 中原医刊，1984（5）：31-32.

［225］周宝琴. 辨证治疗乳腺癌的临床体会［J］. 吉林中医药，1985（4）：17-18.

［226］吴钟玖，郭勇. 乳腺癌的中西医结合治疗体会——附50例临床资料分析［J］. 浙江中医学院学报，1993（2）：33-34.

［227］许道义，李慕廉. 抗癌新药"华蟾素"问世［J］. 江苏中医杂志，1987（3）：2.

［228］宋庆祥. 华蟾素治疗乳腺癌23例疗效观察［J］. 中西医结合杂志，1987（5）：299-300.

［229］崔扣狮. 中药治疗乳腺肿瘤237例［J］. 陕西中医，1987（10）：8-9.

［230］卢雯平，陈长怀，花宝金，等. 乳腺癌的中医治疗思路及方法［J］. 中国肿瘤，2003（6）：24-26.

［231］王桂绵，张培宇. 中药合并化疗治疗晚期乳腺癌60例［J］. 中国中西医结合外科杂志，1996（6）：7-8.

［232］陈长怀. 中西医结合治疗乳腺癌42例临床观察［J］. 浙江中西医结合杂志，2001（2）：18-19，70.

［233］林洪生. 乳腺癌的中西医结合治疗进展

［J］. 医学理论与实践，1997（6）：244-245.

［234］卓斌. 乳康汤治疗36例乳腺癌术后或放、化疗后的临床观察［J］. 湖南中医学院学报，1995（2）：23-24.

［235］唐汉钧，高尚璞，郑勇，等. 中医药治疗乳腺癌术后患者288例临床观察［J］. 上海中医药大学学报，2002（3）：23-25.

［236］刘展华. 中西医结合治疗晚期乳腺癌70例临床观察［J］. 新中医，1997（S1）：69-70.

［237］王怀璋. 中药配合化疗治疗晚期乳腺癌骨转移疼痛53例［J］. 辽宁中医杂志，2001（04）：211-212.

［238］吕桂琴，张俊学，张晓白. 中药治疗乳腺癌术后合并患侧上肢肿胀［J］. 中医药信息，1994（5）：34.

［239］魏开建，林芬. 消肿汤治疗乳腺癌术后患肢水肿68例观察［J］. 实用中医药杂志，1999（5）：20-21.

［240］齐德军，胡炜. 中西医结合治疗乳腺癌术后切口不愈［J］. 中国中西医结合外科杂志，1999（5）：57.

［241］林洪生. 乳腺癌的中西医结合治疗进展［J］. 医学理论与实践，1997（6）：244-245.

［242］梁少华，李敏江，李廷冠. 升血和中汤防治乳腺癌术后化疗不良反应临床观察［J］. 广西中医药，2002（4）：8-9，12.

［243］侯炜，张宗岐，闫洪飞，等. 中药阿多拉扶正霖治疗乳腺癌化疗后白细胞减少45例［J］. 中国民间疗法，2000（7）：38-39.

［244］王晓. 联合化疗辅助中药治复发性乳腺癌50例［J］. 江西中医药，1998（3）：43-45.

［245］谢丹. 双柏散配合补阳还五汤治疗乳腺癌根治术后患肢静脉炎60例疗效分析［J］. 中国中医基础医学杂志，2012，18（6）：685-686.

［246］郑武，邹荣生. 血府逐瘀汤加减结合功能锻炼治疗乳腺癌术后上肢水肿30例［J］. 福建中医药，2004（3）：30.

［247］唐武军，王笑民，于洁，等. 疏肝通络法联合物理疗法治疗乳腺癌术后上肢淋巴水肿38例［J］. 中国实验方剂学杂志，2009，15

（8）：90-92.

[248] 金军，张董晓．益气活血利水法治疗乳腺癌术后上肢水肿临床分析［J］．中医药学刊，2005（8）：1529-1530.

[249] 袁吕荣．中药内服外敷治疗乳腺癌术后上肢淋巴水肿30例［J］．长春中医药大学学报，2011，27（5）：790-791.

[250] 张咏梅，计芬琴，杜晶晶，等．清热消肿汤为主治疗乳腺癌术后上肢淋巴水肿观察［J］．浙江中医杂志，2013，48（1）：48.

[251] 罗崇谦，黄霖．五苓散加减治疗乳腺癌术后上肢水肿的临床观察［J］．辽宁中医杂志，2006（9）：1132.

[252] 陈海滨，应声闻．血府逐瘀汤预防乳腺癌术后皮瓣坏死体会［J］．现代中西医结合杂志，2008（5）：731.

[253] 廖明娟，黄纲，王永灵，等．紫归长皮膏治疗乳腺癌术后皮瓣坏死创面不愈的临床研究［J］．上海中医药杂志，2009，43（11）：43-44.

[254] 刘晓雁，林毅，司徒红林，等．加味龟鹿二仙汤时辰用药调节乳腺癌化疗后骨髓造血功能的临床研究［J］．辽宁中医杂志，2008（7）：970-972.

[255] 祝东升，赵立娜，钟馨，等．益气生血汤防治乳腺癌化疗期间骨髓抑制35例［J］．中医杂志，2011，52（2）：159-160.

[256] 罗雪冰．补气降逆法治疗乳腺癌化疗恶心呕吐证临床观察［J］．中国中医急症，2007（9）：1073-1116.

[257] 贺建红，储军，谢玉蓉．八珍汤加味治疗乳腺癌术后化疗后失眠的疗效观察［J］．光明中医，2013，28（10）：2073-2075.

[258] 章红燕，吴列，何福根．中肺合剂治疗乳腺癌术后放疗所致放射性肺炎疗效观察［J］．江西中医药，2006，（03）：23.

[259] 徐咏梅，杨国旺，王笑民，等．丹栀逍遥散加减治疗乳腺癌内分泌综合征65例临床观察［J］．河北中医，2005（9）：676.

[260] 周斌，肖潞德．疏肝补肾法治疗乳腺癌内分泌治疗后类更年期综合征50例［J］．浙江中医杂志，2008（6）：341.

[261] 杨国旺，徐咏梅，富琦，等．固本抑瘤Ⅱ号联合化疗治疗晚期乳腺癌28例临床观察［J］．中医杂志，2008，49（12）：1081-1083.

[262] 李福鑫．扶正疏肝消癌方对乳腺癌术后放化疗患者复发转移和生存质量的影响［J］．中国实验方剂学杂志，2013，19（7）：342-345.

[263] 欧阳华强，黄雯霞，刘鲁明，等．消癥方治疗乳腺癌术后110例的临床观察［J］．上海中医药杂志，2006（6）：50-51.

[264] 郑红刚，周雍明，李丛煌，等．扶正调气利水法干预乳腺癌术后患者上肢水肿的前瞻性队列研究［J］．世界中医药，2022，17（11）：1506-1510.

[265] 袁博，胡金辉，刘涛．黄芪桂枝五物汤加减治疗乳腺癌术后上肢水肿的临床观察［J］．湖南中医药大学学报，2017，37（4）：420-422.

[266] 童瑶，杨巧萍，余德华，等．化腐生肌膏治疗乳腺癌术后皮瓣坏死久不愈合创面疗效观察［J］．世界中西医结合杂志，2015，10（5）：666-667.

[267] 焦蕉，罗康华，黎月恒，等．逍遥散加减方治疗乳腺癌术后化疗患者肝郁脾虚型抑郁综合征的临床观察［J］．肿瘤药学，2019，9（1）：107-111.

[268] 胡鑫，李凤珍，尚亚平，等．加味逍遥丸治疗乳腺癌术后伴抑郁疗效及其对血浆5-HT、DA、NE的影响［J］．长春中医药大学学报，2018，34（4）：725-727.

[269] 张佳慧，于明薇，王笑民，等．中医药改善三阴性乳腺癌术后患者生活质量临床观察［J］．北京中医药大学学报，2022，45（11）：1095-1102.

[270] 孙学然，杨克，吕玲玲，等．调肝补肾消积分期疗法治疗晚期乳腺癌的临床疗效［J］．世界中医药，2019，14（1）：115-121.

[271] 陈良良，许红霞，谢小红，等．中药辨证论治对乳腺癌患者术后生活质量的影响［J］．浙江中医药大学学报，2014，38（2）：159-

162.

[272] 念家云, 于明薇, 李琛, 等. 疏肝健脾颗粒治疗 38 例乳腺癌癌因性疲乏肝郁脾虚证患者的临床疗效 [J]. 北京中医药, 2020, 39 (3): 283-286.

[273] 岳伟, 叶丽红. 滋肾壮骨法治疗乳腺癌骨转移 [J]. 吉林中医药, 2017, 37 (5): 487-490.

[274] 李天威, 赵云清, 徐宏, 等. 扶正健脾抗癌汤减轻乳腺癌患者化疗不良反应临床疗效观察 [J]. 辽宁中医药大学学报, 2015, 17 (2): 151-153.

[275] 张莉. 益气养血生津方对乳腺癌术后放疗损害的保护作用 [J]. 中医学报, 2016, 31 (9): 1262-1264.

[276] 赵淑媛, 赵常国, 杨小霞. 逍遥散合二至丸加减治疗乳腺癌内分泌治疗后类更年期综合征临床观察 [J]. 四川中医, 2017, 35 (6): 136-138.

[277] 史琳, 富琦, 许炜茹, 等. 中医辨证治疗乳腺癌术后高危人群的疗效评价 [J]. 临床肿瘤学杂志, 2015, 20 (10): 885-889.

[278] 罗楚凡, 刘宁远, 张静, 等. 蒌慈散结方防治三阴性乳腺癌复发转移的临床观察 [J]. 北京中医药, 2020, 39 (10): 1022-1027.

[279] 谷雨, 华海清. 中医药干预乳腺癌复发转移的临床研究 [J]. 南京中医药大学学报, 2015, 31 (3): 295-297.

[280] 王欢, 李学军, 蔡珠虹, 等. 中药圣和散对三阴乳腺癌术后复发转移率的影响 [J]. 中华中医药学刊, 2018, 36 (12): 2983-2986.

[281] Zheng R, Zhang S, Zeng H, et al. Cancer incidence and mortality inChina, 2016 [J]. J Natl Cancer Cent, 2022, 2 (1): 1-9.

[282] 徐近. 中国抗癌协会胰腺癌整合诊治指南 (精简版) [J]. 中国肿瘤临床, 2023, 50 (10): 487-496.

[283] 五种晚期恶性肿瘤误诊原因的分析 [J]. 新医药通讯, 1973 (3): 4-7, 55-58.

[284] 胰腺癌临床误诊原因探讨——35 例临床分析 [J]. 肿瘤防治研究, 1974 (2): 77-79.

[285] 余文光, 黄德瞻, 陈惠尔. 胰腺头部癌: 一期胰十二指肠切除术病例报告 [J]. 中华外科杂志, 1954, 02 (2): 125-127.

[286] 朱预, 龚家镇, 吴孟超, 等. 四十年来普通外科的进展 [J]. 中华外科杂志, 1991, 29 (1): 29-35.

[287] 景在平. 胰腺癌外科治疗的演进和回顾 [J]. 临床医学, 1989 (1): 33-34.

[288] 本刊编辑部. 胰腺癌、骨肉瘤 [J]. 浙江中医学院学报, 1992 (5): 54-56.

[289] 肖兴玉. 中医治疗胰腺癌一例报告 [J]. 交通医学, 1993 (2): 175.

[290] 宋焱. 屠揆先治疗恶性肿瘤验案简介 [J]. 中医杂志, 1993 (10): 588-589.

[291] 纪洁, 纪国秀. 中药加激光治疗胰腺癌 1 例 [J]. 医学理论与实践, 1990 (2): 34.

[292] 张磊. 晚期胰腺癌中药止痛 10 例报告 [J]. 苏州医学院学报, 1996 (2): 220.

[293] 龙明照, 金妙文, 龙明智. 周仲瑛教授治疗消化系统恶性肿瘤经验 [J]. 南京中医药大学学报, 1996 (3): 40-41.

[294] 王庆才, 张磊, 李苏. 中医药治疗晚期胰腺癌 13 例 [J]. 四川中医, 1996 (10): 20.

[295] 刘合心, 刘献周. 中医治疗胰腺癌的疗效观察 (附 30 例临床病例报告) [J]. 中国肿瘤临床与康复, 1996 (2): 77-78.

[296] 李增灿, 侯鹏, 陈频佳, 等. 双介入并中药治疗胰腺癌 35 例疗效分析 [J]. 中华内科杂志, 1997 (12): 35.

[297] 赵晓琴. 赵昌基用喜树配方治疗癌症的经验 [J]. 中国中医药信息杂志, 2003 (6): 75.

[298] 杨金祖. 邱佳信教授治疗胰腺癌的经验介绍——附 16 例疗效分析 [J]. 陕西中医, 2001 (6): 354-355.

[299] 陈德云, 薛颖. 活血化瘀疗法在肿瘤治疗中的作用 [J]. 航空军医, 1996 (3): 177.

[300] 王炳胜, 刘秀芳, 吴智群, 等. 益气活血中药在中晚期胰腺癌放化疗中的作用 [J]. 中国中西医结合杂志, 2000 (10): 736-738.

[301] 武迎梅, 时水治. 金龙胶囊配合中草药治疗中晚期胰腺癌 21 例临床观察 [J]. 北京中

医，2002（6）：349–351.

［302］刘鲁明，陈震，吴良村，等. 中西医综合治疗晚期胰腺癌的疗效评估［C］//中华中医药学会博士学会研究分会. 2002 中医药博士论坛——中医药的继承、创新与发展，2002：4.

［303］肖继贤，高国俊. 中西医结合治疗胰腺癌 32 例报告［J］. 苏州大学学报（医学版），2002（2）：233–234.

［304］卢秀梅. 李岩防治肿瘤学术思想及岩龙胶囊对 Lewis 肺癌的作用［D］. 广州中医药大学，2013.

［305］鲍英，夏璐，袁耀宗，等. 康莱特对 Patu-8988 细胞周期及其调节基因表达的影响［J］. 胰腺病学，2004（2）：82–85.

［306］梁智勇，王文泽，高洁，等. 康莱特注射液合并健择对移植于裸鼠的人胰腺癌的疗效初步研究［J］. 中华肿瘤防治杂志，2006（3）：177–180.

［307］沈晔华，刘鲁明，陆燕，等. 清胰消积中药对实验性胰腺癌基因表达的影响［J］. 中国癌症杂志，2005（5）：454–457，461.

［308］沈晔华，刘鲁明，傅洁，等. 清胰化积中药对 SW1990 胰腺癌代谢相关基因表达的调节作用［J］. 中华中医药杂志，2009，24（12）：1640–1642.

［309］周振华. 清胰化积方联合适形放射治疗晚期胰腺癌［D］. 复旦大学，2007.

［310］石卫东. 人胰腺癌 SW1990 细胞高肝转移细胞系的建立及中药干预研究［D］. 复旦大学，2007.

［311］花永强，刘鲁明，陈震，等. 胰腺癌中医证治理论体系的现代认识［J］. 中国中西医结合杂志，2019，39（1）：107–110.

［312］李凤杰，黄蓉，张培彤. 234 例胰腺癌患者中医证候分布规律及特点研究［J］. 中医药通报，2023，22（9）：38–40，66.

［313］黄蓉，罗钺，王璐瑶，等. 胰腺癌气滞证量化分级诊断标准建立［J］. 中华中医药杂志，2023，38（10）：5004–5008.

［314］王菁. 中晚期胰腺癌患者生存预后临床观察及证候相关研究［D］. 北京中医药大学，2021.

［315］姜菊玲，刘瑞，程孟祺，等. 256 例晚期胰腺癌患者中医证素特征及南北差异分析［J］. 中医杂志，2023，64（6）：593–599.

［316］王强，曹妮达，王盼盼，等. 中西医结合治疗对晚期胰腺癌患者生存期的影响［J］. 上海中医药杂志，2020，54（9）：50–54.

［317］胡永进，杜学明，吴春娃，等. 温脾化瘀汤联合吉西他滨治疗胰腺癌的效果及对卡氏评分、癌胚抗原的影响［J］. 中国中西医结合外科杂志，2021，27（4）：563–567.

［318］胡正军，郭晓冬，侯军，等. 健脾散结方对晚期胰腺癌患者临床预后的影响［J］. 世界科学技术 – 中医药现代化，2023，25（2）：709–715.

［319］李富龙，秦艺文，王宏伟，等. 化疗联合中药胰岩消方加减治疗胰腺癌腹膜转移的临床观察［J］. 上海中医药大学学报，2023，37（1）：17–22，37.

［320］罗美，田劢丹，侯丽，等. 319 例胰腺癌中医证候分布规律及影响因素分析［J］. 北京中医药大学学报，2023，46（4）：584–592.

［321］王宇立，方媛，徐静，等. 中药抗癌 2 号方联合高强度聚焦超声治疗中晚期胰腺癌临床疗效观察［J］. 中华中医药杂志，2022，37（10）：6163–6167.

［322］南硕，宫欢欢，李秀敏，等. 基于中西医临床病证特点的胰腺癌动物模型分析［J/OL］. 中药药理与临床，1-14.［2023–12–21］. https：//doi. org/10. 13412/j. cnki. zyyl. 20231024. 002.

［323］曹妮达，李朝燕，华逢春，等. 中药复方 WCAP 及拆方对人胰腺癌皮下移植瘤裸小鼠模型及 IL–6/STAT3 信号通路的影响［J］. 上海中医药杂志，2023，57（5）：80–86.

［324］王江威，苏晓琳，赵婉，等. 中药治疗胰腺癌的临床应用及作用机制研究进展［J］. 中国医药导报，2020，17（7）：31–34.

［325］王琰，刘耀冲. 中药单体对胰腺癌的抑制作用及机制研究进展［J］. 中医药导报，

2023, 29（9）: 82–85, 90.

［326］徐明瑶, 黄静, 沈智文, 等. 中药单体调控 PI3K/Akt 信号通路干预胰腺癌的研究进展 ［J］. 中国药房, 2023, 34（19）: 2427–2432.

［327］李星, 曾晓勇. 中国前列腺癌流行病学研究进展 ［J］. 肿瘤防治研究, 2021, 48（1）: 98–102.

［328］薛蔚, 董樑, 钱宏阳, 等. 前列腺癌新辅助治疗与辅助治疗的现状及进展 ［J］. 北京大学学报（医学版）, 2023, 55（5）: 775–780.

［329］周代翰. 中医肿瘤学 ［M］. 北京: 中国中医药出版社, 2011.

［330］杨雪圆, 陈其华, 蔡宛灵, 等. 中医药治疗前列腺癌的临床研究进展 ［J］. 中医药信息, 2023, 40（10）: 71–76, 81.

［331］程继义. 前列腺癌的诊治进展 ［J］. 山东医药, 1993（6）: 38–39.

［332］袁孝宾. 前列腺癌的自然史 ［J］. 国外医学（肿瘤学分册）, 1993（6）: 370–371.

［333］张剑. 李辅仁治疗前列腺癌睾丸摘除术后诸症的经验. 中医杂志, 1998（2）: 83.

［334］李春梅. 针刺治疗前列腺癌患者血管舒缩症状. 国外医学（中医中药分册）, 1999（6）: 49.

［335］姚劲斌. 中医药在男科疾病围手术期的应用. 河南中医, 2003（12）: 33–34.

［336］厉将斌, 王沛, 那彦群, 等. 前列腺癌中医药治疗的经验与思路 ［J］. 中国中西医结合杂志, 2002（6）: 425.

［337］马国花, 吴燕敏, 魏睦新. 魏睦新采用中医待机疗法治疗早期前列腺癌经验 ［J］. 中国中医药信息杂志, 2008（9）: 88–89.

［338］黄芳芳, 钱钧, 钱钥, 等. 周维顺治疗前列腺癌经验 ［J］. 江西中医药, 2008（1）: 29–30.

［339］董长喜. 郭军教授治疗前列腺癌经验 ［J］. 环球中医药, 2008（1）: 25–26.

［340］黄桂军, 王华, 陈朝宽, 等. 前列腺癌中医证型与实验室指标关系的探讨 ［J］. 辽宁中医杂志, 2009, 36（5）: 738–740.

［341］傅伟, 杨世坚. 陈志强教授应用扶正抑瘤法治疗 Ⅳ 期前列腺癌浅谈 ［J］. 新中医, 2013, 45（9）: 165–166.

［342］王树声, 古炽明. 中医药治疗前列腺癌的探索与优势 ［J］. 中国中西医结合外科杂志, 2010, 16（3）: 263–265.

［343］吕立国, 代睿欣, 王昭辉, 等. 陈志强教授扶正抑瘤法治疗晚期前列腺癌临床经验介绍 ［J］. 新中医, 2007（5）: 91–92.

［344］王树声, 古炽明. 中医药治疗前列腺癌的探索与优势 ［J］. 中国中西医结合外科杂志, 2010, 16（3）: 263–265.

［345］张亚强, 林飞, 刘猷枋. 前列消癥汤治疗前列腺癌的临床观察. 中国中西医结合外科杂志, 2006（2）: 83–85

［346］庞然, 卢建新, 高筱松, 等. 前列消癥汤治疗激素难治性前列腺癌的临床研究 ［J］. 中国中西医结合外科杂志, 2013, 19（4）: 374–377.

［347］庞然, 高筱松, 卢建新, 等. 前列消癥汤治疗激素难治性前列腺癌临床观察 ［J］. 北京中医药, 2010, 29（12）: 918–919.

［348］宋竖旗, 卢建新, 李灿, 等. 晚期前列腺癌的临床特点与中医药治疗 ［J］. 中国中医基础医学杂志, 2011, 17（11）: 1229–1230.

［349］郁超, 陈磊. 前列负阴方联合西药治疗晚期前列腺癌的临床研究 ［J］. 上海中医药杂志, 2013, 47（4）: 46–48.

［350］吕立国, 陈志强, 王树声, 等. 中西医结合扶正抑瘤法治疗前列腺癌 142 例临床观察 ［J］. 新中医, 2008（1）: 26–27.

［351］古炽明, 陈志强, 王树声, 等. 中医扶正抑瘤法治疗晚期前列腺癌回顾性分析 ［J］. 新中医, 2011, 43（12）: 79–81.

［352］贾英杰, 李小江, 李超, 等. 益气解毒祛瘀方联合内分泌治疗晚期前列腺癌临床疗效分析 ［J］. 中国中西医结合杂志, 2013, 33（4）: 448–451.

［353］周红, 何秀云, 邹清芳. 六味地黄汤加味联合比卡鲁胺治疗晚期前列腺癌疗效观察 ［J］. 四川中医, 2013, 31（6）: 95–96.

［354］郁超, 陈磊, 周智恒. 鸦胆子油乳注射液联

合去雄药物治疗中晚期前列腺癌 [J]. 中国
中西医结合外科杂志，2009，15（6）：575-
578.

［355］张育军，雒向宁. 鸦胆子油乳联合内分泌治
疗中晚期前列腺癌 [J]. 现代中西医结合杂
志，2010，19（12）：1464-1465.

［356］程丽. 改良式隔物灸治疗前列腺癌术后尿
失禁的临床观察 [J]. 护理研究，2010，24
（8）：705-706.

［357］陈永良，叶利洪，徐建兴，等. 补肾益气汤
联合化疗在激素抵抗性前列腺癌治疗中的
应用研究 [J]. 中华中医药学刊，2014，32
（9）：2276-2278.

［358］杨宏，秦扬，胡礼炳. 参芪扶正注射液联
合化疗治疗前列腺癌疗效观察 [J]. 陕西中
医，2014，35（11）：1525-1526.

［359］赵文硕，张青，唐武军，等. 加味滋水清肝
饮治疗前列腺癌去势治疗后雄激素缺乏综
合征临床观察 [J]. 中国中医药信息杂志，
2010，17（10）：68-69.

［360］贾英杰，陈军，李小江，等. 前列腺癌中医
证候研究的文献分析 [J]. 辽宁中医杂志，
2014，41（9）：1850-1852.

［361］牟睿宇，李小江，贾英杰. 贾英杰治疗晚
期前列腺癌经验 [J]. 中医杂志，2020，61
（15）：1314-1317.

［362］司富春，杜超飞. 前列腺癌的中医证候和方
药规律分析 [J]. 中华中医药杂志，2015，
30（2）：581-585.

［363］周翔，刘云波. 徐福松教授辨治前列腺癌的
学术思想 [J]. 中医药导报，2017，23（1）：
42-44.

［364］刘冬. 张亚强中医药治疗前列腺癌经验总结
[D]. 北京中医药大学，2017.

［365］马云飞，孙旭，于明薇，等. 郁仁存教授治
疗老年中晚期前列腺癌的经验探析 [J]. 环
球中医药，2019，12（9）：1406-1408.

［366］闫朋宣，杜宝俊，罗然. 中药类激素样作用
研究进展 [J]. 中华中医药杂志，2014，29
（2）：531-534.

［367］杨明，邵轶群，朱文静，等. 彭培初分段论

治晚期前列腺癌经验撷英 [J]. 上海中医药
杂志，2016，50（7）：1-4.

［368］李生洁，山广志. 山广志教授治疗前列腺癌
骨转移的临证经验 [J]. 浙江中医药大学学
报，2016，40（2）：131-133.

［369］徐新宇，顾哲源，应志康，等. 崔云治疗前
列腺癌根治术后尿失禁经验介绍 [J]. 新中
医，2022，54（8）：236-239.

［370］健脾解毒法治疗晚期前列腺癌临床及作用
机制研究 [J]. 中国科技成果，2022，23
（19）：32-33.

［371］徐文静，陈其华，宾东华. 益肾通癃汤对前
列腺癌去势治疗的减毒增效作用临床观察
[J]. 湖南中医药大学学报，2020，40（5）：
617-620.

［372］常德贵，李响，邹建华，等. 芪蓝胶囊对去
势后气虚血瘀型前列腺癌患者临床增效作用
研究 [J]. 中华男科学杂志，2017，23（7）：
646-651.

［373］彭为. 金匮肾气汤联合内分泌治疗Ⅲ、Ⅳ期
前列腺癌（肾阳虚证）临床研究 [D]. 湖
南中医药大学，2020.

［374］刘书君. 生脉散加减联合内分泌治疗晚期
气阴两虚型前列腺癌的临床疗效观察 [D].
黑龙江中医药大学，2020.

［375］王晔，王竹，孙妮，等. 化疗辅助知柏地
黄汤治疗肾阴虚型晚期前列腺癌疗效观察
[J]. 现代中西医结合杂志，2017，26（30）：
3383-3385.

［376］郝小强，夏强. 经尿道前列腺切除术联合川
龙抑癌汤治疗晚期激素非依赖性前列腺癌疗
效观察 [J]. 现代中西医结合杂志，2015，
24（36）：4073-4075.

［377］石永柱. 桑螵蛸散加味联合前列冲剂治疗前
列腺癌根治术后尿失禁疗效及对尿动力学的
影响 [J]. 现代中西医结合杂志，2018，27
（15）：1679-1682.

［378］唐荣志，赖海标，钟亮，等. 补中益气法对
前列腺癌根治术后尿失禁患者控尿、排尿功
能及生活质量的影响 [J]. 辽宁中医杂志，
2019，46（12）：2599-2602.

［379］乔鹏，张军晖，宋黎明，等．预防性应用文冠果子仁霜治疗腹腔镜前列腺癌根治术后患者尿失禁的疗效观察［J］．世界中西医结合杂志，2015，10（6）：818-820．

［380］宋楠楠，马继红，夏洪晨，等．"益气固元"针法治疗前列腺癌根治术后尿失禁患者的临床观察［J］．世界科学技术－中医药现代化，2020，22（9）：3432-3436．

［381］陆琴琴，王卫红．温和灸联合盆底肌锻炼治疗前列腺癌根治术后尿失禁的临床研究［J］．上海针灸杂志，2021，40（6）：739-743．

［382］周萍，王燕，徐素萍，等．热敏灸联合盆底肌训练治疗前列腺癌根治术后肾气不固型尿失禁30例临床研究［J］．江苏中医药，2020，52（6）：68-71．

［383］张小红，李飞飞，明彩荣，等．电针"环跳、委中"对大鼠坐骨神经损伤修复作用研究［J］．辽宁中医药大学学报，2019，21（10）：102-106．

［384］杨浩，吕婷婷，吕笑，等．阴部神经电针刺激疗法治疗前列腺根治术后尿失禁的疗效观察［J］．中华男科学杂志，2020，26（12）：1119-1123．

［385］姚暄，贾立群．恶性肿瘤骨转移的中医临床研究进展［J］．北京中医药，2012，31（1）：67-69．

［386］苏寅，李荣．辨证穴贴治疗骨转移癌疼痛临床观察［J］．中国中医骨伤科杂志，2003，（5）：48-50．

［387］胡克邦．复方苦参注射液配合内分泌疗法治疗中晚期前列腺癌骨转移的疗效观察［J］．辽宁中医杂志，2014，41（10）：2174-2175．

［388］杨洁，向阳．2023年度卵巢癌药物治疗研究进展［J］．肿瘤综合治疗电子杂志，2024，10（1）：58-62．

［389］侯炜编．中西医结合肿瘤学［M］．北京：人民卫生出版社，2022．

［390］涂洪章．卵巢癌治疗的进展［J］．国外医学参考资料．计划生育妇产科学分册，1977，（4）：152-157．

［391］周慕白．卵巢癌验案一则［J］．新中医，1984（10）：17．

［392］沈阳药学院莪术研究组．中草药防治肿瘤大有可为［J］．沈阳药学院学报，1975（00）：23-27，17．

［393］孙秉严．孙秉严治疗肿瘤临床经验［M］．北京：科学出版社，1992：104-107．

［394］短叶红豆杉树皮制剂治疗卵巢癌［J］．国外医学．药学分册，1990（2）：127．

［395］苗厚润，尹国英．以中药为主治疗晚期卵巢癌44例临床疗效观察［J］．天津中医，1992（3）：9．

［396］周凯宏，马燕，张波．滋阴补肾为主治化疗后白细胞减少症26例［J］．四川中医，1993（8）：25-26．

［397］哈孝贤．浅说卵巢癌及中医的治疗［J］．开卷有益（求医问药），2001（4）：28-29．

［398］张健，孙满娟，李凌．胃宁汤治疗40例卵巢癌化疗引起上消化道反应［J］．中医药学报，1994（2）：40-41．

［399］付玉兰，雷成阳．健脾补肾汤防治化疗胃肠道反应的临床观察［J］．中国中医药信息杂志，2000（9）：53．

［400］于华香，王志学，许如秀，等．参芪扶正败毒丸合并化疗治疗卵巢癌200例临床观察［J］．山东中医杂志，2000（10）：592-593．

［401］叶元芬，沈依信，刘玉环．榄香烯乳治疗卵巢癌腹水86例［J］．宁波大学学报（理工版），2001（2）：110．

［402］许瑛．应用平消胶囊治疗64例卵巢恶性肿瘤临床分析［J］．河南医药信息，2001，（14）：37．

［403］韩凤娟．海马生髓丸对S_（180）荷瘤鼠、SKOV_3卵巢癌模型鼠抑瘤机制的实验研究［J］．哈尔滨商业大学学报（自然科学版），2002（1）：66-68，72．

［404］王梅，李凌，高庆玉．针刺加穴位注射治疗卵巢癌术后腹胀的观察［J］．针灸临床杂志，2002（2）：9．

［405］王炳胜，刘秀芳，王丽玲，等．益气活血中药治疗晚期卵巢癌大量顽固性腹水［J］．中

国中医药信息杂志, 2001 (9): 78–79.

[406] 张宗岐. 卵巢癌的中医治疗特色 [J]. 家庭中医药, 2002 (8): 22.

[407] 闫洪飞. 孙桂芝教授治疗卵巢癌经验 [J]. 中国中医药信息杂志, 2004 (4): 353–354.

[408] 夏恺, 车焕丽, 卢雯平. 晚期卵巢癌中医证型分布规律研究 [J]. 新中医, 2013, 45 (4): 109–112.

[409] 张军, 尹洁, 程建新. 华蟾素注射液治疗妇科恶性肿瘤疗效观察 [J]. 临床荟萃, 2004 (8): 461–462.

[410] 李红, 于亮, 李宗宪, 等. 艾迪注射液治疗晚期老年恶性肿瘤 40 例疗效观察 [J]. 山东医药, 2005, 45 (7): 60.

[411] 杨波, 黎海莉, 张军, 等. 桃核承气汤化裁辅助西医治疗对卵巢上皮性癌患者血清 CA125 水平及化疗不良反应的影响 [J]. 河北中医, 2006 (8): 566–568.

[412] 韩世愈, 朱宏, 贾长茹, 等. 扶正愈瘤饮减毒增效、抗肿瘤的临床研究 [J]. 中国中医急症, 2007 (3): 285–287.

[413] 杨中, 徐咏梅, 张青, 等. 化瘀丸联合化疗治疗晚期卵巢癌临床研究 [J]. 中国中医药信息杂志, 2008 (7): 17–19.

[414] 王会仓, 赵艳莉. 中药复方土元汤治疗卵巢癌临床分析 [J]. 辽宁中医药大学学报, 2008, 10 (8): 110–111.

[415] 占义平, 叶丽红. 卵巢癌中医药研究近况 [J]. 辽宁中医药大学学报, 2013, 15 (2): 218–220.

[416] 王三虎, 杨丽华, 莫冬梅. 妇科养荣胶囊预防卵巢癌复发作用的临床观察 [J]. 第四军医大学学报, 2009, 30 (6): 512.

[417] 刘军. 自拟升白汤治疗卵巢癌化疗后白细胞减少的临床研究 [J]. 中国现代药物应用, 2010, 4 (14): 140–141.

[418] 郝悦. 加味参苓白术散对卵巢癌术后化疗减毒作用的临床研究 [D]. 辽宁中医药大学, 2011.

[419] 郭娟, 张宁苏. 四君子汤联合抗肿瘤西药改善卵巢癌晚期症状临床观察 [J]. 实用中医

[420] 侯玉娜, 原国才, 邓木秀. 博生癌宁透皮治疗贴联合腹腔化疗治疗中晚期卵巢癌的疗效观察 [J]. 深圳中西医结合杂志, 2003 (3): 151–153.

[421] 黄金昶. 药灸神阙穴为主治疗癌性腹水 51 例临床观察 [J]. 中医外治杂志, 2004 (2): 8–9.

[422] 朱慧, 卢惠珍, 李雪芬. 生姜贴敷配合穴位注射预防化疗后呕吐疗效观察 [J]. 护理学杂志, 2006 (1): 52–53.

[423] 陈忠朴, 孙会平. 胃复安穴位治疗卵巢癌化疗性胃肠反应 [J]. 河北医药, 2007 (6): 601.

[424] 金庆满, 赵晔, 欧阳玉, 等. 中药外敷联合腹腔灌注化疗治疗卵巢癌腹水 30 例临床观察 [J]. 中医药导报, 2011, 17 (9): 30–32.

[425] 乔红丽, 侯炜, 李站, 等. 朴炳奎治疗卵巢癌辨证思路及用药规律总结 [J]. 北京中医药, 2014, 33 (10): 735–738.

[426] 李娜, 梁姗姗, 张青. 郁仁存治疗卵巢癌经验初探 [J]. 北京中医药, 2015, 34 (10): 784–786.

[427] 刘弘, 李佩文. 李佩文教授中医药辅助治疗卵巢癌经验 [C] // 中国中医药信息研究会, 内蒙古自治区蒙中医药管理局, 内蒙古自治区鄂尔多斯市人民政府. 第三届中国中医药民族医药信息大会论文集. 中日友好医院, 2016: 3.

[428] 陈卫建, 吴文君. 林洪生治疗卵巢恶性肿瘤经验探要 [J]. 浙江中医杂志, 2017, 52 (10): 706–707.

[429] 杨才志, 黄仲羽, 林洁涛, 等. 林丽珠治疗卵巢癌用药规律探讨 [J]. 广州中医药大学学报, 2019, 36 (12): 2027–2033.

[430] 严世芸. 中医良方大典 [M]. 上海: 上海科学普及出版社, 2020.

[431] 孟楠楠. 80 例卵巢癌患者中医体质分布及其相关因素分析 [D]. 黑龙江中医药大学, 2015.

[432] 秦榕婉. 卵巢癌患者中医体质与 C 型行为

的相关性分析［D］. 黑龙江中医药大学，2018.

［433］肖乔. 复发性卵巢癌患者体质分布及临床影响因素分析［D］. 黑龙江中医药大学，2019.

［434］王英梅. 益气清热养阴方对卵巢癌患者免疫功能的影响［J］. 中国医药指南，2015，13（19）：199-200.

［435］陈淑卿，华育晖. 温阳益气中药辅助腹腔热灌注方案治疗晚期卵巢癌继发腹腔积液疗效观察［J］. 中国中医急症，2017，26（8）：1487-1489.

［436］诸一鸣，陈平，郑爱文. 参芪扶正注射液联合化疗治疗卵巢癌疗效及对免疫功能和肿瘤标记物的影响［J］. 中华中医药学刊，2018，36（2）：479-482.

［437］方莹，邢伟，王武亮. 温阳益气健脾汤剂结合化疗对晚期卵巢癌患者免疫功能及血清HE4、CA125水平的影响［J］. 中华中医药杂志，2019，34（6）：2819-2822.

［438］宋晓婕. 扶正固肾汤对老年卵巢癌术后患者外周血T淋巴细胞亚群及肿瘤标志物的影响［J］. 中国老年学杂志，2020，40（10）：2078-2081.

［439］鲁佩佩，辛文秀. 龙葵当归三棱汤治疗卵巢癌临床疗效及对免疫指标及炎性因子的影响［J］. 中华中医药学刊，2020，38（3）：242-245.

［440］宋亭亭，刘国燕，王言研，等. 桂枝茯苓汤对卵巢癌术后化疗的增敏效果及对炎症因子和免疫指标的影响［J］. 中华中医药学刊，2021，39（5）：251-254.

［441］陈志斌，任华益，彭田芳. 扶正消瘤汤联合紫杉醇治疗晚期卵巢癌的临床效果观察［J］. 肿瘤药学，2014，4（3）：226-228.

［442］杨容华，王芳. 黄芪注射液穴位注射防治卵巢癌化疗后骨髓抑制的临床疗效观察［J］. 针灸临床杂志，2015，31（3）：50-53.

［443］董应男. 卵巢癌化疗后骨髓抑制与中医辨证分型相关性的临床观察［D］. 黑龙江中医药大学，2016.

［444］张建丽，崔伟. 自拟益气抗癌方联合TP方案治疗上皮性卵巢癌疗效及对免疫指标影响［J］. 中华肿瘤防治杂志，2019，26（12）：876-880.

［445］赵安，杜灵彬，凌志强，等. 胸部肿瘤（食管癌）的原创研究与展望——浙江省肿瘤医院胸部肿瘤团队50年研究回眸［J］. 肿瘤学杂志，2023，29（9）：729-735.

［446］食管癌诊疗规范（2018年版）［J］. 中华消化病与影像杂志（电子版），2019，9（4）：158-192.

［447］魏文强，张思维，李敏娟. 中国肿瘤登记发展历程［J］. 中国肿瘤，2021，30（9）：641-647.

［448］庞泮池，雷永仲. 中医药治疗食道癌1例报导［J］. 上海中医药杂志，1965（9）：19-20.

［449］唐山市癌瘤防治小组. 癌瘤疾患治疗小结（摘要）. 1959年全国肿瘤学术座谈会资料汇编［M］. 北京：人民卫生出版社，1960.

［450］吴英恺，王国清. 食管癌的临床研究——庆祝建国十周年论文［J］. 中华外科杂志，1959，7（10）：946-950.

［451］内蒙古自治区中蒙医研究所. 按摩治疗食道癌初步报告［J］. 浙江中医杂志，1959，11：32.

［452］河南省中医中药研究所肿瘤研究组. 中医药治疗食道癌及其他癌肿疗效的初步总结［J］. 陕西西学杂志. 1959（2）：14-17.

［453］杨英福，尹良培，史成礼，等. 抗噎丸治疗食管癌临床观察［J］. 兰州医学院学报，1959（4）：99-107.

［454］治膈散治疗食道癌［J］. 武汉医学院学报，1958（4）：381-382.

［455］中医中药治疗食管癌63例疗效初步观察报告［J］. 山西医学院学报，1960（3）：27-32.

［456］杨达夫. 关于食管癌中医分型论治的刍议［J］. 天津医药杂志，1961（6）：359-361.

［457］中西医结合防治食管癌放疗副反应［J］. 医学研究通讯，1972（7）：5-6.

［458］用中西两法治疗肿瘤的道路越走越宽广［J］. 山东医药, 1971（5）: 31-37.

［459］中草药治疗食管癌概况［J］. 中草药通讯, 1972（3）: 11-13.

［460］李佩文, 余桂清, 张代钊, 等. 食管贲门癌500例舌象观察［J］. 中医杂志, 1982（9）: 23-25.

［461］六味地黄丸治疗30例食管上皮细胞重度增生的疗效观察［J］. 新医药学杂志, 1977（10）: 25-26.

［462］六味地黄汤对实验肿瘤发生发展影响的初步观察［J］. 新医药学杂志, 1977（7）: 41-44.

［463］中医中药治疗肿瘤的近况［J］. 新医学, 1976（4）: 203-204.

［464］王济民. 运用中医理论防治研究食管癌的体会［J］. 河北中医, 1981（3）: 12-15.

［465］裘钦豪. 食管癌中医的认识与治疗（概述）［J］. 浙江肿瘤通讯, 1979（4）: 1-13.

［466］李佩文, 余桂清, 张代钊, 等. 食管癌患者舌象与口腔唾液淀粉酶的关系［J］. 肿瘤防治研究, 1984（1）: 39-41.

［467］陈美芳. 食道癌的中医防治［J］. 上海中医药杂志, 1993（3）: 41-42.

［468］杨振江, 李秋风. 食管癌的中医药治疗概况［J］. 中医药信息, 1993（4）: 16-20.

［469］抗癌中药复方天仙胶囊临床与实验研究协作组. 中药复方天仙胶囊治疗食管癌和胃癌的临床研究（附807例临床观察）［J］. 中国肿瘤临床, 1990（1）: 22-28, 51.

［470］孙桂芝, 李杰, 王洪忠. 中西医治疗食管癌的进展［J］. 医学理论与实践, 1997（10）: 433-435.

［471］陈莎莎, 张爱琴, 吴涛, 等. 中医药治疗食管癌的临床治疗进展［J］. 中国肿瘤, 2013, 22（11）: 909-913.

［472］王靖思, 赵杰, 朱昱翎, 等. 孙桂芝诊治食管癌经验探讨［J］. 北京中医药, 2014, 33（1）: 20-21.

［473］周蕾, 李和根, 刘嘉湘. 刘嘉湘辨证治疗食管癌经验［J］. 浙江中西医结合杂志, 2015, 25（9）: 805-807.

［474］吕翠田, 牛亚南, 陈玉龙, 等. 食管癌中医证素特点及组合规律的文献研究［J］. 时珍国医国药, 2015, 26（10）: 2457-2459.

［475］彭孟凡, 田硕, 李晨辉, 等. 食管癌发病机制及中医药临床干预研究进展［J］. 中国实验方剂学杂志, 2022, 28（12）: 267-274.

［476］马纯政, 屈帅勇, 李洪霖, 等. 虎七散联合化疗治疗中晚期痰瘀互结型食管癌的临床研究［J］. 中医肿瘤学杂志, 2020, 2（3）: 25-30.

［477］孙旭, 郑玉玲, 刘怀民. 中医药在食管癌免疫治疗中的研究与思考［J］. 中医肿瘤学杂志, 2020, 2（3）: 10-14, 30.

［478］Jemal A, Siegel R, Ward E, et al. Cancer statistics［J］. A cancer journal for clinicians, 2008, 58: 71-96.

［479］中药缓解癌痛的要点［J］. 山东中医学院学报, 1993（1）: 70.

［480］杨岳, 阚再忠. 中医对骨肿瘤的治疗近况［J］. 成都中医学院学报, 1987（2）: 49-52.

［481］郑翠娥, 王晓红. 阳和汤加减治疗骨肿瘤［J］. 山东中医杂志, 1998（2）: 12.

［482］黄立中, 蒋益兰, 曾松林, 等. 阳和汤加味治疗骨转移癌疼痛63例［J］. 湖南中医学院学报, 1997（1）: 20-21.

［483］朱宪河, 陈连喜, 王君. 中药治疗骨肉瘤1例报告［J］. 中医药学报, 1995（5）: 42.

［484］熊进, 徐晋, 骆东山. 参麦汤治疗恶性骨肿瘤32例［J］. 南京中医药大学学报（自然科学版）, 2001（5）: 325.

［485］朱辉, 许少健, 刘金文. 中医药治疗骨肿瘤概况［J］. 湖南中医杂志, 2005（1）: 56-58.

［486］丰哲, 王大伟, 黄有荣, 等. 参苓白术散方合四物汤加味改善转移性骨肿瘤患者生存质量的近期临床观察［J］. 广西中医药, 2006（4）: 10-12.

［487］李广诚, 曾江正. 补肾壮骨中药合博宁治疗骨转移癌15例［J］. 湖南中医杂志, 2007（2）: 52, 60.

［488］黄聪超，龙建新．大剂量附子（四逆汤）治疗转移性骨肿瘤疼痛30例疗效观察［J］．中国中医骨伤科杂志，2010，18（6）：51-52．

［489］蒋沈君，刘云霞，杨洁文．自拟柴胡垂盆汤预防骨肉瘤化疗肝损伤43例疗效观察［J］．浙江中医杂志，2012，47（4）：266．

［490］苏海涛，黄永明，许少健，等．加味六味地黄汤对骨肉瘤化疗患者免疫功能的影响［J］．南方医科大学学报，2010，30（6）：1412-1414．

［491］杨洁文，刘云霞，姚勇伟，等．参麦注射液对骨肉瘤患者大剂量化疗后免疫功能的调节作用［J］．中国中医药科技，2011，18（6）：510-511．

［492］张葆青，杨伟毅，石宇雄．健脾补肾法治疗骨肉瘤化疗后白细胞减少症17例［J］．陕西中医，2007（7）：841-843．

［493］王立新，汪文录，黄红，等．升白汤治疗骨肿瘤化疗后白细胞减少症的临床研究［J］．中国实用医药，2013，8（4）：137．

［494］康建华，许少健．中医药对恶性骨肿瘤放化疗的增效减毒作用述评［J］．现代中西医结合杂志，2006，（22）：3161-3163．

［495］张永健，李红专，史恒蔚，等．从虚痰瘀毒论治恶性骨肿瘤［J］．中医研究，2022，35（7）：5-8．

［496］朱青，赵一帆，陈龙菊，等．骨肉瘤中医核心病机分析［J/OL］．陕西中医药大学学报，1-4．［2023-12-23］．http://118.89.52.29:8085/kcms/detail/61.1501.R.20230919.1718.006.html

［497］李鹏飞，段戡，邹旨龙．从健脾益肾法论治骨肉瘤［J］．大众科技，2018，20（11）：41-43．

［498］王辉，孙桂芝．治疗骨肉瘤经验［J］．世界中医药，2012，7（1）：21-22．

［499］郭晓辉，陈志维．肾命学说与骨病治疗的相关性［J］．辽宁中医杂志，2013，40（7）：1332-1333．

［500］金成辉．基于"脾肾相关"论骨肿瘤的中医治疗［J］．环球中医药，2017，10（12）：1494-1496．

［501］徐志红．张晓春教授治疗骨转移性癌痛的临床经验总结［D］．南京中医药大学，2016．

［502］罗悦琼，李琦．参苓白术散加减治疗肺癌骨转移的疗效及作用机制探讨［J］．世界中医药，2016，11（7）：1261-1264．

［503］张炜，赵凌艳，徐祖红，等．补肾散结方联合唑来膦酸治疗肺癌骨转移的临床疗效［J］．世界中西医结合杂志，2015，10（6）：791-794．

［504］黄立中，张晓明，何欣．温阳止痛胶囊抗肿瘤骨转移疼痛作用的疗效观察［J］．中国中医药信息杂志，2004，11（3）：197-198．

［505］孙慧茹，杨庆有．温阳散结解毒汤抗肿瘤作用的实验研究［J］．中国中医药信息杂志，2004，12（3）：32-33．

［506］王云启．阳和汤加味合云克治疗骨转移癌30例临床观察附单用云克治疗30例对照［J］．浙江中医杂志，2005，40（1）：16-17．

［507］郑翠娥，王小红．阳和汤加减治疗骨肿瘤［J］．山东中医杂志，1998，17（2）：62．

［508］陈婧，刘云霞，匡唐洪，等．八珍汤联合大剂量化疗治疗骨肉瘤临床观察［J］．中华中医药学刊，2015，33（4）：940-943．

［509］陈婧，刘云霞，姚勇伟，等．自拟护肝方治疗骨肉瘤大剂量甲氨蝶呤化疗后药物性肝损伤的临床观察［J］．中国中医药科技，2015，22（2）：180-181．

［510］姚勇伟，刘云霞，匡唐洪，等．柴胡垂盆汤对骨肉瘤患者大剂量甲氨蝶呤化疗所致肝损害修复作用研究［J］．浙江中医杂志，2020，55（9）：633-634．

［511］王红艳，苑小龙，魏征，等．虫类药物在恶性骨肿瘤中的运用现状［J］．中医研究，2021，34（9）：59-63．

［512］李要远，鲍艳举，花宝金．花宝金治疗骨癌痛经验探析［J］．中华中医药杂志，2022，37（10）：5779-5782．

［513］白璧辉，谢兴文，许伟，等．谢兴文辨证论治骨肉瘤经验浅析［J］．江西中医药大学学

报，2018，30（5）：23-25.

［514］侯炜. 中西医结合肿瘤学［M］. 北京：人民卫生出版社，2022.

［515］Xia C, Dong X, Li H, et al. Cancer statistics in China and United States, 2022: profiles, trends, and determinants. Chin Med J（Engl），2022，135（5）：584-590.

［516］邓伟，黄天壬，陈万青，等. 中国2003—2007年鼻咽癌发病与死亡分析［J］. 肿瘤，2012，32（3）：189-193.

［517］鼻咽癌调查报告——广东省部分地区436786人肿瘤普查［J］. 新医学，1972（12）：5-9.

［518］李国方. 关于鼻咽癌早期诊断的几个问题［J］. 福建医学院学报，1963（2）：47-50.

［519］孟辉. 沈英森教授临床经验拾零［J］. 新中医，2001（11）：17-19.

［520］刘森平. 王德鉴教授治疗鼻咽癌放疗化疗后经验介绍［J］. 新中医，2002（2）：10-11.

［521］蒲志. 鼻咽癌放疗中的口腔黏膜反应的中医药疗效观察附：64例病例报告［J］. 成都中医药大学学报，2004（3）：16-18.

［522］苏尊波，尹英学. 中医治疗鼻咽癌放疗后咽黏膜放射损伤的临床观察［J］. 四川中医，2006（11）：97.

［523］王文，王长海，李军昌，等. 生脉注射液对鼻咽癌放疗减毒增效作用的临床观察［J］. 浙江中医学院学报，2006（1）：44-45.

［524］周航，龙德. 参芪扶正注射液改善鼻咽癌患者放疗不良反应的疗效观察［J］. 中成药，2007（3）：333-335.

［525］宋培荣，邱宝珊，吴延涛，等. 辨证治疗鼻咽癌急性放射反应的临床观察［J］. 中国中西医结合杂志，2007（5）：452-455.

［526］彭桂原，郭强中. 增液汤加味治疗鼻咽癌放疗后口干燥症32例［J］. 中医杂志，2008（7）：610.

［527］韦子章. 辨证施治鼻咽癌放疗后并发鼻窦炎80例［J］. 中国中医药现代远程教育，2008（8）：908.

［528］姚洁，叶永来. 参麦注射液在鼻咽癌放化疗中的减毒作用［J］. 江西中医药，2009，40（4）：34.

［529］韩文清. 冬参扶正汤在鼻咽癌放化疗中的临床应用［J］. 中国中医药现代远程教育，2009，7（10）：59.

［530］王跃珍，封巍，王准，等. 养阴生血合剂防治鼻咽癌患者放射性口腔黏膜损伤30例临床观察［J］. 中医杂志，2010，51（1）：44-46.

［531］孙士玲，张红瑞，顾浩. 清热养阴汤治疗鼻咽癌放疗后急性口咽黏膜反应的临床观察［J］. 中医学报，2012，27（2）：137-138.

［532］陈海，招远祺. 刘伟胜教授运用益气养阴法治疗鼻咽癌放疗反应经验［J］. 国际医药卫生导报，2006（10）：108-110.

［533］刘焱，贾英杰. 贾英杰治疗鼻咽癌放疗后口干症经验［J］. 辽宁中医杂志，2008（2）：175-176.

［534］贾煜，戴裕光. 戴裕光教授治疗鼻咽癌的临床经验［J］. 浙江中医药大学学报，2009，33（3）：360-361.

［535］郭利华，陈宝财，李斯文. 李斯文教授治疗鼻咽癌的经验［J］. 中国民族民间医药，2011，20（14）：137.

［536］李佳殷，林丽珠. 林丽珠教授辨治鼻咽癌经验介绍［J］. 四川中医，2012，30（11）：8-9.

［537］单飞瑜，沈敏鹤，阮善明，等. 吴良村治疗鼻咽癌放化疗后经验［J］. 浙江中医杂志，2013，48（4）：237-239.

［538］王兵，赵彪，乔红丽，等. 朴炳奎教授治疗鼻咽癌验案一则［J］. 浙江中医药大学学报，2013，37（10）：1187-1188.

［539］刘宇龙，徐凯，曾普华，等. 鼻咽癌中医证型与TNM分期相关性研究［J］. 四川中医，2005（9）：90-91.

［540］刘宇龙，袁芳，徐凯，等. 鼻咽癌中医证型与病灶分布及颈淋巴结转移的相关性研究［J］. 广东医学，2006（2）：280-281.

［541］刘书静，田道法，何迎春，等. 鼻咽癌患者初诊中医证型与病灶颅内侵犯潜力的相关

性［J］. 中国中西医结合杂志, 2006（12）: 1086-1089.

［542］梁艳, 陈文勇, 刘文婷, 等. 鼻咽癌放疗后患者中医证型研究［J］. 中医杂志, 2010, 51（11）: 1018-1020, 1023.

［543］彭桂原, 俞云. 切脉针灸在鼻咽癌放化疗后康复治疗中的应用［C］//中华中医药学会耳鼻喉科分会. 中华中医药学会耳鼻喉科分会第十六次全国学术交流会论文摘要. 广州中医药大学第二临床医学院（广东省中医院）, 2010: 1.

［544］李承基, 东贵荣. 针刺治疗鼻咽癌放疗后真性延髓麻痹1例［J］. 针灸临床杂志, 2008（4）: 19-20.

［545］张琰, 赵海音. 针灸治疗鼻咽癌放疗后伸舌障碍1例［J］. 上海针灸杂志, 2011, 30（12）: 876.

［546］丁沙沙, 尚秀葵. 针刺治疗鼻咽癌放疗后耳聋1例［J］. 针灸临床杂志, 2012, 28（6）: 32.

［547］王贤文, 田道法. 初诊鼻咽癌患者临床证型及体质类型调查［J］. 中国中西医结合耳鼻咽喉科杂志, 2007（2）: 116-119.

［548］刘文婷. 鼻咽癌患者放疗后中医证候变化的初步研究及中医体质观察［D］. 广州中医药大学, 2010.

［549］江志超, 田道法, 范靖莹. 益气解毒方对中晚期鼻咽癌患者CD4⁺CD25⁺调节性T细胞和Th17细胞的影响［J］. 中国中医药信息杂志, 2014, 21（2）: 23-26, 31.

［550］曾春生, 张群贵, 易琰斐, 等. 贞芪扶正汤剂对鼻咽癌放疗患者细胞免疫功能的影响［J］. 中国医学创新, 2015, 12（9）: 100-102.

［551］吴艳, 吴勉华. 益气养阴、凉血散瘀法防治老年鼻咽癌放射性口干20例［J］. 河南中医, 2018, 38（10）: 1535-1538.

［552］王杰, 黄韵, 劳国平, 等. 扶正解毒方联合艾灸对鼻咽癌患者放化疗后口腔黏膜损伤及炎性反应的影响［J］. 世界中医药, 2018, 13（12）: 3126-3129, 3133.

［553］关本岭, 鹿玉, 车晓林, 等. 养阴益气颗粒对鼻咽癌的放射增敏作用［J］. 山东中医杂志, 2019, 38（12）: 1137-1140.

［554］王记南. 养阴清肺汤防治鼻咽癌放疗后急性放射性口腔黏膜炎临床研究［J］. 新中医, 2020, 52（15）: 48-50.

［555］黎正求. 扶正养阴解毒汤治疗鼻咽癌放射性疗法后神经损伤并发症患者的临床研究［J］. 中医临床研究, 2021, 13（34）: 91-93.

［556］马国辉, 董艳玲, 吴楠, 等. 养阴解毒汤对气阴两虚型晚期鼻咽癌放化疗患者免疫功能和癌因性疲乏的影响［J］. 陕西中医, 2022, 43（10）: 1407-1410.

［557］杨玉真. 养阴祛瘀方治疗鼻咽癌放化疗后气阴亏虚证临床观察［J］. 实用中医药杂志, 2023, 39（8）: 1541-1543.

［558］周小军, 汪芸, 张丽娟, 等. FAM150B甲基化致低表达与鼻咽癌气虚癌变研究［J］. 中国中医基础医学杂志, 2016, 22（1）: 96-98.

［559］周小军, 林葆睿. 气虚鼻咽癌特征性微小RNA表达研究［J］. 中华中医药杂志, 2018, 33（6）: 2555-2559.

［560］何立丽, 顾恪波, 陈兰羽, 等. 孙桂芝辨治鼻咽癌经验琐谈［J］. 中华中医药杂志, 2021, 36（2）: 884-887.

［561］孙铭禧, 花宝金. 花宝金治疗放射治疗与化学治疗后鼻咽癌患者经验［J］. 中华中医药杂志, 2020, 35（6）: 2900-2903.

［562］迟芳兵, 潘敏求, 潘博, 等. 潘敏求治疗鼻咽癌放疗后放射性口腔黏膜炎经验［J］. 湖南中医杂志, 2019, 35（4）: 36-37.

［563］吴驻林, 谭婉君, 彭立生. 基于数据挖掘分析鼻咽癌放疗后中药内服方剂的用药规律［J］. 中医药导报, 2019, 25（2）: 67-69.

［564］李菁, 张弛, 鲁可, 等. 林丽珠中医维持治疗鼻咽癌用药规律的数据挖掘分析［J］. 广州中医药大学学报, 2019, 36（7）: 1084-1090.

［565］何迎春, 陈艳, 廖端芳, 等. 不同中医证型鼻咽癌原发病灶组织差异表达蛋白［J］.

中华中医药杂志, 2014, 29 (9): 2779-2783.

[566] 王慧珂, 朱奕潼, 丁晗玥, 等. 在低卫生资源环境下消除宫颈癌: 从全球视角到中国视角 [J]. 中国妇幼卫生杂志, 2023, 14 (5): 1-7.

[567] 石远凯, 孙燕. 临床肿瘤内科手册 (第七版). [M]. 人民卫生出版社. 2023: 410.

[568] 侯炜. 中西医结合肿瘤学. [M]. 人民卫生出版社. 2022: 410.

[569] 蒋菲婷. 医学工作为人民: 一九五八年中国大规模筛查宫颈癌项目 [J]. 中共党史研究, 2022, 271 (1): 104-108.

[570] 中医扶正治则在肿瘤治疗中的作用 [J]. 医学研究通讯, 1977 (11): 25-32.

[571] 王曼. 中医中药治疗子宫颈癌的研究 (综述) [J]. 浙江肿瘤通讯, 1979 (2): 119-127.

[572] 江西省妇女保健院、景德镇市妇幼保健院. 早期宫颈癌防治的进展 [J]. 肿瘤防治研究, 1977 (3): 99.

[573] 庞泮池. 宫颈癌患者放疗后直肠后期反应的中医治疗 [J]. 上海中医药杂志, 1982 (3): 6-7.

[574] 中西医结合治疗子宫颈癌 50 例的临床观察 [J]. 肿瘤防治研究, 1975 (3): 52-55.

[575] 邱绮玉, 舒沪英, 谭立兴, 等. 99 例子宫颈癌ⅢB期中医临床辨证分型 [J]. 河南中医, 1988, 8 (1): 18-19.

[576] 孟磊, 江希萍, 蔡玉华. "催脱钉" 治疗 11 例宫颈癌临床疗效观察 [J]. 中医杂志, 1981 (11): 33-34.

[577] 杨学志, 李衡友, 李诚信, 等. 中药锥切疗法治疗早期宫颈癌远期疗效观察 [J]. 中西医结合杂志, 1983 (3): 156-158, 131.

[578] 杨学志, 李衡友, 李诚信, 等. 中药锥切疗法治疗宫颈中重度间变——附 46 例分析 [J]. 中医杂志, 1984 (10): 19-21.

[579] 陈锐深, 张玉珍. 谈中医药治疗妇科肿瘤的特点及优势 [J]. 中药材, 2000 (4): 231-233.

[580] 王勒渝, 张秀英, 毕振春, 等. 宫颈Ⅰ号栓阻断宫颈癌前病变的病理形态学研究 [J]. 中国中药杂志, 1999 (9): 54-57.

[581] 张道武, 梁晓菲, 蒋学禄, 等. 针药并用治疗宫颈癌术后尿潴留 [J]. 上海针灸杂志, 2000 (4): 28-29.

[582] 蒋学禄. 针药促进宫颈癌根治术后排尿功能恢复临床观察 [C]// 中国抗癌协会妇科肿瘤专业委员会第七次全国学术会议论文汇编. 中国抗癌协会, 2003: 303.

[583] 宋亚光, 袁慧, 徐兰凤. 艾灸神阙等对宫颈癌放疗患者近期腹泻的临床观察 [J]. 南京中医药大学学报, 2003 (2): 107-108.

[584] 程海波, 吴勉华. 周仲瑛教授 "癌毒" 学术思想探析 [J]. 中华中医药杂志, 2010, 25 (6): 866-869.

[585] 周计春, 邢风举, 颜新. 国医大师周仲瑛教授治疗癌毒五法及辨病应用经验 [J]. 中华中医药杂志, 2014, 29 (4): 1112-1114.

[586] 姜家康, 任立瑾, 迟文成. 宫颈癌 "癌毒" 的发病、致病特点及其治疗的探讨 [J]. 中医临床研究, 2014, 6 (15): 134-136.

[587] 喻志冲, 王贺芳, 徐兰凤. 灸疗对宫颈癌放疗患者免疫功能的影响 [J]. 现代中西医结合杂志, 2003 (24): 2629-2630, 2644.

[588] 孙红, 刘伟伟, 姜红伟. 八珍汤对宫颈癌术后化疗患者血清肿瘤坏死因子及免疫球蛋白水平的影响 [J]. 国际中医中药杂志, 2011, 33 (8): 722-723.

[589] 梁若笳, 应翩. 消积散对晚期宫颈癌的临床疗效及患者血清 TNF-α、IL-8 水平的影响 [J]. 中华中医药学刊, 2013 (12): 2845-2846.

[590] 张跃强. 八珍汤加减防治化疗后骨髓抑制 135 例 [J]. 河南中医, 2007, 27 (7): 66-67.

[591] 孙见新, 李哲, 姬广伟. 中西医结合治疗放化疗后白细胞减少症 [J]. 中国中医药现代远程教育, 2009, 7 (8): 28-29.

[592] 郑巧荣, 郭兰春, 黄慧霞. 六君子汤对宫颈癌辅助放化疗不良反应的影响 [J]. 新中

医, 2011, 43 (7): 90-91.

[593] 丁小凡, 李德杏, 赵林. 清热补益中药对放射诱导肠损伤的临床防治和实验研究 [J]. 中华放射医学与防护杂志, 2004 (1): 53-55.

[594] 薛银萍, 张萍. 健脾益气祛湿坚阴止泻法治疗放射性直肠炎 34 例 [J]. 河北中医药学报, 2004 (3): 17-18.

[595] 田卫中, 胡旭陇. 乌梅丸治疗宫颈癌放疗后引起的泄泻 [J]. 医学理论与实践, 2004 (1): 63-64.

[596] 秦爱云. 温针灸加指压利尿穴治疗宫颈癌术后神经支配障碍性尿潴留疗效观察 [J]. 辽宁中医杂志, 2006, 33 (3): 361-362.

[597] 姚青峰, 李红瑜, 史晓玲. 桂枝茯苓丸加味防治宫颈癌术后尿潴留临床观察 [J]. 实用中医药杂志, 2009, 25 (9): 590-591.

[598] 胡鑫洁, 陈梅, 李楠, 等. 宫颈癌中医分期辨治研究进展 [J]. 中医药导报, 2021, 27 (3): 155-158, 163.

[599] 张蔚苓, 叶利群. 中药扶正解毒法治疗宫颈 HR-HPV 感染的临床研究 [J]. 中华中医药学刊, 2014, 32 (6): 1348-1350.

[600] 刘海红, 张允申, 唐艳, 等. 加味蜀羊泉散治疗高危型人乳头瘤病毒持续感染合并低级别宫颈上皮内瘤变疗效及对 TLR4、NF-κB 表达的影响 [J]. 中华中医药杂志, 2023 (11): 5585-5589.

[601] 刘展华, 吴结妍. 周岱翰辨证辅助治疗宫颈癌经验撷要 [J]. 广州中医药大学学报, 2017, 34 (6): 922-924.

[602] 夏利花, 范素鸿, 徐小敏, 等. 中药调理在改善术后宫颈癌患者生活质量中的价值研究 [J]. 中华中医药学刊, 2014, 32 (12): 3004-3006.

[603] 王海静, 贺丰杰, 朱虹丽, 等. 五苓散合五皮饮内服外用联合徒手按摩、中药外敷综合治疗妇科癌症根治术后下肢淋巴水肿的效果 [J]. 中国医药导报, 2021, 18 (16): 113-116, 124.

[604] 尹小兰. 子宫颈癌中医辨证分型与临床相关

因素的研究 [D]. 广州中医药大学, 2014.

[605] 王逸君, 马珺, 张碧云, 等. 八珍汤防治局部晚期宫颈癌同步放化疗骨髓抑制 40 例临床研究 [J]. 江苏中医药, 2019, 51 (2): 46-49.

[606] 陈娟, 朱凤婷, 冯冬婵, 等. 抗癌祛毒方对中晚期宫颈癌患者肿瘤标志物、免疫功能影响及机制探讨 [J]. 中华中医药学刊, 2023, 41 (8): 89-92.

[607] 侯炜. 中西医结合肿瘤学 [M]. 北京: 人民卫生出版社, 2022: 423.

[608] 中国临床肿瘤学会指南工作委员会. 中国临床肿瘤学会 (CSCO) 淋巴瘤诊疗指南 [M]. 北京: 人民卫生出版社, 2023.

[609] 周岱翰. 恶性淋巴瘤的中医治疗 [J]. 新中医, 1987 (10): 25-27.

[610] 尹素云. 恶性淋巴瘤的中医中药治疗 [J]. 中级医刊, 1988 (10): 14-16.

[611] 刘鲁明, 于尔辛, 吴良村, 等. 中西医综合四步止痛梯级疗法治疗癌性疼痛的临床观察——附 486 例临床分析 [J]. 中国中西医结合杂志, 1992 (10): 584-587, 579.

[612] 王桃仙, 杜湘桂. 中医药防治恶性淋巴瘤化疗后骨髓、细胞免疫抑制的探讨 [J]. 肿瘤临床, 1985 (2): 114-117.

[613] 张玉五, 郑清莲, 薛颖, 等. 丹参治疗恶性淋巴瘤的临床评价——47 例恶性淋巴瘤近期疗效分析 [J]. 西安交通大学学报 (医学版), 1989 (2): 180-183.

[614] 孙华丽, 余桂清. 扶正增效方对恶性肿瘤放射增效作用的临床和实验研究 [J]. 中医杂志, 1990 (6): 25-29.

[615] 郑金福, 郑靖铁. 淋巴瘤的中医治疗与食疗 [J]. 中国全科医学, 2002 (5): 353-354.

[616] 曹洋, 罗定新. 陈锐深教授治疗恶性淋巴瘤经验撷拾 [J]. 中医药学刊, 2002 (1): 22-36.

[617] 王沛, 曹阳. 第 14 讲恶性淋巴瘤 [J]. 中国农村医学, 1995 (6): 10-13.

[618] 郁仁存. 恶性淋巴瘤中西医结合诊治方案 [J]. 中国肿瘤, 1995 (5): 18-20.

［619］董茂芝，韩雪华．中西医结合治疗恶性淋巴瘤 105 例［J］．辽宁中医杂志，2003（2）：135．

［620］李世杰，周红，姚德蛟．中药对淋巴瘤患者化学治疗的减毒增效观察［J］．云南中医学院学报，2002（3）：54-56．

［621］陈琰碧，关卫兵，杨宏志．恶性淋巴瘤从痰瘀论治的体会［J］．中医杂志，1996（9）：524．

［622］刁兰萍，刘丽宏，王彬，等．艾迪注射液配合化疗治疗非霍奇金淋巴瘤临床观察［J］．肿瘤防治杂志，2003（8）：871-872．

［623］李道睿，崔太荣，吴皓，等．林洪生辨治肿瘤学术思想初探［J］．中国中医药信息杂志，2008（6）：86-87．

［624］李英英，郭立中，周仲瑛．周仲瑛教授从复方辨治恶性淋巴瘤 1 例［J］．中医药导报，2013，19（1）：29-30．

［625］章亚成，沈群，吴荑．恶性淋巴瘤中医证治思路探讨［J］．浙江中医杂志，2010，45（4）：256-257．

［626］林飞，李道睿，吴皓，等．基于信息挖掘技术对林洪生主任医师辨治恶性淋巴瘤临床用药规律初步总结［J］．辽宁中医药大学学报，2012，14（9）：64-67．

［627］张卫华，于天启，杨宏光．基于"阳化气，阴成形"理论探讨恶性淋巴瘤的中医证治［J］．新中医，2012，44（6）：186-187．

［628］杜美莲，周永明．周永明教授治疗恶性淋巴瘤经验［J］．辽宁中医药大学学报，2013，15（3）：103-104．

［629］朴炳奎．恶性淋巴瘤的中医诊治体会［J］．江苏中医药，2008（9）：5-6．

［630］孙韬，沈洋，左明焕，等．王沛治疗非霍奇金淋巴瘤临证经验总结［J］．中国中医基础医学杂志，2013，19（12）：1420-1422．

［631］郑佳彬，刘杰，李冰雪，等．淋巴瘤患者症状特征与中医辨证的临床研究［J］．中华中医药杂志，2017，32（10）：4730-4736．

［632］林洪生．恶性肿瘤中医诊疗指南［M］．北京：人民卫生出版社，2014：1931-1989．

［633］王孟琦，朱伟嵘．淋巴瘤的中医辨治规律的文献研究［J］．时珍国医国药，2019，30（8）：2042-2045．

［634］冷福玉，傅汝林，罗莉，等．基于中医传承辅助平台分析傅汝林教授治疗淋巴瘤的组方及用药规律［J］．湖南中医药大学学报，2019，39（9）：1125-1128．

［635］周艳群，古学奎，黎耀和，等．基于中医传承辅助平台探索丘和明教授治疗恶性淋巴瘤的用药经验［J］．时珍国医国药，2022，33（2）：474-477．

［636］许轶琛．李萍萍分期辨治恶性淋巴瘤［J］．实用中医内科杂志，2014，28（6）：38-40．

［637］田晓琳，杨臻，王建英，等．恶性淋巴瘤的近现代中医诊疗现状［J］．世界中医药，2016，11（8）：1644-1648．

［638］王永敏，郑雪梅，刘英，等．益髓补肾方改善恶性淋巴瘤化疗患者相关性贫血及对免疫功能的影响［J］．中国实验方剂学杂志，2017，23（19）：180-185．

［639］刘吟宇，张培彤，邓雯琦，等．中药当归补血汤加减治疗肿瘤化疗所致贫血对患者预后的影响［J］．肿瘤药学，2020，10（1）：87-92．

［640］籍祥瑞，肖汇颖，杨凯，等．石龙解毒方对老年非霍奇金淋巴瘤患者中医证候及生活质量的影响［J］．河北中医，2019，41（4）：523-527．

［641］陈卫建，吴文君．林洪生治疗恶性淋巴瘤经验［J］．浙江中西医结合杂志，2016，26（7）：600-602．

［642］倪海雯，朱垚，郭立中．周仲瑛癌毒学说在恶性淋巴瘤中的运用［J］．安徽中医药大学学报，2017，36（5）：38-40．

［643］王斌，庄海峰，成志．罗秀素从"水泛为痰，水沸为痰"理论论治恶性淋巴瘤经验总结［J］．浙江中医药大学学报，2019，43（11）：1223-1226．

［644］顾恪波，何立丽，张丽娜，等．孙桂芝辨治恶性淋巴瘤经验［J］．中华中医药杂志，2020，35（12）：6125-6128．

[645] 孙月蒙, 刘冬, 张璇, 等. 李仝教授治疗恶性淋巴瘤经验拾遗 [J]. 现代中西医结合杂志, 2020, 29 (15): 1645-1648.

[646] 张福鹏, 李捷凯, 鲍计章, 等. 周永明从 "痰毒" 入手中药维持治疗侵袭性淋巴瘤经验 [J]. 中国医药导报, 2022, 19 (5): 167-170.

[647] 李铮, 侯炜. 朴炳奎治疗淋巴瘤经验浅析 [J]. 中华中医药杂志, 2022, 37 (11): 6528-6531.

[648] 冯彦铭, 刘然, 高宇, 等. 王晞星中医治疗恶性淋巴瘤经验探析 [J]. 湖北中医杂志, 2023, 45 (8): 28-32.

[649] 孔祥图, 朱新宇, 白洁, 等. 倪海雯基于癌毒病机整合治疗老年弥漫大 B 细胞淋巴瘤经验 [J]. 中医药导报, 2023, 29 (2): 207-210.

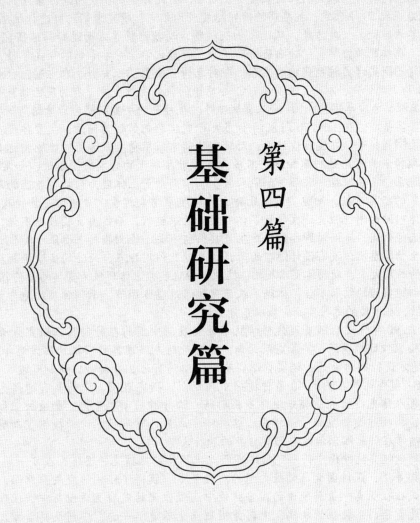

第四篇

基础研究篇

中医药治疗肿瘤类疾病具有悠久的历史，然而受限于时代的科技水平，未能对其蕴含的机制进行研究，因此在 1949 年前，我国抗癌药物的基础研究尚处于空白。1949 年后，现代医药的机制解析方法传入我国，传统中医药得以与现代医药科技相结合。1956 年全国制定了 12 年科学研究远景规划，抗癌药物研究正式纳入国家科研规划中，自此各个科研院所均开展了抗癌药物筛选的基础研究。20 世纪 50 年代末，抗癌药物研究越发成为热点，研究者们积极进行抗癌中草药的调查，广泛收集单方、验方、复方等，从化合物及植物、动物产物等方面进行筛选研究。在 20 世纪 60 年代出现了癌细胞动力学、抗肿瘤药物药理学、肿瘤化学治疗学等新的分支学科，1966—1976 年间全国掀起了研究六类抗癌药物的热潮，即对喜树、斑蝥、三尖杉、农吉利、秋水仙、三棱莪术（亦称六匹马）的研究，取得了部分成绩，分离出的抗癌有效成分，有的现已临床应用，如三尖杉酯碱、靛玉红、冬凌草甲素、10- 羟基喜树碱等。抗癌药的早期研究为后续新药研发和实验方法改进奠定了坚实基础。20 世纪 70 到 80 年代基础研究实验仍然较为简洁，主要体现在实验设计、干预方法、检测指标等。在实验设计上，动物实验通常采用荷瘤鼠灌胃，观测指标多为症状学；细胞实验早期特点为可用的肿瘤细胞系不多，且与所在年代的好发肿瘤贴近，如常使用肝癌腹水、肉瘤等细胞系，而乳腺癌、肺癌等细胞系较少。用药剂量上体现为动物实验药物与临床一致，缺少了人与鼠的折算系数，细胞实验上此时血清药理学尚未起步，常使用药物的冻干粉加以过滤，无法体现体内的代谢过程，这也导致了体外实验效果较好，而体内实验数据不佳，可能与药物中有有毒成分未经代谢，从而对肿瘤细胞产生直接杀伤有关。检测指标上受限于时代背景，常无法探究到分子生物学层次，没有设计潜在的干预通路以及作用靶点，此时的实验检测指标多关注于动物实验上的肿瘤大小、动物体重以及相关症状，细胞实验上体现较为直接的杀伤作用，"扶正"治则下部分细胞实验的结果不佳，体现了扶正可能通过整体调节、干预肿瘤细胞与免疫细胞互作过程的复杂性，在单纯的毒性实验中难以充分验证。

20 世纪 90 年代之后随着现代科学技术的发展，中医药在肿瘤基础研究方面取得了长足的进步，实验操作日趋规范，实验成果开始产出。此时期我国各科研机构陆续对 4000 多种中药和 300 多种复方进行抑瘤筛选，经实验证实有效的中药有近 200 余种，研制开发了包括长春新碱、喜树碱、β- 榄香烯等在内的 40 多种抗癌中药制剂。研究表明，中药具有增强免疫细胞的吞噬能力、改善人体免疫功能、部分逆转多药耐药、诱导肿瘤细胞分化、加快肿瘤细胞凋亡、影响细胞通讯、影响肿瘤新生血管等作用。这些研究成果为肿瘤临床诊疗提供了新的武器，也证明了中医肿瘤学在肿瘤综合治疗中仍有自身的独特优势。

进入新世纪，抗肿瘤中药研究始终遵照现代药物精确描述的思路，在"一药，一靶，一病"的还原论指导下，探讨因素与效应之间的对应关系，获得了较快的发展。然而，这种分析方法和认知方式往往脱离中医药理论的指导，使中药现代化的发展呈现出与中医理论不相适应的局面。肿瘤是复杂、系统性的疾病，中药作用靶点也不是单一的，中药及其复方发挥疗效通常取决于其中有效成分群的综合作用，传统"1 个基因，1 种疾病，1 个药物"的研究方法难以全面、系统地反映药物与疾病的相关性，随着研究的深入，其效率低、速度慢以及成功率低的缺点也逐渐显露出来，这些都为抗肿瘤中药新药研发和转化带来困难。因此，在中医现代化发展的过程中，发掘出既遵循中医理论，又适应中药多靶点、多途径作用方式的实验研究方法和评价体系，是进一步推动中医药抗肿瘤机制研究的关键。

近年来随着生物学技术的发展，从系统观角度探索生命现象和疾病本质已成为生命科学领域的共识。在实验药理的基础上，融合系统生物学、信息科学等多学科的定量药理学、逆向药理学、多重药理学和网络药理学等注重致病因素或者药物干预下机体及网络系统整体反应的研究，与中药复方多成分、多靶点、多途径的特点相适应，助推了中医现代化研究的发展，如通过网络药理学筛选出中药单方制剂及复方中的活性成分和抗癌相关靶蛋白，研究活性成分对潜在作用靶标的调控作用，为进一步的机制研究提供思路。此外，在中医药理论指导下，遵循中医配伍原则，将中药有效部位或其中某些成分配伍，开发出成分明确、机制清晰、疗效稳定的组分中药是中医药现代化发展中诞生的复方配伍新模式。依据"君臣佐使"进行组合开展机制研究，引发了组分中药及其配伍机制研究的热潮。组分中药及其配伍复方的研究为中医肿瘤学的发展注入了活力，拓宽了中医抗肿瘤药物的选择范围，推动了抗肿瘤中药的转化与创新。

第一章　扶正培本类药物的作用机制研究

肿瘤是异质性较强的一类疾病，不同类型的肿瘤、同一肿瘤的不同病理分型、同一病理分型的疾病状态，甚至原发灶与转移灶之间都存在着较大不同，因此在治疗时需要明确其背后的机制，以便探索最佳的干预策略。自从"种子 - 土壤"学说创立以来，对于肿瘤的认识逐步从肿瘤细胞本身延伸到机体抗肿瘤的免疫，再延伸到包括肿瘤细胞、免疫细胞、基质细胞、代谢环境、炎性环境等组分的肿瘤微环境，引导着对肿瘤的干预理念更新。扶正培本治疗在临床中已经证实可以发挥直接抗肿瘤或者联合现代医学治疗增效减毒的作用，其背后的机制探索中也取得了部分优秀成果，尤其体现在抑制肿瘤、调控免疫以及现在热门的调控肿瘤微环境上。

第一节　抑制肿瘤生长

抑制肿瘤的增殖和生长是最直观的抗肿瘤作用的体现，也是较早开始进行中医药抗肿瘤机制的探索方向，随着科技水平的进步，直接抑制肿瘤的机制研究也涌现出较多的研究方向，如直接杀伤肿瘤细胞、延长细胞周期、诱导细胞分化、诱导细胞死亡（包括凋亡、焦亡、自噬、铁死亡、铜死亡等）、调控基因表达、抑制肿瘤细胞侵袭迁移等方向，中医药在这些角度均取得了较好的成果，未来仍是重点研究的方向之一。

一、直接杀伤肿瘤细胞

1. 肺癌

1999 年张海青[1]等进行康莱特注射液（薏苡仁油提取物）治疗原发性肿瘤的研究，观察其对临床及病理学变化影响。结果显示：①康莱特治疗组有效率达 20%（9/45），临床未见明显不良反应。术后病理观察，肿瘤组织坏死面积达 25% 以上者占 62.22%（28/45），对照组为 26.67%（8/30），两组差别明显（$P < 0.05$）；②根据癌细胞组织对康莱特治疗反应程度不同分为 0 级（无反应）、Ⅰ级（轻度）、Ⅱ级（中度）和Ⅲ级（重度）。康莱特组以Ⅰ级和Ⅱ级居多，占 95.6%（43/45），而对照组以 0 级和Ⅰ级为主，占 86.7%（26/30），两组比较差别显著（$P < 0.01$）。因此，认为康莱特注射液对治疗原发性肺癌有一定的疗效。

2. 肝癌

2011 年杨柳青[2]观察了扶正抗癌汤（组成：黄芪、灵芝、藤梨根、穿山甲、莪术、白术、丹参、法半夏）对 H22 模型小鼠的抑瘤率和对突变型 p53 基因及巨噬细胞 CD68 的影响。方法：构建小鼠 H22 荷瘤模型并使用替加氟及不同剂量扶正抗癌汤干预。结果：扶正抗癌汤各治疗组与模型对照组相比，肿瘤体积有所缩小；扶正抗癌汤大剂量组对 H22 模型小鼠的抑瘤率达到 33.32%，突变型 p53 基因表达在各治疗组中显著下降，尤其是替加氟组及扶正抗癌汤大剂量组与模型对照组相比，有非常显著的差异（$P < 0.01$）；扶正抗癌汤大剂量组中巨噬细胞 CD68 的表达与模型对照组比较，差异极其显著（$P < 0.01$）。结论：扶正抗癌汤对 H22 肝癌型小鼠有明显的抑瘤作用，能有效下调抑制细胞凋亡的突变型 p53 基因表达并促进巨噬细胞 CD68 的表达。

3. 胃癌

2012 年刘海兴[3]观察了补中益气汤（组成：黄芪、人参、白术、当归、陈皮、升麻、柴胡、甘草）对人胃癌细胞株酶活性影响。目的：探讨补中益气汤对胃癌细胞株的作用机制；方法：利用血清药理学和酶细胞化学染色法，观察补中益气汤干预后 SGC-7901 人胃腺癌细胞株的酶活性的改变；结果：中药组胃癌细胞明显减少，中药组细胞质膜标志酶 Mg-ATP 酶和内质网标志酶 G-6-P 酶的酶反应颗粒小，数量减少，阳性细胞两种酶的表达量明显低于对照组（$P < 0.05$）；结论：补中益气汤抗肿瘤作用可能与其降低胃癌细胞株 Mg-ATP 酶和 G-6-P 酶的活性相关。

二、延长细胞周期

1. 肺癌

2005 年，张硕[4] 发表研究探讨复方中药乾坤宁（组成：连翘、栀子、茵陈、黄连、黄芪、黄精、茯苓、玄参、莪术、三棱、玄胡、蛇床子、制天南星、五倍子等）在临床治疗恶性肿瘤方面的有效性和药效，运用基因表达谱芯片技术、免疫组织化学染色法、细胞培养技术、含药血清药理方法、流式细胞术等现代科学研究手段，结果显示：①乾坤宁在体内对小鼠 H22 肿瘤、小鼠黑色素瘤 B16 和 Lewis 肺癌具有良好的抑制作用；②乾坤宁在体外对人肝癌 SMMC-7721 细胞、人乳腺癌 MCF-7 细胞增殖有明显的抑制作用；③乾坤宁对荷瘤小鼠的体重、荷瘤生存质量有提高作用，并具有对免疫器官和免疫功能的恢复作用。因此，可以得出结论，乾坤宁具有抗肿瘤的作用；其作用机制与细胞周期调控机制、靶基因调控机制、免疫调节机制密切相关。

2010 年王苗[5] 发表研究探究天然植物药物 IHA-01 在抑制人肺癌 GLC 细胞增殖和诱导细胞早期凋亡及细胞周期效果，方法：运用体外细胞实验（MTT 法、透射电镜观察、DNA 倍体分析、TUNEL 分析）等多种方法检测植物中药 IHA-01 对人肺癌 GLC 细胞干预作用；结果：IHA-01 对人肺癌 GLC 细胞增殖具有时效和量效依赖的抑制作用，且工作浓度（1/2 IC50）为 0.7μg/ml；流式细胞术显示，GLC 细胞出现明显的凋亡峰，细胞周期被阻滞在 G0/G1 期，S 期细胞减少，TUNEL 检测揭示细胞凋亡和坏死同时存在。结论：IHA-01 具有明显的抑制人肺癌 GLC 细胞增殖和诱导早期凋亡的功能，表明其有潜力作为抗肿瘤药物进行深入研究。

2022 年上官文姬[6] 发表研究，以研究中药复方金复康（组成：黄芪、北沙参、麦冬、女贞子、山茱萸、绞股蓝、淫羊藿、胡芦巴、石上柏、石见穿、重楼、天冬）中有效组分重楼皂苷Ⅶ诱导人肺腺癌循环肿瘤细胞簇（CTC-TJH-01）凋亡的作用及机制。方法：采用不同浓度的重楼皂苷Ⅶ（0、1.2、2.5、5、10、20μmol/L）处理悬浮培养的 CTC-TJH-01 细胞簇，同时采用 CCK-8 法检测对 CTC-TJH-01 细胞簇增殖的影响，FCM 法检测对细胞周期和细胞凋亡的影响，Hoechest 33258 染色后免疫荧光法检测对细胞核损伤的影响。同时，利用 RNA-seq 法检测对细胞基因表达的影响，并通过 Omics Bean-Cancer 数据库分析差异基因及涉及的信号通路。蛋白质印迹法用于检测 DNA 损伤相关蛋白和 p53 信号通路相关蛋白的表达水平。结果：重楼皂苷Ⅶ的浓度大于等于 2.5μmol/L 时可以抑制 CTC-TJH-01 细胞簇的增殖；浓度为 1.8、3.6μmol/L 时可以诱导 CTC-TJH-01 细胞簇的细胞周期阻滞在 G0/G1 期；浓度为 3.6μmol/L 时可诱导 CTC-TJH-01 细胞簇发生凋亡，重楼皂苷Ⅶ可上调 Cleaved-caspase 3、p53、p21 蛋白的表达水平，下调 Cyclin E、CDK2 蛋白的表达水平。结论：重楼皂苷Ⅶ通过调控 DNA 损伤诱导肺腺癌循环肿瘤细胞簇凋亡，进而通过 p53 信号通路抑制肺腺癌循环肿瘤细胞簇增殖，这可能是金复康发挥抗肺癌转移作用的机制之一。

2. 肠癌

2007 年徐云丹[7] 发表研究，探索经典复方四君子汤（由人参、白术、茯苓、甘草四种中药按照 9∶9∶9∶6 比例组成）与 5-FU 合用对体外培养的人肝癌和结肠癌细胞生长、凋亡及相关基因表达的影响。方法：运用体外培养的人肝癌 Bel-7402 细胞和结肠癌 HT-29 细胞分组实验方法，将不含药血清对照组，5-FU 组，高剂量、中剂量、低剂量四君子汤含药血清与 5-FU 联用组作用于细胞 8h 或 24h。结果显示：四君子汤与 5-FU 联合作用可导致癌细胞凋亡形态改变，明显抑制细胞增殖，增加细胞凋亡率，并阻滞细胞 G1/S 期；两药合用显著增强或减弱 p53、Bcl-2 和 Bax 等凋亡相关基因表达，诱导细胞凋亡。结论：四君子汤与 5-FU 合用对人肝癌和结肠癌细胞具有明显抑制生长及诱导凋亡的作用机制。

2017 年简小兰[8] 发表研究，观察益气化瘀解毒方（组成：人参 10g，薏苡仁 30g，重楼 10g，半枝莲 30g，郁金 15g，莪术 10g）对结肠癌 HCT116 细胞增殖、凋亡、周期、迁移及对 mTOR 信号通路相关蛋白表达影响。方法：运用细胞实验和动物实验观察益气化瘀解毒方及拆方对结肠癌裸鼠模型裸鼠的体重、瘤体抑制率、转移率、mTOR 信号通路相关蛋白表达影响；结果：益气化瘀解毒方含药血清对 HCT116 细胞增殖具有良好的抑制作用，并与时间、浓度呈正相关，益气化瘀解毒方含药血清能促使 HCT116 细胞凋亡，与时间、浓度呈正相关。益气化瘀解毒方含药血清可上调 Bax 蛋白表达，下调 Bcl-x、Caspase-3 的蛋白表达（$P < 0.05$）。将 HCT116 细胞阻滞于 G1 期与 S 期，20% 含药血清可将 HCT116 细胞阻滞于 G2 期。益气化瘀解毒方对 HCT116 细胞迁移具有一定抑制作用，与浓度和时间呈正相关。益气化瘀解毒方含药血清能抑制 HCT116 细胞迁移，与浓度呈正相关。益气化瘀解毒方含药血清可以调控 mTOR 信号通路相关蛋白的磷酸化水平。对于瘤体抑制率方面，化瘀解毒组、全方组对瘤体均有较好抑制作用；结论：益气解毒化瘀方可以抑制细胞增殖，阻滞细胞周期，促进细胞凋亡，抑制细胞迁移，可能是通过 mTOR 通路激活。

3. 肝癌

2001 年闫智勇[9]发表研究，以探讨中药复方抗瘤胶囊（组成：山豆根、莪术、海藻、补骨脂等制成半浸膏装胶囊）对人肝癌细胞 SMMC-7721 的诱导凋亡和分化作用及其机制。方法：采用中药血清药理学实验方法，观察抗瘤胶囊含药血清对 SMMC-7721 细胞的增殖能力、形态学、DNA 琼脂糖凝胶电泳、凋亡率和细胞周期时相分布，以及细胞 Bcl-2 基因蛋白表达、AFP 的分泌和 γ-GT 活性的影响。结果：经抗瘤胶囊含药血清作用后，SMMC-7721 细胞的增殖能力受到明显抑制，形态学上出现典型细胞凋亡的形态特征和向正常细胞分化的形态改变；抗瘤胶囊高、低剂量含药血清组的凋亡率分别为 20.4% 和 18.6%，且细胞周期出现明显的 S 期阻滞现象，G0/G1 期和 G2/M 期细胞数却明显下降。结论：抗瘤胶囊可诱导肝癌细胞发生凋亡和细胞周期阻滞可能是其抗肿瘤作用的主要机制。

2012 年单魁中[10]发表研究，通过体外实验研究人参皂苷 Rg3、索拉非尼、奥沙利铂单药及联合对人类肝癌细胞株生长的影响，寻求最佳组合方式，并探讨可能的机制。方法：采用不同浓度的人参皂苷 Rg3、索拉非尼、奥沙利铂单药及两药、三药联合作用于体外培养的人肝癌细胞株 SMMC-7721，应用 MTT 法观察细胞增殖抑制、流式细胞术检测细胞周期分布、免疫荧光法检测增殖相关蛋白 PCNA、Cyclin D1 的表达。结果：人参皂苷 Rg3、索拉非尼、奥沙利铂单药及两药、三药联合均对肝癌 SMMC-7721 细胞增殖具有明显抑制作用，且联合药物效果优于单药，且呈现时间、剂量依赖性；不同药物及联合治疗引起细胞周期阻滞的效果各异；免疫荧光结果显示单药及联合治疗均对 PCNA 和 Cyclin D1 蛋白的表达有影响。结论：人参皂苷 Rg3、索拉非尼、奥沙利铂单药及联合能有效抑制人肝癌细胞生长，联合治疗可能通过下调 PCNA 和 Cyclin D1 蛋白表达引起细胞周期阻滞实现抗肝癌作用。

4. 胃癌

2006 年余志红[11]发表研究，以评价金龙蛇颗粒对 S180 肉瘤和 MKN-45 胃癌的抑制作用及其机制。方法：运用建立 S180 实体瘤、腹水瘤和裸鼠原位移植人胃癌 MKN-45 模型的方法，将模型随机分组为模型组，金龙蛇颗粒高、中、低剂量组，以及化疗组（5-FU 或 CTX），观察各组动物肿瘤生长情况和生命延长率。同时观察 MKN-45 胃癌细胞周期分布、凋亡率、早期凋亡细胞和超微结构变化，利用 cDNA 基因芯片技术观察金龙蛇颗粒作用后的基因表达谱变化。结果：金龙蛇颗粒在三种动物模型中均表现出明显的抑制作用，并且呈现出剂量依赖效应；各剂量组金龙蛇颗粒处理后均发现模型中早期凋亡细胞较多，电镜下可见典型的凋亡形态学变化；结论：金龙蛇颗粒对 S180 肉瘤和 MKN-45 胃癌具有明显的抑制作用，其作用机制之一可能为阻滞细胞周期于 G0/G1 期，并促进细胞凋亡，特别是 TNF 相关基因和 Bcl-2 相关基因可能参与了金龙蛇颗粒促进细胞凋亡的过程。

2006 年肖艳[12]发表研究，以探讨山柰挥发油抗胃癌增殖作用及其机制为研究目的。方法：运用现代制药工艺方法提取山柰挥发油，并将其制备成稳定的乳剂形式，建立起人胃癌裸鼠原位种植模型并进行体外胃癌细胞实验。结果：①经检验，提取的山柰挥发油乳剂是稳定的；②山柰挥发油乳剂能显著抑制裸鼠模型胃癌组织生长和胃癌细胞增殖，并诱导细胞周期中 G1 期的阻滞；③山柰挥发油可在体内外下调胃癌细胞环氧合酶 -2（COX-2）和蛋白 53（P53）的信使核糖核酸（mRNA）及其编码蛋白的表达。结论：山柰挥发油对多种细胞周期调控因子的影响可能是其抗胃癌增殖作用的机制之一，且其可被制备成稳定的剂型应用于治疗。

2021 年 Song Y[13] 发表研究，以探讨广藿香醇（PA）对胃癌（GC）治疗效果及作用机制。方法：运用公共数据库获取 PA 潜在的靶点和与 GC 相关的基因，结合生物信息学分析方法，包括京都基因与基因组百科全书（KEGG）、基因本体（GO）和蛋白质 – 蛋白质相互作用（PPI）分析，以及后续的细胞实验来进一步验证网络药理学的发现，结果：①网络药理学分析识别出 161 个可能的 GC 治疗靶点；②PA 通过作用于多个靶点和多条信号通路，特别是通过 MAPK 和 PI3K/AKT 信号通路，对 GC 产生显著的治疗效果；③细胞实验表明 PA 可以抑制 GC 细胞增殖、迁移和侵袭，并且能够引起细胞周期 G0/G1 期阻滞和凋亡。结论：该研究揭示了 PA 可能通过影响多个信号通路和靶点来对 GC 产生治疗效果的分子机制，并通过细胞实验确认了 PA 对 GC 的治疗作用。

5. 乳腺癌

2001 年陈前军[14] 发表研究，以探索 "乳宁 Ⅱ 号"（由生黄芪、枸杞子、淫羊藿、莪术等药组成，由上海中医药大学附属龙华医院制剂室制成 3.2g/ml 的浓度）对 Ca761 小鼠乳腺癌模型移植瘤细胞周期的影响及其抑制乳腺癌生长的机制。方法：运用细胞周期检测方法，对经 "乳宁 Ⅱ 号" 处理的荷瘤小鼠的瘤重及移植瘤细胞周期进行测量并进行组间比较。结果：① "乳宁 Ⅱ 号" 处理组的瘤重均低于生理盐水对照组；②与空白对照组相比，"乳宁 Ⅱ 号" 处理组的 S 期肿瘤细胞比例出现显著差异；③ "乳宁 Ⅱ 号" 处理组的 G0/G1 期肿瘤细胞百分比低于环磷酰胺治疗组，而其 G2/M 期肿瘤细胞百分比高于环磷酰胺治疗组。结论："乳宁 Ⅱ 号" 可抑制 Ca761 小鼠乳腺癌生长，其机制可能是通过 G2/M 关卡效

应，即控制对肿瘤细胞周期 G2 → M 期转化的调控有关。

6. 食管癌

2023 年蔡丹[15] 发表研究，以筛选评估灵芝杂萜化合物中具有抗肿瘤活性的化合物，并深入探究其抗肿瘤机制，通过药代动力学分析预测其在体内的药理行为，为抗肿瘤新药研发提供实验基础。方法：运用细胞增殖毒性（CCK8）法、划痕法、流式细胞仪、免疫印迹、GFP-RFP-LC3B 双荧光转染、透射电镜、亲和性蛋白质组学、液质联用等多种方法对选定的天然小分子化合物 LZ28 及其探针进行研究。结果：①LZ28 显著抑制人食管癌 KYSE30 细胞的生长和迁移，诱导细胞死亡；②LZ28 在阻滞细胞周期 G2 期并抑制自噬的同时，能够提高 KYSE30 细胞对顺铂的敏感性；③尽管药代动力学研究显示 LZ28 的生物利用度相对较低，但其脏器清除率高，半衰期为 4.6h。结论：灵芝杂萜类化合物 LZ28 在体外表现出良好的抗食管癌活性，尤其在阻滞细胞周期和抑制自噬方面可能是其发挥抗肿瘤作用的主要机制。

7. 其他肿瘤

2003 年商宇红[16] 发表研究，以探讨中药保妇康抗癌的作用机制；方法：针对感染人乳头瘤病毒 16（HPV16）的宫颈癌细胞系 SiHa 细胞，运用细胞计数、MTT 测定法、流式细胞分析技术以及逆转录聚合酶链反应（RT-PCR）法作为主要方法进行研究。结果显示：①保妇康处理后，SiHa 细胞数量减少，细胞倍增时间延长，并且细胞存活率降低；②在细胞周期分析中，S 期比例减少；③HPV16E6E7 基因的 mRNA 表达量有所降低。结论：以莪术油为主要成分的保妇康可直接抑制宫颈癌细胞的生长，并可能通过降低 HPV16E6E7 基因表达的方式发挥其抗肿瘤效应。

三、诱导细胞分化

1. 肺癌

2016 年杨国良[17] 发表研究，以探讨益气养阴方（由黄芪、太子参、沙参、麦冬、七叶一枝花等药物组成）对 Lewis 肺癌移植小鼠肿瘤生长抑制作用及其潜在机制为研究目的，分析中药剂量与肿瘤生长抑制效果之间的关系以及可能的分子和免疫机

制。方法：运用随机分组、肿瘤体积测量、Notch信号通路及 CD4$^+$CD25$^+$ 调节性 T 细胞比例检测等方法对肺癌移植小鼠进行干预和评估。结果：①相对于模型组，大剂量中药组的肿瘤相对体积更小，肿瘤相对抑制率更高，与等效剂量组和化疗组相比有统计学差异；②在等效剂量组中，Notch1 mRNA 的表达以及 CD4$^+$CD25$^+$ 调节性 T 细胞的比例较化疗组为高，而高剂量组这两项指标均较等效剂量组和化疗组为低；③与模型组比较，所有药物干预组的 Jagged1 mRNA 和 Hes1 mRNA 表达均有所降低。结论：益气养阴方剂量存在与肿瘤生长抑制效果相关的量效关系，而大剂量中药组表现出更强的抑制效果，这可能与其对 Notch 信号通路及 CD4$^+$CD25$^+$ 调节性 T 细胞的调控有关。

2. 肠癌

2016 年齐飞[18] 发表研究，以研究片仔癀（PZH）对大肠癌干细胞生长影响及其分子机制，为其临床治疗大肠癌提供更丰富的理论基础。方法：运用侧群细胞（SP）分析法、MTS 增殖实验、Hoechst 33342 染色凋亡检测、Q-PCR 和 Western blot 分子检测等方法评估 PZH 对大肠癌干细胞的影响及作用机制。结果：①PZH 处理能显著降低大肠癌细胞 SW480 和 HT-29 中干细胞的比例并呈剂量依赖性；②PZH 能明显抑制上述干细胞的增殖并诱导凋亡，效果同样具有剂量依赖性；③PZH 处理后大肠癌干细胞分化指标 CK20 的表达有显著提升，同时在 Notch 信号传导通路中关键基因 Notch1 和 Hes1 的基因及蛋白水平表达有显著降低。结论：片仔癀通过降低 Notch 信号通路的活性，有效抑制大肠癌干细胞的增殖、诱导其凋亡并促进分化，PZH 调节 Notch1 和 Hes1 表达可能是其对大肠癌干细胞作用的重要机制。

3. 肝癌

2003 年杨大国[19] 发表研究，以探讨正肝方（组成：黄芪、丹参、鳖甲、女贞子、半枝莲等）对 Bel-7402 人肝癌细胞分化的诱导作用及对端粒酶活性的影响。方法：运用噻唑蓝（MTT）比色法、图像分析系统、放射免疫法、动态比色法、聚合酶链反应 - 酶联免疫吸附法（PCR-ELISA 法）等方法，进行细胞增殖、核质比、甲胎蛋白（AFP）含量、γ- 谷氨酰转肽酶（γ-GT）活性、碱性磷酸

酶（ALP）活性及细胞端粒酶活性检测。结果显示：①正肝方可显著抑制 Bel-7402 细胞增殖；②能够显著降低细胞核质比和抑制细胞分泌 AFP，降低 γ-GT 活性，升高 ALP 活性；③显著抑制 Bel-7402 细胞端粒酶活性。结论：正肝方具有显著的诱导肝癌细胞分化和抑制细胞增殖的作用，其可能的作用机制与抑制 Bel-7402 细胞端粒酶活性有关。

2009 年高林林[20] 发表研究，以探讨附子多糖在体外对肝癌患者外周血单核细胞（PBMC）是否能诱导其分化为树突状细胞（DC）并表达成熟表型。方法：运用体外分离单个核细胞资源、附子多糖干扰、MTT 法细胞活力检测、倒置显微镜观察、扫描电镜成像和流式细胞仪检测等方法。结果显示：①中浓度附子多糖组能够诱导肝癌患者外周血单核细胞在一定期间内分化成树突状细胞，并促进细胞增殖；②中浓度附子多糖处理的细胞能高度表达 CD80、CD83、CD86 等共刺激分子与成熟标记物；③与其他浓度附子多糖组和阴性对照组相比，中浓度附子多糖组的诱导效果有显著性差异，而与添加 GM-CSF、IL-4 和 TNF-α 的阳性对照组相比，结果无明显差异。结论：适宜浓度的附子多糖能够在体外有效地诱导肝癌患者外周血单核细胞分化成树突状细胞，并表达成熟的细胞表型，为利用附子多糖开展抗肿瘤免疫治疗提供了实验依据。

2021 年覃艳春[21] 发表研究，以研究敷和备化方（组成：西洋参、柴胡、制香附、茵陈蒿、制半夏、白花蛇舌草、杭白芍、鳖甲、生姜、白术、茯苓、枳实、莪术、当归、三七、牛膝、甘草）对肝癌干细胞增殖及分化影响的机制。方法：运用免疫磁珠法、流式细胞术、qRT-PCR、Western blot 及 RNA 干涉技术等方法，探索该方能否调控 Wnt/β-catenin 信号通路相关基因与蛋白表达，从而影响肝癌干性转录因子的表达，以实现对肝癌干细胞特性的干预。结果：①成功分离并纯化出 CD133$^+$Hep G2 肝癌干细胞，阳性率达到 94.9%；②与空白对照组相比，敷和备化方含药血清可显著下调 Wnt1、β-catenin、PI3K 和 AKT 的 mRNA 与蛋白表达水平，并可通过 Wnt/β-catenin 信号通路对肝癌干细胞进行调控；③RNA 干涉技术成功构建针对 β-catenin 基因的干涉质粒并转染到肝癌干细胞中，结果表明敲除 β-catenin 能显著降低 NANOG、SOX2、OCT4

等干性转录因子的 mRNA 与蛋白表达水平。结论：敷和备化方通过调节 Wnt/β-catenin 信号通路及干性转录因子表达，影响肝癌干细胞的增殖和分化特性，提供了中医药治疗肝癌新的策略和视角，并指明 β-catenin 为肝癌治疗的理想靶点。

4. 胃癌

2004 年叶冰[22] 发表研究，以研究参术胶囊对脾虚胃癌转移小鼠动物模型的细胞分化及细胞外基质降解相关基因表达的作用，探讨其对脾虚胃癌转移的作用机制。方法：运用偏食法建立脾气虚证动物模型、外科原位移植法建立脾虚胃癌转移鼠病证结合动物模型、HE 染色、免疫组织化学方法进行的细胞分化及基因表达调控研究。结果：①脾虚胃癌转移鼠动物模型的建立稳定可靠；②参术胶囊能明显促进胃癌细胞的分化；③参术胶囊能够调控细胞外基质降解相关基因，包括基质金属蛋白酶 -2（MMP2）、基质金属蛋白酶 -9（MMP9）、组织金属蛋白酶抑制因子 -1（TIMP1）、组织金属蛋白酶抑制因子 -2（TIMP2）、尿激酶型纤溶酶原激活因子（uPA）及纤溶酶原激活因子抑制剂 -1（PAI-1）的表达。结论：参术胶囊能抑制脾虚导致的胃癌转移，可能的机制包括诱导肿瘤细胞的重新分化和调节细胞外基质降解相关基因的表达。

2004 年李宝园[23] 发表研究，以对比研究中药紫龙金与西药环六亚甲基二己酰胺对人胃癌 MGc803 不同周期细胞的生长和分化表型调节的共性作用。方法：采用高压氧化亚氮加胸腺嘧啶脱氧核苷（TdR）双阻断法将 MGc803 细胞同步化于 G1、S、G2、M 4 个时相，用紫龙金和 HMBA 处理各时相细胞。结果：①紫龙金与 HMBA 均对不同周期细胞具有显著的增殖抑制作用，细胞在软琼脂上的生长态势和生长抑制效果相似，但在 G2 期紫龙金的作用优于 HMBA；②细胞微丝组装除 M 期外，均呈显著增加的趋势；③中药紫龙金与 HMBA 对人胃癌 MGc803 不同周期细胞的生长和分化表型调节具有明显的共性特征。结论：紫龙金与 HMBA 在促进人胃癌细胞生长和分化方面表现出相似的作用，为胃癌治疗提供了新思路。

5. 乳腺癌

2012 年彭求贤[24] 发表研究，以验证尖尾芋抗肿瘤的科学性、从尖尾芋中开发出新型高效低毒、

价格适中的天然抗肿瘤药物提供依据。方法：运用尖尾芋水提物制备及多糖纯化、多糖的组分分析、初步纯化、纯度和理化性质测定对纯化后多糖进行纯度鉴定、抗小鼠肿瘤作用与急性毒理实验、诱导单核巨噬细胞分化、分化的 THP-1 细胞周期、相关细胞因子、趋化因子的检测等方法。结果：①尖尾芋水提物对乳腺癌小鼠的肿瘤抑制作用显著，能有效抑制肿瘤生长；②尖尾芋水提物可以延长黑色素瘤小鼠的生存时间，显示出一定的抗肿瘤活性；③尖尾芋水提物在急性毒理实验中表现出对小鼠没有急性毒性作用的结果。结论：尖尾芋提取物具有潜在的抗肿瘤活性，可以通过激发和增强机体的免疫功能来控制和杀灭肿瘤细胞，为开发新型抗肿瘤药物提供了有益依据。

6. 其他癌种

2008 年王国红[25] 发表研究，以确立中药有效成分诱导人成骨肉瘤 MG-63 细胞终末分化效果及其作用机制。方法：运用人成骨肉瘤 MG-63 细胞终末分化模型方法，对细胞进行人参皂苷 Rg1、肉桂酸、丹参酮 Ⅱ A 及其组合处理。结果：①各种处理都抑制了 MG-63 细胞的增殖活性，抑制效果随着成分组合的复杂性增加而增强；②处理后细胞周期发生改变，主要在 G0/G1 期发生阻滞，并且促进了终末分化标志物的表达和钙沉积；③通过影响相关的癌基因和抑癌基因来调控细胞周期，特别是降低了 c-fos 和 c-myc 的表达活性，增加了 Rb 和 p27 的表达活性。结论：人参皂苷 Rg1、肉桂酸、丹参酮 Ⅱ A 及其组合对人成骨肉瘤 MG-63 细胞终末分化的诱导作用机制与其干预调节 c-fos 和 c-myc 等癌基因以及 Rb 和 p27 等抑癌基因的表达从而调控细胞周期有关。

2009 年张萍[26] 发表研究，以观察小柴胡汤（组成：柴胡、黄芩、半夏、生姜、人参、大枣、炙甘草）对人早幼粒白血病细胞 HL-60 的体外分化诱导作用。方法：运用细胞培养、流失测定细胞周期改变和免疫组化检测的方法，观察细胞形态学、细胞功能及生化特征的变化，细胞表面分化抗原的表达变化，细胞周期和抑癌基因 P53 的表达变化。结果：①细胞形态学方面，小柴胡汤可诱导 HL-60 细胞向成熟粒系细胞分化，且与 ATRA 相比稍逊；②细胞功能与生化特征方面，小柴胡汤能显著增

强细胞吞噬功能和 NBT 还原能力，但低于 ATRA 的作用；③细胞表面分化抗原 CD11b、CD14 的表达变化方面，小柴胡汤对其表达无显著影响，而 ATRA 则显著升高其表达。细胞周期呈现阻滞于 G0/G1 期，且 P53 的表达明显升高。结论：小柴胡汤可诱导 HL-60 细胞向粒系成熟分化，机制可能与阻滞细胞于 G0/G1 期，并且上调抑癌基因 P53 的表达有关。

四、诱导细胞死亡

1. 肺癌

2016 年周立江[27] 研究肺积宁方（柴胡、黄芩、半夏、人参、龙骨、牡蛎、山慈菇、莪术、浙贝母、桔梗、茯苓、炙甘草）含药血清对 Lewis 肺癌细胞增殖和凋亡影响及自噬基因影响。方法：运用体外实验和体内动物实验相结合的方法。体外实验包括制备含药血清并作用于 Lewis 肺癌细胞，检测肺积宁方含药血清对细胞增殖的抑制效应、自噬情况、自噬相关蛋白表达、自噬基因的 RNA 表达。体内实验涉及建立裸鼠 Lewis 肿瘤移植模型，分析肺积宁方的体内抗癌效果和对肿瘤细胞形态学及自噬相关基因蛋白表达的影响。结果：Lewis 肺癌细胞的增殖有显著抑制作用，与对照组比较，肺积宁方组促进凋亡作用明显（P < 0.01），与顺铂组比，联合组明显提高了凋亡比例，统计学差异显著（P < 0.01）。各组裸鼠移植瘤电镜透视观察自噬小体各组均可见双层膜包裹的自噬体，可见典型的凋亡小体，其由膜包绕，小体内可见核的残片及细胞器。结论：①肺积宁方含药血清能抑制 Lewis 肺癌细胞增殖，并能促进其凋亡；②肺积宁方含药血清能诱导 Lewis 肺癌细胞自噬，增强 Beclin-1、LC3B-Ⅱ、Atg5 蛋白和 mRNA 水平的表达，提高 LC3B-Ⅱ/LC3B-Ⅰ 比例；③肺积宁方能改善荷瘤裸鼠的一般状态、增加自主活动次数，抑制荷瘤裸鼠的肿瘤生长；④肺积宁方上调荷瘤裸鼠瘤组织中 Beclin-1、LC3BB-Ⅱ、Atg5 蛋白的表达，提高 LC3B-Ⅱ/LC3B-Ⅰ 比例；⑤肺积宁方具有抑制肿瘤作用，可能与诱导自噬有关。

2017 年张磊[28] 发表研究，以确认黄芩苷与抗肿瘤坏死因子相关凋亡诱导配体（TRAIL）联合应用于人肺腺癌细胞株的抗肿瘤效应及其机制。

方法：采用了肺腺癌细胞体外培养、乳酸脱氢酶（LDH）释放检测、免疫蛋白印迹（Western blot）、活性氧的检测及流式细胞仪等实验方法，来检测细胞死亡及其分子机制。结果显示：①在 A549 和 H2009 两种不同的肺癌细胞株中，倒置相差显微镜观察得出黄芩苷与 TRAIL 联合应用在不同浓度下均能显著杀伤细胞，并且细胞死亡率呈剂量依赖性，相较于单独药物处理组有明显增加；②通过流式细胞术检测凋亡发现，黄芩苷可以增强 TRAIL 诱导的细胞凋亡，并且凋亡蛋白聚腺苷酸核糖聚合酶（PARP）在联合用药组中被切割，泛 Caspase 抑制剂 z-VAD-fmk 能显著降低细胞死亡率，表明黄芩苷增强 TRAIL 的作用主要通过促进凋亡途径；③磷酸化 p38（P-p38）及活性氧（ROS）的表达增强，表明黄芩苷增敏 TRAIL 的抗肺癌作用，其机制主要通过激活 Caspase 信号通路诱导细胞凋亡同时激活 P38 信号通路和 ROS 信号通路，P38 信号通路与 ROS 信号通路激活具有促进细胞死亡的作用。结论：黄芩苷联合 TRAIL 经由凋亡通路对肺癌细胞有杀伤作用。

2021 年李秋丽[29] 发表研究，以探索麦冬皂苷 B（ophiopogonin-B，OP-B）通过调控小分子 RNA-432-5p（miR-432-5p）对非小细胞肺癌（non-small cell lung cancer，NSCLC）细胞 A549 增殖、迁移和侵袭的抑制作用及分子机制。方法：运用 qRT-PCR、细胞增殖实验、细胞克隆形成实验、Transwell 迁移与侵袭实验、Western blot、生物信息学分析方法检测干预结果。结果：①OP-B 5μmol/L 的浓度能够显著上调肺癌细胞株 A549 和 H1299 中的 miR-432-5p 表达，且过表达的 miR-432-5p 明显抑制 NSCLC 细胞 A549 的增殖、迁移和侵袭；②从癌症基因组图谱（The Cancer Genome Atlas，TCGA）数据库选取和下载与铁死亡基因相关的转录组数据和临床信息，并通过 Lasso 回归分析确定了与铁死亡密切相关的 12 个基因标志，对 TCGA 构建的预测模型进行基因表达组学数据库（Gene Expression Omnibus，GEO）数据集验证，揭示了铁死亡相关基因在 NSCLC 患者中的通路富集；③OP-B 5μmol/L 的浓度作用 A549 细胞后，通过蛋白免疫印迹法检测铁死亡标志基因蛋白变化以及蛋白组学基因测序和京都百科全书（Kyoto

Encyclopedia of Genes and Genomes, KEGG）生物信息学分析，确定对铁死亡通路及花生四烯酸代谢通路调控作用，及显著抑制铁死亡驱动基因 aurora kinase A（AURKA）的蛋白表达，提示 OP-B 可以诱导 NSCLC 细胞铁死亡。结论：miR-432-5p 能有效抑制非小细胞肺癌 A549 细胞的增殖、迁移和侵袭，麦冬皂苷 B 通过上调 miR-432-5p 的表达发挥抗 NSCLC 作用，与此同时，构建的铁死亡预后模型和明确的铁死亡基因在 NSCLC 中的聚集通路为 NSCLC 治疗提供了新的思路。麦冬皂苷 B 的铁死亡诱导作用及其通过调控 miR-432-5p/AURKA 介导的 NSCLC 抑制机制为麦冬皂苷 B 作为抗非小细胞肺癌药物的研究提供了新的理论基础。

2022 年周欢[30] 发表研究康艾注射液（Kangai Injection，KAI）对人肺腺癌细胞株（A549）与人肺腺癌顺铂耐药细胞株（A549/DDP）作为模式细胞，从转录因子 FOXO3a 依赖性自噬途径探讨康艾注射液改善人肺腺癌细胞顺铂耐药性的分子机制。方法：利用 CCK-8 法检测亲本 A549 与顺铂耐药 A549/DDP 细胞对顺铂的敏感性；免疫印迹法检测 A549 和 A549/DDP 细胞自噬相关蛋白表达差异性。结果：①与亲本 A549 细胞比较，顺铂耐药的 A549/DDP 细胞基础自噬水平升高；②康艾注射液具有增强 A549/DDP 细胞顺铂敏感性的作用；③康艾注射液联合顺铂干预 A549/DDP 细胞，可诱导细胞自噬荧光斑点增加；上调自噬相关蛋白 Beclin-1、LC3 Ⅱ 表达，下调 p62 表达；诱导细胞自噬性死亡，从而改善 A549/DDP 细胞顺铂耐药性；④康艾注射液联合顺铂干预 A549/DDP 细胞，可诱导细胞发生 G2/M 期阻滞，激活促凋亡蛋白 Bax，下调抗凋亡蛋白 Bcl-2；并上调 Cleaved caspase-3 及 p53 蛋白表达水平，从而增强 A549/DDP 细胞顺铂敏感性；⑤康艾注射液联合顺铂干预 A549/DDP 细胞，通过上调 FOXO3a 表达、降低 FOXO3a 磷酸化，诱导细胞自噬性死亡及凋亡。结论：康艾注射液联合顺铂干预人肺腺癌顺铂耐药 A549/DDP 细胞，可通过诱导 FOXO3a 依赖性细胞自噬性死亡及凋亡，从而改善 A549/DDP 细胞对顺铂的耐药性。

2022 年吴趋荟[31] 发表研究，以验证参芪固金汤（人参、黄芪、红景天、白术、茯苓、灵芝、穿破石、白花蛇舌草、臭牡丹、甘草组成）通过诱导内质网应激介导非小细胞肺癌细胞凋亡和坏死性凋亡的治疗作用。方法：运用体外细胞实验和体内动物实验相结合的方法，包括高效液相色谱进行药物质量和稳定性检测，CCK8 检查细胞抑制率，EdU 和 Transwell 实验评估细胞增殖和迁移变化，流式细胞仪分析细胞周期和凋亡情况，以及西方印迹法检测凋亡和坏死性凋亡相关蛋白表达。此外，构建皮下移植肿瘤模型，连续灌胃药物并记录肿瘤体积变化，并通过免疫组化实验和裸鼠生理指标评估药物安全性。采用 qRT-PCR 和 WB 评估内质网应激反应，以及通过染色质免疫共沉淀 – 测序（ChIP-seq）技术探讨分子调控机制。结果：①参芪固金汤在体外抑制细胞的增殖、迁移，诱导凋亡、坏死性凋亡：参芪固金汤呈浓度依赖性抑制增殖、减少细胞的克隆数量及 EdU 的阳性信号；导致细胞 G0/G1 周期阻滞及迁移能力下降；提高 Bad、剪切体 Caspase3、剪切体 Caspase 9 及 p-MLKL、p-RIPK3、p-RIPK1 的蛋白表达；②参芪固金汤在体内抑制瘤体增长，促进凋亡与坏死性凋亡：参芪固金汤干预后的肿瘤体积显著减小；Ki-67 表达显著降低；剪切体 Caspase 3 和 p-MLKL 蛋白表达增加；裸鼠未见明显的体重变化和主要器官损伤；③参芪固金汤通过 PERK/ATF4/CHOP 轴介导 NSCLC 细胞 ER 应激，诱导凋亡和坏死性凋亡。结论：参芪固金汤通过 PERK/ATF4/CHOP 轴抑制 USP9X 的转录，诱导 NSCLC 细胞凋亡和坏死性凋亡，从而发挥治疗 NSCLC 的作用。

2023 年张云亭[32] 发表研究，以探索参苓白术散（北京同仁堂有限公司）对 Lewis 肺癌小鼠模型肿瘤细胞自噬的干预作用及其治疗机制的影响。方法：运用肿瘤植入小鼠模型、免疫组化、酶联免疫吸附试验（ELISA）、透射电镜和西方印迹法（Western blot）等方法，结果显示：①与模型组相比，顺铂组、中药组和中药加顺铂组的肿瘤体积和相对肿瘤体积显著降低，相对肿瘤增殖率也有所下降；②通过免疫组化技术，显示顺铂组、中药组、中药加顺铂组肿瘤组织中图腾样受体 4、髓样分化因子 88 的蛋白表达水平显著下降，核因子 –κB 抑制蛋白 α 的蛋白表达水平显著升高，核因子 –κB P65 蛋白的入核率显著降低；③ELISA 结果表明，与模型组相比，顺铂组、中药组、中药加顺铂组肿瘤组织中肿瘤坏死因子 -α、白细胞介素 -1β 的含量显著降低；透射电镜观察到顺铂组、中药组和中药加顺铂组肿瘤细胞体积缩小，细胞核呈不规则形态，自噬小体数量增加；④Western blot 技术结果显示顺铂组、中药组、中药加顺铂组肿瘤组织中自噬相关蛋白 3、自噬相关蛋白；⑤自噬特异性基因 Beclin-1 和微管相关蛋白 1 轻链 3 的表达水平显著升高结论：参苓白术散可以有效抑制 Lewis 肺癌小鼠肿瘤的生长；可以通过 TLR4/NF-κB 通路降低 Lewis 肺癌小鼠肿瘤组织中 TNF-α、IL-1β 的含量，减轻肿瘤组织炎症反应；可以上调 Lewis 肺癌小鼠肿瘤细胞的自噬水平。

2023 年刘文俊[33] 发表研究，以评估四君子汤联合顺铂对耐药性肺癌裸鼠模型肿瘤生长和细胞代谢的影响。方法：运用了小鼠肿瘤模型建立、组织病理学染色（苏木精 - 伊红染色和 Ki-67 免疫组化染色）、蛋白质表达分析（Western blot）、化学检测（比色法）、透射电镜观察、细胞凋亡评估（TUNEL 染色）以及免疫荧光染色等方法，结果：①四君子汤联合顺铂能有效抑制裸鼠肿瘤细胞的生长，并降低肿瘤细胞增殖相关蛋白 Ki-67 的表达；②联合治疗影响了肿瘤细胞的谷氨酰胺代谢、有氧糖酵解和线粒体呼吸相关蛋白表达，并改变了肿瘤组织中的 ATP 和 H_2O_2 水平；③此外，四君子汤联合顺铂降低了肿瘤组织的总铁离子水平，改变了铁代谢相关蛋白的表达，并引起了肿瘤组织形态学的变化，增加了肿瘤组织中细胞的凋亡水平，同时降低了 GSH 水平和减少了 MDA 含量。该治疗还影响了肿瘤组织中自噬相关蛋白以及 Keap1/Nrf2 通路的表达水平以及它们的核定位情况。结论：四君子汤可增强肿瘤细胞葡萄糖驱动的线粒体呼吸，通过抑制 p62/Keap1/Nrf2 通路并诱导脂质过氧化和自噬依赖性铁死亡增敏 NSCLC 顺铂耐药。

2. 肠癌

2007 年徐云丹[34] 发表研究，以探索经典复方四君子汤与 5- 氟尿嘧啶（5-FU）合用对体外培养的人肝癌和结肠癌细胞的生长、凋亡及相关基因表达影响，并阐明其作用机制。方法：运用包括细胞形态观察、MTT 法检测增殖抑制率、流式细胞术检测细胞凋亡和周期变化、免疫组化法检测基因表达等方法检测干预结果。结果显示：①四君子汤

与 5-FU 作用后，光镜下癌细胞出现凋亡形态改变，且两药合用可明显抑制人肝癌 Bel-7402 细胞和结肠癌 HT-29 细胞的增殖；②流式细胞术检测发现两药合用作用细胞 24h 后，诱发不同剂量依赖性的凋亡率增加，并能阻滞细胞周期在 G1/S 期；③免疫组化法的结果显示，四君子汤与 5-FU 合用可以增强或减弱凋亡相关基因 p53、Bcl-2 和 Bax 的表达。结论：四君子汤与 5-FU 合用在体外培养的人肝癌 Bel-7402 细胞和结肠癌 HT-29 细胞上具有显著的抑制增殖和诱导凋亡的效果，其作用机制可能与凋亡相关基因 p53、Bcl-2、Bax 的表达变化有关。

2023 年 Zhou F[35] 发表研究，以研究冬凌草甲素对结肠癌细胞生物学特性及内质网应激相关调控机制的影响。方法：运用 CCK8 检测和 5- 乙炔基 -2'- 脱氧尿苷（EdU）染色、Transwell 实验、伤口愈合实验、Western blot、qRT-PCR、位置权重矩阵软件（PWMs）、基因表达组学数据库（GEO）、免疫荧光（IF）、ER 追踪剂红（ER tracker-red）、流式细胞仪（FCM）或荧光染色、Fluo-3 AM 染色以及裸鼠皮下异位移植模型等方法。结果显示：①冬凌草甲素能够抑制结肠癌细胞增殖、侵袭和迁移，其抑制效果会随着内质网应激抑制剂浓度的提高而减弱；②冬凌草甲素可诱导内质网应激生物标志物的表达增加、内质网形态松弛以及囊泡增多和变形不规则；③TCF4 作为内质网应激的调节因子，其通过 PWMs 软件和 GEO 生存分析被确定，且冬凌草甲素可以激活 TP53 阻碍 TCF4 的转录激活，增加肿瘤细胞 ROS 水平和钙离子释放，抑制体内结肠癌细胞的肿瘤生长。结论：冬凌草甲素调控 TP53/TCF4 轴、诱发肿瘤细胞内质网应激失衡，并促进结肠癌细胞的死亡，说明 TCF4 是肿瘤细胞内质网应激反应和蛋白质合成平衡的调节节点，且 TP53/TCF4 轴在冬凌草甲素的抗结肠癌作用中扮演关键角色。

3. 肝癌

1997 年，李杰[36] 发表研究，提取肝康冲剂的主要成分并对抑瘤作用与诱导人肝癌细胞系 BEL-7402 细胞凋亡的关系进行了初步探讨。结果表明：肝康冲剂提取物对体外培养的肝癌细胞的生长具有抑制作用（MIT 法），且抑制作用随药物浓度的加大而升高。其中肝康冲剂提取物＞80mg/ml、阿霉

素＞5μg/ml作用显著，抑制率均大于50%。肝康冲剂提取物对人肝癌细胞BEL-7402细胞凋亡的诱导：对于肝癌冲剂和阿霉素作用的肝癌细胞BEL-7402细胞周期DNA含量的检测表明，肝康冲剂、阿霉素均可阻滞人肝癌G0/G1期细胞进入S期，诱导细胞发生凋亡。细胞核形态观察表明AO染色，激光共聚焦扫描显微镜细胞扫描断层分析发现：对照组细胞完整无缺，DNA荧光强度分布地形图显示整个结构形似"蛋糕"。肝康冲剂组作用6h后部分细胞核开始固缩，染色质浓集；8h细胞形态不规则，部分细胞膜上形成大小不等的泡状隆起；24h有细胞分裂出大小不一有膜状物包裹的小体，即凋亡小体。DNA荧光强度分布地形图呈距齿状，表明DNA有明显的缺损，与对照组相差异显著。阿霉素组作用4h后细胞内染色质开始出现浓集，8h已有典型的凋亡小体出，24h凋亡小体明显增多，DNA荧光强度分布地形图呈距齿状。

2000年周振华[37]发表研究，以探讨健脾理气方（组成：以党参、白术、茯苓、八月札等组建）对HAC肝癌细胞凋亡及bax基因蛋白表达的影响。方法：运用小鼠HAC肝癌荷瘤模型，中药和或和或化疗药物干预，称重计算抑瘤率、TUNEL法、电子显微镜检测以及免疫组化法检测干预结果。结果：①中药组和化疗组的瘤重明显低于对照组，抑瘤率分别为41.6%和43.0%，差异具有统计学意义（P＜0.01）；②中药组和化疗组的肿瘤细胞凋亡指数显著高于对照组，差异具有统计学意义（P＜0.01），且电镜检测显示这两组中凋亡细胞发生了特征性形态学改变；③免疫组化法检测结果表明，对照组bax基因蛋白无强阳性表达，而中药组和化疗组均有强阳性bax基因蛋白表达。因此，健脾理气方能够明显诱导HAC肝癌细胞凋亡并显著上调肿瘤细胞bax基因蛋白表达，这可能是该方抗癌作用机制之一。

2014年黎金浓[38]以探讨扶正清解方（黄芪、女贞子、夏枯草、白花蛇舌草、灵芝、怀山药）对多种肿瘤细胞增殖率影响及其对肝癌细胞株HepG2抗肿瘤作用机制的研究为目的，运用3-（4,5-二甲基噻唑-2-基）-2,5-二苯基四氮唑溴化物（MTT）检测、流式细胞仪、DAPI染色、JC-1法、逆转录聚合酶链反应（RT-PCR）、西方印迹法（Western

blot）、H22移植小鼠模型、病理切片分析、TdT介导的dUTP末端标记（TUNEL）实验等方法。结果显示：①扶正清解方水提取液能够不同程度地抑制人AGS胃癌细胞、HT-29结肠癌细胞、Hela宫颈癌细胞以及HepG2肝癌细胞的生长；②扶正清解方可以通过线粒体介导的凋亡通路诱导HepG2细胞凋亡，与给药浓度呈正相关关系，并且可以下调促凋亡蛋白Bcl-2的表达，上调促凋亡蛋白Bax的表达，增加Caspase-3与Caspase-9的活性；③扶正清解方提取液干预H22荷瘤小鼠可明显减轻肿瘤质量，诱导肿瘤细胞凋亡，同时，Bcl-2基因表达减弱，Bax基因表达增强，显示与体外实验结果一致。结论：扶正清解方能够抑制多种肿瘤细胞的增殖，并且在体内外实验中均表明，其抗肿瘤作用机制与启动线粒体介导的凋亡通路相关，通过下调Bcl-2、上调Bax蛋白的表达发挥诱导肿瘤细胞凋亡的作用。

2014年张武德[39]发表研究，以研究扶正抑瘤汤（红芪、当归、莪术、墓头回按3：1：1：3的比例组方）对人肝癌HepG2和Hu-7裸鼠移植瘤细胞的抑制作用及其诱导肿瘤细胞凋亡和自噬的分子生物学效应。方法：运用裸鼠移植瘤模型、MTT法监测肿瘤生长、TUNEL染色检测细胞凋亡、透射电子显微镜观察自噬体的形成，及WB检测自噬相关蛋白（Beclin-1，Bnip3及LC3）表达变化等方法。结果显示：①扶正抑瘤汤高剂量、中剂量以及5-氟尿嘧啶与空白组比较均能抑制肿瘤生长，扶正抑瘤汤高剂量组抑瘤率最为显著；②TUNEL染色结果显示扶正抑瘤高剂量、中剂量组和5-氟尿嘧啶组可诱导大量肿瘤细胞凋亡，效果最佳；③透射电子显微镜结果与WB检测结果均表明，扶正抑瘤汤和5-氟尿嘧啶均能使自噬体数量增多，自噬相关蛋白Beclin-1、Bnip3及LC3表达上调，其中以扶正抑瘤高剂量组效果最为显著。结论：扶正抑瘤汤能有效抑制人肝癌HepG2和Hu-7裸鼠移植瘤细胞的生长，诱导肿瘤细胞凋亡，并激活自噬相关蛋白Beclin-1、Bnip3及LC3的表达，从而诱导肿瘤细胞发生自噬，特别是在高剂量组效果最佳。

4. 胃癌

2012年高海建[40]发表研究，以探讨胃安宁合剂（组成：黄芪、薏苡仁、猪苓、仙鹤草、鸡血藤、苦参、白花蛇舌草、女贞子、玄参）对进展期胃癌术后患者的临床疗效及其抗胃癌转移作用机制。方法：运用临床研究与实验研究方法。临床研究中，进展期胃癌术后患者分为治疗组和对照组，对照组仅接受 TEF 方案化疗，而治疗组在 TEF 方案基础上加用胃安宁合剂。实验研究包括 MTT 法检测细胞增殖，流式细胞法检测细胞凋亡，免疫印迹法检测 Bcl-2 和 C-erb-B2 蛋白表达，以及 RT-PCR 法测定 COX-2mRNA 及 VEGF mRNA 表达量。结果显示：①胃安宁合剂可显著提高术后患者的生存质量，增加化疗的耐受性和完成率；②胃安宁合剂能抑制胃癌 MGC-803 细胞的增殖，并诱导这些细胞的凋亡；③胃安宁合剂降低了 Bcl-2 和 C-erb-B2 蛋白的表达，且抑制了 COX-2mRNA 的表达，但对 VEGF mRNA 的表达无显著影响。结论：胃安宁合剂能够显著改善进展期胃癌患者术后的生存质量，并有助于抗复发与转移，其机制包括抑制胃癌细胞的生长、诱导细胞凋亡以及抑制 Bcl-2、C-erb-B2、COX-2 基因的表达。

2021 年陈伟妍[41]发表研究，从细胞水平及分子水平探讨熊果酸对体内、外胃癌细胞凋亡及自噬性死亡的影响。方法：构建裸鼠移植瘤，使用熊果酸干预。结果：与模型组相比，熊果酸干预组移植瘤体积明显减小，差异有统计学意义（$P < 0.05$），与模型组相比，熊果酸干预组中 Ki-67 蛋白表达减少，与模型组相比，熊果酸干预组中 Cleaved-caspase 3、Cleaved-caspase 9 蛋白表达增加，Bax 蛋白表达增加，Bcl-2 蛋白表达减少，与对照组相比，40μmol/L UA 干预组中 ULK1 蛋白表达增加，PI3K、p-AKT、p-mTOR 蛋白表达减少。与 40μmol/L UA 干预组相比，40μmol/L UA+3-MA 组中 PI3K、p-AKT、p-mTOR、ULK1 蛋白表达情况无显著变化。结论：①熊果酸具有抑制体内、外胃癌细胞生长的作用；②熊果酸通过诱导胃癌细胞凋亡及自噬性死亡，从而抑制胃癌细胞生长；③熊果酸诱导胃癌细胞凋亡及自噬性死亡，从而抑制胃癌细胞生长是通过干预 PI3K/AKT/mTOR 信号通路实现的。

5. 乳腺癌

2020 年 Liu Y[42]发表研究，以筛选肉桂在乳腺癌治疗中的潜在靶点并探索其治疗机制。方法：

运用中医药数据库（TCMSP、台湾中医数据库和 TCMID）建立肉桂的活性成分和靶点数据库，利用 GeneCards 与 OMIM 数据库建立乳腺癌相关靶点数据库并进行匹配，使用 STRING 数据库分析靶点间相互作用，通过基因本体和京都基因与基因组百科全书的通路富集进行生物过程分析的方法。结果显示：①成功识别并匹配了肉桂与乳腺癌相关的多个潜在靶点；②通过目标间相互作用网络分析发现了关键节点；③细胞实验验证了肉桂醛对抑制乳腺癌细胞生长的作用。结论：研究表明肉桂作为一种抗乳腺癌治疗的可能性，但是还需要进一步的深入研究和临床试验来完全确认其效力和安全性。

2022 年冯鸣[43]发表研究，以揭示三黄煎剂（组成：大黄、黄芪及姜黄）治疗三阴性乳腺癌作用机制及提高中医药治疗三阴性乳腺癌效果。方法：运用了动物实验和体外实验方法，并进行了处方挖掘和数据挖掘。动物实验包括了荷瘤小鼠模型的建立和药物干预，以及后续的病理、基因转录水平和蛋白表达水平的检测。体外实验则涉及了三黄煎剂对三阴性乳腺癌细胞生存、增殖、通路蛋白表达、凋亡及自噬的影响。处方挖掘通过中医传承辅助平台软件，在大型中文数据库中进行文献检索、分析、统计，发掘中医治疗三阴性乳腺癌的常用药物组合和特点。数据挖掘通过网络药理学的方法，构建了基于 RGS 家族基因的预后模型，并进行预后效能及稳健性评估。结果：①动物实验三黄煎剂干预可以抑制瘤体生长，且无肝肾毒性：三黄煎剂干预 3 周后发现，干预组瘤体较对照组减小，肿瘤组织中 PI3K/AKT/mTOR 通路相关基因转录水平受到抑制，Bax、Cleaved-caspase-3 表达升高，Bcl-2 表达降低；②体外实验三黄煎剂干预后显著抑制 MDA-MB-231 细胞生存和增殖、PI3K/AKT/mTOR 通路蛋白表达。结论：三黄煎剂通过调控 PI3K/AKT/mTOR 通路抑制三阴性乳腺癌瘤体生长，并通过诱发肿瘤细胞凋亡造成肿瘤组织坏死，也可以有效抑制 PI3K/AKT/mTOR 通路活性，促进三阴性乳腺癌细胞 MDA-MB-231 凋亡和抑制肿瘤细胞 PI3K/AKT/mTOR 通路活性并增强其自噬流量。同时，三黄煎剂促进 p62 S403 位点磷酸化，增强 p62 介导的选择性自噬，降解自噬底物 Mcl-1。Mcl-1 含量降低使线粒体外膜通透性发生改变，诱发肿瘤细胞线粒体途径凋亡。

6. 食管癌

2021 年袁满[44]发表研究，以揭示 Neobractatin（NBT）诱导食管癌细胞焦亡作用机制及信号通路。方法：运用蛋白免疫印迹、乳糖脱氢酶细胞毒性测试、细胞存活实验、流式细胞仪检测等分子生物学方法，以及搭建裸鼠皮下移植瘤动物模型进行体内药理活性验证。结果：①NBT 能够诱导稳定表达 Gasdermin E（GSDME）蛋白的食管癌细胞 KYSE150、KYSE450 和 Eca-109 细胞焦亡，其机制涉及 GSDME 蛋白的剪切以及 N 端结构域的形成；②NBT 可以显著引起食管癌细胞 ROS 水平上调、JNK 磷酸化及 Caspase-3 的激活；③体内实验进一步证实了 NBT 对食管癌裸鼠模型具有显著的抑制作用，且具备安全性。结论：研究表明 NBT 通过激活 ROS/JNK/Caspase-3 路径和诱发 GSDME 蛋白剪切，导致食管癌细胞发生焦亡，暗示 NBT 作为治疗食管癌的潜在药物候选具有开发价值，并增进了我们对 GSDME 在癌症治疗中角色的理解，为食管癌的临床疗法开发提供了新的策略。

7. 其他癌种

杨骅[45]1996 年发表研究，为了探索榄香烯抗肿瘤的作用机制，应用 MTT 和流式细胞术、DNA 凝胶电泳及透射电镜方法，分析了榄香烯对白血病细胞生长的影响。结果显示：①榄香烯明显抑制白血病 HL-60 和 K562 细胞的生长，对 HL-60 细胞的半数生长的抑制剂量（IC50）为 27.5μg/ml，对 K562 细胞的 IC50 为 81μg/ml，而对正常人外周血白细胞（PBL）的 IC50 为 254.3μg/ml；②流式细胞术证实，榄香烯能阻滞肿瘤细胞从 S 期进入 G2M 期，并诱发其细胞凋亡；③DNA 凝胶电泳及透射电镜超微结构观察都发现了榄香烯诱发肿瘤细胞凋亡所导致的生化与形态变化。结果表明，榄香烯诱导肿瘤细胞凋亡是其抗肿瘤作用机制的重要方面之一。

2021 年 Wu X[46]发表研究，以探究灵芝多糖（FYGL）对胰腺癌细胞株抑制效果及其潜在机制。方法：运用细胞活性检测、细胞迁移和集落形成实验、凋亡分析、蛋白表达水平测定及自噬相关蛋白分析等方法，结果显示：①FYGL 能够剂量依赖性地选择性抑制 PANC-1 和 BxPC-3 胰腺癌细胞

的活性，而对 Mia PaCa-2 胰腺癌细胞和 HepG2 肝癌细胞无明显抑制效果；②FYGL 抑制了 PANC-1 细胞的迁移和集落形成，并促进了这些细胞的凋亡，同时降低了 PANC-1 细胞中 Bcl-2 蛋白的表达水平，增加了活性氧种类和降低了线粒体膜电位；③FYGL 提高了 PANC-1 细胞中自噬泡的形成以及微管相关蛋白轻链 3 Ⅱ / Ⅰ 的比例，但阻止了自噬泡与溶酶体的融合，从而抑制了自噬并增加了损伤线粒体的累积，推动了活性氧种类的进一步增加，并通过 caspase-3/ 裂解型 caspase-3 激活路径引发了细胞凋亡。结论：FYGL 可能通过调节活性氧种类和抑制自噬的方式促进 PANC-1 胰腺癌细胞的凋亡，展示了其作为胰腺癌治疗的潜在抗癌剂的可能性。

2021 年 Jia H[47]发表研究，以评估白芷根提取物（CREE）对乳腺癌的体外活性和体内效应为目的，并讨论了 CREE 促进乳腺癌细胞凋亡的可能机制。方法：通过高效液相色谱（HPLC）分析了 CREE 中的主要成分，通过硫酸偶氮罗丹明 B（SRB）法、集落形成实验、乳酸脱氢酶（LDH）释放实验、划痕愈合实验和 Transwell 实验，评估了 CREE 对人乳腺癌细胞增殖、迁移和侵袭的影响，通过 Hochest33342 染色和 Annexin V-FITC/PI 染色实验来研究 CREE 的促凋亡效应。为了验证 CREE 的体内效果，应用了裸鼠皮下移植瘤实验。通过线粒体膜电位和蛋白质印迹（Western blot）实验，研究了 CREE 治疗乳腺癌的可能机制。结果：①CREE 含有环烷基三萜皂苷；②CREE 能显著地抑制人乳腺癌 MCF-7 和 MDA-MB-231 细胞体外的增殖、迁移和侵袭，同时也能有效抑制 MDA-MB-231 细胞皮下肿瘤的体内生长；③CREE 上调了 Bax、caspase-9/3 和细胞色素 C 的表达水平，下调了 Bcl-2 的表达。结论：调节线粒体途径可能是 CREE 促进乳腺癌细胞凋亡的机制之一。CREE 在体内外展现了足够的抗乳腺癌活性，这项研究为进一步研究和开发白芷根提供了有力的证据。

五、调控基因表达

1. 肺癌

1998 年，张伟[48]发表研究，观察安泰胶囊对移植性人胃癌（SGC7901）、食管癌（Eca109）、肺

癌（SPC-A-1）和动物肉瘤（S180）的抑制作用及对人肝癌 SMMG7721 细胞 RNA 合成的影响，采用荷瘤技术和同位素掺入法，结果显示：①分别灌胃 100、200、400mg/kg 安泰胶囊混悬液，对 SGC7901 的抑制率分别为 31.5%、47.7%、51.9%；SPC-A-1 为 22.6%、39.5%、49.2%；Eca109 为 21.9%、34.2%、46.0%，与对照组相差非常显著；②同时，安泰胶囊对 SMMC7721 细胞 RNA 合成具有明显的抑制作用。因此，得出结论：安泰胶囊对 SGC7901、Eca109、SPC-A-1 和 S180 移植瘤的生长具有明显的抑制作用，其作用机制可能与安泰胶囊对肿瘤细胞 RNA 合成的抑制作用有关。

2008 年许林利[49]发表研究，以探讨中药补肾化瘀解毒复方（由补骨脂、肉桂、莪术、大黄、粉防己、全瓜蒌等药物组成）对小鼠 Lewis 肺癌自发性转移的抑制作用及其机制研究。方法：运用 Lewis 肺癌细胞株接种 C57BL/6J 小鼠所建立的小鼠 Lewis 肺癌模型、免疫组化技术和实时定量聚合酶链反应（RT-PCR）技术的方法。结果：①补肾化瘀解毒复方显著抑制了小鼠 Lewis 肺癌和肺转移灶的生长，并提高了顺铂的抑制率；②补肾化瘀解毒复方能显著提高小鼠的免疫功能，特别是高剂量组效果最为显著；③补肾化瘀解毒复方增强了 nm23 基因的 mRNA 表达量并降低了突变型 p53（mtp53）基因的 mRNA 及蛋白表达量。结论：补肾化瘀解毒复方不仅能显著抑制小鼠 Lewis 肺癌及其自发性转移，还能与化疗药物顺铂协同增效，其作用机制可能与提高 nm23 基因表达和降低 mtp53 基因表达有关，同时复方还能显著增强小鼠免疫功能。

2008 年许惠玉[50]发表研究，以研究赤芍总苷（total glucosides of Radix Paeoniae Rubra，TGC）的抗肿瘤效果及其作用机制。方法：运用小鼠皮下移植肿瘤模型、细胞培养、MTT 显色法、瑞吉氏染色、细胞周期分析、实时定量聚合酶链反应（RT-PCR）、蛋白质印迹（Western blot，WB）等方法，结果：①TGC 对小鼠 S180 肿瘤组织有显著的抗瘤作用，具有较高的抑瘤率（42.81%）并且对 S180 肿瘤细胞的凋亡效果比对 H22 细胞更显著，与环磷酰胺（cyclophosphamide，CY）联合使用时能提高抗肿瘤效果；②TGC 可以显著抑制 K562 细胞增殖和诱导细胞凋亡，凋亡相关基因和蛋白的表达变化

进一步验证了其诱导凋亡的作用；③TGC 能够调节小鼠 S180 肿瘤组织内凋亡相关蛋白的表达，并影响细胞免疫逃避机制，如降低 TGF-β1 的分泌、调节 MHC-Ⅰ和 MHC-Ⅱ蛋白及 mRNA 的表达。结论：①通过形态学、MTT、细胞周期等体内和体外大量实验表明，赤芍总苷对小鼠 S180 和 K562 肿瘤细胞有显著抗肿瘤作用；②体外实验表明，赤芍总苷促使 K562 细胞凋亡机制是经过非受体依赖途径把信号传导到细胞内部；③S180 肿瘤组织凋亡相关蛋白 Bcl-2、Bax、P16 以及 c-myc 的表达，Bcl-2 蛋白可通过拮抗野生型 p53 蛋白的凋亡而抑制多种因素诱发的细胞凋亡，参与细胞增殖与凋亡动态平衡的调控；④赤芍总苷影响小鼠 S180 肿瘤细胞免疫逃避机制，抑制 TGF-β1 的分泌，上调 MHC-Ⅰ、MHC-Ⅱ蛋白表达。而且也可以上调 MHC-Ⅰ mRNA，从而揭示 TGC 可通过肿瘤细胞表面免疫分子的表达，增强特异性细胞的抗肿瘤免疫应答功能，可抑制肿瘤细胞在体内转移和复发的重要措施。

2011 年山广志[51]发表研究，观察中药固本抑癌方（组成：红豆杉粉末 4g、黄芪 20g、山药 20g、薏苡仁 30g、党参 15g 等）对 Lewis 肺癌小鼠瘤组织 kiss-1 基因表达的影响。方法：通过 RT-PCR 测定各组肿瘤细胞 kiss-1 基因的表达。结果：化疗+中药组，化疗组，以及中剂量、高剂量中药组均能提高肿瘤细胞 kiss-1 基因的表达（$P < 0.05$），且化疗+中药组与化疗组、中剂量组、高剂量组比较有统计学意义（$P < 0.05$）。结论：固本抑癌方能提高瘤组织 kiss-1 基因的表达，对肺癌转移具有一定的干扰抑制作用。

2021 年 Li JX[52]发表研究，以探索苇茎汤（由芦根、薏苡仁、桃仁、冬瓜子组成，临床上以 60∶30∶24∶60 的比例组合）在治疗非小细胞肺癌（NSCLC）药理治疗机制。方法：运用网络药理学、代谢组学和生物学方法相结合的模型，结果：①网络药理学推测粟甾素是苇茎汤配方中的一个主要生物活性成分，其通过靶向蛋白激酶 Cα（PRKCA）抑制癌细胞生长；②代谢组学分析发现鞘氨醇-1-磷酸是苇茎汤处理组与对照组血浆中的差异代谢物，它由鞘氨醇激酶 1 和鞘氨醇激酶 2 调节，参与了鞘脂信号传导；③体外实验表明，粟甾素对

Lewis 肺癌细胞的增殖、促进细胞凋亡、迁移和集落形成具有重要影响，并且通过抑制 PRKCA/ 鞘氨醇激酶 / 鞘氨醇 -1- 磷酸信号和抗凋亡信号抑制肿瘤生长。结论：证实了苇茎汤及其主要活性成分粟麸素对非小细胞肺癌患者是一个有希望的替代治疗方法。

2. 肠癌

2009 年周清安[53] 发表研究，以探讨猫爪草皂苷对人结肠癌细胞 LoVo 生长和诱导凋亡作用以及对移植性结肠癌小鼠模型（CT-26）的抗肿瘤作用及其诱导凋亡的相关机制。方法：运用细胞增殖检测、荧光显微镜观察、流式细胞术、西方墨点法（Western blot）和免疫功能测定等方法。结果：①猫爪草皂苷能显著抑制人结肠癌 LoVo 细胞的增殖，特别是在 500 微克 /ml 浓度 72h 处理后，其抑制率达到 81.52%；②猫爪草皂苷处理的 LoVo 细胞出现了典型的凋亡形态变化，如细胞收缩、浓缩及亚二倍体峰的出现，以及 DNA ladder 的形成；③通过 Western blot 分析，猫爪草皂苷作用 24h 后，LoVo 细胞中促凋亡蛋白 Bax 的表达上升，而抑制凋亡蛋白 Bcl-2 的表达下降，导致 Bcl-2/Bax 比例下降，且随药物浓度升高，Caspase-3 蛋白水平显著增加；同样地，猫爪草皂苷也能显著抑制小鼠移植性肿瘤 CT-26 的生长，增加胸腺脾脏指数和提高自然杀伤细胞（NK cells）的活性，与此同时，肿瘤组织中 Bax 和 Caspase-3 蛋白的表达增加，Bcl-2/Bax 比值下降。结论：猫爪草皂苷对人结肠癌 LoVo 细胞具有抑制增殖和诱导凋亡的效应，并且这些作用是剂量和时间依赖的；猫爪草皂苷能够抑制结肠癌小鼠 CT-26 肿瘤的生长并诱导肿瘤细胞凋亡，其机制可能与通过压力诱导的途径激活凋亡执行器 Caspase-3 和调节 Bcl-2 家族蛋白的表达有关。

2014 年徐磊[54] 发表研究，以探讨健脾解毒汤（基本方由黄芪、山药、生薏苡仁、炒薏苡仁、红藤、蛇舌草、炒白术、败酱草组成）抗人大肠癌 HT-29 细胞转移的分子机制。方法：运用四甲基氮唑蓝比色法（MTT 法）、逆转录 - 聚合酶链式反应（RT-PCR）和酶联免疫吸附法（ELISA）方法，结果：①健脾解毒汤及其各加减方对 HT-29 细胞均表现出不同程度的抑制作用，且高浓度的方剂比低浓度的方剂抑制效果更好；②在 1000μg/ml

的浓度时，滋阴组抑制率最高，达到 46.1%，与基本方及清热解毒组相比，差异具有统计学意义（$P < 0.05$）；③与空白对照组比较，各中药组肿瘤细胞中基质金属蛋白酶 -9（MMP-9）mRNA 基因表达水平被降低，MMP-9 蛋白分泌明显受到抑制，其中滋阴组的抑制效果最为显著（$P < 0.01$），与基本方及清热解毒组相比也有显著差异（$P < 0.05$）。结论：健脾解毒汤及其加减方可以抑制人大肠癌细胞的增殖、侵袭及转移，这可能是通过下调肿瘤细胞中 MMP-9 mRNA 基因表达和抑制 MMP-9 蛋白分泌实现的。

2017 年沈阿灵[55] 发表研究，以研究片仔癀干预对大肠癌细胞体内外生长、转移的影响及其调控机制。方法：运用皮下移植瘤模型、MTT 法、集落形成、PI 染色、QPCR、Western blot 检测、划痕实验、迁移及侵袭实验、小动物活体成像、mRNA 芯片、TCGA 数据库分析、免疫组化、cDNA 芯片、组织芯片技术、高内涵筛选、CCK8 法、AnnxinV 染色等方法，结果显示：①片仔癀干预显著抑制了大肠癌细胞瘤体的生长、细胞活力、存活能力及阻滞细胞周期，上调了 miR-34c-5p 的表达，下调了 c-Myc、CDK4 和 Cyclin D1 的表达；②片仔癀干预显著抑制了大肠癌细胞的迁移和侵袭，以及对耐 5- 氟尿嘧啶大肠癌细胞迁移、侵袭的抑制，调控了 TGF-β1/miR-200/ZEB1 信号通路；③PNO1 在大肠癌组织和细胞中的表达显著上调，并且与患者的生存期短相关，PNO1 沉默抑制了大肠癌细胞的生长并诱导凋亡，片仔癀干预能够显著下调大肠癌细胞中的 PNO1 表达。结论：片仔癀通过调控 miR-34c-5p 及其靶基因抑制大肠癌细胞的生长，并通过抑制 TGF-β1/miR-200/ZEB1 通路抑制大肠癌细胞转移。PNO1 是大肠癌恶性进展的新标志物，其沉默可以显著抑制大肠癌细胞增殖和诱导凋亡，片仔癀通过下调 PNO1 的表达对抗大肠癌。

3. 肝癌

2018 年康芯荣[56] 发表研究，以探究当归补血汤（组成：当归、黄芪 1：5）对 S180 荷瘤小鼠肿瘤生长抑制作用及其可能机制。方法：运用 S180 荷瘤小鼠模型建立、组织学检查、TUNEL 法细胞凋亡检测、酶联免疫吸附试验检测细胞因子，以及 Western blot 法检测肿瘤细胞内的蛋白表达等方法，结果显示：①当归补血汤的中剂量和高剂量组对S180荷瘤小鼠的肿瘤生长具有明显抑制作用，抑瘤率分别达到38.00%和36.53%，低剂量组亦有作用且抑瘤率为27.42%；②与模型对照组相比，化疗药物CTX组的肝脾指数有所降低，而当归补血汤各剂量组的肝脾指数与CTX组相比有显著提高；③肿瘤组织学检查表明当归补血汤能使肿瘤细胞排列稀疏，核深染的瘤细胞降低，组织破裂和空洞增多，并伴有更多的非瘤组织取代，且凋亡指数随剂量增加而提升；血清中的白细胞介素-2（IL-2）含量显著提升；而磷酸化的信号转导和转录激活蛋白3（p-STAT3）表达显著降低，尤其在高剂量组中最为明显。结论：当归补血汤能显著抑制S180荷瘤小鼠的肿瘤生长，并可能通过提升血清中IL-2的含量及降低p-STAT3蛋白的表达来发挥抗肿瘤作用。

4. 胃癌

2001年苏勉诚[57]发表研究，以探索癌宁对体外人胃癌细胞基因及细胞因子表达的影响。方法：运用流式细胞术分析癌宁诱导胃癌细胞凋亡的机制。结果显示：①与空白对照组相比，顺铂和癌宁处理组中转化生长因子β1（transforming growth factor β1，TGF-β1）的基因表达产物含量显著增高；②Fas基因的表达产物含量在顺铂和癌宁组同样显著增高；③Fas配体（Fas ligand，Fas-L）基因的表达产物含量在顺铂和癌宁组也显著增加。结论：癌宁通过增强TGF-β1、Fas和Fas-L基因表达产品的含量，诱导人胃癌细胞发生凋亡，这表明癌宁对人胃癌细胞的诱导凋亡作用密切相关于其对抑癌基因及细胞因子表达的调节作用。

2020年关建华[58]发表研究，以探索八宝丹对胃癌血管新生和淋巴管新生的影响，并通过VEGF/VEGFR通路阐明其作用机制。方法：运用体内实验和体外实验的方法，体内实验通过构建皮下移植瘤裸鼠模型，免疫组化检测微血管密度和微淋巴管密度，酶联免疫吸附试验监测血清中的VEGF-A和VEGF-C含量，蛋白质印迹法检测相关蛋白表达；体外实验包括MTT比色法、酶联免疫吸附试验、蛋白质印迹法及其他细胞功能的检测。结果：①BBD在体内抑制胃癌移植瘤的体积和重量增加，并通过免疫组化实验减少瘤体内的微血管密度和微淋巴管密度，降低血清中VEGF-A与VEGF-C的含量；②BBD在体外能够减少胃癌细胞线的增殖、降低VEGF-A和VEGF-C的分泌与表达，并在管腔生成实验中抑制血管和淋巴管的形成；③BBD促进血管内皮细胞与淋巴管内皮细胞的凋亡，抑制这些细胞的迁移能力及损伤修复能力，且能显著下调VEGF-A、VEGF-C、MMP-2、MMP-9、VEGFR-2和VEGFR-3的蛋白表达。结论：八宝丹在体内外通过抑制VEGF/VEGFR通路表达，对胃癌血管新生和淋巴管新生都有显著的抑制作用，揭示了其作为抗癌药物在肿瘤治疗中的潜在价值。

5. 乳腺癌

2012年陶冀[59]发表研究，以探讨乳腺癌组织中nm23-H1、c-erbB2和MMP-9蛋白表达其与临床病理特征的关系，以及红花多糖（SPS）和表柔比星（EPI）对人乳腺癌细胞MCF-7增殖、凋亡影响及转移能力的影响。方法：运用免疫组化SP法、MTT比色法、流式细胞术、Real-time PCR、Western blot以及Transwell小室法等多种方法进行研究分析。结果：①nm23-H1、c-erbB2和MMP-9蛋白在乳腺癌组织中高表达，且c-erbB2蛋白表达与患者年龄有关，nm23-H1在无淋巴结转移及早期乳腺癌中高表达，而c-erbB2和MMP-9则在有淋巴结转移和晚期乳腺癌中高表达；②红花多糖和表柔比星都能抑制乳腺癌MCF-7细胞的体外增殖，并诱导细胞凋亡与坏死，且具有浓度依赖性；③红花多糖和表柔比星处理下，乳腺癌细胞中BAX上调，而Bcl-2和MMP-9下调，nm23-H1的表达也上调，且能够抑制MCF-7细胞的转移能力。结论：c-erbB2和MMP-9的高表达及nm23-H1的低表达与乳腺癌的浸润转移密切相关，这些指标的联合检测可用于乳腺癌的早期诊断和预后评判。红花多糖与表柔比星对MCF-7细胞的作用存在差异，红花多糖具有渐进性抑制作用，并且在诱导细胞凋亡和坏死方面作用较表柔比星弱，但在改变凋亡和转移相关基因的表达方面二者相似，均可有效抑制MCF-7细胞的转移能力。这为中药红花多糖在乳腺癌治疗中的应用和阿霉素药物的联合治疗提供了实验依据。

6. 食管癌

2022年王献丽[60]发表研究，以研究冬凌草复方（组成：黑顺片、青蒿、苦参、大黄、蒲公英、大青叶、猫爪草、夏枯草、柴胡、白头翁、半枝莲、穿心莲）在抗食管癌中的配伍作用以及其作用机制为研究目的，运用药理学和分子生物学方法，结合生物信息学技术 RNA-Seq。结果：①冬凌草复方、君臣、君臣佐及单味药材可以抑制食管癌细胞 EC109 和 AKR 的增殖，并下调 EC109 细胞中的白细胞介素 6（Interleukin-6，IL-6）、肿瘤坏死因子 α（Tumor Necrosis Factor α，TNF-α）及转化生长因子 β（Transforming Growth Factor β，TGF-β）的 mRNA 表达；②冬凌草复方能下调 DNA 甲基化酶（DNA methyltransferases，DNMTs）的表达，RNA-Seq 筛选出的差异基因富集分析揭示，冬凌草复方可能通过调节细胞周期、铁死亡、p53 信号通路等多个信号通路发挥抗食管癌的作用；③急性毒性实验表明冬凌草复方具有较低的体内毒性；通过高效液相色谱法建立的冬凌草复方指纹图谱成功识别了部分常见成分。结论：从配伍效应和作用机制的角度出发，冬凌草复方在抗食管癌方面展现了一定的功效和较低的毒性，且可通过影响特定的信号通路发挥作用。本研究结果提供了冬凌草复方在临床治疗食管癌中使用的实验基础，同时也为中药复方药效评价体系的探索提供了重要信息。

7. 其他癌种

2018 年 Zhou YJ[61] 发表研究，以探索苏合香豆素碱凝胶在子宫颈癌细胞中的分子机制。方法：运用细胞计数试剂盒 -8 实验和克隆形成实验来评估子宫颈癌细胞的增殖，通过 Transwell 实验来检测细胞的迁移能力，利用细胞凋亡和细胞周期阻滞试验来分析凝胶对子宫颈癌细胞增殖的影响，并使用 Western blot 方法来探究苏合香豆素碱凝胶是否通过抑制 AKT/ 哺乳动物西罗莫司靶蛋白（mammalian target of rapamycin，mTOR）信号通路来调节子宫颈癌细胞的生长。结果显示：①苏合香豆素碱凝胶能够显著抑制子宫颈癌细胞的增殖；②苏合香豆素碱凝胶可以抑制癌细胞的迁移，并能促进癌细胞周期在 G2/M 期停滞；③苏合香豆素碱凝胶通过刺激 Bax 和 E- 钙黏蛋白的表达，抑制 B-cell lymphoma-2（Bcl-2）、细胞周期蛋白 A、基质金属蛋白酶 2（Matrix metalloproteinase-2，MMP2）的表达，来诱导癌细胞走向凋亡，并且实验进一步证实该凝胶可能通过抑制 AKT/mTOR 信号通路发挥作用。因此，这些发现表明苏合香豆素碱凝胶及其主要活性成分能有效地抑制子宫颈癌细胞的增殖和转移，并能诱导癌细胞凋亡和细胞周期阻滞。鉴于这些作用，苏合香豆素碱凝胶可能是一种具有治疗潜力的抗肿瘤药物，用于治疗子宫颈癌。

2022 年 Lei Y 发表网络药理学研究，以揭示五味子针对前列腺癌细胞可能的活性成分以及其潜在作用机制。方法：运用基于网络药理学的方法结合蛋白质 - 蛋白质相互作用分析、基因本体富集分析、京都基因与基因组百科全书途径富集分析，进行活性化合物对 DU145 细胞抗增殖的 CCK8 与克隆形成实验，细胞周期分析、Annexin V-FITC/PI 染色试验以及 Hoechst 33258 染色试验来研究细胞死亡方式，创伤愈合实验以评估细胞迁移能力，PharmMapper 数据库预测抗癌作用潜在靶标，西方印迹实验探索信号传导通路，并通过分子对接技术验证与 PI3K 和 AKT 的结合。结果：①网络药理学分析确定了 24 种活性化合物和 141 个相应的作用靶标；②体外实验表明吴茱萸碱对 DU145 细胞具有显著的抗增殖效果，并能通过 Cdc25c/CDK1/Cyclin B1 信号途径诱导 G2/M 细胞周期阻滞；③吴茱萸碱通过 PI3K/AKT/NF-κB 信号途径促进线粒体凋亡，并抑制 DU145 细胞迁移。结论：吴茱萸碱作为五味子中的活性成分，可通过 PI3K/AKT/NF-κB 信号途径抑制前列腺癌细胞的增殖和迁移，表明其可能成为前列腺癌治疗的潜在先导药物。

2022 年 Wang JY[62] 发表研究，以探究黄芪中的天然产物甲脉冲素（Formononetin）抑制肿瘤生长的机制。方法：运用蛋白质合成分析、信号传导通路调查、共免疫沉淀实验及 T 细胞杀伤能力评估等方法，结果显示：①甲脉冲素通过减少 MYC 和 STAT3 蛋白表达抑制了 PD-L1 蛋白的合成；②甲脉冲素显著通过 RAS/ERK 信号途径减少了 MYC 蛋白的表达，并通过 JAK1/STAT3 途径抑制了 STAT3 的激活；③甲脉冲素通过与 MYC 和 STAT3 之间的相互作用来抑制 PD-L1 蛋白的表达，并通过 TFEB 和 TFE3 介导的溶酶体生物生成促进了 PD-L1 蛋白质的降解。T 细胞杀伤能力实验揭示甲脉冲素能增强细胞毒性 T 淋巴细胞（CTLs）的活性，并在 T 细胞与肿瘤细胞的共培养系统中恢复其杀死肿瘤细胞的能力。结论：这项研究揭示了甲脉冲素的抗肿瘤潜力，并支持进一步的研究和开发用于宫颈癌治疗的抗癌药物。

2018 年 Wu T[63] 发表研究，以探究管柏素 1（Tubeimoside-1，TBMS1）对口腔鳞状细胞癌（Oral Squamous Cell Carcinoma，OSCC）细胞的作用及其相关分子机制。方法：运用 3-（4,5-二甲基噻唑 -2-基）-2,5-二苯基四氮唑溴化物（MTT）分析和 5'-溴 -2'-脱氧尿嘧啶（BrdU）细胞增殖实验、集落形成能力分析、流式细胞术检测细胞凋亡、创伤愈合和 Transwell 实验探索细胞迁移及 Western blot 检测相应蛋白表达变化等方法。结果：①TBMS1 以剂量和时间依赖性方式显著抑制了 OSCC 细胞的增殖；②TBMS1 还能抑制 OSCC 细胞的迁移；③经 TBMS1 处理后，OSCC 细胞发生了细胞凋亡。此外，Western blot 证实 TBMS1 下调了与凋亡相关的蛋白质，如 PARP、磷酸化的 ERK1/2、Bcl-2、caspase-3、caspase-7 和 caspase-8，并上调了裂解的 PARP、裂解的 caspase-3 和裂解的 caspase-9。它也能减少 c-Myc 和 MMP-7 蛋白的表达。结论：TBMS1 没有改变总体 ERK1/2 蛋白的表达。结论：这些结果揭示了 TBMS1 可能是管理 OSCC 的潜在化疗药物。

六、抑制肿瘤细胞侵袭迁移

1. 肺癌

2004 年娄金丽[64] 发表研究，为抗肺癌药物——复方威麦宁的药物组方提供实验依据。方法：复方威麦宁抗肺癌体内实验：①复方威麦宁对小鼠 Lewis 肺癌移植瘤的抑制作用：建立小鼠 Lewis 肺癌移植瘤模型，观察用药后小鼠体重和抑瘤率的变化，并检测药物对肿瘤细胞周期的影响；②复方威麦宁抗小 Lewis 肺癌移植瘤自发性肺转移作用及其机制研究：观察复方威麦宁对小鼠 Lewis 肺癌移植瘤自发性肺转移灶形成的影响，并检测药物对瘤细胞黏附分子表达、瘤组织血管生成的影响等。结论：复方威麦宁对 PG、PAa 肺癌细胞增殖的抑制作用，并深入探讨其对肿瘤细胞周期的影响。复方威麦宁有抑制肺癌细胞增殖和抑制肺癌细胞转移作用。

2005 年唐炳华[65] 发表研究，以分析和研究承气生血方（组成：天花粉 8g，雄黄 2g，大黄 10g，柴胡 10g，牛黄 2g，当归 5g，甘草 5g）对荷瘤小鼠肿瘤细胞生长及转移的影响，为中西医结合治疗肿瘤提供实验依据为研究目的。方法：运用动物移植性肿瘤实验方法，在 C57BL 小鼠腋皮下接种 Lewis 肺癌肿瘤细胞并进行口服给药，随后解剖动物以剥离肿瘤，计算肿瘤生长抑制率，HE 染色观察肺、肝、脾组织的显微结构改变，计算肿瘤转移抑制率，结果：①承气生血方在剂量为 1.2g/（kg·d）时的肿瘤生长抑制率为 36.12%，与模型组相比有显著性差异（$P < 0.01$）；②承气生血方在剂量为 1.2g/（kg·d）和 0.6g/（kg·d）时的肿瘤转移抑制率分别为 60% 和 62.5%，与模型组相比有显著性差异（$P < 0.01$）；③形态学观察显示，荷瘤小鼠肺转移瘤细胞核体积增大，染色深，形态不规则，肝细胞出现肿胀和细胞质疏松，脾组织细胞增大且排列不规则，观察到大量多核巨细胞的存在，但未见有肝组织转移的瘤细胞。结论：承气生血方具有显著抑制小鼠 Lewis 肺癌肿瘤生长及其转移的作用。

2013 年陈赐[66] 发表研究，以发现炎症在肿瘤微环境中的重要作用以及其对肺癌转移的影响和阐明肺瘤平膏调控肿瘤炎性微环境炎性信号通路对肺癌转移的影响的分子机制。方法：运用制备含药血清、MTT 法、共培养体系、细胞划痕实验、Transwell 迁移侵袭实验、酶联免疫吸附实验（ELISA）、荧光定量聚合酶链式反应（PCR）、Western blot、核转位实验、免疫荧光技术及明胶酶谱分析等方法，结果：①肺瘤平膏含药血清能够抑制 A549 细胞的增殖，尤其是中剂量组在 48h 后的抑制作用最为显著；②肺瘤平膏含药血清能够减少共培养条件下 A549 细胞的迁移距离和侵袭能力，尤其是中剂量组最有效；③肺瘤平膏含药血清能够显著降低共培养上清液中肿瘤坏死因子 -α（TNF-α）的浓度，改变炎症条件下 A549 细胞中多个与核因子 κB（NF-κB）通路和上皮间质转化（EMT）相关的基因和蛋白的表达，从而降低 NF-κB 的核转位以及下调细胞中 MMP-2 和 MMP-9 的含量。结论：肺瘤平膏可作为一种潜在的药物，以其调控肿瘤微环境中的炎性信号通路，从而对抗肺癌细胞的增殖和转移。

2019 年许成勇[67]发表研究，以探究黄芪、莪术及其配伍应用对 Lewis 荷瘤小鼠肺转移灶数目以及肿瘤上皮间质转化（E-cadherin，MMP-2，MMP-9 表达）的影响并分析其配伍意义。方法：运用随机分组、药物干预、显微观察、En Vision 免疫组化等方法，结果：①顺铂组和黄芪 - 莪术配伍组荷瘤小鼠的肺转移结节数量显著少于模型组（均 $P < 0.05$），而单用黄芪或莪术处理的小鼠肺转移灶数量虽然少于模型组，但差异无统计学意义（$P > 0.05$）；②E-cadherin 的表达在顺铂组与黄芪 - 莪术配伍组中较模型组有所上升（均 $P < 0.05$），单药组则无显著变化（$P > 0.05$）。黄芪 - 莪术配伍组的 E-cadherin 表达高于单独莪术组（$P < 0.05$），与单独黄芪组差异无统计学意义（$P > 0.05$）；③MMP-2 表达在各组之间差异无统计学意义（$P > 0.05$），但 MMP-9 表达在顺铂组、黄芪 - 莪术配伍组以及单独莪术组中均显著低于模型组（均 $P < 0.05$），黄芪组则无显著变化（$P > 0.05$）。黄芪 - 莪术配伍组的 MMP-9 表达低于单独黄芪组（$P < 0.05$）且与单独莪术组相近，差异无统计学意义（$P > 0.05$）。结论：黄芪 - 莪术配伍应用抗肿瘤转移效果优于单独使用黄芪或莪术，其作用机制为提高 E-cadherin 蛋白表达和降低 MMP-9 表达。黄芪 - 莪术配伍在提高 E-cadherin 表达方面优于单药应用，在降低 MMP-9 表达方面与单独使用莪术相似，且优于单独使用黄芪。

2020 年宋磊鑫[68]发表研究，以揭示能够同时抑制肺腺癌转移相关的 NF-κB 和 RSK-EphA2 信号通路的人参皂苷，并明确其分子机制。方法：运用荧光素酶报告基因法、Western blot、热转移实验、细胞瞬转技术、实时定量 PCR、分子对接模拟、划痕实验和 Transwell 侵袭实验等一系列方法，结果：①人参皂苷 Rg5 在不影响细胞存活的条件下，能够抑制人肺腺癌细胞中由肿瘤坏死因子 -α 或白细胞介素 -1β 诱导的 NF-κB 和 EphA2 信号通路的激活；②人参皂苷 Rg5 通过与 TAK1 复合体直接结合和下调其表达水平抑制肿瘤坏死因子 -α 诱导的 NF-κB 通路活性，同时降低 p65 的磷酸化和 IκBα 的表达；③人参皂苷 Rg5 抑制 EphA2 蛋白的 Ser-897 位点磷酸化和蛋白表达，但并不通过抑制上游激酶，而

是通过溶酶体途径促进 EphA2 蛋白的降解。结论：人参皂苷 Rg5 通过直接结合 TAK1 复合体及促进 EphA2 蛋白的溶酶体途径降解，抑制了 NF-κB 和 RSK-EphA2 信号通路，减少了肺腺癌细胞的迁移和侵袭，从而对肺癌转移具有重要的抑制作用。

2022 年 Su SH[69]发表研究，以探究艾蒿醇提取物（AAE）对原代以及对吉西他滨产生耐药性的 CL1-0 肺癌细胞抗肿瘤作用及其相关生物机制。方法：运用细胞活力测试如 MTT 实验、克隆形成实验和球状体形成实验，使用迁移、侵袭实验和免疫荧光染色来评估上皮 - 间充质转换的发生，通过 JC-1 和 MitoSOX 荧光实验来研究 AAE 对线粒体功能的影响，同时利用 TUNEL 实验和配合 Annexin V 染色的流式细胞术来检测细胞凋亡，结果：①艾蒿显著降低了原代 CL1-0 细胞和对吉西他滨具有抗药性的 CL1-0-GR 细胞的活性，并且促进了这两种细胞的凋亡，这与线粒体膜的去极化和活性氧（ROS）水平的上升有关；②AAE 诱导的细胞凋亡通过磷脂酰肌醇 3 激酶 / 蛋白激酶 B 和丝裂原活化蛋白激酶信号通路来调控；③AAE 能有效阻止 CL1-0 和 CL1-0-GR 肺癌细胞的侵袭、迁移、上皮 - 间充质转换，并抑制克隆及球状体形成。此外，AAE 可以与常规化疗药物协同作用，从而增强对肿瘤球状体的缩小效果。结论：研究提供了艾蒿治疗通过诱导 ROS 的生成、线粒体膜去极化以及促进凋亡，同时减少上皮 - 间充质转换，从而抑制原代肺癌细胞和吉西他滨耐药的肺癌细胞的证据。

2. 肠癌

2009 年陈畅辉[70]发表研究，以探究夏枯草对人结肠癌 SW480 细胞的 FasL mRNA 表达及侵袭能力影响。方法：运用 MTT 法确定半数有效抑制浓度（IC50）以设定药物作用浓度，并应用逆转录 - 聚合酶链反应（RT-PCR）和 Transwell 细胞侵袭试验方法。结果：①经夏枯草作用后，人结肠癌 SW480 细胞 FasL mRNA 表达水平明显高于对照组，其表达水平随着夏枯草浓度的升高而显著上调；②与对照组相比，夏枯草不同浓度作用下的 SW480 细胞侵袭能力明显增强，并且侵袭能力的增强随夏枯草浓度的增加而提高。结论：夏枯草可在一定时间内上调人结肠癌 SW480 细胞的 FasL mRNA 表达，并且这种上调作用呈现出一定范围内

的剂量依赖性，同时也能够增强结肠癌细胞的侵袭能力。这为夏枯草在中药抗肿瘤领域的应用提供了实验依据。

2017年王元惠[71]发表研究，以探究健脾补肾方剂（组成：黄芪、白术、女贞子、肉苁蓉、石见穿、野葡萄藤、八月札）含药血清对结肠癌细胞生长及血管新生的影响。方法：运用动物实验干预配合分子生物学技术方法检测。结果：①干预组结肠癌细胞 HCT116 中染色质调节因子 EZH2、泛素特异性蛋白酶22（USP22）、干细胞标记因子 Nanog、基质细胞粘连蛋白（FAK）、细胞周期蛋白依赖的激酶活化因子 CDC37、同源框 B9（HOXB9）、癌胚抗原 TROP2、细胞移动增强因子 ELMO3、肝细胞生长因子受体（c-met）、低氧诱导因子 1α（HIF-1α）、血管内皮生长因子（VEGF）、血管生成素2（Ang-2）的 mRNA 表达量显著低于对照组；②健脾补肾方剂含药血清处理的 HCT116 细胞中凋亡刺激蛋白 p53 结合蛋白2（ASPP2）、成员 4A 家族12（MS4A12）、肿瘤坏死因子相关弱化因子（TWEAK）、成纤维细胞生长因子诱导的 14kDa 分子（Fn14）的 mRNA 表达量显著高于对照组。结论：健脾补肾方剂含药血清通过调节相关基因的表达，对结肠癌细胞的增殖、侵袭和血管新生具有显著的抑制作用。

2018年袁圆[72]发表研究，以探讨扶正解毒方逆转上皮间质转化（Epithelial-Mesenchymal Transition，EMT）来预防大肠癌复发和转移及其作用机制。方法：运用体内外实验结合细胞培养、裸鼠模型建立、CCK8 法、Western blot、Transwell 实验、免疫组织化学等方法，结果：扶正解毒方在体外能抑制人高转移结肠癌 Lovo 细胞增殖；扶正解毒方含药血清低、中、高剂量组均能不同程度的抑制 Lovo 细胞迁移；扶正解毒方含药血清能促进 Lovo 细胞体外培养条件下 E-cadherin、PDCD4、mRNA 的表达，较空白血清组有显著差异，且能抑制 Lovo 细胞 N-cadherin、MMP2、Vim、β-cateninmRNA 表达。同时，与 miR-21/Lovo 细胞＋空白血清组相比，扶正解毒方含药血清能逆转过表达 miR-21 导致的 E-cadherin、PDCD4 mRNA 表达下调，及 N-cadherin、MMP2、Vim、β-cateninmRNA 表达上调（$P < 0.05$），均具有统计学意义；扶正解

毒方含药血清可促进 Lovo 细胞总蛋白中 E-cadherin 表达，随着含药血清剂量的升高，促进作用明显增强。扶正解毒方含药血清能抑制 Lovo 细胞总蛋白中 N-cadherin 表达，抑制效果随浓度增加而增强。扶正解毒方含药血清可促进 Lovo 细胞总蛋白中 PDCD4 表达，抑制 β-cantenin、c-Jun 表达。结论：扶正解毒方通过调节 EMT 相关蛋白及 mRNA 的表达，影响 EMT 进程，从而能够在体内外抑制结肠癌细胞的增殖和转移，具有预防结肠癌复发和转移的作用。

3. 肝癌

2021年姜涛[73]发表研究，以论证"瘀毒"理论指导下丹参联合三氧化二砷治疗肝癌的有效性。方法：运用理论研究和实验研究相结合的方法，结果显示：①"瘀毒"理论是源于中医对肿瘤病因和病机的传统认识，其形成受到中医理论发展和现代医学理论融合的推动；②活血化瘀、破血逐瘀、清热解毒等治法的应用为治疗肝癌提供了具有实质性价值和适应性的策略，特别是丹参联合三氧化二砷的药物组合，在不促进肿瘤转移风险的前提下强化了对肿瘤细胞的杀伤效果；③隐丹参酮与三氧化二砷的组合通过调节巨噬细胞极化和糖酵解过程，通过 AMPK 信号通路激活和 HIF-α/NF-κB 信号通路抑制来实现其对肝癌治疗的功能。结论：基于"瘀毒"理论的治疗方案和药物组合可以视为肝癌治疗策略中有效的一部分，并且值得在临床上得到更进一步的研究和应用。

4. 胃癌

2019年王杰[74]发表研究，以揭示蟾毒灵对胃癌侵袭转移的影响及其作用机制方法：运用体外细胞培养、基因沉默技术、克隆形成实验、划痕和 Transwell 小室实验、Western blot 检测、荧光定量 PCR、免疫荧光检测、Wnt 信号通路抑制实验以及体内裸鼠移植瘤模型分析等方法。结果：蟾毒灵可以抑制胃癌 AGS 细胞增殖、侵袭迁移（$P < 0.01$），与对照组相比较蟾毒灵组 E-cadherin 蛋白表达明显上调（$P < 0.01$），而 MMP2 和 MMP9 表达明显下调（$P < 0.01$），蟾毒灵作用胃癌细胞后 ASCL2 表达明显降低。结论：①蟾毒灵能够在体内外抑制胃癌细胞增殖、侵袭和迁移；②沉默 ASCL2 能在体内外抑制胃癌细胞增殖、侵袭和迁移；③蟾毒灵抑

制胃癌侵袭迁移的作用机制与抑制 Wnt/ASCL2 信号通路相关基因表达、进而抑制 EMT 有关。

5. 乳腺癌

2012 年楚爱景[75]观察桃红四物汤对乳腺癌肿瘤血管生成和淋巴管生成的可能影响及其通过血管内皮生长因子（VEGF）及其受体信号传导通路发挥作用的机制。方法：运用随机分组、微血管密度（MVD）和淋巴管密度（LVD）检测、实时荧光定量 RT-PCR 及其他相关生化指标的检测以及 SPSS17.0 软件进行统计分析的方法。结果：①服用桃红四物汤的治疗组在新辅助化疗联合使用后，其肿瘤组织微血管密度、VEGF-A 和 VEGF-C 阳性表达与淋巴管密度较治疗前有明显下降；②flk-1、flt-4 阳性表达的变化在统计上无明显差异；③与单纯新辅助化疗的对照组相比，桃红四物汤联合化疗的治疗组显示了更佳的趋势。因此，本研究提示，与对照组相比，服用桃红四物汤可使新辅助化疗的乳腺癌患者肿瘤组织微血管密度、VEGF-A 阳性表达和淋巴管密度、VEGF-C 阳性表达较治疗前下降；但 flk-1、flk-1 阳性表达治疗后无明显下降。结论：桃红四物汤能有效降低乳腺癌肿瘤组织的微血管密度、VEGF-A 阳性表达和淋巴管密度、VEGF-C 阳性表达，从而可抑制乳腺癌患者肿瘤组织的血管生成及淋巴管生成，达到抑制肿瘤的生长，减少肿瘤转移复发的机会。

2018 年程思谟[76]发表研究，以探究乳岩宁联合依西美坦对乳腺癌荷瘤裸鼠抑制肿瘤细胞生长的机制。方法：运用建立乳腺癌（MDA-MB-435）荷瘤裸鼠模型、西方印迹（Western blot）技术和实时荧光定量 RT-PCR 方法。结果：①与对照组比较，乳岩宁组、依西美坦组和联合组的瘤体质量明显降低，其中联合组的瘤体质量较单独使用乳岩宁或依西美坦的组有更为明显的降低；②与对照组相比，乳岩宁组、依西美坦组和联合组的肿瘤相关蛋白 HIF-1 表达均明显下降，而 p53 的表达则明显上升，且联合组的效果较单药组更显著；③与对照组相比，乳岩宁组、依西美坦组和联合组的 PI3K、AKT 和 NF-κB 基因表达均有明显降低，并且在联合组内这种降低趋势更为显著。结论：乳岩宁联合依西美坦可能通过下调 PI3K、AKT 和 NF-κB 的基因表达，增加 p53 的活性，同时降低 HIF-1 的表

达，以此共同作用来抑制乳腺癌肿瘤细胞的生长。

6. 食管癌

2021 年杨谦[77]发表研究，以探讨胡黄连苷Ⅱ通过丝裂原活化的细胞外信号调节激酶 / 细胞外信号调节激酶通路（mitogen extracellular signal regulated kinase/extracellular signal regulated kinase，MEK/ERK）抑制食管癌 Eca109 细胞增殖及侵袭转移的作用机制。方法：运用四唑盐法、流式细胞仪、Transwell 小室实验、划痕实验和蛋白免疫印迹法等生物学方法进行细胞实验。结果：①与正常培养组相比，胡黄连苷Ⅱ组细胞增殖抑制率、细胞凋亡率，Caspase-3、Bax 蛋白表达，G0/G1 期、S 期比例升高；Bcl-2 蛋白，G2/M 期比例，侵袭细胞数、划痕愈合率，细胞周期相关蛋白、MEK/ERK 通路相关蛋白表达降低，上述差异均有统计学意义（$P < 0.05$）；②与正常培养组相比，激活剂组细胞增殖抑制率、细胞凋亡率，Caspase-3、Bax 蛋白表达，G0/G1 期、S 期比例降低；Bcl-2 蛋白，G2/M 期比例，侵袭细胞数、划痕愈合率，细胞周期相关蛋白、MEK/ERK 通路相关蛋白表达升高，上述差异均有统计学意义（$P < 0.05$）；③与胡黄连苷Ⅱ组相比，胡黄连苷Ⅱ + 激活剂组细胞增殖抑制率、细胞凋亡率，Caspase-3、Bax 蛋白表达，G0/G1 期、S 期比例降低；Bcl-2 蛋白，G2/M 期比例，侵袭细胞数、划痕愈合率，细胞周期相关蛋白、MEK/ERK 通路相关蛋白表达升高，上述差异均有统计学意义（$P < 0.05$）；④与激活剂组相比，胡黄连苷Ⅱ + 激活剂组细胞增殖抑制率、细胞凋亡率，Caspase-3、Bax 蛋白表达，G0/G1 期、S 期比例升高；Bcl-2 蛋白，G2/M 期比例，侵袭细胞数、划痕愈合率，细胞周期相关蛋白、MEK/ERK 通路相关蛋白表达降低，上述差异均有统计学意义（$P < 0.05$）。结论：胡黄连苷Ⅱ对食管癌细胞的增殖及侵袭转移具有一定的抑制作用，可能通过抑制 MEK/ERK 通路相关蛋白的表达来发挥作用。

7. 其他癌种

1999 年张琼[78]发表研究，观察槲皮素对人卵巢癌细胞系（3AO）增殖过程的影响。方法：以采用活细胞计数法观察细胞增殖情况及去除槲皮素作用后细胞生长的变化；用氨基安替比林法测定碱性磷酸酶（ALP）活性。结果：槲皮素（1、10、20、

40μmol/L）对 3AO 细胞的增殖有明显抑制作用，具有明显的剂量及时间依赖性。结论：槲皮素对 3AO 细胞的生长有明显的增殖抑制，去除其影响，细胞的生长可以部分恢复。

2021 年 Li N[79] 发表研究，以探究槲皮素对胰腺癌的潜在抗肿瘤效果及其可能的分子作用机制。方法：运用生物信息学分析、PCR、Western blot、体外细胞实验和体内小鼠移植瘤模型等方法。结果：①网络生物信息学分析识别 AKT1 为槲皮素作用的枢纽基因；②槲皮素显著降低了 Capan-2 和 SW1990 胰腺癌细胞的活性，并抑制了细胞的迁移和侵袭能力；③槲皮素还引起了细胞周期阻滞和诱导了凋亡，并通过抑制 Akt 的磷酸化作用于 PI3K/Akt 信号通路，在体内抑制了胰腺癌细胞的增殖。结论：槲皮素通过 PI3K/Akt 信号通路抑制胰腺癌细胞在体内外的增殖、迁移和侵袭，并诱导了细胞周期阻滞和凋亡。

2023 年 Zhuang J[80] 发表研究，以识别消癥汤（组成：薏苡仁、黄芪、玉竹、白花蛇舌草、茯苓、鳖甲、葶苈子）的有效成分及其抗膀胱癌效应和机制。方法：运用传统中医数据库收集信息、网络药理学预测、疾病数据库鉴定相关靶基因、蛋白-蛋白相互作用网络构建以及基因本体论和京都基因与基因组百科全书功能富集分析等方法。结果：①确定了 45 个活性化合物，它们与 7 种草药和 557 个蛋白靶标有关联；②确定了 322 个与膀胱癌相关的药物靶基因，并发现这些靶标可能涉及多条癌症相关途径；③除曼德醇以外，其他候选化合物能在分子水平上形成稳定的与受体的结合态。体外实验表明槲素、双去甲氧基姜黄素和熊川芎嗪通过 Bcl-2/BAX 途径促进细胞凋亡，通过 GSK3β/β- 连环蛋白途径抑制细胞增殖与迁移。结论：本研究初步阐明了消癥汤抗膀胱癌的作用机制，并鉴定出其主要活性成分和靶标，为未来的临床研究和科学研究提供了理论基础。

第二节 调控肿瘤免疫

一、增强特异性免疫

随着实体肿瘤生长过程中新生血管的不断形成，免疫细胞得以进入实体肿瘤内部，成为肿瘤浸润白细胞（Tumor Infiltrating Leukocytes，TIL）。TIL 一直引起肿瘤免疫学者的广泛兴趣，在于长期以来的临床观察中被认为与较好的治疗预后有密切关联，具有对抗肿瘤的作用，在肿瘤免疫治疗应用中具有前景。越来越多研究表明，TILs 是具备高度异质性的细胞群体，由占绝大多数的 T 细胞，少量的 B 细胞和 NK 细胞构成。其中，CD3 作为 T 细胞的标记物，几乎见于所有的肿瘤浸润 T 细胞中，其中主要的 T 细胞亚型包括 CD8+ 细胞杀伤 T 细胞（CTL）、CD4+ 辅助 T 细胞（Th）、CD45RO+ 记忆 T 细胞（Tm）和 FOXP3+ 调节 T 细胞（Tregs）。TIL 的异质性导致不同细胞亚群，甚至相同的细胞亚群在不同的组织来源肿瘤、不同微环境条件下表现出不同的功能，因此需在充分了解异质性的基础上讨论不同群体在肿瘤微环境中的不同生理及病理效应。

1. 肺癌

上海中医药大学附属龙华医院刘嘉湘[81] 于 1997 年发表的研究中探讨益肺抗瘤饮（黄芪、北沙参、天冬、女贞子等）对肺癌转移的抑制作用及其对免疫功能的影响。运用 C57 小鼠 B16 黑色素瘤模型观察益肺抗瘤饮对肺转移灶数的影响，并用免疫组织化学法观察转移灶周围 T4、T8 淋巴细胞的改变。结果显示益肺抗瘤饮增加 B16 黑色素瘤肺转移灶周围 T4 淋巴细胞的浸润。因此，益肺抗瘤饮可能是增强了机体的免疫功能，调动患者自身的抗肿瘤能力，从而阻止癌转移的发生。

该团队于 2001 年发表的研究中使用扶正类中药金复康（黄芪、北沙参、麦冬、女贞子、石上柏、石见穿、重楼等）治疗中晚期肺癌 19 例，观察临床疗效及其对患者外周血 T 淋巴细胞表面 CD8、CD28 抗原表达的影响，并与 17 例肺癌化疗作对照。结果显示，两组治后瘤灶部分缓解＋稳定率相仿（$P > 0.05$），但金复康组生活质量改善较明显（$P < 0.05$），CTL（CD8+、CD28+）百分率及其

在 CD8$^+$T 细胞中的比值显著上升（$P < 0.05$）。因此，金复康治疗肺癌能促进患者 CTL 的活化及其杀伤功能[82]。

该团队 2002 年又以研究养阴清肺方（南沙参、北沙参、天冬、麦冬、鱼腥草、山豆根、石见穿、石上柏等）调节荷瘤小鼠免疫功能的作用及其作用机制为目的，将 Lewis 肺癌细胞注入 C57BL/6 近交系小鼠皮下，制成 Lewis 肺癌小鼠模型。检测养阴清肺方治疗组和空白对照组小鼠 NK 细胞活性、T 淋巴细胞转化功能，血浆 PGEα 含量及脾淋巴细胞内腺苷酸环化酶的活力和 cAMP 含量。结果显示，养阴清肺方组荷瘤小鼠 NK 细胞活性、T 淋巴细胞转化功能较空白对照组为高，血浆 PGEα 含量、脾淋巴细胞内腺苷酸环化酶活力和 cAMP 含量均较空白对照组为低，统计学分析两组有显著性差异（$P < 0.05$）。因此，养阴清肺方具有增强荷瘤小鼠免疫功能的作用，其作用机制可能是通过降低荷瘤小鼠血浆 PGEα 含量，从而通过降低与其受体偶联的腺苷酸环化酶活力，降低淋巴细胞内 cAMP 的含量，进而促进了免疫淋巴细胞的吞噬功能[83]。

王栋[84] 等在 2019 年为观察益气固本消癌方（黄芪、党参、白术、茯苓、半夏、莪术、三棱、水蛭、蜈蚣 2 条、延胡索）联合化疗治疗老年非小细胞肺癌疗效，使用随机平行对照方法，将 80 例住院患者按病志号抽签简单随机分为两组。对照组 40 例 NP 方案：DDP 80mg/m^2，d1+vinorelbine 25mg/m^2，d1，d8；3 周 1 次，共 2 次；PT 方案：PTX150～175mg/m^2，d1+DDP 75mg/m^2，d2；3 周 1 次，共 2 次；PD 方案：DDP 75mg/m^2，d1+Docetaxel 75mg/m^2，d1；3 周 1 次，共 2 次；PG 方案：DDP 75mg/m^2，d1+Gemcitabine 1250mg/m^2，d1，d8；3 周 1 次，共 2 次。治疗组 40 例益气固本消癌方，水煎 200ml，1 剂 / 天，早晚温服；连续服 5d，暂停 2d；化疗方案同对照组。连续治疗 4 周为 1 个疗程。观测临床表现、免疫功能、行为状况评分、体质量、不良反应。治疗 1 个疗程（4 周），判定疗效。结果发现 CD3$^+$、CD4$^+$、CD8$^+$、NK 两组均有改善（$P < 0.01$），治疗组改善优于对照组（$P < 0.01$），CD4$^+$/CD8$^+$ 治疗组显著改善（$P < 0.01$），对照组无明显变化（$P > 0.05$）；行为状况稳定率治疗组优于对照组（$P < 0.05$）；体质量稳定率治疗组优于对照组（$P < 0.05$）。结果证明益气固本消癌方联合化疗治疗老年非小细胞肺癌（气虚血瘀），可提高患者免疫力，保持体质量稳定，改善生活质量，值得推广。

储晶[85] 等在 2018 年为观察消岩汤联合化疗干预晚期非小细胞肺癌的疗效，使用随机平行对照方法，将 72 例住院患者按病志号抽签随机分两组。对照组 35 例多西他赛 75mg/m^2+5% 葡萄糖 500ml，静脉滴注 ≤ 2h；顺铂 75mg/m^2（充分水化），静脉滴注，5-HT3 受体拮抗剂止吐治疗。治疗组 37 例消岩汤（炙黄芪 30g，党参 15g，郁金 12g，蕲蛇 10g，女贞子、姜黄、虎杖各 15g，苦参 20g，青蒿 12g 等），1 剂 / 天，水煎 150ml，早晚口服；化疗同对照组。连续治疗 3 周为 1 个疗程。观测临床表现、生存质量评分、生存期限、CD4$^+$、CD8$^+$、CD4$^+$/CD8$^+$、不良反应。连续治疗 3 个疗程，判定疗效。随访 3 年，观测生存率。结果发现治疗组 CR0 例，PR10 例，SD19 例，PD8 例，疾病控制率 78.38%；对照组 CR0 例，PR3 例，SD15 例，PD17 例，疾病控制率 51.43%；治疗组优于对照组（$P < 0.05$）。生存质量评分、CD4$^+$、CD8$^+$、CD4$^+$/CD8$^+$ 两组均有改善（$P < 0.05$，$P < 0.01$），治疗组改善优于对照组（$P < 0.01$）。2 年、3 年生存率治疗组优于对照组（$P < 0.05$）。结果证明消岩汤联合化疗干预晚期非小细胞肺癌，疗效满意，无严重不良反应，值得推广。

上海中医药大学附属龙华医院肿瘤科刘畅[86] 等在 2019 年为观察肺岩宁方（石见穿、蛇六谷、露蜂房、山慈菇、山茱萸、淫羊藿等 8 味药）联合抗瘤增效方（生黄芪、黄精、灵芝、制苍术等 6 味药）对中晚期肺腺癌患者化疗后癌因性疲乏、免疫功能及肿瘤标志物的影响。运用随机对照的方法，将 132 例中晚期肺腺癌化疗后患者随机分为治疗组和对照组，每组 66 例。对照组予抗瘤增效方，治疗组予肺岩宁方联合抗瘤增效方。两组疗程均为 3 个月，观察比较癌因性疲乏量表（CFS）与简易疲乏量表（BFI）评分、免疫相关指标［CD3$^+$、CD4$^+$、CD8$^+$、CD56$^+$16（NK）、CD19$^+$］、肿瘤标志物（CEA、CA199、CYFRA21-1、CA125）水平的变化情况。最终完成试验者 124 例，其中治疗组 63 例，对照组 61 例。组间治疗后比较，治疗组 BFI 评分及 CFS 评分中的躯体维度、情感维度、总分明显低于对照组（$P < 0.05$）。组间治疗后比较，治疗组 CD3$^+$、CD4$^+$、CD8$^+$、CD56$^+$16（NK）水平明显高于对照组（$P < 0.05$）。组间治疗后比较，治疗组 CYFRA21-1、CA125 水平明显低于对照组（$P < 0.05$）。结果显示，与单用抗瘤增效方相比，肺岩宁方联合抗瘤增效方可更好地改善化疗后中晚期肺腺癌患者的癌因性疲乏程度，提高其外周血淋巴细胞水平，降低血清肿瘤标志物（CYFRA21-1、CA125）水平，从而改善患者的预后及生存质量。

ZHU Y[87] 等于 2024 年探讨枯草芽孢杆菌 IMV B-7724 凝集素对 Lewis 肺癌（LLC）小鼠巨噬细胞（Mph）、自然杀伤细胞（NK）和细胞毒性淋巴细胞（CTL）功能活性的影响。实验采用 C57Bl/6J 小鼠，LLC 作为实验性可移植肿瘤。将枯草芽孢杆菌 IMV B-7724 凝集素以 1 mg/kg 体重皮下给药，持续 10 天。分别于肿瘤移植后第 14、21、28 天进行免疫检测。mtt 法测定 Mph、NK 和 CTL 的细胞毒活性；采用标准 Griess 反应测定一氧化氮（NO）稳定代谢产物的含量；以尿素含量测定精氨酸酶活性（Arg）。结果显示，枯草芽孢杆菌 IMV B-7724 凝集素对 LLC-bearing 小鼠的抗肿瘤和抗转移作用部分是通过治疗结束后 Mph 和 NK 活性的显著升高（$P < 0.05$）来实现的。在注射凝集素的动物组中，NO/Arg 比值显著增加，表明 Mph 具有促炎和抗肿瘤特性。其细胞毒活性分别是未处理小鼠和对照组的 1.8 倍和 5.3 倍；NK 分别增加 2.8 倍和 1.3 倍。处理对 CTL 活性的影响不明显。结果证明，枯草芽孢杆菌 IMV B-7724 凝集素的抗肿瘤和抗转移活性确保了抗肿瘤免疫主要效应物（Mph、NK 和 CTL）在 LLC 生长过程中的细胞毒活性保持不变。

2. 肠癌

武汉大学张骅[88] 为于 2014 年研究发现结肠癌患者都有不同程度的免疫功能低下，如 B 细胞和 T 细胞增殖能力下降、IL-10 含量上升，而 IL-2 含量下降等，这也是导致肿瘤免疫逃逸和无限制增长的一个重要因素。研究表明，中药可以增强结肠癌患者自身身体的免疫力，从而提高自身的抗癌能力，改善体质状况，从而使患者康复。羟基积雪草酸是积雪草中有效活性成分，研究表明其具有抗氧化、抗抑郁、抗菌、调节免疫等多种药理活性功能，尤

其是对肿瘤细胞具有显著的抑制作用。本研究首先从积雪草中分离纯化羟基积雪草酸，从免疫调节入手，来检测脾脏 T 淋巴亚群细胞 CD4$^+$、CD8$^+$T 细胞的增殖能力，以及 IL-2、TNF-α 和 IFN-γ 的分泌情况，对羟基积雪草酸发挥抗肿瘤作用的机制进行探讨；另一方面，通过检测 NF-κB 蛋白的表达，用以明确 NF-κB 信号通路在结肠癌发生中的作用机制。结果发现脾脏 T 淋巴细胞亚群检测结果发现细胞经过羟基积雪草酸处理后，与对照组相比，CD4$^+$ 和 CD8$^+$T 淋巴细胞数量均大量增加，CD4$^+$T 淋巴细胞由无药物处理的 9.53% 上升到经药物处理的 21.38%，CD8$^+$T 淋巴细胞则由 6.18% 上升到 10.07%。CD4$^+$/CD8$^+$ 细胞比值则从 1.54 上升到 2.12，提示 T 淋巴细胞的增殖能力增强，加强了免疫调节作用，促进了肿瘤细胞的凋亡。进一步地，ELISA 检测结果表明脾脏单个核细胞与羟基积雪草酸孵育 24h 和 48h 后，IL-2、TNF-α 和 IFN-γ 细胞因子的表达都明显增加，特别是在 48h 后与对照组相比有明显统计学差异（$P < 0.05$）。研究中使用 Western blot 检测移植瘤组织中 NF-κB 的表达，实验结果表明，在荷瘤裸鼠体内，NF-κB 被激活，而经羟基积雪草酸处理后，NF-κB 的表达明显下调，由此证明了 NF-κB 与癌症发生密切相关。结果显示，积雪草中含有有效的抗肿瘤活性成分羟基积雪草酸，羟基积雪草酸可以在体外诱导肿瘤细胞凋亡，体内促进裸鼠移植瘤消退；其抗肿瘤机制是通过免疫调节和 NF-κB 信号通路介导的，提示在使用有抗肿瘤作用的中草药时，可从免疫调节和信号通路两方面辅助治疗肿瘤，以期在临床上取得更好的效果。

Marchbank T[89] 研究了 CS 热水提取物对人结肠癌 HT29 细胞增殖、迁移、侵袭和凋亡的影响。体内实验采用大鼠胃损伤模型（吲哚美辛 20mg/kg，口服抑制 4h）。添加 10μg/ml 时，CS 提取物对细胞增殖的促进作用达到 3 倍（$P < 0.01$）。CS 浓度为 5mg/ml 时，细胞迁移率提高 69%，侵袭率提高 17%（$P < 0.01$）。结果还表明，吲哚美辛诱导的细胞凋亡不受 CS 的影响。口服剂量为 20mg/ml 时，CS 可使胃损伤量减少 63%（$P < 0.01$），与使用强效细胞保护剂表皮生长因子（25μg/ml）的结果相似（减少 83%）。通过对多种肠道损伤和修复模型的分析，作者得出结论，两种培养 CS 的方法都具有生

物活性，CS 可以为预防和治疗肠道损伤提供一种新的方法。

张美娜[90]等在 2020 年筛选丹参中激活 T 淋巴细胞的化合物及探究其作用机制。使用 TCMSP 平台、Swiss Target Prediction 平台、STRING 平台、Cytoscape 软件中 KEGG 通路富集分析筛选丹参中小分子化合物的药代动力学特点并获取 T 细胞抗原受体（TCR）信号通路富集的关键靶点；用 CytoScape 软件中插件 CentiScaPe 进行化合物作用关键靶点分析；用 Schrodinger Suite 软件进行分子对接，分析化合物与关键靶点的亲和力；用 CCK8 和流式细胞术检测 T 淋巴细胞的增殖、活化、凋亡情况。结果发现丹参中药代动力学特点：口服生物利用度（OB）> 50%、肠上皮通透性（Caco-2）> 0.4、和类药性（DL）> 0.2 且作用靶点能在 TCR 信号通路上富集的化合物有 4 种，分别为（6S）-6-（羟甲基）-1,6- 二甲基 -8,9- 二氢 -7H- 萘并［8,7-g］苯并呋喃 -10,11- 二酮、紫丹参素 C、隐丹参酮、丹参螺旋酮内酯。隐丹参酮关键作用靶点 PIK3CA 与 TCR 信号通路上的靶点 PIK3CA 一致，且隐丹参酮与 PIK3CA 亲和力高，体外实验验证隐丹参酮能够激活 T 淋巴细胞。结果证明丹参中能够激活 T 细胞的化合物为隐丹参酮，隐丹参酮激活 T 细胞的作用靶点为 PIK3CA。

贾燕丽[91]等在 2016 年发表研究，为探讨芪蟾口服结肠靶向片（黄芪、干蟾皮、生地、苦参）中有效组分（ECOQCOT）联合 5- 氟尿嘧啶（5-FU）干预治疗对小鼠 CT26 结肠癌移植瘤的作用，及对小鼠外周血中 T 淋巴细胞亚群和移植瘤组织中凋亡相关蛋白表达的影响，通过建立 CT26 结肠癌细胞小鼠皮下移植瘤模型，随机分为模型组，提前干预组，同步干预组，延后干预组，5-FU 治疗（20mg/kg）组，ECOQCOT 治疗（22g/kg）组。绘制各组小鼠移植瘤生长曲线，计算抑瘤率；流式细胞术检测外周血中 T 淋巴细胞亚群表达；免疫组化法检测各组移植瘤组织中 B 细胞淋巴瘤 -2（Bcl-2）和 Bcl-2 相关 X 蛋白（Bax）蛋白表达。结果发现提前干预组，同步干预组，延后干预组，5-FU 治疗组，ECOQCOT 治疗组抑瘤率分别为 43.63%、34.35%、31.12%、26.91%、18.67%。与模型组比较，各用药组 CD3+、CD4+、CD8+ 细胞比例及 CD4+/CD8+ 均

升高，其中提前干预组和同步干预组 CD3+、CD4+、CD4+/CD8+ 均显著高于模型组（$P < 0.01$）。免疫组化结果显示，与模型组比较，提前干预组、同步干预组 Bax 蛋白表达明显升高（$P < 0.05, P < 0.01$）；提前干预组，同步干预组，延后干预组，5-FU 组 Bcl-2 蛋白表达均明显降低（$P < 0.05，P < 0.01$）。结果显示各 ECOQCOT 联合 5-FU 组抑瘤作用明显强于单一 5-FU 组和单一 ECOQCOT 组，并以提前干预组抑瘤作用最强；其机制可能与增强机体的免疫功能和诱导肿瘤细胞凋亡有关。

3. 肝癌

1997 年王颖[92]等以每天 0.2ml（20mg）剂量的牡蛎提取物连续 10d 胃饲荷 HAC 鼠肝癌的 Balb/c 小鼠，发现宿主因荷瘤而下降的免疫指标明显回升，包括总 T 细胞数、T 辅助细胞百分比、丝裂原诱发的淋巴细胞转化强度和 NK 细胞的杀伤活性。瘤重亦较对照组明显减轻（$P < 0.01$），宿主成活期延长。

2020 年湖南中医药大学伍玉南[93]发表研究，研究 T 淋巴细胞的肿瘤抑制作用，阐明中药方剂鳖龙软肝汤的主要成分苦杏仁苷在 HBV 相关性 HCC 以及 HCC 进展期间细胞免疫应答中的作用机制，分别提取 HBV 相关 HCC 患者及健康对照者外周血中的 T 淋巴细胞，确定苦杏仁苷的最佳使用浓度；MTT 检测健康人群外周血 T 细胞（NC-T）、HBV 相关 HCC 患者外周血的 T 细胞（HBV-T）、苦杏仁苷处理的 HBV-T 细胞活性；ELISA 检测各组细胞培养基中 IFN-γ、TNF-α、IL-2、IL-10 的含量；流式细胞术检测各组细胞中 CD4+ 和 CD8+T 细胞亚群占 CD3+T 细胞的比值，以及 CD4+ 和 CD8+T 细胞亚群内 STAT3 的磷酸化水平；QPCR 和 Western blot 检测各组细胞中 STAT3、p-STAT3、JAK2、p-JAK2 的表达；构建 NC-T、HBV-T、苦杏仁苷干预的 HBV-T 细胞与 HBV 相关性肝癌 HepG2.2.15 直接共培养模型，ELISA 检测培养基中 IFN-γ、TNF-α、IL-2、IL-10 的含量；构建 NC-T、HBV-T、苦杏仁苷干预的 HBV-T 细胞与 HepG2.2.15 非接触共培养模型，MTT 检测细胞增殖、流式细胞术检测细胞凋亡、transwell 检测细胞迁移和侵袭。

结果显示，不同浓度苦杏仁苷处理 72h 时的 NC-T 细胞，选择 10mg/ml 为苦杏仁苷的最佳处

理浓度；HBV-T 细胞活性减弱，苦杏仁苷可增强 HBV-T 细胞活性；HBV-T 组培养基中 IFN-γ、TNF-α、IL-2 含量显著降低，IL-10 含量显著升高；苦杏仁苷处理 48 h 后，IFN-γ、TNF-α、IL-2 含量显著上调，而 IL-10 显著降低；HBV-T 细胞中 CD4⁺亚群数量发生下调，CD8⁺亚群上调，CD4⁺/CD8⁺的比值下降；苦杏仁苷可增强 HBV-T 细胞中 CD4⁺亚群数量，降低 CD8⁺亚群数，并上调 CD4⁺/CD8⁺的比值。HBV-T 细胞 CD8⁺亚群与 CD4⁺亚群中 p-STAT3 的 MFI 均显著高于 NC-T 细胞，苦杏仁苷干预后均发生下降；HBV-T 细胞中 STAT3 和 JAK2mRNA 的表达显著升高，而苦杏仁苷干预后二者均下调；HBV-T 组释放的 IFN-γ、TNF-α、IL-2 降低，IL-10 则升高，苦杏仁苷干预后，HBV-T 组 IFN-γ、TNF-α、IL-2 水平显著上调，IL-10 则下调至 NC-T 组水平；HBV-T 细胞对靶细胞 HepG2.2.15 的多种作用显著减弱，苦杏仁苷干预后，HBV-T 细胞对靶细胞的作用显著增强。结果显示：①苦杏仁苷可以提高 HBV-T 细胞活性；②苦杏仁苷可通过 JAK2-STAT3 通路调控 CD4⁺/CD8⁺T 细胞，减弱 HBV-T 细胞受到的免疫抑制作用，增强细胞干扰和杀伤性细胞因子的分泌，增强对 HBV 相关 HCC 细胞活力、侵袭和迁移的抑制作用以及对凋亡的促进作用。

2023 年王贵[94]观察了白僵菌素联合肉桂醛治疗肝癌的作用效果，及对肝癌所诱导外周血 T 细胞线粒体功能损伤的治疗作用，探讨白僵菌素联合肉桂醛治疗肝癌的具体作用机制。结果发现苯的体外暴露建立 T 细胞线粒体损伤模型，CCK-8 结果发现，白僵菌素和肉桂醛能够促进 T 细胞的增殖，升高 T 细胞线粒体膜电位和 ATP 水平，减少 T 细胞线粒体功能损伤。白僵菌素、肉桂醛及两者联用能明显抑制肝癌的发生，提高肝癌小鼠外周血 T 细胞线粒体膜电位和 ATP 水平，减少 T 细胞晚期凋亡比例。细胞共培养结果发现，白僵菌素联合肉桂醛可有效提高 T 细胞分泌免疫因子穿孔素、颗粒酶 B 的能力，诱导肿瘤细胞凋亡。裸鼠回输 T 细胞实验结果发现，白僵菌素联合肉桂醛可增加肿瘤组织内 T 细胞浸润数量，显著减少肝癌小鼠的肝癌结节数量。透射电镜结果发现，肝癌小鼠 T 细胞线粒体数量较正常小鼠减少，形态变为哑铃型（分裂状态），

细胞发生凋亡，通过白僵菌素联合肉桂醛治疗，T 细胞线粒体恢复正常状态。对 T 细胞线粒体合成和分裂蛋白检测发现，联合用药组线粒体合成相关蛋白 PGC-1α、NRF1、NRF2、TFAM 表达量较肝癌组均显著升高，线粒体分裂相关蛋白 p-DRP1、DNM2 表达量显著降低，T 细胞凋亡减少。另外，PGC-1α 激活剂 ZLN-005，DRP1 抑制剂 mdivi-1 预处理结果发现，PGC-1α 表达升高可抑制 p-DRP1 表达，二者都可抑制 T 细胞凋亡。结果显示白僵菌素、肉桂醛联合治疗可通过 PGC-1α/DRP1 通路调节 T 细胞线粒体合成和分裂过程，增强 T 细胞线粒体功能，抑制肝癌小鼠 T 细胞凋亡，从而发挥抗肝癌作用。

2024 年马晓洁[95]等为探讨加味当归贝母苦参丸对 H22 肝癌荷瘤小鼠抑瘤及 T 细胞免疫的调节作用，为加味当归贝母苦参丸（当归 15g，贝母 9g，苦参 15g，山慈菇 6g，全蝎 3g，黄芪 15g）联合免疫检查点抗体治疗肝癌提供实验依据，通过建立 H22 肝癌荷瘤小鼠模型，随机分为模型组、顺铂组、加味当归贝母苦参丸低剂量组 4g/（kg·d）、中剂量组 8g/（kg·d）、高剂量组 16g/（kg·d），连续给药 14d，第 15d 处死小鼠。给药第 0d、4d、8d、12d、15d 测量肿瘤体积；称取瘤重、计算胸腺指数和脾指数；将脾脏淋巴细胞与 H22 肝癌细胞共培养，细胞增殖与活性检测（CCK-8）法检测肿瘤细胞杀伤率；实时荧光定量聚合酶链式反应（Real-time PCR）检测脾脏和肿瘤组织中程序性细胞死亡蛋白 1（PD-1）、淋巴细胞活化基因 -3（LAG-3）mRNA 的表达情况；免疫组织化学法（IHC）检测脾脏和肿瘤组织中 CD4⁺T、CD8⁺T 细胞的数量及 PD-1、LAG-3 蛋白的表达情况。

结果显示，给药后第 8d，各用药组肿瘤体积较模型组均有不同程度下降，第 15d 肿瘤体积和瘤重均较模型组显著降低（$P < 0.01$），其中顺铂组下降最为明显。与模型、顺铂组比较，加味当归贝母苦参丸中、高剂量组胸腺指数显著升高（$P < 0.01$）；与模型组比较，各用药组脾脏指数均明显升高（$P < 0.05$，$P < 0.01$），其中顺铂组升高最为显著；与模型、顺铂组比较，加味当归贝母苦参丸各组脾脏、肿瘤组织中 CD4⁺、CD8⁺T 细胞的数量和肿瘤细胞杀伤率均显著增高（$P < 0.01$），LAG-3 mRNA

和蛋白表达均明显降低（$P < 0.05$，$P < 0.01$）；加味当归贝母苦参丸高剂量组肿瘤组织中 PD-1 mRNA 表达较模型、顺铂组显著降低（$P < 0.01$）。证明加味当归贝母苦参丸可能通过下调 LAG-3 表达，促进 H22 肝癌荷瘤小鼠 CD4⁺、CD8⁺T 细胞的增殖并向肿瘤微环境浸润，从而改善 T 细胞免疫活性、抑制肿瘤生长，为加味当归贝母苦参丸与免疫检查点抗体联用治疗肝癌提供实验依据。

4. 胃癌

2001 年李雁[96]等探讨益中蠲毒浓缩丸对免疫功能的影响，揭示其抗胃癌的作用机制。方法：对脾虚型小鼠以刀豆素（ConA）或脂多糖（LPS）作诱导剂，通过体内给药，体外实验观察该药对 T、B 淋巴细胞增殖反应的影响。结果：给脾虚小鼠灌服 8.4g 生药 /kg 的受试药，能明显提高其 T、B 淋巴细胞增殖反应。结论：益中蠲毒浓缩丸能明显提高脾虚小鼠细胞免疫及体液免疫的功能，其抗胃癌作用是通过提高免疫功能等多途径、综合协同实现的。

2023 年甘肃中医药大学李程豪[97]发表研究，以糖酵解关键酶 PKM2 为靶蛋白分析该方通过"化瘀以健脾"而抑制胃癌糖酵解能量供给、减少 T 细胞耗竭的作用，以免疫检查点 PD-L1 为靶蛋白分析该方通过"健脾而化瘀"解除免疫抑制、恢复 T 细胞活力作用，探究归芪白术方［黄芪 18g，白术 12g，当归 9g，大黄 6g（酒炙），白芍 9g，陈皮 9g，甘草 6g］发挥健脾化瘀抗胃癌的作用机制和物质基础。通过体内实验证实归芪白术方通过调节 CD8⁺T 细胞免疫和糖酵解发挥"健脾化瘀"抗胃癌的作用。随后，以肿瘤糖酵解靶点 PKM2 和免疫检查点 PD-L1 作为研究对象，结合生物信息和临床样本，分析其在胃癌中的表达情况；通过胃癌细胞和 T 细胞体外共培养体系，明确以促进 PKM2 四聚化和 PD-L1 二聚化为靶向策略对抑制胃癌细胞增殖和恢复 T 细胞活性的可行性，并分析双靶点联合抗胃癌作用的机制。继而，通过多构象虚拟筛选策略分析归芪白术方中与 PKM2 和 PD-L1 有较好结合作用的潜在活性成分；再通过体外实验优选出对胃癌细胞增殖有抑制作用和对 T 细胞功能有恢复作用的活性成分。最后，通过胃癌细胞和 T 细胞共培养体系，明确 PKM2 和 PD-L1 代表化合物的靶向性，并评价其配伍对胃癌细胞的抑制作用和对 T 细胞功能的恢复作用。结果发现归芪白术方能够促进胃癌荷瘤小鼠 CD8⁺T 细胞的抗肿瘤免疫、维持正常生命状态、减少异常代谢产物的产生。PKM2 四聚化不仅能够抑制胃癌细胞增殖，还能抑制胃癌细胞过度消耗微环境中的葡萄糖和乳酸的产生，减少 T 细胞耗竭，增强 T 细胞对肿瘤细胞的杀伤作用；PKM2 四聚化联合 PD-L1 二聚化能够有效地抑制胃癌细胞增殖，增强 T 细胞对胃癌细胞的杀伤作用。基于对 PKM2 和 PD-L1 的多构象模拟，归芪白术方中有多个能与促进 PKM2 四聚化和 PD-L1 二聚化位点结合的化合物，其中 Uralenol 和 Glycycoumarin 分别与 PKM2 和 PD-L1 有较好结合作用，且对胃癌细胞增殖抑制和 T 细胞活性恢复有明显作用。Uralenol 与 Glycycoumarin 的联合配伍能够有效地抑制胃癌细胞增殖、促进 T 细胞对胃癌细胞的杀伤作用。结果表明，归芪白术方中活性成分 Uralenol 能够促进 PKM2 四聚化，通过调节代谢和转录抑制胃癌细胞增殖，通过糖酵解途径减少葡萄糖消耗和乳酸产生，进而抑制 T 细胞耗竭，方中活性化合物 Glycycoumarin 能够促进 PD-L1 二聚化，解除 T 细胞免疫抑制，恢复 T 细胞活性；二者配伍共同发挥"健脾""化瘀"功效抑制胃癌细胞增殖、恢复 T 细胞抗肿瘤免疫活性。

5. 乳腺癌

2001 年曹志然[98]等为了研究十全大补汤（SDT）的免疫抑瘤作用，以 TA2 移植性乳腺癌小鼠作为研究对象，分别给予 50%SDT 和白开水灌胃，以小鼠的体重、瘤重及脾内 B 淋巴细胞、T 淋巴细胞增殖指数作为观察指标。结果：SDT 可明显改善荷瘤鼠的一般状况，增强体重，抑制肿瘤的生长，抑瘤率为 56.2%。与对照组比较，SDT 可明显增强脾内 T 淋巴细胞的增殖（$P < 0.05$），而抑制 B 淋巴细胞的增殖（$P < 0.05$）。结果表明，SDT 可在体内抑制肿瘤的生长，其抑瘤作用可能是通过调节机体的免疫功能来实现的。

2022 年邱剑飞[99]为研究一清颗粒（黄连、大黄、黄芩）联合环磷酰胺对三阴性乳腺癌荷瘤小鼠移植瘤的影响，建立了小鼠乳腺癌移植瘤模型，并随机分为阴性对照组、阳性对照组、实验组和联合组，每组 8 只。阳性对照组腹腔注射

30mg/（kg·d）环磷酰胺，实验组灌胃 20g/（kg·d）一清颗粒，联用组腹腔注射 30mg/（kg·d）环磷酰胺＋灌胃 20g/（kg·d）一清颗粒。阴性对照组灌胃等体积 0.9%NaCl＋腹腔注射等体积 0.9%NaCl，每天 1 次，连续干预 17 天。检测各组小鼠肿瘤生长情况；检测各组小鼠抑瘤率、脾指数和胸腺指数；检测各组中性粒细胞、外周血淋巴细胞和单核细胞的比例；检测肿瘤组织中 CD4$^+$T 和 CD8$^+$T 细胞比例；检测肿瘤组织中 IL-6 和 TNF-α mRNA 表达水平；检测各组小鼠体质量增加率。结果 联合组移植瘤生长速度最慢；阳性对照组、实验组和联合组抑瘤率分别为 60.34%，24.71% 和 76.46%；阴性对照组、阳性对照组、实验组和联合组的胸腺指数分别为（0.50±0.28）、（0.06±0.04）、（0.54±0.39）和（0.23±0.04）；阴性对照组、阳性对照组、实验组和联合组的外周血淋巴细胞比例分别为（33.77±2.29）%、（16.20±4.52）%、（31.33±10.01）% 和（21.07±4.37）%；阴性对照组、阳性对照组、实验组和联合组的 CD4$^+$T 细胞比例分别为（36.43±2.67）%、（33.57±1.69）%、（45.96±3.54）% 和（62.8±3.63）%；阴性对照组、阳性对照组、实验组和联合组的 CD8$^+$T 细胞比例分别为（30.02±1.97）%、（25.79±2.32）%、（34.95±1.93）% 和（42.16±2.57）%；阴性对照组、阳性对照组、实验组和联合组的 IL-6 mRNA 表达水平分别为 1.00±0.04、0.67±0.02、0.61±0.04 和 0.49±0.05；阴性对照组、阳性对照组、实验组和联合组的 TNF-α mRNA 表达水平分别为 1.00±0.03、0.73±0.01、0.69±0.02 和 0.66±0.03。阴性对照组、阳性对照组、实验组和联合组的体质量增加率分别为（12.50±1.84）%、（5.00±1.63）%、（8.30±0.54）% 和（8.10±0.41）%。与阳性对照组相比，联合组抑瘤率、胸腺指数、外周血淋巴细胞比例、CD4$^+$T 细胞、CD8$^+$T 细胞比例以及体质量增加率都显著增加，而 IL-6 的表达水平显著降低（$P < 0.05$）。因此，一清颗粒联合环磷酰胺可显著抑制乳腺癌荷瘤小鼠移植瘤生长，一清颗粒可以减少环磷酰胺致小鼠免疫功能减退的毒性反应，改善生存质量。

2023 年兰州大学马梅[100] 为探究基于网络药理学和体内实验探讨黄芪多糖（APS）对三阴性乳腺癌（TNBC）小鼠免疫功能的影响，通过网络药理

学探索 APS 治疗 TNBC 涉及的相关免疫途径，构建荷 4T1 肿瘤 TNBC 小鼠模型（分为肿瘤模型组和 APS 组），给药 21d 后，流式细胞术检测小鼠脾脏总细胞中 T 细胞及其亚群、B 细胞、自然杀伤细胞、树突状细胞、髓源性抑制细胞及其亚群、肿瘤相关巨噬细胞的占比和绝对数量，以及其中的免疫细胞活化标记分子 CD69 在 T 细胞中、NKp46 在自然杀伤细胞中、MHC-Ⅱ在树突状细胞中的表达情况，分析 APS 对 TNBC 的免疫调节作用。结果显示，与肿瘤模型组相比，APS 组显著增加 TNBC 小鼠脾脏中的总 T 细胞，CD8$^+$T 细胞、CD4$^+$CD69$^+$T 细胞、CD8$^+$CD69$^+$T 细胞在脾脏总细胞中的占比；显著增加总 T 细胞、CD4$^+$T 细胞、CD8$^+$T 细胞、CD4$^+$CD69$^+$T 细胞、CD8$^+$CD69$^+$T 细胞的绝对数量。因此，APS 可通过激活 TNBC 小鼠的 T 细胞发挥免疫应答作用。

2023 年，牛壮伟[101] 为研究铁皮石斛 Dendrobium officinale 水提物对 4T1 乳腺癌荷瘤模型小鼠的抑瘤及免疫调节作用，并进一步探讨其作用机制。运用 Balb/c 雌性小鼠构建 4T1 乳腺癌荷瘤小鼠模型后，随机分为模型组、盐酸表柔比星组（8ml/kg）和铁皮石斛水提物低、中、高剂量（0.5、1.0、1.5g/kg）组，另选 10 只正常 Balb/c 雌性小鼠作为对照组，给予相应药物进行干预，观察小鼠生存状态，每 3 天测量肿瘤直径与短径，连续给药 28 d 后处死小鼠，称定肿瘤质量，计算抑瘤率；采用小动物活体成像仪和转移灶计数观察肺部肿瘤转移情况；称定小鼠脾脏、胸腺质量，计算脏器系数；苏木素-伊红（HE）染色观察肿瘤、肺部以及脾脏形态学变化；血液分析仪检测荷瘤小鼠外周血中白细胞数目和淋巴细胞占比；ELISA 法检测血清中白细胞介素 -2（interleukin-2，IL-2）、γ干扰素（interferon-γ，IFN-γ）和肿瘤坏死因子 -α（tumor necrosis factor-α，TNF-α）水平；流式细胞术检测外周血中 T 淋巴细胞比例；脾淋巴细胞增殖试验检测脾脏中 T 淋巴细胞、B 淋巴细胞增殖能力；Western blot 检测肿瘤组织中磷脂酰肌醇 3- 激酶（phosphatidylinositol 3-kinase，PI3K）/ 蛋白激酶 B（protein kinase B，Akt）/ 哺乳动物西罗莫司靶蛋白（mammalian target of rapamycin，mTOR）通路相关蛋白表达。结果显示，与模型组比较，铁

皮石斛水提物组小鼠肿瘤生长趋势放缓，肿瘤质量减轻（$P < 0.01$），肿瘤组织坏死细胞增多，肿瘤以及肺部转移灶荧光强度显著降低（$P < 0.05$、0.01），肺部转移灶数目减少（$P < 0.05$、0.01）；脾脏、胸腺指数增加（$P < 0.05$）；外周血中白细胞数目下降（$P < 0.01$），淋巴细胞占比提高（$P < 0.05$、0.01）；血清中 IL-2、IFN-γ、TNF-α 水平增加（$P < 0.05$、0.01）；外周血中 CD3$^+$T 细胞占比升高（$P < 0.05$），CD4$^+$/CD8$^+$ 值上升（$P < 0.01$）；脾脏中 T 淋巴细胞、B 淋巴细胞增殖能力提高（$P < 0.05$）；肿瘤组织中 PI3K/Akt/mTOR 通路相关蛋白表达降低（$P < 0.05$、0.01）。因此，铁皮石斛水提物可显著抑制荷瘤小鼠肿瘤的生长与转移，恢复荷瘤小鼠免疫功能，其机制可能与下调 PI3K/Akt/mTOR 通路表达相关。

6. 食管癌

1990 年曹中亮[102]等研究了大蒜对食管癌的预防作用，选用 Wistar 大鼠 84 只，皮下注射 1% 甲基戊基亚硝胺溶液 5mg/kg，每周一次。给此致癌药前实验组大鼠用 50% 大蒜液灌胃，10ml/kg，每周六次；对照组给等量生理盐水。105 天后，发现大蒜对甲基戊基亚硝胺诱发大鼠食管癌前病变具有显著抑制作用（$P < 0.05$），增加脾脏指数（$P < 0.001$）和外周血 T 淋巴细胞百分率（$P < 0.01$）。结论提示大蒜具有预防食管癌作用，可能与它的增强免疫作用有关。

2015 年辛国华[103]为探究大蒜素对甲基苄基亚硝胺（NMBA）诱发食管癌大鼠免疫功能的影响。采用 90 只 SD 大鼠随机分成三组，每组 30 只，分组饲养的方法，Ⅰ组：常规饲养，无任何处理；Ⅱ组：每周一次 NMBA 皮下注射，10mg/kg；Ⅲ组：每周一次 NMBA 皮下注射，10 mg/kg。同时给予大蒜素 15mg/（kg·d），肌内注射给药。连续 22 周后，流式细胞仪测定大鼠外周血 T 淋巴细胞 CD3$^+$、CD4$^+$、CD8$^+$ 亚型及 CD4$^+$/CD8$^+$。处死实验鼠并测量脾重系数。结果显示三组大鼠脾重量系数差异无统计学意义（$P > 0.05$）。Ⅰ组实验鼠外周血 T 淋巴细胞亚群 CD8$^+$ 下降，而 CD3$^+$、CD4$^+$、CD4$^+$/CD8$^+$ 均明显高于其他两组（$P < 0.05$）。Ⅲ组 CD3$^+$、CD4$^+$、CD4$^+$/CD8$^+$ 较Ⅱ组增高，而 CD8$^+$ 则低于Ⅱ组（$P < 0.05$），差异有统计学意义。因

此，大蒜素对 NMBA 诱发的大鼠食管癌有明显的抑制作用，且能够明显增强食管癌大鼠的免疫系统功能。

2016 年吕翠田[104]为观察启膈散（药物组成：沙参 9g，丹参 9g，茯苓 3g，川贝 4.5g，郁金 1.5g，砂仁 1.2g）对 4NQO 诱导食管癌小鼠生存质量、体重、脏器重量和指数、食管组织病理形态、细胞因子及淋巴细胞亚群的干预作用，以 0.1mg/ml 4NQO 水诱导小鼠食管癌模型，16 周后撤除干预因素，观察进食及饮水并称重，32 周后处死称重脏器并计算脏器指数，观察食管组织，检测外周血中 IL-10、TNF、IFN-γ、MCP-1、IL-6、IL-12p70 等细胞因子，检测外周血中淋巴细胞亚群（CD3$^+$/CD19$^+$，CD4$^+$/CD8$^+$）。结果显示，启膈散组小鼠形体、活动度正常，体重接近正常组；脾、肝重量高于模型组（$P < 0.05$），肾、心、肺、肝指数降低（$P < 0.05$）；镜下观食管基底细胞层有轻度增生，角质层液化基本消失，其他均正常；与模型组比可上调 IL-10 细胞因子（$P < 0.05$），降低 CD3$^+$、CD19$^+$、CD3$^+$/CD19$^+$、CD8$^+$，提高 CD4$^+$/CD8$^+$（$P < 0.05$）。因此，启膈散能改善生存质量、保护脏器、保护组织病理损害；通过提高 IL-10 细胞因子水平提升免疫功能，提高 CD3$^+$、CD19$^+$、CD8$^+$ 淋巴细胞，纠正 CD4$^+$/CD8$^+$ 比例降低而改善免疫功能失衡及免疫抑制状态。

7. 其他癌种

孙燕[105]教授团队在 1987 年对扶正类中药女贞子促免疫作用进行了实验研究，从女贞子提取有效成分 E（LLE），是一种分子量为 456.71 的单体。运用体外研究的方法，结果显示其能明显地增强亚适量聚羟基脂肪酸酯、刀豆蛋白、人美洲商陆素引起的淋巴细胞增殖反应（$P < 0.05$）；LLE 能部分地解除恶性肿瘤患者淋巴细胞在中的抑制作用；结果显示，LLE 能明显地增强 IL-2 对恶性肿瘤患者淋巴细胞的增殖效应（$P < 0.05$）；LLE 对刀豆蛋白诱导下抑制细胞（Ts）产生的效应有部分抑制作用，且能部分地解除刀豆蛋白诱导的 Ts 的抑制作用。

1991 年葛明珠[106]发表研究，对扶正活力合剂对小鼠 S180 肉瘤细胞生长影响的初步观察，先后进行了两批实验，使用中药复方"扶正活力合剂"（扶正活力合剂主要由女贞子、枸杞子、黄芪

等组成）预防和治疗小鼠 S180 实体瘤。淋巴细胞 ANAE 兼色试验结果表明扶正活力合剂可明显增强荷瘤小鼠细胞免疫功能；明显降低荷瘤小鼠血清丙二醛含量，提示其有增强抗指质过氧化作用；对肿瘤生长抑制率为 33.3%，可明显抑制荷瘤生长。结果显示：①淋巴细胞 ANAE 阳性百分率变化肿瘤组和对照组 ANAE 阳性百分率有差异，这是因为接种瘤细胞于正常小鼠，刺激机体细胞免疫功能增强；预防组和肿瘤组相比 $P < 0.001$，治疗组和肿瘤组相比 $P < 0.001$ 均有明显差异，提示扶正活力合剂可进一步增强荷瘤小鼠细胞免疫功能；②各组小鼠血清丙二醛含量肿瘤组小鼠明显高于正常小鼠，预防组和治疗组小鼠血清丙二醛含量明显低于肿瘤组，均有显著性差异。提示扶正活力合剂能明显增强荷瘤小鼠抗脂质过氧化作用；③肿瘤生长情况在实验过程中观察到，肿瘤组小鼠接种瘤细胞后。瘤块生长迅速，小鼠一般情况欠佳，有耸毛现象，最终瘤块最重；预防组小以肿瘤生长最慢，活泼好动，最终瘤块最轻；治疗组肿瘤增长比肿瘤组慢。预防的扣瘤率为 33.3%；④用药后血清丙二醛含量和淋巴细胞 ANAE 阳性百分率间的关系。荷瘤小鼠用扶正活力合剂后，血清 MDA 含量下降，淋巴细胞 ANAE 阳性百分率升高。计算血清 MDA 含量与淋巴细胞 ANAE 阳性百分率间的相关系数，经显著性检验，二者呈负相关。（x 为 −0.788 < 0.05）。

李建生[107] 教授于 1999 年发表的研究中，比较了健脾（四君子汤：人参、白术、茯苓、甘草）和补肾（葆春丸：何首乌、巴戟天、细辛、生地、桂枝等组成）方药对脾重、胸腺重和 CD25 百分率的影响，模型组脾重、胸腺重及 CD25 水平均明显低于正常组，3 个给药组（健脾组、补肾组、复合组）的各指标均明显高于模型组，3 个给药组间脾重、胸腺重比较无差异，而 CD25 水平健脾组略低于补肾组和复合组。此外，模型组 CD3、CD4、CD8 低于正常组，而 CD4/CD 比值升高。与模型组比较，补肾组和复合组的 CD3、CD4、CD8 升高，CD4/CD8 下降，均接近正常组水平，两组间各指标变化无明显差异。健脾组 CD3 水平升高明显，而其余指标无明显变化。因此，补肾方药在提高 CY 导致的细胞免疫功能低下方面具有明显作用且优于单纯的健脾方药，提示临床在降低化疗药物的不良反应时

以补肾法为主。健脾与补肾方药合用，具有优于单纯补肾的趋势，有待进一步探讨。

中国中医科学院中药研究所姜廷良[108] 教授团队于 1999 年发表研究，将黄芪注射液腹腔给药后，结果显示，对正常小鼠和泼尼松龙小鼠胸腺有增重作用，并增加泼尼松龙小鼠网状内皮系统吞噬功能；增加环磷酰胺小鼠血清溶血素抗体生成能力；增强正常及荷瘤小鼠淋巴细胞转化能力。

二、激活巨噬细胞

肿瘤周围大量浸润的炎性细胞及其分泌的细胞因子可促进肿瘤的生长、侵袭和转移，从而参与肿瘤的发生和发展，被认为是肿瘤的第七大特征。肿瘤微环境中的免疫细胞组成复杂，在肿瘤进展的各阶段发挥不同作用。其中，以巨噬细胞在肿瘤组织中数量最多，对肿瘤的调控作用最显著，可促进肿瘤细胞的增殖、侵袭和转移，诱导肿瘤细胞产生免疫耐受，被称为肿瘤相关巨噬细胞（tumor-associated macrophages，TAM）。TAM 是一把"双刃剑"，既能作为 M1 型细胞，识别肿瘤抗原，吞噬或杀伤肿瘤细胞；又可以被肿瘤微环境"驯化"为 M2 型细胞，引发免疫耐受，刺激肿瘤细胞的增殖和迁移能力，降解基底膜，促进肿瘤侵袭，并诱发血管新生。

1. 肺癌

六味地黄汤即六味地黄丸做汤剂，来源于《小儿药证直诀》，功能滋补肝肾。现代药理药效学研究发现其有助于荷瘤机体的单核吞噬系统吞噬功能，促进骨髓干细胞和淋巴组织增生。早在 1983 年，姜廷良[109] 教授等就利用动物实验观察了六味地黄汤防治肺癌的疗效，饲育 18~22g 体重的昆明种或 JCR 系小鼠，喂固体饲料，5 鼠一罐，自由取食。按传统配伍的六味地黄汤进行干预（由熟地、山萸肉、山药、泽泻、丹皮、茯苓按 8：4：4：3：3：3 的比例），混合加水煎煮 3 次，每次 1h，合并滤液；水浴浓缩到每 ml 含方药 1g，4℃ 离心存储。每鼠每天灌胃 0.4ml，相当于每公斤体重每天给生药 15~20g，约为成人剂量的 10~15 倍。对照组干预：采用对氨基甲酸乙酯诱发肺腺瘤，给小鼠以 1mg/kg 体重的氨基甲酸乙酯为诱瘤剂，腹腔注射 120 天后，对照组 36 只小鼠的肺腺

瘤发生数为 6.6 ± 1.1（均值 ± 标准误，下同）个 /只；六味地黄汤组 38 只小鼠的肺腺瘤发生率明显下降为 2.9 ± 0.5 个 / 只（$P < 0.01$）。

郭慧君等在 2012 年发表的文献中，对比了不同滋阴中药对小鼠诱发性肺肿瘤发生及抗肿瘤免疫功能的影响。结果发现，与对照组比较，六味地黄丸和二冬膏给药组小鼠肺肿瘤诱发率明显降低，诱发率分别是 63.6%、18.2%、36.4%。与对照组比较，六味地黄丸和二冬膏给药组小鼠脾指数、巨噬细胞活性明显增高（$P < 0.05$ 或 $P < 0.01$），小鼠血清中 TNF-α 含量明显降低（$P < 0.05$ 或 $P < 0.01$）。因此，认为六味地黄丸和二冬膏具有滋补肝肾作用，可以通过提高小鼠的抗肿瘤免疫功能、改善巨噬细胞吞噬功能、减少炎症因子产生来延缓乌拉坦诱发肺肿瘤的发生发展。

此外，姜廷良[110]教授在 1998 年报告研究，应用血清药理学研究方法，观察了另一扶正类方剂当归补血汤（当归、黄芪）对小鼠巨噬细胞的活化作用。时效关系研究表明，当归补血汤 13.2g 饮片 /kg 体重灌胃小鼠后 6~60min 等不同时相的含药血清对小鼠巨噬细胞均具有活化作用；量效关系研究表明当归补血汤 13.2~33.0g 饮片 /kg 体重分别灌胃小鼠后的含药血清对小鼠巨噬细胞均具有活化作用。

余桂清、段凤舞[111]教授团队对复方生脉注射液对瘤细胞以及机体免疫功能的影响，采用体外伊红法实验发现复方生脉注射液在体外实验中，对小鼠 Lewis 肺癌细胞、M-HP 瘤细胞，及人肺鳞癌 LTEP-78 细胞株均无直接杀伤作用。而当开展体内实验，结果发现复方生脉注射液可以增强对小鼠巨噬细胞吞噬功能，通过碳末廓清实验结果表明，复方生脉注射液对健康小鼠巨噬细胞吞噬功能有明显的激活作用，作用高峰在给药两周（$P < 0.01$）。对接种 Lewis 肺癌细胞后的第 10 天进行手术切瘤的小鼠，术前给药组均较对照组巨噬细胞吞噬活性要强（$P < 0.05$）。同时，复方生脉注射液能提高 Lewis 肺癌荷瘤 21 天和 M-HP 细胞荷瘤 35 天小鼠 T 细胞和具有特殊免疫活性的 T 细胞数。病理组织学及超微结构观察在小鼠 Lewis 肺癌看到，给复方生脉注射液组小鼠的癌巢内外和肺转移灶周围可见明显淋巴细胞浸润，而对照组均未见淋巴细胞浸润反应；临床于肺癌手术前注射复方生脉注射液组患者，比对照组癌巢内外淋巴细胞、浆细胞和多核异物巨细胞反应明显增强，在给药组电镜下还可见到许多在肿瘤免疫反应所特有的 Russell 小体。

余桂清[112]教授团队观察扶正增效方对放射线损伤巨噬细胞功能的保护放射作用，将实验小鼠经 800 rad 照射，随机分观察组和对照组，观察组用扶正增效方汤剂（生黄芪、鸡血藤、枸杞子、女贞子、太子参、炒白术、天冬、红花）灌胃，剂量同放射增敏实验；对照组予等量水。照射后第 4 天，每只小鼠腹腔注入 0.4% 肝糖原 2ml，照射后第 7 天，取出腹腔渗出液，加入 1% 鸡红细胞 0.01ml。观察组小鼠腹腔巨噬细胞吞噬鸡红细胞的吞噬率及吞噬指数均高于对照组（$P < 0.01$），结果表明中药扶正增效方有减少射线对巨噬细胞的损伤，同时保护机体免疫功能，从而为中西医协同增效恶性肿瘤放疗临床疗效增加了新的证据。

广州中医药大学第一附属医院周岱翰[113]教授团队已通过临床试验证明经验方益气除痰方（Yiqi Chutan Formula，YQCTF）具有培土生金的作用，其组成为红参 15g，沙参 15g，壁虎 6g，薏苡仁 30g，干蟾皮 10g，生南星 15g，龙葵 20g，浙贝母 20g，对非小细胞肺癌（non-small cell lung cancer，NSCLC）具有较好的疗效，但是其精确抗肿瘤分子机制有待进一步阐明。2016 年发表的研究探讨 YQCTF 对肿瘤微环境中肿瘤相关巨噬细胞（tumor-associated macrophages，TAMs）的影响，通过构建 Lewis 肺癌（Lewis lung carcinoma，LLC）的小鼠移植瘤模型，以检测 YQCTF 对小鼠体内移植瘤的影响；同时，应用流式细胞分选技术，以 CD11b-PE 和 F4/80-FITC 标记抗体测定移植瘤中 TAMs，测定 YQCTF 对小鼠肺癌移植瘤中 TAMs 产生的影响。结果显示，与对照组相比，YQCTF 能较强地抑制小鼠体内移植瘤的生长。2.5g/kg YQCTF 处理组的抑瘤率达 51.37%，5.0g/kg YQCTF 处理组的抑瘤率达 68.46%。并且，YQCTF 能较强地抑制小鼠移植瘤中 TAMs 的产生，相比较于溶剂对照组的 CD11b⁺F4/80⁺TAMs 占所有 CD11b⁺ 细胞比例为（21.81 ± 2.66）%，2.5g/kg YQCTF 处理组的 CD11b⁺F4/80⁺TAMs 占所有 CD11b⁺ 细胞群比例为（11.47 ± 1.64）%，5.0g/kg YQCTF 处理组的 CD11b⁺F4/80⁺TAMs 占所有 CD11b⁺ 细胞群比例为

（6.53±1.57）%，且 YQCTF 处理组均与溶剂对照组比较差异有统计学意义，均 $P < 0.05$。因此，YQCTF 可抑制肿瘤微环境中 TAMs 的产生，从而达到抗肿瘤免疫的效应。

中国中医科学院广安门医院花宝金[114] 观察肺瘤平膏（黄芪、西洋参、麦冬、北沙参、冬虫夏草、仙鹤草、白花蛇舌草、拳参、北败酱草、桃仁、三七、川贝母、炒苦杏仁、桔梗、炙甘草）对于 Lewis 肺癌荷瘤小鼠免疫功能的影响。2018 年发表的研究中通过流式细胞术测定不同组别肺癌荷瘤小鼠脾脏的巨噬细胞数量及表型。结果发现在模型组中，M1 型巨噬细胞数量由 8.59% 逐渐上升到 25.98%，同时 M2 型细胞数量由 0.92% 逐渐上升到 5.42%，M1/M2 比值由 9.34 下降至 4.79；肺瘤平膏组中，在 14d、21d 时，M1、M2 型巨噬细胞数量均较模型组增多，21d 时，分别为 23.16% 及 2.77%，其数值相对更高，而在 14d、21d、28d 时，M1/M2 比值分别为 7.86、8.36、9.62。28d 时，肺瘤平膏组中 2 种巨噬细胞数量均下降，但 M1/M2 数值也保持了增高的趋势，说明肺瘤平膏可以促进巨噬细胞向 M1 型巨噬细胞转化。因此，肺瘤平膏可调节荷瘤小鼠脾脏中巨噬细胞的数量及表达，使其尽可能保持稳定，进而调节荷瘤小鼠的免疫功能处于平衡状态，这可能是其发挥抗肿瘤的作用机制之一。

上海中医药大学曹亚娟[115] 2021 年发表的研究中探讨扶正祛邪方（黄芪、北沙参、麦冬、白术、石见穿、半枝莲、鱼腥草）及其有效组分在肺癌治疗中的潜在应用价值及可能的分子机制。首先构建 Lewis 肺癌小鼠皮下移植瘤模型，明确扶正祛邪方体内阻抑肺癌的作用，探究其对免疫微环境中肿瘤相关巨噬细胞的调节作用。然后对课题组前期工作筛选出的扶正祛邪方有效组分愈创醇进行深入研究：先构建巨噬细胞清除 Lewis 肺癌小鼠移植瘤模型，明确愈创醇体内抗肺癌效应与其抑制巨噬细胞的 M2 表型有关，而非调控巨噬细胞 M1 表型。其次在体外成功构建 M2 巨噬细胞的诱导模型，利用 CCK-8 实验筛选愈创醇作用的最佳效应浓度，采用流式细胞技术检测愈创醇对 M2 巨噬细胞的抑制作用。然后通过体外建立巨噬细胞与肺癌细胞共培养体系，模拟肿瘤免疫微环境，采用增殖、划痕及侵袭实验观察愈创醇对共培养体系下肺癌生物学行为

的阻抑作用。随后通过生物信息学分析筛选 M2 巨噬细胞促进肺癌的可能分子机制，根据富集分析结果并结合文献报道，通过 ELISA 实验筛选愈创醇作用的关键信号分子，利用实时荧光定量 PCR 技术及蛋白免疫印迹法检测肺癌上皮间质转化标志物、巨噬细胞作用的关键信号分子及其参与调节的下游信号通路分子的表达。最后利用关键信号分子拮抗剂阻断其信号传递，观察其参与调节的下游信号通路分子以及肺癌上皮间质转化标志物的变化，验证愈创醇通过抑制 M2 巨噬细胞功能阻抑肺癌上皮间质变化的分子机制。

结果显示，扶正祛邪方抑制 Lewis 肺癌小鼠皮下移植瘤生长及上皮间质转化过程，抑制 M2 巨噬细胞表型及功能。同时，扶正祛邪方有效组分愈创醇可有效抑制 M2 巨噬细胞表型及功能，从而阻抑 Lewis 肺癌小鼠皮下移植瘤生长，体外阻抑共培养体系下肺癌增殖、迁移和侵袭。IL-10 为 M2 巨噬细胞介导 EMT 过程的关键信号分子，愈创醇可有效抑制 M2 巨噬细胞分泌 IL-10。有效组分愈创醇通过抑制 M2 巨噬细胞阻抑肺癌 EMT 过程，IL-10/STAT3 途径参与信号通路调节。

上海中医药大学方志红[116] 教授团队于 2020 年发表的研究，拟通过肺癌移植瘤模型及体外巨噬细胞培养体系，从整体动物和细胞水平研究该方对调控肿瘤相关巨噬细胞的功能及表达的影响；并采用通路抑制剂，从 CCL2/AMPK/mTOR 相关信号通路深入阐释益气扶正方（人参 15g，黄芪 30g，茯苓 15g，白术 15g，陈皮 12g）对肿瘤相关巨噬细胞的调控机制。建立 Lewis 肺癌小鼠皮下移植瘤模型，造模成功后按照随机数字表法随机分为模型组、中药组、CCR2 抑制剂组和中药 +CCR2 抑制剂组，每组 6 只，分别给予相应的药物，共计 21 天，每 7 日用游标卡尺测量肿瘤大小并绘制瘤体体积曲线，用电子天平称取小鼠体重，绘制小鼠体重增长曲线。解离各组剥离的皮下移植瘤，制成单细胞悬液，流式检测各组瘤体中 M1 和 M2 型肿瘤相关巨噬细胞的比例；利用 RT-PCR 技术检测给药后各组皮下移植瘤瘤体中肿瘤相关巨噬细胞 M1 型标志物（iNOS）mRNA 表达水平和 M2 型标志物（Arginase、chitinase-3）mRNA 表达水平。体外建立诱导的 M2 型肿瘤相关巨噬细胞模型，分成为模型组，中药

组，CCR2 抑制剂组和中药 +CCR2 抑制剂组，采用 CCK-8 实验确定益气扶正方的给药浓度，流式技术鉴定给药后各组 M1 和 M2 型肿瘤相关巨噬细胞的表达情况，利用 RT-PCR 技术检测给药后各组肿瘤相关巨噬细胞中 CCL2、AMPK、mTOR 的 mRNA 表达水平，蛋白质印迹法检测给药后各组肿瘤相关巨噬细胞中 CCL2、AMPK、mTOR 蛋白的表达水平。

结果显示，各组给药 21 天，均无小鼠死亡，中药组荷瘤小鼠的瘤体体积和重量较模型组均有减小；与模型组相比，中药组小鼠体重增加。说明益气扶正方能抑制 Lewis 肺癌小鼠移植瘤的生长，改善荷瘤小鼠体重；解离的瘤体细胞的流式检测结果显示，与模型组相比，给药组肿瘤组织中 M2 型肿瘤相关巨噬细胞比例下降，M1 型肿瘤相关巨噬细胞比例上升；益气扶正方可以调控肿瘤相关巨噬细胞的极化，使体外诱导的 M2 型肿瘤相关巨噬细胞中通路相关基因 CCL2 及 mTOR 的 mRNA 含量下降（$P < 0.001$），AMPK 的 mRNA 含量升高（$P < 0.05$）；蛋白质印迹法检测结果显示：与模型组相比，中药组通路相关蛋白 CCL2 及 mTOR 含量下降，AMPK 含量升高。益气扶正方和 CCR2 抑制剂共用产生协同作用，并通过 CCL2/AMPK/mTOR 信号通路干预肿瘤相关巨噬细胞的极化。因此，益气扶正方对 Lewis 肺癌荷瘤小鼠皮下移植瘤有抑制作用，并能改善荷瘤小鼠体重；同时益气扶正方可以通过 CCL2/AMPK/mTOR 通路信号调控肿瘤相关巨噬细胞的极化，该信号通路可能是其发挥抗肺癌转移作用的主要通路。

咳金咽汤作为周仲瑛[117] 的经验方，在国内已广泛应用于临床治疗肺癌，但其抗肺癌作用机制尚待阐明。基础研究发现，大剂量咳金咽汤（3.8g/kgBW）灌胃 15d 后，肺癌异种移植小鼠的存活时间明显延长。更重要的是，咳金咽汤在体内抑制肺癌细胞的转移。因此，本研究旨在阐明咳金咽汤的抗转移作用。方法采用 RNA-Seq 法研究咳金咽汤对小鼠的基因调控作用，采用流式细胞术检测脾脏免疫细胞，ELISA 法检测血清和脾脏炎症因子，采用免疫荧光法原位检测免疫细胞水平及糖代谢相关酶的表达。同时，建立肺癌原位异种移植肿瘤模型，评估咳金咽汤对肺癌细胞体内转移能力的影响。结果：肿瘤组织样本的 GO 基因测序分析显示，咳金咽汤

调节免疫反应。进一步脾淋巴细胞流式细胞术分析显示，咳金咽汤上调 M1 巨噬细胞，下调 M2 巨噬细胞，但巨噬细胞总水平变化不大，通过肿瘤组织切片 CD68、F4/80、CD206、CD86 检测证实了这一点。炎症因子检测显示，咳金咽汤下调肿瘤微环境中 TNF-α、IFN-γ、IL-6 及 IL-4、IL-13。进一步研究还发现，咳金咽汤对肿瘤缺氧作用不大，但可下调肿瘤组织糖酵解。更重要的是，发现咳金咽汤在体内抑制肺癌细胞的转移。结果证明咳金咽汤通过影响巨噬细胞极化和能量重编程抑制肺癌细胞转移。

人参皂苷 Rh2（G-Rh2）是一种从人参中提取的单体化合物，是一种很有前景的抗肺癌细胞的药物。然而，G-Rh2 是否可以调节 tam 的分化及其与肿瘤微环境的相互作用尚不清楚。2018 年 Li H[118] 探究 G-Rh2 如何调节巨噬细胞的表型并影响非小细胞肺癌（NSCLC）细胞的迁移。方法将小鼠巨噬细胞样 RAW264.7 细胞和人 THP-1 单核细胞分化为不同细胞因子组合的巨噬细胞 M1 和 M2 亚群，通过流式细胞术结合特异性生物标志物进一步鉴定。筛选 M2 巨噬细胞与 NSCLC 细胞系 A549、H1299 共培养。创面愈合实验检测细胞迁移。RT-qPCR 和 Western blot 检测基质金属蛋白酶 2、9（MMP-2、MMP-9）和血管内皮生长因子 c（VEGF-c）的表达水平，VEGF ELISA 试剂盒检测上清液中 VEGF 的释放。最后，在体内研究 G-Rh2 对 tam 表型和 VEGF 表达的调节作用。结果：从 RAW264.7 或 THP-1 细胞中分化的巨噬细胞 M2 亚群可促进 NSCLC 细胞的迁移。进一步研究发现，与 M2 巨噬细胞共培养后，NSCLC 显著增加了 VEGF 向介质的释放，并在 mRNA 和蛋白水平上提高了 VEGF 的表达水平。在非小细胞肺癌共培养后，MMP-2 和 MMP-9 也出现了类似的变化。值得注意的是，G-Rh2 有可能有效地将巨噬细胞的 M2 表型转化为 M1 亚群。重要的是，G-Rh2 在共培养的肺癌细胞中比在未共培养的肺癌细胞中更倾向于降低 VEGF、MMP2 和 MMP9 的表达水平。G-Rh2 在体内一致降低 M2 巨噬细胞标志物 CD206 和 VEGF 的表达水平。这些结果表明 M2 亚群巨噬细胞驱动肺癌细胞具有更强的侵袭性表型。G-Rh2 有可能在微环境中将 tam 从 M2 亚群转化为 M1，

并阻止肺癌细胞迁移，提示 G-Rh2 对肺癌的治疗作用。

薯蓣皂苷是一种天然甾体皂苷，近年来显示出强大的抗肿瘤活性。然而，薯蓣皂苷参与免疫调节的机制尚不清楚。2020 年 Cui L[119] 在体外观察到薯蓣皂苷诱导巨噬细胞 M2 向 M1 表型转化，并抑制 IL-10 分泌。同时，巨噬细胞的吞噬作用增强。在皮下肺肿瘤模型中，薯蓣皂苷抑制 M2 巨噬细胞数量的增加。此外，薯蓣皂苷在体外可下调巨噬细胞中 STAT3 和 JNK 信号通路。在 bmdm 中，激活 JNK 和抑制 STAT3 诱导巨噬细胞 M1 极化，抑制 JNK 和激活 STAT3 诱导 M2 极化。此外，由 diooscin 预处理的巨噬细胞组成的条件培养基抑制了 3LL 细胞的迁移和 huvec 的成管能力。薯蓣皂苷介导的巨噬细胞极化抑制了 3LL 细胞的体内转移。综上所述，作为一种新的抗肿瘤药物，薯蓣皂苷可能在肺癌中通过 JNK 和 STAT3 通路抑制 TAM。

2020 年李琴琴[120] 等研究了蒲公英总黄酮在乌拉坦诱导的小鼠肺癌模型中对肿瘤相关巨噬细胞浸润及肺部微环境的影响。腹腔注射乌拉坦建立小鼠肺癌模型，分为对照组、蒲公英总黄酮组、化疗组。常规 HE 染色观察不同实验组用药后肺部肿瘤形态学差异。记录给药前的小鼠体重和给药后 19d 的小鼠体重及脾脏重量，并计算脾脏指数。对小鼠支气管肺泡灌洗液中的总白细胞、中性粒细胞及淋巴细胞进行计数，评估小鼠肺部炎性细胞水平。ELISA 法检测小鼠外周血中 VEGF、IL-6 和 TNF-α 水平。免疫组化染色法评估小鼠肺癌组织中 CD206 表达水平，即检测 M2 型巨噬细胞在肿瘤组织中的浸润。Western blot 法检测小鼠肿瘤组织中抗凋亡相关蛋白的表达。

结果显示，腹腔注射乌拉坦能诱导小鼠肺组织形成肺腺癌，为本实验建立了稳定的小鼠肺癌模型。治疗结束后，与对照组比较，蒲公英总黄酮治疗组的体重和脾脏指数更高（$P < 0.01$）；肿瘤组织中 M2 型巨噬细胞浸润减少，炎性细胞浸润减少（$P < 0.05$）；外周血 VEGF、IL-6、TNF-α 水平显著降低（$P < 0.01$）；肿瘤组织抗凋亡蛋白 Bcl-XL、Bcl-2、cIAP1、Survivin 表达减少（$P < 0.01$）。结果表明蒲公英总黄酮能通过改善肺部微环境，抑制肿瘤相关 M2 型巨噬细胞的浸润并抑制肿瘤细胞抗

凋亡蛋白的表达，抑制小鼠肺癌生长。

2019 年阎力君[121] 等探讨了柘木总黄酮对 Lewis 肺癌小鼠的抗肿瘤活性影响及其新组分配伍诱导小鼠肺癌细胞（LLC）细胞自噬的效应研究。构建 Lewis 肺癌移植瘤小鼠模型，并检测服用柘木总黄酮后 Lewis 肺癌移植瘤小鼠的体重、瘤重、瘤体积、脏器指数和病理切片；ELISA 法检测血清中肿瘤坏死因子 α（TNF-α），白细胞介素 2（IL-2），IL-6 和 IL-12 细胞因子含量。采用 UPLC 测定柘木黄酮提取物中主要有效成分含量及其配比；Western blot 检测其新组分配伍对 LLC 细胞自噬蛋白表达的影响，通过透射电镜观察 LLC 细胞超微结构的改变；流式细胞仪检测新组分配伍对 LLC 细胞自噬的影响。

结果显示，柘木总黄酮高剂量组能显著抑制小鼠肿瘤的生长、提高荷瘤小鼠的脏器指数，且柘木总黄酮各组能较好地改善小鼠生存状态；各组荷瘤小鼠血清中 TNF-α，IL-2，IL-6 和 IL-12 含量均较模型组高，其中柘木总黄酮高剂量组具有显著差异（$P < 0.01$）。UPLC 结果表明，其主要有效成分为花旗松素、山奈酚、柚皮素，其中花旗松素与山奈酚含量比为 60∶1；Western blot 检测结果表明，新组分配伍使 LLC 细胞自噬蛋白表达显著升高（$P < 0.01$）；透射电镜可观察到细胞质中的自噬体；流式实验结果表明，新组分配伍平均荧光强度明显高于对照组。因此，柘木总黄酮可有效抑制肿瘤生长，且对机体免疫器官组织伤害较小；其机制可能与上调细胞因子 TNF-α，IL-2，IL-6 和 IL-12 含量、提高机体免疫功能和使 LLC 细胞自噬蛋白表达升高，诱导 LLC 细胞自噬有关。

2. 肠癌

蒙古黄芪-姜黄（AC）是一种古老的中药复方，用于治疗结直肠癌。然而，CRC 中参与调节脂质和氨基酸代谢的核心成分和靶点尚不清楚。Liang ZQ[122] 等于 2023 年，通过网络代谢组学、网络药理学、分子对接、生物学等方法的综合分析，探索 AC 治疗结直肠癌的关键成分及药理机制。方法采用超高效液相色谱-质谱联用技术（MS）进行质量控制，气相色谱/质谱法和液相色谱/质谱法检测结直肠癌小鼠粪便和血清中的代谢物。采用网络药理学方法和分子对接方法，探索参与 crc-靶组分

网络的潜在基因。采用流式细胞术和聚合酶链反应研究 AC 对肿瘤免疫的影响。

结果显示，AC、大剂量 AC 和 5- 氟尿嘧啶治疗可减少肝转移和肿瘤体积。与结直肠癌组相比，2 种氨基酸代谢物和 14 种脂质代谢物（LPC、PC、PE）上调，15 种氨基酸代谢物和 9 种脂质代谢物（TG、PE、PG、12-HETE）下调。随后，通过网络分析，鉴定出 4 个组分和 6 个枢纽基因进行分子对接。AC 可以通过 β - 榄香烯、大麻碱、甜菜碱和菊花大黄素与 ALDH1B1、ALDH2、CAT、GOT2、NOS3 和 ASS1 结合。AC 促进 M1 巨噬细胞的应答，下调 M2 巨噬细胞、Treg 细胞的应答及相关因子的基因表达。研究表明，在结直肠癌小鼠模型中，AC 能有效抑制肿瘤生长和转移，调节代谢和免疫。因此，AC 可能是结直肠癌的有效替代治疗方案。

2023 年刘静雯[123] 为探讨补肾解毒方（BSJDR）（肉苁蓉 9g，熟地黄 15g，女贞子 9g，人参 5g，山慈菇 12g，野葡萄藤 15g）调控肿瘤相关巨噬细胞（TAMs）极化对大肠癌细胞迁移侵袭的影响。体外培养小鼠单核巨噬细胞 RAW264.7，分别使用 PBS、白细胞介素 -4（IL-4）、IL-4+BSJDR 低剂量（-L）、IL-4+BSJDR 中剂量（-M）以及 IL-4+BSJDR 高剂量（-H）刺激 RAW264.7 48h。应用流式细胞术检测 TAMs 分群比及荧光定量 PCR 法（qPCR）检测 M2 型巨噬细胞精氨酸酶（Arg1）、甘露糖受体（Cd206）、Cd163 mRNA 表达。收集条件培养基（CM）构建微环境培养体系，应用 Transwell 与划痕实验观察 BSJDR 对 MC38 细胞侵袭迁移的影响。

结果显示，流式细胞术显示，IL-4 组 M2 巨噬细胞分群比为 77.7%，显著高于 Control 组的 1.01%、IL-4+BSJDR-L 组的 40.1%、IL-4+BSJDR-M 组的 31.4% 以及 IL-4+BSJDR-H 组的 29.8%（$P < 0.01$）。qPCR 结果显示，IL-4 组 Arg1、Cd206、Cd163 mRNA 表达较 Control 组显著升高（$P < 0.01$），IL-4+BSJDR 组 Arg1、Cd206、Cd163 mRNA 表达均较 IL-4 组显著降低（$P < 0.01$，$P < 0.05$）。Transwell 及划痕实验显示，IL-4-CM 组中 MC38 细胞侵袭迁移能力增强（$P < 0.05$，$P < 0.01$）；（IL-4+BSJDR）-CM 组 MC38 细胞侵袭迁移能力较 IL-4-CM 组显著降低（$P < 0.01$）。因此，BSJDR 可通过抑制 TAMs 向 M2 型巨噬细胞极化抑制大肠癌转移。

2023 年杨懿[124] 为研究痛泻要方（白芍、白术、陈皮、防风）对肿瘤相关巨噬细胞极化的调节作用，并探究痛泻要方通过 JAK/STAT 通路调控慢性应激下 TAM 极化抑制结直肠癌的分子机制，为拓展痛泻要方的临床应用提供实证依据。观察痛泻要方对慢性应激小鼠外周血及肿瘤组织内巨噬细胞及其 M1 和 M2 型占比，比对 M1 型及 M2 型相关炎性因子及相关 mRNA 表达，评价痛泻要方对慢性应激下 M1 型及 M2 型的影响。①流式细胞检测结果显示，慢性应激明显下调小鼠外周血及肿瘤组织内 F4/80 和 CD86 比值（$P < 0.01$），显著上调 CD206 占比（$P < 0.05$，$P < 0.01$）；痛泻要方治疗后，F4/80 和 CD86 占比明显上升（$P < 0.05$，$P < 0.01$），CD206 占比明显下降（$P < 0.01$）；②免疫荧光结果显示，慢性应激降低小鼠肿瘤内 CD86 表达（$P < 0.01$），明显升高 CD206 表达（$P < 0.01$）；痛泻要方治疗后，小鼠肿瘤内 CD86 表达明显上升（$P < 0.05$，$P < 0.01$），CD206 表达明显下降（$P < 0.01$）；③ELISA 检测结果显示，慢性应激下调小鼠血清中 TNF-α、IL-1β 和 IL-12 表达（$P < 0.05$，$P < 0.01$），上调 IL-4 和 IL-10 表达（$P < 0.05$）；痛泻要方治疗后，明显上调小鼠血清中 TNF-α、IL-1β 和 IL-12 表达（$P < 0.05$，$P < 0.01$），明显下调 IL-4 和 IL-10 表达（$P < 0.05$，$P < 0.01$）；④qPCR 结果显示，慢性应激降低小鼠肿瘤组织内 IL-1β、TNF-α、CXCL9、IL-12 mRNA 表达，升高 TGF-β1、IL-10、Arg1、IL-4 mRNA 表达（$P < 0.05$，$P < 0.01$）。痛泻要方治疗后，上调小鼠肿瘤组织内 IL-1β、TNF-α、CXCL9、IL-12 mRNA 表达（$P < 0.05$，$P < 0.01$），下调 TGF-β1、IL-10、Arg1、IL-4 mRNA 表达（$P < 0.05$，$P < 0.01$）。因此，痛泻要方能够促进 M2 型巨噬细胞向 M1 型巨噬细胞转化，改善慢性应激下肿瘤免疫微环境，抑制结直肠癌的发展，可能与其抑制 JAK/STAT 信号通路有关。

上海中医药大学附属龙华医院邓珊[125] 2016 年研究中观察藤龙补中汤（藤梨根、龙葵、白术、薏苡仁、半枝莲等）对大肠癌肺转移和肿瘤相关巨噬细胞（Ⅱ型巨噬细胞）的作用。采用尾静脉注射法建立小鼠大肠癌肺转移模型，随机分为 3 组，每组 10 只；对照组蒸馏水灌胃，每天 1 次；中药组，藤龙补中汤灌胃，每天 1 次；化疗组，5-FU 腹腔注射，每周 1 次；连续用药 3 周后，剥离小鼠肺组织，称重并计数转移结节；免疫组织化学方法检测小鼠肺转移灶肿瘤相关巨噬细胞标志基因 Arginase Ⅰ、VEGF 表达及血管生成。结果显示，与对照组相比，藤龙补中汤可以显著抑制大肠癌肺转移，藤龙补中汤治疗后小鼠肺转移结节和肺质量显著降低。藤龙补中汤治疗后小鼠大肠癌肺转移组织肿瘤相关巨噬细胞显著减少，同时 VEGF 表达及血管生成降低。

上海中医药大学王松坡[126] 2020 年报告研究中对肿瘤微环境中的肿瘤相关巨噬细胞在大肠癌耐药中作用进行探索，同时明确了至真方（黄芪、女贞子、薏苡仁、石见穿、藤梨根、野葡萄根）调控肿瘤相关巨噬细胞极化，进而抑制大肠癌耐药的作用机制，为中医药干预大肠癌、改善肿瘤多药耐药提供实验室依据。首先，构建 TAMs 模型并使用 qRT-PCR 鉴定，将 TAMs 与肠癌 HCT-116 细胞共培养后，流式细胞术观察 HCT-116 细胞的凋亡，Western blot 检测 HCT-116 细胞耐药蛋白及 Hedgehog 信号通路相关蛋白的表达；其次，CCK-8 法观察至真方对 TAMs 增殖的影响，进而用 qRT-PCR 检测至真方对 TAMs 中 iNOS、Arg-1、IL-10、IL-12、TGF-β 基因表达的影响，Western blot 检测至真方作用后 TAMs 中 Arg-1 及 STAT3 表达情况，ELISA 检测至真方干预后 TAMs 分泌 TGF-β、IL-10、IL-12 水平的变化；此外，构建移植瘤小鼠模型，随机分为对照组、5-FU 组、中药组、ZZF+5-FU 组，采用免疫组化检测瘤体内 ABCG2 和 Arg-1 的表达，ELISA 检测血清中 IL-10、IL-12、TGF-β 炎性因子的表达，流式细胞术检测瘤体组织中 TAMs 的占比；至真方干预 TAMs 后，采用 Western blot 检测 HCT-116 细胞耐药蛋白及 Hedgehog 信号通路相关蛋白的变化、流式细胞术观察 HCT-116 细胞凋亡的改变。结果显示，肿瘤微环境中的 TAMs 能够通过激活大肠癌细胞中 Hedgehog 信号通路，引起大肠癌耐药；至真方能够抑制 TAMs 内 STAT3 信号通路关键蛋白 p-STAT3 的表达，使 TAMs 去 M2 型极化，从而抑制 TAMs 激活大肠癌细胞中 Hedgehog 信号通路，改善大肠癌耐药。

2023 年刘鹏[127] 为白头翁不同成分对 TAMs 表型 M1/M2 转化的调控效果进行深入研究，同时需明确其与 CRC 治疗效果的关联性，以期阐明其抗 CRC 的分子作用机制。结果显示：通过网络药理学的分析预测，检索筛选到 15 个白头翁活性成分与白头翁调控巨噬细胞极化抗结直肠癌作用有潜在关联，因此作为潜在活性成分进行下一步体外验证试验。通过 qPCR 和流式检测，筛选出白头翁皂苷 A3、23- 羟基白桦酸和 α- 常春藤皂苷对促进巨噬细胞 M1 型极化具有明显作用；白头翁皂苷 B4、23- 羟基白桦酸和白头翁皂苷 A3 对抑制巨噬细胞 M2 型极化具有显著作用；因此选择该成分进行下一步抗肿瘤试验。通过肿瘤细胞 / 巨噬细胞共培养体系和收集巨噬细胞条件培养基的方式以及细胞平板克隆实验，证明了 23-HBA 能够通过促进巨噬细胞 M1 型极化增加其对肿瘤的抑制作用；同时能够通过抑制巨噬细胞 M2 型极化抑制肿瘤细胞的生长。同时数据显示出 23-HBA 对结肠癌肿瘤细胞可能具有一定的选择性细胞毒性作用。在抗小鼠结肠癌动物实验中，尾静脉注射 23-HBA 能明显抑制 CT26 结肠癌的体内生长，且对动物体重、脏器指数等无明显影响。研究进一步显示 23-HBA 在体内对结肠癌的抑制作用与巨噬细胞的参与有关；23-HBA 能够升高 TAMs 中 M1 型巨噬细胞的比例，降低 M2 型的比例，升高 M1/M2 细胞的比值。

2024 年唐东豪[128] 研究在乏氧微环境中探讨蟾毒灵（bufalin，BU）抑制耐药结肠癌细胞诱导 M2 型巨噬细胞极化对普通结肠癌细胞的作用。方法采用培养基中加入氯化钴（cobalt chloride，CoCl2）模拟乏氧环境，佛波酯（phorbol 12-myristate 13-acetate，PMA）诱导人源单核细胞 THP-1 分化为 M0 巨噬细胞。分别采集乏氧条件下耐药结肠癌细胞、普通结肠癌细胞和 BU 作用于耐药结肠癌细胞的条件培养基（conditioned medium，CM），然后放入 M0 巨噬细胞中。通过流式细胞术、Realtime PCR、ELISA 实验检测 M2 型巨噬细胞极化标志因子的表达；运用 CCK-8 和蛋白免疫印迹（Western blot，WB）实验检测耐药结肠癌和普通结肠癌条件培养基诱导 M2 型巨噬细胞极化后的上清对普通结肠癌的作用。

结果显示，在缺氧环境下，与普通结肠癌细胞相比，耐药结肠癌细胞 CM 促进 M2 型巨噬细胞标志物 IL-10、TGF-β、CD11b、CD206 升高（$P < 0.01$，$P < 0.05$）。极化巨噬细胞的上清液增加了普通结肠癌细胞中 P-gp 和 Bcl-2 的表达，同时降低了 Bax 的表达和对奥沙利铂的敏感性。耐药结肠癌细胞经 BU 处理后，M2 型巨噬细胞标志物 IL-10、TGF-β、CD11b、CD206 表达降低（$P < 0.01$，$P < 0.05$）。此外，P-gp 和 Bcl-2 的表达减少，而 Bax 的表达增加，导致对 OXA 的敏感性增加。因此，乏氧条件下，结肠癌耐药细胞 CM 促进 M2 型巨噬细胞极化，蟾毒灵可通过调节 M2 型巨噬细胞极化过程逆转结肠癌耐药。

2023 年贾琳琳[129] 探讨了蟾毒灵（BU）抑制乏氧状态下乳酸生成调节 M2 型巨噬细胞极化逆转结肠癌耐药的作用。方法：①将 HCT116 细胞分为常氧组（HCT116N）、乏氧组（HCT116H）和乏氧 + BU 组（HCT116H+BU），常氧组给予 RPMI1640 培养基进行培养，乏氧组给予含 200μmol/L CoCl$_2$ 的 RPMI1640 培养基进行培养，乏氧 +BU 组给予含 25nmol/L BU 的 RPMI1640 培养基（含 200μmol/L CoCl$_2$）进行培养；② 用佛波酯（200ng/ml）将 THP-1 诱导 48h 后成为 M0 巨噬细胞；将 M0 巨噬细胞分为空白组（M0）、常氧对照组（HCT116N-Mφ）、乏氧模型组（HCT116H-Mφ）、乏氧 + 乳酸抑制剂（Lactate inhibitor）实验组（HCT116H+Lactate inhibitor-Mφ）、乏氧 +BU 实验组（HCT116H+BU-Mφ），空白组不作处理，常氧对照组给予 HCT116N 条件培养基 96h，乏氧模型组给予 HCT116H 条件培养基培养 96h，乏氧 + 乳酸抑制剂实验组给予 HCT116H 条件培养基 +10μmol/L Lactate inhibitor 培养 96h，乏氧 +BU 实验组给予 HCT116H+BU 细胞条件培养基培养 96h。HCT116 细胞分别用 1640 培养基及前述各组共培养后的细胞条件培养基配制的不同浓度梯度（0、12.5、25、50 和 100μmol/L）奥沙利铂（OXA）培养 48h。通过流式细胞术、实时荧光聚合酶链反应、酶联免疫吸附法等实验观察 M2 型巨噬细胞极化状态，细胞计数试剂盒 -8 法观察极化后的巨噬细胞对耐药的影响。

结果显示，常氧对照组、乏氧模型组的 CD11b$^+$CD206$^+$ 比例分别为（26.83 ± 4.14）% 和（38.70 ± 3.40）%，白细胞介素 -10（IL-10）表达量分别为（108.00 ± 9.17）和（188.33 ± 8.50）pg/ml，转化生长因子 β（TGF-β）表达量分别为（180.67 ± 10.07）和（261.67 ± 10.41）pg/ml，并且乏氧诱导 M2 型巨噬细胞极化后促进结肠癌细胞耐药；乏氧 + 乳酸抑制剂实验组和乏氧模型组 IL-10 表达量分别为（100.33 ± 8.62）和（196.00 ± 8.54）pg/ml，TGF-β 表达量分别为（137.33 ± 10.26）和（224.00 ± 6.56）pg/ml，并且乳酸诱导 M2 型巨噬细胞极化后对 OXA 的敏感性降低；乏氧 +BU 实验组和乏氧模型组的 CD11b$^+$CD206$^+$ 比例分别为（18.78 ± 1.58）% 和（34.49 ± 5.07）%，IL-10 表达量分别为（89.67 ± 9.61）和（177.00 ± 10.44）pg/ml，TGF-β 表达量分别为（140.33 ± 10.02）和（224.33 ± 15.04）pg/ml，并且 Bu 抑制 M2 型巨噬细胞极化后结肠癌细胞增强对 OXA 的敏感性；乏氧组和乏氧 +BU 组的乳酸表达量分别为（32.00 ± 6.00）和（59.67 ± 7.51）mmol/L。上述指标，组间比较，差异均有统计学意义（均 $P < 0.05$）。结果表明乏氧结肠癌细胞来源的乳酸可增强 M2 型巨噬细胞极化促进结肠癌耐药，而蟾毒灵可抑制乏氧下乳酸生成调节 M2 型巨噬细胞极化进而逆转结肠癌耐药。

同一研究组[130] 继续探讨蟾毒灵（BU）通过抑制 M2 型巨噬细胞极化进而发挥抗结肠癌细胞耐药和上皮间质转化（EMT）的作用，陈进宝等将人急性白血病单核细胞 THP-1 诱导分化为 M0 型巨噬细胞后分为 3 组，M0 组、HCT116-Mφ 组（结肠癌 HCT116 细胞培养上清处理）和 HCT116+BU-Mφ 组（25nmol/L BU 与 HCT116 细胞共培养后取上清处理）。相应处理并培养 96h 后观察巨噬细胞极化状态，采用流式细胞术检测 CD11b$^+$CD206$^+$ 细胞比例，ELISA 和 RT-q PCR 法检测极化标志物白细胞介素 -10（IL-10）、肿瘤生长因子（TGF）-β 蛋白和 mRNA 表达水平。根据不同条件培养基（CM）将 HCT116 细胞分为 CM（HCT116-Mφ）组和 CM（HCT116+BU-Mφ）组，CCK-8 法检测细胞对于奥沙利铂的敏感性，RT-qPCR 法检测 EMT 标志物钙黏素（cadherin）mRNA 水平，划痕实验观察细胞迁移能力。

结果发现，与 HCT116-Mφ 组相比，HCT116+BU-Mφ 组细胞形态发生改变，CD11b$^+$CD206$^+$ 细胞比例降低（$P < 0.05$），IL-10 和 TGF-β 蛋白及

mRNA 水平均降低（$P < 0.05$）。与 CM（HCT116-Mφ）组相比，CM（HCT116+BU-Mφ）组奥沙利铂的半数抑制浓度（IC50）值降低（$P < 0.05$），E-cadherin 的 mRNA 水平升高，N-cadherin 的 mRNA 水平下降（$P < 0.05$），划痕愈合面积显著减小（$P < 0.01$）。因此，蟾毒灵可抑制结肠癌细胞诱导的 M2 型巨噬细胞极化，进而抗细胞耐药和 EMT。

3. 肝癌

1987 年苏兴仁[131]等研究复方木鸡冲剂（5% 浓度）作用于艾氏腹水癌细胞、肝癌腹水型细胞的作用。选用艾氏腹水癌细胞、肝癌腹水型细胞体外培养 8h，赤染率为 100%，体内抗癌实验对 S180 的抑制率达 43.7%。免疫实验表明复方木鸡冲剂能明显增强小鼠巨噬细胞的吞噬功能，吞噬率达 60.6%，能明显提高 L615 小鼠 T 淋巴细胞绝对值。急性毒性亚急性毒性实验表明复方木鸡冲剂毒性很低。

1993 年陈力真[132]等从地黄中提取分离的多糖成分地黄多糖 b（RPS-b），ip 或 ig 给药抑制 H22 肝癌亦有效，最适有效剂量在 20mg/kg。体外实验证明，RPS-b 对 S180 和 HL60 细胞生长均无明显的直接细胞毒作用。RPS-b 在发挥抑瘤作用过程中能提高 S180 荷瘤小鼠脾脏 T 淋巴细胞的增殖能力，并较长时间维持在较高水平；也能部分阻碍瘤株对脾脏天然杀伤细胞活力的抑制作用。说明 RPS-b 是一种免疫抑瘤的活性成分，其抑瘤作用是依赖于机体防御系统而间接产生的，增强机体的细胞免疫功能是其作用的重要机制。

2011 年陈光伟[133]等以扶正抗癌汤（黄芪、灵芝、藤梨根、穿山甲、莪术、白术、丹参各 15g，法半夏 12g）治疗肝癌为研究目的，通过实验研究证实了扶正抗癌汤对 H22 荷瘤小鼠的抑瘤作用及其对突变型 p53 基因和巨噬细胞 CD68 表达的影响。结果显示模型组小鼠突变型 p53 基因过度表达，显著高于替加氟阳性对照组及扶正抗癌汤大，小剂量组，说明扶正抗癌汤可以抑制突变型 p53 基因的表达，但大、小剂量间不存在明显的量效关系。同时，扶正抗癌汤能直接杀伤瘤细胞，抑制肿瘤细胞增殖，诱导肝癌细胞凋亡，其作用机制可能与抑癌基因 p53 表达增加，可降低肝癌凋亡抑制基因突变型 p53 的表达，促进细胞凋亡的产生有关。此外，扶正抗癌汤能显著提高巨噬细胞的吞噬功能，依靠其细胞毒性、提呈抗原作用及生物活性物质的分泌作用，对肿瘤细胞进行杀伤，同时促进了胸腺细胞、T 细胞、B 细胞的活化、增殖和分化，刺激骨髓多能干细胞的增殖及单核巨噬细胞的吞噬功能，增强其抗肿瘤作用，并且改善了胸腺和脾脏的微环境，刺激了胸腺和脾脏的生长，促进了机体的抗肿瘤的作用。

2023 年李佳颖[134]研究通过生物信息学数据分析出 AMPK 能量代谢通路，以"固本消积方"（人参、黄芪、白术、茯苓、莪术、土鳖虫、石见穿、重楼、半枝莲、预知子）进行干预研究，揭示该方对 AMPK 能量代谢通路的作用，探讨该方对肿瘤相关巨噬细胞与肝癌细胞能量代谢竞争的作用机制。通过生物信息学数据分析出 AMPK 能量代谢通路，然后我们培养人肝癌 Hep G2 细胞及人白血病单核细胞株 THP-1 细胞。使用 PMA 诱导 THP-1 细胞转化为 M0 巨噬细胞，并运用流式细胞术及 RT-PCR 进行细胞表型鉴定。通过 Transwell 小室构建 Hep G2 与 M0 巨噬细胞共培养模型，低氧培养。CCK8 法检测"固本消积方"含药血清的 IC50 值，确定含药血清干预浓度。利用 Mito-tracker Green 染色检测"固本消积方"对细胞模型线粒体形态、数目的影响。收集细胞，Western blot 法检测细胞中能量代谢相关蛋白 AMPK、p-AMPK、SREBP1c、ACC1 的表达水平。结果显示：① 通过数据分析，PRKAA1、SRC、CCR3、SREBF1、ACACA 在肝癌细胞和巨噬细胞中都表达，通过 K-M 及 Cox 回归生存分析发现，PRKAA1、SRC、CCR3、SREBF1、ACACA 是肝癌患者生存的不良预后风险因素；② 通过 CCK8 试验，确定"固本消积方"含药血清的干预浓度为 18%；③ 通过 Mito-Tracker Green 染色检测发现，共培养空白血清组与对照组 Hep G2 空白血清组对比，细胞形态改变，细胞数量较之明显减少，荧光强度较之减弱（$P < 0.01$）。"固本消积方"干预后，共培养含药血清组 Hep G2 细胞的荧光强度明显低于共培养空白血清组（$P < 0.01$）。共培养组的肝癌细胞平均荧光强度低于单独培养的肝癌细胞（$P < 0.01$）；④ Western blot 法检测发现，与 Hep G2 空白血清组对比，共培养空白血清组 Hep G2 细胞中 p-AMPK 表达量明显升高（$P < 0.01$），SREBP1c、ACC1 表达量明

降低（$P < 0.01$）。经 AMPK 激活剂二甲双胍处理后，共培养组 Hep G2 细胞中 p-AMPK 表达量明显升高（$P < 0.01$），SREBP1c、ACC1 表达量明显降低（$P < 0.01$）。经"固本消积方"含药血清处理后，共培养组 Hep G2 细胞中 p-AMPK 表达量明显升高（$P < 0.01$），SREBP1c、ACC1 表达量明显降低（$P < 0.01$）。

因此，PRKAA1、SRC、CCR3、SREBF1、ACACA 可作为肝癌患者生存的不良预后风险因素。"固本消积方"可能通过上调能量代谢相关分子 p-AMPK 的表达，下调 SREBP1c、ACC1 的表达，激活 AMPK/SREBP1c/ACC1 通路，调节脂质代谢，增强共培养环境中 M0 巨噬细胞能量代谢竞争力，使 Hep G2 细胞因相对营养不足而死亡。

2014 年王毛妮[135]基于抗肿瘤免疫过程中巨噬细胞与肿瘤细胞的相互作用，以及前期研究形成的中医抗肿瘤过程中的"正邪"观，认为巨噬细胞表现出的吞噬、黏附功能以及分泌 Th1 型细胞因子 IL-1β、TNF-α 为主的生物学特性与中医"正"的内涵相似，而肿瘤细胞表现出的以分泌 Th2 型细胞因子 IL-6 为主的生物学特征则与中医"邪"的内涵更为接近。因此，三物白散（巴豆、桔梗、贝母）前期研究得出的"祛邪以扶正"效应是否通过对巨噬细胞的调节来实现。课题研究运用体外培养方法，观察了三物白散对 Ana-1 巨噬细胞增殖的影响，研究显示三物白散可促进 Ana-1 细胞的增殖、增强其趋化能力及吞噬功能，并呈现一定的剂量相关，这是三物白散实现免疫正相调节作用的重要途径之一。鉴于巨噬细胞释放的 IL-1β、TNF-α 等细胞因子是抗肿瘤免疫正相调节的重要因子，为探讨三物白散免疫正相调节作用是否与 IL-1β、TNF-α 分泌有关，研究过程中采用放射免疫方法，检测了三物白散作用后的 Ana-1 巨噬细胞培养上清中 IL-1β、TNF-α 的水平。结果表明，三物白散可促进 Ana-1 巨噬细胞释放 IL-1β、TNF-α。此外，本研究还观察了三物白散对 HepG2 肝癌细胞的作用，结果表明，三物白散可通过抑制 HepG2 肝癌细胞释放 IL-6，减轻肿瘤细胞造成的免疫抑制。在上述研究基础上，观察了三物白散与 HepG2 肝癌细胞培养上清混合体系对 Ana-1 巨噬细胞表达 IL-1β、TNF-α 的影响，进一步说明了三物白散在抗肿瘤过程中的

免疫正相调节机制，并进一步诠释了三物白散逆转 Th1/Th2 漂移的作用机制。

浙江中医药大学姜涛[136]在 2022 年，通过对肿瘤"瘀毒"病因病机制论的源流，以及基于"瘀毒"理论所衍生的治则治法和组方用药进行研究。论证"瘀毒"理论指导下丹参联合三氧化二砷治疗肝癌的有效性，并研究其作用机制。实验研究：基于"瘀毒"理论，筛选合适的丹参提取物，并与三氧化二砷联用，获得肝癌抑制效果较佳，正常细胞杀伤较小的联用组合，并分析其最佳药物配比关系。在此基础上，建立 Hep1-6 原位移植瘤和 H22 皮下移植瘤模型，验证联合用药的体内外抗肝癌效果。以巨噬细胞极化和糖酵解作为机制研究出发点，通过流式细胞术、免疫荧光染色、病理学染色、PCR 技术、Western blot 等技术检测巨噬细胞分型情况，并通过原代巨噬细胞体外诱导模型验证对巨噬细胞极化的影响。通过转录组测序技术研究联合用药对巨噬细胞糖酵解网络的调控作用，选取与糖酵解密切相关的 HIF-α/NF-κB、AMPK 信号通路开展研究，阐明其起效的分子机制。结果发现隐丹参酮联合三氧化二砷治疗肝癌的机制与促进巨噬细胞的激活，提升其吞噬能力，促使其向 M1 型巨噬细胞活化，抑制其向 M2 型巨噬细胞活化有关。隐丹参酮联合三氧化二砷通过激活 AMPK 信号通路、抑制 HIF-α/NF-κB 信号通路实现对巨噬细胞和肿瘤细胞的糖代谢调控。二者联合促进巨噬细胞的糖酵解并抑制肿瘤细胞的糖酵解，促进葡萄糖的重分配，以达到逆转巨噬细胞极化，抑制肝癌细胞增殖的目的。

江西中医药大学李影[137]在 2020 年，通过 qPCR 实验检测发现化疗后黄芪颗粒给药组的糖酵解重要基因磷酸甘油酸激酶 1（phosphoglycerate kinase 1，PGK1）表达明显降低，为明确其机制，我们拟从肿瘤相关巨噬细胞和缺氧诱导因子 -1α（hypoxiain-duciblefactors-1alpha，HIF1α）进行研究，尝试阐明黄芪通过改善糖酵解产生化疗增效作用的机制。黄芪颗粒对化疗药抗肿瘤增效作用昆明小鼠 18 只，随机分成模型组（M）、5- 氟尿嘧啶组（5-FU）、5-FU 化疗后给予黄芪颗粒中剂量组（H），于小鼠右侧前肢腋窝皮下注入 0.2ml 1.5×10^7 个 /ml 的 H22 细胞悬浮液，建立肝癌模型小鼠。造模次

日开始给药，前 7 日除 M 组注射生理盐水外，其他各组均腹腔注射 5-FU 溶液；自第 8 日起，M 组和 5-FU 组灌胃生理盐水，H 组灌胃中剂量黄芪溶液。给药结束后，统计分析各组小鼠的瘤体体积及 HE 染色结果，并以此为判断依据黄芪颗粒对化疗药抗肿瘤增效作用。采用实时定量 PCR 法（qPCR）检测 PGK1、HIF1α、乳酸脱氢酶 A（Lactate Dehydrogenase A，LDHA）、丙酮酸激酶 2（Pyruvate kinase isozymes M2，PKM2）mRNA 表达量；采取蛋白免疫印迹法（Western blot）检测 HIF1α 的表达；通过免疫组织化学的方法，观察肿瘤组织中 CD68、CD163、白细胞介素 -6（interleukin-6，IL-6）阳性细胞的表达情况，光镜下计数染色阳性细胞数并进行统计分析。

结果发现：与 M 组相比较，5-FU 组无统计学意义，H 组 CD68、CD163、IL-6 阳性细胞数均明显减少，且有显著性差异（均为 $P < 0.001$）；与 5-FU 组相比，H 组 CD68、CD163、IL-6 阳性细胞数亦明显降低，具有显著性差异（均为 $P < 0.001$）。结果证明，在肿瘤细胞中，化疗后给予黄芪颗粒通过抑制极化的 M2 型巨噬细胞的表达，减少 IL-6 的分泌，进而抑制 PGK1 的表达，从而达到改善肿瘤细胞能量代谢，发挥抗肿瘤的作用；而非通过抑制 HIF1α，进而抑制其下游 PGK1 活化来抑制肿瘤细胞能量代谢。

4. 胃癌

中国中医科学院广安门医院李杰[138] 团队于 2013 年观察扶正解毒方（黄芪、党参、白术、首乌、枸杞子、拳参、藤梨根、白花蛇舌草）对小鼠前胃癌所诱导的肿瘤相关巨噬细胞干预作用。结果发现在巨噬细胞浸润程度、M2 型巨噬细胞含量、脾脏巨噬细胞含量、髓系抑制细胞 MDSC 含量和血清中 M2 型巨噬细胞趋化因子及分泌因子含量等方面，中药组和中西医结合治疗组均优于对照组。扶正解毒方联合化疗能有效抑制小鼠前胃癌生长，减轻荷瘤小鼠肺转移程度，延长生存期，改善荷瘤小鼠预后，其作用机制在于减轻肿瘤组织中巨噬细胞浸润程度，减少 M2 型巨噬细胞的含量；降低血清中 M2 型巨噬细胞诱导因子及所分泌的免疫抑制因子 IL-4，IL-10，IL-13 的含量；降低免疫抑制细胞（CD11bF4/80 巨噬细胞、MDSC）在脾脏中的含量，重塑机体免疫功能。

此后，李杰[139] 教授团队继续对扶正解毒方通过调控巨噬细胞功能发挥抑制肿瘤的作用展开研究：于 2014 年报告研究，观察扶正解毒方对移植性前胃癌小鼠术后复发模型肿瘤相关巨噬细胞的调控作用。结果发现肿瘤组织中 M1 型巨噬细胞含量明显低于 M2 型巨噬细胞。给予药物干预后，M2 型巨噬细胞明显下调，M1 型巨噬细胞上调，下调幅度优于上调幅度。M2 型巨噬细胞，模型组最高（3.33±0.75）%，与中西医结合组比较，（$P=0.036 < 0.05$），有统计学差异。M1 型巨噬细胞，模型组最低（0.58±0.28）%，与中药组、化疗组、中西医结合组比较有统计学差异（$P < 0.05$）。脾脏组织中接瘤组 M2 型巨噬细胞表达量明显高于非接瘤组。模型组含量最高，可高达（20.02±0.50）%。中西医结合组表达下调至（13.42±3.96）%，与模型组、中药组、化疗组比较有统计学差异（$P < 0.05$）；M1 型巨噬细胞中模型组含量最低，与各组比较有统计学差异（$P < 0.05$）。药物干预后，M1 型巨噬细胞表达含量上调，其中中西医结合组表达含量最高，至（44.29±2.94）%。因此，扶正解毒方联合化疗能有效抑制局部肿瘤的原位复发率及生长，抑制远处肺、淋巴结转移，延长小鼠生存期。其作用机制可能是中药联合化疗药抑制 HIF-1α 介导的 PTEN/PI3K/Akt/mTOR 信号传导通路，下调 M2 型巨噬细胞相关细胞因子 IL-4，IL-10，IL-13，TGF-β 分秘，促使 M2 型向 M1 型巨噬细胞转化，降低肿瘤微环境中 M2 型巨噬细胞的浸润，改善局部肿瘤微环境，抑制血管、淋巴管生成，从而抑制肿瘤局部复发、远处转移。

在以上研究的基础上，其团队[140] 在 2015 年报告的研究中运用荧光免疫 PCR 技术，分别在常氧和乏氧条件下检测扶正解毒方干预 36h 时巨噬细胞 CCL22、CCL3、Arg1、iNOS 和 HIF1-α 基因 mRNA 表达量的情况。结果发现：①肿瘤细胞可诱导巨噬细胞向 M2 型极化，扶正解毒方具有调控作用：在常氧条件下，巨噬细胞与肿瘤细胞的共培养组中 M2 型巨噬细胞含量较非共培养组明显升高（$P < 0.05$）；扶正解毒含药血清组 M1 型巨噬细胞表达量均较空白血清组明显升高（$P < 0.05$）。乏氧条件下，共培养组别 M2 型巨噬细胞含量较非共培

养组明显升高（$P < 0.05$）；在 36h 和 48h，扶正解毒中药血清组的 M2 型巨噬细胞表达量低于空白血清组，且在 48h 时差异具有显著意义（$P < 0.05$）；扶正解毒含药血清组在 12h、24h、36h 其 M1 型巨噬细胞表达量均较空白血清组明显升高（$P < 0.05$）；②肿瘤细胞可促进巨噬细胞分泌炎性因子，扶正解毒方具有调控作用：在常氧的各时间点，扶正解毒中药血清组的 IL-10 表达量均较空白血清组低，且在 24h、36h、48h 时差异显著（$P < 0.05$），扶正解毒中药血清组 IL-13 的表达较空白血清组低，且在 12h 和 24h 时差异显著（$P < 0.05$），在常氧和乏氧条件下，扶正解毒中药血清组 TGF-3 的表达均较空白血清组显著降低（$P < 0.05$）。因此，扶正解毒方在常氧和乏氧条件下均可一定程度降低共培养体系中 M2 型巨噬细胞比例，提高共培养体系中 M1 型巨噬细胞比例，促进 TAM 从 M2 型向 M1 型方向极化；扶正解毒方在常氧和乏氧条件下均可降低共培养体系中免疫抑制因子 IL-10、IL-13 和 TGFβ 的表达量，调节肿瘤细胞局部免疫微环境。

贾程辉[141] 等在 2014 年以观察扶正解毒方对近交系 615 小鼠移植性前胃癌术后复发模型肿瘤相关巨噬细胞及其相关细胞因子的表达影响为目的。通过以 615 小鼠前胃癌术后复发模型为对象，按随机数字表法分为扶正解毒方组（FZJD-treated）、化疗组（5-FU-treated）、中西医结合组（FZJD+5-FU）、模型组（Untreated）、正常术后组（Normal-operation）和正常空白组（Normal），比较观察对肿瘤相关巨噬细胞表型及相关细胞因子的表达影响。结果显示，流式细胞术检测脾脏、肿瘤组织中 M2 型巨噬细胞表型，模型组明显高于其他组，中西医结合组可明显降低 M2 型巨噬细胞表达，M1 型巨噬细胞表达同 M2 型具有相反趋势。药物对患癌小鼠机体内 M2/M1 表现出强干预能力；ELISA 检测相关细胞因子，模型组明显高于其他组，中西医结合组可降低 4 种细胞因子分泌（$P < 0.05$）。因此，中西医结合治疗能明显抑制 M2 型巨噬细胞的表达，提高 M1 型巨噬细胞的表达，降低血清中肿瘤相关细胞因子的表达，对肿瘤的转移起到一定的抑制作用。其机制可能通过抑制肿瘤相关巨噬细胞因子的表达，改善肿瘤微环境，促使 M2 型巨噬细胞向 M1 型转化，进而影响肿瘤的转移复发。

同时针对巨噬细胞介导的血管重塑进行了实验探索，并探讨扶正解毒方的调控机制[142]。建立移植性前胃癌小鼠荷瘤模型，将实验动物随机分为对照组、中药组（扶正解毒方）、化疗组（5-FU）、中西医结合组（结合组），分别给予相应药物干预 14 天。观察扶正解毒中药对前胃癌小鼠荷瘤模型移植瘤的生长及抑制情况，用 FACS 法检测各组小鼠 CD4$^+$/CD8$^+$T 细胞比值、Treg 细胞含量，RT-PCR 检测血管生成因子 VEGF、MMP-9、COX-2 及免疫抑制因子 IL-6、IL-10，趋化因子 CCL-17、Arg-1 分泌水平，Western blot 和 IHP 法检测血管生成素、UPR 以及核心通路 mTOR 相关因子表达的情况。结果发现：①对肿瘤相关巨噬细胞促血管生成因子表达的影响：移植瘤中对照组 VEGFa、MMP-9、COX-2 基因的转录水平最高，经药物治疗后，各组目标基因转录水平均有降低趋势，结合组降低效果最为明显；②对 Rheb/mTOR/p70S6K1 信号通路的调控：对照组高表达 PI3K、Rheb、p70S6K1 蛋白，中药干预后，PI3K、Rheb 表达水平降低，结合组降低最为明显；③对肿瘤微环境中非折叠蛋白反应（UPR）的调控：对照组 GRP-78 蛋白表达水平较高，经药物干预后其表达水平降低，各治疗组与对照组相比，差异有统计学意义；化疗组 GRP-78 的表达水平最低，但各治疗组之间差异无统计学意义。ATF-6、IRE1α、PERK 对照组的光密度值最高，药物干预后降低。ATF-6、IRE1α 蛋白结合组的光密度值最低，各治疗组与对照组相比，差异有统计学意义；PERK 蛋白经中药干预后，蛋白的光密度值降低，联合化疗未见效果更为明显。因此，扶正解毒中药能有效抑制前胃癌荷瘤小鼠模型移植瘤的生长，减少肿瘤血管生成，同时促进肿瘤局部的血流灌注，改善肿瘤微环境的乏氧状态。其机制可能在于通过调控肿瘤相关巨噬细胞表型的转化和激活，抑制 TAM 介导下 PI3K/AKT/TSC1/Rheb/mTOR 信号通路及非折叠蛋白反应（UPR）过程，逆转肿瘤免疫抑制微环境的形成，减少微环境作用下相关促血管生成因子的表达，进而发挥调控肿瘤血管重塑的作用。

孙庆敏[143] 等在 2022 年，以研究健脾养正方重塑肿瘤相关巨噬细胞（TAM）表型对胃癌细胞凋亡的影响及相关机制为目的。通过构建 TAM 细胞模型，流式细胞术检测健脾养正方对 TAM 表面 CD86、CD163 的表达；实时荧光定量 PCR 检测 TAM 中肿瘤坏死因子（TNF）-α、转化生长因子（TGF）-β、白细胞介素（IL）-10mRNA 水平；Western blot 法检测健脾养正方（生黄芪 60g，炒党参 30g，三棱 30g，莪术 30g，炒白术 10g，当归 10g，白芍 10g，陈皮 10g，木香 10g，白花蛇舌草 15g，石见穿 15g，生甘草 3g）对 TAM 免疫检查点 PI3K-γ 及下游 p-C/EBP-β、p-NF-κB 的影响。MTT、流式细胞术、TUNEL 及 Western blot 法观察健脾养正方通过 TAM 对胃癌细胞增殖、凋亡及凋亡相关蛋白的影响。

结果显示，健脾养正方可增加 M1 型表面蛋白 CD86 表达及 TNF-α mRNA 的表达（$P < 0.05$），减少 M2 型表面蛋白 CD163 表达及 TGF-β、IL-10 mRNA 的表达（$P < 0.05$），减少 TAM 中 p-PI3K-γ 及下游 p-C/EBP-β 的表达（$P < 0.05$），增加 p-NF-κB 的蛋白表达（$P < 0.05$）。此外，健脾养正方可通过改变 TAM 表型减少胃癌细胞增殖，促进凋亡，增加 Bax 蛋白水平（$P < 0.05$），抑制 Bcl-2 蛋白水平（$P < 0.05$），下调 Bcl-2/Bax 蛋白比例（$P < 0.05$），上调 Cleaved-caspase3/caspase3 蛋白比例（$P < 0.05$）。因此，健脾养正方通过下调 TAM 免疫检查点 PI3K-γ 的活性，调控下游 p-C/EBP-β、p-NF-κB 对炎症因子的释放，促进 TAM 从 M2 表型向 M1 表型转化，促进胃癌细胞凋亡。

吴坚[144] 等在 2020 年，以观察益气健脾化瘀方（由炙黄芪 60g，炒党参 30g，三棱 30g，莪术 30g）协同 5- 氟尿嘧啶（5-fluorouracil，5-FU）对 615 小鼠胃癌生长的抑制作用，并通过肿瘤微环境中的肿瘤相关巨噬细胞（tumor-associated macrophages，TAMs）极化方向，探讨其可能的作用机制为目的，通过 40 只 615 小鼠随机分为正常组、益气健脾化瘀方（25g/kg）组、5-FU（25mg/kg）组、联合（益气健脾化瘀方 25g/kg+5-FU 25mg/kg）组，每组 10 只。腋下接种 MFC 胃癌细胞建立小鼠胃癌移植瘤模型。苏木素 - 伊红（hematoxylin-eosin staining，HE）染色法观察各组小鼠肿瘤病理的改变；流式细胞仪测定肿瘤组织中 M1、M2 型 TAMs 含量；免疫组化观察腋下移植瘤中 CD206 的表达；实时荧光定量 PCR（Real-time PCR）检测瘤组织中 TAMs

相关基因白细胞介素 -1β（interleukin-1β，IL-1β），白细胞介素 -12（interleukin-12，IL-12），肿瘤坏死因子 -α（tumor necrosis factor-α，TNF-α），精氨酸酶 1（arginase-1，Arg1），几丁质酶 3 蛋白 3（chitinase 3-like 3，Ym1）的 mRNA 表达水平。Real-time PCR，蛋白免疫印迹法（Western blot）检测瘤组织中上皮间质转化（epithelial mesenchymal transformation，EMT）相关上皮性钙黏附蛋白（E-cadherin），神经性钙黏附蛋白（N-cadherin），锌指转录因子 Slug，Snail，波形蛋白（Vimentin）mRNA 及蛋白的表达。

结果显示，残留肿瘤细胞量正常组＞益气健脾化瘀方组＞ 5-FU 组＞联合组。免疫组化表明，各给药组均能减少瘤体 CD206 的表达，以联合组最明显。流式细胞仪检测证实，与正常组比较，各给药组均能减少 M2 型 TAMs 的含量（$P < 0.05$，$P < 0.01$），联合组减少 M2 型 TAMs 的含量最明显；益气健脾化瘀方组、联合组均能增加 M1 型 TAMs 的含量（$P < 0.05$，$P < 0.01$），以益气健脾化瘀方组最为明显。与正常组比较，益气健脾化瘀方组、联合组均能下调 Arg1，Ym1 mRNA，上调 IL-1β，TNF-α，IL-12 mRNA 表达（$P < 0.05$）。与 5-FU 组比较，联合组能明显升高 IL-1β，IL-12，TNF-α mRNA，下调 Arg1，Ym1 mRNA 表达（$P < 0.05$）。因此，益气健脾化瘀方对胃癌生长有一定的抑制作用，与 5-FU 联用有较好的协同抑制胃癌生长、改善胃癌上皮间质转化，机制可能与促进胃癌中 TAMs 从 M2 表型向 M1 表型转化有关。

袁梦云[145] 等在 2020 年，以研究白术内酯 II 对巨噬细胞极化的影响并探讨其发挥抗肿瘤的作用机制为目的，通过用佛波酯（PMA）诱导 THP-1 细胞分化成巨噬细胞，噻唑蓝（MTT）比色法检测不同浓度白术内酯 II 作用不同时间，对巨噬细胞生长的影响，筛选出白术内酯 II 的安全给药浓度。不同浓度白术内酯 II 作用 24h，巨噬细胞与胃癌细胞共培养，光镜下观察 2 种细胞的存活状态，MTT 比色法检测胃癌细胞的增殖变化，筛选出白术内酯 II 的有效给药浓度。将细胞分为空白组、模型组、白术内酯 II（200mg/L、100mg/L、50mg/L）组。划痕实验观察不同浓度白术内酯 II 作用后巨噬细胞对胃癌细胞迁移及形态的影响。流式细胞术（FCM）

检测 M1，M2 型巨噬细胞表面标志 CD86，CD206 表达；实时荧光定量聚合酶链式反应（Real-time PCR）及蛋白免疫印迹法（Western blot）检测 M1，M2 型巨噬细胞相关肿瘤坏死因子（TNF）-α，人类白细胞抗原 2（HLA-DRA），CD80，转化生长因子 -β（TGF-β），白细胞介素 IL-10 和 IL-6 mRNA 和蛋白表达；Western blot 检测巨噬细胞内磷脂酰肌醇激酶（PI3K）和磷酸化（p）-PI3K 蛋白表达。

结果显示，当白术内酯 Ⅱ 质量浓度为 1mg/L、10mg/L、50mg/L、100mg/L、200mg/L 时，对巨噬细胞生长无抑制作用；与模型组比较，50mg/L、100mg/L、200mg/L 白术内酯 Ⅱ 作用的巨噬细胞可显著抑制胃癌细胞增殖（$P < 0.01$）；与模型组比较，白术内酯 Ⅱ（200，100 mg/L）组胃癌细胞迁移率降低（$P < 0.05$）；白术内酯 Ⅱ（200mg/L、100mg/L、50mg/L）组 M1 型巨噬细胞表面标志 CD86 表达增高（$P < 0.05$，$P < 0.01$），白术内酯 Ⅱ（200mg/L）组 M2 型巨噬细胞表面标志 CD206 表达下降（$P < 0.05$）；白术内酯 Ⅱ（200，100 mg/L）组 M1 型巨噬细胞相关细胞因子 TNF-α，HLA-DRA，CD80 mRNA 表达增高（$P < 0.05$，$P < 0.01$），白术内酯 Ⅱ（200 mg/L）组 TNF-α 蛋白表达增高（$P < 0.05$）；白术内酯 Ⅱ（50mg/L）组 M2 型巨噬细胞相关细胞因子 TGF-β mRNA 表达显著降低（$P < 0.01$），白术内酯 Ⅱ（200 mg/L）组 IL-10，IL-6 蛋白表达降低（$P < 0.05$，$P < 0.01$）；白术内酯 Ⅱ（200、100 mg/L）组 p-PI3K 蛋白表达降低（$P < 0.05$，$P < 0.01$）。因此，白术内酯 Ⅱ 通过减少巨噬细胞内 p-PI3K 的表达，诱导巨噬细胞向 M1 型极化，进而抑制胃癌增殖和迁移。

5. 乳腺癌

2002 年赵洁[146] 等为研究癌前病变过程中绿茶儿茶素对免疫功能的调节作用，采用二甲基苯蒽诱发的大鼠乳腺癌癌前病变模型。将大鼠随机分成 4 组，即对照组、二甲基苯蒽（DMBA）组、绿茶儿茶素（GTC）组及 DMBA+GTC 组，测定大鼠胸腺重量、巨噬细胞吞噬功能及 T 淋巴细胞增殖能力。结果发现，绿茶儿茶素可延缓大鼠胸腺器官的衰退，DMBA+GTC 组巨噬细胞功能和 T 淋巴细胞增殖能力均高于其他组（$P < 0.05$），在 4 组中对照组 T 淋巴细胞增殖能力最低（$P < 0.05$）。结果表明，

绿茶儿茶素可通过免疫调节机制在预防肿瘤发生上起一定作用。

江苏省中医院房良华[147] 教授团队于 2016 年发表研究报告了健脾疏肝抗毒方（党参 20g，黄芪 15g，白术 15g，茯苓 12g，山药 20g，柴胡 6g，郁金 15g，白芍 10g，香附 10g，夏枯草 15g，半枝莲 15g，全蝎 6g，甘草 6g）对三阴性乳腺癌荷瘤鼠抗肿瘤作用及其可能的机制。通过建立稳定高表达的 pAcGFPMDA-MB-231 细胞株，采用皮下接种法建立 MDA-MB-231-pAcGFP 细胞异种移植瘤裸鼠，应用免疫组化法检测不同组别：对照组（A 组）、健脾疏肝抗毒方组（B 组）、ADM3100（CXCR4 抑制剂）组（C 组）、健脾疏肝抗毒方联合 ADM3100 组（D 组）肿瘤微环境中的肿瘤相关巨噬细胞、肿瘤相关成纤维细胞浸润，蛋白印迹方法检测各组肿瘤组织 CXCR4/CXCL12 轴相关分子的表达。结果表明健脾疏肝抗毒方能显著抑制肿瘤微环境中肿瘤相关巨噬细胞、肿瘤相关成纤维细胞的浸润，抑制 CXCR4/CXCL12 轴相关分子 CXCR4、CXCL12、HIFα，NF-κB，VEGF 的表达，且与 ADM3100 联合后抑制作用显著增强。

2023 年吴燕萍[148] 从巨噬细胞吞噬功能角度探讨逍遥散（柴胡、当归、白芍、白术、茯苓、生姜、薄荷、炙甘草）缓解情志应激诱导的乳腺癌"易感性"的作用机制。将 20 只小鼠采用完全随机方法分为对照组、模型组、低剂量逍遥散组、高剂量逍遥散组，每组 5 只。小鼠连续 28d 给予拘束应激或低、高剂量的逍遥散（3.25g/kg，6.50g/kg），在第 7 天皮下接种 4T1 小鼠乳腺癌细胞建立小鼠荷瘤模型，记录小鼠的瘤径、瘤重以及肿瘤拍照。小鼠取材后通过高效液相 - 紫外分光法检测血浆中皮质酮的含量；免疫组织化学方法观察肿瘤组织中巨噬细胞吞噬现象；采用蛋白质印迹法、实时荧光定量反转录聚合酶链反应（RT-qPCR）、免疫荧光技术检测肿瘤组织中"吃我"信号受体低密度脂蛋白受体相关蛋白（LRP1）、"不吃我"信号受体信号调节蛋白 α（SIRPα）和微 RNA（miRNA）的表达情况。

结果显示，与模型组比较，低、高剂量逍遥散组显著缓解应激诱导的乳腺癌"易感性"，抑制肿瘤组织中巨噬细胞的吞噬功能，其作用与促进巨噬

细胞 LRP1 的蛋白和基因表达水平，抑制 SIRPα 蛋白表达有关（$P < 0.05$）；逍遥散对巨噬细胞的调节作用，与增加 miRNA-4259/6680-5p/7847-3p 表达有关（$P < 0.05$）。因此，逍遥散降低情志应激诱导的乳腺癌"易感性"，其作用机制与缓解 LRP1-SIRPα 信号紊乱并促进巨噬细胞对肿瘤细胞的吞噬作用有关。

天津中医药大学杨文杰[149] 在 2022 年，以探讨汉黄芩素是否能够通过调节巨噬细胞极化及其功能发挥抑制心肌梗死后乳腺癌肺转移的作用为目的，通过以 RAW264.7、THP-1 经 PMA 刺激 24h 得到的 M0 巨噬细胞及骨髓来源巨噬细胞（BMDM）诱导为 M2 巨噬细胞为研究对象，构建了体外 M2 型巨噬细胞（IL-4/IL-13）模型。加入不同浓度的 Wogonin 进行干预。RT-PCR 法检测 M2 型巨噬细胞关键功能基因 Arg-1、MR、IGF-1、TGF-β1 表达的影响。Western blot 法检测 Wogonin 对 RAW264.7、THP-1 经 PMA 刺激 24h 得到的 M0 巨噬细胞及骨髓来源巨噬细胞（BMDM）中巨噬细胞极化相关蛋白 p-STAT6 表达的影响。

结果显示，不同浓度（10μmol/L、20μmol/L、40μmol/L）的 Wogonin 处理 RAW264.7、THP-1 经 PMA 刺激 24h 诱导的 M0 巨噬细胞细胞及骨髓来源的单核巨噬细胞 24h 后，发现 Wogonin 可降低三种细胞系 M2 型巨噬细胞关键功能基因 Arg-1、MR、IGF-1、TGF-β1 的 mRNA 的表达。此外，Wogonin 可以抑制三种细胞系 M2 巨噬细胞 p-STAT6 的表达。肺转移图显示给药 Wogonin 能够明显降低 MI 增强的乳腺癌肺转移；超声心动图结果显示，随着缺血时间的延长，模型组的左室短轴缩短率 LEVES（μl）、LEVDS（μl）和射血分数 EF（%）、FS（%）及心室结构均发生明显改变。经药物治疗后，左室短轴缩短率 LEVES（μl）、LEVDS（μl）和射血分数 EF（%）、FS（%）及心室结构均有明显的改善；RT-PCR 结果显示，模型组心脏组织中炎症相关基因 INOS、IL-6、IL-1β 表达明显升高，Wogonin 组心脏组织中炎症相关基因 INOS、IL-6、IL-1β 的表达显著降低；模型组升高免疫组化以及免疫荧光染色中肿瘤组织 M2 型巨噬细胞标志物 CD206 的数量，Wogonin 组降低免疫组化以及免疫荧光染色中肿瘤组织 M2 型巨噬细胞

标志物 CD206 的数量；RT-PCR 结果显示，模型组肿瘤组织中 M2 型巨噬细胞关键功能基因 Arg-1、MR、IGF-1、IL-10 的表达明显升高，Wogonin 组肿瘤组织中 M2 型巨噬细胞关键功能基因 Arg-1、MR、IGF-1、IL-10 的表达显著降低。体外乳腺癌细胞迁移结果显示 Wogonin 具有抑制 M2 型巨噬细胞介导的乳腺癌细胞的迁移作用，ELISA 结果显示 Wogonin 具有降低 M2 型巨噬细胞分泌的 CXCL1、TNF-α 因子的作用。因此，汉黄芩素可以调节巨噬细胞极化及其功能发挥抑制心肌梗死后乳腺癌肺转移的作用。本研究为汉黄芩素在心肌梗死和乳腺癌治疗中的应用提供了重要依据。

侯曼婷[150] 等在 2023 年探讨淫羊藿 Epimedium brevicornu 醇提物对体外巨噬细胞极化调控机制及对 M2 样巨噬细胞促进 4T1 细胞迁移和集落形成的影响为目的。通过采用 CCK-8 法检测不同浓度淫羊藿醇提物对骨髓来源巨噬细胞（bonemarrowderived macrophages，BMDM）活力的影响，确定淫羊藿醇提物的安全作用浓度；采用 Western blot 和 q RT-PCR 检测淫羊藿醇提物对 M2 样巨噬细胞标志物精氨酸酶 -1（arginase-1，Arg-1）和 CD163 表达的影响；采用 q RT-PCR 检测淫羊藿醇提物对 M2- 肿瘤相关巨噬细胞（tumor-associated macrophages，TAMs）相关基因炎症区域 1（found in inflammatory zone 1，Fizz1）、过氧化物酶体增殖物激活受体 γ（peroxisome proliferator-activated receptor γ，PPARγ）、几丁质酶 3 样分子 3（chitinase 3-like 3，Ym1）、趋化因子 24（C-C motif chemokine ligand 24，CCL24）、巨噬细胞半乳糖型 C 型凝集素 2（macrophage galactose-type C-type lectin 2，MGL2）和干扰素调节因子 4（interferon regulatory factor 4，IRF4）mRNA 表达的影响；划痕实验检测淫羊藿醇提物对 M2-TAMs 促 4T1 细胞迁移的影响；集落实验检测淫羊藿醇提物对 M2-TAMs 促 4T1 细胞生长的影响。

结果显示，淫羊藿醇提物在 0.015625~2.000000mg/ml 不对 BMDM 细胞产生不良反应；并显著抑制 M2-TAMs 相关基因 Arg-1、CD163、Fizz1、PPARγ、CCL24、Ym1、MGL2 和 IRF4 表达（$P < 0.05$），阻碍 4T1 细胞的迁移和集落（$P < 0.05$）。因此，淫羊藿醇提物减弱 M2 样巨噬

细胞对 4T1 细胞迁移和集落形成的促进作用，其作用机制可能与抑制巨噬细胞 M2 型极化有关。

宋梦瑶[151] 等在 2023 年，以探究丹参总酚酸（total salvianolic acid，TSA）联合 anti-PD-L1 如何调控髓源性巨噬细胞抑制乳腺癌的发生发展为目的。构建了 E0771 乳腺癌皮下肿瘤模型，再将 25 只小鼠随机分为空白组、模型组、TSA 组（TSA 10g/kg）、anti-PD-L1 组（anti-PD-L1 10mg/kg）、TSA 联合 anti-PD-L1 组（TSA 10g/kg+anti-PD-L1 10mg/kg）。TSA 组每日灌胃给药，anti-PD-L1 每 3 天 1 次腹腔注射，连续给药 14d。记录小鼠肿瘤体积变化及肿瘤、肝脏及脾脏重量。ELISA 检测小鼠血浆中 IL-6、MCP-1 的含量，qPCR 检测 CXCL1、CXCL2、CXCL3、CCL2、gm-csf mRNA 的表达，ICL 检测小鼠肿瘤、淋巴中髓源性巨噬细胞浸润情况，FCM 检测淋巴、脾脏 CD4$^+$T 细胞、CD8$^+$T 细胞数量变化。

结果显示，与模型组相比，TSA 组、anti-PD-L1 组、TSA 联合 anti-PD-L1 组均可抑制 E0771 乳腺癌生长，减少 IL-6、MCP-1 分泌，降低 CXCL1、CXCL2、CXCL3、CCL2、gm-csf mRNA 表达，抑制髓源性巨噬细胞向肿瘤的募集，增加淋巴及脾脏内 CD4$^+$T 细胞、CD8$^+$T 细胞数量。TSA 联合 anti-PD-L1 治疗效果最显著。因此，TSA 联合 anti-PD-L1 显著抑制 E0771 乳腺癌皮下瘤发生发展进程，可能通过抑制髓源性巨噬细胞向肿瘤浸润，增强机体免疫效应发挥作用。

6. 其他癌种

河北工程大学医学院单铁英[152] 教授团队在 2013 年，以探讨枸杞多糖（LBP）在脑胶质瘤患者免疫功能调节中的作用为目的。选取手术确诊的恶性脑胶质瘤患者 52 例，随机分为对照组和观察组。对照组术后 2 周开始肿瘤放疗，疗程 6 周，对放疗不良反应常规给予保肝、止吐等对症处理；观察组在同样的条件下服用枸杞多糖［8mg/（kg·d）］。通过观察两组患者外周血中巨噬细胞因子肿瘤坏死因子 -α（TNF-α）、白细胞介素 -6（IL-6）和巨噬细胞吞噬百分率的变化，比较两组患者复发率和中位生存期。结果提示观察组患者巨噬细胞产生TNF-α、IL-6 水平及外周血中巨噬细胞吞噬百分率均显著升高（$P < 0.05$）；脑胶质瘤的复发率降低，

患者生存周期延长。

承德医学院段昕所[153] 教授团队于 2023 年研究报告中报道了扶正类中药单体灵芝多糖抗肿瘤作用的核心机制是增强宿主的免疫功能。在实验中首先腹腔注射巯基乙酸盐的方法制备小鼠腹腔巨噬细胞后，采用流式细胞术检测巨噬细胞表面标志物 CD68；将黑素瘤或骨肉瘤抗原作用于 LPS 或灵芝多糖预处理的巨噬细胞，采用流式细胞术检测其表面共刺激分子 CD80、CD86 及 MHC- Ⅰ（H-2Kb/H-2Db 或 H-2Kd/H-2Dd）和 MHC- Ⅱ（I-A/I-E）的表达，以观察肿瘤抗原是否可以促进巨噬细胞共刺激分子及 MHC 分子的表达以及灵芝多糖对此的促进作用。其次用巯基乙酸盐培养基诱导小鼠腹腔巨噬细胞与鉴定采用小鼠腹腔注射巯基乙酸盐培养基的方法诱导 C57BL/6 及 Balb/c 小鼠巨噬细胞，流式细胞术检测表面抗原 CD68 以鉴定巨噬细胞。根据肿瘤抗原对巨噬细胞协同刺激分子及 MHC 分子表达的影响将巨噬细胞分为不同浓度的 B16F10/K7M2 肿瘤抗原组（0μg/ml 组，25μg/ml 组，50μg/ml 组，100μg/ml 组）。最后用流式细胞术检测各组巨噬细胞表面协同刺激分子 CD80、CD86 以及 MHC- Ⅰ（H-2Kb/H-2Db 或 H-2Kd/H-2Dd）和 MHC- Ⅱ（I-A/I-E）的表达。

结果显示，巯基乙酸盐培养基腹腔注射法可趋化小鼠体内的单核 - 巨噬细胞向腹腔移动，获得大量巨噬细胞，是制备小鼠巨噬细胞用于体外研究的可行方法。小鼠黑素瘤和骨肉瘤抗原可促进巯基乙酸盐诱导的小鼠腹腔巨噬细胞协同刺激分子 CD80、CD86 和 MHC- Ⅱ（I-A/I-E）的表达，有助于巨噬细胞对肿瘤抗原的提呈作用。灵芝多糖可促进小鼠黑素瘤和骨肉瘤细胞抗原诱导巨噬细胞协同刺激分子 CD86 和 MHC- Ⅱ（I-A/I-E）的表达，促进巨噬细胞对肿瘤抗原的提呈作用。

中国中医科学院广安门医院卢雯平[154] 教授团队于 2021 年发表的研究中深入研究了益气活血解毒方（生黄芪、枸杞子、炒白术、山药、三棱、莪术、女贞子、海藻、青皮、乌药、肉桂、青蒿、白花蛇舌草）治疗铂耐药卵巢癌患者的疗效和机制，共纳入 75 例气虚血瘀证铂耐药卵巢癌患者，对照组接受西医规范治疗；治疗组口服益气活血解毒方，每日 1 剂，早晚各 1 次，干预至病情进展、死

亡或研究结束。采集受试者外周血，分别在入组时和入组后每 2 个月检测外周血 IL-6 和 M2 型巨噬细胞占单核 - 巨噬细胞亚群的百分比。每 2 个月随访一次，使用 FACT-O 生存质量量表评估生存质量变化，使用气虚证和血瘀证评分标准评估中医证候积分变化。病情进展或死亡时记录该患者的 PFS。试验结束后对两组患者 PFS、生存质量和中医证候积分进行组间、组内比较；探究 IL-6 和 M2% 的关系。分析两组患者 IL-6 变化的差异，并对影响 PFS 的可能因素进行 Cox 回归分析，探究巨噬细胞表型变化是否为 PFS 的影响因素。

结果显示，益气活血解毒方可延长晚期铂耐药卵巢癌患者的 PFS，提高晚期铂耐药卵巢癌患者的生存质量，改善中医证候；IL-6 对巨噬细胞表型具有双向调节的作用，IL-6 分泌在一定范围内增加能抑制巨噬细胞向 M2 型转化，而过度分泌会促进巨噬细胞向 M2 型分化；益气活血解毒方也对 IL-6 具有双向调节的作用，IL-6 处于较低水平时，益气活血解毒方可以在一定范围内提高 IL-6 的水平，提高机体免疫功能；IL-6 过高时，益气活血解毒方和西医规范治疗均能降低患者外周血中 IL-6 水平，缓解免疫抑制；因此，巨噬细胞表型向 M2 型改变是铂耐药卵巢癌患者的无进展生存时间的危险因素。

该团队 2022 年发表的研究中通过观察铂耐药复发卵巢癌患者的无进展生存期、生存质量，进一步验证益气活血解毒方治疗铂耐药复发卵巢癌患者的临床疗效[155]。从 M2 型巨噬细胞、趋化因子 CCL18 来探究益气活血解毒方治疗铂耐药复发卵巢癌的作用机制。将纳入的 60 例患者分为治疗组和对照组，每组各 30 例，评估每组患者的基线情况并进行组间比较，治疗组和对照组均按照 NCCN 指南规范治疗，治疗组在此基础上服用中药益气活血解毒方随症加减，中药每日 1 剂，早晚各 1 次，干预至病情进展、死亡或研究结束。

结果发现，益气活血解毒方能够延长铂耐药复发卵巢癌患者的 PFS，提高卵巢癌患者的生存质量、调节中医证候；由巨噬细胞分泌的 CCL18 能够促进 M2 型巨噬细胞的极化，CCL18 表达水平与 M2 型巨噬细胞百分比呈正相关性；此外，益气活血解毒方能降低 CCL18 表达水平、抑制巨噬细胞向 M2 型极化，提高临床疗效；由此可见临床分期

晚、盆腔外转移、治疗方案数多、CCL18 水平升高、巨噬细胞向 M2 型极化是 PFS 的危险因素。

李连达[156]教授团队在 1992 年研究了扶正荡邪合剂（未公开发表处方组成）的主要药效学研究。对小鼠迟发性免疫反应的影响：首先将小鼠尾静脉注入羊红细胞（SRBC）5×10^9 只致敏，第五天把 SRBC 和生理盐水各 0.02ml 分别注入小鼠后肢左右脚掌皮下，24h 后测足跖肿胀度（FPR），以两足厚度差值作为迟发性免疫反应（DTH）的指标。

结果表明，扶正荡邪 10g/kg、20g/kg 剂量组均有促进正常动物体液免疫功能的作用，抗体积数分别为（39.74±4.04）和（38.55±5.37），与对照组（31.59±10.46）比较差异有显著性，而环磷酰胺（0.02g/kg，ip）则有抑制体液免疫功能的作用，抗体积数为（9.60±6.61）。

上海中医药大学附属龙华医院刘嘉湘[157]教授团队于 2002 年，研究了抗癌 II 号口服液（人参、黄芪、乌梅、甘药、狼毒、马钱子、硇砂、半夏、大黄）对荷瘤小鼠免疫功能的影响。采用 S180 荷瘤小鼠，随机分 3 组，实验组口服灌胃中药 0.3ml/只，阳性对照组给环磷酰胺（CTX）25ml/kg，空白对照组给生理盐水 0.3ml/ 只，分别观察校正吞噬指数（α），空斑形成细胞（PFC），血清溶血素，T 细胞及其亚群。结果发现抗癌 II 号口服液具有增强荷瘤小鼠碳粒廓清作用，增强单核巨噬细胞系统的吞噬功能，增强荷瘤小鼠抗体形成细胞的功能，提高血清溶血素含量，增加荷瘤小鼠 T 细胞总数及其亚群百分率，有恢复 TH/TS 比例的趋势。因此，抗癌 II 号口服液能增强荷瘤小鼠的免疫功能。

河南省中医院马纯正[158]教授团队于 2023 年报告研究中利用温阳散结汤（附子、荜茇、白术、干姜、人参）（WYSJD）探讨其对调节肿瘤微环境中的 TAMs 和 Treg 的作用。在细胞实验中证明了 WYSJD 的提取物可以促进白细胞介素 -2（IL-2）等细胞因子表达，抑制肿瘤相关巨噬细胞向 M2 型的细胞极化，降低转化生长因子 -β（TGF-β）的表达，从而改变肿瘤抑制微环境。通过抑制 TGF-β 信号通路，减少抑制性 T 细胞（Treg）的分化，以增加药物的抗肿瘤活性。因此，温阳散结汤可能是通过调整免疫抑制微环境的增强抗肿瘤效应的中药方剂。

三、促进 NK 细胞和 LAK 细胞活性

肿瘤属于全身性疾病，人体细胞免疫功能的破坏是肿瘤复发、扩散和转移的重要原因。可以说只要能够阻止肿瘤的转移和复发，就解决了癌症的根本问题。NK 细胞又称自然杀伤细胞（Natural Killer Cell），是机体的一类固有免疫细胞，主要分布于外周血、肝脏和脾脏。NK 细胞是免疫细胞家族中的重要成员，作为人体抵抗癌细胞和病毒感染的第一道防线，具有对肿瘤的直接溶解活性，这种天然杀伤活性既不需要抗原致敏，也不需要抗体参与。除了具有强大的杀伤功能外，还具有免疫调节功能，通过与机体其他多种免疫细胞相互作用，调节机体的免疫状态和免疫功能。

LAK 细胞即淋巴因子激活的杀伤细胞，是将外周血淋巴细胞在体外经淋巴因子白细胞介素 –2（IL–2）激活 3~5 天而扩增为具有广谱抗瘤作用的杀伤细胞。把 LAK 输给带瘤小鼠，不但使原瘤消退，还可以使已确立的转移瘤消失。此外 LAK 有广谱抗瘤作用，因为经 IL–2 激活的 LAK 在输入人体后仍需 IL–2 才能维持其杀伤活性，LAK 与 IL–2 合用比单用 LAK 效果好。

1. 肺癌

1995 年王维平[159] 等对上海市中医医院肿瘤科专家王羲明主任医生的扶正养阴方（黄芪、党参、生地、熟地、天门冬、麦门冬、升麻、鱼腥草、白花蛇舌草、土茯苓、漏芦）展开研究，应用 125IUDR 标记靶细胞、制备效应细胞，并进行 NK 活性鉴定，结果发现，扶正养阴方可直接促进患者淋巴细胞 NK 活性，且益气养阴和清肺消积具有协同作用，扶正养阴方最适宜浓度为 15mg/ml，此时 NK 活性的促进作用最强。

2000 年李兴琴[160] 等以 Lewis 肺癌细胞株接种 C57BL/6J 纯系小鼠造成荷瘤模型，观察中药复方保肺泰（黄芪、麦冬、生地、半夏等）对荷瘤小鼠及其化疗后 NK 细胞活性的影响。结果显示，保肺泰组及保肺泰 + 化疗组中 NK 细胞活性均有明显升高（$P < 0.05$）。提示保肺泰可能通过调节 NK 细胞活性提高机体的免疫力增强抗肿瘤效果。

Qi Q[161] 在 2019 年，以探讨益肺通络方（YFTL，黄精、白及、百部、矮地茶、紫花地丁、款冬花、天冬、大戟、太子参、丝瓜络、鳖甲）对 Lewis 肺癌小鼠的抗肿瘤、抗转移及免疫调节作用机制为目的。将 LLC 细胞皮下接种于 C57BL/6 小鼠，建立 Lewis 肺癌模型。观察到 YFTL 能有效抑制肿瘤生长，延长荷瘤小鼠的总生存期。此外，与模型对照组相比，YFTL 治疗导致肺表面转移病灶数量明显减少。同时，TUNEL 染色证实 yftl 处理小鼠的肿瘤具有明显较高的凋亡指数。结果表明，Akt 和丝裂原活化蛋白激酶（MAPKs）通路可能参与了 yftl 诱导的细胞凋亡。YFTL 还能抑制血管内皮生长因子（VEGF）、基质金属蛋白酶 MMP-2、MMP-9、N-cadherin 和 Vimentin 的表达，促进 E-cadherin 的表达。机制研究表明，YFTL 可通过 Akt/ERK1/2 和 tgf-β1/Smad2 通路抑制肿瘤血管生成和上皮 – 间质转化（EMT）。此外，YFTL 还具有改善荷瘤小鼠免疫抑制状态的免疫调节活性。证明 YFTL 是一种潜在的抗肿瘤和抗肺癌转移药物。

Que ZJ[162] 在 2021 年，发现循环肿瘤细胞（ctc）在肿瘤转移中起重要作用，可能是预防转移的靶点。中药金复康（黄芪、北沙参、麦冬、女贞子、石上柏、石见穿、重楼等）具有提高免疫力、防止转移、延长肺癌患者生存期的作用。然而，金复康是否通过调节免疫细胞清除 ctc 来阻止转移尚不清楚。以从调节 NK 细胞清除 ctc 的角度探讨金复康的抗转移机制为目的。通过金复康对 CTC-TJH-01 细胞进行处理。细胞因子芯片检测细胞培养上清中的细胞因子。采用 Transwell 和流式细胞术检测淋巴细胞募集试验。Western blot 分析蛋白表达。LDH 试剂盒检测细胞毒性。用尾静脉注射 NOD-SCID 小鼠研究肺转移。结果显示，金复康能促进 ctc 趋化因子 CX3CL1 的表达和分泌。此外，金复康能促进 CTCs 对自然杀伤细胞（NK）的募集，显著增强 NK 细胞对 CTCs 的细胞毒作用。金复康还可上调 FasL 的表达，促进 NK 细胞分泌 TNF-α，NK 细胞可通过 Fas/FasL 信号通路诱导 ctc 细胞凋亡。最后，我们在体内证实了金复康能促进 NK 细胞杀伤 ctc，进而抑制肺癌转移。抗 CX3CL1 单抗可部分逆转金复康的上述作用。因此，金复康可能通过增强 NK 细胞对外周血 ctc 的清除作用来预防肺癌转移，为金复康的抗转移作用提供证据。

戴馨仪[163] 团队在 2002 年发表的研究中以

探讨中药复方清金得生片（西洋参、绞股蓝、麦冬、黄柏、蟾酥、山慈菇）对荷瘤动物的抑瘤作用及其对免疫功能的影响为目的。通过 C57 系小鼠造成 Lewis 肺癌模型、NIH 系小鼠造成肝癌 22（H22）和肉瘤 180（S180）模型，观察清金得生片对 Lewis，H22、S180 的抑制作用以及对荷瘤小鼠外周血中 T 淋巴细胞亚群及自然杀伤细胞（NK）活性的影响。结果清金得生片高、中、低剂量对小鼠 Lewis 肺癌抑瘤率分别为 44.9%、38.7% 和 34.9%；对小鼠肝癌 22（H22）抑瘤率为 51.76%、46.23%、39.7%；对小鼠肉瘤 180（S180）的抑瘤率为 57.54%、49.60%、34.92%；能使荷瘤小鼠外周血 T 淋巴细胞（T），辅助性 T 细胞（Th）的百分数提高，纠正 Th/Ts（Ts 为抑制性 T 细胞）的比值异常，拮抗化疗药 FT-207 对此类细胞的抑制作用；提高自然杀伤细胞的活性。因此，清金得生片能使受抑制的免疫功能提高，从而达到抑制肿瘤生长，阻止癌细胞扩散的目的。

王栋[164] 等在 2019 年，以观察益气固本消癌方联合化疗治疗老年非小细胞肺癌（气虚血瘀）疗效为目的，使用随机平行对照方法，将 80 例住院患者按病志号抽签简单随机分为两组。对照组 40 例使用 NP 方案：DDP 80mg/m², d1+vinorelbine 25mg/m²，d1，d8；3 周 1 次，共 2 次；PT 方案：PTX 150~175mg/m²，d1+DDP 75mg/m²，d2；3 周 1 次，共 2 次；PD：DDP 75mg/m²，d1+Docetaxel 75mg/m²，d1；3 周 1 次，共 2 次；PG 方案：DDP 75mg/m²，d1+Gemcitabine 1250mg/m²，d1，d8；3 周 1 次，共 2 次。治疗组 40 例使用益气固本消癌方（黄芪 30g，党参、白术各 15g，茯苓、半夏、莪术、三棱、水蛭各 10g，蜈蚣 2 条，延胡索 20g），水煎 200ml，1 剂 / 天，早晚温服；连续服 5d，暂停 2d；化疗方案同对照组。连续治疗 4 周为 1 个疗程。观测临床表现、免疫功能、行为状况评分、体质量、不良反应。治疗 1 个疗程（4 周），判定疗效。结果显示，CD3+、CD4+、CD8+，NK 两组均有改善（$P < 0.01$），治疗组改善优于对照组（$P < 0.01$），CD4+/CD8+ 治疗组显著改善（$P < 0.01$），对照组无明显变化（$P > 0.05$）；行为状况稳定率治疗组优于对照组（$P < 0.05$）；体质量稳定率治疗组优于对照组（$P < 0.05$）。因此，益气固本消癌方联

合化疗治疗老年非小细胞肺癌（气虚血瘀），可提高患者免疫力，保持体质量稳定，改善生活质量，值得推广。

刘畅[165] 等在 2019 年，以观察肺岩宁方联合抗瘤增效方对中晚期肺腺癌患者化疗后癌因性疲乏、免疫功能及肿瘤标志物的影响为目的，将 132 例中晚期肺腺癌化疗后患者随机分为治疗组和对照组，每组 66 例。对照组予抗瘤增效方，治疗组予肺岩宁方联合抗瘤增效方。两组疗程均为 3 个月，观察比较癌因性疲乏量表（CFS）与简易疲乏量表（BFI）评分、免疫相关指标［CD3+、CD4+、CD8+、CD56+16（NK）、CD19+］、肿瘤标志物（CEA、CA199、CYFRA21-1、CA125）水平的变化情况。结果显示：①最终完成试验者 124 例，其中治疗组 63 例，对照组 61 例；②组间治疗后比较，治疗组 BFI 评分及 CFS 评分中的躯体维度、情感维度、总分明显低于对照组（$P < 0.05$）；③组间治疗后比较，治疗组 CD3+、CD4+、CD8+、CD56+16（NK）水平明显高于对照组（$P < 0.05$）；④组间治疗后比较，治疗组 CYFRA21-1、CA125 水平明显低于对照组（$P < 0.05$）。因此，与单用抗瘤增效方相比，肺岩宁方联合抗瘤增效方可更好地改善化疗后中晚期肺腺癌患者的癌因性疲乏程度，提高其外周血淋巴细胞水平，降低血清肿瘤标志物（CYFRA21-1、CA125）水平，从而改善患者的预后及生存质量。

2018 年 Su X[166] 等以研究白花蛇舌草（HDW）在各种中医方剂中用于临床治疗各种癌症的潜在的作用机制为目的。利用创新的系统药理学平台，从分子、靶点和通路水平系统地揭示了 HDW 治疗 NSCLC（非小细胞肺癌）的药理学机制。结果表明，HDW 治疗 NSCLC 可能通过调节多种途径激活免疫，以达到抗炎、抗增殖和抗迁移的治疗效果，如通过提高 NK 细胞活力和 T 细胞浸润可治疗 C57BL/6 小鼠皮下瘤。为认识中药的作用机制提供了新的思路，促进了 HDW 在现代医学中的潜力药物的开发。

2. 肠癌

2023 年 Chen J[167] 为探讨四逆汤（SND）治疗结直肠癌的抗肿瘤活性，Chen J 等采用高效液相色谱法对 SND 进行分析，小鼠 CT-26 细胞建立结直

肠癌转移模型，全身荧光显像观察结直肠癌肝转移情况，苏木精 – 伊红染色测定肝脏形态。实时逆转录聚合酶链反应检测细胞因子 mRNA 表达，白细胞介素 –2（IL–2）、白细胞介素 –10（IL–10）、干扰素 –γ（IFN–γ）和肿瘤坏死因子 β（TNF–β）。采用流式细胞术检测小鼠肿瘤免疫亚群。利用数据库寻找 SND 的潜在靶基因。结果显示，SND 在体内抑制结直肠癌肝转移，减轻肝损伤。SND 治疗后，IL–2 和 IFN–γ 上调，IL–10 和 TGF–β 下调。SND 治疗后 CD3$^+$、CD8$^+$T 细胞、自然杀伤 T 细胞、巨噬细胞显著增加，CD4$^+$CD25$^+$T 细胞显著减少。重要的是，增加乌头浓度具有更好的抗肿瘤作用。共筛选到 50 个 SND 化合物，鉴定出 611 个潜在靶基因。功能分析显示，这些基因与 PI3K–Akt 信号通路、EGFR 酪氨酸激酶抑制剂耐药性和 HIF–1 信号通路相关。因此，SND 通过抑制小鼠肿瘤进展和增强小鼠抗肿瘤免疫功能发挥抗肿瘤活性，提示其在预防和治疗结直肠癌方面的应用前景。

胡艳娥[168] 等在 2024 年，以探讨痛泻要方对慢性应激下肿瘤相关自然杀伤（NK）细胞功能的影响及其可能的分子机制为目的，将 50 只 SPF 级 Balb/c 雄性小鼠，随机分成正常组、模型组、痛泻要方低、中、高剂量组，每组 10 只。除空白组，其余各组进行慢性束缚应激干预 7 d，进行强迫游泳及悬尾实验行为学检测来评价造模是否成功，成功后痛泻要方组分别给予痛泻要方低、中、高剂量（6.825g/kg、13.65g/kg、27.3g/kg）灌胃，其余组予生理盐水灌胃，14d 后对每组小鼠进行结肠癌皮下瘤接种，构建慢性应激结肠癌小鼠模型。采用苏木素 – 伊红（HE）染色观察各组小鼠肿瘤组织病理形态变化；采用流式细胞术检测小鼠外周血及瘤体组织中 CD49b 阳性细胞的含量；采用酶联免疫吸附测定法（ELISA）检测小鼠外周血中 NK 细胞活化相关分子的含量；采用蛋白免疫印迹法（Western blot）检测小鼠瘤体组织中主要组织相容性复合物 Ⅰ 类多肽相关序列 A 和 B（MICA+MICB）、UL–16 结合蛋白 1（ULBP1）蛋白表达。结果显示，与正常组比较，模型组血清中 5– 羟色胺（5–HT）含量降低及皮质酮（CORT）含量升高（$P < 0.05$）；与模型组比较，痛泻要方各组 5–HT 含量上升、CORT 含量下降（$P < 0.05$，$P < 0.01$）。与正常组

比较，模型组瘤体体积、质量增大（$P < 0.05$）；与模型组比较，痛泻要方各组瘤体体积降低，但差异无统计学意义。与正常组比较，模型组肿瘤细胞排列紧密、不规则，大小不均，异型性明显，多见核分裂，坏死面积较小，且肿瘤细胞及周围血管丰富。与模型组比较，痛泻要方各组肿瘤细胞排列稀疏，肿瘤组织内有不同程度的片状坏死区，坏死部分可见核碎裂、溶解和核碎屑。与正常组比较，模型组外周血及瘤体组织中 CD49b 阳性细胞数显著降低（$P < 0.01$）；与模型组比较，痛泻要方中剂量组上升（$P < 0.01$），痛泻要方高剂量组明显上升（$P < 0.05$，$P < 0.01$）。与正常组比较，模型组血清中颗粒酶 –B（Gzms–B）、穿孔素（PF）、γ 干扰素（IFN–γ）、肿瘤坏死因子 –α（TNF–α）含量均明显降低（$P < 0.05$，$P < 0.01$）；与模型组比较，痛泻要方低剂量组 PF、Gzms–B、TNF–α 含量上升（$P < 0.05$，$P < 0.01$），痛泻要方中剂量组 Gzms–B、PF、IFN–γ、TNF–α 含量明显上升（$P < 0.05$，$P < 0.01$），痛泻要方高剂量组 PF、IFN–γ、TNF–α 含量显著上升（$P < 0.01$）。与正常组比较，模型组中 ULBP1 蛋白表达量明显下降（$P < 0.05$）；与模型组比较，痛泻要方低、中、高剂量组中 ULBP1 蛋白表达量明显上升（$P < 0.05$，$P < 0.01$），痛泻要方中、高剂量组 MICA+MICB 蛋白表达量明显上升（$P < 0.05$，$P < 0.01$）。因此，痛泻要方可能通过上调 NKG2DL 中 MICA+MICB 及 ULBP1 表达促进 NK 细胞活化及功能发挥，阻延慢性应激下结肠癌进展。

陈良燕[169] 等在 2022 年，以探讨中药复方四君子汤调节 NKG2A 的表达影响自然杀伤（NK）细胞抗结肠癌的作用为目的，通过分离、纯化来自健康人外周血 NK 细胞进行培养，分别构建人 NK 细胞单培、HCT116 细胞单培和 NK 细胞与 HCT116 细胞共培模型，实时荧光定量聚合酶链式反应（Real-time PCR）检测 NK 细胞中自然杀伤细胞 2 族成员 A（NKG2A）、白细胞介素 –15（IL–15）及结肠癌细胞中组织相容性白细胞抗原 E（HLA–E）mRNA 的表达，酶联免疫吸附测定法（ELISA）检测 NK 细胞中 IL–15 分泌；噻唑蓝（MTT）比色法筛选 IL–15 的浓度，检测四君子汤和 IL–15 对 NK 细胞活性和共培模型中 HCT116 细胞活性的

影响，Real-time PCR 检测四君子汤和 IL-15 对 NK 细胞中 NKG2A 和 HCT116 中 HLA-E mRNA 表达的影响；使用 Anti-NKG2A 抗体（M）阻断 NKG2A/HLA-E 通路，MTT 比色法检测共培模型中 HCT116 细胞增殖情况。结果显示，与单培组比较，NK 细胞和 HCT116 细胞相互作用引起 NK 细胞的 NKG2A 和 HCT116 中的 HLA-E mRNA 表达均上调（$P < 0.05$）；IL-15 mRNA 表达和分泌也增加（$P < 0.05$）；IL-15 可增强 NK 细胞活性和抗结肠癌作用（$P < 0.01$），也可上调 NKG2A 表达（$P < 0.05$）；与空白组比较，四君子汤组、四君子汤 +IL-15 组的 NK 细胞活性和抗结肠癌作用进一步增加（$P < 0.01$），Real-time PCR 结果显示，与空白组比较，四君子汤组和四君子汤 +IL-15 组中 NK 细胞 NKG2A 表达下调（$P < 0.05$），共培模型中四君子汤组 HCT116 中 HLA-E 表达下调（$P < 0.01$）；与相应未加 M 组比较，M 组与 IL-15+M 组 HCT116 细胞增殖被抑制（$P < 0.01$）。因此，NK 细胞与结肠癌细胞相互作用可引起 NKG2A-HLAE 通路活化导致 NK 功能受损，四君子汤可抑制该信号激活从而恢复 NK 细胞抗结肠癌作用。

韦喜生[170] 等在 2020 年，以观察自然杀伤细胞（NK）联合红花多糖（SPS）杀伤结肠癌细胞的协同效应并初步探讨作用机制为目的，通过四甲基偶氮唑盐比色法（MTT）检测 SPS 对结肠癌细胞增殖的影响；钙黄绿素 -AM 释放法分析 NK 与 SPS 对结肠癌细胞的杀伤效率；ELISA 及流式细胞术（FCM）分析 TNF-α、IFN-γ 及 NKp46、MICA、MICB、ULBP1 的表达水平。结果显示，SPS 对结肠癌细胞的增殖抑制率与作用时间和浓度成正比，促 NK 细胞增殖的最高阈值浓度为 0.625mg/ml；NK 与 SPS 联合组的杀伤效率及 TNF-α/IFN-γ 分泌显著高于 NK 组和 SPS 组（$P < 0.05$）；各实验组 NK 细胞的 NKp46、MICA、MICB、ULBP1 表达均升高（$P < 0.05$）。因此，NK 细胞与 SPS 对体外杀伤结肠癌细胞具有协同作用，其作用机制可能与 SPS 调控 NK 细胞 TNF-α、IFN-γ 分泌及活化性受体和活化性配体表达水平有关。

樊占兵[171] 等在 2012 年，以探讨黄芪注射液对荷结肠癌小鼠 5- 氟尿嘧啶化疗后免疫功能

的调节作用为目的，建立人结肠癌裸鼠原位种植转移模型 40 只，采用 5- 氟尿嘧啶化疗，将其随机分为两组，每组 20 只。分为黄芪注射液组、0.9% 氯化钠溶液组，分别腹腔注射黄芪注射液及 0.9% 氯化钠溶液。测量瘤体体积与重量、各组的 T 淋巴细胞亚群数量、CD4/CD8 比例、NK 细胞杀伤活性、CTL 的杀伤活性和第 35 天时各组裸鼠的死亡数目。结果显示，黄芪注射液组的平均移植瘤瘤体积（$936 \pm 158mm^3$）小于 0.9% 氯化钠溶液组（$1493 \pm 364mm^3$）；黄芪注射液组的 CD3、CD4 的百分率（90.34%±4.62%）明显大于 0.9% 氯化钠溶液组（55.19%±7.18%）；黄芪注射液组的 CD4/CD8 比例（3.56±0.61）大于 0.9% 氯化钠溶液组（2.38±0.46）；黄芪注射液组的 NK 杀伤功能检测（34.92±3.62）和 CTL 杀伤功能检测（36.92±5.69）大于 0.9% 氯化钠溶液组（21.92±4.68，25.61±4.91）；黄芪注射液组的病死率（10.0%）小于 0.9% 氯化钠溶液组（40.0%）。以上数据的差异具有统计学意义（$P < 0.05$）。因此，黄芪注射液对荷结肠癌 5- 氟尿嘧啶化疗后小鼠免疫功能低下具有正向调节作用。

3. 肝癌

左云飞[172] 等于 1996 年研究了榄香烯对小鼠移植性肿瘤的作用。结果发现，榄香烯针剂腹腔给药组和瘤内注射给药组的实体瘤重均小于对照组。两种途径给药的实验组小鼠 NK 细胞对 $Hca-F_{25}/CL-16A_3$ 细胞的毒性较对照组增强，腹腔巨噬细胞对该瘤株的杀伤力亦较对照组显著增强。实验组小鼠由 ConA 诱导的脾细胞增殖率较对照组显著增强。上述结果提示榄香烯可能具有增强细胞免疫功能，从而抑制肿瘤生长的作用。

湖南中医药大学王艺[173] 等在 2023 年，以基于液质联用技术和网络药理学探讨薯蓣丸（山药 24g，当归 6g，桂枝 6g，建曲 6g，地黄 12g，人参 6g，甘草 12g，川芎 6g，白芍 6g，白术 6g，麦冬 6g，苦杏仁 6g，柴胡 6g，桔梗 3g，茯苓 6g，阿胶 6g，干姜 3g，防风 6g，白蔹 6g，大枣 24g）治疗肝癌的潜在作用机制，构建"药物成分 - 靶点 - 作用通路"网络为目的，进行动物实验验证，从抑制糖酵解和免疫逃逸等方面验证薯蓣丸通过多靶点、多途径干预肝癌的作用机制。通过制备裸鼠人肝癌

皮下移植瘤（HepG2 细胞）模型，雄性 Balb/c 裸鼠（n=24，5 周龄，15±g），并依据随机原则分为 4 组，每组 6 只：模型组（0.9% 生理盐水 0.2ml/d）、薯蓣丸组（中药液 20g/kg）、薯蓣丸 + 索拉非尼组（中药液 20g/kg+ 索拉非尼 10mg/kg）、索拉非尼组（索拉非尼 10mg/kg）。每只裸鼠灌胃剂量为 0.2ml/d，每 2d 测量一次肿瘤体积，连续干预 21d 后脱颈处死，剥离皮下移植瘤。用活性氧指示剂检测肿瘤组织中 ROS 水平；乳酸、ATP、葡萄糖检测试剂盒检测肿瘤组织中乳酸、ATP、葡萄糖的水平；ELISA 法检测肝脏、脾脏组织中 CD56、TCRαβ–CD3、CXCR6、IFN–γ 含量；RT-qPCR 法对 GLUT1、HK2、PKM2、CD56、TCRαβ–CD3、CXCR6、IFN–γ 进行实时荧光定量检测基因 mRNA 表达水平，Western blot 方法检测 GLUT1、HK2、PKM2 蛋白表达情况。结果显示，与模型组相比，薯蓣丸可抑制裸鼠人肝癌皮下移植瘤的生长，降低裸鼠人肝癌皮下移植瘤中 ROS、GLUCOSE、ATP、LA 含量；抑制糖酵解基因 HK2、GLUT1 表达，同时提高 NK 细胞相关指标 CD56、CXCR6、IFN–γ、TCRαβ–CD3 的表达。与索拉非尼联合后对裸鼠人肝癌皮下移植瘤的抑制作用更强，且明显下调了糖酵解基因 HK2、GLUT1 的表达。因此，通过 UPLC–TOF–MS/MS、网络药理学及体内实验发现薯蓣丸可抑制裸鼠人肝癌皮下移植瘤的生长，其机制可能为通过 HIF–1α 信号通路改善肿瘤微环境缺氧抑制糖酵解，提高 NK 细胞对肿瘤细胞的杀伤作用，抑制肿瘤细胞发生免疫逃逸反应，从而发挥治疗肝癌的作用。

4. 胃癌

林胜友[174] 等在 1995 年对 63 例胃癌患者随机分组观察，结果提示，化疗结合参麦注射液组（简称参麦组）T 淋巴细胞计数（ANAE）上升（$P < 0.05$），化疗组（简称对照组）ANAE 下降（$P < 0.05$）；化疗后两组 OKT1 值、OKT4/OKY8 值均有下降，动态结果提示参麦组上述指标提前回升，第 4 周明显高于化疗前水平（$P < 0.05$），对照组第 4 周仍处于较低水平；化疗后参麦组血清可溶性白细胞介素 –2 受体（sIL-2R）水平下降（$P < 0.05$），NK、LAK 水平上升（$P < 0.05$）；对照组 sIL-2R 水平无明显变化（$P > 0.05$），NK、LAK 水平下降（$P < 0.05$）；两组化疗前后 IgA、

IgM、IgG 水平无明显变化（$P > 0.05$）。表明参麦注射液可改善患者免疫功能，有助于化疗的施行。

卢雯平[175] 等在 1996 年将 90 只移植小鼠前胃癌瘤株的 615 系小鼠随机分成三组：养胃抗瘤冲剂组（简称中药组），化疗组及空白对照组，动态观察肿瘤生长的不同阶段红细胞免疫功能的变化，实验结果表明肿瘤生长的早、中期，中药组抑瘤作用较强，相应的红细胞免疫功能亦强，红细胞可促进 NK 细胞活性，中药组尤为明显，上述结果表明养胃抗瘤冲剂可提高红细胞免疫功能，进而提高 NK 细胞活性，从而抑制肿瘤生长。

曲笑锋[176] 等在 2022 年，以探讨复方万年青胶囊（虎眼万年青、半枝莲、虎杖、郁金、白花蛇舌草、人参、丹参、黄芪、全蝎、蜈蚣）联合氟尿嘧啶注射液（5–FU）对胃癌荷瘤小鼠 NF–κB p65/p38 水平的影响及其免疫调节作用为目的。建立 Balb/c 小鼠胃癌皮下移植肿瘤模型，除空白组外，将成瘤小鼠随机平分为 6 组，即模型对照组、5–FU 对照组（70mg/kg）、复方万年青胶囊 1 倍临床剂量对照组（0.5g/kg）、复方万年青胶囊 3 倍临床剂量对照组（1.5g/kg）、复方万年青胶囊 1 倍临床剂量 +5–FU 联合组（0.5g/kg+70mg/kg）、复方万年青胶囊 3 倍临床剂量 +5–FU 联合组（1.5g/kg+70mg/kg），检测荷瘤小鼠治疗后 NK 细胞活性及血清酶学的变化；Western blot 法检测荷瘤小鼠瘤体组织中 NF–κB p65 及 p38 蛋白表达情况。结果显示，复方万年青胶囊 3 倍临床剂量 +5–FU 联合组荷瘤小鼠血清中 IgM、IgG、TNF–α 活性不同程度降低（$P < 0.05$，$P < 0.001$），复方万年青胶囊 1 倍临床剂量 +5–FU 联合组荷瘤小鼠血清中 IgM、IgG 明显降低（$P < 0.01$）；与 5–FU 对照组比较，复方万年青胶囊 3 倍临床剂量 +5–FU 联合组荷瘤小鼠血清中 IgG 活性明显降低（$P < 0.01$），复方万年青胶囊 1 倍临床剂量 +5–FU 联合组荷瘤小鼠血清中 IgG 活性极明显降低（$P < 0.001$）。各实验组小鼠 NK 细胞杀伤率分别为 81.5%、41.1%、159.6%、96.2%、86.3%、120.6% 和 194.2%。5–FU 对照组与复方万年青胶囊 1 倍、3 倍临床剂量 +5–FU 联合组能够下调 NF–κB p65/p38 水平。因此，复方万年青胶囊联合 5–FU 可通过增强 NK 细胞杀伤活性的途径来提高机体免疫力，其抗癌机制可能通过降低 NF–κB p65/p38 水平，抑制

Bcl-2 活化，从而抑制肿瘤细胞增殖，促进肿瘤细胞凋亡的发生。

杨洁[177] 等在 2017 年，以观察中药复方扶脾化瘤饮（未公开发表处方组成）对荷人胃癌 SGC-7901 裸鼠移植瘤生长及对荷瘤裸鼠 TNF、NK 活性的影响为目的。建立了人胃癌 SGC-7901 细胞 Balb/c 裸小鼠皮下移植瘤模型，随机分为 5 组，每组 8 只。荷瘤对照组予纯净水灌胃，扶脾化瘤饮大、中、小剂量组予扶脾化瘤饮煎剂灌胃，20ml/kg，1 次 / 天；阳性对照组予环磷酰胺灌胃，20mg/kg，1 次 / 天。观察各组裸鼠移植瘤生长情况，采用 L929 细胞杀伤实验检测 TNF 活性及 NK 细胞活性。结果显示，扶脾化瘤饮大、中剂量对荷人胃癌 SGC-7901 裸鼠具有显著的抑瘤作用，抑瘤率为 44.46%、35.79%（$P < 0.01$，$P < 0.05$），同时能显著促进产生 TNF，细胞毒指数分别为 55.53%、52.52%（$P < 0.01$）；扶脾化瘤饮大剂量对脾脏 NK 细胞活性也有提高作用，细胞杀伤率为 30.59%（$P < 0.05$）。因此，扶脾化瘤饮可以抑制人胃癌 SGC-7901 的生长，且能拮抗荷瘤所致的免疫功能的抑制。

陈大权[178] 等在 2007 年，以探讨胃神口服液（三棱、莪术、山慈菇、九香虫、白花蛇舌草等）对胃癌前病变大鼠 IL-2、NK 细胞的影响为目的，在临床疗效被肯定的基础上，首先建立大鼠胃癌前病变模型，并借助该模型，通过对胃神口服液及其拆方（活血化瘀方、软坚散结方、清热解毒方），采用白细胞介素生物活性测定法检测 IL-2、乳酸脱氢酶测定法检测 NK 细胞活性，观察各组药物对胃癌前病变大鼠 IL-12、NK 细胞的影响。从而进一步探讨胃神口服液治疗胃癌前病变的作用机制及其方剂配伍意义。结果显示，各治疗组的 NK 细胞活性和 IL-2 含量均高于自然恢复组（$P < 0.01$），其中 NK 细胞活性胃神组最高，其次为活血化瘀组与清热解毒组。胃神组与清热解毒组 IL-2 含量最高，与其他两组比较有显著性差异（$P < 0.01$），两组间无显著性差异（$P > 0.05$）。由此可推出，活血化瘀和清热解毒中药增加 NK 细胞活性效果较好，可产生抗癌作用。软坚散结、活血化瘀、清热解毒等中药可促进活化 T81 细胞、B 细胞等释放 IL-12，提高机体的抗肿瘤免疫，其中清热解毒药效果显著。

席孝贤[179] 等在 2005 年，以探讨中药姬松茸菌孢多糖对胃癌大鼠 IL-2、NK 细胞的调节及抑瘤作用为目的，将 Wistar 大鼠随机分为 5 组，除空白对照组外，其余 4 组均经免疫抑制处理（注射阿糖胞苷与 60Co 全身照射），皮下接种胃癌细胞悬液，制成胃癌大鼠模型。其中 3 组分别用姬松茸菌孢多糖大、小剂量及香菇多糖灌胃治疗，正常对照组和模型对照组分别用相等剂量的生理盐水灌胃。10d 后，观察各实验组肿瘤生长情况及相关免疫指标 IL-2、NK 细胞的含量或活性。结果显示胃癌大鼠模型组与正常对照组比较，IL-2 含量及 NK 细胞杀伤活性均显著降低（$P < 0.01$）。用药灌胃后，IL-2 含量及 NK 细胞杀伤活性均显著提高（$P < 0.01$），瘤块明显减小（$P < 0.01$）；姬松茸菌孢多糖组的治疗效果优于香菇组（$P < 0.05$）。因此，姬松茸菌孢多糖有促进胃癌大鼠 IL-2、NK 细胞免疫功能及抑制肿瘤生长的作用。

扬州大学肖炜明[180] 在 2015 年，以分析汉黄芩素对 T 和 NK 细胞功能的直接影响，并明确这种影响效应是否协同 DSS 诱导小鼠肠炎的发病为目的，通过汉黄芩素刺激，以 FCM 分别检测脾脏 CD4$^+$T、CD8$^+$T 和 NK 细胞表面相关活化性受体的表达。受汉黄芩素刺激后，检测 CD8$^+$T、NK 细胞杀伤靶细胞活性 CD8$^+$T、CD4$^+$T 细胞和 NK 细胞分泌 IFN-γ 的情况。在给小鼠口服 DSS 的同时，腹腔注射不同剂量组（50mg/kg、100mg/kg）汉黄芩素，并称量体重变化，从而观察小鼠肠炎发病情况。并用组织免疫荧光法观察肠炎组织中 CD4$^+$、CD8$^+$T 细胞及 NK 细胞浸润的情况，用流式细胞仪分别检测肠炎组织单细胞悬液中 CD4$^+$T、CD8$^+$T 和 NK 细胞的频率及其表达相应活化性受体的情况。结果显示，汉黄芩素体外刺激小鼠脾脏 CD4$^+$T、CD8$^+$T 细胞和 NK 细胞活化，且同时抑制调节性 T 细胞的生成。体内注射汉黄芩素对 CD4$^+$T 和 NK 细胞活化均无明显影响，可轻度促进 CD8$^+$T 细胞活化。汉黄芩素可提高 CD8$^+$T 细胞杀伤 MFC 靶细胞的活性，增强 NK 细胞杀伤其靶细胞 YAC-1 的活性，且 CD8$^+$T、NK 和 CD4$^+$T 细胞分泌 IFN-y 的能力均被上调。汉黄芩素协同 DSS 诱导小鼠肠炎的发生，使小鼠体重下降程度更剧烈，肠道坏死现象明显。免疫荧光法显示肠炎组织中 CD4$^+$、CD8$^+$T 细胞及 NK

细胞浸润频率明显增加。汉黄芩素联合 DSS 刺激组小鼠脾脏内 CD4+CD69+T 细胞、CD8+CD69+T 细胞、NK1.1+CD69+ 细胞的数量明显增高，且肠炎组织内淋巴细胞 CD4+、CD8+T 细胞及 NK 细胞的浸润率增高，以效应性细胞为主。因此，汉黄芩素具有直接刺激 T 和 NK 细胞功能的活性，协同 DSS 诱导小鼠肠炎的发生，进一步证明汉黄芩素具有上调细胞免疫功能的活性。

5. 乳腺癌

杨小娟[181] 等在 2023 年，以探讨仙苓莲夏方（党参 12g，茯苓 12g，莪术 30g，淫羊藿 15g，半枝莲 30g，夏枯草 9g）对三阴性乳腺癌小鼠的治疗作用及对肠道菌群和免疫功能的影响为目的，将 21 只雌性 Balb/c 小鼠随机分为正常组、模型组和仙苓莲夏方组，每组 7 只，连续给药 4 周。治疗结束后剥离肿瘤，计算体积；采集外周血进行血常规检测，流式细胞术分析血液和骨髓中的免疫细胞；无菌条件下收集各组小鼠粪便，提取肠道菌群 DNA，对 V3~V4 区进行双端测序及生物信息学分析。结果显示，与模型组比较，仙苓莲夏方显著减小肿瘤重量、体积及脾脏重量，降低外周血白细胞、血小板、单核细胞、淋巴细胞和中性粒细胞的数量，升高骨髓中短期造血干细胞（ST-HSC）和巨核系 - 红系祖细胞（MEP）及外周血中自然杀伤细胞（NK）的百分比，同时降低外周血中 Treg、M-MDSC 的百分比（$P < 0.05$，$P < 0.01$）。拟杆菌门、厚壁菌门和变形菌门是各组小鼠的主要菌群，且变形菌门的相对丰度在模型组中显著降低，但在仙苓莲夏方干预后显著升高（$P < 0.05$）。因此，仙苓莲夏方可以有效抑制三阴性乳腺癌小鼠肿瘤生长，保护骨髓造血，降低外周血中抑制性细胞、升高 NK 细胞的百分比，调节肠道菌群紊乱。

李斐斐[182] 等在 2023 年，从《黄帝内经》中"卫气留之"病理状态，探究仙苓莲夏方增强 NK 细胞活性改善 HER2 阳性乳腺癌曲妥珠单抗耐药的机制。通过构建 HER2 阳性乳腺癌曲妥珠单抗耐药荷瘤裸鼠模型，将其分为模型对照组、曲妥珠单抗组、仙苓莲夏方组、仙苓莲夏方 + 曲妥珠单抗组，观察药物对肿瘤生长的影响；用流式细胞术检测 NK 细胞及颗粒酶 B 的表达；转录组测序筛选药物的作用靶点及通路；并通过 Western

blot、免疫荧光等方法对相关靶点进行验证。结果显示，仙苓莲夏方联合曲妥珠单抗可抑制肿瘤生长（$P < 0.05$），并可能提高 NK 细胞活性及颗粒酶 B 表达（$P < 0.01$）。转录组测序发现，联合用药可通过调控细胞因子 - 细胞因子受体通路增加肿瘤组织中 XCL1、XCR1 的基因表达（$|log2\ Fold\ Change| > 1$ 且 $P < 0.05$）。生物信息分析发现，XCL1、XCR1 的高表达与 HER2 阳性乳腺癌的预后呈正相关。Western blot、免疫荧光等实验证实，联合用药可增加 XCL1、XCR1 的蛋白表达（$P < 0.05$）。因此，仙苓莲夏方通过增强 NK 细胞活性改善 HER2 阳性乳腺癌曲妥珠单抗耐药，该过程与 XCL1/XCR1 轴相关。提示"温肾健脾、解毒化痰散结"中药可改善"卫气滞留在外"所致"免疫抑制微环境"，使卫气直达病所、发挥抗邪作用。

南京中医药大学张婷婷[183] 在 2019 年：①运用人源非霍奇金性淋巴瘤患者 NK 细胞 NK92MI、人源乳腺癌细胞 ZR-75-1，探讨 NK92MI 细胞对 ZR-75-1 细胞的杀伤效应，以及 TGF-βi 对这一过程的干预作用，发现丹参素在不同效靶比下均能够浓度依赖性逆转 TGF-βi 对 NK92MI 杀伤乳腺癌细胞 ZR-75-1 的抑制作用；②确定丹参素体外逆转 TGF-βi 对 NK92MI 细胞杀伤效应作用的药物剂量，采用正反向实验观察 TGF-β1 对 NKG2DL-NKG2D 信号轴的影响，以及丹参素对这一过程的纠正作用；③采用 Western blot、RT-PCR 以及免疫荧光实验探讨丹参素对人源乳腺癌细胞 ZR-75-1 表面 NKG2DL 表达的影响，实验结果表明 TGF-βi 能够显著下调 NKG2DL 的表达水平，不同剂量的丹参素能够加以纠正；④采用 Western blot、RT-PCR 以及免疫荧光实验探讨丹参素对 NK92MI 细胞表面 NKG2D 及其分子伴侣 DAP10 的转录和蛋白水平的影响，研究表明不同剂量的丹参素能够逆转 TGF-β1 所介导的对 NKG2D/DAP10 表达的抑制水平；⑤通过 Western blot、免疫荧光实验以及采用激光共聚焦 3D 成像技术观测 NK92MI 细胞重要转录因子 β-smad2/3 的表达和入核情况，结果显示丹参素能够显著逆转 TGF-β1 所介导的 β-smad2/3 表达下调及入核减少的情况，说明丹参素能够通过调控其蛋白表达及核移位从而调控下游细胞免疫杀伤相关信号通路；⑥采用免疫共沉淀 co-IP 及免疫荧光技术考察 NK 细胞表面 NKG2D-DAP10 复合物的形成情况，实验结果表明，丹参素能够逆转 TGF-β1 对 NKG2D-DAP10 结合的抑制作用，恢复两者相互作用；⑦通过 Western blot 考察 NK 细胞杀伤介质释放相关信号通路 PI3K-ERK1/2-PLCγ2 的激活，结果显示 TGF-β1 能够显著下调该信号通路表达水平，给予不同剂量丹参素后能够加以逆转；⑧通过流式细胞术考察 NK 细胞表面脱颗粒指标 CD107a 表达，丹参素能够改善 TGF-β1 对 NK 细胞表面 CD107a 表达下调的情况，促使 NK 细胞脱颗粒从而发挥免疫杀伤作用；⑨采用胞内因子染色结合流式细胞术检测 NK92MI 细胞脱颗粒相关指标，发现 TGF-β1 能够显著抑制穿孔素（Perforin），颗粒酶 B（Granzyme B）及干扰素 γ（IFN-γ）的胞内表达水平，同时通过 RT-PCR 及 ELISA 实验发现，丹参素能够逆转 TGF-β1 所介导的杀伤介质合成和释放，从而加强 NK 细胞对肿瘤细胞的免疫杀伤作用。结果显示，TGF-β1 能够破坏 NKG2DL-NKG2D 信号轴，通过下调两者表达水平，影响 β-smad2/3 表达及入核，抑制 NK 细胞脱颗粒环节关键信号通路 PI3K-ERK1/2-PLCγ2 活化以及 NK 细胞脱颗粒标志物 CD107a 表达，进而抑制 NK 细胞抗肿瘤细胞毒性杀伤介质释放。而丹参素能够干预 TGF-β1 对 NK 细胞的负向调控作用，主要通过促进 NKG2D 及其分子伴侣 DAP10 的表达并促进 NKG2D-DAP10 复合物形成，致使 NK 细胞激活并释放各类杀伤介质从而恢复对肿瘤细胞的免疫攻击。确证了肿瘤患者外周血高凝状态下大量释放的免疫抑制因子 TGF-β1 能够抑制 NK 细胞的抗肿瘤免疫功能，而丹参素作为活血化瘀中药的代表，从机体固有免疫角度逆转 TGF-β1 对 NK 细胞的免疫抑制作用，恢复机体免疫，抑制肿瘤的发生发展。

6. 食管癌

王德昌[184] 等 1994 年为探究增生平片（拳参、夏枯草、山豆根、败酱草和白鲜皮）的药理学作用，以探究药物对小鼠网织内皮系统吞噬功能的影响为目的，通过淋巴细胞转化实验、NK 细胞活性测定试验等方法，发现增生平片可以明显增强小鼠网织内皮系统吞噬异物的功能、促进 T 淋巴细胞的应答功能、显著增强 NK 细胞的杀伤活性等。结果表明，增生平片不仅是有效的抗促癌药物，而且具

有明显的免疫调节作用，使食管上皮重增患者癌变率的降低，是本药对机体免疫功能激活作用和抗促癌作用的综合效果。

周青[185] 等在 2018 年，以探讨启膈化痰合剂（QGHT）（瓜蒌、浙贝母、清半夏、橘红、半枝莲、蚤休、白术、生薏苡仁、露蜂房、砂仁、酒大黄、黄连、胆南星、丹参等）对顺铂（DDP）治疗小鼠食管癌的增效减毒作用为目的，建立小鼠 Eca109 皮下移植瘤模型，随机分为模型组、DDP 对照组（2mg/kg）、DDP（2mg/kg）+QGHT 低剂量组（50mg/kg）、DDP（2mg/kg）+QGHT 中剂量组（100mg/kg）、DDP（2mg/kg）+QGHT（200mg/kg）高剂量组，另设正常对照组，连续给药 14d。给药结束后，摘眼球取血并处死小鼠，剥离瘤块并称重，计算抑瘤率；分离脾脏并称重，计算脾脏指数；取腹腔巨噬细胞（提前免疫），计算鸡红细胞吞噬率；制备脾细胞悬液，测定 NK 细胞活性；MTT 法检测 ConA 诱导的小鼠脾脏 T 淋巴细胞增殖；尾尖取血进行 WBC 计数；取骨髓计数骨髓有核细胞数；Western blot 检测肿瘤组织中 p-IκBα 及 NF-κB 的表达水平。

结果显示，QGHT 与 DDP 联合应用可显著提高对 Eca109 荷瘤小鼠的抑瘤作用（$P < 0.01$ 或 $P < 0.05$）；明显改善 DDP 化疗所致的脾脏指数下降、WBC 及骨髓有核细胞数的减少、脾脏 T 淋巴细胞增殖抑制等不良反应（$P < 0.01$ 或 $P < 0.05$）；显著提高 Eca109 荷瘤小鼠腹腔巨噬细胞吞噬功能和 NK 细胞的杀伤活性（$P < 0.01$）；显著降低肿瘤组织中的 p-IκBα 及 NF-κB 的水平。因此，QGHT 对 DDP 治疗 Eca109 荷瘤小鼠具有减毒增效作用。

7. 其他癌种

广州中医药大学中医肿瘤研究所周岱翰[186] 教授团队于 1997 年研究中，报告了以荷瘤动物模型观察固金磨积片（未提供具体药物组成）的抑瘤作用及其对免疫功能的影响。结果显示：固金磨积片高、中、低剂量对小鼠肉瘤 180（S180）抑瘤率分别为 49.175%、48.515% 和 41.584%，与生理盐水组比较有显著性差异（$P < 0.05$）；对小鼠肝癌腹水型（HepA）的生命延长率达 36.4%~57.1%（$P < 0.01$）；能使化疗荷瘤小鼠免疫器官胸腺、脾脏的重量，胸腺重/体重的比值回升；促进荷瘤小

鼠血清抗体（溶血素）生成；提高外周血 T 淋巴细胞（T）、辅助性 T 细胞（Th）的百分数，纠正 Th/Ts（Ts 为抑制性 T 细胞的英文缩写）的比值异常，拮抗化疗药 FT-207 对此类细胞的抑制作用，并能提高自然杀伤细胞（NK）的活性。

河北省老年病医院刘瑞花[187]教授团队于 2013 年发表的研究中，观察补气健脾清热中药（党参 15g，黄芪 20g，白术 15g，茯苓 15g，炙甘草 10g，陈皮 10g，清半夏 10g，炒三仙 30g，蛇莓 20g，白花蛇舌草 30g）对恶性肿瘤患者 NK 细胞活性及生活质量的影响。将 200 例恶性肿瘤患者随机分为 2 组，治疗组 100 例予补气健脾清热中药，对照组 100 例采用常规治疗，2 组均 20d 为 1 个疗程，共治疗 2 个疗程。以卡氏评分评价患者生活质量；检测 2 组治疗前后 NK 细胞活性变化情况；统计 2 组临床症状疗效及体质量变化情况。结果显示，治疗组生活质量改善率 79.0%，体质量改善率 72.0%；对照组分别为 39.0%、25.0%。比较差异均有统计学意义（$P < 0.05$），治疗组优于对照组。治疗组治疗后 NK 细胞活性与本组治疗前及对照组治疗后比较均明显提高（$P < 0.05$）。治疗组神疲乏力、少气懒言、食欲减退、失眠及自汗临床疗效均优于对照组（$P < 0.01$）。因此，补气健脾清热中药可明显提高恶性肿瘤患者 NK 细胞活性，改善生活质量。

四、提高树突状细胞表达

树突状细胞（DCs）起源于骨髓造血干细胞，根据其后续分化路线差异可将 DC 细胞大致分为 2 个亚群：源于髓系的经典树突状细胞（cDCs）以及源于淋系的浆细胞样树突状细胞（pDCs）。经典树突状细胞（cDCs）是体内最主要的 DC 细胞，可以再分为 2 个亚型：经典 1 型 DC（cDC1）和经典 2 型 DC（cDC2）。这两种亚型共同点是具有强大的抗原提呈功能，能够表达活化 CD4 或 CD8T 细胞功能所需的细胞因子。不同点在于 cDC1 通常也称为交叉提呈 DCs，能够有效地向 T 细胞提呈外源性和内源性抗原，诱发肿瘤免疫反应；而 cDC2 主要是通过高表达 MHC-Ⅱ、CD11c 激活初始 CD4T 细胞。pDCs 主要特点在于它能够产生大量 I 型干扰素（IFN-α/β），可见它主要在抗病毒免疫应答中发挥作用。因此，DC 细胞在人体免疫系统中主要作用就是作为前线哨兵，及时报告前线发现的外源病原微生物或内源性肿瘤抗原，激活免疫应答。

1. 肺癌

2008 年朴老团队博士研究生周雍明[188]以树突状细胞为切入点，对肺瘤平膏按药物组成的功能功效进行拆方，从微观角度比较了不同功效中药对 DC 的迁移、DC 刺激 T 细胞增殖以及 DC-LPAK 细胞杀伤肿瘤细胞能力的影响，揭示不同中药在调节免疫中的作用，进一步阐明肺瘤平膏的作用机制。结果证明：①肺瘤平膏、益气中药可促进 DC 的迁移，解毒中药抑制 DC 迁移，其机制在于不同中药对 DC 表面趋化因子受体表达影响不同，益气药促进其表达，解毒药抑制其表达；②肺瘤平膏、益气中药均可促进 DC 与 T 细胞混合培养后免疫突触（IS）的形成，延长其结合时间，从而促进细胞增殖，解毒药反之；③DC 可以明显提高 LPAK 细胞的杀伤活性，肺瘤平膏、活血中药、益气中药有不同程度协同作用，而解毒药则与之相反；④肺瘤平膏能刺激脾 T 淋巴细胞的增殖，并可增加了 CTL 在淋巴细胞中的比例，拆方研究显示益气组药物作用较明显。

张曦文[189]等在 2022 年，以体外模拟肿瘤微环境，构建瘤相关树突状细胞（TDCs）模型，探究肺瘤平膏（未公开发表处方组成）含药血清改善脂质堆积，逆转 TDCs 功能的效应机制为目的，制备肺瘤平膏及空白含药血清，通过分离、诱导并与路易斯（Lewis）肺癌细胞共培养获得 TDCs，通过流式细胞仪检测肺瘤平膏干预下的 TDCs 的脂质含量和表型变化，基于 Luminex 技术定量检测 TDCs 白细胞介素 -12p70、γ 干扰素的分泌；构建 TDCs 与 T 细胞共培养体系，探究肺瘤平膏含药血清对 TDCs 混合淋巴细胞增殖和 T 细胞亚群的影响。结果显示，肺瘤平膏含药血清作用后的 TDCs，脂质含量小于空白血清对照组（$P < 0.01$），CD80、CD86 表达水平高于空白血清组（$P < 0.05$），白细胞介素 -12p70、γ 干扰素的分泌高于空白血清组（$P < 0.05$）；肺瘤平膏含药血清作用后的混合细胞增殖能力较空白血清增强（$P < 0.05$），肺瘤平膏含药血清能够提高干预后 TDCs 与 T 细胞共培养 CD4+、CD8+ 表达比例（$P < 0.05$），降低调节性 T 细胞的表达。因此，肺瘤平膏含药血清能够有效地

降低 TDCs 中的脂质堆积，促进 TDCs 的成熟和抗原呈递。

中国中医科学院广安门医院周雍明[190]教授团队于 2013 年发表研究，比较不同中药含药血清对 DC 细胞刺激 LPAK 细胞的抗肿瘤活性，为指导临床用药提供初步的实验依据。从健康人外周血中分离获得外周血单个核细胞（PBMC），采用多种细胞因子诱导，获取 DC 及 LPAK，采用中性红摄入比色法检测肺瘤平膏干预后 DC-LPAK 细胞杀伤肿瘤细胞活性的不同。结果显示 LPAK：Tumor（L：T）为 10：1 或 5：1 组时，各中药组 DC 诱导的 LPAK 细胞，杀伤活性明显高于对照组（$P < 0.05$）。组内 L：T（10：1）与 L：T（5：1）杀伤性比较，解毒组、空白 DC 对照组、T+LPAK 组显著差异（$P < 0.05$），余各组比较无明显差异（$P > 0.05$）；肺瘤平膏组、益气组、活血组在 L：T 为 5：1 与 10：1 时，诱导 LPAK 的杀伤活性基本相同。因此，肺瘤平膏、活血药、益气药可不同程度增强 DC-LPAK 杀伤肿瘤细胞的作用，而解毒药则对其有抑制作用。

Bamodu OA[191] 在 2019 年，通过证明黄芪多糖（PG2）是黄芪干根中的活性成分，通过调节炎症级联反应来改善转移性疾病患者的癌症症状群并提高生活质量（QoL），而炎症细胞包括巨噬细胞、树突状细胞（dc）和细胞毒性 T 淋巴细胞（ctl）在肿瘤发生、转移和进展中起背景作用。然而，PG2 在抗癌免疫原性和治疗反应调节中的作用仍未得到充分探索和明确。以探讨 PG2 如何以及在多大程度上调节炎症级联的细胞和生化成分，增强抗癌免疫，以及这些生物事件在肺癌患者中的治疗意义为目的，研究发现 PG2 显著提高非小细胞癌（NSCLC）H441 和 H1299 细胞中 M1/M2 巨噬细胞极化比。这种 PG2 诱导的肿瘤 M1 群体体外优先药理学上调与 NSCLC 细胞条件培养基中促肿瘤 IL-6 和 IL-10 表达下调正相关，同时显著抑制细胞增殖、克隆性和肿瘤球形成。离体结果使用非小细胞肺癌队列临床样本，表明 PG2 也促进了 dc 的功能成熟，从而增强了 T 细胞介导的抗癌免疫反应。与体外和离体研究结果一致，体内研究表明，在非小细胞肺癌小鼠模型中，PG2 治疗引起肿瘤相关 M2 群明显的时间依赖性消耗，协同增强顺铂的抗 M2 抗癌作用，并

抑制异种移植肿瘤生长。此外，在 PG2 存在的情况下，顺铂相关的不良反应和体重下降明显减轻。因此，上述结果提示 PG2 在调节 M1/M2 巨噬细胞池、促进 DC 成熟、协同增强常规化疗药物顺铂的抗癌作用等方面具有治疗相关性，为进一步探索 PG2 作为替代免疫治疗的疗效和（或）用于肺癌患者维持治疗的临床可行性奠定了基础。

2. 肠癌

成都中医药大学付西[192]在 2023 年，以①确证痛泻要方干预慢性应激阻延结肠癌演进的关联效应；②阐明痛泻要方对"慢性应激—树突状细胞—结肠癌免疫微环境"交联机制的调控效应；③揭示痛泻要方"调神助气"以"治形"的实证依据为目的进行研究。结果显示：①痛泻要方对慢性应激结肠癌模型小鼠的干预效应：Model 组小鼠随造模时间延长，体重明显下降，毛发失去光泽、脱落，精神萎靡，蜷缩不喜动，对外界刺激的敏感度降低。随着慢性束缚应激时间的延长，Model 组小鼠较 CRC 组小鼠悬尾实验和强迫游泳实验静止不动的时间显著增加，同时，慢性应激可显著上调 CORT，下调 5-HT 和 NA。通过测量肿瘤体积、小动物活体成像、瘤体重量和 H&E 病理染色，结果提示慢性应激可显著促进结肠癌生长，肿瘤组织中核分裂现象较多，癌细胞增殖活跃。相较于模型组，痛泻要方干预后，小鼠体重均有不同程度增加，精神状态逐渐好转，毛发脱落减少，活动增多，摄食量增加。各组小鼠行为学检测静止不动的时间减少，且体内激素水平有所改善。瘤体体积、肿瘤重量和病理学检测显示，各剂量痛泻要方能不同程度抑制结肠癌体积和重量的增长，减少肿瘤组织中病理性核分裂，显著下调 Ki-67 的表达；②痛泻要方对慢性应激结肠癌小鼠免疫微环境的影响：在外周血和肿瘤组织中，Model 组较 CRC 组 CD4$^+$T 细胞比例明显下降，同时上调 Th2 细胞比例显著。此外，Model 组小鼠外周血中 M1 型巨噬细胞比例明显下降，M2 型巨噬细胞比例明显上升。痛泻要方干预后可不同程度调控 T 细胞比例，其中以 TXYF-M 组最为显著，其可显著上升 CD4$^+$T 细胞和 CD4$^+$/CD8$^+$T 细胞比例，同时升高 Th1 细胞和 Th1/Th2 细胞比例。与 Model 组相比，痛泻要方可上调 M1 型巨噬细胞比例，下调 M2 型巨噬细胞比例。在血清

中，Model 组慢性应激可导致 Th1 细胞因子分泌降低、Th2 细胞因子分泌增多；痛泻要方治疗后可促进 Th1 细胞因子的分泌，抑制 Th2 细胞因子的分泌；③痛泻要方对慢性应激结肠癌模型小鼠树突状细胞成熟的影响及机制：慢性应激刺激致使结肠癌小鼠外周血和肿瘤组织中树突状细胞 CD80、CD86、MHC-Ⅱ 表型比例减少，表面趋化因子受体 CCR7、CXCR4 减少，CCR5 增多，表明慢性应激可诱导树突状细胞表型和功能成熟障碍。予痛泻要方干预后，小鼠外周血和肿瘤组织中树突状细胞 CD80、CD86、MHC-Ⅱ 表型比例增多，表面趋化因子受体 CCR5 减少、CCR7 和 CXCR4 增多。同时，较 Model 组，痛泻要方干预后可增加血清中 IL-12 分泌。通过 Western blot、RT-PCR 法检测肿瘤组织树突状细胞中 TSC22D3 蛋白表达及 mRNA 水平：模型组慢性应激刺激可上调肿瘤组织内树突状细胞 TSC22D3 蛋白表达及 mRNA 含量，予以痛泻要方干预后显著降低小鼠肿瘤组织内树突状细胞 TSC22D3 蛋白的表达，同时下调 TSC22D3 mRNA 的含量，其中以痛泻要方中剂量组疗效最佳；④反向验证痛泻要方对"慢性应激—DCs—结肠癌 TIME"交联机制的调控效应：本实验选择地塞米松作为反向验证对照，在结肠癌模型的基础上给予地塞米松，可导致结肠癌小鼠出现慢性束缚应激样变化，如蜷缩不喜动、应激激素水平改变、悬尾和强迫游泳静止时间延长。在模型组的基础上给予地塞米松，小鼠慢性束缚应激样变化加重，应激激素紊乱；同时，予以地塞米松后，小鼠外周血和肿瘤组织中 CD4⁺/CD8⁺T 细胞比例和 Th1/Th2 细胞比例均降低，树突状细胞成熟障碍，导致抗肿瘤免疫能力降低。在痛泻要方干预的同时予以地塞米松，减弱了痛泻要方活化 T 细胞的能力，Th1/Th2、CD4⁺/CD8⁺T 细胞比例和改善幅度降低，促树突状细胞成熟效应减弱，TSC22D3 蛋白含量及 mRNA 水平降低幅度减少。

上海中医药大学吴宏磊[193]2021 年以探究华蟾素的抗结肠癌作用及其影响机体免疫功能的内在机制为目的，探讨华蟾素联合奥沙利铂的抗肿瘤作用及其激活免疫应答的机制影响。结果显示，华蟾素及其联合奥沙利铂能够显著促进 CT26 细胞膜表面钙网蛋白的表达。与对照组相比，华蟾素

浓度达到 80mg/ml 时，能够促进结肠癌 CT26 细胞中 HMGB1 的释放，与对照组相比差异显著（$P < 0.05$），且细胞外 ATP 的释放与对照组相比，也具有显著差异（$P < 0.05$）。华蟾素及其联合奥沙利铂能促进小鼠骨髓来源树突状细胞表面 CD80、CD86 表达。华蟾素及其联合奥沙利铂能诱导小鼠脾脏 T 淋巴细胞分化为效应 T 细胞。当华蟾素浓度为 80 mg/ml 时，与对照组相比，能显著增强小鼠脾脏 T 淋巴细胞表面 CD3⁺CD8⁺ 的表达，相对应的流式细胞术检测比例结果由（48.53 ± 0.21）% 增加到（55.57 ± 0.15）%，而在有结肠癌 CT26 细胞以及树突状细胞加入后，相对应的流式细胞术检测比例结果由（8.05 ± 0.02）% 增加到（14.57 ± 0.25）%。因此，华蟾素能够协同奥沙利铂提高抗结肠癌疗效诱导结肠癌 CT26 细胞发生免疫原性死亡。

3. 肝癌

2006 年孙丽华[194]为观察不同浓度灵芝孢子粉对荷 H22 肝癌小鼠髓源性、脾源性 DC 分化发育、表面标志、抗原提呈功能的影响。通过 S-100 蛋白染色观察肿瘤组织 DC 的浸润情况；并且探讨灵芝孢子粉的抗肿瘤效应，从而揭示灵芝孢子粉与 DC 相关的抗肿瘤机制，以便为临床应用提供实验依据。通过双目倒置显微镜观察 DC 的形态变化，应用流式细胞仪检测表面标志与 CD11a、CD86 的表达情况。结果证明，灵芝孢子粉可以有效刺激荷 H22 肝癌小鼠髓源性树突状细胞的分化成熟，增加其表面分子 CD11a、CD86 的表达，提高其抗原提呈能力，激活 T 细胞介导的细胞免疫应答；高剂量灵芝孢子粉还能够刺激荷 H22 肝癌小鼠脾源性 DC 的分化发育，促进其表面分子 CD86 的表达，并且能够增强 DC 在肿瘤组织中的浸润，抑制肿瘤的生长。

湖南中医药大学王若宇[195]在 2013 年，通过观察经薏苡仁提取物（薏苡仁油）干预后乙肝相关性肝癌患者树突状细胞表型及抗原提呈能力的变化，研究中药对于 HBV 患者树突状细胞的影响。通过从乙肝相关性肝癌患者外周血中提取 PBMCs，利用 DCs 贴壁生长的特性将其分离纯化，并通过肝癌组织裂解物作为抗原刺激最终得到成熟 DCs，建立 DCs、T 细胞相互作用的模型，运用血浆药理学研究方法，以流式细胞技术

为基础，检测树突状细胞 CDla、CD80、CD83、CD86、HLA-DR 和 T 细胞的表面分子 CD3、CD4、CD8、CD4⁺CD25⁺CD1271owTregs 的表达，以及 T 淋巴细胞分泌 IFN-γ 的水平，从而比较药物血浆干预前后外周血免疫细胞功能的变化。结果显示：①乙肝相关性肝癌患者组 DCs 表面 CDla、CD80、CD83、CD86、HLA-DR 的表达率均低于健康组（$P < 0.05$），乙肝相关性肝癌患者组 T 淋巴细胞表面 CD3、CD4 表达亦低于健康组（$P < 0.05$）；CD8 的表达率 CD4⁺CD25⁺CD1271owTregs 的表达均明显高于健康组（$P < 0.05$）。T 淋巴细胞分泌 IFN-γ 的水平低于健康组（$P < 0.05$），以上比较均有统计学差异；②经药物血浆处理、乙肝相关性肝癌组织裂解物负载的 DCs 表面 CDla、CD80、CD83、CD86、HLA-DR 的表达率较非药物血浆处理的、乙肝相关性肝癌组织裂解物负载的 DCs 表达率升高，差异有统计学意义；③经药物血浆处理、乙肝相关性肝癌组织裂解物负载的 DCs 孵育的 T 细胞，与非药物血浆处理、乙肝相关性肝癌组织裂解物负载的 DCs 孵育的 T 细胞相比较，CD3、CD4 表达率升高，CD8 表达率降低，有统计学差异（$P < 0.05$），CD4⁺CD25⁺CD1271owTregs 表达稍有降低但无明显统计学差异（$P > 0.05$）。T 淋巴细胞分泌 IFN-γ 的水平升高，有统计学差异（$P < 0.05$）的经非药物血浆处理、乙肝相关性肝癌组织裂解物负载的 DCs 孵育的 T 细胞 CD3、CD4 表达率升高，CD8 和 CD4⁺CD25⁺CD1271owTregs 表达率降低，但与干预前比较无显著性差异（$P > 0.05$）。因此，乙肝相关性肝癌患者外周血 DCs 与 T 细胞相关功能明显弱于健康人，提示乙肝相关性肝癌患者抗原提呈能力下降，免疫功能减弱。乙肝相关性肝癌患者可以通过恢复 DCs 的功能进而恢复 T 淋巴细胞的相关功能，使机体的自主免疫功能得到改善。薏苡仁油在一定程度上能通过恢复乙肝相关性肝癌患者外周血 DCs 的功能，以恢复其下游的 T 淋巴细胞的自主免疫功能，但对调节性 T 细胞抑制作用不明显。调节性 T 细胞在肿瘤免疫逃避过程中的作用仍需进一步研究。

秦晓飞[196] 等在 2014 年，以研究姬松茸多糖对小鼠骨髓来源树突状细胞抗肿瘤功能的影响从而为临床应用提供理论依据为目的。将体外培养小鼠

骨髓来源 DC，加入 ABP 溶液，用流式细胞仪检测 DC 表面 CD86 和 CD11a 的表达，混合淋巴细胞反应检测 ABP 对 DC 抗原提呈能力的影响，MTT 法检测 ABP 对细胞毒性 T 淋巴细胞（CTL）对 H22 肝癌细胞杀伤功能的影响。结果显示，中剂量 ABP 组（100μg/ml）DC 表面 CD86、CD11a 表达上调；CTL 对肿瘤细胞的杀伤率升高，差异有统计学意义（$P < 0.05$）。因此，适当浓度的 ABP 能促进 DC 分化成熟，增强 DC 的抗肿瘤作用。

郑兵[197] 等在 2015 年，以研究雪峰虫草对 DC-CIK 细胞增殖及肝癌 Hep G-2 细胞杀伤作用为目的，通过常规分离健康人外周血单个核细胞并诱导生成 DC 细胞和 CIK 细胞，将 DC 细胞与 CIK 细胞按 1∶5 共培养 7d 后给药组加入不同浓度的雪峰虫草水提取物，第 10 天观察形态并计数各组 DC-CIK 细胞；收集培养第 10 天的 DC-CIK 细胞作为效应细胞，对数生长期 Hep G-2 肝癌细胞作为靶细胞，使 Hep G-2∶DC-CIK 靶效比为 1∶5，并用 cck-8 法检测 DC-CIK 对 Hep G-2 的杀伤率。结果显示，雪峰虫草水提物组对 DC-CIK 有显著的促增长作用，其作用的最佳浓度为 0.1mg/ml。雪峰虫草诱导的 DC-CIK 细胞对肝癌 Hep G-2 细胞的杀伤作用优于常规方法培养的 DC-CIK 细胞；常规方法培养的 DC-CIK 细胞加雪峰虫草与常规方法培养的 DC-CIK 细胞对肝癌 Hep G-2 细胞的杀伤作用无显著性差异，雪峰虫草体外直接杀伤肝癌 Hep G-2 细胞的作用不明显。因此，雪峰虫草通过促进 DC-CIK 细胞增殖而增强其杀伤肝癌 Hep G-2 细胞的作用。

俞永婷[198] 等在 2024 年，以制备胀果甘草多糖佐助的树突状细胞（dendritic cell，DC）疫苗，研究其对 H22 肝癌荷瘤小鼠的免疫治疗作用为目的。从小鼠骨髓中分离培养得到骨髓源树突状细胞（bone marrow-derived dendritic cells，BMDC），用 H22 肝癌抗原致敏 DC，再加入一定浓度的胀果甘草多糖佐剂制备 DC 疫苗后，用倒置显微镜观察 DC 形态变化、流式细胞仪检测 DC 疫苗表型。建立 H22 肝癌荷瘤小鼠模型，按数字表法随机分为模型组、阳性组、DC 组、TNF-α 组、GiP 组和 GiP-B1 组，用胀果甘草多糖佐助的 DC 疫苗免疫治疗荷瘤小鼠 2 次。末次给药后第 5 天处死小鼠，检

测脏器指数及抑瘤率;用酶联免疫法检测小鼠血清中 IL-12（P70）、IFN-γ、IL-4 和 IL-10 细胞因子含量;HE 染色观察小鼠肝脏和肿瘤组织病理形态变化;免疫荧光法检测肿瘤组织 Bax 和 Bcl-2 蛋白的表达水平。

结果显示,胀果甘草多糖作为 DC 疫苗佐剂,能够上调 DC 表面标志分子的表达水平（$P < 0.05$）;胀果甘草多糖佐助的 DC 疫苗能够减缓肝癌小鼠肿瘤生长速度,升高肝癌小鼠脾脏指数和胸腺指数（$P < 0.05$）,增加肝癌小鼠血清中 IL-12 和 IFN-γ 含量（$P < 0.05$）,降低 IL-10 和 IL-4 含量（$P < 0.05$）,提高肿瘤组织 Bax/Bcl-2 比值（$P < 0.01$）。因此,胀果甘草多糖作为 DC 疫苗的佐剂,可以体外诱导 DC 成熟及活化,胀果甘草多糖佐助的 DC 疫苗对肝癌小鼠具有一定的免疫治疗作用,其抗肿瘤作用机制可能与促进 DC 成熟,增加 IL-12 和 IFN-γ 的分泌,介导细胞免疫,并促进肿瘤细胞凋亡有关。

4. 胃癌

扬州大学肖炜明[199]在 2015 年,以体外观察汉黄芩素对 DC 表型和功能的影响为目的,探讨小鼠移植瘤模型分析汉黄芩素抗肿瘤活性机制是否与 DC 有关。通过流式细胞仪检测汉黄芩素对人、鼠 DC 表达 HLA-DR、CD86、B7H1、MICA,分泌 IL-1β、IL-12 和 IL-10 的影响。观察汉黄芩素与 LPS 或 VEGF 联合刺激 DC 后,对 DC 表达 CD86 的影响。将汉黄芩素预先刺激小鼠骨髓来源 DC,与脾脏 CD4$^+$T 细胞按 1∶1 比例共孵育 48h,用流式细胞仪检测 CD4$^+$CD69$^+$、CD4$^+$IFN-γ$^+$、CD4$^+$CD25$^+$Foxp3$^+$ 细胞的频率。最后,观察移植瘤小鼠脾脏单细胞悬液及荷瘤组织单细胞悬液中 CD11c$^+$、CD11c$^+$CD86$^+$、CD11c$^+$B7H1$^+$ 细胞的频率,免疫荧光法检测小鼠移植瘤组织中 DC 的浸润情况。结果显示,汉黄芩素呈剂量依赖性地降低健康个体和胃癌患者 DC 表面的 HLA-DR、CD86、B7H1、MICA 分子的表达。汉黄芩素体外刺激降低小鼠脾脏 DC 细胞表面 CD86 和 B7H1 分子的表达;汉黄芩素体内刺激对小鼠脾脏 DC 细胞表面 CD86 和 B7H1 分子的表达无明显影响。汉黄芩素下调 LPS 刺激 DC 表面 CD86 的表达,协同 VEGF 诱导 DC 下调 CD86 的表达。汉黄芩素抑制 DC 分

泌 IL-1β、IL-12 和 IL-10。经汉黄芩素刺激的 DC 促进 CD4$^+$T 细胞表达 CD69 以及分泌 IFN-γ,同时剂量依赖性抑制 Treg 细胞的存活。汉黄芩素治疗荷瘤小鼠后,增加荷瘤小鼠脾脏及肿瘤组织中 DC 细胞的含量。因此,尽管汉黄芩素下调 DC 一些重要表面分子的表达及细胞因子的分泌,经汉黄芩素处理的 DC 却具有增强 CD4$^+$T 细胞的功能、并促进移植瘤鼠脾脏及瘤体内 DC 的含量,提示汉黄芩素对 DC 活性的影响是发挥其抗肿瘤活性的机制之一。

5. 食管癌

吴耀松[200]等在 2018 年,为观察六君子汤对食管癌微环境中树突状细胞的影响及可能作用机制,用 Fieoll 密度梯度离心法分离外周血单个核细胞,体外诱导培养树突状细胞,分为正常培养基组（正常培养）、肿瘤培养基组（30% 食管癌 EC-9706 细胞株培养上清）、六君子汤组（30% 六君汤干预食管癌 EC-9706 细胞株培养上清）。7 天后采用流式细胞术检测 3 组树突状细胞表面标志物 CD80、CD86、CD1a;MTT 法检测淋巴细胞增殖情况,计算刺激指数;LDH 释放法检测细胞毒 T 淋巴细胞（CTL）杀伤力,计算特异杀伤率;ELISA 法检测白细胞介素 -12（IL-12）含量,Western blot 法检测 STAT3 及 p-STAT3 蛋白表达。结果与正常培养基组比较,肿瘤培养基组树突状细胞表型 CD80、CD86、CD1a 降低,刺激指数及 CTL 的特异杀伤率降低,IL-12 含量减少,STAT3 和 p-STAT3 蛋白表达升高（$P < 0.05$）。而六君子汤组较肿瘤培养基组树突状细胞 CD80、CD86、CD1a 增加,刺激指数及 CTL 特异杀伤率升高,IL-12 分泌增加,STAT3 和 p-STAT3 蛋白减少（$P < 0.05$）。因此,六君子汤可通过影响食管癌细胞的微环境而使树突状细胞的成熟和免疫活性发生改变,其机制可能与调节 STAT3 信号通路有关。

吴耀松[201]等在 2017 年,以观察启膈散（沙参、丹参、茯苓、川贝、郁金、砂仁壳）对食管癌细胞干预树突状细胞成熟的影响为目的。制备条件培养基后,用 Fieoll 密度梯度离心法分离外周血单个核细胞,体外诱导培养树突状细胞（Dendritic Cells, DCs）,流式细胞术检测 DCs 表面标志物,MTT 法检测淋巴细胞细胞增殖;LDH 释放法检测细胞毒 T 淋巴细胞（cytotoxic T lymphocyte, CTL）

杀伤力；ELISA 检测细胞因子分泌，Western blot 检测 STAT3 蛋白表达。结果显示，食管癌 EC9706 细胞条件培养基可以减少外周血单核细胞诱导的树突状细胞表达 CD80、CD86、CD1a，抑制 DCs 刺激淋巴细胞增殖并减弱 CTL 的杀伤力，减少 IL-12 分泌，增加 STAT3 蛋白表达和磷酸化；与肿瘤条件培养基相比，启膈散条件培养基组 DCs、CD80、CD86、CD1a 增加，淋巴细胞的增殖能力、CTL 杀伤作用增强，IL-12 分泌增加，STAT3 蛋白表达和磷酸化减少。因此，启膈散可以通过 STAT3 信号通路减弱食管癌细胞上清对树突状细胞成熟的影响。

6. 其他癌种

贵阳中医学院第二附属医院黄礼明[202]教授团队于 2013 年发表的研究中，探索了扶正透毒祛毒复方（加味青蒿鳖甲汤，组成：黄芪、黄精、青蒿、鳖甲、半枝莲、白花蛇舌草等）对髓系微小残留白血病（MRD-L）患者骨髓 CD34+ 细胞源树突状细胞（DC）的影响。使用 Ficoll 离心法分离急性髓系 MRD-L 患者骨髓单个核细胞（BMNC），采用免疫磁珠分选出 CD34+ 细胞，并培养扩增，用不同浓度中药含药血清联合细胞因子进行体外诱导培养 DC，倒置显微镜下观察 DC 的形态学特征，流式细胞术检测 DC 表面分子 CD83、CD80、CD86、CD1a、HLA-DR 的表达。观察诱导转化成熟的 DC 分别激发异体、自体 T 细胞，MTT 法检测激发后的 T 细胞在不同效靶比时对人白血病细胞株 K562 的杀伤作用。结果显示，各中药含药血清联合细胞因子培养髓系 MRD-L 患者 CD34+ 9d 后均能促进 CD34+ 分化为形态特征典型的 DC，各中药联合细胞因子组、细胞因子组均明显上调 CD83、CD80、CD86、HLA-DR 的表达，与胎牛血清及空白兔血清对照组比较有统计意义（$P < 0.01$），中剂量及低剂量含药血清组能促进 CD1a 的表达提高，与高剂量组、细胞因子组比较有差异（$P < 0.01$），其余各组无明显差异。DC 细胞激发 T 细胞杀伤 K562 细胞，各中药联合细胞因子组的杀伤率均高于细胞因子组、胎牛血清组和空白兔血清组，其中中剂量和低剂量组又明显优于（$P < 0.01$）或优于（$P < 0.05$）细胞因子组、胎牛血清组和空白兔血清组。T 细胞的杀伤作用随效靶比的增高而增强，正常 T 细胞与患者 T 细胞对 K562 细胞的杀伤作用无

明显差异（$P > 0.05$）。因此，加味青蒿鳖甲汤能促进髓系 MRD-L 患者 CD34+ 细胞向 DC 转化，并增强其抗原呈递能力，促进 T 细胞发挥杀伤肿瘤细胞的目的。

中国医学科学院生物医学工程研究所陈丽[203]教授团队于 2017 年发表的研究中，制备了一种基于藻朊酸盐的纳米递药平台，该纳米粒具有 DCs 靶向性，能促进 DCs 的成熟，且能有效增强体外 DCs 的抗原摄取，增强了抗原交叉呈递能力，有利于免疫激活。体内荧光示踪结果发现其可以将更多的抗原从注射部位转运到引流淋巴结。将该纳米粒注射给淋巴瘤荷瘤小鼠后，发现其可以诱导细胞毒性 T 淋巴细胞应答，并显著抑制肿瘤生长。

南京农业大学王德云[204]教授团队于 2023 年发表的研究，探索了扶正类中药单体地黄多糖脂质体（RGPL）的免疫佐剂活性，在体内，RGP 不仅能引发更有效的抗原特异性免疫应答，延长免疫应答持续时间，而且还可有效产生免疫记忆从而诱导淋巴结中的 DCs 活化，在淋巴结中发挥抗原呈递作用。在体外，RGPL 可以促进 DCs 成熟并增强 DCs 功能，且混合淋巴细胞反应和抗原呈递结果进一步证明，RGPL 具有作为缓释性树突状细胞疫苗佐剂的潜力。

南昌大学黄艳琴[205]等在 2021 年，以探讨人参皂苷 Rg3 促进树突状细胞（DC）的免疫增强作用，比较 Rg3 DC 疫苗与常规 DC 疫苗的抗肿瘤作用及机制为目的。分离小鼠骨髓细胞制备 DC，以普通 DC 诱导培养体系为 Control 组（C 组），G10、G20、G50 组在 DC 培养液中分别加入 10、20、50μg/ml 人参皂苷 Rg3，观察 4 组 DC 形态变化，诱导 6d 后以流式细胞术（FCM）检测 CD11c、CD80 和 CD86、MHC-II 的表达；以 RAG 肿瘤抗原致敏后成熟 DC 将其中吲哚胺-2，3-双加氧酶（IDO）沉默，用 qPCR 方法检测 IDO 沉默率，然后与同种异体 T 细胞混合培养，采用 CCK-8 法检测淋巴细胞增殖功能，ELISA 法检测共培养上清 IL-12、IFN-γ 水平。将经激活的细胞毒性 T 淋巴细胞（CTL）与肿瘤细胞共培养，采用 CCK-8 法检测 CTL 对靶细胞的杀伤能力。结果显示，G20 组人参皂苷 Rg3 可以明显下调 DC 中 IDO 的表达，且诱导 CTL 杀伤肿瘤的能力明显强于其他组（$P < 0.05$），IL-12、IFN-γ 的表达水平随着 Rg3 浓度的升高而

升高（$P < 0.05$）。因此，一定浓度范围内的 Rg3 可在体外下调 DC 的 IDO 表达，促进 DC 成熟，进而促进其抗原递呈能力，有效地活化和增强 CTL 的抗肿瘤作用。

五、促进细胞因子分泌

细胞因子是一类能在细胞间传递信息，具有免疫调节和效应功能的低分子量蛋白质或小分子多肽。众多的细胞因子在体内通过旁分泌、自分泌或内分泌等方式发挥作用，并具有多效性、重叠性、拮抗性、协同性等多种生理特性，形成了较复杂的细胞因子调节网络，参与人体多种重要的生理功能。学者们将一大类由淋巴细胞、单核细胞或其他非单核细胞所产生的，并介导细胞间相互作用的细胞因子称为白细胞介素（IL），有 18 种以上参与了相互介导作用；研究发现，一些细胞因子刺激造血干细胞在半固体培养液中形成细胞集落，这类因子被称为粒细胞集落刺激因子（CSF）；病毒感染的白细胞、成纤维细胞和活化的 T 细胞会产生的一种细胞因子，可抵抗病毒及干扰病毒的复制，称为干扰素（IFN），进而可细分为 IFN-α、IFN-β、IFN-γ 等十余种不同的亚型，其生物活性基本相同，除抗病毒外，尚有抗肿瘤、调节免疫机制、控制细胞增殖及引起发热等作用；肿瘤坏死因子（TNF）是直接引起细胞坏死的细胞因子，由单核巨噬细胞产生 TNF-α，因大剂量应用 TNF-α 可导致恶病质发生，又称为恶病质素。活化的 T 细胞产生 TNF-β，又名淋巴毒素。TNF 除杀死肿瘤细胞的作用，尚可引起发热和炎症反应。上述由活化的淋巴细胞产生白细胞因子，称为淋巴因子，如 IL-2~13、TNF-β、IFN-γ 等，而由单核巨噬细胞产生的细胞因子，如 IL-1、IL-6、IL-8、TNF-α、IFN-α 等，称为干扰因子。

1. 肺癌

上海中医药大学附属龙华医院刘嘉湘[206]教授团队于 1997 年发表的研究，探讨了中药扶正方（生黄芪、北沙参、生白术、天门冬等）对红细胞免疫系统的作用机制。通过运用 Lewis 肺癌小鼠模型，观察了中药扶正方对小鼠 Lewis 肺癌的疗效，以及对红细胞免疫系统功能的影响。结果显示，中药扶正方治疗小鼠 Lewis 肺癌，能抑制肿瘤生长，稳定病灶，提高荷瘤小鼠生存质量；能提高红细胞 C3b 受体活性，降低红细胞免疫复合物含量；提高红细胞免疫黏附肿瘤细胞能力，增强血清红细胞免疫黏附促进因子活性，降低免疫抑制因子活性；并设立化疗组进行比较，发现其差异显著。因此中药扶正方对小鼠 Lewis 肺癌具有明显疗效，其作用机制与提高荷瘤小鼠红细胞免疫系统功能、调控免疫相关因子分泌有关

天津中医药大学田菲[207]教授团队于 2012 年发表的研究，探讨扶正散结方（生黄芪 30g，当归 15g，冬虫夏草 20g，白花蛇舌草 30g，龟甲 15g，鳖甲 15g）对 Lewis 肺癌小鼠 Th 细胞因子免疫生物调控作用。研究建立了 Lewis 肺癌小鼠模型，随机分为荷瘤模型组、环磷酰胺（CTX）组、中药预防组、综合组，每组 15 只，灌胃及腹腔注射给药，观察移植瘤生长情况，接种后第 12 天处死动物，称各组瘤重胸腺重，计算抑瘤率、胸腺指数。免疫荧光法观察扶正散结方对 IFN-γ、IL-4 细胞因子影响。结果显示，与荷瘤模型组相比，CTX 组、中药预防组、综合组抑瘤率分别为 85.34%、55.25%、87.85%，瘤重低于对照组，差异有显著性（$P < 0.01$）。与 CTX 组相比，综合组胸腺指数升高（$P=0.02 < 0.05$），中药预防组、综合组 IFN-γ 含量增加（$P < 0.05$）。因此，扶正散结方可改善 CTX 对小鼠免疫功能抑制，上调 Th1 细胞分泌的最特异细胞因子 IFN-γ 含量，下调 Th2 细胞分泌的最特异细胞因子 IL-4 含量，逆转 Th1/Th2 向 Th2 改变，抑制肿瘤免疫逃逸，促使荷瘤机体从"免疫监视低下 - 肿瘤生长 - 失衡"状态逆转为"免疫监视提高 - 抑瘤 - 平衡"状态，从而发挥了抗肿瘤作用。提示临床工作中不同时段及时辨证运用中药辅助治疗可改善术后、化疗、放疗造成机体正气亏损、疲劳的状态，提高患者免疫力，配合西医治疗可发挥增效减毒的作用。

广州医学院第三附属医院黄玉娥[208]团队于 2012 年发表的研究中，探讨黄芪扶正汤（黄芪、黄精、枸杞、女贞子、灵芝），对 Lewis 肺癌小鼠治疗作用的具体机制。建立肺癌荷瘤小鼠动物模型，以 MTT 法测量脾脏 T 淋巴细胞增殖反应，ELISA 法测量血清 IL-2 和 IFN-γ 含量，评价黄芪扶正汤的抗肿瘤和免疫调节的作用，并初步分析其作用机

制。结果显示黄芪扶正汤可以提高肺癌小鼠的脾脏指数，而对其 T 淋巴细胞增殖的能力基本影响不大。联合化疗处理组小鼠体内的 IL-2、IFN-γ 上升。结论黄芪扶正汤可以通过上调血清 IL-2、IFN-γ 的含量来提高其免疫功能，从而发挥可能的抗肿瘤作用。人体的免疫能力和肿瘤的发生发展密切相关。机体免疫系统与肿瘤的相互作用决定肿瘤的发生。脾脏是人体最大的免疫器官，它为免疫细胞居住、产生免疫应答和合成免疫活性物质提供了场所。同时免疫功能缺陷被认为是肿瘤发生发展的一个重要原因，大量的研究表明，肺癌的发生、发展与宿主的免疫功能低下有关。化疗可抑制非小细胞肺癌患者机体的免疫功能，从而限制了化疗药物的进一步起效。如何提高化疗药物的疗效、减少不良反应的产生，成为当前肿瘤治疗的热点问题。

上海中医药大学附属龙华医院王菊勇[209] 教授团队于 2020 年发表研究，在中医学"治病求本、扶助正气"的理论指导下，研究金复康口服液体内活性物质，以推测其中具有免疫调节作用的化合物，从而进一步探讨其对非小细胞肺癌 PD-1/PD-L1 信号通路及相关细胞因子的作用，揭示金复康口服液调节免疫防治肺癌的分子机制。采用液相色谱 - 高分辨质谱多级串联质谱技术（LC-HRMS/MSN），以金复康口服液为研究载体，建立生物样本分析方法，检测金复康口服液在 C57BL/6 小鼠血液中活性成分，进而分析活性成分推测出具有免疫调节作用的物质；建立 Lewis 肺癌小鼠模型，并将小鼠随机分为对照组、DDP 组（顺铂）、金复康组（JFK）和联合组，每组 8 只，实验开始 21 天后，观察金复康口服液对 Lewis 肺癌小鼠去瘤体重、瘤重及抑瘤率的影响，并利用 HE 染色观察各组肿瘤组织形态；药物干预后利用 PCR、Western blot 检测 PD-1、PD-L1 及 CD40 的表达，免疫荧光法检测检测 CD4+、CD8+ 及 CD11c+ 的表达，流式细胞术检测 CD8+T 细胞、成熟树突状细胞的比例，以及 ELISA 检测相关免疫因子 IFN-γ 和 IL-12 的含量。结果显示，金复康组和联合组可减少肿瘤细胞排列密度、核分裂现象，联合组增加肿瘤细胞周围淋巴细胞浸润。与对照组比较，金复康组和联合组均下调肺癌组织 PD-1 和 PD-L1 mRNA 含量，降低 PD-1、PD-L1 蛋白的表达水平。与 DDP 组比较，

联合组显著下调 PD-1 和 PD-L1 mRNA 含量，且降低 PD-1、PD-L1 蛋白的表达水平；金复康组和联合组显著升高肺癌组织 CD40 mRNA 含量，且联合组增强 CD40 的蛋白表达。JFK 组和联合组均可升高瘤组织 CD4+、CD8+ 及 CD11c+ 的表达。与 DDP 组比较，JFK 组和联合组升高 CD4+ 的表达，且联合组促进 CD8+ 及 CD11c+ 表达升高。小鼠外周血中金复康组和联合组能显著增加 CD8+T 细胞比例，且联合组能显著升高成熟 DC 细胞的比例；肿瘤组织中联合组显著增加 CD8+T 细胞比例，且 DDP 组、金复康组及联合组均增加成熟 DC 细胞的比例。金复康组和联合组均能明显增加血清中 IFN-γ 和 IL-12 的含量；DDP 组明显增加血清中 IL-12 的含量，降低血清中 IFN-γ 的含量。因此，金复康口服液可改善 Lewis 肺癌小鼠生活质量，并对 LLC 小鼠肿瘤生长具有一定抑制作用，且联合化疗可增强抑瘤效果，机制可能与抑制肿瘤组织中 PD-1/PD-L1 信号通路，增强 NSCLC 的免疫功能相关。金复康口服液可通过增强肺癌肿瘤内免疫因子 CD40 的表达及上调 CD4+、CD8+ 及 CD11c+ 蛋白表达，提高 CD8+T 细胞和成熟 DC 细胞数量，升高 IFN-γ 和 IL-12 的含量，从而负向调控 PD-1/PD-L1 信号通路，揭示了金复康口服液调节免疫微环境抗肿瘤的分子机制。

Zhao B[210] 等在 2020 年，探讨一项关于复方养阴温阳方（YYWY，由重楼、云南松、绞股蓝、麦冬、胡芦巴等组成）对皮下荷 LLC 的 C57BL/6 小鼠肺癌模型干预机制，实验结果表明，YYWY 主要作用于 DCs，通过 MAPK 和 NF-κB 信号通路促进 DCs 成熟，释放细胞因子 IFN-β、IL-1β、IL-2、IL-12、TNF-α。成熟的 DCs 能增强 T 细胞增殖，并向辅助性 Th1 和细胞毒性 T 细胞分化。此外，YYWY 增加 CD11c+DCs 和 CD+8T 细胞的共浸润和 Th1/Th2（IFN-γ/IL-4）的比例。因此，YYWY 对非小细胞肺癌（non-smallcelllungcancer，NSCLC）的抗肿瘤作用可能是通过促进成熟的 DCs 激活 T 细胞的增殖分化实现的。

Wang G[211] 等在 2019 年，以灵芝调节免疫系统的潜在机制研究为目的。根据程序性细胞死亡蛋白 1（PD-1）是存在于某些免疫细胞（如 B 细胞和 T 细胞）中的细胞表面蛋白，探讨其在调节免

疫应答中起重要作用。PD-1蛋白在荧光素介导的免疫调节中的作用尚不清楚。通过用培养的人淋巴细胞和 G lucidum 孢子提取物（GLE）检测 PD-1蛋白在 G lucidum 介导的免疫调节中的作用。采用 Western blot 和免疫荧光（IF）显微镜检测 GLE 处理对 PD-1蛋白表达的影响。采用基于逆转录的定量聚合酶链反应（real-time PCR）方法检测 GLE对 pdd-1基因转录的影响。结果显示，Western blot和 IF 染色结果显示，这些 B 淋巴细胞中 PD-1蛋白和 PD-1[+]细胞的比例均显著降低。实时 PCR 结果表明，这种 PD-1蛋白的减少不是由基因的转录抑制引起的。此外，Western blot 研究进一步揭示了GLE 处理导致培养的 B 淋巴细胞中 CCL5 趋化因子的表达增加。因此 PD-1蛋白是灵芝介导的免疫调节的重要靶点。灵芝及其生物活性化合物可开发为新型免疫调节剂，用于预防和治疗癌症和许多其他疾病。

2. 肠癌

2003年李尘远[212]等研究玉竹提取物 B（the extract Bof Polygona tumodoratum, EBPAOA）对 S180 荷瘤鼠细胞因子产生水平的影响及诱导人结肠癌 CL187 细胞凋亡的作用，以初步探讨 EB PAOA 的抗肿瘤作用机制。采用 MTT 法，检测 EBPAOA对 S180 荷瘤鼠产生 IL-2、IFN-γ、IL-1 和 TNF-α等细胞因子水平的影响；体外培养人结肠癌 CL187细胞株，用 MTT 法测定 EBPAOA 对 CL187 细胞的抑制率；用电镜观察有无凋亡细胞；并通过流式细胞仪检测凋亡率。结果显示，EBPAOA 处理后的荷瘤鼠产生 IL-2、IL-1 和 TNF-α 的能力均有所增强；EBPAOA 能抑制 CL187 细胞的增殖；电镜下可见到大量凋亡细胞；流式细胞仪 DNA 直方图上出现了凋亡峰，凋亡率呈时间依赖性。结果证明，EBPAOA 抗肿瘤的作用机制可能是通过促进荷瘤鼠脾细胞分泌 IL-2 以及腹腔巨噬细胞分泌 IL-1 和TNF-α 增强细胞免疫功能并具有直接诱导肿瘤细胞凋亡作用而实现的。

崔宇[213]等在2014年，以研究免疫增效方水提物对结肠癌 Lovo 细胞株免疫耐受微环境的调节作用为目的，选择由黄芪40g、女贞子20g、当归15g、枸杞子15g、白术10g、五味子10g组成的免疫增效方，利用高速离心联合乙醇提取法制备

水提物；利用四甲基偶氮唑盐（MTT）法检测自2.34300.00μg/μl 8个浓度梯度免疫增效方水提物培养液作用24h、48h后 Lovo 细胞的增殖抑制率；利用酶联免疫吸附分析（ELISA）法检测高（150.00μg/μl）、中（37.50μg/μl）、低（4.69μg/μl）药物浓度作用后细胞培养液上清液转化生长因子β1（TGF-β1）、白细胞介素-10（IL-10）水平的变化。结果与对照组相比，不同浓度免疫增效方均可不同程度抑制细胞的增殖，且呈剂量及时间依赖性，作用24h及48h的 IC50 分别为 34.80μg/μl 和 16.61μg/μl；TGF-β1水平随药物浓度升高而减少，同样作用时间不同质量浓度组间差异具有统计学意义（24h：$P < 0.05$；48h：$P < 0.01$）；而 IL-10 水平随药物浓度升高而增加，同样作用时间不同质量浓度组间差异具有统计学意义（24h：$P < 0.05$；48h：$P < 0.01$）。因此，免疫增效方水提物可明显抑制 Lovo 细胞增殖，具有一定的抗肿瘤活性，且可抑制 TGF-β1 产生，拮抗肿瘤相关的免疫耐受，此外随剂量增加，IL-10表达呈上升趋势，而 IL-10 可通过促进 CD8[+]T 细胞的增殖和分化，发挥免疫促进作用，以上的结果均有助于机体免疫系统对肿瘤的杀伤作用，并能一定程度提高抗肿瘤免疫治疗效果。

张涛[214]等在2021年，通过检测健脾清热活血方（组成：救必应15g，水蛭10g，三七10g，白术10g，白芍15g，炙甘草6g）基于 microRNA-222-3p 调控 TGF-β 通路对结肠癌 HCT-116 细胞迁移的变化以及 TGF-β1、CDKN1B/p27 的表达，探讨该方防治结肠癌的效用及可能机制。通过参照血清药理学方法，制备大鼠含药血清。应用 RNAi 技术构建稳定沉默 miR-222 结肠癌 HCT-116 细胞系。离体实验随机分为空白对照组（HCT-116）、阴性对照组（NC）、阳性对照组（miR-222-3p 沉默）、治疗组（miR-222-3p 沉默 + 低/中/高剂量中药）。使用 Transwell 法检测细胞迁移能力，应用现代分子生物学技术检测 TGF-β1、CDKN1B/p27 表达。结果成功构建 TUD-hsa-miR-222-3p Inhibitor 慢病毒载体并获得 miR-222 稳定沉默的结肠癌 HCT-116 细胞系，与正常组及 NC 组对比，miR-222 沉默后 HCT-116 细胞迁移能力明显下降，有显著差异（$P < 0.05$）；在治疗组中 HCT-116 细胞迁移数目较 sh-miR222-3p 组减少更为显著（$P < 0.05$）。

对于 TGF-β1/CDKN1B/p27 mRNA 表达，与阳性对照组比较，治疗组 CDKN1B/p27 mRNA 表达下调，差异有统计学意义（$P < 0.05$）。WB 结果显示，与阳性对照组相比，治疗组 TGF-β1/CDKN1B/p27 蛋白表达均下调，有统计学意义（$P < 0.05$）。因此，健脾清热活血方可能通过抑制 miRNA-222-3p 减少 TGF-β1、CDKN1B/p27 表达，降低细胞迁移能力，诱导结肠癌细胞凋亡，达到防治结肠癌的效用。

新乡医学院孟鑫[215] 等在 2019 年，以探讨麦冬皂苷 B（OPB）对人结肠癌 SW620 细胞增殖、凋亡及转化生长因子 -β1（TGF-β1）/Smad 信号通路的影响为目的，采用含 100kU/L 青霉素、100mg/L 链霉素、体积分数 10% 胎牛血清的 RMPI-1640 培养液体外培养结肠癌 SW620 细胞，取对数生长期细胞接种于 96 孔板中，细胞培养 24h 后分为空白对照组、OPB 低剂量组（5μmol/L）、OPB 中剂量组（10μmol/L）和 OPB 高剂量组（20μmol/L），然后将各组细胞培养板移入培养箱中继续培养。取各组培养 24h、48h、72h 的 SW620 细胞，采用四甲基偶氮唑盐（MTT）法检测 SW620 的细胞抑制率。取各组培养 48h 的 SW620 细胞，采用流式细胞术检测 SW620 细胞周期及凋亡情况，酶联免疫吸附试验法检测 SW620 细胞中 TGF-β1 蛋白的表达，Western blot 法检测 SW620 细胞中磷酸化 Smad3（p-Smad3）、Smad4 及细胞周期蛋白 D1（Cyclin D1）的表达。结果显示，OPB 低、中、高剂量组 SW620 细胞抑制率显著高于空白对照组（$P < 0.05$），OPB 中、高剂量组 SW620 细胞抑制率显著高于 OPB 低剂量组（$P < 0.05$），OPB 高剂量组 SW620 细胞抑制率显著高于 OPB 中剂量组（$P < 0.05$）。与空白对照组比较，OPB 低、中、高剂量组 G2/M 期 SW620 细胞比例下降，G0/G1 和 S 期 SW620 细胞比例升高（$P < 0.05$）。与 OPB 低剂量组比较，OPB 中、高剂量组 G2/M 期 SW620 细胞比例降低，G0/G1 和 S 期 SW620 细胞比例升高（$P < 0.05$）；与 OPB 中剂量组比较，OPB 高剂量组 G2/M 期 SW620 细胞比例降低，G0/G1 和 S 期 SW620 细胞比例升高（$P < 0.05$）。OPB 低、中、高剂量组 SW620 细胞凋亡率显著高于空白对照组（$P < 0.05$），OPB 中、高剂量组 SW620 细胞凋亡率显著高于 OPB 低剂量组（$P < 0.05$），OPB 高

剂量组 SW620 细胞凋亡率显著高于 OPB 中剂量组（$P < 0.05$）。OPB 低、中、高剂量组细胞培养基中 TGF-β1 水平低于空白对照组（$P < 0.05$），OPB 中、高剂量组细胞培养基中 TGF-β1 水平低于 OPB 低剂量组（$P < 0.05$）；OPB 高剂量组细胞培养基中 TGF-β1 水平低于 OPB 中剂量组（$P < 0.05$）。与空白对照组比较，OPB 低、中、高剂量组 SW620 细胞中 p-Smad3、Cyclin D1 蛋白相对表达量显著下降，Smad4 蛋白相对表达量显著升高（$P < 0.05$）；与 OPB 低剂量组比较，OPB 中、高剂量组 SW620 细胞中 p-Smad3、Cyclin D1 蛋白相对表达量显著下降，Smad4 蛋白相对表达量显著升高（$P < 0.05$）；与 OPB 中剂量组比较，OPB 高剂量组 SW620 细胞中 p-Smad3、Cyclin D1 蛋白相对表达量显著下降，Smad4 蛋白相对表达量显著升高（$P < 0.05$）。因此，OPB 可抑制人结肠癌 SW620 细胞增殖，其机制可能与 OPB 阻滞 TGF-β1/Smad 信号通路有关。

唐源[216] 等在 2018 年，以探讨氧化苦参碱对结肠癌大鼠 IL-2、IL-10 和 NF-κB p65 表达的影响为目的，将大鼠随机分为对照组、模型组、美沙拉嗪组和氧化苦参碱组，除对照组外，其余三组均构建结肠癌大鼠模型。健康对照组和模型组给予蒸馏水灌胃，美沙拉嗪组给予美沙拉嗪灌胃，氧化苦参碱组给予氧化苦参碱肌内注射，治疗 2 周。治疗结束后进行 HE 染色，并观察肿瘤体积变化。应用免疫荧光法检测 NF-κB p65 表达，ELISA 法检测 IL-2 和 IL-10 表达。结果显示，美沙拉嗪组和氧化苦参碱组大鼠 HE 染色提示癌细胞结构不清晰，无明显细胞核，并呈片状坏死现象。与模型组相比，美沙拉嗪组和氧化苦参碱组大鼠肿瘤体积明显缩小，且后者肿瘤体积明显小于前者（$P < 0.05$）。NF-κB p65 表达定位于上皮细胞核巨噬细胞，与对照组比较，模型组 NF-κB p65 表达显著增加，与模型组比较，氧化苦参碱 NF-κB p65 表达显著下降，差异均有统计学意义（$P < 0.05$）。与对照组比较，模型组 IL-2 水平升高，IL-10 水平呈下降趋势，与模型组相比，氧化苦参碱组 IL-2 水平下降，IL-10 水平上升，差异均有统计学意义（$P < 0.05$）。因此，氧化苦参碱注射液可应用于结肠癌的治疗，其作用机制可能是通过抑制促炎因子 IL-2 生成、促进抑炎因子 IL-10 分泌，以及阻断 NF-κB p65 的激活，从而

发挥治疗作用。

天然存在的咔唑生物碱齿叶黄皮素（DTN），已知能抑制人类癌细胞系，然而其在结直肠癌 HCT-116 细胞中的抑制和免疫调节作用尚不清楚。Ahmad[217] 等于 2023 年，通过细胞毒性、迁移等体外抗癌实验比较 DTN 对 HCT-116 细胞 5-FU 的抑制作用，同时通过 Th1/Th2/Th17 炎症因子实验评估其免疫调节活性。发现 DTN 通过激活 caspase-8、caspase-9 和 caspase-3 触发内源性和外源性凋亡途径，抑制细胞迁移和菌落形成，诱导细胞周期阻滞于 G0/G1 期。与 5- 氟尿嘧啶相比，Th1 细胞因子、TNF-α 和 IFN-γ 升高，促炎 IL-6 降低，可以观察到 iROS 积累伴 MMP 丢失和 DNA 损伤。综上所述，DTN 通过释放炎症细胞因子触发 ros 介导的细胞凋亡，可能在结直肠癌中引发抗癌免疫，但需要进一步验证 DTN 的体内机制。

3. 肝癌

榆林市第一医院李小峰[218] 教授团队于 2019 年发表研究，探讨参芪扶正注射液联合索拉非尼（SOR）治疗晚期原发性肝癌（PLC）的临床效果及对患者血管内皮生长因子（VEGF）、肿瘤坏死因子 TNF-α、γ- 干扰素（IFN-γ）水平的影响。方法：选取我院 2015 年 3 月至 2017 年 3 月收治的 116 例晚期 PLC 患者，采取随机数字表法均分为两组。对照组采取 SOR 进行分子靶向治疗，观察组在此基础上加用参芪扶正注射液辅助治疗。比较两组的临床疗效，治疗前后 VEGF、TNF-α、IFN-γ 水平的变化及不良反应的发生情况。结果显示，治疗 3 个月后，观察组临床获益率与有效率分别为 81.0%、39.7%，较对照组（63.8%、20.7%，$P < 0.05$）均明显上升。两组血清 VEGF 随治疗时间的延长而逐渐下降（$P < 0.01$），且观察组治疗 1、3 个月后的 VEGF 低于对照组同期（$P < 0.05$）；两组血清 TNF-α、IFN-γ 水平均随治疗时间的延长而逐渐升高（$P < 0.01$）；且与对照组同期相比，观察组治疗 1、3 个月后以上指标均显著更高（$P < 0.01$）。观察组不良反应率为 43.1%，与对照组（62.1%）比较明显降低（$P < 0.05$）。因此，参芪扶正注射液联合索拉非尼治疗晚期原发性肝癌的疗效显著，可能与其显著改善血清中 VEGF、TNF-α、IFN-γ 水平有关。同时其减毒效果较佳，可作为晚期原发性肝

癌临床治疗的一种较为理想的用药方案。TNF-α 是由单核巨噬细胞和肿瘤细胞等分泌产生的，在肿瘤的发生和发展过程中对机体的免疫调节起着双向作用。低水平的 TNF-α 能增强机体免疫力，还能激活 NK 细胞和 LAK 细胞，对肿瘤细胞产生一定的杀伤作用；高水平的 TNF-α 可导致机体恶病质和免疫功能紊乱，从而促进肿瘤细胞的侵袭和转移。TNF-α 可通过多个途径作用于人的免疫系统，诱导肿瘤浸润的树突状细胞激活，导致肿瘤排斥和免疫功能受损，从而导致患者免疫功能降低，甚至肿瘤的复发和转移。T 淋巴细胞可产生两类不同的细胞因子：1 型细胞因子（如 IL-2，IFN-γ），促进细胞免疫；2 型细胞因子（IL-10、IL-4 等），抑制细胞免疫。目前发现的最为重要的促血管生长因子——VEGF 可通过旁分泌或自分泌作用，促进血管生成的同时，抑制细胞因子如 IL-2、IFN-γ、TNF 分泌，抑制免疫细胞的增殖，使 T 细胞对凋亡敏感性增高，诱导 T 细胞凋亡，从而激活宿主的免疫抑制，最终导致肿瘤微环境中免疫监视机制失衡。sIL-2R 是近年来发现的重要免疫封闭因子，可竞争性地与 IL-2 结合，从而抑制 T 细胞的增殖反应。sIL-2R 可以作为循环中单个核细胞活性化的一个敏感的定量指标，也能反映某一组织或液体腔的免疫细胞活性状态，sIL-2R 释放增多，会降低机体对肿瘤的清除作用。

福建中医药大学杜建[219] 教授团队于 2013 年发表研究，探讨扶正抑瘤方（FYG，由黄芪、灵芝、女贞子、山药组成）抗肿瘤作用主要机制。建立 H22 小鼠肝癌细胞的皮下移植瘤模型，然后随机分配到对照组（Vehicle，灌胃生理盐水），5-FU 组（10mg/kg），5-FU+FYG 组（10mg/kg+18g/kg）和 FYG 组（18g/kg），给药 5 天后测量肿瘤重量和体积，检测 CD3、CD4、CD8、Treg、NK 细胞的百分含量、血清中白细胞介素 -2（IL-2）和肿瘤坏死因子（TNF-α）的浓度，肿瘤组织的凋亡情况及相关凋亡因子蛋白和基因的表达（Bax、Bcl-2、p53、C-myc）及 5-FU 靶酶胸苷酸合成酶（Thymidylate Synthase，TS）的表达水平。培养人肝癌细胞 HepG2，FYG 生药单独给药及联合 5-FU 给药后，噻唑蓝（MTT）检测细胞活力。SD 大鼠灌胃 FYG7 天（高剂量组：25.2g/kg；中剂量组：12.6g/kg；低

剂量组：6.3g/kg），取含药血清后检测工 IL-2 和 TNF-α 的浓度，含药血清干预 HepG2 细胞后检测细胞活力、细胞增殖及凋亡情况。结果显示，FYG 单独使用表现出一定的抗肿瘤功效和诱导凋亡作用（与对照组相比 $P < 0.05$），肿瘤组织中 Bax 基因表达明显上调（$P < 0.05$），FYG+5-FU 组小鼠肿瘤组织中野生型 p53 基因表达显著上调（$P < 0.05$）。FYG 联合 5-FU 给药后显著抑制了小鼠皮下移植瘤的生长且诱导肿瘤组织发生凋亡（与对照组相比 $P < 0.01$，与 5-FU 或 FYG 组相比 $P < 0.05$），但未体现协同作用。FYG 联合 5-FU 后上调了胸腺指数（与对照组相比 $P < 0.05$）。FYG 上调了被 5-FU 抑制的 WBC 及 LY 细胞数量（FYG+5-FU vs 5-FU，$P < 0.01$；FYG vsvehicle，$P < 0.01$）。FYG 组与对照组相比显著增加外周血中 CD3（$P < 0.01$），CD4（$P < 0.01$）及 NK（$P < 0.01$）细胞的水平，抑制了 Treg 细胞的表达（$P < 0.01$）。FYG 联合 5-FU 后增加了 CD3 和 CD4 的百分含量（与对照组相比 $P < 0.01$），增加了 CD3 和 NK 细胞的百分比（与 5-FU 组相比 $P < 0.05$），降低了 Treg 的百分含量（与对照组相比 $P < 0.01$，与 5-FU 组相比 $P < 0.01$）。FYG 组和 FYG+5-FU 组与对照组相比显著升高了血清中 TNF-α 的浓度（$P < 0.01$）上调肿瘤组织中 Bax 基因表达（与对照组相比 $P < 0.05$，$P < 0.01$）；FYG+5-FU 组小鼠肿瘤组织中野生型 p53 基因表达显著上调（与对照组相比 $P < 0.05$，$P < 0.01$）。FY 复方中多糖含量约占其干重的 63%，FY 单独或联合 5-FU 使用体外均未表现明显的抗肿瘤功效。FYG 含药血清与对照组血清相比含有更高浓度的 IL-2 和 TNF-α，剂量依赖性的抑制肿瘤细胞活力，诱导肿瘤细胞凋亡、将肿瘤细胞阻滞在 S 期，抑制肿瘤细胞增殖。

金玲[220] 等在 2011 年，以研究灵芝孢子油软胶囊抗肝癌作用及对肝癌小鼠免疫功能的影响为目的，将接种 H22 肝癌细胞的小鼠随机分为阴性对照组、阳性对照组、灵芝孢子油高、中、低剂量组。给药 7d 后剥离瘤块，计算肿瘤抑制率；给药 11d 后检测各组小鼠网状内皮细胞的吞噬功能、体液免疫功能、特异性细胞免疫功能、TNF-α、IFN-γ 生物调节因子水平。结果显示，高剂量灵芝孢子油对 H22 实体瘤的生长具有显著性的抑制作用。

高、中、低剂量灵芝孢子油均可显著提高荷瘤小鼠网状内皮细胞吞噬功能及特异性细胞免疫功能（$P < 0.05$，$P < 0.01$）；高、中剂量灵芝孢子油可显著提高荷瘤小鼠的血清溶血素水平（$P < 0.05$，$P < 0.01$）；高剂量灵芝孢子油能显著提高荷瘤小鼠血清生物调节因子 IFN-γ 和 TNF-α 水平（$P < 0.05$）。因此，灵芝孢子油能有效抑制 H22 肝癌小鼠实体瘤的生长，调节荷瘤小鼠的免疫功能可能是其发挥作用的途径之一。

江苏大学刘明健[221] 在 2016 年，以薏苡仁中薏苡仁油及多糖两种抗肿瘤活性组分，制备了薏苡仁组分微乳（Coix seed components-based microemulsions，C-MEs）。关于半乳糖酯修饰薏苡仁组分微乳体内肝肿瘤靶向性、抗肿瘤疗效及安全性的评价结果显示，薏苡仁组分相关微乳在肝脏及肿瘤部位吸收分布均明显改善，甚至在口服给药 48h 后微乳组在肿瘤部位仍有聚集，且 Gal（oct）-C-MEs 与 Gal（but）-C-MEs 在肿瘤部位聚集更加显著，推测是靶配体与去唾液酸糖蛋白受体特异性结合的结果。其中 Gal（oct）-C-MEs 最为显著，因此后续实验选择肝肿瘤靶向性更好的 Gal（oct）-C-MEs 进行研究。Gal（oct）-C-MEs 的体内抗肿瘤药效选用 Hep G2 荷瘤裸鼠模型，探讨 Gal（oct）-C-MEs 的体内抗肿瘤药效。结果显示，经过 Gal（oct）-C-MEs 治疗后，荷瘤裸鼠相比康莱特注射液（Kanglaite）、Mixture、C-MEs 组，生存时间最长，肿瘤生长抑制最明显，观察期结束后的离体瘤重最轻。体内免疫学初步研究结果表明，Gal（oct）-C-MEs、Kanglaite、Mixture、C-MEs 组的 TNF-α 指标相对于生理盐水组均有提高，均具有显著差异（$P < 0.05$）；表明机体的免疫应答致使 TNF-α 升高起免疫调节作用。

4. 胃癌

田同德[222] 等在 2016 年，以观察阳和汤对晚期胃癌"阳虚证"患者化疗的增效作用，并从肿瘤相关炎症微环境的角度，探讨其作用机制为目的，通过将 120 例表现为"阳虚证"的晚期胃癌患者随机分为两组，观察组（60 例）予阳和汤（熟地、肉桂、麻黄、鹿角胶、白芥子、姜炭、甘草）加减联合多柔比星（DOX）方案化疗（3 周为 1 个疗程），对照组（60 例）则单纯给予同方案化疗，3 个疗程化疗结束后，评价两组患者的生活质量、近期疗效，并检测炎性免疫因子的血清水平和外周血髓源性抑制细胞（MDSCs），调节性 T 细胞（Treg）所占外周血单个核细胞（PMBC）的比率变化。结果：观察组患者的 Karnofsky 评分的改善率和有效率分别为 31.7%、85.0%，显著高于对照组 13.3%、55.0%（$P < 0.05$）。观察组的有效率和疾病控制率分别为 45.0%、85.0%，明显优于对照组 26.7%、68.3%（$P < 0.05$）。与治疗前比较，观察组治疗后外周血缺氧诱导因子 -1α（HIF-1α）显著降低（$P < 0.01$），白细胞介素 -10（IL-10）、转化生长因子 $-\beta1$（TGF-$\beta1$）、肿瘤坏死因子 $-\alpha$（TNF-α）、单核细胞趋化蛋白 -1（MCP-1）水平及 MDSCs、Treg 细胞所占比率均明显降低（$P < 0.05$），干扰素 $-\gamma$（IFN-γ）水平显著升高（$P < 0.01$），对照组治疗后 MDSCs 细胞比率明显降低（$P < 0.05$），IFN-γ 明显升高（$P < 0.05$）。两组患者治疗后比较，观察组 HIF-1α、IL-10、TGF-$\beta1$、TNF-α、MCP-1 水平及 MDSCs、Treg 细胞比率均明显降低（$P < 0.05$），IFN-γ 水平明显升高（$P < 0.05$）。因此，阳和汤能够显著提高晚期胃癌阳虚证患者化疗的近期疗效和生活质量，通过改善肿瘤相关炎症微环境，重塑肿瘤免疫可能是其发挥化疗增效的重要机制。

贾永森[223] 等在 2015 年，以研究通莲汤对胃癌 MGC803 细胞荷瘤裸鼠组织形态学及对外周血免疫因子肿瘤坏死因子-α（TNF-α），白细胞介素-6（IL-6）和 IL-8 的影响作用为目的，通过胃腺癌 MGC803 细胞接种于 Balb/c 裸小鼠右前肢皮下，建立荷瘤模型，随机分为模型组（生理盐水 10ml/kg），消癌平组（1.8g/kg），通莲汤（升麻、槟榔、半枝莲、白花蛇舌草、桃仁、红花、地黄、当归、莪术、薏苡仁）高、中、低剂量组（1.5g/kg、0.75g/kg、0.37g/kg），各组连续给药 3 周，再连续观察 3 周，6 周后处死小鼠，分离瘤组织，HE 染色，光镜观察组织形态结构；裸鼠眼球取血，分离血清，ELISA 法检测血清中 TNF-α、IL-6 和 IL-8 含量。结果显示，高剂量通莲汤干预的裸鼠移植瘤瘤体微结构淡染，核分裂少见，中心出现大片坏死区；中、低剂量通莲汤干预的细胞组织形态学变化甚微。高剂量通莲汤可显著下调裸鼠外周血清 TNF-α、

IL-6 和 IL-8 水平，分别为（33.82 ± 14.43）ng/L、（45.49 ± 15.61）ng/L 和（132.09 ± 29.51）ng/L，与模型组比较有显著性差异（$P < 0.05$，$P < 0.01$）。因此，较高剂量的通莲汤可促进裸鼠胃癌移植瘤组织坏死，其抑瘤机制与下调血清 TNF-α、IL-6 和 IL-8 等因子水平，增强免疫调节有关。

王艳春[224] 等在 2017 年，以观察化瘀解毒方对胃癌大鼠血清炎症因子、免疫功能和肿瘤相关因子的影响，研究化瘀解毒方抗癌的作用机制为目的，将 48 只 Wistar 大鼠剔除死亡及离群值后随机分为空白组、模型组、中药低剂量组、中药高剂量组，每组 10 只。造模成功后，中药组分别给予低、高剂量化瘀解毒方（丹参、川芎、鸡血藤、地龙、全蝎、生地黄、当归、升麻、半枝莲、白花蛇舌草）灌胃，空白组和模型组给予等剂量生理盐水灌胃；干预 12 周结束后取材，测定血清炎症相关细胞因子白细胞介素 IL-6、IL-10、肿瘤坏死因子 TNF-α 水平及细胞免疫、体液免疫指标，观察大鼠胃癌组织 p53、STAT3、VEGF 蛋白表达情况。结果：药物干预后，中药高剂量组血清中 IL-6、IL-10、TNF-α、IgG、IgM、IgA、CD3$^+$、CD4$^+$ 含量显著下降，CD8$^+$ 水平明显升高，与模型组及中药低剂量组比较，差异有统计学意义（$P < 0.05$）。与空白组比较，模型组及各剂量中药组 p53、STAT3、血管内皮生长因子（VEGF）阳性表达均显著上升（$P < 0.05$），且中药高剂量组 p53、STAT3、VEGF 阳性表达水平明显低于模型组及中药低剂量组，差异有统计学意义（$P < 0.05$）。因此，化瘀解毒方抗癌的作用机制与其能够提高细胞和体液免疫，减轻胃癌大鼠炎症反应，降低 p53、STAT3、VEGF 等肿瘤相关因子的表达有关。

5. 乳腺癌

王萍[225] 等在 2023 年，以观察乌梅丸对乳腺癌小鼠肺转移微环境免疫抑制性细胞因子表达的影响为目的，选择 8 只 Balb/c 雌性小鼠作为正常组；另选择 16 只 Balb/c 雌性小鼠，采用 4T1 乳腺癌细胞于小鼠第 2 对乳腺脂肪垫内注射方法构建乳腺癌模型，将造模成功的 16 只小鼠随机分为乌梅丸组和模型组，每组 8 只。乌梅丸组给予乌梅丸（乌梅、细辛、干姜、当归、附子、桂枝、黄柏、黄连、人参、蜀椒）16.44g/kg 灌胃，正常组和模型组给予

等量灭菌饮用水灌胃，均干预 1 个月。干预完成后处死各组小鼠，分离肺组织，采用免疫荧光组织化学法观察肺组织中环氧化酶 2（COX-2）、白细胞介素 -6（IL-6）、转化生长因子 -β（TGF-β）和血管内皮生长因子（VEGF）表达情况，分别采用 RT-qPCR 和 Western blot 法检测肺组织中 COX-2、IL-6、TGF-β、VEGF mRNA 和蛋白表达情况。结果显示，模型组肺组织中 COX-2、IL-6、TGF-β、VEGF 呈强阳性表达，乌梅丸组 COX-2、IL-6、TGF-β、VEGF 的荧光强度低于模型组。模型组肺组织中 COX-2、IL-6、TGF-β、VEGF mRNA 和蛋白相对表达量均明显高于正常组（P 均 < 0.05），乌梅丸组 COX-2、IL-6、TGF-β、VEGF mRNA 和蛋白相对表达量均明显低于模型组（P 均 < 0.05）。因此，乌梅丸可能通过下调免疫抑制性细胞因子 COX-2、IL-6、TGF-β、VEGF 的表达而抑制乳腺癌肺转移。

陈冬玲[226] 等在 2019 年，以探讨氧化苦参碱（OMT）处理前后 MCF-7 细胞对 NK-92MI 细胞敏感性的变化及其分子机制为目的，采用 CCK-8 法检测 OMT 对 MCF-7 细胞的毒性作用，采用 LDH 法和流式细胞术检测 NK-92MI 细胞对 OMT 处理后 MCF-7 细胞的杀伤活性，采用流式细胞术检测 OMT 处理后 MCF-7 细胞表面 ULBP1、ULBP2 和 MICA/B 蛋白的表达，采用 Western blot 法检测 MCF-7 细胞中 p65 蛋白的磷酸化水平，采用 ELISA 法检测培养液上清中 TNF-α 和 IFN-γ 的含量。结果显示，OMT 对乳腺癌 MCF-7 细胞活力具有显著的抑制作用，且呈剂量和时间依赖性（$P < 0.05$）；在不同效靶比（5：1、10：1 和 20：1）下，低浓度 OMT 可显著提高 MCF-7 细胞对 NK-92MI 细胞杀伤作用的敏感性（$P < 0.05$）；低浓度 OMT 处理后的 MCF-7 细胞，ULBP1、ULBP2 和 MICA/B 蛋白的表达水平以及 p65 蛋白的磷酸化水平都显著上调（$P < 0.05$），可促进 NK-92MI 细胞分泌更多的 TNF-α 和 IFN-γ（$P < 0.05$），但该作用可被 NF-κB 抑制剂 PDTC 抑制（$P < 0.05$）。因此，低浓度 OMT 在体外提高乳腺癌 MCF-7 细胞对 NK-92MI 细胞杀伤作用的敏感性，这可能与其激活 NF-κB 信号通路有关，进而上调 MCF-7 细胞表面 ULBP1、ULBP2 和 MICA/B 蛋白表达，并促进

NK-92MI 细胞分泌 TNF-α 和 IFN-γ。

6. 食管癌

2005 年沈世林[227] 通过动物实验和临床病例观察，探讨了扶正抑瘤颗粒（FYK）的抗肿瘤作用及其机制。使用 H22 瘤株移植昆明种小鼠，造成腹水瘤和实体瘤，分为 FYK 大剂量组（D）、FYK 小剂量组（X）、天仙胶囊阳性对照组（T）、荷瘤模型组（M）。等体积灌胃给药，用瘤体重量计算 FYK 的抑瘤率，用半数存活时间计算生命延长率。用流式细胞仪测定 FYK 对肿瘤组织 NF-κB、细胞周期的影响及凋亡率。动物实验表明：①FYK 的抑瘤率和生命延长率较模型组明显提高，以 FYK 大剂量组作用最优，分别为 51.72% 和 51.61%；②模型组细胞 G0/1 期比例最低，S 期比例最高，用药各组的细胞 G0/1 期比例明显上升（$P < 0.01$），S 期比例明显下降（$P < 0.01$）；FYK 大剂量组 NF-κB 表达为 26.51%，较模型组显著上升（$P < 0.001$）；③治疗各组细胞内［Ca^{2+}］i 和凋亡率显著升高，与模型组相比较有显著差异（$P < 0.001$）。结果表明，FYK 具有抗肿瘤作用，以 FYK 大剂量组作用最为明显。FYK 抗肿瘤的机制，与提高机体的免疫功能，抑制活化诱导的 T 细胞凋亡，降低全血黏度，影响与肿瘤增殖和凋亡相关的基因转录，影响细胞周期，调节细胞内钙离子信号转导，促进肿瘤细胞凋亡等作用相关。

河南中医学院董志斌[228] 在 2016 年，以健脾和胃代表方六君子汤为研究对象，应用化学致癌剂 4NQO 诱导小鼠食管癌模型，观察六君子汤对食管癌小鼠细胞因子的干预作用，并与具有理气化痰作用的治疗食管癌代表方启膈散进行比较，初步探讨健脾和胃法防治食管癌的作用机制，为临床应用提供实验依据。通过应用 BD cyteometric bead array mouse inflammation kit 流式细胞仪检测观察六君子汤和启膈散对小鼠外周血中 IL-12p70、TNF、IFN-γ、MCP-1、IL-10、IL-6 等细胞因子的影响；以及应用流式细胞仪双色标记法检测对小鼠外周血中淋巴细胞亚群（CD3/CD19，CD3/CD4，CD3/CD8）的影响。结果显示，细胞因子：模型组 IL-12 p70、IL-6 和 IFN-γ 明显高于正常组具有显著性差（$P < 0.05$），TNF 与 MCP-1 模型组有升高趋势，IL-10 有降低趋势没有显著性差异；六君子

汤和启膈散组上述 6 种细胞因子都明显高于正常组（$P < 0.05$），六君子汤组高于启膈散组（$P < 0.05$）。六君子汤组上述 6 种细胞因子明显高于造模组（$P < 0.05$），启膈散组 IFN-γ 低于造模组，IL-10 高于造模组。淋巴细胞分型：与正常组比较，模型组 CD3$^+$ 淋巴细胞明显增加（$P < 0.05$），CD19$^+$ 淋巴细胞减少趋势，CD3$^+$/CD19$^+$ 比例有增加趋势，同时 CD3$^+$CD8$^+$ 淋巴细胞增加（$P < 0.05$），CD3$^+$CD4$^+$/CD3$^+$CD8$^+$ 比例减少（$P < 0.05$）；六君子汤组 CD4$^+$/CD8$^+$ 比例高于造模组（$P < 0.05$），启膈散组 CD3$^+$ 淋巴细胞、CD8$^+$ 淋巴细胞和 CD3$^+$/CD19$^+$ 比例低于造模组，CD19$^+$ 淋巴细胞和 CD4$^+$/CD8$^+$ 比例高于造模组（$P < 0.05$）；各指标六君子汤与启膈散和正常组没有差异（$P > 0.05$）。结果证明六君子汤和启膈散能够增加小鼠外周血 IL-12 p70、IL-6、IFN-γ、TNF、MCP-1 与 IL-10 细胞因子的水平；六君子汤强于启膈散组。六君子汤和启膈散可纠正 4NQO 引起的小鼠体液和细胞免疫障碍。

湖南中医药大学李俊俊[229] 在 2012 年，探讨参夏六神丸（冰片、蟾酥、雄黄、麝香、牛黄等）对人食管癌裸鼠移植瘤的抑制作用及对肿瘤组织中 TNF-α、IFN-γ 表达、NK 细胞浸润的影响。通过建立动物人食管癌裸鼠移植瘤模型，将 49 只裸鼠随机分为参夏六神丸高剂量组、参夏六神丸低剂量组、人参半夏汤组、六神丸配方组、六神丸成药组、DDP 组、模型组，按照给药方案用药，记录各组裸鼠一般生活情况及体重变化；动态观察移植瘤生长情况、测量移植瘤体积，绘制生长曲线；治疗 20 天后处死动物，称量瘤体质量，计算抑瘤率；免疫组化检测肿瘤组织中 TNF-α、IFN-γ 表达及 CD56$^+$NK 细胞浸润的改变。结果显示：①参夏六神丸低剂量组、六神丸成药组、人参半夏汤组对体重的改善明显优于模型组及 DDP 组，差异有统计学意义（$P < 0.05$）。参夏六神丸低剂量组、人参半夏汤组、六神丸成药组对体重的改善优于六神丸配方组及参夏六神丸高剂量组，但差异无明显统计学意义（$P > 0.05$）；②参夏六神丸高剂量组、参夏六神丸低剂量组、六神丸成药组、六神丸配方组、DDP 组的移植瘤瘤重明显低于模型组，差异有显著统计学意义（$P < 0.01$）；人参半夏汤组移植瘤瘤重低于模型组，但差异无统计学意义（$P > 0.05$）；

DDP 组移植瘤瘤重低于参夏六神丸低剂量组、参夏六神丸高剂量组、六神丸配方组、六神丸成药组、差异有统计学意义（$P < 0.05$）；人参半夏汤组、六神丸配方组、六神丸成药组移植瘤瘤重高于参夏六神丸低剂量组，差异有统计学意义（$P < 0.05$）；参夏参夏六神丸高剂量组移植瘤瘤重高于参夏六神丸低剂量组，但差异无明显统计学意义（$P > 0.05$）；③参夏六神丸低剂量组、参夏六神丸高剂量组、六神丸成药组、六神丸配方组、人参半夏汤组、DDP 组肿瘤组织中 TNF-α、IFN-γ 表达平均灰度值高于模型组，差异有统计学意义（$P < 0.05$）；参夏六神丸高剂量组、人参半夏汤组、六神丸配方组、DDP 组肿瘤组织中 TNF-α、IFN-γ 表达平均低于参夏六神丸低剂量组，差异有统计学意义（$P < 0.05$）；④参夏六神丸低剂量组、参夏六神丸高剂量组、人参半夏汤组、六神丸成药组肿瘤组织中 CD56 表达平均灰度值明显高于模型组，差异有显著统计学意义（$P < 0.01$）；六神丸配方组、DDP 组肿瘤组织中 CD56 表达平均灰度值高于模型组，差异有统计学意义（$P < 0.05$）；人参半夏汤组、六神丸配方组、DDP 组肿瘤组织中 CD56 表达平均灰度值低于参夏六神丸低剂量组，差异有统计学意义（$P < 0.05$）。因此，参夏六神丸可以改善荷瘤裸鼠的生存质量及体重，效果优于 DDP、六神丸及人参半夏汤；参夏六神丸对人食管癌移植瘤有较明显的抑制作用，虽不及 DDP，但优于单用六神丸及人参半夏汤；参夏六神丸可能通过改善荷瘤裸鼠的肿瘤组织局部免疫微环境，并募集 NK 细胞于肿瘤组织中，增强细胞因子 TNF-α、IFN-γ 的产生及表达，而发挥抗肿瘤的作用。

7. 其他癌种

中日友好医院李佩文[230] 教授团队于 2002 年发表的研究，探讨抗癌消水膏（黄芪、桂枝、莪术等）外治恶性胸水的疗效与胸水中 Th1/Th2 型细胞因子的关系。在临床上以干扰素腔内注射法为对照组，评价抗癌消水膏的疗效。采用 ELISA 法检测恶性胸水中 IL-2、IL-8、IL-10、IFN-γ 水平，比较抗癌消水膏有效组与无效组治疗前后各细胞因子的变化。结果显示抗癌消水膏有效组 IL-2、IL-8、IFN-γ 均有上升，IL-10 下降（$P < 0.05$）；无效组各细胞因子变化无差异（$P > 0.05$）。因此，恶性胸水中 Th1 细胞因子优势化是抗癌消水膏治疗恶性胸水的主要机制之一。

中国中医科学院望京医院朱世杰[231]教授团队于 2019 年发表的研究，明确益气温阳方（黄芪、淫羊藿、肉苁蓉、鸡血藤、生地黄、补骨脂等）对生活质量、中医症状的改善作用，防治化疗相关骨髓抑制的防疗效；对化疗前后体能状态改善作用以及对心率变异性的影响；探索益气温阳方对外周血炎性因子的影响，揭示中药益气温阳方对围化疗期可能的增效机制。化疗前或中药干预前以及化疗后第 7 天，两组患者在清晨采集外周静脉血，经离心后取上清液，通过 ELISA 方法检测外周血血清 IL-4、IL-10、TGF-β、sPD-1、sPD-L1 和 VEGF 浓度。结果显示，益气温阳方可以显著降低晚期肿瘤患者化疗后骨髓抑制的发生率（$P < 0.05$），降低粒细胞集落刺激因子使用频次和剂量（$P < 0.05$），化疗后第 14 天益气温阳方治疗组白细胞下降比率更小（$P < 0.05$），该方可降低晚期肿瘤患者化疗后骨髓抑制发生。Ⅱ度及以上乏力发生率方面较对照组显著降低（$P=0.030$）。通过对入组患者化疗前后血清标本中 sPD-1、sPD-L1、VEGF、IL-10、IL-4、TGF-β 浓度的检测提示，益气温阳组在中药干预后血清 VEGF、IL-4 浓度较对照组显著降低，提示对 IL-4 及 VEGF 具有一定抑制作用（$P=0.007$；$P=0.032$）。TGF-β、sPD-L1 化疗前后两组未见明显差异。两组 sPD-1 化疗前后均有显著差异，益气温阳组低于对照组，但益气温阳组与对照组前后自身对照未见统计学差异（$P=0.09$；$P=0.680$）。两组 IL-10 浓度在化疗前可见统计学差异，但化疗后益气温阳组及对照组 IL-10 浓度无统计学差异，益气温阳组自身前后未见统计学差异（$P=0.356$；$P=0.476$）。因此，益气温阳方可以降低外周血 VEGF、IL-4 等免疫抑制性因子浓度，改善肿瘤的免疫抑制作用，可能是中药抗肿瘤的作用机制，但其增效机制需进一步阐述。

北京中医药大学东方医院左明焕[232]教授团队于 2022 年发表研究，基于小动物 PET-CT 探索中药联合冷消融治疗对 Lewis 荷瘤小鼠肿瘤内浸润免疫细胞分布及密度影响，以及是否通过 JAK2-STAT3 通路影响小鼠肿瘤内免疫微环境。建立 Lewis 荷瘤小鼠模型，随机分组 24 只 Lewis 肺癌模型小鼠为中药联合冷消融组、冷消融组、中药组、模型组。24 只小鼠行小动物 PET-CT 检查，探索术前、术后 7 天及术后 14 天 SUVmax、SUVmean、高代谢区体积占比及瘤体体积重量的变化，通过免疫组化法探索术后 7 天及术后 14 天小鼠肿瘤内浸润免疫细胞 CD8+T 细胞、CD86+M1 型巨噬细胞、CD206+M2 型巨噬细胞及 Ly6G+ 中性粒细胞密度的变化，并通过精准定位同一部位 PET-CT 图像与病理切片，探索高代谢区及低代谢区肿瘤浸润免疫细胞分布的差异性，并进一步分析肿瘤浸润免疫细胞与 SUVmax 值的相关性。采用 Elisa 实验检测瘤体中 IFN-γ、IL-10 的表达，采用 RT-qPCR、Western blot 实验检测不同干预后小鼠瘤体中 JAK2、STAT3mRNA 和 JAK2、STAT3 及 p-STAT3 蛋白表达水平。研究结果显示，中药联合冷消融组的治疗 1 个月后的 NLR1、PLR1、SII1 均显著低于单纯冷消融组（$P < 0.05$）；同时，前后差值 ΔNLR、ΔPLR、ΔSII 也均显著低于单纯冷消融组（$P < 0.05$）。中药、冷消融及中药联合冷消融治疗可以一定程度抑制小鼠肿瘤生长，提高小鼠胸腺指数，降低其 SUVmax、SUVmean 值及高代谢区占比。且中药联合冷消融治疗疗效显著优于单纯冷消融或者单纯中药治疗。免疫细胞在高低代谢区的分布具有显著的差异性，低代谢区中 CD8+T 细胞分布显著多于高代谢区，而 CD206+M2 型巨噬细胞及 Ly6G+ 中性粒细胞分布则显著少于高代谢区。中药及冷消融治疗可通过作用于不同分区的不同免疫细胞达到调节免疫微环境、增强肿瘤内免疫应答的作用，尤其是中药联合冷消融治疗可以在增加低代谢区 CD8+T 细胞及 M1 型巨噬细胞密度的同时降低高代谢区中 M2 型巨噬细胞密度，效果优于单纯冷消融或者中药治疗。SUVmax 与 CD8+T 细胞呈负相关，与 M2 型巨噬细胞及中性粒细胞呈正相关，而与 M1 型巨噬细胞无明显相关性，证明 SUV 值可以很好地预测肿瘤内浸润免疫细胞的分布。中药联合冷消融可以显著提高瘤内 IFN-γ 水平并降低 IL-10 水平，且作用优于单纯冷消融或者中药治疗。中药联合冷消融、冷消融及中药治疗均可以抑制 JAK2-STAT3 通路中 JAK2、STAT3 及 p-STAT3 蛋白表达，降低 JAK2、STAT3 的 mRNA 水平，此外，中药联合冷消融较之单纯冷消融或者中药治疗作用更强。

六、激活补体

补体系统在肿瘤的发生、发展过程中发挥了重要且复杂的作用。补体系统中的多种蛋白质，如 C1q、C1r、C1s、各种调节蛋白、补体受体蛋白的改变会影响肿瘤细胞的生物学功能。补体系统不仅参与肿瘤细胞的杀伤和监视作用，也参与促进肿瘤发生的过程，补体调节蛋白如 CD35、CD46、CD55 和 CD97 可抑制补体的细胞溶解作用，逃避免疫监视。对肿瘤补体系统的深入研究有助于认识肿瘤发生、发展的分子免疫机制，为开发肿瘤恶性转化的生物标志物和肿瘤免疫治疗阻断性靶点的研究提供理论依据。

肿瘤的发生发展是一个多因素、多阶段、多系统参与的细胞无限增殖的过程。随着肿瘤免疫治疗的不断发展，补体系统在肿瘤免疫中的作用逐渐受到重视。补体系统参与对肿瘤的免疫监视效应：通过特异性抗体与细胞膜表面相应抗原结合，形成复合物而激活补体经典途径，从而发挥对肿瘤细胞的裂解效应，即补体依赖性细胞毒性作用，也可通过旁路途径激活补体系统杀伤肿瘤细胞。除此之外，补体系统也参与促进肿瘤发生的过程，如补体调节蛋白（complement regulatory protein，CRP）可抑制补体对肿瘤细胞的溶解作用，促进肿瘤生长；补体 C1q 可刺激实体瘤的血管生长；补体蛋白还参与肿瘤细胞的浸润与转移功能。

1. 肺癌

1981 年上海中医学院章育正[233] 等选择研究肝癌、肺癌及白血病，同时将健康的成年供血者作为对照组。采用改良 Mardiney 和 Muller-Eberhard 法，发现正常人与肺癌、肝癌、白血病等患者的血清 C3 含量比较，不同疾病患者 C3 含量水平都有异常改变，9 例肺癌患者经 3 个月连续观察，发现治疗前后 C3 含量有明显差别，扶正固本方药可使 C3 含量高的降到正常。而 C3 含量低的白血病患者，经过扶正固本方治疗后，亦上升到正常范围。结果证明扶正固本方具有补体 C3 的双向调节作用。

田培裕[234] 等在 2024 年，基于补体 C5a/C5a 受体（C5aR）对中性粒细胞胞外诱捕网（NETs）形成的调控机制，探讨黄芪 – 莪术（HQ-EZ）改善高凝状态、抑制肿瘤生长转移的机制。将 40 只雄性 C57BL/6 小鼠随机分为 4 组，其中 1 组为空白组，另外 3 组建立 Lewis 肺癌小鼠模型后分为模型组、黄芪 – 莪术组、PMX53 组，每组各 10 只。建模后第 3 天开始给药，中药组按 8.2g/kg 剂量连续 14d 给予中药浓煎液灌胃，PMX53 组分别于第 3d、6d、9d、12d、15d 按 1mg/kg 剂量给予腹腔注射 PMX53；每 2 日测量小鼠体质量和肿瘤长短径，末次给药次日各组小鼠行活体肺部 Micro CT 检测转移瘤情况，麻醉后眼球取血，处死剖取肺脏、瘤块，观察肺脏大体情况，称取瘤重计算抑瘤率，酶联免疫吸附试验（ELISA）法检测血清和肿瘤组织中补体 C5a、中性粒细胞弹性蛋白酶（NE）、瓜氨酸化组蛋白 H3（cit-H3）、髓过氧化物酶（MPO）、基质金属蛋白酶 -9（MMP-9）、NETs、血管性血友病因子（vWF）、组织因子（TF）、P- 选择素含量，TUNEL 检测肿瘤组织细胞凋亡情况，苏木素 – 伊红（HE）染色观察肺内转移情况，免疫荧光（IF）观察肿瘤组织内 NETs 等的表达情况，Western blot 检测肿瘤组织 C5aR、MPO、cit-H3 蛋白表达情况。结果显示，与空白组比较，模型组肺内可见肿块，肺内 X 线透射度低区域增多，模型组肺脏大体可见结节灶及多处出血灶，整体肺脏颜色较深；小鼠血清补体 C5a、NETs 及相关蛋白、vWF、TF、P- 选择素水平显著增高（$P < 0.01$）。与模型组相比，HQ-EZ 组与 PMX53 组肺内转移灶数量较少，X 线透射度低区域相对较少，肺脏大体未见明显结节，整体肺脏颜色相对较浅；与模型组相比，两用药干预组肿瘤生长曲线较缓，瘤重明显降低（$P < 0.01$），肿瘤细胞凋亡率较高（$P < 0.01$），血清和肿瘤组织中补体 C5a、NETs 及相关蛋白、vWF、TF、P- 选择素水平显著降低（$P < 0.05$），补体 C5aR、MPO、Cit-H3 的蛋白表达水平也明显降低（$P < 0.05$）。因此，黄芪 – 莪术通过抑制补体 C5a/C5aR 通路抑制了 NETs 的表达，进一步改善机体的高凝状态，起到抑制肿瘤生长转移的作用。

白志超[235] 等在 2018 年，以观察调衡方多糖对 Lewis 肺癌荷瘤小鼠红细胞补体受体 1（CR1）功能及活性的影响，探讨该方多糖对荷瘤体红细胞作用的免疫调节机制为目的，按照常规法在小鼠右腋皮下接种 Lewis 肺癌细胞，建立转移性肺癌模型；灌胃给药 8d 后，次日检测调衡方多糖对瘤体及脾脏、胸腺指数的影响；用红细胞免疫花环实验观察血液中红细胞免疫黏附肿瘤细胞的能力；红细胞免疫复合物花环实验观察荷瘤小鼠红细胞 C3b 受体的活性；比色法测定荷瘤小鼠红细胞膜唾液酸含量。结果显示，调衡方多糖既可提高脾脏、胸腺指数及抑瘤作用，又可提升荷瘤小鼠红细胞免疫花环率；使荷瘤小鼠红细胞的活性与 CR1 受体的数量、荷瘤小鼠红细胞膜唾液酸含量增加。因此，调衡方多糖发挥抑瘤与免疫调节作用的机制可能与其提升 Lewis 肺癌荷瘤小鼠红细胞膜上唾液酸的量有关，进而使 CR1 的数量与活性增加，使红细胞的黏附功能增强。

2. 肝癌

北京中医药大学刘凯[236]等在 2017 年以观察当归红芪超滤膜提取物抗 $^{12}C^{6+}$ 重离子束辐射致 H22 荷瘤小鼠免疫功能损伤的作用为目的，通过 H22 细胞皮下注射法构建 H22 荷瘤小鼠模型，以检测血液白细胞数目为评价标准确定 $^{12}C^{6+}$ 重离子束辐射致 H22 荷瘤小鼠免疫损伤最佳辐射剂量及当归红芪超滤膜提取物药物干预最佳剂量。实验分正常对照组、肿瘤模型组、单纯药物组（给予当归红芪超滤膜提取物 6.72g/kg）、单纯放射组（照射剂量为 4Gy）、药物（给予当归红芪超滤膜提取物 6.72g/kg）+ 放射（照射剂量为 4Gy）组。测定各组脾脏指数、胸腺指数；流式细胞仪技术分析各组小鼠血液 T 淋巴细胞亚群变化；ELISA 法检测各组小鼠血清补体 C3、干扰素 -γ（IFN-γ）、白细胞介素 -4（IL-4）含量；光镜下观察脾脏病理形态学改变。结果与肿瘤模型组比较，单纯放射组血液白细胞数目、脾脏指数、胸腺指数、血液 CD3+、CD4+、CD8+T 淋巴细胞数量、血清补体 C3、IFN-γ、IL-4 含量明显下降（$P < 0.05$），CD4+/CD8+ 比值、IFN-γ/IL-4 比值明显下降（$P < 0.05$）。病理形态学显示：肿瘤模型组小鼠脾脏形态结构如常，多数脾窦扩张瘀血，脾小体清晰，可见动脉周围淋巴鞘，巨核细胞多见，与正常对照组小鼠脾脏形态无明显差异；单纯放射组脾脏脾小体及红髓脾索萎缩，淋巴细胞明显减少，巨核细胞数量减少，纤维组织增生。与单纯放射组比较，药物 + 放射组血液白细胞数目、脾脏指数、胸腺指数、血液 CD3+、CD4+、CD8+T 淋巴细胞数量、血清补体 C3、

IFN-γ 含量明显上升（$P < 0.05$），CD4+/CD8+ 比值、IFN-γ/IL-4 比值有明显上升（$P < 0.05$），病理形态学损伤改变明显减轻。因此，当归红芪超滤膜提取物有减轻 $^{12}C^{6+}$ 重离子束辐射引起 H22 的荷瘤小鼠免疫功能损伤的作用。

陈健[237]等在 2013 年，选用豚鼠血清为补体的模型进行体外抗补体实验的检测、采用体外对小鼠腹腔巨噬细胞 RAW264.7 的毒性试验、腹腔巨噬细胞吞噬中性红活性能以及刺激巨噬细胞产生 NO 和 H_2O_2 的能力来研究滑子菇多糖的免疫活性；通过对人体前列腺癌 22Rv1 细胞和人体肝癌 Hep 2B 细胞增殖的抑制作用试验对滑子菇多糖的抗肿瘤活性进行研究。实验显示，滑子菇多糖具有较好的抗补体活性，并且活性随多糖浓度增大而增强，多糖浓度达到 12.5mg/ml 活性变化不大，多糖浓度在 0.005~0.5mg/ml 范围在一定程度上能够促进巨噬细胞的增殖，能增强腹腔巨噬细胞吞噬中性红活性能，并且促进巨噬细胞分泌 NO 和 H_2O_2 能力，表明滑子菇多糖具有较好的免疫活性；对人体前列腺癌细胞和人体肝癌细胞这两种癌细胞具有较强的抑制作用，并且活性与浓度呈现量效关系。

七、调控其他免疫功能

红细胞

刘华一[238]等早在 2001 年观察红细胞对肿瘤细胞的免疫黏附能力时，探讨了仙碧方对红细胞免疫功能的增强作用。将小白鼠随机分为 3 组，前 2 组分别以仙碧方或蒸馏水灌胃，并于第 6 天腹腔注射艾氏腹水癌。观测体重变化、腹胀程度，记每日存活数。第 20 天，取血做 3 种肿瘤红细胞花环试验。结果显示，小鼠荷瘤后，其红细胞免疫功能显著降低。仙碧方可部分恢复其红细胞免疫能力，抑制肿瘤生长，延长荷瘤小鼠的存活时间。因此，仙碧方可以提高机体免疫能力，提高抗御致癌因素能力。可应用于肿瘤的辅助治疗及作为肿瘤的二级防治用药。

当归补血汤（DGBX）是一种著名的中药，含有两种用于治疗贫血的物质。Li C[239]等旨在探讨 DGBX 对黑色素瘤诱导的红细胞祖细胞（Ter119+CD71+）积累的清除作用及其机制。作者采用 B16/F10 黑色素瘤细胞建立移植瘤和转移瘤模

型。模型建立后，每天灌胃 DGBX 或生理盐水。肿瘤细胞接种后观察肿瘤大小和转移结节。为了进一步检测 DGBX 对红细胞祖细胞（EPCs）积累的影响和免疫抑制能力，采用流式细胞术定量测定血液和脾脏中 EPCs 的百分比。用流式细胞术定量 $CD8^+T$ 细胞及相关功能介质 IFN-γ、TNF-α 的比例。为了进一步加强体内观察，在给药 3 天后从大鼠身上制备 DGBX 血清。采用液相色谱 – 质谱联用技术对实验质量进行控制。用 DGBX 血清培养 B16/F10 黑色素瘤细胞，CCK8 法和 AnnexinV/7AAD 染色分别观察细胞增殖和凋亡情况。从 B16/f10 小鼠中分离 EPCs，并在红系分化条件下培养。用 DGBX 血清处理 EPCs，用流式细胞术和 Giemsa 染色检测培养的 EPCs 的成熟红细胞比例和细胞去核情况。采用流式细胞术和 qPCR 分析 DGBX 对红细胞发育关键分子表达的影响，探讨 DGBX 缓解 EPC 异常积累的机制。结果显示，DGBX 治疗显著减少 B16 黑色素瘤肿瘤大小和转移结节。最重要的是，我们的研究强烈提示 DGBX 可以减轻贫血，并通过减少异常 EPC 积累增强抗肿瘤免疫反应。此外，DGBX 血清处理对肿瘤细胞增殖和凋亡无直接影响，但可促进 EPCs 向体外成熟红细胞分化。在机制上，DGBX 通过改变"主开关"转录因子 Pu.1 和 Gata-1 来缓解异常的 EPC 积累。因此，DGBX 可显著缓解肿瘤诱导的异常 EPC 积累，抑制 B16 黑色素瘤的进展，增强抗肿瘤免疫反应。

罗春丽[240] 等运用中药血清药理学的研究方法，研究余甘子对 S180 荷瘤小鼠肿瘤存活率、主要免疫器官及红细胞免疫调节能力的影响。实验中，余甘子采用鲜果榨汁经冷冻干燥保存。建立小鼠肿瘤模型，模型小鼠随机分组，小鼠末次给药后摘眼球取血，分离红细胞、淋巴细胞，进行肿瘤红细胞淋巴细胞混合花环实验；观察不同剂量给药组对小鼠肿瘤抑制率及脾、胸腺指数的影响。结果显示，与模型对照组比较，余甘子大剂量组红细胞促淋巴细胞黏附肿瘤细胞能力及抑制肿瘤存活率具极显著差异性；与阳性对照组比较，各剂量组对免疫器官的影响均具显著差异性。实验证明，余甘子在抑制肿瘤生长的同时，对免疫器官有极好的保护作用。

八、调控免疫检查点表达

免疫检查点是指在免疫细胞上表达、能调节免疫激活程度的一系列分子。正常免疫功能受到刺激时不会过度活化，因为"免疫检查点分子"类似汽车的刹车系统，在免疫系统活化时能够及时"刹车"，使免疫系统的活化保持在正常的范围之内。肿瘤细胞会表达一些物质，来激活免疫检查点，后者一旦被激活，就如同踩下"刹车"，使抗原不能被提呈至 T 细胞，阻断了肿瘤免疫中的抗原提呈过程，从而抑制 T 细胞的免疫功能，使 T 细胞逃脱监视、存活下来。所以免疫检查点抑制剂，是这几年肿瘤免疫药物开发中，非常热门的靶点，能够有效地抑制肿瘤的生长。

1. 肺癌

于明薇[241] 在 2010 年发表的研究，探讨益气活血法代表中药苏木、黄芪对 Lewis 肺癌小鼠模型 $CD4^+CD25^+Treg$ 调节性 T 细胞及相关调控分子的作用，发现中药干预后可明显抑制肿瘤生长及转移，且瘤组织中 CTLA-4 及叉状头 – 翅膀状螺旋转录因子（Foxp3）mRNA 表达低于荷瘤对照组（$P < 0.05$），提示中药可能是通过抑制肿瘤组织中 CTLA-4，且瘤组织中 CTLA-4 及叉状头 – 翅膀状螺旋转录因子（Foxp3）mRNA 表达低于荷瘤对照组（$P < 0.05$），提示中药可能是通过抑制肿瘤组织中 CTLA-4，降低 Treg 细胞的数量与功能，改善免疫耐受状态，抑制肿瘤生长转移。

湖北中医药大学李泽康[242] 教授团队于 2017 年发表研究，探讨自拟方芪玉三龙汤（黄芪、玉竹、天龙、地龙、龙葵、白花蛇舌草、薏苡仁、泽漆、莪术、川贝）对 Lewis 肺癌荷瘤小鼠 PD-1/PD-L1 通路的影响后发现，芪玉三龙汤可明显降低肿瘤组织 PD-L1 及小鼠脾脏组织 PD-1 的 mRNA 转录及蛋白表达，平衡辅助性 T 细胞 1（Th1）/辅助性 T 细胞 2（Th2）漂移现象，并能明显改善小鼠的一般生存状态，证实该方能够阻断 PD-1/PD-L1 通路，抑制 T 细胞激活及细胞因子产生，抑制肺癌细胞免疫逃逸。

成都中医药大学附属医院何成诗[243] 教授团队于 2018 年发表研究，报道了大黄芪汤（黄芪、人参、桂枝）抑制化疗所致 lewis 肿瘤肺转移的作用及机制。40 只 C57BL/6 小鼠随机分为对照组、中药组、化疗组、联合中药组，每组各 10 只。对照组单予生理盐水腹腔注射，中药组用生理盐水腹腔注射联合大黄芪汤灌胃，化疗组小鼠予顺铂腹腔注射，联合中药组予顺铂腹腔注射联合大黄芪汤灌胃。化疗末次后 4d，对所有小鼠尾静脉注射 lewis 细胞。20d 后检测小鼠肺内转移病灶数、瘤重，并分析瘤周肺组织 ATF3、瘤体 B7-H3 表达。结果显示，肺内转移病灶数：对照组、中药组、化疗组、联合中药组、分别为 4.7、4.9、7.6、5.5 个，化疗组与其余三组分别比较显著升高，$P < 0.01$。对照组、中药组、化疗组、联合中药组分别为 1.41g、1.47g、1.92g、1.43g，化疗组与其余三组分别比较显著升高，$P < 0.01$。瘤周正常肺组织 ATF3、瘤体 B7-H3 表达：化疗组均高于对照组，联合中药后其表达均降低。因此，大黄芪汤可以抑制化疗所致的 lewis 肿瘤肺转移，其机制可能与其降低正常肺组织 ATF3 及肿瘤组织 B7-H3 表达有关。

上海中医药大学附属龙华医院王菊勇[244] 教授团队于 2017 年发表研究，探索补肾益肺解毒法（淫羊藿、黄精、生黄芪、白术、石见穿、七叶一枝花等）对 Lewis 肺癌小鼠 CD4$^+$CD25$^+$ 调节性 T 细胞（Treg）、转录因子 Foxp3 及共刺激因子 B7-H3 表达的影响。建立 32 只 6~8 周龄 C57BL/6 雄性小鼠 Lewis 肺癌细胞皮下移植瘤模型后，将 32 只造模后小鼠随机分为模型组、中药组、化疗组及综合组，每组各 8 只，单笼饲养。模型组以 0.4ml 生理盐水灌胃 14d，并分别在第 1d、3d、5d 腹腔注射生理盐水 1ml；中药组以 0.4ml 中药液灌胃 14d，并分别在第 1d、3d、5d 腹腔注射生理盐水 1ml；化疗组以 0.4ml 生理盐水灌胃 14d，分别在第 1d、3d、5d 腹腔注射 DDP 溶液 1ml；综合组以 0.4ml 中药液灌胃 14d，在第 1d、3d、5d 腹腔注射 DDP 溶液 1ml。给予药物干预 14d 后，观察小鼠的一般状况、饲料消耗量、体质量、去瘤体质量、移植瘤质量等，使用流式细胞术检测各组小鼠外周血和移植瘤 CD4$^+$CD25$^+$Treg 细胞的比例、Foxp3 以及 B7-H3 的含量。结果显示，补肾益肺解毒法可改善肺癌小鼠的行为体征，增加饲料消耗量、体质量和去瘤体质量，减少移植瘤重量，与模型组比较，差异有统计学意义（$P < 0.05$）。补肾益肺解毒法治疗可显著降

低 Lewis 肺癌小鼠外周血和移植瘤 CD4$^+$CD25$^+$Treg 细胞、Foxp3 以及 B7-H3 的水平，与模型组比较差异有统计学意义（$P < 0.05$）。因此，补肾益肺解毒法通过降低 CD4$^+$CD25$^+$Treg 细胞、Foxp3 以及 B7-H3 的水平增强机体的抗肿瘤免疫应答发挥抑瘤作用。

南京中医药大学药学院陆茵[245] 教授团队于 2019 年发表研究，探索人参皂苷 Rg3 对小鼠非小细胞肺癌 Lewis 细胞（LLC）中免疫检查点程序性死亡分子 1 配体（PD-L1）的调节作用及其作用机制。通过 MTT 法及细胞长时程动态监测法观察人参皂苷 Rg3 对 LLC 增殖的影响；20ng/ml γ 干扰素（IFN-γ）处理 LLC 制备 PD-L1 高表达体外模型，采用人参皂苷 Rg3 进行干预，流式细胞术及免疫荧光检测人参皂苷 Rg3 对 PD-L1 表达的影响；采用 Western blot 法验证人参皂苷 Rg3 对 PI3K/ 蛋白激酶 B（Akt）/ 哺乳动物西罗莫司靶蛋白（mTOR）通路相关蛋白表达的影响。结果显示，人参皂苷 Rg3 16、32、64、128μmol/L 能够显著抑制 LLC 增殖（$P < 0.01$）及减少 IFN-γ 诱导的 PD-L1 表达（$P < 0.05$）；人参皂苷 Rg3 32μmol/L、64μmol/L 能够降低 PI3K、mTOR 蛋白的表达水平（$P < 0.01$）；人参皂苷 Rg3 16μmol/L、32μmol/L、64μmol/L 能够抑制 Akt 蛋白的磷酸化（$P < 0.05$）。因此，人参皂苷 Rg3 能够显著抑制 LLC 中 PD-L1 表达，通过抑制 PI3K/Akt/mTOR 通路，阻断 PD-L1 介导的肿瘤细胞免疫逃逸，增强 T 细胞的免疫应答作用，抑制 LLC 生长。

2. 肠癌

延边大学刘悦莹[246] 于 2023 年，以程序性细胞死亡配体 1（PD-L1）在肿瘤细胞逃避 T 细胞杀伤中的作用被广泛研究为背景，研究发现，PD-L1 对肿瘤细胞自身的增殖、侵袭、血管生成以及治疗抵抗发挥调节作用。鹰嘴豆芽素 A 是从植物红车轴草中分离的具有抗癌抗炎活性的氧甲基化异黄酮，已显示其具有抗肿瘤活性。然而，鹰嘴豆芽素 A 以 PD-L1 为靶点的抗肿瘤分子机制尚不明确。通过探究鹰嘴豆芽素 A 的抗结肠癌机制，并探讨 PD-L1 是否介导了鹰嘴豆芽素 A 的抗癌作用。通过使用分子对接实验、MTT 实验、蛋白免疫印迹实验、RT-PCR 实验、流式细胞术、细胞表面染色实验检测鹰

嘴豆芽素 A 对 PD-L1 表达的调节作用及其机制；通过免疫荧光实验、蛋白免疫印迹实验、同源性建模和分子对接检测了鹰嘴豆芽素 A 对 Ras/RAF/MEK/ERK 通路的磷酸化及 c-Myc 蛋白表达的影响；通过免疫荧光实验、蛋白免疫印迹实验、同源性建模和分子对接考察了鹰嘴豆芽素 A 对 mTOR/p70S6K/4EBP1 通路的磷酸化及 HIF-1α 蛋白水平的影响；使用免疫荧光实验、蛋白免疫印迹实验、免疫共沉淀实验研究了鹰嘴豆芽素 A 对 c-Myc 与 HIF-1α 相互作用的影响及其对 PD-L1 表达的调节作用；采用集落形成等方法分析鹰嘴豆芽素 A 对肿瘤细胞增殖的影响；侵袭实验、迁移实验和小管形成等方法检验了鹰嘴豆芽素 A 对肿瘤细胞血管生成的影响。结果显示：①鹰嘴豆芽素 A 在多种肿瘤细胞系中下调 PD-L1 蛋白水平；②鹰嘴豆芽素 A 对 PD-L1 蛋白水平的影响源于其对 PD-L1 蛋白合成的抑制作用；③RAS/RAF/MEK/ERK 通路介导鹰嘴豆芽素 A 抑制 c-Myc 蛋白表达，mTOR/p70S6K/4EBP1 通路介导鹰嘴豆芽素 A 抑制 HIF-1α 表达；④鹰嘴豆芽素 A 通过阻断肿瘤中 c-Myc 和 HIF-1α 之间的串扰抑制 PD-L1 表达；⑤鹰嘴豆芽素 A 通过抑制 PD-L1 抑制肿瘤细胞增殖及胞内周期相关蛋白表达；⑥鹰嘴豆芽素 A 通过下调 PD-L1 抑制肿瘤的血管生成。因此，鹰嘴豆芽素 A 通过抑制 c-Myc 和 HIF-1α 相互作用从而下调 PD-L1 水平。此外，鹰嘴豆芽素 A 通过负向调控 PD-L1 抑制肿瘤细胞增殖与肿瘤血管生成。本研究验证了鹰嘴豆芽素 A 的抗癌作用，为靶向 PD-L1 的抗癌研究提供了新见解。

南京中医药大学韩暄[247] 课题组在 2021 年发现，前期研究中提取自鲜药人参的纳米囊泡（Ginseng derived nanoparticles，GDNPs）在小鼠体内、外实验中均表现出极化类 M2 型巨噬细胞为类 M1 型巨噬细胞的药理作用，并且显著抑制了小鼠"热肿瘤"B16-F10 黑色素瘤生长。为探究一种由 GDNPs 调控"冷肿瘤"转变为"热肿瘤"并增强肿瘤免疫治疗效果的联合治疗方案，为临床 PD-1 单抗治疗提供新的联合治疗策略。结果表明 Combo 治疗方案可有效增加肿瘤免疫微环境中 CD8+T 淋巴细胞和 Th1 淋巴细胞浸润比例；提升肿瘤浸润型 T 淋巴细胞的增殖能力；提高肿瘤浸润型 T 淋巴细

胞内抗肿瘤炎症因子 IFN-γ、TNF-α 的蛋白分泌水平；降低肿瘤中耗竭型 CD8+T 细胞百分比。最后，本团队通过对体外类 M2 型巨噬细胞及 GDNPs 处理的类 M2 型巨噬细胞样本进行转录组测序及结果分析，运用实时定量聚合酶链式反应和酶联免疫吸附实验等体外实验对相关结果进行多层面验证后，证实 GDNPs 可以促进肿瘤相关巨噬细胞趋化因子 CCL5 和 CXCL9 的分泌；此外，人为清除小鼠体内巨噬细胞后，Combo 组治疗方案的小鼠肿瘤内 T 淋巴细胞的数目显著减少。因此，在小鼠 CT26 结肠癌模型中，人参来源的纳米囊泡 GDNPs 可以通过极化小鼠体内肿瘤微环境中的巨噬细胞为类 M1 型巨噬细胞，并促进巨噬细胞分泌趋化因子 CCL5 和 CXCL9，进而招募 CD8+T 淋巴细胞进入肿瘤微环境，转变"冷肿瘤"为"热肿瘤"，提高 PD-1 单抗治疗"冷肿瘤"的响应性。研究创新点：①新建立一种 GDNPs 联合 PD-1 单抗显著抑制小鼠"冷肿瘤"发展的免疫联合治疗方案，有助于改变"冷肿瘤"对免疫检查点抑制剂的不响应性，为未来临床的肿瘤免疫治疗提供新的联合治疗策略；②将人参"扶正祛邪"的功效，与转变"冷肿瘤"为"热肿瘤"的免疫学理念相结合，为科学探索鲜药药理作用的物质基础提供新的实验依据和理论基础。

3. 肝癌

杨玉萍[248] 等在 2024 年，以探讨参芪抑瘤方（黄芪 30g，当归 20g，山慈菇 10g，土贝母 10g，苦参 15g，八月札 30g，莪术 10g，半枝莲 20g，白术 18g，枳壳 12g，人参 15g）联合顺铂经 ERK 介导 C-Myc/PD-L1 相协途径对 H22 肝癌荷瘤小鼠的抑瘤作用及其机制为目的，通过将 60 只 SPF 级雄性昆明小鼠，采用随机数字表法取 10 只小鼠作为空白组，其 50 只小鼠复制 H22 肝癌荷瘤小鼠模型，模型复制成功后将模型小鼠随机分为模型组、顺铂组 [2.5×10^{-3}g/（kg·3d）]、参芪抑瘤方低 [13.515g/（kg·d）]、中 [27.03g/（kg·d）]、高剂量 [54.06g/（kg·d）] 联合顺铂组 [2.5×10^{-3}g/（kg·3d）]，每组 10 只，治疗 13d，末次给药 24h 后，麻醉处死小鼠，测定小鼠肿瘤抑制率和脾指数、胸腺指数；HE 染色观察小鼠肿瘤组织病理学变化；ELISA 试剂盒检测肿瘤组织匀浆液中 EGF、INF-γ 含量；IHC 法和 WB 法检测肿瘤组织中 p-ERK1/2、

C-Myc、PD-L1蛋白表达；RT-PCR法检测瘤组织中ERK、C-Myc、PD-L1 mRNA表达水平。结果显示：①与空白组相比，模型组小鼠平均体质量和脾脏指数均降低（$P < 0.05$）；②与模型组相比，各治疗组肿瘤抑制效果明显，且参芪抑瘤方联合顺铂组以剂量依赖性抑制肝癌小鼠的肿瘤生长，提高小鼠平均体质量和脾指数、胸腺指数，促进肿瘤细胞坏死，增加坏死面积，降低肿瘤组织中EGF和IFN-γ含量以及p-ERK1/2、C-Myc、PD-L1蛋白表达和ERK、C-Myc、PD-L1mRNA表达水平（$P < 0.05$）；③与顺铂组相比，参芪抑瘤方中、高剂量联合顺铂组治疗效果显著，差异具有统计学意义（$P < 0.05$）。因此，参芪抑瘤方联合顺铂能有效抑制H22肝癌荷瘤小鼠的肿瘤生长，显著下调了肿瘤组织中C-Myc与PD-L1蛋白的表达，该机制可能是通过调控ERK信号通路相关蛋白表达发挥抑瘤作用。

梁颖[249]等在2019年，以研究益脾活血方（莪术、白术、苦参、佛手、茯苓、白花蛇舌草）调控细胞程序性死亡-配体1（B7-H1）与细胞程序性死亡受体-1（PD-1）结合通路对大鼠肝癌切除术后防止复发的机制为目的，选用健康SPF级雄性SD大鼠36只，将其随机分为对照组、西药组、中药组，每组12只，三组接种人肝癌细胞，7天后取肝脏已成瘤裸鼠进行肝癌手术切除建立肝癌术后裸鼠模型，分别给予益脾活血方和5-氟尿嘧啶进行干预，连续4周。观察并记录裸鼠一般情况、采用PET/CT影像学检查术后复发情况、苏木精-伊红染色法（HE法）检验术后复发组织病理变化、蛋白质印迹法（WB法）检测B7-H1/PD-1表达量、流式细胞术检测CD4$^+$、CD8$^+$T淋巴细胞水平。结果显示，对照组、西药组、中药组三组均可在裸鼠左中上腹发现高摄取区域，西药组和中药组复发率远远低于对照组（$P < 0.05$），西药组和中药组复发率无显著差异（$P > 0.05$），与对照组相比，西药组和中药组B7-H1相对表达量显著降低（$P < 0.05$），西药组B7-H1相对表达量低于中药组（$P < 0.05$），与对照组相比，中药组和西药组术后复发裸鼠CD4$^+$、CD4$^+$/CD8$^+$在外周血、脾脏中显著上升（$P < 0.05$），CD8$^+$细胞水平明显降低（$P < 0.05$）；西药组在外周血和脾脏中CD4$^+$水平显著高于中药组

组（$P < 0.05$），外周血中中药组和西医组CD8$^+$水平比较无明显差异（$P > 0.05$）。因此，益脾活血方可通过介导B7-H1/PD-1改善T淋巴细胞亚群失衡防止肝癌术后复发。

延边大学左红香[250]在2021年，发现莪术醇具有抗氧化、抗病毒、抗菌消炎及抗肿瘤作用，然而莪术醇的抗肿瘤的分子机制尚未完全阐明，因此，尝试研究莪术醇对肝癌细胞中程序性细胞死亡配体1（PD-L1）表达的影响，揭示其作用机制。通过分子对接实验、荧光素酶报告基因和MTT测定方法检测莪术醇对STAT3或HIF-1α的结合模式、转录活性及细胞活力的影响；通过RT-PCR、蛋白质免疫印迹和免疫荧光法探究莪术醇对STAT3、HIF-1α或PD-L1基因表达及定位的影响；通过EdU、集落形成、流式细胞术、划痕实验、基质胶侵袭实验、小管形成实验和T细胞杀伤实验，探讨莪术醇对肝癌细胞增殖、血管生成和肿瘤杀伤能力的影响；通过裸鼠移植瘤实验和免疫组化实验探讨莪术醇对裸鼠体内肝癌细胞生长的影响。结果显示，从分子对接实验结果可知，莪术醇与STAT3或HIF-1α之间有良好的结合作用。通过荧光素酶报告基因实验和MTT实验揭示出莪术醇抑制STAT3或HIF-1α的转录活性并不是由细胞毒性引起的。通过蛋白免疫印迹实验发现莪术醇通过调控JAK1、JAK2和Src途径降低p-STAT3（Tyr705）的表达，通过调控mTOR/p70S6K/4E-BP1/eIF4E和MAPKs途径抑制HIF-1α蛋白合成。同时还发现莪术醇通过抑制STAT3和HIF-1α之间的相互作用，从而抑制PD-L1 mRNA和蛋白质的表达。此外，研究发现莪术醇通过抑制PD-L1的表达进而抑制肿瘤细胞增殖、血管生成、转移和侵袭，诱导细胞毒性T细胞的活性及其杀死肿瘤细胞的能力。在裸鼠异种移植模型中证实莪术醇可以抑制肿瘤生长。因此，莪术醇抑制肝癌细胞中PD-L1的表达，主要是通过抑制HIF-1α和STAT3信号通路彼此之间的交互作用，从而抑制肿瘤的发生和发展，研究结果为莪术醇的进一步开发提供了理论依据。

4. 胃癌

陈军[251]等在2024年为观察逍遥散对胃癌荷瘤共病抑郁小鼠程序性死亡受体1（programmed cell death protein 1，PD-1）抑制剂治疗的增敏作用，并

探讨其作用机制，采用皮下移植胃癌细胞系——MCF 细胞构建荷瘤小鼠共 60 只，随机分为荷瘤对照组、荷瘤共病抑郁组、PD-1 抑制剂组、逍遥散联合 PD-1 抑制剂组，每组 15 只。荷瘤对照组不做任何干预，共饲养 56d；荷瘤共病抑郁组是在荷瘤对照组的基础上每天以慢性不可预知温和应激干预，每天行适量生理盐水灌胃，分别在第 1d、15d、29d、43d 小鼠尾静脉注射适量生理盐水；PD-1 抑制剂组是在荷瘤共病抑郁组的基础上，将小鼠尾静脉注射生理盐水改为 PD-1 抑制剂；逍遥散联合 PD-1 抑制剂组是在 PD-1 抑制剂组的基础上，将生理盐水灌胃改为逍遥散水提物灌胃。分组后第 57 天，荷瘤对照组、荷瘤共病抑郁组进行糖水偏好测试、陌生环境摄食实验，分析两组小鼠的行为学变化。计算荷瘤共病抑郁组、PD-1 抑制剂组、逍遥散联合 PD-1 抑制剂组小鼠的生存率并绘制生存曲线；获取小鼠瘤体，并测量瘤体体积及重量，计算抑瘤率；采用 ELISA 法检测小鼠肿瘤组织吲哚胺 -2, 3- 双加氧酶（indoleamine-2, 3-dioxygenase, IDO）、犬尿氨酸（kynurenine, Kyn）、芳香烃受体（aryl hydrocarbon receptor, AhR）的数值；对肿瘤组织通过免疫组化法检测小鼠肿瘤组织叉头样转录因子 3（forkhead box P3, Foxp3）表达情况。结果显示：①行为学改变：与荷瘤对照组比较，荷瘤共病抑郁组的糖水偏好率显著降低（$P < 0.01$），摄食潜伏时间显著延长（$P < 0.01$）；②生存率差异：荷瘤共病抑郁组小鼠生存率为 20%，PD-1 抑制剂组小鼠生存率为 26.7%，逍遥散联合 PD-1 抑制剂组小鼠生存率为 40%；③肿瘤增殖差异：逍遥散联合 PD-1 抑制剂组瘤体体积小于 PD-1 抑制剂组（$P < 0.05$），PD-1 抑制剂组小于荷瘤共病抑郁组（$P < 0.05$）；逍遥散联合 PD-1 抑制剂组瘤体重量显著小于 PD-1 抑制剂组（$P < 0.01$），PD-1 抑制剂组显著小于荷瘤共病抑郁组（$P < 0.01$）；逍遥散联合 PD-1 抑制剂组的抑瘤率为 35.4% 优于 PD-1 抑制剂组的 22.1%；④相关蛋白表达差异：逍遥散联合 PD-1 抑制剂组肿瘤组织中 IDO 的表达显著低于 PD-1 抑制剂组及荷瘤共病抑郁组（$P < 0.01$）；逍遥散联合 PD-1 抑制剂组肿瘤组织中 Kyn 的表达显著低于 PD-1 抑制剂组（$P < 0.01$），PD-1 抑制剂组小于荷瘤共病抑郁组（$P < 0.05$）；逍遥散联

合 PD-1 抑制剂组肿瘤组织中 AhR 的表达显著低于 PD-1 抑制剂组及荷瘤共病抑郁组（$P < 0.01$）；⑤各组小鼠肿瘤组织 Foxp3 表达情况：与荷瘤共病抑郁组比较，PD-1 抑制剂组、逍遥散联合 PD-1 抑制剂组肿瘤组织中 Foxp3 蛋白表达均显著降低（$P < 0.01$）；与 PD-1 抑制剂组比较，逍遥散联合 PD-1 抑制剂组肿瘤组织中 Foxp3 蛋白表达显著降低（$P < 0.01$）。因此，逍遥散对 PD-1 抑制剂的增敏作用可能与通过下调 IDO、Kyn、AhR 水平，进而有效降低调节性 T 淋巴细胞的增值与分化而实现的。

南京中医药大学谭倩影[252] 等在 2023 年，以探讨黄芪四君子汤对 MFC 胃癌荷瘤小鼠肿瘤增殖及免疫功能的影响为目的，建立 C57BL/6 小鼠 MFC 胃癌皮下荷瘤模型，采用随机数字表法，将 24 只 C57BL/6 小鼠分为空白对照组、模型组、中药低剂量组（6.24g/kg）、中药高剂量组（12.48g/kg），每组 6 只；记录小鼠体质量，计算肿瘤体积；ELISA 法检测各组小鼠外周血中 IFN-γ、IL-2、IL-8 和 TNF-α 表达水平；应用流式细胞术分别检测小鼠肿瘤、脾脏和胸腺中 CD4+、CD8+、PD1+T 细胞亚群的表达水平；检测小鼠肿瘤中 PD1 泛素化水平。结果显示，与空白对照组比较，皮下荷瘤模型组小鼠体质量增加（$P < 0.05$），外周血中 IFN-γ、IL-2 和 TNF-α 表达水平降低（$P < 0.001$）、IL-8 表达升高（$P < 0.05$）。与模型组相比，中药高剂量组小鼠肿瘤大小明显低于模型组（$P < 0.05$），外周血中 IFN-γ、IL-2 和 TNF-α 表达水平显著上升（$P < 0.001$，$P < 0.01$），而 IL-8 的表达水平显著降低（$P < 0.05$）；中药高剂量组小鼠的肿瘤、脾脏和胸腺中 CD4+、CD8+T 细胞亚群表达均增加（$P < 0.001$），PD1+T 细胞则随着其泛素化水平增加（$P < 0.01$）而表达下降（$P < 0.001$）。因此，黄芪四君子汤可上调 MFC 荷瘤小鼠 CD4+、CD8+T 细胞表达，调节外周血中细胞因子的表达水平，并通过增加 T 细胞胞内泛素化水平，促使 PD1 表达下调，从而抑制胃癌细胞的增殖。

卜文静[253] 等在 2021 年，以探讨健脾化痰方（黄芪 30g，薏苡仁 30g，猪苓 15g，女贞子 20g，玄参 20g，仙鹤草 30g，鸡血藤 30g，威灵仙 30g，苦参 15g，白花蛇舌草 30g）对胃癌细胞 PD-L1 表

达的影响，初步探讨其干预肿瘤免疫逃逸的机制为目的，将 40 只大鼠随机分为生理盐水对照组及健脾化痰方高、中、低剂量组，每组 10 只，采用灌胃方法，制备不同浓度含药血清。各组含药血清处理胃癌细胞（SGC-7901）24h。采用流式表面标记技术检测 SGC-7901 细胞上 PD-L1 的表达，采用免疫荧光染色法进行验证。结果显示，与对照组比较，健脾化痰方低、中、高浓度含药血清处理的胃癌细胞 SGC-7901，24 h 后 PD-L1 表达明显下降，平均荧光强度表达量明显降低，$P < 0.01$，且程剂量依赖型，免疫荧光染色法可进一步验证其结果。因此，健脾化痰方含药血清能降低胃癌细胞 SGC-7901 中 PD-L1 表达，且程剂量依赖型，其可能通过这一机制干预肿瘤的免疫逃逸，起到抗肿瘤作用。

5. 乳腺癌

大理大学许康[254] 在 2023 年，通过测定美洲大蠊精制物 CⅡ-3 对 4T1 细胞的杀伤作用及淋巴细胞的功能影响，探究 CⅡ-3 的体外抗肿瘤能力，并建立 Balb/c 小鼠 4T1 荷瘤模型，给予 CⅡ-3 处理，研究 CⅡ-3 的体内抗肿瘤作用及对 PD1/PD-L1 的影响，为后续研究提供一定基础依据。结果显示：①PD-1/PD-L1 在 4T1、L1210、MFC、H22 细胞中均有表达，同时，与正常小鼠乳腺组织比较，4T1 细胞中 PD-1/PD-L1 水平显著升高（$P < 0.001$）；② 不同浓度 CⅡ-3 在 12h、24h、36h 均能抑制 4T1 细胞的活力（$P < 0.05$）。不同浓度 CⅡ-3 作用于淋巴细胞 48h、72h、96h 后，刺激小鼠脾脏淋巴细胞增殖，并呈浓度依赖性（$P < 0.05$），同时，作用 12h 及 24h 后淋巴细胞凋亡率降低（$P < 0.05$）。CⅡ-3 抑制淋巴细胞体外分泌 IFN-γ 能力（$P < 0.05$），低剂量 CⅡ-3 可提高 IL-2 表达（$P < 0.05$），不同浓度 CⅡ-3 均可刺激 TNF-α 及 IL-10 的表达（$P < 0.05$）；③ 在 4T1 荷瘤小鼠中，CTX、低、高浓度 CⅡ-3 及 PD-1 单抗均能抑制肿瘤的生长，各组抑瘤率从高到低依次为 CTX 组（94.80%）> PD-1 单抗组（34.19%）> CⅡ-3 高剂量组（26.09%）> CⅡ-3 低剂量组（23.74%）。除 CTX 组外，其余各组小鼠体重均增长，用药组增长趋势优于模型组。CTX 明显抑制脾指数，模型组及其余用

药组脾指数均增大。各组药物均在不同程度上抑制肿瘤肺转移；④ 流式细胞术分析 CⅡ-3 对外周血、脾脏及肿瘤微环境中 T 细胞及其亚群的影响，发现 CⅡ-3 能上调外周血、脾脏及肿瘤微环境中 CD3⁺、CD3⁺CD4⁺T 细胞比例（$P < 0.05$），CD3⁺CD8⁺T 细胞比例无明显变化；⑤ 流式细胞术分析 CⅡ-3 对外周血、脾脏及肿瘤微环境中 T 细胞活化的影响，发现 CⅡ-3 能促进外周血、脾脏及肿瘤微环境中 T 细胞的活化（$P < 0.05$），外周血 T 细胞活化情况最好，肿瘤微环境中 T 细胞活化情况最差。在脾脏淋巴细胞及 TILs 细胞因子水平测定中，CⅡ-3 抑制脾脏淋巴细胞 TNF-α 及 IL-10 的表达（$P < 0.05$），促进 IL-2 表达（$P < 0.05$），对 IFN-γ 作用不明显；在 TILs 中促进 IFN-γ、IL-10 表达（$P < 0.05$），对 TNF-α 及 IL-2 作用不明显；⑥ 流式细胞术分析外周血、脾脏及肿瘤微环境中 T 细胞 PD-1 的结果显示，CⅡ-3 可显著降低外周血、脾脏及肿瘤微环境中 T 细胞 PD-1 的表达（$P < 0.05$）；⑦ 流式细胞术分析外周血、脾脏及肿瘤微环境中 PD-L1 的表达，结果显示 CⅡ-3 可降低外周血、脾脏及肿瘤微环境中 PD-L1 的表达（$P < 0.05$）。结果证明：①PD-1/PD-L1 在乳腺肿瘤细胞 4T1 中的表达高于正常乳腺细胞；② 美洲大蠊精制物 CⅡ-3 促进淋巴细胞增殖，抑制淋巴细胞凋亡；③ 美洲大蠊精制物 CⅡ-3 在 4T1 荷瘤小鼠体内有抗肿瘤作用，并能抑制乳腺癌的肺转移；④ 美洲大蠊精制物 CⅡ-3 能上调 T 细胞及 Th 细胞比例，促进 T 细胞的活化，下调 T 细胞表面 PD-1 及微环境中 PD-L1 的表达；⑤ 美洲大蠊精制物 CⅡ-3 对细胞因子的表达有调节作用。初步研究表明，美洲大蠊精制物 CⅡ-3 的抗肿瘤作用可能是通过下调 PD-1/PD-L1 的表达，逆转 T 细胞衰竭，提高 T 细胞比例，促进 T 细胞活化，以及调节细胞因子的表达等免疫调节途径来实现的。

6. 食管癌

韩懿存[255] 等在 2022 年，发现免疫检查点 PD-L1 介导的机体免疫抑制是肿瘤发病的重要特征，PD-L1 作为重要的免疫抑制分子，可通过与 PD-1 结合诱导 T 细胞衰竭，抑制 PD-L1 的表达是恢复 T 细胞功能的关键。中药白术有抗肿瘤、抗炎、抗氧化、降血糖等多种药理学作用，其中白

术的多糖类成分对机体的免疫调节起着至关重要的作用，然而其对与免疫抑制密切相关的免疫检查点的作用未见报道。与正常组织相比，miRNA-34a（miR-34a）在食管癌组织中表达明显降低。该研究意在探究白术多糖对食管癌细胞的抑制作用，及其对 PD-L1 表达的抑制作用与 miR-34a 的关系，阐释白术多糖抗肿瘤的部分分子机制。首先筛选不同的人食管癌细胞株（EC9706 细胞、EC-1 细胞、TE-1 细胞、EC109 细胞），检测各细胞株 PD-L1 的表达水平，选取 PD-L1 高表达细胞株 EC109 细胞进行后续实验。细胞增殖实验结果显示白术多糖对 EC109 细胞具有抑制作用；荧光实时定量 PCR（qPCR）和 Western blot 实验发现白术多糖在基因和蛋白水平上均能显著降低 PD-L1 的表达，同时促进肿瘤抑制因子 miR-34a 的表达；通过共聚焦成像和荧光素酶分析发现，PD-L1 受 miR-34a 的密切调控，阻断 miR-34a 的功能后，可逆转白术多糖对 PD-L1 蛋白表达的抑制作用，说明白术多糖对 PD-L1 蛋白的抑制作用可能是通过增加 miR-34a 的表达并调控其下游靶基因实现的。通过上述实验结果，得出靶向 miR-34a 并增加其表达是白术多糖抑制 PD-L1 发挥抗肿瘤作用的关键机制。

詹芸[256] 等在 2021 年，通过研究应用体内、外模型探讨了绿原酸（CGA）对食管癌中程序性死亡受体配体 1（PD-L1）的表达调控作用，以及干扰素 -γ（IFN-γ）在这一调控过程中发挥的作用。遵从中国医学科学院药物研究所动物实验中心标准操作规程（SOP）建立小鼠食管癌模型，通过基因芯片检测发现小鼠食管癌组织中 PD-L1 的差异表达，并应用 qRT-PCR、Western blot 和免疫组化（IHC）染色在小鼠食管癌组织中进行验证，然后在体外培养的食管癌细胞中进行进一步的验证和机制探讨。结果发现，CGA 能够显著抑制小鼠食管癌组织中 PD-L1 的表达，但在体外培养的 KYSE180 及 KYSE510 食管癌细胞中，PD-L1 的表达并不受 CGA 的调控。用 IFN-γ 对 KYSE180 和 KYSE510 细胞进行预处理，PD-L1 的表达明显升高，再加入 CGA 处理，PD-L1 的表达下调，并且随着 CGA 浓度的增加或者处理时间的延长，PD-L1 表达受抑制的效果越明显。同时，通过对 PD-L1 上游的干扰素调节因子 1（IRF1）的检测表明，在经 IFN-γ 预处理的 KYSE180 及 KYSE510 细胞中，IRF1 的表达受到 CGA 的抑制，其变化趋势与 PD-L1 一致。上述结果表明，CGA 可以通过 IFN-γ 信号通路下调食管癌中 PD-L1 的表达，为食管癌治疗的新方法提供了分子理论基础。

7. 其他癌种

上海中医药大学附属岳阳中西医结合医院程晓东[257] 教授团队于 2014 年发表研究，探索中药黄芪提取物黄芪多糖在黑色素瘤 B16-F10 细胞荷瘤小鼠体内的抑瘤效应及对共刺激分子 PD-1/PD-Ls 通路的调节作用，阐明相关的抗肿瘤免疫调节机制。对荷瘤小鼠进行黄芪多糖干预，绘制肿瘤生长曲线并计算抑瘤率；CCK-8 法检测荷瘤小鼠外周 T 淋巴细胞增殖活性；ELISA 法检测荷瘤小鼠外周血 IL-2、IFN-γ 的分泌水平；Real-time PCR 法检测荷瘤小鼠脾脏 PD-1 及肿瘤组织 PD-L1、PD-L2 在 mRNA 水平的表达；Western blot 法检测荷瘤小鼠脾脏 PD-1 及肿瘤组织 PD-L1、PD-L2 在蛋白水平的表达。结果显示，黄芪多糖可显著抑制 B16-F10 细胞在 C57BL/6 小鼠腋部皮下移植形成肿瘤的生长（$P < 0.01$）；促进荷瘤小鼠外周 T 淋巴细胞的增殖（$P < 0.01$）；升高荷瘤小鼠外周血 IL-2、IFN-γ 的分泌水平（$P < 0.01$）；抑制荷瘤小鼠脾组织 PD-1 mRNA 和蛋白的表达（$P < 0.05$，$P < 0.01$）；抑制小鼠肿瘤组织中 PD-L2 的 mRNA 表达和 PD-L1、PD-L2 的蛋白表达水平（$P < 0.01$）。因此，黄芪多糖能抑制荷瘤小鼠皮下黑色素瘤的生长，其机制可能与黄芪多糖调节 PD-1、PD-Ls 分子的表达及相互作用，进而增强小鼠 T 淋巴细胞抗肿瘤免疫活性有关。

南阳市中心医院姚利[258] 教授团队于 2018 年发表研究，探究黄芪甲苷（Agal）对宫颈癌 Hela 细胞侵袭和迁移的作用和机制。将细胞随机分为 Hela 组、Agal（5mmol/L）组、Agal（10mmol/L）组和 Agal（20mmol/L）组并分别用 0、5、10 和 20mmol/L 的 Agal 处理细胞，CCK8 检测细胞增殖，Transwell 实验和划痕实分别验检测细胞侵袭和迁移能力，ELISA 检测培养液中炎性因子白细胞介素 -4（IL-4）、肿瘤坏死因子 -α（TNF-α）和干扰素 -γ（IFN-γ）的质量浓度。建立宫颈癌裸鼠移植模型，

RT-PCR 检测血清程序性死亡分子 1（PD-1）、程序性死亡受体 – 配体 1（PD-L1）、P38 和 p-P38 的表达。结果与 Hela 组比较，Agal 作用细胞 4d 后，Agal（5mmol/L、10mmol/L、20mmol/L）组细胞增殖倍数明显降低，侵袭细胞数明显减少，划痕闭合率明显降低；同时，Agal（5mmol/L、10mmol/L、20mmol/L）组血清 PD-1 和 PD-L1 的蛋白表达水平明显降低，p-P38/P38 的比值也明显降低；此外，Agal（5、10、20mmol/L）还能显著降低培养液中 IL-4、TNF-α 和 IFN-γ 的质量浓度。因此，Agal 能抑制宫颈癌 Hela 细胞侵袭和迁移与下调 PD-1 及 PD-L1 的表达有一定的相关性。

哈尔滨医科大学附属肿瘤医院全丽娜[259]教授团队于 2018 年发表研究，探讨人参皂苷 Rg3 联合 PD-1 抑制剂对弥漫大 B 细胞淋巴瘤（DLBCL）的作用，通过体外实验观察人参皂苷 Rg3 在增强 T 细胞对抗淋巴瘤治疗中的作用及其机制。收集 DLBCL 患者的外周血，提取单个核细胞，体外激活并扩增 T 细胞，建立 T 细胞与肿瘤细胞共培养体系，检测联合人参皂苷 Rg3 能否增强 PD-1 抑制剂对 T 细胞增殖、凋亡和细胞因子分泌的影响。结果显示，DLBCL 细胞可抑制 T 细胞增殖，促进凋亡；联合人参皂苷 Rg3 能够增强 PD-1 抑制剂对恢复 T 细胞增殖，减少凋亡，并增加细胞因子 IL-2 和 IFN-γ 分泌的作用。因此，人参皂苷 Rg3 增强 PD-1 抑制剂对 DLBCL 的抗肿瘤作用，其机制为增强 T 细胞增殖，抑制凋亡，增加细胞因子分泌。

第三节 改善肿瘤微环境

一、抑制肿瘤相关血管生成

肿瘤血管生成对肿瘤的生长、侵袭及转移起重要的作用。肿瘤新生血管是以发芽的方式形成，在组织缺氧等情况下，肿瘤微环境会释放各种有利于血管生成的可溶性因子使内皮细胞募集到肿瘤组织处并招募血管周细胞，血管基质膜溶解，内皮细胞分支形成不完整且细胞间有缝隙的血管腔和新的基底膜吸引肿瘤细胞聚集。不少研究证实一些具有扶正培本，以及兼具化瘀、解毒等功效的单味中药及活性成分、中药复方或中成药可通过促进肿瘤血管内皮细胞凋亡及抑制其增殖迁移，抑制血管生成因子等的表达，抑制基质金属蛋白酶的表达，多途径、多靶点抑制肿瘤血管新生。

1. 肺癌

（1）中药复方的相关研究

2012 年天津中医药大学第一附属医院田菲发表研究，认为早在 20 世纪 70 年代就有人提出把抑制肿瘤血管形成作为肿瘤治疗的一种途径，开展的实验结果显示，联合治疗的肿瘤抑制效果明显优于扶正解毒方（人参、白术、龙葵、白花蛇舌草）或吉西他滨单药治疗，两者联用对移植瘤具有协同抗肿瘤效应，其作用机制与减少肿瘤微血管生成有关。

VEGF 是目前已知最有效的血管生成刺激因子，在肿瘤的形成及发展过程中通过与其受体的相互作用调控微血管形成，为肿瘤的生长提供充足的血液供应，而 MVD 是衡量肿瘤微血管生成的标准。采用 CD34 抗体来标记血管内皮细胞，发现经扶正解毒方与吉西他滨联合治疗后，肿瘤组织内的 VEGF 表达和 MVD 计数均低于单药治疗组，表明扶正解毒方加强了吉西他滨对肿瘤新生血管生成的抑制作用，从而抑制了移植瘤的生长[260]。

2014 年上海中医药大学附属龙华医院游捷发表研究，以观察肺积方（生黄芪、生白术、北沙参、石上柏、七叶一枝花、山慈菇、山茱萸、淫羊藿、蛇六谷、干蟾皮等）对移植性肿瘤生长的抑制作用为研究目的，并探讨其可能的作用机制。将 C57 小鼠与裸鼠分别随机分为对照组及中药低、中、高剂量组：①建立 C57 小鼠 Lewis 肺癌模型，于接种后第 10 天开始药物干预，中药组灌胃肺积方，对照组予生理盐水。在给药第 5d、8d、11d、14d 测量小鼠瘤径，灌胃第 14d 处死小鼠并称取瘤重；②采用 Lewis 肺癌细胞株接种于裸鼠背部，药物干预同上。分别在给药当天及第 4d、9d、14d 静脉注射 FITC-dextran 以显示功能性血管，在激光共聚焦扫描显微镜下测量单位面积的平均血管数量和直径。

结果显示：①在各观察时间节点，高剂量组瘤径均明显小于对照组（$P < 0.05$，$P < 0.01$），而低、中剂量组与对照组无明显差异（$P > 0.05$）；第8d、11d、14d高剂量组瘤径均明显小于低剂量组（$P < 0.01$，$P < 0.05$），第8d、11d高剂量组明显小于中剂量组（$P < 0.01$）。14d后，高剂量组瘤重明显低于对照组（$P < 0.05$）；低、中剂量组均低于对照组，但差异无统计学意义（$P > 0.05$）；②第9d、14d，中、高剂量组血管数量明显少于对照组与低剂量组（$P < 0.01$），而低剂量组与对照组数量相当（$P > 0.05$）；第4d高剂量组血管直径明显小于低剂量组（$P < 0.05$），其余时间点各组血管直径无明显差异（$P > 0.05$）。因此，肺积方对Lewis肺癌小鼠移植瘤的生长具有抑制作用，这种作用可能与减少肿瘤组织中功能性血管的数量，从而抑制肿瘤血管新生有关[261]。

2015年中医科学院广安门医院刘浩发表研究，以探讨扶正解毒方（党参、黄芪、沙参、麦冬、拳参、败酱草、白花蛇舌草）选择性抑制肿瘤血管生成及其相关作用机制为研究目的。以肿瘤血管内皮细胞模型、正常血管内皮细胞及Lewis肺癌荷瘤小鼠为研究对象，随机分为生理盐水组、贝伐单抗组、扶正解毒组及其拆方扶正、解毒药物组，采用MTT法观察扶正解毒方药、贝伐单抗对肿瘤血管内皮细胞与正常血管内皮细胞增殖的影响；采用免疫组化法观察药物对Lewis肺癌荷瘤小鼠瘤组织VEGF表达的影响；采用Western blot法观察药物对血管内皮细胞VEGFR-2（KDR）表达的影响。结果显示，扶正解毒方能够抑制肿瘤血管内皮细胞增殖（$P < 0.05$），而对正常血管内皮细胞增殖没有明显影响（$P > 0.05$），贝伐单抗对肿瘤血管内皮细胞及正常血管内皮细胞增殖均有抑制作用（$P < 0.01$），扶正解毒组与贝伐单抗组比较有明显差异（$P < 0.05$）；扶正解毒方能降低瘤组织VEGF表达及肿瘤血管内皮细胞VEGFR-2表达（$P > 0.05$），扶正解毒方组VEGFR-2表达水平与正常血管内皮细胞相近。因此，扶正解毒方能够选择性抑制肿瘤血管生成，其作用机制与调控VEGF/VEGFR-2信号传导有关[262]。

2016年广西中医药大学胡小勤发表研究，以观察益气养阴方药不同配伍对肺癌肿瘤血管生成的影响为研究目的。其中，益气养阴方药选择生脉散，配伍药物的选择：清热解毒药选择白花蛇舌草、半枝莲、鱼腥草，清化热痰药选择川贝母、瓜蒌、桔梗，活血化瘀药选择莪术、桃仁、丹参。通过观察益气养阴方药的不同配伍对Martigel种植体内的内皮细胞迁移数的抑制作用，从而探讨其对肺癌肿瘤血管生成的影响。结果显示，益气养阴各组较空白对照组能明显抑制Martigel种植体内的内皮细胞迁移数，与空白对照组比较具有显著性差异（$P < 0.01$），益气养阴配伍组较益气养阴组比较，内皮细胞数明显偏少（$P < 0.05$）。因此，益气养阴方药不同配伍对肺癌肿瘤血管生成具有抑制作用[263]。

2019年北京中医药大学东方医院王芬发表研究，以观察二陈汤（法半夏、陈皮、茯苓、炙甘草、生姜、乌梅、沙参、麦冬）对Lewis肺癌小鼠免疫功能及肿瘤血管生成的影响，探讨其抗肿瘤的可能作用机制。将30只C57BL/6小鼠腋窝皮下注射Lewis肺癌细胞造模。随机分为模型组、中药组和顺铂组，每组10只。模型组予0.4ml/20g生理盐水灌胃；中药组予0.4ml/20g二陈汤加沙参、麦冬药液灌胃；顺铂组予3mg/kg顺铂溶液200μl/20g腹腔注射，每日1次，连续3d，并予0.4ml/20g生理盐水灌胃，每日1次，连续14d。称定小鼠体质量、瘤质量、胸腺质量和脾质量，计算抑瘤率、胸腺指数和脾指数；流式细胞术检测脾脏淋巴细胞亚群水平；Western blot检测肿瘤组织血管内皮细胞生长因子受体VEGFR-1、VEGFR-2、P-P38、P-JNK的表达。

结果显示，与模型组比较，各给药组小鼠瘤质量显著降低（$P < 0.01$），组间差异无统计学意义（$P > 0.05$），中药组和顺铂组抑瘤率分别为33.64%、46.53%，中药组胸腺指数、CD3$^+$、CD4$^+$、CD8$^+$、CD4$^+$/CD8$^+$、B细胞水平均显著升高，VEGFR-2、P-JNK表达明显降低，顺铂组CD8$^+$明显升高（$P < 0.05$，$P < 0.01$）；与顺铂组比较，中药组胸腺指数、CD3$^+$、CD4$^+$、CD8$^+$均显著升高，VEGFR-2、P-P38、P-JNK表达显著降低（$P < 0.05$，$P < 0.01$）。因此，二陈汤加沙参、麦冬可提高Lewis肺癌小鼠免疫功能，同时抑制肿瘤血管生成，其抗肿瘤作用机制可能与抑制VEGFR-2表达、降低P-JNK活性

相关[264]。

（2）中成药的相关研究

2003 年中国中医科学院广安门医院林洪生报告研究，以探索威麦宁胶囊抗小鼠 Lewis 肺癌转移作用并探讨其作用的分子机制为研究目的。选用 C57BL/6J 小鼠，接种 Lewis 肺癌细胞复制自发性肺转移模型，并随机分 4 组：生理盐水组（NS）；威麦宁低剂量组［WL，150mg/（kg·d）］；威麦宁高剂量组［WH，250mg/（kg·d）］；环磷酰胺组［CTX，60mg/（kg·d）］。接种后第 2d 灌胃给药，共 28d。CTX 组腹腔注射给药，连续 7d。第 29d 处死各组小鼠，取肺用苦味酸固定，解剖镜下计数肺表面转移灶；取原发瘤组织常规固定、包埋、切片，HE 染色及光镜下观察；瘤组织 CD34 免疫组化染色微血管密度（MVD）计数和瘤细胞表面 E-cadherin 蛋白检测。

结果显示，NS、WL、WH、CTX 各组肺转移灶发生率依次为 100%、90%、60% 和 40%。WH 组和 CTX 组肺转移灶小而少，与 NS 组相比差异显著（ $P < 0.05$ ， $P < 0.01$ ）。瘤组织 HE 染色可见 NS 组瘤细胞呈片状或巢状分布，癌巢间微血管丰富；WH、WL、CTX 各组均可见不同程度的片状坏死区，瘤组织及其周围微血管均减少，但以 WH 组减少为多。CD34 免疫组化染色后 NS 组瘤组织内可见形态不规则，且无明显管腔的新生血管，其分布以肿瘤组织的边缘处为多见。瘤组织内 MVD 计数，NS 组为 40.29 ± 8.10 ，WH 组为 19.16 ± 5.92 ，两组相比，WH 组的 MVD 明显降低（ $P < 0.01$ ），而 WL、CTX 两组的 MVD 降低不明显（ $P > 0.05$ ）。因此，威麦宁具有抑制 Lewis 肺癌荷瘤小鼠自发性肺转移作用，其机制可能是：①提高瘤细胞 E-cadherin 及 E-cadherin mRNA 的表达，使瘤细胞间紧密结合，防止其分离与脱落，进而抑制瘤细胞的浸润、转移；②减少瘤组织微血管的形成，阻止瘤细胞的血道转移[265]。

2013 年中国中医科学院广安门医院周斌发表研究，观察中药益肺清化颗粒（黄芪、党参、沙参、麦冬、桔梗、杏仁、川贝、紫菀、仙鹤草、败酱草、拳参、白花蛇舌草、桃仁、红花、甘草）对 Lewis 肺癌小鼠瘤组织中 VEGF、碱性成纤维细胞生长因子（bFGF）、血管抑素（Angiostatin）、内皮抑素（Endostatin）的影响，探讨益肺清化颗粒的抑瘤机制。70 只小鼠随机分为模型组，中药低、中、高剂量组，吉非替尼组，吉非替尼加中药中剂量组，以及环磷酰胺（CTX）组，每组 10 只。所有小鼠右腋皮下接种 Lewis 瘤细胞进行造模。模型组给予纯净水 0.4ml 灌胃，每天 1 次；中药低、中剂量组分别给予益肺清化颗粒 5g/kg、10g/kg 灌胃，每天 1 次；中药高剂量组给予益肺清化颗粒 10g/kg 灌胃，每天 2 次；吉非替尼组给予吉非替尼 100mg/kg 灌胃，每天 1 次；吉非替尼加中药中剂量组，上午给予吉非替尼 100mg/kg 灌胃，下午给予益肺清化颗粒 10g/kg 灌胃。上述各组均从小鼠接种肿瘤细胞的第 2 天开始给药，连续 14 天。CTX 组在实验第 3、7 天给予 CTX 60mg/kg 腹腔注射。第 15 天处死小鼠，取瘤，免疫组化法检测肿瘤组织中 VEGF、bFGF、Angiostatin、Endostatin 的表达。结果显示：①与模型组比较，各给药组 VEGF 表达均显著降低（ $P < 0.01$ ），Angiostatin、Endostatin 表达显著增加（ $P < 0.01$ ），且吉非替尼组 bFGF 表达明显降低（ $P < 0.05$ ）。各给药组间 VEGF 比较，差异无统计学意义（ $P > 0.05$ ）；②CTX 组 Angiostatin 表达显著高于中药低剂量组（ $P < 0.01$ ）；③中药高剂量组、吉非替尼加中药中剂量组 Endostatin 表达明显高于中药低、中剂量组（ $P < 0.01$ ）；吉非替尼加中药中剂量组 Endostatin 表达明显高于吉非替尼组（ $P < 0.05$ ）。因此，益肺清化颗粒可能通过降低血管生成促进因子 VEGF 的表达，升高血管生成抑制因子 Angiostatin、Endostatin 的表达，进而发挥抑瘤作用[266]。

（3）中药单体的相关研究

2005 年南京医科大学基础医学院江秉华发表研究，以探求芹菜素抑制血管内皮生长因子表达机制为研究目的。运用 Matrigel 实验方法，结果显示：芹菜素通过缺氧诱导因子 -1（HIF-1）结合位点抑制血管内皮生长因子转录激活。因此，该研究表明芹菜素可能通过抑制 HIF-1α 和血管内皮生长因子的表达来抑制人类肺癌的血管生成，从而为芹菜素的抗癌作用提供了新的解释[267]。

2013 年南华大学附一医院许霞辉发表研究，探讨人参皂苷 Rg3 联合苏拉明对小鼠 Lewis 肺癌移植瘤的抑瘤作用及机制。建立 Lewis 肺癌小鼠模型后，分为对照组、顺铂组、人参皂苷 Rg3 组、苏拉明组、人参皂苷 Rg3+ 苏拉明联合组，药物干预 16d 后，剥离移植瘤，称瘤质量，计算抑瘤率；免疫组化法测定各组移植瘤 CD34 的表达即肿瘤微血管密度（MVD）测定；逆转录 PCR 法测移植瘤 MEK1/2 和 ERK1/2 的 mRNA；蛋白质印迹法测 MEK1/2、ERK1/2 及 P-ERK1/2（磷酸化 ERK1/2）蛋白的表达。结果显示，顺铂组、人参皂苷 Rg3 组、苏拉明组和人参皂苷 Rg3+ 苏拉明联合组抑瘤率分别为 19.7%、35.4%、35.9% 和 49.4%；对照组和药物干预组 MVD 计数分别为 24.06 ± 2.40、19.41 ± 1.98、13.06 ± 1.92、12.09 ± 1.49 和 6.16 ± 1.17，各药物干预组 MVD 较对照组低，差异有统计学意义。各组 ERK1/2 mRNA 相对量分别为（71.93 ± 13.47）%、（56.43 ± 11.01）%、（45.27 ± 8.82）%、（43.29 ± 7.48）% 和（28.75 ± 5.41）%，ERK1/2 蛋白相对量分别为（104.18 ± 9.78）%、（84.61 ± 7.66）%、（76.71 ± 7.25）%、（74.01 ± 7.41）% 和（51.69 ± 5.29）%，P-ERK1/2 蛋白相对量分别为（112.96 ± 9.49）%、（87.86 ± 6.77）%、（61.26 ± 8.48）%、（38.60 ± 10.66）% 和（9.57 ± 3.42）%，ERK1/2、P-ERK1/2 在各药物干预组的 mRNA 及蛋白的表达均低于对照组，且联合组降低明显，差异有统计学意义。因此，人参皂苷 Rg3、苏拉明具有抑制小鼠 Lewis 肺癌生长的作用，且两药联用作用更明显，其机制可能与抑制细胞外信号激酶通路及血管生成有关[268]。

（4）药对的相关研究

2018 年解放军总医院窦永起发表研究，通过检测黄芪 - 莪术配伍对 Lewis 肺癌瘤组织微血管密度（MVD）和血管内皮生长因子（VEGF）的表达，探讨其通过调控肿瘤血管生成抑制肿瘤生长及转移的作用机制。腋下接种 Lewis 肺癌细胞，建立 Lewis 肺癌荷瘤小鼠模型，然后随机分成模型组、顺铂组、低中高剂量黄芪 - 莪术配伍组，自接种后第 2 天起低、中、高剂量黄芪 - 莪术配伍组分别予 4g/（kg·d）、8g/（kg·d）、16g/（kg·d）生药灌胃 1d，连续 15d；顺铂组腹腔注射顺铂 2mg/kg，1/2d，共 8 次。于接种后第 16 天处死小鼠，称瘤重计算抑瘤率并计数肺转移灶，免疫组化法检测肿瘤组织中微血管密度（MVD）及血管内皮生长因子（VEGF）表达。结果显示，各中药配伍组均可抑制

肿瘤生长及转移，低、中、高剂量黄芪 - 莪术配伍组的抑瘤率分别为 20.9%、37.70%、40.42%，且瘤重和肺转移灶计数均低于模型组，差异有统计学意义（P < 0.01）。与模型组相比，各中药组瘤组织的 MVD 平均计数和 VEGF 蛋白平均光密度显著降低（P < 0.01），且高剂量黄芪 - 莪术配伍组降低最为显著。因此，黄芪 - 莪术配伍应用可降低瘤组织微血管密度，抑制瘤组织 VEGF 表达，发挥抑肿瘤生长及转移的作用[269]。

2. 肠癌

（1）中药复方的相关研究

2012 年江苏省中医院王瑞平发表研究，以中医理论为指导，采用克瘤丸（组成：斑蝥、莪术、壁虎、山豆根、水蛭、土鳖虫、黄芪）联合 Xeloda+CPT-11 方案的治疗方法，通过观察试验组与对照组治疗前后患者的临床客观疗效、症状体征、体力状态、肿瘤指标、血清 VEGF-A、VEGF-C 水平的变化，初步评价克瘤丸对晚期大肠癌的临床综合疗效。将符合标准的 55 例大肠癌患者随机分为两组，试验组（克瘤丸联合 Xeloda+CPT-11 化疗方案）28 例，对照组（单纯化疗）27 例，通过观察瘤体大小、新转移灶情况、症状体征、体力状态及肿瘤标志物水平变化、肝肾功能等指标进行临床疗效及不良反应观察。治疗前后分别抽取患者外周血一次，用双抗体夹心酶联免疫吸附试验（ELISA）测定血清 VEGF-A、VEGF-C 含量，观察克瘤丸对晚期大肠癌患者血清 VEGF-A，VEGF-C 的影响。结果显示：①血清 VEGF 表达方面：治疗后试验组患者血清 VEGF-A 水平为（261.95 ± 62.05）pg/ml，与治疗前相比差异有统计学意义（P < 0.05）；治疗后两组间 VEGF-A 水平差异无统计学意义（P > 0.05）。治疗后试验组血清 VEGF-C 水平为（163.62 ± 30.68）pg/ml，与治疗前及对照组比较均无统计学意义（P > 0.05）；②VEGF-A 与 VEGF-C 相关性分析：P=0.003 < 0.01，Pearson 相关系数 r=0.366，两者具有中度相关性；③临床客观疗效与 VEGF 水平的相关性分析：试验组获得 PR 疗效患者的 VEGF-A 水平较治疗前明显下降，差异有统计学意义（P < 0.05）；SD、PD 患者的 VEGF-A 值亦均有所下降，但无统计学意义（P > 0.05）。因此，克瘤丸联合化疗治疗晚期

大肠癌，在一定程度上降低晚期大肠癌患者血清 VEGF-A 水平[270]。

2017 年湖南省中医药研究院肿瘤研究所蒋益兰发表研究，以鸡胚绒毛尿囊膜（CAM）血管生长情况为观察对象，以探讨健脾消癌方（人参、薏苡仁、重楼、半枝莲、鸡血藤）核心方含药血清对血管生成的影响，并阐明健脾消癌方抗大肠癌复发转移的可能机制为目的。将孵育 7d 的发育正常的种鸡蛋制备成 CAM 模型，随机分为健脾消癌方高、中、低剂量组、无药血清组、参一胶囊阳性对照组及恩度阳性对照组，每组 15 枚。根据分组情况，向各 CAM 模型假气室内的绒毛尿囊膜分别加入 200μl 健脾消癌方高、中、低剂量的大鼠含药血清、无药血清、参一胶囊含药血清及恩度注射液，继续孵育 72h。以多聚甲醛溶液固定假气室处的尿囊膜后，观察并用眼科剪剪取标本，平铺于载玻片上。待所剪取的尿囊膜表面水分蒸发，用数码相机近距离原位拍照，并于光学显微镜下观察并采集图像。将标本图片调入 Image-Pro Plus 6.0 图像分析软件，选定分析区域、设置并固定相关参数，定量计算并比较各组 CAM 给药区血管面积比。结果显示：健脾消癌方高、中、低剂量组血管面积比均小于无药血清组（$P < 0.05$），高、中剂量组血管面积比小于低剂量组（$P < 0.05$），高、中剂量组间差异无统计学意义（$P > 0.05$），健脾消癌高、中剂量组血管面积比大于恩度组（$P < 0.05$），但与参一胶囊组间差异无统计学意义（$P > 0.05$）。因此，健脾消癌方核心方含药血清对 CAM 血管生成有一定的抑制作用，其抑制作用虽不及恩度，但中、高剂量条件下对 CAM 血管生成的抑制作用与参一胶囊含药血清相当，提示该方可能通过抑制肿瘤新生血管形成实现抗大肠癌复发转移的作用[271]。

（2）中成药的相关研究

2013 年黑龙江中医药大学基础医学院苏云明发表研究，通过灵芪胶囊对直结肠癌荷瘤裸鼠体内抑瘤作用的实验研究，以探讨其抗肿瘤机制为研究目的。采用裸鼠右腋部皮下接种人直结肠癌 Lovo 细胞，建立体内动物模型，将造模动物随机分为五组，分别为灵芪胶囊高、中、低剂量组、阳性对照组（尿嘧啶替加氟片）和模型对照组，每组 10 只，另取 10 只作为空白对照组，各组均灌胃给药 21

天，观察荷瘤裸鼠一般生活状态及每日摄食量、饮水量的变化，末次给药后检测各组荷瘤裸鼠的肿瘤抑制率、免疫器官脾脏指数，并采用 ELISA 法检测外周血 COX-2 和 VEGF 的含量。结果显示：①灵芪胶囊高、中、低剂量组对荷瘤裸鼠均有明显的抑制直结肠癌 Lovo 细胞荷瘤裸鼠肿瘤生长的作用，抑瘤率分别为 34.76%、32.38%、31.00%，与模型对照组比较差异具显著统计学意义；②灵芪胶囊对直结肠癌 Lovo 细胞荷瘤裸鼠的一般状态和免疫器官指数无明显影响并优于阳性对照组；③灵芪胶囊高、中、低剂量组能够明显降低荷瘤裸鼠外周血中 COX-2 的含量，高、中剂量组能够明显抑制荷瘤裸鼠外周血中 VEGF 的含量，与模型对照组比较差异具有统计学意义，从而达到抑制肿瘤的研究目的。因此，该研究证实灵芪胶囊对直结肠癌 Lovo 细胞荷瘤裸鼠具有明显的抑瘤作用，对裸鼠的一般生长状态和免疫器官无明显影响，其抑瘤作用可能通过下调 COX-2 和 VEGF 的表达，与抑制肿瘤血管的生成有关[272]。

2020 年山东省中医院齐元富发表研究，观察芪连扶正胶囊联合腹腔化疗预防大肠癌根治术后复发转移的临床疗效，以及对小鼠 H22 原位移植性肝癌的抑制作用，并探讨其抗肿瘤机制。建立小鼠 H22 原位移植性肝癌模型，随机分为模型组、中药灌胃组、腹腔化疗组及综合组，另设正常小鼠为空白组，观察各组小鼠的生存状态、体重变化以及肝脏成瘤情况，采用 HE 染色法观察各组的组织病理学改变，荧光实时定量 PCR 法检测 Cox-2、HIF-1α、VEGF-A mRNA 的表达情况，蛋白免疫印迹法检测 Cox-2、HIF-1α、VEGF-A 蛋白的表达情况。结果显示：在生存状态和体重变化上，中药灌胃组的疗效优于综合组（$P < 0.05$），综合组优于腹腔化疗组（$P < 0.05$），而在肝脏成瘤情况和组织病理学改变上，综合组的疗效优于腹腔化疗组（$P < 0.05$），腹腔化疗组优于中药灌胃组（$P < 0.05$）；观察 Cox-2、HIF-1α、VEGF-A mRNA 和蛋白的表达情况，模型组较空白组明显上调（$P < 0.01$），各用药组较模型组均有所下调（$P < 0.05$），三个基因和三种蛋白的表达水平由低到高依次均为综合组、腹腔化疗组、中药灌胃组（$P < 0.05$）。因此，芪连扶正胶囊联合腹腔化疗对小鼠 H22 原位移植性肝癌有明显的抑制

作用，其抗肿瘤机制可能与下调Cox-2、HIF-1α、VEGF-A mRNA和蛋白的表达有关[273]。

2017年成都中医药大学杨彦发表研究，以观察肠复康胶囊对人结肠癌LoVo细胞裸鼠模型血管生成、肿瘤转移的抑制作用为研究目的，并探讨其对Hedgehog-Gli1信号通路的干预及对VEGF表达的影响。采用裸小鼠结肠癌原位种植转移模型，将荷瘤鼠50只随机分为5组，每组10只，种植后第1周开始，分别给予生理盐水（模型组）、5-FU（5-FU组）、肠复康胶囊低剂量及高剂量（肠复康胶囊低剂量组、肠复康胶囊高剂量组）、5-FU与肠复康胶囊联合应用（肠复康胶囊+5-FU组），每天1次，共用4周。种植后第5周末处死动物，测量原位肿瘤瘤体质量、抑瘤率，应用免疫组化检测各组结肠癌组织中肿瘤微血管密度（microvessel density，MVD），应用Western blot法检测Gli1、VEGF蛋白表达。结果显示：①与模型组比较，5-FU组、肠复康胶囊低剂量组、肠复康胶囊高剂量组、肠复康胶囊+5-FU组抑瘤率分别为34.96%、27.97%、52.44%、58.74%，平均瘤体质量分别为（0.93±0.27）g、（1.03±0.29）g、（0.68±0.28）g、（0.59±0.22）g，差异均有统计学意义，肠复康胶囊低剂量组、肠复康胶囊高剂量组、肠复康胶囊+5-FU组小鼠MVD分别为（5.33±2.1）g、（2.3±1.5）g、（0.66±0.5）g，明显低于模型组与5-FU组，差异均有统计学意义；②模型组区域淋巴结转移率达100.00%，腹膜转移率达91.66%，肝转移率75.00%，肺转移率为58.33%。而肠复康胶囊高剂量组及肠复康胶囊+5-FU组各脏器转移率均较模型组明显降低，差异均有统计学意义；③Western blot检测显示，5-FU组及肠复康胶囊高剂量组Gli1蛋白表达分别（0.660±0.155）、（0.632±0.147），VEGF蛋白表达分别为（1.011±0.481）、（0.981±0.509），与模型组相比，Gli1和VEGF蛋白的表达水平均明显下降，差异均有统计学意义。因此，该研究证实肠复康胶囊对结肠癌肿瘤新生血管生成具有抑制作用，其机制与其抑制Hedgehog-Gli1信号通路激活，下调VEGF表达而发挥抗肿瘤血管形成作用有关[274]。

（3）中药单体的相关研究

2002年第三军医大学西南医院李剑明发表研

究，以探讨姜黄素、脱甲氧基姜黄素和双脱甲氧基姜黄素等3种姜黄色素单体对人血管内皮细胞生长、增殖的抑制作用及其可能的作用机制为研究目的。采用噻唑兰还原实验（MTT）检测系列药物浓度和不同作用时间对两种血管内皮细胞增殖活性的影响；流式细胞术（FCM）检测双脱甲氧基姜黄素作用24h后内皮细胞的增殖周期改变。结果显示：①MTT实验表明：3种姜黄色素作用72h后对内皮细胞增殖抑制作用的IC50值分别为0.525μg/ml、0.399μg/ml和0.125μg/ml；在浓度为4μg/ml时，3种姜黄素作用48h后均导致内皮细胞出现明显的增殖抑制（$P < 0.05$），作用72h时达最高值；②FCM检测结果表明：浓度为4μg/ml时双脱甲氧基姜黄素可将内皮细胞阻止于S期（$P < 0.05$）；浓度增至8μg/ml以上时不但可引起S期细胞阻滞（$P < 0.01$），同时又有明确的诱导凋亡作用。因此，该研究发现姜黄素可溶性制剂能明显抑制结肠癌细胞C26诱导的肿瘤新生血管形成，其作用效果与阳性对照药烟曲霉素醇（TNP-470）相似[275]。

2013年上海中医药大学附属普陀医院李琦发表研究，探讨丹参酮Ⅱ-A（Tanshinone Ⅱ-A，Tan Ⅱ-A）对小鼠肿瘤生长的抑制作用，以及CRC中COX-2和VEGF表达的改变。建立小鼠C26 CRC细胞系异种移植模型，在体内分别注射0.5mg/kg、1mg/kg、2mg/kg的Tan Ⅱ-A和1mg/kg的5-FU。然后，测定了肿瘤的重量和体积，评估了微血管密度和VEGF的表达。将COX-2启动子和COX-2质粒转染到HCT-116细胞中，然后通过化学发光检测COX-2启动子活性，通过荧光定量PCR检测COX-2 mRNA表达。细胞实验显示，Tan Ⅱ-A对HCT-116细胞系的COX-2和VEGF具有显著的抑制作用，呈剂量依赖性。这意味着丹参酮Ⅱ-A可以通过抑制COX-2和VEGF的表达水平来有效抑制结直肠癌的肿瘤生长和血管生成[276]。

2010年辽宁医学院附属一院李雷宇发表研究，以探讨川芎嗪对大肠癌实体瘤及其血管生成的抑制作用与机制为研究目的。建立大肠癌sw620裸鼠移植瘤模型，随机分成5组：生理盐水组，川芎嗪低、中、高3个剂量组及恩度组。给药后检测移植瘤的体积和质量，观察移植瘤的病理形态学改变，并分别用免疫组化法和Western blot法检测移植瘤组织中 CD34、VEGF、HIF-1α 蛋白表达。结果显示，与生理盐水组相比，川芎嗪中、高剂量组大肠癌 sw620 移植瘤的体积和质量明显减小，其瘤体内 CD34、VEGF、HIF-1α 的表达明显降低。因此，川芎嗪能抑制大肠癌 sw620 裸鼠移植瘤的生长，其作用机制可能与改善肿瘤组织的乏氧状况、抑制肿瘤血管生成有关[277]。

2013 年华中科技大学同济医学院附属武汉中心医院袁昌劲发表研究，观察去甲斑蝥素（NCTD）对人结肠癌裸鼠移植瘤血管生成及瘤体血管内皮细胞生长因子（VEGF）、内皮细胞钙黏蛋白（VE-Cd）、基质金属蛋白酶 2（MMP-2）表达的影响，以探讨 NCTD 影响血管生成的可能机制为研究目的。裸鼠皮下移植人结肠癌细胞（HCT116）瘤块建立人结肠癌皮下移植瘤模型，随机分为模型组，NCTD 高、中、低剂量组和氟尿嘧啶（5-Fu）组。分别腹腔注射生理盐水、NCTD 8mg/kg、5mg/kg、2mg/kg 和 5-FU 20mg/kg，每周 2 次，连续给药 3 周。给药结束后剥取瘤体并称重，常规石蜡包埋、制片，采用免疫组化法分析瘤体内微血管密度（MVD）以及 VEGF、VE-Cd、MMP-2 等促血管生成因子的表达水平。结果显示，与模型组相比，经 NCTD 干预的荷瘤裸鼠生长状态基本不受影响，但瘤体生长受到抑制，瘤内微血管密度降低，VEGF、VE-Cd、MMP-2 蛋白表达减少，且此效应随剂量增大而增强。因此，NCTD 在不影响荷瘤裸鼠生长状态的前提下，对人结肠癌裸鼠皮下移植瘤的生长和瘤内微血管的形成具有抑制作用，其机制跟下调 VEGF、VE-Cd、MMP-2 等促血管生成因子的表达有关[278]。

3. 肝癌

（1）中药复方的相关研究

2023 年陕西中医学院附属医院陈光伟发表研究，通过扶正抗癌方（黄芪、灵芝、女贞子、莪术、山豆根、藤梨根、白术、丹参、法半夏）对 H22 腹水型瘤株移植瘤小鼠模型 VEGF 和 nm23 水平的影响，观察该药对肿瘤的抑制作用。取 15 只健康小鼠作为空白对照组，再将造模成功的 60 只，分为荷瘤对照组、替加氟组、扶正抗癌方组、扶正抗癌方组加替加氟组。各组小鼠分别给予相应实验药物灌胃，灌胃 1 次 / 天，连用 14 天药。第 15 天处死，测出抑瘤率，胸腺、脾脏指数，同时免疫组化法检测 VEGF 和 nm23 表达情况。结果显示：用药组小鼠瘤体重量明显小于荷瘤对照组（$P < 0.01$），扶正抗癌方组及联合用药组免疫器官（胸腺、脾脏）指数高于替加氟组（$P < 0.01$），联合用药组肝组织中 VEGF 的表达降低、癌旁组织中 nm23 表达升高均优于西药组（$P < 0.05$）。因此，扶正抗癌方能抑制移植性 H22 荷瘤小鼠瘤体的生长及转移，提高小鼠免疫功能，改善小鼠的生存质量，其抗肿瘤生长可能与抑制肿瘤血管形成和增强抑癌基因的表达有关[279]。

2012 年新乡医学院第一附属医院消化内科张超贤发表研究，观察电针（电针组取双侧足三里、关元、内关、三阴交、肝俞穴）联合扶正理气合剂（未公开发表药物组成）对大鼠肝癌生长及转移的影响并探讨其作用机制。雄性 Wistar 大鼠 200 只，随机分为 5 组。以二乙基亚硝胺（DEN）灌胃诱导大鼠肝癌模型，电针组造模同时给予电针足三里、关元、内关、三阴交、肝俞穴治疗，扶正理气合剂组给予扶正理气合剂灌胃，针药联合组则予上述电针和扶正理气合剂治疗，共 16 周。造模 16 周后处死大鼠取肝脏组织标本，肉眼及光镜下观察肿瘤生长和转移情况；免疫组化法测定肝组织 NF-κB 活性及微血管密度（MVD），RT-PCR 法检测肝组织中转化生长因子 β1（TGF-β1）mRNA 及血管内皮生长因子（VEGF）mRNA 表达，放射免疫法测定肝组织活性氧（ROS）、抗氧化能力（T-AOC）、超氧化物歧化酶（SOD）、谷胱甘肽过氧化物酶（GSH-Px）、过氧化氢酶（CAT）活性、脂质过氧化产物（LPO）含量。结果显示：与正常对照组比较，模型组大鼠的肿瘤生长和转移参数、ROS、LPO 含量、NF-κB 活性、TGF-β1 mRNA、VEGF mRNA、MVD 表达显著增加（$P < 0.01$），而 T-AOC、SOD、GSH-Px、CAT 活性明显下降（$P < 0.01$）；与模型组比较，各治疗组大鼠的肿瘤生长和转移参数、ROS、LPO 含量、NF-κB 活性、TGF-β1mRNA、VEGF mRNA 及 MVD 表达显著下降，而 T-AOC、SOD、GSH-Px、CAT 活性明显上升（$P < 0.01$），联合治疗组上述指标优于其他治疗组（$P < 0.05$）。NF-κB 活性与 TGF-β1mRNA 及 VEGF mRNA 呈正相关关系（r1=0.554，$P < 0.05$；

r2=0.572，$P < 0.05$）。因此，电针和扶正理气合剂均能显著降低实验性肝癌大鼠的 NF-κB 活性、TGF-β1mRNA 及 VEGF mRNA 及 MVD 表达，从而降低肿瘤生长和转移参数，这与调控肿瘤相关血管生成，及清除自由基有密切关系[280]。

2013 年上海中医药大学附属曙光医院张怡发表研究，观察补肾健脾方（党参、熟地黄、黄芪、白术、山药、山茱萸、茯苓、牡丹皮、泽泻、杜仲、补骨脂、甘草）对脾虚兼肝肾阴虚型原发性肝癌患者细胞免疫功能及血管生成相关因子的影响，以探讨补肾健脾方抑制原发性肝癌复发转移的机制为研究目的。运用方法如下：将符合纳入标准的 60 例原发性肝癌患者随机分为治疗组和对照组，每组 30 例；治疗组予补肾健脾方，对照组予复方鳖甲软肝片；两组均 28 天为 1 个疗程，共治疗 2 个疗程，观察细胞免疫功能（CD3+、CD4+、CD4+/CD8+、NK）以及血管生成相关因子（VEGF、MMP2、MMP9）的变化情况。结果显示：与本组治疗前比较，治疗组 CD3+、CD4+、CD4+/CD8+ 水平治疗后明显提高（$P < 0.05$），对照组各指标差异均无统计学意义（$P > 0.05$）；组间治疗后比较，CD3+、CD4+ 差异有统计学意义（$P < 0.05$）。与本组治疗前比较，治疗组治疗后 VEGF、MMP9 水平明显降低（$P < 0.05$），对照组各指标差异无统计学意义（$P > 0.05$）；组间治疗后比较，各指标差异均无统计学意义（$P > 0.05$）。因此，补肾健脾方能够改善脾虚兼肝肾阴虚型原发性肝癌患者的细胞免疫功能，降低 VEGF、MMP9 的水平；补肾健脾方可能是通过改善原发性肝癌患者的免疫功能和抑制肿瘤血管新生发挥治疗作用[281]。

2013 年重庆市垫江县人民医院何仁强发表研究，探讨扶正化毒消癌方（人参、白术、黄芪、茯苓、制何首乌、大枣、三棱、莪术、砂仁、白芥子、浙贝母、延胡索、厚朴、仙鹤草、重楼、白花蛇舌草）治疗原发性肝癌中晚期患者的临床疗效及对细胞免疫功能及血管生成相关因子的影响。72 例中晚期肝癌患者随机按数字法分为观察组和对照组各 36 例。两组均给予对症支持治疗：联苯双酯片 50mg/ 次，3 次 / 天，连续使用 3 个月；人血白蛋白，50ml/ 次，1 次 / 天，必要时连续使用 7~10d；盐酸曲马朵缓释片，0.1g/ 次，口服，必要时服用，一次

不超 0.4g。观察组在对照组基础上加服扶正化毒消癌方，1 剂 / 天，常规水煎分 2 次服用。疗程为 3 个月。检测血清甲胎蛋白（AFP）水平、外周血 T 淋巴细胞亚群（CD3+、CD4+、CD8+、CD4+/CD8+）水平、血管内皮生长因子（VEGF）和基质金属蛋白酶 -9（MMP9）水平；监测肝功能（ALT、AST、TBIL）。结果显示，观察组生活质量评价有效率（增加 + 稳定）为 86.1%，优于对照组的 58.3%；观察组 6 个月和 12 个月生存率均优于对照组（$P < 0.05$）；治疗后观察组血清 ALT、AST 及 TBIL 低于对照组（$P < 0.01$）；治疗后观察组血清 AFP 水平低于对照组（$P < 0.01$）；治疗后观察组外周血 VEGF 和 MMP9 水平低于对照组（$P < 0.01$）；治疗后观察组 CD3+、CD4+ 和 CD4+/CD8+ 高于对照组，CD8+ 低于对照组（$P < 0.05$ 或 $P < 0.01$）。因此，扶正化毒消癌方用于中晚期原发性肝癌患者能减轻临床症状、体征、改善肝功能、提高患者生存质量，降低外周血 AFP、VEGF 和 MMP9 水平，并延长患者生存期；其作用机制可能与提高患者机体免疫功能，抑制肿瘤血管新生有关[282]。

2015 年湖南省中医药研究院附属医院曾普华发表研究，探讨益气化瘀解毒方（白参、黄芪、莪术、重楼、壁虎）及其单味药对人肝癌移植瘤血管拟态相关因子表达的影响。瘤细胞接种建立人肝癌移植瘤模型，随机分为益气化瘀解毒方组（全方组）、黄芪组、莪术组、重楼组、壁虎组、顺铂组及模型组，除模型组外，各给药组予相应药物干预。21d 后，采用免疫组化法检测瘤组织低氧诱导因子 -1α（HIF-1α）、基质金属蛋白酶 MMP-9、MMP-2、E- 钙黏附蛋白（E-cad）表达，免疫荧光法观察血管生成拟态结构，实时荧光定量 PCR 检测瘤组织 Twist1、Bcl-2 表达。结果显示，与模型组比较，给药后各给药组瘤体积减小（$P < 0.05$），全方组优于黄芪组、重楼组、壁虎组（$P < 0.05$）；各组血管生成拟态结构荧光表达稀少，模型组、顺铂组最为明显；除黄芪组外，各给药组 HIF-1α 及 MMP-9、MMP-2 表达与模型组比较差异有统计学意义（$P < 0.05$），全方组最为明显；全方组、黄芪组 E-cad 表达与模型组比较差异有统计学意义（$P < 0.05$）；全方组、重楼组、壁虎组与模型组比较 Bcl-2 表达明显降低（$P < 0.05$），其中全方组

Bcl-2 表达明显优于其他给药组（$P < 0.05$）；全方组、莪术组、重楼组、顺铂组 Twist1 表达与模型组比较差异有统计学意义（$P < 0.05$）。因此，益气化瘀解毒方及其单味药通过下调 HIF-1α、Twist1、Bcl-2、MMP-2、MMP-9 及上调 E-cad 表达，从而抑制血管生成拟态形成[283]。

（2）中成药的相关研究

2019 年榆林市第一医院李小峰教授团队发表研究，探讨参芪扶正注射液联合索拉非尼（SOR）治疗晚期原发性肝癌（PLC）的临床效果及对患者血管内皮生长因子（VEGF）、肿瘤坏死因子 TNF-α、γ- 干扰素（IFN-γ）水平的影响。选取 2015 年 3 月至 2017 年 3 月收治的 116 例晚期 PLC 患者，采取随机数字表法均分为两组。对照组采取 SOR 进行分子靶向治疗，观察组在此基础上加用参芪扶正注射液辅助治疗。比较两组的临床疗效，治疗前后 VEGF、TNF-α、IFN-γ 水平的变化及不良反应的发生情况。结果显示，治疗 3 个月后，观察组临床获益率与有效率分别为 81.0%、39.7%，较对照组（63.8%、20.7%，$P < 0.05$）均明显上升。两组血清 VEGF 随治疗时间的延长而逐渐下降（$P < 0.01$），且观察组治疗 1 个月、3 个月后的 VEGF 低于对照组同期（$P < 0.05$）；两组血清 TNF-α、IFN-γ 水平均随治疗时间的延长而逐渐升高（$P < 0.01$）；且与对照组同期相比，观察组治疗 1 个月、3 个月后以上指标均显著更高（$P < 0.01$）。观察组不良反应率为 43.1%，与对照组（62.1%）比较明显降低（$P < 0.05$）。因此，参芪扶正注射液联合索拉非尼治疗晚期原发性肝癌的疗效显著，可能与其显著改善血清中 VEGF、TNF-α、IFN-γ 水平有关，同时其减毒效果较佳，可作为晚期原发性肝癌临床治疗的一种较为理想的用药方案[284]。

（3）中药单体的相关研究

2000 年广东省中医院吴万垠[285]教授团队发表研究，以观察莪术油微球经肝动脉灌注对大鼠移植性肝癌的治疗作用。实验方法如下：复制 100 只大鼠移植性肝癌模型，随机分为对照组、莪术油组、空白微球组、高剂量和低剂量莪术油微球组，每组 20 只。经胃十二指肠动脉至肝固有动脉分别灌注生理盐水 0.2~0.3ml、莪术油 10mg/kg、空白微球 10mg/kg 及高低剂量莪术油微球 10mg/kg

和 5mg/kg。比较各组大鼠生存时间及肿瘤生长情况和坏死程度。结果显示：与对照组比较，高低剂量莪术油微球治疗组大鼠的肿瘤生长率均受到显著抑制（1.23% ± 0.66%，4.86% ± 1.47% 对 22.44% ± 17.81%，$F=10.25$，$P < 0.01$），肿瘤坏死以重度为主，生存时间亦明显延长（25.50d ± 3.89d，22.70d ± 3.92d 对 11.70 d ± 1.89d，$F=36.53$，$P < 0.01$）。莪术油微球的作用优于莪术油或空白微球。因此，经肝动脉灌注莪术油微球较灌注莪术油或空白微球对大鼠移植性肝癌具有更好的治疗作用。

4. 胃癌

（1）中药复方的相关研究

2011 年国医大师李佃贵对化浊解毒和胃方（茵陈，藿香，佩兰，云苓，砂仁，黄芩，黄连，半枝莲，半边莲，全蝎，白花蛇舌草）治疗慢性萎缩性胃炎胃癌前病变进行了疗效观察，观察化浊解毒和胃方对慢性萎缩性胃炎胃癌前病变大鼠胃黏膜组织缺氧诱导因子 1α（hyPoxia inducible factor-1α，HIF-1α）、VEGF 的影响，探讨化浊解毒对慢性萎缩性胃炎癌前病变血管新生方面的可能治疗机制。将 Wistar 大鼠 66 只随机分为 6 组，每组 11 只：正常对照组（空白组）、模型组、维 A 酸治疗组（维 A 酸组）、化浊解毒和胃方高剂量治疗组（高剂量组）、化浊解毒和胃方中剂量治疗组（中剂量组）、化浊解毒和胃方低剂量治疗组（低剂量组）。采用幽门弹簧插入复合法复制 CAG 癌前病变模型，各组给予相应的药物每天灌胃 1 次，每次 2ml，连续 12 周。然后采用免疫组织化学和 Western blot 的方法，观察化浊解毒和胃方对慢性萎缩性胃炎胃癌前病变大鼠胃黏膜组织 VEGF、HIF-1α 的影响。结果显示，与空白组比较，模型组及各治疗组 VEGF、HIF-1α 的表达增高，差异有统计学意义；各治疗组与模型组比较，差异有统计学意义；高剂量组与中剂量组降低 VEGF、HIF-1α 的表达优于维 A 酸组、低剂量组，低剂量组与维 A 酸组比较差异无统计学意义。因此，该研究表明化浊解毒和胃方可能是通过抗血管生成机制从而达到防治萎缩性胃炎胃癌前病变的治疗效果，并且存在一定的量效关系[286]。

2015 年江苏省中医院舒鹏发表研究，探讨健脾养胃方（三棱、莪术、炙黄芪、党参、炒白术、当归、白芍、法半夏、陈皮、石见穿、白花蛇舌草、炙甘草）对人胃腺癌 SGC7901 细胞抗血管生成的相关机制。采用 RT-PCR 法检测健脾养胃方对 SGC7901 细胞中 VEGF 的 mRNA 表达的干预；采用 Western blot 法检测健脾养胃方对 SGC7901 细胞中 VEGF 蛋白表达的干预。采用 RT-PCR 法检测健脾养胃方对 SGC7901 细胞中 Hes1、Notch1、Jagged1、D114 的 RNA 表达的干预；采用 Western blot 法检测健脾养胃方对 SGC7901 细胞中 Hes1、Notch1、Jagged1、D114 蛋白表达的干预。结果显示：①浓度为 2mg/ml、4mg/ml、8mg/ml 的健脾养胃方及其拆方作用于 SGC7901 细胞 48h 后的 VEGF mRNA 表达量低于空白组，并呈浓度依赖性，其中健脾养胃方全方及三棱、莪术的效果均优于健脾养胃方缺方组；②浓度为 2mg/ml、4mg/ml、8mg/m 的健脾养胃方及其拆方作用于 SGC7901 细胞 48h 后的均可下调 VEGF 蛋白，并随着浓度的增加而递减。其中健脾养胃方全方与三棱、莪术的效果较为明显；③浓度为 2mg/ml、4mg/ml、8mg/ml 的健脾养胃方及其拆方作用于 SGC7901 细胞 48h 后的 Hesl、Notchl、Jaggedl、D114mRNA 表达量均低于空白组，并呈浓度依赖性。其中健脾养胃方全方及三棱、莪术的效果均优于健脾养胃方缺方组（$P < 0.05$）；④浓度为 2mg/ml、4mg/ml、8mg/ml 的健脾养胃方及其拆方作用于 SGC7901 细胞 48h 后的均可下调 Hes1、Notch1、Jagged1、D114 蛋白，并随着浓度的增加而递减，其中健脾养胃方全方与三棱、莪术的效果较为明显。因此，健脾养胃方能够通过激活 Notch 通路下调 VEGF mRNA 水平及蛋白表达，从而抑制血管生成，达到抑制胃癌细胞生长的研究目的，其中三棱、莪术是健脾养胃方中在抑制胃癌血管生成方面发挥作用的主要组成部分[287]。

2016 年中国中医科学院广安门医院李杰发表研究，针对巨噬细胞介导的血管重塑进行了实验探索，并探讨扶正解毒方（组成：黄芪、党参、生白术、土茯苓、制何首乌、枸杞子、藤梨根、草河车）的调控机制。建立移植性前胃癌小鼠荷瘤模型，将实验动物随机分为对照组、中药组（扶正解毒方）、化疗组（5-FU）、中西医结合组（结合组），分别给予相应药物干预 14d。观察扶正解毒中药对前胃癌小鼠荷瘤模型移植瘤的生长及抑制情况，用 FACS 法检测各组小鼠 CD4+/CD8+T 细胞比值、Treg 细胞含量，RT-PCR 检测血管生成因子 VEGF、MMP-9、COX-2 及免疫抑制因子 IL-6、IL-10，趋化因子 CCL-17、Arg-1 分泌水平，Western blot 和 IHP 法检测血管生成素、UPR 以及核心通路 mTOR 相关因子表达的情况。结果显示：①对肿瘤相关巨噬细胞促血管生成因子表达的影响：移植瘤中对照组 VEGFa、MMP-9、COX-2 基因的转录水平最高，经药物治疗后，各组目标基因转录水平均有降低趋势，结合组降低效果最为明显；②对 Rheb/mTOR/P70S6K1 信号通路的调控：对照组高表达 PI3K、Rheb、P70S6K1 蛋白，中药干预后，PI3K、Rheb 表达水平降低，结合组降低最为明显；③对肿瘤微环境中非折叠蛋白反应（UPR）的调控：对照组 GRP-78 蛋白表达水平较高，经药物干预后其表达水平降低，各治疗组与对照组相比，差异有统计学意义；化疗组 GRP-78 的表达水平最低，但各治疗组之间差异无统计学意义。因此，扶正解毒中药能有效抑制前胃癌荷瘤小鼠模型移植瘤的生长，减少肿瘤血管生成，同时促进肿瘤局部的血流灌注，改善肿瘤微环境的乏氧状态[288]。

2017 年湖南中医药大学第一附属医院黄柳向发表研究，探讨莪蚕健胃方（太子参、黄芪、当归、白芍、枳壳、佛手、茯苓、莪术、炮山甲、僵蚕、鸡内金、百合、炙甘草）对胃癌前病变大鼠 MMP-2 蛋白及其 mRNA 对血管生成的影响。将实验大鼠分为正常组 5 只，造模组 55 只。制作胃癌前病变模型 24 周并抽检 5 只确保成功后，将剩余模型大鼠随机分为模型组，维 A 酸组和中药高、中、低剂量组，每组 10 只。给药 16 周后处死取材。进行胃组织病理检测，MVD 计数，和 MMP-2 蛋白及 mRNA 的检测。结果显示，与正常组比较，造模组的 MVD 和 MMP-2 蛋白及其 mRNA 均过度表达（$P < 0.05$），并随异型增生级别的升高而增强。MMP-2 蛋白与 MVD 正相关（r=0.560, $P < 0.05$），MMP-2 mRNA 与 MVD 无相关性（r=0.297, $P > 0.05$）。与模型组相比，大部分治疗组能抑制其过度表达（$P < 0.05$），中药低剂量组（$P > 0.05$）除外。与维 A 酸组相比，中药高剂量组表达降低（$P < 0.05$），中药中剂量组差异无统计学意义（$P > 0.05$）。因此，菱蚕健胃方可抑制胃癌前病变的血管生成，可能是通过削弱 MMP-2 基因的转录及表达而发挥治疗作用的。其作用与剂量有关[289]。

2017 年江苏省中医院刘沈林发表研究，探讨加减血癥汤（当归、赤芍、三棱、莪术、桂枝、乳香、没药、蛇舌草、菝葜）抗肿瘤作用及相关机制。采用 MTT 法检测加减血癥汤对体外培养的人胃癌细胞株 SGC-7901 不同浓度的增殖能力的抑制作用及其与时间的相关性。通过鸡胚尿囊膜技术及体外增殖实验验证加减血癥汤的抗血管生成作用。采用 RT-PCR 法检测 SGC-7901 细胞中 VEGF、mTOR、PI3K、AKt 等相关基因的表达变化及其浓度相关性。运用 Western blot 法检测加减血癥汤体外作用于人胃癌细胞株 SGC-7901 相关蛋白表达的变化及其浓度相关性。结果显示：加减血癥汤对人胃癌细胞株 SGC-7901 增殖能力抑制作用明显，并且呈现明显的浓度及时间相关性；加减血癥汤有明显抗血管生成作用。加减血癥汤可下调人胃癌 SGC-7901 细胞中 VEGF、mTOR、PI3K、AKt 的 mRNA 的表达；不同浓度加减血癥汤均对人胃癌 SGC-7901 细胞中 VEGF、mTOR、PI3K、AKt 蛋白的表达有下调作用；免疫组化显示加减血癥汤组 VEGF、CD31、HIF-1α、PI3K、p-mTOR、p-AKT、COX-2 蛋白表达降低，且随着剂量的增高，蛋白表达逐渐下降。因此，加减血癥汤能明显抑制人胃癌细胞株 SGC-7901 的增殖，能下调人胃癌细胞株 SGC-7901 中 VEGF、mTOR、PI3K、Akt 等相关基因及蛋白的表达。推测加减血瘤汤的抗肿瘤作用与抗血管生成密切相关[290]。

（2）中成药的相关研究

2010 年山东中医药大学曹志群总结了昆参颗粒治疗进展期胃癌的作用机制。采用 MNNG 诱导出 Wistar 大鼠胃癌模型，随机分为空白对照组、模型组、参莲胶囊组、昆参大/中/小剂量组，每组 15 只，比较给药后各组大鼠的 bFGF 蛋白水平表达，并进行灰度值分析。结果显示，诱导型胃癌组织中血管生成因子 bFGF 呈高表达，昆参颗粒组能明显降低 bFGF 蛋白水平表达。因此，昆参颗粒能明显改善进展期胃癌患者的临床症状，提高其生活质量，是治疗进展期胃癌的有效药物，其作用机制主要与抑制血管生成因子 bFGF 的表达有关[291]。

2011 年该团队通过观察昆参颗粒对实验动物模型血管生成因子的调控作用，探讨昆参颗粒治疗进展期胃癌的作用机制。采用 "MNNG+雷尼替丁+乙醇+饥饱失调" 的综合方法复制 Wistar 大鼠模型，按体重随机分为正常组、模型组、昆参颗粒大/中/小剂量组和参莲胶囊组，分别给予药物干预后，采用免疫组化法检测血浆及组织中 VEGF、bFGF、MVD 的表达；建立 S180 荷瘤小鼠模型，用免疫组化法检测移植性肉瘤 VEGF 蛋白表达。结果显示：①血浆 VEGF：模型组大鼠 VEGF 血浆含量在 53 周后增加，参莲组则在 53 周达到高峰，而大、中、小剂量组在 57 周达到高峰，之后有不同程度的下降，以大剂量组下降最为明显；②组织 VEGF：与正常组比较，造模各组大鼠 VEGF 表达均显著升高，药物干预后，昆参颗粒大、中、小剂量组 VEGF 表达显著下降，与参莲胶囊组比较无差异；③组织 bFGF：正常组 bFGF 的表达较弱，模型组表达强烈，二组比较差异显著，昆参颗粒大、中、小剂量组与模型组比较有不同程度差异；④MVD：模型组的 MVD 与正常组比较差异显著，昆参颗粒大、中、小剂量组与模型组比较均有显著差异（$P < 0.01$ 或 $P < 0.05$）。因此，该研究表明昆参颗粒能有效抑制血管生成因子（VEGF、bFGF、MVD）的表达，这可能是其治疗进展期胃癌的关键作用机制[292]。

2017 年中国中医科学院广安门医院花宝金发表研究，以明确西黄丸调控乏氧微环境进而抑制肿瘤血管生成拟态形成的相关机制，探索西黄丸抗肿瘤的内在靶标，丰富活血解毒法治疗肿瘤的内涵为研究目的。实验分组：空白组、西黄丸组、HIF-1α 抑制剂（2-ME）组、结合组；体外采用人胃癌 MGC-803 细胞系，体内实验采用 Balb/c 裸鼠建立 MGC-803 移植瘤模型，观察和测量西黄丸对裸鼠移植瘤肿瘤体积和质量的影响；使用低氧工作站建立乏氧细胞培养模型、通过三维培养建立体外肿瘤细胞拟态血管模型，体外实验通过显微镜下管道计数、体内实验通过 PAS-CD31 免疫化学-免疫组化双染色法计算各组管道形成数目。采用 RT-qPCR、Western blot，体外实验采用 RT-qPCR、Western blot、IHC 法检测血管生成拟态相关蛋白 VE-Cadherin、EPhA2、MMP-2 蛋白及 mRNA 表达、

P-EPhA2 蛋白表达、HIF-1α、Twist1 蛋白及 mRNA 表达情况。结果显示：①西黄丸可以抑制 MGC-803 细胞增殖，并呈浓度和时间依赖性；②建立体外和体内 MGC-803 细胞拟态管道形成模型，西黄丸可以显著抑制体外乏氧条件下和体内 MGC-803 拟态管道的形成，与 2-ME 的抑制作用相近，结合组对拟态管道形成的抑制作用最强；③西黄丸、2-ME、结合组可以降低体内和体外 VE-Cadherin、MMP-2 的 mRNA 表达，可以降低体内和体外 VE-Cadherin、MMP-2 的蛋白表达及 P-EPhA2 的表达，结合组可以更显著的降低如上蛋白的 mRNA 和蛋白的表达。西黄丸、2-ME、结合组对 EPhA2 蛋白和 mRNA 的表达没有显著影响。西黄丸、2-ME、结合组可以降低体外 HIF-1α 的 mRNA 和蛋白表达，降低 Twist1 的 mRNA 表达；在体内降低 HIF-1α 和 Twist1 的 mRNA 及蛋白表达。因此，该研究表明西黄丸可以通过抑制血管生成拟态相关蛋白 VE-Cadherin、MMP-2 表达及 EPhA2 蛋白磷酸化，从而抑制人胃癌 MGC-803 细胞增殖及血管生成拟态形成的[293]。

（3）中药单体的相关研究

2010 年上海中医药大学附属普陀医院李秋营发表研究，以观察榄香烯对裸鼠胃癌原位移植瘤生长和血管生成的抑制作用为研究目的。采用裸小鼠胃癌原位移植模型，随机分为 0.9% 氯化钠溶液（NS）组、5-Fu 组、榄香烯组和联合组，腹腔注射给药。比较各组移植瘤瘤重的差异；免疫组织化学法检测肿瘤 MVD 和 VEGF、p53 蛋白表达，RT-PCR 法检测 VEGF mRNA 表达。结果显示：联合组裸鼠胃癌移植瘤的瘤重显著低于 NS 组；榄香烯组、联合组瘤组织 MVD、VEGF 蛋白、p53 蛋白及 VEGF mRNA 表达亦明显低于 NS 组；各组移植瘤的瘤重与瘤组织 MVD 呈正相关（r=0.669，$P < 0.01$）。因此，榄香烯能抑制裸鼠胃癌原位移植瘤生长和血管生成，其机制可能与抑制裸鼠胃癌组织 VEGF 和突变型 p53 的表达有关[294]。

5. 乳腺癌

（1）中药复方的相关研究

2005 年山东省中医院宋爱莉发表研究，从血管生成角度探讨中药乳复汤（组成：柴胡、丹参、香附、延胡索、当归、莪术、鸡血藤、山慈菇、甘草）干预治疗乳腺非典型增生病、预防其癌变的作用。临床研究收集 140 例肿块明显乳腺增生病患者，微创活检后，免疫组化法观察不同中医证型乳腺组织的病理形态学改变及 VEGF、bFGF、MVD 表达情况。动物实验首次采用灌服二甲基苯并蒽加佩戴颈部枷具的方法制作病证结合动物模型，并用中药乳复汤治疗，平消片（组成：郁金，白矾，火硝，五灵脂，干漆，枳壳，马钱子，仙鹤草）对照治疗，观察各组大鼠乳腺组织的病理表现以及 VEGF、bFGF、MVD 的表达情况。实验结果显示，病证结合动物模型较单纯疾病模型增生程度高，血管生成因子表达强；乳腺非典型增生的 MVD 及 VEGF、bFGF 表达高于一般增生（$x^2=31.3827$，$P < 0.0001$）；乳复汤能降低大鼠乳腺增生病理改变程度，减轻 VEGF、bFGF、MVD 的表达强度，效果优于平消片组（$P < 0.05$）。因此，该研究表明乳复汤具有抑制血管生成、干预/阻断乳腺非典型增生的作用，为中医药研究提供新的实验方法和治疗思路[295]。

2012 年广州中医药大学第一附属医院杨海燕发表研究，以观察桃红四物汤（组成：桃仁、红花、当归、赤白芍、川芎、地黄）对乳腺癌 VEGF 及其受体的干预作用为研究目的，探讨其对乳腺癌肿瘤血管形成、淋巴管形成及其信号传导通路的影响。将 40 例符合纳入标准的患者随机分为 2 组。治疗组 20 例：以桃红四物汤（1 天一剂每次约 200ml，连续 21 天）+ 新辅助化疗；对照组 20 例：单纯新辅助化疗。观察各组患者新辅助化疗前及新辅助化疗 3 疗程后的 MVD、淋巴管密度（LVD）、VEGF-A、VEGF-C、血管内皮生长因子受体 -2（flk-1）、血管内皮生长因子受体 -3（flt-3）的表达，以评价桃红四物汤对乳腺癌 VEGF 信号传导通路的影响。结果显示：对照组和治疗组的微血管密度和 VEGF-A 阳性表达均下降，其变化均有统计学意义；两组治疗后 flk-1 阳性表达均下降，但其变化无统计学意义。对照组和治疗组的淋巴管密度和 VEGF-C 阳性表达治疗后均下降，其变化均有统计学意义，两组治疗后 flt-4 阳性表达均下降，但治疗前后的变化无统计学意义。因此，桃红四物汤能有效降低乳腺癌肿瘤组织的微血管密度、VEGF-A 阳性表达和淋巴管密度、VEGF-C 阳性表达，从而可抑制乳腺癌患者肿瘤组织的血管生成及淋巴管生成，达到抑制肿瘤的生长，减少肿瘤转移复发的机会[296]。

2018年湖南中医药大学第一附属医院胡金辉发表研究，以观察并探究补肾活血汤（熟地、独活、山萸肉、杜仲、枸杞子、当归尾、补骨脂、没药、菟丝子、肉苁蓉、红花）对乳腺癌骨转移新生血管生成的作用机制为目的。将56只雌性裸鼠，按造模前所称量的体重进行分层，按照完全随机分配的方法分为8个组别，具体为补肾活血汤高浓度组、补肾活血汤中浓度组、补肾活血汤低浓度组、唑来膦酸组、补肾组、活血组、空白组、模型组。其中空白组裸鼠不予干预，继续照常饲养，其余7组均进行乳腺癌骨转移造模，往裸鼠左心室注射浓度约为1×10^7/ml的人乳腺癌MDA-MB-231细胞0.2ml，以此建造裸鼠骨转移模型。在裸鼠造模后严密观察其具体的体重变化情况并予以记录。在造模后的第二天，予以药物干预。从造模后开始计算，第40天后每组裸鼠的乳腺癌骨转移情况均以微型CT进行检测，并记录每组裸鼠乳腺癌骨转移的部位。微型CT监测后，对裸鼠进行腹主动脉采血，并在采血后将裸鼠处死。在无菌操作台上将各组裸鼠的病变骨组织取出，应用HE染色观察每组裸鼠的骨组织损害程度，采用酶联免疫吸附（Elisa）法测量各组裸鼠骨转移组织处VEGF与FGF的数值；在显微镜下观察并测量MVD数值。结果显示，经由左心室往裸鼠注射人乳腺癌MDA-MB-231细胞可成功建造裸鼠乳腺癌骨转移模型；模型组裸鼠骨转移组织处VEGF、bFGF及MVD的数值显著高于其余各组，组间差异对比有统计学意义；补肾活血汤高浓度组裸鼠VEGF、bFGF及MVD的数值较唑来膦酸组裸鼠显著降低；补肾活血汤高浓度组裸鼠骨转移组织处VEGF、FGF及MVD的数值相比其余各组显著降低，组间差异对比有统计学意义（$P < 0.05$）。因此，该研究表明补肾活血汤可以通过抑制VEGF、FGF的表达来抑制新生血管生成，并可降低鼠乳腺癌骨转移组织的MVD数值[297]。

（2）中成药的相关研究

2011年山东省中医院宋爱莉发表研究，以观察莪术油的调控作用为研究目的，研究乳腺癌癌前病变与血管生长因子的相关性。建立化学致癌剂DMBA诱导大鼠乳腺癌癌前病变模型，检测乳腺导管上皮细胞、间质细胞、血管内皮细胞的血管生长因子（VEGF、bFGF）及其受体（FLK-1）的蛋白表达。因此，从阻断血管生成的角度，莪术油对乳腺癌癌前病变具有干预治疗机制及量效关系[298]。

2018年安徽省中医院易维真发表研究，观察中药制剂消核颗粒（XHG）对PBL的作用效果，初步探讨XHG防治PBL的作用机制。雌性未育SD大鼠60只，对其中48只大鼠进行初始一次性胃管灌服DMBA（10mg/100g体重）、高脂饲料喂养9周建立大鼠PBL动物模型，空白对照组（NC）12只大鼠予以灌服等量芝麻油。48只经过造模的SD大鼠随机分为模型对照组（MC组）、三苯氧胺组（TC组）、消核颗粒低剂量组（XHLC组）、消核颗粒高剂量组（XHHC组）各12只，各组自第10周起按预定剂量药物干预治疗45天。采用组织病理学方法、免疫组化法、数字图像分析系统等，观察各组大鼠一般情况、进食量、体重变化、肉眼可见肿瘤情况、乳腺组织病理学改变、测定乳腺组织VEGFR2/Flk-1及FGF-2的表达情况。结果显示：Flk-1及FGF-2在NC组未见表达，MC组大鼠乳腺组织中Flk-1及FGF-2的表达阳性率最高。药物治疗组中XHLC组最高，XHHC组次之，TC组最低，XHLC组及XHHC组均能减少Flk-1及FGF-2的阳性面积，皆可降低Flk-1与FGF-2的平均光密度值。XHG和TAM干预PBL皆存在一定的积极作用，对降低PBL模型大鼠乳腺组织Flk-1及FGF-2的表达有良好的作用。降低FGF-2的表达进而抑制血管生成可能是XHG干预PBL的主要机制。因此，XHG具有阻断和逆转大鼠PBL的作用。其可能的机制是通过调节降低Flk-1及FGF-2的表达而抑制血管生成，其中下调FGF-2的表达可能是其抑制血管生成的主要途径[299]。

（3）中药单体的相关研究

2017年东部战区总医院于正洪发表研究，观察藏红花素（Crocin）抑制乳腺癌血管生成作用，初步探讨其可能的机制。采用MTT法检测Crocin对人乳腺癌细胞MDA-MB-231及人脐静脉内皮细胞（HUVEC）的增殖抑制作用，并筛选出合适的药物浓度；通过流式细胞术观察Crocin对MDA-MB-231的细胞凋亡和细胞周期的影响；采用

Transwell 及小管形成实验检测 Crocin 对 HUVEC 细胞迁移和小管形成的影响；通过免疫组化检测 Crocin 治疗后肿瘤 CD34 及 Ki-67 表达水平的变化。结果显示：Crocin 对人乳腺癌细胞 MDA-MB-231 有显著的增殖抑制作用，其 48h 的 IC5o 值为 5mg/ml；而 Crocin 作用 24h 时，对 HUVEC 细胞有轻度的增殖抑制作用，但不呈剂量依赖关系，当 Crocin 作用 48h 和 72h 时，其增殖抑制作用明显增加，呈剂量依赖关系，其 48h 的 IC5o 值为 5.97mg/ml，IC50 的测定为后续实验提供药物浓度参考。Transwell 及小管形成实验发现 Crocin 在尚未引起细胞死亡的情况下可抑制 HUVEC 细胞迁移和小管形成，均呈剂量依赖性。皮下移植瘤实验发现 Crocin 5mg/ml 组较空白对照组肿瘤组织生长缓慢，肿瘤组织微血管密度（MVD）明显下降、细胞增殖明显减少。因此，藏红花素具有一定的抗血管生成作用，可能与其可以在体内抑制肿瘤细胞增殖、降低微血管密度、在体外可抑制血管内皮细胞增殖、迁移、小管形成的作用相关，具体的分子机制还有待进一步研究[300]。

2018 年山东省中医院李秀荣发表研究，通过临床观察红曲对乳腺癌根治术后患者生存质量及血清 CA125、CA153、CD3、CD4、CD8、CD4/CD8、VEGF、VEGFR2 等指标的影响及体外红曲水提物对人脐静脉 HUVEC 细胞增殖、迁移及 VEGF/VEGFR2 水平的影响。采用酶联免疫吸附法检测治疗前后乳腺癌根治术后患者血清 CA125、CA153、CD3、CD4、CD8、CD4/CD8、VEGF、VEGFR2 水平。体外实验以 HUVEC 为研究对象，以红曲水提物为干预手段，应用倒置显微镜观察 HUVEC 的形态学变化、采用 CCK8 法检验 HUVEC 的活力、通过划痕实验观察 HUVEC 的迁徙作用，通过免疫印迹法、RT-PCR 等方法明确红曲水提物对 HUVEC 的 VEGF、VEGFR2 蛋白、基因等水平的调控。结果显示，CA125、CA153、VEGF、VEGFR2 在化疗 2 个疗程、化疗 4 个疗程各时间段红曲组与对照组比较差异均有统计学意义。通过细胞形态学观察发现不同浓度剂量的红曲水提物干预组作用下的 HUVEC 体积缩小，细胞由贴壁状态逐渐变成圆形并漂浮，细胞与细胞之间连接逐渐变松，折光性减弱，细胞内的颗粒增多，对 HUVEC 的生长

具有浓度依赖性地抑制。采用 CCK8 法测定红曲水提物对 HUVEC 活力的影响，结果显示红曲水提物对 HUVECs 有明显的增殖抑制作用，随浓度增加，抑制作用逐渐增强。通过划痕实验发现红曲水提物可抑制 HUVECs 划痕的愈合，表明红曲水提物对 HUVEC 细胞的迁移具有抑制作用。红曲水提物可降低 VEGFR2 表达，而红曲水提物对 VEGF 表达水平的影响却不明显。HUVECs 的 VEGF mRNA 的水平与对照组相比差异无明显统计学意义，而 HUVECs 的 VEGFR2mRNA 表达水平与对照组相比较差异具有显著统计学意义。因此，红曲水提物对 HUVEC 具有明显的抑制细胞增殖及迁移的作用，其抑制作用可能是通过抑制 VEGFR2 实现的，从而揭示红曲抑制乳腺癌生长转移的作用途径可能是通过抗血管生成方面实现的[301]。

2023 年上海中医药大学赵梅首次发现柴胡皂苷 A 具有良好的抗血管生成活性，并探讨了其作用分子机制。利用细胞毒性实验考察了柴胡皂苷 A 对人脐静脉内皮细胞 HUVEC 及 MDA-MB-231 人乳腺癌细胞活力的影响。通过小管生成实验、细胞运动性实验、Transwell 等实验对柴胡皂苷 A 体外抗血管生成活性进行了研究。结果显示：①柴胡皂苷 A 可显著性抑制人脐静脉内皮细胞增殖、运动、迁移和小管形成；②通过对荷 MDA-MB-231 人乳腺癌肿瘤的裸鼠肿瘤体积和重量考察了柴胡皂苷 A 的体内抗肿瘤活性及对肿瘤组织内微血管密度的影响；③柴胡皂苷 A 可通过抑制 VEGFR2 及其下游信号通路相关分子（PLCγ1、FAK、Src 和 Akt）的磷酸化来发挥抗血管生成作用。因此，柴胡皂苷 A 可通过抗肿瘤血管生成以发挥抗肿瘤的作用[302]。

6. 食管癌

中药复方的相关研究

2015 年湖南中医药大学黄立中发表研究，观察六神丸联合放疗对食管癌炎性微环境与血管生成的作用及其相关机制。采用皮下注射食管癌细胞悬液建立食管癌移植瘤裸鼠模型，并予以六神丸干预食管癌移植瘤裸鼠模型，动态观察各组裸鼠生存情况、瘤体生长情况、病理组织学观察，绘制瘤体生长曲线，计算抑瘤率，采用 RT-PCR 法和 Western blot 测定瘤组织肿瘤坏死因子 -α（TNF-α）、白细胞介素 -6（IL-6）、核转录因子 -κB（NF-κB）、血

管内皮生长因子（VEGF）水平，免疫组织化学方法测定肿瘤微血管密度（MVD）。结果显示：六神丸能在一定程度上抑制食管癌移植瘤的生长，六神丸高、中、低剂量组抑瘤率与模型组比较，明显高于模型组，差异有统计学意义；各六神丸组食管癌移植瘤组织内 TNF-α、IL-6、NF-κB 表达活性较模型组明显下调。各六神丸组食管癌移植瘤组织内 VEGF、MVD 表达活性明显低于模型组。因此，六神丸通过调节肿瘤炎性微环境中 TNF-α、NF-κB 通路，调控 VEGF 表达，抑制肿瘤血管生成，可能是其抗肿瘤机制之一[303]。

2019 年华北理工大学贾永森发表研究，以加味通幽汤（桃仁、红花、升麻、槟榔、半枝莲、白花蛇舌草）在食管癌 Eca109 细胞缺氧诱导环境下通过 mTOR/HIF-1α 通路对血管生成拟态的抑制作用为研究目的。采用灌胃法给予大鼠加味通幽汤，大鼠随机分组为对照组和给药组。Eca109 细胞建立缺氧模型。三维细胞培养观察细胞形态；CCK-8 法检测加味通幽汤对细胞生长的抑制作用；免疫荧光技术检测 mTOR 与 HIF-1α、VE-cadherin 与 HIF-1α 之间的相关性；Western blot 法分析各组 Eca109 细胞的 mTOR、HIF-1α 及血管生成拟态特征分子 VE-cadherin、MMP-2 和 MMP-9 的蛋白表达变化；RT-PCR 法检测各组 mTOR、HIF-1α、VE-cadherin、MMP-2 和 MMP-9 基因表达的差异。结果显示，三维培养镜下观察，对照组呈团块状；缺氧组呈管状；含药血清对照组分散且有凋亡；含药血清治疗组呈团状并出现凋亡。mTOR 和 HIF-1α 以及 VE-cadherin 和 HIF-1α 阳性共表达的细胞。缺氧组与对照组相比，mTOR、HIF-1α、VE-cadherin、MMP-2 和 MMP-9 表达升高；含药血清对照组与对照组比较，mTOR、VE-cadherin 和 MMP-2 无明显差别，HIF-1α、MMP-9 表达升高；含药血清治疗组与缺氧组相比下调了 mTOR、HIF-1α、VE-cadherin、MMP-2 和 MMP-9 的表达。含药血清治疗组的 mTOR、HIF-1α、VE-cadherin、MMP-2 和 MMP-9 基因表达活性明显低于缺氧组。因此，加味通幽汤在缺氧微环境中能够显著抑制食管癌 Eca109 细胞 VM 的形成，能够显著下调食管癌 Eca109 细胞 mTOR、HIF-1α、VE-cadherin、MMP-2 和 MMP-9 的分子表达[304]。

7. 胰腺癌

2014 年温州医科大学附属第二医院郭敬强发表研究，探究人参皂苷 Rg3 对胰腺癌血管生成拟态作用。体外用鼠尾 I 型胶原蛋白建立三维培养体系，观察胰腺癌 SW-1990、Panc-1、BxPc-3、MiaPaCa-2 四株细胞株形成血管生成拟态能力，应用 PASR 染色筛选出能够形成血管生成拟态的细胞株；用该株细胞建立体外模型，不同浓度人参皂苷 Rg3（0μmol/L、25μmol/L、50μmol/L、100μmol/L、200μmol/L）处理模型，观察人参皂苷 Rg3 对该细胞株形成血管生成拟态的影响；进一步利用荧光定量 PCR 技术和 Western blot 检测血管生成拟态相关指标 MMP-2、MMP-9 表达。结果显示，胰腺癌 SW-1990、Panc-1、BxPc-3、MiaPaCa-2 四株细胞株中，SW-1990 在体外用鼠尾 I 型胶原蛋白建立三维培养体系中培养 72h 后能够形成血管生成拟态。荧光 PCR 技术和 Western blot 检测发现，与对照组相比，用药组 MMP-2 和 MMP-9 在 mRNA 水平和蛋白水平表达均下降；与空白组相比，各用药组 MMP-2mRNA 水平和蛋白水平表达差别均有统计学意义（$P < 0.05$）；MMP-9 在 mRNA 水平和蛋白水平表达情况，25μmol/L 组与空白组比较无统计学意义（$P > 0.05$），50μmol/L 组、100μmol/L 组、200μmol/L 组与空白组比较差别有统计学意义（$P < 0.05$）。因此，人参皂苷 Rg3 能够抑制胰腺癌血管生成拟态的形成，下调 MMP-2 和 MMP-9 的表达可能是其机制之一[305]。

二、抑制肿瘤相关淋巴管生成

正常生理状态下机体存在着一定程度的淋巴管新生，但在一些疾病发展过程中，快速的淋巴管生成或因病理因素诱导的淋巴管新生是对机体不利的，如肿瘤、动脉粥样硬化等。以抗肿瘤淋巴管新生为例，肿瘤细胞的转移和扩散是导致癌症患者复发、难以根治以及死亡的重要原因，其中淋巴结转移是肿瘤细胞向远端转移的主要途径。肿瘤细胞可以通过侵入肿瘤周围组织中原有的淋巴管，或者通过促进肿瘤内部和肿瘤周围的淋巴管新生，即由肿瘤诱导的淋巴管新生的过程。抑制肿瘤内部及周围的淋巴管生成对于临床治疗有着重要意义。目前中医药抗肿瘤淋巴管新生的研究较为深入，尽管临床抗肿瘤中药剂型和方法多样，淋巴管相关研究主要集中在单味中药以及中药复方等方面。

1. 肠癌

（1）中成药的相关研究

2021年福建中医药大学中西医结合研究院林久茂发表研究，通过体内外实验探讨片仔癀防治大肠癌转移的作用机制。采用HCT-116细胞构建裸鼠皮下移植瘤模型，根据瘤体体积将裸鼠随机分成对照组与PZH组，PZH组按0.25 g/（kg·d）进行灌胃给药；对照组按照等体积的生理盐水灌胃，隔天测量瘤体体积和体重，连续给药2周后处死裸鼠，剥离瘤体并称重。免疫组化检测瘤体组织LYVE-1、VEGF-C和VEGFR-3的表达；Western blot检测瘤体组织VEGF-C、VEGFR-3蛋白表达；RT-q PCR检测瘤体组织Lnc RNA ANRIL表达。收集HCT-116/si ANRIL和HCT-8/ANRIL的细胞培养上清液干预HLEC，分别采用倒置显微镜、CCK-8、Transwell和管腔形成实验检测Lnc RNA ANRIL对HLEC淋巴管生成的影响；WB检测MMP-1/-2/-7/-9、VEGFR-3、PI3K、p-PI3K、AKT、p-AKT等蛋白表达。结果显示，PZH显著抑制瘤组织LYVE-1、VEGF-C和VEGFR-3的表达（$P < 0.05$）、裸鼠血清中VEGF-C的含量及Lnc RNA ANRIL的基因表达。PZH显著抑制瘤组织LYVE-1、VEGF-C和VEGFR-3的表达、裸鼠血清中VEGF-C的含量及Lnc RNA ANRIL的基因表达；HCT-116/si ANRIL组HLEC细胞密度、活力、迁移、侵袭和管腔形成能力显著低于HCT-116/si NC组；HCT-8/ANRIL组HLEC细胞密度、活力、迁移、侵袭和管腔形成能力显著高于HCT-8/NC组。与HCT-8/NC组相比HCT-8/ANRIL组MMP-1/-2/-7/-9、VEGFR-3、p-PI3K和p-AKT蛋白表达上调。因此，PZH可通过靶向Lnc RNA ANRIL/VEGF-C/PI3K/AKT通路，从而发挥其抑制大肠癌淋巴管生成的作用和达到抑制大肠癌转移和治疗大肠癌的研究目的[306]。

（2）中药单体的相关研究

2023年解放军联勤保障部队第940医院王奇钰发表研究，了解黄芪多糖（APS）作用后的人结直肠癌细胞中VEGF-C的表达，探讨其对CRC淋巴结转移的影响及可能机制。对不同浓度APS处理后的LoVo细胞进行划痕实验，并应用Western印迹法和RT-PCR法分析VEGF-C/LYVE-1的表达。结果显示：与对照组相比，APS作用后的LoVo细胞中VEGF-C和LYVE-1的蛋白表达降低，且随浓度梯度降低（$P < 0.05$）。与对照组相比，APS作用后的LoVo细胞中VEGF-C和LYVE-1基因的相对荧光表达量随浓度梯度降低，差异均有统计学意义（$P < 0.05$）。因此，APS可能参与肿瘤淋巴管的生成，在CRC淋巴转移中发挥重要作用，且APS可能是一种潜在的肿瘤淋巴管生成的抗淋巴管生成剂，可用于预防和治疗CRC淋巴转移[307]。

2018年福建中医药大学中西医结合研究院林久茂发表研究，阐明HDW抑制大肠癌淋巴管新生及其转移的分子机制。采用乙醇回流提取方法制备白花蛇舌草乙醇提取物（EEHDW），并体外干预培养的人大肠癌细胞株HCT116、HCT-8，采用MTT法检测细胞活力，集落形成实验检测细胞集落形成能力，划痕实验及Transwell实验观察细胞迁移能力，Western blot检测VEGF-C蛋白表达；人淋巴管内皮细胞经EEHDW干预后，采用MTT法检测细胞活力，集落形成实验检测细胞存活能力，流式细胞仪检测细胞周期及细胞凋亡，Transwell实验观察细胞迁移，Tube formation检测淋巴管腔形成；Tube formation检测淋巴管腔形成，Western blot检测p-PI3K、PI3K、p-AKT、AKT、VEGFR-3、MMP-2、MMP-9等蛋白表达。结果显示，EEHDW能显著抑制HCT116、HCT-8的细胞活力、集落形成能力及迁移能力，显著下调VEGF-C的蛋白表达；EEHDW能降低HLEC的细胞活力、集落形成能力、迁移能力及管腔形成能力，对细胞周期及细胞凋亡无明显影响；外源性VEGF-C刺激可增加HLEC的细胞活力和集落形成能力，增强细胞的迁移能力及管腔形成能力，EEHDW干预可显著抑制经VEGF-C上调的细胞活力、存活能力、迁移能力及管腔形成能力；外源性VEGF-C刺激及EEHDW干预对细胞周期及细胞凋亡均无明显影响；VEGF-C可上调HLEC的p-PI3K、PI3K、p-AKT、AKT、VEGFR-3、MMP-2、MMP-9的表达，EEHDW干预后可下调上述蛋白表达。因此，EEHDW能抑制大肠癌细胞生长、迁移和淋巴管内皮细胞的生长、迁移及管腔形成能力[308]。

2. 肝癌

2008年大连大学附属医院高文仓发表研究，观察中药安体优Ⅰ号对近交系615小鼠HCa-F肝癌淋巴道转移的影响，并探讨其作用机制。分别用α-干扰素和安体优Ⅰ号作用于动物模型，21天后处死动物，统计转移淋巴结计数及转移率；免疫组化SABC法检测移植瘤内VEGF-C及其受体Flt-4的表达，5′-核苷酸酶-碱性磷酸酶双重组织化学法检测移植瘤内淋巴管微密度。结果显示：转移淋巴结计数模型组为（5.88±2.30）个，α-IFN组（4.13±1.64）个，中药组（3.50±1.91）个，中药组与模型组比较，有显著差异$P < 0.05$；淋巴结转移率分别为44/56、33/54、31/54，α-IFN组、中药组与模型组比较，有显著差异。肝癌组织内微淋巴管密度分别为25.25±4.59、22.38±4.41、21.75±4.71，α-IFN、中药组与Model比较，有显著性差异。移植瘤内VEGF-C的阳性率分别是7/8、2/8、2/8，α-IFN与Model比较，有显著性差异；移植瘤内Flt-4阳性率分别是8/8、3/8、4/8，α-IFN、中药组与Model比较，有显著性差异。因此，安体优Ⅰ号具有抑制615小鼠HCa-F肝癌淋巴道转移作用，下调淋巴管生成信号通路VEGF-C及其受体Flt-4的表达，抑制肿瘤淋巴管生成[309]。

3. 胃癌

（1）中药复方的相关研究

2020年福建中医药大学中西医结合研究院林久茂发表研究，通过体内外实验探索八宝丹（未公开发表处方组成）对胃癌血管新生和淋巴管新生的影响，并从VEGF/VEGFR（VEGF-A/VEGFR-2和VEGF-C/VEGFR-3）通路阐明八宝丹抑制胃癌血管新生和淋巴管新生的作用机制。构建MGC80-3皮下移植瘤裸鼠模型，按照瘤体体积将小鼠随机分为对照组（Control组）与BBD组，BBD组按照0.25g/kg进行灌胃，对照组进行等体积的生理盐水灌胃，每周给药为6天，间隔1天检测裸鼠瘤体的体积大小，连续给药4周后处死裸鼠，免疫组化检测瘤体组织的微血管密度（CD31表达）和微淋巴管密度（LYVE-1表达）以观察血管新生和淋巴管新生；酶联免疫吸附试验观察血清中VEGF-A和VEGF-C的含量；Western blot检测瘤组织中VEGF-A、VEGF-C、VEGFR-2、VEGFR-3的蛋白表达。用外源性因子VEGF-A和VEGF-C分别刺激HUVEC和HLEC细胞，采用管腔生成实验（Tube Formation）检测BBD干预对管腔形成能力的影响；采用MTT比色法观察BBD干预对HUVEC和HLEC后细胞活力的影响；采用Hochest 33258染色观察BBD干预对细胞凋亡的影响；采用Transwell法和细胞划痕实验观察BBD干预对细胞迁移能力以及损伤修复能力的影响；采用WB检测BBD干预对血管新生和淋巴管新生的相关蛋白VEGF-A、VEGF-C、VEGFR-2、VEGFR-3、MMP-2、MMP-9表达的影响。结果显示，BBD对胃癌移植瘤体积和重量都有一定的抑制作用；能够抑制胃癌移植瘤血管新生和淋巴管新生；能够降低血清中VEGF-A与VEGF-C的含量；能够下调VEGF-A、VEGF-C、VEGFR-2、VEGFR-3相关蛋白的表达水平（$P < 0.01$）。MTT实验结果显示BBD能够抑制胃癌细胞（AGS，BGC823，MGC80-3）的增殖（$P < 0.01$）；ELISA与WB实验结果显示BBD能够抑制蛋白VEGF-A与VEGF-C的分泌与表达。Tube Formation实验结果显示BBD能够抑制血管生成和淋巴管生成；MTT实验结果显示BBD能够抑制HUVEC和HLEC的细胞活力（$P < 0.01$）；Hochest 33258染色结果显示BBD能够促进HUVEC和HLEC的凋亡（$P < 0.05$或$P < 0.01$）；Transwell法和细胞划痕实验结果显示BBD能够抑制HUVEC和HLEC的迁移能力以及损伤修复能力；WB实验结果显示BBD能够下调VEGF-A、VEGF-C、MMP-2、MMP-9、VEGFR-2、VEGFR-3相关蛋白的表达水平（$P < 0.01$）。因此，BBD在体内外均能够通过VEGF/VEGFR通路抑制着胃癌的发生，并且能够对血管生成和淋巴管生成都有显著的抑制作用[310]。

2019年山东省中医院李静蔚发表研究，探讨阳和化岩汤（鹿角霜、熟地、肉桂、白芥子、莪术、山慈菇、浙贝、甘草）治疗乳腺癌的可能作用机制。通过SK-BR-3细胞株接种建立Balb/c裸鼠荷瘤模型，将20只成瘤阳性的裸鼠随机分为模型组、中药组、西药组、中西药组，每组5只。模型组每天灌胃0.4ml生理盐水；中药组用阳和化岩汤18g/（kg·d）灌胃；西药组给予曲妥珠单抗1mg/kg，每周2次，腹腔注射；中西药组给予阳和化岩汤和曲妥珠单抗，用法同中药组和西药组。给药4周后观察各组淋巴结转移抑制率，检测肿瘤组织中磷脂酰肌醇-3羟基激酶（PI3K）、磷酸化丝氨酸/苏氨酸激酶（p-Akt）、血管内皮生长因子C（VEGFC）的表达，计数微淋巴管数量及VEGFC评分。结果显示：各组裸鼠乳腺原位均有实体肿瘤生长，呈椭圆形或分叶状，原位移植乳腺癌模型裸鼠均有腋窝淋巴结转移。与模型组比较，各给药组淋巴结抑制率均上升，VEGFC评分及PI3K、p-Akt、VEGFC mRNA表达均降低，微淋巴管数量减少（$P < 0.05$或$P < 0.01$）；与中药组、西药组比较，中西药组淋巴结抑制率明显升高，VEGFC评分及PI3K、p-Akt、VEGFC mRNA表达均降低，微淋巴管数量减少（$P < 0.05$或$P < 0.01$）。VEGFC评分与微淋巴管数量之间存在正相关关系（r=0.894，$P < 0.05$）。因此，阳和化岩汤能有效抑制HER-2高表达型裸鼠荷瘤模型微淋巴管生成，抑制血管生成调控通路及VEGFC表达，其机制可能与有效抑制PI3K/Akt交互调控通路活化有关[311]。

（2）中药单体的相关研究

2017年扬州市中医院戴小军发表研究，研究人参皂苷Rg3免疫纳米乳在胃癌小鼠模型中抑制肿瘤生长和转移。使用表达红色荧光蛋白（RFP）的人胃癌细胞NUGC-4-RFP建立胃癌小鼠模型。用生理盐水（每隔一天0.2ml，静脉注射），5-FU（每周一次，腹腔注射，20mg/kg）和VRIN（每隔一天1mg/kg，静脉注射）治疗荷瘤小鼠。进行实时荧光成像以评估每组的肿瘤抑制。在取材时通过开放荧光成像评估转移。采用免疫组化和实时RCP分析淋巴管生成相关因子VEGF-C、VEDF-D和VEGFR-3在肿瘤中的表达。结果显示，与对照组相比，VRIN和5-FU显著抑制原发性肿瘤生长（$P < 0.05$）。然而，仅在VRIN治疗组中发现显著抑制淋巴结转移（$P < 0.05$）。因此，该研究表明人参皂苷Rg3免疫纳米乳剂可以通过抑制人胃癌原位小鼠模型中VEGF-C、VEGF-D和VEGFR-3的表达来抑制肿瘤生长并减少淋巴转移[312]。

4. 乳腺癌

2005年大连医科大学第二临床医学院路晴发表研究，观察右旋柠烯对人乳腺癌淋巴管生成和淋巴结转移的影响，探讨其抗肿瘤转移机制。24只裸鼠乳腺原位种植人乳腺癌细胞株MDA-MB-435，建立乳腺癌模型，分成模型对照组、右旋柠烯组和5-氟尿嘧啶（5-FU）组。检测肿瘤体积和腋窝淋巴结转移率，免疫组化法检测乳腺癌组织微淋巴管密度（LMVD）和血管内皮生长因子C（VEGF-C）。结果显示，右旋柠烯组肿瘤体积（0.824±0.31）明显减小，腋窝淋巴结转移率（25.0%）明显减低，与模型对照组（2.178±0.35、87.5%）比较，差异有统计学意义（均$P < 0.01$），与5-FU组（0.758±0.29、50%）比较，差异无统计学意义（均$P > 0.05$）；右旋柠烯组LMVD（13.80±5.91）明显降低，VEGF-C表达（3.54±0.68）下调，与模型对照组（28.59±7.21、5.40±0.89）和5-FU组（25.28±5.35、5.21±0.78）比较，差异有统计学意义（均$P < 0.01$，均$P < 0.05$）。因此，右旋柠烯可能通过影响VEGF-C诱导的淋巴管生成抑制乳腺癌淋巴结转移[313]。

三、调控肿瘤相关免疫微环境

肿瘤的发生发展在免疫环境中遵循着免疫清除-免疫平衡-免疫逃逸的模式，免疫逃逸作为肿瘤的十大特征之一[314]，在肿瘤的发生发展中发挥着至关重要的作用。而免疫重塑也了成了肿瘤细胞能获得免疫逃逸能力的关键因素，肿瘤细胞通过分泌免疫抑制因子及募集免疫抑制细胞将肿瘤免疫微环境中的免疫细胞"改造"成免疫抑制细胞，躲避免疫清除，形成免疫逃逸的能力。近年来，大量研究表明中医药在调控肿瘤免疫微环境中发挥着一定作用，增强免疫功能，提高患者的辅助性T细胞（CD4$^+$T细胞）水平，抑制调节性T细胞（Treg），调控M1型和M2型肿瘤相关巨噬细胞的相互转化，抑制肿瘤免疫重塑，达到抗肿瘤的目的

1. 肺癌

中药复方的相关研究

2020年南京中医药大学张旭[315]教授团队发表研究，为阐明周仲瑛国医大师咳金咽汤（未公开发表处方组成）的抗肿瘤作用。运用了如下实验方法：采用RNA-Seq方法研究咳金咽水煎剂对小鼠的基因调控；采用流式细胞术检测脾脏中的免疫细胞；采用ELISA方法检测血清和脾脏中的炎症因子；采用免疫荧光方法检测免疫细胞水平和原位糖

代谢相关酶的表达；并建立了肺癌原位异种移植肿瘤模型，以评估咳金咽水煎剂对肺癌细胞体内转移能力的影响。结果显示：对肿瘤组织样本的基因测序进行分析表明，咳金咽煎剂能调节免疫反应。对脾脏淋巴细胞的流式细胞术分析表明，咳金咽煎剂能上调 M1 巨噬细胞表达，下调 M2 巨噬细胞表达，而巨噬细胞的总水平变化不大，肿瘤组织切片中 CD68、F4/80、CD206 和 CD86 的检测也证实了这一点。此外，对炎性细胞因子的检测表明，咳金咽水煎剂能降低肿瘤微环境中的 TNF-α、IFN-γ、IL-6 以及 IL-4、IL-13 的表达。因此，该研究表明咳金咽水煎剂可通过抑制炎症水平、影响巨噬细胞极化和能量重编程来抑制 lewis 肺癌细胞的转移。

2022 年安徽医科大学第一附属医院李平[316] 教授团队发表研究，研究了芪玉三龙汤（组成：黄芪、玉竹、天龙、地龙、龙葵、白花蛇舌草、薏苡仁、泽漆、莪术、川贝）对肺癌相关巨噬细胞的影响及其潜在机制。运用了如下实验方法：对 C57BL/6 小鼠注射 Lewis 肺癌细胞并用芪玉三龙汤治疗，采用 FACS、RT-PCR 和 Western blot 检测芪玉三龙汤对肿瘤免疫微环境的影响。结果显示：芪玉三龙汤能抑制肺癌小鼠的肿瘤生长。进一步的研究表明，芪玉三龙汤通过促进 T 细胞活化和促进巨噬细胞极化为 M1 型来抑制肺癌的生长。该研究发现芪玉三龙汤能显著抑制巨噬细胞相关蛋白的表达。此外，STAT6 和 MTOR 的表达在芪玉三龙汤组中也有所降低。因此，该研究表明芪玉三龙汤通过促进 T 细胞活化和 M2 巨噬细胞极化为 M1 型，能有效抑制肺癌的生长。

2. 肠癌

2022 年福建医科大学孟超肝胆医院刘小龙[317] 教授团队发表研究，旨在发现调节肿瘤免疫抑制微环境（TME）以改善结直肠癌预后的安全和有效的替代方案。以天然活性成分熊果酸（UA）和香菇多糖（LNT）为原料，通过简单的纳米沉淀法，在不增加载体的情况下，设计了一种用于结直肠癌免疫治疗的自组装纳米药物（简称 LNT-UA）。结果显示：UA 诱导免疫原性细胞死亡（ICD），而 LNT 进一步促进树突状细胞（DC）成熟，并将肿瘤相关巨噬细胞（TAM）从促肿瘤 M2 表型重新极化为抗肿瘤 M1 表型。LNT-UA 联合输送 UA 和 LNT 有效地重塑免疫抑制的 TME，并动员天然免疫和获得性免疫来抑制 CT26 结直肠癌肿瘤模型中的肿瘤进展。遵循中医整体观念理论体系的原则，LNT-UA 与 CD47 抗体（αCD47）的进一步结合将通过促进死亡肿瘤细胞和肿瘤相关抗原（TAAs）的吞噬来增强抗肿瘤免疫，从而有效地抑制原发肿瘤和远处肿瘤的生长，使双侧肿瘤模型的中位生存期延长 2.2 倍。最值得注意的是，在化学致癌物诱发的自发性结直肠癌模型中也观察到了这种联合作用，分别通过灌胃和腹腔注射 LNT-UA 和 αCD47 后，肿瘤结节明显减少和缩小。因此，根据中医整体调控理论，LNT-UA 和 αCD47 的进一步联合应用在多个肿瘤模型（包括双侧和自发性 CRC 肿瘤）中得到证实，能更有效地增强抗肿瘤免疫力，从而有效抑制肿瘤的生长和转移。

3. 食管癌

2022 年商丘市第一人民医院曹志坤[318] 等人发表研究，旨在观察扶正抗癌解毒方（组成：黄芪、党参、射干、板蓝根、山慈菇、半枝莲、浙贝母、夏枯草、麸炒白术、陈皮、姜半夏、生地黄、玄参、全蝎、炙甘草、制天南星、全瓜蒌、莱菔子、莪术）联合放疗治疗对中晚期食管癌（EC）患者血清细胞角蛋白 19 片段抗原 21-1（CYFRA21-1）、糖类抗原 19-9（CA19-9）及免疫功能的影响。运用以下实验方法：选取 2018 年 4 月—2020 年 12 月期间于商丘市第一人民医院就诊的中晚期食管癌患者 88 例，按照随机数字表法分为对照组和治疗组。对照组 44 例患者给予化疗治疗，治疗组 44 例患者在对照组基础上给予扶正抗癌解毒方治疗，疗程均为 4 个月。治疗 4 个月后，观察比较两组患者治疗前后临床疗效，中医症状（吞咽困难、胸背疼痛、声音嘶哑、呕吐黏液、食欲减退、消瘦乏力）评分，血清细胞角蛋白 19 片段抗原 21-1（CYFRA21-1）、糖类抗原 19-9（CA19-9）水平，免疫功能（CD3+、CD4+、CD8+）水平及生活质量评分（EORTC QLQ-OES18 评分）。结果：治疗后治疗组总有效率为 85.71% 明显高于对照组 66.67%，差异有统计学意义（$Z=-2.523$，$P=0.012$，$P<0.05$）。治疗后两组患者吞咽困难、胸背疼痛、声音嘶哑、呕吐黏液、食欲减退、消瘦乏力评分均较治疗前

下降，差异有统计学意义（$P < 0.05$）；且治疗组下降水平较对照组更明显，差异有统计学意义（$P < 0.05$）。治疗后两组患者血清 CYFRA21-1、CA19-9 水平均较治疗前下降，差异有统计学意义（$P < 0.05$）；且治疗组血清 CYFRA21-1、CA19-9 水平下降水平较对照组更明显，差异有统计学意义（$P < 0.05$）。治疗后两组患者免疫功能水平 CD3$^+$、CD8$^+$ 水平均较治疗前下降，CD4$^+$ 水平较治疗前升高，差异有统计学意义（$P < 0.05$）；且治疗组免疫功能水平 CD3$^+$、CD8$^+$ 水平均较对照组下降，CD4$^+$ 水平较对照组升高，差异有统计学意义（$P < 0.05$）。治疗后两组患者 EORTC QLQ-OES18 评分均较治疗前下降，差异有统计学意义（$P < 0.05$）；且治疗组 EORTC QLQ-OES18 评分下降水平较对照组更明显，差异有统计学意义（$P < 0.05$）。因此，扶正抗癌解毒方联合放疗治疗可显著改善患者中医症状，降低血清 CYFRA21-1 和 CA19-9 水平，改善患者免疫功能，提高患者生活质量，临床疗效显著，减轻放疗患者的不良反应，延长生存时间。

4. 胃癌

2021 年中国中医科学院广安门医院李杰[319]教授团队发表研究，旨在研究扶正解毒方（组成：黄芪、党参、生白术、制何首乌、枸杞子、重楼、猕猴梨根、土茯苓）联合 5-氟尿嘧啶（5-FU）对胃癌荷瘤小鼠术后复发转移的抑制作用，并通过肿瘤微环境中 CD4$^+$T 细胞，CD8$^+$T 细胞，调节性 T（Treg）细胞含量的改变，内质网应激途径及磷脂酰肌醇 3-激酶（PI3K）/蛋白激酶 B（Akt）/哺乳动物西罗莫司靶蛋白（mTOR）通路，探讨其可能的分子机制。实验方法如下：40 只 615 小鼠随机分为模型组，扶正解毒方（25g/kg）组，5-FU（25mg/kg）组，联合组（扶正解毒方 25g/kg+5-FU 25mg/kg），每组各 10 只，将小鼠前胃癌细胞（MFC 细胞）接种于左后肢内侧爪垫下，通过手术切除移植瘤建立术后复发模型。苏木素-伊红（HE）染色法观察术后复发胃癌荷瘤小鼠肺转移病理形态的改变；流式细胞术检测复发瘤中 CD4$^+$/CD8$^+$T 值及脾脏中 Treg 细胞［CD4$^+$，CD25$^+$，叉头框蛋白 P3（FOXP3）$^+$细胞］的含量；蛋白免疫印迹法（Western blot）及免疫组化法（IHC）检测内质网应激相关蛋白

［葡萄糖调节蛋白 78（GRP78），肌醇需求酶 1α（IRE1α），激活转录因子 6（ATF6），蛋白激酶 R 样内质网激酶（PERK）］含量，以及 PI3K/Akt/mTOR 通路相关蛋白表达。结果显示：与模型组比较，联合组复发抑制率明显升高（$P < 0.05$）；各治疗组复发瘤重均明显降低（$P < 0.05$）；各治疗组肺转移数均降低，转移率均有所降低，联合组肺转移总数最少，转移率最低，但差异无统计学意义；扶正解毒方组、联合组 CD4$^+$/CD8$^+$T 值明显升高（$P < 0.05$），Treg 细胞含量明显降低（$P < 0.05$）；5-FU 组 Treg 细胞含量明显升高（$P < 0.05$）。IHC 结果显示，与模型组比较，各治疗组 ATF6 蛋白表达明显下降（$P < 0.05, P < 0.01$），IRE1α 表达明显下降（$P < 0.05$），Akt 表达显著下降（$P < 0.01$）；5-FU 组及联合组 mTOR 表达明显下降（$P < 0.05$）。Western blot 结果显示，与模型组比较 5-FU 组 GRP78 表达明显下降（$P < 0.05$），5-FU 组及联合组 PI3K，磷酸化 Akt（p-Akt），mTOR 表达明显下降（$P < 0.05$）。因此，该研究表明扶正解毒方联合 5-FU 可以抑制荷瘤小鼠术后复发转移，机制可能与抑制 PI3K/Akt/mTOR 的信号通路，下调内质网应激，改善肿瘤免疫抑制微环境有关。

2014 年中国中医科学院广安门医院李杰[320]，旨在观察扶正解毒方（组成：黄芪、党参、生白术、制何首乌、枸杞子、重楼、猕猴梨根、土茯苓）对近交系 615 小鼠移植性前胃癌术后复发模型肿瘤相关巨噬细胞及其相关细胞因子的表达影响。实验方法如下：以 615 小鼠前胃癌术后复发模型为对象，按随机数字表法分为扶正解毒方组（FZJD-treated）、化疗组（5-FU-treated）、中西医结合组（FZJD+5-FU）、模型组（Untreated）、正常术后组（Normal-operation）和正常空白组（Normal），比较观察对肿瘤相关巨噬细胞表型及相关细胞因子的表达影响。结果显示：流式细胞术检测脾脏、肿瘤组织中 M2 型巨噬细胞表型，模型组明显高于其他组，中西医结合组可明显降低 M2 型巨噬细胞表达，M1 型巨噬细胞表达同 M2 型具有相反趋势。药物对患癌小鼠机体内 M2/M1 表现出强干预能力；ELISA 检测相关细胞因子，模型组明显高于其他组，中西医结合组可降低 4 种细胞因子分泌（$P < 0.05$）。因此，该研究表明中西医结合治疗能

明显抑制 M2 型巨噬细胞的表达，提高 M1 型巨噬细胞的表达，降低血清中肿瘤相关细胞因子的表达，对肿瘤的转移起到一定的抑制作用。其机制可能通过抑制肿瘤相关巨噬细胞因子的表达，改善肿瘤微环境，促使 M2 型巨噬细胞向 M1 型转化，进而影响肿瘤的转移复发。

2020 年江苏省中医院孙庆敏[321]教授团队发表研究，旨在探究健脾养正汤（组成：黄芪、党参、三棱、莪术）调节肿瘤相关巨噬细胞（TAMS）的潜在分子靶点。在体内外实验中，采用 qPCR、流式细胞术、Western blot、Transwell 侵袭试验、MTT 比色法等技术方法。结果显示：①健脾养正汤降低 TAMS 中 PI3Kγ（PI3Kγ）的活性，降低抗炎因子 IL-10，增加促炎细胞因子如肿瘤坏死因子 -α 和 IL-1β 的表达，最终促进 TAMS 从 M2 向 M1 的转化；②健脾养正汤通过 PI3Kγ 信号转导通路减轻 TAMs 的不利分化，从而抑制胃癌的生长和转移。因此，本研究结果表明，健脾养正汤通过依赖 PI3Kγ 的 TAM 重编程抑制胃癌细胞的转分化，最终抑制胃癌的生长和转移。

四、重塑肿瘤相关代谢微环境

代谢重编程使得癌细胞能够生长，增殖和存活。这种代谢重编程由癌细胞自身的致癌性改变和受肿瘤微环境中细胞因子的作用联合驱动。癌细胞内在机制激活信号转导分子，这些分子直接增强代谢酶的活性或上调转录因子，从而增加代谢调节分子的表达。外源性信号传导机制涉及宿主来源的因子，这些因子进一步促进和放大癌细胞中的代谢重编程。代谢重编程作为癌症的特征之一，赋予了癌细胞在营养缺乏的肿瘤微环境（TME）中生长和增殖的潜能。癌症的代谢研究源自 Otto Warburg 的发现，即肿瘤会消耗葡萄糖产生乳酸不管是否有氧气，而正常细胞通常利用氧化磷酸化（OXPHOS）。这种"Warburg 效应"或有氧糖酵解被证明在多种肿瘤中都存在。尽管有氧糖酵解是一种低效的能量产生手段，但此过程提供了必需的糖酵解中间产物，这些产物被用于癌细胞生长和增殖所需的过程中。并且糖酵解使得 NAD^+ 还原成 NADH，而 NADH 是许多酶的辅酶。除糖酵解外，癌细胞还利用其他核心代谢过程（例如谷氨酰胺分解和脂肪酸氧化）来满足其能量需求或合成代谢过程，例如蛋白质和核苷酸生物合成，一碳代谢和脂质生物合成。

1. 肺癌

1996 年中国中医科学院广安门医院余桂清发表研究，以中医的传统理论结合现代自由基生物医学的原理，从分子和亚分子的水平进行研究，发现肺瘤平膏（黄芪、党参、沙参、杏仁、桔梗、败酱草、白花蛇舌草等）与扶正防癌膏（党参、白术、生黄芪、枸杞子、蚤休、藤梨根、土茯苓等）在发挥抗肿瘤、抗转移、保护胸腺、维持荷瘤宿主体重作用的同时，也产生对抗坏血酸自由基的调节作用，说明中医中药治癌疗效的部分机制。抗坏血酸自由基水平四组小鼠自由基峰高值测定结果显示，荷瘤小鼠抗坏血酸自由基峰高值明显低于正常小鼠（$P < 0.01$），经肺瘤平治疗，自由基有所增加，接近正常水平（$P > 0.05$）；扶正防癌膏小鼠的自由基峰高值与正常小鼠相比，亦无明显差别（$P > 0.05$），说明抗坏血酸自由基的含量得到了较为明显的提高。同时对比肺瘤平与扶正防癌膏的抑瘤率，对肺瘤平与扶正防癌膏抑瘤作用的分析发现，肺瘤平对 Lewis 肺癌的抑制率为 44.5%，而扶正防癌膏为 36%，且二者均有较为明显地抑制肺转移的作用，二者的抑癌作用从肿瘤生长过程中瘤积的变化上也可看出[322]。

2022 年山东中医药大学王敏发表研究，探究人参养荣汤（白芍、黄芪、当归、桂心、炙甘草、陈皮、白术、人参、熟地黄、五味子、茯苓、远志）对 Lewis 肺癌细胞糖酵解途径中乳酸脱氢酶 -A（LDH-A）和己糖激酶 2（hexokinase-2，HK2）基因表达的影响。SPF 级雄性 C57BL/6 小鼠 60 只，随机分为空白组 10 只，实验组 50 只。于实验组小鼠右侧前肢腋下接种 Lewis 肺癌细胞（LLC）悬液建立 Lewis 肺癌模型，模型建立后将实验组小鼠随机分为模型组、CTX 组（环磷酰胺组）、人参养荣汤低剂量组、人参养荣汤中剂量组、人参养荣汤高剂量组，每组 10 只。造模次日计为第 1 天，空白组和模型组用生理盐水灌胃，CTX 组腹腔注射环磷酰胺，人参养荣汤各剂量组使用相应浓度中药灌胃，持续干预 21d。小鼠于第 22 天采用脱颈椎法处死，完整剥离小鼠的肿瘤、胸腺和脾脏，测定各组小鼠体质量、瘤质量、抑瘤率、胸腺指数、脾指数，采用 qRT-PCR 检测 LDH-A 和 HK2 mRNA 的表达水平。结果显示，与模型组相比，CTX 组小鼠体质量明显降低（$P < 0.01$）；与 CTX 组相比，人参养荣汤高、中、低剂量组小鼠体质量显著上升（$P < 0.01$）。与模型组相比，人参养荣汤高剂量组小鼠的瘤质量、胸腺指数、脾指数显著下降（$P < 0.01$）；人参养荣汤高剂量组和 CTX 组 LDH-A mRNA 表达水平明显降低（$P < 0.05$，$P < 0.01$）；人参养荣汤高、中、低剂量组 HK2 mRNA 表达差异无统计意义。与 CTX 组相比，人参养荣汤中剂量组 LDH-A mRNA 表达水平升高（$P < 0.05$），人参养荣汤中剂量组 HK2 mRNA 表达水平降低（$P < 0.05$）。因此，人参养荣汤能够通过下调糖酵解途径 LDH-A 的基因表达，从而减缓肺癌细胞的糖酵解进程[323]。

2. 肝癌

1998 年复旦大学附属肿瘤医院肿瘤内科于尔辛发表研究，以探讨中药健脾理气合剂（组成：党参、白术、茯苓、八月札等）阻抑 HBV 与 AFB1 协同致肝癌作用机制为研究目的。用 PCR 技术结合 Southern 杂交方法筛选出 50 只 G3 代 HBV 转基因小鼠分成两组：转基因治疗组与转基因对照组，另选择 25 只同龄非转基因小鼠作正常对照组。小鼠 10 周时予治疗组小鼠按 2.5g/（kg·d）灌服健脾理气合剂，两对照组小鼠灌服等体积生理盐水共 15d。第 16 天按 1mg/kg 腹腔注射 AFB1（0h 相小鼠不注射）。用 RIA 法测定暴露 AFB1 后 7 个不同时相小鼠肝脏 AFB1-DNA 加成物的含量并检测小鼠肝脏与 AFB1 代谢相关的两相酶系活性。结果显示，健脾理气合剂能使 HBV 转基因小鼠暴露 AFB1 后 1h（559 ± 42）及 24h（249 ± 20）相升高的肝脏 AFB1-DNA 加成物水平（nmol/g）降至近正常水平（420 ± 30；111 ± 13；$P < 0.01$）并能提高转基因小鼠肝脏 P450（μmol/g）（$0.87 \pm 0.25 \rightarrow 1.29 \pm 0.26$，$P < 0.05$），谷胱甘肽（nmol/g）（$5.28 \pm 0.95 \rightarrow 7.67 \pm 0.76$，$P < 0.01$）含量及激活 GST 活性 [mmol/（L·min·g）]（$3.71 \pm 0.95 \rightarrow 5.58 \pm 0.75$，$P < 0.01$）。因此，健脾理气合剂通过作用于 HBV 转基因小鼠肝脏与 AFB1 代谢相关的 Ⅰ 相及 Ⅱ 相解毒酶系统减少肝脏 DNA 损伤阻抑 HBV 与 AFB1 协同致肝癌作用[324]

3. 消化道肿瘤

2000 年李建生发表研究，探讨超氧化物歧化酶（SOD）和脂质过氧化物（LPO）水与食管癌、胃癌和结肠癌的发病关系。对 43 例胃癌、52 例食管癌、30 例结肠癌、42 例胃溃疡和 120 例正常对照组患者血及组织中铜锌超氧化物歧化酶活性和脂质过氧化物含量进行了测定。铜锌超氧化物歧化酶活性用 SUN 肾上腺素自氧化法测定，脂质过氧化物用于树玉法测定。结果显示，三种肿瘤患者组织中 Cu-Zn SOD 活性比正常对照组显著降低，脂质过氧化物含量比正常对照组明显升高。因此，结果提示组织中 SOD 活性降低及 LPO 水平升高与胃肠道恶性肿瘤的发病密切相关[325]。

接下来，在 2000 年报告研究，研究食管癌、胃癌和结直肠癌患者的血液和组织中鸟氨酸脱羧酶（ODC）活性和腐胺（PUT）含量的变化，并探讨其临床意义。研究对象为经内镜检查和活检病理确诊的食管癌、胃癌和结直肠癌患者 68 例，以食管、胃或结肠黏膜大致正常者 68 例作为对照，用改良的分光光度法测定血液和组织中 ODC 活性和 PUT 含量。结果显示，食管癌和胃癌患者血液和组织中 ODC 活性和 PUT 含量都显著高于对照组，癌组织中二者升高尤为明显。结直肠癌患者除了组织中 PUT 含量高外，其他各项指标亦显著高于对照组。因此，ODC 活性升高和多胺合成增加与消化道肿瘤的发生有密切关系，ODC 活性和 PUT 含量测定对消化道肿瘤的诊断有一定价值[326]。

4. 其他癌种

2018 年沈阳药科大学王华发表研究，基于 UPLC-MS/MS 的细胞代谢组学研究策略，从肿瘤细胞整体层面探究薯蓣皂苷元的抗肿瘤作用机制。采用噻唑蓝法考察薯蓣皂苷元对 12 种肿瘤细胞的抑制作用，获得相应的半抑制浓度（IC_{50}），检测分析薯蓣皂苷元干预 48h 后细胞内的代谢物，采用化学计量学和多维数据统计方法比较干预后的细胞与空白组细胞代谢物的差异，并分析其代谢通路。结果显示，在薯蓣皂苷元的干预下，细胞内共有 11 种代谢物发生了显著变化，主要涉及丙氨酸、天冬氨酸和谷氨酸代谢，氨酰 -tRNA 的生物合成，谷氨酰胺和谷氨酸代谢，嘌呤代谢，精氨酸和脯氨酸代谢 5 条代谢通路；薯蓣皂苷元对于不同细胞系的抑制作用差异显著。因此，该研究丰富了薯蓣皂苷元的体外抗肿瘤谱，在体外细胞水平和代谢通路上提供了该药物抗肿瘤作用的可能机制，为薯蓣皂苷元的后续肿瘤药理学研究提供实验依据[327]。

2023年上海中医药大学附属龙华医院刘畅发表研究，基于血清代谢组学研究健脾生津中药辅助三维适形放疗治疗局部晚期鼻咽癌相较于单用三维适形放疗患者血清差异代谢物的变化情况，从而揭示健脾生津中药（西洋参、黄精、白花蛇舌草、地黄、黄芪、女贞子、麦冬、苦参、玄参、牡丹皮、山药、五味子、甘草）的作用机制。方法：将符合纳入标准的鼻咽癌患者随机分为两组，对照组单用三维适形放疗，观察组采用健脾生津中药辅助三维适形放疗，两组均治疗6周。比较两组临床疗效差异；比较两组患者治疗前后中医症状评分和急性放射反应评分变化情况；采用气相色谱－质谱联用法（GC–MS）分析对照组和观察组患者血清代谢物水平，利用主成分分析（PCA）和正交偏最小二乘判别分析（OPLS-DA）筛选出血清中差异性代谢物并分析其可能涉及的通路和机制。结果显示，观察组临床获益率为90%，明显高于对照组临床获益率60%（$P < 0.05$）。治疗后，两组患者中医症状积分明显降低（$P < 0.05$），急性放射反应评分均明显升高（$P < 0.05$），且观察组中医症状积分较对照组改善明显，急性放射反应评分低于对照组，临床获益显著。健脾生津中药辅助治疗下改变了三维适形放疗单用治疗患者的血清代谢谱，其中上调了9种差异代谢物，下调了5种差异代谢物，主要与精氨酸和脯氨酸代谢、色氨酸代谢、半胱氨酸和甲硫氨酸代谢、精氨酸的生物合成4条代谢通路有关。因此，健脾生津中药能够明显提高鼻咽癌患者临床疗效，改善中医症状，并对接受三维适形放疗的局部晚期鼻咽癌患者的代谢谱进行调节，其调节作用可能与氨基酸代谢、能量代谢等多条途径有关[328]。

五、肿瘤相关微生物组

随着针对肿瘤相关微生物组的研究逐渐展开，目前研究最多的为肠道菌群、瘤内菌群相关研究，中医药治疗影响瘤内菌群成为新的防治肿瘤方法。可能的策略如下：①中药抑制"高危"菌群，预防肿瘤发生；②中药促进有益菌生长，改善肿瘤免疫

微环境；③基于中医整体观调节菌群，提高化疗疗效；④基于中药配伍改变肿瘤菌群结构，提高抗肿瘤中药利用度；⑤基于多组学平台，提高新型中药化合物的临床转化[329]。

1. 肠癌

2015年上海交通大学仁济医院房静远发表研究，小檗碱可通过抑制肠道具核梭杆菌降低结直肠癌的发生。利用454 FLX热释光测序技术评估了CRC腺瘤－癌序列过程中肠道微生物群的紊乱情况。使用热释光测序法和Bio–Plex Pro™细胞因子检测法分别检测了引入1,2–二甲基肼（DMH）、具核梭杆菌或小檗碱（BBR）后小鼠的肠道微生物群和黏膜肿瘤免疫细胞因子。蛋白质表达采用免疫印迹法检测。结果显示：在人类粪便和黏膜样本的结直肠腺瘤－癌序列中，机会致病菌如镰刀菌属、链球菌属和肠球菌属的水平逐渐升高。核酸酵母菌处理会明显改变腔内微生物结构，增加了和疣微菌门。与单独喂食具核梭杆菌的小鼠相比，BBR干预逆转了具核梭杆菌介导的机会性病原体的增加，以及小鼠体内IL–21/22/31、CD40L的分泌和p-STAT3、p-STAT5和p-ERK1/2的表达。因此，该研究表明具核梭杆菌在肠道中的定植可能会促使结直肠肿瘤发生。BBR可通过调节肿瘤微环境和阻断肿瘤发生相关通路的激活来挽救具核梭杆菌诱导的结直肠肿瘤发生[330]。

2016年广州中医药大学中药学院周联发表研究，以观察大黄牡丹汤（桃仁、大黄、冬瓜子、芒硝、丹皮）对肠道菌群结构及功能的影响为研究目的。方法：分别采用16S rDNA测序法、平板计数法和气相色谱法考察大黄牡丹汤对肠道菌群及其分泌短链脂肪酸（SCFAs）功能的影响。结果显示，16S rDNA测序结果表明拟杆菌属、埃希菌属细菌明显减少，乳杆菌属、乳球菌属、变形菌属细菌增多。平板计数结果表明大黄牡丹汤能显著抑制脆弱拟杆菌体外增殖（$P < 0.001$）。气相色谱法检测结果表明大黄牡丹汤可显著抑制SCFAs的分泌（$P < 0.05$ 或 $P < 0.01$ 或 $P < 0.001$）。因此，肠道菌群及其代谢产物可能是大黄牡丹汤发挥药效的靶点[331]。

2. 肝癌

2021年Wang T发表研究，揭示了中医药调节

肠道微生物群治疗肝癌的具体机制。中草药可以通过促进梭状芽孢杆菌和菌丝的丰度来提高 SCFAs 水平，通过增加乳杆菌和双歧杆菌的丰度来提高 BA 水平，还可通过减少克雷伯菌和嗜血杆菌的数量来降低 LPS 和炎症因子的水平[332]。

2021 年北京中医药大学深圳医院胡世平发表研究，以观察中医正肝方（组成：黄芪、丹参、女贞子、半枝莲、川芎、枸杞子、白花蛇舌草、鳖甲、灵芝、茵陈、赤芍、白术）对肝癌的疗效为研究目的，并探讨其对患者肝功能、肠道菌群和免疫功能的影响。选择 2018 年 8 月至 2020 年 6 月北京中医药大学深圳医院门诊收治的 60 例肝癌患者为研究对象，根据随机数表法将患者分为观察组和对照组，每组 30 例。对照组患者给予保肝及对症支持治疗，观察组患者在对照组治疗的基础上联合中医正肝方治疗。治疗 3 个月，比较两组患者的治疗效果，以及治疗前后的总胆红素（TBIL）、天冬氨酸氨基转移酶（AST）、谷氨酸氨基转移酶（ALT）、肠道菌群和 T 淋巴细胞水平，并统计两组患者的不良反应发生情况。结果显示，治疗后，两组患者的双歧杆菌、乳酸杆菌均升高，且观察组分别为（9.87±0.78）copies/g、（9.66±1.31）copies/g，明显高于对照组的（9.21±0.66）copies/g、（8.54±1.23）copies/g，而肠杆菌降低，观察组为（7.01±0.89）copies/g，明显低于对照组的（8.21±1.01）copies/g，差异均有统计学意义（$P < 0.05$）；治疗后，两组患者的 $CD3^+$、$CD4^+$、$CD4^+/CD8^+$ 均升高，且观察组分别为（69.87±5.28）%、（38.21±4.09）%、（1.89±0.32）%，明显高于对照组的（66.12±5.61）%、（34.11±3.89）%、（1.53±0.28）%，而 $CD8^+$ 降低，且观察组为（26.11±2.99）%，明显低于对照组的（29.87±2.18）%，差异均有统计学意义（$P < 0.05$）。因此，该研究表明中医正肝方治疗肝癌可有效改善患者的肝功能，调节肠道菌群变化，提高免疫功能[333]。

2021 年上海中医药大学药学院马越鸣发表研究，证实黄芪汤（生黄芪、鱼腥草、赤芍、丹皮、桔梗、瓜蒌、生大黄）具有抑制小鼠慢性胆汁淤积型肝损伤和减轻小鼠肝纤维化的作用，可促进 BA 外排转运体和代谢酶的表达，抑制 BA 摄取转运体表达，促进肝脏 BA 的外排及抑制胆汁的摄取，还可抑制 NF-κB 炎性通路，减轻小鼠肝脏炎症反应，

减轻肝细胞损伤，可增加小鼠肠道菌群多样性及丰度，调节肠道菌群组成，抑制胆汁淤积，减轻肝损伤[334]。

3. 胃癌

幽门螺杆菌于 1982 年首次被发现，被认为是胃炎和消化性溃疡的主要原因，也是胃恶性肿瘤的危险因素。中医药可抑制幽门螺杆菌功能蛋白合成及其 mRNA 表达，抑制其生物膜合成，破坏细胞结构完整性，抑制毒力因子及尿素酶释放，降低黏附力，抑制相关炎症因子释放，调节胃内微生态并增强抗生素抗菌活性[335]。

2017 年南昌大学转化医学研究院发表研究，将由山楂、麦芽、太子参、山药和陈皮组成的健胃消食片，通过植物乳杆菌（HM218749）进行再利用，通过幽门螺杆菌 SS1 小鼠模型实验表明，药渣发酵上清液可抑制幽门螺杆菌脲酶活性，降低胃炎症细胞因子白细胞介素 IL-6、IL-8 和肿瘤坏死因子 -α（TNF-α）的水平，减轻黏膜组织损伤，帮助受干扰的微生物群恢复到正常水平。此研究为预防胃癌提供了新思路，靶向诱发胃癌的相关菌群可降低肿瘤发生的风险[336]。

4. 胰腺癌

γ- 变形菌 CDD 基因介导的胞苷脱氨代谢是胰腺癌化疗抵抗的主要原因之一，如何通过抑制 γ-变形菌生长改善胰腺癌化疗抵抗是临床的热点问题。浙江省肿瘤医院钱祥于 2021 年发表临床研究，胰腺癌患者肿瘤组织中均含有 γ- 变形菌，且患者肠道菌群与健康人群存在明显差异，双歧杆菌等益生菌数量较健康人群明显减少，而肠杆菌（γ- 变形菌科）数量显著增加。肠道和胰腺肿瘤组织内的 γ- 变形菌对胰腺癌化疗抵抗均会产生影响，因此，在研究肿瘤抗药微环境过程中，不能只关注局部效应，应同时观察胰腺组织及肠道内微生态变化。通过抗菌中药抑制胰腺癌患者 γ- 变形菌生长是提高胰腺癌吉西他滨疗效的有效方法。在临床实践中，单纯使用抗生素会引起肠道菌群紊乱，如果能明确肿瘤内菌群的来源以及有效的抗菌中药，将为中药联合化疗提供新的靶点[337]。

六、肿瘤基质重塑

通过细胞 - 基质相互作用和细胞外基质

（ECM）重塑，常驻细胞和细胞外基质之间的双向通讯可动态塑造组织。肿瘤利用 ECM 重塑来创造促进肿瘤发生和转移的微环境。ECM 包括胶原蛋白、纤连蛋白、整合素、弹性蛋白、微纤丝蛋白、蛋白多糖等细胞分泌的蛋白质，在结构上和生物化学上支持邻近细胞。ECM 位于基底膜和间质间隙的基质中，为肿瘤细胞的增殖、分化和转移提供了天然屏障。对于抗肿瘤治疗而言，ECM 的存在显著限制了抗肿瘤药物在肿瘤组织的浸润。

1. 肺癌

正常肺组织中酶系基质金属蛋白酶（MMPs）/组织金属蛋白酶抑制剂（TIMPs）处于动态平衡，两者的比例失衡是导致 ECM 降解减少的重要原因。MMPs 是降解细胞外基质的主要酶群，ECM 的所有成分几乎都能被其降解。正常肺组织中 MMPs 表达水平较低，由多种细胞以 pro-MMPs 的形式释放到细胞间隙，在受到刺激时活化，旨在降解因炎症等病理因素被破坏的 ECM，保持 ECM 的结构及功能协调有序[338]。

（1）中药复方的相关研究

2022 年山东中医药大学季旭明发表研究，探究温下方（当归、大黄、党参）正丁醇提取部位的抑瘤和抗转移的作用机制，为揭示中药复方干预肺癌转移机制的研究提供理论支持和实验依据。观察温下方正丁醇提取部位对肺癌细胞和正常的人支气管上皮细胞（HBE）增殖能力的抑制作用。通过划痕实验、迁移和侵袭实验（Transwell）检测温下方正丁醇提取部位对 A549 和 H460 细胞迁移和侵袭能力的影响。运用 Western blot、ChIP 实验分别检测温下方正丁醇提取部位对 A549 和 H460 细胞中 MMP2、MMP9 和相关转录因子 Sp1 的表达以及 Sp1 与 MMP2、MMP9 启动子结合活性的影响。取 25 只 Balb/c 裸鼠，于右前腋皮下接种 A549 肿瘤细胞悬液 0.2ml 制成 A549 移植瘤模型。免疫组化法和 Western blot 法检测皮下移植瘤组织中 MMP2、MMP9 和相关转录因子 Sp1 蛋白表达变化。评价温下方正丁醇提取部位对移植瘤生长侵袭的作用。结果显示：①温下方正丁醇提取部位对 A549、H460、H1299 和 HBE 细胞具有增殖抑制作用，其中对于 HBE 的细胞毒性低于各肺癌细胞系。体外基质胶迁移和侵袭实验中，温下方正丁醇提取部位

低、中、高剂量组可发现 A549 和 H460 细胞迁移和侵袭至小室底部的细胞数目均下降，且迁移和侵袭能力的抑制作用随着浓度的增加逐渐增强，与空白对照组比较，差异具有统计学意义（$P < 0.05$）；②Western blot 结果发现温下方正丁醇提取部位可下调肺癌细胞系 A549 和 H460 中的基质金属蛋白酶 MMP2、MMP9 的表达（$P < 0.05$），减弱其相关转录因子 Sp1 的表达（$P < 0.05$）。ChIP 结果发现温下方正丁醇提取部位能够降低 A549 和 H460 中 Sp1 与 MMP2 启动子结合活性（$P < 0.05$），而对 A549 和 H460 中 Sp1 与 MMP9 启动子结合活性无明显影响（$P > 0.05$）；③温下方正丁醇提取部位干预后，各剂量组动物体质量和脾重与模型组相比无显著差异（$P > 0.05$），瘤重与模型组相比显著降低（$P < 0.05$）；④在温下方正丁醇提取部位各剂量组中，MMP2、MMP9 的表达和 Sp1 的表达较模型组均出现不同程度的下降（$P < 0.05$）。因此，温下方正丁醇提取部位具有抗肿瘤生长侵袭的作用，其机制可能与其调控 Sp1 介导的 MMP2 表达有关[339]。

2017 年复旦大学附属华山医院刘宝君发表研究，以清热活血解毒方（未公开发表处方组成）对肺癌细胞侵袭的影响以及潜在的相关机制为研究目的，重点研究肿瘤微环境中巨噬细胞的极化。进行小鼠体内实验，运用 ELISA、FCM、WB、PCR、IHC 等技术方法。结果显示：①清热活血解毒方既能抑制肺癌小鼠的肿瘤生长，又能减少肿瘤相关巨噬细胞（TAMs）的数量；②清热活血解毒方通过减少 TAMs 的浸润、IL-6 和 TNF-α 的产生，同时减少精氨酸酶 1（Arg-1）的表达和增加诱导型 NO 合酶（iNOS）的表达，从而抑制肿瘤中与癌症相关的炎症反应；③清热活血解毒方能显著抑制 CD31 和 VEGF 蛋白的表达；④清热活血解毒方治疗组的 CXCL12/CXCR4 表达和 JAK2/STAT3 磷酸化均有所降低。因此，清热活血解毒方通过调节小鼠的 TAMs 在抑制肿瘤生长方面发挥了更重要的作用，这与抑制炎症和 CXCL12/CXCR4/JAK2/STAT3 信号通路有关[340]。

2017 年北京大学肿瘤医院李萍萍发表研究，以探讨补肺汤（组成：党参、黄芪、五味子、地黄、紫菀、桑白皮）是否能通过阻断 TGF-β1 诱导的信

号通路来拮抗 EMT，进而帮助创造一个相对稳定的微环境来限制肺癌的发生为研究目的。通过伤口愈合和透孔试验检测了 TGF-β1 单独或与不同浓度的补肺汤联用对迁移的影响，通过细胞计数试剂盒 -8（CCK-8）测定了补肺汤对细胞活力的影响。通过 Western 印迹、共聚焦显微镜、实时定量聚合酶链反应（qRT-PCR）、免疫组织化学（IHC）和酶联免疫吸附试验（ELISA）对 TGF-β1、EMT 相关蛋白和基因进行了评估。雌性 Balb/c 裸鼠皮下注射 A549 细胞，每天灌胃两次补肺汤，连续 28天。每 4 天监测一次肿瘤体积，绘制生长曲线。分别评估肿瘤重量、肿瘤组织中 EMT 相关蛋白的表达水平和 TGF-β1 血清水平。结果显示：①补肺汤仅对 A549 细胞增殖产生轻微影响，这与体内实验结果一致，即服用补肺汤不会抑制肿瘤的生长和重量；②补肺汤在体外可通过抑制典型的 Smad 信号通路，剂量依赖性地抑制 TGF-β1 诱导的 EMT；③在 A549 异种移植小鼠模型中，补肺汤还能抑制与 EMT 和 TGF-β1 分泌到血清中相关的蛋白标记物。因此，补肺汤可能通过减少体内和体外的典型 Smad 信号通路，减轻了 TGF-β1 介导的 A549 细胞的 EMT，这可能有助于在一定程度上抑制 TGF-β1在 A549 细胞中诱导的恶性表型[341]。

（2）中药单体的相关研究

2013 年上海市肺科医院陈晓峰发表研究，以探究白藜芦醇在肺癌侵袭和转移中的抑制作用为研究目的，挖掘白藜芦醇作为 TGF-β1 诱导的 EMT在 A549 肺癌细胞中抑制剂的潜在用途。结果显示，当用 TGF-β1 和白藜芦醇处理 A549 细胞时，后者能抑制 TGF-β1 诱导的 EMT 的发生，20μM 白藜芦醇可增加上皮表型标志物 E-cadherin 的表达，抑制间质表型标志物 Fibronectin 和 Vimentin 的表达。因此，白藜芦醇能够通过抑制 TGF-β1 诱导的 EMT发展来抑制肺癌细胞的体外侵袭和转移[342]。

2. 肠癌

远处转移是导致 CRC 患者癌症相关死亡的主要原因。上皮 - 间质转化（EMT）是肿瘤转移过程中触发的一个关键过程，也是肿瘤转移的主要动力和基本途径。因此，靶向 EMT 相关分子通路被认为是探索转移性 CRC 有效治疗药物的新策略。中药具有多靶点、多环节的独特性能，可通过下调转化生长因子 -β（TGF-β）/Smads、PI3K/Akt、NF-κB、Wnt/β-catenin 和 Notch 信号通路，抑制 EMT 过程，从而发挥整体疗效，抑制 CRC 细胞的侵袭和转移能力。

（1）中成药的相关研究

2015 年福建中医药大学中西医结合研究院彭军发表研究，以探究片仔癀可诱导细胞凋亡，抑制细胞增殖和肿瘤血管生成，从而抑制 CRC 在体外和体内的生长为研究目的。采用 MTT、迁移和 Matrigel 侵袭试验来评估片仔癀细胞活力、迁移和侵袭的影响。然后，使用显微外科技术建立了结肠癌肝转移模型。小鼠胃内注射 234mg/（kg·d）剂量的片仔癀或生理盐水 14d。处死小鼠后测量其体重和肿瘤重量。此外，还研究了片仔癀对肝转移的影响。最后，通过免疫组化染色（HIS）评估了 EMT 相关蛋白和 TGF-β 信号通路。

结果显示：①片仔癀能够抑制 CT-26 细胞的活力、迁移和侵袭；②片仔癀能够抑制 CRC 小鼠模型中的肿瘤肝转移、EMT，并可阻断 CRC 小鼠模型中 TGF-β 通路的激活。因此，本研究证明了片仔癀可以通过抑制 TGF-β/Smad 通路、促进 E-cadherin 的表达和抑制 N-cadherin 的表达来抑制 CRC 的侵袭性，有利于防治 CRC 的转移，可能是一种治疗癌症的新型药物[343]。

（2）中药单体的相关研究

2015 年浙江中医药大学李范珠发表研究，以观察积雪草酸和罗格列酮对结肠癌相关成纤维细胞介导的肿瘤基质结缔组织化反应的重塑作用为研究目的。取结肠癌患者手术后新鲜瘤块，分离培养原代结肠癌相关成纤维细胞（pCAF），经鉴定相关特征蛋白后，与结肠癌细胞株构建成纤维细胞与肿瘤细胞的共培养模型作为体外研究模型；以基因表达谱微阵列芯片检测罗格列酮作用后 pCAFs 胶原相关基因的表达差异。以 H&E 染色观察罗格列酮和积雪草酸对结肠癌移植瘤基质的影响；以固绿 / 天狼星红双染法研究瘤内胶原比例；采用活体荧光成像系统观察 PLD 在肿瘤内的富集效率。以 MTT 比色法研究罗格列酮对 SW620 细胞株对多柔比星的直接增敏作用；以 Western blot 法检测罗格列酮对SW620 细胞的上皮间质转化效应的影响；采用基因表达谱微阵列芯片检测罗格列酮对于 pCAFs 细胞的全基因表达谱的影响。结果显示：①成功分离并培养原代结肠癌相关成纤维细胞，与正常的结肠成纤维细胞相比，该细胞及其细胞核均较大，形状呈不规则状，轮廓清晰；不表达上皮细胞标记蛋白上皮膜抗原（E-cadherin），但表达间质细胞标记蛋白波形蛋白（Vimentin）和成纤维细胞活性标记蛋白肌动蛋白α（α-SMA）；②H&E染色可见，溶剂对照组肿瘤间质细胞与肿瘤实质细胞界限清晰，基质沉积现象明显，可见呈大片胶原束；积雪草酸和罗格列酮单药组肿瘤内基本没有胶原束的存在，视野下均为致密肿瘤细胞，PLD单药组瘤内现大片的坏死区域，但是在残留肿瘤区域的间质细胞和胶原的比例显著高于其他组。因此，罗格列酮和积雪草酸对结肠癌基质具有重塑作用，该作用能促进聚乙二醇修饰的多柔比星脂质体在肿瘤内的富集效率，并提升其化疗增效作用[344]。

2015年上海中医药大学附属曙光医院李琦发表研究，以探究白藜芦醇抑制TGF-β1诱导的CRC LoVo细胞EMT的潜在机制为研究目的。在体内，通过小鼠尾静脉注射模型和小鼠正位移植肿瘤模型研究了白藜芦醇对侵袭和转移的影响。体内成像用于观察肺部转移灶，半月苷-伊红（HE）染色用于评估转移灶。在体外，白藜芦醇对LoVo细胞迁移和侵袭的影响通过跨孔试验进行了评估。通过形态学观察白藜芦醇对TGF-β诱导的EMT的抑制作用。上皮表型标志物钙黏蛋白E和间质表型标志物波形蛋白通过Western印迹和免疫荧光进行了检测。使用双荧光素酶检测试剂盒测定了钙黏蛋白E的启动子活性，并通过RT-PCR测定了蜗牛和钙黏蛋白E的mRNA表达。结果显示：白藜芦醇能抑制LoVo细胞在体内的肺转移。此外，白藜芦醇还能降低小鼠正位移植的肺转移率和肝转移率。在体外，TGF-β1诱导的EMT促进了CRC的侵袭和转移，降低了钙黏蛋白E的表达，提高了波形蛋白的表达，并激活了TGF-β1/Smads信号通路。但白藜芦醇能以浓度依赖的方式抑制LoVo细胞的侵袭和迁移能力，增加钙黏蛋白E的表达，抑制波形蛋白的表达，以及抑制TGF-β1/Smads信号通路。同时，在TGF-β1诱导的EMT起始过程中，白藜芦醇降低了EMT诱导转录因子Snail的水平和钙黏蛋白E的转录。因此，白藜芦醇可通过TGF-β1/Smads信号通路介导的Snail/E-cadherin表达抑制CRC的EMT，这可能是白藜芦醇抑制CRC侵袭和转移的潜在机制[345]。

2016年韩国圆光大学洪承宪发表研究，以探讨槲皮素对细胞活力、丝裂原活化蛋白激酶（MAPKs）激活、迁移、侵袭、上皮-间质转化（EMT）和肺转移的影响为研究目的。运用了WST检测法、Annexin V检测法、实时RT-PCR、Western印迹分析和明胶酶谱分析等方法研究了槲皮素对转移性结肠癌细胞的影响。在大肠肺转移模型中证实了槲皮素在体内的抗转移作用。结果显示：①槲皮素抑制结肠26（CT26）和结肠38（MC38）细胞的活力，并通过MAPKs途径诱导CT26细胞凋亡。E-粘连蛋白、N-粘连蛋白、β-catenin和蜗牛等EMT标记物的表达受到无毒浓度槲皮素的调控；②槲皮素通过调节基质金属蛋白酶（MMPs）和组织金属蛋白酶抑制剂（TIMPs）的表达，抑制了CT26细胞的迁移和侵袭能力。在实验性体内转移模型中，槲皮素明显减少了CT26细胞的肺转移。因此，槲皮素能够抑制CT26细胞的存活和转移能力，并能抑制小鼠模型中结直肠癌的肺转移。这些结果表明，槲皮素可能是一种治疗转移性结直肠癌的有效药物[346]。

3. 肝癌

肝脏基质硬度增加是肝纤维化、肝硬化的病理基础，其根本原因是ECM生成和降解的失衡。目前，针对病因治疗虽有助于抑制及逆转肝纤维化，但不能抑制炎症、控制肝纤维化的进展程度，存在一定的局限性。且临床尚无疗效明确的药物可用于抗肝纤维化治疗。在数十年的临床应用中，中医药防治肝纤维化取得了显著成果。明确基质硬度的变化对肝癌复发转移过程的影响及中医药治疗作用有助于开发针对肿瘤微环境的新的治疗干预手段。

（1）中药复方的相关研究

2021年温州市中医院张济周发表研究，探讨大黄䗪虫丸（组成：大黄、黄芩、甘草、桃仁、杏仁、芍药、干地黄、干漆、虻虫、水蛭、蛴螬、蛰虫）联合肝动脉化疗栓塞术（TACE术）治疗对原发性肝癌患者（瘀血阻络型）肿瘤指标及免疫功能的影响，以观察其在此类患者治疗中的应用价值为研究目的，旨在为该病提供有效的治疗手段。将

2019年6月至2019年12月因原发性肝癌患者（瘀血阻络型）于温州市中医院就诊的79例纳入研究，纳入研究前均用随机数字表法对患者进行分组。对照组40例患者单纯采用TACE术，观察组39例患者联合大黄蟅虫丸口服治疗，治疗4周后比较疗效。结果显示，治疗后观察组血清$CD4^+$细胞、$CD4^+/CD8^+$、$CD3^+$细胞等免疫功能指标均大于对照组，差异有统计学意义（$P < 0.05$）；观察组血清甲胎蛋白（AFP）、糖类抗原199（CA199）等肿瘤指标，谷丙转氨酶（ALT）、总胆红素（TbiL）水平低于对照组，差异有统计学意义（$P < 0.05$）；观察组血浆血管内皮生长因子（VEGF）、转化生长因子-β1（TGF-β1）、基质金属蛋白酶-2（MMP-2）水平低于对照组，差异有统计学意义（$P < 0.05$）。因此，对于原发性肝癌患者（瘀血阻络型），采用大黄蟅虫丸联合TACE术治疗有重要意义，有助于提高免疫力，保护肝功能，降低转移风险[347]。

2018年广西中医药大学附属瑞康医院刘旭东对已报道的大黄蟅虫丸联合抗病毒药物治疗慢性乙肝后纤维化的疗效进行Meta分析，以系统评价大黄蟅虫丸联合抗病毒药物治疗乙肝肝纤维化的疗效为研究目的。运用如下方法：利用计算机检索中国期刊全文数据库、中国科技期刊数据库（维普）和万方数字化期刊全文数据库、the Cochrane Library、Pubmed数据库，收集大黄蟅虫丸联合抗病毒药物治疗慢性乙型肝炎、乙型肝炎肝纤维化、乙肝肝硬化患者随机对照试验的相关数据。检索时限为1997年1月至2017年7月。由4名独立研究者按照纳入和排除标准选出文献，提取资料及根据Jadad评分标准进行质量评价，对符合条件的纳入试验后，采用Rev Man5.2软件进行Meta分析。结果显示，大黄蟅虫丸联合抗病毒药物在一定程度上可显著降低慢性乙型肝炎、乙型肝炎肝纤维化、乙肝肝硬化患者的肝功能指标及肝纤维化指标，其中肝功能指标ALT水［MD=-20.4495% 可信区间（confidence interval，CI）（95%CI：-23.72，-17.15）$P < 0.00001$］，其中透明质酸（HA）水平［MD=-30.32，（95%CI：-40.57，-20.07），$P < 0.00001$］，Ⅲ型前胶原（PC Ⅲ）水平［MD=-0.39（95%CI：-0.81，0.03），$P < 0.00001$］，Ⅳ型胶原蛋白（Ⅳ-C）水平［MD=-24.81（95%CI：-29.99，-19.63），

$P < 0.00001$］，层黏连蛋白（LN）水平［MD=-34.35（95%CI：-44.28，-24.43），P=0.006］。因此，在使用抗病毒药物的基础上联合使用大黄蟅虫丸在一定程度上可以有效改善肝纤维化指标[348]。

（2）中成药的相关研究

2013年天津医科大学方步武发表研究，以探讨复方鳖甲软肝片在体内外对肝纤维化的保护作用及其相关机制为研究目的。将成年Wistar大鼠随机分为四组：正常对照组；肝纤维化模型组；复方鳖甲软肝片处理组（每日剂量为0.55g/kg）；秋水仙碱处理组（每日剂量为0.1g/kg）。在体内评估了复方鳖甲软肝片对肝功能、血清中透明质酸（HA）、Ⅳ型胶原蛋白（CIV）、Ⅲ型胶原蛋白（PC Ⅲ）、层粘连蛋白（LN）水平、组织病理学以及肝纤维化中转化生长因子（TGF-β1）和Smad3表达的影响。在体外进一步检测了复方鳖甲软肝片对存活率、羟脯氨酸含量和细胞周期分布的影响。结果显示，与肝纤维化模型组相比，接受复方鳖甲软肝片治疗的大鼠肝胶原沉积减少，肝脏病变得到改善。与模型组相比，复方鳖甲软肝片治疗组大鼠的丙氨酸氨基转移酶（62.0±23.7U/L）和天冬氨酸氨基转移酶（98.8±40.0U/L）活性降低（分别为50.02±3.7U/L和57.2±30.0U/L，$P < 0.01$）。与模型组相比，PC Ⅲ（35.73±17.90μg/ml）、HA（563.82±335.54ng/ml）、LN（89.57±7.59ng/ml）和CIV（29.20±6.17ng/ml）的水平分别降至30.18±9.41、456.18±410.83、85.46±7.51和28.02±9.45ng/ml。逆转录酶聚合酶链反应和Western印迹也显示，体内TGF-β1和Smad3的表达下调。与对照组相比，体外暴露于FFBJRGP的细胞增殖受到抑制，羟脯氨酸水平降低（$P < 0.01$），细胞周期重新分布。因此，能够证实复方鳖甲软肝片可抑制体内和体外肝纤维化，这可能与下调TGF-β-Smad通路的纤维化信号转导有关[349]。

（3）中药单体的相关研究

2022年成都中医药大学药学院谢晓芳发表研究，以探讨川芎水煎液对二乙基亚硝胺（DEN）致肝纤维化大鼠的影响为研究目的。将SD大鼠随机分为模型对照组、川芎2.08g/kg组、4.16g/kg组、秋水仙碱0.0002g/kg组，腹腔注射1%二乙基亚硝胺溶液10ml/kg以诱导大鼠肝纤维化模型，1次/周，连续12周，另设正常对照组，造模1周

后开始灌胃给药，1次/天，连续给药至12周末，于第8周、12周超声检测大鼠肝脏灰度值（Gray value）、门静脉近段内径（PDPV）、门静脉远段内径（DDPV）和血流速度（VPV），生化仪检测大鼠血清肝功能指标丙氨酸氨基转移酶（ALT）、天冬氨酸转移酶（AST）、碱性磷酸酶（ALP）活力、总蛋白（TP）、白蛋白（ALB）、胆总红素（BILT）、球蛋白（GLOB）含量、白蛋白/球蛋白（ALB/GLOB），Elisa试剂盒检测血清肝纤维化指标透明质酸（HA）、III型前胶原（PC-III）、VI型胶原（COL4）、层粘连蛋白（LN）和转化生长因子β1（TGF-β1）含量，HE染色观察肝组织病理并进行Ishak评分，Masson染色测定肝组织胶原纤维面积和光密度。结果显示：与正常对照组比较，模型对照组大鼠体质量显著下降（$P < 0.01$），肝脏灰度值、肝门静脉近段、远段内径明显增大（$P < 0.05$），血流速度显著降低（$P < 0.01$），肝脏系数显著升高（$P < 0.01$），血清中ALT、AST、ALP活力、BILT和GLOB含量明显升高（$P < 0.05$），ALB、TP含量、ALB/GLOB明显降低（$P < 0.05$），血清HA、PC III、COL4含量明显升高（$P < 0.01$），胶原纤维面积和光密度值显著升高（$P < 0.01$），肝组织可见明显的肝纤维化病变；与模型对照组比较，川芎2.08g/kg、4.16g/kg组和秋水仙碱0.2mg/kg组大鼠肝脏灰度值、门静脉内径明显降低（$P < 0.05$或$P < 0.01$），血清中AST、ALP活力、HA、PC III、COL4含量明显降低（$P < 0.05$），ALB和TP含量明显升高（$P < 0.05$），胶原纤维面积和光密度值显著降低（$P < 0.01$），各治疗组大鼠肝纤维化病变程度有明显改善，其中以川芎4.16g/kg组病理改善效果更佳。因此，川芎水煎液可以改善肝纤维化大鼠的肝功能及肝纤维化指标，减轻肝纤维化程度，是一种潜在的抗肝纤维化药物[350]。

2014年河南大学第一附属医院王景春发表研究，以探讨川芎多糖抑制人肝癌细胞株HepG2增殖，诱导细胞凋亡的作用机制为研究目的。体外培养人肝癌细胞株HepG2，加入不同浓度的川芎多糖，经MTT法检测HepG2细胞的活性，观察药物作用后的细胞形态，并采用流式细胞术检测HepG2细胞周期。结果显示，HepG2细胞的存活率随给药浓度的增大而降低，抑制作用呈现出明显的剂量依

赖性（$P < 0.05$）；和空白组比较，药物作用48h后给药组G1期细胞百分含量明显升高（$P < 0.01$），S期细胞百分含量明显减少（$P < 0.01$）。因此，该研究表明川芎多糖对人肝癌HepG2细胞有明显的体外活性抑制作用，可能是通过将肿瘤细胞阻滞在G1期，从而诱导它的凋亡[351]。

4. 胃癌

2021年江苏省中医院舒鹏发表研究，以筛选与胃癌发病相关的核心基因、并分析其生物学功能为研究目的。胃癌患者癌组织及健康成人胃组织中表达上调的低甲基化基因、表达上调的低甲基化（致）癌基因、表达下调的高甲基化基因及表达下调的高甲基化抑癌基因筛选：从基因表达综合数据库中提取基因表达微阵列GSE118916、基因甲基化微阵列GSE25869。通过limma软件包和维恩图筛选胃癌患者及健康成年患者胃组织的差异表达基因和差异表达甲基化基因。从癌基因数据库和肿瘤抑制基因数据库中筛选胃癌的致癌基因和抑癌基因，绘制Venn图筛选得到表达上调的低甲基化基因、表达上调的低甲基化（致）癌基因、表达下调的高甲基化基因及表达下调的高甲基化抑癌基因。结果显示，表达下调的高甲基化基因在药物代谢—细胞色素P450、化学致癌作用和细胞色素P450异源生物的代谢显著富集。FN1、COL3A1、COL1A1、COL1A2、MMP2等表达上调的低甲基化基因，CDH1、FOXA1及KLF4等表达下调的高甲基化基因，是蛋白质—蛋白质相互作用中的主要基因。胃癌发病的核心基因为COL1A1、THBS1、COL5A2、COL12A1及CXCR4。发病的核心基因的生物过程主要包括胶原原纤维组织、胶原分解代谢过程。细胞成分主要包括内质网腔、细胞外基质。分子功能包括细胞外基质的结构成分。因此，胃癌发病生物学过程主要包括胶原原纤维组织、胶原分解代谢、内质网腔、细胞外基质、细胞外基质的结构成分[352]。

2020年兰州大学基础医学院张旭发表研究，以观察姜黄素通过Shh和Wnt信号通路对胃癌细胞的影响为研究目的。用si-Gli1和si-β-catenin siRNA转染SGC-7901细胞，然后用姜黄素刺激细胞，通过透孔实验、免疫荧光和流式细胞仪检测姜黄素对细胞迁移、侵袭、细胞骨架重塑、EMT、凋

亡和细胞周期的影响。通过免疫共沉淀观察 Gli1 和 β-catenin 之间的相互作用。结果显示：① 姜黄素能够抑制 SGC-7901 细胞中 Shh 信号通路中 Shh、Gli1 和 Foxm1 的表达，以及 Wnt 信号通路中 β-catenin 的 mRNA 和蛋白表达。因此，细胞迁移、侵袭和细胞骨架重塑能力下降。研究结果表明，在姜黄素的刺激下，细胞的迁移和侵袭能力下降，而凋亡能力增强；② 姜黄素还能诱导细胞骨架重塑和 S 期细胞周期停滞。抑制 Shh 和 Wnt 信号通路以及添加姜黄素还能抑制上皮 - 间质转化过程。此外，在这些细胞中观察到了 Shh 信号的 Gli1 和 Wnt 信号的 β-catenin 之间的物理相互作用，但姜黄素抑制了这两种蛋白的相互作用。因此，该研究证明了 Shh 和 Wnt 信号通路在胃癌 SGC-7901 细胞的迁移、侵袭、凋亡和细胞骨架重塑中的重要作用，发现姜黄素可以抑制 Gli1 和 β-catenin 之间的相互作用[353]。

5. 乳腺癌

2009 年香港大学中医药学院佟尧发表研究，探究姜黄素对两种乳腺癌细胞株（MDA-MB-231 和 BT-483）的 NF-κB、细胞周期调节蛋白和基质金属蛋白酶（MMPs）的影响。运用以下方法：采用水溶性四氮唑 WST-1 试验进行细胞增殖，通过 RT-PCR 进行姜黄素对基质金属蛋白酶 -1、金属蛋白酶 -3、金属蛋白酶 -9 活性的影响分析。用免疫化学方法检测细胞周期调节蛋白，包括细胞周期蛋白 D1、CDK4 和 p21。采用免疫化学和 Western 印迹法对姜黄素处理的乳腺癌细胞中 NF-κB 的表达进行研究。结果显示：①WST-1 细胞增殖试验结果表明，姜黄素对 MDA-MB-231 和 BT-483 细胞的抗增殖作用具有时间和剂量依赖性；②MDA-MB-231 细胞中细胞周期蛋白 D1 的表达下降，BT-483 细胞中 CDK4 的表达下降；③姜黄素治疗组与对照组相比，BT-483 和 MDA-MB-231 中 MMP1 mRNA 的表达明显下降。因此推断，姜黄素具有抗肿瘤活性，可通过降低乳腺癌细胞的增殖率和侵袭率来介导乳腺癌细胞的增殖和侵袭[354]。

2015 年中国农业大学动物医学院林德贵发表研究，以筛选通过降低基质金属蛋白酶 -9 和金属蛋白酶 -2 的活性来抑制乳腺癌的生长和肺转移的抗肿瘤药物为研究目的。运用了分子对接技术等

方法，从中药中筛选出了明胶酶抑制剂，并通过创伤试验、侵袭试验和明胶酶谱分析等方法研究了 MDA-MB-231 人乳腺癌细胞株和 4T1 小鼠乳腺癌细胞株的增殖、迁移和侵袭对明胶酶抑制剂的反应，然后通过免疫组化进一步研究了明胶酶抑制剂对小鼠异种移植乳腺肿瘤的影响。结果显示：①成功地筛选出了一种能降低 MMP9 和 MMP2 凝胶酶活性的中药单体——车前子苷（PMS）；②在体外，PMS 能通过降低 MMP9 和 MMP2 的活性，抑制 MDA-MB-231 人乳腺癌细胞株和 4T1 小鼠乳腺癌细胞株的增殖、迁移和侵袭。在体内，给携带 4T1 细胞诱导肿瘤的小鼠口服 PMS 可显著减少异体移植肿瘤的体积和重量，显著降低微血管密度，并显著降低肺转移率。因此，该研究不仅证实在所选浓度下，PMS 能够限制异种移植瘤的生长，而且还证明了 PMS 对 MMP9/MMP2 活性的抑制作用可能是其抗肿瘤作用的原因之一[355]。

七、肿瘤空间结构或时空改变

肿瘤微环境（TME）的异质性是阻碍成功抗癌治疗的核心问题之一。在空间上，不同肿瘤中的微环境具有不同的组织和层次结构。肿瘤微环境对癌细胞的命运起着至关重要的作用，其通过精确的肿瘤内在转录调控和细胞间串扰协调的。因此，了解肿瘤微环境的空间结构对于发现肿瘤发生机制和设计新的治疗策略至关重要。空间组学的临床意义将有可能扩展到新的临床相关生物标志物发现、新的免疫疗法设计和精准医学。最终的空间肿瘤图谱将是揭示跨越空间和时间的癌症黑匣子的重要资源[356-359]。

2018 年清华大学生物信息学中心李梢发表研究，以阐明扶正类中药的生物学基础共性为研究目的。该研究提出了一种计算与实验相结合的网络药理学创新高通量研究策略，选取 22 种扶正类中药进行研究，此外还纳入了 25 种祛邪类中药进行比较。首先，基于网络的大规模靶点预测，分析了 1446 个中药化合物的靶点谱。接下来，使用一种独特的高通量测序筛选策略，即 HTS2，测量 166 种化合物对 420 个抗肿瘤或免疫相关基因的作用。此外，还比较了扶正类和祛邪类中药化合物的结构信息和抗肿瘤活性。结果发现：①在功能上，扶正

类中药化合物的预测靶点在免疫相关和抗肿瘤两方面均丰富。而祛邪类中药对肿瘤细胞增殖的整体抑制作用明显强于扶正类中药（$P < 0.001$）。此外，具有预测靶点的扶正类中药中富集免疫相关途径（如自然杀伤细胞介导的细胞毒性和抗原加工和递呈）的检测化合物的百分比显著高于祛邪类中药（$P < 0.05$）；②同一草药中的化合物可能在癌症治疗中表现出相同或不同的机制，这是因为它们影响通路基因表达的方向相同或相反。例如，扶正类中药女贞子中的乙酰熊果酸和特女贞苷都上调了T细胞受体信号通路中的基因表达。因此该研究提示，与直接杀伤肿瘤细胞相比，扶正类中药在肿瘤免疫微环境调节和肿瘤预防方面具有更大的潜力，并为扶正类中药在肿瘤治疗中的生物学基础共性提供了系统的策略[360]。

2019年上海中医药大学基础医学院潘志强研究报告，以探究补骨脂素对于人肝癌细胞SMMC7721的作用机制为研究目的，结果显示：补骨脂素对SMMC7721的增殖具有剂量依赖性和时间依赖性，补骨脂素能够调节Cyclin D1和Cyclin E的表达，使其内质网和细胞质结构异常，导致细胞周期被阻滞于G1期，从而抑制肝癌细胞的增殖。因此，补骨脂素可以抑制SMMC7721细胞的增殖，诱导内质网应激反应诱导细胞凋亡，提示补骨脂素可能是预防和治疗肝细胞癌的一种新的治疗选择[361]。

八、肿瘤转移前微环境

1889年，英国外科医生Paget针对肿瘤的复发和转移提出著名的"种子与土壤"学说，指出只有土壤（即转移的特定器官）的条件适合种子（即肿瘤细胞）生长所需，种子才会生长，且成功发生转移。2006年，Kaplan等在《Nature》首次提出"转移前微环境（pre-metastatic niche，PMN）"概念，认为转移是肿瘤原发灶的"预谋"行为，一部分肿瘤分泌的因子及骨髓来源的细胞会先于播散肿瘤细胞定植之前到达靶器官，营造适合肿瘤细胞定植、生长的微环境，并形成继发转移灶。2016年曹雪涛院士团队在《Cancer Cell》首次提出了肿瘤PMNs存在免疫抑制、炎症反应、血管生成及通透性增强、淋巴管生成、亲器官性和重编程六大特征和4个阶段，被广泛认可。越来越多的学者认为PMN

的形成是肿瘤转移的关键步骤，并认为通过调节肿瘤的PMN能够达到防治肿瘤的研究目的。PMN是复杂的分子网络，单一靶点治疗并不能达到预期效果，中医治疗能更有效地多靶点阻断PMN形成，可成为防治肿瘤复发和转移的重要手段之一[362-363]。

1. 肺癌

（1）中药复方的相关研究

2015年上海市中医院李明花发表研究，以研究健脾解毒中药方（生黄芪、熟地黄、党参、淫羊藿、茯苓、麦冬、甘草、七叶一枝花、露蜂房）对Lewis肺癌小鼠脾脏淋巴细胞增殖及$CD4^+CD25^+Treg$的影响为研究目的，探讨健脾解毒中药治疗肺癌的机制。将18只C57BL/6纯系小鼠右腋皮下接种Lewis肺癌细胞0.2ml，随机分为中药组和模型组，并设6只正常鼠对照观察。造模后第5天开始给药，中药组灌服健脾解毒方0.4ml/只，模型组予生理盐水。第14天处死小鼠，CCK-8法检测脾淋巴细胞增殖，流式细胞术检测小鼠脾脏$CD4^+CD25^+Treg$细胞含量。结果显示，荷瘤中药组和荷瘤模型组与正常组比较，脾淋巴细胞增殖功能均有降低，三组差别有统计学意义（$P < 0.05$）；荷瘤中药组和荷瘤模型组脾细胞中$CD4^+CD25^+Treg$细胞占$CD4^+T$细胞的比例明显高于正常组，三组差别有统计学意义（$P < 0.05$）。因此，该研究证实健脾解毒中药方能提高Lewis肺癌荷瘤小鼠脾细胞的$CD4^+$、$CD25^+$和Treg细胞的数量，使脾淋巴细胞增殖低下，增强荷瘤鼠细胞免疫功能[364]。

在肿瘤转移前的炎症微环境中，细胞因子是各种细胞间相互通信的重要调节者，其中肿瘤坏死因子（TNF-α）、白细胞介素IL-1、IL-6、IL-8、IL-10和转化生长因子-β（TGF-β）等与肿瘤的发生发展密切相关。2019年中国医学科学院肿瘤医院李国辉发表研究，利用Lewis肺癌（LLC）转移小鼠模型，以研究吉非替尼（gefitinib）与四君子汤（组成：党参、白术、茯苓、甘草）对转移前微环境影响为研究目的。使用如下方法：首先将1×10^6个荧光素酶标记的LLC细胞接种于小鼠右后腋下，构建肺癌转移模型。将小鼠按体重随机分为模型组、吉非替尼组（50mg/kg）、SJZ组（25.74g/kg）和联合给药组，造模后次日开始给药。通过流式细胞技术检测小鼠外周血、脾、肺组织中单核细胞和中性粒细胞数量及其表面趋化因子受体（CXCR1、CCR2）和致癌基因 c-Kit 的表达水平变化情况；使用酶联免疫吸附测定（ELISA）法检测小鼠血浆及瘤组织中炎症因子（IL-1α、IL-6）的含量。结果显示，在小鼠血浆中，与模型组比较，SJZ 组 IL-1α 含量呈显著性下降（$P < 0.01$），联合给药组 IL-6 含量呈显著性下降（$P < 0.05$）；与吉非替尼组比较，联合给药组 IL-1α 含量显著性下降（$P < 0.05$）。在小鼠肿瘤组织中，与模型组比较，联合给药组 IL-1α 含量呈显著性下降（$P < 0.05$）。与吉非替尼组比较，联合给药组 IL-1α、IL-6 含量与 SJZ 组 IL-6 含量均呈显著性下降（$P < 0.05$）。连续给药 21 天后，吉非替尼组、SJZ 组和联合给药组的抑瘤率分别为 45.7%、38.4% 和 84.8%。给药 45 天后，模型组生存率为 0，吉非替尼组、SJZ 组和联合给药组的生存率分别为 40%、60% 和 60%。因此，四君子汤可调节吉非替尼及肿瘤发展所致的炎性微环境，抑制肺转移。

（2）中药单体的相关研究

2016 年武汉大学人民医院胡克发表研究，以探讨丹参酮 ⅡA 联合环磷酰胺对 Lewis 肺癌小鼠的抗肿瘤活性及其对细胞免疫功能的影响为研究目的。运用以下方法：各组小鼠右腋窝皮下接种 Lewis 肿瘤细胞（n=20），建立 Lewis 肺癌小鼠模型。造模后，模型组小鼠灌胃生理盐水，每日 1 次。治疗Ⅰ组小鼠腹腔注射 Tan ⅡA，15mg/kg，qd。治疗Ⅱ组小鼠腹腔注射 CTX，25mg/kg，qd。治疗Ⅲ组小鼠腹腔注射 Tan ⅡA 和 CTX，其中 Tan ⅡA 给药方法与治疗Ⅰ组相同，连续注射 2 周，CTX 给药剂量与治疗Ⅱ组相同，造模后 24h，每隔一天给药。Lewis 肺癌模型建立后 2 周处死。收集肿瘤组织，计算抗肿瘤率。使用免疫组化检测 Bcl-2、Bax、VEGF、血管抑素、内皮抑素的表达，用流式细胞仪检测小鼠脾脏和肝脏的 T 淋巴细胞亚群。结果显示，治疗Ⅰ、治疗Ⅱ、治疗Ⅲ组肿瘤重量均显著低于模型组（$P < 0.05$）。治疗Ⅲ组肿瘤重量显著低于治疗Ⅰ、Ⅱ组（$P < 0.05$）。治疗Ⅱ、Ⅲ组抗肿瘤率显著高于治疗Ⅰ组（$P < 0.05$）。治疗Ⅰ、治疗Ⅱ、治疗Ⅲ组肿瘤组织中 Bcl-2 表达均显著低于模型组（$P < 0.05$），Bax 表达均显著高于模型组

（$P < 0.05$）。治疗Ⅰ、Ⅱ组肿瘤组织中 Bcl-2 表达量显著高于治疗Ⅲ组（$P < 0.05$），Bax 表达量显著低于治疗Ⅲ组（$P < 0.05$）。治疗Ⅰ、治疗Ⅱ、治疗Ⅲ组大鼠 $CD4^+$、$CD4^+/CD8^+$ 均显著高于模型组（$P < 0.05$）。治疗Ⅲ组 CD4 显著高于治疗Ⅰ、Ⅱ组（$P < 0.05$），CD4/CD8 显著高于治疗Ⅱ组（$P < 0.05$）。各组间 CD8 比较无统计学意义（$P > 0.05$）。治疗Ⅰ、Ⅱ、Ⅲ组小鼠 NK 细胞活性显著高于模型组（$P < 0.05$）。治疗Ⅲ组 NK 细胞活性显著高于治疗Ⅰ和治疗Ⅱ组（$P < 0.05$）。因此，中药丹参提取物丹参酮 ⅡA 能增加 $CD4^+$T 细胞、$CD4^+/CD8^+$T 细胞和 NK 细胞，改善 Lewis 肺癌小鼠的免疫功能[365]。

2. 肝癌

PMNs 可以增加血管生成和血管通透性，促进肿瘤细胞转移。血管内皮生长因子（VEGF）能作用于血管内皮细胞的促血管生长因子，既可以由肿瘤细胞分泌，也可以由正常细胞分泌，是肿瘤转移的关键因子。

2016 年南京医科大学刘起展发表研究，以探讨吴茱萸碱对肝癌细胞 β-catenin 和 VEGFa 分子的影响及其在抑制血管生成和抗肝癌中的作用为研究目的，阐明吴茱萸碱抗肝癌的部分分子机制。使用免疫组织化学、Western blot 和 qRT-PCR 等方法观察吴茱萸碱对肝癌 H22 和 SMMC-7721 细胞的裸鼠肝癌移植瘤组织及肝癌 HepG2 细胞 β-catenin 信号通路及血管生成相关因子的影响。结果显示，吴茱萸碱组可显著抑制瘤组织中 CD31、CD34、VEGFa、VEGFR1、MMP9 及 β-catenin 蛋白的表达水平，且对瘤组织 β-catenin mRNA 也有一定的抑制。使用不同剂量的吴茱萸碱处理 HepG2 细胞，发现药物可抑制细胞 β-catenin 的表达，尤其可明显抑制 β-catenin 在核中的表达。吴茱萸碱可明显阻滞高表达 Frizzled7 及 β-catenin 激动剂 LiCl 所致肝癌细胞 β-catenin 和 VEGFa 表达水平的升高；吴茱萸碱处理后的条件培养液可明显抑制 HUVEC 细胞微管生成；另采用 EMSA 实验发现吴茱萸碱可明显减少 β-catenin 与 VEGFa DNA 结合量，提示吴茱萸碱在肝癌细胞中可抑制 β-catenin 的活化，从而抑制 VEGFa 的转录活性。因此，吴茱萸碱可以通过抑制 β-catenin 而降低 VEGFa 转录活性，从而阻滞血管形成而发挥抗肝癌作用[366]。

3. 胃癌

2017 年中国中医科学院广安门医院吴洁发表研究，以探讨健脾补肾法对小鼠胃癌肺转移模型中 Rac1、Cdc42、SDF-1 和 FN 表达的调节作用为研究目的。运用方法如下：给 615 品系小鼠接种小鼠森林胃癌（MFC）的肿瘤细胞以诱导自发性肺转移，然后用健脾补肾法、健脾补肾法联合氟尿嘧啶（5-FU）或 5-FU 治疗。采用实时聚合酶链式反应（real-time PCR）和免疫组化技术分别测定了肺部 Rac1、Cdc42、SDF-1 和 FN 的基因和蛋白表达。血清中 SDF-1 和 FN 的水平也通过 ELISA 方法进行了测定。结果显示：①与未接种肿瘤细胞的小鼠相比，模型小鼠肺中 Rac1、Cdc42、SDF-1 和 FN 的基因和蛋白表达明显升高；②健脾补肾法治疗降低了模型小鼠肺中 Rac1、Cdc42、SDF-1 和 FN 的蛋白表达。治疗还能抑制血液中的 SDF-1 和 FN；③在接受健脾补肾法和 5-FU 联合治疗的模型小鼠中，血清 SDF-1 的水平进一步降低。因此，健脾补肾法对胃癌肺转移模型小鼠起肿瘤抑制作用[367]。

4. 乳腺癌

肿瘤相关巨噬细胞（TAM）能通过形成转移前微环境、发挥免疫抑制作用实现对肿瘤微环境的调控。

2016 年美国南卡罗来纳大学医学院樊大平发表研究，以探究大黄素抑制乳腺癌的潜在机制为研究目的。使用大黄素治疗携带 EO771 或 4T1 乳腺肿瘤的小鼠。结果显示：大黄素通过抑制巨噬细胞浸润和 M2 样极化来减缓肿瘤生长，并伴有 T 细胞活化增加和肿瘤血管生成减少。在巨噬细胞耗竭的荷瘤小鼠中，大黄素的抑瘤作用消失。在肿瘤相关巨噬细胞中，大黄素抑制 IRF4、STAT6 和 C/EBPβ 信号传导，增加抑制组蛋白 H3 赖氨酸 27 三甲基化（H3K27m3）对 M2 相关基因启动子的影响。此外，大黄素抑制肿瘤细胞 MCP1 和 CSF1 的分泌以及表面锚定分子 Thy-1 的表达，从而抑制巨噬细胞向肿瘤细胞的迁移和黏附。因此，该研究可证实大黄素同时作用于乳腺癌细胞和巨噬细胞，有效阻断两种细胞之间的促瘤前馈回路，从而抑制乳腺癌的生长和转移[368]。

2018 年韩国三星首尔医院李正恩发表研究，探讨三阴性乳腺癌（TNBC）细胞中 IL-8 表达的调控机制以及小檗碱（BBR）对 IL-8 表达的药理作用。运用如下方法：通过公共数据库（Kaplan-Meier 绘图数据库）分析 IL-8 的临床价值，使用 real-time PCR 和 ELISA 分别检测 IL-8 mRNA 和蛋白的表达情况，采用 Boyden 室法分析细胞侵袭情况，用集落形成法分析肿瘤细胞的生长情况。结果显示：①高表达 IL-8 的乳腺癌患者在无复发、总生存率和无远处转移生存率等方面的预后较差；②IL-8 在 TNBC 细胞中的表达高于非 TNBC 细胞；③IL-8 处理可显著提高细胞侵袭率；④TNBC 细胞中的 EGFR（Neratinib 和 Afatinib）和 MEK（PD98059）抑制剂可降低这些 IL-8 水平；⑤BBR 显著抑制 IL-8 的表达，此外 BBR 还能抑制细胞侵袭性和非锚定生长；⑥BBR 下调 EGFR 蛋白表达，并剂量依赖性地抑制 MEK 和 ERK 磷酸化。因此，该研究显示小檗碱能通过降低 IL-8 水平及 PI3K/Akt 信号通路，抑制三阴性乳腺癌细胞的侵袭和转移[369]。

第二章 恶性肿瘤中医证候与病机研究

第一节 恶性肿瘤"虚"证生物学基础研究

一、气虚及兼夹证

恶性肿瘤的发生发展主要由于正气虚损、阴阳失衡、脏腑功能失调，而肿瘤的发展又进一步损耗正气，故气虚是肿瘤发生发展过程中的关键机制，贯穿疾病始终。各医家运用益气法辅助其余治则治疗肿瘤癌前病变以及肺癌、胃癌、甲状腺癌等恶性肿瘤均取得了较好的效果。现代医学亦认为气虚导致的恶性肿瘤的发生发展与机体免疫功能低下有关，肿瘤的生长又加重机体免疫抑制。

2017年浙江中医药大学魏自太发表研究，以肺癌微环境脾气虚证肿瘤组织相关巨噬细胞miRNA的表达及加味黄芪建中汤的影响，探究正常小鼠巨噬细胞与3组肿瘤组织相关巨噬细胞miRNA基因表达的变化为研究目的。采用miRNA基因芯片检测技术的方法，结果显示：研究通过构建小鼠脾气虚证Lewis肺癌模型，发现与正常组比较，"脾气虚"组肿瘤组织相关巨噬细胞miRNA的表达谱表达异常，不同于肿瘤组，具有独特的miRNA变化，而加味黄芪建中汤可明显双向调节"脾气虚"组肿瘤组织相关巨噬细胞miRNA的表达谱的异常变化，使其恢复正常[370]。

2012年上海中医药大学张园园发表研究，以探究同病异证肝癌小鼠脾脏基因差异表达的特征及辨证论治作用机制为研究目的，从150只H22肝癌小鼠中，筛选出早期邪毒壅盛证、早期气虚证小鼠各8只，合并RNA样本，每组得到13549个芯片数据。结果显示：同病异证肝癌小鼠脾脏细胞周期通路基因差异表达的总体特征为：①G1/S期和G2/M期的多数关键基因在肿瘤发生早期明显上调；Ccnd1则表现为显著下调，且在邪毒证的下调趋势

更加明显；ORC41在气虚证下调，而在邪毒证略有上调；②多数基因表现为邪毒证表达量大于气虚证，包括Cdk4、Ccnb2、Ccna2、Cdc2a等关键的细胞周期蛋白和细胞周期蛋白依赖性激酶。脾脏B细胞受体信号通路基因差异表达的总体特征为：①几乎所有关键基因在肿瘤发生早期均明显下调；②邪毒证基因的表达量小于气虚证，尤其是核转录因子Rela和Nfatc1。从方法学上，建立了肝癌小鼠辨证论治量化评价指标体系[371]。

2022年西南医科大学王勤莎发表研究，以探究益气健脾抗癌方（太子参30g，茯苓15g，白术12g，半夏12g，陈皮15g，白花蛇舌草15g，山慈菇15g，半枝莲15g，甘草10g）增强脾气虚肠癌小鼠化疗疗效的作用及机制为目的，选取40只SPF级雄性Balb/c小鼠，随机选取6只作为健康组，其余小鼠建立脾气虚模型，随后皮下接种CT-26小鼠结肠癌细胞，待瘤体长出后将荷瘤小鼠随机分成对照组（即荷瘤对照组，每天使用生理盐水灌胃及腹腔注射），中药组（单纯使用益气健脾抗癌方灌胃治疗），化疗组（采用FOLFOX方案腹腔注射），联合用药组（采用益气健脾抗癌方+FOLFOX方案）。各组药物干预14天后，观察各组小鼠一般情况，检测荷瘤小鼠瘤体质量、瘤体体积，计算抑瘤率；采用TUNEL染色法检测各组瘤体中的细胞凋亡；计算各组小鼠主要脏器的器官指数；HE染色观察主要器官的组织病理学改变；全自动血液分析仪检测小鼠血液中血细胞数量及血红蛋白（Hb）水平；流式细胞术检测瘤体及脾脏中CD4$^+$T细胞、Th17细胞、Treg细胞的表达情况；免疫组化检测瘤体中Ki-67、PCNA、RORγt、FOXP3蛋白的表达。

结果显示：用药完毕后，与对照组相比，中药

组、化疗组、联合用药组对荷瘤小鼠的瘤体质量、瘤体体积均有不同程度的抑制作用（$P < 0.05$），抑瘤率分别为 23.56%、48.98%、61.91%，可见联合用药组抑瘤效果最好。TUNEL 凋亡染色显示，与对照组相比，化疗组、联合用药组肿瘤细胞凋亡明显增多（$P < 0.01$），且两组相比联合用药组的细胞凋亡最多（$P < 0.05$）。器官指数方面，与健康组相比，各处理组小鼠的脾脏指数均有不同程度升高（$P < 0.01$）；与化疗组比较，联合用药组的脾脏指数降低（$P < 0.05$）。流式细胞术显示，与对照组相比，中药组、联合用药组脾脏中 CD4$^+$T 细胞比例明显增高（$P < 0.01$），而 Treg、Th17 细胞的差异不具有统计学意义（$P > 0.05$）。在肿瘤组织中，与化疗组比较，联合用药组肿瘤组织中 CD4$^+$T、Th17 细胞比例明显增高，Treg/Th17 降低，差异具有统计学意义（$P < 0.05$），Treg 的比例也降低。因此，益气健脾抗癌方能增强脾气虚肠癌荷瘤小鼠的化疗疗效，抑制肿瘤细胞的增殖、促进肿瘤细胞的凋亡，其机制可能与提高肿瘤组织中 Th17 细胞的比例、降低 Treg 细胞的比例，从而改善肿瘤微环境有关[372]。

2005 年湖南中医药大学（湖南省中医药研究院）陈学东发表研究，以探究气虚体质状态与环境致癌物二亚硝基哌嗪（DNP）相互作用引发鼻咽癌前病变的机制为研究目的，采用特定方法进行研究。结果显示：①指出气虚体质状态可能是 DNP 诱癌敏感性增加的敏感体质状态，其分子基础可能是谷胱甘肽 -S- 转移酶基因异常表达和白细胞介素 -1β 相关基因表达下调；②说明气虚状态与 DNP 相互作用可能通过多个分子事件启动鼻咽癌前病变的机制；③因此，这些结果表明气虚状态与 DNP 之间的相互作用复杂，可能涉及多种分子事件，为理解鼻咽癌前病变的发生提供了重要线索[373]。

2023 年湖南中医药大学陈成等发表研究，以探究四君子汤对胃癌脾气虚证裸鼠的分子学作用机制为研究目的，采用免疫印迹法和 qPCR 法检测肿瘤组织 Wnt/β-catenin 的蛋白及其 mRNA 相对表达量的方法。结果显示：四君子汤治疗组裸鼠肿瘤质量减轻（$P < 0.05$），抑瘤率为 47%，Wnt1 基因、β- 连环蛋白、MYC 癌基因和基质金属蛋白酶

7 的 mRNA 及其蛋白表达降低（$P < 0.05$），糖原合酶激酶 3β 的 mRNA 及其蛋白表达升高（$P < 0.05$）。该研究揭示了四君子汤可能是通过调控 Wnt/β-catenin 信号通路来改善胃癌对机体的影响，为中医经典名方治疗气虚型肿瘤的临床应用靶点提供基础研究支持[374]。

2021 年山东中医药大学赵粤发表研究，以肺气虚证非小细胞肺癌小鼠肠道菌群特征为研究目的，探索气虚证小鼠的肠道菌群分布特征，以及荷瘤对气虚证小鼠菌群分布的影响：①7 组小鼠菌群结构差异显著，有统计学意义（$P < 0.05$），但对照组与气虚药对组组间无显著性差异（$P > 0.05$）；菌群多样性对照组和气虚荷瘤药对组、气虚荷瘤组与气虚荷瘤药对组差异显著；②与气虚有关的菌种可能为 Clostridia_UCG_014、Allobaculum，气虚荷瘤组中 Dubosiella、Allobaculum、Prevotellaceae_UCG_001、Prevotellaceae 表达上调，Ileibacterium、Ileibacterium_valens 表达下调；与荷瘤组相比，Prevotellaceae、Prevotellaceae_UCG_001、Erysipelotrichales、Erysipelotrichaceae、Allobaculum、Dubosiella 在气虚荷瘤组中表达上调；与气虚组相比，Prevotellaceae、Prevotellaceae_UCG_001、Dubosiella 在气虚荷瘤中表达上调，Ileibacterium、Ileibacterium_valens 在气虚荷瘤组中表达下调；③菌种 Klebsiella_v、Klebsiella 在气虚药对中特异性表达，Gammaproteobacteria、Proteobacteria 在气虚药对组中上调；Clostridia_UCG_014 在气虚组中上调，气虚药对组下调，Enterobacterales、Enterobacteriaceae 在气虚组中下调，气虚药对组上调，Clostridia、Lachnospirales、Lachnospiraceae 在气虚组中下调，在气虚药对组中进一步下调，Allobaculum 在气虚药对组中表达较气虚组上调；Prevotellaceae_UCG_001、Allobaculum 在气虚荷瘤中上调，药对干预后回调，Ileibacterium_valens、Ileibacterium 在气虚荷瘤中表达降低，药对干预后升高；Erysipelotrichaceae、Ileibacterium、Ileibacterium_valens、Proteobacteria、Gammaproteobacteria 在荷瘤组中表达降低，在药对干预后表达升高。

因此，该研究筛选出能够反映非小细胞肺癌肺气虚小鼠模型"证"的特征性宏观表征、微观指标、代谢标志物及肠道菌群，初步构建了基于肠道

菌群－宿主代谢机制的非小细胞肺癌肺气虚证动物模型的模型评价体系[375]。

二、阳虚及兼夹证

"阳虚无以化"贯穿整个恶性肿瘤疾病发生、发展及转归过程,为根本致病因素。肿瘤成形则可理解为阳虚不能化气,阴气凝聚成阴毒的病理产物。因此中医认为肿瘤是痰瘀、寒滞、瘤毒等停留于机体组织间而形成的肿块,其核心病机为机体阴阳失衡,脏腑功能失调,经络阻塞,气滞血瘀,痰凝毒聚等相互胶结,而恶性肿瘤的本质则是阳虚不化、阴毒积聚。

中国中医科学院广安门医院朱广辉从阳虚毒结角度探讨免疫编辑假说在防治肿瘤复发转移中的应用,认为肿瘤早期,手术损伤阳气,免疫清除效率降低,癌毒内伏;中期药毒戕害阳气,免疫稳态失衡,癌毒胶结;晚期机体阳虚,无法维持带瘤生存,肿瘤细胞发生免疫逃逸。预防肿瘤转移复发应益气温阳以增强机体免疫功能,稍佐滋阴以防温燥;解毒抗癌以改善肿瘤微环境、削弱肿瘤细胞增殖能力[376]。

2022 年 Wen-Zhang Du 等发表研究,以肠腺瘤性息肉患者、阳虚体质者与无结肠息肉、体质平衡者血清代谢物的差异为研究目的,寻找可用于区分两组患者的生物标志物。研究采用超性能液体色谱法和质谱法代谢组学的方法,结果显示:在实验组和对照组之间共发现了 59 个差异生物标志物。差异代谢物主要存在于甘油磷脂代谢途径中,胆汁酸 3-氧代 -4,6-胆二烯酸是区分实验组和对照组的生物标志物。因此,借助代谢组学分析,可以确定结肠腺瘤性息肉患者、阳虚体质者与无结肠息肉、体质平衡者的差异代谢。生物标志物胆汁酸 3-氧代 -4,6-胆二烯酸可能对结肠腺瘤性息肉和阳虚体质患者具有潜在的诊断价值[377]。

1992 年 Cui 等发表研究,以对 312 例胃癌患者中医辨证分型与病理的关系进行分析为研究目的,运用临床观察方法,结果显示:①包括气虚证、表虚证的中医辨证分型,其中气虚四证型和表虚三证型;②气虚证型主要表现为巢状或扩散浸润型,逐渐加重,而表虚证型中淋巴细胞反应减弱;③脾肾阳虚证、痰湿郁毒证型多肿瘤发生范围广,组织

分化程度较低。因此,研究表明中医辨证分型可能与形态病理基础相关,这一结论对临床具有实用价值[378]。

2016 年湖南中医药大学刘芳芳等发表研究,以探讨湿邪对不同体质(正常与脾阳虚)机体的致病机制为研究目的,采用差异蛋白组学方法进行研究。结果显示:①模拟外湿环境因素相对于脾阳虚因素对机体免疫抑制作用更强;②模拟外湿环境因素与脾阳虚因素具有协同致机体免疫功能下降的作用;③模拟外湿环境因素对正常及脾阳虚大鼠脾组织形态学有影响,尤其在脾阳虚大鼠脾组织形态改变明显,表现为组织细胞病变加重。因此,这些研究结果揭示了模拟外湿环境因素与脾阳虚因素共同作用在机体免疫功能下降及脾组织形态学改变中的重要作用,为深入理解脾阳虚证及湿邪侵袭相关疾病的发病机制提供了重要线索[379]。

三、阴虚及兼夹证

1. 阴虚证

2007 年郑州大学李璐发表研究,以验证阴虚证发病机制为研究目的,运用基因芯片和免疫组化技术从基因水平和蛋白水平两个层面探讨出现阴虚证时 IL-1α、IL-1β、IL-1R 及 IL-8 表达的变化规律。研究选取了肺癌阴虚证患者和肺癌无阴虚患者作为研究对象,采用免疫组织化学方法和 Affymetrix 基因表达谱芯片进行分析。

结果显示:①免疫组化实验表明肺癌阴虚组细胞内 IL-1α、IL-1β 及 IL-8 的蛋白表达显著高于对照组,差异具有统计学意义($P < 0.05$),而 IL-1R 表达水平无明显变化($P > 0.05$);②基因芯片结果显示,在不同癌症组中,阴虚患者中 IL-1α、IL-1β 和 IL-8 的基因表达信号值较非阴虚患者有上调,而 IL-1R 则呈下降趋势;③结果证实在阴虚证发生时,IL-1α、IL-1β 和 IL-8 等炎性细胞因子表达活性增高,与阴虚证的发病机制密切相关。因此,IL-1α、IL-1β、IL-1R 及 IL-8 等炎性细胞因子可能是阴虚证的关键因素[380]。

2006 年郑州大学郑慧发表研究,以验证恶性肿瘤合并阴虚证的发病机制为研究目的,运用基因芯片和免疫组化技术分别从基因水平和蛋白水平探讨了 TNF 及其受体在肿瘤合并阴虚证时的表达变化规

律。结果显示：①本研究验证了机体在恶性肿瘤合并阴虚证时，TNF-α等炎性细胞因子的基因表达水平相对增强、生物学活性相对升高，进而导致细胞因子网络紊乱的理论研究结论；②阴虚证的发病学机制具有一定的异质性，不同肿瘤、不同病例个体阴虚证的发病学机制和TNF及其受体家族基因表达变化也存在差异；③推测阴虚证是由各种致阴虚证因素作用下，通过信号传导通路激活核因子-κB等转录因子，进而启动细胞因子基因表达，导致细胞内TNF等细胞因子的含量和生物学活性上升，最终引发细胞因子网络紊乱而诱发。因此，本研究结果支持了阴虚证发病与TNF及其受体表达水平异常有关的观点[381]。

2007年郑州大学马慧利发表研究，以探究丝裂原活化的蛋白激酶（MAPK）信号传导通路、核因子NF-κB、激活蛋白（AP-1）与恶性肿瘤阴虚证炎性细胞因子表达调控的关系为研究目的，利用基因芯片技术进行实验研究。结果显示：①肺癌阴虚证患者肺组织非瘤细胞中MAPK、NF-κB、AP-1蛋白表达显著升高，与阴虚证相关；②恶性肿瘤阴虚证患者与无阴虚证患者相比，MAPK、NF-κB、AP-1基因表达存在变化；③MAPK、NF-κB、AP-1参与了阴虚状态下的细胞信号传导，可能是阴虚证发生发展的分子机制。因此，研究结果进一步揭示了MAPK信号传导通路、NF-κB和AP-1在恶性肿瘤阴虚证发病发展中的重要作用，为深入理解该疾病的分子机制提供了新的实验依据[382]。

2. 气阴两虚证

气阴两虚是肺癌的常见证型，1985年上海中医学院龙华医院肿瘤科刘嘉湘发表研究，以探究虚证肺癌患者血清中微量元素铜、锌含量变化及细胞免疫功能与虚证的关系为研究目的，采用观察分析方法。结果显示：①肺阴虚组、肺气阴两虚组和气虚组血清铜含量较正常人组显著增高，而血清锌含量明显降低，铜锌比值明显高于正常人组；②气阴两虚组细胞免疫功能显著下降；③肺癌气阴两虚证型的生物学基础与细胞免疫功能下降密切相关，并且肺阴虚、气阴两虚和气虚证型与微量元素铜、锌含量变化具有一定关联。因此，本研究揭示了虚证肺癌患者血清微量元素铜、锌含量变化与细胞免疫功能下降之间的相关性，为进一步研究虚证的生物学

机制提供了重要线索[383]。

2006年上海中医学院龙华医院肿瘤科刘嘉湘发表研究，以探讨养阴益气兼解毒方 - 金复康口服液（生黄芪、北沙参、天冬、麦冬、女贞子、山茱萸、绞股蓝、淫羊藿、胡芦巴、石上柏、石见穿、重楼）在D-半乳糖诱导的免疫衰老模型小鼠肺癌移植瘤防治作用为研究目的，采用动物水平实验方法，流式细胞术检测小鼠胸腺及脾脏T细胞免疫衰老相关膜分子表达。

结果显示：①与空白对照组相比，生理盐水组小鼠的脾脏指数、胸腺指数明显下降（$P < 0.05$ 或 $P < 0.01$），小鼠胸腺和脾脏的 $CD3^+CD45RA^+$、$CD3^+CD25^+$、$CD3^+CD28^+$ 表达显著下降（$P < 0.01$），$CD3^+CD196^+$、$CD4^+CD25^+$ 表达显著上升（$P < 0.01$），血清SOD活力明显下降（$P < 0.01$），MDA含量明显上升（$P < 0.01$）；②金复康干预后，与生理盐水组相比，免疫衰老小鼠脾指数明显上升（$P < 0.01$），脾 $CD3^+CD45RA^+$ 和 $CD3^+CD28^+$ 表达明显上升（$P < 0.01$ 或 $P < 0.05$）、而 $CD3^+CD196^+$ 及 $CD4^+CD25^+$ 表达显著下降（$P < 0.01$），胸腺 $CD3^+CD25^+$ 表达显著上升（$P < 0.01$）、$CD3^+CD196^+$ 表达显著下降（$P < 0.05$），血清SOD活力明显上升（$P < 0.01$），而MDA含量明显下降（$P < 0.01$）；③免疫衰老小鼠皮下接种肺癌细胞后，金复康预防组小鼠的成瘤时间和生存期明显长于生理盐水组（$P < 0.05$），金复康防治组的生存时间延长更为明显（$P < 0.01$）；④金复康防治组移植瘤体质量明显小于生理盐水组（$P < 0.01$）和预防组（$P < 0.05$），后两组间无明显差异（$P > 0.05$）。因此，益气养阴解毒方 - 金复康口服液能够有效延缓免疫衰老进程、预防和治疗肺癌，在动物模型中呈现出明显的抗肿瘤活性，为进一步研究肺癌治疗提供了有益信息。

2021年浙江省杭州市同德医院肿瘤科Jiabin Chen等发表研究，以调查气阴两虚证肺腺癌（ADC）患者肠道微生物群的多样性和组成为目的，采取16S-RNA测序分析技术检测粪便样本，以明确肠道微生物群的结构，并应用线性判别分析（LDA）效应大小（LEfSe）确定气阴两虚证ADC患者的生物标记物。通过逻辑回归分析，建立了诊断ADC患者气阴两虚证的诊断模型，并用AUC进行了评估。最后，对20份粪便样本进行

了元基因组学分析，以验证诊断模型。结果表明：①气阴两虚组的肠道微生物群结构与 H 组和 O 组不同；②在气阴两虚组中，在门级分类中排名前三位的是固缩菌、类杆菌和蛋白菌，在属级分类中排名前三位的是粪杆菌、普雷沃特菌 9 和双歧杆菌；③LEfSe 发现 Prevotella_9 和链球菌可能是气阴两虚证的生物标志物[384]。

四、血虚及兼夹证

肿瘤患者术后由于合并放化疗、免疫治疗等辅助西医治疗方案，所产生的不良反应如骨髓抑制、免疫性皮炎，以及肿瘤后期癌因性疲劳、癌因性失眠等多与血虚证型相关。如罗颂平教授认为，卵巢恶性肿瘤化疗后骨髓抑制属中医"血虚""虚劳"范畴，属于慢性疾病，其病机主要与正气虚损、气血亏虚、肾虚精亏密切相关，应用膏方治疗具有明显优势。周昌安教授认为，颅内肿瘤为气血虚弱，血行不畅，痰湿阻滞、髓海受损，痰瘀凝聚成块，阻滞脑络所致。周昌安在多年的治疗脑肿瘤患者临床实践中辨证诊治，以息风清热、化痰散结、祛瘀通经等方法，收效甚佳。方中以僵蚕、蜈蚣、地龙、壁虎、蟾酥、土鳖虫等活血化瘀、息风止痉、化痰散结、软坚通络。药理研究表明，虫类药物能抑制恶性肿瘤生长，提高免疫能力，增强淋巴细胞转化率，增强巨噬细胞吞噬能力。

2004 年四川大学生命科学学院淳泽发表研究，以探讨八珍汤对环磷酰胺引起的小鼠骨髓造血功能抑制的调控作用为研究目的，采用环磷酰胺致小鼠血虚模型，测定八珍汤对骨髓抑制小鼠外周血象及细胞因子产生的影响。结果显示：①八珍汤能促进环磷酰胺所致血虚模型小鼠骨髓细胞增殖；②通过八珍汤诱导制备的巨噬细胞、脾细胞、肺条件培养液和骨骼肌条件培养液具有促进血虚模型小鼠骨髓细胞增殖的作用，并促进骨髓基质细胞分泌肿瘤坏死因子（TNF）；③八珍汤可能通过直接或间接刺激造血微环境的基质细胞分泌正性和负性造血生长因子，发挥对环磷酰胺所致化疗损伤的造血调控作用。因此，研究结果表明八珍汤在调控小鼠骨髓造血功能抑制方面具有潜在疗效，为进一步探索其在化疗损伤治疗中的应用提供了重要参考[385]。

2016 年北京中医药大学朱映黎发表研究，以研究芍药内酯苷、芍药苷对环磷酰胺致血虚免疫抑制小鼠的补血作用及机制为研究目的，采用环磷酰胺复制小鼠血虚模型，分别灌胃芍药内酯苷及芍药苷单体高、低剂量（30mg/kg、15mg/kg），检测小鼠外周血象、胸腺与脾脏指数，分离血清、血浆检验粒细胞 - 巨噬细胞集落刺激因子（GM-CSF）、白细胞介素 -3（IL-3）、白细胞介素 -6（IL-6）、肿瘤坏死因子 -α（TNF-α）与粒细胞集落刺激因子（G-CSF）的含量变化，比较两者的补血作用及机制。结果显示：芍药内酯苷、芍药苷高剂量组均能明显升高白细胞数（$P < 0.01$）和胸腺指数（$P < 0.01$、$P < 0.05$），升高血清中 GM-CSF 的含量（$P < 0.01$）和血浆中 G-CSF 含量（$P < 0.001$、$P < 0.01$），升高血清中 IL-3 含量（$P < 0.01$、$P < 0.05$），明显降低血清中 IL-6 含量（$P < 0.05$）和 TNF-α 含量（$P < 0.001$、$P < 0.01$）；因此，芍药内酯苷与芍药苷通过机体的免疫调节作用对抗环磷酰胺导致的血虚状态，是白芍养血柔肝功效的重要特征有效成分[386]。

五、脾虚及兼夹证

现代研究表明胃黏膜慢性炎症长期浸润会引起细胞恶变，最终导致胃癌的发生，但其发生机制尚不明确。中医学认为脾虚是 CG "炎—癌转化"的重要病机，在此基础上受痰湿、瘀阻等因素的影响，可加速其恶变过程。该过程与线粒体能量代谢在微观表现及发生实质方面，具有高度契合性。中国中医科学院西苑医院田依冰旨在从脾虚与机体能量代谢角度，探讨胃黏膜"炎—癌转化"演变过程，为中医药有效防治提供生物学基础[387]。

1. 脾气虚

中医认为脾为"后天之本""气血生化之源""与胃以膜相连"，共同掌管水谷津液在人体中的受纳与运化，并将营养物质输送全身。西医学认为，机体的主要能量来源是人体细胞在线粒体中进行的三羧酸循环产生三磷酸腺苷（ATP）这一能量代谢过程。由此，刘友章教授提出了"中医脾 - 线粒体相关"学说，认为脾主运化与线粒体能量代谢过程相似，脾虚与线粒体能量代谢低下表现相似，均可导致胃黏膜损伤，且"痰湿""血瘀"等病理产物的产生与线粒体能量代谢密切相关，提示

"炎—癌转化"过程中，脾虚证生物学基础与能量代谢异常相关。

2005 年 Chuan-biao Yang 等发表研究，以探讨大肠癌脾虚证与 Bcl-2 基因表达的相关性为研究目的，采用随机对照研究的方法，将 45 例脾虚型晚期大肠癌患者随机分为健脾益气汤治疗组和对照组，健脾益气汤治疗组同时给予西药对症治疗，对照组给予西药期待治疗。检测治疗前后肿瘤组织中唾液淀粉酶的活性和 Bcl-2 的表达。结果显示：健脾益气汤联合西药治疗对唾液淀粉酶活性降低的抑制作用比单纯西药治疗更明显（t=7.822，$P < 0.01$），并显著降低了肿瘤组织中 Bcl-2 表达的阳性率（chi2=4.286，$P < 0.05$），而单纯西药治疗则无明显变化。因此，健脾益气汤能抑制脾虚型大肠癌患者唾液淀粉酶活性的降低，调节 Bcl-2 基因的表达[388]。

2007 年 Qun Liu 等发表研究，以研究脾虚证大鼠模型中神经肽含量的变化为目的，采用放射免疫分析法检测大鼠下丘脑和结肠中的体泌素（SS）和胆囊收缩素 -8(CCK-8) 含量，并检测尿液中的 D- 木糖含量。结果显示：未治疗组下丘脑中的 CCK-8 含量高于正常组（$P < 0.05$）；未处理组结肠中的 SS 和 CCK-8 含量高于正常组（$P < 0.05$）；未治疗组结肠中的 CCK-8 含量低于治疗组（$P < 0.05$）；未治疗组 D- 木糖的排泄率低于正常组（$P < 0.05$）[389]。

1999 年首都医科大学刘晓颖等发表研究，以探讨脾气虚证与胃黏膜癌前病变联系的相关癌基因机制为目的，胃黏膜癌前病变采用慢性萎缩性胃炎（CAG）造模 P53 基因异常表达采用原位杂交方法。结果显示：①脾气虚能加重慢性萎缩性胃炎的程度，与正常对照组比较，CAG 组与脾气虚型 CAG 组，胃体黏膜固有层厚度明显减少（$P < 0.01$）；②胃体腺腺底相对厚度减少（$P < 0.05$）；胃体黏膜核分裂相频数显著增加（$P < 0.01$）；③与 CAG 组比较，脾气虚型 CAG 组幽门黏膜核分裂相频数显著增加（$P < 0.01$），贲门固有层淋巴滤泡频数增加（$P < 0.05$），小凹上皮异型改变明显；④胃黏膜癌前病变中脾气虚证有 P53 基因的较强表达。因此，P53 基因的异常表达与胃癌前病变辨证中脾气虚证有一定的关系，有利于中医对胃黏膜癌前病变的辨证施治[390]。

1999 年无锡市第三人民医院中西医结合研究所尹光耀等发表研究，以研究胃黏膜细胞核线粒体的生物活性物质与脾虚证分型的关系为目的，采用光学显微镜、扫描电镜、透射电镜和组织化学染色，进行组织病理学、亚细胞超微结构分析，同步采用能量色散 X 射线分析仪、图像分析系统、放射免疫法和化学发光法测定生物活性物质。结果显示：胃黏膜环磷酸腺苷（cAMP）、超氧化物歧化酶（SOD）、锌（Zn）、铜（Cu），线粒体 Zn、Cu 含量，随健康对照组、脾气虚证组、脾阳虚证组、有病无证组、脾气虚证组、脾阳虚证组、脾阴虚证组和脾虚气滞证组的顺序递减（$P < 0.05$），而细胞核 DNA、Zn、Cu 含量则随以上顺序递增（$P < 0.05$）。因此，胃黏膜 cAMP、SOD、Zn、Cu，细胞核 DNA、Zn、Cu 和线粒体 Zn、Cu 的量变是脾虚证分型的病理生理学基础，可作为微观指标[391]。

2004 年河北医科大学赵群等发表研究，以研究 CIK 细胞在脾虚型人胃癌裸鼠腹膜移植模型中的抗肿瘤作用及机制为目的，采用放射免疫方法（RIA）和酶联免疫方法（ELISA）进行检测。结果显示：①CD3AK 组和 CIK 组裸鼠体质量、腹围、腹水量显著减少，CIK 组腹水消失率达 100%（$P < 0.01$）；②CD3AK 组和 CIK 组血清中 CEA 含量明显下降，CIK 组减低更明显（$P < 0.01$）；③CIK 组裸鼠血清中 IL-2、TNF-α、IFN-γ、GM-CSF 含量显著增加（$P < 0.01$）。因此，CIK 细胞对脾虚型人胃癌裸鼠腹膜移植模型表现出更强的体内抗肿瘤活性，能显著减少 CEA 的分泌，并通过增加 IL-2、TNF-α、IFN-γ、GM-CSF 等细胞因子的分泌来发挥抗肿瘤作用[392]。

2003 年中国人民解放军海军总医院肿瘤科苏冬等发表研究，以探讨结肠癌脾虚证与 p53、Bcl-2、Bax 蛋白表达相关性为研究目的，选择进展期低分化结肠腺癌 61 例进行研究，辨证分为脾虚组与非脾虚组。对主要症状进行半定量积分，并设正常对照组 20 例。采用免疫组化 SP 法检测病理组织中 p53、Bcl-2、Bax 蛋白的表达。结果显示：①脾虚组患者 p53、Bcl-2 蛋白的阳性表达率及表达水平显著高于非脾虚组（$P < 0.05$）；②Bax 蛋白阳性表达脾虚组低于非脾虚组，但组间比较差异无显著性（$P > 0.05$）；③脾虚患者症状积分与 p53、Bcl-2 蛋白表达水平呈正相关（$P < 0.01$），与 Bax 蛋白表达水平无相关性（$P > 0.05$）；非脾虚患者症状积分与 p53、Bcl-2、Bax 蛋白表达水平均无显著相关性（$P > 0.05$）。因此，结肠癌中医脾虚证型与 p53、Bcl-2 蛋白的差异表达相关，p53、Bcl-2 蛋白可被视为结肠癌脾虚证的相关基因[393]。

2014 年上海中医药大学附属龙华医院外科周细秋等发表研究，以探讨脾虚证结肠癌组织和正常结肠组织 5- 羟色胺受体 1F（5-HTR1F）的表达差异及其可能的临床意义为研究目的，纳入 32 例符合脾虚证的结肠癌患者作为研究组，18 例湿热证结肠癌患者为对照组。采用 SP 免疫组化检测两组病例结肠癌组织和相邻结肠黏膜组织 5-HTR1F 的表达。结果显示：①两组患者肿瘤组织中 5-HTR1F 的阳性表达率分别为 74.4% 和 24.3%，表达有显著差异；②脾虚证患者肿瘤组织中 5-HTR1F 的阳性表达率为 87.5%，湿热证患者为 55.6%，两组表达有显著差异，并在不同 TNM 分期、有无淋巴结转移、肿瘤浸润深度上有统计学意义。因此，本研究深化了对结肠癌脾虚证生物学基础的理解，表明 5-HTR1F 的表达可能与结肠癌的发生发展相关，可作为结肠癌脾虚证的预测指标[394]。

2. 脾虚失卫

"脾"充养机体，同时护卫人体健康，乃人体后天之本。健康的肠道固有菌群可抵御致病菌侵犯人体，促进机体营养吸收与代谢，调节机体免疫，调控肠道生理功能，维护机体健康。成都中医药大学附属医院的陈海若等认为健康的肠道固有菌群正是中医理论"脾为之卫"的现代映射，因而肠道菌群紊乱或是"脾虚失卫"的关键，且诸多研究表明肠道菌群紊乱是结肠炎癌进程中关键推动因素。《素问·痹论篇》："卫者，水谷之悍气也"，这与肠道菌群发挥帮助机体消化代谢、免疫防御等功能异曲同工，在正常情况下与宿主及外部环境建立起动态的生态平衡，犹如人体的"微生物器官"发挥着与中医"脾"相似的功能。陈海若等聚焦肠道菌群，剖析"脾虚失卫"的生物学本质，分析中医脾与肠道菌群在人体抗邪之"卫"的作用及相关性，提出肠道菌群紊乱诱导结肠炎癌演进过程即"脾失之卫"的过程，"健脾复卫，运脾行卫"是阻延结肠炎癌进程的核心。

3. 脾虚痰湿

2021 年浙江中医药大学徐露等发表研究，以探索不同中医证型下结直肠癌患者肠道菌群组成特征及其与免疫相关因子的关联为研究目的，采用菌群测序及免疫因子检测的实验方法。脾虚证小鼠肠道菌群分布特征：①根据 Alpha 多样性分析发现气滞血瘀证菌群最为丰富，脾虚湿阻证次之；②组间差异分析发现各证型在菌属上存在差异，气滞血瘀证与其他四证差异最大；③脾虚湿阻证型主要以胃瘤球菌及链型杆菌为主，另有代表菌群粪普氏菌、巨型球菌、消化球菌、副普氏菌等；④脾虚湿阻证患者血清 IL-6 与 IL-10 明显高于其他证型。脾虚小鼠肠道菌群分布特征的生物学基础：①热图分析发现 IL-6 与 IL-10 较高患者与脾虚湿阻证患者肠道菌群分布相仿，胃瘤球菌占比相对较高；②脾虚湿阻证患者切片 CD206$^+$M2 型 TAMs 浸润明显多于其他证型。结果证明结直肠患者的肠道菌群分布与中医证型存在相关性；脾虚湿阻证型主要以胃瘤球菌及链型杆菌为主；肠道菌群可能通过直接或间接促进巨噬细胞向 M2 型活化，募集 TAMs 和肿瘤细胞互作刺激血清中 IL-6 与 IL-10 增加，致使脾虚湿阻证型的发生。本研究进一步阐释，脾虚湿阻证型生物学基础与肠道菌群分布有关。慢性萎缩性胃炎癌前病变（PLGC）是指慢性萎缩性胃炎基础上伴有上皮内瘤变的病理阶段，是炎—癌转化重要阶段，延缓或逆转 PLGC 对胃癌的二级预防具有重要意义，而"脾虚、痰、湿"是 PLGC 重要中医证素单元[395]。

2021 年福建中医药大学附属第二人民医院林翠丽等发表研究，以探讨基于 SonicHedgehog 信号通路的 PLGC 大鼠"脾虚痰湿"证的证候学基础为研究目的，采用动物模型实验方法。将 43 只大鼠随机分为 2 组，空白对照组 8 只，造模组 35 只，通过复合造模法构建 PLGC 模型。经验证成功后，分为 PLGC 单纯模型组和脾虚痰湿证 PLGC 模型组。后者进一步分为四君子汤组、二陈汤组、四君子+二陈汤组，每组 8 只，进行相应药物干预。检测各组大鼠胃组织 Ptch、Shh、Smo、Gli1、Gli2、Gli3 mRNA 表达水平。

结果显示：①模型组大鼠 Shh、Ptch、Smo、Gli1 mRNA 明显下调，而 Gli2、Gli3 mRNA 上调；

② 各中药干预组 Ptch、Shh、Smo、Gli1 mRNA 表达有所上调，Gli2 mRNA 显著降低；③ 四君子汤、二陈汤、四君子 + 二陈汤均可改善脾虚痰湿型的 PLGC 大鼠症状，其中以四君子 + 二陈汤效果最佳，机制可能涉及重新激活 SonicHedgehog 信号通路的表达。因此，本研究结果表明中药干预能够通过影响 SonicHedgehog 信号通路改善脾虚痰湿型 PLGC 大鼠的症状，可以推测当胃黏膜处于萎缩性胃炎癌前病变状态时，Shh 信号通路处于抑制状态，采用健脾益气、祛湿化痰法可激活 Shh 信号通路，这可能是健脾益气、祛湿化痰法治疗 PLGC 的分子生物学机制之一[396]。

4. 脾虚湿热瘀毒

肿瘤转移是导致恶性肿瘤难治和患者病死的主要原因，转移前微环境（PMNs）的形成为肿瘤转移营造了适宜的环境，因此识别和靶向 PMNs 中的关键因子可有效抑制肿瘤转移。

2021 年南京中医药大学第一临床医学院程海波发表研究，以探讨结直肠癌核心病机生物学基础发现为研究目的，运用分子生物学方法基于转移前微环境探索结直肠癌转移的机制。

结果显示：① 在脾气亏虚基础上，结直肠癌转移的核心病机涉及湿、热、瘀等病理因素，癌毒与这些因素相互作用；② PMNs 提供了结直肠癌转移的适宜环境，包括炎症反应、免疫抑制、血管生成以及来自肿瘤细胞的 EVs 等特征；③ PMNs 的致病机制与结直肠癌的核心病机特点相一致，支持了"湿热瘀毒，脾气亏虚"是结直肠癌发生转移的关键病理过程。因此，研究结果揭示了转移前微环境中与脾气虚相关的病理特征在结直肠癌转移中的重要作用，并为进一步理解该疾病的发展提供了新的生物学基础[397]。

5. 脾胃虚弱兼湿热

2014 年福建中医药大学陈飚发表研究，以细胞凋亡在反流性食管炎中的作用及其与脾胃虚弱和脾胃湿热中医证型的关联为研究目的，运用免疫组化染色法对 Bcl-2 和 Bax 基因在不同组织中的表达进行检测。结果显示：① 正常对照组中，Bcl-2 表达水平高于反流性食管炎组，而 Bax 表达水平则低于反流性食管炎组，具有统计学意义（$P < 0.05$）；② 脾胃湿热组的 Bcl-2 表达水平高于脾胃虚弱组，

而 Bax 表达水平低于脾胃虚弱组，存在显著差异（$P < 0.05$）；③ 细胞凋亡基因 Bcl-2 和 Bax 在反流性食管炎的发生和发展中发挥重要作用，可作为反流性食管炎预后判断及中西医结合诊治的依据之一。因此，细胞凋亡机制与脾胃虚弱、脾胃湿热中医证型表现相关，为预防反流性食管炎癌变、判断预后提供了新的研究线索，丰富了对该疾病发展机制的认识[398]。

2014 年宁波市鄞州区第二医院孙校男发表研究，以辅助治疗期结肠癌湿热证、脾虚证及无症状结肠癌患者血清差异表达的蛋白质为研究目的，运用双向凝胶电泳、质谱鉴定和生物信息学分析方法，结果显示：① 湿热证组较无症状组维生素 D 结合蛋白升高，血清结合素前体、β-GDP 解离抑制因子、载脂蛋白 A-I 前体和簇蛋白均降低；② 脾虚证组较无症状组 β-GDP 解离抑制因子、簇蛋白及血清结合素前体升高，前白蛋白原、载脂蛋白 A-I 前体及维生素 D 结合蛋白均降低；③ 6 种蛋白差异表达可能为辅助治疗期结肠癌的物质基础，具有潜在的诊断、预后标志物或治疗靶点的意义。因此，对辅助治疗期结肠癌患者血清特异蛋白质的变化进行分析对于疾病诊断、治疗具有重要指导意义[399]。

6. 脾虚兼血瘀

2010 年华北理工大学中医学院贾永森等发表研究，以噎膈血瘀证、脾气虚证患者及健康人血清对食管癌 EC9706 细胞增殖和 PI3K/Akt/NF-κB 信号通路相关分子表达的调控为研究目的，运用实时荧光定量聚合酶链反应（PCR）和免疫印迹法等方法，结果显示：① 血瘀证患者血清能够促进细胞增殖，上调了 PI3K、Akt 和 NF-κB 相关分子表达，而脾气虚证患者血清无此作用；② 血瘀证患者血清能够促进 EGFR、PI3K、Akt、p-Akt 和 NF-κB 等蛋白表达水平升高，而脾气虚证患者血清无此促进作用；③ 结果表明噎膈血瘀证患者血清可能通过过度激活 PI3K/Akt/NF-κB 信号通路来促进细胞增殖，而脾气虚证患者血清对细胞增殖无显著影响，其分子机制仍需进一步探讨。因此，该研究为理解噎膈血瘀证和脾气虚证在食管癌发展中的分子机制提供了重要线索[400]。

7. 脾虚证、实热证与肝肾阴虚证

Hu 等发表研究，以探讨结直肠癌术后不同中

医证型患者的代谢特征为研究目的，运用气相色谱－质谱法（GC-MS）检测血浆代谢谱，采用主成分分析（PCA）和偏最小二乘判别分析（PLS-DA）进行分析，通过 KEGG 和 DAVID 数据库分析途径富集，构建代谢网络，结果显示：①结直肠癌术后患者与健康对照组相比，代谢物含量有显著变化，其中对苯二甲酸、鸟氨酸和氨基丙酸含量显著增加，胆固醇水平下降；②不同中医证型患者在代谢谱上呈现出特异性改变，如湿热证、脾虚证、肝肾阴虚证和非特异证的代谢模式几乎是独立的；③结果表明结直肠癌术后患者的血浆代谢谱紊乱，不同证型患者具有不同的代谢特征，这为利用代谢组学解释中医证候分型提供了可能性，但需进一步验证。因此，该研究揭示了不同中医证型患者在代谢水平上的差异，为个性化医疗和中西医结合治疗提供参考依据。

8. 肝郁脾虚证

2022 年辽宁中医药大学中医学院刘佳楠等发表研究，以通过"肝脾－冲任同调"干预乳腺癌发展机制为研究目的，运用理论分析和文献综述方法，结果显示：①肝脾不调和土虚木乘是乳腺癌病机核心，与肠道菌群稳态失调密切相关；②"肝脾－冲任同调"可改善消化系统症状，维持肠道菌群稳态，从而影响乳腺癌发展；③肿瘤脂质微环境在乳腺癌进展和转移中起关键作用，通过干预肿瘤脂质微环境可影响乳腺癌转移。因此，本研究揭示了"肝脾－冲任同调"在乳腺癌发展中的潜在作用机制，并做出推测：丹栀逍遥散可以"肝脾－冲任同调"，可能部分通过干预肠道菌群与肿瘤脂质微环境对话，从而影响乳腺癌的进展与转移，为临床治疗提供新思路和可能性[401]。

六、肾虚及兼夹证

中医认为人过中年之后，肾气渐衰，此时全身脏腑经络气血功能不足，内虚无力抗邪，肿瘤易生；肿瘤又属于慢性疾病，消耗人体气血阴阳，癌病日久肾中元气精微衰减，所谓"久病及肾"。因此说明正虚是肿瘤发病的根本，而肾虚是正虚之本，肿瘤发生后也会加重肾虚，所以肾虚与肿瘤发生发展密切相关，从肾论治肿瘤具有重要指导意义。

2012 年第二军医大学附属长海医院中医科 Li Weng 等发表研究，以探讨肝细胞癌（HCC）患者外周血单核细胞肝肾阴虚综合征的特征基因组学为研究目的，采用全基因组 Affymetrix GeneChip 人类基因组 U133 Plus2.0 阵列评估其基因表达谱，通过基因本体（GO）和通路分析筛选出差异表达的 mRNA，构建基因共表达网络，并通过实时荧光定量聚合酶链反应和 Western 印迹法进行验证。

结果显示：①615 个 mRNA 在肝肾阴虚证 HCC 患者中存在差异表达，涉及抗凋亡、细胞周期调控、跨膜转运等功能；②KEGG 功能分析显示 10 个信号转导通路被上调，16 个被下调，包括抗原处理和表达、细胞周期、蛋白质输出等；③研究建立的共表达网络揭示了关键基因如 SEC62、CCNB1 和 BIRC3，在肝肾阴虚证 HCC 患者中表达受到影响；④另外 60 份样本验证显示 SEC62、CCNB1 和 BIRC3 在肝肾阴虚证 HCC 患者中的 mRNA 和蛋白表达均显著低于非肝肾阴虚综合征患者。因此，该研究结果进一步确认了肝肾阴虚综合征多基因样式的假设，突显了基因芯片技术在该领域的应用潜力[402]。

2014 年广东省中医院张海波团队发表研究，以评价护骨消积方联合唑来膦酸治疗恶性肿瘤骨转移的疗效为研究目的，探讨骨转移患者中医证型与 I 型胶原交联氨基末端肽（NTX）水平的关联性，采用统计学方法进行数据分析。结果显示：①48 例骨转移患者中，肾虚证型者占 64.6%，肾虚证患者的血清 NTX 水平显著升高，与非肾虚证患者比较差异具有显著性（$P < 0.05$）；②在 31 例肾虚证型的骨转移患者中，血清 NTX 平均值显著高于非肾虚证型患者，差异具有统计学意义（$P < 0.05$）；③研究揭示了肾虚证型与恶性肿瘤骨转移的相关性，以及 NTX 作为骨转移预测生物学指标的临床重要性。因此，本研究结果进一步加深了对肿瘤骨转移机制的理解，并为骨转移患者的中医诊断与治疗提供了新的启示[403]。

2017 年上海中医药大学复杂系统研究中心季青等发表研究，以筛选大肠癌和肝癌术后肝肾阴虚证的血浆差异表达蛋白，探索大肠癌和肝癌"异病同证"的物质基础为研究目的，采用蛋白质组学技术进行分析。结果显示：①分别在大肠癌和肝癌术后肝肾阴虚证组中检测到 9 个典型的差异表达蛋白；② 两组共同筛选出 8 个差异蛋白，包括激肽原 1（KNG1）、血红蛋白 α2（HBA2）等，这些蛋白与补体和凝血级联途径密切相关；③ 研究证实 iTRAQ 结合液相色谱串联质谱联用技术在差异蛋白质组学研究中的有效性，揭示了某些蛋白可能是大肠癌和肝癌"异病同证"的生物学基础，为临床证候辨识和治疗提供了客观依据。因此，该研究为临床实践中"同病异治"和"异病同治"提供了更加坚实的科学支持，同时为中医临床辨证施治提供了新的理论基础[404]。

2021 年福建中医药大学证研究基地张雯等发表研究，以 miRNAs 作为人体微小基因与肾气的联系为研究目的，探讨机体情绪和 miRNAs 之间的关系。结果显示：① 机体"恐"的情绪可导致 miRNAs 表达失衡，进而影响肾气功能，可能导致疾病发生；② 在胃癌演进过程中，"恐癌"情绪可能引起肾气亏虚，导致 miRNAs 表达失调和相关靶蛋白异常表达，从而促进胃癌的恶化；③ 研究揭示了 miRNAs 与肾气以及情绪之间的关联，为胃癌发病机制提供了新的科学依据。因此，这些发现有助于深入理解情绪与疾病之间的关系，为胃癌治疗和预防提供了新的思路和方向[405]。

2016 年上海中医药大学附属曙光医院肿瘤科陈静等发表研究，以探究淫羊藿中的活性成分 ICA 对肿瘤细胞的抗肿瘤活性为目的，采用细胞和动物实验验证。结果显示：① ICA 对宫颈癌细胞和肝癌细胞具有明显的增殖抑制和凋亡诱导作用，且具有时间和剂量依赖性；② 在小鼠肝癌移植瘤模型中，ICA 显著抑制了肿瘤生长并促进了肿瘤细胞的凋亡；③ ICA 对雌激素受体阳性乳腺癌细胞和人肝癌细胞均表现出抑制增殖和诱导凋亡的效果，可能通过 ROS/JNK 途径和 miRNA-21 靶向基因调控的机制实现。因此，这些研究结果表明 ICA 作为淫羊藿中的主要活性成分，在抗肿瘤领域具有潜在的研究和临床应用前景[406]。

2014 年上海中医药大学附属曙光医院周利红等发表研究，以建立裸鼠大肠癌移植瘤模型为基础，研究麦角甾苷对大肠癌的抗肿瘤作用及其对凋亡相关蛋白表达的影响。通过实验方法观察其机制。结果显示：① 麦角甾苷能明显抑制裸鼠大肠癌移植瘤的生长，表现出剂量依赖性；② 通过调节 HIPK2-P53 信号通路，上调促凋亡基因 HIPK2、P53、Bax 的表达，同时下调抑制凋亡基因 Bcl-2 的表达，促进大肠癌细胞凋亡，发挥抗肿瘤作用；③ 另一方面，研究表明肉苁蓉水提取物在炎症性肠病诱发大肠癌小鼠模型中具有抑制肠道炎症增生的效果，通过提高小鼠免疫功能，减少肠道炎症增生性息肉和幽门螺杆菌感染，显示肉苁蓉提取物在预防肠道炎症性疾病和大肠癌中具有潜力。因此，这些研究结果为麦角甾苷和肉苁蓉提取物在大肠癌治疗和预防中的应用提供了重要的科学依据[407]。

第二节　恶性肿瘤中医病机的基础研究

一、正虚

受限于"肺为娇脏"的生理特性，肺癌患者出现正虚的比例很高。上海市中医药研究院中医肿瘤研究所田建辉等在继承国医大师刘嘉湘"扶正治癌"学术思想基础上，融合现代肿瘤学进展进行中医肿瘤发病理论创新，提出"正虚伏毒"为肺癌发病和转移核心病机的观点。认为正气虚衰是肺癌发病、进展的根本因素，从免疫衰老、免疫编辑、神经－内分泌－免疫网络功能紊乱等角度系统揭示肺癌"正虚"证候的本质，以期加深对肺癌发病的中医学认识，进而为中医药综合防治肺癌提供依据，并为其他恶性肿瘤的防治提供借鉴。

2016 年田建辉团队进一步探索发表研究，以验证癌症"免疫编辑"理论与中医学疾病发展规律的联系为研究目的，研究肺积方对吲哚胺-2,3-双加氧酶（IDO）诱导的肺癌小鼠模型免疫逃逸的影响。采用 C57BL/6 小鼠建立 LL/2-增强型绿色荧光蛋白-IDO 模型，分为模型组、中药组、1-甲基-D-色氨酸（1-MT）治疗组和紫杉醇组，共 48 只小鼠进行实验。干预后观察生存期，并通过流式细胞术检测脾脏 CD4$^+$CD25$^+$FoxP3$^+$ 调节性 T 细胞比例。

结果显示：①中药组和 1-MT 组的生存期明显延长（$P < 0.01$），并且调节性 T 细胞比例降低（$P < 0.01$）；②中药组、1-MT 组和紫杉醇组均能抑制肺癌细胞增殖，降低调节性 T 细胞比例（$P < 0.01$）；③与紫杉醇组相比，中药组和 1-MT 组的生存期延长（$P < 0.01$），1-MT 组调节性 T 细胞比例降低（$P < 0.05$）。综合结果表明，肺积方可以抑制肺癌细胞增殖，减少免疫逃逸现象，改善免疫功能，并延长荷瘤小鼠的生存期。这些发现提示，扶正方药能有效干预肺癌细胞的免疫逃逸过程，进一步验证了中医的"正虚"与免疫逃逸之间的关系[408]。

Wang 等发表研究，以探讨不同中医证型结直肠癌患者免疫功能、血液流变学改变及预后评价的差异为研究目的，招募了 128 例诊断为 Ⅱ 期和 Ⅲ 期 CRC 的患者，并将其分为虚证、实证、虚实夹杂证三种中医证型，同时选择 53 名健康人作为对照。运用流式细胞术检测外周血淋巴细胞亚群水平（$CD3^+$、$CD4^+$、$CD8^+$、NK 细胞等）以及 $CD4^+/CD8^+$、Th1/Th2、Tc1/Tc2 比值；采用全自动血液流变仪测定全血黏度、血浆黏度、红细胞压积、红细胞沉降率、血浆纤维蛋白原浓度等指标。通过单因素分析和 Cox 回归分析对不同中医证型结直肠癌患者的预后进行评价。

结果显示：①不同中医证型的结直肠癌患者在免疫功能和血液流变学参数上存在显著差异；②实证患者免疫功能较高，而虚证患者免疫功能较低，且在血液流变学指标上表现相反；③除了围手术期输血量外，病理类型、手术方式、TNM 分期、肝转移、中医治疗时间及不同中医证候是影响结直肠癌患者预后生存的独立因素。因此，虚证生物学基础与机体免疫功能密切相关，虚证患者免疫功能较低，预后较差，而实证患者免疫功能较高，预后较好。

2012 年福建中医药大学陈香莲发表研究，以初步探索晚期大肠癌中医证素的分布特点及其与西医客观指标的关系为研究目的，运用"证素辨证"的方法，对 120 例晚期大肠癌患者常见证素分布规律进行研究。其中，检测了 90 例晚期大肠癌患者的血清肿瘤标志物水平以及外周血 p53、nm23 的基因表达水平，研究证素与这些指标之间的关系。

结果显示：①肾、肝证素组患者的血清肿瘤标志物水平明显升高，而血瘀组患者的肿瘤标志物水平也明显升高；②肾、肝证素组的外周血 p53 表达水平高于其他病位证素组，而 nm23 表达水平则低于其他病位证素组；③阳虚、阴虚证素组的外周血 p53 表达水平高于气虚、血虚证素组，而 nm23 表达水平低于气虚、血虚证素组。因此，脾、胃被确认为晚期大肠癌的主要病位，治疗本病需重视脾、胃。气虚、血虚、湿、热为晚期大肠癌的主要病性特征，而阳虚、阴虚、血瘀、痰、气滞也较为常见。肾、肝、血瘀、阳虚、阴虚等证素组在血清肿瘤标志物及外周血 p53、nm23 基因表达水平上与其他证素组存在显著差异[409]。

2022 年南方医科大学中药学院孙睿博发表研究，探讨了 T 细胞在肿瘤免疫治疗中的作用及与虚邪的关联。结果显示：①肿瘤细胞通过降低抗原性导致 T 细胞忽视，形成正虚邪恋状态；②肿瘤微环境中异常的新生血管导致痰浊内停，使 T 细胞无法识别肿瘤细胞，进一步加剧了正虚状态；③正虚与瘀毒癥积相互作用，形成虚毒状态，加重病情。因此，对于肿瘤治疗，应当注重从本源入手，结合肿瘤 T 细胞免疫分型以及临床辨证指导用药，这是实现中医治疗肿瘤精准用药的重要基础之一[410]。

二、伏毒

为了进一步认识"正虚伏毒"作为肺癌发病核心病机的理论基础，2023 年上海市中医药研究院中医肿瘤研究所的田建辉教授尝试结合现代肿瘤学和分子生物学的研究进展，从隐匿性肿瘤细胞即循环肿瘤细胞（CTCs）、肿瘤干细胞（CSCs）、休眠肿瘤细胞等隐匿性肿瘤细胞角度阐释"伏毒"的生物学基础，旨在解决中医肿瘤临床治疗中缺乏干预靶点的难题，同时对完善临床精准干预手段、提高临床疗效也具有重要意义。

田建辉教授认为，从中医角度分析"伏毒（邪）"，是指潜藏在体内的各种致癌因素，以痰、瘀、湿为主，火（热）、风为辅，包括外界六淫及不良生活方式等诱因。其生物学基础，不仅包括已经存在的肿瘤细胞（循环肿瘤细胞、肿瘤干细胞、休眠肿瘤细胞、残留病灶等），发挥免疫抑制作用的免疫细胞（调节性 T 细胞、髓源性抑制细胞、肿瘤相关巨噬细胞等）及细胞因子（肿瘤坏死因子、白细胞介素等）也可以归属于"伏毒"的范畴（有待深入探讨）。

循环肿瘤细胞最早由 Ashworth 提出，是指从原发灶脱落后进入血液循环的肿瘤细胞，研究表明循环肿瘤细胞在肺癌的复发转移中起关键作用。田建辉团队认为根据外周血中 CTC 在肺癌转移中的关键作用和不能被影像学检出的特点，认为 CTC 引起的复发转移具有中医"伏邪"即"藏伏于体内而不立即发病的病邪"致病的特点，而"伏毒"作为"伏邪"之一，与肿瘤发病息息相关。从中医角度认识，肿瘤的发病及在疾病进展过程中始终存在着"伏毒"因素，CTC 作为肿瘤早期术后复发与转移的重要因素与中医的"伏毒"理论不谋而合。

2015 年上海中医药大学附属龙华医院肿瘤科徐蔚杰等发表研究，以进一步探究观察金复康口服液抑制肺癌干细胞增殖和成瘤性作用及其对耐药相关蛋白表达的影响为研究目的。采用免疫磁珠法分选 Lewis 肺癌 Sca-1$^+$ 细胞，体外采用金复康含药血清进行干预，综合应用流式细胞术、免疫组化、免疫印迹法、RT-PCR 等实验技术观察金复康口服液抑制 Sca-1$^+$ 干细胞亚群增殖的作用，以及逆转肺癌干细胞耐药性基因 ABCG2 和蛋白表达的作用。结果显示：金复康口服液可时间依赖性地抑制肺癌 Sca-1$^+$ 干细胞在体外的增殖（$P < 0.05$）；诱导肺癌 Sca-1$^+$ 干细胞发生凋亡；金复康口服液单独应用或者与化疗联合均可有效下调 ABCG2 基因的转录和蛋白的表达（$P < 0.05$，$P < 0.01$）。结果证明金复康口服液可显著抑制 Lewis 肺癌 Sca-1$^+$ 干细胞亚群增殖，其机制可能和抑制耐药相关蛋白的表达有关。肿瘤细胞与"伏毒"致病的特点完全相符，且休眠的肿瘤细胞与机体免疫系统相互作用的过程，类似于中医学的"正气"与"伏毒"的博弈，因而可以作为"伏毒"的主要生物学内涵[411]。

2023 年上海市中医药研究院中医肿瘤研究所的田建辉教授为明确非小细胞肺癌患者 CTC 的表达规律，探讨其与"伏毒"致病的关系，研究共纳入 69 例病例，采用微流控芯片方法捕获并检测外周血中 CTC，分析其与临床分期、吸烟状态、病理类型的关系。结果显示：①69 例患者中，CTC 阳性率达 97.10%（每 2ml 外周血中的 CTC ≥ 1 个）；② Ⅰ～Ⅱ期与Ⅲ期、Ⅲ期与Ⅳ期之间 CTC 计数

差异无统计学意义（$P > 0.05$）；Ⅰ、Ⅱ期与Ⅳ期比较，CTC 计数差异有统计学意义（$P < 0.05$）；Ⅰ～Ⅲa 期与Ⅲb～Ⅳ期比较，CTC 计数差异有统计学意义（$P < 0.05$）；③相关分析结果显示，CTC 水平与临床分期（Ⅰ～Ⅲa 与Ⅲb～Ⅳ期）呈负相关（rs=-0.253，P=0.036），与吸烟状态呈正相关（rs=0.475，$P < 0.001$），与病理类型（rs=0.05，P=0.681）、年龄（r=-0.099，P=0.416）未发现明显相关。因此，CTC 在体内的分布和致病特点具有与中医"伏毒"相似的特性，可作为肿瘤伏毒病机生物学基础之一，为完善肺癌术后患者的中医药治疗策略提供新的思路[412]。

为进一步在细胞学水平对中医"伏毒"现代物质学基础进行探讨，2023 年上海市中医药研究院中医肿瘤研究所阙祖俊等发表研究，以探究金复康对非小细胞肺癌（NSCLC）患者体内循环肿瘤细胞（CTC）清除作用及干预转移的假说为研究目的，采用体外实验方法验证。结果显示：①金复康显著抑制 CTC 细胞增殖，具有时间和浓度依赖性（$P < 0.05$）；②金复康能够明显抑制 CTC 细胞克隆形成，呈现剂量依赖性（$P < 0.05$）；③金复康有效诱导 CTC 细胞凋亡（$P < 0.01$），并显著将 CTC 细胞增殖阻滞在 S 期（$P < 0.05$）。因此，以上实验结果表明金复康对 NSCLC 患者内的 CTC 具有显著的抑制作用，可能通过清除 CTC 来防治 NSCLC 的复发和转移，进一步支持了中医理论中消解"伏毒"的概念[413]。

2017 年上海中医药大学附属龙华医院中医肿瘤研究所王青等发表研究，以评估重楼皂苷Ⅰ对肺癌循环肿瘤细胞（CTC）增殖和凋亡的影响为研究目的，通过体外药效实验方法进行研究。结果显示：①重楼皂苷Ⅰ能显著抑制 CTC 的增殖并呈现浓度依赖性，引起 CTC 细胞核形态变化，促使凋亡细胞比例显著增加，并使 CTC 细胞周期阻滞在 G0/G1 期；②研究表明重楼皂苷Ⅰ通过诱导 CTC 凋亡、抑制细胞从 G0/G1 期向 S 期转化，从而展现抗肿瘤效果；③重楼具有清热解毒功效，重楼皂苷Ⅰ作为其主要活性成分之一，与清解"伏毒"效应相关，为中医药"伏毒"理论提供了生物学解释。因此，本研究结果表明重楼皂苷Ⅰ能有效干预肺癌 CTC 的增殖和凋亡过程，支持了其在抗肿瘤治疗中

的潜在应用，同时对肿瘤干细胞的清除机制和肺癌复发转移机制进行了初步探讨，为深入理解肺癌病理生理学提供了一定的参考[414]。

2023年湖南中医药大学第一附属医院王理槐等发表研究，以探索肺癌的晚期恶病质发展中与正虚伏毒有关的生物学基础为研究目的，运用miRNA介导的内质网应激相关性降解－内质网应激性凋亡（ERAD-ERSIA）稳态失衡方法进行实验研究。结果显示：①miRNA可能作为调控内质网应激相关性降解－内质网应激性凋亡稳态的上游潜在靶点，参与肺癌LCC的正虚伏毒病机；②通过miRNA介导的ERAD-ERSIA稳态失衡可以更深入地探讨LCC的病理生理机制；③该研究为中医药在改善肺癌LCC临床疗效方面提供了新的思路和理论基础。因此，以上研究结果表明miRNA在调控内质网应激相关性降解－内质网应激性凋亡过程中可能与肺癌的正虚伏毒病机密切相关，研究总结了LCC发生发展的中医病机即"正虚伏毒"，从miRNA-ERS途径分析探讨该病机的分子生物学机制，由理论层面探析了miRNA介导ERAD-ERSIA稳态失衡在LCC病机研究中的价值，为进一步深化对肺癌病理生理机制的理解和中医药在肺癌治疗中的应用提供了重要的参考和启示[415]。

三、癌毒

癌毒流注是肿瘤转移的病机关键。当恶性肿瘤生长到一定阶段，癌毒随血脉流窜走注，并在它处停积，继续阻隔经络气血，酿生痰瘀，形成新的肿块。肿瘤细胞来源外泌体是转移前微环境形成的关键介质，参与原发性肿瘤转移性扩散的重要步骤。其中调节血管内皮细胞活性可能是一个关键因素，如外泌体所含的miR-105可以增加次级器官的血管通透性，促进肿瘤细胞的定植转移。此外，肿瘤细胞来源外泌体也可以直接针对其他非免疫基质细胞（包括间充质干细胞、成纤维细胞和上皮细胞）改变转移前微环境，从而通过重塑细胞外基质和诱导血管生成来促进肿瘤转移。

癌毒具有损正性，随着病情的进展，毒恋正虚，损伤脏腑，耗竭气血，因病成损，因毒致虚，与免疫功能低下的肿瘤免疫微环境具有类似之处。肿瘤细胞来源外泌体可被视为免疫检查点抑制剂，

其富含免疫抑制分子，与肿瘤微环境和循环中的免疫效应细胞相互作用，传递抑制免疫功能效应的负信号，促进肿瘤细胞从免疫系统逃逸。如外泌体内含的miR-214可以被转运至CD4$^+$T细胞内，通过靶向肿瘤抑制因子PTEN，激活PI3K/Akt通路，诱导Treg细胞增殖，促进免疫逃逸。

程海波认为，癌毒产生后往往与痰、瘀、湿、热等病理因素相互兼夹，胶结存在，形成痰（湿）毒、瘀毒、热毒，随体质、病邪、病位而从化，表现证类多端，癌毒流注与相关脏腑亲和而转移。肿瘤细胞来源外泌体在酸性微环境、缺氧微环境、炎性微环境、免疫微环境和转移前微环境等调控机制中发挥重要作用，在影响肿瘤侵袭、转移的致病机制上与癌毒非常相似，具有一致性。

中国中医科学院广安门医院熊露等从络病观探讨肺癌病机，以"癌毒损络、络虚流毒"为其核心。郑红刚教授团队认为，中医内生"癌毒"的现代生物学依据范畴包括多基因（癌基因、抑癌基因等）突变或缺失，细胞因子网络及神经－内分泌－免疫调节网络的失衡，肿瘤新生血管形成，免疫功能抑制等一系列极为复杂的病理改变，例如原癌基因k-ras、neu等的突变、易位和扩增抑癌基因P53、RB等的缺失或突变，端粒酶的异常激活，以及与肿瘤生长及血管生成相关蛋白激酶的活化和癌蛋白的高表达等，均可视为中医内生"癌毒"之范畴。而外在的致癌因素则是导致机体内生癌毒的重要因素。近年来，微环境对肿瘤的影响成为关注的热点。因为肿瘤微环境中的免疫细胞的免疫活性、微血管密度（MVD）、细胞因子网络，以及由ECM和微血管内皮组成的屏障，可直接影响肿瘤的形成、发展与转移，并直接影响药物治疗效应的发挥。肿瘤微环境中免疫监视机制的失衡或无能，从中医学的认识角度来看，即体现了荷瘤机体络脉空虚的生物学实质。

辽宁中医药大学中医学院管京京等认为，"络气虚滞，毒损血络"是一种由气虚引起的病理状态，即在气机升降出入失常，虚而留滞，继而气血津液形气转化异常，痰、瘀、毒等代谢产物留滞于血络。络脉理论与代谢组学密切相关，从作用对象角度出发，络病理论的物质基础包括微动脉、微静脉、肺泡、毛细血管等微小结构即络脉之孙络，广

义的气络则为气血在组织内交换场所，中医气络流通经气的概念与代谢组学的研究对象相契合；从作用过程角度出发，微循环是物质交换的场所，其受交感神经、组织液中的体液因素及局部代谢产物的影响，络气虚滞人群表现为氨基酸和脂代谢异常；从宏观整体角度而言，络病学说的核心理论是"营卫承制调平"，包括脉（血）络之"营卫理论"与气络之"承制调平理论"，涵盖体现了阴阳学说及五行学说基本内容[416]。

2022年江南大学附属医院中医科王蕾等发表研究，以探讨结肠癌患者术前中医证型与营养标志物之间的相关性为研究目的，利用收集的150例江南大学附属医院首次入院结肠癌患者资料进行分析。结果显示：①结肠癌患者中医证型主要分布为湿热郁毒证、瘀毒内结证、肝肾阴虚证、气血两亏证、脾肾阳虚证和无证型；②5年存活率显示气血两亏证和瘀毒内结证的患者存活率较低；③中医证型与营养标志物的相关性分析表明，瘀毒内结证患者的白蛋白（ALB）水平显著低于其他证型，而气血两亏证患者的ALB水平也较低；瘀毒内结证和气血两亏证组的预后营养指数（PNI）显著低于其他证型。因此，研究结果证实瘀毒内结证和气血两亏证的结肠癌患者更容易出现低水平的ALB和PNI，这些证型患者的生存率呈下降趋势。这些发现为结肠癌患者的中医证型与营养状况之间的潜在关联提供了重要的临床参考，为进一步个性化治疗和营养支持提供了思路[417]。

2019年南京中医药大学第一临床医学院程海波等发表研究，以肿瘤微环境中代谢产物对免疫调节的影响为研究目的，运用细胞培养和分子生物学方法，结果显示：①肿瘤细胞来源外泌体增强了肿瘤细胞代谢中的"War-burg效应"，葡萄糖转化成乳酸，使肿瘤细胞外局部环境的PH值变低，形成酸性微环境；②肿瘤细胞通过糖酵解营造酸性微环境，影响免疫因子生成，调节免疫淋巴细胞活性，调控机体免疫。调节性T淋巴细胞（Treg细胞）可通过摄取乳酸来避免高葡萄糖环境对其功能的损害，同时还抑制了其他效应T淋巴细胞在肿瘤内的聚集，促进肿瘤细胞的免疫逃逸；③缺氧微环境刺激肿瘤细胞释放miR-210等促进血管生成的非编码RNA：癌毒留结，脏腑经络气机郁滞，血行

不畅则形成瘀毒。而瘀毒血流不畅、运行受阻的表现，与肿瘤微环境中微循环障碍，不能正常运送补充氧气呈现缺氧状态促使血管大量增生相似；④肿瘤微环境中的血管内皮生长因子（VEGF）、成纤维细胞生长因子（FGF）等促进新血管形成，支持肿瘤生长与转移：肿瘤微环境中的血管内皮生长因子（VEGF）、成纤维细胞生长因子（FGF）、血小板衍生生长因子（PDGF）等均可诱导血管内皮细胞增殖，促进肿瘤血管生成，为肿瘤生长与转移提供养料与途径。肿瘤的高凝状态与血管新生可致肿块难消、易于复发，与癌毒致病顽固的特性较为一致[418]。

四、热邪

肿瘤患者体内酿生痰湿，日久郁而化热，形成热毒，表现出炎热、升腾的特性，与肿瘤炎性微环境中存在的炎性细胞、炎症因子、趋化因子等特征相似。肿瘤细胞来源外泌体含有肿瘤相关活性分子如花生四烯酸、前列腺素、磷脂酶A2、磷脂酶C和、磷脂酶D等，能够提供将正常细胞转化成肿瘤细胞所必需的炎症信号，有助于肿瘤形成炎性微环境。

炎症细胞因子是肿瘤微环境中的重要调节因子，如IL-6、IL-10、TNF-α等，可激活转录因子NF-κB和STAT 3家族，促进炎性微环境形成及抑制免疫，促进肿瘤发生发展。IL-6可直接促进肿瘤细胞增殖，并产生炎症反应，推动EMT的形成；TNF通过激活NF-κB促进慢性炎症、组织重塑和伤口愈合，促进肿瘤的发生。肿瘤的炎症反应可见高热、剧痛的临床表现，肿瘤微环境中的炎症因子可能是热邪病机的生物学基础之一。

2012年福建医科大学省立临床医学院肿瘤科Tong-Jian Cui等发表研究，以探讨切除修复交叉补体1（ERCC1）C8092A和C19007T基因多态性与结直肠癌（CC）不同中医证型的相关性为目的，采用多态性连锁反应扩增和直接测序法检测切除修复交叉补体1（ERCC1）C8092A和C19007T在不同CM综合征类型CC中的基因多态性等方法，得出结论：①C8092A基因型和等位基因在不同中医证型中的频率无统计学差异（$P > 0.05$）。C19007T基因型和等位基因在不同中医证型中的频率有统计

学差异（$P < 0.05$）。其中，湿热蕴结证与气滞血瘀证、脾肾阳虚证与肝肾阴虚证的频率无统计学差异（$P > 0.05$）；②湿热蕴结证与脾肾阳虚证、肝肾阴虚证之间存在统计学差异（$P < 0.05$）；③气滞血瘀证与脾肾阳虚证、肝肾阴虚证有统计学差异（$P < 0.05$）。因此，ERCC1 C19007T 基因多态性可能与 CC 的中医证型存在密切关联性，有待进一步研究[419]。

2004 年广州中医药大学王洪琦发表研究：以探讨中医热证和非热证恶性肿瘤患者瘤组织中 HSP70 和 P53 的表达为目的，采用 SP 免疫组化法进行 HSP70、P53 阳性检测以及 ELISA 法和 RTPCR 法检测恶性肿瘤组织中 HSP70 和 HSP70 mRNA 表达含量。结果发现：①结肠癌热证组、热证合计组 HSP70、P53 阳性率均明显高于各非热证组（$P < 0.05$）；②结肠癌热证组、鼻咽癌热证组、肺癌热证组以及热证合计组中 HSP70 表达含量均高于各非热证组（$P < 0.01$）；③结肠癌热证组、肺癌热证组以及热证合计组中 HSP70mRNA 的表达含量均高于非热证组（$P < 0.01$）。研究进一步阐释了热证生物学基础，即在恶性肿瘤的热证阶段 HSP70 和 P53 阳性表达率以及 HSP70 表达含量显著高于非热证阶段[420]。

2022 年甘肃中医药大学冯小雪发表研究，以研究 Ⅱ、Ⅲ 期左半结肠癌中医证型与 ToPo-Ⅱ、P-gP、TS 及 KRAS、MMR 表达间的差异为目的，采用免疫组化染色法检测 ToPo-Ⅱ、TS、P-gP、MMR，PCR 法检测 KRAS 为方法，比较 ToPo-Ⅱ、TS、P-gP、KRAS、MMR 表达在 Ⅱ、Ⅲ 期左半结肠癌不同中医证型间的差异[421]。结果显示：①不同中医证型患者间 ToPo-Ⅱ、P-gP、TS 表达存在统计学差异（$P < 0.05$）；气滞血瘀证患者 ToPo-Ⅱ 阳性率（90.16%）高于湿热蕴结证（69.77%）（$P < 0.017$），气滞血瘀证与气血两虚证、湿热蕴结证与气血两虚证患者间 ToPo-Ⅱ 阳性率无统计学差异（$P > 0.017$）；湿热蕴结证患者 P-gP 阳性率（79.07%）高于气滞血瘀证（24.59%）和气血两虚证（30.77%）（$P < 0.017$），气滞血瘀证与气血两虚证患者 P-gP 阳性率无统计学差异（$P > 0.017$）；气血两虚证患者 TS 阳性率（38.46%）高于湿热蕴结证（4.65%）（$P < 0.017$），气滞血瘀证与湿热蕴结证、气滞血瘀证与气血两虚证患者 TS 阳性率差异无统计学意义（$P > 0.017$）；②KRAS 状态在三个证型间的差异有统计学意义（$P < 0.05$），气滞血瘀证患者 KRAS 野生型（86.89%）高于气血两虚证（53.85%），气血两虚证患者 KRAS 突变率（46.15%）高于气滞血瘀证（13.11%）（$P < 0.017$）。KRAS 状态在湿热蕴结证与气滞血瘀证、湿热蕴结证与气血两虚证患者间无统计学差异（$P > 0.017$）；③MMR 状态在各中医证型之间无统计学差异（$P > 0.05$）。因此，P-gP 可能是 Ⅱ、Ⅲ 期左半结肠癌湿热蕴结证患者的客观化辨证指标，该证型的患者对 P-gP 抑制剂可能易发生原发性耐药，气滞血瘀证、气血两虚证的患者则可能从 P-gP 抑制剂中获益。

第二军医大学张霄峰等[422]发表研究：以观察清热消痰散结法对热邪干预下 S180 肉瘤在黏附分子、炎性因子及血管内皮生长因子等方面的影响，探讨热邪对肿瘤发生发展的作用机制为目的。结果发现：研究建立了热邪干预下的 S180 肉瘤模型，并且此模型动物 PGE2 水平升高，符合热邪本质；在热邪干预下 S180 肉瘤模型中炎性因子 PGE2、IL-8、VEGF 以及 COX-2 表达明显增强，而 TNF-a、ICAM-1 表达增强不明显。因此，热邪是促进肿瘤发生发展的机制之一，是通过诱导 COX-2 高表达，引起炎性因子 PGE2、IL-8 的产生，刺激 VEGF 高表达而促进肿瘤的生长。

五、痰饮

痰的实质是异常的津液，任何导致津液代谢异常的疾病均可导致痰的产生。蒋明对细胞外基质及间质具体成分进行研究分析，阐述其与中医痰饮具有关联性。机体脏腑生成输布功能失常积于体内化为痰、湿、饮等，痰邪重浊黏腻，但又能随气机运动深入皮肉筋骨等各处，且易兼夹他邪，瘀阻经脉，变生气滞、血瘀等他病，病理变化复杂。炎症的渗出、变质和增生，组织细胞的萎缩、变性和坏死等多种病理变化或过程可能由"痰"引起，尤其是组织细胞的变性与"痰"密切相关。水样变性、颗粒变性等与体内"无形之痰"相仿，炎症的增生性改变可理解为中医的"有形之痰"，在肿瘤炎癌转化的过程中至关重要。炎性微环境的形成及其特点与痰邪串行、多变、易聚、挟夹他邪为病等特点极为相似，因此炎性微环境的实质与津液生成输布异常所致的痰湿关联密切。

痰饮形成的过程与水饮停滞有关，《圣济总录·痰饮门》提到"水之所化……三焦气涩……聚成痰饮"，且痰饮致病兼夹湿邪致病之重浊黏滞的特征，病程日久，缠绵难愈，这与慢性炎症持续性且迁延反复的特点相符。当炎性微环境持续存在，可能导致正常细胞发生恶性转化，并促进已发生基因突变的细胞继续增殖，从而促进肿瘤产生。痰饮为无形之邪，其所累及的部位具有隐匿性，与临床上恶性肿瘤引起疾病位置捉摸不定、易转移特点也较为一致。从细胞黏附因子、细胞间质等不同角度进一步研究的文献报道显示，痰毒具有促进恶性肿瘤转移的作用。

2014年山东省中医药研究院张志新等发表研究，以探索痰湿体质基因表达特征，分析痰湿体质相关基因功能，阐发痰湿体质的内在分子机制为目的，采用了甲状腺癌BRAF基因组芯片检测技术。结果显示：痰湿质甲状腺癌患者BRAF基因突变高表达。BRAF基因突变阳性的甲状腺癌患者中重度痰湿体质占94%（33/35）。因此，痰湿体质是与多基因表达相关的体质状态，痰湿体质与平和体质相比，在基因表达上具有独特的基因表达谱，总体表现为代谢紊乱以及与免疫增强、炎症反应亢进、疾病发病、疾病抵抗基因相关的表达特征。临床上BRAF基因突变与甲状腺癌的复发、远处转移存在着紧密的联系[423]。

2016年福建中医药大学李宇发表研究，以探讨慢性萎缩性胃炎癌前病变中"痰"、"湿"证候与Hp感染的相关性为研究目的，采用临床观察方法对相关病例进行分析。结果显示：①"痰"、"湿"证候相关病例中，Hp阳性率显著升高；②"痰"证因素积分越高，胃黏膜病理改变程度越严重；③当慢性萎缩性胃炎癌前病变合并Hp感染时，使用理气燥湿化痰类中药能够取得更佳的疗效。因此，该研究结果提示在处理慢性萎缩性胃炎癌前病变患者合并Hp感染时，使用理气燥湿化痰类中药可能是一种更有效的临床防治策略，有助于改善病情和提高治疗效果。这为临床实践提供了有益的参考，值得进一步深入研究和应用[424]。

2009年广州中医药大学李云英团队发表研究，以探讨喉癌前病变中痰瘀证候因素及其与分子生物学机制的关系为研究目的，采用细胞核及细胞质蛋白表达染色观察方法对不同阶段的声带息肉、喉癌前病变和喉癌组织进行分析。结果显示：①在声带息肉中，P21Waf1、Cyclin D1、Cyclin E、P16蛋白表达染色深且阳性细胞密集；而在喉癌前病变及喉癌中，这些蛋白的表达呈现逐渐减弱的趋势（$P < 0.05$）；②PTEN、P53、PCNA蛋白在不同组织阶段的表达变化也具有一定规律，显示声带息肉→喉癌前病变→喉癌的阳性强度逐渐递减或增强的现象（$P < 0.01$ 或 $P < 0.05$）；③不同证候组间在P21Waf1、Cyclin D1、PCNA等蛋白表达上存在差异，痰瘀证候可能会影响喉癌前病变的发展过程。因此，本研究揭示了痰瘀证候在喉癌前病变发生发展中的作用及分子生物学机制，从细胞周期因子、凋亡增殖因子等方面探讨了其可能的预后标志物作用。痰瘀证候可能对细胞周期调控及肿瘤恶性增生产生影响，提示痰瘀型喉癌前病变可能存在恶变风险。在临床实践中，应加强对这类患者的重点随访和追踪，以提高预后管理效果[425]。

六、血瘀

2020年杭州市余杭区中医院曹月娇发表研究，以探究COMTrs4680SNP与血瘀质在肺癌发展中的关联为研究目的，构建小鼠血瘀证模型进行实验。结果显示：①血瘀质小鼠外周血COMT突变基因型高于正常小鼠组；②血瘀质小鼠肿瘤生长速度快于正常小鼠肿瘤组；③COMTrs4680单核苷酸G到A突变促进了肺癌的发生和发展。因此，COMT基因表达下调以及血瘀质体质可能与肺癌的发展有关，这一研究结果为NSCLC的临床诊断和预防提供了更准确的信息，也更深入地阐释了肺癌发展中血瘀质生物学基础及COMTrs4680单核苷酸G到A突变与COMT蛋白表达之间的关系[426]。

2011年广州中医药大学巢阳发发表研究，以研究大肠癌血瘀证与MMP-9、VEGF在大肠癌组织中的表达及临床病理因素关系为研究目的，结果显示：①血瘀证组与非血瘀证组在年龄、性别等临床特征上无显著差异；②两组在淋巴结转移、VEGF、MMP-9等临床病理特征上具有统计学意义的差异；

③VEFG 和 MMP-9 在大肠癌组织中的表达呈显著正相关，血瘀证可能与 VEGF、MMP-9 表达有关。因此，该研究初步得出：大肠癌血瘀证组中 VEGF 和 MMP-9 的表达较高，这为血瘀证在大肠癌组织中表达提供了基础；检测 MMP-9 和 VEGF 在大肠癌组织中的表达可有助于血瘀证的辅助诊断；活血化瘀药物在防治大肠癌及其转移中具有重要意义[427]。

2015 年河北联合大学中医学院贾永森发表研究，以探讨食管癌血瘀病机的分子本质为研究目的，结合古代医家认识和基础实验研究，运用方证关系理论分析食管癌血瘀病机。结果显示：①EGFR、PI3K/AKT 和 Caspase-3 信号通路蛋白表达异常与血瘀病机密切相关；②食管癌的血瘀证分子诊断可能涉及这些信号通路蛋白；③研究为食管癌的瘀血证分子诊断提供了参考。因此，本研究揭示了食管癌血瘀病机的分子基础，为疾病诊断和治疗提供了理论依据[428]。

2015 年贾永森还发表研究，以研究血瘀型噎膈患者血清对食管癌 EC9706 细胞增殖、形态变化及 PI3K/Akt 介导的信号通路蛋白表达的影响为目的，团队将 EC9706 细胞在 37℃、5%CO_2 饱和湿度的培养箱中培养 24h，然后饥饿 24h，分别使用血瘀证、脾气虚证患者和健康人血清，通过 MTT 染色法检测细胞增殖变化，光镜观察细胞形态，采用 Western blot 法检测 PI3K/Akt 信号通路蛋白表达差异。结果显示：①血瘀型噎膈患者血清刺激细胞的 50% 增殖率为 711μl/10ml 培养液，光镜观察显示细胞呈长梭形改变，连接成网状；②血瘀型噎膈患者血清对 EC9706 细胞的 EGFR、PI3K、Akt、p-Akt 和 NF-κB 表达具有促表达作用，与其他血清干预的细胞有显著差异（$P < 0.05$）；③该研究证实了噎膈血瘀证患者血清提供细胞增殖有利的微环境，与 PI3K/Akt 信号通路蛋白超标表达密切相关。这些结果揭示了食管癌瘀血内结证候形成的分子生物学机制，为该证候的诊断和治疗提供了重要线索[429]。

2017 年河北联合大学张艳丽发表研究，以观察中医血瘀型食管癌患者血清对食管癌细胞增殖和周期的影响为研究目的，研究团队以 EC9706 细胞建立体外模型。他们将细胞接种于培养皿中，并分别

加入血瘀型患者血清（T 组）、脾气虚型患者血清（Q 组）和健康志愿者血清（P 组），以及空白对照组（C 组），设定不同梯度的血清浓度。通过 MTT 比色法、光镜观察、流式细胞技术（FCM）和免疫印迹法分析，结果显示：①血瘀型患者血清刺激 EC9706 细胞增殖，T 组对细胞增殖率的影响最显著；②T 组、Q 组和 P 组细胞形态变化明显，细胞连接不同，Q 组细胞连接不甚紧密，T 组呈网状连接；③T 组细胞 S 期所占比例显著增加，且 PI3K/AKT 信号通路蛋白表达增强。因此，这些结果表明了中医血瘀型患者血清刺激食管癌细胞增殖，通过促进细胞进入 S 期和增强 PI3K/AKT 信号通路蛋白表达等机制，为揭示血液内环境对食管癌发生和中医证型形成的分子机制提供了重要信息[430]。

2024 年上海中医药大学附属曙光医院肿瘤研究所王连洁等发表研究，以探讨大肠癌血瘀证与非血瘀证患者血液参数及肿瘤标志物的差异为研究目的，研究者通过回顾性分析 300 例大肠癌患者，将其分为血瘀证组与非血瘀证组，统计中性粒细胞数目、凝血功能指标（D-二聚体、纤维蛋白原、血小板、凝血酶原时间）和肿瘤标志物（CEA 和 CA19-9）的表达水平，进行对比分析。结果显示：①血瘀证组与非血瘀证组大肠癌患者比例约为 1∶3，血瘀证组中性粒细胞计数显著高于非血瘀证组（$P < 0.0001$）；②血瘀证组的 D-二聚体、纤维蛋白原和血小板表达明显高于非血瘀证组（$P < 0.0001$），而凝血酶原时间显著短于非血瘀证组（$P=0.0122$）；③血瘀证组的 CEA 和 CA19-9 表达均显著高于非血瘀证组（$P=0.0002$ 和 $P=0.002$）。因此，该研究证实了大肠癌血瘀证患者存在血液高凝状态，其中性粒细胞计数和肿瘤标志物表达水平均显著高于非血瘀证患者，进一步阐释了血瘀证候的生物学内涵[431]。

2023 年南京中医药大学王健发表研究，以探讨 LncRNASNHG4 在结直肠癌患者肿瘤组织和癌旁对照组织中的相对表达水平差异及其与临床证型、病理特征以及预后之间的关系为研究目的，研究者收集了淮安市第二人民医院 80 例结直肠癌手术患者的临床证型、病理特征和预后信息。采用实时荧光定量 PCR（RT-qPCR）方法检测肿瘤组织和癌旁对照组织标本中 LncRNASNHG4 的相对表达量。结果

显示：①在 80 例结直肠癌患者中，有 66 例患者的癌组织中 LncRNASNHG4 的相对表达量高于癌旁正常组织，高表达率为 82.50%；②在辩证为单一证型的 24 例患者中，血瘀证患者的 LncRNASNHG4 相对表达量最高，显著高于其他三型患者，差异具有统计学意义（均 $P < 0.05$）；③单一证型为血瘀证患者的 LncRNASNHG4 表达与血瘀证评分呈显著正相关（r=0.696，P=0.025），主证为血瘀证的患者 LncRNASNHG4 表达与血瘀证评分也呈显著正相关（r=0.811，$P < 0.01$）。因此，这些结果揭示了 LncRNASNHG4 的异常表达与结直肠癌患者的血瘀证型具有关联性，其相对表达量与血瘀证评分呈正相关，进一步突显了 LncRNASNHG4 在结直肠癌的发生和发展中的潜在作用[432]。

2011 年宁波市中医院楼亭等发表研究，以研究气虚血瘀证对 Balb/c 小鼠结肠癌人工血行转移的影响及相关机制为研究目的，研究者发现血瘀组及瘀加瘤组全血黏度均明显升高，与空白对照组比较差异极显著（$P < 0.01$）；瘀加瘤组右肺转移灶计数明显高于肿瘤组，差异有显著性（$P < 0.05$）；ERK1/2、MMP-2 按血瘀组、肿瘤组、瘀加瘤组顺序递增，与空白对照组比较差异显著（$P < 0.05$）；MMP-12 在血瘀组表达减弱，瘀加瘤组增强，组间差异有显著性（$P < 0.05$）。因此，这些结果显示：①气虚血瘀证能促进结肠癌转移；②其作用机制可能是通过上调 ERK1/2 和 MMP-2 的表达，同时抑制 MMP-12 的表达来实现。综上所述，气虚血瘀证在结肠癌血行转移中扮演重要作用，通过调节相关信号通路实现其转移促进作用[433]。

2006 年北京中医药大学贾小强等发表研究，以研究血瘀证促进大肠癌转移的机制为目的，研究团队发现血瘀证可能与 CD44V6、VEGF 蛋白表达的增强以及 p53mRNA 表达量的增多有关，但对 nm23-H1 蛋白表达无显著影响。团队进一步自拟方剂化瘀截毒方，发现能有效改善大肠癌肝转移动物模型的微循环状况，并抑制肿瘤转移。研究结果显示：①化瘀截毒方可能通过抑制 CD44V6、VEGF 蛋白以及 p53 mRNA 的表达来实现其抗转移作用；②机制也可能通过上调 nm23-H1 蛋白表达发挥作用；③化瘀截毒方能有效减低结肠腺癌 Lovo 细胞的侵袭力和与基质的黏附率，对形成的实体瘤有显著抑制作用。因此，这些研究结果表明，化瘀截毒方可能通过多种途径调控相关蛋白的表达，从而对大肠癌的转移和侵袭产生抑制作用，为血瘀证相关大肠癌转移的机制研究提供了重要参考[434]。

第三章 中医肿瘤现代技术研究概况

第一节 常用实验技术

一、流式细胞术

流式细胞术（flow cytometry）是利用流式细胞仪对处于快速直线流动状态中的单列细胞或生物颗粒进行逐个、多参数、快速的定性和定量分析等的技术。该技术目前已被广泛应用手生命科学、医学、药学等各领域，并发挥了极其重要的作用。很多研究者都将此技术作为抗肿瘤药物研究的必备技术。流式细胞术可以实现对单列细胞或生物颗粒的逐个检测；可采用多色荧光对细胞特性进行识别；可定性或定量分析细胞并分选特定类型细胞（特别是免疫细胞）。流式细胞术不仅可以分析细胞膜受体、线粒体膜电位、基因编码蛋白质、细胞因子、细胞质内钙离子、DNA 等，还可以研究细胞增殖、凋亡、分化、细胞膜通透性、酶活性、氧化还原状态等各种细胞功能状态。

流式细胞术在中药抗肿瘤研究中获得广泛应用，特别是在研究中药有效组分或单体或其衍生物诱导肿瘤细胞周期阻滞、细胞凋亡以及活性氧产生、线粒体膜电位变化等方面。伴随着光学成像技术，深度学习、计算机视觉等新型技术的发现，流式细胞术逐渐在与各种新兴技术相结合，焕发新的生机。从最初由液流技术、成像技术和光电检测技术结合而形成的传统流式细胞术，到融合活体内天然形成的液流系统而改进的活体流式细胞术，再到利用光热效应、光声效应、拉曼散射等无须标记物的光学方法形成的无标记活体流式细胞术，研究人员一直在向更加简便快捷、更符合生命体本身生理环境的检测目标努力[435]。

二、聚合酶链式反应技术

聚合酶链式反应（polymerase chain reaction，PCR）是在体外选择性扩增特定基因片段的技术，由变性、退火、延伸 3 个步骤构成。其基本原理是双链 DNA 在酶的作用下变性为单链，在 DNA 聚合酶的作用下以 dNTP 为反应原料，靶序列为模板，根据碱基互补配对原则与半保留复制原理，合成一条新的与模板 DNA 链互补的半保留复制链。重复循环上述过程，即可实现相关基因的扩增。

逆转录 PCR（reverse transcription-PCR，RT-PCR），是指一条 RNA 链首先被逆转录成互补的 DNA，再以此为模板，通过 PCR 进行 DNA 复制。随后，DNA 的另一条链通过脱氧核苷酸引物和 DNA 聚合酶完成。随着循环数的增加，即可实现 PCR。RT-PCR 是一种相对灵敏的技术，可以检测低拷贝数的 RNA。但是 RT-PCR 的缺点是无法对扩增反应进行实时监测，且通过电泳手段对扩增终产物进行分析既费时，又易污染，同时结果的准确性也受到限制。实时定量 PCR（real-time quantitative PCR）是在反应体系中加入荧光分子，通过荧光信号的按比例增加来间接反映 DNA 量的增加，从而实现 PCR 产物的实时监测。实时定量 PCR 具有定量性好、特异性强、灵敏度高以及快速、简便等优点。实验者只需要进行简单的体系准备，PCR 的结束也预示着结果的产生，不需要再额外进行电泳分析。随着现代科技的发展，功能更强大、操作更为方便的实时定量 PCR 仪的推出，标记更灵敏、更特异的荧光染料的出现以及数据分析软件的不断改进更新，将使得实时定量 PCR 技术发挥更为重要的作用。

在中药抗肿瘤研究中，可根据实际情况选择不同的 PCR 方法，检测中药相关成分对细胞内某些基因表达的影响，从而推测其可能细胞内作用途径和作用机制。随着技术的发展，越来越多的研究者倾向于应用更为准确和灵敏的实时定量 PCR 技术。

三、免疫印迹技术

免疫印迹法（Western blot）是利用抗原－抗体免疫反应原理，首先将提取并经含量测定的蛋白质利用其分子量不同的特点进行 SDS-PAGE 电泳分离，之后利用电场力作用将凝胶上的蛋白质转移到固相载体上即转膜（转膜有不同的处理方式）。对转移有蛋白质的固相载体进行封闭等处理后，加入相关抗体（一抗及二抗）形成抗原－抗体复合物，最后利用发光或显色原理将蛋白质表达结果显示在膜或底片上。Western blot 技术可以实现从混杂的蛋白质中检测出特定的蛋白质，样品用量少、重复性好。同时可以根据被检测蛋白质分子量大小来调节凝胶中单体浓度或单体与交联剂的比例，从而得到孔径不同的凝胶对混合蛋白质进行有效分离。

Western blot 技术已被广泛应用于中药抗肿瘤相关研究中，用于检测特定蛋白质的表达情况，从而推断中药或其成分作用的细胞信号通路及抗肿瘤分子机制。可以说，几乎所有中药抗肿瘤机制的研究都已离不开这一技术的应用。

四、免疫荧光技术

免疫荧光技术（imarauno fluorescence）是在免疫学、生物化学、显微镜技术等基础上建立起来的，其基本原理是将不影响抗原抗体活性的荧光素标记在抗体（或抗原）上，并将其与相应抗原（或抗体）结合，在荧光显微镜下可呈现特异性荧光反应。免疫荧光技术具有特异性强、敏感性高、速度快、可细胞内定位等优点。同时此技术对设备要求并不苛刻，使用一般的荧光显微镜即能完成多数实验。但免疫荧光技术也存在结果判定主观性较强等缺点，细胞的异质性问题会使结果的判定更为困难。此外，普通荧光显微镜还存在放大倍数有限的问题。

激光扫描共聚焦品微镜（laser scanning confocal microscopy，LSCM）是在荧光显微镜的基础上配置激光光源、共聚焦装置、扫描装置以及检测系统加以数据化的图像处理系统而形成的新型品微镜技术。LSCM 技术具有共聚焦成像分辨率高、实现层析扫描、多重荧光共定位以及能观察样品三维图像等优点。通过结合各种特异性荧光探针，可实现对核酸、蛋白质、抗体、受体等大分子的定位、定性、定时和定量检测，检测分子水平以及单细胞活性状态下的各种信号。

目前 LSCM 技术在中药抗肿瘤作用机制研究中大部分还仅局限于诱导细胞凋亡研究，对中药活性物质抗新生血管生成、抗侵袭转移、抗多药耐药以及增强免疫功能等机制的研究中应用还比较少。LSCM 技术可以实现细胞内的分子实时动态检测，可用此方法对中药组分或单体的有效成分进行药理作用机制研究。

五、免疫组织化学技术

免疫组织化学（irarnunohistochemnistry，IHC）是利用抗原和抗体特异性结合的原理，通过化学反应使标记抗体的显色剂（荧光素、酶、同位素）显色来对组织细胞内抗原进行定性、定量或定位的技术。IHC 结合了免疫反应的特异性和组织化学的可见性，借助显微镜在细胞或亚细胞水平检测各种抗原物质（如蛋白质、多肽、酶以及受体等）。一般常用组织标本和细胞标本两大类，前者包括石蜡切片和冷冻切片，后者包括细胞爬片和细胞涂片。石蜡切片是制作组织标本最常用、最基本的方法。在中药抗肿瘤研究中，IHC 可以对研究的特定抗原进行定性、定量以及定位检测，从而揭示中药的抗肿瘤机制。

六、免疫沉淀与免疫共沉淀技术

免疫沉淀（imrmunoprecipitation，IP）是利用抗原和抗体特异性结合的特性，将抗原（常为靶蛋白质）从混合体系沉淀下来，初步分离靶蛋白质的一种方法。免疫共沉淀（co-iramunoprecipitation，coIP）是一种在体外探测两种蛋白质之间是否存在相互作用的方法。其原理是若两种蛋白质在体外能发生特异性相互作用，那么当用一种蛋白质的抗体进行免疫沉淀时，另一个蛋白质也会被同时沉淀下来。IP 与 coIP 技术所使用的原理与方法大致相似，所不同的是，在 coIP 时，对靶蛋白质的结合与沉淀由另一个与之发生相互作用的蛋白质替代。在 coIP 的基础上，可通过聚丙烯酰胺凝胶电泳，进一步对靶蛋白质的分子量等特性进行鉴定。由于中药具有多靶点特征，在研究中药抗肿瘤过程中，有可能通过上述方法获得一些蛋白质相互作用的全新知识。

七、酶联免疫吸附技术

酶联免疫吸附法（enzyme-linked immunosorbent assay，ELISA）用于检测包被于固相板孔中的待测抗原（或抗体）。ELISA 的基本原理是将抗原或抗体结合到某种固相载体表面；使抗原或抗体与某种酶连接形成酶标抗原或抗体；把受检标本和酶标抗原或抗体与固相载体表面的抗原或抗体起反应；用洗涤的方法使固相载体上形成的抗原 - 抗体复合物与其他物质分开；加入酶反应底物后，底物被酶催化成有色产物，产物量与标本中受检物质量相关，可根据颜色深浅进行定性或定量分析。由于酶的催化效率很高，可以极大地放大反应效果，使测定达到高敏感度。可用此方法筛选中药中相关成分对肿瘤发生、发展起重要作用的酶的作用，如各种酪氨酸激酶抑制剂的筛选。

八、高效液相色谱技术

高效液相色谱技术（high performance liquid chromatography，HPLC）是色谱技术的重要分支。它是以液体为流动相，采用高压输液系统，将具有不同极性的单一溶剂或不同比例的混合溶剂、缓冲液等流动相泵入装有固定相的色谱柱，利用样品中各组分在色谱柱中的淋洗液和固定时间的分配系数不同，当样品液随着流动相进入色谱柱后，组分就在其中两相间进行多次的分配而彼此分离，按顺序离开色谱柱进入检测器，产生的离子信号经放大后，在记录器上描绘出，从而实现对样品的分析。HPLC 具有高压、高速、高效、高灵敏度等特点，可用于中药成分分离及抗肿瘤中药代谢的研究等。同时在研究肿瘤多药耐药时，该方法还可用于检测肿瘤细胞内罗丹明或多柔比星等的蓄积。

其他如 RNA 干扰技术、报告基因技术、DNA 重组技术、基因转染技术、亲和层析技术、表面等离子共振技术等，在中药治疗肿瘤的作用机制研究中也常被用到。

第二节　数据挖掘技术

以网络药理学为例[436]，网络药理学的发展经历了 4 个阶段：图论、复杂网络、网络生物学和网络药理学。2004 年 Barabási 于 Nature Reviews Genetics 杂志首次提出网络生物学概念，采用数学方法和图论、网络拓扑学模型研究生物系统网络；接着，基于对以往"一个药物对应一个靶标对应一个疾病"理念导致新药临床应用失败率高的思考，Hopkins 于 2007 年提出了网络药理学（network pharmacology）的概念，这是一门融合系统生物学、信息网络学、计算机科学和药理学的综合学科。具体来说，一个药物同时调控多个蛋白，或者多个药物共同作用于一个蛋白，进而对疾病产生更好的治疗效果。

传统中医药对疾病的整体观念体现出"人体即一个整体"以及"天人合一"的系统性调控思想，而网络药理学通过构建"药物 - 靶点 - 疾病"网络，探索网络各节点生物功能与疾病的互作关系，这与中医的整体观不谋而合。最近几年，网络药理学已成为中医药药理基础与作用机制研究的热门工具，以网络药理学为题名或关键词进行检索，截止至 2021 年 7 月 21 日，中国知网可搜索到 3420 篇文章，Pubmed 共搜索到 1916 篇文章。其中，每年中国知网和 Pubmed 相关文章发表数超过 1300 篇和 700 篇，均超过论文发表总数的 1/3，已然成为中医药研究的主要热点之一。

一、中医药网络药理学研究现状

中医药网络药理学的一般研究思路包括：①从文献、数据库和软件预测中获取中药或复方的成分、靶点、毒性、不良反应等多种要素。中药成分复杂，分析其在人体的代谢过程、明确最终入血成分以及作用的靶蛋白是中药及复方研究的前提，也是中药数据库构建需考虑的重要因素；②从数据库和组学数据中获取疾病相关蛋白。随着精准医学时代的到来，基因组、转录组、蛋白组等数据或将更加全面、精准地认识疾病的基因调控机制，为中药精准治疗提供帮助；③基于以上分析推测各要素间的相互关系，构建药物－成分－靶点－功能－疾病多元相互作用网络，并对网络结构进行拓扑参数分析，计算网络中各节点之间的相互关系，从而研究中药或复方治疗疾病的药理学特征以及相关机制等；④优选重要的复方有效成分和核心靶点进行分子对接，研究化学成分与靶点的结合位点及口袋，获取潜在的有效成分－靶标对进行后期实验验证。

1. 中药数据库

网络药理学分析的第1步是尽可能完整地获取中药的化学成分及其作用靶点信息。对化学成分进行 ADMET（吸收、分布、代谢、排泄和毒性）筛选，进而获取中药有效活性成分。利用不同的计算方法筛选各成分的蛋白靶点，如分子对接、反向药效团模型、分子动力学模拟、文本挖掘等。常用的中药数据库有 YaTCM（Yet another Traditional Chinese Medicine database）、TCMID 2.0（Traditional Chinese Medicines Integrated Database2.0）、TCMSP（Traditional Chinese Medicine Systems Pharmacology Database and Analysis Platform）、ETCM（an encyclopaedia of traditional Chinese medicine）、SymMap。数据库中基础数收集数目不同。综合来看，复方收集数目最多的是 TCMID 2.0，为46929个；中药收集数目最多的是 TCMID 2.0，为8159个；成分收集数目最多的是 YaTCM，为47696个；靶点收集数目最多的是 YaTCM，为20604个。此外，TCMIP 和 BATMANTCM（Bioinformatics Analysis Tool for Molecular MechANism of Traditional Chinese Medicine）是两个智能化中医药整合药理学研究平台，可用于中药及复方的靶标预测、功能分析以及反向查找中药。需说明的是，TCMIP 的中医药数据来源于 ETCM，而 BATMAN-TCM 的中医药数据来源于 TCMID。

2. 疾病数据库

网络药理学的第2步是获取疾病相关基因，常用的数据库有 DisGeNET、GeneCards、Therapeutic Target Database（TTD）、DrugBank、Online MendelianInheritance in Man（OMIM）。最新版本的 DisGeNET 收集了1134942个基因—疾病关系对，包含21671个基因以及30170种疾病、临床症状或异常人类表型。GeneCards 是一个综合性数据库，自动集成了约150个网络来源的以基因为中心的数据，包括基因组、转录组、蛋白质组、遗传学、临床和功能信息。TTD 和 DrugBank 可检索药物、药物靶标以及相关适应证或疾病信息。OMIM 是一个权威性的人类基因和遗传表型数据库，可免费提供检索，数据较全面且每日更新，包含所有已知的孟德尔疾病和超过16000个基因的信息，重点研究表型与基因型之间的关系。

3. 功能数据库

网络药理学的第3步是对获取的药物和疾病共有蛋白进行药理机制和功能分析。常用的功能注释数据库有两类，一类是对蛋白进行 GO 和 KEGG 功能注释，如 Metascape 和 DAVID；另一类则是进行蛋白相互作用网络分析，如 STRING、GeneMANIA、Molecular INTeraction database（MINT）等。

二、网络药理学在中医药研究中的应用

1. 网络药理学的研究对象

根据研究对象划分，网络药理学在中医药研究中的应用主要集中在以下4个方面。

（1）单味中药

单药是复方的基础。网络药理学研究结果显示，鸦胆子可能通过其中所含的鸦胆子苦醇、木犀草素、鸦胆子苷 B 以及 β- 谷甾醇，通过多种信号通路如 PI3K/Akt、TNF 以及 p53 等，发挥抑制肿瘤细胞增殖、侵袭和迁移的作用，同时还能促进细胞凋亡，从而达到治疗结直肠癌（CRC）的效果[437]。

（2）药对

药对是连接单药与复方的桥梁，兼具复方的基本主治功效。杨凯麟等通过网络药理学分析桃仁－红花药对的活血化瘀作用机制，发现潜在作用靶点涉及血瘀证的多种病理、生理过程，且与抗炎、抗凝血、改善血流动力学、调控细胞增殖和凋亡有关。温芳等通过网络药理学分析指出，黄芪－党参药对治疗胃癌的潜在机制可能是通过调控诸如 MAPK 等靶点，调节 PI3K-Akt 信号路径，从而影响肿瘤细胞的增殖、凋亡、迁移以及血管形成等关键生物学进程[438]。

（3）经典名方

经典名方一般源自古代经典医籍，为历代医家

长期使用，临床应用广泛，疗效确切。网络药理学分析揭示了桂枝茯苓丸在治疗卵巢癌方面的潜在机制，该方剂含有 476 个与活性成分相关的靶点，其中 117 个与卵巢癌相关基因有关联，其中 20 个共同靶点对细胞凋亡和增殖至关重要。这些靶点通过 PI3K/Akt 信号通路促进细胞凋亡[439]。

（4）经验方

经验方一般指临床经验方，且疗效得到临床实践验证。网络药理学分析显示，芪术郁灵汤中的有效成分如槲皮素、山奈酚等，可能通过 AKT1、MAPK1 等靶点及 MAPK、NF-κB 等信号通路，减轻氧化应激并促进细胞凋亡，抑制食管癌的增殖和转移，改善患者预后[440]。

2. 网络药理学的研究用途

根据用途划分，网络药理学在中医药研究中的应用主要集中在以下 4 个方面。

（1）中医药多成分、多靶点、多通路的作用机制阐释

高耀等对逍遥散进行网络药理学研究，发现多个活性成分、25 个靶点，并涉及信号转导、内分泌、能量代谢等相关生物过程和代谢通路，呈现出中药多成分、多靶点、多通路的整体作用特点。孙若岚等人通过网络药理学研究，探究了芪术抗癌方在结直肠癌治疗中的潜在作用机制。研究发现，该方可能通过影响环加氧酶 1（PTGS1）、环加氧酶 2（PTGS2）和非受体型蛋白酪氨酸磷酸酶 1（PTPN1）等关键靶点，调节 PI3K-Akt 信号通路、黏着斑和黏附连接，并通过结肠癌原位移植瘤模型小鼠的实验验证进一步证明芪术抗癌方通过 PTPN1 调节肿瘤细胞间的相互作用，抑制了结直肠癌的生长和肝转移[441]。在网络药理学分析结果的基础上，结合体内实验探讨复方的作用机制。

（2）中药活性成分筛选

何灿封等基于网络药理学对逍遥散治疗乳腺癌进行分析，发现其在治疗中展现了多成分、多靶点的协同效应，主要成分与 AKT1 的结合为其作用机制的核心。该方剂影响细胞增殖与凋亡、免疫调节、血管生成、骨质破坏及药物耐药性等多条通路，PI3K-Akt 信号通路为逍遥散的主要干预途径。逍遥散的关键化合物槲皮素、山奈酚和木犀草素在乳腺癌治疗中的作用机制包括调节雌激素受体、抑

制细胞生长、促进细胞凋亡、抑制肿瘤血管生成及侵袭转移，并增强化疗效果和逆转耐药性[442]。

（3）药物重定位

根据网络药理学的研究，邓晶晶等人发现桃红四物汤的核心靶点蛋白包括 RAC-α 丝氨酸 / 苏氨酸蛋白激酶、血清白蛋白、白细胞介素 17、血管内皮生长因子 A 以及转录因子 AP-1 等，这些蛋白涉及 165 条通路，涵盖了促进肿瘤细胞凋亡、抑制肿瘤增生、免疫调节、血液循环系统调节、内分泌调节等多个生物过程。因此，可以推测桃红四物汤除了调经止痛外也可能对癌症相关疾病例如乳腺癌、前列腺癌等具有一定的治疗效果[443]。

（4）中药配伍机制探索

杨铭等研究人员通过构建复杂网络与生存分析相结合的方法，构建了药物配伍网络，并通过多因素生存模型的验证，确定了"炙甘草、陈皮、鸡内金、生米仁、生黄芪、生白术、茯苓""鱼腥草、八月札、鸡内金、瓜蒌皮、石上柏、石见穿、生米仁、生黄芪、茯苓"2 个潜在核心有效方[444]。

三、中药网络药理学研究存在的问题

虽然网络药理学已广泛用于中医药的作用机制研究，但研究质量良莠不齐，存在一些问题。

（1）中药数据库中有效成分的信息来源单一，甚至陈旧，不能全面、及时地反映中药所含成分。

（2）中药方剂中各药材剂量的差异会导致不同效用，因此中药有效成分的功效和浓度存在强弱之分，而现有研究一般以化学成分的口服利用度和类药性进行有效成分筛选，很少考虑中药成分的量效关系。

（3）中药由复杂的化学成分体系构成，不是简单的成分堆积。中药发挥药效可能是多种化学成分构成的药效组分群的总体作用，也可能是中药进入体内后的代谢产物发挥作用，因此，粗糙地将有效成分、靶点、通路与疾病相对应是不科学的，需要从中医临床出发，考虑中药的整体观和体内代谢过程。

（4）现有网络药理学分析药物成分的作用靶点时，仅仅是通过能量匹配以及化合物几何特征匹配的方法进行预测，不能确定二者结合的作用类型，如靶点的激活或失活状态、药物的激动剂或拮抗

剂等。

（5）中医药治疗疾病蕴藏着"天人合一"和"辨证论治"的思想，现有的疾病靶点数据库主要针对西医疾病名称，而非中医病证，不能有效反映中医病证之间的内在联系以及中药方剂构建的理论基础。

（6）蛋白相互作用数据库来源单一，存在偏倚性。如很多研究者常使用 STRING 进行在线分析，导致分析结果出现假阳性或假阴性。

（7）研究通常从中药与疾病共有的靶标蛋白出发，甚少考虑药物成分与其他生物功能分子的结合，如中药成分 – 代谢物、中药成分 –lncRNA、中药成分 –circRNA 等。因此，中医药网络药理学研究还需要进一步规范和扩展。

四、中医药网络药理学研究的前景

通过以上分析发现，当前中医药网络药理学研究多数呈现"网络"和"药理"的分离研究，较少考虑中医药理论，而中医药是一种极为复杂的医学科学体系，是在中国古代唯物论和辩证法思想的影响和指导下、经长期医疗实践积累总结而成的具有独特风格的传统医学科学。所以，网络药理学既要以整体、辨证的思维模式和分析方法研究中药及其复方，也需要创新发展，应着重解决以下问题。

（1）中药方剂中各药材的剂量不同，所含的单体成分浓度也存在差异，即药物的浓度会影响中药药效。进行网络药理学分析时，可以对中药剂量和成分含量进行加权分析，对不同中药和有效成分进行分别处理，以体现中医药治疗疾病的"君臣佐使"等理论特点。

（2）在中医药研究领域，中医药相关信息具有非常典型的大数据特征，而现有数据库各有侧重，单个数据库的信息存在局限性和偏倚性，因此，首先应加强数据库维护和共享，既要建设高质量的数据库，也要加强各大数据库的关联；其次，深化人工智能技术与网络药理学、代谢组学、药剂学、系统生物学、生物信息学等先进理论和技术的合理组合，系统整理和挖掘中医优势病种的临床资料，并有针对性地研发中药新药。

（3）中药成分作用靶点的确定在网络药理学研究中至关重要，常见的预测方法包括基于文献的

文本挖掘、基于小分子配体结构的靶点发现、基于受体结构特征的靶点预测。其中，文献来源的靶蛋白已得到实验验证，真实可靠，但在发现新靶点方面欠佳。基于小分子配体结构预测时，其准确性极大程度上依赖于网络服务器靶点预测工具的预测能力。如 SEA（similarity ensemble approach）、SuperPred、PharmMapper 等利用待测分子与数据库中分子的相似度进行评分，但未能体现化合物与潜在靶点的亲和力。基于受体结构特征的靶点预测，其预测速度不如小分子配体的预测方法，且非常依赖于蛋白结构的准确性以及靶点的活性位点确认，而现有的人类蛋白晶体结构相对有限，分子对接时往往不能找到合适的蛋白结构以及小分子结合位点。因此，通常需要综合运用不同的预测工具，并经人工判断，有选择地对靶点进行实验验证。此外，还需要利用分子动力学模拟、主成分分析、结合自由能计算等方法探索小分子与靶点的作用类型，如靶点的激活或失活状态、药物的激动剂或拮抗剂等。

（4）中药能改变肠道菌群组成，改善机体病理状态下的菌群紊乱；肠道菌群则能将中药成分代谢为具有生物活性或毒性的代谢产物，也能介导中药不同成分之间的相互作用。因此，在进行中医药网络药理学研究时，肠道菌群介导中药作用的特征及靶点是什么，肠道菌群在中药各组分间相互作用过程中扮演怎样的角色，中药如何改变肠道菌群组成进而改善机体病理状态下的菌群紊乱，这些问题值得思考。

在大数据和人工智能时代，网络药理学有助于更好地系统性研究中医药，提高其分析结果的科学性、规范性，对中医药研究具有重要的实践指导意义。最近，世界中医药学会联合会认证通过了《网络药理学评价方法指南》，该文件规定了网络药理学研究过程中数据收集、网络分析以及实验验证的原则、流程和评价指标等内容，对数据收集、网络分析以及结果验证等 3 方面进行可靠性、规范性以及合理性评价。中医药网络药理学研究具有广阔的应用前景和发展空间，规范、合理使用网络药理学进行中医药研究，将为中医药复杂体系研究提供新思路，为临床合理用药、新药研发及引领中医药原创研究的发展等提供新的科技支撑。

第三节 组学技术

基因组学、转录组学、蛋白质组学和代谢组学等组学技术可在多个层面上解释分子的复杂性，用于全面了解人类健康与疾病的关系和解释中药治疗疾病的分子机制。随着测序技术的出现，医学和生物学研究越来越依赖于组学技术产生的数据，这些数据联合应用统称为"多组学"数据。多组学技术的联合应用彻底改变了医学和生物学领域，也为中药治疗疾病的机制提供新的方法。

一、组学技术

组学技术[445] 指现代生物学研究体系中一系列基于高通量分析检测技术的研究方法，包括转录组学、蛋白质组学、代谢组学等。整体观念是中医学关于人体自身的完整性及人与自然、社会环境的统一性的认识。由于大多数中药为混合物，其成分复杂，具有靶标多样性的特点，单一通路研究难以诠释中药"整体观念"的治疗思想。运用组学整合研究，可从多角度、多方面探索其作用机制，有助于促进中药在临床上的广泛应用，对推动中医药现代化意义重大。目前在中医药研究中应用较为广泛的组学技术包括转录组学、蛋白质组学、代谢组学及16S rRNA 测序技术。

1. 转录组学

转录组是细胞中 RNAs 转录物的总体，由编码 RNAs 和非编码 RNAs 组成。转录组学是在整体水平上研究细胞中所有基因转录及其转录调控规律的一门学科，同时也是高通量基因表达谱分析的有力工具。常见的转录组学技术包括基因芯片技术、单分子测序技术、高通量测序技术等，可用于对样本中 mRNA、lncRNA、circRNA 等基因组测序。运用转录组学能够从整体水平上研究中药干预后组织或细胞中基因的转录情况。五味子甲素 B 可调控氧化还原、内质网应激、细胞凋亡和先天性免疫应答相关基因，发挥治疗肝纤维化的作用。舒心饮可通过调控血管内皮生长因子（VEGF）/ 磷脂酰肌醇 -3-激酶（PI3K）/ 丝氨酸 / 苏氨酸蛋白激酶（Akt/PKB）/ 丝裂原活化蛋白激酶（MAPK）信号通路、细胞连接、细胞凋亡和自噬信号通路，促进斑马鱼血管生成。此外，转录组学同样可应用于中药毒理学研究中，Jiang 等研究表明，何首乌可通过上调肝组织中胆固醇和胆汁酸生物合成途径的限速酶细胞色素 P450 家族成员 7A1（CYP7A1）诱导大鼠胆汁瘀积性肝损伤。

2. 蛋白质组学

蛋白质组学是通过分析蛋白质的表达、蛋白质结构及蛋白质与蛋白质相互作用，了解细胞或生物体蛋白质组成及变化规律的一门学科。Xiang 等人通过无标记定量蛋白质组学结合基于网络药理学的分析，揭示了清胰化积汤的核心成分槲皮素在体内和体外具有显著的激活 STAT1 酶和抑制 MAPK/ERK、PI3K/Akt/mTOR 信号通路上调的作用，进而促进胰腺癌细胞的凋亡并诱导自噬[446]。丁亚杰通过对复方胃肠安进行网络药理学及蛋白质组学研究，复方胃肠安可能通过上调 Cycs、Bax 的表达，下调 ABCC1、PTGS2 的表达，发挥抗胃癌的作用。其中，重要的活性化合物木犀草素能够抑制胃癌细胞的增殖，将细胞周期阻滞在 S 期，并诱导胃癌细胞凋亡。其诱导凋亡的机制可能与上调 Bax 的蛋白表达，下调 Bc1-2 的蛋白表达有关，并且可能涉及 PI3K-Akt 信号通路[447]。章立华等人基于网络药理学和蛋白质组学方法的研究结果，发现加减血癥汤可能通过 PI3K-Akt 信号通路、p53 信号通路和 Jak-STAT 信号通路发挥对凋亡的抑制作用，从而对浸润性胃癌实现治疗效果[448]。Lee 等通过蛋白组学分析发现，青黛中分离的 2 种吲哚生物碱靛蓝 D 和靛玉蓝 B 对血清白细胞介素 -17 因子表达均有抑制作用，为青黛在临床上的抗炎作用提供了科学依据。Chen 等通过蛋白定量分析技术发现，CC 趋化因子配体 2 是肝脏巨噬细胞募集和浸润的主要驱动力，大黄䗪虫丸可显著降低肝脏 CC 趋化因子配体 2 和 CC 趋化因子受体 2 的表达，阻断巨噬细胞向肝脏的募集来抑制肝纤维化，同时可抑制大肠癌的生长和转移。占心佾通过建立结直肠癌小鼠模型，并采用蛋白质组高通量筛选技术，筛选出

85 个显著的靶标。实验结果揭示，黄连温胆汤的抗癌作用可能是通过调节 Myosins 活性，进而影响肠道紧密连接，进一步影响肿瘤的发生过程。还通过Western blot 和免疫组织化学（IHC）技术，进一步证实了黄连温胆汤是通过抑制 MLCK，促进筛选出的 8 个关键靶标蛋白的表达，从而发挥抗结直肠癌的作用[449]。

3. 代谢组学

代谢组学可用于研究生物体内源性代谢产物的种类、数量以及其在内外因素作用下的变化规律，还可通过信息建模、系统整合进行群组指标分析，反映生物体代谢物动态变化的规律。代谢组学技术具有整体性和实时动态的特点，从而阐释代谢产物在体内的动态规律，进而了解机体内已经发生的代谢反应。此外，与转录组学和蛋白质组学相比，代谢组学数据库小，使得分析更加容易。石丹丹等人通过研究扶正消瘤颗粒对 II 期原发性肝癌患者血清代谢组学的分析，揭示了其对氨基酸代谢、脂肪酸代谢以及嘌呤代谢等多条代谢通路的潜在调控作用，可能通过调控参与氨基酸和脂肪酸代谢通路的代谢物含量，抑制 PI3K/Akt 和 ERK 信号通路的激活，从而发挥延缓肿瘤复发的作用[450]。Li 等通过血清代谢组学研究揭示了加味逍遥散对肝郁脾虚肝癌大鼠的干预作用与初级胆汁酸生物合成、苯丙氨酸代谢、泛酸和辅酶 A 生物合成、代谢途径、胆固醇代谢、胆汁分泌等 11 个差异代谢物和信号通路有关。这表明，加味逍遥散可能通过调节新陈代谢和肠道菌群，发挥肝脏抑制、活血、解毒的作用，从而达到辅助治疗肝癌的目的[451]。通过深入的代谢组学研究，王院春发现复肺解毒方可有效调控非小细胞肺癌患者血浆代谢组，显著改变其代谢谱。治疗前后的差异性代谢物共有 21 种。富集分析结果显示，该解毒方能显著影响脂肪醇、脂肪酯类、醌类、芳香聚酮、类固醇和甘油酯类物质的代谢。因此，调节代谢谱、调控差异性代谢物以及影响脂类物质代谢可能是该方治疗非小细胞肺癌的潜在机制之一[452]。Bao 等通过建立肝癌模型，对其代谢谱进行分析，发现水红花子方能提高肿瘤大鼠对亚油酸和油酸的摄取和利用，从而提高肿瘤大鼠的机体免疫力。水红花子方的抗肿瘤机制可能是通过调节磷脂酰乙醇胺 N- 甲基转移酶和溶血磷脂酶 D 的活

性来介导的，为水红花子方的抗肿瘤作用发生在整体代谢水平提供了有力的证据。Bao 等人在肝癌模型大鼠的代谢组学研究中，成功地阐释了 23 个具有显著贡献的潜在生物标志物。研究发现，水红花子方对其抗肿瘤活性的贡献主要是通过调节 PEN-甲基转移酶（PEMT）、溶血磷脂酶 D、亚甲基四氢叶酸还原酶（MTHFR）和溶血磷脂酶的活性实现的[453]。

4. 16S rRNA 测序

越来越多的研究表明肠道菌群与代谢性疾病、溃疡性结肠炎、肿瘤等各种疾病的发生关系密切，通过调节肠道菌群治疗疾病成为一种新的治疗策略。目前用于检测肠道菌群的措施主要包括 16S rRNA 测序技术与宏基因组学研究。16S rRNA 是存在于所有原核细胞中的小核糖体亚单位的一部分，编码该分子的基因具有一些独有的特征，使其适合于分类学分析。1997 年，Pace 等首次用 Sanger 测序法对 16S rRNA 基因序列进行测序，描述了无须实验室培养的微生物群落组成。16S rRNA 测序技术具有时间周期短、高通量的特点。Zhang 等发现参苓白术散通过下调普雷沃氏菌属、mucispirillum 和 akkermansia 的丰度，上调德克氏菌属、梭菌属和脱硫弧菌属的数量，治疗功能性消化不良。You 等通过运用 16S rRNA 测序进行肠道菌群分析，发现生脉饮通过增加乳酸杆菌、类杆菌、akkermansia 水平，减少毛螺菌科 NK4A136、鞘脂单胞菌属、瘤胃菌科 UCG-014 水平来改善腹泻、饮食摄入减少、体质量减轻、黏膜下层不同程度的淋巴细胞浸润和侵袭及肠道微生物群的丰富性和多样性显著降低等脾虚的症状。Cao 等通过研究发现少腹逐瘀汤可通过降低厚壁菌与拟杆菌的比例，进而促进短链脂肪酸的产生，改善肠道屏障功能，进而缓解异位子宫内膜和盆腔的炎症。Liu 等通过 16S rRNA 测序发现止带汤对宫颈癌有明显的抑制作用，其作用机制可能与降低阴道中巴氏杆菌和幽门螺杆菌丰度，增加乳酸杆菌和葡萄球菌丰度有关。Liu 等研究发现，槐花散可通过减少类杆菌科、气单胞菌科和鞘氨醇杆菌科菌群数量，增加瘤胃科和梭菌科菌群数量，从而改善肠道组织通透性，缓解结肠炎。Sun 等通过 16S rRNA 测序分析发现，青黛治疗大鼠结肠炎的机制可能是通过增加肠道中瘤胃球菌和丁酸球菌

丰度，进而提高短链脂肪酸水平，维持肠道免疫稳态。平胃散通过增加拟杆菌与厚壁菌的比例，从而提高闭合蛋白水平，降低肠道通透性，进而抑制溃疡性结肠炎的进展。七味白术散增加了乳酸杆菌和拟杆菌的丰度，可以帮助修复黏膜细菌结构和恢复黏膜微生物群，从而缓解失调型腹泻。国家癌症中心王小兵和杜春霞教授团队基于 16S rRNA 基因测序技术，构建的 16S rRNA 基因多区域建库、测序及分析流程能够提高检测物种的分辨率，提高肿瘤组织中检出微生物的种群数目及多样性，为肿瘤微生物组研究提供了低成本、易操作的技术支撑。研究依据细菌 16S rRNA 基因 5 个可变区外的保守区序列，设计相应引物，进行多重聚合酶链式反应（PCR）建库、测序。通过分析琼脂糖凝胶电泳图，评价不同引物的扩增效果，验证 5 对引物的敏感性以及 16S rRNA 基因多区域建库的可行性；将 16S rRNA 基因多区域测序法在微生物相对丰度已知的阳性对照样本中与传统单区域测序方法进行对比，并在胃癌石蜡组织与新鲜组织样本中比较该方法与传统单区域测序方法在不同生物学水平检出微生物数量和 α 多样性之间的差异。结果显示 16S rRNA 基因多区域测序方法能够在各生物学分类水平下检出阳性对照中的全部微生物[454]。

二、多组学联用

转录组学、蛋白质组学和代谢组学等组学技术可用于描述不同层次细胞内的生命活动过程。基于复杂的通路和网络关联，可以整合不同组学的数据，通过整理、统计和计算展示数据间的调控关系，揭示药物对细胞或机体组织的影响，研究药物治疗疾病的机制。

1. 转录组学与蛋白质组学联用

转录组学与蛋白质组学联用可以从基因与蛋白水平 2 个层面，深入诠释药物的作用机制，相比单纯转录组学或蛋白质组学研究，通过对二者结果进行交集通路分析，明显克服了单一转录组学无法完全体现生物学特征的问题，以及蛋白质组学不能动态反应基因表达的问题，使结果更具说服力。Zheng 等研究人员通过对肺癌 H460 异种移植瘤中的表达谱和蛋白质组进行深入分析，对千金苇茎汤进行了研究。该研究表明，千金苇茎汤可以作用于

丝裂原激活蛋白激酶（MAPK）、Hedgehog（Hh）和 Wnt 信号通路，下调热休克蛋白（HSPs），如 HSP90AA1 和 HSPA1B，从而有效地延缓肺癌 H460 异种移植瘤的生长[455]。Lin 等采用下一代测序和同位素标记相对和绝对定量（iTRAQ）技术研究丹参酮ⅡA 在胃癌细胞系糖代谢中的调控机制，表明丹参酮ⅡA 通过下调与 G2/M 期的细胞周期有关的细胞周期素依赖性激酶 1、周期素 B1、细胞分裂周期蛋白 25 同源蛋白 C 及与糖酵解有关的原癌基因 Akt 等，调控细胞周期蛋白 B1、Cdc25C 和磷酸化 CDK1 等蛋白的表达，从而抑制细胞增殖，降低葡萄糖消耗，抑制糖酵解。Dong 等应用基因芯片和 iTRAQ 技术探讨扶正化瘀方抗肝纤维化的作用，结果提示扶正化瘀组和模型组差异表达基因 255 个，差异表达蛋白 499 个，推测其机制可能是通过上调大鼠肝脏中 Ugt2a3、Cyp2b1 和 Cyp3a18 等基因，抑制细胞外基质蛋白、胶原蛋白Ⅰ和纤连蛋白等的表达，发挥抗肝纤维化的作用。

2. 16S rRNA 测序与代谢组学联用

16S rRNA 测序研究可以准确鉴定肠道微生物的种类和丰度。代谢组学技术为疾病和药效学表征提供了独特而新颖的思路，有助于系统分析代谢产物的变化。通过联合 16S rRNA 测序技术与代谢组学分析，可以从肠道菌群与代谢水平上解释中药治疗疾病的机制。Li 等通过 GC-MS 和 16S rRNA 测序技术探究小檗碱对高脂血症大鼠的影响，结果表明小檗碱通过减少大肠杆菌与类杆菌的比例，增加了丙氨酸、缬氨酸、苏氨酸等糖异生氨基酸水平和酪氨酸、苯丙氨酸、色氨酸等生酮氨基酸的水平，上调葡萄糖、丙酮酸、葡萄糖 -6- 磷酸、草酰乙酸和琥珀酸等来促进糖酵解和恢复代谢平衡，进而降低高脂血症大鼠的血脂。Gong 等基于 16S rRNA 测序和非靶向代谢组学技术探讨复方抗衰老片对肥胖的作用，发现复方抗衰老片通过下调厚壁菌与变形杆菌的丰度，减少了粪便中厚壁菌 / 拟杆菌的比率，进而影响粪便中组氨酸、苯丙氨酸、甘氨酸的水平等，改善高脂饲料引起的老龄小鼠肥胖。Wang 等研究人员发现，黄芪具有降低血清 AST 和 ALT 水平、改善顺铂引发的肝脏病理损伤的作用。血清代谢组学分析揭示，黄芪能够调节不饱和脂肪酸的生物合成、花生四烯酸代谢、嘌呤代谢以及脂肪酸生

物合成等过程。此外，16S rRNA 基因测序分析结果显示，黄芪能够调节顺铂诱导的肠道菌群紊乱，特别是炎症相关细菌和产生短链脂肪酸（SCFA）的细菌，从而对顺铂诱导的肝脏损伤起到保护作用[456]。Zhao 等人研究发现，当归芍药散可以通过影响肠道微生物群及其代谢物对肝纤维化产生积极的影响。除此之外，当归芍药散还有助于减轻回肠的炎症反应，同时降低脂多糖（LPS）和 D- 乳酸的水平，改变肠道菌群的结构，从而有效地缓解 CCl4- 诱导的肝纤维化，并对肠道屏障起到保护作用[457]。

佟林等整合代谢组学和肠道微生物组学的研究策略探讨骨疏丹预防氢化可的松诱导的肾阳虚证大鼠的补肾作用机制，基于 UPLC-Q-Orbitrap HRMS 的代谢组学方法在正负离子模式下共发现骨疏丹参与调控肾阳虚症的 22 种差异代谢物，如色氨酸、鹅去氧胆酸、肌酐和油酸酰胺等，主要涉及氨基酸代谢、胆汁酸代谢、能量代谢和脂质代谢。基于 16S rRNA 测序分析发现骨疏丹在属水平显著上调普雷沃氏菌（prevotellaceae）的相对丰度（$P < 0.05$），显著下调颤杆菌（oscillibacter）的相对丰度（$P < 0.05$）[458]。Liu 等运用 16S rRNA 基因测序和 LC-MS 研究茵陈蒿汤治疗肝损伤的机制，表明茵陈蒿汤通过影响 c- 梭状芽孢杆菌和 o- 梭菌属的比例来调节血浆中的代谢产物 3- 羟基丁酸、鸟氨酸、牛磺胆酸、脯氨酸、色氨酸水平，来缓解四氯化碳（CCl_4）诱导的肝损伤。Qiu 等人通过运用消癌解毒方的集成 16S rRNA 基因测序法，基于 UPLC-MS 的代谢组学技术，发现该方不论在体外还是体内环境中，均具有显著的抗结直肠癌作用。同时，该方可以有效降低侵袭性细菌的数量，提升有益细菌的丰度。代谢组学分析为我们揭示了 12 种可能因消癌解毒方而受影响的潜在代谢途径，以及 50 种血清代谢物的不同丰度，这提示我们肠道菌群及其相关代谢物的调节可能是阐明消癌解毒方治疗结直肠癌机制的突破口[459]。Cheng 等通过 16S rRNA 高通量焦磷酸测序和 HPLC-MS 研究发现，天丝饮通过调节色氨酸（TRP）- 犬尿氨酸（KYN）通路相关肠道菌群组成瘤胃菌科、乳酸球菌和乳酸杆菌等的丰度，进而影响血浆中的代谢产物色氨酸、2,3- 双加氧酶、吲哚胺等，改善大鼠的抑郁症状。Piao 等基于 16S rRNA 基因测序和 UPLC-QTOF-MS 技术研究，发现复方贞术调脂方可通过减轻肠道炎症，改善肠道代谢物，调节肠道菌群紊乱，改善和延缓衰老。Zhang 等通过 16S rRNA 测序和 UFLC-MS/MS 技术，综合分析发现甘遂可通过提高肠道中乳酸杆菌的丰度和降低幽门螺杆菌的丰度，进而影响相关碳水化合物和氨基酸代谢，来改善恶性腹水。由此可知，16S rRNA 测序与代谢组学联合应用为研究中医药提供了新的方法，具体机制需要进一步研究。

3. 网络药理学与代谢组学联用

网络药理学是以系统生物学为基础，对药理学和生物信息学进行综合研究的一门学科。Hopkins 首先提出"网络药理学"这一概念，并对其进行系统的阐述。网络药理学认为药物在体内的过程是"多成分、多靶点、多途径"，特别适合于研究大量生物数据之间的关系。网络药理学与代谢组学的联用，利于揭示多种代谢物和多个靶点之间潜在的复杂关系，为中药治疗疾病机制的研究提供新的策略。徐续扬等基于网络药理学和代谢组学研究发现甘油磷脂代谢和嘧啶代谢是参苓白术散治疗溃疡性结肠炎的关键代谢途径，研究提示参苓白术散通过显著降低磷脂酰胆碱和磷酸乙醇胺的丰度，降低甘油磷脂代谢水平，缓解因代谢失衡导致的炎症性肠病加重的现象。嘧啶代谢涉及一个复杂的酶水解网络，该网络整合核苷回收、核苷酸合成和嘧啶催化降解，研究结果表明参苓白术散可能通过下调这些核苷酸类化合物含量，缓解 UC 小鼠嘧啶代谢通路被过度激活的现象，但具体的调控机制仍不明确[460]。Zhai 等通过 RPLC-Q-TOF/MS 和 HILIC-Q-TOF/MS 的大范围代谢组学和网路药理学研究了二至丸治疗肝肾阴虚的机制，表明二至丸可能通过调节 CAV1、ACO1 等衰老基因来影响代谢产物花生四烯酸、L- 精氨酸、牛磺酸和酮戊二酸等，从而缓解腰部酸软、盗汗、头晕等肝肾阴虚的症状。马琪构建湿热泄泻模型大鼠并检测机体内尿液的潜在代谢标志物，发现白头翁汤还可能通过调节湿热泄泻机体内尿液潜在代谢标志物的含量，调控谷胱甘肽代谢、色氨酸代谢、磷酸戊糖途径以及生物素代谢通路等途径发挥药效作用。同时，白头翁汤中的槲皮素、β- 谷固醇和豆甾醇等活性成分可以作用于关键靶点 TP53、JUN、L6、TNF、FOS、IFNG、IL-1B、IL-1a、IL-2 和 MAPK1，调控结肠直肠癌通路和炎症性肠病通路，从而发挥药效治疗湿热泄泻[461]。蔡菲菲通过对健脾理气方进行网络药理学和代谢组学研究，揭示了该方含有 54 种活性化合物以及 839 个作用靶点。这些活性化合物可能通过调控氨基酸代谢（包括色氨酸代谢、甘氨酸、丝氨酸、苏氨酸代谢以及精氨酸、脯氨酸代谢通路），发挥抗肝癌疗效。其中，健脾理气方中的化合物槲皮素、木犀草素和常春藤皂苷元，可能通过影响 SHMT2 的表达影响丝氨酸的转化，调控 EMT 相关信号通路，从而抑制肝癌细胞的增殖和迁移侵袭能力[462]。Guo 等建立肝细胞癌小鼠模型研究四逆抗癌方对 HCC 的抗癌作用，代谢组学分析得到小鼠血浆样本中的差异代谢物富集在氨基酸生物合成、苯丙氨酸代谢、ABC 转运蛋白和维生素消化吸收等代谢通路，结合网络药理学分析发现，Bcl-2、MCL1、MYC、PTEN、GSK3B、CASP9、CREB1、MDM2、PT53 和 CCND1 是煎剂的核心靶基因，且该煎剂治疗 HCC 的作用与 PI3K/AKT/P53/FOXO 信号通路轴密切相关[463]。Zhang 等鉴定出牛樟芝滴丸中的 139 种化学成分，包括 102 种萜类、8 种苯类、2 种嘌呤核苷类和 27 种其他类别的成分，并获得 79 个 HCC 生物标志物，根据网络药理学发现 CCNB1、CASP8、CCNE1、CDK1、PIK3CA、MET、AURKA、TOP2A 和 TERT 是潜在的 9 个蛋白靶点，它们显著富集在 PI3K/AKT 和细胞周期信号通路，并证明牛樟芝可以降低 PI3K/AKT 信号通路的活性，下调细胞周期相关蛋白的表达[464]。Pang 等利用网络药理学和 UHPC-QTOF/MS 血浆代谢组学联用揭示新生化颗粒治疗贫血的机制，网络药理学表明新生化颗粒治疗贫血的核心靶点是 ACSS1、COASY 和 PKLR，代谢组学发现上调半胱氨酸和蛋氨酸水平，下调低氧诱导因子 -1α（HIF-1α）的蛋白水平，推测其治疗大鼠眼眶出血性贫血的机制是激活辅酶 A 生物合成、抑制鞘脂代谢和抑制 HIF-1α 途径有关。Zhang 等综合网络药理学和 UPLC-Q-TOF/MS 技术研究醋炙甘遂治疗恶性腹水的机制，网络药理学发现醋炙甘遂治疗恶性腹水的核心靶点是 HSP90AA1、ANXA2、PRDX6、PCNA、SOD2 和 ALB，代谢组学发现甘遂降低前

列腺素内过氧化物水平，提高 11β- 羟基孕酮和雄烯二酮的水平，其机制可能与花生四烯酸代谢、甾体激素生物合成和原发性胆汁酸代谢有关。Liu 等应用网络药理学和 1H-NMR 代谢组学探讨延胡索对肝纤维化的作用机制，网络药理学结果提示延胡索抗肝纤维化的核心靶点是 FXR、COX-2、MMP-1 和 AGT，代谢组学提示升高脂质、亮氨酸和 O- 乙酰糖蛋白水平，降低丙氨酸、乙酸和肌酸水平，推测其机制为通过调节缬氨酸、亮氨酸、异亮氨酸、精氨酸和脯氨酸代谢、丙酮酸代谢、糖异生 / 糖酵解及脂质代谢，发挥抗纤维化的作用。Wang 等通过网络药理学和 UPLC-Q-TOF/MS 代谢组学技术研究黄芪在肝纤维化中的作用，网络药理学发现 CYP1B1、CYP1A2 和 PCYT1A 是黄芪抗肝纤维化的核心靶点，综合分析发现黄芪治疗肝纤维化的机制通过作用于 CYP1A2、CYP1B1 和 PCYT1A 等靶点，进而与调节花生四烯酸代谢和乙醚脂质代谢、鞘氨醇脂类代谢途径有关。下瘀血汤可用于原发性肝癌的治疗。Deng 等发现，下瘀血汤活性成分芦荟大黄素、大黄素、大黄酚与 NKT 细胞通路中 BSH、CD56、TCRαβ-CD3、IFN-γ 的 4 个核心靶蛋白进行分子对接后表现出较好的亲和力，并利用靶向代谢组学方法分析小鼠肝脏中的胆汁酸谱，得出下瘀血汤组的小鼠肝脏中初级胆汁酸水平显著升高而次级胆汁酸水平显著降低，结果表明下瘀血汤可以通过调节肠道菌群与胆汁酸代谢触发 NKT 细胞增强抗 HCC 的免疫力[465]。青蒿鳖甲汤在临床上具有抑制肿瘤生长的作用。有研究发现，芒果苷、东莨菪内酯、丹皮酚等是其发挥药效的主要活性成分，通过比较发现青蒿鳖甲汤 + 顺铂组与模型组小鼠血清中的差异代谢物主要是激素和递质、核酸类、肽类以及类固醇类等，并涉及胆汁酸、氨基酸和能量等代谢途径，预测 ALB、CTNNBl、ESRl、VEGFA、EGFR、CCNDl、ERBB2 和 MAPK3 作为核心靶点在药物抗 HCC 机制中处于关键地位[466]。

4. 网络药理学与多种组学技术联用

网络药理学通过预测潜在靶点，对药理学和生物信息学综合分析，转录组学可以动态反映整个基因组的转录情况，其结果可作为进一步分析机制的起点，蛋白质组学通过分析细胞内蛋白质的表达和

蛋白质功能来揭示中药方剂治疗效果的复杂性，代谢组学可以为转录组学和蛋白质组学发生的代谢变化提供数据信息，这些变化反映了影响细胞生理学的遗传、表观遗传和环境因素等。因此，将网络药理学、转录组学、蛋白质组学和代谢组学相结合，有可能为中药治疗疾病的复杂过程提供全面、系统的理解。后宗研究发现人参中的有效部位可以有效改善气虚型肝癌小鼠的症状，有效抑制肿瘤的生长，调节血常规和病理变化，还能影响蛋白质的表达。同时，人参皂苷和多糖之间可能存在协同作用。从代谢组学的角度来看，人参能够影响内源性物质，调节生物标志物，改善肠道菌群。Spearman分析揭示了宿主表型、菌群和代谢物之间的相关性。人参治疗的 PK-PD 分析显示，其药效呈现出非线性关系和药效延迟的特点，网络药理学的研究验证了其活性成分的作用机制[467]。有学者通过网络药理学、转录组学、蛋白组学和代谢组学联用，发现羽扇豆醇和对香豆酸对肺腺癌细胞（A549）具有浓度依赖性的细胞毒性作用，网络药理学分析显示 29 种化合物积极靶向 390 个人类基因，其中 8 个基因与 NSCLC 高度相关，转录组学、蛋白组学和代谢组学结合总生存期和热图分析显示 MIF、CCNB1 和 FABP4 基因是 NSCLC 重要的预后基因，发现羽扇豆醇和对香豆酸这两种药用植物的活性生物分子对这些预后基因表现出高结合亲和力，最后通过 MTT 测定确定羽扇豆醇和 p- 香豆酸对 A549 肺癌细胞的抗癌作用[468]。高耀基于网络药理

学、转录组学、蛋白组学和代谢组学整合剖析逍遥散抗抑郁作用机制，网络药理学和分子对接发现逍遥散中的活性成分通过调节谷氨酸能突触通路上的 Htr2a、Nmdar1、Pkc、CamkⅡ和 Caspase-3 发挥抗抑郁作用，转录组学和蛋白组学数据表明逍遥散调节海马组织中的 MrccⅠ、Uqcrc2 mRNA、Ndufs6 蛋白水平，代谢组学数据结果表明逍遥散显著逆转 CUMS 抑郁大鼠海马组织中谷氨酸含量升高，谷氨酸脱羧酶 1（Gad1）和谷氨酸受体 1（Glur1）活性降低，谷氨酸合成酶（Gls）和谷氨酸 NMDA 受体 epsilon-1 亚基（Grin2a）活性升高，Slc1a3 mRNA 水平显著降低，Eaat2、Erk1/2 和 CREB 蛋白水平降低，Nmdar1 和 Mglur1 蛋白水平升高[469]。

三、结语

组学是一个由整体理念产生的概念，它与"中医整体观"相一致，符合中医药的研究思路，对于阐明中药的作用机制大有益处。如组学技术的广泛应用为中医药的研究开拓了新的方向。但从目前的研究结果来看，对中药复杂成分的认识还不够。多组学联用在中药治疗疾病方面的研究虽然得到了长足的发展，但研究的深度依然不够，大多是通过检测中药调控相关基因和蛋白质表达或代谢物的变化等，进而推测可能的生物过程和代谢途径。组学的研究不能仅限于单一方面，多组学间应该结合起来综合分析，利于揭示中药在治疗疾病中的作用，为中药治疗疾病提供科学依据。

第四节　高通量测序技术

中医药是一种复杂干预的个体诊疗模式。近些年，围绕着中医药重大科学问题、重大疾病以及科学研究，已经开展了许多基础研究。"两会"上提出"引入人工智能等高科技手段，用于中医药创新研究"的建议，通过现代科学和人工智能技术建设一个非常庞大的数据库，即中药分子功能基因表达谱数据库和分子本草智能组方系统（又称为分子本草技术），可以系统评价中药逆转人体疾病分子信号通路的科学内涵和创新中药开发，有利于促进中医药科学化、数字化、智能化发展。

细胞作为生命最为基本的一个单元概念，是生命活动的基石。单细胞组学技术可通过极高的分辨率，精准识别每个细胞和细胞群所具有的分子特征，深度解析组织异质性。高通量的单细胞测序技术一经推出，便很快引爆了组学研究新时代。单细胞组学技术可以为揭示复杂疾病分子机制、阐明中医药作用机制带来新的重大机遇。目前单细胞组学技术已经在中药单体、复方治疗疾病分子机制层面和中药植物活体成分合成及转运机制等方向获得应用，开展了许多卓有成效的基础研究，取得了较大

进展。

以单细胞测序技术为例[438-442]，单细胞测序在中医药方向的应用，阐明单细胞组学技术是如何打开中医药疗效和原理研究的"黑匣子"的。本篇我们来介绍单细胞中医药方向研究进展，下篇我们将总结单细胞测序技术在中医药方向可以解决的科学问题和应用方向，为您带来"两桌"单细胞测序技术开展中医药学研究的"珍馐美味"。

一、中医药对疾病治疗机制的单细胞组学研究进展

利用中药单体和复方作用于小鼠疾病模型或各类细胞系，结合单细胞组学技术可以解析中药治疗疾病前后或不同阶段免疫微环境的变化，识别不同细胞对药物治疗响应的差异，发现对治疗最敏感的细胞，发现中药单体或复方影响的关键基因的表达，揭示药物作用的靶点或关键通路。

2022年，Jin等构建了冠状动脉结扎小鼠心肌梗死（MI）模型，选取MI后四个时间点（0d、3d、7d和14d）的小鼠心脏组织利用磁珠分选获得CD45+细胞。这四个时间点涵盖了心肌梗死发展的健康组织、早期急性炎症期、中期修复期和晚期重塑阶段四个阶段，用来观察炎症细胞浸润和心肌细胞纤维化的发展。该研究解析了免疫细胞在MI进展不同阶段的变化，发现在MI后的第3天，巨噬细胞极速增加，体现了损伤后巨噬细胞在免疫反应上发挥的巨大作用；在第7天，T细胞、B细胞和中性粒细胞也逐渐增多，体现了淋巴细胞和粒细胞较慢但必要性的免疫应答；14d后，各类细胞表现出和假手术组（Sham）基本一致的水平，体现出免疫细胞对损伤强大的修复和控制疾病进展的作用。用丹参酮ⅡA处理后发现了和MI免疫细胞相似的进展，值得注意的是，丹参酮ⅡA可以显著减少第3天巨噬细胞/单核细胞数量，尤其是Mø-5和Mø-6的比例减少60%，炎症相关的趋化因子（Ccl）、组织蛋白酶（Ctsd）和多功能细胞因子（Spp1）的表达水平也在丹参酮ⅡA处理后显著降低。

肿瘤发生免疫逃避的其中一个原因是肿瘤抗原的丢失，使得免疫细胞失去对肿瘤的识别而不发生抗原呈递。一种来自中草药的小分子化合物白术内酯Ⅰ（ATT1）可以通过调节MHC-Ⅰ分子活性而起到调节人和小鼠结直肠癌抗原呈递机制，增强CD8+T细胞毒性的作用。2021年Xu等利用单细胞测序技术揭示了ATT1治疗可以增强CD8+T细胞毒性，从而极大促进免疫检查点阻断治疗的效果，为中医药"扶正治癌"提供了新证据。该研究利用盲肠壁植入28d的小鼠结直肠癌模型开展单细胞CyTOF（质谱流式）进行肿瘤免疫微环境分析，发现白术内酯Ⅰ（ATT1）可以增强CD8+T细胞的浸润和毒性，从而增强抗PD-1的抗肿瘤治疗效果。只有PD-1 mAb和ATTI组合起来才能增加T细胞浸润，同时减少巨噬细胞浸润，从而形成抗肿瘤的免疫微环境。该研究进一步对小鼠结直肠癌模型样本（Control）和经ATTI、PD1 mAb及ATTI+PD1 mAb治疗的小鼠结直肠癌样本（Case）进行了单细胞转录组测序，解析了治疗前后细胞类型和基因表达的变化，评估了不同治疗条件下的治疗效果，包括激活型T细胞和毒性T细胞相关基因的表达水平、效应T细胞的毒性分数及比例，证实了ATT1治疗增强CD8+T细胞毒性，从而极大促进免疫检查点阻断治疗效果的作用。

复方黄黛片（ATI）在急性早幼粒白血病（APL）的治疗上应有广泛，但其多用于血液病治疗，对于骨髓治疗的反应还未有研究。复方黄黛片的三个主要的单味药是雄黄、青黛和丹参，三者的主要作用成分是三氧化二砷（As2O3，俗称砒霜，A）、靛玉红（T）和丹参酮ⅡA（I）。2022年Zhang等利用单细胞测序来探究复方药ATI的治疗机制。该研究首先构建了小鼠骨髓细胞图谱，鉴定出T细胞、B细胞、粒细胞、成红细胞、MSC、成骨细胞（OLC）、软骨细胞（Chondrocytes）、成纤维细胞、骨髓内皮细胞（BMECs）、周细胞、造血相关细胞和其他过渡态细胞。该研究进一步发现，ATI在小鼠APL模型的治疗中效果显著，Lepr-MSCs、OLCs和BMECs是ATI治疗靶向最敏感的细胞类型。ATI能够调控骨髓间充质细胞的成骨分化、成脂分化、内皮细胞迁移等相关基因的表达，改善正常造血相关基因表达，抑制白血病有关的Lepr-MSCs、OLCs和BMECs进展。ATI具有维持骨髓基质细胞稳态和造血微环境稳定的潜在机制，通过促进造血来辅助改善APL的治疗效果。

二、中药活性物质合成及转运机制的单细胞组学研究进展

中药植物的研究思路是首先构建中药植物器官和组织发育和分化的细胞图谱，然后揭示生物活性物质合成所参与的细胞类型和基因表达模式，解析细胞发育轨迹及活性物质的储存及转运机制。

荆芥产生的精油具有抗菌、消炎和抗病毒活性，是治流行感冒、头疼寒热发汗的良药，在SARS、COVID-19和其他肺炎的治疗中发挥了关键作用。荆芥产生精油的关键是表皮的腺毛，2022年Zhou等选取荆芥的嫩叶（n=3）提取原生质体开展单细胞测序，来研究表皮腺毛的发育和分化机制。该研究一共获得33254个细胞，聚类得到19个Clusters，一共注释为出6种细胞类型，包括表皮细胞（EC）/腺毛细胞、叶肉细胞（MC）、增殖细胞、维管细胞（VC）、伴胞细胞（CC）、保卫细胞（GC）等。对表皮细胞/腺毛细胞群以及保卫细胞进行进一步研究发现，其中的E12亚群特异高表达萜类上游MEP相关基因和薄荷烷类单萜生物合成相关的基因，E9特异高表达萜类上游MVA相关基因。二者都富集"脂质代谢过程"和"脂肪酸代谢过程"。因此得出结论，E12很可能为特异性储存和分泌生物活性精油（次生代谢物）的盾状腺毛（PGTs）细胞亚群，E9则被推测为其他腺毛亚群。该研究进一步利用Monocle2对E12、E9和E10的细胞进行拟时序分析，结果显示E10中的细胞向两个方向-E12（PGT）和E9（其他毛状体）分化，E10为具有"细胞发育的调节""发育的细胞生长"和"参与分化的细胞形态发生的调节"等分化潜能的细胞群。

长春花能够合成130多种单帖吲哚生物碱（MIA），其中包括抗癌药物长春碱和长春新碱以及降压药物阿吗碱和蛇根碱等，但是MIA生物合成所参与的细胞类型和基因表达模式仍未可知。2022年Sun等选取长春花的嫩叶（n=3）提取原生质体进行单细胞测序，来揭示MIA的生物合成和转运机制。该研究将65000个原生质体鉴定得到7种细胞类型，包括增殖细胞（PC）、叶肉细胞（MC）、内部韧皮部相关薄壁细胞（IPAP）、异形细胞

（IC）、维管束细胞（VC）、表皮细胞（EC）和气孔细胞（GC）。为了研究不同细胞类型MIA途径的功能活性，作者对MIA途径相关基因的表达量进行分析，结果发现甲基赤藓糖醇（MEP）途径和环烯醚萜（Iridoid）途径相关基因在IPAP中高度富集，说明MIA骨架中的萜类部分可能是主要通过MEP途径在IPAP中合成的；而大多数甲羟戊酸（MVA）途径的相关酶基因主要在EC中表达，说明MIA合成途径的中间部分主要在EC中合成，包括从马钱苷酸甲基转移酶到长春质碱合酶和水甘草碱合酶的10余个酶以及色氨酸脱氢酶。其他MIA分支途径的酶基因多在IC中高表达，提示途径的最后两步在IC中完成。进一步研究发现，在长春碱生物合成过程中，不同细胞类型之间的中间转运至少发生了三次。有四种转运体家族可能参与了植物生物碱的转运：ABC（ATP-binding cassette transporter）、NPF（nitrate/peptide family）、MATE（multidrug and toxic compound extrusion family，）和PUP（purine permease family）。通过细胞特异性表达分析发现，2个BC、2个MATE和4个PUP可能参与了MIA中间产物的转运，其中CrMATE1、CrABCG8、CrNPF2.9和CrTPT2等主要与EC转运相关；多个PUP家族蛋白和CrMATE16等主要与IC转运相关；而在这些候选转运体中并没有发现IPAP特异性转运体。最后，研究还揭示了内皮细胞亚群的发育轨迹，不同亚群富集的基因及其功能不同，在EC特异表达的MIA基因的活性会受到EC发育的紧密调控。

总结来看，单细胞测序通过细胞异质性分析、基因表达分析、细胞发育轨迹分析、细胞通讯分析等可以解析中医药对疾病的治疗机制，发现对中医药治疗最敏感的细胞以及治疗所影响的关键基因的表达，从而揭示药物作用的靶点或关键通路，揭示病理及治疗机制。此外单细胞测序还可以构建中药植物器官和组织的细胞图谱，解读中药植物的发育分化，并进一步揭示中药活性物质的合成及转运机制。单细胞组学技术在中医药方向的研究中已经取得了可喜的进展，也一定是将来发展的重要趋势。单细胞组学技术可以为打开中医药疗效和原理研究的"黑匣子"带来重大机遇。

参考文献

［1］张海青，李世业，付瑜，等. 康莱特注射液治疗原发性肺癌的临床及病理学观察［J］. 中国肿瘤临床，1999（6）：78-79.

［2］杨柳青，陈光伟，陈建婷. 扶正抗癌汤对肝癌小鼠突变型 p53 基因和巨噬细胞 CD68 表达的影响［J］. 陕西中医，2011，32（10）：1426-1427.

［3］刘海兴，杨畅，崔勇，等. 补中益气汤对 SGC-7901 人胃癌细胞株酶活性影响的研究［J］. 解剖科学进展，2012，18（2）：142-144.

［4］张硕. 乾坤宁抗肿瘤的药效学和机制研究［D］. 成都中医药大学，2005.

［5］王苗，董坚，李秋恬，等. 植物中药 IHA-01 抑制人肺癌 GLC 细胞增殖和诱导凋亡的实验研究［J］. 中国医药生物技术，2010，5（2）：105-109.

［6］上官文姬，于盼，钱芳芳，等. 重楼皂苷Ⅶ通过 DNA 损伤介导的 p53 信号通路诱导肺腺癌循环肿瘤细胞簇凋亡［J］. 中国中西医结合杂志，2022，42（7）：849-855.

［7］徐云丹. 四君子汤与氟尿嘧啶合用诱导肿瘤细胞凋亡及其机制研究［D］. 湖北中医学院，2007.

［8］简小兰. 从 mTOR 信号通路探讨益气化瘀解毒方抗结肠癌及抗转移机制研究［D］. 湖南中医药大学，2017.

［9］闫智勇. 中药抗瘤胶囊抗人肝癌细胞的血清药理学研究［D］. 成都中医药大学，2001.

［10］单魁中. 人参皂苷 Rg3、索拉非尼、奥沙利铂不同联合方案对抑制人类肝癌细胞株生长的研究［D］. 南京中医药大学，2012.

［11］余志红. 金龙蛇颗粒的抑瘤作用以及对 MKN-45 胃癌细胞基因表达谱的影响［D］. 第二军医大学，2006.

［12］肖艳. 山柰挥发油制剂的制备及其调节胃癌细胞增殖周期的研究［D］. 第二军医大学，2006.

［13］Song Y，Chang L，Wang X，et al. Regulatory Mechanism and Experimental Verification of Patchouli Alcohol on Gastric Cancer Cell Based on Network Pharmacology［J］. Front Oncol，2021，11：711984.

［14］陈前军，张策，陆德铭，等."乳宁Ⅱ号"对 Ca761 小鼠乳腺癌移植瘤细胞分化的影响［J］. 中国中医基础医学杂志，2001（8）：34-36.

［15］蔡丹. 灵芝杂菇抗肿瘤活性筛选及作用机制研究［D］. 成都中医药大学，2023.

［16］商宇红，白丽霞，魏丽惠. 中药保妇康栓对宫颈癌细胞抑制作用的分子机制研究［J］. 中国妇产科临床，2003（5）：336-338，381.

［17］杨国良，胡丹丹. 益气养阴方影响 Lewis 肺癌移植小鼠肿瘤生长的实验研究［J］. 中华全科医学，2016，14（10）：1623-1625，1788.

［18］齐飞. 基于 Notch 通路探讨片仔癀对大肠癌干细胞增殖、凋亡、分化的影响及作用机制［D］. 福建中医药大学，2016.

［19］杨大国，邓欣，李知玉，等. 正肝方诱导 Bel-7402 人肝癌细胞分化的研究［C］// 中国中西医结合学会肝病专业委员会. 第十二次全国中西医结合肝病学术会议论文汇编. 深圳市东湖医院，2003：4.

［20］高林林. 附子多糖诱导肝癌患者树突状细胞分化成熟的实验研究［D］. 成都中医药大学，2009.

［21］覃艳春. 基于 Wnt/β-catenin 信号通路探讨敷和备化方对肝癌干细胞的影响［D］. 广西中医药大学，2021.

［22］叶冰. 参术胶囊调控脾虚胃癌转移鼠动物模型细胞外基质降解相关基因表达的研究［D］.

成都中医药大学，2004.

［23］李宝园，梁云燕，王代树. 抗癌中药紫龙金与 HMBA 对人胃癌细胞分化表型调控的比较研究［J］. 山西医科大学学报，2004（6）：556-558.

［24］彭求贤. 尖尾芋水提物抑制小鼠乳腺癌生长与诱导 THP-1 细胞分化作用［D］. 南方医科大学，2012.

［25］王国红. 人参皂苷 Rg1、肉桂酸、丹参酮ⅡA 及其组合对人成骨肉瘤 MG-63 细胞终末分化的诱导研究［D］. 厦门大学，2007.

［26］张萍. 小柴胡汤体外诱导 HL-60 细胞分化及其作用机制研究［D］. 成都中医药大学，2009.

［27］周立江. 肺积宁方对 Lewis 肺癌抗肿瘤作用及自噬效应的实验研究［D］. 辽宁中医药大学，2016.

［28］张磊. 基于细胞凋亡研究黄芩苷联合 TRAIL 对肺癌细胞的杀伤作用及其分子机制［D］. 成都中医药大学，2017.

［29］李丽秋. 麦冬皂苷 B 通过调控 miR-432-5p/AURKA 介导 NSCLC 细胞铁死亡的相关机制研究［D］. 南京中医药大学，2021.

［30］周欢. 康艾注射液诱导 FOXO3a 依赖性细胞自噬性死亡及凋亡改善 A549/DDP 细胞顺铂耐药性的研究［D］. 辽宁中医药大学，2022.

［31］吴趋荟. 参芪固金汤通过诱导内质网应激介导的凋亡及坏死性凋亡在非小细胞肺癌中的治疗作用及机制［D］. 湖南中医药大学，2022.

［32］张云亭. 参苓白术散通过 TLR4/NF-κB 通路调控 Lewis 肺癌小鼠肿瘤细胞自噬的研究［D］. 辽宁中医药大学，2023.

［33］刘文俊. 基于谷氨酰胺代谢重编程探讨四君子汤抑制 p62/Keap1/Nrf2 通路诱导铁死亡改善 NSCLC 顺铂耐药［D］. 辽宁中医药大学，2023.

［34］徐云丹. 四君子汤与氟尿嘧啶合用诱导肿瘤细胞凋亡及其机制研究［D］. 湖北中医学院，2007.

［35］Zhou F, Gao H, Shang L, et al. Oridonin promotes endoplasmic reticulum stress via TP53-repressed TCF4 transactivation in colorectal cancer［J］. J Exp Clin Cancer Res, 2023, 42（1）：150.

［36］李杰，孙桂芝，朴炳奎，等. 中药肝康冲剂提取诱导人肝癌细胞系 BEL-7402 细胞凋亡的实验研究［J］. 中国肿瘤生物治疗杂志，1997（3）：234.

［37］周振华，宋明志，于尔辛，等. 健脾理气方对小鼠 HAC 肝癌细胞凋亡和 bax 基因蛋白表达影响的实验研究［J］. 中国中西医结合脾胃杂志，2000（2）：78-79, 82.

［38］黎金浓. 扶正清解方通过线粒体凋亡通路诱导肝癌细胞凋亡的机制研究［D］. 福建中医药大学，2014.

［39］张武德. 扶正抑瘤汤诱导人肝癌裸鼠移植瘤细胞凋亡及自噬效应研究［D］. 兰州大学，2014.

［40］高海建. 胃安宁合剂对胃癌术后临床疗效的影响及抗转移机制研究［D］. 南京中医药大学，2012.

［41］陈伟妍. 基于 PI3K/AKT/mTOR 信号通路探讨熊果酸诱导胃癌细胞凋亡及自噬性死亡的机制研究［D］. 辽宁中医药大学，2021.

［42］Liu Y, An T, Wan D, et al. Targets and Mechanism Used by Cinnamaldehyde, the Main Active Ingredient in Cinnamon, in the Treatment of Breast Cancer［J］. Front Pharmacol, 2020, 11: 582719.

［43］冯鸣. 三黄煎剂调控 p62 介导的选择性自噬诱导三阴性乳腺癌细胞线粒体途径凋亡的机制研究［D］. 南京中医药大学，2022.

［44］袁满. Neobractatin 调控食管癌焦亡的作用机制研究［D］. 上海中医药大学，2021.

［45］杨骅，王仙平，郁琳琳，等. 榄香烯抗癌作用与诱发肿瘤细胞凋亡［J］. 中华肿瘤杂志，1996（3）：11-14.

［46］Wu X, Jiang L, Zhang Z, et al. Pancreatic cancer cell apoptosis is induced by a proteoglycan extracted from Ganoderma lucidum［J］. Oncol Lett, 2021, 21（1）：34.

［47］Jia H, Wang X, Liu W, et al. Cimicifuga dahurica extract inhibits the proliferation, migration and invasion of breast cancer cells MDA-MB-231 and MCF-7 in vitro and in vivo ［J］. J Ethnopharmacol, 2021, 277: 114057.

［48］张伟, 李艳红, 苏勤. 安泰胶囊对恶性肿瘤生长的抑制作用［J］. 第四军医大学学报, 1998（1）: 97-98.

［49］许林利. 补肾化瘀解毒复方对 Lewis 肺癌转移作用及 p53、nm23 基因表达影响的研究［D］. 暨南大学, 2008.

［50］许惠玉. 赤芍总苷抗 S180 和 K562 肿瘤细胞作用机制的实验研究［D］. 北京中医药大学, 2008.

［51］山广志, 凌仕良. 固本抑癌方对 Lewis 肺癌小鼠瘤组织 kiss-1 基因表达的影响［J］. 中国中医药科技, 2011, 18（4）: 294-295.

［52］Li JX, Li RZ, Sun A, et al. Metabolomics and integrated network pharmacology analysis reveal Tricin as the active anti-cancer component of Weijing decoction by suppression of PRKCA and sphingolipid signaling ［J］. Pharmacol Res, 2021, 171: 105574.

［53］周清安. 猫爪草皂苷对大肠癌增殖和凋亡的影响及其机制研究［D］. 南京中医药大学, 2009.

［54］徐磊, 杨静, 吕茜, 等. 健脾解毒汤对人大肠癌细胞 HT-29 基质裂解蛋白-9 基因表达及蛋白分泌影响的实验研究［J］. 中国肿瘤外科杂志, 2014, 6（3）: 170-173.

［55］沈阿灵. 基于 miRNA 调控和差异基因表达研究片仔癀抑制大肠癌生长和转移的作用机制［D］. 福建中医药大学, 2017.

［56］康芯荣. 当归补血汤抑制肿瘤细胞生长的相关实验研究［D］. 黑龙江中医药大学, 2018.

［57］苏勉诚, 戴萍, 吕晓英, 等. 癌宁对人胃腺癌细胞 SGC-7901 细胞因子及 Fas 基因表达的影响［J］. 现代预防医学, 2001（1）: 6-7.

［58］关建华. 从 VEGF/VEGFR 通路研究八宝丹抑制胃癌血管与淋巴管新生的作用机制［D］. 福建中医药大学, 2020.

［59］陶冀. 红花多糖抑制人乳腺癌细胞 MCF-7 增殖及对其转移能力的影响［D］. 黑龙江中医药大学, 2012.

［60］王献丽. 冬凌草复方配伍及抗食管癌作用研究［D］. 郑州大学, 2022.

［61］Zhou YJ, Guo YJ, Yang XL, et al. Anti-Cervical Cancer Role of Matrine, Oxymatrine and Sophora Flavescens Alkaloid Gels and its Mechanism ［J］. J Cancer, 2018, 9（8）: 1357-1364.

［62］Wang JY, Jiang MW, Li MY, et al. Formononetin represses cervical tumorigenesis by interfering with the activation of PD-L1 through MYC and STAT3 downregulation ［J］. J Nutr Biochem, 2022, 100: 108899.

［63］Wu T, Cui H, Xu Y, et al. The effect of tubeimoside-1 on the proliferation, metastasis and apoptosis of oral squamous cell carcinoma in vitro ［J］. Onco Targets Ther, 2018, 11: 3989-4000.

［64］娄金丽. 复方威麦宁抗肺癌转移作用及其分子机制研究［D］. 北京中医药大学, 2004.

［65］唐炳华, 崔巍, 王继峰, 等. 承气生血方抑制肿瘤细胞生长及转移作用的实验研究［J］. 中医药临床杂志, 2005（4）: 355-357.

［66］陈赐慧. 肺瘤平膏调控 NF-κB 相关炎性信号通路防止肺癌转移的分子机制研究［D］. 北京中医药大学, 2013.

［67］许成勇, 徐冉, 王毓国, 等. 黄芪、莪术单药及配伍通过影响上皮间质转化抑制 Lewis 荷瘤小鼠肺转移的研究［J］. 北京中医药, 2019, 38（4）: 336-339, 401.

［68］宋磊鑫. 基于 NF-κB 及 EphA2 信号通路探讨人参皂苷 Rg5 抑制 TNF-α 诱导的肺腺癌细胞转移机制［D］. 上海中医药大学, 2020.

［69］Su SH, Sundhar N, Kuo WW, et al. Artemisia argyi extract induces apoptosis in human gemcitabine-resistant lung cancer cells via the PI3K/MAPK signaling pathway ［J］. J Ethnopharmacol, 2022, 299: 115658.

［70］陈畅辉, 付强, 雷彦刚. 中药夏枯草对结肠

癌细胞 FasL 基因表达和侵袭能力的影响 [J].
现代肿瘤医学, 2009, 17 (6): 1034–1037.

[71] 王元惠, 张盛健, 胡晓颖, 等. 健脾补肾方剂含药血清对结肠癌细胞生长及血管新生的影响 [J]. 海南医学院学报, 2017, 23 (21): 2906–2909.

[72] 袁圆. 扶正解毒方调控 PDCD4 抑制大肠癌上皮间质转化的机制研究 [D]. 北京中医药大学, 2018.

[73] 姜涛. 丹参联合三氧化二砷瘀毒同治调控糖酵解逆转巨噬细胞极化的抗肝癌机制研究 [D]. 浙江中医药大学, 2021.

[74] 王杰. 蟾毒灵调控 Wnt/ASCL2 信号通路抑制胃癌侵袭转移的作用及机制研究 [D]. 上海中医药大学, 2019.

[75] 楚爱景. 桃红四物汤对乳腺癌 VEGF 信号传导通路的影响及临床观察 [D]. 广州中医药大学, 2012.

[76] 程思谟, 高宏, 殷东风. 乳岩宁联合依西美坦对荷瘤裸鼠抑瘤机制的研究 [J]. 沈阳药科大学学报, 2018, 35 (5): 409–413.

[77] 杨谦, 张军, 马玉泉, 等. 胡黄连苷 II 通过 MEK/ERK 通路抑制食管癌细胞增殖及侵袭转移的机制研究 [J]. 中国医院用药评价与分析, 2021, 21 (7): 820–825.

[78] 张琼, 徐明娟, 宋亮年, 等. 槲皮素对人卵巢癌细胞系增殖的影响 [J]. 第二军医大学学报, 1999 (6): 44–46.

[79] Li N, Yang F, Liu DY, et al. Scoparone inhibits pancreatic cancer through PI3K/Akt signaling pathway [J]. World J Gastrointest Oncol, 2021, 13 (9): 1164–1183.

[80] Zhuang J, Mo J, Huang Z, et al. Mechanisms of Xiaozheng decoction for anti-bladder cancer effects via affecting the GSK3β/β-catenin signaling pathways: a network pharmacology-directed experimental investigation [J]. Chin Med, 2023, 18 (1): 104.

[81] 许玲, 刘嘉湘. 益肺抗瘤饮对肺癌转移及免疫功能的影响 [J]. 中国中西医结合杂志, 1997 (7): 401–403.

[82] 孙钢, 刘嘉湘. 金复康对肺癌患者外周血 T 细胞抗原表达的影响 [J]. 辽宁中医杂志, 2001 (5): 279–280.

[83] 朱晏伟, 高虹, 陈善香, 等. 养阴清肺方调节荷瘤小鼠免疫功能及其机制的研究 [J]. 中医药学刊, 2002 (3): 318–319.

[84] 王栋, 李军, 于志鹏, 等. 益气固本消癌方联合化疗治疗老年非小细胞肺癌 (气虚血瘀) 随机平行对照研究 [J]. 实用中医内科杂志, 2019, 33 (1): 53–56.

[85] 储晶, 葛信国. 消岩汤联合化疗干预晚期非小细胞肺癌随机平行对照研究 [J]. 实用中医内科杂志, 2018, 32 (10): 57–60.

[86] 刘畅, 赵晓珍, 王中奇, 等. 肺岩宁方联合抗瘤增效方对中晚期肺腺癌患者化疗后癌因性疲乏、免疫功能及肿瘤标志物影响的临床研究 [J]. 上海中医药杂志, 2019, 53 (6): 49–53.

[87] Zhu Y, Li Y, Li X, et al. Activities of polysaccharide fractions from corn silk: Hemostatic, immune, and anti-lung cancer potentials [J]. Int J Biol Macromol, 2024, 262 (Pt 2): 130156.

[88] 张骅. 羟基积雪草酸通过免疫调节和 NF-κB 通路诱导结肠癌细胞凋亡 [D]. 武汉大学, 2014.

[89] Marchbank T, Ojobo E, Playford CJ, et al. Reparative properties of the traditional Chinese medicine Cordyceps sinensis (Chinese caterpillar mushroom) using HT29 cell culture and rat gastric damage models of injury [J]. Br J Nutr, 2011, 105 (9): 1303–1310.

[90] 张美娜, 蒋鑫, 孙琛, 等. 基于网络药理学探究丹参中化合物激活 T 淋巴细胞的潜在作用机制研究 [J]. 中国临床药理学杂志, 2020, 36 (7): 842–845, 848.

[91] 贾燕丽, 唐晓霞, 宋霄宏. 芪蟾口服结肠靶向片中有效组分联合 5-FU 对结肠癌移植瘤小鼠的干预治疗 [J]. 中国实验方剂学杂志, 2016, 22 (21): 132–136.

[92] 王颖, 马安伦, 张惠珍, 等. 牡蛎提取物抗

肿瘤作用的实验研究［J］．中国海洋药物，1997（1）：18–22．

［93］伍玉南．苦杏仁苷通过 JAK2/STAT3 通路促进 T 细胞活性抑制 HBV 相关性肝癌进展的机制研究［D］．湖南中医药大学，2020．

［94］王贵．白僵菌素联合肉桂醛抗肝癌作用及机制研究［D］．军事科学院，2023．

［95］马晓洁，刘犇，王磊，等．加味当归贝母苦参丸对 H22 肝癌荷瘤小鼠抑瘤及 T 细胞免疫调节作用［J/OL］．中国实验方剂学杂志：1–13.［2024–03–01］．https：//doi.org/10.13422/j.cnki.syfjx.20232224．

［96］李雁，闫晓天．益中蠲毒浓缩丸对脾虚小鼠免疫功能的影响［J］．中国中西医结合消化杂志，2001（2）：79–80．

［97］李程豪．基于双效靶点 PKM2 联合 PD-L1 研究归芪白术方调控胃癌细胞糖酵解和恢复 T 细胞免疫的作用机制［D］．甘肃中医药大学，2023．

［98］曹志然，陈淑兰，马晓莉，等．十全大补汤对荷瘤鼠的瘤重及脾脏淋巴细胞增殖反应的影响［J］．河北职工医学院学报，2001（2）：9–10．

［99］邱剑飞，张知音，赵鹏，等．一清颗粒联合环磷酰胺对三阴性乳腺癌荷瘤小鼠移植瘤的影响［J］．世界科学技术–中医药现代化，2022，24（8）：3204–3211．

［100］马梅，谢颖，李斐斐，等．基于网络药理学和体内实验探讨黄芪多糖对三阴性乳腺癌小鼠的免疫调节作用［J］．兰州大学学报（医学版），2023，49（4）：6–12．

［101］牛壮伟，颜美秋，苏洁，等．铁皮石斛水提物对 4T1 乳腺癌荷瘤小鼠的抑瘤及免疫调节作用研究［J］．中草药，2023，54（1）：131–141．

［102］曹中亮，朱明，张玉林，等．大蒜对食管癌前病变的影响及与免疫关系的实验研究［J］．新乡医学院学报，1990（4）：259–261．

［103］辛国华，张召，侯继申，等．大蒜素对 NMBA 诱发食管癌大鼠免疫功能的影响［J］．临床和实验医学杂志，2015，14（18）：1494–1497．

［104］吕翠田，董志斌，陈玉龙．启膈散对食管癌小鼠生存质量及免疫调节的影响［J］．时珍国医国药，2016，27（8）：1806–1809．

［105］孙燕，袁瑞荣．女贞子有效成份 E（LLE）促免疫作用的临床和实验研究（摘要）［J］．浙江肿瘤通讯，1987（S1）：25．

［106］葛明珠，张志琳，金兴谊，等．扶正活力合剂对小鼠 S180 生长影响的初步观察［J］．兰州医学院学报，1991（3）：133–135．

［107］李建生，吴建成．健脾和补肾方药对环磷酰胺大鼠外周血细胞和 CD25 的影响［J］．河南中医，1998（1）：31–32，65．

［108］聂淑琴，薛宝云，杨庆，等．黄芪注射液对小鼠免疫功能的影响［J］．中国实验方剂学杂志，1999（2）：35–38．

［109］姜廷良，严述常，王素芬，等．六味地黄汤防治肿瘤的实验研究［J］．中医杂志，1983（6）：71–74．

［110］阴宏，李兰芳，金亚宏，等．当归补血汤对小鼠巨噬细胞的活化作用的研究［J］．中国中医基础医学杂志，1998（7）：25–28．

［111］汤铭新，余桂清，段凤舞．中医扶正培本方药的抗肿瘤实验研究［J］．癌症，1986（1）：65–69．

［112］孙华丽，余桂清．扶正增效方对恶性肿瘤放射增效作用的临床和实验研究［J］．中医杂志，1990（6）：25–29．

［113］张恩欣，周岱翰，侯超．益气除痰方抑制肿瘤相关巨噬细胞的抗肿瘤免疫功能研究［J］．中华肿瘤防治杂志，2016，23（10）：627–635．

［114］赵元辰，刘瑞，祁鑫，等．肺瘤平膏对 Lewis 肺癌小鼠树突状细胞及巨噬细胞的实验研究［J］．北京中医药，2018，37（12）：1135–1140．

［115］曹亚娟．扶正祛邪方及其有效组分愈创醇通过抑制 M2 型巨噬细胞阻抑肺癌上皮间质转化的分子机制研究［D］．上海中医药大学，2021．

［116］刘怡辰．益气扶正方通过 CCL2/AMPK/

mTOR 通路调控肿瘤相关巨噬细胞极化抗肺癌转移的机制研究 [D]. 上海中医药大学, 2023.

［117］Chen M, Hu C, Gao Q, et al. Study on metastasis inhibition of Kejinyan decoction on lung cancer by affecting tumor microenvironment [J]. Cancer Cell Int, 2020, 20: 451.

［118］Li H, Huang N, Zhu W, et al. Modulation the crosstalk between tumor-associated macrophages and non-small cell lung cancer to inhibit tumor migration and invasion by ginsenoside Rh2 [J]. BMC Cancer, 2018, 18(1): 579.

［119］Cui L, Yang G, Ye J, et al. Dioscin elicits anti-tumour immunity by inhibiting macrophage M2 polarization via JNK and STAT3 pathways in lung cancer [J]. J Cell Mol Med, 2020, 24(16): 9217-9230.

［120］李琴琴, 李梅, 王明, 等. 蒲公英总黄酮对乌拉坦诱导小鼠肺癌肿瘤相关巨噬细胞及肺部微环境的影响 [J]. 临床肺科杂志, 2020, 25(8): 1236-1240.

［121］阎力君, 邹少钧, 龚爱芳, 等. 柘木总黄酮对 Lewis 肺癌的抑制作用及其组分配伍对 LLC 细胞自噬的影响 [J]. 中国药学杂志, 2019, 54(21): 1773-1780.

［122］Liang ZQ, Bian Y, Gu JF, et al. Exploring the anti-metastatic effects of Astragalus mongholicus Bunge-Curcuma aromatica Salisb. on colorectal cancer: A network-based metabolomics and pharmacology approach [J]. Phytomedicine, 2023, 114: 154772.

［123］刘静雯, 王瑜, 贾茹, 等. 补肾解毒方抑制肿瘤相关巨噬细胞激活介导的大肠癌转移的机制研究 [J]. 中华中医药杂志, 2023, 38(3): 1231-1235.

［124］杨懿. 痛泻要方通过 JAK/STAT 通路调控慢性应激下 TAM 极化抑制结直肠癌的研究 [D]. 成都中医药大学, 2023.

［125］邓珊, 安红梅, 胡兵. 藤龙补中汤对大肠癌肺转移及肿瘤相关巨噬细胞作用 [J]. 中国中西医结合消化杂志, 2016, 24(7): 515-519.

［126］伏杰. 至真方调控肿瘤相关巨噬细胞抑制大肠癌耐药的机制研究 [D]. 上海中医药大学, 2023.

［127］刘鹏. 白头翁有效成分通过调控 TAMs 表型转化抗结直肠癌作用机制研究 [D]. 江西中医药大学, 2023.

［128］唐东豪, 王杰, 贾琳琳, 等. 蟾毒灵抑制乏氧耐药细胞诱导的 M2 型巨噬细胞极化逆转结肠癌耐药 [J]. 现代肿瘤医学, 2024, 32(6): 987-993.

［129］贾琳琳, 汪红平, 池华博文, 等. 蟾毒灵通过抑制乏氧状态下的乳酸生成调节 M2 型巨噬细胞极化逆转结肠癌耐药 [J]. 中国临床药理学杂志, 2023, 39(17): 2492-2496.

［130］陈进宝, 贾琳琳, 吴文韬, 等. 蟾毒灵通过抑制 M2 型巨噬细胞极化抗结肠癌细胞耐药与上皮间质转化 [J]. 中国新药与临床杂志, 2023, 42(11): 744-749.

［131］苏兴仁, 李佩珍, 赵润洲, 等. 复方木鸡冲剂抗肿瘤活性、免疫作用及毒性的研究 [J]. 沈阳药学院学报, 1987(1): 41-45.

［132］陈力真, 冯杏婉, 周金黄, 等. 地黄多糖 b 的免疫抑瘤作用及其机制 [J]. 中国药理学与毒理学杂志, 1993(2): 153-156.

［133］杨柳青, 陈光伟, 陈建婷. 扶正抗癌汤对肝癌小鼠突变型 p53 基因和巨噬细胞 CD68 表达的影响 [J]. 陕西中医, 2011, 32(10): 1426-1427.

［134］李佳颖. 基于 AMPK 通路探讨固本消积方干预人肝癌 HepG2 与巨噬细胞代谢竞争的作用机制 [D]. 湖南中医药大学, 2023.

［135］王毛妮. 基于对巨噬细胞调控探讨三物白散抗肿瘤免疫正相调节机制 [D]. 南京中医药大学, 2014.

［136］姜涛. 丹参联合三氧化二砷瘀毒同治调控糖酵解逆转巨噬细胞极化的抗肝癌机制研究 [D]. 浙江中医药大学, 2022.

［137］李影. 基于能量代谢探讨黄芪颗粒对 H22

荷瘤小鼠化疗增效机制的研究［D］. 江西中医药大学, 2020.

［138］ 黎磊. 扶正解毒对小鼠前胃癌所诱导的肿瘤相关巨噬细胞干预作用研究［D］. 北京中医药大学, 2013.

［139］ 贾程辉. 扶正解毒方对移植性前胃癌小鼠术后复发模型肿瘤相关巨噬细胞的调控作用研究［D］. 北京中医药大学, 2014.

［140］ 李枋霏. 扶正解毒方对体外诱导型肿瘤相关巨噬细胞的干预调控作用研究［D］. 中国中医科学院, 2015.

［141］ 贾程辉, 李枋霏, 何莉莎, 等. 扶正解毒方对前胃癌荷瘤小鼠术后复发模型肿瘤相关巨噬细胞及相关细胞因子的干预研究［J］. 中国中医基础医学杂志, 2014, 20（6）: 748-751.

［142］ 宋卓. 扶正解毒方对荷瘤小鼠肿瘤相关巨噬细胞介导下血管重塑的调控研究［D］. 中国中医科学院, 2016.

［143］ 孙庆敏, 张星星, 谢晓东, 等. 健脾养正方调控肿瘤相关巨噬细胞极化促进胃癌细胞凋亡的机制［J］. 中华中医药杂志, 2022, 37（2）: 719-724.

［144］ 吴坚, 陈彦臻, 张星星, 等. 益气健脾化瘀方协同 5-FU 对胃癌的抑制作用及机制［J］. 中国实验方剂学杂志, 2020, 26（7）: 65-72.

［145］ 袁梦云, 张星星, 谢晓东, 等. 基于巨噬细胞极化观察白术内酯Ⅱ对胃癌细胞的作用［J］. 中国实验方剂学杂志, 2020, 26（21）: 100-108.

［146］ 赵洁, 田庆伟, 王永明. 绿茶儿茶素对诱发乳腺癌大鼠免疫功能的影响［J］. 天津医科大学学报, 2002（4）: 454-456.

［147］ 谢准冰, 房良华, 王瑞平, 等. 健脾疏肝抗毒方对三阴性乳腺癌荷瘤鼠抗肿瘤作用的研究［J］. 时珍国医国药, 2016, 27（11）: 2637-2640.

［148］ 吴燕萍, 罗祥, 周青青, 等. 逍遥散降低情志应激诱导的乳腺癌"易感性"的作用机制研究［J］. 世界中医药, 2023, 18（7）: 973-978.

［149］ 杨文杰. 汉黄芩素抑制 M2 型巨噬细胞介导的心肌梗死后乳腺癌肺转移作用及机制研究［D］. 天津中医药大学, 2022.

［150］ 侯曼婷, 杨慧捷, 李强, 等. 淫羊藿醇提物调节 M2 样巨噬细胞极化减少乳腺癌细胞迁移和集落形成的研究［J］. 中草药, 2023, 54（6）: 1842-1849.

［151］ 宋梦瑶, 钱程, 陆茵. 丹参总酚酸联合 anti-PD-L1 调控髓源性巨噬细胞浸润抑制乳腺癌发生发展［J］. 中国药理学通报, 2023, 39（10）: 1884-1890.

［152］ 韩艳珍, 张志涛, 孙健, 等. 枸杞多糖对脑胶质瘤患者外周血巨噬细胞免疫功能的影响［J］. 护理研究, 2013, 27（1）: 28-29.

［153］ 杨玉霞. 灵芝多糖对肿瘤抗原诱导巨噬细胞协同刺激分子及 MHC 分子表达的影响［D］. 承德医学院, 2023.

［154］ 吴晓晴. 益气活血解毒方治疗铂耐药卵巢癌疗效及对巨噬细胞表型的影响研究［D］. 北京中医药大学, 2021.

［155］ 左曦. 益气活血解毒方对铂耐药卵巢癌的临床研究及对巨噬细胞表型、CCL18 的影响［D］. 北京中医药大学, 2022.

［156］ 孙红, 高凤辉, 张金妹, 等. 扶正荡邪合剂的主要药效学研究［J］. 中药新药与临床药理, 1992（2）: 15-18.

［157］ 孙建立, 蒋立范, 刘嘉湘. 抗癌Ⅱ号口服液对荷瘤小鼠免疫功能影响的实验研究［J］. 山东中医杂志, 2002（3）: 172-174.

［158］ 李洪霖, 陈梦利, 邵帅, 等. 温阳散结汤通过调节性 T 细胞-肿瘤相关巨噬细胞平衡逆转肺癌免疫抑制环境机制研究［J］. 辽宁中医杂志, 2023, 50（8）: 180-183, 256.

［159］ 王维平. 扶正养阴方的体外促 NK 活性作用［J］. 山东中医学院学报, 1995（5）: 349-350.

［160］ 李兴琴, 徐增年, 周俊琴. "保肺泰"对 C57BL/6J 荷瘤小鼠及化疗荷瘤小鼠 NK 细胞活性的影响［J］. 实验动物科学与管理, 2000（1）: 29-31.

［161］Qi Q, Hou Y, Li A, et al. Yifei Tongluo, a Chinese Herbal Formula, Suppresses Tumor Growth and Metastasis and Exerts Immunomodulatory Effect in Lewis Lung Carcinoma Mice ［J］. Molecules, 2019, 24 （4）: 731.

［162］Que ZJ, Yao JL, Zhou ZY, et al. Jinfukang inhibits lung cancer metastasis by upregulating CX3CL1 to recruit NK cells to kill CTCs ［J］. J Ethnopharmacol, 2021, 275: 114175.

［163］戴馨仪, 陈林香, 周岱翰, 等. 清金得生片抗肿瘤机制研究 ［J］. 中药新药与临床药理, 2002（6）: 360-362.

［164］王栋, 李军, 于志鹏, 等. 益气固本消癌方联合化疗治疗老年非小细胞肺癌（气虚血瘀）随机平行对照研究 ［J］. 实用中医内科杂志, 2019, 33（1）: 53-56.

［165］刘畅, 赵晓珍, 王中奇, 等. 肺岩宁方联合抗瘤增效方对中晚期肺腺癌患者化疗后癌因性疲乏、免疫功能及肿瘤标志物影响的临床研究 ［J］. 上海中医药杂志, 2019, 53（6）: 49-53.

［166］Su X, Li Y, Jiang M, et al. Systems pharmacology uncover the mechanism of anti-non-small cell lung cancer for Hedyotis diffusa Willd ［J］. Biomed Pharmacother, 2019, 109: 969-984.

［167］Chen J, Zheng X, Xu G, et al. Sini Decoction Inhibits Tumor Progression and Enhances the Anti-Tumor Immune Response in a Murine Model of Colon Cancer ［J］. Comb Chem High Throughput Screen, 2023, 26（14）: 2517-2526.

［168］胡艳娥, 黄渝清, 杨懿, 等. 痛泻要方调控慢性应激下结肠癌 NKG2DL 表达促进 NK 细胞抗肿瘤免疫效应及机制 ［J］. 中国实验方剂学杂志, 2024, 30（1）: 103-111.

［169］陈良燕, 朱月伊, 王鑫鑫, 等. 四君子汤调节 NKG2A 表达影响 NK 细胞抗结肠癌作用 ［J］. 中国实验方剂学杂志, 2022, 28（15）: 28-34.

［170］韦喜生, 刘英香, 郑晓君. NK 细胞联合红花多糖对结肠癌细胞的杀伤作用及机制研究 ［J］. 中国免疫学杂志, 2020, 36（5）: 571-576.

［171］樊占兵, 李明, 魏双江, 等. 黄芪注射液对荷结肠癌小鼠免疫功能低下的正向调节作用研究 ［J］. 临床和实验医学杂志, 2012, 11（7）: 492-493, 495.

［172］左云飞, 张耀铮, 魏巍, 等. 榄香烯对肝癌腹水瘤细胞系 Hca-F25/CL-16A3 的抗肿瘤作用机理研究——Ⅰ. 对小鼠 NK 细胞毒性、巨噬细胞活性及脾细胞增殖的影响 ［J］. 中药药理与临床, 1996（6）: 7-9.

［173］王艺. 薯蓣丸对裸鼠人肝癌皮下移植瘤糖酵解及 NK 细胞活化的影响机制研究 ［D］. 湖南中医药大学, 2023.

［174］林胜友, 刘鲁明, 吴良村, 等. 参麦注射液对胃癌化疗后免疫功能影响的观察 ［J］. 中国中西医结合杂志, 1995（8）: 451-453.

［175］卢雯平, 薛克勋, 孙桂芝, 等. 养胃抗瘤冲剂抗肿瘤作用的实验研究 ［J］. 中国中西医结合外科杂志, 1996（6）: 61-63.

［176］曲笑锋, 石菊, 李铁锡, 等. 复方万年青胶囊联合氟尿嘧啶注射液（5-FU）对胃癌荷瘤小鼠的免疫调节作用及其抗癌机制研究 ［J］. 人参研究, 2022, 34（1）: 28-31.

［177］杨洁, 杨承祖, 宋延平, 等. 扶脾化瘤饮对人胃癌裸鼠移植瘤生长及 TNF、NK 活性的影响 ［J］. 陕西中医, 2017, 38（8）: 1142-1143, 1150.

［178］陈大权, 王文仲, 李谈, 等. 胃神口服液对胃癌前病变大鼠 IL-2 NK 细胞的影响 ［J］. 中华中医药学刊, 2007（2）: 306-307.

［179］席孝贤, 乔红梅, 贺新怀. 姬松茸菌孢多糖对胃癌大鼠 IL-2、NK 细胞的调节及抑瘤作用 ［J］. 中国中医药信息杂志, 2005（8）: 29-31.

［180］肖炜明. 汉黄芩素对胃癌生长及细胞免疫功能影响的研究 ［D］. 扬州大学, 2015.

［181］杨小娟, 谢颖, 杨瑞, 等. 仙苓莲夏方对三阴性乳腺癌小鼠肠道菌群及免疫功能的影

响［J］. 中华中医药杂志，2023，38（11）：5441-5446.

［182］李斐斐，史有阳，杨小娟，等. 从"卫气留之"探究仙苓莲夏方增强 NK 细胞活性改善 HER2 阳性乳腺癌曲妥珠单抗耐药的机制［J］. 中华中医药杂志，2023，38（5）：2371-2377.

［183］张婷婷. 基于 TGF-β1 探讨丹参素调节 NK 细胞对乳腺癌的杀伤作用及机制［D］. 南京中医药大学，2019.

［184］王德昌，王德斌，张金生，等. 增生平片药理学作用及其作用机制的实验研究［J］. 中华肿瘤杂志，1994（6）：419-423.

［185］周青，孙长侠，孙斐，等. 启膈化痰合剂对顺铂治疗小鼠食管癌的减毒增效作用［J］. 中国现代中药，2018，20（3）：283-287，297.

［186］戴馨仪，陈林香，周岱翰，等. 中药固金磨积片对荷瘤动物抑瘤与免疫的实验研究［J］. 广州中医药大学学报，1997（4）：27-31.

［187］刘瑞花，毕宏观，张丙贵，等. 补气健脾清热中药对恶性肿瘤患者自然杀伤细胞活性及生活质量的影响［J］. 河北中医，2013，35（2）：173-175.

［188］周雍明. 中药肺瘤平膏对树突状细胞免疫调控的研究［D］. 中国中医科学院，2009.

［189］张曦文，栾美琪，席玉棚，等. 基于"调气解毒"理论探讨肺瘤平膏调控脂质代谢逆转肿瘤相关树突状细胞功能的机制研究［J］. 世界中医药，2022，17（11）：1528-1534，1539.

［190］周雍明，朴炳奎，郑红刚，等. 肺瘤平膏及其拆方对 DC 刺激 LPAK 抗肿瘤活性的影响［J］. 肿瘤防治研究，2013，40（1）：3-6.

［191］Bamodu OA, Kuo KT, Wang CH, et al. Astragalus polysaccharides（PG2）Enhances the M1 Polarization of Macrophages, Functional Maturation of Dendritic Cells, and T Cell-Mediated Anticancer Immune Responses in Patients with Lung Cancer［J］. Nutrients, 2019, 11（10）: 2264.

［192］付西. 痛泻要方调复树突状细胞功能重塑结肠癌免疫微环境的机制研究［D］. 成都中医药大学，2023.

［193］吴宏磊. 华蟾素促进免疫原性死亡激活树突状细胞增强奥沙利铂抗结肠癌疗效的机制研究［D］. 上海中医药大学，2021.

［194］孙丽华. 灵芝孢子粉对荷 H22 肝癌小鼠树突状细胞的影响及其抗肿瘤效应研究［D］. 郑州大学，2006.

［195］王若宇. 薏苡仁油对乙肝相关性肝癌患者外周血 DC 及 T 淋巴细胞功能的影响研究［D］. 湖南中医药大学，2013.

［196］秦晓飞，赵明耀，董子明. 姬松茸多糖对小鼠骨髓来源树突状细胞抗肿瘤作用的影响［J］. 中医药导报，2014，20（2）：74-76.

［197］郑兵，谢芳一，蔡国辉，等. 雪峰虫草对 DC-CIK 增殖及 HepG-2 细胞杀伤作用的实验研究［J］. 中国免疫学杂志，2015，31（2）：189-192.

［198］俞永婷，娜迪热木·肖克拉提，卢泳强，等. 胀果甘草多糖佐助的树突状细胞疫苗对 H22 肝癌荷瘤小鼠的免疫治疗作用［J］. 中国医院药学杂志，2024，44（1）：35-41.

［199］肖炜明. 汉黄芩素对胃癌生长及细胞免疫功能影响的研究［D］. 扬州大学，2015.

［200］吴耀松，尹素改，任闪闪，等. 六君子汤对食管癌 EC-9706 细胞株树突状细胞成熟的影响［J］. 中医杂志，2018，59（6）：508-512.

［201］吴耀松，任闪闪，陈玉龙，等. 启膈散对食管癌 EC9706 细胞株抑制树突状细胞成熟的影响［J］. 时珍国医国药，2017，28（4）：769-772.

［202］仇江辉，黄礼明，赵国静，等. 扶正透毒祛毒复方对髓系微小残留白血病患者 CD34+ 细胞源树突状细胞的影响［J］. 北京中医药大学学报，2013，36（9）：612-616，652.

［203］Zhang C, Shi G, Zhang J, et al. Targeted antigen delivery to dendritic cell via functionalized alginate nanoparticles for cancer immunotherapy［J］. J Control Release, 2017, 256: 170-181.

［204］Huang Y, Qin T, Huang Y, et al. Rehmannia

glutinosa polysaccharide liposome as a novel strategy for stimulating an efficient immune response and their effects on dendritic cells [J]. Int J Nanomedicine, 2016, 11: 6795-6808.

［205］黄艳琴，袁佳蕾，余艳容，等. 人参皂苷 Rg3 下调树突状细胞 IDO 杀伤小鼠肾癌细胞的实验研究［J］. 南昌大学学报（医学版），2021, 61（4）: 7-10, 23.

［206］程晓东，郭峰，刘嘉湘，等. 中药扶正方对小鼠 Lewis 肺癌的疗效及其免疫学机制的研究［J］. 中国中西医结合杂志，1997（2）: 88-90.

［207］郭冬梅，田菲，陈立伟，等. 扶正散结方逆转 Lewis 肺癌小鼠 Th1/Th2 漂移相关性研究［J］. 四川中医，2012, 30（9）: 39-41.

［208］黄玉娥，李爱玲，罗伟强，等. 黄芪扶正汤对 Lewis 肺癌荷瘤小鼠血清 IL-2、IFN-γ 表达的影响［J］. 现代中西医结合杂志，2012, 21（15）: 1619-1621.

［209］贾方. 金复康口服液免疫活性物质的分析研究及其对非小细胞肺癌 PD-1/PD-L1 通路的作用［D］. 上海中医药大学，2023.

［210］Zhao B, Hui X, Jiao L, et al. A TCM Formula YYWY Inhibits Tumor Growth in Non-Small Cell Lung Cancer and Enhances Immune-Response Through Facilitating the Maturation of Dendritic Cells [J]. Front Pharmacol, 2020, 11: 798.

［211］Wang G, Wang L, Zhou J, et al. The Possible Role of PD-1 Protein in Ganoderma lucidum-Mediated Immunomodulation and Cancer Treatment [J]. Integr Cancer Ther, 2019, 18: 1534735419880275.

［212］玉竹提取物 B 抗肿瘤机制的初步研究［J］. 中国免疫学杂志，2003（4）: 253-254.

［213］崔宇，庞雁，吴晓静，等. 免疫增效方对结肠癌 Lovo 细胞免疫耐受微环境的调节作用［J］. 生物医学工程与临床，2014, 18（3）: 275-278.

［214］张涛，张馨月，卢鑫，等. 健脾清热活血方介导 microRNA-222-3p 调控 TGF-β1、CDKN1B/p27 表达防治结肠癌的离体研究［J］. 时珍国医国药，2021, 32（8）: 1863-1867.

［215］孟鑫，李振想，姜孝奎. 麦冬皂苷 B 对人结肠癌 SW620 细胞增殖和凋亡的影响及机制［J］. 新乡医学院学报，2019, 36（12）: 1110-1114.

［216］唐源，刘满英，陈慧丽，等. 氧化苦参碱对结肠癌大鼠 IL-2、IL-10 和 NF-κB p65 表达的影响［J］. 肿瘤药学，2018, 8（3）: 342-346.

［217］Ahmad Khusairy Zulpa, Barathan Muttiah, Kumutha Malar Vellasamy, et al.Dentatin triggers ROS-mediated apoptosis, G0/G1 cell cycle arrest and release of Th1-related cytokines in colorectal carcinoma cells [J]. Journal of Taibah University for Science, 2023 (17): 1.

［218］刘东梅，张剑，张兵兵，等. 参芪扶正注射液联合索拉非尼对晚期原发性肝癌的疗效及对患者 VEGF、TNF-α、IFN-γ 水平的影响［J］. 现代生物医学进展，2019, 19（22）: 4287-4290, 4334.

［219］陈旭征，曹治云，廖联明，等. Application of Serum Pharmacology in Evaluating the Antitumor Effect of Fuzheng Yiliu Decoction（扶正抑瘤方）from Chinese Medicine [J]. Chinese Journal of Integrative Medicine, 2014, 20（6）: 450-455.

［220］金玲，刘菊妍，孙升云，等. 灵芝孢子油软胶囊对 H22 肝癌小鼠抑瘤作用及免疫功能的影响［J］. 中华中医药杂志，2011, 26（4）: 715-718.

［221］刘明健. 疏水化半乳糖修饰的薏苡仁组分微乳增强肝肿瘤靶向研究［D］. 江苏大学，2016.

［222］田同德，杨峰，岳立云，等. 阳和汤对晚期胃癌阳虚证患者的化疗增效及其对肿瘤炎症因子，Treg, MDSCs 水平的影响［J］. 中国实验方剂学杂志，2016, 22（22）: 160-164.

［223］贾永森，王亚，秦丽娟，等. 通莲汤对裸小鼠胃癌移植瘤组织形态学及外周血免疫因子的影响［J］. 中国实验方剂学杂志，2015，21（23）：145-148.

［224］王艳春，王雪梅，孙严洁，等. 化瘀解毒方对胃癌大鼠血清炎症因子、免疫功能和肿瘤相关因子的影响［J］. 中医学报，2017，32（6）：905-908.

［225］王萍，李锦超，任美玲，等. 乌梅丸对乳腺癌小鼠肺转移微环境免疫抑制性细胞因子的影响［J］. 现代中西医结合杂志，2023，32（3）：330-335.

［226］陈冬玲，王倩，李忠. 氧化苦参碱提高乳腺癌 MCF-7 细胞对 NK-92MI 细胞杀伤作用的敏感性［J］. 中国免疫学杂志，2019，35（6）：680-685.

［227］沈世林. 扶正抑瘤颗粒抗肿瘤作用及其机制的研究［D］. 北京中医药大学，2005.

［228］董志斌. 比较观察六君子汤和启膈散对 4NQO 诱导 C57BL/6 小鼠食管癌动物模型生存质量及免疫调节的影响［D］. 河南中医学院，2016.

［229］李俊俊. 参夏六神丸对人食管癌裸鼠移植瘤抑制作用及对 TNF-α、IFN-γ 表达影响的实验研究［D］. 湖南中医药大学，2012.

［230］贾立群，李佩文，卫广成，等. 抗癌消水膏治疗恶性胸腔积液的疗效与胸水中 Th1/Th2 细胞因子的相关性［J］. 中国中医药信息杂志，2002（12）：6-7.

［231］薛鹏. 益气温阳方改善围化疗期体能状态的疗效评价及机制研究［D］. 北京中医药大学，2021.

［232］李彬彬. 中药联合冷消融治疗晚期 NSCLC 临床疗效及对肿瘤免疫微环境影响的研究［D］. 北京中医药大学，2022.

［233］章育正，姚颂一，沈南屏. 扶正固本方药对肿瘤患者补体 C3 的双向调节作用［J］. 上海中医药杂志，1981（1）：40-41.

［234］田培裕，于泓洋，李潇，等. 黄芪-莪术基于 C5a/NETs 途径抑制 Lewis 肺癌小鼠肿瘤转移的机制［J/OL］. 中国实验方剂学杂志：1-12.［2024-02-29］. https：//doi.org/10.13422/j.cnki.syfjx.20240621.

［235］白志超，张宏方，于鹏龙，等. 调衡方多糖对 Lewis 肺癌荷瘤体红细胞免疫功能的影响［J］. 西北药学杂志，2018，33（5）：616-621.

［236］刘凯，柴辉，孙少伯，等. 当归红芪超滤膜提取物对 $^{12}C^{6+}$ 重离子束辐射致 H22 荷瘤小鼠免疫功能损伤的影响［J］. 北京中医药大学学报，2017，40（8）：661-668.

［237］陈健，向莹. 滑子菇多糖的免疫活性及抗肿瘤作用［J］. 现代食品科技，2013，29（8）：1800-1804.

［238］刘华一，王蓉，胡利明. 仙碧方对荷瘤小鼠红细胞黏附肿瘤细胞能力作用的实验研究［J］. 天津中医，2001（3）：38-39.

［239］Li C, Zhu F, Xu C, et al. Dangguibuxue decoction abolishes abnormal accumulation of erythroid progenitor cells induced by melanoma［J］. J Ethnopharmacol, 2019, 242：112035.

［240］罗春丽. 余甘子对肿瘤细胞抑制作用及免疫调节的研究［J］. 中国实验方剂学杂志，2010，16（13）：155-158.

［241］于明薇，孙桂芝，祁鑫，等. 苏木、苏木+黄芪对荷瘤小鼠 CD4$^+$CD25$^+$ 调节性 T 细胞及相关调控分子的干预作用［J］. 中国中医基础医学杂志，2010，16（5）：384-386.

［242］张星星. 芪玉三龙汤通过 PD-1/PD-L1 及 PTEN/PI3K/Akt 通路治疗 NSCLC 机制研究［D］. 湖北中医药大学，2017.

［243］熊绍权，李亚玲，罗秋月，等. 大黄芪汤抑制化疗所致 Lewis 肿瘤肺转移作用及机制研究［J］. 成都中医药大学学报，2018，41（1）：16-19.

［244］林颖，邓宇琳，王菊勇. 补肾益肺解毒法对 Lewis 肺癌小鼠 CD4$^+$CD25$^+$ 调节性 T 细胞、Foxp3 及 B7-H3 的影响［J］. 河南中医，2017，37（11）：1911-1916.

［245］王蔚，王旭，余苏云，等. 人参皂苷 Rg3 调节免疫检查点 PD-L1 抑制肺癌 Lewis 细

胞增殖的作用及机制研究［J］. 中草药,
2019, 50（1）: 166–171.

［246］刘悦莹. 鹰嘴豆芽素 A 对 PD–L1 表达及其
抗结肠癌作用机制研究［D］. 延边大学,
2023.

［247］韩暄. 鲜药人参来源的纳米囊泡（GDNPs）
通过极化巨噬细胞增强 PD–1 单抗治疗冷
肿瘤的机制研究［D］. 南京中医药大学,
2021.

［248］杨玉萍, 段永强, 白敏, 等. 基于 ERK 介
导 C–Myc/PD–L1 协同作用探讨参芪抑瘤方
联合顺铂对 H22 肝癌荷瘤小鼠的抑瘤机制
［J］. 中国免疫学杂志, 2024, 40（3）: 586–
591.

［249］梁颖, 程钢, 黄邓高. 益脾活血方调控 B7–
H1/PD–1 通路对大鼠肝癌切除术后防止复
发的机制研究［J］. 四川中医, 2019, 37
（8）: 24–28.

［250］左红香. 莪术醇对肝癌细胞中 PD–L1 表达
的影响及机制研究［D］. 延边大学, 2021.

［251］陈军, 张兆星, 米婧, 等. 逍遥散对胃癌荷
瘤共病抑郁小鼠程序性死亡受体 1 抑制剂
治疗的增敏作用及机制探讨［J］. 环球中医
药, 2024, 17（2）: 189–195.

［252］谭倩影, 谢贵萍, 李响, 等. 黄芪四君子汤
调节 T 细胞 PD1 泛素化水平重塑肿瘤免疫
微环境抑制胃癌增殖的研究［J］. 南京中医
药大学学报, 2023, 39（7）: 629–636.

［253］卜文静, 方祯, 徐涛, 等. 健脾化痰方对胃
癌细胞 PD–L1 表达的影响［J］. 中医药学
报, 2021, 49（3）: 18–21.

［254］许康. 美洲大蠊精制物 C Ⅱ–3 在抗乳腺
癌免疫中对 T 细胞及其 PD–1 表达的影响
［D］. 大理大学, 2023.

［255］韩懿存, 陈玉龙, 范修琦, 等. 白术多糖通
过靶向 miR–34a 抑制食管癌细胞免疫检查
点 PD–L1 表达的机制研究［J］. 中国中药
杂志, 2022, 47（6）: 1658–1665.

［256］詹芸, 李瑞, 李晓琳, 等. 绿原酸通过
IFN–γ 信号通路抑制食管癌细胞中 PD–L1
的表达［J］. 药学学报, 2021, 56（6）:
1599–1605.

［257］王洁茹, 王金英, 张婷婷, 等. 黄芪多糖
调节黑色素瘤小鼠 PD–1/PD–Ls 分子表达的
研究［J］. 上海中医药大学学报, 2014, 28
（5）: 74–79.

［258］瞿小玲, 曾仪, 姚利. 黄芪甲苷下调 PD–1
及 PD–L1 的表达对宫颈癌 Hela 细胞侵袭和
迁移的抑制作用［J］. 免疫学杂志, 2018,
34（10）: 850–855.

［259］郭奕维, 郭秀臣, 张静波, 等. 人参皂苷
Rg3 增强 PD–1 抑制剂对弥漫大 B 细胞淋巴
瘤免疫治疗作用的体外研究［J］. 中医药学
报, 2018, 46（5）: 24–29.

［260］王兰, 田菲, 杨佩颖, 等. 扶正解毒方对小
鼠 Lewis 肺癌移植瘤血管生成和肿瘤转移作
用的实验研究［J］. 山西医药杂志（下半月
刊）, 2012, 41（11）: 1125–1126.

［261］游捷, 赵慧, 谭翔文, 等. 肺积方抑制
Lewis 肺癌肿瘤生长及其抗移植瘤血管生
成的实验研究［J］. 上海中医药大学学报,
2013, 27（2）: 61–65.

［262］刘浩, 方素萍, 赵志正, 等. 扶正解毒方
选择性抑制肿瘤血管生成及调控 VEGF/
VEGFR–2 信号通路的实验研究［J］. 中国
中医药科技, 2015, 22（6）: 626–628.

［263］胡小勤, 曾学文, 林国彪, 等. 益气养阴方
药不同配伍对肺癌肿瘤血管生成影响的研究
［J］. 中医药信息, 2016, 33（2）: 47–48.

［264］王子卿, 李燕, 王芬, 等. 二陈汤加沙参、
麦冬对 Lewis 肺癌小鼠免疫功能及肿瘤血
管生成的影响［J］. 中国中医药信息杂志,
2019, 26（8）: 40–45.

［265］娄金丽, 邱全瑛, 林洪生, 等. 威麦宁抗
小鼠 Lewis 肺癌转移作用及分子机制的研究
［J］. 中国病理生理杂志, 2003（11）: 133.

［266］李斐斐, 吴皓, 陈璐, 等. 益肺清化颗粒对
Lewis 肺癌小鼠 VEGF、bFGF、Angiostatin、
Endostatin 影响的研究［J］. 中国中西医结
合杂志, 2013, 33（8）: 1086–1092.

［267］Liu L Z, Fang J, Zhou Q, et al. Apigenin
inhibits expression of vascular endothelial

growth factor and angiogenesis in human lung cancer cells: implication of chemoprevention of lung cancer [J]. Molecular pharmacology, 2005, 68(3): 635–643.

[268] 许霞辉, 贺兼斌, 张平. 人参皂苷 Rg3 联合苏拉明对小鼠肺癌生长影响及其机制的探讨 [J]. 中华肿瘤防治杂志, 2013, 20(2): 97–101.

[269] 许成勇, 徐冉, 王毓国, 等. 黄芪 – 莪术配伍对 Lewis 肺癌生长转移及血管生成的抑制作用及机制研究 [J]. 世界中西医结合杂志, 2018, 13(5): 596–598, 602.

[270] 陈歆妮. 克瘤丸治疗晚期大肠癌的临床观察及其对血清 VEGF 的影响 [D]. 南京中医药大学, 2012.

[271] 杨晓. 健脾消癌方核心方含药血清对鸡胚绒毛尿囊膜血管生成的影响 [D]. 湖南中医药大学, 2017.

[272] 赵鑫. 灵芪胶囊对直结肠癌 Lovo 细胞荷瘤裸鼠外周血 COX-2 和 VEGF 的影响 [D]. 黑龙江中医药大学, 2013.

[273] 王文静. 芪连扶正胶囊联合腹腔化疗干预小鼠原位移植性肝癌及预防大肠癌肝转移的研究 [D]. 山东中医药大学, 2020.

[274] 杨彦. 基于 Hedgehog–Gli1 信号通路探讨中药复方肠复康胶囊干预结肠癌血管生成的分子机制 [J]. 中医学报, 2017, 32(11): 2035–2038.

[275] 李剑明, 杨和平, 刘松青. 3 种姜黄色素单体抑制人内皮细胞作用的实验研究 [J]. 重庆医学, 2002(9): 804–805.

[276] Li Q. Tanshinone II -A inhibits angiogenesis through down regulation of COX-2 in human colorectal cancer [J]. Cancer Research, 2013, 73(8_Supplement): 5101–5101.

[277] 李雷宇, 张俊华, 张银旭, 等. 川芎嗪抗大肠癌 sw620 裸鼠移植瘤血管生成及抑瘤机制的实验研究 [J]. 东南大学学报 (医学版), 2010, 29(5): 519–523.

[278] 袁昌劲, 余涛, 侯凤刚, 等. 去甲斑蝥素对裸鼠结肠癌移植瘤血管生成的影响及其机制

[J]. 华中科技大学学报 (医学版), 2013, 42(3): 278–281, 298.

[279] 方瑜, 杨柳青, 陈光伟. 扶正抗癌方对小鼠肝癌细胞转移影响的实验研究 [J]. 陕西中医, 2013, 34(9): 1253–1255.

[280] 张超贤, 郭李柯, 郭晓凤. 电针联合扶正理气合剂对大鼠肝癌生长及转移的影响及相关机制 [J]. 西安交通大学学报 (医学版), 2012, 33(3): 378–83.

[281] 张怡, 周荣耀, 王文海, 等. 补肾健脾方调控原发性肝癌患者细胞免疫功能及血管生成相关因子临床研究 [J]. 上海中医药杂志, 2013, 47(6): 27–29, 47.

[282] 何仁强, 李配富, 张宁, 等. 扶正化毒消癌方干预原发性肝癌中晚期患者 36 例 [J]. 中国实验方剂学杂志, 2013, 19(24): 296–300.

[283] 曾普华, 邰文辉, 潘敏求, 等. 益气化瘀解毒方及其单味药对人肝癌 HepG2 裸鼠移植瘤血管拟态相关因子的影响 [J]. 中国中医药信息杂志, 2015, 22(2): 55–59.

[284] 刘东梅, 张剑, 张兵兵, 等. 参芪扶正注射液联合索拉非尼对晚期原发性肝癌的疗效及对患者 VEGF、TNF-α、IFN-γ 水平的影响 [J]. 现代生物医学进展, 2019, 19(22): 4287–4290, 4334.

[285] Wu W, Deng R, Ou Y. Therapeutic efficacy of microsphere–entrapped curcuma aromatica oil infused via hepatic artery against transplanted hepatoma in rats [J]. Zhonghua Gan Zang Bing Za Zhi, 2000, 8(1): 24–26.

[286] 高绍芳. 化浊解毒法对慢性萎缩性胃炎癌前病变相关基因和血管生成机制影响的研究 [D]. 河北医科大学, 2011.

[287] 陈曦琰. 健脾养胃方对人胃腺癌 SGC7901 细胞抗血管生成影响的相关机制研究 [D]. 南京中医药大学, 2015.

[288] 宋卓. 扶正解毒方对荷瘤小鼠肿瘤相关巨噬细胞介导下血管重塑的调控研究 [D]. 中国中医科学院, 2016.

[289] 黄柳向, 周晶, 喻斌, 等. 莪蚕健胃方调

控 MMP-2 表达对胃癌前病变血管生成作用的研究 [J]. 中国中西医结合消化杂志, 2017, 25 (3): 210-215.

[290] 李炟. 加减血癥汤抗肿瘤作用及相关机制的实验研究 [D]. 南京中医药大学, 2017.

[291] 孟庆坤. "昆参颗粒" 治疗进展期胃癌及对实验大鼠胃癌组织血管生成因子 (bFGF) 影响的研究 [D]. 山东中医药大学, 2010.

[292] 赵红. 昆参颗粒影响血管生成因子表达的实验研究及其治疗进展期胃癌的临床观察 [D]. 山东中医药大学, 2011.

[293] 郭秋均. 西黄丸抑制胃癌细胞增殖及其血管生成拟态形成的机制探讨 [D]. 北京中医药大学, 2017.

[294] 李秋菅, 韩峰, 陈腾, 等. 榄香烯对裸鼠胃癌原位移植瘤血管生成的抑制作用 [J]. 肿瘤防治研究, 2010, 37 (3): 287-290.

[295] 李静蔚. 乳腺增生病与血管生成因子表达的关系及中药干预作用的研究 [D]. 山东中医药大学, 2005.

[296] 楚爱景. 桃红四物汤对乳腺癌 VEGF 信号传导通路的影响及临床观察 [D]. 广州中医药大学, 2012.

[297] 刘德果. 补肾活血汤对裸鼠乳腺癌骨转移瘤及 VEGF、bFGF、MVD 影响的研究 [D]. 湖南中医药大学, 2018.

[298] 刘晓菲, 宋爱莉, 李静蔚, 等. 莪术油对大鼠乳腺癌癌前病变 MVD 及相关调控因子 VEGF/FLK 表达的干预作用研究 [C] //2011 年中医外科学术年会论文集. 中华中医药学会外科分会, 2011: 5.

[299] 汤磊磊. 消核颗粒对大鼠乳腺癌癌前病变 FLK-1、FGF-2 表达的影响 [D]. 安徽中医药大学, 2018.

[300] 陈双双. 藏红花素抑制乳腺癌血管生成作用的实验研究 [D]. 南京中医药大学, 2017.

[301] 钟华. 红曲抗乳腺癌血管生成的作用及机制研究 [D]. 山东中医药大学, 2018.

[302] 汪子翔. 柴胡皂苷 A 抗肿瘤血管生成活性及机制研究 [D]. 上海中医药大学, 2023..

[303] 张慧. 六神丸联合放疗治疗食管癌的临床观察及对食管癌炎性微环境与血管生成的作用机制研究 [D]. 湖南中医药大学, 2015.

[304] 陈皓. 加味通幽汤对缺氧诱导的 mTOR/HIF-1α 调控食管癌 ECA109 细胞血管生成拟态的影响 [D]. 华北理工大学, 2019.

[305] 郭敬强, 林胜璋. 人参皂苷 Rg3 对胰腺癌血管生成拟态的作用研究 [J]. 肝胆胰外科杂志, 2014, 26 (4): 308-311, 322.

[306] 逯遥. 基于 LncRNA ANRIL/VEGF-C/PI3K/AKT 通路研究片仔癀抑制大肠癌淋巴管生成的作用机制 [D]. 福建中医药大学, 2021.

[307] 王奇钰, 吴晗, 唐立垚, 等. 黄芪多糖对 VEGF-C 表达的抑制与结直肠癌细胞内淋巴管生成的相关性研究 [J]. 西部中医药, 2023, 36 (3): 47-51.

[308] 赖子君. 基于 VEGF-C/PI3K/AKT 信号通路研究白花蛇舌草抑制大肠癌淋巴管新生的作用机制 [D]. 福建中医药大学, 2018.

[309] 高文仓, 谢长生, 吴良村, 等. 安体优 I 抑制肿瘤淋巴管生成的实验研究 [C] // 第五届中国肿瘤学术大会暨第七届海峡两岸肿瘤学术会议、国际肿瘤细胞与基因治疗学会会议、第二届中日肿瘤介入治疗学术会议论文集. 中国抗癌协会, 中华医学会肿瘤学分会, 2008: 1.

[310] 关建华. 从 VEGF/VEGFR 通路研究八宝丹抑制胃癌血管与淋巴管新生的作用机制 [D]. 福建中医药大学, 2020.

[311] 刘晓菲, 李静蔚, 孙庆颖, 等. 阳和化岩汤对 HER-2 高表达型裸鼠荷瘤模型微淋巴管生成及 PI3K/Akt 交互调控通路的影响 [J]. 中医杂志, 2019, 60 (1): 51-56.

[312] Dai X, Liu D, Liu M, et al. Anti-metastatic efficacy of traditional Chinese medicine (TCM) ginsenoside conjugated to a VEFGR-3 antibody on human gastric cancer in an orthotopic mouse model [J]. Anticancer Research, 2017, 37 (3): 979-986.

[313] 路晴, 曲明阳, 邢光明, 等. 右旋柠檬烯对乳腺癌淋巴管生成和淋巴结转移影响的实

验研究［J］. 中华普通外科杂志, 2005（7）: 435-437.

［314］Hanahan D, Weinberg R A. Hallmarks of cancer: the next generation［J］. Cell, 2011, 144（5）: 646-674.

［315］Chen M, Hu C, Gao Q, et al. Study on metastasis inhibition of Kejinyan decoction on lung cancer by affecting tumor microenvironment［J］. Cancer Cell International, 2020, 20（1）: 1-12.

［316］Chen Y, Wu H, Jiao A, et al. Chinese herbal prescription QYSL prevents progression of lung cancer by targeting tumor microenvironment［J］. Oncologie, 2022, 24（2）: 295-307.

［317］Mao Q, Min J, Zeng R, et al. Self-assembled traditional Chinese nanomedicine modulating tumor immunosuppressive microenvironment for colorectal cancer immunotherapy［J］. Theranostics, 2022, 12（14）: 6088.

［318］王侃, 刘锋, 曹志坤, 等. 扶正抗癌解毒方联合放疗治疗对中晚期食管癌患者血清 CYFRA21-1、CA19-9 及免疫功能的影响［J］. 世界中西医结合杂志, 2022, 17（7）: 1351-1354, 1359.

［319］冯颖, 吴喆, 李杰. 基于内质网应激探讨扶正解毒方联合 5-Fu 对胃癌荷瘤小鼠术后复发及转移的影响［J］. 中国实验方剂学杂志, 2021, 27（16）: 75-83.

［320］贾程辉, 李枋霏, 何莉莎, 等. 扶正解毒方对前胃癌荷瘤小鼠术后复发模型肿瘤相关巨噬细胞及相关细胞因子的干预研究［J］. 中国中医基础医学杂志, 2014, 20（6）: 748-751.

［321］Yuan M, Zou X, Liu S, et al. Modified Jian-pi-yang-zheng decoction inhibits gastric cancer progression via the macrophage immune checkpoint PI3Kγ［J］. Biomedicine & Pharmacotherapy, 2020, 129: 110440.

［322］张培彤, 余桂清, 朴炳奎, 等. 肺瘤平及扶正防癌膏对小鼠血清抗坏血酸自由基的调节作用［J］. 中国中西医结合外科杂志, 1996

（6）: 4-6.

［323］王敏, 王媛, 孙静, 等. 人参养荣汤对 Lewis 肺癌糖酵解途径相关酶 LDH-A、HK2 基因表达的影响［J］. 辽宁中医杂志, 2022, 49（1）: 180-184.

［324］吴万垠, 于尔辛, 钱耕荪. 健脾理气合剂对 HBV 转基因小鼠肝脏 AFB1 解毒活力变化的影响［J］. 新中医, 1998（12）: 28-30.

［325］周天星, 李建生, 邢陆伟, 等. 消化道恶性肿瘤患者血及组织中脂质过氧化物和超氧化物歧化酶活性的测定［J］. 河南肿瘤学杂志, 2000（4）: 257-258.

［326］李建生, 牛正先, 周天星, 等. 消化道肿瘤患者鸟氨酸脱羧酶和腐胺测定的临床意义［J］. 医生进修杂志, 2000（11）: 20-22.

［327］王华, 胡佳慧, 刘翠钗, 等. 运用细胞代谢组学策略探究薯蓣皂苷元的抗肿瘤作用机制［J］. 中国实验方剂学杂志, 2018, 24（20）: 95-101.

［328］刘畅, 郑荣华. 基于血清代谢组学探讨健脾生津中药辅助三维适形放疗治疗局部晚期鼻咽癌患者的作用机制［J］. 中医药信息, 2023, 40（4）: 49-56.

［329］钱祥, 傅晓璇, 陈卓, 等. 基于肿瘤内菌群微环境探讨中医药防治肿瘤新策略［J］. 中华中医药杂志, 2021, 36（12）: 6947-6951.

［330］Yu Y N, Yu T C, Zhao H J, et al. Berberine may rescue Fusobacterium nucleatum-induced colorectal tumorigenesis by modulating the tumor microenvironment［J］. Oncotarget, 2015, 6（31）: 32013.

［331］郑彦懿, 温如燕, 罗霞, 等. 大黄牡丹汤对肠道菌群的体外作用［J］. 广州中医药大学学报, 2016, 33（3）: 357-361.

［332］Wang T, Huang S, Wu C, et al. Intestinal microbiota and liver diseases: insights into therapeutic use of traditional Chinese medicine［J］. Evidence-Based Complementary and Alternative Medicine, 2021.

［333］冉云, 吕锦珍, 胡世平, 等. 中医正肝方治疗肝癌的疗效及对患者肝功能、肠道菌群和

免疫功能的影响［J］. 海南医学, 2021, 32
（14）: 1821-1824.

［334］ Zou J, Li W, Wang G, et al. Hepatoprotective
effects of Huangqi decoction（Astragali Radix
and Glycyrrhizae Radix et Rhizoma）on
cholestatic liver injury in mice: Involvement
of alleviating intestinal microbiota dysbiosis
［J］. Journal of ethnopharmacology, 2021,
267: 113544.

［335］ 胡伏莲, 张声生. 全国中西医整合治疗幽门
螺杆菌相关"病-证"共识［J］. 中国中西
医结合消化杂志, 2018, 26（9）: 715-723.

［336］ Meng F, Yang S, Wang X, et al. Reclamation
of Chinese herb residues using probiotics and
evaluation of their beneficial effect on pathogen
infection［J］. Journal of infection and public
health, 2017, 10（6）: 749-754.

［337］ 钱祥, 傅晓璇, 陈卓, 等. 基于肿瘤内菌群
微环境探讨中医药防治肿瘤新策略［J］. 中
华中医药杂志, 2021, 36（12）: 6947-6951.

［338］ Robert S, Gicquel T, Victoni T, et al.
Involvement of matrix metalloproteinases
（MMPs）and inflammasome pathway in
molecular mechanisms of fibrosis［J］.
Bioscience reports, 2016, 36（4）: ce00360.

［339］ 毕倩宇. 温下方正丁醇提取部位调控 Sp1
介导 MMP2 表达抑制非小细胞肺癌生长
侵袭的机制研究［D］. 山东中医药大学,
2022.

［340］ Xu F, Cui W, Zhao Z, et al. Targeting tumor
microenvironment: Effects of chinese herbal
formulae on macrophage-mediated lung cancer
in mice［J］. Evidence-based Complementary
and Alternative Medicine, 2017.

［341］ He X R, Han S Y, Li X H, et al. Chinese
medicine Bu-Fei decoction attenuates
epithelial-mesenchymal transition of non-
small cell lung cancer via inhibition of
transforming growth factor β1 signaling
pathway in vitro and in vivo［J］. Journal of
ethnopharmacology, 2017（204）: 45-57.

［342］ Wang H, Zhang H, Tang L, et al. Resveratrol
inhibits TGF-β1-induced epithelial-to-
mesenchymal transition and suppresses
lung cancer invasion and metastasis［J］.
Toxicology, 2013, 303: 139-146.

［343］ Lin W, Zhuang Q, Zheng L, et al. Pien Tze
Huang inhibits liver metastasis by targeting
TGF-β signaling in an orthotopic model of
colorectal cancer［J］. Oncology Reports,
2015, 33（4）: 1922-1928.

［344］ 方罗. 积雪草酸和罗格列酮重塑结肠癌基质
作用及其化疗增效研究［D］. 浙江中医药
大学, 2024.

［345］ Ji Q, Liu X, Han Z, et al. Resveratrol
suppresses epithelial-to-mesenchymal
transition in colorectal cancer through TGF-β1/
Smads signaling pathway mediated Snail/
E-cadherin expression［J］. BMC cancer,
2015, 15（1）: 1-12.

［346］ Kee J Y, Han Y H, Kim D S, et al. Inhibitory
effect of quercetin on colorectal lung metastasis
through inducing apoptosis, and suppression
of metastatic ability［J］. Phytomedicine,
2016, 23（13）: 1680-1690.

［347］ 戴朝明, 靳松, 张济周. 大黄䗪虫丸联合
TACE 术对原发性肝癌患者（瘀血阻络型）
VEGF, MMP-2, TGF-β1 及免疫功能的影
响［J］. 中国中药杂志, 2021, 46（3）: 722-
729.

［348］ 刘旭东, 赵壮志, 吕萍, 等. 大黄䗪虫丸联
合抗病毒药物治疗乙肝肝硬化疗效的 Meta
分析［J］. 时珍国医国药, 2018, 29（7）:
1594-1597.

［349］ Yang F R, Fang B W, Lou J S. Effects of
Fufang Biejia Ruangan pills on hepatic fibrosis
in vivo and in vitro［J］. World Journal of
Gastroenterology: WJG, 2013, 19（32）:
5326.

［350］ 李文庆, 彭成, 罗诗燕, 等. 川芎水煎液对
DEN 诱导肝纤维化大鼠肝功能及肝纤维化
指标的影响［J］. 中药药理与临床, 2022,

38（6）：109-114.

［351］ 王景春，刘蔚，杨瑞玲，等．川芎多糖对人肝癌细胞 HepG2 增殖及凋亡的影响［J］．南京中医药大学学报，2014，30（5）：461-464.

［352］ 宋思源，温芳，黄雯洁，等．与胃癌发病相关的核心基因筛选及生物学功能分析［J］．山东医药，2021，61（30）：1-5.

［353］ Zhang X, Zhang C, Ren Z, et al. Curcumin affects gastric cancer cell migration, invasion and cytoskeletal remodeling through gli1-β-catenin［J］. Cancer Management and Research, 2020: 3795-3806.

［354］ Liu Q, Loo WTY, Sze SCW, et al. Curcumin inhibits cell proliferation of MDA-MB-231 and BT-483 breast cancer cells mediated by down-regulation of NFκB, cyclinD and MMP-1 transcription［J］. Phytomedicine, 2009, 16（10）: 916-922.

［355］ Pei S, Yang X, Wang H, et al. Plantamajoside, a potential anti-tumor herbal medicine inhibits breast cancer growth and pulmonary metastasis by decreasing the activity of matrix metalloproteinase-9 and-2［J］. BMC cancer, 2015, 15（1）: 1-12.

［356］ Dagogo-Jack I, Shaw AT.Tumour heterogeneity and resistance to cancer therapies［J］. Nat Rev Clin Oncol, 2018, 15（2）: 81-94.

［357］ Smith EA, Hodges HC. The spatial and genomic hierarchy of tumor ecosystems revealed by single-cell technologies［J］. Trends Cancer, 2019, 5（7）: 411-425.

［358］ Waylen LN, Nim HT, Martelotto LG, et al. From whole-mount to single-cell spatial assessment of gene expression in 3D［J］. Commun Biol, 2020, 3（1）: 602.

［359］ Crosetto N, Bienko M, van Oudenaarden A.Spatially resolved transcriptomics and beyond［J］. Nat Rev Genet, 2015, 16（1）: 57-66.

［360］ Zheng J, Wu M, Wang H, et al. Network pharmacology to unveil the biological basis of health-strengthening herbal medicine in cancer treatment［J］. Cancers, 2018, 10（11）: 461.

［361］ Wang X, Peng P, Pan Z, et al. Psoralen inhibits malignant proliferation and induces apoptosis through triggering endoplasmic reticulum stress in human SMMC7721 hepatoma cells［J］. Biol Res, 2019, 52（1）: 34.

［362］ Liu Y, Cao X. Characteristics and significance of the pre-metastatic niche［J］. Cancer cell, 2016, 30（5）: 668-681.

［363］ Quail D F, Joyce J A. Microenvironmental regulation of tumor progression and metastasis［J］. Nature medicine, 2013, 19（11）: 1423-1437.

［364］ 方美花，李明花，李敏．健脾解毒中药对 Lewis 肺癌小鼠脾脏 CD4$^+$CD25$^+$Treg 细胞免疫调节的影响［J］．四川中医，2015，33（2）：58-61.

［365］ Li Q, Hu K, Tang S, et al. Anti-tumor activity of tanshinone ⅡA in combined with cyclophosphamide against Lewis mice with lung cancer［J］. Asian Pacific Journal of Tropical Medicine, 2016, 9（11）: 1084-1088.

［366］ 时乐．β-catenin 介导的血管生成在吴茱萸碱抗肝癌中的作用及机制研究［D］．南京医科大学，2016.

［367］ Zhu X, Zhou Y, Xu Q, et al. Traditional Chinese medicine Jianpi Bushen therapy suppresses the onset of pre-metastatic niche in a murine model of spontaneous lung metastasis［J］. Biomedicine & Pharmacotherapy, 2017, 86: 434-440.

［368］ Iwanowycz S, Wang J, Hodge J, et al. Emodin inhibits breast cancer growth by blocking the tumor-promoting feedforward loop between cancer cells and macrophages［J］. Molecular cancer therapeutics, 2016, 15（8）: 1931-1942.

[369] Kim S, You D, Jeong Y, et al. Berberine down-regulates IL-8 expression through inhibition of the EGFR/MEK/ERK pathway in triple-negative breast cancer cells [J]. Phytomedicine, 2018, 50: 43-49.

[370] 魏自太, 包素珍, 李恒楠, 等. 肺癌微环境脾气虚证肿瘤组织相关巨噬细胞 microRNA 的表达及加味黄芪建中汤干预机制研究 [J]. 云南中医学院学报, 2017, 40 (2): 11-17.

[371] 张园园. 同病异证肝癌小鼠脾脏基因差异表达的特征及辨证论治作用机制研究 [D]. 上海中医药大学, 2012.

[372] 王勤莎. 益气健脾抗癌方通过调节 Treg、Th17 细胞增强脾气虚肠癌小鼠化疗疗效的机制研究 [D]. 西南医科大学, 2022.

[373] 陈学东. 气虚体质状态与二亚硝基哌嗪相互作用致鼻咽癌前病变机制研究 [D]. 湖南中医学院, 2005.

[374] 陈成, 付越, 李亮, 等. 基于 Wnt/β-catenin 信号通路探讨四君子汤对胃癌脾气虚证裸鼠的作用机制 [J]. 西部中医药, 2023, 36 (9): 40-44.

[375] 赵粤. 非小细胞肺癌肺气虚证小鼠模型及黄芪、半枝莲药对干预的菌群-代谢机制研究 [D]. 山东中医药大学, 2021.

[376] 朱广辉, 李杰. 从阳虚毒结探讨免疫编辑假说在防治肿瘤复发转移中的应用 [J]. 山东中医杂志, 2023, 42 (7): 684-689.

[377] Du WZ, Zhang AH, Ren JL, et al. Study of Differential Serum Metabolites in Patients with Adenomatous Polyps of Colon and Yang-Deficiency Constitution Based on Ultra-Performance Liquid Chromatography-Mass Spectrometry [J]. Chin J Integr Med, 2022, 28 (5): 403-409.

[378] JTC, CQL. Pathology of syndrome-differentiation types of superficial deficiencies in patients with gastric cancer [J]. Chinese journal of integrated traditional and Western medicine, 1992.

[379] 刘芳芳. 基于差异蛋白组学对外湿环境下脾阳虚大鼠的发病机制研究 [D]. 湖北中医药大学, 2016.

[380] 李璐. 恶性肿瘤阴虚证与细胞因子 IL-1α、IL-1β、IL-1R 及 IL-8 相关性的研究 [D]. 郑州大学, 2007.

[381] 郑慧, 申维玺, 刘晓燕, 等. 肺癌等不同疾病出现阴虚综合征时细胞因子基因表达谱的实验研究 [J]. 肿瘤基础与临床, 2006, (6): 448-450.

[382] 马慧利. MAPK、NF-κB、AP-1 的表达水平和恶性肿瘤阴虚证关系的研究 [D]. 郑州大学, 2007.

[383] 刘嘉湘. 辨证治疗原发性肺癌 310 例疗效分析 [J]. 上海中医药杂志, 1985 (10): 3-6.

[384] Chen J, Wang S, Shen J, et al. Analysis of Gut Microbiota Composition in Lung Adenocarcinoma Patients with TCM Qi-Yin Deficiency [J]. Am J Chin Med, 2021, 49 (7): 1667-1682.

[385] 淳泽, 罗霞, 陈东辉, 等. 八珍汤对血虚模型小鼠造血调控因子影响的实验研究 [J]. 生物医学工程学杂志, 2004, 21 (5): 727-731.

[386] 朱映黎, 王林元, 赵丹萍, 等. 芍药内酯苷、芍药苷对血虚免疫抑制小鼠的补血作用及机制 [J]. 北京中医药大学学报, 2016, 39 (3): 204-207.

[387] 田依冰, 李中玉, 温艳东. 从脾与能量代谢认识慢性胃炎 "炎—癌转化" 发生机制 [J]. 世界中医药, 2023, 18 (19): 2786-2789.

[388] Yang CB, Xue J, Yin PS, et al. Expression of bcl-2 gene in spleen deficiency syndrome in colorectal carcinoma and the regulatory effect of Jianpikangfu decoction [J]. Di Yi Jun Yi Da Xue Xue Bao, 2005, 25 (10): 1268-1269.

[389] Liu Q, Cai G. Content of somatostatin and cholecystokinin-8 in hypothalamus and colons in a rat model of spleen-deficiency syndrome

[J]. Zhong Xi Yi Jie He Xue Bao, 2007, 5（5）: 555-558.

[390] 刘晓颖, 陈小野, 张海燕, 等. 脾气虚证与胃黏膜 P53 基因表达关系的实验研究 [J]. 中国中医基础医学杂志, 1999（3）: 16-19, 65.

[391] 尹光耀, 张武宁, 何雪芬, 等. 脾虚证胃黏膜组织细胞病理学研究 [J]. 中国中西医结合杂志, 1999（11）: 21-24.

[392] 赵群, 李勇, 杨进强, 等. CIK 细胞对脾虚型人胃癌裸鼠腹膜移植模型抗肿瘤作用及其机制的实验研究 [J]. 肿瘤防治杂志, 2004（6）: 582-585.

[393] 苏冬, 周冬枝, 贾宗良, 等. 结肠癌脾虚证 p53, Bcl-2 和 Bax 的表达 [J]. 第四军医大学学报, 2003（12）: 1111-1113.

[394] 周细秋, 舒祥兵, 张静喆, 等. 脾虚证结肠癌组织和正常结肠组织中 5- 羟色胺受体 1F 表达差异的研究 [J]. 中国中西医结合外科杂志, 2014, 20（3）: 234-236.

[395] 徐露. 结直肠癌患者肠道菌群与中医证型相关性研究及免疫相关机制探讨 [D]. 浙江中医药大学, 2021.

[396] 林翠丽, 李思汉, 林平, 等. 基于 Sonic Hedgehog 信号通路探讨萎缩性胃炎癌前病变大鼠"脾虚痰湿"证的证候学基础 [J]. 科学咨询（科技·管理）, 2021（8）: 100-103.

[397] 张钦畅, 程海波. 基于转移前微环境探讨结直肠癌核心病机生物学基础 [J]. 中华中医药杂志, 2021, 36（8）: 4519-4522.

[398] 陈飚. 反流性食管炎中医证型和食管下段黏膜 Bcl-2、Bax 的相关性研究 [D]. 福建中医药大学, 2014.

[399] 孙校男, 劳波, 卢德赵. 辅助期结肠癌患者脾虚证与湿热证血清蛋白质组学比较研究 [J]. 中国现代应用药学, 2014, 31（12）: 1462-1467.

[400] 贾永森, 王媛媛, 司富春. 噎膈证方对人表皮生长因子刺激的食管癌 EC9706 细胞生长信号转导的影响 [J]. 中国实验方剂学杂志, 2010, 16（3）: 100-103, 108.

[401] 刘佳楠, 刘立萍, 李然. 从"肝脾—冲任同调"论疏肝健脾方干预乳腺癌患者肠道菌群与肿瘤脂质微环境对话 [J]. 吉林中医药, 2022, 42（12）: 1377-1380.

[402] Weng L, Du J, He WT, et al. Characteristic genomics of peripheral blood mononuclear cells of hepatocellular carcinoma patients with liver-kidney yin deficiency syndrome [J]. Zhong Xi Yi Jie He Xue Bao, 2012, 10（4）: 406-415.

[403] 陈显, 张海波, 朱燕娟, 等. 护骨消积方联合唑来膦酸治疗恶性肿瘤骨转移的疗效及 NTX 水平与中医肾虚证候的相关性研究 [C] // 规范治疗与科学评价——第五届国际中医、中西医结合肿瘤学术交流大会暨第十四届全国中西医结合肿瘤学术大会论文集. 规范治疗与科学评价——第五届国际中医, 2014: 5.

[404] 季青, 陆奕宇, 宋雅楠, 等. 基于 iTRAQ 蛋白组学技术的大肠癌和肝癌术后肝肾阴虚证血浆差异表达蛋白的研究 [J]. 中华中医药杂志, 2017, 32（6）: 2626-2630.

[405] 张雯, 王常松. 基于 miRNAs 探析"恐伤肾"对胃癌进展的影响 [J]. 长春中医药大学学报, 2021, 37（1）: 228-230.

[406] 陈静, 刘宣, 李琦. 补肾中药有效成分防治肿瘤的实验研究进展 [J]. 中医药通报, 2016, 15（3）: 61-64.

[407] 周利红, 胡强, 陈星竹, 等. 麦角甾苷调节 HIPK2-P53 通路对人大肠癌裸鼠移植瘤的治疗作用 [J]. 世界华人消化杂志, 2014, 17（2）: 171-178.

[408] 毕凌, 金莎, 郑展, 等. 肺积方对 IDO 诱导 Lewis 肺癌小鼠模型免疫逃逸的影响 [J]. 中国中西医结合杂志, 2016, 36（1）: 69-74.

[409] 陈香莲. 晚期大肠癌中医证素特点及其与血清肿瘤标志物及外周血 p53、nm23 的相关性研究 [D]. 福建中医药大学, 2012.

[410] 孙睿博, 张清源, 王浩, 等. 肿瘤正虚微环

境的 T 细胞调节机制探讨 [J]. 北京中医药大学学报, 2022, 45 (7): 694-698.

[411] 徐蔚杰, 李春杰, 刘嘉湘, 等. 金复康口服液抑制 Lewis 肺癌 Sca-1+ 干细胞亚群增殖的研究 [J]. 上海中医药杂志, 2015, 49 (1): 69-71, 86.

[412] 于盼, 田建辉, 陆鑫熠, 等. 基于 "正虚伏毒" 理论探讨金复康有效组分调控 NK 细胞功能抑制 Lewis 肺癌细胞的转移 [J]. 中国肿瘤生物治疗杂志, 2023, 30 (11): 957-964.

[413] 于盼, 田建辉, 陆鑫熠, 等. 基于 "正虚伏毒" 理论探讨金复康有效组分调控 NK 细胞功能抑制 Lewis 肺癌细胞的转移 [J]. 中国肿瘤生物治疗杂志, 2023, 30 (11): 957-964.

[414] 王青, 蔡剑峰, 郑婷婷, 等. 重楼总皂苷对 A549 细胞凋亡及 Caspase3、Bcl-2 蛋白表达的影响 [J]. 中华中医药学刊, 2017, 35 (7): 1708-1710, 1929.

[415] 王理槐, 孙银辉, 陈晟, 等. 基于 miRNA 介导的 ERAD-ERSIA 稳态失衡探讨肺癌恶病质正虚伏毒病机 [J]. 湖南中医药大学学报, 2023, 43 (11): 2018-2023.

[416] 管京京, 刘立萍, 李然. 基于 "络气虚滞, 毒损血络" 论疏肝理脾和营方对乳腺癌患者血清代谢组学的影响 [J]. 辽宁中医杂志, 2022, 49 (12): 60-63.

[417] 王蕾, 谢智惠, 吴平. 结肠癌患者中医证型分布与营养标志物的关系 [J]. 临床与病理杂志, 2022, 42 (8): 1829-1835.

[418] 程海波, 王俊壹. 癌毒病机的生物学基础探讨 [J]. 南京中医药大学学报, 2019, 35 (3): 241-244.

[419] Cui TJ, Chen YQ, Dai YM. Study of the correlation between the colorectal cancer Chinese medicine syndrome types and (excision repair cross-complementing 1, ERCC1) gene polymorphisms [J]. Zhongguo Zhong Xi Yi Jie He Za Zhi, 2012, 32 (5): 628-32.

[420] 王洪琦, 张正, 赵燕平, 等. 恶性肿瘤组织中 HSP70、P53 表达与中医热证的关系 [J]. 中国中西医结合杂志, 2004 (10): 897-900.

[421] 冯小雪. Ⅱ、Ⅲ期左半结肠癌中医证型与耐药基因、KRAS、MMR 表达间的关系及意义 [D]. 甘肃中医药大学, 2022.

[422] 张霄峰. 清热消痰散结方对热邪干预 S180 肉瘤作用的实验研究 [D]. 第二军医大学, 2007.

[423] 张志新, 张有福, 梁丽丽. 痰湿质甲状腺癌与 BRAF 基因突变的相关性研究 [J]. 中国药物与临床, 2014, 14 (10): 1336-1337.

[424] 李宇. 慢性萎缩性胃炎癌前病变 "痰" "湿" 证候的证素特点研究 [D]. 福州: 福建中医药大学, 2016.

[425] 卢标清. 痰瘀在喉癌前病变发生发展中的作用及分子生物学机制研究 [D]. 广州中医药大学, 2009.

[426] 曹月娇, 李志鹏, 刘加萍. COMT 基因多态性及血瘀质生物学基础对小鼠肺癌发生发展的影响研究 [J]. 新中医, 2020, 52 (7): 1-4.

[427] 巢阳发. 大肠癌 MMP-9、VEGF 的表达与血瘀证关系的临床病理研究 [D]. 广州中医药大学, 2011.

[428] 贾永森, 林清, 张艳丽, 等. 血瘀证食管鳞癌患者血清对 EC9706 细胞增殖和细胞周期的影响 [J]. 广州中医药大学学报, 2015, 32 (3): 519-523, 575-576.

[429] 贾永森, 林清, 张艳丽, 等. 噎膈血瘀证患者血清对食管癌 EC9706 细胞增殖及 PI3K/Akt 信号通路蛋白表达的影响 [J]. 现代预防医学, 2015, 42 (22): 4143-4146.

[430] 林清, 贾永森, 张艳丽, 等. 血瘀型噎膈患者血清对食管癌 EC9706 细胞周期及核因子-κB 信号通路蛋白表达的影响 [J]. 中国老年学杂志, 2017, 37 (9): 2107-2109.

[431] 陈彦华, 刘蕾, 王连洁, 等. 大肠癌血瘀证与非血瘀证患者中性粒细胞、凝血功能与肿瘤指标的差异性分析 [J/OL]. 辽宁中医杂志: 1-9. [2024-02-29].

［432］王健，赵海剑，孙静，等. LncRNA SNHG4 表达与结直肠癌预后的关系［J］. 中华消化病与影像杂志（电子版），2023，13（3）：139-144.

［433］楼亭. 气虚血瘀状态下BALB/c小鼠结肠癌血行转移的机制研究［J］. 甘肃中医，2011，24（6）：37-39.

［434］贾小强. 大肠癌血瘀证与肿瘤转移相关性及化瘀截毒方抗转移机制的研究［D］. 北京中医药大学，2006.

［435］刘玥萌，董司翰，魏勋斌. 活体流式细胞术的研究和应用［J］. 中国生物工程杂志，2023，43（12）：14-23.

［436］陈健，陈启龙. 网络药理学在中医药研究中的现状及思考［J］. 上海中医药大学学报，2021，35（5）：1-6，13.

［437］赵韦欣，王晴，王梦齐，等. 基于网络药理学和分子对接探讨鸦胆子治疗结直肠癌的作用机制［J］. 中草药，2023，54（6）：1850-1859.

［438］温芳，舒鹏. 黄芪-党参药对治疗胃癌的网络药理学研究［J］. 中华中医药学刊，2021，39（2）：89-94，267-268.

［439］冯敏，袁烁，黄艳茜，等. 基于网络药理学和细胞实验探讨桂枝茯苓丸对卵巢癌的作用［J］. 中成药，2023，45（9）：3081-3090.

［440］许博文，李娟，李杰，等. 基于网络药理学探讨莪术郁灵汤治疗食管癌的分子生物学机制研究［J］. 海南医学院学报，2021，27（18）：1390-1399.

［441］孙若岚，梁研，赵凡，等. 基于网络药理学和实验验证探讨莪术抗癌方治疗结直肠癌的作用机制［J］. 中医杂志，2024，65（4）：404-413.

［442］何灿封，孙玲玲，林丽珠. 基于网络药理学探究逍遥散治疗乳腺癌的潜在机制［J］. 中国医院药学杂志，2020，40（21）：2220-2226.

［443］邓晶晶，江华娟，兰兴，等. 基于网络药理学和分子对接探究经典名方桃红四物汤异病同治作用机制［J］. 中草药，2021，52（10）：3018-3029.

［444］杨铭，李嘉旗，焦丽静，等. 基于复杂网络结合生存分析的中医药治疗肺癌的核心有效处方的发现研究［J］. 中国中药杂志，2015，40（22）：4482-4490.

［445］张改君，苗静，郭丽颖，等. 多组学联用在中药作用机制研究中的应用［J］. 中草药，2021，52（10）：3112-3120.

［446］Qian X, Bi QY, Wang ZN, et al. Qingyihuaji Formula promotes apoptosis and autophagy through inhibition of MAPK/ERK and PI3K/Akt/mTOR signaling pathway on pancreatic cancer in vivo and in vitro［J］. Ethnopharmacol，2023（307）：116198.

［447］丁亚杰. 基于网络药理学和蛋白质组学探究健脾复方胃肠安及活性化合物木犀草素的抗胃癌作用机制［D］. 上海中医药大学，2019.

［448］章立华，卓慧钦，侯静静，等. 基于网络药理学和蛋白质组学探讨加减血癥汤对浸润型胃癌的作用［J］. 国际中医中药杂志，2022，44（10）：1150-1156.

［449］占心佾. 黄连温胆汤抗溃疡性结肠炎及结肠癌的药效和作用机制研究［D］. 广州中医药大学，2023.

［450］石丹丹，孙祎尧，陈晓琦，等. 扶正消瘤颗粒治疗原发性肝癌的疗效观察及血清代谢组学分析［J］. 中国临床药理学与治疗学，2023，28（11）：1247-1262.

［451］Li Z, Zhao Y, Cheng J, et al. Integrated Plasma Metabolomics and Gut Microbiota Analysis: The Intervention Effect of Jiawei Xiaoyao San on Liver Depression and Spleen Deficiency Liver Cancer Rats［J］. Front Pharmacol，2022（13）：906256.

［452］王院春. 基于"癌毒"病机理论的复肺解毒方治疗非小细胞肺癌临床及代谢组学研究［D］. 南京中医药大学，2022.

［453］Bao Y, Wang S, Yang X, et al. Metabolomic study of the intervention effects of Shuihonghuazi Formula, a Traditional Chinese

Medicinal formulae, on hepatocellular carcinoma（HCC）rats using performance HPLC/ESI-TOF-MS［J］. Ethnopharmacol, 2017（198）: 468-478.

［454］李昱潼, 朱佳润, 张艺旋, 等. 胃癌组织内微生物组高分辨率测序方法的建立与初步应用［J］. 中华肿瘤防治杂志, 2022, 29（21）: 1536-1541.

［455］Zheng L, Zhang W, Jiang M, et al. Expression Profiling and Proteomic Analysis of JIN Chinese Herbal Formula in Lung Carcinoma H460 Xenografts［J］. Evid Based Complement Alternat Med, 2013（2013）: 160168.

［456］Wang L, Dong XL, Qin XM, et al. Investigating the inter-individual variability of Astragali Radix against cisplatin-induced liver injury via 16S rRNA gene sequencing and LC/MS-based metabolomics［J］. Phytomedicine, 2022（101）: 154107.

［457］Zhao Y, Zhao M, Zhang Y, et al. Bile acids metabolism involved in the beneficial effects of Danggui Shaoyao San via gut microbiota in the treatment of CCl induced hepatic fibrosis［J］. Ethnopharmacol, 2024, 319（Pt3）: 117383.

［458］佟琳, 冯啟圣, 张静, 等. 基于 UPLC-Q-Orbitrap HRMS 代谢组学和 16S rRNA 基因测序探讨骨疏丹补肾机制［J］. 沈阳药科大学学报, 2024, 41（6）: 675-685, 698.

［459］Qiu W, Xie H, Chen H, et al. Integrated gut microbiota and metabolome analysis reveals the mechanism of Xiaoai Jiedu recipe in ameliorating colorectal cancer［J］. Front Oncol, 2023（13）: 1184786.

［460］徐续扬, 覃施媛, 张丽芳, 等. 基于结肠代谢组学和网络药理学整合策略探究参苓白术散治疗溃疡性结肠炎的作用机制［J］. 中国中药杂志, 2024, 49（7）: 1749-1761.

［461］马琪. 基于代谢组学和网络药理学的白头翁汤治疗湿热泄泻的作用机制研究［D］. 甘肃农业大学, 2018.

［462］蔡菲菲. 肝癌发生发展的代谢机制分析及健脾理气方的影响［D］. 上海中医药大学, 2021.

［463］Guo W, Yao X, Lan S, et al. Metabolomics and integrated network pharmacology analysis reveal SNKAF decoction suppresses cell proliferation and induced cell apoptisis in hepatocellular carcinoma via PI3K/Akt/P53/FoxO signaling axis［J］. Chin Med, 2022, 17（1）: 76.

［464］Zhang Y, Lv P, Ma J, et al. Antrodia cinnamomea exerts an anti-hepatoma effect by targeting PI3K/AKT-mediated cell cycle progression in vitro and in vivo［J］. Acta Pharmaceutica Sin B, 2022, 12（2）: 890-906.

［465］Deng Z, Ouyang Z, Mei S, et al. Enhancing NKT cellmediated immunity against hepatocellular carcinoma: Role of XYXD in promoting primary bile acid synthesis and improving gut microbiota［J］. Ethnopharmacol, 2024（318）: 116945.

［466］成欣. 基于代谢组学和网络药理学的青蒿鳖甲汤干预肝癌的作用研究［D］. 广州: 南方医科大学, 2022.

［467］后宗. 人参治疗气虚型肝癌的药效物质基础及作用机制研究［D］. 长春中医药大学, 2022.

［468］Muthuramalingam P, Akassh S, Rithiga S B, et al. Integrated omics profiling and network pharmacology uncovers the prognostic genes and multi-targeted therapeutic bioactives to combat lung cancer［J］. European Journal of Pharmacology, 2023（940）: 175479.

［469］高耀. 基于多组学和网络药理学的逍遥散抗抑郁作用机制整合研究［D］. 山西大学, 2021.

［470］Jin K, Gao S, Yang P, et al. Single-Cell RNA Sequencing Reveals the Temporal Diversity and Dynamics of Cardiac Immunity after Myocardial Infarction［J］. Small Methods,

2022, 6（3）: 2100752.

［471］Xu H, Van der Jeught K, Zhou Z, et al. Atractylenolide I enhances responsiveness to immune checkpoint blockade therapy by activating tumor antigen presentation ［J］. The Journal of Clinical Investigation, 2021, 131（10）: e146832.

［472］Chen H, Huang X, Xu H, et al. Single-cell transcriptomics profiling the compatibility mechanism of As2O3-indigo naturalis formula based on bone marrow stroma cells ［J］. Biomedicine & Pharmacotherapy, 2022（151）: 113182.

［473］Zhou P, Chen H, Dang J, et al. Single-cell transcriptome of Nepeta tenuifolia leaves reveal differentiation trajectories in glandular trichomes ［J］. Frontiers in Plant Science, 2022: 13.

［474］Sun S, Shen X, Li Y, et al. Single-cell RNA sequencing provides a high-resolution roadmap for understanding the multicellular compartmentation of specialized metabolism ［J］. Nature Plants, 2022: 1-12.

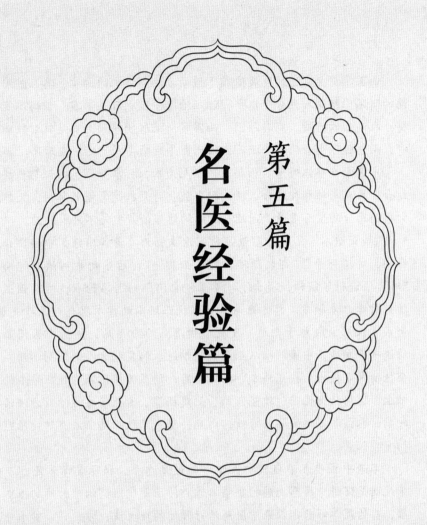

第五篇

名医经验篇

西医学突飞猛进的发展依赖于科学方法与技术的进步，其在肿瘤方面的研究已经深入到分子水平，临床治疗手段也日益丰富，但仍不能取得令人满意的疗效。究其原因，西医学所采取的手段大多是针对肿瘤本身，而忽视了患者的全身状况，因此常导致瘤去人亡的不良后果。

　　中医学在整体观念的指导下，以人为本，标本兼顾，辨证与辨病相结合，扶正与祛邪相结合，既能配合放化疗发挥减毒增效作用，又能大大提高患者的生存质量，因此在肿瘤的临床治疗中是不可或缺的。

　　"扶正培本"治疗肿瘤最早的理论依据为《黄帝内经》中的"正气存内，邪不可干""邪之所凑，其气必虚"，此后张元素对治疗肿瘤的"补"法进行了解释，提出了"养正积自消"的著名论点，对后世医家治疗肿瘤启发颇多。总的来看，肿瘤扶正培本的学术思想起源于先秦，形成于汉唐，成熟于金元，发展于明清。1949年后，随着中医药事业的进一步发展，中医肿瘤从业者进一步继承和发扬古人的治则治法。自余桂清率先提出"扶正培本"治肿瘤后，诸多临床医家在扶正培本的基础上，运用活血化瘀、软坚散结、化痰祛湿、清热解毒等治疗方法治疗肿瘤，取得了不错的临床疗效，由此，奠定了扶正培本法在肿瘤治疗中的重要位置。

　　名老中医代表了当代中医学术的最高水平，传承其学术思想、临床经验是促进中医药发展的重要工作。传承是中医药治疗肿瘤的根本途径，目的是学习长期以来中医药治疗肿瘤的理、法、方、药，传承先贤的优秀经验。在传承的基础上需要根据现代科学技术的发展、人类疾病发生发展规律的变化以及西医学对疾病认识水平的变化进行中医药理论的丰富和创新，即学会"古为今用，古今结合"。各位医家在传承"扶正培本"学术思想的基础上，进行了大量的针对性研究，本节共整理当代17位中医及中西医肿瘤界名中医的学术思想和临床经验，供诸位审阅学习。

第一节 段凤舞

一、个人介绍

段凤舞，男，1920年出生，主任医师，段氏中医外科第七代传人，1962年协助余桂清等老专家成立了全国第一个中医肿瘤专科，即广安门医院肿瘤科，长期从事纯中医防治恶性肿瘤临床工作，并做出了许多开拓性工作。

段凤舞为河南滑县人，出生于中医世家，其尊翁段馥亭先生乃京城外科三大名家之一，曾与施今墨先生等创办华北国医学院并任教，擅长疮疡和肿瘤外科，名扬中外。段凤舞13岁小学毕业后即跟随父亲学医，继承祖传医术，为段氏中医外科第七代传人。他勤奋好学，刻苦学习中医经典《卫生宝鉴》《外科正宗》《医学正传》《医宗金鉴》等，1949年后，为提高中医理论水平和拓宽专业知识，到北京市中医进修学校学习，并拜著名中医祁振华为师，这些为其一生用纯中医治癌，从事攻癌的医务事业奠定了良好的基础。1958年调入中国中医研究院外科研究所工作，在他和余桂清等老专家的努力下，于1962年成立了广安门医院肿瘤科。段凤舞长期担任该科副主任，协助余桂清主任带领全科开展用中医药防治恶性肿瘤的科研工作。

段凤舞是一位求真务实的专家，他宅心仁厚，为中医药攻克癌症做出了卓越的贡献，是1949年以来中医肿瘤专科的奠基人，曾获"五一劳动奖章"，获"北京市劳动模范"称号。其理论精湛、经验丰富，早年由其亲授高足赵建成教授搜集整理编成《段凤舞肿瘤积验方》[1]一书，由安徽科学技术出版社出版，书中荟萃段凤舞长期临床实践摸索的经验方及其家传方，深受医林同道欢迎。

二、主要学术思想及经验

段凤舞留下的医案及临床经验有限，他的主要学术思想如下。首先，肿瘤是一种局部患病影响全身的特殊疾病，有其自身的规律和临床特点。治疗肿瘤要辨证准确，或攻或补，或攻补兼施，均宜集中力量，以求奏效。其次，应该"病""证"并重，辨病与辨证相结合。虽病情有轻重、体质有强弱、气血有盛衰，肿瘤的生长、发生大多为全身正气不足所致。再则，突出脾胃，重视整体。他在临床上十分重视患者整体情况。如早期病邪尚浅，正气未衰，则以攻为主；中期正气偏虚，病邪渐进，应攻补兼施；晚期气血衰败，病多累及他脏，气血衰败，当以扶正为主，延长生命。段凤舞善于内外合治，积数十年之经验，对恶性肿瘤相关性疼痛使用内外结合治法，临床止痛效果甚好，后来推广至外敷其他肿瘤转移部位，疗效亦佳。

对于原发性肝癌的诊治，段凤舞受古今医家的影响，通过实践逐步认识到肝癌多虚，肝癌多是由于长期情志不疏，肝郁气滞，血行不畅，形成瘀血内停，瘀血阻滞气机，进一步加剧血瘀，瘀久则水湿内停，水瘀互结，阻塞脉络，而成痞块积聚。所以治病求本，需调气、化瘀、利水使瘀去，水湿利而气调积消。在清末名医张锡纯为治膈食而设的参赭培气汤的基础上，段凤舞加减改造成"参赭培气逐瘀汤"[2]，方由生赭石、太子参、生山药、天冬、天花粉、桃仁、红花、鳖甲、赤芍、猪苓片、泽泻、生黄芪、枸杞子、焦山楂、焦六曲、龙葵、白英等组成，用来治疗原发性肝癌。方中生赭石生新凉血，镇逆降气，祛痰止呕，通便，引瘀下行；太子参、山药培中养胃，防用开破之药损伤肠胃；天冬、天花粉滋阴生津，因用开破之药猛烈，恐伤胃液；桃仁、红花、鳖甲、赤芍活血化瘀，消肿止痛，兼以通络；泽泻、猪苓等利水化瘀血；生黄芪、枸杞子益气滋补肝肾；焦山楂、焦六曲健脾和胃；龙葵、白英清热解毒，凉血利尿。此方将消癥、扶正、解毒三法集于一方。根据临床辨证，只在各法用药的孰轻孰重上做文章，执简驭繁，疗效显著。

段凤舞擅长使用"消癥止痛法"治疗癌痛[3]，先后创制了肝外1号、肝外2号、消癥止痛方等验方，应用于临床多年，取得了令人满意的疗效。段氏消癥止痛法可概括为"化癌解毒，除痰散结，活血止痛，施药于外"，常用的药物有冰片、青黛、血竭、乳香、没药、蟾酥、川乌、草乌、生南星等。后期临床课题采用多中心、大样本、随机双盲、安慰剂对照试验，验证中医"消癥止痛法"治疗癌性疼痛的临床疗效，进一步完善了中医"段氏消癥止痛法"治疗癌痛的诊疗规范，进而促进了基层中医药防病治病能力的提高，实现了对名老中医学术经验的挖掘与继承。

（一）清热解毒、养阴生津治疗放射性损伤[4]

恶性肿瘤患者因放射治疗，常并发放射性皮炎，致使皮肤损坏、渗液；或由于化疗药物的刺激，发生静脉炎；或某些化疗药物渗漏出血管，造成软组织急性炎症，甚则坏死，这些情况给患者带来很大痛苦，有的患者还会因此影响治疗。段凤舞认为这类反应是外来毒邪为患，常采用内外并治。内治多以清热解毒、养阴生津为大法。若患者脾胃健运，常以五味消毒饮加味；若脾胃受损，则在健脾和胃基础上佐以解毒清热之味。外治则分别情况，选用二黄煎、龟甲散或生肌玉红膏等。

如某患者，左颈部网织细胞肉瘤，在某医院门诊化疗时，不慎将药物漏出血管，左手臂软组织红肿、疼痛。邀段凤舞会诊，见局部发紫，用二黄煎（即黄柏30g、黄连15g）浓煎湿敷，一周而愈。

若为化疗引起的静脉炎，常于二黄煎中加红花10g以行血，利于炎症吸收。如某患者右乳根治术后，左腋下淋巴结转移，在某医院放疗，局部溃破流水，烧灼难忍，胃纳尚可。段凤舞视其脾胃尚健，药用：野菊花12g，连翘12g，金银花10g，蒲公英15g，紫花地丁10g，紫背天葵10g，生地10g，石斛12g，生甘草6g，陈皮6g。水煎，每服1剂，连服5剂。外用药则以炙龟甲60g，研粉撒疮面，一周后溃破处愈合。龟甲为血肉有情之品，既具滋阴清热之力，又有收敛固涩生肌之功，用于放射性皮炎溃破液颇佳。若渗液较多，可先用二黄煎湿敷，待渗液减少再用龟甲散。

（二）养育胃阴、清热涤痰治疗消化道不良反应

脾胃不和，胃阴不足，症见脘胀纳差，口干喜饮，或大便干燥，舌质红、苔少或有舌苔但剥脱若地图样，脉细，常选用甘寒、酸甘之品，以养育

胃阴为主，如益胃汤加减：生地、沙参、麦冬、玉竹、石斛、连翘、炒陈皮、生山楂等。若脾胃虚弱，偏于气虚而出现小腹饱胀不适，不思饮食，舌胖嫩或舌边有痕、苔白，脉弱，常用甘温药健脾和胃，如香砂六君子汤加减：木香、砂仁、陈皮、半夏、茯苓、白术、太子参、生黄芪等。若脾土虚弱，肝木乘之，出现胃脘胁肋窜痛，胃脘嘈杂，嗳气吞酸，脉细弦等肝脾（胃）不和证候，则常投柴胡疏肝散或六君子汤合左金丸加减。不良反应主要表现为恶心欲吐、呃逆频作者，一般常用橘皮竹茹汤或旋覆代赭汤加减。

脾胃受损，运化无权，痰湿内停，郁而化热，痰热结滞，阻塞中焦，致升降失度，症见胸脘堵闷、不思饮食、呕恶频作，或大便秘结，舌苔多白厚腻或黄厚腻。这类患者脾胃虽虚，但痰热不除，亦难进补益之剂，故段凤舞常先清热涤痰开结，交通上下，使脾胃健运，痰湿得去，方予补益，常苦辛并用。如某患者，右肺癌纵隔淋巴结转移，在某医院放疗1个疗程，出现胸闷气短，胃脘堵闷不适，不思饮食，大便2~3日一行，小便黄，舌质红，舌苔黄厚，脉细兼滑。患者原本气虚，放疗又伤及阴，脾胃亦受损，痰与热结于中，故应先去其痰开其结。药用全瓜蒌15g，清半夏10g，马尾连15g，广郁金10g，南沙参15g，远志10g，前胡10g，杏仁10g，鱼腥草30g，山楂、神曲、麦芽各10g。水煎，每日服1剂。服药2周后，大便已趋正常，每日一行或2日一行，舌苔转为薄黄，胃脘堵闷减轻，胃纳好转，再投益气养阴剂调治。

（三）健脾益肾、益气育阴治疗骨髓抑制

火热毒邪深入，损伤肝肾，精髓亏虚，会出现白细胞或血小板减少，并伴周身乏力，腰膝疲软，头晕，目眩，耳鸣，或心悸气短，或五心烦热等症状。段凤舞多以脾胃为中心，全面兼顾，健脾益肾，益气育阴。对于轻度白细胞下降，全身反应不明显，脾胃尚健者，仅以黑木耳一味，洗净焙干研面，每日以15~30g分3~4次冲服。黑木耳入肾，具益气养血之功效，一部分患者服后白细胞即可上升至正常水平。对于一般白细胞或血小板下降伴全身症状者，常用经验方：生黄芪15~30g，太子参15~30g，白术10g，陈皮6~10g，半夏10g，山

药 10g，当归 10g，枸杞子 15g，女贞子 15g，何首乌 15g，黄精 15g，知母 6g，鸡血藤 15~30g，石韦 30g，三七粉（分冲）3g，大枣 5 枚。若血小板降低，再加商陆 15~30g，五味子 10g。该方亦是常用于放、化疗的保护方剂，可预防不良反应发生（若预防放疗不良反应，则加入清热解毒药 2~3 味，如金银花、菊花、天花粉）。他特别注意用三七，认为在益气养血药中加入三七行血，可促新血生长，提高疗效。

由于火热毒邪内侵，灼伤阴液，常出现口干舌燥，咽喉灼痛，齿龈、舌、颊及咽喉等部位溃烂，大多数患者伴有大便干燥秘结、小便黄等症状；若火毒上炎，还可见头痛目赤。由于肿瘤证候多虚实夹杂，因此段凤舞在养阴清热的同时，必加补气之品，遵古人"善补阴者，必于阳中求阴"之训，常用药物如太子参、生黄芪、麦冬、沙参、枸杞子、芦根、生地、白茅根、花粉、射干、山豆根、金银花、生甘草等；若见毒火上炎，则加野菊花、蔓荆子。外用药常用清热解毒、消肿止痛、化腐生肌之冰硼散或锡类散等。

段凤舞教授充分发挥中医药辅助治疗肿瘤治疗相关不良反应的优势，在解决矛盾特殊性的基础上凝练出防治思路，为防治恶性肿瘤不良反应提供了中医方案。

第二节 余桂清

一、个人介绍

余桂清，男，1921 年出生，主任医师、教授，中国中医科学院广安门医院肿瘤科创建者，曾任中国中医研究院（现更名为中国中医科学院）广安门医院肿瘤科主任、中国中西医结合学会肿瘤专业委员会名誉主任委员、中国抗癌协会常委及肿瘤传统医学委员会主任、中华医学会肿瘤学分会常委、中国抗癌基金会理事、中国中医研究院资深研究员。

余桂清 1921 年 9 月 15 日出生于湖北武汉，1947 年 6 月毕业于原国立江苏医学院，从事外科工作。1947—1955 年先后在江苏镇江基督医院、汉口普爱医院和市立第二工人医院外科工作。1955 年积极响应党中央传承和发展中医学的号召，调入中国中医研究院，接受名老中医段馥亭先生指导，刻苦钻研中医，从此将自己的一生奉献给了中医事业。1960—1962 年参加原卫生部举办的西医离职学习中医班，并以优异的成绩结业，开始了中西医结合治疗肿瘤的工作。他强调中医与西医的结合、现代技术与中医相结合，强调中医也要学习西医，先后担任"六五"和"七五"国家攻关课题组长，承担了多项国家中医药管理局的科研课题。先后获得国家科技进步三等奖、部级二等奖，以及国家计委、国家科委和财政部联合颁发的多项奖励证书。多次荣获原卫生部、国家中医药管理局"优秀共产党员"称号。享受国务院政府特殊津贴，并获得全国"五一劳动奖章"。

1949 年后，随着人民生活水平的提高和医疗卫生条件的改善，疾病谱也发生了相应的转变。一些严重的传染病得到了有效的控制，而恶性肿瘤的发病率却在逐年上升。1963 年初，上级决定创建我国第一个中医、中西医结合肿瘤专业科室，正值壮年的余桂清被选定承担这一重任，被任命为中国中医研究院广安门医院（现更名为中国中医科学院广安门医院）肿瘤科主任，这是我国成立最早的中医肿瘤科室[5]。在肿瘤科成立伊始，余桂清总想找到能直接杀死癌细胞的药物和处方，但效果一直不甚理想，于是他遵循中医辨证论治思想，从调动人体自身的抗癌能力入手，探索治癌防癌的道路。

20 世纪 60~70 年代，余桂清作为医疗队队长，率队深入太行山区食管癌高发地河南林县，河北磁县、武安、涉县等地，进行癌症普查和防治研究。筛选了数十种抗癌中药，系统地观察了征癌片、抗癌乙片、二术玉灵丹、人工牛黄散、六味地黄丸等中医方药的疗效，同姜延良教授合作完成了"益肾阴法六味地黄丸治疗食管上皮重度增生预防食管癌"和"抗癌乙片治疗食管重度增生预防食管癌"两项重大科研成果，研究出辅助食管癌诊断的"舌诊法"，并培训农村基层医生数百名。在临证过程中，余桂清认真比较了中医、西医治疗肿瘤的各自特点，逐步形成了中西医结合治疗肿瘤的新思路。

20世纪70~80年代，余桂清教授牵头在中医肿瘤界率先开展对扶正培本治则的研究。他先后主持了三届全国中医肿瘤扶正培本研讨会。他所领导的国家"七五"攻关课题——健脾益肾冲剂合并化疗治疗晚期胃癌，获得了原卫生部乙级成果奖；猪苓多糖治疗肺癌获得了中国中医研究院奖。经过他的不懈努力，扶正培本法成为中医治疗肿瘤的基本治则。

余桂清教授学贯中西，博采众家之长，同时还具有科学严谨的治学态度和对患者高度负责的精神，为身边的医生树立了榜样。他经常组织病案分析讨论，邀请著名专家进行专题讲座，积极为年轻人的成长创造条件，造就了一支高素质的科室人才梯队。在他的带领下，中国中医科学院广安门医院肿瘤科从无到有，从一个普通科室发展成为全国中医肿瘤医疗中心，在各方面条件都很艰苦的情况下，还建立了我国第一个中医肿瘤研究室，进行中医肿瘤的理论整理和基础研究。他提出以中医理论作为基础，应用现代科学技术，中西医结合、临床与实验结合，开展多学科、多途径、全国大协作的研究，取得防治肿瘤的优势。

他还善于团结不同流派的学者、不同资历的中医名家以及西医界的朋友，主持了九届全国中西医结合肿瘤学术大会、三届国际中医肿瘤学术研讨会。在他的带领下，形成了一支中医、中西医结合防治肿瘤的庞大队伍。他的许多开创性工作和成绩，使他成为公认的中医、中西医结合肿瘤学科创始人和学术带头人。

余桂清教授为中医药的国际化也做出了巨大的贡献。1987年他在意大利罗马主讲"中医治疗肿瘤""针灸治疗肿瘤"。1994年应英国牛津大学格林学院邀请，进行了题为"现代中西医结合肿瘤研究进展"和"肺癌、胃癌的中西医结合防治"的讲座。他多次到日本、意大利、法国、美国、朝鲜、印度尼西亚、英国、新加坡等国进行访问、会诊、讲课，引起世界医学界对中医药防治肿瘤的高度重视。

余桂清教授先后发表了40余篇学术论文及多部专著，如"肿瘤扶正培本几个问题的探讨""中医、中西结合防治恶性肿瘤新进展""肺癌、鼻咽癌、食管癌等中西医结合治疗""关于胃癌的讨论"，以及《历代中医肿瘤案论选粹》《中西医结合治疗肿瘤的有效病例选》等。1988年被世界文化委员会授予爱因斯坦科学奖，1994年被美国传记研究所载入《国际名人录》。

二、主要学术思想及经验

余桂清教授认为，与西医学手段不同，中医药治疗肿瘤是在整体观念指导下，通过培补脏腑气、血、阴、阳不足，调整机体失衡状态，使内环境趋于稳定，增强患者体质和抗癌能力。中医药的疗效特点，并非直接清除瘤体、杀灭癌细胞，而是在保持瘤体稳定的前提下，更注重使患者获得较高的生活质量和较长的生存时间，在此基础上提出扶正培本法治疗恶性肿瘤。扶正培本法最能体现中医药治疗肿瘤的这一特点和优势，因此，也是肿瘤治疗领域应用最为广泛的法则。

运用扶正培本法，特别应区别于一般的支持疗法，它包括"扶助"和"调理"两个方面，既强调扶植本元、培补正气，又强调协调脏腑气、血、阴、阳，最终的目的是使机体恢复"阴平阳秘"的状态[6]。扶正培本治则拥有丰富的内涵，具体又可演化出众多不同治法。

（一）扶正培本临床经验[7-8]

1.健脾益气法

恶性肿瘤多有整体为虚、局部为实的特点，对此顽疾，中医从整体出发，认为调补脾胃、建立中气最为重要。余桂清教授特别推崇李东垣注重脾胃的学术思想，他认为，中医治疗肿瘤不求取效于一时，而在徐图养正，累以寸功，往往可获得使患者长期生存之效果。特别对于晚期患者，尤需时时注意顾护胃气。胃气一振，则化源充足，诸症缓解，或可重现生机；胃气一绝，诸药罔效，势必不救，正如《黄帝内经》所云："有胃气则生，无胃气则死。"运用健脾益气法宜选太子参、白术、茯苓、生黄芪、陈皮、薏苡仁等，宗四君子汤、补中益气汤之意而治之。临床实践证明，上述方药对于改善肿瘤患者生活质量、延长生存时间确有较好疗效。药理实验发现这类方药能显著改善肿瘤患者机体免疫功能，有直接或间接抑杀癌细胞的作用。

2. 养阴生津法

养阴生津法主要适用于放、化疗后阴液大伤及晚期表现为毒热炽盛的患者，症见口干咽燥或烦渴不欲饮、五心烦热、午后低热、便秘溲赤、夜寐不安，舌红苔薄，脉弦细数。常用药物有生地黄、沙参、麦冬、石斛、玉竹、黄精、玄参、山药、枸杞子、天花粉、熟地黄、知母、鳖甲、五味子等。现代研究发现，免疫功能缺陷可能是阴虚证的本质之一。上述养阴药可以延长抗体存在的时间，调节交感神经和内分泌系统，缓解代谢亢进状态，保持内环境的稳定，促进单核细胞的吞噬功能和骨髓细胞增生，降低蛋白分解。运用养阴药物应注意防止滋腻碍胃，特别是脾虚胃弱、痰湿内阻、腹满便溏患者应慎用，或在使用时配伍健脾理气之药。

3. 补肾温阳法

中医认为肾为"先天之本"，主骨生髓，又主一身之阳气，久病必伤及肾。这一观点同免疫学和内分泌学的研究结果相符合。肾虚造成的免疫状态低下与肿瘤发生、发展密切相关，而温补肾阳类药物能激活机体免疫系统，提高垂体、肾上腺皮质系统兴奋性，对遏制肿瘤的发生、发展起着一定作用。

补肾温阳法主要适用于晚期恶性肿瘤患者，特别是妇女尤其是老年妇女乳癌去势术后，有形寒肢冷、神疲乏力、腰酸冷痛、尿频频而清、大便溏薄、舌淡胖、苔薄白、脉沉细等肾阳亏虚或脾肾不足的表现。常用药物有补骨脂、肉苁蓉、淫羊藿、仙茅、巴戟天、熟附子、冬虫夏草、杜仲、川续断，以及肾气丸、右归丸等方药。现代药理研究证明，补肾壮阳药物能调节人体免疫功能。应用补肾壮阳药应注意避免温燥，对阴虚火旺患者应慎用或配伍其他药物，以免助火劫阴。

4. 益气生血法

恶性肿瘤对机体的消耗以及手术、放化疗损伤，常造成患者血象下降而有头昏耳鸣、心悸气短、倦怠乏力、面色萎黄、舌淡苔薄、脉细弱等气血不足表现，对此可选黄芪、当归、白芍、何首乌、熟地黄、龙眼肉、红枣、鸡血藤、紫河车、枸杞子，以及当归补血汤、四物汤等方药。现代研究表明，益气生血药物可显著提高患者血象，改善骨髓造血功能，特别是能够改善西药生血药物造成的

血象不稳，有较好疗效。应用益气生血药物，如适当配伍滋补肝肾类药可增强疗效；少佐健脾行气药，可制腹胀纳呆之弊。若患者有虚热之证，尚须佐以清解虚热药物。

以上几法是余桂清教授在肿瘤治疗中常用的法则，当然，肿瘤患者的治疗不可无扶正，中医扶正法则的关键是对证合理，这也是其用之有效之处。

（二）扶正培本法在肿瘤综合治疗中的应用

扶正培本法是肿瘤综合治疗中的重要组成部分，通过合理安排，配合其他治疗手段（如手术，放、化疗，生物治疗等），能够获得最佳的治疗效果。具体说来，应当根据患者病情进展、机体邪正消长状态，采取不同的阶段性治疗策略。当患者初诊邪盛时，应尽可能地采用手术，放、化疗治疗以打击和消灭肿瘤（攻邪为主），同时要注意保护正气（辅之以扶正培本治疗）；待肿瘤负荷大大降低后，将治疗重点转为以扶正培本为主，最大限度地促进造血功能和免疫功能的恢复（重建正气）；经过免疫功能和骨髓功能的重建，必要时还可转入以打击肿瘤为主的第三阶段，巩固疗效，尽可能地清除体内的残存癌细胞；此后再进入长期扶正培本为主的治疗，预防肿瘤复发转移或在保持瘤体稳定的前提下使患者获得较高的生活质量和较长的生存时间[9]。这种将中医扶正与西医学手段结合起来的方法是肿瘤综合治疗模式，以余桂清教授为创始人的广安门医院肿瘤科称其为扶正三阶段，并广泛应用于临床，收到了很好的疗效。

1. 扶正培本与手术相结合

（1）术前调理，保证手术顺利进行

手术是肿瘤治疗的主要方法，术前患者机体内部常常存在着不同程度的阴阳失衡状态，如水电解质紊乱、营养不良、贫血、炎症、精神恐惧而出现阴虚或阳虚证候。这些会降低患者机体的耐受力和抗癌力，此时若进行手术，术中易出血或血压下降，术后并发症较多，恢复也较慢。如果在术前1~2周配合应用扶正培本药物，可以调理患者脏腑功能和气血、阴阳，使机体保持"阴平阳秘"的状态，不但有利于手术顺利进行，术后并发症也较小。常用的扶正培本法有补气养血、健脾和胃、滋补肝肾，方药如四君子汤、补中益气汤、四物汤、

八珍汤、十全大补汤、保元汤、六味地黄汤。

（2）术后促进恢复，防治并发症

手术损伤往往会造成身体脏器功能紊乱，特别是胃肠功能失调、免疫能力下降、伤口愈合困难以及并发症。益气固表法适用于术后患者出现气短、乏力、汗出、恶风等气虚卫表不固证候。养阴生津法适用于术后失血过多伤及阴液，胃阴大亏，口咽干燥、舌红少津、脉细数。健脾和胃法适用于术后脾胃不和，胃肠功能紊乱，纳差、腹胀、便秘。益气解毒法适用于术后伤口难以愈合的患者。

2. 扶正培本与化疗相结合

化学药物治疗是肿瘤治疗的重要手段。由于化疗药物的不良反应，人体往往会产生不同程度的化疗反应，主要表现为骨髓抑制导致白细胞、血小板下降、贫血，消化道反应（如纳呆食少、恶心呕吐、腹痛腹泻）以及心、肝、肾功能异常。中医学认为，化疗药物损伤人体气血津液，导致脏腑功能紊乱。扶正培本法能够减少化疗的不良反应，减轻症状，增强机体免疫功能，提高化疗通过率，对某些化疗药物还有增敏作用，特别是在治疗化疗引起的血象下降时，不仅效果明显，而且能够克服西药生血药引起的血象不稳问题。

（1）治疗化疗引起的血象下降

对于化疗引起的骨髓抑制、血象下降、血小板减少，中医多认为是气血两虚、脾肾亏损，治以益气生血、健脾补肾。

（2）治疗化疗引起的消化道反应

对于化疗引起的纳呆食少、脘痞胀满、嗳气泛酸、恶心呕吐以及便秘腹泻、苔薄白腻或薄黄、脉细滑或细弦等，中医多辨证为脾胃不和，治以健脾理气和胃。余教授认为投以益气健脾和胃中药，如人参、党参、白术、山药、黄芪、淡竹茹、焦三仙、木香、砂仁、法半夏、陈皮等可治疗恶心、呕吐、腹胀、食欲减退等症状。

（3）治疗化疗引起的多脏器功能损伤

很多化疗药物对心、肝、肾功能有一定损伤，中医应用扶正培本方法，治以补血养心。

3. 扶正培本与放射治疗相结合

放射治疗会不同程度地耗气伤阴，甚则损及津液、脏腑。临床表现为胃脘不适、倦怠乏力、纳呆食少、脘胀不适、恶心欲吐、口干喜冷饮、心烦、小便短赤，大便干结，舌红或暗红，苔黄，脉弦、滑、数。中医认为这是热毒内盛，津液受损，气血不和，脾胃失调，肝肾亏损。故而治疗以扶正培本为大法，采用益气养阴、凉补气血法。

目前，扶正培本法治疗肿瘤的研究还要不断挖掘和发展，以余桂清教授为首的中医学者认为在扶正培本的研究里还有许多工作要做。

第一，治则治法是中医治疗学的核心内容，是中医药研究的重要切入点。应当立足于临床实践，进一步丰富扶正培本治则在肿瘤治疗中的不同治法，以及与其他治则治法的配伍应用，以提高疗效。

第二，有效控制复发转移是肿瘤临床治疗成功的关键，应重视扶正培本法在这一领域的研究，一些相关实验已经显示出较好的苗头，扶正培本法在控制肿瘤的复发转移方面有望发挥更大的作用。

第三，中医药治疗肿瘤的疗效特点不在明显缩小瘤体，而是在保持瘤体稳定的前提下，使患者获得较高的生活质量和较长的生存时间。这一特点也符合西医学"以人为本"的先进理念。因此，应区别于生物医学模式下只重视肿瘤客观缓解率的评价标准，建立更符合中医药治疗肿瘤特点的科学的疗效评价体系。

第四，扶正培本法治疗肿瘤的临床研究，应引入现代循证医学的思想，组织多中心、大样本、随机、双盲的临床试验，来验证扶正培本方药在治疗肿瘤中的作用，拿出可靠的数据，以便于同国际接轨，促进扶正培本治疗肿瘤的方法走向世界。

第五，中药复方具有多途径、多靶点调节人体的作用。因此，对于扶正培本治疗肿瘤的有效方药要着眼于从整体、细胞、分子多个水平的研究，以进一步揭示其作用机制。总之，余桂清教授在扶正培本研究和治疗肿瘤方面取得了巨大成绩。在他的工作和领导下，扶正培本的治则已广泛应用于肿瘤的临床，这一方法推动了中医治疗肿瘤的发展，促进了中医药走向世界。

第三节　张代钊

一、个人介绍

张代钊，男，1929 年出生于四川自贡市，中共党员，中日友好医院主任医师，北京中医药大学教授，博士研究生导师，全国首批 500 名著名中医专家之一，全国著名中西医结合专家经验继承导师，享受国务院特殊津贴。

1955 年毕业于山西医学院医疗系。1955—1958 年在原卫生部中医研究院主办的全国第一期西医学习中医研究班学习。1958—1983 年在中国中医研究院内外科研究所及广安门医院工作，1983 年调中日友好医院工作。曾任中日友好医院肿瘤科主任院学术委员会委员、中国医学科学院及中国中医研究院林县食管癌研究队副队长、《中华肿瘤杂志》编委、国务院学位委员会学科评议组第三届成员、中国中西医结合学会第二至四届理事、肿瘤专业委员会副主任委员、中国癌症研究基金会常务理事、中医药肿瘤专业委员会主任委员、中国抗癌协会肿瘤传统医学委员会副主任委员、中央保健会诊专家、中华医学会医疗事故技术鉴定专家、《中西医结合外科杂志》和《中国肿瘤临床年鉴》编委、中央电视台医学顾问、英国剑桥国际传记中心及美国传记研究所顾问委员会名誉委员。

在从事中西结合防治常见肿瘤的 50 余年中，张教授精于辨证施治，结合辨病治疗，在提高癌症患者的生存质量、延长生存期等方面积累了丰富的经验。尤其自 1960 年初，与中国医学科学院肿瘤医院协作，在全国率先开展中医药防治恶性肿瘤放化疗不良反应的临床研究，通过数十年实践，探索出行之有效的证治规律。2000 年荣获中央保健委员会颁发的中央保健工作成绩优秀奖，2001 年荣获中国中西医结合学会颁发的中西医结合贡献奖。曾参加国家"六五""七五""八五"攻关课题及多项省部级课题，获原卫生部科技进步乙等奖，中日友好医院科技进步一等奖及 1995 年第二届世界中医学大会国际金杯一等奖。出版《中西医结合治疗癌症》（已译成英文版，在英、美等国家发行）《张代钊治癌经验辑要》《中西医结合治疗癌症有效病历选》《中西结合治疗放化疗不良反应》（已译成英文版，在英、美等国家发行）等专著，参与《实用肿瘤学》《胃癌》《肿瘤药物治疗》《名医特色经验精华》《建国 40 周年中医西药科技成果》等著作的编写，发表论文 80 余篇，培养硕、博士研究生及学术继承人 10 余人。

二、主要学术思想及经验

（一）对中医肿瘤的认识

张代钊教授认为，肿瘤发生的病机主要为气血不和、痰湿不化、毒邪为患和脏腑虚损。治疗原则方面，张教授根据古人"坚者削之，结者散之，留者攻之，损者益之"的治疗原则，通过多年的临床实践，基于以上对病因病机的认识，对常见肿瘤的治疗总结为理气活血（活血化瘀）、通经活络、化痰利湿、软坚散结、解毒止痛、补气养血、健脾和胃、滋补肝肾八大法则。其中前五种针对肿瘤局部，以祛邪解毒为主；后三种针对患者体质虚弱，以扶正培本为主。无论早、中、晚各期的肿瘤，在治疗过程中都要随时注意调理患者的脾胃功能（有胃气则生，无胃气则死），以增进食欲和促进患者早日恢复健康为目的[10]。

（二）扶正培本法在肿瘤综合治疗中的应用

扶正培本法是肿瘤综合治疗中的重要组成部分，通过合理安排，配合其他治疗手段（如手术，放、化疗，生物治疗等），能够获得最佳的治疗效果。具体说来，应当根据患者病情进展、机体邪正消长状态，采取不同的阶段性治疗策略。当患者初诊邪盛时，应尽可能地采用手术，放、化疗治疗以打击和消灭肿瘤（攻邪为主），同时要注意保护正气（辅之以扶正培本治疗）；待肿瘤负荷大大降低后，将治疗重点转为以扶正培本为主，最大限度地促进造血功能和免疫功能的恢复（重建正气）；经过免疫功能和骨髓功能的重建，必要时还可转入以打击肿瘤为主的第三阶段，巩固疗效，尽可能地清除体内的残存癌细胞；此后再进入长期扶正培本为主的治疗，预防肿瘤复发转移或在保持瘤体稳定的前提下使患者获得较高的生活质量和较长的生存时间[11]。

（三）肺癌的辨证论治[12]

张教授认为肺癌患者的辨证分型包括阴虚内热、脾虚痰湿、气阴两虚、气滞血瘀、肺肾两虚五型。患病初期以实证为主，同时多合并有气虚和阴虚；随着病情的进展，虚证加重，邪气更重。初期可重用祛邪之品，中期祛邪扶正并用，晚期重用扶正，少用祛邪。其中，阴虚内热用沙参麦冬汤合百合固金汤，脾虚痰湿用二陈汤合四君子汤加减，气阴两虚用生脉饮合四君子汤加减，气滞血瘀用瓜蒌薤白半夏汤加减，肺肾两虚用二仙汤合补肾定喘汤（经验方）加减。在随证加减方面张教授有一定的经验：咳重加川贝母、炙枇杷叶；痰不利重用全瓜蒌；咯血重加白及、藕节、侧柏叶炭、生地炭；声音嘶哑选加木蝴蝶、川芎、玄参、蝉蜕；胸痛不止选加制乳没、瓜蒌皮、橘络、延胡索；自汗短气选加人参、五味子、炙黄芪；脘腹凉加干姜、制附子；吐酸加乌贼骨；便溏泄加炒山药、菟丝子；便秘甚加大黄、麻仁；失眠加夜交藤、合欢花、生龙牡；纳呆加鸡内金、焦三仙；腰困痛者加川续断、杜仲、枸杞子。

（四）食管癌的辨证论治[13]

张代钊教授把食管癌患者的临床症状总结为"噎—吐—痛—梗—衰"。具体而言，食管癌患者最早出现的是进食有哽噎感——噎；随着食管进一步狭窄逐渐出现吐涎沫，甚至进食后呕吐——吐；肿瘤向周围侵犯，出现胸背疼痛——痛；肿瘤向食管内生长，最终完全梗阻——梗；因为不能进食，体质迅速下降，而出现衰竭——衰。

噎、吐的病机包括痰、气、瘀、热4种类型，疾病性质为本虚标实，病位在食管，属胃气所主，与肝、脾、肾密切相关。肝脾肾功能失调，导致气、血、痰互结，津枯血燥而致食管狭窄、食管干涩是噎膈的基本病机。治疗应该在益气理气的基础上，结合患者症状辨证治疗。痰湿壅盛者常用半夏10g，天南星10g，莪术15g，沉香10g；肝郁气滞者常用逍遥散加急性子15g、威灵仙10g、广木香

10g、紫苏梗10g；血瘀热毒者常用四物汤加莪术15g、山慈菇15g、水红花子10g、露蜂房10g；热毒伤阴者常用生脉饮加银柴胡10g、鳖甲20g、生地黄20g、天花粉20g、山豆根10g。

疼痛者多以理气活血化瘀为法，常用五灵脂90g，没药60g，蒲黄（炭）60g，沉香30g，白芷15g，细辛9g，当归15g，川楝子30g，白芍30g，延胡索30g。共研细末，装入胶囊（每粒0.3g），每次1或2个胶囊，每天3次。另外也用缓急止痛的治法，用于癌性疼痛，减轻患者的痛苦，常用罂粟壳3g，白屈菜30g，延胡索15g，白芍20g，水煎服，每日1剂，分2次服。

对于食道梗阻的处理，重在痰、瘀，痰瘀互结是其根本，因此降气化痰、活血化瘀、软坚散结是主要的治疗措施。化痰祛湿法常用苍术15g，黄连3g，麻黄3g，水煎服，每日1剂，用于大量吐黏液的患者。降气化腐法常用硇砂6g，硼砂6g，丁香9g，冰片1.5g，共为细末，含化，每日4次。对于有溃疡的食管癌患者禁用硇砂，以防发生穿孔出血。活血化瘀法常用壁虎10条，天葵子30g，浸于250ml白酒内1周，每日4次，每次2ml。活血化瘀、软坚散结法常用麝香1.5g，人工牛黄9g，乳香15g，没药15g，三七30g，共研细末，每次2g，每日含化4次。

食管癌晚期衰竭状态，除气虚外，常常有血虚的表现，张教授多采用气血双补，并强调此时患者已不堪攻伐，尽量不用软坚散结之品。常用益气养血法：黄芪30g，当归15g，女贞子30g，补骨脂9g，鸡血藤30g，竹茹9g，每日1剂。四宝茶：冬虫夏草1或2根，西洋参10~30g，枸杞子15~30粒，大枣20~30g，每日煮水500ml饮用。如果经济状况受限，可以只用后3味药。

（五）防治放化疗不良反应[14]

癌症患者在放射治疗中所出现的不良反应多为热象较重、热毒伤阴之证，因此其主要治疗原则为清热解毒、生津润燥、补气养血、健脾和胃、滋补肝肾、活血化瘀（增加放疗敏感时用之）等6大治疗原则。癌症患者在化疗中随着化疗药物在体内累积量的增加，其不良反应主要为气血损伤、脾胃失调及肝肾亏损等，而毒热及伤阴之证不如放疗不良

反应那样严重，因此其主要治疗原则以扶正为主，即补气养血、健脾和胃、滋补肝肾；如出现炎症反应可酌情增加清热解毒之剂。

（1）清热解毒

适用于放化疗过程中预防或出现高热和各种炎性反应时，常用清热解毒药有银花15~30g，连翘15~30g，山豆根9~15g，射干9~15g，板蓝根15~30g，蒲公英15~30g，黄连6~9g（无黄连时用马尾连12~15g代替）。

（2）生津润燥

适用于放疗中出现咽干、口干、舌燥等热毒伤阴、津液受损症状之患者，常用生地15~30g，元参9~12g，石斛15~30g，天花粉15~30g，芦根30~60g等。

（3）补气养血

分凉补气血和温补气血两法。凉补气血适用于气血虚弱而证候偏热者，如在放疗中因热毒过盛，造成癌症患者气血亏损时即可采用凉补气血之药物治疗。常用凉补气血药有生黄芪15~30g，沙参15~30g，西洋参3~6g（另包单煎单服），生地15~30g，丹参15~30g等。温补气血适用于放化疗中气血双亏、形体虚弱而证候偏虚寒之患者。常用药物有党参15~30g，太子参15~30g，红参6g（以上诸参每次用药时选用一味即可），阿胶9g（烊化

冲服），三七粉3g，黄精15~30g，紫河车6g，龙眼肉9g，红枣7枚。

（4）健脾和胃

在放化疗中患者出现消化障碍时用之。饮食不香、脾胃虚寒、喜热饮者以香砂六君子汤加减（党参15~30g，焦白术9g，茯苓9g，甘草6g，陈皮9g，半夏9g，广木香3~5g，砂仁3g）。恶心呕吐，如呕吐酸水、苦水者，多属胃热之证，宜以炒陈皮、清半夏、茯苓、竹茹、黄连（或马尾连）、麦冬、枇杷叶等煎服；如呕吐清水、凉水者，多为脾胃虚寒之证，宜用炒陈皮、姜半夏、茯苓、炙甘草、党参、丁香、柿蒂等加减。腹泻可用参苓白术散及四神丸等加减，常用药有党参15~30g，白术9g，茯苓9g，焦薏苡仁30g，肉豆蔻9g，吴茱萸9g，补骨脂9g，诃子肉9g。

（5）滋补肝肾

主要适用于机体衰弱、全身疲乏、精神不振、心悸、气短、白细胞下降及血小板减少等症。常用药物有枸杞子9~15g，菟丝子9~15g，杜仲9~15g，女贞子15g，山萸肉15g。

（6）活血化瘀

为了增加放射治疗的敏感性可在方药中增加一些活血化瘀药，常用药物有桃仁9g，红花3~6g，苏木9g，丹参9~15g。

第四节　于尔辛

一、个人介绍

于尔辛，男，1931年出生，1955年上海第一医学院医疗系本科毕业，任肿瘤医院放射科任住院医师和主治医师。1958—1961年在上海第二届西医离职学习中医研究班学习并结业。1964年任肿瘤医院中医中药研究室负责人。1978年任肿瘤医院中医科主任和中西医结合研究室主任。1986年任上海医科大学肿瘤教研室主任。1986年任教授，1998年退休。曾为博士研究生导师。曾任中国中西医结合研究会肿瘤专业委员会副主任委员、中国抗癌协会传统医学委员会副主任委员、上海市中西医结合学会理事及肿瘤专业委员会主任委员、上海市食疗研究会理

事、上海市抗癌协会理事、上海市中医药学会理事。曾任中国癌症杂志副主编、肿瘤杂志、实用肿瘤杂志编委、上海中医药杂志编委、全国肿瘤学期刊研究委员会科学论文特聘审稿人。曾任中国癌症基金会上海抗癌药物咨询中心委员会委员、上海市疾病预防控制中心慢性非传染性疾病专家委员会委员。曾为全国卫生系统模范工作者、全国教育系统劳动模范。临床强调恶性肿瘤辨证论治的重要性及中西医结合治疗的必要性，国内首倡原发性肝癌脾虚气滞病机制论，以健脾理气为主要治则治疗，临床疗效显著。先后主持国家"六五""七五"科技攻关项目"中西医结合治疗肝癌"，主要科研成果有"以外放射为主中西医结合治疗大肝癌""健脾

理气中药治疗晚期肝癌"等。先后获部省级科技进步二等奖2项、三等奖3项。发表论文100余篇、著作22部。1994年被评为"上海市老中医药专家学术经验继承指导老师",1995年被评为"上海市名中医",享受国务院特殊津贴。

二、主要学术思想及经验

于尔辛教授1958年师从章巨膺学习中医,共同探索和深究《内经》理论和运气学说学术思想。在其四十余年的肿瘤临床实践和探索研究中积累了丰富的经验,形成了自己独特的治疗思想,取得了不少成果,其主要学术观点大部分都体现在中西医结合肿瘤学方面,创造性地提出:病机为先、辨证论治、用药守正,提倡健脾理气法为主中西医结合治疗肝癌。

(一)辨证论治,随机适宜

于老认为中医治疗疾病,尤其是肿瘤,辨证论治是关键,它能全面、深刻、正确地了解疾病性质从而确定相应的治疗。辨证论治是中医学认识疾病和治疗疾病的基本原则,是中医学对疾病的一种特殊的研究和处理方法,是中医学的基本特色之一,其不同于头痛医头、脚痛医脚的普通施治方法,而是"治病必求其本"的大法。依据中医理论,按照癌症患者所表现出的不同症状、舌象、脉象和其他体征,进行辨证归纳分析,寻求病因,加以综合治疗,是中医在恶性疾患和疑难杂症中具备的优势。肿瘤和中医的"证"同时存在于同一患者体内,必定有其内在联系。有癌瘤先出现,使宿主体内引起一系列生理病理改变,成为证;也有宿主体内先起某些变化,有了证,在此基础上逐渐发展成癌;或者,某些因子同时促成癌和证。无论怎样,通过辨证论治治疗肿瘤具有其遵循的规律[15]。

虽然极早期的少数肿瘤患者可能会无症状,无脉象、舌象方面的异常,如同常人,但绝大部分患者,特别是晚期患者,可以出现众多的错综复杂的症状,这就要抓住主证和主要环节,即主要矛盾和矛盾的主要方面,予以辨证,确立病机,然后论治。不能墨守某一个"秘方"或抗癌中草药,希冀能起死回生。以肝癌为例[16],中医可有不同的分型:脾虚可表现为乏力、面色萎黄、便溏、舌淡脉濡,气滞则腹胀纳呆,湿热有目黄尿赤、苔黄腻、舌红脉滑数,血瘀则见肝区疼痛、舌黯带瘀斑,阴虚则舌绛而干、苔剥脉细数等。不同的肝癌患者,或者同一肝癌患者在不同时期,会出现不同症状,治疗各不相同。脾虚予香砂六君子汤加减,气滞用枳实消痞汤加减,湿热予茵陈蒿汤加减,血瘀用失笑散加减,阴虚予一贯煎加减等。再如同一肿瘤的贫血症状,轻者治以补气,如黄芪、枸杞子;中者治以补脾,如党参、山药;重者治以补肾,如龟甲、鹿角霜。因为轻者补气即能生血,中者光靠补气不行,需补脾以生化气血精微,再重则病及肾,骨髓造血不畅,肾主骨,非补肾不足以生血。不同的肿瘤表现出同一病机,治疗可以相同。如胃癌、肝癌、乳腺癌等都可有气滞出现,通常予柴胡疏肝散调畅气机。这种同病异治和异病同治是辨证论治的精神实质,把肿瘤治疗辨证和辨病互参,是辨证论治在临床实际应用和灵活应用的具体体现[17]。

首诊辨证论治的正确与否,往往直接影响到患者的治疗效果。一方面为今后的变证辨证打下基础,观察到病程变化的确切病机,可合理地进行方药的加减化裁,反过来也影响患者对医生的信任程度和配合力度。故而每个症状、舌象、脉象都要细察,寻本求源。中医辨证,需要根据望、闻、问、切等诊断方法,所得证候,再用中医理论,分析病因、病机,然后决定治法。于尔辛教授认为,肝病到肝癌的根本变化环节是脾胃的变化,不是肝,也不是心、肺、肾。肝癌常见症状与脾胃的病理变化有关,按临床进行辨证,分虚证、实证或虚证夹杂证。虚证用四君子汤、补中益气汤、香砂六君子汤类加减;实证以枳实消痞汤、四磨饮、白虎汤类加减;虚实杂证则可将两类方剂合并应用。

(二)重视脾胃,用药简捷

由于历代文献对癌的认识不尽相同,理法方药各式各样,即使在现代治疗中也有清热解毒、活血化瘀、扶益正气等各种治法,各具优势。于教授在具体实践中,十分注重脾胃观点。

脾胃为后天之本,气血生化之源。胃主受纳,脾主运化,无论是食物还是药物都要经过胃的受纳腐熟和脾的运化吸收,依赖脾把精微输布,滋濡全身,发挥功效。同时肿瘤的发生有一部分是脾胃虚弱造成的，且肿瘤治疗中手术、化疗、放疗都影响到机体的功能，常有消瘦、乏力、腹胀、食饮不振、恶心、便溏、苔腻、脉细软等脾胃虚弱之象。

于教授在补益脾胃中有其特点，第一是开胃消导为先，让胃府通过消滞导积后能接受水谷药物以助脾胃之运化，习惯用山楂、神曲、谷芽、麦芽、蔻仁、砂仁、焦山栀、陈皮、半夏等；第二是佐以调理气机，使气机调达通畅，脾气才能把精微输布全身，同时改善肿瘤患者常见的气滞征象，习惯用木香、乌药、大腹皮、枳实壳、橘叶、佛手、八月札，多为"忌刚用柔"之品，理气而不伤阴；第三是补脾分别阴阳，温阳利湿常用党参、黄芪、茯苓、山药、白术、干姜，滋阴生津常用枸杞子、女贞子、知母、生石膏、沙参；第四防滞避腻，常用扁豆、生米仁、熟米仁、茯苓、白术等，很少用熟地、首乌以及一些血肉有情之品，因用之不当有碍机体消化、吸收，不利于康复[18]。

（三）中西结合，扶正为主

于教授一贯的观点是肿瘤的治疗是综合治疗医学，不是单靠哪一种治疗就可以解决问题的。中医和西医的结合是吸取各自的特长，共同发挥作用，且能弥补双方的不足，偏于哪一方对肿瘤的治疗都是无益的。有些肿瘤的治疗方法是世界上公认的好的方法，如乳腺癌手术、鼻咽癌放疗、淋巴瘤化疗等，仅以中药治疗是舍本求末，除非这些肿瘤患者已呈晚期状态，中医药的好处是对绝大部分的患者能改善生存质量，间接地增强免疫功能，减少手术与放、化疗的不良反应和肿瘤复发以及远处转移，提高患者的远期疗效和生存率[19]。

从形式和性质分析，西医的治疗是针对肿瘤本身，是局部治疗，来得较直接；中医的治疗是考虑到患者全身状况，从整体出发的辨证施治，来得比较间接，可以理解为局部治疗实为祛邪，整体治疗乃为扶正。扶正和祛邪正是肿瘤治疗的最基本原则。既然西医有祛邪的有效手段，故在中医治疗上尽可能地以扶正为主。通过补充患者正气，可以调动机体内阴阳气血，平衡脏腑功能，配合西医的手术、放疗、化疗。于教授云："中医、西医，扶正、祛邪，各取所长，各得其所。祛邪之正为扶正，扶正亦正为祛邪。"即使晚期癌肿西医不能简单奏效，

中医仍能辨证运用，病至后期，体虚更不可伐，伐则更易伤正，补益正气尤显得重要，待其神气壮，少辅祛邪之品，可使生命延长。故临床较少见到于教授运用大剂量清热解毒、活血化瘀药物，用也是谨慎从事。

肿瘤扶正的另一层含义还包含精神摄养、饮食调养、适当的形体锻炼，这些手段可以增强体质，增加与肿瘤抗争的物质基础，是肿瘤治疗的一个颇为重要的环节，也是中医整体治疗的一种体现。

（四）扶正中药，灵活运用

于尔辛认为，从20世纪50年代中期起，大规模应用中草药治疗癌肿至今已有30年左右的历史。最初企图从中草药中找到一些抗癌有效方药，那时西医治癌水平还相当落后，化疗药物还在开始阶段，从中药中寻找抗癌药物的想法是自然的。当时有学者大约试用过100余种单方、验方，按中医的分类，包括活血祛瘀、软坚散结、清热解毒、化痰攻下及以毒攻毒等法，但遗憾的是没有找到一个肯定有抗癌效果的药物。这种探索所以不能成功，就因为它脱离了中医的传统理论，不按辨证论治的规律用药，而仅仅着眼于所谓"抗癌"。事实上，从动物实验中得到的抗癌中药的有效成分，已不是中医应用的中药，服从于化疗药物的应用规律，仅仅是探索抗癌药物的一个方面，不是在肿瘤领域中研究中医中药的方向。从20世纪60年代中期起，开始重视肿瘤辨证论治规律的探索，在临床上取得了较过去为好的疗效，例如胃癌、肝癌、食道癌、结肠直肠癌等消化道癌肿的早期或癌前期，以轻微的虚证为主，主要为气虚或脾虚；中期有虚证、实证，更多为虚实夹杂证；后期以阴虚津亏为主，阳虚较少。肺癌也有类似情况，早期以轻微的肺阴不足或气虚为多，中期除实证外，虚实夹杂的占半数以上，后期多见肺肾阴亏。总而观之，这些常见癌肿，辨证为虚证或虚实夹杂证者大约占肿瘤全过程的80%，而单纯的实证仅约20%。可知，扶正培本法必然是癌肿治疗上的一个大法，适用于早期到晚期的多种癌肿的多数患者。临床观察到，扶正培本法可使不少病例病情缓解，症状明显改善，远期生存率提高。

在肿瘤治疗中，扶正中药的应用日益广泛。在

20世纪60年代及以前，主要从单方、草药、毒药中探索抗癌中药，在经历了不少临床的失败以后，才在20世纪70年代开始重视辨证论治，即在传统中医的理论指导下应用中药。当时在临床和实验中发现了一些血瘀证的指标，因此在肿瘤临床上也强调癌肿的活血化瘀治疗。20世纪70年代中期，在北京和上海，于尔辛、刘嘉湘、余桂清等，提出了肿瘤治疗中扶正中药的重要性[20]。迄今，在肿瘤的中医中药治疗中，扶正法则几乎已普遍被采用。

第五节　邵梦扬

一、个人介绍

邵梦扬，男，1933年出生，主任医师，国家有突出贡献专家，享受国务院特殊津贴的一代肿瘤名医，河南中医学院教授，研究生导师。第二批全国老中医药专家学术经验继承人导师，河南省优秀专家。1958年毕业于河南医学院医疗系本科，同年分配到河南中医学院。在脱产系统学习中医理论过程中，与河南老一代名老中医（李振华、李雅言、吕承全、郑颉云、石冠卿等）一起查房、会诊和临床教学，耳濡目染后，通过勤奋攻读经典，揣摩理论精髓，灵活运用理法方药，密切联系临床，疗效迅速提高。1979年抽调组建河南省肿瘤医院工作，任内科主任，曾被原卫生部评为全国卫生系统先进工作者，被河南省委、省政府命名为省优秀专家和优秀医务工作者，并获"五一劳动奖章"。先后荣获中国中西医结合学会三十年贡献奖及省部级科技成果奖10余项。他研制的"生白口服液"治疗化疗、放疗致白细胞减少症有良好疗效，荣获河南省科技成果进步二等奖，填补了国内外中医药治疗"白细胞减少症"的空白，为"国家准字号新药"，列为国家中药保护品种。于1997年获得在德国举行的全球抗癌药物大会金奖，邵梦扬教授潜心钻研中西医理论，数十年来从未脱离临床实践，在借鉴历代医家珍贵经验的基础上，研制和建立了"全方位综合治癌的策略"，在邵教授创立的中西医结合全方位综合治疗肿瘤的理论指导下，运用综合疗法，使二分之一的癌症患者康复，四分之一的患者可以长期带瘤生存，剩余的四分之一患者，症状也能不同程度地得到改善。运用中西医结合理论和临床实践，由邵老主持研制的治癌系列药品如胃清胶囊、克瘤清胶囊、扶正胶囊、肺清丸、肝清丸、乳清丸、肠清丸、症积消合剂等医院用制剂，经长期临床应用疗效显著。邵老指导培养了许多卓有建树的学者专家，有的在美国、英国、加拿大、法国、日本和新加坡等地，有的分布在国内卫生战线的各个岗位，都发挥着重要作用。他医学上造诣高深、博学多识，德高望重。1990年，被推举为国际癌症康复协会副会长。1994年，被美国录入《美国500名著名学者》一书。曾任中国中医药学会新药研究中心主任；中国中医药学会肿瘤学会副主任；中国中医药学会肿瘤专家会诊中心副主任；中国中西医结合学会肿瘤专业委员会副主委；中国癌症研究基金会中医药专业委员会副主委；中国中西医结合学会活血化瘀委员会副主委；河南省中医肿瘤学会主任委员；河南省中西医结合学会活血化瘀委员会主任委员；河南省中华医学会常务理事。

邵教授提出的"癌症是人体阴阳平衡失调的产物""应由单一治癌转为全方位综合治癌"的新理论，不仅得到了第15届国际癌症大会的肯定，也在今后大量临床实践中成功提高了中晚期癌症患者的疗效。邵梦扬教授孜孜以求，勤奋耕耘，共撰写出版医学专著10余部，撰写发表科研论文100余篇，获得国家、省、市各种荣誉称号和奖励证书达20项之多。

二、主要学术思想及经验

（一）扶正固本

邵教授认为，扶正固本属于补法的范畴，其主要作用在于增强机体的阴阳、气血、经络和脏腑的生理功能，提高人体功能活动，促进营养物质的吸收，充分发挥机体内在的抗病能力[21]。对于晚期肿瘤患者，邵教授主张首选中药调治，常用健脾和胃之剂以调整胃肠功能，增进食欲，促进消化与吸收。对气血虚弱者，应用益气养血、宁心安神中药，能迅速改善少气懒言、倦怠乏力、失眠多梦等症状，减轻痛苦。对咯血、咳嗽、发热、疼痛等，均辨证施治，配合辨病用药，收效较为满意。对晚期肿瘤气血衰败者，邵教授多主张补益气血、扶正固本、调理阴阳脏腑以减轻痛苦。

（二）重视整体

邵教授认为，疾病的发生、发展很少是由单一因素造成，绝大多数是多因素共同作用的结果，只是有主次、先后之分。全身性疾病的治疗理应是整体观念指导下的全方位综合理念。在治疗中必须把治心（情志）放在首位，并贯穿治疗过程的始终；必须把脾（健脾）胃（和胃）作为重点，酌情调理肝、肾，伍用扶正化瘀、化痰软坚、解毒散结等法；同时，适时、适度、适量地应用其他有效的方法和手段。实施全方位综合治疗，缩小肿瘤需全程安排、分步实施，以期达到临床疗效好、生活质量高、生存时间长之理想。

邵教授在临床实践中发现，大多数的癌症患者有不同程度的情志和精神失调现象，通过调整心态、调理情志，可以治疗并促进癌症的康复。他认为心理疗法在癌症治疗中具有重要作用，建立良好的心理素质，自我主宰命运，调动自身一切积极因素和潜能与癌症斗争，具有非常重要的意义。心理治疗可提高患者战胜癌症的信心和决心，保持心情舒畅，使气血调和，这是治疗癌症的基础，能明显提高机体免疫功能。邵教授常常根据患者生活经历、心理状态、家庭、社会环境等因素综合分析，进行心理治疗，如意念、冥想、暗示、以情胜情等适合个体的心理疗法。具体方法包括说理开导式、以情胜情式、性情开怀式、转移注意式、精神寄托式等，要求医护人员、患者及其家属密切配合，灵活运用，确保患者心情舒畅，气血和调，常使患者病情向好的方向发展。

（三）中西结合

邵教授主张恶性肿瘤应采取手术、放疗、化疗、生物治疗、中医药治疗等多种手段综合治之，其疗效优于任何单一方法。在术前给予扶正中药，调理脾胃功能，改善体质，有利于手术顺利完成。

在术后运用扶正中药，能有效改善气血亏虚或脾胃虚弱状态，且防治术后肿瘤的复发与转移。将活血化瘀药用于放、化疗的患者，可改善瘤区微循环，提高瘤区的药物浓度，提高疗效。针对放、化疗引起的不良反应，邵教授主张积极服用扶正中药防治，如消化道反应常用木香、砂仁、姜竹茹、姜半夏、鸡内金、黄连等，可有效改善放、化疗引起的恶心、呕吐、纳差、腹泻等症状，以增进食欲；骨髓抑制运用自己研制的"生白口服液"（枸杞、菟丝子、鸡血藤、黄芪、当归、淫羊藿等）治疗，效果明显；放射性肺炎、肺纤维化以养阴清肺为主，佐以活血化瘀，药用桑白皮、玄参、生地、水蛭、三七、枇杷叶等；放射性膀胱炎、直肠炎等以清热解毒、凉血止血为主，佐以清利之品，方用八正散、小蓟饮子、芍药汤等。

（四）各种肿瘤论治

1. 以脾胃为重点论治肝癌[22]

邵教授认为，肝癌虽病位在肝，但与脾胃关系非常密切。肝癌早期以肝郁为主与气滞湿阻有关。随着病情发展，可出现血瘀、湿热、热毒的表现，后期常以阴虚、津亏的症状为主。肝癌日久则肝脾俱病，升降失司运化失常，累及其他脏腑，水谷清浊不分而致诸症。在治疗肝癌的全过程中，必须始终把脾胃放在首位。通过疏肝理气、健脾和胃、化瘀散结，促进气血生化，顾护后天之本，不仅能改善症状减轻患者痛苦，而且能延长生存期、增强免疫力和提高生活质量。

邵教授在临床上将肝癌分成肝气郁结、气滞血瘀、湿热毒结、肝阴亏虚4个常见证型。

（1）肝气郁结型

治以疏肝理气，健脾和中。方用逍遥散加减，药用柴胡、当归、白芍、白术、茯苓、郁金、香附、八月札、三白草、菝葜、薏苡仁、白英、甘草、青皮等。恶心呕吐者加姜半夏、姜竹茹、砂仁；腹胀者加木香、厚朴、白蔻仁；腹水肿胀者加泽泻、猪苓、大腹皮。

（2）气滞血瘀型

治以行气活血，化瘀消积。方用膈下逐瘀汤加减，药用降香、延胡索、柴胡、三棱、莪术、八月札、赤白芍、郁金、炮山甲、土鳖虫、生牡蛎、三白草、白屈菜、当归、桃仁、红花等。低热不退者，加青蒿、银柴胡；黄疸，加金钱草、虎杖、茵陈；痛甚，加乳香、没药；腹水者，加猪苓、泽泻。

（3）湿热毒结型

治以清热利胆，泻火解毒。方用龙胆泻肝汤合茵陈蒿汤加减，药用龙胆草、黄芩、栀子、虎杖、泽泻、车前子、甘草、茵陈蒿、生大黄、厚朴、莱菔子、蒲公英、羊蹄根等。高热、大汗、口渴、脉洪大者，加石膏、知母以清热生津；黄疸甚者，加金钱草、姜黄；疼痛甚者，加苏木、两面针；腹水，加玉米须、牵牛子。

（4）肝阴亏虚型

治以养阴柔肝，益气养血。方用滋水清肝饮加减，药用生地、白芍、当归、女贞子、旱莲草、生龟甲、生鳖甲、丹参、青蒿、山茱萸、生山药、沙参、生黄芪、茯苓皮、半边莲等。高热者，加寒水石；腹泻便溏，加苍术、炒扁豆等；出血，加白茅根、侧柏叶、仙鹤草、血见愁、水牛角、三七粉、云南白药；腹胀，加大腹皮、焦槟榔、枳实；腹水，加泽泻、猪苓、茯苓、玉米须；恶心呕吐，加竹茹、赭石、玉枢丹。

2. 清热解毒凉血法论治急性白血病

邵教授认为急性白血病的发病原因，一是内伤或先天不足，遗传缺陷或后天失调，正气内伤，抗病力低下，易受毒邪侵袭；二是毒邪（包括热毒、温毒、瘀毒、风毒及湿热之邪）侵扰，邪气强盛。病机为邪毒亢盛，正气受损，累及脏腑、骨髓。临床表现为高热、倦怠、汗出、唇焦口干、大便秘结、小便短赤、舌质红、苔黄、脉数或洪数。本病并非单纯实证或虚证，而是虚实相兼，本虚标实，由实到虚，气血阴阳寒热虚实互相夹杂，不断发展变化。早期、中期以标实本虚为主，后期多表现为虚证。

根据急性白血病的基本病机，邵教授在长期临床实践中确立了清热解毒、凉血止血为主的治疗方法，以犀角地黄汤为基本方，药物组成为：水牛角、牡丹皮、生地、元参、赤芍、紫草、小蓟、蒲公英、白茅根、藕节、板蓝根、大青叶、地丁、土大黄、甘草。另外常用八鲜汤（鲜茅根、鲜生地、鲜小蓟、鲜藕节、鲜蒲公英、鲜地丁、鲜旱莲草、鲜仙鹤草）加减。随证加减：出血明显者，加旱莲草、仙鹤草；感染者，加黄芩、黄连、黄柏；阴伤较甚、口渴、舌红苔少、脉细数者，加天花粉、石斛、玉竹；潮热、颧红者，加青蒿、鳖甲、地骨皮、白薇等；盗汗，加糯稻根、地骨皮、浮小麦、五味子、牡蛎等；恶心呕吐者，加代赭石、姜竹茹、旋覆花；肌衄而兼有齿衄较甚者，可合用生石膏、黄芩、薄荷冰、五倍子、苦矾、白及、儿茶等浓煎漱口，每次 5~10min；热毒炽盛、发热、出血广泛者，加生石膏、龙胆草，或冲服紫雪丹；热壅肠胃，气血郁滞，症见腹痛便血者，加白芍、甘草、木香、地榆、槐花；邪滞阻遏经络，兼见关节肿痛者，酌加秦艽、木瓜、桑枝等；尿血鲜红、口渴、面赤、口疮，加服小蓟饮子。另须注意的是，急性白血病患者多有面色苍白、头晕乏力、心慌气短、口干盗汗、手足烦热等气阴两虚证候，须加黄芪、党参、黄精、枸杞子、天冬、当归以益气养阴。

3. 培土生金法论治肺癌[23]

邵教授认为正虚、外感六淫、伏气、癌毒、痰凝、血瘀、情志等因素是造成肺癌发生的主要原因。当患者机体气血亏虚时，六淫、伏气、癌毒乘虚入肺，使肺脏功能失调，气机郁结，宣肃失司，血脉受阻，津液失布，日久痰凝、气滞、血瘀与邪毒交结于肺，造成本病的发生。气滞、痰凝、血瘀为肺癌的主要病理表现，正虚邪实为本病的基本病机；其病位虽然在肺，但与脾、胃、肠、心等五脏六腑皆密切联系。

基于长期临床经验，邵教授认为治疗肺癌各个阶段均应兼顾脾胃，这对治疗肺癌有积极作用。肺癌患者多见气短懒言、语声低微、咳嗽、痰多、动则汗出、不思饮食、大便溏薄等症，多有肺脾两虚症状兼见，故常常以四君子汤、香砂六君子汤为基础方剂，进行辨证加减。此两方具有补脾益气、祛湿化痰的作用，对于改善患者气虚、痰湿症状具有较好的疗效。如偏于气虚者加用黄芪、党参、太子参等益气健脾，偏血虚者加用当归、鸡血藤、首乌等养血健脾，偏痰多者加用法半夏、僵蚕、款冬花、枇杷叶等，偏于胸闷痰多者加用瓜蒌、胆南星、枳壳、薤白等化痰理气，偏于黄痰多者加用金银花、桔梗、鱼腥草、川贝、桑白皮等清热解毒化痰。以此"虚则补其母"，令土旺金自生，既可扶助正气以治本，又能健脾运化痰湿，杜生痰之源，清贮藏之器，治疗肺癌常常会收到良好的疗效。

4. 三观指导下全方位综合疗法论治直肠癌[24]

邵教授采用"三观指导下全方位综合疗法"治疗直肠癌。"三观"即整体观、动态观、平衡观。主张在整体观的指导下，采取灵活机动有效的治疗方法，遏制或逆转肿瘤的发展过程，使患者能够长期带瘤生存甚至痊愈；从整体出发，适时适情，平衡阴阳，调畅气血，扶正祛邪等；坚持未病先防、既病防变、表里同治、内外兼顾、辨证论治、攻补兼施的原则，强调整体观思想和辨证论治在整个治疗中应贯穿始终。

邵教授认为在治疗直肠癌时应做到：①根据患者性别、年龄、病程、病理类型、免疫力、体质、精神、气色、症状、饮食、睡眠、二便及舌脉等进行辨证施治，适时地应用中医药对患者各阶段进行整体性调治；②根据患者病史、心态、家庭、社会环境等因素，综合分析，进行心理疏导，如意念、暗示、鼓励等适合个体的心理疗法；③根据患者饮食、嗜好、营养状况、体质强弱、起居等生活方式，选择食疗、气功等，改善生活方式。通过精心设计、合理安排、有机结合达到全方位治疗的最佳目的。

在辨证论治时，主张首分虚实，早期体质健壮、声高气粗、大便脓血秽臭、赤白相兼等见症者多为实证。实证中又分湿热下注证、瘀血内结证、毒邪壅盛证，分别用槐花地榆汤、血府逐瘀汤、黄连解毒汤为主方进行加减治疗。晚期体质虚弱、声低气怯、形体消瘦、面色㿠白、少气懒言、纳呆食少、腹痛喜按、便稀或溏、舌质淡红、苔薄白、脉沉细等诸多虚证。虚证又分气血两虚证、脾肾阳虚证、肝肾阴虚证，分别用归脾汤、四神丸、知柏地黄丸为代表方进行加减治疗。其次应在辨证立法、主方治疗的基础上灵活加减，如大便秘塞不通用大黄、当归、肉苁蓉、何首乌等通润大便；泻下无度、滑脱不禁者用罂粟壳、诃子、石榴皮、无花果等涩肠止泻；腹痛难忍加沉香、炒延胡索等；便下脓血黏液，或里急后重，或便溏便细，舌暗红，苔薄黄加败酱草、半枝莲、白头翁、藤梨根、马齿苋等清热解毒。

第六节 潘明继

一、个人介绍

潘明继，男，1933年出生于福建省南安市。1955年毕业于福建医学院医疗系，1961年毕业于原卫生部福建省首届西学中班，是首批享受国务院特殊津贴专家。曾任福州市第一医院主任医师、福州市中西医结合肿瘤研究所所长、福州抗癌协会名誉会长、福建中医学院教授、厦门大学肿瘤细胞工程国家专业实验室学术委员、中国中西医结合学会肿瘤专业委员会委员，英国皇家医学会员。

潘教授从医52年，从事中西医结合肿瘤防治研究43年，其中西医结合治疗癌症的经验和理论在国内外被广泛推广，研究发现的抗癌植物药"三尖杉"荣获全国科学大会奖，抗癌新药"志苓胶囊"获得国家食品药品监督管理局颁发的新药证书（国药证字 Z20050306）和批准生产文号（国药准字

Z20050297）。1988年，荣膺"福建省突出贡献专家"称号。先后参与编写专著8部，在国内外发表论文100多篇，主持科研项目18项，并分别荣获国际、国家、省部级及市级科技成果奖。1989年，《癌的扶正培本治疗》出版，1992年该书被译成英文出版并更名为《癌症扶正培本治疗学》；2003年，经全面修订，该书由复旦大学出版社出版。《艾滋病的中医防治》《怎样自我发现癌症》被译成英文出版，并分别荣获国际和中国优秀图书奖。2004年，个人传记《生命的高度》出版[25]。

二、主要学术思想及经验

（一）提出扶正培本抗癌的理论

1. 理论阐述

潘明继1964年初即从事中西医结合治疗癌症

的研究，通过半年多的临床实践，发现纯用放疗、化疗治疗癌症给患者带来的不良反应较为严重，运用中医辨证论治可以预防和减轻不良反应。于1964年末，撰文发表于福州市第一医院院刊，文中萌生"扶正培本治癌"的理念。1971年2月发表于《福州医学资料》的论文，明确提出"扶正培本治癌"的理论。潘明继把扶正固本改成"扶正培本"，具有更积极的含义。中医认为正气内虚是致病的内因，所谓"百病皆生于气"，癌症的发生和发展与正气内虚关系密切。对内，会使人体阴阳失调，免疫功能低下，未能有力监督、克制、纠正体内正常细胞越轨的细微变化（基因突变），最后演变成癌细胞并生长和繁殖；对外，无力抵御各种致病因素（邪气）的入侵，正如中医著名理论"邪之所凑，其气必虚"，终于酿成疾病。扶正培本，主要在扶持正气，平衡阴阳，提高机体免疫功能，预防正常细胞基因突变，保护并武装人体五脏六腑功能正常的运转，抵御外邪的入侵。扶正培本是扶持人体的正气，培植机体的根本，如能贯穿肿瘤防治研究的始终，将会减少癌症的发生，即使患了癌症，也可得到合理有效的治疗，减轻痛苦，提高生存质量，延长寿命。实验研究表明，扶正培本中药可治疗癌前病变，阻断癌变的进程，消除致癌物质对人体的损害，防止癌症的发生和发展，促使早期癌变细胞向正常细胞转化。

2. 扶正培本理论的内在生物学表现

扶正培本能提高机体免疫功能，潘明继和有关医学科学工作者的研究表明中药黄芪、女贞子及其他培补气血的中药能增强巨噬细胞的吞噬率、淋巴细胞转化率和玫瑰花结形成率。综合各单位报道的单味药及复方，起主要免疫作用的均离不开人参、黄芪、当归、地黄、女贞子、黄精等。代表方剂有：补中益气汤、四君子汤、六味地黄汤。这些药物除了可增强免疫功能外，还有增长白细胞和保护肝肾的作用。

扶正培本能增强内分泌和体液的调节功能，综合全国30多年来的研究表明，癌症患者到了中晚期，各种内分泌腺体，特别是肾上腺皮质，均有不同程度的退行性变和萎缩，临床表现大都呈现脾肾阳虚及气阴两虚证候，使用益肾健脾、培补气血的中药如人参、鹿茸、女贞子、黄精、枸杞、首乌、附子、熟地、甘草、淫羊藿、蛇床子等，方剂如六味地黄汤等可促进各退化萎缩的内分泌腺体修复，提高其功能。

扶正培本能保护骨髓，并提高造血功能。潘明继在临床实践结合实验研究，并参考国内同道的研究成果，发现鹿茸、紫河车、黄精、当归、黄芪、党参、熟地、何首乌、田三七、龙眼肉、山茱萸、肉苁蓉、阿胶、枸杞子、补骨脂及其他益气养阴生血等中药能保护骨髓，减轻化疗、放疗不良反应，提高血小板，使红细胞中ATP含量上升，增加白细胞，增强干细胞的活力，从而增强放、化疗的疗效。

扶正培本能增强消化吸收功能，改善物质代谢。研究表明，健脾益气药可调节消化道功能，增加唾液淀粉酶、胰淀粉酶、胃泌素的分泌。中国和日本学者研究四君子汤（参、术、苓、草），发现其不利于癌细胞的代谢，从而能起到抗癌作用。锁阳、附子、淫羊藿、菟丝子，以及六味地黄汤也能促进体内蛋白质的合成，提高白/球比。

扶正培本具有双向调节作用，可增强机体自动控制系统的能力，如猪苓多糖、茯苓多糖、人参皂苷对网状内皮系统吞噬功能较低的小鼠可使之升高，过高的可使之降低，以维持正常水平。cAMP（环磷酸腺苷）cGMP（环磷酸鸟苷）两者在细胞比值失调，会引起生理功能紊乱，癌症患者体内cAMP含量越低，病情越重，猪苓多糖及六味地黄汤能提高癌症患者体内cAMP的含量，从而起到抗癌效应，改善患者的症状。

扶正培本治疗可与西医各种手段配合起到减毒增效的作用，手术、放疗、化疗都属于攻的范畴，每种治疗都有一定的适应证和局限性，同时伴随一些不良的反应的出现。如能在各种治疗手段的前、中、后期密切配合中医扶正培本和辨证施治，可以在减少不良反应和后遗症的同时提高疗效[26]。

（二）建立中西医结合诊疗癌症的体系

潘明继在多年的临床实践中，除了在20世纪70年代初首先提出扶正培本治疗癌症理论外，又充分发挥中西医两种医学体系和各自的优势，互补其不足，在肿瘤的临床研究中，融会贯通，形成中西医结合诊疗癌症的体系。

1. 辨病与辨证相结合的诊断模式

诊断疾病，西医从生理、解剖、病理到细微的结构能结合现代科学方法做出定性、定位明确病名的诊断。但患同一种癌症，发生在不同器官，不同病期，不同体质和年龄，接受不同的治疗手段，根据患者的整体动态变化，运用中医的四诊，八纲辨证，可辨出各种不同的中医证型。采用西医的病名诊断结合中医的辨证分型，不仅克服了中医对疾病微观认识的不足，也弥补了西医过分强调个性、定位，忽视整体反应及动态变化的短处，能明显提高诊疗的准确性。

2. 攻补兼施有所侧重

西医的手术、放疗、化疗属于治癌的攻伐手段，它对切除肿块、消灭癌细胞、解除癌肿对各种管道的梗阻和压迫，疗效比中医迅速、准确。凡符合各种攻伐疗法适应证者，应视具体情况分别选择，并辅以中医的辨证论治，平衡阴阳，扶正培本，可提高机体免疫功能，防止复发和转移，纠正攻伐疗法不良反应。如中医认为电离辐射是一种热攻的手段，攻邪虽起到扶正作用，但因火热灼津，会导致阴液亏损，产生局部及全身不良反应，因此放疗期间应投以养阴生津、健脾益气的中药治疗。癌细胞的分解代谢，以及肿瘤合并感染，会增加体内热毒废物的瘀积，因此在扶正生津的同时，应使用清热解毒之品，以清除瘀积的废物，降解体内的毒素，从而促进恢复。放疗失败原因之一是乏氧癌细胞的存在，对放射不敏感，在扶正方剂之中，如配伍活血化瘀的丹参、赤芍等，能改善微循环，提高肿瘤组织的氧含量，增强放疗的敏感性。放疗之后，坚持较长时间的扶正培本、抗癌抑癌的药物治疗，能巩固疗效，减少复发。长期服用寒凉药物易伤害脾胃，组方用药必须配伍健脾益气之剂，如四君子汤等，以保护后天之本。无论采用何种手段的攻伐疗法，都要根据当时患者的证型，辨证施治。对不宜使用西医的攻伐疗法者，可采用中医的辨证论治，大都可起到延寿减痛之功。这种模式可充分发挥中西医各自的优势，互补不足，攻补兼施有所侧重，是一条较为理想的途径。

3. 主病兼症同治，注重心身同治

潘教授认为癌症是一种全身性疾病在局部的表现，局部癌症又影响全身，产生各种病理变化，诸如抵御不过病毒、细菌的入侵，发生肝肾功能的损害等。在不同阶段的病情中还会出现疼痛、发热、咳嗽、吞咽困难、厌食、水肿、疲乏、精神不振、失眠、焦虑、抑郁、便秘、体重减轻、免疫功能低下等痛苦综合征。有些临床医生治疗肿瘤，往往只瞄准某个器官的肿瘤病灶，认为只有把癌块去掉，把癌细胞歼尽杀绝，才是最终目的，忽视了由于癌毒等多种因素作用而产生的机体平衡失调，出现各种痛苦综合征。他们的治疗策略一意采用强攻手段，往往导致癌未克下，正气先衰，终于一蹶不振，酿成严重后果。大量的临床上资料提示不少癌症患者，不是死于癌症本身，而是死于过分的攻伐治疗，产生不良反应及并发症，或是精神武装崩溃，防御机构瓦解。

实际上，癌症患者最现实的迫切要求是解除他现有的症状，哪怕是解除一种或多种痛苦，缓解某种症状，就能提高生存质量，从患者的心态和愿望看，只要痛苦减轻了，就会给他（她）带来鼓舞和希望，增强精神武装，激发体内防御机构的各种免疫淋巴细胞包括 T 细胞亚群、巨噬细胞、自然杀伤细胞的战斗力，从而抑制肿瘤细胞的增殖，且能减轻某种攻伐疗法的不良反应。这就是最实际的疗效指标，也是"精神变物质，物质变精神"的哲学原理在医学上最经典的体现。因此，潘明继在 20 世纪 70 年代就提出一个独特的观点："凡能减轻患者的一分痛苦，就能增加一分抗癌力量。"多年来，他遵循这种原则和理念，终于使大量的晚期肿瘤患者带瘤生存，无痛苦或少痛苦，延寿多年甚至治愈[27]。

4. 强调带瘤生存的治疗目标

潘明继提出生存期和生存质量也是评定肿瘤疗效的标准。长期以来，对肿瘤的疗效标准是从传统的生物医学模式、细胞形态学的观点出发，根据肿瘤实体的消失、缩小、稳定及进展列出 4 种不同的标准。这个标准能明确反映局部瘤体缩小程度，在这种观念的影响下，必然会引导人们把体内瘤细胞歼尽杀绝作为最终的目标。但是对化疗不敏感的瘤谱很可能会造成不必要的治疗，往往瘤未克下，正气先衰，而使患者一蹶不振，不但达不到预期，反而招来严重后果。

中医药治疗癌症分两大类：一类是从中药提取具有细胞毒作用的药物，如长春新碱、三尖杉碱、喜树碱、紫杉醇等，这类药品与化学抗癌药相似，已进入西医治癌理念的范畴；另一类是运用中医的理论，指导临床实践，根据癌症病理变化所表现的各种不同的证型，进行辨证论治，能取得西医所得不到的疗效，也能增强西医各种攻伐手段的效果并减轻不良反应。尽管对缩小瘤体、抑制癌细胞的增殖的效果不如常规西医治疗，但在平衡体内阴阳失衡、改善症状、提高生存质量、延长寿命方面比起西医更有独到之处[28]。

医疗最终目标是疾病的痊愈或生存质量的提高和生命的延长。潘教授在20世纪70年代末出版的专著《癌的扶正培本治疗》中明确提出，临床上有些对放疗、化疗不敏感的肿瘤，歼灭体内的癌细胞已不重要，重点是如何提高宿主抵抗力，改善患者的生活环境，即使癌细胞在体内仍处于缓慢增殖状态，患者也可无痛苦或少痛苦地带瘤存活较长时间，这种客观的事实应列为癌症疗效评定的标准。随着医学模式由传统的单纯生物医学模式向生物—心理—社会医学模式的转变，癌症患者的生存质量及生存期的延长已成为当前临床研究及疗效评定的考核指标。近二十多年来，国内外同道也制定了较多的观察指标，这些指标的提出，对单纯以瘤体动态变化作为癌症疗效评定标准是个有力的挑战。这是医学观点的一大进步[29]。

潘教授对中医防治肿瘤的理论构建做出了巨大的贡献，其学术思想对于中医肿瘤的防治具有非常重要的价值，其临床经验在临床实践的过程中不断得到验证和推广，扶正培本理论已成为中医肿瘤防治的主流思想之一，近年来带瘤生存理念在行业内被越来越多的人所认可。

（三）临证经验[50, 30]

潘教授在多年的临床实践中，经过反复筛选，组成了相对固定的治疗放疗不良反应的"扶正生津汤"，所用药物包括麦冬12g，天冬12g，北沙参10g，玄参9g，生地黄10g，白茅根12g，玉竹9g，金银花9g，知母10g，白花蛇舌草30g，白毛藤20~30g，党参12g，茯苓12g，白术10g，甘草3g，丹参12~15g，随证或随病加减。该方适用于鼻咽癌、口咽癌、口腔癌、喉癌、鼻窦癌及其他头颈部肿瘤者，对肺癌、淋巴肉瘤、妇科癌、肝癌、肠癌、乳腺癌等放疗者也适用。脾胃虚寒者，选加大枣、黄芪、砂仁，酌减白茅根、玄参、麦冬、天冬；气血两虚，白细胞降低者，选加枸杞子、生黄芪、女贞子、鸡血藤、人参、熟地黄，酌减白茅根、玄参、麦冬、金银花、玉竹；头痛者，选加川芎、独活、防风、白芷，酌减白茅根、天冬、麦冬、玄参；发热者，选加黄芩、青蒿、连翘；食欲不振者，选加麦谷芽、北山楂、六神曲、鸡内金；便秘者，选加干瓜蒌、火麻仁、大黄、番泻叶、麻仁丸；腹泻，里急后重者，选加黄连、黄芩、葛根、白芍；口干、舌绛显著者，选加石斛、知母、重用麦冬及天冬，酌减党参、白术、丹参；贫血、怕冷、头晕者，选加黄芪、鸡血藤、淫羊藿、熟地黄、人参，酌减麦冬、天冬、玄参、生地黄、白茅根、知母；失眠、烦躁者，选加酸枣仁、五味子、珍珠母。

以鼻咽癌诊治为例，潘教授将鼻咽癌分为放疗前的3型，包括肺热痰凝型、气郁痰结型、热毒血结型，放疗后的3型，包括阴虚热毒型、气阴两虚型、脾胃失调型。其中，肺热痰凝型治以清热润肺，清痰散结，药用全瓜蒌15g，北沙参15g，野菊花15g，金银花12g，石上柏30g，茯苓12g，甘草3g，山慈菇15g，麦冬10g，随证加减；气郁痰结型治以疏肝泻火，软坚散结，药用龙胆草12g，太子参15g，夏枯草15g，金银花15g，野菊花15g，绞股蓝15g，山药15g，白花蛇舌草24g，茯苓12g，甘草3g，白术9g，随证加减；热毒血结型治以清热解毒，平肝凉血，药用麦冬15g，天冬18g，北沙参15g，牡丹皮12g，茯苓12g，金银花15g，僵蚕10g，钩藤12g，太子参15g，白毛藤30g，甘草3g，绞股蓝15g，川芎8g，独活9g，随证加减；阴虚热毒型治以滋阴生津，清热泻火，方用扶正生津汤，药用麦冬15g，天冬15g，北沙参12g，生地黄12g，玄参9g，绞股蓝15g，石斛12g，金银花9g，白茅根15g，白毛藤20~30g，党参12g，茯苓12g，白术10g，太子参12g，甘草3g；气阴两虚型治以益气养阴，扶正培本，药用生黄芪18g，党参15g，茯苓12g，白术12g，甘草3g，石斛12g，何首乌15g，女贞子15g，麦芽

15g，鸡血藤 30g，肉苁蓉 15g，枸杞子 12g，山茱萸 9g，麦冬 12g，黄精 12g；脾胃失调型治以健脾和胃，补中益气，药用黄芪 20g，党参 15g，茯苓

15g，白术 12g，大枣 8g，莲子肉 15g，芡实 15g，木香 9g，鸡内金 10g，陈皮 8g，砂仁 9g，佛手 9g，当归 9g，随证加减。

第七节　郁仁存

一、个人介绍

郁仁存，男，1934 年出生，1955 年毕业于江西医学院，教授、主任医师、首都医科大学附属北京中医医院肿瘤中心名誉主任、我国中西医结合肿瘤学科的奠基人和带头人之一、第二届全国名中医，享受国务院特殊津贴。

1959—1961 年参加北京市第一届西医离职学习中医班。在从事肿瘤临床、科研和教学工作的 40 余年，逐步确立了中西结合诊治肿瘤的特色体系。曾参加国家"六五""七五""八五""十五"攻关课题，获原国家卫生部、国家中医药管理局、北京市科委、北京市卫生局（市中医局）等各级科研成果奖 20 余项，获中国中西医结合学会"中西医结合贡献奖"，发表论文 100 余篇，出版《中医肿瘤学》《癌症研究》《老年肿瘤防治》《癌症诊治康复350 问》《郁仁存中西医结合肿瘤学》等专著。

曾任中国抗癌协会第一至五届理事暨传统医学专业委员会副主任委员、中国中西医结合学会肿瘤专业委员会顾问、中国癌症基金会中医学委员会副主任委员、北京中西医结合学会肿瘤专业委员会名誉主任委员、中国老年学会肿瘤专业委员会顾问、《癌症进展》杂志副主编、《中国中西医结合杂志》《中国中西医结合外科杂志》《北京中医》杂志编委等[31]。

二、主要学术思想及经验

（一）首创肿瘤发病的"内虚"学说

1. 肿瘤"内虚"发病的病因病机

郁教授通过长期的临床实践，在肿瘤的病因学方面提出了"内虚学说"，即外邪、饮食、七情等均与肿瘤的发病密切相关，而脏腑亏虚是肿瘤发生发展的根本原因。郁老认为，内虚是疾病发生的

关键。如果正气充实，外在致病因素就无法侵入体内；如果正气虚弱，无法驱邪外出，则邪气留于体内，影响脏腑、经络、气血、津液等的正常功能，机体内环境发生改变，导致疾病的发生。所谓内虚，是指先天禀赋不足或后天失养引起脏腑亏虚，或外感六淫、内伤七情等引起的气血功能紊乱、脏腑功能失调。机体长期处于内虚状态，则气血不生、饮食不化、正气失充。一方面不能有效抵御外邪的入侵；另一方面，不化之食、不去之湿日久，演变成积聚、痰浊，而气虚不摄血、不行血则是血瘀证形成的重要病机。痰浊、瘀血内生，久而不去，交阻搏击日久即可演变为肿块恶肉。肿瘤既成，经脉阻滞，气血耗损，脏腑功能更益失调，正气日益不足，亦即内虚日见加重。因此，内虚与肿瘤互为因果，呈恶性循环[32]。

2. "内虚"学说应用于肿瘤的防治

郁教授认为在肿瘤预防上，最为重要的是维持机体内环境的稳定、气血阴阳脏腑的功能正常，从而提高机体免疫监控和防御能力，同时还要防止和减少人体在外界致癌因素环境中的长期暴露，对机体的慢性炎症刺激损伤及时修复，纠正内环境的失调及紊乱。而中医药辨证论治正是因人、因地、因时制宜，个体化治疗，根据患者脏腑气血阴阳津液的偏实偏虚、外邪的盛衰进行有目的的调整，通过改变机体内在的失衡状态达到延缓肿瘤发展的目的，控制慢性炎症及癌前病变，防治细胞癌变。

在治疗方面，郁教授主张多学科综合治疗，在肿瘤形成后及进展阶段采取西医综合治疗，包括手术、放射治疗、化学药物治疗，消除癌灶，减轻肿瘤负荷，为后续治疗提供机会；同时必须调整机体的内环境，通过中药恢复和建立新的平衡，才能取得更好的效果。在临床上，很多长期中药调理病情稳定的患者，正是通过这种理论而获益，当因某种原因停用药物或受到极大精神刺激或过度劳累后肿

瘤复发，也是由于这种新的平衡被再次打破，说明内因在肿瘤发病中的决定作用[33]。如膀胱癌，术后很容易多次复发，每次手术或电灼去除肿瘤并不能改变其容易复发的内在环境，若术后配合中药治疗，调理和改变整体及膀胱局部的内在条件，往往可以使一些病例数年内不再复发。中医"内虚"学说在肿瘤发病中的意义，是毋庸质疑的。

（二）提出肿瘤治疗中西医结合的原则、途径和方法

郁教授认为，中西医结合既不是简单的拼凑，更不是各自取代，而必须是中医西医互相渗透，融会贯通，相辅相成，扬长避短，取其精华。中医要尽早地与西医相结合，要尽早地与实验研究相结合，不断发展，逐步形成具有中国特色治疗的新型学科。在大量实践的基础上，郁教授首先提出了肿瘤治疗中西医结合的原则、途径和方法。

1. 中西医结合治疗的原则

（1）辨证与辨病相结合

郁老认为，中医治疗恶性肿瘤，单纯辨证用药是不够的，也不会取得好的效果，还要与辨病相结合。每一种肿瘤都有其病因病机特点，疾病的发生与发展演变过程有其规律性，癌变细胞具有独特的生物学特性，形态学变化的共同基础，病理生理、免疫组化、基因分子生化改变的共同规律，这些就是肿瘤辨病的基础。如乳腺癌 ER、PR 阳性患者与阴性患者，病理基础、病因病机、治疗和预后都截然不同，说明不同癌病具有其自身独特的规律性。郁教授通过大量临床观察和实践，逐步探索出辨证与辨病相结合的治疗经验与规律。

关于病证关系，张仲景在《金匮要略》中已经首创并遵循着以病为纲、按病论述、据病立法、病分各类、逐类设证、因证制方、按方用药这样一种较为成熟的理法方药俱备的体例系统模式。郁教授将辨证治疗与辨病治疗相结合，探索不同病种各个分期、各个阶段的证候特点，分别设证、依证制方。在肿瘤治疗中，一方面要了解体内气血、阴阳、脏腑的盛衰，准确把握患者的中医证型，更好地指导辨证用药以取得好的疗效；还要了解所患的疾病种类、病理类型、分期、治疗阶段等辨病的内容，将辨证结合到肿瘤发生发展规律中去，点面结合，整体规划，以循证医学的原则，更好地掌握治疗方法与判断预后。例如在肺癌的治疗中，在辨证论治的同时，根据其病理分型的不同，选用的中药也有所区别，腺癌选用白英、龙葵、蛇莓、蛇舌草、金荞麦等，鳞癌则选用草河车、冬凌草、北豆根、石上柏等。

（2）局部与整体相结合

郁教授在临床中非常重视局部与整体的辩证关系，在疾病发生发展的过程中，局部与整体是对立统一的。侵袭性是肿瘤细胞的生物学特性之一，局部病灶不仅出现受侵组织、脏器本系统的损伤症状，往往伴有恶病质、发热、生活质量下降等全身症状，最终导致多系统、多脏器功能衰竭；反之，全身整体状况的好坏又往往影响治疗的成败及局部治疗的效果。所以对每一个肿瘤患者，治疗前要进行全面评估，了解清楚患者的重要脏器功能，免疫功能，精神心理状态，体质强弱，饮食、睡眠、二便情况，各脏腑、气血、阴阳的功能，作为整体状况评判的内容；同时，要详细掌握肿瘤的大小、侵及范围、病理类型、分化程度、肿瘤的进展速度及合并症情况，来确定整体的治疗方案，选择适合的治疗手段、适当的治疗时机。当整体情况较好时，尽可能地利用中西医各种手段清除局部肿瘤，如乳腺癌、宫颈癌、脑瘤等；而晚期患者全身状况较差，或者肿瘤负荷很大，或者已经广泛转移时，则必须侧重整体功能的维护，特别是调理脾胃，补气养血，以保"后天之本"，增强患者抗癌能力以提高患者的生存质量，延长生存期。

在肿瘤治疗中，早期以局部治疗为主，晚期以整体治疗为主。手术、放疗、外用药、微创治疗、γ刀、冷冻、射频、海扶刀等都是局部治疗，严格意义上说，化疗针对杀伤癌细胞、靶向治疗针对抑制肿瘤均可理解为局部（针对肿瘤的）治疗；而全身的辨证调理、内分泌治疗、营养疗法均是整体治疗的部分。局部治疗常影响和伤及整体，宿主的整体状态也影响局部治疗效果。在局部肿瘤有条件、有可能清除或减灭而机体一般又能胜任者，就要设法做好局部治疗，在局部病变已无法清除或机体宿主已无法胜任的情况下，则无法做局部治疗而应着重全身整体治疗。但按"急则治其标"的原则，如果局部病况紧急或产生严重的后果时，则要紧急处理

作局部治疗，如大量胸腹腔积液、脑转移出现颅压增高或功能障碍时，均应先予治疗处理，以缓解急情，局部病情得控后再缓以图本。

（3）扶正与祛邪相结合

人体的正邪力量对比始终处于消长盛衰、不断变化中，自身内环境不断纠正、恢复邪正的失衡状态，而邪正相争的胜负决定病势的进退。所以在肿瘤治疗中，一定要把"扶正"与"祛邪"辩证地结合起来，单纯"扶正"或单纯"祛邪"都是不可取的，要根据患者的具体情况，斟酌扶正、祛邪的主次先后，攻补兼施，方能够在临床获得好的远期获益。

扶正祛邪是中医治癌的基本法则，郁教授在治疗过程当中，经常会对患者正气、邪气的力量对比及病势进退进行评估，以确定治疗原则，扶正治疗、祛邪治疗及扶正祛邪并举，甚至扶正、祛邪的先后，扶正、祛邪的比重，都需要仔细斟酌。而有些人认为"扶正"就是补法的看法是不全面的，扶正不仅是"补"其虚弱不足，还应包括对失去正常活动的生理功能的调整，"温之、和之、调之、养之，皆补也"，调整机体气血津液阴阳的失衡，保持内环境的稳定，也是补法。而祛邪的方式方法，也要根据"邪"的不同性质、部位而异。中医认为"邪去则正安"，祛除邪气的同时又可以恢复机体正常生理功能，也具有"扶正"的一面。所以两者是相互依存，密切相关的。

扶正与祛邪应该按照不同患者的不同情况区别对待。如病属早期，正气尚未大衰，治则应重在祛邪，尽可能地利用中西医各种手段打击和消灭肿瘤，同时注意保护正气。若患者正气受损，则在祛邪同时兼以扶正。若病已属晚期，正气虚弱，已不任攻伐，特别是又无有效药物，则应以扶正为主，少佐以祛邪抗癌。手术后及放疗后的患者治疗以扶正调理为主，但具有高危因素的肿瘤患者易出现复发转移，仍应以扶正和祛邪相结合为宜。

在肿瘤的治疗过程中，单纯补虚扶正是难以消除肿瘤的，片面地强调扶正，有时候会贻误战机；应用有效的抗肿瘤治疗手段，降低肿瘤负荷也是对机体正气的维护和保存，即"邪去则正安"，对机体来说，在某种意义上也是一种"补法"，所谓"祛邪亦即扶正"。中医具体的祛邪方法包括清热解毒、活血化瘀、化痰利湿等，可以提高临床肿瘤治疗的疗效。

（4）近期治疗与长期调摄相结合

恶性肿瘤患者诊治初期，无论是手术还是放疗和化疗，目的是切除肿瘤或使肿瘤缩小，取得近期疗效，因此近期治疗以祛邪为主要目的，西医治疗手段在取得近期疗效方面有绝对的优势，中医药治疗可以起到很好的辅助作用。运用现代攻击性治疗方法（手术、放疗、化疗）对肿瘤病灶进行彻底的治疗以后，患者体内的肿瘤细胞绝大多数被清除，而机体的免疫功能、骨髓造血系统功能、胃肠功能同时也受到很大的损伤。从中医学角度分析，患者的正气不足而余邪未去（体内残余癌细胞存在），若这种正虚邪留的状况长时间得不到改观，则肿瘤有可能复发或转移。因此应用中医药方法，对机体的阴阳平衡进行及时的调整，是阻止癌症复发、转移的有效途径，临床实践已经充分证明，术后长期的中医药调理，及时纠正癌症患者在康复过程中出现的阴阳失衡状况，对防治肿瘤的复发、转移有着十分积极的意义。

肿瘤患者术后容易复发转移，郁教授主张坚持防治并重，长期服药巩固疗效，许多患者坚持服用中药数年甚至十余年，未见肿瘤复发转移。早期以扶正祛邪相结合，后期治疗方针和处方用药也发生变化，一是药物剂量相对减少，抗癌药味减少，每周服用剂数减少，逐步由每周7付减至5付、3付；二是随着患者年龄增加，老年病出现，要兼顾高血压、糖尿病、高血脂等基础病，保证患者生活质量。处方不宜换来换去，要长期服用；不要头疼治头，脚疼治脚，跟着患者走，要抓住根本问题，确定治疗原则后，用药专一才能取得稳定效果。

2. 中西医结合的途径和方法

郁教授认为从整体观念出发，运用中医和西医理论及各种治疗手段和方法，分工合作，取长补短，相辅相成，有主有从，中医药治疗要贯穿整个治疗始终，能够使患者从多学科综合治疗中获得更大的益处。

（1）中医药与手术相结合

手术前中医药治疗：一方面以中药扶正为主，益气养血，健脾补肾，增强体质，改善患者营养状况，以利于手术的进行；一方面酌加抗癌解毒、化痰利湿、活血化瘀之品，抑制肿瘤发展，同时佐以对症中药缓解症状，改善生活质量。

手术后中医药治疗：术后调理是中医药发挥特色优势所在。大量临床实践证明，肿瘤患者术后积极配合中医药治疗，对于机体功能的尽快康复是非常有益的。手术后，郁教授主张只要能进食即可予以中药内服，术后中药调理包括以下几大法则。

调理脾胃。麻醉、出血及手术创伤，特别是消化道手术后禁食及胃肠减压会导致患者胃肠功能紊乱，出现纳差、腹胀嗳气、大便不通等症状，重者合并胃瘫。中药应及早给予健脾和胃、理气通腑之品，如大承气汤、小承气汤，并针刺中脘、内关、足三里等，促进胃肠功能恢复。若术后脾胃不和，呕吐、嗳气，可用旋覆代赭汤、橘皮竹茹汤、香砂六君子汤加减，理气和胃，降逆止呕。

益气养血。大多数患者术后体虚自汗或动则汗出，是气虚卫表不固之证，治以益气固表，方用玉屏风散并加五味子、浮小麦、煅龙骨、煅牡蛎等，效果较好。手术出血较多，血虚贫血，头晕眼花、面色苍白、心悸等，给予八珍汤、十全大补汤加减益气养血补血。

养阴生津。术后气阴大伤，津液亏耗，出现口干咽干、舌光红少苔或无苔、大便干、纳差等症状，特别是在消化道全胰、十二指肠切除术后合并严重腹泻，或瘘管形成，大量消化液丢失时，此时除用大剂量养阴生津中药外，还要给予收涩固脱之品，才能转危为安。

（2）中医药与放疗相结合

放疗是某些恶性肿瘤的主要治疗手段之一，如鼻咽癌、喉癌、上段食管癌、恶性淋巴瘤、宫颈癌、小细胞肺癌等，分为术前放疗、术后放疗、同步放化疗。对于一些转移癌，尤其是脑转移、骨转移疼痛等，姑息性放疗可以有效缓解症状，控制局部病灶。但放疗对全身来说，还能引起一系列的不良反应和后遗症，如放射性皮炎、放射性肺炎、放射性肠炎、心肌损害等。放疗同时配合中药，可以减毒增效，提高生活质量。

郁教授认为，放射线是一种外来热毒之邪，耗气伤阴，灼烁津液，损伤脾胃运化功能，同时津伤血枯，血行瘀滞，瘀血内生。所以中医药配合放疗减轻、防治不良反应要根据中医理论，针对放射线引起的上述证候特点进行治疗，以益气养阴、生津润燥、调理脾胃、清热解毒、活血化瘀等法则辨证施治。

益气养阴药有生黄芪、太子参、北沙参、生地、麦冬、玄参、石斛、玉竹、天花粉、黄精、女贞子、五味子、生甘草等。

活血化瘀药有赤芍、丹参、丹皮、川芎、红花、鸡血藤等，既有凉血行血、活血化瘀的作用，减轻血瘀证，又有放疗增效增敏作用。

（3）中医药与化疗相结合

化疗是肿瘤治疗中最常用的治疗方法之一，近年来，新的化疗药不断问世，使癌症治疗效果有了明显提高，但化疗药为细胞毒性药物，对机体来说"敌我不分"，在杀灭癌细胞的同时，也不同程度地损伤机体正常细胞，特别是那些新陈代谢较快的细胞。所以化疗可引起全身各个系统损伤症状，如消化道反应恶心呕吐、腹泻；骨髓抑制引起全血细胞下降；心肝肾毒性；脱发。出现疲倦乏力、精神不振、食欲减退、失眠多梦、二便失调等症状。

根据多年的临床经验和研究结果，郁教授认为此期间以健脾补肾方药治疗效果最好，健脾养后天，补肾益先天，对骨髓造血功能、免疫系统功能有很大提高作用，具体用药经验如下。

红细胞下降，用生黄芪、党参、当归、大枣、枸杞子、何首乌、生熟地、阿胶、龟甲胶、鹿角胶、紫河车等。

白细胞下降，常用生黄芪、太子参、女贞子、枸杞子、菟丝子、鸡血藤、紫河车、杠板归、当归、虎杖、淫羊藿、山萸肉、补骨脂等。

血小板下降，常用生黄芪、鸡血藤、女贞子、旱莲草、山萸肉、生地、大枣、紫河车、鹿角胶、鳖甲胶、龟甲胶等。另外，石苇、茜草、升麻、三七、杠板归等也有升血小板作用。

免疫功能抑制，常用生黄芪、人参、党参、白术、茯苓、猪苓、刺五加、香菇、灵芝等，较多补益类的中药含有多糖成分，具有免疫增强的调节作用。另外，淫羊藿、补骨脂、巴戟天、枸杞子、女贞子、菟丝子等都能提高细胞免疫功能，在化疗的同时应用中药保护和提高患者的免疫系统功能，既可改善患者的生活质量，又能增加化疗药物抗肿瘤的疗效。

3. 强调健脾补肾法、益气活血法在肿瘤治疗中的应用

（1）健脾补肾法的应用

郁教授认为，当人体出现痰浊、瘀血等病理状态时，能通过脏腑强大的调节功能或者借助药物的作用来清除病理产物，而脾胃功能的强弱在人体功能的恢复过程中发挥着重要的作用。一方面药物都必须经过脾胃的运化才能被吸收，如果脾胃虚弱运化无权，虚不受补，应用补益之剂也不能吸收利用。另一方面，脾虚是多种虚证发生的根源，补养脾胃，能益气、生血、化痰、利湿，预防因脾虚而影响到其他脏腑发生的病证，起到"先安未受邪之地"的巨大作用。

在临床实践中，郁教授深刻体会到维护患者先天之本肾和后天之本脾的重要性，善用健脾补肾法调理以增强患者自身抗病能力及平衡体内的失调之处，分阶段、有重点地应用健脾益气和补肾固精之品治疗。郁教授在临床中非常注重健脾补肾，有胃气则生，无胃气则死，即便应用抗癌解毒药亦顾护脾胃，不伤正气。所以，在肿瘤治疗时一定要考虑到这些方法对脾胃功能的影响，在治疗的各个阶段，都应注意保护脾胃功能。尤其是术后气血大伤虚弱的患者及化疗期间患者，应用健脾补肾中药可以益气养血扶正提高机体免疫力，减轻化疗不良反应，还可以抗癌提高化疗疗效，即"养正积自除"。

在治疗中患者不一定有肾虚症状，但应用补肾中药滋养五脏，可以促进脾胃功能恢复，还能增强患者细胞免疫和免疫监视功能，调节内分泌环境，调动和增强机体内在抗癌能力，改善体力，提高患者生活质量。郁教授在应用肉桂、鹿角胶等滋腻温热助阳之峻品时，别具匠心地用鸡内金、砂仁、焦三仙顾护脾胃，补命火而不伤中阳；而配伍六味地黄丸为主的大队养阴之品时，则防其滋腻有碍中州之运化；有时配合生谷芽、生麦芽升发胃气。

郁教授健脾不只是一味温补，而是以调畅脾胃气机为本，如木香、砂仁、厚朴花、佛手等，即脾健不在补而在运。脾阳需升发，肾阳需蒸腾温煦，因而临床上常采用黄芪、党参、升麻、葛根等一类升阳益气药，以治疗阳气不升之证，使中气得以鼓舞，达升发清阳之功。肾为水火之脏，阴常不足，临床上常用女贞子、枸杞子、山萸肉以养阴益肾，

治疗肾虚阴亏之证。

郁教授认为健脾补肾法效果最好、患者生存最受益的情况包括术后长期中药康复调理，防治复发转移；放化疗期间骨髓抑制及免疫功能低下；西医过度治疗后体质虚弱、恶病质；病灶稳定，肿瘤负荷小；老年肿瘤患者或肿瘤晚期消耗衰竭为主的患者[34]。

（2）益气活血法的应用

郁教授认为气虚血瘀证在肿瘤患者中普遍存在，尤其是中晚期患者更为典型，表现为疼痛、肿块、疲乏无力。临床实验证实恶性肿瘤患者大多处于明显的血液高凝状态。高凝状态一般又与病情轻重有关，随着病情不断加重，癌细胞不断生长、浸润、转移，机体逐渐显示高凝趋势。临床观察到手术、放化疗等手段亦可增加血瘀证的发生，或使血瘀证加重。

应用益气活血法，郁教授认为选择什么样的时机很重要。一方面以辨证论治为基础，"有是证，用是药"，有气虚血瘀证，就可应用益气活血法；另一方面，益气活血法往往不单独使用，要和有效的抗肿瘤手段相结合，即辨证与辨病相结合。基于放化疗可加重患者气虚血瘀证的发生，不管患者是否已经出现气虚血瘀症状，如乏力、纳差、皮肤爪甲色素沉着、舌质瘀点瘀斑、舌下脉络迂曲等，均可配合应用益气活血法，减轻放化疗不良反应，提高疗效。若没有进行有效的抗肿瘤治疗，就一定要加上大量证实有抗肿瘤作用的抗癌中草药，以防止癌细胞的脱落、转移、种植。这样既可用于无法手术、放化疗的晚期患者的中药治疗，也可用于具有高复发转移风险的患者术后、放化疗后的长期中药调理，达到降低肿瘤复发转移的目的。

其次，郁教授认为运用益气活血法最关键的问题是益气活血药物及其用量、比例的选择。原则上，益气药既要选择中医理论中能够增强脏腑功能又要选择经西医学研究证明能提高细胞免疫功能的药物；活血药也要选择证明对肿瘤细胞有抑制作用的、对免疫功能无抑制作用的活血化瘀药（因为有一些活血药是有免疫抑制作用的），注重药物中西医双重功效。至于益气药和活血药的比例，益气药的用量应大于活血药（7:3~6:4），这样才符合气虚血瘀的病理机制，符合"气行则血行"的益气活血

法的根本宗旨。郁教授在选择活血化瘀药物时，避免应用对免疫功能有较强抑制作用的中药（如桃仁、红花、穿山甲、益母草等），如果不得不用，就尤其加强益气固本扶正中药的使用，以免祛邪伤正。郁教授常用的扶正益气药有生黄芪、党参、太子参、白术、茯苓、淫羊藿、枸杞子、女贞子、山萸肉、山药等，经现代药理研究证明均对细胞免疫有增强和促进作用。郁教授常用的活血化瘀药物有莪术、川芎、郁金、姜黄、鸡血藤、茜草等，也为现代药理研究所证实有抗癌抑瘤的作用[35]。

郁教授认为血瘀证虽然存在于肿瘤发展的各个不同阶段，但不同阶段具有不同程度的血瘀证存在，活血化瘀药分为和血、活血、破血等不同种类，因而不同阶段使用活血化瘀药对肿瘤的影响结果亦有不同。郁教授常用养血活血药如鸡血藤、当归、赤芍、茜草、丹参等，活血行气药如川芎、延胡索、郁金、姜黄等；而破血消癥药如土鳖虫、水蛭、虻虫、三棱等则少用，尤其是对于有出血倾向的肝癌、白血病等应慎用；当血瘀癥积明显时，常

选用既能抗癌又有免疫保护效用的莪术，做到"有故无殒，亦无殒也"。

郁教授认为，肿瘤患者血瘀证的特点，首先是兼夹证多，在兼有气虚、血虚、阴虚、阳虚等证时，当扶正和活血化瘀同用，加重扶正药的剂量和比例，正虚明显时要减少活血化瘀药的比例，防止免疫力低下促进肿瘤复发转移；其次在夹热、夹痰、夹寒、夹湿、夹饮时，要辨证施治，以增加活血化瘀疗效。肿瘤患者血瘀必夹毒，针对不同病种、病理、分期的特性辨病应用中草药，有效的抗癌清热解毒法也可以减轻瘀血症状[36]。

郁教授医术高明，德艺双馨，辛勤耕耘于临床一线，治病救人，不图回报。他精研学术，传承创新，集毕生临床经验，凝练了肿瘤诊疗的"内虚、气血、平衡"学说，他提出的肿瘤治疗中西医结合的原则、途径和方法至今仍被奉为圭臬，提出的辨证与辨病、扶正与祛邪、整体与局部、阶段治疗与长期治疗相结合的四大治疗原则已成为学界共识，为中医肿瘤事业的发展做出了重要贡献。

第八节　刘嘉湘

一、个人介绍

刘嘉湘，男，1934 年出生，国医大师，教授，主任医师，博士生导师，上海中医药大学及其附属龙华医院终身教授，国家中医药管理局全国中医传承博士后导师，全国第三、四、五、六、七批老中医药专家学术经验继承工作指导老师，"全国中医药杰出贡献者"获得者，首届中国中医科学院学部委员、首届上海市名中医，享受国务院特殊津贴。1962 年毕业于上海中医学院 6 年制本科，曾师从张伯臾、黄文东、顾伯华、陈耀堂、庞泮池等沪上名医，并深得其传。从事中医及中西医结合治疗肿瘤的临床科研与教学、内科疑难杂病治疗 60 余年，1972 年在全国率先系统提出"扶正治癌"的理论和方法，总结出一套行之有效的治疗各类肿瘤以及防治放化疗不良反应的方法。主持的中医药治疗晚期肺癌课题先后列入 5 次（"六五""七五""八五""九五""十一五"）国家

重大科技攻关项目，承担国家自然科学基金、原卫生部及上海市重大科研项目多项，先后获得原国家卫生部、教育部、国家中医药管理局及上海市政府等省部级科技成果奖 15 次（其中一等奖 5 次，二等奖 8 次）。1977 年《中医扶正法治疗晚期支气管肺癌 200 例》获上海市重大科学技术成果奖，1989 年《扶正法为主治疗晚期原发性非小细胞肺癌的临床及实验研究》获国家教育委员会技术进步二等奖；发明的蟾酥膏（蟾乌巴布膏）治疗癌性疼痛效果显著，1985 年获原国家卫生部医药卫生重大科技成果部级甲级奖。先后发表学术论文 150 余篇，主编《实用中医肿瘤手册》《现代中医药应用及研究大系——肿瘤科分册》《中国中医秘方大全·肿瘤科分卷》《刘嘉湘谈肿瘤》等专著 5 部，培养博、硕士研究生 35 名，博士后 1 名，师带徒继承人 26 名，高级西学中 2 人。50 多年来，他先后获得全国卫生先进工作者（2 次）、上海市劳动模范（2 次）、上海市先进科技工作者、上海市中医药发展终身成

就奖、上海市卫生战线先进工作者、上海市"医德之光"奖、上海市医学荣誉奖、全国第三届"白求恩式好医生"等荣誉。2017年获得第三届国医大师称号，2019年被授予"全国中医药杰出贡献者"称号，2020年当选首批中国中医科学院学部委员。现任国家中医肿瘤临床医学研究（恶性肿瘤）基地首席专家，全国中医肿瘤科医疗中心主任，上海市中医肿瘤临床医学中心主任，国家中医药管理局中医肿瘤重点专科主任，兼任国家科学技术奖励委员会特邀评审员，世界中医药学会联合会瘤专业委员会副会长，中华中医药学会肿瘤分会名誉主任委员，中国中医肿瘤防治联盟顾问，中国中西医结合学会肿瘤专业委员会顾问。曾任中华中医药学会肿瘤分会副主任委员，中国癌症基金会中医药专业委员会副主任委员，中国抗癌协会传统医学委员会副主任委员，上海市中医药学会肿瘤分会主任委员[37]。

二、主要学术思想及经验

（一）病因病机之"因虚受邪"

在肿瘤的病因病机认识上，刘教授主张"因虚受邪说"，指出正气充盛，阴阳平和，脏腑经络气机调畅，则积滞不生，邪毒不聚，故此不病；反之，正气虚馁，阴阳失衡，脏腑衰败，经络涩滞，形器气机升降失用，则气滞、痰凝、血瘀、湿聚、浊毒无所不生，久停成积，积久不去，故作大病。认为正气虚弱是决定肿瘤发病的根本因素，而内外邪气的侵犯只是加速肿瘤成形的影响条件，正虚贯穿肿瘤发生发展及转归的全过程。

肿瘤患者大多处于整体虚损、局部结聚的矛盾结合状态，虚实夹杂，主次变易，此乃因正邪交争的均势变迁所致，刘教授提出不同阶段的肿瘤辨治思路亦不相同，可参《医宗必读》，肿瘤初期，虽可任受攻伐，但仍需顾护正气，尤其是利用放化疗或手术治疗的患者，气血津液损耗甚巨，不良反应明显，此时应用扶正补益可明显改善患者症状，增强治疗效果；中期，正邪均势，且攻且补，但应注意癌瘤存在即会不断损耗正气，正不遏邪则会助长肿瘤，此时需重视扶正而佐用攻邪，借培补正气以增强机体活性与抗病能力，正能胜邪则可限制肿瘤发展；病至后期，癌瘤势大，一味放化疗攻邪已不

能起到很好的治疗效果，故而应转变思维，考虑人瘤共存，以扶正为主，最大限度地提升机体生命活性，维持相对稳态，延长正邪相争的期限，即存活时间。

（二）治疗原则之扶正治癌

刘教授认为扶正法是中医辨治肿瘤的根本大法，其作用是调节机体阴阳平衡，使气血和畅，脏腑平和，其目的在于增强机体活力和抗病能力，抑制肿瘤的生长，缓解病情，甚至治愈肿瘤。扶正法虽然属于补法的范畴，但不能等同于中医的补法，不是扶正中药的简单堆砌，也不等同于西医的营养支持疗法、免疫疗法等。刘教授强调扶正是根本，扶正的目的在于增强机体的抵抗力，抑制肿瘤的生长，缓解病情，甚至治愈肿瘤。

刘嘉湘教授临证尤其注重脾胃中土的化源作用，辨病必从中气论治，紧扣中气虚实，以候病证顺逆。癌瘤初期，方从四君子汤加减，常用药物如党参、白术、茯苓、黄芪、山药等，痰阻气滞者伍用姜半夏、陈皮、八月札行气化滞，肝郁不舒者佐加绿萼梅、柴胡、白芍疏肝缓急，脾虚食滞者予加鸡内金、谷芽、麦芽消食开胃。癌至晚期，元气大损，脾虚下陷，气血津液俱病，方取补中益气汤加减，常用黄芪、太子参、白术、薏苡仁等，温运脾阳以加干姜、益智仁、炙甘草，补气生血用红参、当归、阿胶，消食行滞酌加神曲、山楂、麦芽，健脾固涩予用儿茶、诃子、木香。在主张扶正的同时，强调一定要注意"扶正"和"祛邪"的辩证关系。祛邪攻癌实际上也有扶正的效果，正所谓"邪祛则正安"，其目的是顾护人体正气。

刘嘉湘教授十分重视整体观念。脾为先天之本，肾为后天之本，肿瘤正气的强弱与脾肾密切相关，先天、后天不足则正气必然匮乏。恶性肿瘤发展到晚期，大多经过多种疗法攻邪治疗，正气受戕，手术和多次化疗最易损伤脾肾之阳，放疗和反复化疗最易损伤脾肾之阴，常常表现一派脾肾两虚之征象。健脾益肾是刘教授最常用的扶正培本方法。脾为后天之本，气血生化之源，脾虚则运化乏权，生化无源。肾为先天之本，内藏元阴元阳，为其他脏腑阴阳之根本。脾气的健运有赖肾阳的不断温煦，在病理上，脾气虚弱，脾阳不足，日久必伤

及肾阳,所谓"五脏之病,穷必及肾"[38-40]。

(三)临床经验

1. 扶正培本治肺癌[41-43]

(1)治病求本,扶助正气

刘教授认为,肺癌是一种全身属虚、局部属实、本虚标实之病症,邪毒聚结,最易耗伤人体正气,随着邪长正消,正气受戕益甚,清热解毒、软坚散结、活血化瘀和以毒攻毒等祛邪法有碍胃之弊,长期应用易致脾胃功能受损,气血生化乏源,正气更虚,加之癌毒具有走窜的特点,常淫脑蚀骨,发生远处转移,危及生命,可见正虚是形成肺癌的内在依据,也是肺癌发展、演变的关键所在,癌肿只是全身性疾病的一个局部表现。必须强调扶正培本,时时顾护人体正气,通过增强机体的抵抗力,达到控制或缩小肿瘤的目的。治病求本,扶助正气,扶正法可以贯穿肺癌治疗的始终。

(2)扶正培本,辨证为先

刘教授指出肺癌辨证要紧密结合临床,要根据患者的临床表现、舌苔、脉象、病程长短、病变范围等情况,辨明证候群中反映的正气亏虚属于阴虚、阳虚,还是气虚、血虚,分别予以相应治疗。他认为肺为娇脏,喜润而恶燥,肿瘤一旦形成,邪毒化火极易耗气伤阴,加之放化疗易损伤脾胃或劫夺阴津,故临床肺癌以气阴两虚、阴虚多见,指出:"疗肿瘤之疾,气阴不可不顾,气复阴还则病势为顺,气衰阴耗则病势为逆。"肺癌的治疗顾护气阴尤为重要。肺癌之虚以气阴两虚、肺肾阴虚、肺脾两虚为主,随着疾病的进展,气虚阳微,日久伤及脾肾之阳,或阴损及阳,成阴阳两虚之证,多为肺癌之晚期。同时,刘教授强调治疗肺癌"不离乎肺,然不止于肺",辨正虚要落实到具体脏腑,肺癌病位虽在肺,与脾、肾关系尤为密切,病变有在肺、在脾、在肾的不同,应当详细辨别。其临床表现不同,治疗用药上也有较大的区别,如同为阴虚证,同用滋阴生津法,肺阴虚多用北沙参、天冬、玄参、百合;胃阴虚多用天花粉、石斛、麦冬、生地;肾阴虚多用熟地、女贞子、鳖甲、龟甲。

(3)扶正培本,重视脾肾

刘教授认为肿瘤患者正气的强弱与脾肾关系最为密切。脾为先天之本,肾为后天之本,从发病来看,先天或后天不足者正气必然匮乏,极易患病;年逾四十,正气渐虚,脾肾功能渐弱之人,是恶性肿瘤好发群体。恶性肿瘤发展到晚期,经过多种攻邪疗法(手术、放疗、化疗等),正气受戕,每易损伤脾肾,因而调理脾肾是刘教授最常用的扶正法,在具体应用时有益气健脾、健脾温肾、温肾壮阳、健脾温阳利水、温肾滋阴、温肾填精等诸多法则。

(4)扶正祛邪,标本兼顾

在肺癌治疗中,刘教授倡导以扶正法为主治疗肺癌的同时并不排斥祛邪法,他认为扶正是根本,祛邪是目的,为了提高疗效,必须标本兼顾,正确处理扶正与祛邪的辩证关系,二者相辅相成,不可偏废。在临床中必须谨守病机,具体分析患者阴阳气血的盛衰、脏腑经络的虚实,判断疾病的正虚和邪实、轻重缓急。在肺癌治疗的不同阶段,抓住病变的主要矛盾和矛盾的主要方面,处理好正与邪的辩证关系,调整阴阳虚实,以达到"治癌留人""带瘤生存"的目的。

2. 温肾健脾法治肺癌

(1)温肾法治疗肺癌

温肾法适于肺癌患者多个证型。不仅尺脉弱、舌质淡胖或齿印之肾阳虚者适用,舌苔薄白、舌质嫩红有齿印,或尺脉弱、苔薄、质偏红有齿印之气阴两虚证者亦适用;但舌质红、苔净、脉细数之阴虚热盛,或苔黄腻、脉数之湿毒热蕴者当慎用或缓用。

对津液亏损、用生津之药不能获效者,如属釜底无火,不能气化,可加附子以蒸气生津。对以清热解毒药治疗起初见效而后不效者,多因患者身体羸弱,难胜纯寒克伐之剂,此时加附子为用寒勿远热,驾诸药而不凝滞,反佐而能捣其巢。

刘教授常用的温肾药有肉苁蓉、淫羊藿、胡芦巴、菟丝子、仙茅、锁阳、补骨脂、巴戟天、山萸肉等。其中肉苁蓉性味甘、咸,温,归肾和大肠经,能补肾助阳,润肠通便;淫羊藿性味辛、甘,温,归肝肾二经,善补肾壮阳,祛风除湿。二药温阳而不燥,药力缓和,常作为药对出现,运用最广。

温肾滋阴法:肺癌晚期多气阴两虚,阴损及阳,阳损及阴,阴阳两虚常见咳嗽气急、动则喘促、腰酸膝软、畏寒肢冷、脉象沉细、舌质淡红、苔薄白，须采用温肾滋阴法肺肾同治，阴阳兼补。药用淫羊藿、肉苁蓉、仙茅、薜荔果、锁阳、补骨脂、巴戟天等温肾助阳，北沙参、天冬、生地、熟地、黄精、玄参、龟甲等滋补肺肾，使"阳得阴助而生化无穷，阴得阳升而源泉不竭"，并可借养阴药的滋润制约阳药的温燥，使阴阳相配，刚柔相济，温而不燥，滋而不腻。临床观察表明，应用该法能使患者整体情况有所好转。气阴两虚患者，常在益气（生黄芪）养阴（北沙参、天冬、麦冬）的基础上加用淫羊藿、肉苁蓉、菟丝子等。若气虚明显，脉细、两寸尺均弱、舌淡红有齿印，则加胡芦巴、山萸肉；舌质偏红而阴虚明显者，常伍以女贞子、枸杞子、玄参、生熟地以平衡肾中阴阳。

温肾补土法：临床肾阳亏虚、脾阳不振者可用本法施治，常于淫羊藿、胡芦巴、菟丝子等温阳药中伍以党参、黄芪、白术、茯苓、怀山药、生薏苡仁等健脾益气之品。若兼见纳呆、便溏，则温肾药首选补骨脂、胡芦巴、菟丝子，因其兼有暖脾止泻之功，肉苁蓉及锁阳有润肠通便作用，不宜选用。健脾消食、燥湿理气选用党参、白术、茯苓、陈皮、砂仁、白蔻仁、木香、佛手、焦山楂、焦神曲、鸡内金等或伍以收涩之品，如赤石脂、禹余粮、诃子肉等。若伴腹胀、口中腻、苔浊腻，可酌加苍术、厚朴、藿香、苏梗、佛手等燥湿理气和中。若兼大便干结，常用肉苁蓉、瓜蒌仁、枳实、火麻仁、郁李仁温阳理气，润肠通便。若脾虚痰湿不甚，在选用生黄芪、白术、茯苓、生薏苡仁、鸡内金益气健脾的基础上，可加淫羊藿、补骨脂等。痰湿明显而见痰多、纳呆、舌淡胖、苔白腻、脉滑者，效法六君子汤，药用生地黄、党参、白术、茯苓、陈皮、法半夏、生薏苡仁、鸡内金、谷麦芽的基础上，可加淫羊藿、胡芦巴、补骨脂等。

温肾纳气法：肺癌晚期病久及肾，常现肾不纳气、气不归元之证，患者动则喘促，甚则不得卧。若阳虚明显，在选用淫羊藿、肉苁蓉、巴戟天、菟丝子、补骨脂、蚕蛹、山萸肉等温肾助阳药的基础上，可加磁石、地龙纳气平喘，佐天冬、生地、熟地、枸杞子、女贞子、龟甲等滋阴潜阳，使阳有所附，并防温燥之气上窜。

肺癌日久之喘咳可见肺阴亏虚、热毒内盛、肾阳虚衰及阴阳两虚等，在应用养阴清肺药如南北沙参、天冬、麦冬、山海螺、石见穿、石上柏、金银花的同时，可酌选生熟地、菟丝子、山萸肉、补骨脂、肉苁蓉、淫羊藿、蚕蛹以温补肾阳，摄纳肾气，亦可以五味子、胡颓叶上敛肺气，下滋肾阴。

温肾除热法：温肾除热法属"热因热用"范畴，即以热药治热证。对肺癌发热患者大胆施以温肾药，常收良效。肺癌低热而属阴虚者，常于养阴清肺药如北沙参、天冬、麦冬、百合、开金锁（金荞麦）、石见穿、石上柏、重楼、黄芩中酌加肉苁蓉、淫羊藿、磁石。肺癌低热而属气阴两虚者，常于益气养阴之生黄芪、北沙参、天冬、麦冬、女贞子中加肉苁蓉，一则可增强益气药黄芪的作用，二则引火归原，使虚火得潜。

温肾利水法：肺癌伴胸腔或心包积液者常三焦同治，以桑白皮、猫人参、大枣、葶苈子泻肺利水，党参、白术健脾益气化湿，胡芦巴、淫羊藿、肉苁蓉、菟丝子等温振肾阳，蒸腾气化。同时以猪苓、茯苓、泽泻、车前子利水渗湿，通调水道，亦可加桂枝通阳利水，助温肾药温化水湿。积液甚者，可选加椒目、防己、泽漆利水消肿，清肺止咳；瘀血明显者，除用莪术、赤芍等活血之品外，常伍以马鞭草利水肿，破血通经。另外，常配以瓜蒌皮、八月札理气宽中，使气行水行，以白英、土茯苓、龙葵解毒消肿散结。

温肾敛汗法：自汗、盗汗而脾肾气虚明显者，常以肉苁蓉、淫羊藿、胡芦巴、菟丝子等温肾药与枸杞子、女贞子、山萸肉、熟地黄等滋补肾阴药配合，并加生黄芪、白术、茯苓、生薏苡仁等健脾益气之品，和碧桃干、糯稻根、五倍子等生津止汗之品。自汗、盗汗而阴虚明显者，常于养阴清热药如南北沙参、天冬、麦冬、石见穿、石上柏、七叶一枝花、金银花中配以肉苁蓉、淫羊藿等温肾助阳药，并加糯稻根养阴止汗。肺癌术后低热盗汗或兼胸水者，常以温肾药合柴胡加桂枝龙骨牡蛎汤治之。气阴两虚，心神失守而出现气短、寐差、盗汗者在益气养阴的基础上，常以温肾药与五味子、酸枣仁相伍，并配合甘麦大枣汤、珍珠母以敛汗安神。

温肾止痛法：肺癌骨转移者，无论疼痛与否，皆用骨碎补、补骨脂，并常以肉苁蓉、淫羊藿温肾补骨生髓。肿瘤转移所致的肢体疼痛和麻木，常用淫羊藿、骨碎补、木馒头（木莲）及桑寄生温肾补骨止痛，并酌情选加七叶一枝花、蜂房等清热解毒止痛，蛇六谷、红梅消、制乳没、土鳖虫、鬼箭羽、威灵仙、自然铜等活血止痛，徐长卿、金雀根等祛风止痛，忍冬藤、地龙、全蝎、蜈蚣等通络止痛。

温肾填精法：肺癌化疗后白细胞下降者，多以肉苁蓉、骨碎补、淫羊藿、菟丝子温肾填精，山萸肉、熟地黄、黄精、枸杞子、女贞子、何首乌、当归养血填精，并酌情选加益气之生黄芪、白术，乃当归补血汤之意，另加鸡血藤或丹参祛瘀生新。

（2）健脾法在肺癌中的应用

刘教授治疗肺癌强调调治脾胃，目的在于促进气血生化，培正气，祛除邪毒，使机体内环境向有利于康复的方向转化。

健脾和胃，辨证加减。肺癌尤其晚期肺癌，脾虚证候较为常见，故益气健脾、和胃消食之法十分常用。刘教授常用六君子汤养脾胃之气，用益胃汤和肺胃之阴，视证候不同分别用之或同时用之。常用药有黄芪、人参或党参、太子参、白术、茯苓、怀山药、薏苡仁、半夏、陈皮、八月札、山楂、焦神曲、天冬、麦冬等。

具体运用：肺虚内热而宜养阴清肺者，若兼见纳食不馨、大便稀塘，则远生地、玄参等滋腻碍胃之品，选沙参、麦冬、石斛等轻清生津以调护肺胃；肺脾气虚，穷必及肾，肺脾肾三脏同治则健脾益气与温肾类药物同用，如淫羊藿、补骨脂、肉苁蓉、菟丝子等，既可温煦脾阳，又能增强益气健脾化痰之功；肺肾阳虚，肾不纳气者，于温肾纳气法中常佐健脾益气、和胃消食之品，使补后天以助先天，和枢机以助纳气；"劳者温之""损者温之"，肺癌日久易耗气伤阴，补气尤其重要，常重用生黄芪（最多用60g），使气足津生；肺癌胸水者，常用党参、白术健脾益气，胡芦巴、淫羊藿温振肾阳，佐以猪苓、茯苓、泽泻、车前子利水渗湿，猫人参、椒目利水消肿。

慎药之性，顾护脾胃。刘教授认为，肺癌临证应谨守病机，注意药性之偏颇，权衡利弊，始终以顾护胃气为原则，避免用药过于滋腻苦寒。如精选轻清生津之品（如沙参、麦冬、天冬、石斛等），

以防滋腻碍胃；严格控制清热解毒药的药味和剂量，以免苦寒败胃或损伤阳气等。肿瘤患者邪毒内蕴日久，或手术放化疗伤正，脾胃功能常受到不同程度损伤，切不可因心急而施以滋腻峻补之品，且补益应不忘醒脾开胃，使补而不腻，滋而不滞，常伍以陈皮、八月札之类。

3. 补益肝肾法治疗卵巢癌

刘教授认为，正气的强弱是肿瘤发生发展的关键所在，正气先虚，阴阳失衡，气血劳伤，致使六气邪淫之毒乘虚侵入，凝结成块。女子属重阴之体，血属阴，肾阴为一身之元阴，故对女子十分重要，人至中年，先天肾气和后天脾胃之气均开始衰败，也是其气阴常不足的病理基础。在肿瘤的发展过程中，积毒日盛，致脏腑虚弱，正气更弱。因此，正气的旺盛与否是治疗肿瘤的关键，攻伐癌肿的同时注重顾护正气是刘教授学术思想的精髓。约80%的卵巢癌患者在18个月内复发，"正虚伏毒"这一重要病机预示着在卵巢癌西药规范治疗后，仍要酌情扶助正气，佐以祛邪方能达到防治其发病的效果。故对于卵巢癌的治疗，补益先天之本是其根本大法，尤重补益肝肾。一则肾为先天之本，阴中之阴，女子以肝为用，为阴中之阳；二则肾为肝之母，肾属水，肝属木，肝肾乙癸同源，若先天禀赋不足，或久病及肾，耗竭精血，则肝肾阴虚，致冲任失养，经血乏源，滋水涵木可使精血共化，气血充足；三则肾主生殖，卵巢作为女子的性腺，与肾关系密切，可谓之女子先天肾。在卵巢癌患者中，手术、化疗诸方式导致"阴不足"，所以肝肾阴虚是卵巢癌患者正虚的主要病机。故而刘教授对于卵巢癌的治疗，补益肝肾的扶正大法贯穿疾病治疗的始终，重在补先天之肾阴，辅以消肿散结，同时注重肾肝脾三脏同调，"燮理阴阳，以平为期"，共奏扶正祛邪、消除癌肿之效。临床常以知柏地黄汤加二仙汤为基础方，以达补益肝肾、填精益髓之功效[44]。

4. 扶正祛邪法治疗乳腺癌

刘教授认为乳岩（乳腺癌）的病因可归于外邪入侵和正气不足两个方面，素体正气不足，脏腑功能失调，一旦外感六淫，邪毒乘虚侵袭人体，影响机体气血津液的正常输布，导致气滞、血瘀、痰毒胶结日久而成瘤。强调"正气存内，邪不可

干""养正积自消"，认为扶正与驱邪不是对立的，而是相辅相成的，扶正是为机体祛邪创造有利条件，祛邪为了进一步保卫正气。扶正是根本，祛邪是目的，二者不可偏废。在临床中，刘教授多从以下证型辨治乳腺癌。

（1）肝郁气滞型

治法：疏肝理气。方药：逍遥散加减。

（2）脾虚痰湿型

治法：健脾化痰。方药：六君子汤加减。

（3）气血两虚型

治法：益气养血。方药：八珍汤加减。

（4）肝肾亏虚型

治法：补益肝肾。方药：六味地黄丸合一贯煎加减。

（5）脾肾阳虚型

治法：益肾健脾。方药：附子理中丸合右归丸加减。

乳癌患者如行手术治疗，术后体虚加用益气固表的黄芪、防风；术后伤口疼痛，合用行气活血止痛之品，如延胡索、徐长卿、金雀根等。因放、化疗引起胃肠道反应，如胃纳欠馨加鸡内金、谷芽、麦芽消食健胃，大便溏薄可加生薏苡仁、怀山药健脾止泻。内分泌治疗引起的围绝经期综合征如低热、烦躁、失眠等，低热者加用银柴胡、地骨皮退热除蒸；夜寐欠安加酸枣仁、合欢皮、珍珠母镇静安神。乳岩早期机体正气尚未亏虚，可在扶正的基础上，酌情加重祛邪之力，刘教授多用山慈菇、石上柏、石见穿、白花蛇舌草攻邪。乳岩晚期癌毒肆虐，正气亏虚，癌肿易转移，转移至胸肺部，可致肺失宣肃，不能通调水道，而致胸腔积液，临证酌情可加龙葵、猫人参、葶苈子；癌毒流窜，淫筋蚀骨，转移至骨，气血瘀滞而致骨骼疼痛，可加补肾化瘀通络之品，如骨碎补、透骨草、地鳖虫、蜈蚣[45]。

5. 益气养阴法治疗胃癌术后

刘教授认为，癌症的发生离不开两方面的因素。一是机体无力抵御外邪，易受六淫邪毒的侵害，二是体内脏腑功能尤其是脾胃功能薄弱，随之产生气滞、血瘀、痰凝、毒聚等一系列病理变化。内外二因相结合，遂发为局部有形之积块，并随正气的进一步耗伤而日见增大甚至转移。胃癌是常见

的消化系统恶性肿瘤，其病机离不开脾胃虚弱、气阴两伤、邪毒留恋，三者相互影响，互为因果。术后患者经手术、化疗等治疗，机体正气亏损进一步加重。

分析刘教授治疗胃癌术后患者的医案发现，处方多以健脾益气、益胃生津为主，常选用四君子汤合益胃汤为主方，随证加减。刘教授指出，此处的益气养阴法并不等同于炙甘草汤一方中的益气养阴，而是益脾脏之气以健脾利湿，养胃腑之阴以清脏腑之热。

四君子汤是治疗脾胃虚证的常用方，采用此方随证加减，用以培补中土，药气四达、水谷精微敷布，则身强体健，既能补病前之不足，又可驱邪外出。"胃气一败，百药难治"，胃癌的治疗上应忌大剂量的滋腻碍胃、苦寒败胃之品，故刘教授在应用四君子汤时常易人参为太子参。太子参为石竹科植物，与人参本非一物，补虚之力远较人参薄弱，然其养阴作用甚佳，如此既遵循了此方补脾气之根本，又兼顾胃气、胃阴，太子参的应用可谓点睛之笔[46]。

6. 健脾疏肝法治疗胰腺癌

刘教授临床治疗胰腺癌的主要辨证分型为肝郁脾虚证，亦可见湿热内蕴型及肝肾阴虚型。肝郁脾虚证型治疗运用柴芍六君子汤，使肝得其疏泄，脾恢复其健运，调畅腹部郁结之气机。"内外调和，邪气不能害"，胰腺为脾经所辖，从属于消化系统，病变则肝、脾功能失调。肿瘤的治疗关键在于补泻兼施，调和肝脾。此外，刘教授常用蒿芩清胆汤加减治疗湿热内蕴型，一贯煎合六味地黄丸治疗肝肾阴虚型。刘教授认为在胰腺癌的治疗上应以健脾为主，健运脾胃同时，注意疏肝养肝，以防止肝对脾的过度克伐，达到扶正治癌之目的，常以柴芍六君子汤为主加减治疗。刘教授将柴芍六君子汤灵活运用于胰腺癌的治疗当中，主要是基于柴芍六君子汤辅助正气，提高自身抵抗防御能力来抵御癌病侵犯，收效显著。

此外，化疗药物多属毒热之品，主要通过细胞毒性作用抑制肿瘤，其对正常细胞的损伤则难以避免。因此在化疗之后，患者常因严重的不良反应终止治疗。现代社会对于生存质量更加重视，倡导"人瘤共重"的理念。刘教授临床经验证实柴芍六

君子汤能够显著地提高人体正气，着重提高"后天之本"在人体正气化生中的重要地位；亦可提升人体运化能力，健运脾胃，消痰除滞，体现"扶正治癌"之宗旨[47]。

7. 补益肝肾法治疗宫颈癌

刘教授认为子宫位居下焦，司职经、孕、胎、产，其生理功能以血为本，与奇经八脉之冲、任、督、带和肝肾的关系至为密切。其发病也往往是各种致病因素导致冲任虚损基础上，督脉失司，带脉失约，癌毒、湿毒、热毒之邪乘虚而入，蓄积胞门，日久湿热黏滞，痰瘀互结，气滞血瘀导致局部肿块的产生。求诊中医的宫颈癌患者多属于晚期患者，或为已行手术、放疗、化疗系统治疗后的患者，大部分表现为消瘦、面色苍白、头晕眼花、精神疲乏、腰背酸楚、肢体浮肿、四肢酸软无力、脉细弱，应该属于虚证。至于阴虚、阳虚、寒证、热证，病属何脏、何经，则须进行次第分析。治疗上始终以"补益肝肾，调补冲任"为大法，临床上常用六味地黄丸、肾气丸等为主[48]。

第九节 朴炳奎

一、个人介绍

朴炳奎，男，1937年1月出生，朝鲜族，中共党员。中国中医科学院广安门医院主任医师，硕士和博士研究生导师，首批全国中医药传承博士后合作导师。全国名中医，首都国医名师，中国中医科学院首席研究员，兼任全国中医肿瘤医疗中心主任、世界中医药学会联合会肿瘤专业委员会名誉会长等职，享受国务院政府特殊津贴。

朴炳奎教授1954年9月至1959年7月在大连医学院临床医学系就读，毕业后被分配到中国中医研究院（现更名为"中国中医科学院"）工作。参加工作后，积极响应党中央的号召，于1959年10月至1962年2月参加原卫生部第三届西医离职学习中医班，脱产学习两年中医。从1962年2月开始，在中国中医研究院西苑医院任住院医师，主要从事针灸治疗脑及神经系统疾病的工作。1963年2月中国中医研究院大调整，成立了广安门医院，其被调入该院针灸所第二研究室主要从事胃肠道疾病的研究。1963年3月至9月，在北京铁路医院内科进修半年。1971年，广安门医院建立内科病区，其又被调入内科参加筹建内科病区，主要从事治疗糖尿病为主的内科工作。

1975年初，广安门医院决定扩大肿瘤科建设，朴炳奎主动向领导提出调到肿瘤科工作。到肿瘤科后不久，至中国医学科学院肿瘤医院内科进修1年（1977年2月至1978年2月）；此后又公派留学去日本进修2年（1979年4月至1981年4月），主要在日本东京国立癌症中心学习肺癌的诊断和相关临床知识，包括支气管镜及造影技术等。1984年5月，担任广安门医院肿瘤科主任；1986年1月至1997年11月，任广安门医院业务副院长，兼任肿瘤科主任。并先后兼任中国中西医结合学会肿瘤专业委员会主任委员、中国抗癌协会肿瘤传统医学专业委员会主任委员等职。朴炳奎作为学术带头人，在科技部重点领域创新团队建设中充分发挥"传、扶、帮、带"作用，先后培养硕、博士15名，博士后12名，名医名家传承人1名，学术经验继承人4名。多位学生成为业务骨干和学科带头人，其中"万人计划"科技创新领军人才1名，首都名中医2名，首都中青年名中医1名，全国中医优秀临床人才6名，博士导师20名。已建立"朴炳奎学术经验传承博士后工作站""朴炳奎名老中医药专家传承工作室""朴炳奎全国名中医传承工作室"，开展学术传承。开展中医肿瘤的国际交流与合作，被日本、韩国等多家大学与学术团体聘为学术顾问与客座教授，为推进中医肿瘤事业的国际化做出了贡献。

先后自主研制治疗肺癌的国家Ⅲ类新药"益肺清化膏""益肺清化颗粒"及院内制剂"肺瘤平膏"等系列制剂，临床应用30余年，疗效确切，取得了良好的社会与经济效益。参与制定了《原发性支气管肺癌中西医结合诊治方案》，并以此为蓝本先后制定形成了《WHO西太区原发性支气管肺癌中医肿瘤循证医学临床指南》《肺癌中医临床诊疗方案》《北京市中医诊疗规范》等多项国际及国家标准。"益气养阴清热解毒之剂治疗晚期原发性肺癌的临床与实验研究"获 1991 年度中国中医研究院科技成果奖二等奖，"益气养阴清热解毒之剂治疗原发性肺癌的临床与实验研究"获 1996 年度国家中医药管理局科学技术进步奖三等奖，"治疗肺癌中药的临床与实验研究"获 1996 年度中国中医研究院中医药科技进步奖二等奖，"肺瘤平膏调节肺癌患者树突状细胞功能的临床与实验研究"获 2008 年度中国中医科学院中医药科技进步奖二等奖，"肺瘤平膏调节肺癌患者树突状细胞功能作用及分子机制研究"获 2009 年度中国抗癌协会科学技术奖三等奖。

二、主要学术思想及经验

朴教授主张"中医与西医相结合，辨病与辨证相结合，辨证为主；整体与局部相结合，整体为主；扶正与祛邪相结合，扶正为主"的肿瘤综合治疗理念，并强调"扶正培本"应贯穿肿瘤防治全程。现将其主要学术思想简介如下[49]。

（一）和其不和

朴教授通过多年的中医肿瘤临床实践，积累了丰富的临床经验。他在继承肿瘤治疗扶正培本思想的基础上，对该理论进一步凝练，认为其核心内容是"和其不和"，集中体现于中医"和合"思想，符合中华民族传统文化的特征。具体体现在以下几个方面。

（1）认为肿瘤中医根本病机是脏腑失和，治疗目的是"求和"，即达到"阴阳平和"或"人瘤共存"的目的。

（2）治疗手段和而不同，包括未病先防，扶正养生；将病早治，扶正防转；既病防变，扶正减毒；病后调摄，扶正防复。

（3）组方法度以和为贵，包括重后天，和调脾胃；护正气，和法缓治；制小方，和缓为宜。

（二）扶正祛邪

朴教授强调扶正与祛邪法则在肿瘤治疗中的运用，就是要通过辨证论治分清虚实之主次，辨别邪正之盛衰，认真权衡后扶正祛邪并施，力争以扶正来祛邪、以祛邪来扶正。不能盲目地重用有毒的峻猛攻逐药物企图一下子消除肿瘤，那样势必耗气伤阴败胃；而一味地只用扶正药补益，不用攻邪药去缩小和消除肿瘤，难免姑息养奸，使肿瘤得以快速生长。针对转移过程中"久病入络"胶结的特点，更是应遵循"久病当以缓攻，不致重损"的原则，补以通补，攻则缓攻，通补活络，协调阴阳。如临证应用活血化瘀、软坚散结药物三棱、莪术、桃仁、山慈菇之类时，常佐以党参、人参、黄芪等补益气血之品以防伤正；应用清热解毒类寒凉药物时，常佐以黄芪、党参、炒白术、茯苓、砂仁等益气健脾之品。这样攻中寓补，攻而不伐，如果一味妄补、蛮攻，无视病机所在，往往导致治疗的失败。

（三）综合治疗

1. 手术结合中医治疗

手术是目前治疗恶性肿瘤的主要手段，但手术必将给肿瘤患者带来种种损伤和并发症。手术前后口服中药可扩大手术的适应证，减少手术的并发症和后遗症。

（1）手术前中医药治疗

术前服用补益气血或健脾益气、滋补肝肾及镇静安神的方药，可增强患者体质，稳定其情绪，常用四物汤、天王补心丹、酸枣仁汤加减等。

（2）手术后中医药治疗

手术常损伤气血，影响脏腑功能，术后患者多表现为气血双亏或气阴两伤、营卫不和、脾胃不和等，加服益气活血、养血生肌辅以清热解毒的中药可以帮助患者恢复体力，促进伤口愈合及预防感染。单纯表现为纳差、腹胀等脾胃失和者可予香砂六君子汤加减；若腹胀明显、便秘数日未解、口干、舌苔黄厚而干者可予增液承气汤；术后出现虚汗淋漓或动则汗出、怕风疲乏无力等营卫失调、表虚不固表现者，多采用玉屏风散加减；术后口干舌燥、恶心纳少、大便干燥、舌光红无苔、脉沉细属胃阴亏虚者，予沙参麦冬汤加减；术后伤口难以愈合、流脓，宜予益气解毒中药，如黄芪、当归、金银花、连翘、丹皮、皂角刺、党参等。

2. 放射治疗结合中医治疗

在放疗过程中若放疗局部发生充血、水肿、糜烂及疼痛等，临床上多采用清热解毒和凉血滋阴润燥的方药。常用的清热解毒药物有金银花、连翘、山豆根、射干、板蓝根、蒲公英、黄连等。患者出现较严重的口腔溃疡和咽喉溃疡时，朴教授常用生黄芪、大生地、玄参、金银花、板蓝根、山豆根。患者出现咽干、口干舌燥、大便干燥、小便黄赤等热毒伤阴、津液受损症状时，在清热解毒的同时，多以滋阴润燥生津为法，常用生地、玄参、麦冬、石斛、花粉、芦根等。

3. 化疗结合中医治疗

化疗过程中患者可出现消化障碍、机体衰弱、骨髓抑制等不良反应，治疗方法大致如下。

（1）消化障碍

化疗后出现胃脘饱胀、食欲减退、恶心呕吐、腹胀或腹泻、舌胖大，舌苔薄白、白腻或黄腻时，多属脾胃不和，治疗以健脾和胃为主。饮食不香、脾胃虚寒喜热饮者，予党参、焦白术、茯苓、炙甘草、陈皮、半夏、广木香、砂仁等加减；出现胃脘饱胀、胸胁窜痛等肝胃不和之症者，用当归、杭芍、茯苓、焦白术、甘草、炒柴胡等加减；恶心、呕吐酸水或苦水者多属胃热，宜用炒陈皮、清半夏、茯苓、竹茹、黄连（或马尾连）、麦冬、枇杷叶等煎服；呕吐清水、凉水者多为脾胃虚寒之证，宜用炒陈皮、姜半夏、茯苓、炙甘草、党参、丁香、柿蒂、生姜、红枣等加减。

（2）机体衰弱

见全身疲乏、精神不振、心悸气短、失眠虚汗、咽干、口干舌燥和脱发等。气血虚弱而证候偏热者可采用凉补气血的方法，选用生黄芪、沙参、生地黄、丹参；气血双亏、体弱虚寒者可用潞党参或太子参或人参、全当归、熟地黄、鸡血藤、阿胶、三七粉、黄精、紫河车、龙眼肉、红枣等加减。

（3）骨髓抑制

主要表现为白细胞下降、血小板减少和贫血等，一般属肝肾亏损，治宜滋补肝肾为主，常用药物有枸杞、女贞子、何首乌、山萸肉、菟丝子、杜仲、补骨脂、旱莲草、五味子、石韦、石斛、鸡血藤等。

（4）静脉炎

常予二黄煎加减外敷（冷敷），药用黄连（或尾连）、黄柏、虎杖、大黄。

（5）脏器功能损害

肝功能损害临床表现为肝区不适、乏力、厌食、腹胀腹泻，伴 SGPT 升高。宜健脾益气，化湿消浊，常用茵陈、茯苓、猪苓、炒白术、泽泻、薏苡仁、陈皮、太子参、五味子、厚朴、枳壳、清半夏、生甘草、枸杞子、虎杖等。肾脏损害临床表现为尿量减少、蛋白尿、尿素氮及肌酐升高、双下肢肿，舌淡苔白厚，脉滑。治以健脾补肾，利水消肿，常用太子参、炒白术、茯苓、猪苓、泽泻、薏苡仁、枸杞子、车前子、生黄芪、女贞子、桑白皮、生甘草等。心脏损害早期出现胸闷乏力、心悸气短，心电图示 T 波平坦、S-T 段压低，后期可出现心力衰竭。治以温阳利水，活血化瘀，常用党参、生黄芪、麦冬、制附子、川芎、五味子、山萸肉、丹参、防己、炙甘草、人参、枸杞等。

（四）临床经验

1. 益肺清化法论治肺癌

朴教授认为肺癌的病位主要在肺、脾、肾，关键在气机不畅及经络闭阻，其本在于阴阳失调、气阴两伤、正邪失衡，其标是痰瘀毒凝结而成。肺癌的论治仍以扶正培本为主，清热解毒为辅，兼以理气化痰。核心处方以黄芪、土茯苓为君，二药一补一攻，充分体现了朴教授治疗肺癌强调扶正与祛邪相合的学术思想；沙参、桔梗、太子参、炒白术为臣，沙参和桔梗养阴清肺、祛痰利气，太子参和炒白术补气健脾，意在培土生金；炒三仙为佐，反映出朴教授治疗肺癌注重脾胃中焦、顾护胃气的学术思想；甘草为使，调和诸药。

在此基础上加减配伍的常用药物如下：①扶正培本类：针对不同的证型选用相应的补益类药物，如枸杞子、女贞子、山药、益智仁、沙参；②清热解毒类：多是经研究证实具有抗癌作用的中药，如金荞麦、白英、薏苡仁；③理气化痰类：如半夏、瓜蒌、陈皮、茯苓。

咳嗽、咳痰较重者，可加前胡、射干止咳化痰；咳痰带血者，可加仙鹤草、生地炭、侧柏炭收敛止血；大便干结者，加生地黄、生白术、肉苁蓉润肠通便；伴有胸腔积液者加龙葵、花椒目、葶苈子以利水渗湿；伴有脑转移者，多加用石菖蒲、郁金引经直达病所；骨转移患者多伴有疼痛，加延胡索、柴胡以理气止痛；放疗后患者多见毒瘀互结，常加用鸡血藤、赤芍以解毒活血等。

2. 扶正解毒法论治肠癌

朴教授认为结直肠癌多系正气内虚，脏腑功能失调，脾胃运化失司，导致气滞、血瘀、痰结、湿聚、热毒等相互纠结，日久积滞而成有形之肿块。故治疗以健脾益肾、行气化湿、解毒抗癌为主。肿瘤早期或手术前以攻邪为主，如清热解毒药用白花蛇舌草、龙葵、白英、半枝莲、半边莲等；行气调中药用炒三仙、陈皮、白豆蔻、砂仁等；软坚散结药用夏枯草、浙贝母、猫爪草、山慈菇；活血化瘀药用当归、莪术、丹参、鸡血藤等；清热祛湿药用槐花、生薏苡仁、土茯苓、苦参等。以扶正为辅，如健脾益肾用黄芪、太子参、白术、山药、枸杞子、女贞子等。肿瘤中期多攻补兼施，肿瘤后期或手术、放化疗后多以扶正为主。其中手术后期以益气、活血、解毒为主，以提高免疫功能，减少复发转移；化疗期间以补气养血、健脾和胃、滋补肝肾为主，以减少化疗毒性，提高化疗完成率，增加化疗疗效；放疗期间以养阴生津、活血解毒、凉补气血为主，以减少放疗毒性，提高放疗完成率，增加放疗疗效；不适宜手术、放化疗和晚期的患者以益气养血、解毒散结为主，以抑制肿瘤生长，减轻症状，提高生存质量，延长生存时间。

3. 调补脾肾法论治胃癌

朴教授认为脾肾虚损是胃癌发病的基础，进一步脏腑失调，肝胃不和，气滞血瘀，痰湿结聚，最终导致肿瘤的发生。临床治疗原则以健脾补肾为主，以化痰散结、疏肝和胃、活血化瘀、清热解毒为辅，紧扣本虚标实的病机主线，常以四君子汤为基础方。处方常以太子参、炒白术、茯苓、山药、益智仁、枸杞等健脾补肾；当归、黄芪等益气扶正；半枝莲、白英、藤梨根等清热解毒；土茯苓、生薏苡仁、陈皮、半夏等化痰散结；炒三仙消食化积；木香、白豆蔻、枳壳、乌药等行气化滞；莪术、郁金等活血化瘀。根据病情需要随证加减，肝胃不和者加柴胡、郁金、枳壳、白芍；脾虚气滞者加木香、砂仁；脾胃虚寒者加干姜、良姜；气血双亏者加熟地、阿胶、淫羊藿等；呕吐者加半夏、生姜、旋覆花、代赭石等；口干者加石斛、沙参、麦

冬、天花粉、知母等；胃脘疼痛者加延胡索索、香附、徐长卿等；腹胀者加厚朴、大腹皮、莱菔子、槟榔等；呕血便血者加白及、血余炭、仙鹤草、三七粉等；便溏者加苍术、藿香、茯苓等；便干者加火麻仁、肉苁蓉、瓜蒌仁、酒大黄等；夜难入眠者加酸枣仁、夜交藤等；胃热恶心呕吐者加半夏、橘皮、竹茹等；热毒炽盛者加白花蛇舌草、白英、蛇莓、草河车等；咽痛、吞咽困难者加急性子、威灵仙等；伴有胁痛肝转移者，酌加茵陈、夏枯草、八月札、土茯苓、僵蚕等；伴脑转移者，加石菖蒲、郁金、全蝎、僵蚕等。在胃癌发生发展的各个时期，需注意虚实之分，若正虚为主，则以补虚扶正为主，如祛邪过度，则损伤正气；若实为主，则以祛邪为主，但注意不应祛邪太过，过犹不及。

4. 化痰解毒法论治淋巴瘤

朴教授认为，淋巴瘤病机总属虚实夹杂，以痰毒为标，常夹气滞、血瘀等，以脏腑失调或虚弱为本，主脏为脾肾，涉及肺、肝、三焦。在治疗时首重化痰，通常融健脾渗湿化痰、燥湿行气化痰、消肿化痰散结、降火养阴化痰于一炉。健脾渗湿化痰常用薏苡仁、土茯苓；燥湿行气常用半夏、陈皮；消肿化痰散结常用夏枯草、白花蛇舌草；降火养阴化痰常用天冬、白花蛇舌草；若痰毒化热，则加连翘、金银花；气阴耗伤，则加五味子、麦冬；痰毒夹瘀，则加莪术、龙葵。治脾常选用四君子汤、六君子汤为补脾胃基础方，选择黄芪、太子参、茯苓、白术、山药、党参等。治肾常选用枸杞子、女贞子、菟丝子、熟地黄、山萸肉、益智仁等益肾之品调整肾之阴阳。对化疗导致的白细胞减少、骨髓抑制等不良反应，在辨证基础上，加鸡血藤、熟地黄、黄精、仙鹤草，或加生脉散等益气养阴之品，或加成药生血丸。若放疗后，出现口干、低热等，则酌加麦冬、郁金、石斛、生地黄等养阴清热之味。整体而言，朴教授治疗淋巴瘤时主张使用性味平和的药物，很少使用有毒性的中药如虫类药，也较少使用偏性大的药物如附子、大黄等。一方面，淋巴瘤起病缓慢、病程长、疾病传变较慢，无须使用重剂峻剂猛攻邪气；另一方面，有毒、偏性较大的药物易损伤脾胃之气，脾胃之气既伤，药力亦无法充分发挥作用。

第十节 孙桂芝

一、个人介绍

孙桂芝，女，1937年出生，首都国医名师，中国中医科学院名誉首席研究员，二级主任医师，教授，博士、博士后导师，第一批博士后全国老中医药专家学术经验传承指导老师，第四五批全国老中医药专家学术经验继承工作指导老师。1964年8月毕业于山东医学院，在青岛医学院病理及病理生理学教研室任教。1971年参加全国第二届西医离职学习中医班学习，并调到中国中医科学院广安门医院工作，先后任肿瘤科副主任、中医肿瘤研究中心副主任、学术带头人、现兼任国家食品药品监督管理局药品评审专家、中央保健委员会委员、中央保健局会诊专家、中国中医科学院广安门医院学术委员会委员、国际癌症康复会理事、中国中西医结合研究会肿瘤专业委员会北京分会委员、全国中医药学会中医康复会理事、中医疑难病研究委员会委员、中国癌症康复会顾问等。主持国家"六五""七五""八五"中医肿瘤攻关项目、国家中医药管理局及国家自然基金课题等，获国家级、部级和院级科技成果奖12项。出版《常见肿瘤诊治指南》《中医肿瘤有效病例选》《实用中西医结合内科学》《中西医结合肿瘤研究》等专著5部，发表科研论文50余篇，培养硕士生15名，博士生10名。1990年被评为中国中医药文化博览会百名中医专家和在科研工作中做出突出贡献者[50]。

二、主要学术思想及经验

（一）肿瘤的病因病机与防治

孙教授认为，肿瘤的发病包括内因、外因和不内外因。外因包括风、寒、暑、湿、燥、火等四时不正之气，凡人被六淫邪气所侵，即能积久成病。外因实际上也包括了诸如病毒、物理、化学在内的一些因素及不良生活习惯等。内因则由于人的情志过度或不及，导致机体生理病理的变化而产生疾病。但总的来说，外邪之所以侵入人体发病，还是由于人体先有虚隙可乘之机，即"邪之所凑，其气必虚"，正是由于身体气血亏虚，运行失常，以致五脏六腑蓄毒而功能失调，脏腑虚损，导致癌瘤发生[51]。

基于此，孙教授提出"二本"学说，认为恶性肿瘤病因病机中正虚、邪实两者并存，二者互为因果，即：肿瘤的发生、发展以"人身之本"——正气亏虚为条件，而以"病邪之本"——癌毒侵袭为本病发生的根本，二者缺一不可。人本即人身之根本，概括为"正气"。恶性肿瘤是全身疾病的局部表现，即强调"全身状况"是恶性肿瘤发生的基本"内环境"，或者说正气亏虚、内部失调（如气血紊乱、情志抑郁、气机不畅等）是恶性肿瘤发生的内部条件，亦即通常所说的"邪之所凑，其气必虚"。基于此种认识，孙教授用药时时固护正气，调理身心，处方多以扶正为主，体现了"以人为本"的理念；但强调内因、人身之本，并不是忽视病本，只是为控制疾病、祛除病本提供充分条件和基础。

病本即疾病之根本，概括为"癌毒"侵犯。正邪斗争贯穿恶性肿瘤整个过程，强调"邪气"始终在推动疾病的发生、发展，是疾病之根本。单纯的正气亏虚、内部失调尚不足以直接导致恶性肿瘤。恶性肿瘤必有其特征性的邪毒致病，才会发生。此种邪毒与普通伤寒、温病、瘟疫等外感邪毒均有所不同，故专称为"癌毒"。"癌毒"是在人身之本——正气亏虚或失调的基础上，通过各种内外因素激化而成；"癌毒"一旦孕育而成，即推动本病的发生、发展，贯穿疾病始终。"癌毒"的性质应属于"热毒"，它贯穿疾病的始终，与正气亏虚、内部失调一样，是疾病发生、发展的另一个重要推进因素。由于"癌毒"性质恶劣，致病力强，孙教授往往强调早期手术的作用，看似与强调"正气"矛盾，实质上正是因为邪毒炽盛，若不及早手术切除，普通内科方法难以遏制其发展。即便手术对人体有较大创伤，损伤气血，如果手术较为成功切除"癌毒"聚集之处，患者往往预后较好；若手术切除不干净，余毒不清，而患者术后又不及时调理以扶正祛邪，则余毒易重新积聚而为患。所有这些均说明一点：只因"正虚可调，邪毒难祛"，即手术清扫后无论如何气血不足、脾肾亏损，尚可经过调理而达理想效果；若清扫不成功，余毒潜藏，则治疗难度增大。这也反衬了"癌毒"是疾病之本的客观事实[52]。

孙教授认为，肿瘤的发生与人体气血关系密切，肿瘤正气虚损之本在于气血失调。气血生成有赖于脾肾，即先天之本和后天之本的共同作用。故扶正培本治疗肿瘤宜从调补气血入手，健脾益肾、补气生血是具体治法。痰瘀为标，癌毒是根，血气不平，癌毒从生。肿瘤的发生是在正气亏虚或失调的基础上，通过各种内外因素激化而成为癌毒。癌毒内蕴，津液输布不畅，聚而为痰浊；癌毒盘踞，阻滞气机，血行不畅，停而为瘀；癌毒耗伤正气，气虚不能推动血液运行，血行迟缓，也能致瘀；癌毒痰瘀纠结，常常郁而化热，形成热毒内壅；癌毒阻滞中焦，导致脾胃运化失健，不能运化水谷津液，可致湿浊内生；癌毒盘踞，不断掠夺人体气血津液以自养，导致五脏六腑失去气血津液濡润，以致正气亏虚；正虚邪盛，又易致恶性肿瘤迅速生长、扩散及转移，从而形成恶性循环。

另外，孙教授善于将"天人相应""治未病"的思想理念运用到肿瘤的防治中，对促进肿瘤患者的康复、提高生存率有着重要意义。肿瘤的治未病思想在于既病防变，即肿瘤根治术后适宜调摄，并采取各种措施，防止其复发，特别是春秋两季尤为重要。春季自然界阳气上升，人体内的肿瘤细胞也会在春季活跃起来，因此需要在春季用药物来提高正气抵御病邪的复苏。秋季阳气下降，人体常易受凉燥之邪侵袭，耗伤人体阳气，致正气亏虚，机体免疫力下降，肿瘤细胞易乘虚而入。因此，在秋季也要服用中药提高人体抗病能力，防治肿瘤复发转移[53-54]。

（二）分期论治

孙教授指出，扶正宜健脾与补肾并重，遣方用药应平和且顾护脾胃，选用药物时，应注意某些补药性味之偏颇。五脏六腑中脾肾作为"先后天之本"发挥着重要作用，脾肾两脏是人体正气之本，两者之间还存在着相互滋养的密切关系，即脾之健

运需要肾阳的温煦和推动，肾阴、肾气也需要脾所运化的水谷精微来不断充养。因此，脾胃亏虚、气血生化乏源，脾肾二者都会受损，人的抗病能力就会随之减弱。在总结前人经验及多年临床研究成果基础上，认为补脾益肾、保护"先后天之本"是调节人体生理功能、提高抗病能力的有效途径，临床常用此法配合相应的解毒抗癌药物以扶正祛邪，多获良效。如使用补气壮阳药时，应注意不使过于温燥的药物而伤阴，适当照顾阴液，佐以养阴之剂，使阳得阴助而生化无穷；使用滋阴养血药时，勿过于滋腻碍胃，适当照顾阳气，佐以理气之品，使阴得阳升而泉源不竭。治疗剂量的中药，可有选择性地反复作用于疾病的多个靶点，发挥多层次、多环节、多靶点的综合调节作用，从整体调节脏腑、经络、阴阳、气血，做到正气内守，通过自身调节，泻其有余，补其不足，达到阴阳平复[55]。

（三）常用药物

肿瘤的病机甚为复杂，在遣方用药方面，针对肿瘤患者虚实并呈的情形，孙教授一方面用太子参、黄芪、白术等药补气，同时用莪术、厚朴、生麦芽等药行气，以求补而不滞，攻而不伤。肝郁化热者，用牡丹皮、栀子、黄连，凉血清热的同时，喜用少量吴茱萸反佐以防寒胃；若以熟地黄、菟丝子、杜仲、桑寄生、枸杞子补肾，则伍用茯苓、泽泻、牛膝等通利，使补而不壅。另外，孙教授还喜用对药，针对肿瘤气滞血瘀的病机，每以焦山楂与焦槟榔相伍。槟榔入气分，善破气积，且能化痰消痞、条畅三焦气机；山楂入血分，善消肉积，且能活血化瘀。两者相伍，气血同治，既能磨积消瘤，又能健脾开胃。肿瘤患者往往呈现脾肾两虚之候，对此，孙教授喜用生地黄、熟地黄与苍术、白术配伍。生地黄、熟地黄填精补肾，苍术、白术健脾益气，地黄得术则不滞，术得地黄则不燥，两者各扬其长而避其短，颇堪效法。孙老还常选用与鸡内金、生蒲黄、血余炭配伍。鸡内金具有良好的健脾开胃、化瘀消积作用，消中有补，补中有消，兼具化积扶正双重功效，孙教授将其与赭石为伍，磨积化瘤效果倍增。

孙教授用药组方多在25味左右，除传统扶正（如健脾益肾、益气养阴等）、祛邪（如清热解

毒、活血化瘀、软坚散结等）之类的药物以外，常可见某些药物组合，如生蒲黄、血余炭、白芷、露蜂房，或代赭石、鸡内金、生麦芽，或合欢皮、夜交藤，或甘草、浮小麦、大枣等，为祛瘀生新、和胃降逆、宁心安神、止汗除烦而设，可见即使细微到如患者睡眠不佳可能影响到体能恢复、烦躁出汗可能影响到患者情绪等因素，都在孙教授关注与即时应对的范畴，体现了孙教授对"正气存内，邪不可干"的深刻理解。此外，孙教授在治疗恶性肿瘤疾病时十分重视和善于运用动物类药物。孙教授认为，动物药乃血肉有情之品，善于养血填精，肿瘤是虚损至极所致，肝肾精血亏虚，抗邪无力，动物类药物滋阴潜阳、填精生髓、益气还神之力更盛，抗肿瘤和增强免疫功能的作用较草木类药物更有优势[30, 56]。

根据"血为气之母"理论，孙教授认为肿瘤易腐血败肉、耗伤精血，而治疗当中手术易失血、放疗易伤阴、化疗易抑制骨髓造血，故强调"填精以养血""益气以生血"，尤其重视三甲汤（由龟甲、鳖甲、穿山甲等组成）在抗肿瘤治疗中的重要作用，认为其不仅能填精、养血、滋阴、平抑亢阳，且能软坚散结、拔毒抗癌、祛腐生肌，为抗癌药中之上品，因此在各种肿瘤的治疗当中均常运用[57]。

胃癌采用益气活血解毒为治疗大法，常用方为异功散加虎杖、藤梨根、莪术、苏木、白花蛇舌草；肺癌采用益气养阴、清热解毒，常用方为百合固金汤加浙贝、夏枯草、金荞麦；乳腺癌采用疏肝健脾、软坚散结，常用方为逍遥散加山慈菇、蒲公英、瓜蒌、郁金；肠癌采用益气健脾、清热解毒，常用方为四君子汤加红藤、凌霄花、鳖甲；卵巢癌采用益气活血、软坚解毒，常用方为六神散加三棱、莪术、夏枯草、半边莲；膀胱癌采用健脾利湿，常用方为白蛇六味汤加减。以上常用方是孙教授多年临床经验的总结，多年的临床实践显示长期应用以上方药可起到延缓肿瘤的发生发展、改善临床症状、延长生存期的作用。

（四）临床经验

1. 扶正祛邪法治疗卵巢癌

对卵巢癌患者中老年体弱者、久病者、手术放化疗后者等正气不足者，不可徒攻其邪，以防邪未祛而正有衰，病未除而人先危。具体应用时要抓住以下四点：①益气血重在补脾。脾为后天之本，气血生化之源，只有脾气健运，才能化源充足，使水谷精微布散周身，加强气血的生化和运行能力，改善化疗后的贫血，并减轻胃肠道不良反应。在健益脾气的同时，应佐入一些血分药，取血为气母之意，如补中益气汤中用当归"以和血脉"。孙教授在临床中常用的方药为香砂六君子汤、补中益气汤、八珍汤等；②填精血应当益肾。肾为先天之源，肾中精气可化生元气，促进脾胃化生水谷精微，进而奉心化赤为血；肾藏精，精与血可以互化，即血可养精，精可化血，故有"精血同源"之说。另一方面，肾精可促进人体生殖器官的发育和维持人体生殖功能的作用，对卵巢癌患者应用补肾填精之法则更为适合。孙教授还指出，肾主骨生髓，通过补益肾精，可以强健骨髓，可用于防治骨转移和贫血。常用方药为六味地黄丸、左归丸；③补脏腑注意生制。要根据脏腑的特点及其虚衰情况进行调治，尤其应注重各脏腑间的生克制化关系，特别是相生方面，如培土生金、扶土抑木、补火助土、滋水涵木等；④在临床中还应注意辨别虚实真伪。虽然扶正培本治疗在肿瘤的治疗中几乎贯穿始终，但在不同阶段用药时还要分清主要矛盾和次要矛盾。"大实若羸状，至虚有盛候"，如果不辨证候的真假而滥用补益，则会造成助邪伤正的结果[58-59]。

2. 补脾益肾解毒法治疗胃癌

孙教授认为，胃癌是全身性疾病的局部表现，复发及转移是胃癌的生物学特性。胃癌晚期患者，常可因肾气亏虚、肾不纳气而气短、喘憋、腰膝酸软、活动乏力，也可因肝失疏泄、气滞血瘀而情志抑郁、胸胁胀满刺痛，也可因气血不足、心脾两虚而面色无华、心悸、气短、失眠、多梦，因此必须根据病情需要适当予以益肾纳气、疏肝解郁、补益心脾等治疗。孙教授指出，五脏六腑中脾肾作为"先后天之本"发挥着重要作用。肾为真水、真火之脏，真水滋养肝木而生心火，真火扶助脾土而生肺金，因此无论滋阴、温阳都以肾为根本；而脾为水谷运化之所，气血化生之源，脾肾功能旺盛，气血有源，则生命存根。脾肾两脏是人体正气之本，而两者之间还存在着相互滋养的密切关系，即脾之健运需要肾阳的温煦和推动，肾阴、肾气也需脾所运化的水谷精微来不断充养。若脾胃亏虚，气血生化乏源，则脾肾二者都会受损，人的抗病能力就会随之减弱。孙教授在总结前人经验及多年临床研究的基础上，认为补脾益肾、顾护"先后天之本"是调节人体生理功能、提高抗病能力的有效途径，临床常用此法配合相应的解毒抗癌药物以扶正祛邪，多获良效。根据胃癌术后本虚标实的病机特点，提出以健脾益肾、解毒抗癌为主的治疗原则，并在多年临床经验的基础上总结出经验方"补脾益肾解毒方"，临床应用显示出良好效果[60]。

3. 健脾行气活血法治疗大肠癌

孙教授辨治大肠癌以气虚、阴血亏虚、热毒、瘀血、痰湿、气滞为主要证候要素，大肠癌病因病机主要以气、血、津液的失调为三条主线，总属本虚标实之证，气血阴亏为本，热毒内蕴、气滞痰瘀为标，治以补气养血滋阴、清热解毒、活血化瘀、理气化痰。从气血津液辨治大肠癌是孙教授防治大肠癌学术思想的核心内涵，扶正祛邪、攻补兼施是其基本治疗原则。孙教授运用气血津液辨证符合大肠癌病机演变规律，能为确立正确的治法提供依据，进而提高临床疗效，对指导临床实践有重要意义。

孙教授认为，肠癌患者多属本虚标实，在手术治疗后，标实被削弱，而本虚在手术、放疗、化疗等西医学手段强力攻伐下，显得更加突出。此阶段肠癌患者的正虚体现在精、气、血的不足，从脏腑角度主要以脾肾亏虚为主。孙教授指出大肠癌的治疗总体应以健脾益肾、扶正固本来推动大肠传导司职；局部予以解毒化湿、散结祛瘀、消积导滞以利大肠功能恢复。在多年临床诊疗实践基础上总结分型如下：①湿热蕴结、下迫大肠者，予清热利湿、解毒抗癌，处方以槐花地榆汤加味或芍药汤加味；②脾虚蕴湿、毒结大肠者，予健脾化湿、解毒抗癌，处方以参苓白术散或黄芪健中汤加味；如肝郁脾虚者，则以逍遥散加味；③脾肾阳虚、寒邪客肠者，治以温补脾肾、祛邪抗癌，处方予四君子汤合四神丸加味；④肝肾阴虚、津亏肠燥者，治以滋阴清热、益水涵木，处方予六味地黄丸加味；⑤正虚邪实、气血双亏者，治以益气养血、解毒抗癌，处方予八珍汤加味。

4. 益气活血解毒法治疗肝癌

孙教授认为肝癌基本病机为正虚于内，邪毒凝结，多与脾、肝、肾有关，湿聚、气滞、血瘀、痰凝、毒蕴为标，脾虚、肝郁、肾亏为本，属本虚标实之证。指出原发性肝癌的治疗总体应以疏肝健脾益肾、扶正固本来推动各脏司职；辅以解毒化湿、行气开郁、祛瘀散结、化痰软坚、消积导滞以祛邪。具体分型论治如下：①肝郁脾虚型，治以疏肝健脾、补益气血、解毒抗癌，方用逍遥散加味；②脾胃虚弱型，治以健脾益气、疏肝和胃、解毒抗癌，方用黄芪建中汤加味；③气阴两虚型，治以益气养阴、解毒抗癌，方用麦味地黄丸加味；④肾精不足型，治以补益肾精、解毒抗癌，方用左归丸加味。

肝癌发病错综复杂，夹杂了许多疾病因素，孙教授将扶正与祛邪有机地融为一体，所选扶正的药物有很好的消瘤效果（如黄芪），消瘤药物兼有扶正作用或不伤正气（如九香虫），便构成孙教授处方用药的鲜明特色。孙教授立益气活血、软坚解毒为大法，治疗用药灵活多变，益气多用生黄芪、太子参、炒白术等药物；活血多用桃仁、三七、水红花子、莪术等药物，活血同时注意防止肝癌患者胃底静脉曲张破裂引起出血；软坚散结多用穿山甲、地龙、土鳖虫等药物；清热解毒常用白花蛇舌草、藤梨根、半枝莲等药物。脾胃在肝癌发生、发展中起着尤为重要的作用，所以治疗肝癌应注意调理、健运脾胃，临床多用补中益气汤、黄芪建中汤、归脾汤、四君子汤、六君子汤等方药加减补益脾胃。肝癌病机属正气不足和邪实侵袭，患者多脾胃气虚，感受湿热毒邪，气虚失于运化，产生浊邪，浊邪久踞，化痰生热，阻滞肝络，络脉不通，血行不畅，瘀阻络脉，久而形成癥瘕积聚，因此治疗应基于"人身之本"和"疾病之本"，"人身之本"即正气，"疾病之本"即邪实，治疗需兼顾，即扶正祛邪。临证以益气活血软坚为治疗大法，益气健脾、培补正气又有"见肝之病，知肝传脾，当先实脾"之意，活血软坚、散结消积以祛除痰浊瘀血等邪实，同时在治疗中顾护肝脏功能，保护"肝体"、维护"肝用"。

孙教授认为肝癌合并肝硬化患者多是由于情志不和、外感邪毒、酒湿蕴结，导致正气亏虚，气血运行不畅，痰饮凝滞，络脉血运迟缓，甚至形成瘀血，最终导致脏腑气机失调，郁积于内，形成癌毒。其病机主要是本虚标实，本虚以脾气亏虚、脾阳亏虚、脾肾阳虚、肝郁脾虚、肝胃不和、肝气犯脾为主，标实是热毒、气血痰湿传输失常，最终导致气滞、湿滞、水停、痰浊、瘀血等病理产物形成。正气亏虚，正不胜邪，邪气踞之，久病入络，形成积聚，肝癌发生。针对此病机，孙教授常以活血化瘀、清热解毒、软坚散结、通络逐邪、扶助正气为主要治疗原则，选药配方，创立了治疗肝癌合并肝硬化患者常用的化纤通络方、二甲汤、全虫蜈蚣方、益气柔肝方等"小范方"，每获良效。孙教授认为对于肝癌伴肝硬化者，其胁下痞块已经形成，而且质地坚硬者，常配伍软坚散结中药。理论上软坚散结可软化消散肿瘤，但临床配伍清热解毒、活血化瘀、扶正固本中药，常起到一定效果[61-66]。

5. 温补脾肾法治疗肾癌

孙教授指出，肾癌总体是正虚为本，湿、毒、瘀等邪实为标的疾病。具体施治，则以补肾虚、除湿解毒、祛瘀活血、补养气血为基本治法。脾肾阳虚是肾癌的基本证候，治疗时应重点关注。多见腰痛、腹胀、血尿加重、面色苍白无华、消瘦、纳少、乏力、口淡、舌质淡、苔白、脉沉细。治以温补脾胃为主，予四君子汤合右归丸加减。太子参益气补脾，生津补虚；土茯苓健脾除湿，兼能解毒；炒白术益胃和中、健脾燥湿，若大便偏干则改生白术润下健脾；熟地黄甘温滋补肾阴，肉桂、附子温阳散寒，阴中求阳；炒杜仲补肝肾；山茱萸、枸杞子滋补肝血、益肾精；僵蚕、鳖甲、龟甲化痰软坚散结。尿血者加小蓟炭、血余炭凉血止血，食欲低下、纳差加代赭石、鸡内金、生麦芽健脾顺降、开增食欲。肾阴亏虚，毒火内蕴，症见尿血或腰痛、腰膝酸软、潮热盗汗、口干咽燥、耳鸣或耳聋、舌红少津、脉细数，治疗当以知柏地黄丸加减。

6. 分型论治肺癌

孙教授认为晚期肺癌具有以下特点：正虚、邪实相因为病；邪毒性属热毒，为正虚、气郁基础上化生而来；晚期肺癌类似"恶性痈疡"，多质坚而糟脆易腐；病机特点上，鳞癌多似痈疡、腺癌为阴虚血热、小细胞癌须重点防治复发转移。"正虚邪实"往往贯穿疾病发生、发展的全过程，即便是肿瘤清扫术后，也常常因手术本身的创伤及术后的放化疗而加重正气亏损，同时往往又存在"邪毒未净"的情况，表现为正气亏虚、邪气胶着，故孙教授认为"扶正祛邪"法应贯穿治疗的始终。治疗策略上应：借鉴疡科思想，注重补消结合；重视益气养血在治疗恶性溃疡中的重要作用；辨病为先，辨证为主；扶正祛邪，攻守有度；运用血肉有情之品，提高临床疗效；调节升降枢机，理顺脏腑气机；重视调理肾脏的作用；重视动物药的应用；"取象比类"以提高中药靶向性；"中西医结合"以达优势互补。治疗方法上，重点分为6型：①热毒内壅型，以《千金》苇茎汤为主化裁；②燥热伤津型，以清燥救肺汤化裁；③热毒伤阴型，以百合固金汤化裁；④肺气亏虚型，以黄芪建中汤合玉屏风散化裁；⑤气虚痰阻型，以瓜蒌薤白半夏汤或三仁汤化裁；⑥气阴两虚型，以黄芪建中汤合百合固金汤化裁。

孙教授防治晚期肺癌复发转移的"治未病"思想如下。复发转移的总病机仍是"正虚邪实"，即正气不足、邪毒未尽，防治复发转移要注重全身抗病功能的调理，协调脏腑功能以扶助正气，提高机体抵抗力，改善肿瘤局部微环境，抑制癌细胞增殖，即重视"扶正祛邪"的根本大法。肺癌转移常见部位为肺、脑、骨、肝等，可通过肿瘤标记物的高低，研判高危因素，通过"未病先防""既病防变"的思想理念，针对性用药加以防治，有效控制病情。

7. 分阶段辨治宫颈癌

早期宫颈癌患者常见有情志不舒、肝经郁热，同时湿热毒瘀互结为多见，应在疏肝理气的基础上配合清热、化湿、解毒、化瘀为治疗原则。晚期及放化疗和术后宫颈癌患者，多以气血双亏、肝肾阴虚、脾肾两亏为本，并伴有湿热瘀毒，应在益气、养血、滋补肝肾、温补脾肾的基础上，酌情配合清热、化湿、解毒、化瘀等治法。方证应以宫颈癌为核心，辨明不同时期、治疗阶段的病因立法施方，体现了孙教授"辨病为核心，辨证为根本，辨证而立法，依法而用方"的治疗原则。宫颈癌中晚期，由于疾病长时间消耗，癌毒扩散，气血亏虚，又有手术过程耗气伤血，术后复发再化疗时损伤气血，从而导致气血亏虚。临床表现为面色不华、四肢倦怠、头晕心悸、气短懒言、失眠、舌淡脉细等,在血象上常表现为贫血、血小板降低、白细胞减少等。孙教授认为此时应补益气血为主,方选归脾汤或八珍汤加减,常用药物为:太子参、茯苓、炒白术、熟地黄、当归、杭白芍、川芎、生甘草。方中太子参、熟地相配伍,益气养血;炒白术、茯苓健脾渗湿,助太子参以益气健脾;当归、白芍养血和营,助熟地滋养心肝;川芎活血行气,使地、归、芍补而不滞。

8. 健脾益肾填髓法治疗恶性淋巴瘤

孙教授认为,可以把淋巴免疫系统功能看作类似于机体"正气"的范畴,其具有"抗击邪气入侵""正邪相争"的功能;其总体来源是在骨髓,骨髓造血而生成淋巴细胞,所以"益肾填髓"是恶性淋巴瘤辨治中"扶正"疗法的一条总线索。对于淋巴瘤的"正气"而言,肾是其总来源或者说是其根本。在恶性淋巴瘤后期、康复期,治疗都须要以扶正固本为主,兼顾祛邪。补肾是辨治恶性淋巴瘤的扶正之道,扶正祛邪必须围绕"肾之精气"。孙教授强调,临床上健脾须放在益肾固本之先,脾胃先得健运,则一般饮食水谷即可补人。这是因为各种饮食、谷物即是补物,人体血肉之生成、能量消耗之补充、全身组织细胞之修复、新陈代谢之更替,包括肾精消耗之后的补充,都由饮食水谷进补而得以实现。所以,医者切不可忽视"脾胃之气"在肿瘤康复中的作用,健脾即可以生气血、生肌长肉,促进机体修复。恶性淋巴瘤患者的放化疗都会对食欲造成不利影响,损伤脾胃之精气,从而导致人体不能获得正常的后天营养,严重时甚至大肉脱陷、形削体瘦、色泽枯萎、周身泛黑,这是后天失养、精气外夺、气血不足的具体体现。孙教授强调,在恶性淋巴瘤后期、康复期,治疗都须要以扶正固本为主,兼顾祛邪。扶正的目的是促进身体更加强大,协调各部分功能,使之具有强大的防御、监视、处置和修复功能,从而挤压、压制肿瘤的生存环境,逼迫其不能生长、增殖和逃逸;祛邪的目的是控制肿瘤的复发、转移、侵蚀,创造利于修复

的外部环境,因此还具有促进正气的修复、身体功能的协调、脏器功能正常运转的维护等作用,最终使得病情缓解而长期存活[67]。

9. 攻补兼施治疗食管癌

孙教授认为噎膈(食管癌)多因常年饮酒、烫食、服用腌制食品、嗜食肥甘,久郁化热,炼津为痰,日久生热,痰热阻遏,气血运行不畅,阻滞食管气机,日久而为瘀,痰浊瘀热日久化毒结于食管,形成噎膈;其病机当以脾气亏虚、肝脾不和、脾肾阳虚、肺阴亏虚为本,痰气瘀滞为标。邪毒耗伤正气,正虚不能却邪,邪滞不去,结为癖块,乃生癌瘤。在临证时应明辨虚实,常采用或理气活血,或化痰清热,或调和肝脾,或益气健脾,或养阴清肺,或温补脾肾,或软坚解毒抗癌,多管齐下的方法,以一种治疗原则为主,兼顾其他几个方面,辨证论证,攻补兼施。

化疗后,脾胃损伤日久,同时癌邪亦盛,此时宜益气健脾的同时,酌以抗邪。亦有因久病体虚、年老体衰或生活不规律等损伤胃气,导致正气亏虚。正气亏虚,邪气乘虚而入,伤及脾胃,可致脏腑功能失调,生痰生膈,此时宜益气健脾、化痰活血。脾胃气虚时,孙教授常以六君子汤或附子理中丸或保和丸加减,六君子汤是由人参、白术、茯苓、甘草、陈皮、半夏等6种草药组成,具有益气健脾、燥湿化痰的功效,此时患者常表现为食少便溏、胸脘痞闷、呕逆等。如患者出现脾胃虚寒的症状,如脾胃虚寒、脘腹冷痛、手足不温以及呕吐泄泻等,常予附子理中丸加减,以起到温中健脾的作用,常用药物为制附子、干姜、党参、炒白术和甘草。因化疗在杀伤肿瘤细胞的同时,也会损伤消化道黏膜细胞,使食谷难化,食积重阻,脾胃升降功能失常,常表现为食积停滞、脘腹胀满、嗳腐吞酸、不欲饮食,常以保和丸加减,起到消食、导滞、和胃的功效,常用药物为神曲、山楂、半夏、陈皮、连翘、茯苓、莱菔子、麦芽。无论化疗哪个阶段,此时癌毒亦盛,同时须酌情配以解毒抗癌之药,使扶正而不留邪。

第十一节 刘伟胜

一、个人简介

刘伟胜，男，广东省兴宁市人，1937年生。广州中医药大学教授，博士生导师，广东省名中医，第二、三、四批全国老中医药专家学术经验继承工指导老师。现任肿瘤科主任导师，医院肿瘤科、呼吸科和芳村重症监护病房的学术带头人。曾任中国中医药学会肿瘤学会常委，中国中医药学会内科学会委员，国家药品监督管理局药品审评专家，广东省中医药学会呼吸专业委员会主任委员，广东省中医药学会肿瘤专业委员会副主任委员，广东省中医新药（中药）审评委员，1993年被广东省政府授予"广东省名中医"称号[68]。

刘伟胜在多年的临床、教学、科研工作中取得了丰硕的成果。《慢性支气管炎中西医结合分型诊断和治疗》获1978年全国科学大会一等奖（集体奖）、《舌诊对慢性阻塞性肺疾病病情判断的意义》获广东省高教局科技成果三等奖。治疗慢性支气管炎中药颗粒剂《降气定喘颗粒》获1985年广州市科委科技成果四等奖，是广州中医药大学"211"工程重点学科建设先进个人。治疗支气管肺癌的中药消积饮，疗效卓著，针对消积饮开展多项课题研究，包括《中医药预防肺癌根治术后转移的疗效及机制研究》《消积饮、华蟾素合长春瑞滨治疗老年ⅢB、Ⅳ期非小细胞肺癌》《中晚期肺癌疗效及生存质量的研究》等。20世纪90年代从事肿瘤专业工作，曾参与国家科委"八五"肿瘤重点攻关课题《中医药治疗非小细胞肺癌预防复发和转移的临床与实验研究》任副组长，又参加国家科委"九五"肿瘤重点攻关课题《中药莪术油微球肝动脉介入治疗肝癌的临床与实验研究》以及省级科研课题《中药莪术油介入治疗消化道恶性肿瘤的临床研究》。主编《中医肿瘤病呼吸病临床证治》《肿瘤科专病中医临床诊治》《呼吸科专病中医临床诊治》，参编《疑难病现代中医治疗精粹》《中西医结合治疗内科常见病》等多部医学论著，公开发表论文数十篇。2008年获中国中西医结合肿瘤防治特殊贡献奖（其他获奖专家包括孙燕院士、刘嘉湘、张代钊、朴炳奎教授等共11人）。

二、主要学术思想及经验

刘伟胜教授认为一切肿瘤的病机不外乎正虚邪实、脏腑失调，主要病理表现为气滞血瘀、痰湿凝聚、毒热内结。

（一）肿瘤的主要病机

1. 正虚邪实

刘教授认为肿瘤和其他疾病一样是在正气虚弱的情况下才会发生。邪实包括感受邪气及体内邪气过盛，外感、七情、饮食劳伤等，皆可导致机体脏腑功能失调，阴阳失和，形成痰凝或血瘀。而痰瘀又反过来成为致病因素，在正气亏虚时，内外合邪，毒邪留滞，而成肿块，致发肿瘤。肿瘤常发生在中老年人中，这是年老体衰，正气虚弱之故。故刘教授认为采用扶正与祛邪相结合，调补先后天功能，增强和调动机体的抗癌能力，是治疗肿瘤的重要法则，对预防肿瘤、治疗肿瘤、带瘤延年有十分重要的意义。

2. 脏腑失调

脏腑失调，则引起气血紊乱，或先天脏腑禀赋不足，皆为肿瘤发生的内在因素。积聚的产生是脏腑功能失调所致，五脏相关，一脏有病，常累及他脏，终至正气亏虚，邪气充盛。

（二）肿瘤的病理

刘教授总结多年临床经验，认为肿瘤的病理表现主要为以下3种。

1. 气滞血瘀

气血失调常表现为气滞血瘀，瘀结日久，必成癥瘕积聚。《古今医统》就指出食道癌的病理是瘀血作祟。如乳腺癌的发病多与肝相关，为郁怒所伤，肝气不舒，木伐土虚，脾失健运，痰瘀由生，痰气搏结而成，在乳腺肿瘤初期以疏肝理气为主，若结块明显，则辅以活血化瘀。

2. 痰湿凝聚

痰湿为患，多由各种病因损伤脾气，脾运失健，聚湿生痰，气塞不通，血壅不流，着于脏腑形成阴毒肿瘤，结于体表则为瘰疬、瘿瘤。可见，痰湿凝聚是肿瘤形成过程中不可忽视的病理。

3. 毒热内结

刘教授认为，肿瘤的形成往往由于情绪抑郁，郁而化火，郁火燔灼气血，毒热内生，与痰血凝结而成。肿瘤患者呈热郁火毒之证，表示肿瘤正在进展，属于病进之象，亦为正气尚存，正邪相争之表现。如系病久体虚，痰毒内陷，病情由阳转阴，成为阴毒之邪，则形成阴疮恶疽，翻花溃烂，预后不良。

临床上，肿瘤病情复杂、变化多端，刘教授强调上述各种病理机制并不是孤立的或单纯的，常常是互相关联和复合在一起的，故应注意审证求因，抓住每个患者的临床病理表现特点，提供个性化治疗，才能提高疗效。

（三）临床经验

1. 治疗肺癌的临床经验[69]

刘教授认为肺癌当从中医整体上研究其发病，外因（六淫）、内因（情志所伤、饮食劳倦等）致正气虚损，脏腑功能失调，邪毒侵肺，肺气膹郁，津液失于输布，聚津成痰，痰凝气滞，痰瘀毒结于肺脏，日久形成肺积。

刘教授认为六淫之邪、不时之气、烟毒秽气及外来毒热之邪等，侵袭肺脏，稽留不去，均可损伤肺络，致气滞血瘀，瘀血阻络而成积块；再者，烟毒、秽气及毒热侵袭人体，均可灼伤津液，致肺阴亏虚，或肾阴亏损，肾水无以滋润肺阴，子病及母，导致"肺热叶焦"，阴伤气耗，络脉失养，毒热之邪内侵，羁留肺络，瘀毒热聚而成积；脾主运化水湿，升清降浊，饮食劳倦致脾气虚弱，健运失司，则水湿内阻，蕴湿成痰，正所谓"脾为生痰之源，肺为贮痰之器"，痰阻肺络而成积块。刘教授临证抓住痰、热、瘀、毒、虚的特点，将肺癌分为6个临床证型进行辨治。

（1）气滞血瘀型

咳嗽不畅，胸痛如锥刺，痛有定处，或胸闷气急，或痰血暗红，便秘口干，口唇紫暗。舌暗红或紫暗，有瘀斑、瘀点，苔薄，脉细涩或弦细等。治宜活血化瘀，行气散结。方用：生桃仁15g，枳壳12g，柴胡12g，川芎15g，桔梗12g，丹皮15g，延胡索15g，香附15g，姜黄15g。

（2）阴虚内热型

咳嗽无痰或痰少而黏，或痰中带血，伴胸痛气急，心烦少寐，潮热盗汗，头晕耳鸣。舌红绛，苔花剥或无苔，脉细数无力。治宜滋阴清热，润肺止咳。方用：沙参30g，麦冬15g，生甘草5g，天花粉20g，金银花15g，蒲公英20g，野菊花20g，白花蛇舌草30g。

（3）气阴两虚型

咳嗽痰少或痰稀黏稠，咳声低弱，气短喘促，神疲乏力，微恶风寒，或有胸背部隐痛，自汗或盗汗，口干少饮。舌淡红，苔薄白，脉细弱。治宜益气养阴，化痰散结。方用：党参20g，麦冬15g，五味子15g，生黄芪20g，太子参30g，白术15g，茯苓20g，桑椹子15g，怀山20g。

（4）气虚痰湿型

咳嗽，咯痰，痰白黏稠，或黄黏痰，伴气喘，疲倦，纳差。舌淡红有齿印，苔薄白，脉濡细。治宜健脾补中，燥湿化痰。方用：法半夏15g，陈皮6g，党参20g，茯苓20g，白术15g，炙甘草6g，瓜蒌皮15g。

（5）热毒炽盛型

咳嗽，咯痰黄稠，或伴血丝，发热，口干喜饮。舌红，苔黄腻，脉滑数。治宜清热宣肺，化痰散结。方用：苇茎20g，薏苡仁30g，冬瓜仁30g，桃仁15g，浙贝母12g，黄芩15g，鱼腥草30g。

（6）阳虚水泛型

咳嗽气逆，痰涎清稀，头晕心悸，畏寒肢冷，体倦乏力。舌淡，苔白润，脉沉。治宜温阳化气，宣肺行水。方药：熟附子15g，白术15g，茯苓15g，白芍10g，干姜10g，炙麻黄10g，细辛3g，党参30g，五味子10g，杏仁12g。

对症用药：①痰中带血：藕节、白茅根、仙鹤草、三七粉、云南白药等；②高热不退：大青叶、生石膏、水牛角、安宫牛黄丸、柴胡针、清开灵注射液等；③胸背痛：延胡索、没药、川乌头、三七粉等；④悬饮胸胁满闷：葶苈子、大枣、商陆、车前草，也可选用康莱特、艾迪注射液、榄香烯注射液等胸腔内定期给药。

2. 治疗胃癌的临床经验[70]

刘教授认为，胃癌多因脾胃损伤、正气亏虚，又受饮食不节、七情内伤、外感六淫等致病邪气聚积而成之癌毒侵袭所致，正虚是发病的本质因素，癌毒是致病的直接原因，病位在胃，与脾、肝、肾等脏有关，病性本虚标实。

（1）顾护中焦，扶正抑瘤

脾胃是后天之本，气血生化之源，气机升降之枢，脾胃虚弱会导致人体正气亏虚，痰、瘀、湿、毒等致病邪气所致癌毒乘虚侵袭机体，发为肿瘤。手术、放化疗后的胃癌患者，正气更虚，若治疗时损伤脾胃，则会进一步加剧机体的虚弱。因此，刘教授临证强调顾护中焦，补益脾胃，慎用攻伐峻猛之药，在辨证论治的基础上酌加山药、党参、茯苓以补气健脾，炒麦芽、炒谷芽以消食导滞和中，将实脾法贯穿胃癌的整个治疗过程。对于体质相对偏好、需要应用攻毒抑瘤药物的患者，刘教授基于扶正培本的思路，在辨证论治的基础上，酌加黄芪、人参等大补元气，阿胶珠乃血肉有情之品，用以补血滋阴，用淫羊藿以补肾抑瘤培本。同时，在攻伐类药物的剂量上有严格的斟酌。白花蛇舌草、半枝莲、全蝎、蜈蚣是刘教授临证时较为常用的药物，对于体质偏好的患者，半枝莲、白花蛇舌草一般剂量用 20~30g，全蝎 10g，蜈蚣 2 条；体质虚弱的患者，白花蛇舌草、半枝莲常用量 15~20g，全蝎 5g，蜈蚣 1 条；对于正气极度衰弱的患者，不予峻猛攻伐之品。

（2）善用药对，增进疗效

合理运用药对，可有效增进药效。白花蛇舌草和半枝莲是刘教授经常用到的一个药对：白花蛇舌草性寒，味苦、甘，归心、肝、脾、大肠经，具有清热解毒、活血止痛、利尿消肿的功效，主治肠痈、疔肿疮疡、癌肿等病症；半枝莲性寒，味辛、苦，归肺、肝、肾经，具有清热解毒、活血化瘀消肿的功效，现多用于癌肿治疗。两药合用，可增强清热解毒之力，并具化痰及祛瘀之功。全蝎、蜈蚣具有搜风通络、攻毒散结的功效，对于风痰、毒邪日久的肿瘤患者效果尤佳；炒麦芽、炒谷芽具有消食和中、健脾开胃之功，刘教授临证时常用此药对顾护中焦，同时配伍砂仁以行气温中。肿瘤患者多

有毒瘀之证，多以三棱、莪术活血通络，同时配伍石见穿消痈散疬。守宫配伍地龙，龙葵果配伍肿节风等也是刘教授常用的药对。

（3）酌加虫药，攻毒散结

中医学对虫类药物治疗肿瘤的研究可追溯至东汉时期。现代药理学研究认为，虫类药物可增强机体免疫力，抑制肿瘤细胞，诱导肿瘤细胞凋亡。刘教授认为，虫类药物乃血肉有情之品，性善走窜搜剔，外达皮肤腠理，内通经络脏腑，药性峻猛。再者，肿瘤病患易出现病灶转移，这与风性善行而数变的特性相似，运用虫类药物的搜风走窜之力，可达事半功倍之效。刘教授临证时常酌加全蝎、蜈蚣、僵蚕、地龙、蟾蜍、守宫、斑蝥、土鳖虫等，其中，全蝎、蜈蚣是常用的药对，也是刘伟胜自拟方"消积饮"的重要组成部分，蜈蚣常用量为 2 条，全蝎常用量为 10g。

（4）疏肝理气，调畅情志

情志致病在中医学中早已阐明。刘教授认为，胃癌的发生与肝气疏泄失常有关。情志不畅，肝气不舒，肝木克伐脾土，脾胃又因经脉的络属构成表里关系，脾胃共为后天之本，在生理、病理上相互影响、相互制约。阳明胃经又多气多血，脾胃的虚弱导致气血的瘀滞，形成胃癌发病的一个因素。刘教授临证时常酌加柴胡、枳实、大腹皮、郁金、川楝子、预知子疏肝理气，白芍、当归、鸡血藤等补益肝体、养肝柔肝，同时注重情志的引导，缓解精神压力。刘教授在养肝疏肝的同时，依据中医五行相生学说，重视肾精的顾护以养肝柔肝，常酌加女贞子、墨旱莲、淫羊藿等；依据相克关系，注重脾胃中焦的养护，以此制约肝木的克伐，临证时常酌用沙参、玉竹、麦冬等补胃益阴，酌加砂仁、陈皮、大腹皮等理气健脾以助肝气的条达。

（5）中西结合，增效减毒

在胃癌的治疗过程中，刘教授主张中西医结合，根据中西医各自的优劣，取长补短。手术、放化疗、靶向、免疫治疗能快速杀灭肿瘤细胞，是西医学治疗胃癌的主要方法。刘教授充分肯定西医治疗在胃癌治疗中的重要作用，同时强调要全程配合中医中药以增效减毒。针对可手术患者，刘教授认为，经手术治疗后，人体正气亏虚，中药的运用可

适时扶正，促进机体恢复及祛除癌毒，为防止肿瘤的复发和转移又提供一层保障。临证时常配伍经方参苓白术散、八珍汤等以气血双补，充实人体正气。针对放疗患者，刘教授认为放疗可看作中医学中的热毒，耗气伤阴，治疗上宜在辨证处方基础上酌加麦冬、五味子、太子参、沙参、知母、生地黄、熟地黄等以养阴生津，并常加用党参、白术、茯苓等以补气健脾，同时可防滋阴之品太过滋腻，培土生金，保持气机通畅以助补益。针对化疗患者，刘教授认为化疗乃寒凉攻伐之品，损伤脾胃，重伤肾阳，耗损正气，患者常出现恶心呕吐、疲倦乏力、纳差、腰背疼痛、四肢麻木等不适，临证时常以补气健脾益胃、温阳益肾为法，治疗上酌加红芪、红参、茯苓、白术、山药、当归、熟地黄、淫羊藿等以扶正抑瘤。刘教授在长期临床中，还自创了针对化疗不良反应尤其是骨髓抑制的参茸养血方，由红参5g、鹿茸1~2g、西洋参5g组成，可大补元气，减轻化疗不良反应，增强患者化疗耐受性。针对靶向药物治疗的患者，刘教授建议患者长期坚持中药的辨证论治。针对靶向药物治疗后经常出现的皮疹反应，刘教授认为乃靶向药物燥热之性伤及营卫所致，治宜调和营卫、补益气血，临证时常在辨证处方上酌加桂枝汤、四物汤等。针对晚期胃癌患者，刘教授认为应以中药治疗为主，"久病多虚"，治宜健脾益胃、补益正气，并可根据患者胃纳情况选用醋酸甲地孕酮分散片，以减轻患者病痛，延长生存期。另外，在治疗胃癌的过程中，刘教授注重中成药的运用，常予复方红豆杉胶囊、茯苓多糖口服液、康力欣胶囊、灵芝孢子粉胶囊、平消片、紫龙金片等以扶正抑瘤。

3. 辨治食管癌的临床经验[71]

（1）早期以疏肝理气为主

食管癌前期及早期表现不典型，多有食欲稍差、嗳腐吞酸、胸脘满懑等症状，吞咽梗阻、胸骨后疼痛等症状不明显，多无明显体重减轻。此期相当于食管癌癌前病变如巴雷特食管以及原位癌病变期。刘教授认为，早期患者生活上多有烟酒腌渍等不良嗜好，精神上多有忧思愤郁等不佳情绪。外界不良刺激及内在情绪失调致使气机运行失常，初始气滞气郁，而肝喜调达恶抑郁，肝气不舒则气机上逆。针对此期患者，刘教授多选用小柴胡汤、逍遥散、四逆散为底，疏肝柔肝、理气开郁为主，用药多选柴胡（小剂量）、白芍、郁金、预知子、枳壳、苏梗等，在疏肝理气的同时配伍四君子、香砂六君子等顾护脾土。

（2）中期以化痰祛瘀为主

食管癌中期出现典型症状，如吞咽梗阻明显甚至难以下咽、胸骨后疼痛、声音嘶哑甚或饮水呛咳等，多伴有体重下降。此期相当于局部晚期，肿瘤侵及纤维膜或周围组织，多伴有区域淋巴结转移等。杂病约可分为两大类，一为气化病，即一般所称之功能性疾患；一为实质病，即一般所称之器质性疾患。刘教授认为早期患者失治误治，气病逐渐发展为器病，此期患者正气尚未明显消耗，处于邪实正胜、正邪交争阶段。气滞津液不行则痰浊内生，经气不利则血瘀内停。痰瘀凝结，故形成肿块，阻塞食道则见吞咽梗阻，不通、不荣则痛，故见胸骨后疼痛等症。针对此期患者，刘教授多选用二陈合桃红四物汤为底，理气化痰、行气活血为主，用药多选陈皮、延胡索、法夏、浙贝、竹茹、桃仁、莪术、酒大黄等，同时避免行气耗气、破血伤血等攻伐太过，多配伍黄芪、补骨脂等益气固本。

（3）晚期以益气养血、温补脾肾为主

食管癌晚期患者除了吞咽梗阻、胸骨后疼痛等典型局部症状外，纳差消瘦、并发感染、远处转移等全身症状更为显著，甚至出现恶病质情况。此期相当于食管癌晚期至终末期阶段，多有远处转移。营养支持是此期治疗的关键，对延长生存期起着至关重要的作用。刘教授认为此期患者经历手术、放疗、化疗后正气大伤，气血衰败，故而疲倦、消瘦明显，诸杂症皆现。脾胃乃气血化生之源，后天之本，有胃气则生，无胃气则死。久病及肾，肾为人体先天之本，为阴阳之根，为命门之所居。命门内寓先天之水火，为元气之所系，元气衰则五脏六腑皆败。故而针对此期患者，刘教授以益气养血、温补脾肾为大法，临床多选用补中益气汤、十全大补汤、人参养荣汤、桂附地黄丸为底，用药多选红参、黄芪、当归、肉桂、附子、淫羊藿、补骨脂、续断、女贞子等，同时注重顾护胃气，多配伍大量麦芽、稻芽健脾开胃。

4. 辨治胰腺癌临床经验[72]

（1）强调健脾祛湿，清热解毒

胰腺癌患者临床常见腹胀、腹痛、纳差、发热、大便黏滞等不适。脾为湿土，喜燥恶湿，湿为阴邪，黏腻重浊，湿阻中焦，脾为湿困，致脾胃升降失常，水谷运化失司。临床上表现为腹胀、纳呆、便溏等；嗜食肥甘酒醴生冷，易耗伤脾胃，脾胃运化失常，津液转输失调，停聚而生湿，湿从热化，可见胃痛、腹痛、泄泻等。刘教授认为胰腺癌的发生与其饮食不节关系密切，脾胃受损，气机不畅，升降失常，气滞血瘀，痰浊阻滞，故在治疗上强调健脾祛湿，故治疗上常选用神曲、山楂、炒麦芽、鸡内金、焦三仙、砂仁、莱菔子等健脾消食，选苍术、藿香、白术、茯苓、薏苡仁、姜半夏等祛湿降浊；并在临床上观察到胰腺癌患者多湿从热化，治疗上选半枝莲、白花蛇舌草、重楼、山慈菇、龙葵、山豆根等清热解毒。脾胃是后天之本，气血生化之源，气机升降出入之枢纽，在邪毒的排出、药物的吸收、气血调和生化有源中起重要作用，故刘教授认为固护脾胃应贯穿胰腺癌整个病程的始终，无论何种证型，皆应酌情配伍补益脾胃的中药。刘教授经常嘱咐患者注意生活调摄，特别是饮食，平素宜进易消化之食物，慎食辛辣、烧烤、油腻之品，忌食粗硬、生冷类食物，忌大饮大食。

（2）重视疏肝利胆，清热解毒，调畅情志

胰腺癌中期易出现肝转移，阻塞胆道，黄疸渐现。脾胃升降运化有常，有利于胆气的升发疏泄，胆腑才能藏泄有度，排泄胆汁。刘教授临床上观察到临床中胰腺癌阻塞胆道导致黄疸的患者，常因脾虚水湿内生或感受湿热之邪，湿热互结，或长期食用肥甘厚腻之食而生湿助热，久而湿热内蕴，肝失疏泄，气机不畅，胆汁横溢，湿、热、气、血、毒等结聚成块于中焦所致。因此，在临证时，刘教授

在健脾祛湿基础上重视疏肝利胆，清热解毒，调畅情志，多用茵陈、柴胡、黄芩、白芍、大黄、郁金、八月札、枳实、重楼、白花蛇舌草、半枝莲、苦参、山慈菇等疏肝利胆、清热解毒之品，处方多用柴胡疏肝散、大柴胡汤、四逆散等加减。在清热解毒时，刘教授善用药对半枝莲、白花蛇舌草，两者配合，其清热解毒、利水消肿、消痈散结之力倍彰。情志因素在积聚发病过程中很重要，刘教授在治疗胰腺癌时就特别注重对患者进行话疗，善于聆听患者心声，对其进行心理疏导，调畅其情志，缓解其心理压力。在生活起居上，他嘱咐患者要注重起居有常，劳逸结合；平时适当进行身体锻炼，但病情加重时需以休息为主；心情要保持愉悦、舒畅。

（3）善用虫类药攻毒散结

胰腺藏于脾胃之间，位深而毒藏于里。刘教授认为胰腺恶性肿瘤是一种癌毒与痰瘀互结于深部的产物，在治疗上用猛药攻而伐之，此常非草木之品所能达，需借虫蚁之走窜搜剔之力以祛痰化瘀、攻坚散结。常用虫类药物如蜈蚣、蟾蜍、地龙、水蛭、守宫、斑蝥、全蝎、土鳖虫等。其中常用蟾蜍8g，蜈蚣2~4条，全蝎6~12g。现代药理研究亦证明蜈蚣、全蝎、水蛭等能通过抑制肿瘤细胞增殖，或增强机体免疫功能，或抑制肿瘤新生血管形成等方式达到控制肿瘤生长的作用。手术、放化疗等治疗后，由于正气虚衰，不宜使用攻邪之品，而破瘀散结的虫类药，药势较猛，不良反应亦大，可待正气来复之后，再小剂量渐渐起用，以患者耐受度调整剂量。同时，由于虫类药多具有辛温燥烈之性，极易耗血伤阴，亦常需配伍滋阴润燥之品；且虫类药具有通经活络、攻坚破积之力，极易耗伤正气，常需配伍益气固本之品。

第十二节　邱佳信

一、个人介绍

邱佳信，男，1937年出生，上海徐汇人。1960年毕业于上海第二医学院医疗系。曾参加第七届上

海市西学中研究班。1980年创建龙华医院中西医结合肿瘤科。中西医结合内科学教授、主任医师、博士生导师、上海市名中医、第五批全国名老中医药专家学术经验继承班、全国名老中医药专家传承工

作室导师。享受国务院政府特殊津贴。

邱佳信20世纪80年代初曾赴日本国横滨市大学、神奈川县癌中心研修。1990年赴英国牛津大学作为高级访问学者。1987—2002年期间多次与日本国带津三敬病院开展中医中药防治消化道恶性肿瘤的临床和实验研究方面的合作。1989年获得"上海市劳动模范"，1992年起享受国务院政府特殊津贴。邱教授从事中医、中西医结合防治肿瘤临床与科研工作六十余年，始终将患者的疾苦放在第一位，从中医经典理论及临床实际出发，坚持在中医理论指导下中西医结合防治恶性肿瘤，最先提出消化道恶性肿瘤的病本在"脾"，"脾虚"贯穿于疾病发生发展始终，病因病机与"虚""痰""瘀""热""毒"有关的学术思想，形成了以"健脾益气"为根本大法并辨证结合清热解毒、软坚散结、活血化瘀、益气养阴、补肾培本等治法防治消化道恶性肿瘤的中医治疗体系，总结出具有鲜明中医特色、疗效确切、国际认可的中西医结合防治恶性肿瘤的系统方法。先后承担国家级攻关课题、国家自然基金等多项重大研究，其开拓性的研究成果多次获国家中医药管理局科技进步二等奖，国家中医药管理局科技进步三等奖，上海市科技进步三等奖，上海市卫生局科技进步二等奖，上海中医学院、上海市中医药研究院科技成果一等奖。

二、主要学术思想及经验

邱教授从医五十余载，潜心攻研肿瘤，通过对《黄帝内经》《脾胃论》等中医经典理论的反复学习和深入研究，开展了一系列严谨、规范的临床病例研究和动物实验研究，多角度、多层次探寻脾虚与消化系统恶性肿瘤的内在相关机制，"肿瘤存在特殊虚证"学术理念的确立，又把恶性肿瘤脾虚证的病机制论引向了细胞、分子等更广泛和深入的层面。把病理、细胞、分子生物学等概念和手段融入对消化系统恶性肿瘤病因病机的探讨和研究的实践中，提出了消化系统恶性肿瘤"脾虚为本"，"脾虚"贯穿疾病发生发展始终的重要学术观点，形成了"健脾益气"为根本大法防治消化系统恶性肿瘤的中医防治体系，创制了健脾益气、清热解毒、软坚散结为主的系列中药复方，其丰富的学术内涵为中医药防治消化系统恶性肿瘤提供了新思路。

（一）主要学术思想

1. 传承经典，首重顾护脾胃

邱教授在临床实践和研究中尤为推崇脾胃理论。结合自身的临床实践，邱教授认为诊治消化系统恶性肿瘤始终要重视脾胃，提出防治消化系统恶性肿瘤应扶正为先，而扶助正气则应先从脾胃入手。

邱教授在临证治疗消化系统恶性肿瘤时十分重视对脾胃功能的维护。脾胃虚弱，健运失司，则气血生化乏源，元气失充，正气衰微，诸病由生，邪气深结，缠绵迁延，终成沉疴顽疾。邱教授强调在消化系统恶性肿瘤的防治中脾胃健运是关键。

因此，邱教授认为脾胃功能的强弱是人体功能正常与否的重要基础，脾虚为消化系统恶性肿瘤发生之根本，进展之缘由。临诊时把"健运脾胃"作为首要的治疗原则，辨证选用四君子方、香砂六君丸、参苓白术散、补中益气汤、当归补血汤等健脾益气，选用佛手、香橼、大腹皮、八月札等疏理中焦气机，力求恢复脾胃对气机升降的调节功能，选用生山楂、鸡内金等消食和胃助健脾等，临诊时反复告诫患者服药时间、服药次数、煎药方法等要求，尽一切可能呵护患者脾胃功能。经治患者服药多年很少出现不能耐受中药的现象，消化系统的症状改善往往也是最明显的。

2. 消化系统恶性肿瘤"脾虚为本"，脾虚贯穿始终

（1）消化系统恶性肿瘤基本辨治体系的建立

在恶性肿瘤发生发展直至晚期的整个演变过程中，抓住疾病的关键病机，即病本之所在，形成各系恶性肿瘤特有的辨证和治疗体系，是邱教授治疗恶性肿瘤学术思想的特色之一。多年来关于脾虚与消化道肿瘤相关性的临床和实验研究结果，成为邱教授建立消化道恶性肿瘤的特有的辨证和治疗体系的重要依据。邱教授认为，消化系统恶性肿瘤病本在脾，脾虚贯穿疾病发生发展的始终，病因病机与"虚""痰""瘀""热""毒"等有关，故其遵循中医整体观和辨证论治的原则，形成了以健脾益气为根本大法，辨证结合清热解毒、软坚散结、活血化瘀、益气养阴、补肾培元等治法的消化系统恶性肿瘤的中医治疗体系。这一治疗体系的建立进一步

提高了消化系统恶性肿瘤辨证论治的准确性，疗效有了更大的保证，其经验方"胃肠安"的组方思路正在于此。

（2）无脾虚证可辨的情况下仍然要坚持健脾的治则

恶性肿瘤的疾病特征不仅体现在整体组织器官水平的浸润、转移，也体现在细胞分子水平的无限增殖、多基因分子网络调控的异常，而各种致变（致癌）剂的作用靶点也往往是细胞和分子层面，因此其病因病机的关键因子——"正虚"和"邪实"，不仅符合传统中医理论的概念，也意味着细胞和分子层面的改变。某些早期消化道肿瘤患者，或许多术后患者经过治疗得到了有效的恢复，未出现目前临床诊查手段能发现的复发转移，可能会出现无脾虚证可辨的情况，没有运用健脾药物的指征。但邱教授认为，消化道恶性肿瘤病本在脾，脾虚贯穿疾病发生发展的始终，从临床辨证的角度来看，此时虽无脾虚证可靠依据，但就细胞和分子水平来看，脾虚状态以一种特殊的状态存在着，潜在的脾虚状态仍然会影响疾病的预后，只要肿瘤进展、复发、转移的风险存在，脾虚就一定会存在，治疗上仍然要坚持健脾为主的治则，长期坚持才能真正达到根治的目标，这正是中医学与现代生物科学发展相结合所引发的诊疗思维的创新。

3. 中医理论指导下的中西医结合是防治恶性肿瘤的最佳途径

（1）实施中医发病根源上的"治愈"理念

关于疾病的发生，内经有着经典理论"正气存内，邪不可干""邪之所凑，其气必虚"，对于恶性肿瘤的发病根源也是如此。邱教授在长期的临床工作实践中对《内经》这一理论加以发展，提出"有瘤体必虚"这一理论。恶性肿瘤虽只生长于某一个器官，但实际上是机体整体阴阳、气血、脏腑功能的紊乱失衡在局部的表现。在治疗肿瘤疾病时，如果只看到病灶本身，看不到产生疾病的原因，没有一个系统的、全面的治疗方案，往往容易导致失败。手术切除肿瘤是很常见的方法，切除的很"干净"、很"彻底"，只是为下一步治疗打下一个好的基础，绝不是治疗的结束。这方面的教训临床经常碰到，因为肿瘤的微环境依然存在，人体内适合肿瘤细胞生长的大环境没有改变，残留的肿瘤细胞就

容易"死灰复燃"，很容易出现复发、转移或者产生第二癌症。邱教授一再强调，恶性肿瘤的治愈应该是中医发病根源上的治愈。在中医理论指导下，灵活有机地整合运用各种治疗手段，包括手术、放化疗、靶向、中医中药等，不仅要控制瘤体，更重要的是纠正和恢复机体内阴阳、气血、脏腑功能的紊乱失衡，恢复人体防御疾病的能力，才是从发病根源上的真正意义的"治愈"。

（2）中医辨证观看待指南和分期

西医学理论和诊疗技术发展到今天，对大多数恶性肿瘤的发病规律有了较为系统的认识，国际通用的诊疗指南成为国际同仁共同遵循的准则。邱教授认为，诊疗指南的运用不能机械地照搬，看待指南也应该以中医理论为指导，要有辨证的态度。若将分期等信息绝对化必然会给临床医疗带来不利的影响。比如某些"早期"胃癌患者，手术后按照指南仅作随访观察即可，但术后却还是出现复发转移，以至于痛失时机。邱教授强调，"早期"也并不意味着治疗可以结束，因为肿瘤发生的微环境还在，手术不可能实现中医发病根源上的治愈。从辨证的观点来认识，早期、晚期是相对而言，分期是人为的、动态的，应该是在不断变化和发展中的。

（3）四诊辨证信息的延伸

中医治疗疾病一直以来通过"望、闻、问、切"方法来收集临床信息，指导诊断和治疗。社会在不断进步，科技也在发展，以前的"望"诊由于技术的局限只能是"望神态、望面色"等对人体外部表现的肉眼的观察，然后司外揣内，而随着西医学科技的发展，现代诊断技术在肿瘤等疾病的诊断方面越来越敏感和精细，BUS、HRCT、PET-CT、超声内窥镜、肿瘤标志物等，使得我们能够更准确评估机体和瘤体的临床信息。各种临床病理学、分子病理学的检测技术，能更深入地了解患者分子病理学特点和遗传学特性等。邱教授非常重视患者这些信息资料的收集，认为这丰富了我们四诊的信息，四诊信息的延伸，有助于更准确地判定机体和瘤体气血阴阳的盛衰虚实，实施更精准的辨证论治。例如消化道肿瘤患者查胃镜显示慢性胃炎，邱教授认为要用中医辨证观点去解读这一报告，慢性胃炎不同于急性胃炎，急性胃炎辨证时是以邪实为主，而慢性胃炎则正虚的因素更多一些。邱教

授认为，只有在中医理论如整体观、藏象理论的指导下，将目前的西医先进检测技术纳入四诊，作为延伸，采用中西医结合的方法才能在临床资料的收集上更加全面、精细，有助于对患者治疗方案的制定，使预后判断更加准确。

（4）中医理论框架下中西医治疗方法的整合

目前，关于恶性肿瘤的治疗方法众多，每一种治疗方法都有其适应证和优缺点，如何认识、应用这些方法是需要认真思考的。邱教授提出，要在中医理论指导下，中西医有机整合。扶正与祛邪并举，整体与局部兼顾，在此理念指导下选择各种诊疗方法，往往能趋利避害，更好地发挥协同功效。中医中药祛邪消瘤之力虽不足，但可通过辨证施治使机体内紊乱的阴阳、气血、脏腑等功能状态趋于平衡，因此扶助正气优势独特，可"扶正以达邪"。手术、化疗、放疗、介入、消融等治疗手段，祛邪消瘤作用快速有效，但易损伤正气，要结合全身治疗的方法，我们把这些治疗方法纳入祛邪的治则范围，在中医理论指导下中西医结合的整体框架下运用，以达"祛邪以安正"之效。在恶性肿瘤病程的各个阶段充分体现整体与局部兼顾、扶正与祛邪并举的整体治疗优势。

4. 人文关怀和起居调摄

邱教授在多年的恶性肿瘤防治工作中发现，肿瘤患者中较多人存在不良的情绪状态，或紧张，或抑郁，或沮丧，或烦躁易怒，这些不良的情绪状态往往伴随着肿瘤病情的波动，一旦情绪状态好转，往往有利于病情的有效控制。

人类的心理和情绪状态在中医学属情志活动，有喜、怒、忧、思、悲、恐、惊七情之分，情志因素是肿瘤发生的重要因素之一。

在中医学看来，正常的情志活动是以人体脏腑气血的功能活动为物质基础的，五脏与七情也有一一对应的关系，因此，一旦人体内部脏腑气血功能失调，必然会伴随情志活动的异常，而过度异常的情志活动又使得本已失调的脏腑功能和气血运行状态更难以恢复，故而有"五志不节伤五脏"之论。肿瘤之类顽疾的发生正是由于机体内环境失调，脏腑、气血、阴阳平衡严重紊乱，以致产生气滞、血瘀、痰凝、毒聚交互结聚于局部而导致，故过度的情志异常与肿瘤疾病之间必然存在错综的交

互影响。由此看来，情志异常不仅与肿瘤的发病有关，其在肿瘤疾病发展变化过程中的不利影响更是不容忽视。

西医学研究也证实，过度异常的情志活动与肿瘤的预后转归有着密切的关联。美国学者对2020名中年男性进行长达17年的追踪，研究显示：癌症的死亡率和患者的抑郁情绪有明显的相关性，高抑郁得分者死于肿瘤的人数是其他人的两倍，提示抑郁情绪可能会加速肿瘤的发展。还有研究表明，过度的精神紧张、情志抑郁或抑制，可影响人体的神经 - 内分泌 - 免疫网络系统的调节，人体的神经 - 内分泌 - 免疫网络系统的失调预示整体防御功能的缺失，正气亏损，从而使肿瘤病情容易出现不稳定性。

邱教授认为，恶性肿瘤的防治不能忽视情志因素的影响，肿瘤患者的情志调治一定要有整体观念，要看到异常的心理变化，更要看到机体内脏腑、气血、阴阳等的紊乱失调；要掌握常用的辨证治疗方法，更要重视从把握各系统恶性肿瘤的病机关键入手遣方用药，方能使症状改善和病情稳定控制同步。因此在临床治疗时遇到情志抑郁的患者时，邱教授注重人文关怀，开导患者情志，结合辨证论治，常能够达到更好的效果。

（二）消化道肿瘤防治经验

邱教授善治消化道恶性肿瘤，尤其善治胃癌、肠癌、肝癌。他认为从中医辨证角度来看，消化道恶性肿瘤邪实是其客观存在，而脾虚则贯穿疾病的始终。脾胃功能失调，正气生成不足，机体抗邪能力下降，造成疾病的发生；再则脾失健运，津液不能输布，痰浊凝聚，形成邪毒；在疾病发展过程中，两者又互为因果，造成疾病的恶化。从临床表现来看，消化道恶性肿瘤常有其共同症状如疲乏无力、面色少华、脘腹不舒、纳呆、便溏等，按中医辨证则应辨为脾虚。从中医治疗整体观来说，在治疗肿瘤时，除用祛邪药物攻伐局部肿瘤外，必须注重整体功能的维护，特别是调理脾胃，以保后天之本，增强机体抗病能力，以期扶正祛邪之功。

1. 胃肠恶性肿瘤

（1）扶正祛邪，健脾为要

邱教授认为，胃肠恶性肿瘤是一类病机错综复

杂的顽疴重疾，正虚为本，邪实为标，病理因素涉及气滞、痰凝、瘀阻、毒聚等，邪结幽深，病气缠绵，控制肿瘤须扶正与祛邪并举。邱教授强调，肿瘤的攻防之战中，脾胃健旺是取胜的关键。对于不同分期的胃肠恶性肿瘤患者，手术、化疗、放疗等治疗已最大限度地祛除了肿瘤病灶，但这些疗法无法解决机体内环境失调的问题，甚至治疗后会出现更多的紊乱，这成为肿瘤复发、转移的内在根源。因此，临证中要权衡机体正邪力量的强弱，诊疗方案的制定应以不伤正气为原则，并始终以顾护脾胃正气为要，"正虚则邪恋，正盛则邪退"，正气的恢复为攻补兼施的中西医抗肿瘤综合诊疗创造了条件，也为抗肿瘤的"持久战"提供了可能。

邱教授在胃肠恶性肿瘤的辨治中始终注意顾护患者的脾胃功能。首先，脾胃之气的强盛有助于正气的恢复，脾胃弱则正气虚，脾胃盛则正气足、百病自除。其次，祛痰逐瘀亦离不开健脾之功。

邱教授在临证中一再强调，恶性肿瘤病机复杂多变，抗肿瘤中药处方药味偏多，且大多数抗肿瘤中药有一定的毒性，加之手术、放疗、化疗等的损伤，故治疗过程中对患者的脾胃功能耐受度有一定的要求。在具体遣方时多选用四君子汤、香砂六君子汤、参苓白术散、补中益气汤、当归补血汤等方健脾益气；选用佛手、香橼、大腹皮、八月札等疏理中焦气机，恢复脾胃对气机升降的调节功能；选用生山楂、鸡内金等消食和胃之品助健脾运等。临证时，需反复告诫患者具体的服药时间、服药次数、煎药方法等，以呵护患者的脾胃功能，减少患者出现不能耐受药物治疗的现象，同时亦有助于患者消化系统症状的改善[73]。

（2）名方验方

胃肠安是邱佳信教授通过长期临床实践及实验研究所拟的复方制剂[74-77]，以健脾益气中药为基础，配伍清热解毒与软坚化痰药物而成，运用于临床已四十余年。该方以太子参、炒白术、茯苓健脾益气为君，针对脾胃虚弱之病机关键；红藤、菝葜、野葡萄藤清热解毒，生牡蛎、夏枯草、姜半夏软坚散结为臣，协助君药消肿祛邪，标本兼治；白扁豆健脾化湿，青皮、陈皮理气化痰，共为佐使，辅助君臣，全方共奏健脾益气、清热解毒、软坚散结之效。邱教授团队经过实验发现反突变作用显著

的单味中药有白术（健脾补气类），红藤、菝葜、野葡萄藤（清热和清热解毒类），绿萼梅（理气类）等近20味中药。同时总结出中药配伍对反突变作用的理论意义与实用价值，提示健脾类中药与化疗药同时应用能增强疗效，减少不良反应。

2. 肝癌

（1）治疗肝癌需健脾

邱教授认为肝癌属于中医的肝积、肥气、积聚、癥瘕、黄疸、癖黄、臌胀等范畴，肝癌的发生与外感邪毒、酒食不节、情志郁怒和先天禀赋不足有关。其在演变过程中出现不同程度的本虚标实的状况，本虚如脾虚、肝阴虚，标实如气滞、血瘀、湿阻、痰凝等。治疗大法为"见肝之病，知肝传脾，当先实脾"，治疗肝癌需健脾。因此在治疗肝癌时，邱教授注重健脾药的运用。一方面，肝癌患者常有脾虚的表现，如腹胀、纳差、便溏等等，说明肝癌患者常存在脾虚，尤其中晚期患者脾虚的症状更加明显，即使在肝癌的早期脾虚症状不明显，也要先安未受邪之地。另一方面，脾胃为后天之本，气血生化之源，有胃气则生，无胃气则死，故治疗应将顾护脾胃放在首位，脾胃健运，则气血化生，滋养灌溉五脏六腑，正气得以康复。邱教授健脾常以四君子汤加减，临床常以太子参代替党参作为君药。太子参味甘性苦，微温，入心、脾、肺三经；而党参味甘性平，入脾、肺经。二者共有补中、益气、生津等功效，党参入手、足太阴经气分，其补气作用更强。在实验研究中发现，以太子参代替党参的四君子汤，对癌细胞的抑制作用更强。

（2）扶正不忘祛邪，邪去则正安

邱教授[78]在治疗肝癌的过程中"扶正不忘祛邪，祛邪不忘扶正"，扶正和祛邪从来都是相辅相成的事情。一方面，在健脾益气扶正的同时，注重清热解毒、软坚散结等祛邪药物的运用，使邪去则正安。常用的清热解毒药物有岩柏、马兰根、半枝莲、半边莲等；软坚散结药物有鳖甲、天龙、牡蛎、夏枯草等。用药如用兵，要主动出击，使用清热解毒、软坚散结的药物以祛邪，邪去则正安；另一方面，注意健脾益气扶正药物的应用，增强机体抵抗力，正气存内则邪不可干。半枝莲味苦性寒，归肺、肝、肾经，具有清热解毒、散瘀止血、利尿

消肿的功效。半边莲味甘性平，具有清热解毒、利尿消肿的功效。现代药理研究显示，半枝莲、半边莲有抑制肝癌细胞增殖，诱导其凋亡的作用。邱教授在治疗肝癌时喜选用岩柏、马兰根。岩柏味辛性微甘平，具有清热利湿、止血的功效。马兰根味辛性平，具有清热解毒、凉血止血、利尿的功效。因为很多肝癌患者都有病毒性肝炎的疾病基础，邱教授在选择用药时喜用既有保肝、治疗肝炎作用又有抗肿瘤作用的药物。

（3）注重疏肝理气

疏肝理气在肝癌的治疗中贯穿始终，必不可少，至关重要。邱教授在治疗肝癌时常选用具有疏肝理气作用的郁金、佛手、香附、香橼、青皮、陈皮等药物，使气机调畅，气行则血行，气血流畅，则邪无可着之处。

（4）随证加减

邱教授在治疗肝癌时注意对患者伴随症状的治疗，如腹胀加台乌药、大腹皮、枳壳；肝区疼痛甚加炒白芍、炙甘草、川楝子、延胡索；泛恶或呕吐加旋覆花、代赭石、陈皮、半夏、竹茹；纳呆加谷麦芽、鸡内金；胁下有积块加夏枯草、生牡蛎、鳖甲；大便溏薄加怀山药、升麻、葛根、芡实、生薏苡仁、莲子肉；大便干结加枳实、瓜蒌子、火麻仁；黄疸者加茵陈、金钱草；腹水者加茯苓、猪苓、泽泻、车前子[79]。

第十三节 周岱翰

一、个人介绍

周岱翰，男，1941年出生，国医大师，现为广州中医药大学肿瘤研究所所长，主任医师、首席教授、博士生导师，广东中医药研究促进会会长，深圳市中医肿瘤医学中心主任，《中医肿瘤学》杂志主编，广东省名中医，中国中医科学院学部委员。

周教授是中医肿瘤学科奠基人之一，提出肿瘤临证诊疗规范始于《伤寒杂病论》，拓展肿瘤临床四诊与辨证论治内涵，诠释"以人为本"及"带瘤生存"理念；研制国内第一个治肺癌中成药鹤蟾片。出版《肿瘤治验集要》《临床中医肿瘤学》《中医肿瘤食疗学》《杏林问道》《中医肿瘤学》等10余部专著；荣获"卫生部重大科研成果乙等奖""教育部科学技术成果一等奖""广东省科学技术奖励二等奖"等5项省部级奖及广东省"南粤楷模"等称号，2019年获"全国中医药杰出贡献奖"。创立岭南中医肿瘤学术流派，开设中医肿瘤学高等教育并主编首部高等院校《中医肿瘤学》规划教材；开拓港、澳、台地区，东南亚、美加等地的学术交流与癌症会诊。擅长治疗肝癌、肺癌、胃肠癌、妇癌等晚期恶性肿瘤及癌症的康复治疗。

二、主要学术思想及经验

周教授提出肿瘤辨证论治规范始于《伤寒杂病论》，拓展"六经辨证、八法纲目"学术思想，奉为中医肿瘤临床之圭臬；首倡放射反应和放射损害属"火邪""热毒"论，部分化疗不良反应属"湿热"，皆属温病范畴，在肿瘤领域发展温病学说；提出"带瘤生存"，更新治癌观念；在《肿瘤治验集要》中首次为"带瘤生存"下定义；制定《中医肿瘤疗效评定标准》并在行业内推广应用；研制国内第一个肺癌中成药鹤蟾片，研制"解毒得生煎"直肠滴注创新肿瘤外治法等；奠定岭南中医肿瘤学术流派理论体系基石；创立《中医肿瘤食疗学》，基于岭南饮食文化、体质特点，主张药食结合，辨证施膳，以"得胃气"，拓展肿瘤康复学学术内涵；衷中参西，提出辨证论治选药可作为表观遗传调控剂治疗肿瘤的新观点，推动中西汇通防治癌症。

（一）推崇《伤寒杂病论》，奠定中医肿瘤学的辨证论治规范

周教授认为辨治规范肇始于《伤寒论》，具体辨治则以六经辨证、八法纲目为绳墨[80]，强调领会六经辨证精神，遵"思病之源，思过半矣"之旨，注意肿瘤关键病机的思辨[81]。挖掘《伤寒杂病论》

"广义辨证三层次"并应用于临床，广义的辨证在《伤寒杂病论》中有辨病、辨证和辨症三层含义[82]。

（二）在肿瘤领域发扬温病学说

岭南地区居民体质特点与中原地区存在显著差别，可以"阳燠之气常泄""阴湿之气常盛"概括，又因当地居民日常多好食肥甘厚味，故多有脾胃受伤，湿邪内生，日久湿毒渐聚，所以本地区肝、鼻咽部恶性肿瘤发病率居全国前列[83]。针对有"广东癌"之称的鼻咽癌放射治疗不良反应，依据中医理论从病因、病机、症状等辨识，首倡放疗所致损害归火邪、热毒范畴，属外感火毒，具有外感火毒起病、变化迅速的致病特点[84]，归属"温病学"范畴，初宜清热养胃，继则滋阴补肾，可以有效地治疗放射治疗的不良反应，减轻症状[87]。此外，对化疗药治疗后产生的消化系统损伤及骨髓抑制症状出现的脾肾阴虚证候，也可按温病学伤阴理论治疗，注意存津救液、保护元神，治疗首推养阴清热。该法在放化疗过程中常可发挥"增效减毒、消癌抑瘤"之功效[88]。

（三）务实中和，倡导"带瘤生存"，更新治癌观念

相对其他地域，岭南地区居民的体质特点多形体瘦弱，难任攻伐，故本着务实中和的态度与治疗理念，在临证肿瘤辨治过程中推崇《医宗必读》的三期辨治法，即病分初、中、末。周教授倡导"带瘤生存"，更新治癌观念。1997年著《肿瘤治验集要》一书，提出"带瘤生存"的概念，这对当时受到普遍认同的西医肿瘤疗效评价标准产生了革命性的冲击。首次明确了"带瘤生存"的全面"定义"：在漫长的治疗过程中，会出现"邪正对峙、邪难压正"的"带瘤生存"阶段。在该阶段通过积极的中医药辨治干预，可显著缓解患者症状，对终末期患者生存预后产生积极影响，是中医药以人为本、务实中和理念的体现。通过及时而系统的中医药抗肿瘤辨治，多数出现远处转移征象的中晚期肿瘤患者仍可获得较为显著的生存获益。当前，多数恶性肿瘤的临床早期诊断存在困难，多数确诊的癌症已属中晚期阶段，该阶段癌瘤的治疗生存观与"带瘤生存"的观点充分契合。周教授强调中医药应当早期且全程参与肿瘤的治疗，而不仅是晚期患者的"最

后选择"。提高中医药的治疗参与率有助于提高中晚期癌症的临床疗效，从观念上摈弃肿瘤的"过度治疗"，使无法治愈的肿瘤患者保持良好的生活质量而"带瘤生存"，形成具有中医特色的恶性肿瘤综合治疗的中国模式[85]。

（四）善用经典理论指导临床实践，临证强调扶正与祛邪结合

周教授善用经典理论指导肿瘤论治，研发国内第一个治疗肺癌中成药鹤蟾片，获得1986年全国中医药重大科技成果（部级）乙等奖[86]。肺癌为城市最高发癌种，肺癌的辨证总属"痰、瘀、虚、毒"，病机特点是"本虚标实"，本虚以肺脾两虚多见，久病入络，病久及肾，标实则痰瘀互结常见，本病是一种整体属虚，局部属实，虚实夹杂的全身性、慢性疾病。周教授指出"脾虚痰湿"是肺癌的关键病机之一，治疗大法为培土生金、益气除痰，运用五行的生克乘侮规律来解释五脏病变的相互影响，通过调整五脏间生克乘侮关系来治疗疾病。"培土生金法"是依据五行相生规律确定的治则，即"虚则补其母"。培土生金是健脾益气以补益肺气的治法，本用于肺脾气虚证，在肺癌临床应用于脾虚痰湿证。周教授治疗肺癌经验方"益气除痰方"临床疗效得到验证，主持国家"十五"科技攻关项目"提高肺癌中位生存期的临床研究"，主持国家"十一五"科技支撑计划项目"老年非小细胞肺癌中医药综合治疗方案的研究"，研究结果充分验证了益气除痰法切中脾虚痰湿型肺癌病因病机，可作为脾虚痰湿型肺癌患者临证治疗大法[87]。患者生存质量提高，生存期延长，体现了在晚期癌症中通过辨证论治而获得的"带瘤生存"是中医肿瘤学的特色之一。基于培土生金理论，周教授采用具有补脾益气作用的穴位来补益肺气，如肿瘤临床多用于肺癌患者咳嗽日久、痰多清稀，兼见食欲减退、大便溏、四肢无力、舌淡脉弱等的肺虚脾弱证，针灸或穴位敷贴常选肺俞、太渊、脾俞、太白、足三里等穴，手法采用补法。基于培土生金法的益气除痰是肺癌的重要治法，体现了扶正与祛邪的有机统一，在中医肿瘤学术领域发扬了"扶脾即所以保肺"之说[88]。

（五）根植岭南饮食文化，开创《中医肿瘤食疗学》

恶性肿瘤作为一种慢性消耗性疾病，初起时往往没有明显的临床症状，致使多数患者失去早期诊断的机会，确诊患者往往已属中晚期。癌瘤本身对机体正气的耗损加之以攻伐、消癌、抑瘤为主要目的的中西医治疗手段往往使患者正虚更甚（伤"胃气"）[89]。早期癌症治后复发、中晚期患者的病机是正虚邪盛，正邪交错，虚实夹杂，虚者表现为脾肾亏损，损及先后天之本，肾主骨生髓，脾为生化之源，治疗重在寓攻于补，虚中求实，顾护胃气，主张土健以灌四旁，论治不忘补中，重视食物疗法。药食同源，肿瘤的中医食疗法能健脾补虚，顾护"胃气"，与祛邪疗法合用，有事半功倍的效果。

基于岭南特色饮食文化形成的岭南药膳文化可遍及本地区居民日常生活。岭南医学亦受此文化影响，在临证中广泛引植物之花入方，据统计，岭南地区常用的花类药物有 30 多种[87]。岭南地区民间亦有较多的食疗验方对食管癌、肺癌、肝癌等肿瘤具有治疗效应，如土茯苓煲乌龟，善治肝癌腹水及腹部肿瘤周身浮肿；五指毛桃有健脾补肺、行气利湿、舒筋活络的作用，五指毛桃煲鸡可用于癌症补虚康复[87]；葵树子又称蒲葵子，有活血化瘀、软坚散结的功效，民间用葵树子熬猪骨常服治疗鼻咽癌等。其他如猫爪草煲乳鸽治甲状腺癌、恶性淋巴瘤，马齿苋粥治肠癌下血等，诸多食疗方简便有效[87]。周教授受本土悠久的食疗文化和药膳经验的启发，20 世纪 80 年代开始分期在香港《明报》刊登肿瘤食疗方，1988 年出版国内第 1 本肿瘤食疗专书《癌症的中医饮食调养》，2003 年出版的《中医肿瘤食疗学》是首部集理、法、药、食一体的中医肿瘤食疗学专著，其立论以药食四气五味和中医脏腑学说为基础，结合了当代肿瘤营养学研究成果与作者自身临床经验，具有鲜明的岭南特色。

（六）构建和充实中医肿瘤学术体系

中医肿瘤学术体系必须在继承中创新，建立中医肿瘤规范化诊疗方案，确立中医症状、证候量化标准及中医肿瘤疗效评定标准，是加强中医肿瘤学术内涵建设的重要举措，有利于提高中医肿瘤学整体学术水平。周教授在 20 世纪 80 年代末就提出：

中医药治癌的特点在于病灶稳定率较高、生存期较长，表现为带瘤生存，并在抗复发转移方面具有潜在优势，而以单纯局部缓解率作为评定疗效的标准不能完全反映中医药的疗效。故其引入生存质量评价指标[88]，并制定中医疗效评定标准（草案），于 2003 年发表于《临床中医肿瘤学》，努力解决中医疗效无法被客观评定的问题[90]。

周教授担任主编出版了"十一五""十二五"全国高等院校规范教材《中医肿瘤学》，对中医肿瘤学术体系的构建意义重大。在一系列论著中，系统论述了中医肿瘤学的学术体系与内涵，中医肿瘤学就是中医理论指导下研究防治癌瘤理论与临床的专门学问，其学术内涵包括肿瘤中医病因学及发病学、中医四诊在肿瘤早期诊断及判断预后中的应用、中医肿瘤治则及治法研究、抗癌中药筛选及验证、中医肿瘤临床及中西医结合抗癌研究、癌症中医康复治疗、中医肿瘤文献研究、流派传承等内容[91]，构建了科学的中医肿瘤学术体系。

（七）继承发扬，推动"中西汇通"

中医肿瘤临床与现代科研互融互促，周教授确立研究方向以多发的肺癌、原发性肝癌等攸关民生的重大疾病和重点病种入手，针对肺癌"脾虚痰湿"病机，提出了"益气除痰法（方）治疗非小细胞肺癌""保肝抑瘤治疗原发性肝癌"等一系列经过临床实践检验的治则治法[94]。主持国家"十五"攻关课题"益气除痰法提高Ⅲ、Ⅳ期非小细胞肺癌中位生存期的治疗方案研究"显示了中医药在生存期、生存质量以及体力状况、体重、免疫功能、成本—效果等方面，均有较好的临床受益[92]。以原发性支气管肺癌脾虚痰湿型为研究突破点，通过构建脾虚痰湿型肺癌肿瘤相关消减 cDNA 文库及基因表达谱分析表明，该证型在基因表达及分布特征等方面具有相对特异性[93-94]。从分子水平进一步深入探索肺癌证本质，乃至分子分型研究。针对制约临床疗效的肿瘤细胞的耐药问题，指导开展"益气除痰方"调控 AktPH 结构域而逆转肺癌耐药的功能及机制研究。指导开展的"益气除痰方"促 TAM 凋亡的抗肿瘤免疫功能及机制研究，中医药治疗肿瘤的主要优势在于改善机体的内环境，尤其重塑肿瘤相关的微环境、带瘤生存和防治肿瘤的转移复发[95]，该特点与目前西医学对肿瘤治疗以肿瘤微环境为治疗新靶标的研究策略不谋而合。

周教授与时俱进探索中医药治癌特色优势的表观遗传学基础，提出辨证论治选药可作为表观遗传调控剂治疗肿瘤的新观点[86]。人类基因组早期研究着重遗传基因变异和功能解读，逐渐发现附着于基因上的化合物，它们能调控基因的活动，如基因的表达，称为表观遗传变化。遗传变异和表观遗传调控共同决定肿瘤的异质性、可塑性、免疫逃逸等，是肿瘤耐药、转移和复发的重要原因[86]。有感于2015年英国公布的第一张表观基因组综合图谱，认识到人所生活的机体外环境与受起居、饮等因素影响的机体内环境均须维持一种动态平衡方能不致生疾病[96]。古典中医学对整体观念的精辟论述，与当前人类表观遗传学对基因－环境－生活方式引起多种疾病的研究进展，起到相互印证的作用。通过对一定数量经辨证论治后长期带瘤生存患者的随访、研究，并对用药特点进行总结与分析，最终获得的表观遗传变化结果显示中医药具有通过调控人体表观遗传进而降低肿瘤复发率与转移率的临床功效，并能显著改善患者生存质量、延长患者生存时间。

国医大师周岱翰教授从事中医肿瘤医疗教学科研工作半个多世纪，是现代中医肿瘤学科的主要奠基者和领头人之一，为中医肿瘤学教育的先行者，是现代岭南中医肿瘤学术流派的开创者，是使中医肿瘤学走出国门、面向世界的领军人物。秉持"传承不泥古，创新不离宗"的原则，在传承中创新、在创新中发展中医肿瘤学术内涵，在中医药"传承精华、守正创新"中树立光辉典范。

第十四节　潘敏求

一、个人介绍

潘敏求，男，1941年出生，汉族，湖南浏阳人，国医大师，全国名中医，中医肿瘤学家，主任医师，博士生导师，国家老中医学术继承指导老师、国家有突出贡献专家，享受国务院特殊津贴。现任湖南省中医药研究院附属医院名誉院长、中医临床研究所名誉所长，湖南省中医院研究院终身研究员、世界中医联合会肿瘤专业委员会副会长、中国中医药研究促进会肿瘤分会名誉主任委员、中国中西医结合肿瘤专业委员会顾问、中华中医药学会肿瘤分会顾问、中国抗癌协会传统医学专业委员会顾问、中国癌症研究基金会中医肿瘤专业委员会副主任委员、中国老年学学会老年肿瘤专业委员会指导委员会委员、中国医师协会中西医结合医师分会肿瘤病学专家委员会指导委员会副主任、湖南省中医药学会肿瘤专业委员会名誉主任委员，担任国家自然科学基金评审专家，中华中医药学会、中国中西医结合学会科学技术奖评审委员，《肿瘤药学》编委，《古代经典名方》中药复方制剂专家审评会委员。

潘敏求出生于中医世家，1963年考入湖南中医学院，1977年调入湖南省肿瘤医院，创建了肿瘤医院中医科，开展中医药抗癌的基础和临床研究。1986年，潘教授调任湖南省中医药研究院附属医院院长、中医临床研究所所长兼肿瘤研究室主任，设计和创立了肝复方、肺复方等多个经验方，肝复方的研究成果于1991年荣获国家中医药科技进步一等奖。1994年研制的抗癌新药"肝复乐片"正式获原国家卫生部批准，为我国第一个治疗肝癌的三类中药新药，并被国家中医药管理局列为向全国推广的科研成果，纳入国家基本药物，成为临床中西医治疗肝癌的常规用药。

在多年的临床工作中，潘教授以突出中医、中西医结合特色为其宗旨，在肿瘤治疗、防治复发转移及防治放化疗不良反应方面形成了自己的特有优势和独到的治疗风格。主要著作有《中华肿瘤治疗大成》《中医内科治疗大成》《肿瘤特色方药》《中西医临床用药手册肿瘤科分册》。其中《中华肿瘤治疗大成》是我国第一部系统论述和归纳中医治疗肿瘤的巨著，荣获中华医药学会科学技术学术著作优秀奖[97]。此外，潘教授求勤于传道授业，培育了大批中医肿瘤人才，其中有岐黄学者、省级名中医、国务院津贴专家、学科带头人等，为我国中医药事业发展做出了卓越贡献。

二、主要学术思想及经验

20 世纪 70 年代，潘教授在国内、外率先提出"瘀、毒、虚"为恶性肿瘤的基本病机，即肿瘤的发病与人体抗癌力强弱、致病邪气的性质密切相关。经多年临床总结，潘教授致力于肝癌的临床与科学研究，创立了"健脾理气、化瘀软坚、清热解毒"为治疗肝病和肿瘤的基本法则。此外，潘教授在其他癌种上也有所建树，制定了"益气养阴，清热解毒"治疗肺癌的基本法则。

（一）健脾理气、化瘀软坚、清热解毒法治疗原发性肝癌[98]

潘教授认为，瘀毒与脾虚贯穿肝癌全病程，二者互为因果，恶性循环，是肝癌的基本病因病机。肝癌脾虚者常见腹胀纳差、神疲乏力、恶心呕吐、腹泻、消瘦等。但脾虚证绝非单纯功能低下的脾虚，而是脾虚与瘀毒并存。单纯健脾理气药很难缓解肝癌的脾虚证候，必须配伍化瘀软坚、清热解毒药才能达到扶正治病的目的。针对肝癌中医病机，潘教授提出了"健脾理气、化瘀软坚、清热解毒"为其主要治则，并收录在第六版《中医内科学》高等教材中。潘教授认为，肝癌的治疗需兼顾"瘀毒"和"脾虚"两个方面，就能有效地延缓其恶性循环进程，从而延长患者生存期。忽视肝癌病机变化的任何一方面，对生存质量和生存期均有明显影响。

1. 健脾理气

潘教授认为临床治疗肝癌应将辨病与辨证相结合，肝病与脾脏关系密切。脾运化失常，痰湿内生，水湿内停，可见脾虚湿困证表现，治以健脾利湿、化瘀解毒法，常以四君子汤合五皮饮加减。随着病情的发展，脾虚不断加重，至肝癌晚期，脾气衰败，治疗上除祛邪外，恢复与重建脾胃功能也十分关键。

潘教授亦强调在健脾的同时要顾护胃气，在肝复方中加用薏苡仁、鸡内金、麦芽、谷芽健脾和胃，黄连、吴茱萸调和肝胃，麦芽、谷芽等消食和胃，竹茹、半夏和胃止呕，枳壳、沉香等行气和胃，连翘清热和胃。脾胃为气机升降的枢纽，清阳自脾而升，浊阴由胃而降，而肝主疏泄，调畅全身气机，潘教授认为"治积之法，理气为先"，故在肝复方中以柴胡、香附、陈皮等调理脾胃气机、疏理肝气，使补而不滞，补而不碍邪。

2. 化瘀软坚

"瘀"包括肝郁气滞、邪热壅滞、湿热蕴结、气滞血涩；"坚"则由气、血、痰、火、湿、食、邪毒壅滞诸因所致。肝癌易出血，以往大多采用大剂量活血化瘀、软坚散结药物治疗，若攻伐太过，反而加重出血倾向。潘教授认为肝癌以"瘀毒"为主，肿块为先，脾虚证候出现时则瘀毒已经存在，并随脾虚的发展而逐步加重，单用健脾理气药难以缓解脾虚证候，还须配伍化瘀软坚、清热解毒之药。活血化瘀药属于攻邪类，能直接抑杀癌细胞，若与健脾理气药配伍，还可起到增强免疫力的作用。肝癌早期多为肝瘀脾虚证，即肝气郁结、脾虚血瘀，以"肝瘀"为主，治以疏肝化瘀，常用柴胡、香附、木香等疏肝理气化瘀；中期多见肝胆湿热、水湿困脾、瘀血内阻证，以"湿热瘀毒"为主，治以清热利湿以化瘀，常用虎杖、田基黄或石膏、知母清利湿热瘀毒；肝癌脾虚晚期常表现为肝肾阴虚，说明肝癌瘀毒与脾虚始终并存，治疗上应注意扶正与祛邪相结合，采用健脾理气、化瘀软坚、清热解毒三法综合运用，以兼顾邪实（瘀毒）与正虚（脾虚）。另外，潘教授运用祛邪化积法时主张宜活血不宜破血，故以祛瘀止血之品为主，如大黄具有止血化瘀、清热解毒之效，为消化道出血之首选；田三七有止血祛瘀、抗癌护肝之功，配伍健脾药，可气血同治。同时潘教授对使用破血药物治疗肝癌较为谨慎，喜用红花、桃仁、莪术、丹参等活血之品与健脾药结合，切合其提出的脾虚与瘀毒并存之病机。

潘教授治疗瘀毒，除应用活血化瘀、软坚散结之品外，还擅长运用蜈蚣、全蝎、土鳖虫、水蛭等虫类药物治疗肝癌。土鳖虫破瘀血、续筋骨、通经络、止痛，临床常与白花蛇舌草、半枝莲、制鳖甲等配伍。潘教授提出应用虫类药时应注意运用护肝、健脾、补肾类药物以顾护正气，使祛邪不伤正，这也是减少和消除虫类药物毒性的关键；其次是严格掌握用量和严格遵守药物使用方法。

3. 清热解毒

肝癌患者特别是中晚期患者常伴发热，此乃肝癌热毒所致。肝癌中的"毒"包括热毒、湿毒、瘀毒、寒毒等，潘教授常以重楼、半枝莲、白花蛇舌草等清解热毒；以黄连和吴茱萸清泻肝火邪毒；以炒栀子、田基黄、虎杖、金钱草等清湿热祛毒邪；以大黄、桃仁、莪术等消瘀毒。潘教授认为肝癌的发生以脾虚为本，瘀、毒为标，三者贯穿疾病全程。湿邪日久蕴积生热，湿热蕴蒸，使肝胆疏泄不利，故多见湿热结毒证，治以利湿清热、化瘀解毒，常用茵陈蒿汤加牡丹皮、地骨皮、麦冬、鳖甲等；如热盛者加生石膏、知母。肝癌晚期，正气衰败，病由肝、脾波及肾脏。肝肾"精血同源"，火热之邪久留肝胆必伤肝阴，甚者可致肝阴枯竭、肝损及肾。故临床常见肝肾阴虚证，治以补益肝肾、化瘀解毒，常用一贯煎加减，如低热、咽燥口干者加银柴胡、青蒿、天冬。清热解毒、化瘀软坚为肝癌的治标之法，健脾理气法为扶正之基础，三者配合，标本兼治。潘教授强调，祛邪时，攻伐不可太过，宜衰其大半即止，不可过度治疗。

肝复方是潘教授治疗肝癌的经验方，包括黄芪、党参、白术、茯苓、香附、陈皮、柴胡、醋鳖甲、全虫、大黄、生牡蛎等16味中药。随证加减：肝胆湿热者，加茵陈蒿、蒲公英；脾虚湿困者，加茯苓皮、薏苡仁；肝肾阴虚者，加枸杞子、女贞子、旱莲草；疼痛者，加当归、延胡索、川楝子；纳差者，加鸡内金、炒山楂、炒谷芽；便稀者，加炮姜、苍术、炒扁豆。

（二）益气养阴、清热解毒法治疗肺癌[99]

潘教授结合多年临床观察，认为肺癌是全身性疾病的一个局部表现，需注重整体调节，辨证候虚实，早中期肺癌患者虚实夹杂，晚期患者多虚证，病因多以"瘀""毒""虚""痰"为主，其病位在肺，辨证以气阴两虚、邪毒蕴郁为多见，晚期多累及其他脏腑，进一步耗伤人体气血阴阳。肺癌病位在肺，但与脾肾关系密切，故在临床治疗中提倡肺脾肾三脏同治，结合培土生金、金水相生的五行相生关系，调整阴阳以达到正邪相持。其根据肺癌的病因病机特点，充分实践"补益攻伐，相间而进"的治疗思想，攻补兼施，肺脾肾三脏同治，制定了

益气养阴、清热解毒的治疗法则。拟肺复方（百合、熟地黄、生地黄、玄参、当归、麦冬、白芍、沙参、桑白皮、黄芩、重楼、臭牡丹、白花蛇舌草）为主方，随证加减，临床疗效较好。

1. 肺癌术后

手术从某种程度上加深了机体的虚劳证候，耗伤机体的气血津液，且术后多有术区疼痛、低热等伴随症状。潘教授认为，肺癌术后病机为肺气阴虚、脾气虚弱，以正气虚弱为主，因此治疗宜以扶正为主，祛邪为辅，同时兼顾症状，治以肺复方合香砂六君子汤加减。术区疼痛者可配伍活血化瘀止痛的药物，如延胡索、红花、赤芍、川芎、桃仁等；低热者可配伍滋阴清热的药物，如银柴胡、知母、地骨皮等。

2. 肺癌化疗

因化疗药物多有不良反应，患者可出现脾胃功能差的症状，表现为乏力、心慌、恶心、呕吐、食欲欠佳、便秘、腹泻等；后期多出现骨髓抑制。此时勿使用抗癌中药，予以肺复方合脾肾方加减，可在健脾益肾扶正的同时预防骨髓抑制，随证配伍和胃止呕、健脾止泻、润肠通便等药物，可减少不良反应的发生率，保证化疗顺利进行，提高临床疗效。

3. 肺癌放疗

放射线具有"火热毒邪"的特点，且直入肺腑，热毒蕴肺，耗气伤津，瘀阻脉络，致肺气膹郁，宣降失司，肺络受损，出现咳嗽痰中带血、咽喉干灼疼痛，伴发热、胸背部胀痛、纳食减少等症状。此时患者多属气阴两虚，瘀毒内结，治以补气养阴、清热解毒兼滋补肝肾，可予肺复方为主方，配伍清热解毒药物如金银花、紫花地丁、蒲公英、浙贝母等，滋补肝肾的药物如枸杞子、菟丝子、女贞子等，化瘀散结药物如桃仁、莪术、红花等。

放射性肺炎为放疗后常见的一种并发症，潘教授认为其基本病机为肺阴耗伤、瘀毒壅肺，临床治疗时多采用益气养阴、清热解毒、化瘀散结的治法。同时也要分期论治，早期以清热解毒为主，佐以益气养阴、化瘀散结，方以肺复方合麻杏石甘汤加减；后期正虚明显，以益气养阴、生津润燥为主，佐以清热解毒、化瘀散结，方以肺复方合增液汤加减；热毒贯穿疾病始终，整个病程可适当加以

活血化瘀、清热凉血等药物，如当归、川芎、丹参等。

4. 晚期肺癌

肺癌晚期常多处转移成为临床疑难重症或急症，此时病情已非药物可以控制，治疗目的主要是改善患者生活质量，延长生存期。依据转移部位的不同，肺复方加减亦各异，肺癌脑转移者，症见头痛、恶心、呕吐，甚至出现神志改变、肢体瘫痪，此时应根据相应的症状治疗，可加入僵蚕、蜈蚣、全蝎、红花等中药活血化瘀通络，同时可配合局部放化疗、手术、γ刀；肺癌骨转移者，可加肉桂、鹿角胶、补骨脂、牛膝等中药温补肾阳、强健筋骨；肺癌肝转移者，可加醋鳖甲、醋柴胡、白芍、陈皮、香附、鸡内金等中药软坚散结、健脾理气；肺癌合并胸水、心包积液者，可加茯苓皮、大腹皮、冬瓜皮等中药健脾利湿。

（三）益气养阴、清热解毒法治疗三阴性乳腺癌[100]

中医古典医籍未见"三阴性乳腺癌"的病名，由于其是乳腺癌的一种，可将其归属于"㾴抄乳""乳石痈""妒乳""石榴翻花"等范畴。郁怒是乳腺癌发病的主要病因，肝失疏泄是乳腺癌的病机。潘氏肿瘤辨治体系认为乳腺癌的病机以肝郁气滞、冲任失调、痰瘀毒结为主，常兼夹肝郁火、热毒、气血亏虚等证，当以疏肝理气、调理冲任、补益肝肾、化痰散结、化瘀解毒为基本治法，配合清肝泻热、清热解毒、补益气血等法。潘教授在潘氏肿瘤辨治体系上，结合多年临床经验，临床总结出三阴性乳腺癌的病因病机主要为肝气郁结、瘀毒互结、脾肝肾虚损，以疏肝解郁、清热解毒化瘀、补益肝肾、健脾和胃为主要治则，兼顾肿瘤进展时期，准确把握攻邪与扶正的关系，辨证论治，对证用药。

1. 重肝肾

肝主藏血，为女子之先天。潘教授认为情志内伤，肝失疏泄，气机郁结是三阴性乳腺癌发病的重要原因，且术后放化疗等可能对肝肾功能有所损伤。因此对于三阴性乳腺癌的治疗，需以疏肝柔肝为主，兼顾理气解郁，防止郁热化火。疏肝常用郁金、柴胡、木香、香附、栀子等药物；柔肝多用枸杞、白芍、女贞子、菟丝子等药物。潘教授认为护肝需要配合脾肾同期治疗，相互为用以巩固治疗效果。

2. 重脾胃

脾者，后天之本；胃者，五脏之本；内伤脾胃，百病由生。潘教授认为，手术、放化疗等治疗，都会不同程度地导致脾胃功能损伤，使患者出现脾胃不和的症状，如食欲减退、嗳气、恶心、呕吐、腹胀、便秘、便溏等。"有胃气则生"，潘教授以健脾和胃、顾护胃气为主要治法，兼顾个体差异。脾以平补为主，需注意补脾而不碍脾，选用四君子汤及脾肾方加减，采用人参、党参、白术、茯苓、黄芪、砂仁、陈皮等药物。脾主升而胃主降，则胃应以和为主，用药注意顺降胃气为和。具体用药：行气和胃多用陈皮、延胡索、枳壳、沉香等；和胃止呕多用竹茹、半夏；消食和胃多用鸡内金、炒麦芽、神曲、炒谷芽等；便秘多用生首乌、肉苁蓉、柏子仁等；便溏多用黄连、吴茱萸等。

3. 重冲任，重气血

女子以血为本，以冲任为先天，冲任为调节气血的主要经脉，女子的经、带、胎、产等都与冲任关系密切。肝肾亏虚，脾胃虚弱，致使冲任气血不足，乳络不荣，久而发为癥聚。故潘教授治疗三阴性乳腺癌，重调冲任及补养气血，冲任气盛，气血充足而调和，则避免气虚、气滞、血虚、血瘀等情况出现。临床治疗时益气兼顾行气，养血兼顾活血，以调和冲任二脉，平衡气血，多采用枸杞、五味子、菟丝子、女贞子等药物。

4. 重平衡攻邪与扶正

任何肿瘤的发生发展及复发转移都与体内正邪的胜负密切相关。三阴性乳腺癌的发生发展、复发转移的过程是"因虚致实，因实更虚"的过程，扶正不是单纯的补益，更重要的是调节阴阳、气血与脏腑的平衡。潘教授认为本病初期应以祛邪为主，晚期以扶正为主，扶正祛邪相互为用，不拘一格。邪气主要有瘀血、热毒两类，临床多用重楼、半枝莲、山慈菇、白花蛇舌草、生牡蛎、莪术、夏枯草、三棱、海藻等药物化瘀解毒；扶正多以补益肝肾、健脾益气为法，扶正抗癌，标本兼治，积聚得消，寓攻于补，补中有消，攻补兼顾。

第十五节　李佩文

一、个人介绍

李佩文，男，1942年生，辽宁省沈阳市人。全国政协委员、农工民主党中央医公委委员、博士生导师，享受国务院特殊津贴。1967年毕业于北京医科大学（六年制），1984年于中国中医研究院广安门医院肿瘤科硕士研究生毕业并留院工作，1984年调入中日友好医院中医肿瘤科，历任科副主任、主任。

李教授三十多年来，对恶性积液、癌性疼痛探讨较多，在中医舌诊、中药外用机制和临床研究方面做了大量工作。主持和参加国家"八五""九五""十五"攻关项目及其他课题多项，其中"六味地黄丸预防食管癌的实验与临床研究"获1990年国家科技进步三等奖，"化疗药外漏皮肤损伤的中药外用治疗"获1996年首届全国中医药学会肿瘤研讨会二等奖。发表论文60多篇，培养研究生10余名，研制院内制剂5种，主编《中西医临床肿瘤学》《恶性肿瘤术后治疗》《乳腺癌综合治疗学》《肺癌综合治疗学》等专著11部，任《中华癌症姑息医学杂志》《实用中西医结合临床》《医学理论与实践》《北京中医》《疑难病杂志》《中国中西医结合外科》《中华临床医药》等杂志副主编或编委。现任中日友好医院中西医结合肿瘤首席专家、北京中医药大学教授、中国中医药研究促进会副会长、中国中医药研究促进会肿瘤专业委员会主任委员、中华中医药学会肿瘤专业委员会副主任委员、中国癌症研究基金会中医药肿瘤专业委员会副主任委员、中国抗癌协会肿瘤传统医学委员会副主任委员、中国中西医结合学会肿瘤专业委员会委员、中国老年学会老年医学会肿瘤专业组组长、中华中医药学会康复医学委员会常务理事、中华医学会北京肿瘤学会副主任、北京抗癌协会理事、北京中西医结合学会理事、北京中西医结合学会肿瘤专业委员会主任、国家基本医疗保险药品目录中药组咨询专家、国家药品监督管理局新药评审委员、国家卫生健康委员会高级专业技术资格评审委员、中华医学会医疗事故技术鉴定专家。

二、主要学术思想及经验

（一）中医药治疗癌症的"长期伴随治疗"

李教授在肿瘤临床提倡肿瘤的治疗"辨证与辨病合参、循证与辨证并重"，同时注重"发挥中医外治特色维护患者生存质量"，强调了中医药在患者长期伴随治疗中发挥的重要作用。

李教授认为肿瘤常因正气虚损，病邪侵入而发生，有瘀血、气滞、痰湿等表现。这一过程是由旷日持久的失衡引起，治疗多是长期调理过程，如软坚散结、活血化瘀、化痰理气等，需要比西医更长久的治疗。瘤的发展过程会受到各种因素的影响，例如正邪相争的盛衰，合并症、并发症的发生，外界环境变化对机体的影响，患者精神心理因素的变化等。因此，治疗也需要随时调整脏腑功能，因时因地制宜，纠正不平衡，从而实现"标本兼顾"，防止病情恶化，这一过程也需要伴随治疗。中药的双向调节作用顾全了整体调理，避免了机体的某些失衡，表现在"标本兼顾""防治结合"。以"扶正"与"祛邪"相结合为例，应用中药抗癌治疗，"祛邪"的同时应用补益气血、滋补肝肾、养阴助阳等"扶正"药物，既可避免肿瘤的长期慢性消耗，预防恶病质的发生，也可纠正因放化疗引起的骨髓抑制，使降低的血象和细胞免疫功能得以恢复。

肿瘤的长期伴随治疗并非是在较长的时间内天天用药，而是指在相对集中的时间内，科学、合理而有计划地安排治疗。在总体上应辨证论治，积极采用软坚散结、活血化瘀等祛邪的方法治疗肿瘤，同时遵循"既病防变"的原则进行整体调理。症状明显的阶段应积极用药，但要注意"中病即止"。在肿瘤的稳定期，则酌情减少用药，定期调理，以维护机体长期稳定或延长带瘤生存时间，维护和提高生活质量。

肿瘤患者的定期复查不能变成消极等待。在

患者的影像学及化验指标稍见异常时，医生一时难以肯定肿瘤是否复发转移，不能贸然采用攻击性治疗，常嘱咐定期复查随访而拖延数月，这时伴随治疗则可把应用的中药由扶正为主改为祛邪为主，实现"邪去正自安"，减少贻误病情的机会[101]。

李教授在继承余桂清、段凤舞、张代钊的经验的基础上勤求古训、知常达变，在长期的临床实践中逐渐形成了独具特色的临床经验。

（二）平肺方加减化裁治疗肺癌

1.肺癌的基本病机是阴虚内热、毒瘀交结

李教授认为，近年来肺癌的发病率不断增加与环境污染日益严重、各种有毒物质通过呼吸道或其他途径进入肺有关。毒邪蕴肺，损伤肺络，肺的气机升降失常，血行凝滞，毒邪与气血交结日久则发为肺积。早期肺癌患者临床多表现为肺阴不足的症状，见干咳少痰、口干咽燥、消瘦苔少等。中期肺癌患者多见气阴两虚的症状，表现为神疲乏力、倦怠气短、咳嗽少痰或痰中带血、舌红少苔、脉细弱等。晚期肺癌患者由于久病伤阴，多出现阴虚火旺的症状，见午后潮热、颧红、手足心热、心烦失眠、夜寐盗汗、舌红少苔或光剥无苔、脉细数等。随着临床症状的加重，咳嗽亦渐为难治，甚则出现咯血、发热、恶病质等，这些均是阴虚所致。究其原因，主要有：患者素体阴虚，患肺癌后毒邪更伤肺肾阴液；放射治疗属"热毒"，能耗伤人体阴液；手术失血、化疗呕吐、大剂量使用利尿剂等，均可致体液丢失过多，津血匮乏，进一步导致阴伤；某些化疗药如博莱霉素、平阳霉素、环磷酰胺等，以及局部放疗，也是导致肺阴虚的因素之一。以上诸多因素单独或联合作用于人体可引起肺气虚损，肺阴不足。阴虚则脉道失养，血行不畅，毒瘀易结，故阴虚内热、毒瘀交结为肺癌的基本病机。

2.肺癌的基本治则为养阴清热、解毒散结

基于阴虚内热、毒瘀交结的主要病机，李教授在临床治疗肺癌多以养阴清热、解毒散结为基本原则，常用自拟的平肺方加减化裁。经临床和动物实验筛选的平肺方中药组成为：党参、沙参、百合、麦冬、五味子、桑白皮、贝母、瓜蒌、白及、鱼腥草、白花蛇舌草等。其中沙参润肺止咳，养阴生津；党参益气健脾和胃；百合、麦冬、五味子滋养

肺阴；桑白皮、贝母、瓜蒌润肺止咳化痰；白及凉血止血，清血分之热；鱼腥草、白花蛇舌草既能清肺止咳，又能解毒抗癌。全方在清热的同时滋养肺阴，既扶正又祛邪。临床应用发现，本方可以稳定瘤体，改善症状，提高生存质量，延长肺癌患者生存期，抑制肿瘤细胞增殖和新生血管生成。由于中药作用缓慢而持久，局部消瘤作用不及西医方法，但平肺方中散结中药较多，可使某些肿瘤标记物如癌胚抗原等下降，且对恶病质具有潜在的治疗优势，体现了多环节、多靶点的特点。

3.随证加减

临床肺癌患者常以各种并发症前来就诊，如感染、胸水、疼痛、咯血等。李教授认为，此时应"急则治其标"，必要时可采用中西医结合治疗，切不可囿于门户之见，或拘泥于成方不知变通。

若气虚较甚，气短乏力、倦怠懒言、咳声低微者，可在平肺方中加黄精10g、生黄芪30g、白术15g、茯苓15g、山药30g，以补益肺脾之气。

若阴虚较甚，口干咽燥、呛咳无痰或痰少而黏，或潮热、舌红、脉数者，可加生地15g、玄参10g、玉竹10g，以养肺肾之阴。

软坚解毒可选八月札20g、猫爪草10g、百部10g、白英10g等。

若即将或正在进行放化疗，宜以平补气阴、补肾生血为原则，可在基本方中加入生黄芪30g、黄精10g、当归10g、枸杞子10g、女贞子15g、菟丝子30g等。

放疗可加活血清热之品，如丹参30g、知母10g、赤芍10g，既能提高放疗敏感性，又可防止放射性肺炎和肺纤维化的发生。

化疗可加和胃降逆之品，如半夏10g、生姜6g、苏梗10g，以减轻消化道反应。

如咳嗽频繁，可在养阴润肺基础上加前胡10g、杏仁10g、清半夏10g、紫菀10g、瓜蒌15g等，宣降肺气。

并发感染，咯痰色黄，或有发热者，应以清肺化痰为要，加用川贝10g、菊花10g、金荞麦30g、黄芩10g等，但要慎用大苦大寒之品，以防更伤气阴。

并发胸水，胸闷气促、倚息不得卧者，证属悬饮，应泻肺利水逐饮，配伍宣降肺气之品以开水之

上源，加用葶苈子10g、猪苓10g、茯苓15g、泽泻10g等促进胸水吸收。此时养阴之品如沙参、麦冬、生地等宜少用或不用。逐水之剂更伤阴液，待水减症平，还应继续以养阴益气为本。

肿瘤侵犯血络常出现咯血，多为痰中带血或咯出少量鲜血，治宜养阴清热止血，以基本方加白茅根30g、仙鹤草15g、侧柏叶30g、云南白药（冲服）6g等，使止血不留瘀，也可加石榴皮10g、藕节炭10g等，收敛止血。

肿瘤侵犯胸膜常出现胸胁疼痛，治宜加宽胸理气、通络止痛的郁金10g、瓜蒌30g、丝瓜络10g、延胡索10g、川楝子10g等。

肺气阴虚，卫外不固，阴液外泄者常有自汗、盗汗，应及时加用浮小麦30g、生黄芪30g、生龙牡各30g、石榴皮10g等，收敛汗液，以防进一步耗气伤阴。

肿瘤性发热也是临床常见症状，多呈低热或中度热，如无明显感染，辨证属于阴虚不能潜阳、气虚阴火内生者，治疗以养阴益气、清潜虚热为法，可在平肺方中加牡丹皮10g、地骨皮10g、青蒿10g、鳖甲10g、生龙牡各30g等。

肺癌患者，尤其化疗后的患者多有消化功能减退，表现为纳呆嗳气、脘腹胀满、大便不畅等，治疗以益气健脾、和胃消痞为主，可去除平肺方中养阴之药，如沙参、麦冬等，加补脾气之黄芪30g、白术15g、茯苓15g，和胃降逆之清半夏10g、陈皮10g、焦三仙20g、炒谷麦芽各30g等。腹胀便秘者，可加厚朴10g、木香6g、檀香10g、大腹皮10g。

肺癌患者大部分是中老年人，除肿瘤外往往并发其他老年性疾病，如高血压、冠心病、糖尿病、高脂血症等。西医学研究证明，这些疾病多与肿瘤相互影响，并阻碍肿瘤的治疗。因此，李教授非常重视这些合并症的治疗，多在辨证论治的基础上随病选药，收到较好效果。如糖尿病加白茅根10g，高脂血症加葛根30g、荷叶10g、泽泻10g，高血压病加菊花10g、川芎10g、藁本10g、菖蒲10g、葛根30g、荷叶10g等。

部分患者放化疗间歇期或肿瘤缓解期时无明显症状，李教授主张应在养阴益气、扶正固本的基础上加强抗癌解毒的力量，常在平肺方基础上酌加生薏苡仁30g、藤梨根20g、八月札10g等具有抗癌作用的药物。

（三）治疗肿瘤疼痛经验

中医学把疼痛的病因概括为气滞、血瘀、痰浊、毒蕴、寒凝、阴血亏虚等。针对"痛则不通""瘀血致痛""久痛入络""毒蕴痛甚""阳虚寒凝""不荣则痛"等病机，有行气、活血、通络、清热、散寒、养营等常规止痛原则。

肿瘤疼痛既符合疼痛的一般规律，又具有其特殊性。从临床上看，肿瘤疼痛多为慢性，持续时间较长，并随肿瘤发展而进行性加剧。中医认为肿瘤为阴瘤，乃全身属虚、局部为实的病变，其病机特点在于正虚邪实、虚实错杂，这就决定了肿瘤疼痛病机的复杂性，一方面有"本虚"引起的"不荣则痛"，另一方面又存在着"标实"所致的"不通则痛"。这两方面相互交错，相互影响，共同构成肿瘤疼痛的总病机。从二者关系来看，"不荣"是整体病机，"不通"为局部病机。因此，治疗的重点在于"补养"以治其本，"通利"以治其标。

依据中医"内病外治"理论及局部病机特色，李教授治疗肿瘤疼痛常采用活血化瘀通络为主，扶正补虚、清热解毒、化痰除湿或安神镇静等为辅的治疗大法，以痛块消口服液（延胡索、乌药、姜黄、自然铜、蒲公英、蚤休、白芥子、王不留行、乳香、冰片）作为基本方。该方作为中日友好医院院内制剂使用多年，在临床上取得了较好的疗效。目前，新研制的痛块消巴布剂更加方便患者的使用。方中君药为延胡索，其善治躯体各部位的疼痛，具有活血、利气、止痛的功效，能行血中之气滞，气中之血滞。药理研究证明，其主要成分延胡索甲素、乙素、丑素均有显著的镇痛作用，并有一定的镇静作用。方中乌药散寒顺气止痛，姜黄行气破瘀、通经止痛，自然铜散瘀止痛、接骨续筋，三者共为臣药，进一步增强止痛功效。蒲公英、蚤休清热解毒抗癌，白芥子利气豁痰、温中散寒止痛，王不留行通经活血、消肿抗癌，四者共为佐药，止痛同时兼顾抗癌。乳香通行十二经络，不仅能活血止痛消肿，且引诸药入经络；冰片性善走窜开窍，无往不达，旨在通络，其芳香之气能避一切邪气，促进诸药透皮吸收，且具有镇痛之功，有拮抗 PGE、抑制炎症介质释放的作用，二者共为使药，使药达病所。此外，蚤休息风定惊，冰片开窍醒神，彼此配合起到镇静、抗焦虑、抗抑郁作用，能改善患者的心理及精神状态，提高痛阈，增强镇

痛效果。诸药合用，既体现了局部用药特色，达到"通则不痛"的效果，又兼顾肿瘤疼痛的整体病机，止痛同时不忘抗肿瘤[102]。

第十六节　林洪生

一、个人介绍

林洪生，女，汉族，1949 年出生于北京，首都国医名师，中国中医科学院广安门医院主任医师，原肿瘤科主任，教授，博士研究生导师，享受国务院政府特殊津贴。当代中西医结合肿瘤知名专家，中国中医科学院首席研究员，国家中医药管理局肿瘤重点学科学术带头人，全国中医肿瘤医疗中心副主任，中国中医科学院肿瘤研究所副所长。现兼任国际中医药肿瘤联盟主席，中国医疗保健国际交流促进会中医肿瘤专业委员会主任委员，世界中医药学会联合会肿瘤康复专业委员会会长。

在从事肿瘤中西医结合临床和基础研究的四十余载期间，林教授积累了丰富的学术经验。在全面继承老一辈扶正培本防治肿瘤学术思想的基础上，提出了"固本清源"防治肿瘤学术思想，以及"五治五养"防治肿瘤具体手段。通过多中心、大样本的临床系列研究证实，中医药参与的综合治疗可以明显提高肿瘤治疗的临床疗效，其建立的"非小细胞肺癌中医治疗方案"为国际首个非小细胞肺癌中西医结合治疗方案，并作为重要证据纳入《恶性肿瘤中医诊疗指南》《WHO 西太区肺癌中医药诊疗指南》，以及国家中医药管理局《肺癌中医诊疗路径》。

林教授主持建立了全国中医肿瘤医疗中心和第一个国家中医药管理局肿瘤重点研究室，同时创立国际中医药肿瘤联盟，与美国国立癌症研究所共建国际合作平台，对"固本清源"理论的科学内涵进行了系统而深入的研究，将中医药治疗肿瘤推向国际。林教授多年来主持了国家"十五""十一五"重大科技攻关项目、国家自然科学基金、国际合作项目等省部级课题 10 余项，发表相关文章 200 多篇，编撰著作 10 余部，获得专利 5 项，开发中药

新药 1 种。主持编撰《恶性肿瘤中医诊疗指南》，作为第一完成人，获得国家科技进步二等奖、中国中西医结合学会科技进步一等奖、中华中医药学会科技进步一等奖，获得诺奖之星等奖项。

二、主要学术思想及经验

（一）集众家所长，首倡"固本清源"中医肿瘤新理论

林教授师从余桂清、张代钊、段凤舞等几位中医、中西医结合肿瘤大家，被他们精湛的医术以及杰出的临床疗效所折服，同时通过编纂《历代中医肿瘤案论选粹》，更是让她坚信中医药治疗肿瘤的优势与特色。她梳理总结了前人的经验，实现中医肿瘤"扶正培本"学术思想的全面继承，并在临床中加以应用提高，逐渐形成了对"扶正培本"治疗肿瘤的新认识，在其近五十年的行医生涯中，进一步梳理、总结、完善，以期寻求突破。林教授认为"扶正培本"思想的核心理念是强调扶正气以御邪气，强调调节人体内在环境，达到"正气存内，邪不可干"的目的。随着她对肿瘤病因病机以及治法方药更为深入的认识，发现肿瘤患者正气亏虚是基础，往往兼杂痰湿、热毒、瘀结、气滞等实性邪毒，结合临床所见追溯中医古籍，发现治疗癌瘤的有效组方多为扶正与祛邪并用方药。林教授在全面继承老一辈专家"扶正培本"学术思想的基础上，凝练总结提出了更能体现中医防治肿瘤特色的"固本清源"新理论，具体解释为：一方面要固护机体"正气"，提高患者的防病抗病能力，即固本；另一方面祛除肿瘤发生、发展的致病因素，从源头上控制形成肿瘤的"邪毒"，即清源。

1."固本"是肿瘤治疗的基础

林教授认为肿瘤的发病与脏腑功能失调、正

气虚弱有关。"凡脾肾不足及虚弱失调之人，多有积聚之病"，脏腑功能失调是脾肾虚损造成的。故防治肿瘤林教授主张"补先天，调后天，截六淫"，首先应从温润滋养脾肾入手，把健脾益肾作为扶正培本的核心，固护机体正气。肾为先天之本，脾为后天之本，人体营养精微的补充、全身水液代谢的平衡、气机的升降以及气血的充盈均与之有着密切关系。脾肾健则气血调，气血调则正气足，正气足，则本源固，机体才能抗邪外出，才能为"截六淫"提供保障，利于病体的康复。林教授强调"固本"的重要性，并认为固本的方法不应局限在使用补益强壮中药上，所谓的"固本"，应该是顺应脏腑的生理特性以固护正气本源，根据患者具体病情和治疗阶段，合理运用补、调、和、益等方法，把调节恢复人体阴阳、气血、脏腑、经络功能的平衡稳定作为"固本"的主要手段。

（1）补法

主要适用于气血亏虚、阴伤精少的肿瘤患者，本着"形不足者，温之以气；精不足者，补之以味"的原则予以治疗。气虚，以玉屏风散为主方益气固表。血虚，以当归补血汤为主方补气养血。阴虚，以沙参麦冬汤为主方养阴生津。脾弱，以六君子汤为主方健脾化湿。肾气亏，以补肾续断丸为主方补肾益气，若肾偏阳虚，加补骨脂、肉苁蓉、淫羊藿等温肾助阳，偏阴虚加枸杞、天冬、知母等滋阴补肾。

（2）调法

主要适用于气机升降不利、气血郁滞不通的肿瘤患者，"气血冲和，百病不生，一有怫郁，百病生焉"，故治疗该类病机的肿瘤患者，应当以调达气血、疏畅气机为要。对此林教授多用逍遥散、柴胡疏肝散为主方加减治疗，用药多选用柴胡、佛手片、大腹皮、香附、枳壳、栀子、郁金、莪术、鸡血藤、赤芍等疏肝解郁、理气活血之品。林教授认为理气活血之药多有辛燥之性，长久使用亦会伤及人体正气，所以使用调法时多与补法联合使用，达到补而不滞、疏而不伤、疏补同调的目的。

（3）和法

多用于脾胃不和、肝脾不和、肠胃不和等患者。如食管癌、胃癌、肠癌、肝癌等消化系统肿瘤以及经放化疗等西医学手段治疗后的患者，多会出现恶心、呕吐、腹泻、便秘等肝脾不和、脾胃不和、肠胃不和的症状。林教授对此多采用温胆汤、丹栀逍遥散、四逆散等方剂健脾和胃、疏肝健脾、调和肝脾、通腑和胃，调和脏腑器官恢复和谐，改善患者不适症状，最终使脏腑气血阴阳达到"平和"状态。

（4）益法

主要用来辅助补法，增幅补益扶正的力量，以改善患者"虚"的症状。该方法多用于放化疗后出现骨髓抑制的患者，化疗后的患者多因化疗药物的不良反应，出现白细胞减低、血红蛋白下降、血小板减少等骨髓抑制现象，气血耗伤，肝肾亏耗，严重者甚至不能恢复，影响后续治疗。因为放化疗的介入，病情多呈现虚实夹杂、寒热错杂等复杂情况，此时，单纯地使用"补"法，往往难于速效，有时甚至还会出现虚不受补的情况。针对于此，林教授多在补法的基础上，联合使用益法，比如气虚明显的患者，在补气的基础上，佐以当归、白芍、阿胶珠等养血之品；血虚明显的患者，则在养血的基础上，加以黄芪、党参、红景天等益气之药；虚寒的患者，在温阳的基础上，少佐以天冬、麦冬、沙参等养阴清热之品。虚热的患者，在清退虚热的基础上，少加以黄芪、党参、白术等益气温补之品。肾为先天之本，主骨、生髓、藏精，髓充精盛，则气血方可生化无穷，故在骨髓抑制、气血生化乏源之时，林教授在补法、益法合用以补气养血的基础上，还多加用熟地黄、菟丝子、黄精、川断、桑寄生等补肾填精之品，补、益同调以促进机体康复。

林教授临床上综合运用以上四法，固本培元，固护机体正气，提高人体防病抗病能力，既可以改善患者不适症状，提高患者的生活质量，又可以为"清源"提供必要条件，避免清源祛邪时正气受损。

2. "清源"是治疗肿瘤的关键

林教授认为癌毒为病缠绵胶着，不仅耗伤正气，更易于扩散，常常蔓延多个脏腑，损伤机体，甚至造成脏腑功能衰竭，危及生命；此外，癌瘤形成后，又会阻碍经络气血运行，产生气滞、血瘀、痰凝、湿聚、热结、寒凝等多种毒邪病理产物，并恶性循环，耗伤正气。癌毒好比种子，靶器官好比土壤，那么痰、瘀、湿、热、寒等病理因素就犹如肥料，只有在具备以上病理环境的条件下，癌毒方能在靶器官中着根生长。所以，在固护机体正气、保证土壤肥沃的基础上，用"清源"的方法祛除痰、瘀、湿、热、寒等邪气，从其产生源头加以调节，从致病因素的角度控制肿瘤的生殖生长。因此，林教授强调肿瘤治病，需要根据病位、病性、病势以及所接受西医学治疗的不同阶段，在"固本"的基础上，针对不同病理因素，加以"清源"，在临床上可减缓或截断肿瘤病程的进展；对于晚期一般状况差的患者，不求杀灭肿瘤，而以延长生存期、提高生活质量、治病留人为目的。

林教授在"固本"的基础上使用"清源"，具体大致分为四法，即活血化瘀法、理气化痰法、清热解毒法和软坚散结法。林教授将以上四法灵活地与"固本"法配比组合，在肿瘤的中医治疗上常常取得显著疗效。

（1）活血化瘀法

肿瘤属慢性疾病，自古就有"久病多瘀""久病入络"的说法，目前越来越多的西医学研究已经证明血瘀与肿瘤之间的密切关系。临床研究发现，伴有转移的恶性肿瘤临床表现多具有"瘀"的特点，所以林教授认为血瘀成毒是导致肿瘤发生发展的癌毒之一。采用活血化瘀法以"清源"，是十分有必要的。通过查色、按脉、辨阴阳，了解患者血瘀轻重情况，灵活选用活血化瘀之品，如瘀血较重的，则在主方中加用莪术、三棱、穿山甲、乳香、没药等破血通瘀；瘀血较轻的，则选用鸡血藤、赤芍、郁金、丹参等活血养血；血瘀伴有出血者，则加用三七，取其止血不留瘀之功效。

（2）理气化痰法

"百病皆由痰作祟"，痰是在人体正气虚弱的基础上，脏腑功能失调，气机升降失常而导致水液不能正常疏布的产物。痰为阴邪，暗耗阳气，而且易与血瘀、食滞、寒热毒邪胶结，日久内生癌瘤；而且痰邪具有皮里膜外、全身上下无处不到的特点，这与肿瘤易发生转移的特性相吻合。林教授祛除痰邪以"清源"主要采用理气化痰法，认为只有气机升降出入正常，忧郁气结散去，脏腑阴阳方能调和，津液方可归于脉内，敷布全身，环周不休，最终达到气畅痰消的"清源"目的。所以林教授根据气滞痰凝的部位多用柴胡、青皮、香附疏肝理气，

大腹皮、枳壳、佛手宽中理气，莪术、郁金、玫瑰花活血行气，法半夏、淡竹茹、陈皮、茯苓等化痰祛湿，从痰邪产生的源头出发，最终达到理气化痰、"清源"抗癌的目的。

（3）清热解毒法

火热之邪蕴结不解，是为热毒蕴结，多发疮疡痈肿，与痰瘀胶结，易发为肿瘤。而肿瘤多夹痰瘀，痰瘀日久化热，发为热毒。另外，放疗作为西医学治疗肿瘤的有效手段之一，治疗后的部位多出现红肿破溃，而人体整体多表现出口干口渴、大便干结的症状，这些均是热毒的表现。林教授针对热毒，多在"固本"的基础上，加用清热解毒中药，如白英、半枝莲、半边莲等；若是放疗引起的热毒，还会加大清热解毒中药的剂量，并多用金银花、连翘、蒲公英、紫花地丁等改善热毒症状，预防或治疗放射性炎症的发生。清热解毒中药的使用，一方面可以改善患者热毒蕴结的机体环境，调整脏腑阴阳平衡，控制肿瘤的发展，另一方面可以改善患者不适症状，提高患者的生活质量。

（4）软坚散结法

肿瘤形成后，聚结成块，甚至坚硬如石，称为"岩"。林教授根据古籍中"坚者消之……结者散之"和"凡积聚之治……不过四法，曰攻、曰消、曰散、曰补四者而已"等对治疗肿瘤的认识，结合自身数十年中西医结合治疗肿瘤的临床经验，发现在固护机体正气的前提下，联合软坚散结等治法，可以更加有效地祛除控制肿瘤生长的"邪毒"，从源头上抑制肿瘤的生长。肿瘤多为痰、气、湿、瘀、毒等胶着为病，瘤体坚实致密，犹如硬石，单纯使用清源法中的活血化瘀法、理气化痰法、清热解毒法往往不能取得理想效果，软坚散结法能从源头上减少致病因素聚集形成肿瘤，就好比坚硬的土地，单纯的浇水、施肥等行为很难使土壤得到改善，只有将坚硬的土地翻开，将坚硬的土块砸碎，才能让浇水、施肥等措施发挥作用。

所以，林教授在使用"清源"法时，多选用既具有活血化瘀、理气化痰或清热解毒功效，又具有软坚散结作用的中药。临床常用软坚散结中药有莪术、郁金、橘核、青皮、浙贝母、土茯苓、山慈菇、夏枯草、蒲公英等，根据辨病与辨证的特点，予以加减选用。

3. 注重"固本"与"清源"之间的相互关系

肿瘤疾病具有病机复杂、虚实错杂、毒邪混杂、随着疾病进展病机病性易于发生变化等特点。所以林教授在临床治病过程中，强调要注意预测和把控肿瘤疾病的发展进程，尤其要关注正气与邪气之间的消长关系，分清主次矛盾，辨明用药时机，使用"固本清源"理论思想，配合相应的治则治法，依据病情变化调整固本扶正中药与清源祛邪中药的配伍，做到"祛邪不伤正，扶正不留邪"。

辨清主次矛盾，即明确"固本"与"清源"的相互关系，在正虚为主要矛盾时，应固本为主、清源为辅；在邪盛为主要矛盾时，则应采用清源为主、固本为辅的治疗原则。具体来说，就是在肿瘤稳定或缓解期，应攻补兼施，固本与清源并重，综合运用"固本清源"的理论方法治疗，以达到稳定瘤体、控制肿瘤复发转移的目的；当肿瘤处于进展期，应加强清源，削弱控制肿瘤生长的邪气，兼以固本，在不伤正气的前提下，最大限度地控制肿瘤发展；而肿瘤到了晚期，患者多数正气已虚，邪盛正衰，身体难以承受力量强大的攻伐之药，林教授强调此时用药应当以固本为核心，根据患者机体状况辅以清源，对此类患者，要把解决不适症状、提高生活质量、延长生存时间作为首要目的。总之，运用固本清源法，既要符合攻补兼施的原则，又要紧扣肿瘤的病因病机，注重"固本"与"清源"的关系，切实做到固本不忘清源，清源不离固本。

（二）"固本清源"实践应用——分阶段规范化中西医结合治疗肿瘤

林教授在 20 世纪 90 年代就率先认识到中医肿瘤规范化治疗的问题，她认为为了减少盲目的、不恰当的中医药应用，制订规范化、指导性的治疗方案十分必要。而作为一个有指导性的方案最重要的是临床证据，循证医学研究的结果可以提供可靠的证据。林教授认为中医学与西医学在诊疗方法上有很大不同，往往不限于一病一方，一方一药，临床研究难度较高也较复杂，不能简单地套用西医学的模式，若将特定的方药作为研究对象，必然脱离临床实际，其合理性与可重复性就会受到影响，难以在临床得到推广。她强调中医治疗的特点是将中医的治则治法应用于中医临床诊疗全过程，治则治法是联系辨证与用药之间的枢纽，有相对固定的内容，制定规范化治疗方案如果抓住了这一环节就可以做到"方以法立，随证加减"，也就抓住了进行研究的最佳的切入点。林教授主张固本清源理论指导下的中医药治疗肿瘤应当与西医学紧密结合，遵循"治未病"思想，做到分阶段、规范化、辨证与辨病相结合施治，将中医药与手术治疗、化学治疗、放射治疗、靶向治疗、内分泌治疗相结合，贯穿于肿瘤治疗的整个始末。

1. 中医药联合手术治疗

手术在切除肿瘤病灶的同时易损伤患者气血，术后患者往往会伴有乏力、疼痛等诸多不适症状，影响患者的生活质量。此外，肿瘤患者术后在一定情况下会出现复发转移，降低患者的远期生存。林教授建议肿瘤患者术后应尽早应用固本为主的中药以培补正气、减轻术后并发症，如术后乏力、腹部胀气、大便不通、排气减少，常用香砂六君子汤以健脾补气，行气降浊；若脾虚失运、不思饮食、腹胀、大便稀溏，常用参苓白术散以健脾益气止泻；若卫表不固、虚汗淋漓，或动则汗出、头昏乏力，则用玉屏风散加减以益气固表止汗；若气血不足、面色无华、心悸气短、失眠多梦、纳谷不香，常用八珍汤加减以补气养血；若阴液亏损、低热或手足心热、心烦口渴、大便秘结，常用增液汤加减滋阴生津。同时，为降低术后复发转移，林教授常常在固本中药的基础上，根据不同癌种特点加用相应的少量清源中药，如肺癌常用金荞麦、白英，胃肠癌常用八月札、藤梨根，肝癌常用水红花子、蛇莓，妇科肿瘤常用白花蛇舌草、凌霄花等。林教授开展的大样本临床试验研究证明，固本清源理论指导下的中医疗法能够降低肿瘤术后复发转移，提高患者生活质量。

2. 中医药联合化疗

化学治疗在杀伤肿瘤细胞的同时，会对人体正常细胞造成损伤，出现多种不良反应。林教授认为药毒之邪侵入人体，损伤脏腑，一方面气血受损而出现脾胃不和、肝肾亏虚等虚证表现，另一方面痰瘀内生而出现气滞血瘀、痰湿阻络等实证表现。林教授针对化疗引起的消化道反应，多以参苓白术散或温胆汤加减治疗，恶心呕吐重用法半夏、淡竹茹化痰止呕，反酸烧心加用露蜂房、佛手片理气化湿；纳呆纳差加以焦神曲、炒麦芽健脾消积；腹胀脘满加以厚朴、大腹皮行气导滞；大便秘结加以肉苁蓉、玄参润肠通便。对于骨髓抑制，林教授多以当归补血汤、二黄鸡枸菟方为主养血填精治疗，当归、熟地黄、鸡血藤、枸杞子、菟丝子等药可养血培元，益肾填精；伴发热者加用清源之品丹皮、银柴胡清热凉血，养阴退热。对于肝功能损伤，林教授多以逍遥散加减治疗，伴心烦喜呕者多用清源之品山栀子、覆盆子等清肝热、养肝阴。对于心脏毒性，林教授多以生脉饮和瓜蒌薤白汤为主加减治疗，失眠多梦加用柏子仁、酸枣仁等养血安神，胸闷不适加用丹参、桃仁、赤芍活血通络，心悸怔忡加用酒黄精、三七粉补气养阴，活血化瘀。对于周围神经毒性，林教授多以黄芪桂枝五物汤加减治疗，四肢麻木加用鸡血藤、赤芍养血通络，四肢刺痛加用桑枝、威灵仙、延胡索通络止痛。以"固本清源"理论为指导，注重补气养血以固本，同时强调化痰、理气、祛瘀以清源，进而有效改善药毒引起的气血亏损、痰瘀毒结等证，可以减轻化疗不适症状，提高化疗完成率。

3. 中医药联合放疗

放疗在杀伤局部肿瘤细胞的同时，对正常组织也会产生损伤。林教授认为放射线属毒热之邪，在杀伤肿瘤的同时会耗气伤阴，并产生热毒、血瘀、痰浊等病理产物，临床症状常见神疲乏力、头痛、眩晕、厌食、心烦易怒、恶心、呕吐、小便赤涩、大便秘结、白细胞下降等全身表现；局部反应根据照射的部位不同，可以出现不同的表现，常见的反应如皮肤红斑、干裂或潮湿糜烂，毛发脱落，口腔、咽腔及消化道糜烂、溃疡、水肿或出血，放射性肺炎，放射性直肠炎，放射性脊髓炎，关节强硬等。林教授主张在放疗期间"固本"与"清源"相需为用、配合使用，以养阴益气生津为法固本，以活血清热解毒为法清源，减轻放疗不良反应，提高临床疗效。林教授养阴益气生津之品常用天冬、麦冬、沙参、石斛、知母、玄参、太子参、党参、天花粉等，活血清热解毒之品常用赤芍、郁金、川牛膝、莪术、生地、丹皮、鸡血藤、金银花、蒲公英等。

4. 中医药联合靶向治疗

虽然靶向治疗为肿瘤患者带来了显著的临床

获益，但是严重的不良反应会影响患者的生活质量进而导致依从性降低，其中以皮肤毒性和消化道反应最为常见。林教授认为靶向药物药性多属热、属湿，本身会产生热毒、痰湿等病理产物。服药一段时间后，热毒在体内蕴结，耗气伤阴，虚火与热毒相合，外犯于皮毛，形成痤疮样皮疹。林教授多在养阴生津、扶助正气的麦冬、天冬、黄芪、党参等固本中药的基础上，加以活血止痛、清热解毒、祛风止痒的"清源"中药，如赤芍、牡丹皮、金银花、防风、地肤子、白鲜皮等，经临床研究证实，此法可有效缓解皮疹瘙痒等症状。腹泻等消化道反应在靶向治疗中也很常见，林教授认为靶向药相关腹泻多为痰湿内蕴中焦，伤及脾胃，加之本身正气不足，脾肾亏虚所致。故其在健脾益气的生黄芪、党参、炒白术等固本中药治疗的基础上，常加以化痰除湿的清源之药，如茯苓、半夏、枳壳、白豆蔻、芡实等，常常可以收到较好疗效。

（三）"固本清源"理论的具象——非小细胞肺癌中医治疗体系的创建与应用

林教授创新性地将肿瘤疾病以西医学 NCCN 指南为基础进行分类分期分证研究，依托广安门医院肿瘤科，协同国内诸多知名肿瘤专家，开展了系列临床研究，在指导原则、辨证方法、理法方药、分型论治等方面均积累了丰硕的研究成果。林教授协同项目组通过 1076 篇合格文献的系统分析、21 家医院 1518 例临床调查、42 名中西医权威专家的 4 轮调查；首次按照《WHO 药物与食品应用指南证据分级标准》对现有药物进行评价和推荐，科学选用相应中成药与辨证处方，率先将循证医学证据标准应用于中医疾病诊疗规范的制定，创建了"固本清源"理论指导下的"非小细胞肺癌中医治疗方案"。在"非小细胞肺癌中医治疗方案"中，首次根据西医学的不同治疗阶段，将中医药治疗分为五个方面：防护治疗、加载治疗、巩固治疗、维持治疗、中医辨治治疗。创建了以证候要素为核心的非小细胞肺癌证候分类与诊断标准，证候分类包括基础证和临床常见证，基础证包括肺气虚、肺阴虚、痰湿证、血瘀证、热毒证。在林教授循证医学理念指导下，基于国家"十五"科技攻关计划课题、首都发展基金、国家"十一五"科技支撑计划课题，共收集了 2606 例非小细胞肺癌患者的临床数据，对比观察了"非小细胞肺癌中医治疗方案"参与的中西医结合治疗和西医规范治疗对非小细胞肺癌晚期患者生存期、术后复发转移率、放化疗不良反应、生存质量等方面的疗效。结果表明"非小细胞肺癌中医治疗方案"参与的中西医结合治疗较西医常规治疗的疗效提高显著：延长晚期患者的中位生存期 3.47 个月，降低术后复发转移率 6 个百分点，减少放化疗不良反应，提高恶性肿瘤患者生活质量，降低医疗费用。

1. 中医防护治疗——注重固本，旨在减轻不良反应

中医防护治疗适用人群是围手术期、放射治疗期间、化学治疗期间、靶向治疗期间、内分泌治疗期间的患者。"防"即预防，预防在上述治疗期间出现的不良反应，争取不出现或者少出现不良反应；"护"即保护，在上述治疗导致的种种不适下保护患者。其中围手术期主要临床常见证为气血双亏，治疗宜补益气血；化疗期间临床常见证为脾胃不和、气血亏虚、肝肾不足，治宜健脾和胃、益气养血、滋补肝肾；放疗期间临床常见证为气阴两虚、热毒瘀结，治宜益气养阴、活血解毒；靶向治疗期间临床常见证为血热毒盛、脾虚湿困，治宜凉血解毒、健脾利湿。如放射治疗期间，患者常表现为咳嗽、胸痛、气短、口干、五心烦热、口腔溃疡等症状。面对上述症状，热毒蕴结者，林教授常选用金银花、蒲公英等清热解毒之品，配合天冬、麦冬、沙参、知母等养阴清热之品，滋阴保肺；气阴两伤者，常选用太子参、麦冬、五味子、石斛、玉竹、黄精等益气养阴。林教授认为，放疗还常导致患者肝肾阴虚，故对肝肾阴虚者常选取知母、黄柏、生地黄、山萸肉、枸杞子、当归等改善肝肾阴虚的证候。在防护治疗阶段，注重固本培元，重在防护、减少不良反应，此时期慎用或者禁用清源药，以防进一步损伤人体正气，此阶段旨在通过合理的辨证把握，对正在进行或者即将进行手术、放射、化学等治疗的患者进行防护，使其能够耐受全疗程的治疗，也可有效预防或者减轻因治疗带来的不良反应。

2. 中医加载治疗——注重清源，旨在减毒增效

中医加载治疗适用于身体状况较差，或者有合并症、不耐受两药或者多药联合化疗方案而选择单药化疗的患者，常见证为气血双亏、毒瘀互结，治宜在补气养血基础上，化瘀散结。此治疗方式的目的在于增效减毒，一方面通过中药增强化学治疗疗效，弥补患者化学治疗剂量不足的缺憾，另一方面可以适度减少化学治疗的不良反应，使患者耐受治疗。林教授依据现代药理学研究，在辨证汤药中适时选用一些具有抗肿瘤作用的中药，如肺癌患者多使用金荞麦、半枝莲、半边莲等归肺经、清热解毒的药物；乳腺癌患者常选用夏枯草、土茯苓、蒲公英等归肝经、软坚散结的药物；消化道肿瘤患者多选用白英、白花蛇舌草、蛇莓等归脾、胃、大肠经的药物；对于瘤体明显、癥瘕结聚较甚的，常选用浙贝母、山慈菇、莪术、昆布等软坚散结、消积除癥之品。临证之时，依据病情选择药物的种类与剂量，常使用 3~4 味，剂量多在 15g 及以下，对于易诱发肝功能异常的药物，剂量多不超过 10g，且每隔 2~3 个月换用药物，防止耐药及毒性蓄积。中医加载治疗时，对清源的运用较为看重，重在与单药化学治疗配合，增强疗效，同时不失偏颇，将固本贯穿其中，防止过度损伤人体正气。通过加载治疗，可以有效地增强化疗疗效，减少不良反应。

3. 中医巩固治疗——固本与清源兼顾，以固本为主，旨在防止复发

中医巩固治疗适用于早期癌症患者，这类患者手术切除较为完全，无须辅助治疗或者已经完成辅助治疗，这类患者需定期复查，但仍存在复发的风险。林教授认为这一阶段的主要临床常见证为气阴两虚、瘀毒内伏，治宜益气养阴、活血解毒。此时中药的介入，能在一定程度上防止复发，同时改善患者的不适症状。如早期非小细胞肺癌患者，主要采用以手术为主的综合治疗手段，手术方式由传统开胸手术向电视辅助胸腔镜手术和达芬奇机器人手术等创伤较小的方向发展，但术后疼痛、麻木等问题依然困扰着患者，且术后仍然存在复发的风险。此类患者，林教授认为治当固护脾胃、健脾益肾，防止恶性肿瘤复发的同时减轻患者的不适，常在辨证汤药中加入白芍、赤芍、当归、鸡血藤等养血活血之品，佐以党参、生黄芪、焦白术、淫羊藿、阿胶珠等药健脾益肾。林教授认为肾藏精，充精髓，为先天之本；脾胃为气血生化之源，后天之本，脾胃运化得当，可使五脏精气充盈。通过健脾益肾，使机体免疫得到调节，可以增加自身免疫系统对肿瘤的控制。巩固治疗期间，以固本为主要的方向，清源药的使用较为谨慎，可视患者邪正盛衰程度，选用一些具有清源作用的药物，并密切监视患者肿瘤标记物、影像学检查结果等发展情况，此期间固本可以改变身体内环境，促进清源，清源之后可以更好地固本，两者互根互用，共同达到防治复发的目的。

4. 中医维持治疗——固本与清源兼顾，以清源为主，旨在防止转移

中医维持治疗适用于无法手术切除肿瘤的患者，这类患者经放射、化学治疗等治疗之后病情稳定，带瘤生存，此时继续多程放射、化学治疗往往使得患者难以耐受，并会加重患者的心理压力，而停止治疗又需担负疾病进展、肿瘤转移的风险。林教授结合西医学维持治疗的概念，提出中医维持治疗的理念，与中医巩固治疗期间的患者相比，维持治疗期间，由于患者的肿瘤负荷仍然存在，肿瘤进展或者转移风险较高，在此期间的治疗往往以清源为主，主要临床常见证为肺脾气虚、气阴两虚、痰湿瘀阻、热毒壅肺，治宜益肺健脾、益气养阴、化痰活血、清热解毒。林教授面对此类患者，嘱咐其定期复查相关检查，监测肿瘤发展情况，对于病灶无明显影像学改变、仅出现不适症状或肿瘤标记物升高不足一倍时，林教授会适当增强辨证汤药里清源的力度，适当增加药味或者剂量，属气滞血瘀者，增强理气活血之法，多选用佛手、醋香附、醋柴胡、鸡血藤、当归、赤芍等药；痰湿凝聚者，选用祛湿化痰治法，多用瓜蒌、半夏、猪苓、茯苓；热毒蕴结者，增强清热解毒，选用金银花、蒲公英、金荞麦等药；癥瘕积聚时，采用软坚散结之法，选用莪术、山慈菇、浙贝母、白花蛇舌草等药。若患者影像学出现明显进展，则仍建议患者选择合理的西医学治疗手段进行治疗，同时中药处方思路改为以防护为主。维持治疗期间，固本清源策略跟随患者的状况灵活调整，以清源为主要方向，通过合理的中医维持治疗，可以有效控制肿瘤的进展，防止肿瘤转移，最终达到延长患者生存期的目的。

5. 单纯中医治疗——固本与清源兼顾

单纯中医治疗适用人群为因各种指征不满足、风险等无法接受手术、放射及化学治疗、靶向治疗、内分泌治疗等的患者，或拒绝接受上述疗法的患者。林教授认为恶性肿瘤病因病机复杂，单一的治疗方案往往疗效不佳，但面对不得不选择单纯中医治疗的患者，通过中医合理的补泻、调节，可使机体达到一种相对平衡的状态。这一阶段的主要临床常见证为肺脾气虚、气阴两虚、痰湿瘀阻、热毒壅肺等，根据具体病证特点，予以益肺健脾、益气养阴、化痰活血、清热解毒等辨证治疗，"补其不足，泻其有余，调其虚实，以通其道"。如患者就诊时以气虚为主要矛盾，表现为乏力、出虚汗、易感冒等，则制订以扶正为主的方案，多采用玉屏风散加减；若以阴虚为主要矛盾，则制订养阴为主的方案，同时兼顾扶正，多以沙参麦冬汤加减；若以痰湿为主要矛盾，则以化痰散结为主要方案，多采用二陈汤与半夏竹茹汤化裁等。在辨证论治基础上，林教授主张结合西医学对肿瘤的发生、发展、转归等的研究，取长补短，古为今用，强调将辨证与辨病有机结合。如非小细胞肺癌患者，这类患者发现多处于中晚期，恶性程度高，易发生脑转移，针对这个特点，林教授常选用钩藤、桔梗等药物，作为诸药之舟楫，载药上行；甲状腺癌易出现肺门、纵膈等淋巴结转移，针对此特点，常选用浙贝母、夏枯草等软坚散结之品，散结消肿；针对前列腺癌易发生骨转移的特点，在处方之时常加入补骨脂、续断、杜仲等补肾壮骨之品。在处方时通过辨病与辨证、整体与局部、邪实与正虚的把握，合理应用固本与清源，可以达到祛邪不伤正、扶正不留邪、邪去正安的目的，从而改善患者的不适症状，延长生存期，提高生活质量。

6. "五治"之间的关系

林教授强调，"五治"之间，既是独立的也是互相联系的，既对适应人群、治疗目的、治疗阶段、治疗周期等进行了界定，也会因为同一患者在治疗过程中出现的转归、采取西医学方案的变化等而变化，由一种治疗模式转为另一种。如早期非小细胞肺癌患者欲行手术，围手术期可配合西医学治疗采取中医防护治疗的方案，术后进入巩固治疗阶段；若就诊时患者已经处于中晚期且身体状况较

差，此时可采取中医加载治疗方案，待病情相对稳定，则可进入维持治疗阶段；若就诊时患者已经处于晚期，身体状况极差，无法接受西医学治疗方案，则可以采用单纯中医治疗，待其身体状况好转，则又可转入其他的治疗阶段。林教授常言，西医学的发展使得恶性肿瘤的治疗手段越来越丰富，患者就诊时大多正在或者已经接受过多种西医学的治疗，疾病本身以及治疗都给患者带来了诸多症状，这决定了中医在治疗过程中，需与西医学治疗方案有机结合，也决定了"五治"之间是独立且互相联系的，必须根据患者病情、身体状况和治疗方式灵活转化。

（四）"固本清源"的实践蓝本——《恶性肿瘤中医治疗指南》的形成

为了充分发挥中医药防治肿瘤优势，并将优势成果和治疗经验进一步扩大，使得更多病种的肿瘤患者获益，林教授认为有必要整合全国中医肿瘤优势力量，共同梳理学界既往已取得的循证医学成果，依照非小细胞肺癌治疗体系为蓝本模型，实现肿瘤所有相关病种诊疗方案的确立，最终汇总形成《恶性肿瘤中医诊疗指南》，指导临床与科研。本指南特色有：以证候要素为核心的恶性肿瘤分类与诊断标准的建立，分阶段规范化治疗原则的提出，对应 NCCN 指南提供不同治疗阶段的主要证候分类及治则治法推荐，具有循证证据评价支持的用药推荐。诊疗指南的成功出版，代表了中医药防治肿瘤事业的发展，为中西医结合防治肿瘤走向国际舞台奠定了坚实基础。

（五）"固本清源"理论指导下的中医肿瘤全程康复管理

随着肿瘤幸存者迅速增多，生存质量期望增高，整个社会对肿瘤康复的需求越来越强烈。林教授敏锐地意识到了肿瘤康复体系的相对缺失，所以在既往完成的工作内容和成果体系中，加进了肿瘤患者康复的内容。林教授依托国家公益性中医药行业科研专项，探索制定中医肿瘤综合康复方案，并对形成的中医肿瘤综合康复方案用循证医学的方法加以验证。针对中医肿瘤综合康复方案的制定，林教授总结提出"五养"的康复思想，即心理调养、饮食调养、运动调养、功能调养、膏方调养。"五养"的康复模式是在中医理论指导下、中医康复技术的参与下，通过多学科联合的康复手段对恶性肿瘤患者在治疗之外存在的不适进行干预。通过对纳入的 503 例患者数据进行分析，提示林教授提出的中医肿瘤综合康复方案（五养疗法有序使用）具有降低术后复发转移率、改善患者不适症状、调整患者不良情绪、提高患者生活质量等优势。

1. 心理调养

心理调养即采用心理疏导或注意力转移的方法对患者进行情绪管理，通常采用中医五行音乐疗法、绘画疗法、认知－行为疗法、个体化咨询等方式。肿瘤的确诊常给患者造成严重的心理负担，随着疾病进展以及后续治疗，病痛及不良反应的积累更会加重患者的心理压力，而心理负担又会反过来影响患者的身体功能，形成恶性循环。林教授在看诊时常以普通家常聊天切入，化解患者紧张的情绪，并给出合理的中西医治疗建议，增强其治疗信心。对于需要进一步心理干预的患者，则建议进行专业的心理评估及干预。患者回归家庭后，林教授会建议家庭成员一起参与到患者的心理康复中，可让患者在轻松、乐观、健康的家庭氛围中，不间断地得到心理调养。经过心理调养，可有效预防、改善患者的不良情绪，使其更加积极地面对疾病以及相关的治疗，有效提高患者的生活质量。

2. 饮食调养

肿瘤的治疗常会影响患者的进食及营养吸收，加之疾病本身的消耗，使得肿瘤患者的营养状况堪忧；另一方面，随着生活水平的提高，越来越多的患者盲目跟风购买大量的保健品服用，不仅造成消化系统负担，也有一定程度上的安全风险。因此，对于肿瘤患者的饮食调养十分重要。林教授主张，在肿瘤治疗住院期间即可由专业营养师对患者进行营养状况的评估与干预，并对患者和家属进行营养教育，做出出院后饮食规划，使患者在满足营养需求的同时，不至于盲目进补。研究显示，家庭营养是院内营养支持治疗之后不可或缺的一环，通过营养门诊、营养师定期指导等方式，可以明显提高患者的生活质量。

3. 运动调养

运动调养即通过科学适度的运动，增强患者体力、恢复部分运动功能的康复方法，其手段多种多样，除了西医学的运动疗法，更有中医特有的八段锦、五禽戏、郭林气功等。无论是哪种运动方式，均可以对患者的康复产生积极的影响。传统中医理论认为"久卧伤气"，因此林教授认为合理适度的运动可以增强患者身体素质，对相应的治疗能更好地耐受，同时对患者的心理也会产生积极的影响，利于疾病的整体治疗。运动调养的方式繁多，不同的运动适应人群也有所不同，需要在专业的运动康复师的指导下，选择合理的运动方式以及周期、强度、康复阶段等，以达到运动调养的目的。

4. 功能调养

功能调养是以恢复患者特定的生理功能为主要目的调养方法。肿瘤患者常会出现呼吸、消化、神经、肌肉、情绪等生理功能的紊乱，院内支持治疗能在一定程度上改善患者的不适症状，但出院后患者往往还存在遗留的功能障碍。林教授认为，通过功能调养改善某些易被忽视的生理功能对患者来说十分重要，一方面可以增强患者对后续治疗的信心，另一方面特定生理功能的恢复也可以减少患者对照护者的依赖，减轻照护者的负担。功能调养可采用针灸、耳穴按压、芳香疗法、综合性呼吸训练等方式。林教授指出，功能康复应当在专业的康复师与治疗师的指导下，选择合适的功能康复手段、周期、强度，进行综合的功能调养。患者的生理功能改善，可有效缩短住院时间，减少住院费用，在临床治疗中具有重要的价值。

5. 膏方调养

林教授认为，膏方中的主要药物多为滋补之品。在中医理论指导下，以辨证论治为基础，根据患者的体质和病情等综合情况精心组方，在大型复方汤剂的基础上，反复煎煮，去渣取汁，后掺入某些辅料制成一种稠厚状半流质或冻状剂型，就是膏方，是一种具有高级营养滋补和治疗预防综合作用的成药。膏方中药物有效成分可以很好地析出，选用的药物多为药食同源之品，经过特殊工艺制作，具有不良反应少、用量小、有效成分含量高等特点，且膏方携带便利，服用方便。恶性肿瘤患者往往需要一个长期的治疗以及康复周期，在整个治疗和康复的过程中，适当运用膏方加以滋补调养，对患者大有裨益。辨为肺肾亏虚的患者，多选用益肾养阴的药物如沙参、麦冬、黄精、女贞子等；辨为脾胃不足的患者，常选用党参、山药、白术等药物。林教授强调，膏方用药均采用药食同源的中药材，尽量做到一人一方，个体化调制，一方面体现了中医肿瘤辨病与辨证相结合的个体化治疗特色，另一方面可以保证膏方的口感以及患者长期服用膏方的安全性。

（六）总结

林洪生教授不忘初心，秉承"让肿瘤患者活得更好、活得更长"这一朴素信念，在中西医结合防治肿瘤领域工作四十余载。在确立了以"固本清源"理论为恶性肿瘤治疗大法的基础上，总结归纳提出了更易于临床实践操作、更易于传承使用的"五治五养"学术思想。固本清源理论指导下的"五治五养"学术思想，治中有养，养中有治，治养结合，是林教授"分阶段规范化中西医结合防治肿瘤"以及"治疗与康复并重的中医肿瘤全程化管理"学术思想的高度融合与概括。"固本清源"和"五治五养"学术思想的总结提出不仅为中医肿瘤临床和科研提供了相应指导，也为后学者对于中医肿瘤理论方法的传承、学习和使用提供了明确方向。

第十七节　王晞星

一、个人介绍

王晞星，男，1959年出生于山西省稷山县，第四届国医大师，中国中医科学院学部委员，首届全国名中医，二级教授，主任医师，博士生导师，第四、五、六、七批全国名老中医药专家学术经验传承指导老师，享受国务院政府特殊津贴专家，原卫生部突出贡献中青年专家，全国五一劳动奖章获得者。山西中医药大学原副校长、山西省中医药研究院（山西省中医院）原院长。兼任中华中医药学会第六届理事会理事，中华中医药学会肿瘤分会第五届委员会常务委员，中华预防医学会中西医结合预防与保健分会第一届委员会副主任委员。现任国家临床重点专科、国家中管局重点学/专科学术带头人，国家中管局中医肠疗重点研究室主任，国家中医临床研究基地负责人。

王教授从医45年，擅长治疗肿瘤及消化系统疾病。提出从肝论治胃肠功能性疾病：20世纪90年代初率先在国内提出"从肝论治"功能性消化不良和胃食管反流病的新观点。建立中医肠疗理论体系：根据内外合治理论，优化肠道给药技术，拓宽中医肠疗病种，尤其对盆腔肿瘤放疗所致放射性直肠炎疗效突出，形成并推广放射性直肠炎中医诊疗专家共识，出版专著《中医肠疗》。形成"和法"治疗肿瘤及疑难重症理论体系：引申和法内涵，将"和法"治疗轻症缓症拓宽至肿瘤及疑难重症，创新和法应用，总结和解、调和系列方42种。他精究方术，研发新药制剂10余种，其中中药胃动力药"胃逆康胶囊"获山西省科技进步一等奖、国家中管局中医药科技进步三等奖，获国家食药局新药证书，转让深圳龙泰药业；针对放射性直肠炎灌肠药物"肠瑞灌肠剂"获山西省科技进步一等奖1项、二等奖1项，授权发明专利2项，转让振东药业并取得中药新药临床批件；胃肠康定胶囊获山西省科技进步二等奖；针对肿瘤疾病及并发症研制出软坚散结胶囊等9种抗肿瘤制剂，取得了良好的社会效益。

二、主要学术思想及经验

传统的概念中和法仅能治疗轻症、缓症与慢性疾病，王教授将和法运用到恶性肿瘤的治疗中，拓展了和法的应用范围，并将和法之意引申为治法以外的目的、结果、思维、理念，丰富了和法的内涵，开辟了中医治疗肿瘤这一疑难重病的新途径。应用"和法"治疗肿瘤有着诸多的合理性。

（一）治疗肿瘤，"和法"确当

1. 肿瘤发病，诸般不和

肿瘤的产生是由正气亏虚，寒温不适、饮食不节、情志失调、劳倦失度等因素，造成机体脏腑失衡、气血失常、升降失司、阴阳失和，致气滞血

瘀，痰浊凝结，蕴积成毒，久而成积。治疗肿瘤的关键是以脏腑和谐为本，采取补泻兼施、调和阴阳、调和寒热、调和肝脾等治疗方法，达到内环境平衡，起到抗肿瘤作用。

2. 病机复杂，唯"和"能调

正虚、痰浊、瘀血、癌毒形成相互影响的因果链，肿瘤多表现为虚实夹杂、脏腑不和、气血不调、寒热互见等病机比较复杂的病症，如消化系统肿瘤多见肝脾不调、肝胃不和、脾胃不和、寒热不调等；呼吸系统肿瘤多见气阴不和、肺脾不调等；泌尿生殖系统肿瘤多见阴阳失调；乳腺癌及甲状腺癌多见肝脾不调、肝气不调、痰气交阻、肝肾不和、营卫不和等；晚期肿瘤及放化疗后多见气血不和、脾胃不和、脾肾不调等，均突出表现为不和或不调的病机特点。同时，肿瘤病情险恶顽固，病症变化多端，纯攻、纯补均难以契合病机，唯有采用"和法"，从多个工作靶点和环节上发挥作用，兼顾正邪、调和各脏、寒热并用、补泻兼施、升降配合等，纠正肿瘤导致的功能性及器质性紊乱，使失衡的阴阳气血重新达到动态平衡，方可愈病。

3. 中西医学，包容共进

肿瘤是难治性疾病，病情险恶顽固，单一方法很难达到理想的治疗效果。中医始终讲求博采众长，海纳百川，善于吸取西医学之长，并与之和谐包容、和谐共进。在我国，中西医结合独具特色，共同努力为肿瘤患者谋福祉，正所谓"和则生物，同则不继"。

4. 以人为本，带瘤生存

在肿瘤的治疗中贯穿"和法"的思维，还有一个更重要的意义，即首先考虑患肿瘤的"人"，其次才是肿瘤。通盘考虑，适度治疗，正确处理好人与肿瘤的关系，才有可能使患者带瘤长期生存。以人为本，带瘤生存，实际上就是"和"的理念在肿瘤治疗中的最好体现。

（二）治疗原则，贯穿"和法"

1. 扶正祛邪，标本兼顾

恶性肿瘤最基本的病理特点是正虚邪实、虚实夹杂，以正气为本，邪气为标，故肿瘤的治疗离不开扶正、祛邪两个方面，扶正祛邪是肿瘤的基本治则。扶正应贯穿肿瘤治疗的始终，而祛邪则随肿

瘤的不同时期及治疗阶段的特点而灵活应用。强调扶正以祛邪，攻不伤正，补不滞邪。治疗首先应顾及正气的盛衰，攻邪也必须考虑患者的正气恢复问题。肿瘤治疗的整个过程，无论早期还是晚期，均应时时注意顾护脾胃，治病留人。顾护了人体的正气之本，即抓住了疗效的根本所在，"和法"是扶正祛邪治则在肿瘤治疗领域的深化和延伸。

2. 病证合参，相得益彰

中医善于取西医学之长，并与之和谐共进，治疗中注重中西并举、病证合参，在不违背中医辨证施治原则的前提下，根据不同肿瘤的发病部位和性质特点等特殊情况，有选择地应用某些经现代药理学实验研究具有抗肿瘤活性的中药，使遣方用药更具针对性，做到病有主药，药有专司，通过辨证整体调理、辨病局部治癌，可达事半功倍之效。

3. 内外合治，彰显优势

恶性肿瘤作为一种复杂险恶的顽疾，单靠内治一法，难有重大突破。肿瘤是全身疾病在局部的体现，治疗肿瘤，应将局部辨证与整体辨证、宏观辨证与微观辨证有机地结合起来，充分利用各种给药方法，重视内外兼治，一方面运用内服药进行机体的综合调养，另一方面在此基础上配合中药外治法、非药物治疗等，采用多途径、多手段治疗肿瘤。对于晚期肿瘤脾胃吸收功能减弱者，应用外治法可避免药物对胃肠的不良影响，这也是"以人为本""顾护胃气"原则的具体落实。

4. 中西合璧，综合治疗

肿瘤是全身性疾病的局部表现，发病因素复杂，临证所见多变，疾病转归特殊，单一治疗手段效果较差，所以治疗肿瘤一定要走综合治疗的道路。中医强调"杂合以治"，与西医学"综合治疗"十分相似。这也是"和法"在肿瘤治疗中的具体体现。王教授倡导突出中医优势、衷中参西的肿瘤综合治疗理念，中医药与手术、放疗、化疗结合，可纠正阴阳失衡，提高免疫功能，促进体质康复；减毒增效，改善生活质量；延缓肿瘤复发和转移，提高远期生存率。中医药治疗中晚期肿瘤的目的不是根治肿瘤，而是减轻症状、减少痛苦，在一定程度上改善生存质量，稳定病情，延长带瘤生存期。

（1）围手术期病机由实转虚，治以调和肝脾，降低术后复发率

整个围手术期的邪气与正气的变化规律是：术前邪盛正亦盛，术后邪去正亦虚。因此，术前以祛邪为主，扶正为辅；术后以扶正为主，祛邪为辅，是中医药参与围手术期治疗的总原则。

随着生活水平提高，现代人饮食肥甘厚腻太过、咸味太过、辛辣刺激之物损伤脾胃，脾胃运化失司则生湿酿痰，以致痰浊凝滞，经络不通。再加上术前的患者会对疾病及手术充满恐惧和担忧，肝喜条达恶抑郁，若长期承受精神刺激，超过个体生理调节范围，肝气郁滞，肝失疏泄，同时气郁不能行血，致血脉阻滞，运行不畅致痰瘀互结，则会出现胸胁疼痛、胸闷喜太息、情志抑郁或易怒、不思饮食、大便不调、睡眠障碍、脉弦涩等症状，故术前的证候应为痰瘀互结，兼见肝气郁结证。由此可见，肿瘤患者术前以气滞、血瘀和痰凝为主要病机，中医药治疗应以化痰化瘀散结兼疏肝理气为大法，甲状腺癌、乳腺癌、胃癌、肠癌及妇科肿瘤等可选用逍遥散及类方加减治疗，头颈部肿瘤、肺癌、胆囊癌、肝癌、胰腺癌可选用温胆汤、小柴胡汤、大柴胡汤及其类方加减治疗，调畅气机同时兼顾脾胃之气，可加浙贝母、天龙、蜈蚣、皂角刺、三棱、莪术、三叶青、石见穿、冬凌草等软坚散结、化痰化瘀。诸药配伍合用理气而不伤正，祛瘀而不伤阴，使气行而痰瘀去。在临床上应用可使癌细胞产生退行性病变及坏死，有利于术前控制病情。

术后患者的证候变化主要受麻醉与手术的影响，出现乏力、神疲食少、脉虚等症状，体现为气虚证。同时值得注意的是手术导致局部脉络损伤，一方面失血致血虚，另一方面血溢脉外形成瘀血。故术后患者以气血两虚证为主，兼有血瘀证。此时应以益气养血兼活血为法，用人参养荣汤、补中益气汤加减治之，以益气健脾，补血和血。配黄芪、人参、党参、太子参等可以达到益气健脾托毒之效，其中炙黄芪用量可增至60~90g，与参合用还可增强机体免疫力，改善免疫环境紊乱[103-104]；还可加肉桂、桂枝、阿胶等鼓舞气血。在临床上应用可助患者尽快恢复体质，改善或减轻术后的某些不良反应，为进一步接受放、化疗做准备。

（2）脾肾两虚贯穿围化疗期，治以调和气血，减毒增效

在恶性肿瘤的治疗中化疗占重要的地位。化疗药物在杀灭癌细胞的同时，也不可避免地对人体的正常细胞产生毒性作用，使机体骨髓造血功能受到抑制，脾胃功能受到损害，出现白细胞、血红蛋白、血小板下降，以及恶心呕吐、胃纳欠佳等消化道反应。中医学认为，肾为先天之本，主骨生髓，化精为血；脾为后天之本，气血生化之源，精血同源，脾肾充盛，精气充沛，则脾胃调和，生血旺盛。大多数学者认为[105-107]，肿瘤患者在化疗期间为脾肾亏虚证，治疗应以益气健脾、养血补肾为原则，方用香砂六君子汤。脾气虚弱严重者可用补中益气汤合六味地黄丸、二至丸等加减治疗。香砂六君子汤、补中益气汤均可益气健脾运脾，顾护后天，扶助气血，使气血生化有源，五脏六腑皆受之，若化疗后疲乏加重或骨髓抑制，则重用黄芪60~90g。六味地黄丸、二至丸滋补肾阴，乙癸同源，养肝血，益肾精，在临床上配伍合用可有效减轻化疗的不良反应，提高癌组织对化疗的敏感性。

（3）热毒内结是围放疗期关键病机，宜燮理阴阳，减毒增敏

热消融术和立体定向放射治疗（SBRT）属于局部毁损治疗，分别通过热凝固和电磁辐射杀灭局部的肿瘤细胞，对肿瘤病灶具有减瘤甚至根治的作用，常用于肝脏、肺脏肿瘤。但长期放疗通过调节相关炎性因子及免疫因子，可抑制机体抗肿瘤免疫[108]。现代研究证明，肿瘤消融术后外周血 WBC、IL-6 均升高，可诱发急性期炎症反应，可能导致术后乏力、疼痛、甚至出血等并发症的发生[109]，若不完全消融则引起微环境中 VEGF、HGF、IL-6、TNF-α、MMP-9 等促血管生长及黏附因子变化，影响血流状态及内皮功能，诱发血管新生[110]。中医认为热消融与放射线属火热毒邪，易耗气伤阴，而免疫抑制、炎症爆发、血管新生等微环境相当于"正气亏损、热毒伤络、瘀血阻络"等机体内环境，故此时期临床可见局部发热、疼痛，如肝脏消融后见腹胀食欲减退、善太息，肺脏消融后见咳嗽黄痰等，舌红苔少或黄燥，脉细弦数。治予调和阴阳、化瘀解毒之自拟滋水调肝汤（熟地黄、山萸肉、当归、赤芍、柴胡、苍术、土

茯苓、半枝莲、白花蛇舌草、鸡骨草、丹皮、丹参等），或予沙参麦冬汤合苇茎汤加减治疗，以上两方均可调节免疫、抑制炎症，保肾护肝润肺的同时切断残存癌毒生存及传舍的营养供给。

（4）维持治疗期虚实兼得，宜攻补兼施以提高生活质量

所谓维持治疗期是指在手术、放疗、化疗之后（或在内分泌、靶向药物、免疫治疗过程中），至肿瘤复发转移之前的一个时段，不包括围手术期，围放疗、化疗期，亦不包括恶性肿瘤出现复发转移后的阶段。不同的患者在此期间可能会涉及不同的治疗手段，乳腺癌维持治疗期进行内分泌治疗，口服三苯氧胺等药物，从而出现一系列类更年期综合征的症状，如月经失调、心烦易怒、潮热多汗、心情抑郁、腰膝酸痛等，此时患者病程日久，气机郁滞，痰瘀互结，郁久则化热化火，暗耗阴液，导致肝气失疏，阴血不足，以疏肝养血为宜，予丹栀逍遥散加减治疗。肺癌、消化道肿瘤维持治疗期可能会使用血管抑制剂（贝伐珠单抗、甲磺酸阿帕替尼等），或给予 TKI 靶向药及免疫检查点抑制剂，从而引起药物反应性高血压、肝肾功能损伤，发生免疫性肝炎、心肌炎、肺炎等，出现皮疹、腹泻、疲乏等症状。其原因可能是患者经历放疗、化疗治疗使气血精液受损，脏腑功能失司，化源不足，导致脾肾亏虚，机体免疫失衡。故热毒内蕴、脾肾两虚可能为此时期患者基本病因病机，补肾健脾、解毒散结为其基本治法，腹泻重者可予参苓白术散，皮疹重者予银翘散、五味消毒饮等，心脏功能受损予生脉散，肝肾功能受损加用二至丸，癌因性疲乏可予补中益气汤等加减治之。以上处方对症使用或几方合用能有效减轻患者此期不适症状，提高生活质量。

（5）肿瘤复发和转移为正虚与内毒共存，宜扶正与祛邪并举以延长生存期

纵观各家论述，正气虚衰是恶性肿瘤复发转移的前提条件，痰、瘀、毒互结是其必要条件。肝气久郁不解，横逆犯脾，导致脾失健运，清阳不升，浊阴不降，留于中焦，生湿聚痰，痰湿郁久化热，则煎炼血液成瘀，痰瘀互结，郁久腐化，久则凝聚成毒，致痰瘀毒互结。同时要强调"养正积自除"，扶正固本自可祛邪、抑邪、防邪。扶正时尤重脾

肾，若脾肾不足，则先后天平衡失调，致使正气内虚，故痰瘀毒内蕴、正气虚衰是促使肿瘤复发转移的重要因素。王教授拟定益气健脾、补肾调冲、化痰软坚、活血化瘀为防治癌肿复发转移的基本治法，多以黄芪、白术、茯苓、山药等益气养血，健脾和胃；熟地黄、山萸肉、补骨脂等滋阴补肾；莪术、桃仁、五灵脂等活血化瘀；浙贝母、山慈菇、皂角刺、鳖甲、牡蛎、石见穿等软坚散结；配以白花蛇舌草、半枝莲、蒲公英、冬凌草、金荞麦等清热解毒。若患者身体状况允许，可给少量蜈蚣、全蝎、土鳖虫等以毒攻毒类的药物。需要强调的是，药物用量轻重至关疗效，肿瘤复发转移，正气大虚，邪实亦盛，处方用量轻，虽补则无力扶正，欲攻则难达病所，故遣药擅用重剂，常谓大剂方能起疴，量小不易应手。

（三）"和解"辨治各肿瘤病

1. 和解化痰治疗脑肿瘤

王教授认为"痰邪"是脑肿瘤的主要致病因素。头脑为诸阳之会，总司人之神明，最不容邪气相犯，唯有痰邪沉疴难解，百般作祟，上扰清明，日久痰阻经脉，头部脉络不通，脑髓清窍阻塞，积聚成瘤。脑肿瘤病位在脑，亦归属肝脾肾三脏，脾虚无力推动水液运行，痰湿积聚，脑内津液循行障碍，水液稽留，压迫脑髓，清阳不升，浊阴不降，气机逆乱，神明蒙闭；肝肾精血不足，脑失所养，髓海空虚，水不涵木，肝阳化火，炼津为痰，痰随火升，气机不畅，上扰清窍。治疗上以化痰为主，同时兼顾补益肝脾肾三脏，以调和气血津液为基本原则，其临床辨证分型为：①痰蒙清窍，常见于脑肿瘤术后，症见头晕、昏蒙、痰多、泛恶、口苦、耳聋、心烦、寐差、大便干结，舌红苔黄厚，脉弦滑，治以清热化痰开窍，方以柴胡温胆汤加减；②气虚下陷，症见头晕、头闷不清、肢倦乏力、目昏耳鸣、记忆力差或意识障碍，舌淡红，苔薄黄，脉沉或沉细，治以益气升阳，化痰开窍，方以益气聪明汤加减。值得强调的是，脑肿瘤术后初期患者，颅脑处于水肿状态，治疗上应以柴胡温胆汤为基础和解少阳枢机、清热利湿化痰，使一身之气枢机利转，气机升降出入有序，水液运化正常进行，达到消除脑水肿的目的；在恢复期应以扶正为主，兼以

化湿，防治肿瘤复发。

2. 和解开窍治疗鼻咽喉癌

中医认为肺为华盖，为"脏之长"，鼻咽喉癌初期以肺热为主，肿瘤总属气血瘀滞，痰热瘀血蕴结，毒瘀化火，毒热入络，首先犯肺；肺属上焦，开窍于鼻，肺经有热，肺气失宣，鼻窍不通，症见鼻衄、鼻塞、口干等，治疗以清泄肺热为主。该病进展期以肝胆毒热为主，患者情志不畅，肝郁化火，肝胆毒热内生，循经上逆，发于头面。对于鼻咽喉癌及放化疗后出现不良反应的患者，辨证应从六经辨证之少阳经入手，主要采用和解开窍的方法，选既可和解少阳又可清解热邪的小柴胡汤为基础方。王教授以小柴胡汤为基础加减创立和解开窍汤，疗效甚佳。方中柴胡、黄芩和解少阳、清解热邪，并兼引经药之用，引加减诸药入少阳，治病达本。临证时又将患者证型总结为阴虚肺热，具体可分为肺热为重或阴虚为重。肺热为重时常合银翘散加减，阴虚为重时合沙参麦冬汤加减。另外，在用药方面需要注意以下几点：①中晚期患者放疗后腮腺发生病理变化而出现鼻干、口干、咽干等干燥综合征样症状时可以加麦冬、三叶青、生地滋阴养液，润肺生津；②化疗后出现癌因性疲乏时可加大剂量黄芪益气健脾，补全身之气；③化疗后出现白细胞及中性粒细胞下降等Ⅲ～Ⅳ度骨髓抑制表现时，可以加女贞子、旱莲草滋补肝肾，连翘、地榆清热解毒；④中晚期鼻咽癌出现骨转移者可加骨碎补补肾强骨，制南星消肿散结；⑤当患者瘀血明显时加土鳖虫、桃仁活血祛瘀；⑥痰多者加瓜蒌、胆南星燥湿化痰；顽痰难去者加海浮石软坚散结，涤痰开窍等。

3. 和解解毒治疗淋巴瘤

关于淋巴瘤的病因病机，中医学中并无准确的论述。王教授根据多年临床经验，认为"痰浊""瘀血""热毒"为淋巴瘤的主要致病因素。少阳不和为淋巴瘤的核心病机。少阳不和，则经气不通，枢机不利，胆气不升，疏泄失职，气机郁滞，气血运行不畅则内生瘀血；三焦气化失司，水液代谢失常，留滞体内，日久凝聚化生为痰浊，痰浊可随气流窜全身，外至肌肤、经络、筋骨，内至脏腑、全身各处。痰浊随少阳经气走三焦道路可到达全身各脏腑，停于耳周、颈项、腋下、脏腑等部

位，久则出现局部痰核；足少阳胆经与手少阳三焦经的循行部位与西医学中所述的淋巴组织分布的主要部位有重合之处。瘀血、痰浊蕴久化为热毒，瘀血、痰浊、热毒相互搏结于体内则发为淋巴瘤。瘀血、痰浊、热毒不仅是淋巴瘤形成过程中的病理产物，更是该病的致病因素。淋巴瘤主要表现为无痛性、进行性淋巴结肿大和局部肿块，可伴有持续或周期性发热、盗汗、瘙痒、消瘦等全身症状。治疗上以和解少阳为基本治则，采用和解散结法治疗淋巴瘤，选用小柴胡汤加减和解少阳，配伍金银花、山豆根、三叶青、冬凌草清热解毒；皂角刺消肿排脓，软坚散结，活血祛瘀；蜈蚣解毒散结，通络止痛；三棱、莪术破血行气，消积止痛，诸药合用，共同达到和解散结之效。

4. 和解散结治疗甲状腺、乳腺癌

甲状腺癌、乳腺癌发生与情志不和、肝气郁结、脏腑失调、内生痰湿瘀血等逐渐积聚有关。此类患者多为长期情志抑郁，肝气不舒，克伐脾土，脾失健运，水液失于运化，酿湿生痰，日久成毒；另一方面，气机郁滞则血行不畅而成瘀血，痰毒瘀结而发病。故在正气亏虚、情志损伤、脏腑功能失调的基础上，各种病理产物积聚产生的癌毒是导致甲状腺癌、乳腺癌的关键。进展期的甲状腺、乳腺癌患者长期抑郁，肝经郁而化热，同时因化疗、靶向等治疗影响脾胃之气机、运化功能，致脾虚痰盛，加之放化疗均为热毒之邪，患者多表现为肝经郁热、痰毒互结之征，以实证为主，多采用和解少阳、化痰散结祛瘀之法治疗。临床用柴胡桂枝汤合并温胆汤为基础方化裁加减，寓"治痰先治气，气顺痰自消"之意。

5. 和解止痛治疗肝胆胰肿瘤

肝胆胰恶性肿瘤病位均在肝，肝木克伐脾土，肝肾同源，故此类癌种发病与脾肾关系密切，肝胆疏泄失职横贯其中，若情志失调，肝胆疏泄不及，气机郁滞，则胆汁、胰液无法正常排泄；饮食不节，脾胃运化失常，湿热内生，肝胆疏泄不利，同样有助于癌毒之邪积聚。此外，湿毒之邪不解，熏蒸肝胆，以致疏泄失调，癌毒乘虚萌发孳生。可见正气亏虚是肝癌、胆囊癌、胰腺癌的发病前提，肝胆疏泄失调是发病的关键病机。肝胆胰腺均位于侧腹部，是足厥阴肝经和足少阳胆经循行所过之处。发病初期，邪盛正衰，感邪日久多表现为气滞血瘀、湿热蕴结、热毒内盛等实证，临床多见腹胀、腹痛、胁痛、食欲不振等，舌象则多是舌红苔黄厚腻，脉弦滑或滑数。方选用大柴胡汤加减，以和解泄热，配合三棱、莪术、片姜黄、延胡索等活血止痛，佐郁金清利肝胆湿热。

参考文献

［1］赵建成. 段凤舞肿瘤积验方［M］. 合肥：安徽科学技术出版社，1991.

［2］张新华. 段凤舞老师运用参赭培气逐瘀汤治疗原发性肝癌的经验［J］. 黑龙江中医药，1988（1）：7-8.

［3］石玉春，侯炜. 段氏消癥止痛法治疗癌性疼痛的临床观察［J］. 中医药导报，2017，23（3）：52-54.

［4］段凤舞. 几种肿瘤外治法简介及临床应用体会［J］. 黑龙江中医药，1984（4）：19-20，11.

［5］余桂清. 为开创、振兴中医、中西医结合防治肿瘤事业，烛光两头点燃下去——记中国中医研究院广安门医院［J］. 中国中西医结合外科杂志，1996（2）：132-134.

［6］余桂清. 有关肿瘤扶正培本研究几个问题的探讨［J］. 中西医结合杂志，1985（2）：77-79.

［7］林洪生. 余桂清［M］. 北京：中国中医药出版社，2003.

［8］余桂清. 中国中医学在恶性肿瘤治疗中的作用［J］. 中国肿瘤，1993（9）：10-11.

［9］闫洪飞. 中西医结合治疗肿瘤模式［J］. 肿瘤学杂志，2004（2）：66-68.

［10］容志航，花宝金，张代钊. 张代钊教授治疗肿瘤病学术经验［J］. 吉林中医药，2012，32（12）：1203-1205.

［11］崔慧娟. 张代钊教授运用中医药治疗肺癌经验的整理和挖掘［D］. 中国中医科学院，2012.

［12］崔慧娟，张培宇. 张代钊教授治疗肺癌经验［J］. 中日友好医院学报，2011，25（1）：57-58.

［13］崔慧娟，张培宇. 张代钊治疗食管癌经验［J］. 中医杂志，2011，52（10）：821-823.

［14］张代钊，余桂清，李佩文. 癌症放化疗不良反应的中医药防治研究［J］. 中医杂志，1994（8）：498-500.

［15］成文武. 于尔辛教授中医药治疗肿瘤病思路［J］. 上海中医药杂志，1999（11）：16-17.

［16］肖月升，耿建芳，杨瑞合，等. 初论"中心辨证"——学习于尔辛教授"肝癌的'本'是脾虚"论点的启示［J］. 时珍国医国药，2006（6）：1062-1063.

［17］王连美，吴煜. 中医肿瘤方剂组方规律探析［J］. 辽宁中医药大学学报，2012，14（9）：126-127.

［18］刘绍亮，黄挺. 于尔辛治疗癌症多汗的经验［J］. 上海中医药杂志，1994（5）：23.

［19］当代名医之于尔辛——重视脾胃擅治肝癌［J］. 抗癌之窗，2008（4）：61.

［20］闫洪飞. 余桂清肿瘤药对、药组研究［J］. 中医文献杂志，2003（4）：37-39.

［21］邵静. 邵梦扬运用扶正固本治疗恶性肿瘤的学术思想简介［J］. 河南中医药学刊，2000，15（3）：7-8.

［22］花宝金，侯炜，鲍艳举. 名中医经方时方治肿瘤［M］. 北京：中国中医药出版社，2008：119-129.

［23］黄景玉，邵静，余海滨，等. 邵梦扬教授治疗肺癌经验［J］. 现代肿瘤医学，2019，27（12）：2162-2165.

［24］黄景玉，邵静，王黎，等. 邵梦扬教授治疗老年直肠癌经验撷萃［J］. 中医学报，2017，32（7）：1125-1128.

［25］花宝金，侯炜，鲍艳举，等. 名中医经方时方治肿瘤［M］. 北京：中国中医药出版，2008（10）.134-143

［26］潘明继. 扶正培本对癌肿的防治作用［J］. 福建医药杂志，1979（5）：1-3.

［27］潘明继. 中西医结合在肿瘤防治研究中的优势［J］. 福建中医药，1989（01）：39-40.

［28］潘云苓．潘明继教授治疗癌症的学术思想及经验总结［C］//中华中医药学会，福建省卫生厅，中华名中医论坛组委会．2011年中华名中医论坛暨发挥中西医优势防治肿瘤高峰论坛论文集．《中国中西医肿瘤杂志》杂志编辑部，2011：4.

［29］潘明继．癌的扶正培本治疗［M］．福州：福建科学技术出版社，1979.

［30］潘明继．中西医结合治疗鼻咽癌［J］．实用肿瘤杂志，1991（4）：199-200.

［31］花宝金，侯炜，鲍艳举等．名中医经方时方治肿瘤［M］．北京：中国中医药出版社，2008（10）.73-91

［32］唐武军，王笑民．郁仁存治疗肿瘤"内虚学说"初探［J］．北京中医药，2011，30（3）：186-188.

［33］胡凤山，张青．基于"治未病"理论的"肿瘤内虚学说"［J］．中医杂志，2011，52（19）：1630-1632，1664.

［34］于洁．郁仁存老师学术思想、经验总结及健脾补肾法在肿瘤治疗中的应用［D］．北京中医药大学，2012.

［35］徐咏梅，郁仁存．益气活血法治疗肿瘤经验［J］．中医杂志，2010，51（S1）：110-111.

［36］罗敏．郁仁存教授治疗肿瘤的学术思想总结［D］．北京中医药大学，2008.

［37］花宝金，等．名中医经方时方治肿瘤［M］．北京：中国中医药出版社，2008：60-68。

［38］余永鑫，孙明瑜，刘嘉湘．国医大师刘嘉湘运用中气理论辨治肿瘤临证撷菁［J］．中华中医药杂志，2023，38（9）：4171-4175.

［39］孙建立，李春杰，李和根等．刘嘉湘扶正法治癌学术思想介绍［J］．中医杂志，2006（11）：814-816.

［40］田建辉，刘嘉湘．刘嘉湘恶性肿瘤攻邪法度探讨［J］．中医杂志，2017，58（2）：104-107.

［41］李和根．刘嘉湘教授以扶正法为主治疗肺癌经验［J］．四川中医，2005，23（7）：5-6.

［42］刘苓霜．刘嘉湘辨治肺癌经验［J］．中医文献杂志，2006（2）：38-40.

［43］孙建立，刘嘉湘．刘嘉湘扶正法治疗肺癌的经验和体会［J］．辽宁中医杂志，2008，35（9）：1302-1303.

［44］谢咚，孙明瑜．国医大师刘嘉湘滋补肾阴法治疗卵巢癌学术经验［J］．光明中医，2023，38（2）：339-341.

［45］宋敬茹，孙明瑜．国医大师刘嘉湘扶正法辨治乳腺癌术后经验［J］．中华中医药杂志，2022，37（4）：2020-2024.

［46］许婉，孙明瑜．国医大师刘嘉湘以益气养阴法治疗胃癌术后经验［J］．上海中医药杂志，2020，54（12）：28-30.

［47］孙润菲，孙明瑜．国医大师刘嘉湘治疗胰腺癌学术经验［J］．辽宁中医杂志，2020，47（4）：33-36.

［48］田建辉，刘嘉湘．刘嘉湘治疗宫颈癌经验介绍［J］．中华中医药杂志，2016，31（2）：519-521.

［49］花宝金，侯炜．朴炳奎治疗恶性肿瘤经验撷萃［M］．北京：中国中医药出版社，2014.

［50］花宝金等．名中医经方时方治肿瘤［M］．北京：中国中医药出版社，2008：192.

［51］何立丽，孙桂芝．孙桂芝教授治疗恶性肿瘤经验介绍［J］．新中医，2009，41（2）：14-16.

［52］何立丽，孙桂芝．孙桂芝关于恶性肿瘤病因病机"二本"学说［J］．中国中医药信息杂志，2010，17（1）：88-89.

［53］赵杰．孙桂芝教授论治肿瘤学术思想及从气血津液辨治大肠癌临床经验研究［D］．中国中医科学院，2017.

［54］刘声，雷娜，孙桂芝．孙桂芝"治未病"思想在防治恶性肿瘤复发转移中的运用［J］．中国中医基础医学杂志，2013，19（5）：517-518，556.

［55］何立丽，孙桂芝．浅析孙桂芝治疗恶性肿瘤用药思路与特点［J］．中国中医基础医学杂志，2010，16（2）：138-139.

［56］王振华，孙桂芝．孙桂芝治疗肿瘤经验［J］．中医杂志，2008，49（12）：1068-1069.

［57］顾恪波，王逊，何立丽，等．孙桂芝教授从

"肿疡"角度论治恶性肿瘤经验［J］.天津中医药，2013，30（1）：8-10.

［58］闫洪飞.孙桂芝教授治疗卵巢癌经验［J］.中国中医药信息杂志，2004（4）：353-354.

［59］王佳.基于数据挖掘的孙桂芝教授辨治卵巢癌临床经验研究［D］.中国中医科学院，2016.

［60］何立丽，孙桂芝.孙桂芝辨治胃癌经验［J］.上海中医药杂志，2009，43（2）：5-6.

［61］郭秀伟，张培彤.孙桂芝治疗肝癌伴肝硬化常用药物浅析［J］.辽宁中医杂志，2023，50（8）：44-47.

［62］何立丽，孙桂芝.孙桂芝治疗原发性肝癌经验［J］.上海中医药杂志，2009，43（8）：3-4.

［63］李川，吕文良，何立丽，等.孙桂芝教授治疗肝癌常用中药探析［J］.吉林中医药，2013，33（6）：569-572.

［64］王靖思，孙桂芝，赵杰.孙桂芝"益气活血软坚解毒法"论治原发性肝癌经验介绍［J］.中华中医药杂志，2015，30（1）：112-114.

［65］王靖思.从桃红芪术软肝煎抗肝纤维化探讨孙桂芝教授防治肝癌经验内涵［D］.中国中医科学院，2016.

［66］王靖思，陈兰羽，刘玉琴等.孙桂芝从补脾胃、治未病论治肝癌经验［J］.中医杂志，2015，56（13）：1096-1098.

［67］顾恪波，何立丽，张丽娜等.孙桂芝辨治恶性淋巴瘤经验［J］.中华中医药杂志，2020，35（12）：6125-6128.

［68］林嬿钊.刘伟胜教授学术思想与临床经验的整理与研究［D］.广州中医药大学，2011.

［69］李柳宁.刘伟胜教授治疗肺癌的临床经验［C］.中华中医药学会名医学术思想研究分会.全国名医学术思想研究分会年会资料汇编.广东省中医院，2014：3.

［70］王盼盼，邓宏，廖桂雅等.刘伟胜教授治疗胃癌经验［J］.吉林中医药，2022，42（11）：1241-1244.

［71］田万朋，李柳宁，刘伟胜.刘伟胜教授辨治食管癌的经验［J］.中国医药导报，2020，17

（32）：124-127.

［72］陈月，邓宏，黄杰等.刘伟胜教授辨治胰腺癌临证思路［J］.天津中医药，2021，38（2）：180-184.

［73］卢艳琳，沈克平.邱佳信教授运用健脾法治疗胃肠道恶性肿瘤思路浅析［J］.上海中医药大学学报，2015，01：1-4.

［74］邱佳信，唐莱娣，左建平，高卫平，杨金坤.中药的反突变作用研究［J］.上海中医药杂志，1985（9）：46-49

［75］邱佳信，杨金坤，唐莱娣，左建平，高卫平，陈凤珠.健脾中药防治消化道恶性肿瘤的作用原理研究［J］.上海中医药杂志，1987（6）：45-46

［76］邱佳信，唐莱娣，杨金坤，沈克平，郑坚.健脾补肾中药对肿瘤成因多阶段学说中起始和启动的影响［J］.中华中医药杂志，1993（5）：16-19

［77］杨金坤，郑坚，沈克平，韩颖盈，顾缨，朱莹杰，周浩，赵爱光，赵海磊，杨金祖.中药胃肠安防治进展期胃癌术后转移的临床研究［J］.中国中西医结合杂志，2003，23（8）：580-582.

［78］邱佳信，杨金坤.健脾理气、清热解毒、软坚化痰方剂治疗晚期胃癌的临床研究及实验研究［J］.中西医结合杂志，1987（7）：275-277

［79］潘传芳，沈克平.邱佳信教授治疗肝癌学术经验［J］.山西中医，2017（6）：8-9，22.

［80］朱华宇.周岱翰教授治疗恶性肿瘤学术思想拾萃［J］.中华中医药学刊，2004，22（3）：394-395.

［81］刘展华.中医肿瘤学家周岱翰教授学术思想临床经验研究［D］.广州中医药大学，2011.

［82］周岱翰.中医药治癌特色的表观遗传学基础［J］.广州中医药大学学报，2015，32（6）：1120-1122.

［83］周岱翰.岭南医学论治癌瘤的特色与展望［J］.广州中医药大学学报，2012，29（1）：105-107.

［84］金小沬.当代岭南医学流派与名家学术传承

研究［D］. 广州中医药大学, 2010.

［85］周岱翰. 肿瘤治验集要［M］. 广州: 广东高等教育出版社, 1997: 22-23.

［86］张恩欣, 黄海福, 唐莹, 等. 岭南中医肿瘤学术流派传承轨迹［J］. 中医肿瘤学杂志, 2019, 1（2）: 63-69, 45.

［87］周岱翰, 林丽珠, 周宜强, 等. 中医药对提高非小细胞肺癌中位生存期的作用研究［J］. 广州中医药大学学报, 2005, 22（4）: 255-258.

［88］张恩欣. 周岱翰教授运用"培土生金法"论治肺癌学术特色初探［J］. 世界中医药, 2016, 11（7）: 1299-1304.

［89］陈计智. 周岱翰: 集岭南流派经验扬中医治瘤精髓［N］. 中国中医药报, 2018-05-25（003）.

［90］张恩欣, 周岱翰, 林丽珠. 中医肿瘤学与生存质量渊源初探［J］. 实用中医药杂志, 2003, 19（8）: 440-441.

［91］王树堂. "带瘤生存"为癌症治疗带来新观念——周岱翰教授诠释中医肿瘤学［J］. 新中医, 2009, 41（7）: 107-108.

［92］周岱翰, 林丽珠, 田华琴, 等. 益气化痰法为主中医药治疗方案对老年非小细胞肺癌中位生存期的影响: 一项多中心、前瞻性临床队列研究［J］. 世界中医药, 2014, 9（7）: 833-838, 844.

［93］刘清华, 周岱翰. 肺癌脾虚痰湿型肿瘤相关证候差异表达基因的筛选与鉴定［J］. 中华中医药学刊, 2010, 28（12）: 2539-2543.

［94］熊绍权, 刘清华, 林丽珠, 等. 脾虚痰湿型肺癌的血液基因表达谱分析［J］. 新中医, 2012, 44（10）: 76-79.

［95］李杰, 郭秋均, 林洪生. 中医药对肿瘤免疫抑制微环境的调控作用及分子机制研究［J］. 世界中医药, 2014, 9（7）: 845-850, 856.

［96］田代华. 黄帝内经素问［M］. 北京: 人民卫生出版社, 2005: 12.

［97］潘敏求教授［J］. 肿瘤药学, 2014, 4（5）: 321.

［98］陈琳, 唐蔚, 潘博, 等. 潘敏求治疗肝癌经验［J］. 湖南中医杂志, 2021, 37（12）: 15-17.

［99］易玲, 唐蔚, 潘博, 等. 全国名中医潘敏求治疗肺癌经验［J］. 湖南中医杂志, 2022, 38（4）: 38-41.

［100］贺立娟, 潘博. 潘敏求治疗三阴乳腺癌经验［J］. 湖南中医杂志, 2018, 34（5）: 32-34.

［101］李佩文. 中医药与肿瘤长期伴随治疗［J］. 世界中医药, 2007（1）: 35-36.

［102］花宝金, 侯炜, 鲍艳举. 名中医经方时方治肿瘤［M］. 北京: 中国中医药出版社, 2008.10.

［103］谌天娇, 寇敬, 沈晗. 补益类中药黄芪在促进抗肿瘤免疫功能中的作用［J］. 国际免疫学杂志, 2017, 40（2）: 188-192.21.

［104］王昊, 孙宏伟, 马贤德, 等. 不同产地人参对脾虚小鼠细胞免疫功能影响的研究［J］. 中华中医药学刊, 2011, 29（2）: 377.

［105］张代钊. 中医药对肿瘤放化疗的增效减毒作用［J］. 中国中西医结合杂志, 1992, 12（3）: 135.

［106］樊淳理. 中药治疗乳癌术后化疗患者30例［J］. 中医杂志, 1995, 36（2）: 115.

［107］张小玲. 癌症化疗患者的扶正四法［J］. 江苏中医, 1991, 12（12）: 20.

［108］魏影非, 杜惠兰, 王索云, 等. 参附注射液配合化疗治疗急性白血病疗效及对细胞免疫、血清IL-6和INF-α水平的影响［J］. 中国中西医结合杂志, 2003, 23（4）: 258-260.

［109］向姣, 贾晓东, 卢姗姗, 等. 冷冻消融与微波消融治疗对肝细胞癌患者临床指标和细胞因子的影响［J］. 临床肝胆病杂志, 2019, 35（8）: 1728-1733.

［110］孔健, 柯山, 孙文兵, 等. 47℃恒温不完全热消融后肝癌细胞对血管内皮细胞功能的影响及机制［J］. 中华实验外科杂志, 2011, 28（10）: 1659-1661.

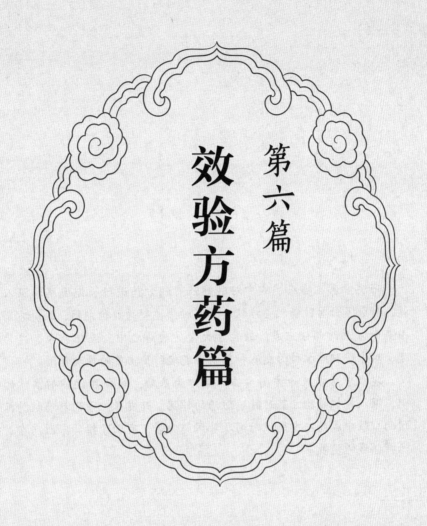

第六篇

效验方药篇

传统中医在临床实践中对肿瘤治疗的方药进行长期观察和深入总结，形成了针对肿瘤相关症状、不同肿瘤类型的效验方药，此类方药由中药和方剂两部分组成，散在于大量的典籍之中，流传至今，广为沿用，对中医肿瘤学科的发展和药物研发起到了重要的推动作用。

　　现代中医以效验方药、临床验方为基础，结合现代肿瘤医学的认识，深入挖掘效验方药对肿瘤防治的作用，开发了一系列具有抗肿瘤作用的口服中成药、中药注射剂及外用药物等，有助于推动中医药在肿瘤治疗领域的发展。

第一章　癥瘕、积聚

第一节　历代文献本草

1. **朴硝**（《神农本草经》）：主百病，除寒热邪气，逐六腑积聚，结固留癖，能化七十二种石。

2. **滑石**（《神农本草经》）：利小便，荡胃中积聚寒热，益精气。

3. **干地黄**（《神农本草经》）：主折跌绝筋，伤中，逐血痹，填骨髓，长肌肉，作汤，除寒热积聚，除痹，生者尤良。

4. **柴胡**（《神农本草经》）：主心腹，去肠胃中结气，饮食积聚，寒热邪气，推陈致新。

5. **蒺藜子**（《神农本草经》）：主恶血，破癥结积聚，喉痹，乳难。

6. **丹参**（《神农本草经》）：主心腹邪气，肠鸣幽幽如走水，寒热积聚；破癥除瘕，止烦满，益气。

7. **凝水石**（《神农本草经》）：主身热，腹中积聚、邪气，皮中如火烧，烦满。

8. **理石**（《神农本草经》）：主身热，利胃解烦，益精明目，破积聚，去三虫。

9. **苦参**（《神农本草经》）：主心腹结气，癥瘕积聚，黄疸，溺有余沥，逐水，除痈肿，补中明目，止泪。

10. **麻黄**（《神农本草经》）：主中风，伤寒头痛，温疟，发表出汗，去邪热气，止咳逆上气，除寒热，破癥坚积聚。

11. **芍药**（《神农本草经》）：主邪气腹痛，除血痹，破坚积、寒热、疝瘕，止痛，利小便，益气。

12. **元参**（《神农本草经》）：主腹中寒热积聚，女子产乳余疾，补肾气，令人目明。

13. **紫参**（《神农本草经》）：主心腹积聚，寒热邪气，通九窍，利大小便。

14. **桑根白皮**（《神农本草经》）：桑耳黑者，主女子漏下赤白汁，血病，癥瘕积聚，阴补，阴阳寒热，无子。

15. **鳖甲**（《神农本草经》）：主心腹癥瘕坚积、寒热，去痞、息肉、阴蚀、痔、恶肉。

16. **䗪虫**（《神农本草经》）：主逐瘀血，破下血积、坚痞癥瘕、寒热，通利血脉及九窍。

17. **蛴螬**（《神农本草经》）：主血瘀、癥坚、寒热，破积聚，喉咽痹，内寒，无子。

18. **附子**（《神农本草经》）：主风寒咳逆邪气，温中，金创，破癥坚积聚，血瘕，寒湿。

19. **乌头**（《神农本草经》）：主中内，恶风洗洗出汗，除寒湿痹，咳逆上气，破积聚、寒热。

20. **天雄**（《神农本草经》）：味辛，温，主大风，寒湿痹，沥节痛，拘挛缓急，破积聚，邪气，金创，强筋骨，轻身健行。

21. **大黄**（《神农本草经》）：主下瘀血、血闭、寒热，破癥瘕积聚，留饮宿食，荡涤肠胃，推陈致新，通利水道，调中化食，安和五脏，生山谷。

22. **葶苈**（《神农本草经》）：味辛，寒，主癥瘕、积聚、结气，饮食、寒热，破坚。

23. **蜀漆**（《神农本草经》）：主疟及咳逆寒热，腹中癥坚、痞结、积聚，邪气、蛊毒、鬼蛀。

24. **甘遂**（《神农本草经》）：主大腹疝瘕，腹满，面目浮肿，留饮宿食，破癥坚积聚，利水谷道。

25. **大戟**（《神农本草经》）：主蛊毒、十二水，肿满急痛，积聚，中风，皮肤疼痛，吐逆。

26. **莞花**（《神农本草经》）：主伤寒温疟，下十二水，破积聚、大坚、癥瘕，荡涤肠胃中留癖饮食、寒热邪气，利水道，生川谷。

27. **狼毒**（《神农本草经》）：主咳逆上气，破积聚，饮食寒热，水气，恶疮，鼠瘘，疽蚀，鬼精蛊毒，杀飞鸟走兽，一名续毒。

28. **白头翁**（《神农本草经》）：主温疟、易狂、寒热、癥瘕积聚、瘿气，逐血，止痛，疗金疮。

29. 巴豆（《神农本草经》）：主伤寒、温疟、寒热，破癥瘕、结聚、坚积、留饮、痰癖。

30. 水蛭（《神农本草经》）：主逐恶血、瘀血、月闭，破血瘕积聚，无子，利水道。

31. 马陆（《神农本草经》）：主腹中大坚癥，破积聚、息肉、恶疮、白秃。

32. 人参（《本草经集注》）：开心益智，治肠胃中冷，心腹鼓痛，胸胁逆满，霍乱吐逆，调中，止消渴，通血脉，破坚积，令人不忘。

33. 钩吻（《本草经集注》）：破癥积，除脚膝痹痛，四肢拘挛，恶疮疥虫，杀鸟兽。

34. 大豆黄卷（《本草经集注》）：五脏胃气结积，益气，止毒。逐水胀，除胃中热痹，伤中、淋露，下瘀血，散五脏结积、内寒，杀乌头毒。

35. 阿魏（《新修本草》）：主杀诸小虫，去臭气，破癥积，下恶气，除邪鬼蛊毒。

36. 五灵脂（《本草图经》）：治伤冷积聚及小儿、女子方中多用之。

37. 硇砂《证类本草》：主积聚，破结血，烂胎，止痛下气，疗咳嗽宿冷，去恶肉，生好肌。

38. 自然铜（《证类本草》）：疗折伤，散血止痛，破积聚。

39. 桔梗（《证类本草》）：能治下痢，破血，去积气，消积聚痰涎，主肺气气促嗽逆，除腹中冷痛，主中恶及小儿惊痫。

40. 威灵仙（《证类本草》）：主诸风，宣通五脏，去腹内冷滞，心膈痰水，久积癥瘕，痃癖气块，膀胱宿脓恶水，腰膝冷疼，及疗折伤。

41. 天南星（《证类本草》）：主中风，除痰，麻痹，下气，破坚积，消痈肿，利胸膈，散血，坠胎。

42. 木贼（《证类本草》）：主目疾，退翳膜，又消积块，益肝胆，明目，疗肠风，止痢，及妇人月水不断，得牛角、麝香，治休息痢历久不瘥。

43. 槟榔（《证类本草》）：能主宣利五脏六腑拥滞，破坚满气，下水肿，治心痛，风血积聚。

第二节 古今经典方剂

1. 乌头丸方：治心腹积聚胀满，绕脐疼痛，按之有形，寒中有水。上气，女人产后余病，大人风癫，小儿惊痫百病。（《圣济总录》）

乌头（炮裂，去皮脐），菖蒲（米泔浸一宿，切，焙），柴胡（去苗），人参，桔梗（炒），黄连（去须），浓朴（去粗皮，生姜汁炙），赤茯苓（去黑皮，各三两），蜀椒（去目并闭口，炒出汗），干姜（炮），桂（去粗皮），吴茱萸

上一十三味，捣罗为末，炼蜜丸如梧桐子大，每服十丸，空心日午晡时米饮下，渐加至十五丸。

2. 温白丸：治心腹积聚，久癥癖块，大如杯碗，黄疸宿食，朝起呕吐，支满上气，时时腹胀，心下坚结，上来抢心，傍攻两胁。十种水病，八种痞塞，翻胃吐逆，饮食噎塞，五种淋疾，九种心痛，积年食不消化，或疟疾连年不瘥，及疗一切诸风，身体顽痹，不知痛痒，或半身不遂，或眉发堕落，及疗七十二种风，三十六种遁尸疰忤，及癫痫，或妇人诸疾，断续不生，带下淋沥，五邪失心，愁忧思虑，意思不乐，饮食无味，月水不调，

及腹中一切诸疾，有似怀孕，连年累月，羸瘦困弊，或歌或哭，如鬼所使，但服此药，无不除愈。（《太平惠民和剂局方》）

川乌炮（去皮、脐，二两半），柴胡（去芦），桔梗，吴茱萸（汤洗七次，焙干，炒），菖蒲，紫菀（去苗、叶及土），黄连（去须），干姜（炮），肉桂（去粗皮），茯苓（去皮），蜀椒（去目及闭口，炒出汗），人参，厚朴（去粗皮，姜汁制），皂荚（去皮、子，炙），巴豆（去皮、心、膜，出油，炒，研，各半两）

上为细末，入巴豆匀，炼蜜为丸，如梧桐子大。每服三丸，生姜汤下，食后或临卧服，渐加至五七丸。

3. 橘皮煎丸：治年多冷气，癖瘕积聚，四肢无力，上气咳嗽，腰脚疼痛，小便频数，下利，五漏，九疝，妇人血风，劳瘦气劣，赤白带下，少子，发痒。（校定：此方用酒三升，入陈皮末熬成膏子，更入好面，同丸，梧桐子大，服之。）（《鸡峰普济方》）

陈皮（十五两），巴戟，石斛，牛膝，杜仲，吴茱萸，阳起石，苁蓉，鹿茸（鲜嫩），厚朴，附子，菟丝子，京三棱，当归，萆薢，干姜，甘草，桂（各一两）

上为细末，橘皮熬膏，丸如梧桐子大，每服二十丸，空心，温酒下。

4. 中和丸： 治脾胃不和，寒气积聚，饮食减少，肢体倦怠。（《鸡峰普济方》）

良姜（四两），乌梅肉（一两），茴香（一两半），干姜，神曲，小麦芽（各半两），白茯苓，甘草，苍术（各一两）

上为细末，炼蜜和丸，如弹子大，每服非时，以米汤嚼下一粒。

5. 乌头煎： 治男子、女人寒冷，腹内积聚，邪气往来，厥逆抢心，心痛痞闷，吐下不止，妇人产后羸瘦。（《鸡峰普济方》）

乌头（十五个），吴茱萸，蜀椒，干姜，桂心（各二两半），前胡，细辛，人参，川芎，白术（各一两半），皂荚，紫菀，白薇，芍药（各十八铢），干地黄（一两半）

上为细末，炼蜜和丸，如梧桐子大，每服十丸，酒下，日三稍加之，以知为度。

6. 金露丸： 治诸积聚，癥瘕，痞块，久患大如杯；及黄瘦，宿水作声，朝暮咳嗽，积年冷气，腹下盘痛，绞结冲心；及两胁彻背，连心疼痛，气绕脐正，状如虫咬不可忍。又治赤白痢疾，十种水气，反胃呕逆，饮食多噎，是病皆疗。此药神效，不可具述。（《仁术便览》）

草乌（炮），黄连（各一两），人参，防风，柴胡，川椒（去且及闭口者，炒出汗），桔梗，甘草（炙），川芎，枳壳（去瓤炒），干姜（炮），贝母（去心），生地，官桂，吴茱萸（盐汤浸），白茯，菖蒲（米泔浸），厚朴（姜炒），甘松（去土），紫菀，鳖甲（醋炙黄，各二两），巴豆（一两二钱，去壳、心，醋煮三十沸）

上为末，面糊丸。量大小人，三五丸加至二三十丸，按病调引子送。久服积自除。

7. 补益桑黄丸方： 治积聚，暖血海，女子诸疾。（《圣济总录》）

桑黄（半斤），牛膝（酒浸，切，焙，一斤），桃仁（去皮尖，双仁炒，研如膏），麦（炒），白术，陈曲（炒），当归（切焙），大黄（锉炒，各半斤），生地黄（十斤，绞自然汁），生姜（十斤，绞自然汁）

上一十味，捣罗七味为末，与桃仁膏同入二汁内拌匀，瓷器盛，甑内蒸一日，取出焙干。捣罗为末，炼蜜丸如梧桐子大，每服二十丸。空腹温酒下。渐加至三十丸。

8. 白术丸方： 去积聚癖气，不能饮食，心肋下满，四肢骨节酸疼，盗汗不绝。（《圣济总录》）

白术，黄芪（锉），人参，赤茯苓（去黑皮），乌头（炮裂，去皮脐），干姜（炮），当归（切焙），甘草（炙，锉），槟榔（锉，各一两半），牡蛎（熬），芍药，麦门冬（去心，焙），细辛（去苗、叶），前胡（去芦头），鳖甲（去裙，醋炙，各一两），防葵（锉），紫菀（去苗、土），桔梗（炒），桂（去粗皮，各三分）

上一十九味，捣罗为末，炼蜜和丸如梧桐子大。每服二十丸，空心日晚温酒下，渐加至三十丸。

9. 大白术丸： 去积聚癖气，不能食，心肋下满，四肢骨节酸疼，盗汗不绝。（《鸡峰普济方》）

白术，黄芪，人参，茯苓，乌头，干姜，当归，甘草，槟榔（各六分），牡蛎，白芍药，细辛，麦门冬，前胡，鳖甲（各四分），桂（五分），防葵，紫菀，桔梗（各三分）

上为细末，炼蜜和丸，如梧桐子大，每服空心酒下二十丸，日再加至三十丸。忌苋菜、桃、李、雀肉、猪肉、生葱、海藻、松菜等。

10. 硇砂煎丸： 治一切滞积，化气消食，补益真气及妇人产后，逐败血，补虚损。（《鸡峰普济方》）

硇砂，当归，苁蓉，巴戟，槟榔，茴香，木香，沉香，黑附子，天雄，阿魏（醋磨半两成膏），川楝子（二两，酒浸，去皮核，余药各酒制）

重校定：此方内硇砂以下无分两，此方《苏沈良方》内亦载之内，硇砂、当归、苁蓉、巴戟、槟榔、茴香、木香、沉香、黑附子、天雄各一两。

上为细末，酒煮面糊和丸，如梧桐子大，每服三十丸，空心酒下。蓐中痢与他痢不同，常利可用苦涩药主之。蓐中痢生于血不足，投涩药则血愈痢不行，痢当更甚，唯此药最能治产后痢，先以桂丸小下之，次投硇砂丸，日九十丸，痢顿减半，次日必愈。硇砂丸产后无疾亦宜服，能养血去积聚。

11. 妙应丸：治气虚有积。(《鸡峰普济方》)

大附子，破故纸，荜澄茄，木香（各半两），硇砂（半钱）

上为细末，和大麦面裹药同烧，候面黄焦，去面，将药为细末，用面糊和丸，如绿豆大，每服三五丸，米饮下，食后临卧服。

12. 木香枳壳汤：治虚弱人气滞胀痛。(《不知医必要》)

党参（米炒，去芦，二钱），白术（净，二钱五分），枳壳（面煨，去瓤），厚朴（制），乌药，当归，陈皮（各二钱），木香（六分）

加生姜一片，水煎，分二次服。

13. 加味香砂六君汤：治虚弱人积聚。(《不知医必要》)

党参（去芦，米炒，二钱），白术（净），陈皮，制半夏，归身，茯苓（各二钱五分），炙草（七分），木香（冲药服，七分）

加生姜二片煎。此方去生姜，加煨姜三片，用白芜荑炒，研末一钱，冲药服，治血鳖多验。血鳖者，嗜酒人血郁于酒，则成酒鳖。多气人血郁于气，则成气鳖。虚瘵人败血杂痰，则成血鳖。此鳖如虫之行，上侵入咽下，下触入肛，或附胁背，或隐胸腹，名虽各异，治法俱同。

14. 槟榔汤方：治积聚结实，腹满刺痛，泄利不止。(《圣济总录》)

槟榔，细辛（去苗叶，各一两），半夏（陈者汤洗七遍，焙干，五两），紫苏，甘草（炙，锉），大黄（锉，炒），陈橘皮（汤浸，去白，焙，各二两），生姜（切，焙），紫菀（去苗土），柴胡（去苗，各三两），附子（一枚，炮裂，去皮脐）

上一十二味。锉如麻豆，每服三钱匕，水一盏，煎至七分，去滓温服，若有癥瘕癖结，加鳖甲去裙醋炙，并防葵各二两，上气加桑根白皮锉三两。枳壳去瓤麸炒，浓朴去粗皮生姜汁炙，各二两。

15. 磨滞丸方：治积聚不消，累有伤滞，食已腹痛，饮食不化，呕哕恶心，胸胁胀闷，大便秘利不定。(《圣济总录》)

木香，青橘皮（汤浸，去白，焙），桂（去粗皮，各一两），吴茱萸（汤洗，焙干，炒，三两），硇砂（醋熬成霜，研末，一钱匕），巴豆霜（半钱匕）

上六味，捣罗四味为细末，入砂、巴豆霜拌匀。醋煮面糊，丸如绿豆大，每服三丸至五丸。早晚食后临寝服，大便溏利，即减丸数。

16. 积气丸方：治一切积滞，痰逆恶心，霍乱吐泻，膈气痞满，胁肋积块，胸膈膨闷，呕哕心疼，泄利不止。(《圣济总录》)

代赭石（煅，醋淬，研），礞石（研，各一两），桂（去粗皮），硇砂（研），赤茯苓（去黑皮），青橘皮（去白，焙，各半两），胡椒（四十九粒），巴豆（去皮心膜，研，四钱）

上八味，捣罗四味为末，与四味研者和匀，酒煮面糊，丸如梧桐子大，每服一丸至三丸，食后木香汤下。

17. 丁香丸：治积聚留结，心腹胀满，胸膈痞闷。(《圣济总录》)

丁香，木香，沉香（锉），安息香，乳香（净帛裹，用沸汤急漉过，研），硇砂，丹砂，肉豆蔻（去壳），桂（去粗皮），京三棱（煨，锉），当归（切，焙），陈橘皮（去白，焙），槟榔（锉），荜澄茄（各一分），附子（炮裂，去皮脐，一分半），巴豆（十粒，去皮心膜，炒研如膏）

上一十六味，先将安息香、硇砂、乳香三味细研，用少许酒浸良久，别研巴豆、丹砂并十一味，捣罗为末，合研令匀，用前三味酒煮面糊，丸如麻子大，常服五丸至七丸，熟水下。若气痛甚，即加至十丸，生姜汤下亦得。

18. 妙香丸方：治积聚留滞，胸膈痞闷，呕哕吐逆，心腹刺痛，胁肋胀满，噫气吞酸，宿食不消，痃癖结块，四肢倦怠，不思饮食。(《圣济总录》)

槟榔（一分，锉），桂（去粗皮），丹砂（研），桃仁（去皮尖、双仁，炒研，各半两），麝香（半两，研），巴豆（二十粒，去皮心膜，研出油），附子（炮裂，去皮脐，一两）

上七味捣研为末，汤浸炊饼和丸，如梧桐子大，每服一丸，食后温米汤下，生姜汤亦得，更量虚实加减。

19. 温白丸方：治腑脏积聚，癥癖气块，腹多

疗痛，按或有形，肢节烦热，腰脚酸疼。及妇人血癖，经候不调，赤白带下等疾。（《圣济总录》）

柴胡（去苗），紫菀（去苗土），吴茱萸（汤浸，焙干，炒），菖蒲，桔梗（锉，炒），京三棱（煨，锉），赤茯苓（去黑皮），人参，黄连（去须，炒），干姜（炮），桂（去粗皮），蜀椒（去目并合口者，炒出汗），巴豆（去皮心膜，研出油尽），皂荚（去皮，炙黄），鳖甲（去裙，醋炙，各一两），厚朴（去粗皮，生姜汁炙），当归（切，焙），乌头（炮裂，去皮脐），黄芪（锉，各二两）

上一十九味捣研为末，炼蜜和捣一千下，丸如梧桐子大，每服一二丸，加至三四丸，温酒下，利下恶物为度。

20. 木香丸方：治五种积聚成块。（《圣济总录》）

木香，诃梨勒（炮，用皮），人参，槟榔（锉），大黄（锉，炒），郁李仁（生研仁，各三两），赤茯苓（去黑皮），枳壳（去瓤，麸炒），芍药，硝石（碎），紫苏子（微炒），干姜（炮，各二两）

上一十二味捣罗为末，炼蜜和丸如梧桐子大，每服空心温酒下三十丸，至四十丸。通利则减丸数。

21. 牛膝丸方：治癥癖积聚。（《圣济总录》）

牛膝（酒浸，切，焙），芍药，桔梗（炒），厚朴（去粗皮，涂生姜汁，炙香熟），赤茯苓（去黑皮），大黄（锉，炒），柴胡（去苗），诃梨勒皮（各三两），枳壳（去瓤，麸炒，一两一分），陈橘皮（去白，焙），槟榔（锉，各一两）

上一十一味捣罗为末，炼蜜和丸如梧桐子大，每服二十丸，空心枣汤下，加至三十丸，通利为度。

22. 小三棱煎：治食癥气块，及小肠气，本脏气，肾俞气，膀胱气，五膈气，风痰，胃口冷，脾积气，食伤，冷气抱心，心腹胀满，吐逆酸水，五种虚疾，脾寒水气。（《博济方》）

荆三棱，蓬莪术（各四两，洗净），芫花（一两，去枝叶）

上三味同入一瓷瓶内，用米醋五升，浸满药，封却瓶口，以炭火煨，觉微干即取出荆三棱、蓬莪术，便杵碎芫花，另以余醋炒，微焦后同二味猛焙

干，捣罗为末，用米醋煮面糊为丸，如梧桐子大。每服三丸至五丸，用生姜盐汤吞下，妇人醋汤下。

23. 通灵丸：治久患癖块，或因气不和即发疼痛，胸多痞塞，消化癥瘕，大效。（《博济方》）

荆三棱，酸石榴（大者二枚），杏仁，苦葶苈，甘遂，大戟，大黄，巴豆，芫花，五灵脂（各一两），盐豉，乌梅（各二两）

上一十二味锉细，用水一斗二升，入药于锅内，同熬，候水尽，就锅内炒，令黄焦色止，取出杵罗为末，更入木香、青橘末各一两，拌匀，醋煮面糊为丸如小豆大。每服姜汤下三五丸，心胸痞闷疼，橘皮汤下。吃酒食饱闷，生姜汤或茶汤温水下亦得。

24. 木香五积丸：消化陈积，和脾胃，进饮食。（《鸡峰普济方》）

三棱，蓬莪术（各二两），木香，丁香，陈皮，神曲（各半两），芫花（一两，并三棱、木香三味，并以醋二升，火煎煨一宿、三棱并蓬莪术、木香切作片子，焙干，将余醋投芫花，并黄焦色）

上为细末，醋煮面糊和丸，如绿豆大，每服二十丸，生姜汤下。

25. 演气丹：治诸般食积，气积，噎食，膈食，膈气，寒痰结聚，膈气不通者并治。又治饮食所滞生痰，上攻气喘，堵塞不通，吐痰不绝，胸膈胀满，气滞不散，风痰拥盛。不问老少，年月深浅，服之神效。（《仁术便览》）

广木香（一两，不见火），大川乌（七钱，炮），南芎（五钱），三奈（五钱），萝卜子（炒，七钱），肉豆蔻（煨，六钱），巴豆（去心，七钱），二方连皮用。

上为细末，煮枣去皮核，为丸黄豆大。每服一丸，不拘时服，白萝卜嚼烂送下。黄酒亦可送，姜汤尤好。一方无豆蔻，萝卜子糊丸。

26. 枳实丸：专治食积癖块。（《不知医必要》）

白术（净），枳实（面煨，去瓤），山楂（去核），麦芽，半夏（制），神曲（各五钱），苍术（米泔水浸），陈皮（各二钱二分），木香（四分），姜黄（七分）

共研末，用荷叶蒸饭为丸，如绿豆大，每服三钱，淡姜汤下。

27. 大和中饮：治饮食留滞，积聚等证。（《不

知医必要》)

陈皮，厚朴（制，各二钱五分），山楂，麦芽（各二钱），枳实（面煨去瓤，二钱），砂仁（杵，五分），泽泻（盐水炒，二钱五分）

水煎。胀甚，加白芥子一钱。胃寒恶心，加干姜一钱。痛则加木香、乌药、香附之类。又芍药枳实散，治食积胀满，或疼痛，最稳最验，大人小儿俱合。方在肿胀内。

28. 黄连磨积丸：治一切痰饮，痰积，积聚拂郁，胁下闷倦，懒惰，饮食不消，或吐逆恶心，眩晕怔忡，时作时止。用之如神。亦消积块。（《仁术便览》）

黄连（一两，分二处，一分同吴茱萸水略拌炒，一分同益智仁水略拌炒，去二味），栀子仁（炒），青皮，川芎，苍术，桃仁（去皮存尖），白芥子（醋浸炒，各五钱），香附子（童便浸炒），莪术（醋浸炒），山楂肉，白术，萝卜子（炒，各一两），三棱（一两半）

上末，汤浸，蒸饼丸梧子。每五七十丸，茶汤温水任下。

29. 消积正元散：开郁气，化痰健脾胃，消积止痛，攻补兼施，养正积自除之意。（《仁术便览》）

白术（炒），茯苓，陈皮，青皮，砂仁，麦芽，山楂，甘草（各三分），香附（炒），神曲（炒），枳实（炒），海粉，玄胡（各五分），莪术，红花

上焦火郁加黄连；下焦火加盐、姜、栀、柏；冷气作痛加沉香、木香各五分。姜三片，水煎，空心服。

30. 鳖甲丸方：治腹内积聚，心胁急满，时吐清水，不能食，时恶寒。（《圣济总录》）

鳖甲（去裙，醋炙一两半），防葵（锉），人参，前胡（去芦头），桔梗（炒），枳壳（去瓤，麸炒），当归（切，焙），附子（炮裂，去皮脐），干姜（炮），白术（各一两），槟榔（锉），大黄（锉，炒，各二两），浓朴（去粗皮，生姜汁炙），吴茱萸（各三两），甘草（炙，锉，一两一分）

上一十五味，捣罗为末，炼蜜丸如梧桐子大，每服二十丸，温酒下，早晚各一服，渐加至三十丸。

31. 大黄丸方：治五脏积聚癖气，或有坠损腹满。（《圣济总录》）

大黄（锉炒），槟榔（锉），桃仁（去皮尖，双仁炒，研如膏，各三两），鳖甲（去裙，醋炙），京三棱（煨，锉），干姜（炮），乌头（炮裂，去皮脐，各二两），桂（去粗皮），吴茱萸（陈者汤洗，炒干，各一两）

上九味，捣罗八味为末。与桃仁膏研匀，炼蜜丸如梧桐子大，每服三十丸，空腹日午夜卧，煎橘皮汤下。

32. 三合丸方：治五脏寒热积聚，腹胀肠鸣而噫，食不作肌肤，甚者呕逆，若伤寒疟状已愈，令不复发。（《圣济总录》）

大黄（锉，炒），硝石（研），杏仁（去皮尖，双仁炒，研如膏），葶苈子（隔纸炒），前胡（去芦头，各二两），半夏（汤洗七遍，焙），附子（炮裂，去皮脐，各一两），赤茯苓（去黑皮，半两），细辛（去苗叶，一两半）

上九味除研外，捣罗为末，与硝石杏仁研匀。炼蜜丸如梧桐子大，每服五丸。食后米饮下，常服令人大便调和，长肌肉。

33. 通神丸方：治积聚留饮宿食，寒热烦结，长肌肤，补不足。（《圣济总录》）

蜀椒（去目并闭口，炒出汗），附子（炮裂，去皮脐），浓朴（去粗皮，生姜汁炙），半夏（汤洗七遍，焙，各一两），杏仁（汤浸，去皮尖，双仁炒，研如膏），葶苈子（纸上炒，各三两），芒硝（研，五两），大黄（锉炒，九两）

上八味除研外，捣罗为末。与杏仁、芒硝研匀，炼蜜丸如梧桐子大，每服二十丸，米饮下。

34. 遇仙丹：专治停积，腹胁胀满，水肿气喘证。亦下血块。（《仁术便览》）

白牵牛（半生半熟，头末，四两），白槟榔（一两），茵陈（五钱），莪术（醋煮，五钱），三棱（醋煮，五钱），牙皂（去皮、弦，五钱）

一方有菜头子（炒）一两，青皮五钱，木香一钱。

上为细末，醋糊为丸如绿豆大。五更时用冷茶送下三钱，天明时积自下。以温粥补，小人减半服。

35. 宣明三棱汤：治瘤瘕，痃癖，积聚不散，坚满痞膈。（《仁术便览》）

三棱（二两），白术（一两），蓬术，归尾（各

五钱），槟榔，木香（各三钱）

为末，每服三钱，汤调下。

36.三棱散：治积聚癥瘕，坚满不散。此方唯壮健新病者宜服。若久病或虚弱，或年老，须斟酌。或服一钱，兼服补剂。(《不知医必要》)

白术（净炒），三棱（各一两），木香（二钱），蓬术，当归（各二钱五分），槟榔（二钱五分）

研末，每服二钱，沸汤下。热积，加黄连、黄芩。寒积，加附子、干姜、肉桂。酒积，加葛根，或葛花。血积，加桃仁、红花。痰积，加半夏、茯苓。水积，加桑白皮、赤小豆。肉积，加山楂、阿魏。果积，加麝香、草果。愈后，宜服六君子汤，与香砂六君子汤，或附子理中汤。

第二章　噎膈

第一节　历代文献本草

1. **芦根**（《雷公炮制药性解》）：主消渴客热，止小便利，治五噎膈，烦气烦闷吐逆。以芦根五两，水三盏，煮一盏服，甚效。

2. **威灵仙**（《滇南本草》）：能治噎膈，寒湿伤筋骨，止湿脚气。

3. **牛乳**（《本草易读》）：治反胃噎膈。

4. **竹叶**（《雷公炮制药性解》）：有一种苦竹叶，主舌疮目痛，去青刮取为竹茹，主胃热呕呃，除烦解渴，疗吐衄崩中，噎膈气溢，筋极五痔。

5. **白豆蔻**（《景岳全书》）：散胸中冷滞，温胃口止疼，除呕逆翻胃，消宿食膨胀，治噎膈，除疟疾，解酒毒，祛秽恶，能退翳膜，亦消痰气。

6. **草果**（《景岳全书》）：能破滞气，除寒气，消食，疗心腹疼痛，解酒毒，治瘴疬、寒疟、伤暑呕吐、泻痢胀满、反胃吐酸，开痰饮、积聚、噎膈，杀鱼肉毒，开郁，燥湿，辟除口臭及妇人恶阻气逆、带浊。

7. **附子**（《景岳全书》）：能除表里沉寒、厥逆寒噤，温中强阴，暖五脏，回阳气，除呕哕霍乱，反胃噎膈，心腹疼痛，胀满泻痢，肢体拘挛，寒邪湿气，胃寒蛔虫，寒痰寒疝，风湿麻痹，阴疽痈毒，久漏冷疮，格阳喉痹、阳虚二便不通，及妇人经寒不调，小儿慢惊等证。

8. **甘遂**（《景岳全书》）：专于行水，能直达水结之处，如水结胸者，非此不除。若留痰留饮宿食、癥坚积聚，无不能逐，故善治腹脚阴囊肿胀，去面目浮肿，通二便，泻膀胱湿热，及痰逆癫痫、噎膈痞塞。

9. **凤仙花**（《景岳全书》）：治产难下胎，消积块，开噎膈，下骨鲠，亦善透骨通窍，故又名透骨草。

10. **淡竹茹**（《景岳全书》）：治肺痿唾痰唾血、吐血、衄血、尿血、胃热呕哕、噎膈、妇人血热崩淋、胎动及小儿风热癫痫、痰气喘咳、小水热涩。

11. **白檀香**（《景岳全书》）：可散冷气，止心腹疼痛，定霍乱，和胃气，开噎膈，止呕吐，进饮食；又治面生黑子，每晚以热水洗拭，磨汁涂之甚良。

12. **高良姜**（《本草通玄》）：止呕吐，宽噎膈，破冷癖，除瘴疟，消宿食。

13. **昆布**（《本草通玄》）：主水肿噎膈，瘰疬恶疮。

14. **檀香**（《本草通玄》）：温中下气，理噎膈吐食，消风热肿毒，引胃气上升，以进饮食。

15. **缩砂仁**（《本草汇言》）：即虚可补，胎可安，滑可涩，脱可收，渗可弥，奔豚可下，乃若解毒散滞，伸筋舒郁，化痞却痛，彻饮调中，开噎膈，摄吐逆，此正开发上焦，宣五谷味，苏胃醒脾之功力也。

16. **兰草**（《本草汇言》）：治噎膈将成，能下气开郁。

17. **硇砂**（《本草汇言》）：此药大热有毒之物，唐人治噎膈反胃，积块内藏之疾，用之则有神功，并除目翳胬肉，痣靥疣赘。

18. **蓬砂**（《本草汇言》）：其性能柔金石，而去垢腻，体虽重坠而气质轻清，故本草散上焦胸膈之热，如通喉闭噎膈，消痰聚骨鲠，用此取其柔物也。

19. **乌梅**（《要药分剂》）：反胃噎膈。

20. **胡椒**（《要药分剂》）：噎膈证或因酒得。

21. **吴茱萸**（《本草备要》）：痞满噎膈（胃冷）。

22. **牛肉**（《本草备要》）：润肠胃，解热毒，补虚劳，治反胃噎膈。

23. **甘蔗汁**（《本草害利》）：甘寒和中，而下逆气，助脾而利大肠，亦能除热消渴，治噎膈酒毒，稍通小便。

24. **代赭石**（《本草从新》）：翻胃噎膈。

25. **紫苏**（《神农本草经读》）：其子下气尤速；其梗下气宽胀，治噎膈反胃，止心痛；旁小枝通十二经关窍脉络。

26. **万年青**（《神农本草经读》）：又治噎膈。

27. **雷公藤**（《神农本草经读》）：治翻胃噎膈、疟疾、吐血便血、喉痹、食积心疼、虚饱腹胀、阴囊肿大、跌打闪肭、发背疔疮乳痈、产后遍身浮肿。

28. **辣茄**（《本草纲目拾遗》）：性辛苦大热，温中下气，散寒除湿，开郁去痰，消食，杀虫解毒。治呕逆，疗噎膈，止泻痢，祛脚气。食之走风动火，病目发疮痔，凡血虚有火者忌服。

29. **土附**（《神农本草经读》）：味甘，性温。补脾胃，治噎膈，除水肿湿气，疗一切疮疥。此物又能扶阳，其子用烧酒醉食，颇能兴肾，与对鰕同功，以其食鰕力也。

30. **苏枝**（《本草崇原·本经上品》）：主宽中行气，消饮食，化痰涎，治噎膈反胃，止心腹痛，通十二经关窍脉络。

31. **青黛**（《本草求真》）：噎膈虫食。

32. **凤仙子**（《本草求真》）：噎膈骨鲠。

33. **釜脐墨**（《本草述钩元》）：噎膈。

34. **缩砂蜜**（《本草述钩元》）：乃若解毒散滞，伸筋舒郁，化痞却痛，彻饮调中，开噎膈，摄吐逆，此正开发上焦，宣五谷味，苏置醒脾之力也。

35. **红蓝花**（《本草述钩元》）：噎膈拒食。

36. **梨**（《本草述钩元》）：渐成噎膈。

37. **枇杷叶**（《本草述钩元》）：入手太阴足阳明经。性善下气，治卒呃不止，噎膈反置，及肺气热嗽，疗渴疾，妇人产后口干，和胃降气，清热解暑毒，治脚气冲逆。

38. **蜂蜜**（《本草述钩元》）：治噎膈大便燥结。

39. **蒲公英**（《本草撮要》）：治噎膈良。

40. **桂心**（《本草撮要》）：噎膈腹满。

41. **荸荠**（《本草撮要》）：功专消食攻积，除胸中实热，治五种噎膈、消渴、黄疸、血证、虫毒，能毁铜。得陈海蜇煎汤服，消胸中顽痰，通大便。小儿口疮，炙灰敷之良，性凉不可多吃，孕妇大忌。

42. **乌梅**（《本草择要纲目》）：噎膈蛔厥蚀恶肉。

43. **燕窝**（《本草害利》）：性重能达下，微咸能润下，治噎膈甚效。

44. **荜澄茄**（《玉楸药解》）：温燥脾胃，消纳水谷，能止胀痛，善除呕吐。澄茄温燥之性，甚宜脾胃寒湿，下气降浊，进食消谷，治霍乱吐泻、反胃噎膈之病。

45. **草豆蔻**（《玉楸药解》）：燥湿调中，运行郁浊，善磨饮食，能驱痰饮，治胃口寒湿作痛，疗腹中腐败成积，泄秽吞酸俱效，蛮烟瘴雨皆医，痎疟堪疗，霍乱可愈，反胃噎膈之佳药，呕吐泄利之良品，化鱼骨肉停留，断赤白带下。

46. **红豆蔻**（《玉楸药解》）：治脾胃湿寒，痛胀皆消，疗水谷停瘀，吐泻俱断，善止霍乱疟痢，能除反置噎膈，去胸腹之酸秽，散山川之瘴疠。

47. **鲫鱼**（《玉楸药解》）：补土益脾，温中开置，治消渴水胜，下利便血，噎膈反置，骨疽肠痛，痔痔秃疮，涂久年诸疮不差。

48. **急性子**（《本草便读》）：透骨软坚，当知味苦性温。毒能消积，催生滑窍。须识行瘀化哽，降可宽喉。

49. **韭菜**（《本草便读》）：熟食性味甘温，助肝肾元阳，补中寓散；生汁却专辛热，治血瘀噎膈，脘内留邪。根须通络行瘀，下行降浊；韭子固精暖肾，治带疗淋。

50. **百草霜**（《本草详节》）：主消化积滞，止上下诸血、崩中带下、伤寒阳毒发狂、黄疸、噎膈、疟痢及咽喉、口舌一切诸疮。

51. **蜈蚣**（《医学衷中参西录》）：有病噎膈者，服药无效，偶思饮酒，饮尽一壶而病愈。盖噎膈之证，多因血瘀上脘，为有形之阻隔（西人名胃癌，谓其处凸起如山石之有岩也），蜈蚣善于开瘀，是以能愈。观于此，则治噎膈者，蜈蚣当为急需之品矣。

第二节　古今经典方剂

1. 轻则玉烛散、人参利膈丸，或搜风顺气丸，甚则大黄甘草汤：治噎膈气血未至甚损，而下焦胀闭之甚者，则不得不为暂通，酌宜用之。(《景岳全书》)

（1）玉烛散

当归，川芎，芍药，地黄，大黄，芒硝，甘草（各等份）

上咀。水煎服。甚者倍用大黄。

（2）人参利膈丸

人参，当归，藿香（各一两），木香，槟榔（各七钱），枳实（炒），甘草（各八钱），浓朴（姜炒），大黄（酒浸，各二两）

上为末，滴水丸，桐子大。温水送下三十丸。

（3）搜风顺气丸

车前子（两半），大麻子（微炒，二钱），大黄（五钱，半生半熟），牛膝（酒浸），郁李仁，菟丝子（酒浸），枳壳，山药（各二钱）

上为末，炼蜜丸，桐子大。每服三十丸，温酒下。

（4）大黄甘草汤

大黄（四两），甘草（一两）

上二味，以水三升，煮取一升，分温再服。

2. 润肠膏：治膈噎，大便燥结，饮食良久复出，及朝食暮吐、暮食朝吐者，其功甚捷。(《医学正传》)

新取威灵仙（四两，捣汁，四、五月开花者），生姜（四两，捣汁），真麻油（二两），白砂蜜（四两，煎沸，掠出上沫）

上四味，同入银石器内搅匀，慢火煎，候如，时时以箸挑食之。一料未愈，再服一料决效。

3. 四生丸（《医碥》）

北大黄（去皮，酒洗，纸包煨香，不可过存性，一两），黑牵牛（三两，取头末一两），皂角（去皮，生用，一两），芒硝（生用，半两）

上为末，滴水为丸，梧桐子大，每服二三十丸，白汤送下。

4. 回令丸：火噎膈者，此方主之。(《医方考》)

黄连（六两），吴茱萸（一两，水煮少时，晒干）

共末为丸。

此即左金丸也。日回令者，黄连之苦能胜热，可以回其火令也。以吴茱萸之辛热佐之，取其反佐以丛治尔。

5. 金银花膏（微凉）：治噎膈胸痛畏食者。(《不知医必要》)

金银花（十两）

水煎去渣，慢火熬成膏，早晚每服一酒杯，米汤下。

6.《金匮玉函》五噎心膈，气滞烦闷，吐逆不食。(《赤水玄珠》)

芦根（五两，锉）

水三大盏，煮二盏，温服。

7. 五噎丸：治胸中久寒，呕逆逆气，食饮不下，结气不消。(《备急千金要方》)

干姜，蜀椒，食茱萸，桂心，人参（各五分），细辛，白术，茯苓，附子（各四分），橘皮（六分）

上十味末之，蜜和，丸如梧子大，以酒服三丸，日三服。不知，渐加至十丸。

8. 五膈丸：治忧膈气膈食膈饮膈劳膈五病，同药服，以忧恚思虑饮食得之，若冷食及生菜便发，其病苦心满，不得气息，引背痛如刺之状，食即心下坚大如粉絮，大痛欲吐，吐即瘥，饮食不得下，甚者及手足冷，上气咳逆，喘息短气方。(《备急千金要方》)

麦门冬，甘草（各五两），蜀椒，远志，桂心，细辛（各三两），附子（一两半），人参（四两），干姜（二两）

上九味末之，蜜和丸，微使淖，先食含如弹丸一枚，细细咽之，喉中胸中当热，药力稍尽，复含一丸，日三夜二，服药七日愈。

9. 熏膈丸：治胸膈闷塞作噎。(《类证普济本事方释义》)

麦门冬，甘草（各半两），人参，桂心，细辛，川椒，远志（去心炒。按：宋本作远志肉），附子，

干姜（各二钱）

上为细末，炼蜜丸如鸡头大。绵裹一丸含化，食后，日夜三服。

10. 神仙蒸脐法： 治噎膈极危重症，服药不效，用此法神验，并一切五劳七伤、诸虚百损、遗精白浊、痞块蛊张、中风不语、妇人赤白带下，效妙种种，不能尽述。（《丹台玉案》）

大附子（二个，重一两，童便浸，焙），人参，白茯苓，鹿茸，青盐，莲蕊，真川椒（各一钱）

上为细末，填入脐中，外用槐钱盖上，将蕲艾灸五壮为度。

11. 宽膈丸： 治七情郁结，膈塞不通，及食冷物即发，其病紧痛欲吐，食饮不下，甚者手足冷短气，或上气喘急呕逆。（《奇效良方》）

麦门冬（去心），甘草（炙，各五两），人参（四两），川椒（炒，出汗），远志（去心，炒），细辛（去苗），桂心（各三两），干姜（炮，一两），附子（炮，一两）

上为细末，炼蜜丸，如梧桐子大，每服三五十丸，食前米汤下。夏加麦门冬、甘草、人参各一两。一方以吴茱萸代桂，遇寒冷则心痛，咽中有物，吐不出咽不下，饮食减少，皆治之。

12. 草豆蔻丸： 治五膈气，饮食难下，胸膈噎闷，四肢不利。（《奇效良方》）

草豆蔻（去皮），附子（炮裂，去皮脐），远志（去心），干姜（炮），细辛，桂心，川椒（去目并合口者，微炒出汗，各一两）

上为细末，炼蜜和捣三二百杵，丸如弹子大，不拘时候，含一丸咽津。

13. 草豆蔻丸： 治五膈气，脾胃久冷，呕吐酸水，脐腹疞痛，不思食。（《奇效良方》）

草豆蔻（去皮），附子（炮裂，去皮脐），缩砂（去皮），陈皮（汤浸去白，焙，各一两），干姜（炮），枳实（麸炒），鸡舌香，吴茱萸（汤浸，焙干，微炒），当归（微炒），槟榔，木香（各半两），桂心（三分）

上为细末，水浸蒸饼和丸，如梧桐子大，每服二十丸，不拘时用热酒送下。

14. 五福饮及十全大补汤： 治噎膈气血俱虚者。（《景岳全书》）

（1）五福饮

人参（随宜，心），熟地（随宜，肾），当归（二三钱，肝），白术（炒，一钱半，肺），炙甘草（一钱，脾）

水二钟，煎七分，食远温服。或加生姜三、五片。凡治气血俱虚等证，以此为主。或宜温者，加姜、附；宜散者，加升麻、柴、葛，左右逢源，无不可也。

（2）十全大补汤

八珍汤加黄、肉桂各一钱。

15. 四君子汤： 治噎膈脾虚于上者。（《景岳全书》）

人参，白术，茯苓（各二钱），炙甘草（一钱）

加姜、枣，水煎服。或加粳米百粒。

16. 五君子煎： 治噎膈脾虚兼寒者。（《景岳全书》）

人参（二三钱），白术，茯苓（各二钱），炙甘草（一钱），干姜（炒黄，一二钱）

水一钟半，煎服。

17. 生姜汁煎： 治噎膈脾肺营虚血燥者。（《景岳全书》）

生姜汁，白蜜，牛酥（各五两），人参，百合（各二两）

上入铜铫中，以慢火熬膏，每用一二匙，用人参百合汤调下，或咽下。

18. 左归饮、大营煎： 治噎膈阴虚于下者。（《景岳全书》）

（1）左归饮

熟地（二三钱，或加至一二两），山药（二钱），枸杞（二钱），炙甘草（一钱），茯苓（一钱半），山茱萸（一二钱，畏酸者，少用之）

水二钟，煎七分，食远服。如肺热而烦者，加麦冬二钱；血滞者，加丹皮二钱；心热而躁者，加玄参二钱；脾热易饥者，加芍药二钱；肾热骨蒸多汗者，加地骨皮二钱；血热妄动者，加生地二三钱；阴虚不宁者，加女贞子二钱；上实下虚者，加牛膝二钱以导之；血虚而燥滞者，加当归二钱。

（2）大营煎

当归（二三钱，或五钱），熟地（三五七钱），枸杞（二钱），炙甘草（一二钱），杜仲（二钱），牛膝（一钱半），肉桂（一二钱）

水二钟，煎七分，食远温服。如寒滞在经，气血不能流通，筋骨疼痛之甚者，必加制附子一二钱方效；如带浊腹痛者，加故纸一钱炒用；如气虚者，加人参、白术；中气虚寒呕恶者，加炒焦干姜一二钱。

19. 右归饮加当归，或右归丸、八味地黄丸之类：治噎膈阴中之阳虚者。（《景岳全书》）

（1）右归饮

熟地（三五七钱），山药（炒，二钱），山茱萸（一钱），枸杞（二钱），甘草（炙，一二钱），杜仲（姜制，二钱），肉桂（一二钱），制附子（一二三钱）

水二钟，煎七分，食远温服。如气虚血脱，或厥或昏，或汗或运，或虚狂，或短气者，必大加人参、白术，随宜用之；如火衰不能生土，为呕哕吞酸者，加炮干姜二三钱；如阳衰中寒，泄泻腹痛，加人参、肉豆蔻，随宜用之；如小腹多痛者，加吴茱萸五七分；如淋带不止，加破故纸一钱；如血少血滞，腰膝软痛者，加当归二三钱。

（2）右归丸

大怀熟（八两），山药（炒，四两），山茱萸（微炒，三两），枸杞（微炒，四两），鹿角胶（炒珠，四两），菟丝子（制，四两），杜仲（姜汤炒，四两），当归（三两，便溏勿用），肉桂（二两，渐可加至四两），制附子（自二两，渐可加至五六两）

上丸法如前，或丸如弹子大。每嚼服二三丸。以滚白汤送下，其效尤速。

如阳衰气虚，必加人参以为之主，或二三两，或五六两，随人虚实，以为增减。盖人参之功，随阳药则入阳分，随阴药则入阴分，欲补命门之阳，非加人参不能捷效。如阳虚精滑，或带浊便溏，加补骨脂酒炒三两；如飧泄肾泄不止，加北五味子三两，肉豆蔻三两，面炒去油用；如饮食减少，或不易化，或呕恶吞酸，皆脾胃虚寒之证，加干姜三四两，炒黄用；如腹痛不止，加吴茱萸二两，汤泡半日，炒用；如腰膝酸痛，加胡桃肉连皮四两；如阴虚阳痿，加巴戟肉四两，肉苁蓉三两，或加黄狗外肾一二付，以酒煮烂捣入之。

（3）八味地黄丸

熟地黄（八两，蒸捣），山茱萸，山药（炒，各四两），丹皮，泽泻，白茯苓（各三两），肉桂，

制附子（各一两）

上为细末，和地黄膏加炼蜜为丸，桐子大。每服七八十丸，空心食前滚白汤，或淡盐汤任下。此方用水煎汤，即名八味地黄丸。

20. 温胃饮加当归、浓朴：治噎膈初起，微虚者。（《景岳全书》）

人参（一二三钱，或一两），白术（炒，一二钱，或一两），扁豆（二钱，炒），陈皮（一钱，或不用），干姜（炒焦，一二三钱），炙甘草（一钱），当归（一二钱，滑泄者勿用）

水二钟，煎七分，食远温服。如下寒带浊者，加破故纸一钱；如气滞或兼胸腹痛者，加藿香、丁香、木香、白豆蔻、砂仁、白芥子之属；如兼外邪及肝肾之病者，加桂枝、肉桂，甚者加柴胡；如脾气陷而身热者，加升麻五七分；如水泛为痰而胸腹痞满者，加茯苓一二钱；如脾胃虚极，大呕大吐不能止者，倍用参术，仍加胡椒二三分许，煎熟徐徐服之。

21. 大健脾丸，或木香人参生姜枳术丸，或芍药枳术丸：治噎膈初觉饮食微有不行，而年不甚衰者。（《景岳全书》）

（1）大健脾丸

人参，白茯苓（饭上蒸），广陈皮（各二两），枳实（饭上蒸），青皮（米醋洗），半夏曲（炒），山楂肉（饭上蒸，各一两），白术（土炒，三两），谷芽（炒，一两六钱），白豆蔻（炒），广木香（各五钱），川黄连（一两六钱，同吴茱萸五钱浸炒赤色，去茱萸）

上为末，用长流水煮荷叶老米粥捣丸，绿豆大。每服百丸，食前白汤下。按：此方虽佳，但脾多畏寒，若非有火，当去黄连，或仍加炮姜一二两为妙。

（2）木香人参生姜枳术丸

木香（三钱），人参（五钱），干生姜（二钱半），陈皮（四钱），枳实（一两，炒），白术（一两半）

上为细末，荷叶烧饭为丸，桐子大。每服三五十丸，食前温水下。

（3）芍药枳术丸

白术（二两，面炒），赤芍药（二两，酒炒），枳实（一两，面炒），陈皮（一两）

荷叶汤煮黄老米粥为丸，桐子大。米饮或滚白汤任下百余丸。如脏寒，加干姜炒黄者五钱或一二两；如脾胃气虚，加人参一二两。

22. 五福饮或大营煎，加酒洗肉苁蓉二三钱同煎服：治噎膈便结者，但察其无火无滞，而止因血燥阴虚者。（《景岳全书》）

23. 四物合二陈，加桃仁、红花、韭汁、童便、牛羊乳之类：治噎膈血虚瘦弱之人。（《景岳全书》）

24. 参赭培气汤：治噎膈饮食不进，大便艰者。（《医学衷中参西录》）

（1）参赭培气汤

潞党参（六钱），天门冬（四钱），生赭石（八钱，轧细），清半夏（三钱），淡苁蓉（四钱），知母（五钱），当归身（三钱），柿霜饼（五钱，服药后含化徐徐咽之）

无论其病因何如，先服参赭培气汤两三剂，必然能进饮食。若以后愈服愈见效，七八剂后，可于原方中加桃仁、红花各数钱，以服至痊愈为度。若初服见效，继服则不能递次见效者，可于原方中加三棱二钱，䗪虫钱半；再于汤药之外，每日口含化服变质化瘀丸三丸或四丸，久久当有效验。若其瘀血已成溃疡，而脓未尽出者，又宜投以山甲、皂刺、乳香、没药、花粉、连翘诸药，以消散之。

（2）变质化瘀丸

旱三七（一两细末），桃仁（一两炒熟细末），硼砂（六钱细末），粉甘草（四钱细末），西药沃剥（十瓦），百布圣（二十瓦）

上药六味调和，炼蜜为丸，二钱重。服时含化，细细咽津。

25. 养血汤，或润血饮子：治血气槁弱而成噎塞者。八珍汤加橘皮、竹茹、枇杷叶，治脾虚，中气不足。（《明医指掌》）

（1）养血汤

当归（二钱），生地黄（二钱），玄参（二钱），阿胶（二钱），知母（二钱），红花（五分，酒洗），桃仁（五分，研泥）

上锉，一剂，水二盏，煎八分，加生白蜜二匙服。

（2）润血饮子：治血槁成噎。

水一钟，入阿胶一两，化开，煎至七分，加竹沥半盏，人乳一盏，蜜五匙，徐徐服之。

26. 统旨补气运脾汤：治中气不运，噎塞。（《医灯续焰》）

人参（二钱），白术（三钱），橘红，茯苓（各一钱五分），黄芪（蜜炙，一钱），砂仁（去皮，八分），甘草（四分，炙），有痰加半夏曲（一钱）

水二钟，姜一片，枣一枚，煎八分，食远服。

27. 滋阴清膈饮（《医碥》）

当归，芍药（煨），黄柏（盐水炒），黄连（各一钱半），黄芩，山栀，生地黄（各一钱），甘草（三分）

水二钟，煎七分，入童便、竹沥各半酒盏，食前服。

28. 治噎膈主方（《简明医毂》）

人参（五分），白术，茯苓，当归，陈皮，半夏（姜制），黄连（各八分），甘草（三分）

上加姜、枣煎，磨入沉香汁（三匙）服。气虚加黄芪；呕加藿香、砂仁；助胃加山药、莲肉；消食，山楂、麦芽；开郁，香附、神曲、抚芎、山栀；气胀不舒加木香、萝卜子；大便秘加酒煮大黄；肥人多痰加二陈，制半夏、贝母、蒌仁，药中入竹沥、姜汁少许，韭汁服。瘦人四物养血，少加桃仁、红花，常宜人乳、牛羊乳，少入姜汁、蜂蜜、砂糖、甘蔗汁、梨汁作饮。枇杷叶、青橘叶、兰叶煎汤饮。御米、粟米煎粥，入竹沥食。此证有干食糯米饭，绝不饮茶汤而安者。

29. 生姜汁煎：治噎食不下，咽喉壅塞，胸膈烦闷等证。（《简明医毂》）

生姜汁，白蜜，牛酥（各五两），人参，百合（各二两）

上药入铜铫中，以慢火熬膏，不拘时。每用三匙，用人参百合汤调下。

30. 六味地黄汤加桂附：治肾水亏损，脾胃之火旺，上假热而下真寒之反胃。成噎嗝者方用（《傅青主男科》）

熟地（二两），山萸，元参（各一两），当归（五钱），五味子（二钱），牛膝，白芥子（各三钱）

水煎服。

31. 熏膈丸：治胸膈闷塞作噎。（《普济本事方》）

麦门冬（水浸去心），甘草（炙，各半两），人参（去芦），桂心（不见火），细辛（去叶），川椒

（去目并合口，微火炒，地上出汗），远志（去心，炒），附子（炮，去皮脐），干姜（炮，各二钱）

上细末，炼蜜丸如鸡头大。绵裹一丸含化，食后日夜三服。

32. 橘杏麻仁丸：治噎膈，大便燥结。（《仁斋直指方论》）

橘皮（炙），杏仁（去皮尖），麻子仁（去壳，各三两），郁李仁（去壳，五钱）

橘皮为末，三仁俱捣成膏，用大枣去核入石臼内捣和丸，如梧桐子大。每服五六十丸，食前煎枳实汤送下。

33. 七气汤：气噎膈者，此方主之。（《医方考》）

干姜，黄芩，桂心，半夏，甘草，橘皮，干地黄，芍药（各二两），桔梗（三两），枳实（五枚），人参（一两），吴茱萸（五合）

噎膈者，有物噎塞，妨碍饮食之名，今人与翻胃浑然无辨，非古也深师孙真人之傅也。七气者，寒气、热气、怒气、恚气、喜气、忧气、愁气也。气者，运行不息之物，故气行则治，气郁则病。冲租则治，乖戾则病。是方也，辛可以行气，故用干姜、肉桂、吴萸、半夏、陈皮之辛。苦可以降气，故用黄芩、枳实、桔梗之苦。脾虚则不能运气，故用人参、甘草以益脾。肝肾弱则不能吸气，故用地黄以滋肾，芍药以和肝。

34. 韭汁牛乳饮：治胃脘有死血，干燥枯槁，食下作痛，翻胃便秘。（《成方切用》）

韭菜汁、生乳等份。时时呷之。有痰阻者，加姜汁。一方去生乳，加陈酒，治血膈尤捷。

韭汁辛温，益胃消瘀。生乳甘平，润燥养血。瘀去则置无阻，血润则大肠通，而食得下矣。（治噎膈诸药，韭汁散瘀，竹沥、姜汁消痰，人乳生乳，润燥补血，芦根汁止呕，茅根汁凉血，甘蔗汁和置，荸荠消食。或加烧酒米醋白蜜，和诸汁顿服亦佳。朱丹溪曰：反胃噎膈，大便燥结，宜牛羊乳时时咽之，兼服四物汤为上策。不可服人乳，人乳有五味之毒，七情之火也。按：噎膈不通，服香燥药，取快一时。破气而燥血，是速其死也。不如少服药，饮生乳，加韭汁，或姜汁，或陈酒为佳。）

35. 开膈法（《不知医必要》）

甘蔗（约四寸，去皮，切片如钱），白米（一

酒杯，以水润透）

用瓷碗二只，将蔗与米放入碗内，盖密，慢火蒸成饭，先取蔗与患者徐徐嚼咽其汁，喉咙乃开，随食此饭开膈，后看证服药。

36. 四物加味汤：治噎膈。（《不知医必要》）

熟地（四钱），当归（二钱），川芎（二钱），党参（去芦，米炒），半夏（制），白芍（酒炒，各二钱五分）

加甘蔗汁，生乳，各一酒杯，冲药服。

37. 加减六味地黄汤：治噎膈。（《不知医必要》）

生地，当归（各二钱），半夏（制），黄肉，怀山，枸杞（各二钱五分），甘草（六分）

如寒则去生地，加熟地三钱，肉桂四分，附子七分，甘草炙。

38. 归脾汤：治噎膈。（《不知医必要》）

黄芪（炙），党参（去芦，米炒），枣仁（即炒杵），白术（蒸饭），白芍（酒炒，各二钱五分），当归（三钱），龙眼（净肉，六分），木香（七分），远志（去心，三分），炙草（五分）

如有痰涎多者，加泡吴萸六分。

39. 生姜汁煎：治噎食不下，咽喉闭塞，胸膈烦闷。（《不知医必要》）

高丽参（去芦，米锉炒），百合（各二两），牛酥，白蜜，生姜汁（各五西）

共入铜锅内煎，去渣熬膏，每服一酒杯，缓缓咽正下。

40. 枇杷叶煎：噎膈均治。（《不知医必要》）

党参（去芦，米炒，二钱五分），半夏（制，二钱），阿胶（蛤粉炒珠，一钱五分），枇杷叶（去毛，蜜炙，三钱），陈皮（六分），炙草（五分），生姜（三片）

41. 老人噎食不通方（《不知医必要》）

黄雌鸡肉（四两），茯苓（二两），白面（六两）

做馄饨入白油煮食，三五次即愈。

42. 王道无忧散：治翻胃膈噎，由气血虚而翻冒者，此攻补兼济也。（《万病回春》）

当归，白芍（炒），山芎，生地黄（各八分），赤芍（五分），白术（土炒），白茯苓（去皮，各二钱二分），赤茯苓，砂仁，枳实（麸炒），香附，乌

药，陈皮，半夏（姜汁炒），藿香，槟榔，猪苓，木通，天门冬（去心），麦冬（去心），黄柏（人乳炒），知母（人乳炒），黄芩（炒，各八分），粉甘草（三分）

上锉一剂，水煎温服。

43. 当归养血汤：治年老之人，阴血枯槁，痰火气结，升而不降，饮食不下，乃成膈噎之病。（《万病回春》）

当归，白芍（炒），熟地黄，茯苓（去皮，各二钱），贝母（去心），瓜蒌（去壳），枳实（麸炒），陈皮，厚朴（姜汁炒），香附，抚芎，苏子（炒，各七分），沉香（五分），黄连（用吴茱萸同炒，去茱萸，用连八分）

上锉一剂，生姜一片、枣一枚，水煎，竹沥磨沉香调服。

44. 生津补血汤：治年少胃脘血燥，故塞。（《万病回春》）

当归，白芍（炒），熟地黄，生地黄，茯苓（去皮，各二钱），枳实（麸炒），陈皮，黄连（炒），苏子，贝母（去心，各七分），砂仁，沉香（各五分）

上锉一剂，姜二片、枣一枚，水煎，竹沥、沉香同服。

45. 透关散：治噎膈不通，痞满气结，饮食难下。（《丹台玉案》）

白豆蔻，子丁香，沉香（各四钱），青皮（醋炒），香附（醋炒），橘红，枳实（各五钱），青礞石（煅过，三钱）

上为末，每服二钱，空心煮酒送下。

46. 分气饮：治远年近日噎膈，神效。（《丹台玉案》）

藿香，枇杷叶，贝母（去心），陈皮（各一钱），当归，厚朴（姜汁炒），沉香香附（醋炒），苏子（炒），白豆蔻（各一钱五分）

生姜五片，煎服。

47. 二陈合香附、抚芎、木香、槟榔、瓜蒌、砂仁之类：治七情郁结而成噎膈者。加黄连、砂仁、砂糖之类，则治饮酒人患噎膈。（《景岳全书》）

48. 启膈散：通噎膈，开关之剂，屡效。（《医学心悟》）

沙参（三钱），丹参（三钱），茯苓（一钱），川贝母（去心，一钱五分），郁金（五分），砂仁壳（四分），荷叶蒂（二个），杵头糠（五分）

水煎服。

虚者，加人参。前证若兼虫积，加胡连、芜荑，甚则用河间雄黄散吐之。若兼血积，加桃仁、红花，或另以生韭汁饮之。若兼痰积，加广橘红。若兼食积，加卜子、麦芽。此证有生蛇者，华佗以醋蒜食之，令饱，则吐物而出，真神法也。

49. 快气饼子：治气郁不快，食下则胸膈噎塞疼痛。（《明医指掌》）

莱菔子（炒，二两），紫苏子（一两），橘红（二两），白豆蔻（一两），白茯苓（一两）

上为细末，炼蜜和姜汁为饼子，时时噙嚼之。

50. 开关利膈丸：治肠胃壅滞，噎膈不通，大便燥结。（《张氏医通》）

木香，槟榔（各七钱），人参，当归（酒洗），藿香，甘草（炙），枳实（炒，各一两），大黄（酒蒸），厚朴（姜制，各二两）

滴水为丸，梧子大，每服三五十丸，食后米饮下。

51. 旋覆代赭石汤：治胃虚噫气不除。（《张氏医通》）

旋覆花（二钱），代赭石（煅，一钱），人参（二钱），甘草（炙，二钱），半夏（三钱），生姜（半两），大枣（四枚，擘）

上七味，水煎去滓，分温日三服。

52. 统旨香砂宽中汤：治气滞，胸痞噎塞，或胃寒作痛。（《医灯续焰》）

木香（临服时，磨水入药三四匙），白术（炒），陈皮，香附（各一钱五分），白豆蔻（去壳），砂仁（去壳），青皮，槟榔，半夏曲，白茯苓（各一钱），厚朴（姜制，一钱二分），甘草（三分）

水二钟，姜三片，煎八分。入蜜一匙，食前服。

53. 和剂五膈宽中散：治七情四气伤于脾胃，以致阴阳不和，胸膈痞满，停痰气逆，遂成五膈。并治一切冷气。（《医灯续焰》）

白豆蔻（去皮，二两），甘草（五两），木香（三两），厚朴（去皮，姜汁炒，一斤），缩砂仁（去壳），丁香，青皮（去白），陈皮（去白，各四两），香附子（炒，去毛，十六两）

上为细末。每服二钱。姜三片，盐少许，不拘时，沸汤点服。

54. 和剂谷神嘉禾散：治脾胃不和，胸膈痞闷，气逆生痰，不进饮食。或五噎、五膈。(《医灯续焰》)

白茯苓（去皮），缩砂仁（去皮），薏苡仁（炒），枇杷叶（去毛，姜汁炙香），人参（去芦，各一两），白术（炒，二两），桑白皮（炒），槟榔（炒），白豆蔻（炒，去皮），青皮（去白），谷（炒），五味子（炒，各半两），沉香，杜仲（去皮，姜汁酒涂炙），丁香，藿香，随风子，石斛（酒和炒），半夏（姜汁捣和作饼，炙黄色），大腹子（炒），木香（各七钱半），甘草（炙，二两），陈皮（去白），神曲（炒，各二钱半）

每服三钱，水一盏，姜三片，枣二枚，煎七分，不拘时温服。五噎，入干柿一枚。膈气吐逆，入薤白三寸、枣五枚。

55. 秦川剪红丸（《医碥》）

雄黄（别研），木香（各五钱），槟榔，三棱（煨），蓬术（煨），贯众（去毛），干漆（炒烟尽），陈皮（各一两），大黄（一两半）

为细末，面糊为丸，如梧桐子大，每服五十丸，食前米饮下。

56. 五膈宽中散（《医碥》）

白豆蔻（去皮，二两），甘草（炙，五两），木香（三两），厚朴（去皮，姜汁炙熟，一斤），缩砂仁，丁香，青皮（去白），陈皮（去白，各四两），香附子（炒，去净毛，十六两）

为细末，每服二钱，姜三片，盐少许，不拘时，沸汤点服。

57. 五噎五膈散：治膈噎等证。(《简明医彀》)

人参，半夏，桔梗，白术，白豆蔻，木香，沉香，干姜，杵头糠，荜澄茄，甘草（各三分），枇杷叶（五片，刷去毛，蜜炙）

上加生姜七片，水一盏煎服。

58. 枇杷叶煎：治五噎立效。(《简明医彀》)

枇杷叶（刷去毛，炙），陈皮（去白，各三钱），生姜（五钱）

水盏半，煎七分，作二次温服。

59. 十八味丁沉透膈汤：治脾胃不和，中寒上气，胁肋胀满，心腹疼痛，痰逆恶心，或时呕吐，

饮食减少，十膈五噎，痞塞不通，噫气吞酸，口苦失味，并皆主之。(《太平惠民和剂局方》)

肉豆蔻（煨），木香，青皮（洗），麦蘖，白豆蔻，丁香（各半两），白术（二两），香附子，缩砂仁，人参（各一两），厚朴（姜炒），藿香，陈橘皮，沉香（各七钱半），神曲（炒），半夏（汤洗七次），草果（各二钱半），甘草（炙，一两半）

上㕮咀。每服四钱，水二大盏，生姜三片，枣子一枚，同煎八分，去滓，热服。

60. 槟榔散：治胸膈注闷，噎塞不快，不思饮食，大治脾胃一切病，并肾膈气，醒酒化气。(《博济方》)

槟榔，木香，人参，甘草（炙），干姜（炮），官桂（去皮），青橘皮（去白），白术（米泔浸一宿，焙干），荆三棱（擘破，煨），神曲（炒），厚朴（去皮，用姜汤炙令香黄色），以上等份

上十一味，杵为末，每服点半钱，入盐少许。如患脾胃病并肾膈气，每服一钱，入盐汤服甚妙。

61. 嘉禾散：若咽中如核，咽之不下，吐之不出，久不治之，渐妨于食，或由思虑不常，气结不散，阴阳阻隔，或因饮食之间，气道卒阻，因而留结。因气者谓之"气噎"，其脉缓涩；因食者谓之"食噎"，其脉短涩。并宜此药并调气丸，食噎宜神曲丸。(《鸡峰普济方》)

枇杷叶（一两），沉香，石斛（各三分），薏苡仁（一两），杜仲（去皮，杵碎，姜汁浸一宿，炒令焦三分），缩砂仁（一两），藿香叶，木香，诃子（各三两），丁香（半两），半夏曲（一分），青橘皮（半两），大腹皮（三分），槟榔（半两），白术（二两），五味子（半两），茯苓（一两），神曲（一分），甘草（一两半），谷芽（一分），白豆蔻（一分），人参（一两），桑白皮（半两），橘皮（三分）

上为细末，每服三钱，水一盏，干柿半个，煎至七分，去滓，温服，食前。

62. 调气丸：快气和中进食。(《鸡峰普济方》)

青橘皮（二两），陈橘皮（三两），木香（半两）

上㕮碎，用牵牛面四两同药炒黄色，其牵牛末更不用，将前三味为细末，炼蜜和丸，如鸡头大，每服一丸，含化咽津。

63. 小神曲丸：消食化气。(《鸡峰普济方》)

神曲（一两），陈橘皮（二两）

上为细末，炼蜜和丸，如鸡头大，每服三两粒，含化咽津，食后。

64.槟榔丸：疗忧膈、食膈、冷膈、气膈、热膈，或宿酒不消，或为霍乱，或心痛醋心，腹胁气胀不食，或饮食伤饱。（《鸡峰普济方》）

桂心，干姜，茯苓，槟榔，甘草，人参，细辛，诃子皮，白芍药，枳壳

上件等份为细末，炼蜜和丸，梧桐子大，空心，温酒下十五丸，嚼破服亦可。

65.枳壳散：治五种积膈气，三焦痞塞，胸膈满闷，背膂引疼，心腹膨胀，胁肋刺痛，食饮不下，噎塞不通，呕吐痰逆，口苦吞酸，赢瘦少力，短气烦闷，常服顺气宽中，消炫癖积聚，散惊忧恚气。（《普济本事方》）

枳壳（去瓤，锉，麸炒），京三棱，橘皮（去白），益智仁，蓬莪术，槟榔，肉桂（不见火，各一两或各六两一钱），干姜（炮），厚朴（去粗皮，姜汁炙），甘草（炙），青皮（去白），肉豆蔻，木香（各半两或各三两）

上为细末。每服二钱重，水一盏，生姜五片，枣一个，同煎至七分，热服，盐点亦得，不拘时候。

66.木香通气饮子：治一切噎塞不通，痰饮不下。（《仁术便览》）

青皮，木香，莪术，槟榔，陈皮，萝卜子（炒，各五钱），藿香叶（二两），甘草，人参枳壳（各五钱），白芷（二钱半）

每服五钱，水煎服。

67.五十四演气丹：治诸般食积气积，噎食膈气等证。（《仁术便览》）

商陆（一两），槟榔（三个），芫花（醋炒），三棱，黄连，牛膝，广术（各一两），硇砂（二钱），肉豆蔻，青皮，陈皮，菖蒲（各三钱），巴豆，木香（各二钱半），大戟，大黄，甘遂，白牵牛，干姜，磁石（火煅，醋淬七次），干漆（烧，各五分）

上为末，醋糊丸梧子大。每三十丸，枣汤下送，下行二三次无妨，服至十次极效。

68.消食化滞丸：此药治诸气食积，噎膈痞满，胃胁刺痛，大小便秘，一切积滞等证。（《太医院秘藏膏丹丸散方剂》）

大黄（六两，生），黑丑（六两，头末），木香（一两），槟榔（一两），枳壳（一两，土炒），香附（四两，炒），青皮（一两，去瓤），陈皮（一两），莪术（一两，醋炒），黄连（一两，生），黄柏（三两，盐水炒）

上为细末，水糊为丸，如梧桐子大。每服一钱五分，不拘时，白滚水送下。

69.乌药半夏汤：治气滞人噎膈。（《不知医必要》）

党参（去芦，米炒，三钱），半夏（制），乌药（各二钱），香附（酒炒，杵），茯苓（各二钱五分），陈皮（去白，二钱），砂仁（杵，七分），炙草（六分）

加生姜二片煎。

70.顺气和中汤：治呕吐翻置、嘈杂吞酸、痞闷噫气、噎膈、心腹刺痛、恶心吐痰水。（《万病回春》）

陈皮（盐水浸炒，二钱），半夏（姜汁炒，七分），白茯苓（去皮，七分），白术（去芦，土炒，八分），枳实（麸炒，五分），香附（醋浸炒，一钱），砂仁（炒，三分），黄连（姜汁和猪胆汁拌炒，六分），山栀（姜汁炒黑，一钱），神曲（炒，六分），甘草（炙，三分）

上锉一剂，生姜三片，长流水入胶泥搅，澄清水一钟，煎至七分，入竹沥、姜汁，不拘时，细细温服。如气虚加黄芪、人参各八分；如血虚加当归七分、川芎五分；如气恼或气不舒畅加乌药五分、木香三分；如胸膈饱闷加萝卜子炒六分；如心下嘈杂醋心加吴茱萸四分，倍黄连、白术；如呕吐不止加藿香梗七分。

71.太仓丸：治噎膈翻置，脾胃虚弱，不思饮食。（《万病回春》）

白豆蔻（二两），砂仁（二两），陈仓米（一升，黄土炒熟）

上为细末，姜汁为丸，如梧桐子大。每服百丸，淡姜汤送下。

72.五子散：治气膈鼓胀噎食。（《万病回春》）

白萝卜子，紫苏子，白芥子（各五钱），山楂子（去核），香附子（去毛，各二钱）

上各为末，合一处，作芥末用。

73.治气噎不下饮（《赤水玄珠》）

枇杷叶（去毛，蜜炙），青皮，陈皮（去白），

上等份，每服三钱，生姜五片，水煎服。

74.紫苏子饮： 咳逆，上气，噎膈。因怒气叫喊未定，便夹气进饮食。或饮食甫毕，便用性恚怒，以致食与气相逆，气不得下，或咳嗽不透，心气逆，恶心。（《赤水玄珠》）

苏子（炒），诃子（煨，去核），萝卜子（微炒），杏仁（去皮尖，麸炒），人参，木香（各二钱半），青皮，甘草（炙，各三钱）

上分二服，生姜三片，水煎服。

75.太仓丸： 脾胃虚弱，不思饮食，翻胃不食，亦宜服之。（《赤水玄珠》）

砂仁，白豆仁（各二两），陈仓米（一升，用朝东向阳壁土炒，去土不用），

上末，生姜自然汁丸，桐子大，每服百丸，淡生姜汤下。

76.秘传枳术二陈汤： 治痰气食膈，呕吐痰涎，翻胃嘈杂。（《仁斋直指方论》）

白术（泔洗，锉，土炒一钱），黑枳实（麸炒），陈皮（去白，各八分），茯苓（去粗皮），香附子（童便浸，炒），半夏（汤泡七次，各二钱），黄连（姜汁炒），槟榔（鸡心者），白豆蔻（各五分），青皮（麸炒），吴茱萸，生甘草（各三分）

上㕮咀。用水二钟，姜三片，枣一枚，煎八分，食远服。气虚者加人参、黄芪；血虚者加当归、地黄；郁加神曲、抚芎。

77.五膈散： 治胸膈痞闷，诸气结聚，胁肋胀满，痰逆恶心，不进饮食，并皆治之。（《奇效良方》）

枳壳（去瓤，麸炒），青皮（去白），大腹子，半夏曲（炒），丁香（不见火）天南星（汤泡），干姜（炮），麦蘖（炒），草果仁，白术（各二钱二分），甘草（炙，五分）

上作一服，水二盅，生姜五片，煎至二盅，不拘时服。

78.宽中散： 治因忧恚郁结，或作寒热，遂成膈气，不进饮食。（《奇效良方》）

白豆蔻（去皮，一两），青皮（去白），缩砂（去皮），丁香（各二两），木香（一两半），甘草（炙，二两半），陈皮（去白，四两），香附子（炒，

去毛），厚朴（去粗皮，姜制炒，各八两）槟榔（二两）

上为细末，每服二钱，不拘时用生姜盐汤调服。

79.沉香开膈散： 治五膈五噎，痞满呕吐，心腹刺痛，胁肋胀。（《奇效良方》）

沉香，白豆蔻，荆三棱，蓬莪术，缩砂，荜澄茄，草果仁，益智仁，丁香，川白姜，人参，丁皮（各半两），木香，白茯苓，香附（炒），藿香，干青皮，半夏，曲陈皮（各一两），甘草（炒，一两一分）

上为粗末，每服三钱，水一盏半，生姜五片，枣二枚，煎至中盏，去滓，食前服。

80.沉香散： 治五膈五噎，胸中久寒，诸气结聚，呕逆噎塞，饮食不化，结气不消。常服顺气通噎，宽中进食。（《奇效良方》）

白术，茯苓（各半两），木通，当归，青皮，陈皮，大腹皮，大腹子，白芍药，木香（各二两），紫苏叶，枳壳（麸炒，去瓤），白芷（各三两），甘草（各一两半），沉香（一两）

上为末，每服二钱，水二盏，生姜三片，枣一枚，煎至七分，空心温服。一方无木香。

81.五膈散： 治五膈气痞，心胸噎塞，渐致羸瘦。（《奇效良方》）

人参，赤茯苓（去皮），枳壳（麸炒，去瓤），厚朴（去粗皮，姜汁炙），官桂（去粗皮），陈曲（炒），诃黎勒皮，白术，陈皮（汤浸，去白），干姜（炮），荆三棱（煨），槟榔，木香（不见火），甘草（炙，各一两）

上为细末，每服二钱，入盐沸汤调服。如脾气腹胀，心胸满闷，每服三钱，水二盏，入生姜一块，切，枣二枚，擘破，盐少连，煎至八分，不拘时和滓热服。

82.膈气散： 治五膈气，三焦痞塞，胸膈满闷，背膂引疼，心腹膨胀，胁肋刺痛，食饮不下，噎塞不通，呕吐痰逆，口苦吞酸，羸瘦少力，短气烦闷，常服顺气宽中，消痃癖积聚，散惊忧恚气。（《奇效良方》）

三棱（炮），蓬术（炮），肉桂（去粗皮），益智仁，陈皮，枳壳（麸炒，去瓤），槟榔（各十两），肉豆蔻，木香，干姜（炮），青皮（去皮），

厚朴（去粗皮，生姜汁炒），甘草（炙，各五两）

上为细末，每服二钱，水二盏，入生姜二片，枣半个，煎七分，和滓不拘时热服。如不煎，入盐少许，沸汤点服亦可。

83. 五膈丸（二名琥珀丸）：治五膈气噎满闷，不下食，心胸壅塞。（《奇效良方》）

琥珀（研，一分），木香（炮），诃黎勒（炮，去核），陈橘皮（去白，焙）昆布（选，去咸水），桃仁（去皮双仁，炒），白术（炒，各三分）官桂（去粗皮），半夏（汤洗七次），枳壳（麸炒，去瓤），五味子，槟榔，大黄（各半两）

上为细末，炼蜜和丸，如梧桐子大，每服三十丸，空心生姜枣汤下。

84. 沉香丸：治膈气。（《奇效良方》）

沉香，木香，丁香，茴香，橘皮，枳实（各一两），槟榔（二两），阿魏（一分，面裹烧熟，焙干），吴茱萸（二分，汤浸洗七次，醋浸二宿，炒），牵牛（三两，酒浸令软，去醋，炒令熟）

上为细末，炼蜜和丸，如梧桐子大，每服十五丸，生姜汤下。

85. 分气丸：治膈气，呕逆不下食。（《奇效良方》）

白术（麸炒），木香（炮），蓬术（煨），陈皮（汤浸去白，切炒），桂心（去粗皮），缩砂（去壳，炒），怀香子（炒），干木瓜（发），益智仁（炒），干姜（炮），甘草（炙，各二两），胡椒（半两），阿魏（一分，醋化，白面和作饼，炙）

上为细末，汤浸蒸饼和丸，如芡实大，每服一丸，不拘时用盐汤嚼下。

86. 豆蔻散：治五种膈气。能治气补劳，通血脉，益脾胃，去痰饮。（《奇效良方》）

肉豆蔻（五枚），木香，人参，厚朴（姜制），赤茯苓，官桂，槟榔，诃子（煨，去核），青皮，陈皮，甘草（炙），郁李仁（去皮，炒），半夏（同生姜捣成泥，瓦上焙干，以上各半两）

上为细末，每服二钱半，盐汤调，不拘时服。上咬咀，每服七钱，水二盏，姜枣各三枚，煎至二盏，去滓，不拘时服亦可。

87. 宽中丸：治气不升降，胸膈痞结。（《奇效良方》）

木香，青皮，三棱（各半两），大腹子（二钱半），半夏（汤泡洗，三两）

上为细末，姜汁煮面糊和丸，如梧桐子大，每服五十丸，不拘时用仓米汤下。

88. 桃仁承气汤：治噎膈，瘀血则脉涩。（《明医指掌》）

89. 代抵当丸：治瘀血噎膈，食下疼痛。（《医灯续焰》）

大黄（川产、如锦纹者，去皮及黑心，四两），芒硝（一两。如欲稳，以玄明粉代），桃仁（麸炒黄，去皮尖，另研如泥，六十枚），当归尾，生地黄，穿山甲（蛤粉炒，各一两），桂（三钱或五钱）

上为极细末，炼蜜丸如桐子大。若蓄血在上焦，丸如芥子大。临卧去枕仰卧，以津咽之，令停留喉下，搜逐膈上。中焦食远，下焦空心。俱桐子大，以百劳水煎汤下之。

90. 韭汁饮：血噎膈者，此方主之。（《医方考》）

生韭汁，醇酒等份

每服二合，日二。

汉医但称噎、称膈而已，后之方书称五噎、五膈。五噎者，气噎、忧噎、劳噎、食噎、思噎也。五膈者，忧膈、恚膈、气膈、寒膈、热膈也。立言虽曰有五，说证其实未周。今不拘其说，只据世人所有之证而订其方焉。血噎膈者，或因跌仆，或因大怒，血积胸膈，久久凝结，令人妨碍饮食，得热则宽，得寒则痛是也。生韭汁，能解蓄血之瘀结，佐以醇酒，行其势也。

91. 治膈噎：红花端午日采头次，酒拌焙，真血竭各等为末，酒拌匀，入汤中，顿热，徐徐服。初服二分，次日服三分，再服五分。（《仁术便览》）

92. 通幽汤（东垣）：治幽门不通，上冲吸门，噎塞不开，气不得上下，大便艰难，名曰下脘不通，治在幽门。（《成方切用》）

当归身，升麻，桃仁（研），红花，甘草（炙），原生地，原熟地，或加槟榔

当归二地，滋阴以养血，桃仁红花，润燥而行血，槟榔下坠而破气滞。加升麻者，天地之道，能升而后能降。清阳不升，则浊阴不降。经所谓地气上为云，天气正为雨也。加大黄麻仁，名当归润肠汤，治同。

93. 苓桂半夏汤：治噎膈中气之虚败所致。

（《医学摘粹》）

茯苓（三钱），泽泻（三钱），甘草（二钱），桂枝（三钱），半夏（三钱），干姜（三钱），生姜（三钱），芍药（三钱）

水煎大半杯，温服。如上脘不开，宜重用半夏以降胃气。痰盛者，加茯苓、橘皮行其瘀浊，生姜取汁，多用益善。如痰饮极旺，用瓜蒂散吐之。如胸胁痛楚，当以甘草缓其迫急，芍药泄其木邪，柴胡、鳖甲散其结郁。若兼风木枯燥加阿胶、当归，滋木清风，其痛自瘥。如大便燥结，宜以干姜、砂仁温中破滞，益脾阳而开肠窍；以桂枝达木郁而行疏泄；干涩难下者，重用肉苁蓉以滑肠窍，白蜜亦佳；木枯血燥，不能疏泄，加阿胶、当归滋其风木。如小便红涩，宜苓泽桂枝，泄湿疏木，以通前窍。甚者用猪苓汤加桂枝。猪苓滑泽，泄湿燥土，桂枝、阿胶，疏木清风，水道自利。

94. 二陈汤加浓朴，或六安煎：治噎膈痰气不清，上焦多滞者。（《景岳全书》）

（1）二陈汤

陈皮，半夏（制，各三钱），茯苓（二钱），炙甘草（一钱）

水二钟，姜三五片，枣一枚，煎八分，食远服。

（2）六安煎

陈皮（一钱半），半夏（二三钱），茯苓（二钱），甘草（一钱），杏仁（一钱，去皮尖，切），白芥子（五七分，老年气弱者不用）

水一钟半，加生姜三五七片，煎七分，食远服。凡外感风邪咳嗽而寒气盛者，多不易散，宜加北细辛七八分或一钱；若冬月严寒邪甚者，加麻黄、桂枝亦可；若风胜而邪不甚者，加防风一钱，或苏叶亦可；若头痛鼻塞者，加川芎、白芷、蔓荆子皆可；若兼寒热者，加柴胡、苏叶；若风邪咳嗽不止，而兼肺胃之火者，加黄芩一二钱，甚者再加知母、石膏，所用生姜，只宜一片；凡寒邪咳嗽痰不利者，加当归二三钱，老年者尤宜；若气血不足者，当以金水六君煎与此参用；凡非风初感，痰胜而气不顺者，加藿香一钱五分；兼胀满者，加浓朴一钱，暂开痰气，然后察其寒热虚实而调补之。若气虚卒倒，及气平无痰者，皆不可用此。

95. 加减二陈汤：治噎膈气有不顺，或兼胸腹微痛者。（《景岳全书》）

即二陈汤加丁香九粒，气滞甚者，可加一二钱。

96. 调中散：通噎膈，开关和胃。（《医学心悟》）

北沙参（三两），荷叶（去筋净，一两），广陈皮（浸去白，一两），茯苓（一两），川贝母（去心，黏米拌炒，一两），丹参（三两），陈仓米（炒熟，三两），五谷虫（酒炒焦黄，一两）

97. 栝楼实丸：治膈噎，胸膈痞，痛彻背胁，喘急妨闷。（《医学正传》）

栝楼实（去壳别研），枳壳（去瓤麸炒），半夏（汤泡七次），桔梗（炒，各一两）

上为细末，姜汁米糊为丸，如梧桐子大，每服五十丸，生姜汤送下。

98. 宽中进食丸：滋形气，喜饮食。（《医学正传》）

麦蘖面（一两，炒黄），半夏，猪苓（去黑皮，各七钱），草豆蔻（湿面裹煨），神曲（炒，各半两），枳实（麸炒黄色），橘红（各三钱），白术（五钱），白茯苓，泽泻（各三钱），砂仁（二钱），干生姜（炮，半两），甘草（炙），人参，青皮（各二钱），木香（一钱）

上为细末，汤浸蒸饼为丸，如梧桐子大，每服三十丸，清米饮送下，食后服。

99. 四七汤：治七情气郁，结聚痰涎，状如破絮，或如梅核在咽喉之间，咯不出，咽不下。并治中脘痞满，痰涎壅盛，上气喘急。妇人有孕恶阻，亦宜服之。（《明医指掌》）

半夏（一钱半），白茯苓（一钱三分），苏梗（一钱），厚朴（一钱）

上锉，一剂，生姜七片，大枣一枚，水二钟，煎八分服。

100. 生姜半夏汤：止呕吐，开胃消食。（《医灯续焰》）

半夏，生姜（各三钱）

上㕮咀，水二盏，煎七分服。

101. 半夏散：治五膈气噎，心胸不利，涕唾稠黏，饮食进退。（《博济方》）

半夏（半两，姜汁浸一宿，焙干），厚朴（半两，去皮，姜汁炙），枇杷叶（炙去毛，半两），肉

豆蔻（一个，去壳），母丁香（二十五枚），青丁香（一块，枣大）

上六味为细末，每服一钱，水八分盏，煎六分，和滓热服，酒后服尤妙也。

102. 五噎膈气丸： 治气食忧劳思虑。（《普济本事方》）

半夏（汤浸七次，薄切，焙），桔梗（各二两，炒），肉桂（不见火），枳壳（去瓤，麸炒，各一两半）

上细末，姜汁糊丸如梧子大，姜汤下三十丸，食后临卧服。

103. 利膈和中汤： 治膈噎膈气，食不下，呕吐。（《仁术便览》）

半夏，茯苓（各一钱），陈皮（一钱半），枳术，白术（各二钱），黄连，香附（各七分），甘草（二分），厚朴（七分），山楂（五分），藿香，桔梗，木香，萝卜子（炒）

姜三片，水煎。

104. 葛花半夏汤： 治好饮酒人噎膈。（《不知医必要》）

党参（去芦，米炒，三钱），半夏（制），葛花（各二钱），白术（净），茯苓（各二钱五分）陈皮（二钱），炙草（七分），生姜（二片）

加生乳或羊乳半茶杯，冲药服。如痰涎多者，加泡吴萸六分。

105. 五噎膈气丸： 治气、食、忧、劳、思、虑。（《类证普济本事方释义》）

半夏，桔梗（各二两），肉桂，枳壳（各一两半）

上为细末，姜汁糊丸如梧子大。姜汤下三十丸，食后临卧服。

106. 清痰养血汤： 治噎膈，吞酸，吐酸水。（《脉症治方》）

半夏曲（二钱五分），白茯苓（二钱），当归（二钱），陈皮（二钱），甘草（三分），白扁豆（二钱），人参（二钱），白术（五分），御米（炒，八分），萝卜子（炒，七分），黄连（吴萸同炒，去吴萸，二钱）

上作一服，水一钟半，煎八分，食远服。临服，加姜汁（五匙）、竹沥（二盏）、芦根汁（二盏），同药搅匀服。

痰盛，加贝母（二钱）、枳实（五分）。火盛，加山栀仁（姜汁炒）、黄芩（酒炒，各八分）。顺气，加木香（五分）、槟榔（八分）。开郁，加香附（炒，一钱五分）、神曲（七分）。养血，加麦门冬（一钱）、桃仁（二十粒）、生地黄（八分）、牛羊乳（各盏）。生津，加同上，再加乌梅（二个）。润燥，加麻仁、杏仁（各二钱）、郁李仁（二钱）、人牛羊乳（各不拘多少）。抑肝，加白芍药、橘吐（各二钱）、青皮（五分）。补脾，加莲子（五枚），倍用参、术。止呕，加藿香、砂仁（各七分）。消膨，加枳实、砂仁（各七分）。止泻，加白芍药、肉果（各二钱），去当归。吞酸吐酸，加藿香（八分）、砂仁（五分），倍用茱萸、炒黄连。心腹痛，加木香（五分）、槟榔（七分）、青皮（五分）、白芍药（二钱）、桂（三分）、白豆蔻仁（五分），去参、术，当归减半。

107. 五汁饮： 治噎膈方。（《证治汇补》）

芦根汁，生姜汁，韭汁，沉香汁，竹沥
和匀。

108. 安心调气丸： 治噎膈反胃通用之药。噎膈病，血液燥，胃脘干，难服丸药，宜作壹子药服之。（《一见能医》）

陈皮（盐水炒，二两），半夏（姜汁炒，二两），白术（土炒，二两），枳实（炒，二两），茯苓（炒，一两），苏子（炒，二钱），川芎（炒，五钱），当归（炒，五钱），白芍（酒炒，八钱），盐白豆蔻（五钱），莱菔子（炒，二钱），神曲（炒，一两），木香（二钱），甘草（三钱），香附（流水浸阴干，三两）

上为细末，姜汁、竹沥打神曲糊为丸，绿豆大，服八十丸，白汤下。

109. 调中散： 通噎膈，开关和胃。（《医学心悟》）

北沙参（三两），荷叶（去筋，净，一两），广陈皮（浸，去白，一两），茯苓（一两），川贝母（去心，黏米拌炒，一两），丹参（三两），陈仓米（炒熟，三两），五谷虫（酒炒焦黄，一两）

共为细末。每用米饮调下二钱，日二服。

110. 和中桔梗汤： 上焦火盛冲逆，食不得下而呕者，和中桔梗汤加竹茹、枇杷叶。渴者，去半夏，加麦冬。大便燥结者，人参利膈丸微下。血

少阴虚，火盛不得眠，食入反出者，朱砂安神丸。（《明医指掌·噎膈证》）

茯苓（一钱），半夏（七分，泡），陈皮（八分），白术（炒，八分），生姜（五片），枳实（炒，八分），厚朴（姜炒，八分），桔梗（八分）

上锉，一剂，水二钟，煎至八分，空心温服。

111. 秘传半夏朴汤：治翻胃吐痰，胸满肋痛，嘈杂吐涎。（《仁斋直指方论》）

半夏（汤泡七次），厚朴（姜汁制），山栀（去皮，炒黑），川黄连（姜汁炒，各二钱），广陈皮（去白，八分），茯苓（去粗皮，八分），甘草（生用，三分），黑枳实（麸炒，一钱），苍术（泔浸，炒，八分），泽泻，香附子，青皮（各五分），当归，白豆蔻（各六分）

上咬咀。用水一钟半，姜三片，煎八分，不拘时服。

112. 五噎散：治五噎食不下，呕哕痰多，咽喉噎塞，胸膈满痛。（《奇效良方》）

人参，半夏（汤洗七次），桔梗（去苗），白豆蔻，木香，杵头糠，沉香（不见火），荜澄茄，枇杷叶，干生姜，白术（各二钱），甘草（炙，五分）

上作一服，水二盅，生姜七片，煎至一盅，食后服。

113. 人参丁香散：治脾胃不和，停痰留饮，不能运化，腹胁胀满，短气噎闷，或吐痰水，噫醋吞酸，不思饮食，渐至羸瘦。（《奇效良方》）

人参（去芦），丁香，白芍药，当归（去芦），肉桂（去皮），蓬术（煨），陈皮（各一钱）干姜（炮），茯苓（去皮），香附子（炒），白术，甘草（炙），山药（各一钱半）

上作一服，水二盅，生姜三片，煎至二盅，空心服。

114. 旋覆花散：治胸中痰结，痞塞不通，不能饮食。（《奇效良方》）

旋覆花，大腹皮，附子（炮裂，去皮脐）木香（各半两）赤茯苓，白术，前胡（去芦），半夏（汤洗七次），桂心，川芎，人参（各二两），青皮（三分，汤浸，去白，焙）

上咬咀，每服三钱，水一中盏，入生姜半分，煎至六分，去滓，不拘时稍热服。

115. 半夏五香丸：治膈气痰结，和胃气，进饮食。（《奇效良方》）

半夏（汤浸七次，选去澄，捣为末，生姜汁和作饼，曝干，三两净），丁香沉香，木香，藿香（各半两），麝香（研），龙脑（研），丹砂（研），甘草（炙，各二钱），槟榔（二枚，尖者）

上为细末，炼蜜和丸，如弹子大，每服一丸，空心食前细嚼，用生姜盐酒送下。

116. 治五噎立效方（《奇效良方》）

枇杷叶（拭去毛，炙），陈皮（汤浸去瓤白，焙，一两），生姜（半两）

上件药都以水二大盏半，煎至一大盏半，去滓，不拘时候，分温三服。

117. 食郁越鞠丸：食噎膈者，此方主之。（《医方考》）

山楂，神曲，砂仁，香附，苍术（米泔浸七日），抚芎，栀子

食不自膈也，或由气塞，或由火郁，然后停食而作食膈。故用香附、苍术、抚芎以顺气，栀子以泻火，山楂、神曲、砂仁以消食。昔齐王中子诸婴儿，病烦懑，食不下，时呕沫。仓公视之曰：食膈病也，作下气汤以饮之。其方今不可考矣。若芩连枳术丸、木香槟榔丸，义亦近之。

118. 神曲半夏汤：治不节饮食人噎膈。（《不知医必要》）

党参（去芦，米炒，三钱），白术（净，炒），半夏（制，各二钱），神曲（炒），山楂，茯苓（各二钱五分），陈皮（去白，一钱），炙草（七分）

生姜三片同煎。加味照前。如大便结，三方俱加当归二钱。一老医云：此证宜饮生乳，或同姜汁、蔗汁、陈酒服均佳。若徒服香燥之药，以取快一时，破气而燥血，是速其死也。

119. 神仙夺命丹：专治噎食。（《济世神验良方》）

乌梅十三个（水浸去核杵烂），硇砂，雄黄（各二钱），百草霜（五钱），绿豆，黑豆（各四十九粒）

共为末，和梅再捣为丸，如弹子大。以乳香一钱，少加朱砂为衣，阴干。空心嚼化一丸，待药化尽，即以热饼二个，茶泡食之，无碍已验过三五日，再服一丸，即愈。

120. 厚朴汤：治膈气宿食不消。（《奇效良方》）

厚朴（去粗皮，一两半，生姜汁浸二宿，炒令紫色），青皮（汤浸去白，焙），麦糵（炒），人参，柴胡，诃黎勒（炮，用皮），麻黄（去根节，煮掠去沫，焙），乌头（炮裂，去皮脐），陈皮（汤浸去白，焙），甘草（炙），陈曲（炮，以上各一两），草豆蔻，高良姜，五味子，桂心（去皮，以上各半两），益智（炒，去皮，二两），干姜（炮，一分）

上㕮咀，每服三钱，水二盏，姜三片，枣二枚，擘破，同煎至七分，去滓，不拘时稍热服。

121. 荜澄茄散：治膈气壅滞，脾胃虚弱，宿食不消，四肢乏力。（《奇效良方》）

荜澄茄，诃黎勒皮，细辛（各一两），人参（去芦），草豆蔻（去皮），荆三棱（煨），木香，半夏（汤浸洗七次），五味子，高良姜，青皮（汤浸去白，焙），甘草（炙，以上各半两），白术，大腹皮（各三分）

上㕮咀，每服二钱，水一中盏，入生姜半分，枣三枚，煎至六分，去滓，不拘时稍咽服。

122. 神曲丸：治膈气不下食，纵食不能消化。（《奇效良方》）

神曲（炒），麦糵（炒，各四两），厚朴（二两，去粗皮，生姜汁炙令香熟），干姜，槟榔，桂心（各一两），诃黎勒皮，陈皮（汤浸去白，焙，各一两半）

上为细末，炼蜜和捣二三百杵，丸如梧桐子大，每服二十丸，不拘时用淡生姜汤送下。

123. 麦昆煎（《医碥》）

昆布（二两，洗去咸水），小麦（二合）

水煎，俟麦熟去渣，不拘时服一小盏。再口中长含昆布两三片，咽津极效。

124. 姜附散：膈气不通，胸膈间结块，大如拳，坚如石，呕吐恶心，饮食不下。（《赤水玄珠》）

香附子（一斤），生姜（三斤）

捣取汁，浸香附一宿，晒干再浸，再晒，以姜汁尽为度，为末，每二钱，米饮下。

125. 遇仙丹（《清太医院配方》）[1]

【药物组成】黑丑 180g，茵陈、槟榔、枳壳、三棱、莪术、牙皂各 60g，大黄 90g。

【功效主治】治邪热上攻，痰涎壅滞，翻胃吐食，十膈五噎，伤酒伤食，虫积血积，气块癖积，食积疮热肿痛，大小便不利，妇女鬼疰癥瘕，误吞金银铜铁，并皆治之。

【用法用量】共研细末，醋法为丸，每服 3g 或 2.1~2.4g，临卧用茶清送下。孕妇勿服。

126. 经验方[2]

【药物组成】山慈菇 18g，鸡血藤、石菖蒲、红花各 6g，儿茶 4.5g。

【功效主治】治食管癌。

【用法用量】水煎服，每日 1 剂。

127. 经验方[2]

【药物组成】虎杖根 24g，鲜半边莲、鲜岩珠各 60g，香茶菜、金锁银开各 30g，菱角 90g，白槿花 15g，生水蛭 6g，三七末 3g（另吞）。

【功效主治】食管癌噎塞不通。

【用法用量】水煎服，每日 1 剂。

128. 经验方[2]

【药物组成】刀豆子 15g，柿蒂、茜草根、娑罗子、清半夏、旋覆花各 9g，半边莲 24g，川椒 2.5g，玫瑰花 1.5g。

【功效主治】食管癌吞咽困难，胸部胀痛。

【用法用量】水煎服，每日 1 剂。

129. 经验方[3]

【药物组成】降香、硇砂、月石、朴硝各 30g，冰片 3g。

【功效主治】治食管癌、胃癌。

【用法用量】共研末。每日 3 次，口含缓慢化开咽下，每日 3 次。

130. 鸡鸦素丸[2]

【药物组成】鸡内金、鸦胆子。

【功效主治】治食管癌。

【用法用量】等份研细，装胶囊内，每粒 0.5g。每日 2 次，每次 2 粒，开水送服。

131. 经验方[3]

【药物组成】威灵仙、石打穿各 30g。

【功效主治】治食管癌。

【用法用量】水煎服，每日 1 剂。

132. 犀黄丸[2]

【药物组成】上犀角 15g，乳香、没药各 45g，牛黄 3g，麝香 15g。

【功效主治】治食管癌。

【用法用量】共为细末，糯米糊为小丸。每服 3~4.5g，黄酒送服，每日 1~2 次。

133. 经验方[4]

【药物组成】蜈蚣 20 条，全蝎 15g，血竭 9g，穿山甲、三七、儿茶、乳香、没药各 15g，乌蛇 250g。

【功效主治】治食管癌。

【用法用量】共研细粉，每次 1 钱，日服 2 次。

134. 经验方[2]

【药物组成】诃子、菱实、紫藤、米仁各 9g。

【功效主治】治胃癌、食管癌。

【用法用量】煎汤服，每日 3 次。

135. 经验方[5]

【药物组成】茯苓 45g，厚朴 12g，苏梗 18g，枳壳 15g，代赭石、清半夏各 30g，橄榄 24g，硼砂 3g，橘红、生姜各 9g。

【功效主治】治食管癌。

【用法用量】水煎服。治疗过程中可加用：海藻 24g，昆布 18g，白矾 3g。

136. 经验方[2]

【药物组成】青黛、硼砂各 30g，紫硇砂 6g。

【功效主治】治食管癌。

【用法用量】共研细末。每日 3 次，每次 3g，麦冬汤下。

137. 经验方[6]

【药物组成】生半夏 15g，旋覆花 12g，代赭石 30g。

【功效主治】食管癌。

【用法用量】水煎服，每日 1 剂。

138. 经验方[7]

【药物组成】当归、生地、赤芍、红花各 9g，鸡血藤 30g，丹参 15g，川芎 3g，血灵（由乳香、没药、血竭等量组成）1.5g。

【功效主治】食管癌、食道梗阻。

【用法用量】水煎服，每日或隔日 1 剂。

139. 经验方[7]

【药物组成】制半夏 24g，胆南星、槐耳各 15g，碘化钾 1g。

【功效主治】食管癌。

【用法用量】共研细末。每次 6g，每日 3 次，开水送服。

140. 经验方[8]

【药物组成】沙参 30g，丹参 30g，白术 15g，

茯苓 15g，砂仁 3g，郁金 3g，香附 12g，土贝母 9g，乌蛇 12g，蜈蚣 9g，全虫 9g，甘草 3g。

【功效主治】治食管癌。

【用法用量】水煎，日服 2 次。

141. 经验方[7]

【药物组成】石见穿、急性子各 30g。

【功效主治】食入梗阻难以下咽者

【用法用量】浓煎成汤，冲入硇砂 1~2g，呷饮。

142. 经验方[7]

【药物组成】白屈菜、半枝莲各 10g，藤梨根 30g。

【功效主治】治食管癌。

【用法用量】加水熬至深黑，去渣，浓缩，制成糖浆，每次服 10ml，日服 2 次。

143. 抗癌乙丸[7]

【药物组成】山豆根、重楼、夏枯草等份。

【功效主治】治食管癌。

【用法用量】共研粉，制成 0.5g 片剂。每日 3 次，每次 5~10 片口服。

144. 经验方[7]

【药物组成】山慈菇 18g，鸡血藤、红花、葛根各 6g，儿茶 4.5g。

【功效主治】治食管癌。

【用法用量】水煎服，每日 1 剂。

145. 经验方[7]

【药物组成】山慈菇（整个破开）120g。

【功效主治】治噎膈（包括食管癌、胃癌）。

【用法用量】洗净，上净白蜜 120g。用清水浓煎山慈菇，加入蜂蜜收膏。每次 9~15g，每日 2 次。斟酌病情轻重服用。

146. 729 片[7]

【药物组成】白花丹、白花蛇舌草、土茯苓、忍冬藤各 2500g。

【功效主治】治食管癌、贲门癌。

【用法用量】水煎浓缩为 2500g，加入天花粉 1000g，甘草粉 500g 及赋形剂 1000g（共 5000g），做成药片。每次 2g，日服 3 次。

147. 经验方[7]

【药物组成】水杨梅根、毛叶一枝花、藤梨根、蛇毒、鲜龙葵、白花蛇舌草、野葡萄根、白英各 30g。

【功效主治】治食管癌。

【用法用量】水煎服，每日1剂。

148. 经验方[9]

【药物组成】半枝莲、急性子、石见穿各30g，红枣5只。加减：胸痛加枸橘9g、全瓜蒌9g、薤白头9g；便闭加牛膝9g、生大黄4.5g；痰多加生南星4.5g、生半夏4.5g、生姜2片；吞咽困难较重时加硇砂0.9g冲服。

【功效主治】治食管癌。

【用法用量】水煎服，每日1剂。

149. 3号方[7]

【药物组成】仙鹤草、急性子、生赭石各30g，当归、蚤休各15g，姜半夏、姜竹茹、广木香、公丁香、沉香曲、川楝子、南北沙参、石斛、天龙、蜣螂各9g，豆蔻6g。

【功效主治】治食管癌。

【用法用量】水煎服。

150. 经验方[7]

【药物组成】山慈菇18g，鸡血藤、石菖蒲、红花各6g，儿茶4.5g。

【功效主治】治食管癌。

【用法用量】水煎服，每日1剂。

151. 新生汤Ⅱ号[10]

【药物组成】红参、壁虎、木香、鲜马齿苋、黄芪。

【功效主治】未具体提及。

【用法用量】按每日3次口服，每次10ml，共服20天为1个疗程，连用2~3个疗程。

152. 经验方[11]

【药物组成】党参、黄白术各30g，白芍13g，薏苡仁30g，甘草9g，制半夏20g，白花蛇舌草、半枝莲各30g，山豆根、夏枯草各15g，全瓜蒌13g，补骨脂、莪术各10g为主方。胸痛加川楝子、延胡索，腹胀纳差加川朴、焦三仙，反酸加砂仁、吴茱萸，大便燥结加大黄、火麻仁。

【功效主治】补气益脾、降逆止呕、清热解毒、软坚化结、抗癌。

【用法用量】每日1剂，水煎分2次服，麝香0.03g加蜂蜜（土蜂蜜为佳）1小勺含服，1日2次，30天1个疗程，同时注意支持疗法，及时纠正水电解质平衡。一般服药7~14天见效，2个疗程后可根据病情改间歇用药巩固疗效。

153. 经验方[12]

【药物组成】黄芪、党参、白术、当归各12g，生地、麦冬、玄参、茯苓、肉苁蓉、白芍、女贞子各10g，陈皮6g。咽喉干燥疼痛加银花40g、黄芩10g、马勃6g；咳嗽多痰加瓜蒌、川贝、杏仁各10g；痰中夹血加白茅根20g、藕节炭10g；血虚甚者加鸡血藤、何首乌各10g。

【功效主治】益气养血健脾、补肾滋阴解毒。

【用法用量】每日1剂，水煎服。1周为1个疗程，4个疗程观察疗效。

154. 经验方[13]

【药物组成】红参、黄芪各20g，白术、当归、生地各15g，红花、桃仁、蜈蚣、全蝎各10g，厚朴、砂仁各15g。

气滞血瘀者：症见进食梗阻，胸膈疼痛，形体消瘦，面色晦滞，重用桃仁、红花，加枳实、木香。气虚阳微者：症见吞咽梗阻，面色苍白，形寒气短，面浮足肿，重用红参、黄芪，加肉桂。痰气互阻者：症见吞咽困难，胸膈痞满，呕吐痰涎，加川贝、郁金、丹参。

【功效主治】益气通瘀。

【用法用量】每日1剂，水煎两次，两煎药液混合后分早、中、晚各服1次，若吞咽困难者每次50ml，每半小时服1次。

第三章 反胃（胃反、翻胃）

第一节 历代文献本草

1. **马刀**（《本草图经》）：蚌蛤之类最多，蚌肉压丹石毒，壳为粉，以傅痈肿，又可制石庭脂，烂壳研饮，主翻胃及胃中痰。

2. **附子**（《证类本草》）：斗门方治翻胃。用附子一个最大者，坐于砖上，四面着火渐逼碎，入生姜自然汁中，又根据前火逼干，复淬之，约生姜汁可尽半碗许，捣罗为末。用粟米饮下一钱，不过三服瘥。

3. **木香**（《本草发挥》）：治九种心疼，积年冷气，疝癖癥块胀痛。治霍乱吐泻，心腹疼痛。治心腹一切气，止痢疾，安胎，健脾消食，及膀胱冷痛，呕逆翻胃。

4. **寄生草**（《滇南本草》）：生花椒树者，治脾胃寒冷，呕吐恶心翻胃。

5. **姜味草**（《滇南本草》）：燥脾暖胃，进饮食，宽中下气，疗九种胃气疼痛，面寒疼，胸膈气胀，肚腹冷疼，呕吐恶心，噎膈翻胃，五积六聚，痞块疼痛，男子寒疝胀疼，妇人癥瘕作痛。

6. **淡竹叶**（《本草蒙筌》）：大人翻胃反食，以水煮尝；小儿惊痫夜啼，安身伴睡。

7. **白芥子**（《雷公炮制药性解》）：主下气，止翻胃，消疝癖，辟鬼邪，驱痒气，除皮里膜外痰涎；醋研可敷射工毒；其茎叶，堪却冷气，能安五脏。

8. **蜣螂**（《万病回春》）：治气膈臌胀并翻胃噎食。

9. **石打穿**（《葛祖方》）：亦名石见穿。消宿食，散中满，下气，疗吐血各病，翻胃噎膈，疟疾，喉痹，闪挫，肠风下血，崩痢食积，黄白疸，疔肿痈疽，肺痈，乳痈，痔肿。

10. **雷公藤**（《本草纲目拾遗》）：治翻胃噎膈、疟疾、吐血便血、喉痹、食积心疼、虚饱腹胀、阴囊肿大、跌打闪肭、发背疔疮乳痈、产后遍身浮肿。

11. **罗晃子**（《本草纲目拾遗》）：翻胃吐食，或食下即吐，或朝食暮吐、暮食朝吐，用罗晃子七枚，煅存性，每日酒调下方寸匕，服完为度，即愈。

12. **燕窝**（《本草纲目拾遗》）：翻胃久吐，有服人乳、多吃燕窝而愈者。

13. **高良姜**（《雷公炮制药性解》）：主胃中冷逆，霍乱腹痛，除寒气，去冷痹，止吐泻，疗翻胃，消宿食，解酒毒。

14. **白豆蔻**（《景岳全书》）：散胸中冷滞，温胃口止疼，除呕逆翻胃，消宿食膨胀，治噎膈，除疟疾，解酒毒，祛秽恶，能退翳膜，亦消痰气。

15. **丁香**（《景岳全书》）：能发诸香，辟恶去邪，温中快气，治上焦呃逆翻胃、霍乱呕吐，解酒毒，消疝癖、奔豚、阴寒心腹胀满冷痛，暖下焦腰膝寒疼，壮阳道，抑阴邪，除胃寒泻痢，杀鬼疰蛊毒、疳蚀诸虫，辟口气，坚齿牙及妇人七情五郁、小儿吐泻、痘疮胃寒灰白不发。

16. **香附子**（《本草汇言》）：专治产难，胎衣不下，或胎死腹中，或血晕，血胀血烦，血闷，及产后小腹痛如刀刺，兼治产后一切杂病，或中风、中气，乳肿，血淋，平时赤白带下，呕吐，恶心，心气抑郁，经脉不调，或不通，翻胃膈食，饮食无味，手足顽麻，一切风痰俱效。

17. **白芷**（《要药分剂》）：翻胃吐食。

18. **广木香**（《本草新编》）：能通神气，和胃气，行肝气，散滞气，破结气，止心疼，逐冷气，安霍乱吐泻，呕逆翻胃，除痞癖癥块、脐腹胀痛，安胎散毒，治痢必需，且辟疫气瘴疬。

19. **乌药**（《本草新编》）：凡气堪顺，止翻胃，消积食作胀，缩小便，逐气冲致疼，辟疫瘴时行，解蛊毒卒中，攻女人滞凝血气，去小儿积聚蛔虫。

20. **神曲**（《本草从新》）：胀满翻胃。

21. **代赭石**（《本草从新》）：翻胃噎膈。

22. **落花生**（《本草纲目拾遗》）：多食治翻胃。

23. **木通**（《本草详节》）：主翻胃，除三焦热。

24. **生姜**（《本草详节》）：主风邪寒热，头痛鼻塞，咳逆喘嗽上气，化痰涎，止呕吐，翻胃，冷痢，腹痛转筋，破血，去胸中臭气，狐臭气，杀长虫，解菌蕈毒，早行含一块，御雾露瘴气。

第二节 古今经典方剂

1. **二气散**：治阴阳痞结，咽膈噎塞，状若梅核，妨碍饮食，久而不愈，即成翻胃。（《杨氏家藏方》）

山栀子（炒），干姜（炮，二味各一两）

上件为粗末。每服二钱，水二盏，同煎至五分去滓，食后热服。

2. **定胃散**：治翻胃吐逆。《仁斋》作温胃散。治久冷，翻胃。（《博济方》）

附子（一个，生，去皮脐，切作四块）

上用生姜半斤，以水一碗，同煮。附子汁尽为度，取附子焙干为末，每服一钱，冷米饮下，空心服。许叔微《本事方》名附子散，治翻胃。

3. **茱萸丸**：《孙生传》曰：年深膈气翻胃，饮食之物至晚皆吐出，悉皆生存不化，膈上常有痰涎，时时呕血，胸中多酸水，吐清水无时，夜吐辄至晚，日渐羸瘦，腹中痛楚，时复冷滑，或即闭结，候状不可尽述。自患此疾六年，日可吐及五七度，百方无验，因遇此法，服及两月，诸疾悉瘥。尝愿流传救人，其方如下。（《苏沈良方》）

茱萸（三分，瓦上出油），胡椒，人参，当归（各五钱），甘草（半两，一半生，一半纸裹，五七重醋浸令透，火内慢煨干，又浸，如此七遍），半夏（一两，用姜四两研汁，入砂罐子内，用姜汁、井水煮，候破，看存二分白心，取半夏研为膏子），白矾（半两，炒干存性，一分）

上为末，半夏膏丸如稍硬，添姜汁，丸如梧桐子大，每服七丸，桑柳条各三十茎，上等银器内煎汤，吞下，日三服。忌诸毒物。唯可食油猪胰脾软饭，此孙生自叙如此。

4. **小理中丸**：治三脘气弱，中焦积寒，脾虚不磨，饮食迟化，吃物频伤，胸膈满闷，胁肋疔刺，呕吐哕逆，噫醋恶心，腹胀肠鸣，心腹疼痛，噎塞膈气，翻胃吐食，饮食减少。（《太平惠民和剂局方》）

红豆，莪术（煨，乘热碎捣），缩砂仁（各一两），草豆蔻（煨），青皮去白瓤，陈皮（去白），干姜（炮），京三棱（煨，乘热碎捣），肉桂（去粗皮，各二两），良姜，牵牛（炒香熟，各三两），阿魏（醋化，去沙石，研，三两）

上为末，水煮面糊丸，如梧子大。每服三十粒，生姜，橘皮汤下，温汤亦得，不拘时。此药无利性，不损气，脾胃偏虚寒者最宜服。

5. **小七香丸**：能温中快膈，化积和气。治中酒吐酒，呕逆咽酸，气膈食噎，饮食不下，冷涩翻胃，腹胀脾疼，远年茶酒食积，眼睑俱黄，赤白痢疾，脾毒泄泻。妇人脾血气，小儿痞气，并宜服之。（《太平惠民和剂局方》）

甘松（炒，八十两），益智仁（炒，六十两），香附子（炒，去毛），丁香（皮），甘草（炒，各一百二十两），蓬莪术（煨，乘热碎），缩砂仁（各二十两）

上为末，水浸蒸饼为丸，如绿豆大。每服二十丸，温酒、姜汤、熟水任下。或气胀满，磨乌药水煎汤下。或酒食过度，头眩恶心，胸膈满闷，先嚼二十丸，后吞二十丸，生姜、紫苏汤下。此药性温平，不动脏腑。

6. **大七香丸**：治男子、妇人脾元气冷，胃气虚乏，不思饮食，心膈噎塞，渐成膈气，脾泄泻利，气刺气注，中酒吐酒，冷炫翻胃，霍乱吐泻，并皆治疗。（《太平惠民和剂局方》）

香附子（炒，一百九十二两），麦蘖（炒，一百两），丁香皮（三百三十两），缩砂仁，藿香（叶，各二百五十两），甘松，乌药（各六十四两），肉桂（去粗皮），甘草（炒），陈皮（去白，洗，各二百五十两）

上为末，炼蜜为丸，如弹子大。每服一粒，盐酒、盐汤嚼下。妇人脾血气，如经月水不调，并用炒姜酒嚼下，醋汤亦得，大有神效。忌生冷、肥腻等物。

7. 安中散：治远年、日近脾疼翻胃，口吐酸水，寒邪之气留滞于内，停积不消，胸膈胀满，攻刺腹胁，恶心呕逆，面黄肌瘦，四肢倦怠。又治妇人血气刺痛，小腹连腰攻注重痛，并能治之。(《太平惠民和剂局方》)

延胡索（去皮），良姜（炒），干姜（炮），茴香（炒），肉桂（各五两），牡蛎（煅，四两），甘草（炒，十两）

上为细末。每服二钱，热酒调下。妇人淡醋汤调服。如不饮酒者，用盐汤点下。并不拘时。

8. 烧脾散：治脾胃虚弱，久寒积冷，心气脾痛，冷痰翻胃，脐腹刺痛，呕吐恶心，不思饮食，及疗妇人血气攻刺，腹胁撮痛，服之立效。(《太平惠民和剂局方》)

赤芍药，干姜（炮，各六两半），良姜（油炒，十两），甘草（炙，四两）

上为末。每服二大钱，白汤点下，不拘时候。

9. 丁香煮散：治脾脏伏冷，胃脘受寒，胸膈痞闷，心腹刺痛，痰逆恶心，寒嗽中满，脏腑虚滑，饮食减少，翻胃吐逆，四肢逆冷。但是沉寒痼冷，无问久新，功效不可俱述。(《太平惠民和剂局方》)

丁香（不见火），红豆（去皮），青皮（去白），甘草（炙），川乌（炮，去皮、脐），陈皮（去白），干姜（炮），良姜（炮，去芦头，各四两），益智（去皮，五两半），胡椒（二两）

上件锉为粗散。每服二钱，水一盏，生姜三片，盐一捻，煎至七分，空心、食前，稍热服，滓再煎，病退即止，极妙。

10. 朴附丸：治脾元虚弱，饮食迟化，食必多伤，腹痛肠鸣，脏腑滑泄，昼夜无度，胃气虚损，不美饮食，呕哕恶涩。此药性温，兼治翻胃恶心，及久患脾泄冷泻之人，最宜服此。(《太平惠民和剂局方》)

厚朴（去粗皮，姜汁制），附子（炮，去皮，各一斤），神曲（炒，八两），干姜（炮，三斤）

11. 人参汤：治脾胃虚冷，呕逆醋心，冷癖翻胃，中酒后不得食，面色萎黄。(《圣济总录》)

人参，白茯苓（去黑皮），白术，陈橘皮（汤浸去白，焙），桂（去粗皮，各一两），厚朴（去粗皮，生姜汁炙，二两），半夏（汤洗去滑，炒。二两半），甘草（炙，锉，三分）

上八味，粗捣筛。每服三钱匕，水一盏，入生姜五片，煎至七分，去滓，空心温服。

12. 茱萸散：治胃气虚冷，不能饮食，食已即吐酸水。(《圣济总录》)

吴茱萸（汤洗七遍，炒干），干姜（炮裂）

上二味，等份，捣罗为散。空心热酒调下三钱匕。

13. 乌头煮散：治胃反。(《圣济总录》)

乌头（炮裂，去皮脐，三两），楝实（一两半），槟榔（锉），木香（各一两）

上四味，捣罗为散。每服二钱匕，水一盏，煎至七分，入盐一捻，温服。

14. 肉豆蔻饮：治反胃，饮食入口即吐。(《圣济总录》)

肉豆蔻（炮去壳，四枚），高良姜，白芷，人参，赤茯苓（去黑皮），槟榔（锉，各一两半）

上六味，粗捣筛。每服三钱匕，水一盏半，薤白三寸，切，煎至一盏，去滓，空腹温服。如人行五里，再服。

15. 生姜汤：定呕逆，翻胃膈气，不下食。(《鸡峰普济方》)

生姜（四两，和皮切作头子，入石灰一两，同炒，姜七分干，从入半夏一两，再炒十分干），丁香末（一分），白矾（一分），硫黄（一分）

上为细末，每服一钱，生姜米饮调下，哕用干柿蒂汤。

16. 小理中煎：治三焦气弱，中脘积冷，饮食迟化，不能消磨，胸膈痞闷，胁肋膨胀，哕逆恶心，呕吐噫酸，心腹疼痛，脏腑不调，肢体倦怠，可思饮食，及治翻胃呕吐，膈气噎塞。若脾胃久虚，全不入食，纵食易伤者。(《鸡峰普济方》)

荜澄茄，草豆蔻，姜黄，良姜，缩砂，青皮（各二两），阿魏（一分），陈皮（半两）

上为细末，醋煮面糊为丸，如绿豆大，每服三十丸，生姜汤下。

17. 阿魏良姜丸：治三脘气弱，中焦积寒，脾不磨，饮食迟化，吃物频伤，胸膈满闷，胁肋疗刺，呕吐哕逆，噫醋恶心，腹胀肠鸣，心腹疼痛，

噎塞膈气，翻胃吐食，饮食减少，悉能治之。（《洪氏集验方》）

青皮（三两），陈皮（二两），良姜（二两），红豆（二两），桂（去粗皮，一两），缩砂（去皮，二两），蓬术（炮，二两），草果子（去皮，二两），干姜（炮，二两），莱菔子（二两，炒），木香（二两），硇砂（半钱），阿魏（一分，并硇砂用醋化，去砂石研）

上和面，煮糊为丸，如绿豆大。每服五十粒，淡姜汤吞下，不拘时候，日进二服。久服大补益脾胃，空膈，令人能食，去寒湿，强中温暖。如素来有沉寒积冷，腹中时作疼痛，宜服之。或无此证，去硇砂，常服温养中焦，有益脾胃。

18. 丁香煮散：治翻胃呕逆。（《仁斋直指方论》）

丁香，石莲肉（各十四枚），北枣（七枚，截碎），生姜（七片），黄秫米（半合，选）

上水碗半，煮稀粥，去药，取粥食之。

19. 安脾散：治胃气先逆，饮食过伤。或忧思蓄怒，宿食痼溏，积聚冷痰，动扰脾胃，不能消磨谷食，致成斯疾。女人得之，多由血气虚损；男子得之，多因下元冷惫。有食罢即吐，有朝食暮吐，暮食朝吐，所吐酸臭可畏，或吐黄水。凡有斯疾，乃有脾败，唯当速疗，迟则发烦渴，大便秘，水饮纤悉不得入，不旋踵毙矣。（《世医得效方》）

高良姜（以百年壁上土三合，敲碎，用水二碗煮干，薄切成片，一两），南木香草果（面裹煨，去壳），胡椒，白茯苓，白术，丁香（怀干），陈橘皮（汤洗，去瓤），人参（去芦，各半两），甘草（炙，一两半），

上为末，每服二大钱，食前米饮入盐点服。盐、酒亦得。

20. 熟水草果饮法（《世医得效方》）

乌梅肉（四两），草果，干姜（炮，各三两），赤茯苓（二两），甘草（炙，半两）

上锉散。每服用半两，水二碗半，煎至二碗，去滓，瓷器盛，和熟水随意服之。

21. 附子黄芪草果饮：治翻胃，不进饮食。（《奇效良方》）

附子（炮），黄芪（去芦，炙），草果（炮），厚朴（去皮，姜制炒），白术，官桂，白芍药，良

姜，白茯苓（各一钱）白豆蔻，檀香，甘草（炙，各五分），半夏（汤泡七次，八分）

上作一服，水二钟，生姜五片，红枣一枚，煎一盏，不拘时服。

22. 玉浮丸：治男子妇人脾胃虚弱，一切呕吐，久新翻胃，皆可服之。（《奇效良方》）

人参，白僵蚕（炒去丝），白术，干姜（炮），丁香，肉豆蔻（面裹煨），橘红，麦蘖（炒），槟榔，白豆蔻，南星（炮），木香（不见火），附子（炮，去皮脐），半夏（汤泡七次），甘草（炙，各等份）

上为细末，用白面一分，与生姜自然汁搜和，作棋子大饼，入百沸汤，煮令淫极，漉出捣烂，和前药末为丸，如梧桐子大，每服五十丸，用淡生姜汤送下，不拘时服。病甚者不过三服。如恶热，药内去附子。大便秘者，除肉豆蔻。

23. 丁香饼子：治脾胃虚寒，痰逆呕吐，饮食减少，五膈五噎，翻胃恶心，并皆治之。（《奇效良方》）

丁香，木香（各一两），白豆蔻，半夏曲，神曲（各半两），白术，白姜，陈皮（各一两半），人参，荜澄茄（各三钱），肉豆蔻（半两），甘草（二钱）

上为细末，用生姜汁煮糊，和作饼子，如棋子大，每服二饼，空心嚼细，生姜汤送下。

24. 八味地黄：人有食入而即出者，乃肾水虚不能润喉，故喉燥而即出也，方用八味地黄。（《傅青主男科》）

熟地（二两），山萸，茯苓，麦冬（各五钱），山药（一两），泽泻，丹皮（各三钱），五味子（二钱）

水煎服。

此证又有食久而反出者，乃肾火虚不能温脾，故脾寒而反出也，方用熟地（二两），山萸（一两），山药（六钱），泽泻（二钱），茯苓，丹皮，附子，肉桂（各三钱）

水煎服。

25. 白术六一汤：治脾胃不和，心腹痞闷，胁肋膜胀，口苦无味，呕哕恶心，不思饮食，面色萎黄，肠虚自利，肌体瘦弱，膈气翻胃。（《太平惠民和剂局方》）

白术（去芦，六两），甘草（炙，一两）

上为细末。每服二钱，水一盏，煎至八分，空心、食前服，或沸汤点服亦得。常服育神温胃，逐湿消痰，不以四时，并宜服之。

26. 人参藿香汤：治男子、妇人脾胃气弱，呕吐哕逆，饮食不下，手足逆冷，涎痰稠黏。又治似喘不喘，欲呕不呕，彻心愦愦，闷乱不安，或瘴疟诸疾，水浆粥药入口便吐，服之立效。久病翻胃，服之百日痊安。此药温脾胃，化痰饮，消宿冷，止吐呕。（《太平惠民和剂局方》）

藿香（去梗），人参（切片，各六两），半夏（汤洗七次，姜汁制，二两半）

上捣为粗末，入人参令匀。每服三钱，水一盏半，生姜十片，煎至一盏，去滓，通口服。孕妇忌。

27. 人参汤：治胃反，食下便吐。（《圣济总录》）

人参，泽泻，甘草（炙），桂（去粗皮，各二两），陈橘皮（汤浸去白，切炒），干姜（炮，各一两），赤茯苓（去黑皮，四两），青竹茹（三两），大黄（锉，炒，二两）

上九味，粗捣筛。每服五钱匕，水二盏，煎至一盏，去滓，温服，日三夜一。

28. 橘皮汤：治脾虚胃反，食下即吐。（《圣济总录》）

陈橘皮（汤浸去白，焙），人参，泽泻，甘草（炙，锉，各一两），桂（去粗皮），干姜（炮裂），赤茯苓（去黑皮，各一两半），青竹茹（二两半）

上八味，粗捣。每服四钱匕，水一盏半，煎至七分，去滓，温服，不拘时。

29. 人参厚朴汤：治胃气虚弱，停饮相击，发为虚胀，其气逆上，食已反出。（《圣济总录》）

人参，厚朴（去粗皮，涂生姜汁，炙透熟），桂（去粗皮），半夏（汤洗去滑，姜汁制，炒干，各二两），陈橘皮（去白，炒），甘草（炙，锉），白术（各一两）

上七味，粗捣筛。分作十帖，每帖以水二盏，生姜半分，拍破，同煎取一盏，去滓，空心顿服。

30. 参桂汤：治胃反呕吐不止，妨碍饮食。（《圣济总录》）

人参，桂（去粗皮），泽泻，甘草（炙，锉，

各三分），陈橘皮（汤去白，炒），麦门冬（去心，焙，各二两），半夏（汤洗去滑，生姜汁制，炒，一两）

上七味，粗捣筛。每服五钱匕，生姜一枣大，拍破，水一盏半，煎至八分，去滓，温服，不拘时，日三五服。

31. 治翻胃（《仁术便览》）

韭菜汁（二两），生乳（一两），生姜汁（半两）

和匀，徐徐温服。

32. 安胃汤：治翻胃者，胃虚吐食而不纳也。（《万病回春》）

人参（五分），白术（三分），茯苓（去皮），山药（炒），当归，陈皮，半夏（姜汁炒），藿香（各二钱），砂仁（五分），黄连（姜汁炒），莲肉（各八分），甘草（三分）

上锉一剂，生姜三片、枣一枚、乌梅一个，水煎温服。

33. 养血助胃丸：治呕吐翻胃愈后，用此养元气、健脾胃、生血脉、调荣卫、清郁气，收功保后。（《万病回春》）

当归（酒洗，一两），川芎（一两），白芍（盐酒炒，一两），人参（去芦，五钱），扁豆（姜汁炒，六钱），白术，山药（炒，一西），莲肉（去心皮，一两），甘草（炙，三钱。）

上为细末，姜汁打神曲糊为丸，如梧桐子大。每服六七十丸，空心，白滚水送下。

34. 参橘汤：治翻胃。（《仁斋直指方论》）

人参，真橘红，石莲肉（各半两），透明乳香（一钱半），上末

每一钱，姜汤点服。

35. 莲子散：治翻胃。（《仁斋直指方论》）

石莲子肉为末，入些肉豆蔻末，米汤乘热调服二方，患痢禁口通用。

36. 薤白粥：治翻置，无问久远冷热。（《世医得效方》）

人参（细切，以水一大升，煎取三合，一两），鸡子（去黄，三个），薤白（二茎），熟稀粟米粥

上以鸡子白及薤白、粟等三味，熟调搅，然后暖人参汤相和，更调搅，顿服之，不限早晚。服无忌，当时便定，准前服，万不失二。如思食，即与

粟米粥饮,渐渐加粳米和之。

37.养胃汤:治脾胃虚冷,不思饮食。翻胃呕吐。(《奇效良方》)

人参,丁香,缩砂,白豆蔻仁,附子(炮)沉香,橘皮,肉豆蔻,麦蘖,麦曲,粉草(炙,各二钱半)

上为细末,每服二钱,姜盐汤调下,不拘时服。

38.浓朴丸:主反胃吐逆,饮食噎塞,气上冲心,腹中诸疾,加法在后,乌头减半更妙。(《素问病机气宜保命集》)

浓朴(二两半),黄连(二两半),紫菀(去苗土),吴茱萸(汤洗七次),菖蒲柴胡(去苗),桔梗,皂角(去皮弦子,炙),茯苓(去皮),官桂(刮),干姜(炮,各二两),人参(二两),川乌头(炮裂去皮脐,二两半),蜀椒(二两,去目闭口者,微炒出汗)

上为细末,入巴豆霜一两和匀,炼蜜和为丸,如桐子大,每服三丸,渐次加,至以利为度。生姜汤下食后临卧服,此药治疗,与局方温白丸同。及治处暑以后秋冬间,脏腑下利大效。春夏再加黄连二两,秋冬再加浓朴二两。

39.小木香散:治反胃病,全不下食,开胃和气。(《胡氏经效方》)

胡椒(二十一粒),木香(一小块),糯米(一撮)

上三味同炒至米熟为度,杵末,分二服,每服水一盏,煎至六分,温服。

40.顺气散:治平胃气,调进饮食。(《博济方》)

甘草(四两,炙令黄),白茯苓(四两),白术(八两),附子(二两,炮去皮脐),干姜(一两,炮),陈橘皮(二两半,去白)

上件为末,每服一大钱,水一盏,入荆芥少许,煎至七分,热服之。

41.三棱散:治酒食所伤,胸膈不快,腹胁胀满,呕吐酸水,翻胃脾疼,及食积气块,攻刺腹胁,不思饮食,日渐羸瘦。又治年高气弱,三焦痞塞,常觉妨闷,并宜服之。(《太平惠民和剂局方》)

蓬莪术(煨),益智仁,京三棱(煨,切),青皮(去白,各二两),白茯苓(焙,四两),甘草

(燃,三两)

上为细末。每服二钱,用水一大盏,枣一枚擘破,盐少许,同煎至半盏,温服,不拘时候。常服宽胸利膈,消酒食,和胃。

42.丁香脾积丸:治丈夫、妇人、小儿诸般食伤积聚,胸膈胀满,心腹膨胀,噫气吞酸,宿食不化,脾疼翻胃。妇人血气刺痛,并宜服之。(《太平惠民和剂局方》)

丁香,木香(各半两),皂荚(三大枚,烧存性),青橘皮(洗,一两),莪术(三两),三棱(二两),高良姜(二两以上,同用米醋一升,于瓷瓶内煮干,莪术、三棱、良姜,并乘热切碎,同焙干),巴豆(去壳,半两)

上入百草霜三匙,同碾为细末,面糊为丸,如麻仁大。每服五丸、七丸至十五、二十丸止。食伤,随物下。脾积气,陈橘皮汤下。口吐酸水,淡姜汤下。翻吐,藿香、甘草汤下。丈夫小肠气,炒茴香酒下。妇人血气刺痛,淡醋汤下。呕逆,菖蒲汤下。小儿痞气,使君子汤下。更量虚实加减。如欲宣转,可加丸数,五更初,冷茶清下,利三五行后,以白粥补之。孕妇不得服。

43.藿香丸:治反胃吐逆,虚气上攻,心疼腹痛,多吐酸水。(《圣济总录》)

藿香叶,木香(各一两半),半夏(汤洗去滑,二两),丁香,槟榔(锉,各三分),白术(一两),荜澄茄,红豆蔻(去皮,各半两)

上八味,捣罗为末,酒煮面糊和丸梧桐子大。每服二十丸,橘皮汤下,不拘时候。

44.镇脾散:治胃反恶心,粥药不下。(《圣济总录》)

京三棱(炮,一两半),丁香(三分)

上二味,捣罗为散。每服一钱匕,沸汤点,不拘时候。

45.木香汤:治胃反不纳饮食,开胃和气。(《圣济总录》)

木香(一分,锉),胡椒(二十一粒),糯米(一撮)

上三味,同炒至米熟,粗捣筛,分作五服。每服用水一盏,煎至六分,去滓,温服。

46.木香汤:治胃反不下食。(《圣济总录》)

木香(锉,半两),胡椒(一分),高良姜

（锉，炒，一分），甘草（炙，一两），蓬莪术（炮，二两）

上五味，粗捣筛。每服三钱匕，水一盏，煎至七分，去滓，食前温服。

47. 荜茇丸：治胃反吐酸水，心胸壅闷。（《圣济总录》）

荜茇，木香，干姜（炮），枳壳（去瓤，麸炒），大黄（锉，炒），槟榔（煅，锉，各半两），缩砂仁，诃黎勒（煨，去核），白茯苓（去黑皮），人参（各三分）

上一十味，捣罗为末，炼蜜和丸如梧桐子大。每服二十丸，生姜汤下。

48. 缓气丸：治阴阳气不升降，否气膈气，心痛腹痛，咽喉噎闷，气道不匀，呕吐痰沫，饮食不下，大便秘利不定，或里急后重，大腹痛不可忍。此药养气消痰，温中散滞。（《圣济总录》）

木香（半两），桂（去粗皮，二两），人参（二两），白术（二两），吴茱萸（炒，二两），厚朴（去粗皮，生姜汁涂炙令香焦，二两），诃黎勒皮（二两），附子（炮裂，去皮脐，一两半），阿魏（研，半两）

上九味，捣研为末，炼蜜为丸如梧桐子大。每服三十丸，温熟水下，不计时候。大便结涩，加大黄、黑牵牛各一两。

49. 橘皮饮：治反胃胸胁妨胀，不下食。（《圣济总录》）

陈橘皮（汤去白，焙，一两），诃黎勒（煨，去核），木香，薏苡仁，干木瓜（去瓤，切，焙，各一两半）

上五味，粗捣筛。每服三钱匕，水一盏半，入生姜五片，煎至一盏，去滓，空腹温服，如人行五里再服。

50. 厚朴饮：治反胃两胁妨胀，食不消化。（《圣济总录》）

厚朴（去粗皮，生姜汁炙），生姜（切，焙，各一两半），槟榔（锉，三枚），肉豆蔻（去壳，炮，一两），吴茱萸（洗，焙，微炒。三分），陈橘皮（汤去白，焙，一两）

上六味，粗捣筛。每服三钱匕，水一盏半，煎至一盏，去滓，空腹温服。如人行五里，再服。

51. 通膈汤：治胃反不下食。（《圣济总录》）

昆布（洗去盐，焙），白术（各一两），丁香，槟榔（煨，锉），诃黎勒皮，木香，半夏（汤洗七遍，炒，各三分），大黄（锉，炒，半两）

上八味，粗捣筛。每服三钱匕，水一盏，入生姜三片，同煎六分，去滓，温服。

52. 藿香煮散：治久积聚宿滞不消，或翻胃吐逆，恶心干哕及脾寒疾等。（《圣济总录》）

藿香叶，木香，陈橘皮（汤浸去白，焙），肉豆蔻（去壳），诃黎勒皮，人参，白茯苓（去粗皮），甘草（炙），草豆蔻（去皮），麦蘗（炒），陈曲（炒，各一两），干姜（炮），高良姜（锉，炒，各半两），厚朴（去粗皮，生姜汁炙，一两半）

上一十四味，捣罗为散。每服二钱匕，水一盏，生姜一块，拍破，同煎至七分，入盐一捻，热服。水泻及肠风脏毒，热陈米饮调下。

53. 四子调中汤：治翻胃因气恼者，宜顺气化痰清火也。或小便赤、大便闭及痰气壅盛者。（《万病回春》）

青皮（五分，去瓤，麸炒），陈皮（五分），枳实（麸炒，二钱），香附（炒一钱），黄连（姜汁炒，七分），半夏（姜汁炒，二钱），瓜蒌仁（炒，二钱），苏子（炒），白芥子（炒），桃仁（去皮尖，各二钱五分），茯苓（去皮），木通（各二钱），沉香，芒硝（各五分）

上锉一剂，生姜五片，水煎，稍热服。

54. 木香豆蔻散：治翻胃呕吐。（《仁斋直指方论》）

人参，木香，肉豆蔻（面裹煨，各半两），白豆蔻仁（一分），甘草（炒，二钱半）

上粗末。每三钱，姜枣煎服。

55. 大仓丸：治脾胃虚弱，不思饮食，翻胃不食，亦宜服之。（《奇效良方》）

白豆蔻仁，缩砂仁（各二两），陈仓米（一升，用黄土炒熟，去土不用）

上为细末，用生姜自然汁和丸，如梧桐子大，每服二百丸，食后用淡生姜汤送下。

56. 十膈气散：专治十般膈气，渐成翻胃。（《奇效良方》）

人参（去芦），白茯苓（去皮），官桂（去粗皮），枳壳（去瓤，麸炒），神曲（炒黄色），麦蘗（炒黄色），干生姜（炮），诃黎勒（煨，去核），

荆三棱（煨），蓬术（煨），陈皮（去白），甘草（炙），白术（各一两），厚朴（去皮，姜制），槟榔（煨），木香（各半两）

上为细末，每服二钱，入盐少许，白汤调服。如脾胃不和，腹胁胀满，用水一盏，生姜七片，枣一枚，盐少许，煎服。

57. 五膈宽中散：治七情之气，伤于脾胃，以致阴阳不和，胸膈痞满，停痰气逆，遂成五膈之病。一切冷气，并皆治之。（《奇效良方》）

青皮（去白），陈皮（去白），丁香（各四两），厚朴（去皮，姜制，一丘）白豆蔻（去皮，二两），缩砂仁，木香，香附子（炒，去毛，各三两），甘草（炙，五两）

上为细末，每服二钱，不拘时用姜盐汤调服。

58. 茯苓饮：治胃反吐逆，发渴饮水。（《圣济总录》）

赤茯苓（去黑皮，二两），泽泻，干姜（炮，各一两），白术，桂（去粗皮），甘草（炙，各半两）

上六味，粗捣筛。每服五钱匕，水一盏半，煎至一盏，去滓，空腹频呷，日三。

59. 白术散：食后多吐，欲作翻胃。（《普济本事方》）

泽泻，白术，茯苓（去皮，各等份）

上为细末，每服一钱，汤调温服。

60. 桂苓散：治翻胃，发渴。（《世医得效方》）

半夏（四钱），桂心，甘草（各三钱），赤茯苓（四两），泽泻（四两）

上锉散。每服四钱，生姜煎服。

61. 小半夏丸：治翻胃及不欲饮食。（《世医得效方》）

半夏（汤洗十次），胡椒

上等份，为末，姜汁丸如梧子大。每服三五十丸，姜汤下。

62. 半夏饮：治反胃不食，食即吐逆，羸瘦少力。（《圣济总录》）

半夏（汤洗七遍，去滑尽，焙，二两），厚朴（去粗皮，生姜汁炙，一两半），糯米（二合），陈橘皮（汤去白，焙，一两），生姜（切，焙，一两半）

上五味，粗捣筛。每服三钱匕，枣二枚，擘

破，水一盏半，煎至一盏，去滓，空腹温服，如人行五里再服。

63. 生姜散：治胃反吐逆不止，心膈不利，饮食减少。（《圣济总录》）

生姜（切，炒，三两），蓬莪术（锉，炒，一两），陈橘皮（汤浸去白，炒），甘草（锉，炒，各二两）

上四味，捣罗为散。每服一钱匕，入盐少许，沸汤点服。

64. 橘皮汤：治翻胃呕吐。（《仁斋直指方论》）

真橘皮（用日照西方壁土炒香，取橘皮为末）

上每二钱，姜枣略煎服。

65. 姜合丸：治中脘停痰，胸膈痞结，欲成翻胃。（《奇效良方》）

硇砂（纸上飞过），肉桂（去粗皮），附子（炮，去皮脐），木香（各一两）茴香（炒，二钱半），青皮（去白），陈皮（去白），荜澄茄，丁香，沉香（各半两）

上为细末，次入硇砂研匀，酒煮糊为丸，每两作二十丸，每服一丸，以生姜一块，剜如盒子，安药在内，湿纸裹煨令香，去纸，待温细嚼，以盐汤送下，不拘时服。

66. 槿花散：治翻胃。（《袖珍方》）

千叶白槿花阴干为末，陈米汤调三五口；不转，再将米饮调服。

67. 经验方[14]

【药物组成】寻骨风根9g。

【功效主治】胃癌疼痛。

【用法用量】水煎服或将药嚼烂吞服，每日1剂。

68. 经验方[14]

【药物组成】寻骨风根6g，南五味根、海螵蛸各15g。

【功效主治】胃癌疼痛。

【用法用量】上药晒干，共研细末。每日服3次，每次6g。

69. 7069-Ⅱ[15]

【药物组成】癞蛤蟆皮500g，硇砂250g，硼砂250g，雄黄15g，公英30g，大青叶60g，黑豆面750g。

【功效主治】胃癌、直肠癌。

【用法用量】共为细末，以黑豆面为丸，如绿豆大，每次 3~5 粒。

70. 经验方[16]

【药物组成】藤梨根 60g，龙葵、景天三七、岩珠、白英、蒟蒻各 30g，蛇莓 15g。

【功效主治】消化道恶性肿瘤。

【用法用量】以上为一日量，水煎浓缩加入防腐剂制成 90ml 糖浆，每日 3 次，每次 30ml，口服。

71. 藤虎糖浆[2]

【药物组成】藤梨根 60g，虎杖 30g。

【功效主治】治胃癌。

【用法用量】做成 60ml 糖浆，每日分 2~3 次服用。

72. 经验方[2]

【药物组成】皂刺、七叶一枝花、苦参、白芷、银花、虎杖、地榆、三七各 10g，猫人参 30g，一支香 3g。

【功效主治】治胃癌。

【用法用量】水煎服，每日 1 剂。

73. 经验方[2]

【药物组成】半枝莲、无花果、吕宋果各 15g，枸橘李、糯稻根各 9g，青木香、山柰各 6g，菱角、枸骨根各 30g，益欢散 6g（二次分吞）。

【功效主治】胃癌胀痛吐食者。

【用法用量】水煎服，每日 1 剂。

74. 经验方[2]

【药物组成】卫矛根 9g，七叶一枝花、白花蛇舌草各 30g。

【功效主治】治胃癌。

【用法用量】水煎服，每日 1 剂。

75. 经验方[17]

【药物组成】天花粉 18g，党参、生山药各 15g，天冬、麦冬各 9g，桃仁 9g，生赭石 30g。

【功效主治】噎食、反胃。

【用法用量】水煎服，每日 1 次。

76. 经验方[2]

【药物组成】煅牡蛎 15g，延胡索 6g，桂枝、甘草、厚朴、小茴香各 3g，良姜 2.4g，砂仁 4.5g。

【功效主治】胃癌胀痛。

【用法用量】制为散剂，每次 4.5g，每日 3 次，开水送服。

77. 膈气方[2]

【药物组成】青黛、朱砂、牛黄、木香、贝母、蜣螂、沉香、玄明粉各 0.6g。

【功效主治】胃癌、贲门癌。

【用法用量】共研匀，每服 0.9g，以万年青汁、白酒各半杯服。

78. 红升丹合剂[2]

【药物组成】红升丹 0.3g，乳香、没药各 15g。

【功效主治】贲门癌。

【用法用量】共为细末，枣肉为丸绿豆大，每次 2.1g，隔日 1 次，口服。

79. 经验方[2]

【药物组成】小茴香、厚朴、桂枝、甘草各 3g，砂仁 4.5g，良姜 2.4g，延胡索 6g，牡蛎 15g（先煎）。

【功效主治】胃癌胀痛。

【用法用量】水煎服。

80. 经验方[2]

【药物组成】降香、穿山甲、鸡内金各 30g，蜈蚣、百草霜各 15g。

【功效主治】胃癌。

【用法用量】共为细末，分作 12 包。每日 2 次，每次 1 包，开水送服。

81. 经验方[2]

【药物组成】枸橘李、糯稻根各 9g，无花果、半枝莲各 15g，菱角、枸骨根各 30g，山茶花、红木香各 6g，樟梨子 4.5g（研冲），益欢散（干蟾皮、砂仁）6g（两次分吞）。

【功效主治】胃癌胀痛吐食者。

【用法用量】水煎服，每日 1 剂。

82. 经验方[7]

【来源】摘自福州市方。

【药物组成】杜瓜 30g，灵芝草、威灵仙各 15g，石仙桃 60g。

【功效主治】胃癌。

【用法用量】水煎冲三七粉 3g 服。每日 1 剂，分 2 次服。

83. 经验方[7]

【药物组成】山茶花 30g，猪肉 30g。

【功效主治】胃癌吐血。

【用法用量】共炖服。

84. 经验方[7]

【药物组成】大蓟、小蓟、生军（后下）、太子参、延胡索、沉香曲、失笑散各12g，姜半夏、姜竹茹、公丁香、广木香、川楝子各9g，生鸡内金6g，黄连、砂仁、蔻仁各3g，煅瓦楞30g。

【功效主治】贲门癌。

【用法用量】水煎服。

85. 经验方[7]

【药物组成】仙鹤草、银花、土茯苓各30g，紫石英、白石英、赤石脂、杭白芍各9g，甘草3g。

【功效主治】胃癌、食管癌。

【用法用量】每日1剂，水煎服。

86. 经验方[18]

【药物组成】白及180g，乌贼骨、枯矾各210g，二丑、小苏打各240g，蛤粉、瓦楞子各90g，陈皮、香附各60g。

【功效主治】溃疡性胃癌。

【用法用量】共为细末，每日12~18g，分2~3次，饭前服。

87. 经验方[19]

【药物组成】半夏15g，生姜12g，伏龙肝120g。

【功效主治】一切呕吐均有效。

【用法用量】以水400ml纳入伏龙肝、熬至200ml后，去伏龙肝，然后加入余药熬至100ml为度，频服下。

88. 经验方[7]

【药物组成】白花蛇舌草75g，白茅根75g，米仁30g，红糖90g。

【功效主治】治胃癌。

【用法用量】水煎分3次服，每日1剂。

89. 经验方[20]

【药物组成】太子参、半夏、石斛、丹参、郁金、赤芍各9g，制鳖甲、夏枯草、木馒头各12g，陈皮9g、广木香6g、生牡蛎30g。

加减：呕吐加旋覆花9g、代赭石9g、半夏9g、生姜2片。便血加地榆炭、仙鹤草各15g，白及9g。胃痛加延胡索9g、乌药1.15g、香附9g。便秘加麻仁9g、李仁6g或生大黄3~6g。腹泻加黄连3g、木香6g。气虚加黄芪15g、党参9g~30g。阴虚加沙参9g、麦冬9g、石斛9g。胃纳不佳加神曲9g、内金9g、炒麦芽15g。

【功效主治】治胃癌。

【用法用量】水煎，日服二次，同时服攻坚丸10粒。注：攻坚丸为马钱子3g、蜗牛5分、蜈蚣1.15g、乳香0.3g、带子蜂房1.5g、全蝎0.9g等药组成。并按下法制成小粒备用。

马钱子用井水泡24小时后，换清水连续泡7~10天，再去皮晒干，用麻油炒黄，研为末；将蜈蚣、全蝎、蜂房炒微黄研末；将蜗牛捣烂，晒干研末，和乳香粉末制成小粒，每钱（3g）约20粒。

90. 经验方[2]

【药物组成】半枝莲、藤梨根、水杨梅根、野葡萄根各30g。

【功效主治】治胃癌。

【用法用量】水煎服。

91. 健脾理气汤[21]

【药物组成】党参12g、白术9g、茯苓9g、甘草3g、生黄芪12g、木香9g、沙参9g、陈皮6g、内金6g、瓜蒌15~30g、麦谷芽30g、神曲6g。

【功效主治】胃癌术后。

【用法用量】随证加减，每天1剂，连服3~7剂。

92. 理胃化结汤[21]

【药物组成】党参15g、白术12g、茯苓12g、甘草3g、生黄芪15g、熟地15g、黄精12g、白英30g、蛇舌草30g、芡实15g、莲肉15g、三七1.5g（冲服）、大枣6枚、沙参12g、羊肚枣10g、枸杞9g。

【功效主治】胃癌手术配合化疗。

【用法用量】水煎，一剂可煎三次，一天内服完（三七应研极细末，然后冲入去渣的汤药内或瘦肉汤内口服）。

93. 理胃通关汤[21]

【药物组成】党参15g、白术9g、茯苓15g、甘草3g、吴萸3g、旋覆花6g、赭石9g、生半夏9g、谷麦芽30g、木香6g、内金6g、白英30g、蛇舌草30g、羊肚枣10g、砂仁6g、沙参9g、田三七1.5~2g、熟地15g。

【功效主治】胃癌术后出现吻合口梗阻、宿食呕吐。

【用法用量】水煎，一剂可煎三次，一天内服完（三七应研极细末，然后冲入去渣的汤药内或瘦肉汤内口服）。

94. 经验方[22]

【药物组成】炙黄芪 10g，玉竹 15g，法半夏 5g，仙鹤草 15g，莪术 10g，薏苡仁 15g，灵芝 10g，白花蛇舌草 15g。

【功效主治】益气养阴、化痰祛瘀、清热解毒。

【用法用量】化疗前 1 周开始持续服用，每日 1 剂，分两次服用。

第四章　脾积、痞气

第一节　历代文献本草

1. **荞麦**(《本草纲目》)：降气宽肠，磨积滞，消热肿风痛，除白浊白带，脾积泄泻。

2. **阿魏**(《本草汇言》)：治脾积结块。

3. **鸡肫皮**(《要药分剂》)：入脾而消脾积。

4. **大黄**(《本草述钩元》)：化脾积血块。

5. **小麦**(《本草述钩元》)：脾积泄泻。

6. **梅实**(《本草述钩元》)：由元阳虚而致有脾积。

7. **五灵脂**(《本草述钩元》)：治脾积气痛。

第二节　古今经典方剂

1. **牵牛子丸方**：治脾积痞气，大便不通，身重少力，肢节疼痛。(《圣济总录》)

牵牛子(一两半，微炒)，甘遂(半两，微炒)，京三棱(炮，锉)，陈橘皮(汤浸去白，焙干)，诃梨勒(煨，去皮，各三分)，木香(一两)

上六味捣罗为末，生姜汁二两，蜜四两，同煎至四两，搜和前药末为丸，如梧桐子大，临卧米饮下二十丸。如不转，加至三十丸。

2. **矾石丸方**：治脾积痞气，泄泻，日夜下痢白脓。(《圣济总录》)

矾石(烧令汁枯)，诃梨勒(煨，去核，各二两)，黄连(去须，三两)，木香(一两)

上四味捣罗为末，水浸蒸饼，滤如糊，为丸如梧桐子大，空心，食前，陈米饮下三十丸，以泄止为度。

3. **夺命无忧散(一名玉屑无忧散)**：治缠喉风，咽喉疼痛，风涎壅盛，口舌生疮，心腹胀满，脾积癥块，小儿奶癖，误吞骨屑，硬塞不下，热盛喉闭，涎满气急，闷乱不省人事，并皆治之。(《奇效良方》)

寒水石(三两，煅)，玄参，贯众，缩砂仁(去壳)，滑石(研)，黄连(去毛)，茯苓，山豆根，荆芥，甘草(炙，各半两)，硼砂(三钱)

上为细末，每服一钱，干掺舌上，后以新水咽下，不拘时，任是百毒硬物，可以除化。如吃着巴豆杏仁辛辣姜桂胡椒燥毒葱韭蒜等物，及诸药毒火毒，亦可用此药。每服半钱，能润三焦，消五谷，除三尸，去八邪，除九虫，赶瘟疫，专医渴疾，其效如神。

4. **乌头丸方**：治脾积痞气，胸胁胀满，气逆昏闷，四肢少力。(《圣济总录》)

乌头(炮裂，去皮脐)，半夏(汤洗去滑，焙干，各一两)，防风(去叉)，干姜(炮)，枳实(去瓤，麸炒)，皂荚(去皮子，酥炙)，木香(各一两)

上七味捣罗为末，生姜自然汁为丸如小豆大，早晚用炒生姜汤，下七丸至十丸，不可多服。

5. **豆蔻汤方**：治脾积痞气，攻注腰背痛。(《圣济总录》)

肉豆蔻(去壳)，赤茯苓(去黑皮)，高良姜，附子(炮裂，去皮脐)，草豆蔻(去皮)，藿香，陈橘皮(汤浸去白，焙，各一分)，人参(一两)，桂(去粗皮，半两)，槟榔(一枚)

上一十味锉如麻豆，每服二钱匕，水一盏半，入枣五枚擘，生姜一分切碎，煎至八分，去滓热服。

6. **芜荑丸方**：治脾积痞气，微有滑泄，不思饮食。(《圣济总录》)

芜荑（四两），陈橘皮（汤浸去白，焙干，四两，为末，米醋一升，煎如糊），附子（炮裂，去皮脐，二两），莎草根（去毛，三两），木香，白术（各一两）

上六味除橘皮外，捣罗为末，入橘皮煎，搜和，更入炼蜜为丸如梧桐子大，空心、日午，陈米饮下三十丸。

7. 硫黄丸方： 治癖气结固不散，心腹冷疼，食少体瘦。（《太平圣惠方》）

硫黄（二两，细研，水飞过），木香（一两半，为末），川大黄（二两，锉碎，微炒为末），桃仁（四十九枚，汤浸，去皮尖、双人，别研）

上药四味先取大黄末用酒洒湿，内新竹筒子内，闭口，入炊饭甑中蒸令饭熟为度，取出与桃仁同研极烂，入硫黄、木香末研匀，入少许面糊和为丸如梧桐子大，每日空腹以酒下一十丸。

8. 癖气丸： 治脾之积，在胃管，覆大如盘，久久不愈。病四肢不收，黄瘅，饮食不为肌肤。心痛彻背，背痛彻心，脉浮大而长。（《世医得效方》）

大乌头（炮，去皮尖，一分），附子（炮，去皮脐，半两），赤石脂（煅，醋淬），川椒（炒出汗），干姜（炮，各二两），桂心（半两）

上为末，蜜丸如梧子大，朱砂为衣。每服五七丸，米饮下。渐加丸数。

9. 磨滞丸方： 治脾积气，累有伤滞，食已腹痛，饮食不化，呕哕恶心，胸胁胀闷，大便秘利不定。（《圣济总录》）

木香，青橘皮（汤浸去白，焙），桂（去粗皮，各一两），吴茱萸（汤洗，焙干，炒，三两），硇砂（醋熬成霜，研末，一钱匕），巴豆霜（抄半钱匕）

上六味，捣罗四味为末，与硇砂、巴豆霜同拌匀，醋煮面糊为丸如绿豆大，每服三丸，加至五丸，早、晚、食后临寝服。大便溏利时，减丸数服。

10. 平气丸方： 治脾积癖气，腹胁膨胀，心胸痛闷，不思饮食。（《圣济总录》）

槟榔（一枚，锉），乌梅（一两，一半去核，一半和核），京三棱（炮，半两），青橘皮（去白，焙，一两），缩砂（去皮，半两），巴豆（去皮心，别研，二两），胡椒（半两）

上七味，将六味捣罗为末，入巴豆研匀，白面糊和丸如绿豆大，每服三丸，温生姜汤下，食后服。

11. 金液丸方： 治脾积癖气，痰逆恶心，腹胁满闷，胸膈噎塞，不思饮食。（《圣济总录》）

京三棱（炮），蓬莪术（炮），白术，丁香皮（刮去粗皮），牵牛子（麸炒），青橘皮，陈橘皮并（汤浸去白，焙），肉豆蔻（大者，去壳），槟榔（炮，各一两），干姜（炮），丁香砂（研，各半两），巴豆（半两，和皮秤，去皮，研如膏，纸压去油尽，以不污纸为度）

上一十三味为末，搅拌匀，用头醋煮稠面糊，和丸如绿豆大，每服五丸，米饮下食后。

12. 快气丸方： 治脾积癖气，心腹胀满，呕逆噫酸。（《圣济总录》）

槟榔（三枚，锉），木香（一两），肉豆蔻（去壳，半两），甘遂（半两，麸炒黄），大戟（一分，炮），白牵牛（一两，炒），墨（烧赤，醋淬，一分），沉香（半两），陈橘皮（汤浸去白，焙），青橘皮（汤浸去白，焙），京三棱（炮，各一两）

13. 匀气汤方： 治脾积癖气，胃脘不安，肌瘦减食。（《圣济总录》）

大腹（两枚，连皮锉），牵牛子（一两，半生半熟），高良姜（炮，半两），白术，陈曲（炒），桂（去粗皮），麦蘖（炒，各一两），甘草（炮，二两），郁李仁（半生半熟），厚朴（去粗皮，姜汁炙，各一两）

上一十味粗捣筛，每服三钱匕，水一盏，入生姜二片，枣一枚擘，同煎至七分，去滓，稍热服，日三。

14. 白术汤方： 治癖气，胁肋满闷。（《圣济总录》）

白术，柴胡（去苗），生姜（去皮，薄切，焙干），厚朴（去粗皮，涂生姜汁，炙香熟），桂（去粗皮，各三两），甘草（炙，锉，一两），槟榔（锉，十枚）

上七味粗捣筛，每服三钱匕，水一盏，煎至七分，去滓，温服，微利为度。

15. 槟榔散方： 治癖气，心腹胀硬，食饮不下。（《太平圣惠方》）

槟榔（一两），牵牛子（一两），木香（半两），白术（三分），陈橘皮（半两，汤浸，去白

瓤，焙），高良姜（半两），诃梨勒皮（三分），枳实（半两，麸炒微黄），甘草（半两，炙微赤，锉）

上药捣筛为散，每服三钱，以水一中盏，煎至六分，去滓，食前稍热服。

16. 厚朴丸方：治痞气积年不差，结聚在于胃管，大如覆杯，心腹胀痛，食少无力。（《太平圣惠方》）

厚朴（一两半，去粗皮，涂生姜汁炙令香熟），木香（一两），青橘皮（一两，汤浸，去白瓤，焙），川大黄（一两半，锉碎，醋拌炒令干），硫黄（一两，细研，水飞过），槟榔（一两半）

上药捣细罗为末，研入硫黄令匀，以酒煮面糊和丸如梧桐子大，每服食前以生姜汤下十丸。

17. 木香丸方：治痞气心腹坚胀，饮食不消。（《太平圣惠方》）

木香（一两），川大黄（二两，锉碎，醋拌炒令干），硫黄（一两，细研，水飞过）

上药捣细罗为末，研入硫黄令匀，以酒煮面糊和丸如梧桐子大，每服空心以生姜汤下十丸。

18. 桂花散：治脾积气痛。（《仁斋直指方论》）

香附五两，炒赤去毛蓬术（醋者，焙干）良姜，甘草（炙，各三两）桂花（一两）

上末。每二钱，盐一点，沸汤热调，食前服。

19. 胜红丸：治脾积气滞，胸膈满闷，肚腹疼痛，气促不安，呕吐清水，丈夫酒积，妇人血积，小儿食积，并皆治之。（《奇效良方》）

青皮，陈皮，三棱（醋煮），蓬术（醋煮），干姜（炮），良姜（以上各一两），香附（炒，去毛，二两）

上为细末，醋糊为丸，如梧桐子大，每服五十丸，食前用生姜汤送下。一方用萝卜子一两，炒。

20. 葛根丸方：治脾积痞气，烦渴口干。（《圣济总录》）

葛根（锉），附子（炮裂，去皮脐），薏苡根（锉），芦根（锉，各一分），糯米（二合）

上五味捣罗为末，入桃胶汤浸，煮为糊和丸如小豆大，食后、临卧灯心枇杷叶煎汤，下十丸至二十丸。

21. 半夏汤方：治脾积冷气痞结，胸满痰逆，四肢急惰。（《圣济总录》）

半夏（陈者，汤洗去滑，焙干），葶苈（纸上

炒，各一两），麦门冬（去心，焙干，二两），芦根（锉碎，三两）

上四味粗捣筛，每服三钱匕，水一盏，入小麦净淘半合，生姜半枣大切，同煎至八分，去滓，空心、日午、夜卧各一。如患者瘦弱，即加桂心、柏子仁各一两。

22. 脾积丸方：治脾积痞气，身黄口干，胸膈满闷，肌瘦减食，或时壮热。（《圣济总录》）

陈仓米（一合，醋浸，淘过），青橘皮（五十片，醋浸软，去白），巴豆（五十枚，去皮，麻线系定，三味同炒干，去巴豆不用，入后药），石三棱（一分），鸡爪三棱（一分），蓬莪术（三枚，炮锉），京三棱（一分，炮锉），槟榔（二枚，锉）

上八味捣罗为末，取一半，面糊为丸如绿豆大，一半作散，每服一钱匕，粥饮调下三丸。

23. 诃梨勒散方：治痞气，结聚在胃管，心腹妨实，不能饮食。（《太平圣惠方》）

诃梨勒皮（一两），鳖甲（一两半，涂醋炙令黄，去裙襕），白术（一两），人参（三分，去芦头），桂心（三分），防葵（三分），川大黄（三分，锉碎，微炒），郁李仁（三分，汤浸，去皮，微炒），甘草（半两，炙微赤，锉）

上药捣筛为散，每服三钱，水一中盏，入生姜半分，煎至六分，去滓，食前稍热服。

24. 鳖甲散方：治痞气，结聚在胃管，盘牢不动，食饮渐少，四肢无力。（《太平圣惠方》）

鳖甲（一两半，涂醋炙令黄，去裙襕），川大黄（一两半，锉碎，微炒），木香（一两），郁李仁（一两，汤浸，去皮微炒），京三棱（一两，炮裂）当归（一两），槟榔（一两），草豆蔻（三分，去壳），枳壳（三分，麸炒微黄，去瓤）

上药捣筛为散，每服三钱，水一中盏，入生姜半分，煎至六分，去滓，食前稍热服。

25. 三棱丸方：治痞气在胃管，状如覆杯，心腹胀满，不能饮食，肌体渐瘦。（《太平圣惠方》）

京三棱（二两，锉碎，醋拌炒令干），诃梨勒皮（一两），川大黄（二两，锉碎，微炒），鳖甲（一两半，涂醋炙令黄，去裙襕），木香（一两），干漆（一两，捣碎，炒令烟出），桃仁（一两，汤浸，去皮尖、双人，麸炒微黄），槟榔（一两），川乌头（一两，去皮脐，锉碎，盐捣炒令黄）

上药捣细罗为末，取米醋三升熬成膏，入少蒸饼和溲为丸如梧桐子大，每日空心温酒下二十丸。

26. 鳖甲丸方：治痃气当胃管结聚如杯，积久不散，腹胁疼痛，体瘦成劳，不能饮食。（《太平圣惠方》）

鳖甲（三两，去裙襕，以米醋一小盏，化硇砂一两，用涂炙鳖甲，令醋尽为度），附子（一两，炮裂，去皮脐），京三棱（一两，微煨，锉），干漆（一两，捣碎，炒令烟出），木香（一两），川大黄（二两，锉碎，醋拌炒令干），吴茱萸（半两，汤浸七遍，焙干微炒）

上药捣细罗为末，以醋煮面糊和溲，捣三二百杵，丸如梧桐子大，每日空心温酒下二十丸。

27. 硇砂煎丸方：治痃气结聚不散，心腹疼痛。（《太平圣惠方》）

硇砂（一两，不夹石者，细研），芫花（一两，醋拌炒令干），木香（一两），京三棱（一两，微煨，锉），川乌头（半两，去皮脐，锉碎，盐拌炒令黄），鳖甲（一两，涂醋炙令黄，去裙襕）

上药除硇砂外捣细罗为末，先以米醋一升慢火熬硇砂，次下诸药同熬令稠，入少蒸饼和溲为丸如绿豆大，每服食前以生姜汤下十丸。

28. 牵牛子丸方：治痃气结聚在胃管，心腹胀硬，脏腑壅滞。（《太平圣惠方》）

牵牛子（一两半，微炒），甘遂（一两，锉碎，微炒），诃梨勒皮（三分），木香（三分），京三棱（三分，锉碎，醋拌炒令干），青橘皮（三分，汤浸，去白瓤，焙）

上药捣细罗为末，以生姜汁二两，蜜四两，煎令稠熟，和溲为丸如梧桐子大，每服卧时生姜汤下二十丸，以利为度。

29. 小三棱煎：治食癥气块，及小肠气、本脏气、肾俞气、膀胱气、五膈气、风痰、胃口冷、脾积气、食伤、冷气抱心、心腹胀满、吐逆酸水、五种虚疾、脾寒水气。（《博济方》）

荆三棱，蓬莪术（各四两，洗净），芫花（一两，去枝叶）

上三味，同入一瓷瓶内，用米醋五升，浸满药，封却瓶口，以炭火煨，觉微干，即取出。荆三棱、蓬莪术，便杵碎，芫花另以余醋炒微焦后，同二味猛焙干，捣罗为末，用米醋煮面糊为丸如梧桐

子大。每服三丸至五丸，用生姜盐汤吞下，妇人醋汤下。

30. 红丸子：治丈夫脾积气滞，胸膈满闷，面黄腹胀，四肢无力，酒积不食，干呕不止，背胛连心胸及两乳痛；妇人脾血积气，诸般血癥气块，及小儿食积，骨瘦面黄，肚胀气急，不嗜饮食，渐成脾劳，不拘老少，并宜服之。（《太平惠民和剂局方》）

京三棱（浸软，切片），蓬莪术，青橘皮，陈皮（去白，各五斤），干姜（炮），胡椒（各三斤）

上为细末，用醋面糊为丸，如梧桐子大，矾红为衣。每服三十粒，食后，姜汤下。小儿临时加减与服。

31. 丁香脾积丸：治丈夫、妇人、小儿诸般食伤积聚，胸膈胀满，心腹膨胀，噫气吞酸，宿食不化，脾疼翻胃，妇人血气刺痛，并宜服之。（《太平惠民和剂局方》）

丁香，木香（各半两），皂荚（三大枚，烧存性），青橘皮（洗，一两），莪术（三两），三棱（二两），高良姜（二两以上，同用米醋一升，于瓷瓶内煮干，莪术、三棱、良姜，并乘热切碎，同焙干），巴豆（去壳，半两）

上入百草霜三匙，同碾为细末，面糊为丸，如麻仁大。每服五丸、七丸至十五、二十丸止。食伤，随物下。脾积气，陈橘皮汤下。口吐酸水，淡姜汤下。翻吐，藿香甘草汤下。丈夫小肠气，炒茴香酒下。妇人血气刺痛，淡醋汤下。呕逆，菖蒲汤下。小儿疳气，使君子汤下。更量虚实加减。如欲宣转，可加丸数，五更初，冷茶清下，利三五行后，以白粥补之。孕妇不得服。

32. 脾积丸：治饮食停滞，腹胀痛闷，呕恶吞酸，大便秘结。（《仁斋直指方论》）

蓬莪术（三两），京三棱（二两），良姜（半两。以上用米醋一升，于瓷瓶内煮干，乘热切碎，焙），青皮（去白，一两），南木香（半两），不蛀皂角（三大挺，烧存性），百草霜（深村锅底者佳，三匙）

上为细末，用川巴豆半两，只去壳，研如泥，渐入药末，研和得所，面糊丸麻子大。每服五丸，加至十丸，橘皮煎汤下。

33. 痞气丸（《杂病源流犀烛》）

黄连（八钱），厚朴（五钱），吴萸（三钱），黄芩，白术（各二钱），茵陈草，砂仁，干姜（各钱半），茯苓，人参，泽泻（各一钱），川乌，川椒（各五分），桂心，巴霜（各四分）

丸法、服法，同息贲丸。

34. 增损五积丸（《杂病源流犀烛》）

黄连（肝积，五钱；脾肾积，七钱；心肺积，一两半），厚朴（肝心肺积，五钱；脾肾积，八钱），川乌（肝肺积，一钱；心肾脾积，五分），干姜（肝心积，五分；肺脾肾积，一钱半），人参（肝心脾肺积，二钱；肾积，五分），茯苓（钱半），

巴霜（五分）

蜜丸，梧子大，初服二丸，渐加，以微溏为度。治积块，不拘脐上下左右，通用。

肝积加柴胡一两，川椒四钱，莪术三钱，皂角、昆布各二钱半。心积加黄芩三钱，肉桂、茯神、丹参各一钱，菖蒲五分。肺积加桔梗三钱，天冬、陈皮、青皮、白豆蔻各一钱，紫菀、川椒各一钱半。脾积加吴萸、黄芩、砂仁各二钱，泽泻、茵陈各一钱，川椒五分。肾积加延胡索三钱，苦楝肉、全蝎、附子、独活各一钱，泽泻、菖蒲各二钱，肉桂三分，丁香五分。

第五章　肝积、肥气、肝着

第一节　历代文献本草

1. **鹅肠菜**（《滇南本草》）：补中益气，消痰，止头疼，头目眩晕，利小便，治肝积肥气，止玉茎疼痛，治劳淋，赤白便浊，妇人赤白带下。

2. **月下参**（《滇南本草》）：治九种胃气疼痛，此药能开胃健脾，消宿食，止面寒背寒，胸膈噎食，宽中调胃，痞满肝积，左右胁痛，呕吐作酸。

第二节　古今经典方剂

1. **酸枣仁丸方**：治肝积肥气，久不已，变疟，令人热多寒少，小便赤涩。（《圣济总录》）

酸枣仁（生用），薏苡仁，紫苏子（炒，研），木通（锉），黄芪（锉），枳壳（去瓤，麸炒），升麻，大黄（锉，炒），坐拏草，麦门冬（去心，焙），木香，赤茯苓（去黑皮，各一两）

上一十二味捣罗为末，炼蜜和丸如梧桐子大，每服二十丸，渐加至三十丸，煎麦门冬汤下。

2. **石韦丸方**：治肝积气。（《圣济总录》）

石韦（拭去毛，焙），京三棱（煨锉），附子（炮裂，去皮脐），吴茱萸（水洗七遍，焙干，炒），陈橘皮（汤浸去白，焙），蜀椒（去闭口及目，炒出汗，各一两）

上六味捣罗为末，炼蜜为丸如梧桐子大，空腹，煎荆芥汤下二十丸。

3. **青蒿汤方**：治久积肥气，寒热痎疟。（《圣济总录》）

青蒿（自然汁，一合），生姜（自然汁，半合），童子（小便，半合），常山（锉，三分），鳖甲（去裙襕，醋炙黄），乌梅肉（焙，各半两），甘草（炙，锉，一），柴胡（去苗，三分）

上八味除汁外，粗捣筛，每服五钱匕，水一盏半，煎至八分，入前三味汁各少许，同煎至一大盏，去滓，食后、临卧温服。

4. **蓬蔂根汤方**：治久积结，癖气不散，左胁下如覆杯，咽酸吐水，面目萎黄，此名肥气，并女子血瘕。（《圣济总录》）

蓬蔂根（锉，二两），牡丹皮（锉），赤芍药（各一两），桂（去粗皮），枳壳（去瓤，麸炒，各三分），槟榔（锉），当归（切，焙），生干地黄（焙，各一两半），生姜（去皮，切，焙，半两）

上九味粗捣筛，每服三钱匕，水一盏，煎至七分，去滓，温服，空心日晚各一服。

5. **蓬蔂根散**：治肥气在左胁下，似覆杯，咽酸吐水，面目萎黄，胸膈不利。（《太平圣惠方》）

蓬蔂根（二两，锉），牡丹（一两），赤芍药（一两），桂心（三分），京三棱（一两，炮裂），枳壳（三分，麸炒微黄，去瓤），槟榔（一两）

上药捣粗罗为散，每服三钱，水一中盏，入生姜半分，煎至六分，去滓，食前稍热服。

6. **木香丸方**：治肝积肥气，结硬不散。（《圣济总录》）

木香，大黄（锉，各一两），鳖甲（去裙襕，锉，二两，米醋三升，与大黄同煎，醋尽为度，焙干）

上三味捣罗为末，酒煮面糊为丸如梧桐子大，每服二十丸，空心、食前生姜汤下。

7. **旋覆花汤**：肝着，其人常欲蹈其胸上，先未苦时，但欲饮热。（《金匮要略》）

旋覆花（三两），葱（十四茎），新绛（少许）

上三味，以水三升，煮取一升，顿服。

8. **芎归芍药汤**：治肝积气滞左胁下，遇发作手

足头面昏痛。(《奇效良方》)

川芎，当归，芍药，桂枝，防风，枳实，羌活，甘草（以上各一钱六分），干葛（四分），麻黄，侧子（二分）

上㕮咀，分作二帖，每帖用水二盏，生姜五片，煎至七分，去滓，不拘时服，有汗避风。

9. 半夏散方：治癖黄。(《太平圣惠方》)

半夏（一两，汤洗七遍去滑），前胡（三分，去芦头），槟榔（三分），杏仁（三分，汤浸，去皮尖、双人，麸炒微黄），川大黄（一两，锉碎，微炒），枳壳（半两，麸炒微黄，去瓤）

上药捣筛为散，每服三钱，以水一中盏，入生姜半分，煎至六分，去滓，不计时候温服。

10. 防葵散方：治肥气在左胁下，结聚成块，心腹妨实，不欲饮食。(《太平圣惠方》)

防葵（一两），诃梨勒皮（三分），白术（三分），郁李仁（三分，汤浸，去皮，微炒），吴茱萸（半两，汤浸七遍，焙干微炒），桂心（三分），枳实（半两，麸炒微黄），木香（三分），槟榔（三分）

上药捣筛为散，每服三钱，以水一中盏，入生姜半分，煎至六分，去滓，食前稍热服。

11. 鳖甲散方：治肥气在左胁下，按之坚，不能食，脉候弦而紧，肌体萎瘦。(《太平圣惠方》)

鳖甲（一两半，涂醋炙令黄，去裙襕），当归（一两，锉，微炒），京三棱（一两，炮），诃梨勒皮（一两），大黄（一两半，锉碎，微炒），枳壳（半两，麸炒微黄，去瓤），吴茱萸（半两，汤浸七遍，焙干微炒），桃仁（一两，汤浸，去皮尖、双人，麸炒微黄）

上药捣筛为散，每服三钱，水一中盏，入生姜半分，煎至六分，去滓，食前稍热服。

12. 大黄丸方：治肥气结聚，在左胁下，坚牢疼痛，食少体瘦。(《太平圣惠方》)

川大黄（二两，锉碎，微炒），防葵（一两），木香（三分），川乌头（一两，炮裂，去皮脐），鳖甲（一两半，醋炙令黄，去裙襕），干姜（三分，炮裂，锉）

上药捣细罗为末，以陈米醋三升熬令稠，入神曲末半两煎成糊，溲和诸药末，可丸即丸如梧桐子大，每日空心以温酒下二十丸，以微利为度。

13. 三棱丸方：治肥气在左胁下如覆杯，有头足，令人羸瘦，发寒热，不能食。(《太平圣惠方》)

京三棱（一两），川乌头（一两，炮裂，去皮脐），雄黄（半两，细研），硇砂（一两，不夹石者，细幽），青橘皮（半两，汤浸，去白瓤，焙），干漆（半两，捣碎，炒令烟出），鳖甲（一两，涂酥炙令黄，去裙襕），防葵（一两），麝香（一分，研入）

上药捣细罗为末，入研了药令匀，以米醋一升熬令稠，入少面作糊和丸如绿豆大，每服以温酒下十丸，空心腹。

14. 鳖甲丸方：治肥气，体瘦无力，少思饮食。(《太平圣惠方》)

鳖甲（一枚，可重四两，净洗，以醋和黄泥固济背上，厚三分，令干），京三棱（三两，炮锉），川大黄（三两，锉碎，微炒），枳壳（三两，麸炒微黄，去瓤），木香（一两半），桃仁（三两，汤浸，去皮尖、双人，麸炒微黄，细研如膏）

上药除鳖甲外捣罗为末后，泥一风炉子，上开口可安得鳖甲，取前药末进桃仁膏内鳖甲中，用好米醋二升，时时旋取入鳖甲内，以慢火熬令稠，取出药，却将鳖甲净洗去泥，焙干捣罗为末，与前药同和捣，为丸如梧桐子大，每日空心以温酒下二十丸，晚食前再服。

15. 牵牛煎丸方：治肥气，结聚不散，腹胁胀满，呕逆酸水，饮食减少。(《太平圣惠方》)

牵牛子末（三两，以生姜汁半升，酒一升慢火熬如膏），木香（一两），附子（一两，炮裂，去皮脐），鳖甲（一两半，涂醋炙令黄，去裙襕），槟榔（一两），桃仁（一两半，汤浸，去皮尖、双人，麸炒微黄研入），吴茱萸（半两，汤浸七遍，焙干微炒），硇砂（一两，不夹石者，细研入）

上药捣细罗为末，入牵牛子煎中和溲，为丸如梧桐子大，每服食前生姜汤下二十丸。

16. 三棱煎丸方：治肥气，结固不散，腹胁急疼，食少体瘦。(《太平圣惠方》)

湿三棱（七丘，净选去泥土，锉碎），川大黄（三两），芫花（一两，醋拌炒令干），鳖甲（三，涂醋炙令黄，去裙襕），木香（一两）

上药先以水二斗煮三棱至三升，去滓，捣罗诸药为末，入前煎中，于铜器内慢火熬之，更入米醋一升同煎熬令稠，候稍冷，并手丸如梧桐子大，每日空腹以温酒下十丸。

17. 硇砂煎丸方：治肥气，经年不散，左胁下状如覆杯，天阴即疼痛。(《太平圣惠方》)

硇砂（二两，不夹石者，细研，以酒醋各一升熬如膏），干漆（一两，捣碎，炒令烟出），防葵（一两），木香（一两），川大黄（一两半，碎，微炒）

上药捣细罗为末，入硇砂煎中，入少蒸饼和溲为丸如绿豆太，每日空心温酒下十丸。

18. 治肥气积聚不散，方如下。(《太平圣惠方》)

川大黄（四两，锉碎，与鳖甲同煮，焙干），木香（二两），鳖甲（四两，以米醋二升，与大黄同煮令醋尽，炙令黄）

上药捣细罗为末，以酒煮面糊和丸如梧桐子大，每日空心生姜汤下二十丸。

19. 肥气丸：治肝之积，在左胁下，如覆杯，有头足，龟鳖状，久久不愈。发咳，呕逆，痎疟，连岁月不已，其脉弦而细。(《世医得效方》)

青皮（炒，二两），当归须，苍术（各一两半），蓬术，三棱（切），铁孕粉（与三棱、蓬术同入醋煮一伏时，各三两），蛇含石（煅，醋淬，三分）

上为末，醋煮米糊丸绿豆大。每服四十丸，当归浸酒下。

20. 三因肥气丸(《证治准绳》)

当归头，苍术（各一两半），青皮（一两，炒），蛇含石（火煅醋淬，七钱半），三棱，蓬术，铁华粉（各三两，与三棱、蓬术同入醋煮一伏时）

上为末，醋煮米糊丸，如绿豆大。每服四十丸，用当归浸酒下，食远服。

21. 鳖甲丸：治肥气，体瘦无力，少思饮食。(《证治准绳》)

鳖甲（一枚，可用重四两者，净洗，以醋和黄泥固济，背上可厚三分，令干），京三棱（炮，锉），枳壳（麸炒微黄，去瓤，各三两），川大黄（锉，炒，二两），木香（不见火），桃仁（汤浸，去皮尖双仁者，用面炒微黄，细研如膏，各一两半）

上除鳖甲外，捣为细末，后泥一风炉子，上开口，可安鳖甲，取前药末并桃仁膏内鳖甲中，用好米醋二升，时时旋取入鳖甲内，以慢火熬令稠，取出药，却将鳖甲净洗去泥，焙干，捣为细末，与前药同和捣为丸，如梧桐子大，每服二十丸，空心温酒送下，晚食前再服。

第六章　肺积、息贲

第一节　历代文献本草

紫菀（《本草纲目》）：肺积息贲。

第二节　古今经典方剂

1. 枳实汤方：治肺积息贲，上气胸满咳逆。（《圣济总录》）

枳实（去瓤，麸炒），木香，槟榔（锉），甘草（炙，锉），吴茱萸（汤浸，焙干，炒），葶苈（纸上炒，令紫色，各半两），杏仁（汤浸去皮尖、双仁，炒，三分）

上七味粗捣筛，每服三钱匕，水一盏，生姜一分拍碎，同煎至七分，去滓，温服，空心、食前，日二。

2. 防己汤方：治肺积息贲下气。（《圣济总录》）

防己，大腹（和皮子用，各一两半），郁李仁（汤去皮），大麻仁（炒），槟榔（锉），陈橘皮（汤浸去白，焙），桑根白皮（炙，锉），甘草（炙，锉），诃梨勒（微煨，去核，各一两）

上九味除郁李、大麻仁外，粗捣筛，再同捣匀，每服三钱匕，入生姜半分拍碎，以水一盏，煎至八分，去滓，温服，空心、午时各一，以利为度。

3. 枳实木香丸方：治肺积息贲气上。（《圣济总录》）

枳实（去瓤，麸炒，二两），木香，陈橘皮（汤浸去白，焙），人参，海藻（水洗去咸，焙），葶苈（纸上炒令紫色，各一两），芍药（锉），丁香（各三分）

上八味捣罗为末，煮枣肉和丸如梧桐子大，每服二十丸，渐加至三十丸，用炒豆煎汤下，空心、日午、夜卧各一服。

4. 槟榔散方：治息贲气，胸膈妨实，右胁下坚急，上气咳嗽。（《太平圣惠方》）

槟榔（一两），赤茯苓（三分），赤芍药（三分），食茱萸（三分），京三棱（三分），诃梨勒皮（三分），郁李仁（一两，汤浸，去皮，微炒），青橘皮（三分，汤浸，去白瓤，焙）

上药捣筛为散，每服三钱，水一中盏，入生姜半分，煎至六分，去滓，不计时候温服。

5. 紫菀散方：治息贲气，在右胁下结聚胀痛，喘促咳嗽。（《太平圣惠方》）

紫菀（一两，去苗土），吴茱萸（半两，汤浸七遍，焙干微炒），白术（半两），当归（半两），桂心（半两），鳖甲（一两，涂醋炙令黄，去裙襴），槟榔（半两），郁李仁（一两，汤浸，去皮，微炒），枳实（半两，麸炒微黄）

上药捣筛为散，每服三钱，水一中盏，入生姜半分，煎至六分，去滓，不计时候温服。

6. 枳实散方：治息贲气，腹胁胀硬，咳嗽见血，痰黏不利。（《太平圣惠方》）

枳实（半两，麸炒微黄），木香（半两），槟榔（半两），诃梨勒皮（半两），甜葶苈（半两，匾纸炒令紫色），赤茯苓（半两），五味子（半两），甘草（半两，炙微赤，锉），杏仁（一两，汤浸，去皮尖、双人，麸炒微黄）

上药捣筛为散，每服三钱，水一中盏，煎至六分，去滓，不计时候温服。

7. 大腹皮散方：治息贲气，腹胁胀满，喘急咳嗽，坐卧不安。（《太平圣惠方》）

大腹皮（五枚），赤茯苓（一两），前胡（一两，去芦头），诃梨勒皮（半两），汉防己（半两），木香（一两），槟榔（半两），桃仁（一两，汤浸，去皮尖、双人，麸炒微黄），川大黄（一两，锉碎，微炒）

上药捣筛为散，每服三钱，以水一中盏，入生姜半分，煎至六分，去滓，不计时候温服。

8. 木香丸方：治息贲气，胸膈闷，腹胁坚急，四肢不和，食少无力。（《太平圣惠方》）

木香（一两半），鳖甲（一两半，涂醋炙令黄，去裙襕），桂心（一两半），吴茱萸（一两半，汤浸七遍，焙干微炒），诃梨勒皮（一两半），槟榔（一两半），枳实（一两，麸炒微黄），牵牛子（三两，微炒）

上药捣细罗为末，以酒煮面糊和丸如梧桐子大，每日空心温酒下三十丸。

9. 治息贲气喘咳，心膈不利，方如下。（《太平圣惠方》）

诃梨勒皮（一两），郁李仁（一两，汤浸，去皮，微炒研入），木香（一两）

上药捣细罗为末，入郁李仁研令匀，每服不计时候以生姜汤调下二钱。

10. 枳实散：治息贲气腹胁胀硬，咳嗽见血，痰黏不利。（《证治准绳》）

枳实（麸炒），木香，槟榔，赤茯苓（去皮），五味子，甜葶苈（隔纸炒令紫色），诃梨勒（去核），甘草（微炙，各半两），杏仁（一两，汤洗，去皮尖双仁，麸炒黄色）

上㕮咀，每服三钱，水一中盏，生姜半分，煎至六分，去滓温服，不拘时。

11. 肺积方（《滇南本草》）

姜味草（二钱），姜黄（二钱），白豆蔻（二钱），木香（五分）

共为末或为丸，每服一钱，滚水点酒服。

12. 枣膏丸：疗息贲。（《妇人大全良方》）

葶苈（研细），陈皮，苦梗（各等份）

上后二味为末，入葶苈令停，煮肥枣肉，研为膏，和丸如梧子大。每服五七丸，饮下。

13. 桑白皮汤方：治肺积息贲，气胀满，咳嗽，涕唾脓血。（《圣济总录》）

桑根白皮（锉），麦门冬（去心，焙，各一两半），桂（去粗皮），甘草（炙，锉，各半两），陈橘皮（汤浸去白，焙），猪牙皂荚（酥炙，去皮，各一两）

上六味粗捣筛，每服三钱匕，水一盏，入生姜半分拍碎，煎至七分，去滓，温服，空心晚、食前各一。

14. 半夏汤方：治肺积息贲，咳嗽。（《圣济总录》）

半夏（汤洗去滑七遍，焙干），桑根白皮（炙，锉），细辛（去苗叶），前胡（去芦头，各一两半），桔梗（炒），甘草（炙，锉），贝母（去心），柴胡（去苗），人参，诃梨勒（微煨，去核），白术（各一两）

上一十一味粗捣筛，每服三钱匕，水一盏，入枣三枚擘破，生姜半分拍碎，煎至七分，去滓，温服，食后、夜卧各一。

15. 皂荚丸方：治肺积息贲上气。（《圣济总录》）

皂荚（二梃，不蛀者，酥炙，去皮子，锉），桂（去粗皮），干姜（炮），贝母（去心）

上四味等份，捣罗为末，炼蜜和丸如梧桐子大，空心、日午，生姜汤下十五丸，加至二十丸。

16. 息贲丸：治肺之积，在右胁下，大如覆杯，久久不愈。病洒洒寒热，气逆，喘嗽，发为肺痈，其脉浮而毛。（《世医得效方》）

半夏（汤洗，七次），吴茱萸（汤洗），桂心（各二两半），甘草，桑白皮（炙），葶苈（炒，各二两半）

上锉散。每服四钱，水一盏半，姜三片，红枣二枚，煎七分，去滓，食前服。

17. 三因息贲汤（《证治准绳》）

半夏（汤泡），桂心，人参（去芦），吴茱萸（汤泡），桑白皮（炙），葶苈，炙甘草（各一钱半）

上作一服，用水二盅，生姜五片，红枣二枚，煎至一盅，食前服。

18. 半夏汤：治肺积息贲咳嗽。（《证治准绳》）

半夏（汤泡去滑，焙干），细辛（去苗叶），桑根白皮（炙），前胡（去芦，各一两半），桔梗（炒），贝母（去心），柴胡（去苗），诃梨勒（煨，去核）人参（去芦），白术，炙甘草（各一两）

上㕮咀，每服三钱，水一盏，生姜三片，枣三枚擘破，同煎至七分，去滓温服，食后、临卧各一服。

19. 牛蒡子散方：治息贲气，令人喘咳，心腹胀满，胁下疼痛。(《太平圣惠方》)

牛蒡子（一两，微炒），木香（一两），当归（一两），京三棱（一两，炮裂，锉），吴茱萸（半两，汤浸七遍，焙干微炒），槟榔（半两），川大黄（一两，锉碎，微炒），鳖甲（二两，涂醋炙令黄，去裙襕）

上药捣细罗为散，每服二钱，以温酒调下，食前服，生姜橘皮汤下亦得。

20. 桃仁煎丸方：治息贲气，右胁下结硬如杯，心胸胀痛，不能饮食，胸膈壅闷，咳嗽喘促。(《太平圣惠方》)

桃仁（三两，汤浸，去皮尖、双人，细研，以酒三升同硇砂煎成膏），硇砂（一两半，不夹石者，细研），鳖甲（一两，涂醋炙令黄，去裙襕），川乌头（半两，去皮脐，锉碎，盐拌炒令黄），紫菀（半两，去苗土），猪牙皂荚（半两，去皮，涂酥炙令焦黄，去子），防葵（半两），木香（三分），槟榔（三分），干姜（半两，炮裂，锉）

上药捣细罗为末，入桃仁、硇砂煎中溲和丸如梧桐子大，每服食前以生姜汤下十五丸。

21. 三棱丸方：治息贲气，右胁下结聚成块，喘咳胸痛，呕吐痰涎，面黄体瘦。(《太平圣惠方》)

京三棱（一两，炮，锉碎，醋拌炒令黄），川大黄（二两，锉碎，微炒），附子（一两，炮裂，去皮脐），鳖甲（一两半，涂醋炙令黄，去裙襕），槟榔（一两），诃梨勒皮（一两），木香（一两），桃仁（一两，汤浸，去皮尖、双人，麸炒微黄），吴茱萸（半两，汤浸七遍，焙干微炒）

上药捣细罗为末，以醋煮面糊和捣三二百杵，丸如梧桐子大，每服食前生姜汤下二十丸。

22. 芫花煎丸方：治息贲气结块在右胁下，疼痛。(《太平圣惠方》)

芫花（一两半，醋拌炒令干，为末），硇砂（一两，不夹石者，细研，用米醋三升同芫花末熬成膏），京三棱（一两，锉，微炒），鳖甲（一两半，涂醋炙令黄，去裙襕），青橘皮（一两，汤浸，去白瓤，焙）

上药捣细罗为末，入芫花、硇砂煎中，入少蒸饼和溲为丸如梧桐子大，每服食前以生姜汤下十丸。

23. 息贲丸（东垣）：治肺之积在右胁下，覆大如杯，久不已，令人洒淅寒热，喘嗽发肺痈，其脉浮而毛。(《证治准绳》)

厚朴（姜制，八钱），黄连（炒，一两三钱），人参（去芦，二钱），干姜（炮），白茯苓（去皮，另末），川椒（炒去汗），紫菀（去苗，各一钱半），桂枝（去粗皮），桔梗，京三棱（炮），天门冬，陈皮，川乌（炮，去皮脐），白豆蔻（各一钱），青皮（五分），巴豆霜（四分）

上除茯苓、巴豆霜旋入外，余药共为细末，炼蜜丸，如桐子大。每服二丸，一日加一丸，二日加二丸，加至大便微溏，再从二丸加服，煎淡姜汤送下，食远。周而复始，积减大半勿服。秋冬加厚朴五钱，通前一两三钱，黄连减七钱，用六钱。

24. 加减息贲丸（东垣），仲夏合此。 其积为病，寒热喘咳，气上奔，脉涩，失精亡血，气滞则短气，血凝泣则寒热相参，气分寒，血分热，治法宜益元气，泄阴火，破气削其坚也。(《证治准绳》)

川乌，干姜，白豆蔻，桔梗（各一钱），紫菀，厚朴，川椒（炒去汗），天门冬（去心），京三棱，茯苓（各一钱半），人参，桂枝（各二钱），陈皮（八钱），黄连（一两三钱），巴豆霜（四分），红花（少许），青皮（七分）

上为末，汤泡蒸饼为丸，如桐子大。初服二丸，一日加一丸，二日加二丸，加至大便微溏为度，再从二丸加服，煎生姜汤送下，食前。忌酒、湿面、腥、辣、生冷之物。

25. 肺鳞癌方[23]

【药物组成】紫草根30g，山豆根15g，拳参15g，重楼15g，前胡10g，夏枯草15g，海藻15g，山海螺30g，土贝母15g。

【功效主治】肺鳞癌。

【用法用量】水煎分服，每日1剂。

26. 肺腺癌方[23]

【处方】白英、龙葵、山海螺、薏苡仁、牡蛎各30g，蛇莓、山慈菇、夏枯草各15g，浙贝母10g。

【功效主治】肺腺癌。

【用法】水煎分服，每日1剂。

27. 金岩丸[24]

【药物组成】天然牛黄1g，麝香2g，羚羊粉

15g，白花蛇 50g，全蝎 30g，僵蚕 30g，壁虎 20g，蜈蚣 5g，穿山甲 15g，琥珀 15g，雄黄 5g，冰片 2g，血竭 7g，大黄 10g，青黛 10g，制马钱子 5g，制乳香 6g，制没药 6g，蟾酥 0.5g，朱砂 5g，藏红花 10g。

【功效主治】肺恶性肿瘤。

【用法用量】按以上用量比例配方，研细粉，装胶囊入清洁瓶密封备用。配合康复汤，金岩丸每次服 5g，每日服两次。早晚分服，一个月为 1 个疗程，间隔一周，再开始下 1 个疗程。

28. 仙鱼汤[25]

【药物组成】鱼腥草 30g，仙鹤草 30g，猫爪草 30g，败酱草 30g，山海螺 30g，生半夏 15g，葶苈子 15g，蚤休 30g，天冬 20g，浙贝 15g。

【功效主治】肺癌。

【用法用量】未提及。

29. 益肺抗瘤饮[26]

【药物组成】黄芪、北沙参、天冬、女贞子、石上柏、重楼等。

【功效主治】肺癌

【用法用量】每次 30ml，每日 3 次，30 天 1 个周期，2 个周期 1 个疗程。

30. 经验方[27]

【药物组成】黄芪 250g，党参 125g，北沙参 100g，麦冬 75g，仙鹤草 125g，拳参 100g，败酱草 83g，白花蛇舌草 167g，川贝母 75g，紫菀 75g，桔梗 75g，苦杏仁 100g，甘草 50g。

【功效主治】益气养阴，清热解毒，化痰止咳。用于气阴两虚所致的气短、乏力、咳嗽、咯血、胸痛；晚期肺癌见上述证候者的辅助治疗。

【用法用量】口服，一次 20g，一日 3 次。2 个月为 1 个疗程，或遵医嘱。

31. 肺岩宁方[28]

【药物组成】党参 15g，白术 12g，茯苓 15g，石见穿 30g，石上柏 30g，蛇六谷 30g，干蟾皮 9g，生黄芪 30g，黄精 30g，灵芝 15g，淫羊藿 15g，桃仁 9g

临证时兼有咳嗽者加杏仁、芦根、枇杷叶；痰色黄者加黄芩、鱼腥草、车前草；瘀较重者加丹参、川芎；有胸水者加猫人参、川椒目、龙葵；骨转移者加蜈蚣、自然铜、骨碎补；纳差者加鸡内金、炒谷麦芽；便秘者加制大黄、瓜蒌子；脾胃虚弱、腹泻者去桃仁、干蟾皮，加白扁豆、生薏苡仁、炒山药；口苦、舌苔浊腻者加黄连、苍术；潮热盗汗者加知母、黄柏；气短乏力较甚者，重用黄芪。

【功效主治】益气养精，解毒散结。

【用法用量】未提及。

32. 康复汤[29]

【药物组成】沉香 6g，桔梗 10g，人参 10g，黄 30g，枸杞 15g，熟地 12g，白术 12g，薏苡仁 30g，石斛 10g，乌梅 10g，当归 12g，川贝母 10g，桑白皮 15g，沙参 10g。加减：发热加石膏 50g，黄芩 12g，丹皮 12g；咯血甚加白及 20g，白茅根 30g，赭石 30g；食欲不振加山楂 12g，砂仁 6g，鸡内金 6g；头痛眩晕加钩藤 15g，龙骨 30g，牡蛎 30g，天竺黄 12g；胸水加葶苈子 20g，猪苓 20g，龙葵 30g。

【功效主治】肺恶性肿瘤。

【用法用量】配合使用金岩丸，每日一剂，水煎服，亦可用该汤剂送服金岩丸。

33. 肺复方[30]

【药物组成】百合、熟地、生地、元参、当归、麦冬、白芍、南北沙参、桑白皮、黄梦、臭牡丹、蚤休、白花蛇舌草。加减：气短乏力加黄芪 10g，党参 10g；胸痛，舌质紫暗有瘀斑加红花 10g，桃仁 6g，川芎 10g；多痰血加蒲黄炭 5g，藕节炭 5g，仙鹤草 15g；胸水加葶苈子 10g，芫花 3g；痰多加生南星 10g，生半夏 10g（均先煎半小时）；低热加银柴胡 15g，地骨皮 10g；高热加生石膏 30g。

【功效主治】中晚期肺癌。

【用法用量】每日 1 剂，连服 2 个月，1 个疗程。

34. 经验方[31]

【药物组成】三棱 15~30g，莪术 15~30g，王不留行子 15~30g、大黄䗪虫丸 12g（包）、桃仁 12g、丹参 15g、海藻 30g。

其他常用的活血化瘀药：石见穿 80g、大黄 3~9g、泽兰 15g、羊蹄根 30g、葵树子 30g、铁树叶 30g、广郁金 12g、蜈蚣 2~4 条，加减：阴虚加南北沙参各 12g、天麦冬（各）12g、天花粉 15~30g、百合 15~30g；气虚（包括脾虚）加黄芪 12g、党参 12g、白术 15~30g、茯苓 12g；阳虚加附子 9g、肉桂 9g、补骨脂 15g；痰湿加生半夏 30g、生南星 30g、米仁 30g、杏仁 12g、瓜蒌 30g、马钱子 3g；内热加肺形草 30g、石豆兰（麦斛）30g、七叶一枝花 30g、苦参片 30g、草河车 80g、黛蛤散 30g（包），使用较少的尚有牛黄粉、干蟾皮、山豆根；胸水加龙葵 60g、王不留行子 60g、桑白皮 30g。

【功效主治】肺癌。

【用法用量】未提及。

35. 经验方[32]

【药物组成】夏枯草、海藻、昆布、桃仁、留行子、蜂房、丹参、三棱、莪术、生鳖甲、皂角刺、全瓜蒌、铁树叶、山豆根、白花蛇舌草、延胡、黛蛤散。

【功效主治】理气化瘀，消肿解毒。肺癌气滞血瘀证。

【用法用量】未提及。

36. 经验方[32]

【药物组成】党参、白术、茯苓、陈皮、半夏、山海螺、鱼腥草、石打穿、白花蛇舌草、龙葵草、半枝莲、紫菀、款冬、焦山楂、焦六曲。

【功效主治】益气健脾，解毒消肿。肺癌脾虚痰湿。

【用法用量】未提及。

37. 经验方[33]

【药物组成】丹参、赤芍、丝瓜络、夏枯草、全瓜蒌、石决明、石韦、石菖蒲、杏仁、半夏、沙参、桑白皮、玉竹。

【功效主治】活血化瘀，疏导气机，气滞血瘀型转移性肺癌。

【用法用量】未提及。

38. 经验方[33]

【药物组成】沙参、桑白皮、茯苓皮、薏苡仁、石菖蒲、扁豆、法半夏、鱼腥草臭牡丹、旱莲草、白茅根、络石藤、桑枝。

【功效主治】涤痰化浊、醒脾和中、通利水道、滋养肺阴。

【用法用量】未提及。

39. 经验方[34]

【药物组成】法半夏、陈皮、枳壳各 10g，茯苓、牡荆子、矮地茶、瓜蒌皮、夏枯草、海蛤壳粉各 15g，鱼腥草、猫爪草各 30g。

【功效主治】清化痰热，软坚散结，宣畅肺气。

【用法用量】未提及。

40. 山龙露蜂丸[35]

【药物组成】山豆根、绞股蓝各 500g，龙骨 300g，露蜂房 550g，蟾酥 20g，白花蛇舌草、灵芝、田三七各 250g，半枝莲、焦山楂、麦冬各 150g，川贝母 200g，黄芩 100g，穿心莲、薄荷各 60g，山慈菇 120g。

【功效主治】解毒散结，益气养阴，清化痰热法。

【用法用量】将上药精选，依法炮制，共研成细末，过 100 目筛混匀用蜜调成丸。每丸重 10g，含生药不少于 4.5g。用药剂量一般根据自身情况而定，每日服药 2 次，每次 20g，连续用药 4 周为 1 个小疗程，停药 5 天，再继续服用，4 个小疗程为 1 个总疗程。

第七章 心积、伏梁

第一节 历代文献本草

1. **蜀椒**（《证类本草》）：治奔豚，伏梁气及内外肾钓，并霍乱转筋。

2. **云连**（《滇南本草》）：主心痛逆而盛，心积伏梁。

3. **鲤鱼**（《雷公炮制药性解》）：主咳逆气喘上气，水肿脚满，黄疸烦渴，安胎，妊娠身肿，冷气瘕癖，气块横关伏梁。

4. **菖蒲**（《本草通玄》）：开心窍，消伏梁，除痰嗽，通九窍，明耳目，出音声，散风湿，止心痛，杀诸虫，辟鬼邪，理恶疮。

5. **桃**（《得配本草》）：治痎疟，疗中恶，破伏梁，止邪疟。

第二节 古今经典方剂

1. **三因痞气丸**（《证治准绳》）

赤石脂（火煅醋淬），川椒（炒去汗），干姜（炮，各二两），桂心，附子（各半两，炮），大乌头（炮，去皮脐，二钱半）

上为细末，炼蜜和丸，如梧子大，以朱砂为衣。每服五十丸，食远米汤下。

2. **人参丸方**：治心积伏梁。（《圣济总录》）

人参（一两），陈橘皮（汤浸去白，焙，二两，捣末，醋一升煎膏），射干，自然铜（研如粉），金牙（研如粉），枳壳（去瓤，麸炒），知母（锉），当归（切焙），细辛（去苗叶），槟榔（锉），石菖蒲（泔浸一宿，切，焙），远志（去心），赤茯苓（去黑皮），麦门冬（去心焙，各一两）

上一十四味，除煎研者外，捣罗为末，入煎研者药和匀，炼蜜和丸，如梧桐子大，每服二十丸，空心炒生姜黑豆汤下，日再，稍加至三十丸。

3. **丹砂丸方**：治伏梁气，胸下痞痛，小便赤涩，及惊悸不安，夜多梦寐。（《圣济总录》）

丹砂，金牙，马牙硝（以上三味同研细），人参，赤茯苓（去黑皮），麦门冬（去心焙）升麻，远志（去心），豉（各一两），生干地黄（焙，二两）

上一十味，除研者外，捣罗为末，入研者药拌匀，炼蜜和丸。如梧桐子大，每服二十丸，临卧煎桑根白皮葱汤下。

4. **诃黎勒丸方**：治忧积伏梁气。（《圣济总录》）

诃黎勒（煨，去核，二两），槟榔（锉，三两半），赤茯苓（去黑皮），柴胡（去苗），枳壳（去瓤，麸炒），羚羊角（镑），黄连（去须），防葵（锉），生姜（切焙，各一两半），黄芩（去黑心，一两），大黄（锉炒，三两半），木通（锉，一两一分）

上一十二味，捣罗为末，炼蜜和丸，梧桐子大，每服十丸，空腹米饮下，日再，渐加至三十丸，以利为度。

5. **蒜红丸**：治脾积，腹胀如鼓，青筋浮起，坐卧不得者。（《证治准绳》）

丁香，木香，沉香，缩砂仁，青皮（去白），槟榔，陈皮（去白），蓬莪术，草果（去皮），牵牛（各一两），粉霜，肉豆蔻（面裹煨，各一钱），白茯苓（去皮），人参（各半两），蒜（二百瓣，半生用，半火煨熟）

上为细末，以生熟蒜研膏，生绢绞取汁，和药为丸，如梧子大。每服五七丸，加至十五丸，食后淡盐汤送下。忌咸酸鱼鲊茶酱，淹藏鸡鸭，生冷马牛杂肉之类，只可食淡白粥百日。

6. 沉香饮子：治痃气，升降阴阳。(《证治准绳》)

沉香，木香，羌活，桑白皮（微炒）人参，独活，白茯苓，紫苏叶（各等份）

㕮咀，每服三大钱，水一盏半，生姜五片，大枣二枚，煎至七分，去滓，食前温服，二滓又作一服。

7. 胜红丸：治脾积气滞，胸膈饱闷，腹肚疼痛，气促不安，呕吐清水；丈夫酒积，妇人血积，小儿食积，并皆治之。(《医方选要》)

青皮（去瓤），陈皮，三棱（醋煮），蓬术（醋煮），干姜（炮），良姜（以上各一两），香附子（炒，去毛，二两）

上为细末，醋糊为丸如梧桐子大，每服五十丸，食前姜汤送下。

8. 桃奴丸方：治伏梁气，在心下结聚不散。(《圣济总录》)

桃奴（三两）

上为细散。每服二钱，食前以温酒调下。

9. 鳖甲汤方：治伏梁积气。(《圣济总录》)

鳖甲（去裙，醋炙黄），京三棱（锉），大腹（锉），芍药（各一两），当归（切焙），柴胡（去苗），生干地黄

上九味。粗捣筛，每服三钱匕，水一盏，入木香末半钱，同煎至七分，去滓空心温服，日再。

10. 防葵散方：治伏梁，气在脐上心下，结固如梁之状，胸膈不利，食饮减少。(《太平圣惠方》)

防葵（一两），京三棱（一两，炮裂），桂心（一两），赤芍药（一两），鳖甲（一两半，涂醋炙令黄，去裙襴），当归（一两），诃梨勒皮（一两）川川大黄（一两，锉碎，微炒），枳壳（三分，麸炒微黄，去瓤）

上药捣筛为散，每服三钱，以水一中盏，入生姜半分，煎至六分，去滓，食前稍热服。

11. 鳖甲散方：治伏梁气，横在心下，坚硬妨闷，不能食。(《太平圣惠方》)

鳖甲（一两半，涂醋炙令黄，去裙襴），吴茱萸（半两，汤浸七遍，焙干微炒），郁李仁（一两，汤浸，去皮，微炒），京三棱（一两，炮裂），枳实（三分，麸炒微黄），柴胡（三分，去苗），桂心（三分），槟榔（一两），

上药捣筛为散，每服四钱，以水一中盏，入生姜半分，煎至六分，去滓，食前稍热服。

12. 半夏散方：治伏梁气，心下硬急满闷，不能食，胸背疼痛。(《太平圣惠方》)

半夏（一两半，汤洗七遍去澄），川大黄（一两，锉碎，微炒），桂心（一两），前胡（一两，去芦头），京三棱（一两，炮锉），当归（一两，锉，微炒），青橘皮（一两，汤浸，去白瓤，焙），鳖甲（一两半，涂醋炙令黄，去裙襴），槟榔（一两），诃梨勒皮（二两），木香（一两）

上药捣为散，每服三钱，以水一中盏，入生姜半分，煎至六分，去滓，不计时候稍热服。

13. 川乌头丸方：治伏梁气结，固在心下，横大如臂，饮食渐少，肢体消瘦。(《太平圣惠方》)

川乌头（半两，炮裂，去皮脐），芫花（半两，醋拌炒令干），京三棱（半两，锉，醋拌炒），桂心（半两），鳖甲（一两，涂醋炙令黄，去裙襴），防葵（半两），干漆（半两，捣碎，炒令烟出），硇砂（一两半，不夹五者，细研），川大黄（一两，锉碎，醋拌微炒），木香（一两）

上药捣细罗为末，先以米醋三升熬令稍稠，入少面作糊和溲，捣三二百杵，为丸如绿豆大，每服空心以温酒下七丸，渐加至十丸，以取下积滞物为度，隔两日再服。

14. 干漆丸方：治伏梁气横在心下，坚牢不散，胸中连背多疼。(《太平圣惠方》)

干漆（一两，捣碎，炒令烟出），川乌头（半两，去皮脐，锉碎，盐拌炒令黄），芫花（一两，醋拌炒令黄），桃仁（半两，汤浸，去皮尖、双人，麸炒微黄），雄黄（一分，细研），鳖甲（一两，涂醋炙令黄，去裙襴），木香（半两），硇砂（一两，不夹石者，细研），麝香（一分，细研）

上药捣细罗为末，入研了药令匀，以醋煮面糊为丸如绿豆大，每服食前以温酒下十丸。

15. 硇砂煎丸方：治伏梁气，久积在心下，横大如臂，发歇疼痛，胸下拘急，腹胁满闷。(《太平圣惠方》)

硇砂（二两，不夹石者，细研，以酒醋各半升熬如膏），干漆（一两，捣碎，炒令烟出），桂心（一两），汉椒（一两，去目及闭口者，微炒去汗），干姜（半两，炮裂，锉），附子（一两，炮

裂，去皮脐），槟榔（一两），川大黄（二两，锉碎，微炒）

上药捣细罗为末，入硇砂煎中，更入蒸饼少许和溲，为丸如梧桐子大，每日空心温酒下十五丸至二十丸。

16. 大黄煎丸方：治伏梁气，心胸妨实，背膊烦疼，不能食，四肢无力。（《太平圣惠方》）

川大黄（三两，锉碎，微炒，别捣罗为末，以酒醋各一升熬如膏），京三棱（一两，锉碎，醋拌炒令干），木香（一两），桃仁（一两，汤浸，去皮尖、双仁，麸炒微黄），诃梨勒皮（一两），桂心（一两），青橘皮（一两，汤浸，去白瓤，焙），槟榔（一两）

上药捣细罗为末，入大黄煎中，更入蒸饼少许和溲，为丸如梧桐子大，每日空心以温酒下十丸至十五丸。

17. 治伏梁气横在心下，不能进饮食，宜服此方，方如下。（《太平圣惠方》）

木香（一两），硇砂（一两，不夹石者，细研入），川大黄（二两，锉碎，醋拌炒令干）

上药捣罗为末，入研硇砂令匀，以酒煮面糊和丸如梧桐子大，每服食前生姜汤下七丸。

18. 治伏梁气在心下结聚不散，方如下。（《太平圣惠方》）

硝石（半两），牵牛子（一两），木香（半两）

上药捣细罗为末，以米醋二升纳药末慢火熬令稠，入少面糊和溲为丸如梧桐子大，每服空心温酒下十丸。

19. 伏梁丸：治心之积，起于脐，上至心，大如臂，久久不已，病烦心，身体髀股皆肿，环脐而痛，其脉沉而芤。（《世医得效方》）

茯苓，厚朴（姜汁炒），人参，枳壳（麸炒，去瓤），白术，半夏（洗七次），三棱（慢火煨热，乘热锉，各等份）

上为末，煮糊丸梧子大。米饮下二十丸，食前，日两服。作末，酒调服，绝胜。

20. 三因伏梁丸（《证治准绳》）

茯苓（去皮），人参（去芦），厚朴（去粗皮，姜制炒），枳壳（去瓤，麸炒），三棱（煨），半夏（汤泡七次），白术（各等份）

上为细末，面糊丸，如梧子大。每服五十丸，

食远用米饮汤下。

21. 干漆丸：治伏梁气，横在心下，坚牢不散，胸中连背多疼。（《证治准绳》）

干漆（捣碎，炒烟尽），莞花（醋拌炒），鳖甲（去裙，襕，醋涂炙），硇砂（研，以上各一两），桃仁（去皮尖，麸炒），木香（不见火），川乌头（去皮脐，锉，盐拌炒黄，各半两），雄黄（细研），麝香（研，各二钱半）

上为细末，入别研药令匀，醋煮面糊为丸，如绿豆大。每服十丸，食前用温酒送下。

22. 半夏散：治伏梁积，心下硬急满闷，不能食，胸背疼痛。（《证治准绳》）

半夏（汤泡去滑），鳖甲（醋炙，各一两半），川大黄（锉，炒），诃梨勒皮，桂心，前胡，当归（焙），青橘皮（去白）槟榔，木香，京三棱（炮，各一两）

上为末，每服三钱，水一中盏，生姜半分，煎至六分，去滓，不拘时，稍热服。

23. 痞气丸（东垣）：治脾之积，在胃脘，腹大如盘，久不愈，令人四肢不收，发黄疸，饮食不为肌肤，其脉浮大而长。（《证治准绳》）

厚朴（制，半两），黄连（去须，八钱），吴茱萸（洗，三钱），黄芩，白术（各二钱），茵陈（酒制炒），缩砂仁，干姜（炮，各一钱半），白茯苓（另为末），人参，泽泻（各一钱），川乌（炮，去皮脐），川椒（各五分），巴豆霜（另研），桂（各四分）

上除茯苓、巴豆霜另研为末旋入外，余药同为细末，炼蜜丸，桐子大。初服二丸，一日加一丸，二日加二丸，渐加至大便微溏，再从二丸加服，淡甘草汤下，食远，周而复始，积减大半勿服。

24. 加减痞气丸（东垣）（《证治准绳》）

厚朴（一钱），黄芩（酒制），黄连（酒制），益智仁，当归尾，橘皮（去白）附子（各三分），半夏（五分），吴茱萸，青皮，泽泻，茯苓，神曲（炒），广术，昆布，熟地黄，人参，炙甘草，巴豆霜，葛根（各二分），红花（半分）

上为细末，蒸饼为丸，如桐子大。依前服法。

25. 鳖甲丸：治痞气，当胃脘结聚如杯，积久不散，腹胁疼痛，体瘦成劳，不能饮食。（《证治准绳》）

鳖甲（三两，去裙襕，以米醋一小盏，化硇砂一两，用涂鳖甲炙，以醋尽为度），附子（炮，去皮脐），京三棱（炮），干漆（捣碎，炒烟尽），木香（各一两），吴茱萸（半两，汤泡微炒），川大黄（二两，锉碎，醋拌炒令干）

上为细末，醋煮面糊丸，如桐子大。每服二十丸，空心温酒送下。

26. 匀气汤：治脾积痞气，胃脘不安，肌瘦减食。（《证治准绳》）

陈曲（炒），麦糵（炒），桂心（去粗皮），郁李仁（半生，半炒），厚朴（去粗皮，姜汁炙），白术（各一两），大腹子（二枚，连皮），牵牛（一两，半生半炒），良姜（炮，半两），甘草（炙，二两）

㕮咀，每服三钱，水一盏，生姜三片，枣一枚擘破，同煎至七分，去滓，食远稍热服，日三。

27. 清胰化积方[36]

【药物组成】蛇六谷、蛇舌草、半枝莲、绞股蓝、蔻仁、六神曲、麦芽、大枣等组成。

【功效主治】晚期胰腺癌。

【用法用量】煎服，每次1袋，每日2次。

28. 柴胡疏肝散加减[37]

【药物组成】白花蛇舌草、土茯苓、虎杖、菝葜、白芍各30g，香附15g，柴胡、枳壳、陈皮各10g，川芎6g，甘草5g。临证加减：腹痛甚者加延胡索、川楝子、白芍以理气缓急止痛；黄疸较重，痛引肩背，或兼有发热，大便色白者，合用茵陈蒿汤加炒栀子等利湿退黄；伴腹水者合用五皮饮利水消肿；伴肝硬化者，加女贞子、墨旱莲、菟丝子、醋鳖甲以滋养肝肾之阴、软坚散结。

【功效主治】胰腺癌肝郁蕴热型。疏肝健脾、清热解毒。

【用法用量】煎服，每次1袋，每日2次。

29. 十全大补汤加减[37]

【药物组成】重楼、鸡血藤各30g，黄芪、白参、当归、炒白术、熟地黄、茯苓、猪苓各15g，鳖甲（先煎）、枸杞子、女贞子、浙贝母各10g，甘草5g。临证加减：脾虚夹湿者，加薏苡仁、砂仁、橘皮、法半夏等以健脾祛湿；病程迁延，而见舌红干、少苔者，加生地黄、北沙参、石斛以养阴生津；有出血倾向者，加槐花、地榆炭、黄芩以凉血止血。

【功效主治】胰腺癌气血亏虚证。益气养血、化瘀软坚。

【用法用量】未提及。

30. 膈下逐瘀汤加减[37]

【药物组成】丹参、菝葜、藤梨根、延胡索各30g，赤芍15g，五灵脂、香附、乌药、红花、桃仁、枳壳、炮穿山甲、八月札、浙贝母各10g，甘草5g。临证加减：病程迁延不愈，伴有食欲不振、乏力者，去五灵脂，合四君子汤以益气健脾；瘀血较重者，加金铃子、三棱、莪术以行气化瘀散结；腹胀严重者，加白首乌、沉香粉（冲服）、槟榔以行气止痛；伴恶心欲呕者，加姜半夏、竹茹以和胃止呕；咳嗽、咳痰较多者，加桑白皮、瓜蒌子、五味子化痰止咳；伴胸水者，加葶苈子、紫苏子泻肺平喘利水。

【功效主治】胰腺癌气血瘀滞型。行气散结、化瘀软坚。

【用法用量】未提及。

31. 茵陈五苓散加减[37]

【药物组成】茵陈、石见穿、山慈菇各30g，菝葜20g，猪苓、茯苓、白术、泽泻、陈皮、法半夏、桂枝各10g，甘草5g。临证加减：寒湿较重者，加附子、干姜以温阳化湿；湿邪化热者，加薏苡仁、藿香、黄芩以清热利湿。

【功效主治】胰腺癌湿浊阻遏型，健脾祛湿、解毒化浊。

【用法用量】未提及。

32. 清心莲子饮加减[38]

【药物组成】栀子10g，连翘10g，黄连10g，莲子心10g，乳香、没药各5g，木通15g，生地20g，莪术15g，仙鹤草30g，藤梨根30g，白花蛇舌草30g，虎杖20g，生芪20g，夏枯草20g，山慈菇20g，焦三仙30g。

【功效主治】晚期胰尾癌心脾实热证。降心火、清脾热。

【用法用量】水煎服，每日1剂。

33. 经验方[38]

【药物组成】茵陈、荷包草、对坐草各15g，白英30g，丹参12g，水红子、平地木各9g，柴胡、金铃子各4.5g，广郁金6g，丹皮6g。

【功效主治】晚期胰尾癌心脾实热证。降心火、清脾热。

【用法用量】水煎服。

34. 经验方[38]

【药物组成】黄芩、山栀、大黄、延胡索、川楝子各9g，银花12g，对坐草、三白草、茵陈、茅根、仙鹤草各15g。

【功效主治】治胰腺癌。

【用法用量】水煎服。

35. 经验方[38]

【药物组成】栀子9g，茵陈、金钱草、铁树叶、丹参各15g、生军6g（后下），蟾皮4.5g，半枝莲、龙葵各30g。

【功效主治】胰头癌见黄疸、发热、大便不通。

【用法用量】水煎服。

36. 经验方[38]

【药物组成】鸡内金30g，青黛15g，人工牛黄15g，紫金锭10g，野菊花60g，草河车30g，三七30g。

【功效主治】治胰腺癌。

【用法用量】共研细末，每次2g，每日3次。

37. 膈下逐瘀汤合黄连解毒汤加减[38]

【药物组成】丹参30g，丹皮30g，桃仁10g，红花10g，莪术15g，三棱10g，炒灵脂10g，蒲黄10g，胡黄连10g，黄柏10g，乌药10g，延胡索10g，白屈菜30g，鸡内金10g，当归10g，穿山甲10g，白花蛇舌草20g。

【功效主治】胰体癌肝脾瘀结证。破瘀散结，舒肝清热。

【用法用量】水煎服，每日1剂。

38. 茵陈蒿汤合龙蛇羊泉汤加减[38]

【药物组成】茵陈30g，栀子15g，生军10g，龙胆草10g，金钱草20g，蜀羊泉30g，龙葵30g，精石20g，半枝莲30g，丹参30g，车前子30g，黛蛤散30g，六一散30g。

【功效主治】胰头癌脾胃湿热证。清热利湿、解毒和胃。

【用法用量】水煎服，每日1剂。

39. 经验方[6]

【药物组成】生大黄、柴胡各9g，生半夏、枸橘叶、过路黄各30g。

【功效主治】胰腺癌、胃癌。

【用法用量】未提及。

40. 调脾抑胰方[39]

【药物组成】潞党参、炒白术、苏梗、枳实、全瓜蒌各10g，茯苓、茯神、姜半夏各12g，陈皮6g，怀山药15g，薏苡仁、炒谷芽、炒麦芽各20g，猪苓、徐长卿、八月札各30g。

【功效主治】晚期胰腺癌。

【用法用量】未提及。

41. 经验方[40]

【药物组成】大黄6g，桃仁6g，土鳖虫6g，九香虫5g，延胡索10g，川楝子10g，醋柴胡5g，赤芍15g，天花粉15g，八月札10g，蚤休15g，炙蟾皮5g，白花蛇舌草25g。

【功效主治】胰腺癌，湿热瘀毒互结，肝脾两伤。

【用法用量】水煎服，每日1剂。

42. 经验方[41]

【药物组成】旋覆花15g（包），代赭石15g（包），姜半夏9g，黄连9g，干姜9g，吴茱萸6g，乌梅12g，竹茹12g，白僵蚕12g，蝉蜕9g，姜黄12g，酒大黄6g，藿香12g，佩兰15g，杏仁10g，生薏苡仁30g，生黄芪80g，党参15g，鸡内金15g，炒谷芽15g，炒麦芽15g，焦山楂15g，焦神曲15g，穿山甲9g，制鳖甲30g，红景天15g，佛手20g，香橼15g，生姜5片，大枣5枚。

【功效主治】胰腺癌。

【用法用量】水煎服，1剂/天，早晚分服。后基本3~6个月复诊1次。

第八章 失荣、恶核

第一节 历代文献本草

1. **石蒜**（《本草纲目》）：疗疮恶核，可水煎服取汗，及捣敷之。

2. **詹糖香**（《本草纲目》）：治恶核恶疮（弘景）。

3. **乳香**（《增广和剂局方药性总论》）：疗风水毒肿，去恶气，疗恶核毒肿。

4. **鲫鱼（俗作鲗鱼、鲋鱼）**（《本草求原》）：消恶核肿毒。

第二节 古今经典方剂

1. **麻子汤**：主遍身流肿方。（《千金翼方》）

麻子（五升），炊赤小豆（三升），防风（三两），附子（炮），当归（各一两）

上五味，先捣麻子令熟，以水三斗煮麻子，取一斗三升，去滓，内药及豆，合煮取四升，去滓，食豆饮汁。

2. **大麻子赤小豆汤**：主毒肿无定处，或恶寒，或心腹刺痛，烦闷者，此由毒气深重也。（《千金翼方》）

大麻子（熬），赤小豆（各五升），生商陆（二升，薄切之），升麻（四两），附子（炮），射干（各三两）

以上六味，以水四斗煮诸药，取二斗五升，去滓，研麻子令破，以麻子汁煮豆令极熟，去滓，可得六七升，一服一升，一日一夜令尽。小便当利，即毒除肿减，食兼此豆益佳，如汤沃雪。凡用麻子，皆不得用郁悒者，可拣择用之。

3. **连翘散方**：治项上恶核焮肿。（《太平圣惠方》）

连翘（一两），射干（一两），川升麻（一两），独活（一两），桑寄生（半两），丁香（半两），木通（一两，锉），木香（一两），沉香（一两），川大黄（二两，锉碎，微炒）

上药捣细罗为散，每服以清粥饮调下二钱，日三服。

4. **白蔹散方**：治恶核焮肿不消。（《太平圣惠方》）

白蔹（一两），川大黄（一两），赤石脂（一两），赤芍药（一两），莽草（一两），黄芩（一两），黄连（一两，去须），吴茱萸（一两）

上药捣罗为末，以鸡子清和如泥，涂布上贴于肿处，干即易之。

5. **黄芪散方**：治恶核焮肿疼。（《太平圣惠方》）

黄芪（一两半，锉），黄芩（一两），芎䓖（一两），黄连（一两，去须），白芷（一两），赤芍药（一两），当归（一两）

上药捣罗为末，以鸡子清调如泥，涂于布上贴肿处，干即易之。

6. **玄参丸**：治小儿胸间积热毒风气不散，连项生恶核，烦热不已。（《太平圣惠方》）

玄参（半两），汉防己（半两），羌活（半两），川大黄（一两，锉碎，微炒），木香（半两），栀子仁（半两），赤芍药（半两），连翘（三分），川升麻（半两），牛蒡子（半两，微炒）

上药捣罗为末，炼蜜和丸如绿豆大，每服以粥饮下五丸，日三服。量儿大小加减服之。

7. **玄参汤**：主恶核、瘰疬、风结方。（《外台秘要》）

玄参，升麻，独活，连翘子（各二两）木防己，菊花（各一两）

上六味，切，以水八升，煮取三升，分服一升，日三。

8. 黄连散方：治石痈结硬发热，紫赤色，毒气攻冲未定，日夜疼痛，宜用消肿化毒止痛。（《太平圣惠方》）

黄连（一两），川大黄（一两，生用），白蔹（一两），马牙消（一两），黄柏（一两，锉），青盐（半两），麒麟竭（半两），赤小豆（半合，炒熟），杏仁（四十九枚，汤浸，去皮尖，研）

上药捣细罗为散，用蜜水调涂痈上，干即易之。

9. 犀黄丸：治石疽、恶核、失荣、瘰疬、乳岩、流注、横痃、肺痈、小肠痈一切腐烂阴疽，屡试神验，百发百中之仙方也。（《验方新编》）

制乳香、制没药（各一两），麝香、犀牛黄（各三分）

共为细末，取黄米饭一两捣烂与各药末和匀为丸如粟米子大，晒干（忌火烘），每服三钱，热陈酒送下，患生上部临睡时服，下部空心服。

10. 治恶核，肿结不散，方如下。（《太平圣惠方》）

吴茱萸（一两，末），小蒜（二两）

上合捣傅之，日三换，以差为度。

11. 阳和汤：治乳岩、失荣、石疽、恶核、痰核、瘰疬、流注、横痃，并治一切色白平塌阴疽等证。此为阴疽圣药。（《验方新编》）

熟地（一两），真鹿角胶（三钱），上肉桂、甘草（各一钱），炮姜、麻黄（各五分）

水煎服。服后再饮好酒数杯，谨戒房事，服至病愈为止。无论冬、夏皆宜，不可妄行增减。体虚极者，肉桂、炮姜可加一二倍用，或加附子更妙，又痈毒诸方内降痈活命饮亦治阴疽，方用肉桂、炮姜各用至钱半之多，诚以阴寒凝结非此不为功也，宜参看酌用。

12. 独活散方：治恶核风结肿毒，四肢烦热拘急。（《太平圣惠方》）

独活（一两），木香（一两），射干（一两），连翘（一两），甘草（一两半，生锉），桑寄生（一两），川升麻（一两）沉香（一两），川大黄（一两，生用）

上药捣粗罗为散，每服四钱，以水一中盏，煎至六分，去滓，入竹沥半合更煎一二沸，放温服之，日三服，得快利为度。

13. 五香散方：治肉中忽有恶核生，肿硬不消，恶肉恶脉，瘰疬，风结肿气。（《太平圣惠方》）

木香（一两），沉香（一两），鸡舌香（一两），麝香（一分，细研），熏陆香（一两），射干（二两），紫葛（二两，锉），川升麻（二两），独活（二两），桑寄生（二两），甘草（二两，生锉），连翘（三两），川大黄（三两，锉碎，微炒）

上药捣粗罗为散，入麝香研匀，每服三钱，以水一中盏，煎至五分，去滓，入竹沥半合更煎一二沸，放温服之，日三服。

14. 五香散：江南毒气，恶核射工，暴肿生疮。（《千金翼方》）

甲香，熏陆香，青木香，羚羊角，丁香，犀角，鳖甲（炙），升麻，乌鸢，黄芩，黄柏，黄连，甘草各四两，吴茱萸三分

上一十四味捣筛为末，中射工毒及诸毒，皆水服方寸匕，日三，以鸡子白和，涂肿上，干则易之，兼以水和少许，洗肿上。

15. 五香连翘汤：治恶脉及恶核，瘰疬、风结诸核肿气痛方。（《医心方》）

青木香（二两），麝香（半两），沉水香（二两），熏陆香（一两），鸡舌香（一两），连翘子（二两），射干（二两），升麻（二两），独活（二两），寄生（二两），大黄（三两），甘草（二两），淡竹沥（二升）

凡十三物，㕮咀，以水九升煮药，汁水减半许，可纳竹沥汁，又克取三升，分三服。

16. 五香汤方：治恶核肿毒入腹。（《古今录验方》）

熏陆香，麝香，沉香，鸡舌香，青木香（各二两）

凡五物，以水六升，煮取二升半，适寒温分作三服，不瘥复作云，云令剂可尽。五香各一两，水四升，煮取三升，亦为两服。又滓薄肿上，神良。

17. 文仲五香连翘汤：疗恶肉、恶脉、恶核、瘰疬、风结肿、气痛方。（《外台秘要》）

青木香，沉香，鸡舌香（各二两），麝香（半两），熏陆香（一两），射干，紫葛，升麻，桑寄生，独活，通草，连翘（各二两），大黄（三两），

淡竹沥（二升）

上十四味，切，以水九升，煮取减半，纳竹沥，更煮取三升，分三服。忌五辛。《古今录验》同。出第五卷中。（《千金方》无紫葛、鸡舌香，有丁香。）

18. 木香丸：治石痈结聚，肿硬热痛，脏腑秘涩。（《覆载万安方》）

木香（一两），槟榔（三两），芎䓖，羌活（各半两），大黄（切炒，一两），附子（炮），人参（各半两），枳壳（去瓤麸炒，三分），牵牛子（炒令香，末，一两半），陈皮（汤浸焙，半两）

上细末，炼蜜丸如梧子大，贮以瓷合子。每服七八十丸，空心粥饮下，通利为度，若未利，加至百余丸。

19. 丹参膏：治恶脉及恶核、瘰疬、风结诸核肿、气肿痛方。（《医心方》）

丹参（二两），蒴藋根（二两），莽草（半两），秦艽（一两），独活（一两），踯躅花（半两），蜀椒（半两），白及（一两），牛膝（一两），菊花（一两），木防己（一两），乌头（一两）

凡十二物，细切为善，以苦酒二升渍之一宿，夏月半日，急疾即煎之，以猪膏四升煎令苦酒竭，勿令暴焦熬也，去滓，以膏涂诸疾上，日五六，至良。

20. 治恶核肿结不肯散者方（《葛氏方》）

乌翣根，升麻（各二两）

以水三升，煮取半升，分再服，以滓熨上。

21. 治恶核肿毒汤方（《刘涓子方》）

乌扇（二两），升麻（二两），栀子仁（十四枚，破）

上三物，切，以水三升，煮取一升半，分再服，以滓薄肿上，甚良。

22. 黄芪贴方：治消核肿。（《张仲景方》）

黄芪（三两），真当归（三两），大黄（三两），芎䓖（一两），白蔹（三两），黄芩（三两），防风（三两），芍药（二两），鸡子（十枚），黄连（二两）

凡十物，捣筛，以鸡子白和涂纸上，贴肿上，燥易。

23. 丹参汤：疗恶肉核、瘰疬、诸风气、结聚、肿气，诸病并主之方。（《延年秘录》）

蒴藋，丹参（各二两），甘草（炙），秦艽，独活，乌头（炮），牛膝（各一两），踯躅，花蜀椒（各半两，汗）

上九味，切，以水八升，煮取三升，温服一升。《古今录验》有白及，余并同。忌海藻、菘菜、猪肉、冷水。

24. 丹参膏：主恶肉、结核、瘰疬、脉肿、气痛方。（《外台秘要》）

丹参（八分），白蔹，独活，连翘子，白及（各四分），升麻，蒴藋（各六分），防己，玄参，杏仁（各五分，去皮尖）

上十味，细切，以生地黄汁腌渍一宿，以炼成猪膏四升，微火煎，五上五下，药成，绞去滓，以摩病处，日三四。

25. 小金丹：治流注、恶核、痰核、瘰疬、乳岩、横痃及一切无名阴疽初起，屡试如神，万无一失，真仙方也。内有五灵脂，不可与人参、高丽参、党参同日而服。（《验方新编》）

白胶香（即枫树油香）、草乌、五灵脂、地龙（即蚯蚓）、制木鳖各一两五钱，制没药、制乳香、归身各七钱五分，麝香一钱，陈墨一钱二分

用糯米粉一两二钱，煮稠和入各药末捣干捶为丸如芡实大，一料约为二百五十丸，晒干（忌火烘），瓷瓶收贮，以蜡封口，勿令失气，临用取一丸布包放平石上隔布敲碎入杯内，以好酒浸入，用小杯盖住一二时，以热陈酒送服尽醉，盖被取汗即愈。患生下部空心服，上部临睡服，一切阴疽初起服至消散为止。如流注等证成，将欲溃烂及溃烂日久者，以十丸分作五日早晚服之，以免流走。若小孩不能服煎剂及丸药者，服此最妙。

26. 黄芪当归散：治石痈久不瘥。（《覆载万安方》）

黄芪（锉，十两），当归（切焙，八两）

上二味为散。每服五六钱匕，温酒调下，不计时候。

27. 野葛膏：主射工恶核，卒中恶毒方。（《千金翼方》）

野葛（二升），巴豆（去皮），乌头，蜀椒（各五合），附子，丹砂，茵芋（各一两），雄黄，大黄，踯躅（各二两）

上一十味捣筛为散，以不中水猪膏十斤煎，三

上三下，去滓，纳丹砂雄黄末，搅至凝，以枣核大摩病上。勿近眼。凡合名膏，皆不用六畜妇人小儿见之。

28. 大黄散方： 治石痈肿硬疼痛，心腹烦闷，不得宣畅。（《太平圣惠方》）

川大黄（一两，锉碎，微炒），当归（一分），川芒硝（半两），黑豆皮（半两），枳壳（半两，麸炒微黄，去瓤），牛蒡子（一分，微炒），芎䓖（一分），甘草（半两，生到）

上药捣筛，分为三服，每服以水一大盏，煎至五分，去滓，不计时候温服，以利为度。

29. 雄黄散方： 治石痈风毒初结，焮核坚硬。（《太平圣惠方》）

雄黄（半两，细锉），川大黄（半两，生用），磁石（半两，捣碎细研），白矾（半两，烧令汁尽），细辛（半两）

上药捣细罗为散，用鸡子白和生蜜调涂之，干即易之。

第九章　石疽、上石疽

古今经典方剂

1. 香贝养荣汤：治上石疽，生颈项旁，初起气虚肝郁，及妇女气血壅

滞，体虚生疮，随证加味，初宜托之。(《彤园医书》)

人参（沙参代之，炙），白术（各二钱，酒炒），香附（去心），贝母（各钱半），茯苓、陈皮，当归、川芎、熟地、白芍、桔梗、甘草（各一钱），生姜（二片），红枣（二枚）

2. 沉香汤：治石疽肿毒结硬，口干烦热，四肢拘急不得卧。(《覆载万安方》)

沉香，防风，南木香（各三两），地骨皮，麦门冬，当归，升麻，玄参，枳壳（麸炒），羚羊角，独活，甘草（不焙），赤芍药（各一两），大黄（炒，二两）

上粗末。每服四钱，水一盏半，煎取七分，去

滓温服，不计时。

3. 木香散贴方：治石疽坚硬，皮色紫赤，恶寒壮热，一二日未成脓者，

下之后，宜用贴之。(《覆载万安方》)

南木香，大黄（生），白蔹，芒硝，赤小豆

上细末。以车前草汁调和，如糊贴之，日二三度即瘥。

4. 沉香汤：治石疽，肿毒结硬，口干烦热，四肢拘急不得卧。(《奇效良方》)

沉香，防风（去叉），木香（各三分），麦门冬（去心），当归（切，焙），枳壳（麸炒），独活（去芦），羚羊角屑，升麻，玄参，地骨皮，赤芍药，甘草（生锉，各一两），大黄（锉，炒，二两）

上锉碎，每服四钱，水一盏半，煎至七分，去滓，不拘时温服。

第十章 乳岩、乳癌、乳石痈、妒乳

第一节 历代文献本草

1. **柑叶**（《本草求原》）：治胸膈逆气，行肝胃滞气，消肿散毒，消乳痈，乳吹，乳岩，胁痛。

2. **夏枯草**（《本草从新》）：缓肝火，解内热，散结气。治瘰疬鼠瘘，瘿瘤癥坚，乳痈乳岩，目珠夜痛。

3. **王不留行**（《本草求原》）：散滞气，活血以平肝。治风毒，通血脉，乃阳明冲任之药。通淋，利窍，通小便，治风痹，经不调，难产，下乳，止痛，止血，治金疮，恶疮，乳岩、乳痈，疔肿，出竹木刺。孕妇忌之。取苗子蒸，浆水浸用。

4. **蒲公英**（《本草求原》）：化热毒，消恶肿，结核，疔肿，乳痈，乳岩。擦牙，乌须发，壮筋骨。

5. **紫背天葵草**（《滇南本草》）：散诸疮肿毒，攻痈疽，排脓，定痛。治瘰疬，消散结核。治妇人奶结，乳汁不通，红肿疼痛，乳痈、乳岩，坚硬如石。服之，或溃或散。

6. **漏芦**（《滇南本草》）：治乳结红肿硬痛，乳汁不通，乳痈乳岩，攻痈疮。滇中产者。其性补阴血，止腰疼，治崩漏，止大肠下血。

7. **浙贝母**（《本草求原》）：内开郁结，外达皮肤，功专解毒，兼散痰滞。治疝瘕，喉痹，乳难，金疮，风痉，吹乳作痛，乳痈，项下核及瘤瘿，一切结核，瘰疬，乳岩，妊娠尿难，便痈，紫白癜斑，人面疮，蜘蛛、蛇蝎咬，敛疮口。去心用。

8. **白芷**（《质问本草》）：主治女人带下、腰疼、乳岩、男子额痛、便淋、疯痒，疮痍，目赤，瘰疬，功效如神。

9. **露蜂房**（《本草便读》）：去风痹、死肌，杀虫治疮，然亦只可外治。虽其功能治一切附骨、疔疽、乳岩等证，毒根连及脏腑者可用此拔之，但总属有毒之品，不必为此侥幸之图而为内服之药耳。

10. **皂荚刺**（《本草从新》）：其锋锐直达病所，溃散痈疽，治肿毒妒乳（乳痈，汁不出，内结成肿，名妒乳），风疠（疠风，乃营气热风寒客于脉而不去也。脉与营皆血也，蒸晒为末，大黄汤调下），癣疮（米醋熬嫩刺涂之），胎衣不下。为痈疽未溃之神药。已溃勿服，孕妇亦忌。

第二节 古今经典方剂

1. **疏肝清胃丸**（《绛雪园古方选注》）

夏枯草，蒲公英，金银花，漏芦，橘叶，甘菊，猬鼠粪，紫花地丁，贝母连翘，白芷，山慈菇，栝楼实，炙甘草，广陈皮，茜根，乳香，没药

上法制，等份为末，另用夏枯草煎膏为丸，每服五钱，开水送。

2. **连翘散**：治妒乳。（《良朋汇集经验神方》）

连翘，升麻，芒硝（各一两），玄参，芍药，白蔹，防己，射干（各八钱），大黄（二钱），甘草（六钱），杏仁（四十个，去皮尖）

上哎咀，水五升煮二升，后下大黄，数沸却下硝，分二服。

3. **瓜蒌散**：治乳岩乳痈已成，化脓为水，未成即消。瘰疬尤妙。

瓜蒌（大者一枚，面包煨），归尾（酒洗，二钱），甘草节，乳香，没药（各一钱），金银花（一两）

作二剂，酒三碗煎二碗，分三次服，渣敷。

4. **神效瓜蒌散**：治乳痈及乳岩神效。（《寿世新编》）

瓜蒌（大者一枚，去皮，焙为末，子多者有

力），生甘草，当归（酒浸，焙，各五钱），乳香，没药（并另研，各二钱半）

共为末。好酒三升，于银石器内，慢火熬至乙升半，去滓，分作三服，食后良久服之，如乳岩服此，可杜病根，如毒已成，能化脓为黄水，毒未成，则即于大小便中通利，病甚则再合服，以瘥为度。

5. 通乳消肿汤： 妇人吹乳、乳蛾、乳岩，积滞成块，红肿疼痛，身上发烧发冷。总属气血凝滞，服之出汗自愈。（《揣摩有得集》）

泽兰叶（五钱），青皮（钱半，炒），贝母（钱半，去心），白芷（五分），当归（钱半），甲珠（三分），蒲公英（三钱），乳香（一钱，去油），没药（一钱，去油），瓜蒌（钱半），生草（一钱），地肤子（钱半，炒）

6. 小金丹： 治流注痰核，瘰疬，乳岩，横痃等证。初起，服之即消。（《古方汇精》）

白胶香，草乌，五灵脂，地龙，木鳖（各制末，一两五钱），乳香，没药，当归身（各净末，七钱五分），麝香（三钱），墨炭（一钱二分）

以糯米粉一两二钱，为厚糊，和诸药末，千捶为丸，如芡实大。一料约为二百五十丸，晒干忌烘，瓷瓶收贮。临用取一丸，布包，放平石上，隔布敲细，入杯内，取陈酒几匙浸药，用小杯盖合，约浸一二时，加热陈酒调下，醉卧取汗。如流注等证，将溃或溃，久者当以十丸作五日早晚服，使患不增出。但丹内有五灵脂，忌与参药同服。

第十一章　肠覃

古今经典方剂

1. **乌喙丸**：治肠覃病，因寒气客于肠外，与胃气相搏，正气不荣，系瘕内著，恶气乃起。其生也始如鸡卵，久久乃成，状如怀胎，按之坚，推即移，月事时下，故曰肠覃。亦治乳余疾，大小便不利，并食有伏虫胪胀，痈疽毒肿，久寒邪气。（《奇效良方》）

乌喙（炮，去皮尖，二钱），半夏（汤泡，四钱），石膏（煅），肉苁蓉（酒浸），藜芦（炒），牡蒙（各一钱），干姜（炮），桂心（各一钱三字），巴豆（七个，研膏）

上为细末，研匀，炼蜜和丸，如绿豆大，每服三五丸，食后温酒米饮任下。亦治男子疝痛。

2. **香棱丸**（《一见知医》）

丁香、木香、茴香、川楝、青皮、三棱、广术

共为末，醋煮面糊丸。

3. **晞露丸**：治寒伤于内，气凝不流，结于肠外，久为癥瘕，时作疼痛，腰不得伸，乃肠覃结瘕之候。（《奇效良方》）

荆三棱，蓬莪术（二味各一两，并用酒浸，入巴豆二十粒，同炒黄），干漆（炒去烟），川乌（炮，各半两），硇砂（四钱，另研），轻粉（一钱，另研）茴香（盐炒），青皮（去白），雄黄（另研），川山甲（炮，以上各二钱），麝香（五分，另研）

上为细末研匀，生姜汁煮面糊和丸，如梧桐子大，每服二十丸，生姜汤送下，温酒下亦可。

4. **胰楞丸**：治瘕癥、痞积肠覃等证，积之结于肠外募原者，宜与此丸疗之。（《医级》）

瓦楞子，海石（各一两，二味先浸净烘燥，同芒硝五钱煮半日，醋煅），红曲，酒曲（各七钱），半夏曲（五钱），鸡内金（十付，洗炙），延胡，猪胰（三个，蒸捣）

5. **变通芍药汤**[42]

【药物组成】秦皮 10g，黄连 10g，当归 10g，白芍 10g，木香 6g，槟榔 10g，肉桂 3g，生甘草 10g。

【功效主治】清热燥湿，泻火解毒，破癥消积。用于湿热蕴结、气滞血瘀的结直肠癌患者。

【用法用量】未提及。

6. **消瘤散**[43]

【药物组成】全当归 15g，生黄芪 30g，白头翁 30g，半枝莲 30g，土茯苓 30g，马齿苋 30g，黑地榆 15g，炒槐花 12g，大麦芽 30g，广陈皮 10g，生甘草 10g。

【功效主治】清热解毒，活血抗癌。用于痈疽恶疮，肠风便血。

【用法用量】水煎服，每日 1 剂，分 2 次服。

7. **人参养荣汤**[43]

【药物组成】人参 6g，白术 6g，茯苓 6g，甘草 3g，当归 10g，白芍 8g，生地 10g，黄芪 15g，肉桂 10g，陈皮 10g，远志 10g，五味子 10g。

【功效主治】益气补血，养心安神。用于久病便血，气血俱虚，伤口不愈或肠癌化疗之后体质虚弱者。

【用法用量】水煎服，每日 1 剂，分 2 次服。

8. **益气调腑汤**[44]

【药物组成】白参（蒸兑）10g，黄芪 20g，白术 10g，茯苓 10g，枳壳 10g，香附 10g，广木香 12g，砂仁 6g，山楂 10g，大黄 5g，石见穿 30g，败酱草 20g，甘草 5g 等。

【功效主治】大肠癌。

【用法用量】每日 1 剂，分 2 次服，连服 6 周为 1 个疗程。

9. **益气消瘤方**[45]

【药物组成】白术 15g，山药 15g，枳壳 10g，益智仁 20g，黄芪 30g，太子参 15g，当归 10g，女贞子 15g，枸杞子 15g，半枝莲 20g，土茯苓 20g，

仙鹤草 15g，生薏苡仁 20g，藤梨根 20g，陈皮 10g，炒三仙各 10g，甘草 6g。

肝气郁结较重，加柴胡、郁金、八月札以行气疏肝；热象明显者，加黄芩、牡丹皮以清热；腹痛者，里急后重明显者，加木香、乌药以理气止痛；腹痛，腹部包块明显者，加桃仁、莪术、丹参以活血消癥；肿物增大合并有肠梗阻者，加用大黄、川厚朴、枳实、槟榔以通腑泻热；便下赤白，出血多，加仙鹤草、山栀炭、槐花、地榆、大黄炭以凉血止血；久泻不止，加五味子、补骨脂、肉豆蔻以涩肠固脱；贫血明显者，加何首乌、鸡血藤滋阴补血；瘀血明显者，加三七、莪术活血祛瘀。

【功效主治】大肠癌。

【用法用量】每日 1 剂，水煎服。

第十二章　石瘿、瘿瘤

第一节　历代文献本草

1. **海藻**（《本经序疏要》）：主瘿瘤气，颈下核，破散结气。

2. **昆布**（《本经序疏要》）：主瘿瘤聚结气。

3. **半夏**（《药性论》）：新生者，摩涂痈肿不消，能除瘤瘿气。

4. **贝母**（《本草汇笺》）：以其能散结解毒，故肺痿肺痈、瘿瘤痰核、痈疽疮毒，俱宜用之。

5. **通草**（《本经序疏要》）：根治项下瘿瘤。

6. **松萝**（《本经序疏要》）：主项上瘿瘤。

7. **连翘**（《本经序疏要》）：主瘿瘤结热。

8. **白头翁**（《本经序疏要》）：主积聚瘿气。

9. **海蛤**（《本经序疏要》）：治项下瘿瘤。

10. **杜蘅**（《本经序疏要》）：主项间瘿瘤。

11. **紫菜**（《本草从新》）：软坚，消瘿瘤。甘寒而咸。消瘿瘤积块（咸能软坚），治热气烦塞咽喉。

12. **连翘**（《本经疏证》）：主寒热，鼠瘘，瘰疬，痈肿，恶疮，瘿瘤，结热，蛊毒，去白虫。

13. **昆布**（《新修本草》）：主十二种水肿，瘿瘤聚结气，瘘疮。

14. **海藻**（《本草备要》）：泻热，软坚痰，消瘿瘤。咸润下而软坚，寒行水以泄热。

15. **海浮石**（《本草二十四品》）：止渴，止嗽，通淋。除上焦痰涎，消瘰疬、结核、瘿瘤。

16. **夏枯草**（《本草从新》）：散结，消瘿，明目。辛苦，微寒。缓肝火，解内热，散结气。治瘰疬鼠瘘，瘿瘤癥坚，乳痈乳岩，目珠夜痛。

17. **白头翁**（《本草易读》）：治温疟，疗金疮，止鼻衄，除腹痛。散癥瘕积聚，消瘿瘤瘰疬。毒痢血痢要药，偏坠秃疮灵丹。热毒下痢，紫血黑血者最宜。

18. **蛤蜊壳（肉）**（《得配本草》）：利湿化痰。去浮肿。散瘿瘤，治疝气白浊，疗阴痿心痛。

19. **丹参**（《本草集要》）：主恶疮瘿赘肿毒，排脓止痛生肌。

20. **川芎**（《本草集要》）：主痔瘘脑痈发背，瘰疬瘿赘。排脓消瘀长肉。

21. **槟榔**（《本草纂要》）：主治诸气，逐水气，破滞气，祛瘴气，解恶气，除毒气，开郁气，坠痰气，去积气，消谷气，散瘿气，治脚气，杀虫气，通上气，宽中气，泄下气。

22. **淡菜**（《本草求原》）：补阴虚劳损，精血衰少。治妇人崩中、漏下、带下、吐血、久痢、血结、疝瘕，消宿食、冷痛、肠鸣、腰痛、产后瘦瘠，理腰脚气，为消瘿上品。

第二节　古今经典方剂

1. **六军丸**：治瘿瘤已成未溃者，不论年月新久，皆宜服之。（《灵验良方汇编》）

蜈蚣（去头足），蝉蜕，全蝎，僵蚕（炒，去丝），夜明砂，穿山甲

上等份为细末，神曲糊为丸，粟米大，朱砂为衣。每服三分，食远酒下。忌大荤、煎炒、房事，日渐可消。

2. **枯瘤方**：治瘤初起，成形未破者，及根蒂小而不散者可用之。（《灵验良方汇编》）

白矾，硇砂，黄丹，轻粉，雄黄，乳香，没药，硼砂各一钱，斑蝥二十个，田螺（大者，去壳切片，晒干）三个

共研极细，糯米粥调和，捏作棋子样，晒干。先灸瘤顶三灸，随以药饼贴之。上用黄柏末水

调，盖敷药饼，候十日外，其瘤自然枯落，次用敛口药。

3. 秘传敛瘤膏：治瘿瘤。枯药落后，用此搽贴，自然生肌完口。(《灵验良方汇编》)

血竭，轻粉，龙骨，海螵蛸，象皮，乳香各一钱，鸡蛋十五个(煮熟用黄，熬油一小盅)

上药各研末极细，共和匀，入鸡蛋油内。每日早、晚先将甘草汤洗净患处，次将鸡毛蘸涂膏药盖贴。

4. 破结散：治石瘿、气瘿、劳瘿、土瘿、忧瘿等证。(《三因极一病证方论》)

海藻(洗)，龙胆，海蛤，通草，昆布(洗)，矾石(枯)，松萝(各三分)，麦曲(四分)，半夏(二分)

5. 消瘿丸：治瘿气大颈。(《寿世仙丹》)

石燕(五个，火煅)，海蛤(三个，煅)，海马(一钱)，螵蛸(二钱)，海藻，海带，海布，海粉，海菜(各三钱)，莪术(一两)

上为末，面糊丸如梧子大，每饭后服，忌盐七日。

6. 海藻玉壶汤：治瘿瘤初起，或肿或硬，或赤或不赤，但未破者，俱宜服之。(《灵验良方汇编》)

海藻，贝母，陈皮，昆布，青皮，当归，川芎，半夏，连翘，甘草节，独活(各一钱)，海带(五分)

水二盅，煎八分。病在上，食后服；在下，食前服。凡服此门药，必须断厚味大荤，尤须绝欲清心方妙。

7. 茯苓丸方：治气结喉中，蓄聚不散，成瘿。(《圣济总录纂要》)

白茯苓(三两)，半夏(汤洗去滑)，生姜(二两)，昆布，海藻(各五两)，桂心，陈橘皮(各一两)

上七味，为末，炼蜜丸如杏仁大。常含化一粒，细细咽津，令药气不绝。

8. 昆布丸：治一切瘿瘤，不问新久。(《济生方》)

昆布(一两)，洗海藻(一两)，洗小麦(一两)，好醋(煮干)

上三味为细末，炼蜜为丸，如杏核大，每服一丸，食后噙咽。

9. 昆布丸方：治瘿瘤诸瘘。(《小品方》)

昆布(八两，炙)，海藻(七两，洗，炙)，小麦(一升，熬)，海蛤(五两)，松萝(四两)，连翘(二两)，白头翁(二两)

上七物，捣下筛，和蜜丸如梧子，服十丸，日三。稍加三十丸。

10. 昆布散方：治瘿气结肿，胸膈不利。(《太平圣惠方》)

昆布(一两，洗去咸味)，海藻(一两，洗去咸味)，松萝(一两)，细辛(一两)，半夏(一两，汤洗七遍去滑)，海蛤(一两，细研)，甘草(一两，炙微赤，锉)，白蔹(一两)，龙胆(三两，去芦头)，土瓜根(一两)，槟榔(一两)

上药捣细罗为散，每于食后以温酒调下二钱，不得用力劳动。

11. 治瘿气神验方 (《太平圣惠方》)

琥珀(半两)，昆布(一两，洗去咸味)，乌贼鱼骨(一两)，桔梗(半两，去芦头)，赤小豆(三分，酒煮熟，曝干)，小麦(三分，酒煮熟，曝干)

上药捣罗为末，炼蜜和丸如小弹子大，绵裹一丸，常含咽津。

12. 治瘿气结肿 (《太平圣惠方》)

昆布(一两，洗去咸味)，茵芋(半两)，马芹子(半两)，芫荑(半两)，蒟酱(半两)

上药捣罗为末，以醋浸蒸饼和丸如小弹子大，以绵裹一丸，含咽津，日四五服，以瘥为度。

13. 松萝丸方：治瘿气结核。(《太平圣惠方》)

松萝，昆布(洗去咸味)，木通(锉)，柳根须(逆水生者，洗焙干，以上各二两)

上药捣罗为末，炼蜜和捣三二百杵，丸如小弹子大，常含一丸，细细咽津，令药味在喉中相接为妙。

14. 深师疗瘿方 (《外台秘要》)

桂心，昆布(洗)，海藻(洗)，甘草(炙)，白面(熬，各三分)，龙胆，海蛤(研)，土瓜根，半夏(洗)，吴茱萸，牡蛎(熬，各一两)

上十一味为散，酢浆水服五分匕，先食，日三，十日知，尽药愈。节食盐、羊肉、饧、生葱、菘菜。

15. 张文仲《隐居效验》疗瘿方 (《外台秘要》)

昆布(洗)，松萝(各三分)，海藻(五分)

上三味，捣，蜜丸如杏核大，含咽津，日三夜二，大佳。

16. 疗瘿，司农杨丞服效。 第一方。(《外台秘要》)

昆布（六分，洗），海藻（七分），松萝，干姜，桂心（各四分），通草（五分）

上六味，捣筛，蜜丸如梧子，一服吞七丸，即住在颈下瘿处，欲至食时，即先饮少酒。下却丸子，然进食。禁醋、蒜、盐、酪、臭肉、仓米等。若瘿大者，加药令多，取瘥。

又，第二方。

昆布（洗），海藻（洗，各一斤）

上二味，细切，好酒五升，浸七日，量力取数服，酒尽以酒更浸；两遍药力尽，当以此酒下前丸药益善。

17. 海藻散方： 疗瘿。(《外台秘要》)

海藻（十分，洗），昆布（一两，洗），海蛤（一两，研），通草（一两），松萝（洗），干姜，桂心（各二两）

上七味，下筛，酒服一钱匕，日三。出第四十一卷中。(《肘后》无干姜，有白蔹。)

18. 木通散方： 治颈卒生结囊，欲成瘿。(《太平圣惠方》)

木通（一两，锉），海藻（一两，洗去咸味），昆布（一两，洗去咸味），松萝（一两），桂心（一两），蛤蚧（一两，涂酥炙令微黄），白蔹（一两），琥珀（一两）

上药捣细罗为散，每服不计时候以温酒调下二钱。

19. 海藻散方： 治咽喉气壅闷，渐结成瘿。(《太平圣惠方·卷第三十五》)

海藻（一两，洗去咸味），贝母（二两，煨微黄），土瓜根（半两），小麦面（半两，炒微黄）

上药捣细罗为散，每于食后以温酒调下一钱。

20. 昆布丸方： 治瘿气初结，咽喉中壅闷，不治即渐渐肿大。(《太平圣惠方》)

昆布（一两，洗去咸味），诃梨勒皮（一两），槟榔（一两），松萝（半两），干姜（半两，炮裂，锉），桂心（半两），海藻（一两，洗去咸味），木通（二两，锉）

上药捣罗为末，炼蜜和丸如梧桐子大，每于食

后以温酒下二十丸。

21. 消瘿五海饮（《验方新编》）

海带，海藻，昆布，海蛤，海螵蛸（各五钱）

煎汤当茶饮，甚效。

22. 海藻丸： 治瘿瘤通用。(《奇效良方》)

海藻（洗晒），川芎，当归，官桂，白芷，细辛，藿香，白蔹，昆布（洗晒），明矾（煅，各一两），海蛤（煅），松萝（各七钱半）

上为细末，炼蜜和丸，如弹子大，每服一丸，食后含咽下。

23. 守瘿丸： 治瘿瘤结硬。(《奇效良方》)

通草（一两），杏仁（去皮尖，研），牛蒡子（各一合），昆布（洗），射干，诃黎勒，海藻（洗，各四两）

上为细末，炼蜜和丸，如弹子大，每服一丸，食后噙化，日三。

24. 海藻酒方： 治颈下卒结核，渐大欲成瘿瘤。(《奇效良方》)

上用海藻洗去碱，一斤，酒二升，渍一宿，取一二合饮之。酒尽将海藻曝干，捣末，酒调一钱匕，日三即瘥。如浸用绢袋盛了渍，春夏二日，秋冬三日。

25. 白头翁丸： 治气瘿气瘤。(《奇效良方》)

白头翁（半两），昆布（十分，洗），通草，海藻（洗，各七分），连翘，玄参（各八分），桂心（三分），白蔹（六分）

上为细末，炼蜜和丸，如梧桐子大，每服五丸，用酒送下，忌蒜面生葱猪鱼。

26. 昆布散： 治瘿气结肿，胸膈不利，宜服。(《奇效良方》)

昆布（洗），海藻，松萝，半夏（汤泡），细辛，海蛤（细研），白蔹，甘草（炙，各一两），龙胆草，土瓜根，槟榔（各二两）

上为细末，每服二钱，食后温酒调下。

27. 治瘿气神验方（《奇效良方》）

琥珀，桔梗（各半两），乌贼鱼骨，昆布（洗，各一两），赤小豆（酒煮熟，焙），小麦（酒煮，各三分）

上为细末，炼蜜和丸，如小弹大，绵裹一丸，常噙咽津。

第十三章　石瘕、血瘕

第一节　历代文献本草

1. **水红花子**（《滇南本草》）：破血。治小儿痞块积聚，消一切年深日久坚积，疗妇人石瘕证。

2. **鼠妇**（《本草崇原》）：鼠妇治妇人月闭血瘕，则堕胎亦其验矣。

3. **水蛭**（《神农本经校注》）：主逐恶血瘀血，月闭，破血瘕，积聚，无子，利水道。

4. **天名精**（《本草三家合注》）：主治瘀血血瘕欲死，下血止血，利小便。久服轻身耐老。

5. **奴柘**（《本草纲目》）：老妇血瘕，男子痃癖闷痞。取刺和三棱草、马鞭草作煎，如稠糖。病在心，食后；在脐，空心服。当下恶物。

6. **鳖甲**（《增广和剂局方药性总论》）：主心腹痿瘕，坚积寒热，去痞，癥肉，阴蚀痔恶肉，疗温疟，血瘕，腰痛，小儿胁下坚。

7. **附子**（《本经疏证》）：主风寒，咳逆，邪气，温中，金疮，破癥坚积聚、血瘕，寒湿痿躄，拘挛，膝痛，脚疼冷弱，不能行步，腰脊风寒，心腹冷痛，霍乱转筋，下利赤白，坚肌骨肉，强阴，又堕胎，为百药长。

8. **玄参**（《增广和剂局方药性总论》）：主腹中寒热积聚，女子产乳余疾，补肾气，令人目明。主暴中风伤寒，身热支满狂邪，温疟，血瘕，下寒血，除胸中气，下水，止烦渴，散颈下核，痈肿心腹痛，坚癥。

9. **桃仁**（《本草汇笺》）：苦能泄滞，辛能散结，甘以生新，故破瘀血者用之。盖血者有形之物，周流一身，一有凝滞，则为血结、血秘、血燥、瘀血、畜血、血痛、血瘕诸证，用之立通。

10. **乌贼骨**（《本经逢原》）：厥阴血分之药，兼入少阴，其味咸而走血，故治血枯血瘕，经闭崩带，阴蚀肿痛，丈夫阴肿，下痢疳疾，厥阴本药也。

11. **山蒜**（《本草纲目》）：治积块，及妇人血瘕，用苦醋磨服多效。

12. **牛膝**（《本草蒙筌》）：治女人血癥血瘕，月水行迟。

13. **车前**（《本草经疏辑要》）：主气癃止痛，利水道小便，除湿痹，男子伤中，女子淋沥，不欲食，养肺强阴益精，令人有子，明目疗赤痛。叶及根味甘，寒，无毒。主金疮止血，衄鼻瘀血，血瘕下血，小便赤，止烦下气，除小虫。车前子禀土之冲气兼天之冬气以生，专走水道，强阴益精，肝、肾、膀胱三经药也。

14. **蒲黄**（《本草真诠》）：治吐、衄、唾、崩，肠风、血痢，尿血、扑血、血瘕、痔血，带下，月候不匀，产后诸血病。生用破血消肿，炒用止血补血。

15. **益母草**（《药性要略大全》）：治金疮，止血衄，破瘀血、血瘕，小便赤涩，止遗精白浊，止烦下气。

第二节　古今经典方剂

1.《千金方》**妇人血瘕痛方**（《医心方》）
干姜（一两），乌贼鱼骨（一两）
二味，治筛，酒服二方寸匕，日三。

2. **玄感传尸方**：治血瘤，如四五月身大方。（《医心方》）

生姜（二斤），桂心（十两）
好酒二升，浸前件二味，五日以后取服，一服一盏，温服之良。

3. **治妇人血瘕痛方**（《太平圣惠方》）
干姜（一两，炮裂，锉），乌贼鱼骨（一两），

桃仁（一两，汤浸，去皮尖、双人，微炒）

上药捣细罗为散，每服空心以温酒调下二钱。

4. 见睍丸：治寒客于下焦，血气闭塞而成癥聚，坚大久不消者。（《卫生宝鉴》）

附子（四钱，炮，去皮脐），鬼箭羽，紫石英（各三钱），泽泻，肉桂，玄胡索，木香（各二钱），槟榔（二钱半），血竭（一钱半，另研），水蛭（一钱，炒烟尽），京三棱（五钱，锉），桃仁（三十个，浸去皮尖，麸炒研），大黄（二钱，锉，用酒同三棱浸一宿焙）

上十三味，除血竭、桃仁外，同为末，入另研二味和匀，用原浸药酒打糊，丸如桐子大，每服三十丸，淡醋汤送下，食前，温酒亦得。

5. 桃仁煎丸：治血瘕，血积，经候不通。（《世医得效方》）

桃仁，大黄（各一两），虻虫（炒黑，半两），川朴硝（一两）

上并为末，以醇醋二升半，银石器中慢火煎取一升五合，下大黄、桃仁等，不住手搅，欲下手丸，下朴硝，更不住手搅，良久出之，丸如梧子大。前一日不吃晚食，五更初用温酒吞下五丸，取下如赤豆汁，或如鸡肝、蛤蟆衣状。未下，再作，如鲜血来即止。续以调血气药补之。虚人斟酌用。

6. 琥珀丸：治血瘕，腹中有块攻刺，小腹痛重，或腰背相引为痛，久而不治，黄瘦羸乏。（《世医得效方》）

琥珀（另研），白芍药，川乌（炮，去皮），川牛膝（去芦，酒浸），鳖甲（醋炙），蓬莪术（炮），当归去（芦，酒浸），紫厚朴（姜炒，各一两），木香（不见火），泽兰叶，官桂（不见火，各半两），麝香（另研，半钱）

上为末，酒糊丸梧桐子大。每服七十丸，空心，温酒、米饮下。

7. 通经丸：治室女月经不行，脐下坚结，大如杯升，发热往来，此名血瘕，加红花。（《世医得效方》）

桂心，青皮（去白），大黄（炮），干姜（炮），川椒（炒出汗），蓬术（炮），干漆（炒去烟），川乌（炮），当归（去芦），桃仁（炒，各等份）

上为末，内四分用米醋熬成膏，和馀六分末成剂，臼中治之，丸如梧桐子大，略晒干。每服二十

丸到三十丸，淡醋汤、温酒空心下。寻常血气凝滞疼痛，数服立效。

8. 三棱煎丸：治妇人室女血瘕，月经不调，脐下坚结，大如杯升，久而不治，必成血蛊。（《重辑严氏济生方》）

京三棱，蓬术（各二两），芫花（半两），青皮（去瓤净，一两半）

上锉如豆大，用好醋一升，煮干，焙为细末，醋糊为丸如梧桐子大。每服五十丸，食前，用淡醋汤吞下。

9. 六合汤：治妇室经事不行，腹中结块疼痛，腰痛腿痛。（《重辑严氏济生方》）

当归（去芦，酒浸），白芍药，官桂（去皮），熟地黄（洗），川芎，蓬术（炮，各等份）

上㕮咀，每服四钱，水一盏，煎至七分，去滓，空心温服。

10. 当归丸：治妇人月经不调，血积证。（《重辑严氏济生方》）

当归，赤芍药，川芎，熟地黄，黄芪，京三棱（各半两），神曲，百草霜（各二钱半）

上为细末，酒糊为丸，梧桐子大。水下三十丸，食前服。

11. 干漆丸：治妇人积年血癥块，或攻心腹疼痛，四肢不和，面少血色，饮食全少。（《妇人大全良方》）

干漆（炒尽烟尽），大黄（炒，各一两），琥珀，硇砂（研），硝石（研），莪术（各三分），红花，延胡索，桂心（各半两），腻粉（一分），巴豆（三七粒，去皮心，研去油，用浆水二盏煎如饧）

上为细末，用枣肉和丸如梧桐子大。每服五丸，于日未出时，煎苏木汤吞下，量患人轻重加减服之。

12. 三棱煎：治妇人血癥、血瘕，食积痰滞。（《选奇方后集》）

三棱，莪术（各二两），青橘皮（去白），半夏，麦芽（炒，各一两）

上用好醋六升煮干，焙为末，醋糊丸如梧桐子大。每服三四十丸，淡醋汤下。痰积多，姜汤下。

13. 蓬莪术丸：治妇人癥痞，腹胁妨痛，令人体瘦，不思饮食。（《妇人大全良方》）

莪术（三分），当归（炒），桂心，赤芍药，槟

榔，枳壳，木香，昆布，琥珀（各半两），桃仁，鳖甲，大黄（各一两）

上为末，炼蜜丸如梧桐子大。食前，粥饮下二十丸。

14. 治女人石瘕：凡石瘕血病也，腹大如怀孕状。（《内外十三科验方五千种》）

大黄一钱，桃仁（双仁勿用）七粒，䗪虫二钱，甘遂五分

煎服。

15. 万病丸：治室女月经不通，脐下坚结，大如杯升，发热往来，下痢羸瘦，此为血瘕；若生肉癥，不可为也。（血瘕，一作气瘕，此即石瘕证也。）（《三因极一病证方论》）

干漆（杵细，炒令火烟出，烟头青白一时久），牛膝（酒浸一宿，各一两六钱），生地黄（四两八钱，取汁）

上以地黄汁入，下二味为末，慢火熬，俟可丸即丸，如梧子大。空心，米饮或温酒下二丸，日再。勿妄加，病去止药。妇人气血虚，经不行，若服破血行经药，是杀之也。谨之！

16. 三棱煎：治妇人血瘤血瘕，食积痰滞。（《三因极一病证方论》）

三棱，蓬术（各四两），青皮，半夏（汤洗，七次），麦蘗（各三两）

上用好醋六升，煮干，焙为末，醋糊丸，梧子大。醋汤下三四十丸；痰积，姜汤下。

17. 温经汤：经闭腹大如孕，此名石瘕。因行经之时，寒气自阴户而入，客于胞门，以致经血凝聚，月信不行，其腹渐大如孕子状。妇人壮盛者，半年之后，小水长而消矣。若虚怯者必成肿病，用温经汤。（《验方新编》）

归身、川芎、赤芍、莪术、台党、炙草各五分，川牛膝、故纸、小茴炒，各一钱，姜、枣引，水煎服。更宜常服四制香附丸，此《灵枢经》秘方也。

18. 干漆丸：治妇人脐下结物，大如杯升，月水不通，发热往来，下利羸瘦，此为气瘕也。故生肉瘕，不可治；未生肉瘕，可治。（《古今录验方》）

生地黄（三斤，一方二十斤，取汁），干漆（一斤，熬，捣筛）

凡二物，地黄捣，绞取汁；漆治，下筛，纳

地黄汁中，微火煎令可丸，药成，酒服如梧子十五丸，当以食后服之。

19. 地黄通经丸：治妇人经候不行，结成血瘕在脐下如覆盆。（《商便奇方》）

熟地黄（三两），虻虫（去头足，炒），水蛭（黏米同炒，去米），桃仁（各五十个）

20. 牛膝丸：治血瘕，脐腹坚胀，痢羸瘦。（《鸡峰普济方》）

牛膝（四两，酒浸一宿，焙为末），干漆（半两，捶碎，炒烟出）

21. 血竭散：治妇人血瘕作痛，脐下胀满，经闭发热体倦。（《资生集》）

当归（八分），芍药（炒），桂心，血竭，蒲黄（炒，各六分），延胡（炒，四分）

22. 丹皮散：治血瘕并石瘕，血块走痛，心腹牵疼，形气虚者。[《彤园医书（妇人科）》]

丹皮，桂心，归尾，延胡索（各一钱），煨三棱，莪术，赤芍，牛膝（各钱半）

酒兑煎。

23. 大红花丸：治妇人血积癥瘕，经络涩滞。（《济阴纲目》）

川大黄，红花（各二两），虻虫（十个，去翅足）

上取大黄七钱，醋熬成膏，和药，丸如桐子大，每服五七丸。食后温酒下，日三服。

24. 神化丹：专消血瘕痰癖，下伪胎，通经脉有形积滞，一切治之。（《济阴宝筏》）

硇砂，干漆灰，血竭（三钱），红娘子（二十个），斑蝥（三十个），乳香（一钱半）

共为细末，黑枣肉研匀，丸黄豆大。每服一丸，午前后空心米汤吞服。

25. 治血瘕作痛，脐下胀满，或月经不行，发热体倦。（《胎产辑萃》）

当归（二两），桂心，芍药（炒），血竭，蒲黄（炒，各一两半），延胡索（炒，一两）

上为末，每服二钱，空心热酒调下。

26. 消癥饮：治血瘕作痛，脐下胀满，或月经不行，发热体倦。（《济阴宝筏》）

当归（八分），桂心，白芍（炒），血竭，蒲黄（炒，六分），延胡索（炒，四分）

上末，每服二钱，空心酒调下。

27. 黑神丸（《世医得效方》）

神曲，茴香（各四两），木香，椒（炒出汗），丁香（各半两），槟榔（四枚），漆（半生、半重汤煮半日，六两）

上除椒、漆，余五味皆半生半炒，为末，用生熟漆和丸，如弹子大。茴香末十二两铺阴地荫干，候外干，并茴香装器中，极干，去茴香。膀胱疝癖及疝坠，五膈，血崩，产后诸血，漏下赤白，并一丸分四服。死胎一丸，皆绵灰酒下。难产，炒葵子四十九粒捣碎，酒煎下一丸。诸疾不过三服，疝气十服，膈气癥瘕五服，血瘕三丸，当瘥。

28. 导药方：治妇人血瘕，攻刺腹胁时痛。（《太平圣惠方》）

川大黄（半两），当归（半两），山茱萸（一两），皂荚（一两，去皮子，炙黄焦），细辛（一分），戎盐（一分）

上药捣罗为末，以香脂丸如指大，每以绵裹内阴中，正坐良久，瘕当下，养如产妇之法。

29. 一握七丸：治脏腑宿蕴风冷，气血不和，停滞宿饮，结为癥瘕痞块。及妇人血瘕，肠胃中寒，饮食不下，咳逆，胀满，及下痢赤白，霍乱转筋。及踒躄拳挛，脚膝疼痛，行步不能。常服，健脾，暖胃，坚骨，强阳。（《世医得效方》）

神曲（炒黄，半斤），大附子（炮，去皮脐，二只），甘草（炙，二两）

上为末，炼蜜丸。每左手一握，分作七丸，细嚼，米饮下。

30. 牡蒙丸：主男子疝瘕，女子血瘕，心腹坚，积聚，乳余疾，小腹坚满，贯脐痛，热中，腰背痛，小便不利，大便难，不下食，有伏虫，胪胀肿，久寒热，胃管有邪气方。（《千金翼方》）

牡蒙，苁蓉，乌喙（炮，去皮），石膏（研），藜芦（各三分），巴豆（六十枚，去心皮，熬），干姜，桂心（各二两），半夏（五分，洗）

上九味捣筛为末，别捣巴豆如膏，合诸药令调和，捣至熟，以饮服如小豆二丸，日三。如不相得，入少蜜。

31. 大黄散：治妇人血瘤血瘕，食积痰滞。（《济阴纲目》）

川大黄（七钱半，碎微炒），鳖甲（醋炙黄，去裙襕，一两），牛膝（去芦，一两），干漆（一两，炒令烟尽）

上为末，用米醋一升，煎为膏，每服一钱，食前温酒调下。

第十四章 肿瘤并发症及不良反应

1. 经验方[46]

【药物组成】方1：穿山甲、白薇、牡丹皮、银柴胡、麦冬各10g，鳖甲30g，知母15g，生地黄、赤芍各12g。肝癌者，加女贞子、枸杞子；肺癌者，加沙参、川贝；胃癌者，加黄精、石斛。方2：穿山甲、黄芩各10g，水牛角30g，七叶一枝花12g，半枝莲、白毛藤各20g，甘草6g。肝癌者，加柴胡、延胡索；肺癌者，加鱼腥草、桔梗；淋巴瘤者，加龙葵、猫爪草；出血者，加三七粉5g冲服。方3：桃仁、莪术、三七、枳壳、牡丹皮各10g，赤芍、生地黄、延胡索各12g，白毛藤20g，水牛角30g。肝癌者，加鳖甲；肺癌者，加贝母、穿山甲；胃癌者，加蒲黄、五灵脂；淋巴瘤者，加夏枯草、海藻。

【功效主治】恶性肿瘤发热。

【用法用量】属阴虚血瘀型者，用方1；属热毒瘀阻型者，用方2；属瘀血型者，用方3。将上药水煎3次后合并药液，分早、晚2次服。每日1剂。

2. 经验方[47]

【药物组成】白参、法半夏、白术各10g，茯苓5g，怀山药、百合各15g，麦冬20g。加减：阴虚甚，加沙参、生地黄、花粉；气虚甚者，加黄芪、黄精；瘀血者，加丹参、川芎、没药、乳香，另用西洋参10g，麦冬15g，五味子6g，炖服，并用人乳50g冲服。

【功效主治】恶性肿瘤晚期非感染性发热。

【用法用量】每日1剂，水煎分2~3次内服。并用萘普生250mg/次，1次/日，口服，增加营养，维持水、电解质及酸碱平衡。1周为1个疗程。

3. 经验方[48]

【药物组成】竹叶12g，生石膏、太子参（代人参）各30g，麦冬、怀山药（代粳米）各15g，甘草6g。

【功效主治】癌性发热。

【用法用量】每日1剂，水煎服。7日为1个疗程。

4. 蓝天汤[49]

【药物组成】绞股蓝50g，天冬、茯苓各20g，柴胡12g，大黄6g，生地黄、鳖甲、玄参各30g，土鳖虫10g。

【功效主治】癌性发热。

【用法用量】每日1剂，水煎分2~3次内服。5日为1个疗程。

5. 经验方[50]

【药物组成】柴胡12g，黄芩10g，石膏24g（先煎），制半夏、党参、生姜、大枣各9g，炙甘草6g。

【功效主治】晚期肿瘤发热。

【用法用量】每日1剂。将上药水煎3次后合并药液，分早中、晚内服。

6. 经验方[51]

【药物组成】枳壳、柴胡、桔梗、甘草各6g，当归9g，牛膝15g，红桃仁、赤芍各12g，丹皮、川芎各10g，生地黄20g。加减：腹胀、纳差者，加木香、八月札、炒谷芽、炒麦芽、佛手；疼痛者，加延胡索、乌药、郁金；咳嗽、胸闷者，加川贝、杏仁、百公、枇杷叶、鱼腥草；手足心热者，加玉竹、麦冬、天花粉；便秘者，加全瓜蒌、麻仁。

【功效主治】癌性发热。

【用法用量】水煎服，分3次内服，连服10天。

7. 经验方[52]

【药物组成】生黄芪、莪术各40g，薏苡仁30g，牵牛子、桃仁、红花各50g。加减：热证者，加黄芩、防己各40g，为Ⅰ号方；寒证者，加桂枝、猪苓各40g，为Ⅱ号方。

【功效主治】癌性腹水。

【用法用量】将上药水煎浓缩呈稀粥状约150ml。洗净腹壁，将浓缩药液敷于肋弓下缘至脐下2寸处，上盖纱布，干后即可穿衣。2日更换1次。一般敷3~5次。

8. 经验方[53]

【药物组成】生水蛭5g，蜈蚣（带头足）5条，牵牛子、甘遂各10g，枳实30g，薏苡仁20g。

【功效主治】癌性腹水。

【用法用量】将上药共研细末，黄酒调成糊状，以神阙穴为中心，平敷于腹上，厚2mm，4日内换药1次，1剂用2次，4剂为1个疗程。配合支持疗法。

9. 去痛灵[54]

【药物组成】延胡索、丹参、台乌药、蚤休、地鳖虫、血竭、冰片。

【功效主治】癌痛患者。

【用法用量】外用。前味药与地鳖虫以比例配方，血竭及冰片各按比例加入，以上药物用酒精浸泡周酒精用量以没过中药为度，过滤后将药物浓度调至每毫升含生药1g即可。

10. 经验方[55]

【药物组成】罂粟壳9g，乳香3g，没药6g，延胡索12g，田三七3g，白屈菜9g，三棱9g，莪术9g，红花10g，丹参10g，川楝子10g。

【功效主治】肺癌疼痛患者。

【用法用量】每5剂为1个疗程。

11. 止血散[56]

【药物组成】明矾24g，儿茶30g，藕节30g，茅根炭30g。

【功效主治】各种类型肺病咯血。

【用法用量】研如细末，存放于有色瓶内待用。小量咯血每次内服0.1~0.2g，一天3次开水送服。中等量咯血每次0.2g，一天4次。大量咯血每次0.2g，每3个小时服1次。临床征象如有咯血倾向者，可先期内服预防咯血。此外，外伤性出血可将其敷撒在创口上，出血立止；鼻出血者可将此粉末吹入鼻孔，立见止血。

12. 自拟处方[57]

【药物组成】防风9~15g，白芍12~20g，炒白术9~12g，陈皮、炙甘草各6~9g，葛根15~30g，炒车前子10~20g。

伴气虚脉弱甚者加黄芪、太子参；伴里寒肢凉、舌淡脉缓者加干姜、肉桂；伴内热口苦、大

便臭秽脉数有力者加黄连；腹痛腹胀甚者当归、木香；脱水电解质失调严重者配合静脉输液。

【功效主治】健脾升阳，渗湿止泻。用于食管癌、贲门癌术后顽固性腹泻者。

【用法用量】水煎分次温服，每日1剂。

13. 经验方[58]

【药物组成】生黄芪30g，白术12g，茯苓12g，猪苓12g，川贝12g，杏仁12g，瓜蒌12g，桔梗9g，陈皮12g，郁金12g，丹参18g，椒目12g，半枝莲30g，白花蛇舌草30g。

喘憋甚者加蜜炙麻黄6g、白果9g；甚者加半夏9g、苏子12g；咳嗽甚者加紫菀12g、款冬花12g；咯血者加仙鹤草30g、三七粉30g（冲服）；胸肩疼痛甚者加延胡索12g、姜黄12g；浮肿甚者加泽泻12g、防己12g；纳呆者加焦三仙30g、炒鸡内金12g；伴胸腔积液者加葶苈子12g、大枣4枚。

【功效主治】祛痰化瘀、宣肺利水、扶正抗癌。用于肺癌并发上腔静脉综合征。

【用法用量】煎服，每日1剂，早晚分两次饭后温服。

14. 经验方[59]

【药物组成】炒决明子20~30g。

【功效主治】化疗便秘。

【用法用量】取决明子适量，炒至微黄，装瓶备用。沸水冲泡，代茶饮，每日1次。

15. 枳术黄芪汤加减[60]

【药物组成】生白术40g，枳实15g，炙黄芪30g，火麻仁15g，升麻10g。如老年阳虚可加牛膝、肉苁蓉。气机郁滞加木香、乌药。气郁化火酌加栀子、黄芩。阴血亏虚加生地、麦冬。

【功效主治】肿瘤化疗后便秘。

【用法用量】水煎服，日1剂，早晚分服，2到3周为1个疗程。

16. 便秘通[61]

【药物组成】炒白术15g，茯苓15g，木香15g，砂仁9g，炒枳实15g，生大黄6g。

【功效主治】化疗相关便秘。

【用法用量】通过工艺提炼制成水丸，10g/袋，口服10g/次，1日2次。

17. 经验方[62]

【药物组成】威灵仙50g。

【功效主治】放化疗恶心呕吐。

【用法用量】加水 300ml 文火煎，煎至 150ml 除渣备用，两次煎液合用，早晚空腹服，每次 150ml。

18. 止吐散[63]

【药物组成】党参 15g，白术 10g，茯苓 10g，竹茹 10g，制半夏 10g，代赭石 10g，炙甘草 10g，麦门冬 20g，天门冬 20g，砂仁（后下）6g，加减：痰浊偏重加陈皮 15g；肝气犯胃加木香、厚朴、郁金各 10g；脾胃虚寒加干姜 6g，吴茱萸 10g；胃阴不足加石斛、玉竹各 10g。

【功效主治】化疗所致恶心呕吐。

【用法用量】加水复煎取汁于饭后口服，每日 1 剂。21 天为 1 个疗程。

19. 益元化浊汤[64]

【药物组成】生黄芪 20g，女贞子 15g，枸杞 15g，清半夏 12g，茯苓 12g，焦白术 12g，陈皮 6g，竹茹 12g，鸡血藤 20g，鸡内金 15g，焦三仙各 9g。

【功效主治】预防化疗后骨髓抑制、恶心呕吐。

【用法用量】水煎，每日 1 剂，分 2 次，早晚服。

20. 升血汤[65]

【药物组成】生黄芪、太子参、鸡血藤各 30g，白术、云苓各 10g，枸杞子、女贞子菟丝子各 15g。

【功效主治】健脾补肾，用于胃癌化疗患者。

【用法用量】水煎服，早晚 2 次，6 周为 1 个疗程。

21. 二黄鸡枸菟汤[66]

【药物组成】黄芪 30g，黄精 10g，鸡血藤 30g，枸杞子 10g，菟丝子 10g。

【功效主治】健脾益肾，气血阴阳四补。用于肿瘤放化疗后骨髓抑制。

【用法用量】水煎服，日 1 剂，早晚分服。

22. 经验方[67]

【药物组成】太子参 30g，白术 20g，云苓 15g，法夏 15g，麦门冬 20g，沙参 15g，天花粉 20g，枸杞子 15g，佛手 12g，赤芍 15g，丹参 15g，白花蛇舌 30g，生薏苡仁 30g，大枣 10g。

对症加减，咽痛伴干咳加连翘 15g、射干 15g；胸骨后疼痛，咳嗽加延胡索 20g、百合 10g、瓜蒌

15g。进食疼痛，嗳气，恶心呕吐加砂仁 10g（后下）、煅牡蛎 20g（先煎）；有出血的加白及 20g。

【功效主治】益气、养阴、解毒，用于食管癌放疗所致食管炎的预防。

【用法用量】水煎服，每日 1 剂，分 3 次服用。

23. 经验方[68]

【药物组成】桔梗 10g，甘草 10g，瓜蒌 20g，杏仁 10g，小蓟 30g，三七 3g，紫草炭 10g，佩兰 20g，鱼腥草 30g。

【功效主治】清热凉血，化痰止咳。用于肺癌放疗后咳嗽。

24. 经验方[69]

【药物组成】女贞子 10g，旱莲草 12g，生地 12g，白茅根 15g，大小蓟各 10g，车前仁 10g，紫草 10g，仙鹤草 15g，生甘草 6g。

加减：尿血有大凝血块者，加田三七粉 3g；尿短少、灼热痛甚者，加滑石 10g、竹叶 6g；伴口干口苦者，加白头翁 10g、秦皮 6g；头昏、乏力甚者，加党参 12g、黄芪 12g、制首乌 12g。

【功效主治】养阴清热、凉血止血法。迟发性放射性膀胱炎。

【用法用量】日 1 剂，水煎服，日 2 次。

25. 清热凉血汤[70]

【药物组成】生地黄 24g，小蓟 15g，滑石 15g，淡竹叶 6g，炒蒲黄 9g，藕节 9g，当归 6g，栀子 9g，车前子 12g，瞿麦 12g，大黄 6g，炙甘草 6g。

【功效主治】放射性膀胱炎。

【用法用量】高温高压消毒后，每次灌注量为 50~100ml，平均 62.5ml，保留 15~30min。每周 1 次。

26. 经验方[71]

【药物组成】藕节、白芍、槐花、车前子、紫草、白茅根、败酱草各 20g，蒲黄、血余炭各 15g，三七 10g。

【功效主治】清热凉血、止血解毒，放射性膀胱炎。

【用法用量】1 日 1 剂，水煎服。早晚各服 1 次。

27. 养肺消疹方[72]

【药物组成】沙参 15g，麦冬 15g，天冬 15g，五味子 15g，金银花 15g，野菊花 6g，蒲公英 6g，紫花地丁 6g，紫背天葵 6g，黄芩 10g，苦参 10g，

地肤子 6g，白鲜皮 6g，白茅根 15g，牡丹皮 10g，紫草 15g，生甘草 10g。

【功效主治】服用 EGFR-TKIs 药物后出现皮疹的阴虚毒热型肺癌患者。

【用法用量】内服加外用。每日 1 剂，分 2 次口服。每日 1 剂局部外洗 2 次，外洗方法：若皮疹出现于颜面部，可使用本外洗制剂制成面膜，每日 2 次，每次 30min 后清洗；若皮疹出现于头皮、四肢、躯干部位，可将棉布或纱布浸润药液反复涂擦于患处，保持皮疹部位及周边湿润，30min 后清洗；若皮疹出现于手足部位，可直接将手足浸泡于药液中，每日两次，每次 30min。一共使用 14 天。

28. 经验方[73]

【药物组成】地榆炭 30g，仙鹤草 30g，紫草 30g，白及 20g，石菖蒲 15g。

【功效主治】放射性肠炎。

【用法用量】浓煎至 200ml，取其 100ml 加入锡类散 3g 行保留灌肠，中药与锡类散充分混匀，温度以 35℃ 左右为宜，肛管选用一次性导尿管，取左侧卧位，臀部垫一小枕，导尿管充分润滑后插入 8~10cm，药液 10~15min 注完。注药结束后交代患者床上缓慢翻身数次，保留药液时间至少 1h 以上。睡前 30min 灌肠，每晚 1 次。

29. 经验方[74]

【药物组成】大黄、黄柏、芒硝、苦参、五倍子、白及、赤芍、苍术各 15g，当归、地榆、防风各 10g，甘草 6g；加减：大便带有黏液者，加白

头翁 15g、槐米 12g、黄芩 12g；便血多者加血竭 10g、地榆炭 12g、防风炭 12g。

【功效主治】放射性肠炎。

【用法用量】上药作汤剂煎后，用一次性灌肠器导管从肛门插入 15~20cm 为宜，每日便后用 150~200ml 保留灌肠，日 1~2 次。灌注药液时操作者要轻柔、速度不要过快，一般 10min 左右，药物保留时间最好在 6h 以上。

30. 自拟祛瘀生肌汤[75]

【药物组成】白及 15g，败酱草 15g，半枝莲 15g，制乳香 10g，制没药 10g，地榆炭 15g，白头翁 10g，黄柏 10g，三七 3g，甘草 5g。

【功效主治】对胃肠道肿瘤术后、泌尿生殖系肿瘤术后、腹膜后肿瘤及腹腔内转移瘤等，经放射治疗后确诊为放射性肠炎者。

【用法用量】日 1 剂水煎服，连服 2 周为 1 个疗程。视情治疗 1~2 个疗程。

31. 放肠灵[76]

【药物组成】大黄、白及各 10g，石榴皮 30g，黄芩、黄连、黄柏各 12g，甘草 6g。

【功效主治】对胃肠道肿瘤术后、泌尿生殖系肿瘤术后、腹膜后肿瘤及腹腔内转移瘤等，经放射治疗后确诊为放射性肠炎者。

【用法用量】每日 1 剂，每剂煎 2 次，药液为 150~200ml，保留灌肠，每晚 1 次，1 个月为 1 个疗程。

第十五章　现代中医肿瘤制剂

第一节　恶性肿瘤中成药注射剂

1. 艾迪注射液

【主要成分】斑蝥、人参、黄芪、刺五加。

【主要功效】清热解毒，消瘀散结。

【适应病证】用于原发性肝癌、肺癌、直肠癌、恶性淋巴瘤、妇科恶性肿瘤等。

【用法用量】静脉滴注。成人一次 50~100ml，加入 0.9% 氧化钠注射液或 5%~10% 葡萄糖注射液 400~450ml 中，一日 1 次。与放、化疗合用时，疗程与放、化疗同步。手术前后使用本品 10 天为 1 个疗程。介入治疗 10 天为 1 个疗程。单独使用 15 天为一周期，间隔 3 天，2 周期为 1 个疗程。晚期恶病质患者，连用 30 天为 1 个疗程，或视病情而定。

2. 白花蛇舌草注射液

【主要成分】白花蛇舌草。

【主要功效】清热解毒，利湿消肿。

【适应病证】用于湿热蕴毒所致的呼吸道感染，扁桃体炎，肺炎，胆囊炎，阑尾炎，痈疖脓肿及手术后感染，亦可用于癌症辅助治疗。

【用法用量】肌内注射，一次 2~4ml，一日 2 次。

3. 斑蝥酸钠维生素 B_6 注射液

【主要成分】斑蝥酸钠及维生素 B_6。

【适应病证】本品为抗肿瘤药，用于晚期原发性肝癌及晚期肺癌的治疗。

【用法用量】静脉滴注，一日 1 次。每次 10~50ml，以 0.9% 氯化钠或 5%~10% 葡萄糖注射液适量稀释后滴注。

4. 蟾酥注射液

【主要成分】蟾酥。

【主要功效】清热解毒。

【适应病证】用于急、慢性化脓性感染；亦可作为抗肿瘤药辅助用药。

【用法用量】肌内注射，一次 2~4ml，一日 2 次。静脉注射，一次 10~20ml，用 5% 葡萄糖注射液稀释后缓慢滴注，一日一次。抗感染，7 天为 1 个疗程；抗肿瘤，30 天为 1 个疗程，或遵医嘱。

5. 得力生注射液

【主要成分】红参、黄芪、生蟾酥、生斑蝥。

【主要功效】益气扶正，消瘤散结。

【适应病证】用于中晚期原发性肝癌气虚瘀滞证，症见右胁腹积块，疼痛不移，腹胀食少，倦怠乏力等。

【用法用量】静脉滴注，成人按 1.5ml/kg 剂量加入 5% 葡萄糖注射液 500ml 中，首次静滴每分钟不超过 15 滴，如无不良反应，半小时以后可按每分钟 30~60 滴的速度滴注，一日 1 次。如患者出现局部刺激，可按 1：10 稀释使用。每疗程 45 天，或遵医嘱。

6. 复方苦参注射液

【主要成分】苦参、白土苓。

【主要功效】清热利湿，凉血解毒，散结止痛。

【适应病证】用于癌肿疼痛、出血。

【用法用量】肌内注射，一次 2~4ml，一日 2 次；或静脉滴注，一次 20ml，用氯化钠注射液 200ml 稀释后应用，一日 1 次，儿童酌减，全身用药总量 200ml 为 1 个疗程，一般可连续使用 2~3 个疗程；或遵医嘱。

7. 华蟾素注射液

【主要成分】华蟾素。

【主要功效】解毒，消肿，止痛。

【适应病证】本品适用于中、晚期肿瘤，慢性乙型肝炎等症。

【用法用量】肌内注射，一次 2~4ml，一日 2 次；静脉滴注，一日 1 次，一次 10~20ml，用 5% 的葡萄糖注射液 500ml 稀释后缓缓滴注，用药 7 天，休息 1~2 天，4 周为 1 个疗程，或遵医嘱。

8. 康艾注射液

【主要成分】黄芪、人参、苦参素。

【主要功效】益气扶正，增强机体免疫力。

【适应病证】适用于原发性肝癌、肺癌、直肠癌、恶性淋巴瘤、妇科恶性肿瘤；各种原因引起的白细胞低下及减少症。慢性乙型肝炎的治疗。

【用法用量】缓慢静脉注射或滴注；一日 1~2 次，每日 40~60ml，用 5% 葡萄糖或 0.9% 生理盐水 250~500ml 稀释后使用。30 天为 1 个疗程或遵医嘱。

9. 康莱特注射液

【主要成分】注射用薏苡仁油。

【主要功效】益气养阴，消癥散结。

【适应病证】适用于不宜手术的气阴两虚、脾虚湿困型原发性非小细胞肺癌及原发性肝癌。配合放、化疗有一定的增效作用。对中晚期肿瘤患者具有一定的抗恶病质和止痛作用。

【用法用量】缓慢静脉滴注 200ml，每日 1 次，21 天为 1 个疗程，间隔 3~5 天后可进行下 1 个疗程。联合放、化疗时，可酌减剂量。首次使用，滴注速度应缓慢，开始 10min 滴速应为 20 滴 / 分，20min 后可持续增加，30min 后可控制在 40~60 滴 / 分。

10. 苦参素注射液

【主要成分】苦参素。

【适应病证】适用于慢性乙型病毒性肝炎及肿瘤放疗、化疗引起的白细胞低下和其他原因引起的白细胞减少症。

【用法用量】静脉滴注：一日 1 次，一次 0.6g（3 支）。加 100ml 氯化钠注射液或 5% 葡萄糖注射液中静脉缓慢滴注。滴注速度以每分钟约 60 滴为宜。2 个月为 1 个疗程，或遵医嘱。肌内注射：用于慢性乙肝的治疗，每日 1 次，每次 0.4~0.6g（2~3 支）。用于升高白细胞. 每日 2 次，每次 0.2g（1 支）。

11. 注射用去甲斑蝥酸钠

【主要成分】去甲斑蝥酸钠。

【适应病证】用于肝癌、食管癌、胃和贲门癌、肺癌等及白细胞低下症。亦可作为癌瘤术前用药或用于联合化疗中。

【用法用量】静脉注射：用适量 5% 灭菌注射用水溶解在用 5% 葡萄糖注射剂实习后，缓慢静脉推注。一次 10~30mg 或遵医嘱。静脉滴注时用适量 5% 葡萄糖注射液溶解后，加入 5% 葡萄糖注射液 250~500ml 中缓慢滴入。肝动脉插管：用适量灭菌注射用水溶解，一次 10~30mg，一日 2 次。1 个月为 1 个疗程，一般持续 2~3 个疗程。

瘤内注射：用适量灭菌注射用水溶解后使用。一次 10~30mg，每周 1 次，4 次为 1 个疗程，可持续 4 个疗程。

12. 榄香烯注射液

【主要成分】榄香烯。

【适应病证】用于神经胶质瘤和脑转移瘤的治疗；癌性胸腹水辅助治疗。

【用法用量】神经胶质瘤、脑转移瘤：①于用药前 30~60min 快速静脉点滴甘露醇 250ml，以暂时开放血脑屏障，并降低颅内压；②隔日动脉介入：本品每次 600mg，以 10% 葡萄糖注射液稀释一倍（总量 60ml），加入地塞米松 2mg 作动脉穿刺给药；本品 400mg 和地塞米松 2.5mg 加入 500ml 10% 葡萄糖溶液内静脉滴注；③非动脉介入给药日，本品 1000mg 和地塞米松 5mg 加入 1000ml 10% 葡萄糖溶液内静脉滴注。癌性胸腹水：按体表面积 200~400mg/m^2，于抽出胸腹水后，胸、腹腔内注射，每周 1~2 次或遵医嘱。

13. 参芪扶正注射液

【主要成分】党参、黄芪。

【主要功效】益气扶正。

【适应病证】用于肺脾气虚引起的神疲乏力，少气懒言，自汗眩晕；肺癌、胃癌见上述证候者的辅助治疗。

【用法用量】静脉滴注，一次 250ml（即 1 瓶），一日 1 次，疗程 21 天；与化疗合用，在化疗前 3 天开始使用，疗程可与化疗同步结束。

14. 乌头注射液

【主要成分】川乌、草乌。

【主要功效】镇静，止痛。

【适应病证】用于胃癌、肝癌等晚期癌症的疼痛。

【用法用量】肌内注射，一次 1~2ml，一日 1~2 次，或遵医嘱。

15. 香菇多糖注射液

【主要成分】香菇多糖。

【适应病证】用于恶性肿瘤的辅助治疗。

【用法用量】每周两次，每次一支 2ml（含1mg），加入 250ml 生理盐水或 5% 葡萄糖注射液中滴注，或用 5% 葡萄糖注射液 20ml 稀释后静注。

16. 通关藤注射液（消癌平注射液）

【主要成分】通关藤浸膏。

【主要功效】清热解毒，化痰软坚。

【适应病证】用于食道癌、胃癌、肺癌、肝癌，并可配合放疗、化疗的辅助治疗。

【用法用量】肌内注射：一次 2~4ml，一日 1~2次；或遵医嘱。静脉滴注：用 5% 或 10% 葡萄糖注射液稀释后滴注，一次 20~100ml，一日一次；或遵医嘱。

17. 鸦胆子油乳注射液

【主要成分】精制鸦胆子油。

【主要功效】抗癌。

【适应病证】用于肺癌、肺癌脑转移及消化道肿瘤。

【用法用量】静脉滴注，一次 10~30ml，一日一次（本品须加灭菌生理盐水 250ml，稀释后立即使用）。

18. 肿节风注射液

【主要成分】肿节风。

【主要功效】清热解毒，消肿散结。

【适应病证】用于热毒壅盛所致肺炎、阑尾炎、蜂窝织炎、菌痢、脓肿，与肿节风片联合用于消化道癌、胰腺癌、肝癌等肿瘤。

【用法用量】肌内注射。抗菌消炎：一次 2~4ml，一日 1~2 次。抗肿瘤：一次 3~4ml，一日2 次。

19. 猪苓多糖注射液

【主要成分】猪苓多糖。

【主要功效】调节机体免疫功能。

【适应病证】本品对慢性肝炎、肿瘤病有一定疗效。与抗肿瘤化疗药物合用，可增强疗效，减轻不良反应。

【用法用量】肌内注射，一次 2~4ml，一日 1次，小儿酌减或遵医嘱。

第二节　恶性肿瘤口服中成药

1. 安康欣胶囊

【主要成分】半枝莲、山豆根、蒲公英、鱼腥草、夏枯草、石上柏、枸杞子、穿破石、人参、黄芪、鸡血藤、灵芝、黄精、白术、党参、淫羊藿、菟丝子、丹参。

【主要功效】活血化瘀，软坚散结，清热解毒，扶正固本。

【适应病证】用于肺癌、胃癌、肝癌等肿瘤的治疗及辅助治疗。

【用法用量】口服。一日 3 次，一次 4~6 粒，饭后温开水送服。疗程 30 天。

2. 安替可胶囊

【主要成分】当归、蟾皮。

【主要功效】软坚散结，解毒定痛，养血活血。

【适应病证】用于食管癌瘀毒证，与放疗合用可增强对食管癌的疗效；用于晚期原发性肝癌瘀毒证，对不宜手术、放化疗者有一定抑制肿瘤增长作用，可改善生存质量；用于中晚期胃癌（瘀毒证）的化疗辅助治疗，配合 5-FU-DDP 方案（5-FU、MMC、DDP），可改善临床症状、生存质量。

【用法用量】口服。一次 2 粒，一日 3 次，饭后服用；疗程 6 周，或遵医嘱。

3. 博尔宁胶囊

【主要成分】炙黄芪、女贞子（酒制）、山慈菇、马齿苋、重楼、龙葵、紫苏子（炒）、鸡内金（炒）、大黄、冰片、僵蚕（炒）。

【主要功效】扶正祛邪，益气活血，软坚散结，消肿止痛。

【适应病证】本品为癌症辅助治疗药物，可配合化疗使用，有一定减毒、增效作用。

【用法用量】口服，一次 4 粒，一日 3 次。或遵医嘱。

4. 慈丹胶囊

【主要成分】莪术、山慈菇、鸦胆子、马钱子粉、蜂房、人工牛黄、僵蚕、当归、黄芪、丹参、冰片。

【主要功效】化瘀解毒，消肿散结，益气养血，为原发性肝癌辅助治疗药。

【适应病证】用于原发性肝癌瘀毒蕴结证，合并介入化疗，可改善临床症状，提高病灶缓解率。

【用法用量】口服，一次 5 粒，一日 4 次，一个月为 1 个疗程，或遵医嘱。

5. 复方斑蝥胶囊

【主要成分】斑蝥、人参、黄芪、刺五加、三棱、半枝莲、莪术、山茱萸、女贞子、熊胆粉、甘草。

【主要功效】破血消瘀，攻毒蚀疮。

【适应病证】用于原发性肝癌瘀毒蕴结证，合并介入化疗，可改善临床症状，提高病灶缓解率。

【用法用量】本品用于原发性肝癌，肺癌，直肠癌，恶性淋巴瘤，妇科恶性肿瘤等。

6. 复方菝葜颗粒

【主要成分】菝葜、鱼腥草、猫爪草、土鳖虫、款冬花、枸杞子、大枣（去核）、鲜鳢鱼。

【主要功效】清热解毒，软坚散结，滋阴益气。

【适应病证】用于改善肺癌、子宫颈癌和伴有的咳嗽，胸痛，带下异常等症状。

【用法用量】开水冲服，一次 20g，一日 3 次。

7. 复方蟾酥丸

【主要成分】蟾酥（制）、活蜗牛、麝香、乳香（制）、没药（制）、铜绿、胆矾、白矾（制）、寒水石、朱砂、雄黄、轻粉。

【主要功效】消解疮毒。

【适应病证】用于痈疽、疔疮。

【用法用量】口服，用葱白汤或温开水送服，一次 5~15 粒，一日 1~2 次，外用，研细，醋调，敷患处。

8. 复方红豆杉胶囊

【主要成分】红豆杉皮、红参、甘草、二氧化硅。

【主要功效】祛邪散结。

【适应病证】用于气虚痰瘀所致的中晚期肺癌化疗的辅助治疗。

【用法用量】口服。一次 2 粒，一日 3 次，21 天为 1 个疗程。

9. 复方鹿仙草颗粒 / 复方鹿仙草胶囊 / 复方鹿仙草片

【主要成分】鹿仙草、九香虫（炒）、黄药子、土茯苓、苦参、天花粉。

【主要功效】舒肝解郁，活血解毒。

【适应病证】用于肝郁气滞，毒瘀互阻所致的原发性肝癌。

【用法用量】复方鹿仙草颗粒：口服，一次 5g，一日 3 次。复方鹿仙草胶囊：口服，一次 5g，一日 3 次。复方鹿仙草片：口服。一次 4 片，一日 3 次。

10. 复方木鸡颗粒

【主要成分】云芝提取物、山豆根、菟丝子、核桃楸皮。

【主要功效】抑制甲胎蛋白升高。

【适应病证】用于肝炎，肝硬化，肝癌。

【用法用量】口服，一次 1 袋，一日 3 次，饭后冲服。

11. 复方天仙胶囊

【主要成分】天花粉、威灵仙、白花蛇舌草、人工牛黄、龙葵、胆南星、乳香（制）、没药、人参、黄芪、珍珠（制）、猪苓、蛇蜕、冰片、人工麝香等。

【主要功效】清热解毒，活血化瘀，散结止痛。

【适应病证】本品对食管癌、胃癌有一定抑制作用；配合化疗、放疗，可提高其疗效。

【用法用量】口服，一次 2~3 粒，一日 3 次。饭后半小时用蜂蜜水或温水送下（吞咽困难可将药粉倒出服用）。每一月为 1 个疗程。停药 3~7 天再继续服用。

12. 复方万年青胶囊

【主要成分】虎眼万年青、半枝莲、虎杖、郁金、白花蛇舌草、人参、丹参、黄芪、全蝎、蜈蚣。

【主要功效】解毒化瘀，扶正固本。

【适应病证】用于肺癌、肝癌、胃癌化疗合并用药，具有减毒增效的作用。

【用法用量】口服，一次 3 粒，一日 3 次。

13. 复生康胶囊

【主要成分】蒲葵子、喜树果、莪术、黄芪、柴胡、绞股蓝、香菇、黄芪、甘草。

【主要功效】活血化瘀，健脾消积。

【适应病证】用于胃癌、肝癌能增强放疗、化疗的疗效，并能增强机体免疫功能；能改善肝癌患者临床症状。

【用法用量】口服，一次 4 粒，一日 3 次；四周为 1 个疗程。

14. 复方金蒲胶囊

【主要成分】金不换、蒲葵子、柴胡、莪术、丹参、绞股蓝、黄芪、女贞子、螺旋藻等。

【主要功效】活血祛瘀，行气止痛。

【适应病证】用于气滞血瘀症之肝癌辅助治疗。

【用法用量】口服，一次 5 粒，一日 3 次。

15. 肝复乐片（胶囊）

【主要成分】蒲葵子、喜树果、莪术、黄芪、柴胡、绞股蓝、香菇、黄芪、甘草。

【主要功效】活血化瘀，健脾消积。

【适应病证】用于胃癌、肝癌能增强放疗、化疗的疗效，并能增强机体免疫功能；能改善肝癌患者临床症状。

【用法用量】口服，一次 4 粒，一日 3 次；四周为 1 个疗程。

16. 宫颈癌片

【主要成分】掌叶半夏。

【主要功效】活消肿散结。

【适应病证】用于子宫颈癌及子宫颈癌前期病变。

【用法用量】口服，一次 2~3 片，一日 3 次，使用时须配合外用宫颈癌栓剂。

17. 宫瘤消胶囊

【主要成分】牡蛎、香附（制）、土鳖虫、三棱、莪术、白花蛇舌草、仙鹤草、牡丹皮、党参、白术、吴茱萸。

【主要功效】活血化瘀，软坚散结。

【适应病证】用于子宫肌瘤属气滞血瘀证，证见：月经量多，夹有大小血块，经期延长，或有腹痛，舌暗红，或边有紫点、瘀斑，脉细弦或细涩。

【用法用量】口服，一次 3~4 粒，一日 3 次，一个月经周期为 1 个疗程，连续服用 3 个疗程。

18. 臌症丸

【主要成分】皂矾（醋制）、甘遂、大枣（去核炒）、木香、小麦（炒）。

【主要功效】利水消肿，除湿健脾。

【适应病证】用于臌症，胸腹胀满，四肢浮肿，大便秘结，小便短赤。

【用法用量】饭前服，一次 10 粒，一日 3 次，儿童酌减。

19. 华蟾素片 / 华蟾素胶囊 / 华蟾素口服液

【主要成分】干蟾皮提取物。

【主要功效】解毒，消肿，止痛。

【适应病证】适用于中、晚期肿瘤，慢性乙型肝炎等症。

【用法用量】华蟾素片：口服。一次 3~4 片，一日 3~4 次。华蟾素胶囊：口服，一次 2 粒，一日 3~4 次。华蟾素口服液：口服，一次 10~20ml，一日 3 次，或遵医嘱。

20. 鹤蟾片

【主要成分】仙鹤草、干蟾皮、猫爪草、浙贝母、生半夏、鱼腥草、天冬、人参、葶苈子。

【主要功效】解毒除痰，凉血祛瘀，消癥散结。

【适应病证】用于原发性支气管肺癌，肺部转移癌，能够改善患者的主观症状体征，提高患者体质。

【用法用量】口服，一次 6 片，一日 3 次。

21. 槐耳颗粒

【主要成分】槐耳清膏。

【主要功效】扶正固本，活血消癥。

【适应病证】用于正气虚弱，瘀血阻滞，原发性肝癌不宜手术和化疗者辅助治疗用药，有改善肝区疼痛，腹胀，乏力等症状的作用。在标准的化学药品抗癌治疗基础上，可用于肺癌、胃肠癌和乳腺癌所致的神疲乏力、少气懒言、脘腹疼痛或胀闷、纳谷少馨、大便干结或溏泄、或气促、咳嗽、多痰、面色㿠白、胸痛、痰中带血、胸胁不适等症，改善患者生活质量。

【用法用量】口服。一次 20g，一日 3 次。肝癌的辅助治疗一个月为 1 个疗程，或遵医嘱。肺癌、胃肠癌和乳腺癌的辅助治疗 6 周为 1 个疗程。

22. 加味西黄丸

【主要成分】体外培育牛黄、没药（制）、人工麝香、蟾酥（制）、乳香（制）。

【主要功效】解毒散结，消肿止痛。

【适应病证】用于痈疽疮疡，多发性脓肿，淋巴结炎，寒性脓疡。

【用法用量】口服，一次 3~6g，一日 1 次。

23. 金复康口服液

【主要成分】黄芪、北沙参、麦冬、女贞子

（酒制）、山茱萸、绞股蓝、淫羊藿、胡芦巴（盐炒）、石上柏、石见穿、重楼、天冬。

【主要功效】益气养阴，清热解毒。

【适应病证】用于原发性非小细胞肺癌气阴两虚证不适合手术、放疗、化疗的患者，或与化疗并用，有助于提高化疗效果，改善免疫功能，减轻化疗引起的白细胞下降等不良反应。

【用法用量】口服，一次 30ml，一日 3 次，30 天为 1 个疗程，可连续使用 2 个疗程，或遵医嘱。

24. 金龙胶囊

【主要成分】鲜守宫、鲜金钱白花蛇、鲜蕲蛇。

【主要功效】破瘀散结，解郁通络。

【适应病证】用于原发性肝癌血瘀郁结证，症见右胁下积块，胸胁疼痛，神疲乏力，腹胀，纳差等。

【用法用量】口服。一次 4 粒，一日 3 次。

25. 金蒲胶囊

【主要成分】人工牛黄、金银花、蜈蚣、炮山甲、蟾酥、蒲公英、半枝莲、山慈菇、莪术、白花蛇舌草、苦参、龙葵、珍珠、大黄、黄药子、乳香（制）、没药（制）、醋延胡索、红花、姜半夏、党参、黄芪、刺五加、砂仁。

【主要功效】清热解毒，消肿止痛，益气化痰。

【适应病证】用于晚期胃癌、食管癌患者痰湿瘀阻及气滞血瘀证。

【用法用量】饭后用温开水送服。一次 3 粒，一日 3 次，或遵医嘱。42 日为 1 个疗程。

26. 抗癌平丸

【主要成分】珍珠菜、半枝莲、白花蛇舌草、蛇莓、藤梨根、蟾酥、香茶菜、肿节风、兰香草、石上柏。

【主要功效】清热解毒，散瘀止痛。

【适应病证】用于热毒瘀血壅滞肠胃而致的胃癌，食道癌，贲门癌，直肠癌等消化道肿瘤。

【用法用量】口服，一次 0.5~1g，一日 3 次，饭后半小时服，或遵医嘱。

27. 康复新液

【主要成分】美洲大蠊提取物。

【主要功效】通利血脉，养阴生肌。

【适应病证】用于痈疽疮疡，多发性脓肿，淋巴结炎，寒性脓疡。

【用法用量】内服：用于瘀血阻滞，胃痛出血，胃及十二指肠溃疡；以及阴虚肺痨，肺结核的辅助治疗。外用：用于金疮、外伤、溃疡、瘘管、烧伤、烫伤、褥疮之创面。

28. 康莱特软胶囊

【主要成分】薏苡仁油甘油三酯。

【主要功效】益气养阴，消癥散结。

【适应病证】适用于手术前及不宜手术的脾虚痰湿型、气阴两虚型原发性非小细胞肺癌。

【用法用量】口服。一次 6 粒，一日 4 次。宜联合放、化疗使用。

29. 康力欣胶囊

【主要成分】阿魏、九香虫、大黄、姜黄、诃子、木香、丁香、冬虫夏草。

【主要功效】扶正去邪，软坚散结。

【适应病证】用于消化道恶性肿瘤，乳腺恶性肿瘤，肺恶性肿瘤气血瘀阻证者。

【用法用量】口服，一次 2~3 粒，一日 3 次；或遵医嘱。

30. 莲芪胶囊

【主要成分】半枝莲、败酱草、莪术、三棱、浙贝母、白术、薏苡仁、水蛭、黄芪、人参、当归、女贞子、甘草。

【主要功效】解毒化瘀，扶正祛邪。

【适应病证】用于肺癌，肝癌，食道癌属毒蕴血瘀兼正虚证患者的放、化疗时的合并用药，可以减轻放、化疗引起的免疫功能低下，白细胞降低，并具有一定的增效作用。

【用法用量】口服。一次 3 粒，一日 3 次。

31. 芦笋胶囊

【主要成分】鲜芦笋。

【主要功效】益气生津。

【适应病证】用于癌症的辅助治疗及放、化疗后口干舌燥，食欲不振，全身倦怠患者。

【用法用量】口服，一次 3 粒，一日 3 次。

32. 楼莲胶囊

【主要成分】白花蛇舌草、天葵子、水红花子、重楼、鳖甲（制）、莪术、半边莲、土鳖虫、水蛭（烫）、红参、制何首乌、龙葵、鸡内金（炒）、半枝莲、乌梅（去核）、水牛角浓缩粉、砂仁、没药（制）、白英、乳香（制）。

【主要功效】行气化瘀，清热解毒。

【适应病证】为原发性肝癌辅助治疗药，适用于原发性肝癌Ⅱ期气滞血瘀证患者，合并肝动脉插管化疗，可提高有效率和缓解腹胀、乏力等症状。

【用法用量】饭后服，一次 6 粒，一日 3 次；6 周为 1 个疗程或遵医嘱。

33. 马蔺子素胶囊

【主要成分】马蔺子甲素。

【适应病证】用于放射治疗的肺癌、食道癌和头颈部癌等的放射治疗。

【用法用量】饭后口服，一日 2 次，一次 2 粒，分别于放疗前、后服用。小儿酌减。本品应在接受放疗前 2~3 日开始服用，连续服用直至放疗结束。

34. 内消瘰疬丸

【主要成分】夏枯草、玄参、大青盐、海藻、浙贝母、薄荷、天花粉、蛤壳（煅）、白蔹、连翘、大黄（熟）、甘草、地黄、桔梗、枳壳、当归、玄明粉。

【主要功效】软坚散结。

【适应病证】用于瘰疬痰核或肿或痛。

【用法用量】口服。一次 8 丸，一日 3 次。

35. 平消片 / 平消胶囊

【主要成分】郁金、仙鹤草、五灵脂、白矾、硝石、干漆（制）、麸炒枳壳、马钱子粉。

【主要功效】活血化瘀，散结消肿，解毒止痛。

【适应病证】对毒瘀内结所致的肿瘤患者具有缓解症状，缩小瘤体，提高机体免疫力，延长患者生存时间的作用。

【用法用量】口服。一次 4~8 片，一日 3 次。

36. 清肺散结丸

【主要成分】绞股蓝浸膏、三七、苦玄参浸膏、川贝母、白果、法半夏、灵芝、冬虫夏草、珍珠、阿胶、人工牛黄。

【主要功效】清肺散结，活血止痛，解毒化痰。

【适应病证】用于肺癌气阴两虚、痰热瘀阻证，也可作为肺癌手术、放化疗的辅助用药。

【用法用量】口服，一次 3g，一日 2 次；或遵医嘱。

37. 去甲斑蝥素片

【主要成分】去甲斑蝥素。

【适应病证】抗肿瘤药。用于肝癌、食管癌、胃和贲门癌等及白细胞低下症、肝炎、肝硬化、乙型肝炎病毒携带者。亦可作为术前用药或用于联合化疗中

【用法用量】口服。一次 5~15mg，一日 3 次。由小剂量开始逐渐增量，晚期患者可用较高剂量，儿童酌减。疗程为一个月，一般可维持 3 个疗程。本品可作为术前用药或用于联合化疗中。本品亦可与去甲斑蝥酸钠注射液交替使用。但不宜同时联合用药。

38. 软坚口服液

【主要成分】白附子、人参、半枝莲、三棱、黄芪、山豆根、重楼等。

【主要功效】化瘀，解毒，益气。

【适应病证】用于Ⅱ期原发性肝癌瘀毒气虚的患者。对胁肋疼痛、纳呆、腹胀、神疲乏力等症有改善作用，可作为原发性肝癌的辅助治疗药。若配合化疗介入方法，有助于提高疗效。

【用法用量】口服，每日 3 次，一次 20ml，摇匀后服用；或遵医嘱。30~60 天为 1 个疗程。

39. 参蟾消解胶囊

【主要成分】人参、雄黄、蟾酥（酒制）、西红花、人工牛黄、麝香、冰片、三七、天竺黄、芦荟。

【主要功效】化瘀解毒，豁痰消肿。

【适应病证】用于肺、胃腺癌辅助治疗。

【用法用量】口服，一次 1 粒，一日 3 次。连用一周后，无恶心、呕吐，可一次服 2 粒，一日 3 次；饭后服用或遵医嘱。

40. 参红祛瘀散结胶囊

【主要成分】人参、红花、黄芪、党参、当归、鸡血藤、醋延胡索、木香、枸杞子、龙眼肉、酸枣仁、白术、海藻、昆布、黄连、天花粉。

【主要功效】益气养血，活血化瘀。

【适应病证】用于气虚血瘀证的癌症患者化疗时的辅助用药。

【用法用量】口服。一次 2~4 粒，一日 3 次，儿童酌减，或遵医嘱。

41. 参莲胶囊

【主要成分】苦参、山豆根、半枝莲、防己、三棱、莪术、丹参、补骨脂、苦杏仁、乌梅、白扁豆。

【主要功效】清热解毒，活血化瘀，软坚散结。

【适应病证】用于由气血瘀滞、热毒内阻而致的中晚期肺癌、胃癌患者。

【用法用量】口服。每次6粒，一日3次。

42. 参一胶囊

【主要成分】人参皂苷Rg3。

【主要功效】培元固本，补益气血。

【适应病证】本品与化疗配合用药，有助于提高原发性肺癌、肝癌的疗效，可改善肿瘤患者的气虚症状，提高机体免疫功能。

【用法用量】饭前空腹口服。一次2粒，一日2次。8周为1个疗程。

43. 食道平散

【主要成分】人参、西洋参、紫硇砂、珍珠、人工牛黄、熊胆粉、全蝎、蜈蚣、细辛、三七、薄荷脑、朱砂。

【主要功效】益气破瘀，解毒散结。

【适应病证】用于中晚期食道癌而致食道狭窄梗阻，吞咽困难，疼痛，噎膈反涎等病症。

【用法用量】口服，一次0.3~0.5g，一日3~5次；或遵医嘱。

44. 天蟾胶囊

【主要成分】夏天无、制川乌、蟾酥、祖司麻、白屈菜、秦艽、白芷、川芎、白芍、甘草。

【主要功效】行气活血，通络止痛。

【适应病证】用于肺癌、胃癌、肝癌等引起的轻、中度癌性疼痛属气滞血瘀证者。

【用法用量】口服。一次3粒，一日3次，5天为1个疗程。

45. 柘木糖浆

【主要成分】柘木。

【主要功效】抗肿瘤。

【适应病证】用于食管癌、胃癌、贲门癌、肠癌的辅助治疗。

【用法用量】口服，一次25ml，一日3次。

46. 威麦宁胶囊

【主要成分】威麦宁。

【主要功效】活血化瘀，清热解毒，祛邪扶正。

【适应病证】本品配合放、化疗治疗肿瘤有增效、减毒作用；单独使用可用于不适宜放、化疗的肺癌患者的治疗。

【用法用量】饭后口服，一次6~8粒，一日3次，或遵医嘱。

47. 夏枯草膏

【主要成分】夏枯草。

【主要功效】清火，明目，散结，消肿。

【适应病证】用于头痛，眩晕，瘰疬，瘿瘤，乳痈肿痛；甲状腺肿大，淋巴结结核，颈部淋巴结结核，乳腺增生症。

【用法用量】口服。一次9g，一日2次。

48. 夏枯草片

【主要成分】夏枯草。

【主要功效】清火，散结，消肿。

【适应病证】用于火热内蕴所致的头痛、眩晕、瘰疬、瘿瘤、乳痈肿痛；甲状腺肿大、淋巴结核、乳腺增生病见上述证候者。

【用法用量】口服。一次6片，一日2次。

49. 仙蟾片

【主要成分】马钱子粉、半夏（制）、人参、黄芪、仙鹤草、补骨脂、郁金、蟾酥、当归。

【主要功效】化瘀散结，益气止痛。

【适应病证】用于食道癌、胃癌、肺癌。

【用法用量】口服，一次4片，一日3次；或遵医嘱。

50. 消癌平片 / 消癌平糖浆 / 消癌平滴丸

【主要成分】通关藤。

【主要功效】抗癌，消炎，平喘。

【适应病证】用于食道癌、胃癌、肺癌。对大肠癌、宫颈癌、白血病等多种恶性肿瘤，亦有一定疗效。并可配合放疗、化疗及手术后治疗。并用于治疗慢性气管炎和支气管哮喘。

【用法用量】消癌平片：口服，一次8~10片，一日3次。消癌平糖浆：口服，一次10~20ml，一日3次。消癌平滴丸：口服，一次8~10丸，一日3次。

51. 血尿胶囊

【主要成分】棕榈子，菝葜，薏苡仁。

【主要功效】清热利湿、凉血止血。

【适应病证】用于急、慢性肾盂肾炎血尿，肾小球肾炎血尿，泌尿结石及肾挫伤引起的血尿及不明原因引起的血尿，亦可作为治疗泌尿系统肿瘤的辅助药物。

【用法用量】口服，一日 3 次，一次 5 粒。饭后开水吞服或遵医嘱。

52. 鸦胆子油口服乳液

【主要成分】鸦胆子油、豆磷脂。

【主要功效】抗癌药。

【适应病证】用于肺癌，肺癌脑转移，消化道肿瘤及肝癌的辅助治疗。

【用法用量】口服，一次 20ml，一日 2~3 次，30 天为 1 个疗程。

53. 噎膈丸

【主要成分】核桃仁、白果仁、柿饼（去蒂去核）、小茴香、黑芝麻、麻油、大枣、甘草。

【主要功效】补益肺肾，润燥生津，通咽利膈。

【适应病证】用于噎膈，咽炎，吞咽不利，咽喉干燥；亦可用于食管黏膜上皮不典型增生及食管癌的辅助治疗。

【用法用量】口服，一次 1 丸，一日 3 次，细嚼后徐徐咽下。

54. 益肺清化颗粒

【主要成分】黄芪、党参、北沙参、麦冬、仙鹤草、拳参、败酱草、白花蛇舌草、川贝母、紫菀、桔梗、苦杏仁、甘草。

【主要功效】益气养阴，清热解毒，化痰止咳。

【适应病证】用于气阴两虚，阴虚内热型晚期肺癌的辅助治疗，症见气短、乏力、咳嗽、咯血、胸痛等。

【用法用量】口服。一次 2 袋，一日 3 次。两个月为 1 个疗程，或遵医嘱。

55. 增生平片

【主要成分】山豆根、拳参、北败酱、夏枯草、白鲜皮、黄药子。

【主要功效】清热解毒，化瘀散结。

【适应病证】用于食管和贲门上皮增生，具有呃逆，进食吞咽不利，口干，口苦，咽痛，便干，舌暗，脉弦滑等热瘀内结表现者。

【用法用量】口服。一次 8 片，一日 2 次，疗程 6 个月。或遵医嘱。

56. 珍香胶囊

【主要成分】珍珠、人工牛黄、血竭、三七、人工麝香、冰片、琥珀、沉香、天竺黄、川贝母、僵蚕（姜汁制）、金礞石（煅）、大黄、西洋参、黄芪、海马。

【主要功效】清热解毒，活血化瘀，消痰散结。

【适应病证】用于噎膈痰瘀凝聚，毒热蕴结证，症见胸膈痞满，吞咽发噎，胸背灼痛，口干舌燥，口吐痰涎；对食管癌见上述证候者的放疗有协同作用。

【用法用量】口服，每次 6 粒，一日 3 次。

57. 志苓胶囊

【主要成分】黄芪、女贞子、黄精（制）、北沙参、麦冬、党参、白术、茯苓、绞股蓝、白毛藤、仙鹤草、远志（去心）、陈皮（制）、山药、芡实、甘草、吲哚美辛、醋酸地塞米松、螺内酯、法莫替丁、地西泮。

【主要功效】益气健脾，滋阴润燥。

【适应病证】用于缓解肺、胃、食管、肝、结肠、直肠、乳腺等晚期癌症出现的发热、疼痛、咳嗽、气喘、食欲不振、失眠、神疲乏力、体重减轻等症状。

【用法用量】口服，一次 3 粒，一天 3 次，饭后服用。

58. 肿节风片

【主要成分】肿节风。

【主要功效】清热解毒，消肿散结。

【适应病证】用于肺炎、阑尾炎、蜂窝织炎，属热毒壅盛证候者，并可用于癌症辅助治疗。

【用法用量】口服。一次 0.75g，一日 3 次。

59. 紫龙金片

【主要成分】黄芪、当归、白英、龙葵、丹参、半枝莲、蛇莓、郁金。

【主要功效】益气养血，清热解毒，理气化瘀。

【适应病证】用于气血两虚证原发性肺癌化疗者，症见神疲乏力、少气懒言、头昏眼花、食欲不振、气短自汗、咳嗽、疼痛。

【用法用量】口服，每次 4 片，每日 3 次。与化疗同时使用。每四周为 1 个周期，2 个周期为 1 个疗程。

60. 安多霖胶囊

【主要成分】抗辐射植物提取物、鸡血藤等。

【主要功效】益气补血，扶正解毒。

【适应病证】用于放、化疗引起的白细胞下降、免疫功能低下、食欲不振、神疲乏力、头晕气短等症。对肿瘤放射治疗中因辐射损伤造成的淋巴细胞微核率增高等有改善作用，可用于辐射损伤。

【用法用量】口服，一次 4 粒，一日 3 次。

61. 百令胶囊

【主要成分】发酵虫草菌粉。

【主要功效】补肺肾，益精气。

【适应病证】用于肺肾两虚引起的咳嗽、气喘、咯血、腰背酸痛，面目浮肿，夜尿清长；慢性支气管炎、慢性肾功能不全的辅助治疗。

【用法用量】口服。规格 1（每粒装 0.2g）一次 5~15 粒，规格 2（每粒装 0.5g）一次 2~6 粒，一日 3 次。慢性肾功能不全：一次 4 粒，一日 3 次；疗程 8 周。

62. 鼻咽清毒颗粒

【主要成分】野菊花、苍耳子、重楼、蛇泡筋、两面针、夏枯草、龙胆、党参。

【主要功效】清热解毒，化痰散结。

【适应病证】用于热毒蕴结鼻咽，鼻咽肿痛，以及鼻咽部慢性炎症，鼻咽癌放射治疗后分泌物增多等症。

【用法用量】口服，一次 20g，一日 2 次，30 天为 1 个疗程。

63. 复方阿胶浆 / 复方阿胶胶囊 / 复方阿胶颗粒

【主要成分】阿胶、熟地黄、人参、党参、山楂。

【主要功效】补气养血。

【适应病证】用于气血两虚，头晕目眩，心悸失眠，食欲不振及贫血。

【用法用量】复方阿胶浆：口服，一次 20ml，一日 3 次。复方阿胶胶囊：口服，一次 6 粒，一日 3 次。复方阿胶颗粒：开水冲服，一次 4g，一日 3 次。

64. 复方扶芳藤合剂

【主要成分】扶芳藤、红参、黄芪。

【主要功效】益气补血，健脾养心。

【适应病证】用于气血不足，心脾两虚，症见气短胸闷、少气懒言、神疲乏力、自汗、心悸健忘、失眠多梦、面色不华、纳谷不馨、脘腹胀满、大便溏软、舌淡胖或有齿痕、脉细弱；神经衰弱见上述证候者。

【用法用量】口服。一次 15ml，一日 2 次。

65. 复方皂矾丸

【主要成分】皂矾、西洋参、海马、肉桂、大枣（去核）、核桃仁。

【主要功效】温肾健髓，益气养阴，生血止血。

【适应病证】用于再生障碍性贫血，白细胞减少症，血小板减少症，骨髓增生异常综合征及放疗和化疗引起的骨髓损伤、血细胞减少属肾阳不足，气血两虚证者。

【用法用量】口服。一次 7~9 丸，一日 3 次，饭后即服。

66. 宫瘤清胶囊

【主要成分】熟大黄、土鳖虫、水蛭、桃仁、蒲黄、黄芩、枳实、牡蛎、地黄、白芍、甘草

【主要功效】活血逐瘀，消瘤破积。

【适应病证】用于瘀血内停所致的妇女癥瘕，症见小腹胀痛、经色紫暗有块、经行不爽；子宫肌瘤见上述证候者。

【用法用量】口服。一次 3 粒，一日 3 次；或遵医嘱。

67. 化癥回生片

【主要成分】益母草、红花、花椒（炭）、烫水蛭、当归、苏木、醋三棱、两头尖、川芎、降香、醋香附、人参、高良姜、姜黄、没药（醋炙）、炒苦杏仁、大黄、人工麝香、盐小茴香、桃仁、五灵脂（醋炙）、虻虫、整甲胶、丁香、醋延胡索、白芍、蒲黄炭、乳香（醋炙）、干漆（煅）、制吴茱萸、阿魏、肉桂、醋艾炭、熟地黄、紫苏子

【主要功效】消癥化瘀。

【适应病证】用于瘀血内阻所致的癥积，妇女干血痨、产后血瘀、少腹疼痛拒按。

【用法用量】饭前温酒送服。一次 5~6 片，一日 2 次。

68. 葫芦素胶囊

【主要成分】葫芦素。

【主要功效】解毒清热，利湿退黄。

【适应病证】用于慢性肝炎及原发性肝癌。

【用法用量】口服。慢性肝炎：一次 1~3 粒，一日 3 次，连服三个月为 1 个疗程，饭后服，儿童酌减。原发性肝癌：一次 2~4 粒，一日 3 次或遵医嘱，连服三个月为 1 个疗程，饭后服。极量：一次 6 粒。

69. 健脾益肾颗粒

【主要成分】党参、枸杞子、女贞子、白术、菟丝子、盐补骨脂。

【主要功效】健脾益肾。

【适应病证】用于减轻肿瘤患者术后放、化疗不良反应，提高机体免疫功能以及脾肾虚弱所引起的疾病。

【用法用量】开水冲服。一次 10g（1 袋），一日 2 次。

70. 解毒降脂片

【主要成分】虎杖。

【主要功效】清热解毒，利湿，并有升高白细胞和降血脂作用。

【适应病证】用于急慢性肝炎、慢性支气管炎及风湿性关节炎；可用于高脂血症，化疗、放疗引起的白细胞降低。

【用法用量】口服，一次 2~3 片，一日 3 次。

71. 金果饮咽喉片

【主要成分】地黄、玄参、西青果、蝉蜕、麦冬、胖大海、南沙参、太子参、陈皮、薄荷油。

【主要功效】养阴生津，清热利咽。

【适应病证】用于肺热阴伤所致的咽部红肿、咽痛、口干咽燥；急、慢性咽炎见上述证候者。亦可用于放疗引起的咽干不适。

【用法用量】含服。每小时 2g。

72. 金菌灵胶囊

【主要成分】金针菇菌丝体。

【主要功效】调补气血，扶正固本。

【适应病证】用于胃炎，慢性肝炎，神经性皮炎及癌症患者的辅助治疗。

【用法用量】口服，每次 4 粒，一日 2 次。

73. 金水宝胶囊

【主要成分】发酵虫草菌粉（Cs-4）。

【主要功效】补益肺肾，秘精益气。

【适应病证】用于肺肾两虚，精气不足，久咳虚喘，神疲乏力，不寐健忘，腰膝酸软，月经不调，阳痿早泄；慢性支气管炎，慢性肾功能不全，高脂血症，肝硬化见上述证候者。

【用法用量】口服，每次 4 粒，一日 2 次。

74. 两面针镇痛片

【主要成分】两面针。

【主要功效】清热解毒，理气活血，通络止痛。

【适应病证】用于瘀热郁结而致的溃疡病、肠痉挛、胆囊炎、肝癌等引起的腹部疼痛。

【用法用量】口服，一次 2~4 片，一日 1~3 次。

75. 螺旋藻胶囊

【主要成分】螺旋藻。

【主要功效】益气养血，化痰降浊。

【适应病证】用于气血亏虚，痰浊内蕴，面色萎黄，头晕头昏，四肢倦怠，食欲不振；病后体虚，贫血，营养不良属上述证候者。

【用法用量】口服，一次 2~4 粒。一日 3 次。

76. 七叶神安片

【主要成分】三七叶中提取的总皂苷。

【主要功效】益气安神，活血止痛。

【适应病证】用于心气不足，心血瘀阻所致的心悸、失眠、胸痛、胸闷。

【用法用量】口服。一次 50~100mg，一日 3 次；饭后服或遵医嘱。

77. 气血康口服液

【主要成分】三七（鲜）、黄芪、人参、葛根。

【主要功效】健脾固本，滋阴润燥，生津止咳。

【适应病证】用于神倦乏力，气短心悸，阴虚津少，口干舌燥。

【用法用量】口服，一次 10~30ml，一日 1~2 次，或遵医嘱。

78. 芪珍胶囊

【主要成分】珍珠、黄芪、三七、大青叶、重楼。

【主要功效】益气化瘀，清热解毒。

【适应病证】用于肺癌、乳腺癌、胃癌患者的辅助治疗。

【用法用量】口服。一次 5 粒，一日 3 次。

79. 茸术口服液

【主要成分】马鹿茸、白术（炒）、淫羊藿、蛇床子、肉苁蓉、何首乌、北五味子。

【主要功效】补肾健脾。

【适应病证】用于肺癌、胃癌、乳腺癌等肿瘤患者手术、化疗后的脾肾两虚证，证见面色㿠白，纳少不化，精神萎靡，腰膝酸软，畏寒肢冷，小便频数等。

【用法用量】口服，一次 10ml，一日 2 次。疗程 2 个月或遵医嘱。

80. 参芪片

【主要成分】人参、黄芪、天麻、当归、熟地黄、泽泻等。

【主要功效】补益元气。

【适应病证】用于气虚体弱，四肢无力。

【用法用量】口服，一次 4 片，一日 3 次。

81. 生白口服液

【主要成分】淫羊藿、补骨脂、附子（制）、枸杞子、黄芪、鸡血藤、茜草、当归、芦根、麦冬、甘草。

【主要功效】温肾健脾，补益气血。

【适应病证】用于癌症放、化疗引起的白细胞减少属脾肾阳虚，气血不足证候者，证见神疲乏力，少气懒言，畏寒肢冷，纳差便溏，腰膝酸软等。

【用法用量】口服。一次 40ml，一日 3 次。或遵医嘱。

82. 生血宝颗粒

【主要成分】制何首乌、女贞子、桑椹、墨旱莲、白芍、黄芪、狗脊。

【主要功效】滋补肝肾，益气生血。

【适应病证】用于肝肾不足、气血两虚所致的神疲乏力，腰膝酸软，头晕耳鸣，心悸，气短，失眠，咽干，纳差食少；放、化疗所致的白细胞减少，缺铁性贫血见上述证候者。

【用法用量】开水冲服，一次 8g，一日 2~3 次。

83. 生血宝合剂

【主要成分】制何首乌、女贞子、桑椹、墨旱莲、白芍、黄芪、狗脊。

【主要功效】滋补肝肾，益气生血。

【适应病证】用于肝肾不足、气血两虚所致的神疲乏力，腰膝酸软，头晕耳鸣，心悸，气短，失眠，咽干，纳差食少；放、化疗所致的白细胞减少，缺铁性贫血见上述证候者。

【用法用量】口服。一次 15ml，一日 3 次。用时摇匀。

84. 生血康口服液

【主要成分】黄芪、红参、五味子、当归、白芍、茯苓、猪苓、鸡血藤、制何首乌、山茱萸、枸杞子、女贞子、白花蛇舌草、茜草、虎杖、陈皮、半夏、大枣。

【主要功效】补气生血，健脾益肾，化瘀解毒。

【适应病证】用于恶性肿瘤放、化疗引起的白细胞与红细胞减少，属于气血两虚兼脾肾虚损，热毒未清。症见面色苍白，神疲乏力，头晕耳鸣，食欲不振，腰膝酸软，恶心呕吐，口渴喜饮等症候者。

【用法用量】开口服，一次 20ml，一日 3 次。2 周为 1 个疗程，或遵医嘱。

85. 升血调元汤

【主要成分】黄芪、鸡血藤、骨碎补、制何首乌、党参、佛手、女贞子、麦芽。

【主要功效】益气养血，补肾健脾。

【适应病证】用于提升外周血白细胞和其他原因引起的白细胞减少症及病后虚弱。

【用法用量】口服，每次 25~50ml，每日 2 次。

86. 生血丸

【主要成分】鹿茸、紫河车、山药、炒白术、黄柏、桑枝、炒白扁豆、稻芽。

【主要功效】补肾健脾，填精养血。

【适应病证】用于脾肾虚弱所致的面黄肌瘦、体倦乏力、眩晕、食少、便溏；放、化疗后全血细胞减少及再生障碍性贫血见上述证候者。

【用法用量】口服，一次 5g，一日 3 次；小儿酌减。

87. 十味扶正颗粒

【主要成分】人参、熟地黄、白术、黄芪、茯苓、白芍、当归、肉桂、甘草、川芎。

【主要功效】补益气血，温阳健脾。

【适应病证】用于肿瘤放、化疗引起白细胞减少，免疫功能下降等所致气血双亏症，症见：四肢乏力、气短心悸、面色苍白、头晕、食欲不振。

【用法用量】口服。一次 1 袋，一日 3 次，或遵医嘱。

88. 微达康膏/微达康颗粒/微达康口服液

【主要成分】刺五加、黄芪、陈皮、熟地黄、女贞子、附子（制）、陈皮、淫羊藿等。

【主要功效】扶正固本，补肾安神。

【适应病证】用于微波及肿瘤放疗、化疗及射线损伤引起的白细胞，血小板减少，免疫功能降低，体虚乏力，失眠多梦，食欲不振等症。

【用法用量】微达康膏，口服，用于肿瘤放疗、化疗及射线损伤：第一周一次20g，每日3次；其后一次10g，每日三次。用于微波损伤：一次10g，一日2次。微达康颗粒，开水冲服，用于肿瘤放疗、化疗及放射线损伤：每次40g，每日3次，1周后，每次20g，每日3次；用于微波损伤：每次20g，每日2次。微达康口服液，口服，用于肿瘤放疗、化疗及射线损伤：一次40ml，一日3次；一周后，一次20ml，一日3次。用于微波损伤：口服一次20ml，一日2次。

89. 维血宁

【主要成分】炒白芍、地黄、虎杖、鸡血藤、墨旱莲、熟地黄、太子参、仙鹤草。

【主要功效】滋补肝肾，清热凉血。

【适应病证】用于阴虚血热所致的出血；血小板减少症见上述证候者。

【用法用量】口服，一次25~30ml，一日3次，小儿酌减或遵医嘱。

90. 胃复春片

【主要成分】红参、香茶菜、麸炒枳壳。

【主要功效】健脾益气，活血解毒。

【适应病证】用于胃癌癌前期病变、胃癌手术后辅助治疗、慢性浅表性胃炎属脾胃虚弱证者。

【用法用量】口服。一次4片，一日3次。

91. 消瘿丸

【主要成分】昆布、海藻、蛤壳、浙贝母、桔梗、夏枯草、陈皮、槟榔。

【主要功效】散结消瘿。

【适应病证】用于痰火郁结所致的瘿瘤初起；单纯型地方性甲状腺肿见上述证候者。

【用法用量】口服。一次1丸，一日3次，饭前服用；小儿酌减。

92. 香云肝泰片

【主要成分】制何首乌、女贞子、桑椹、墨旱莲、白芍、黄芪、狗脊。

【主要功效】滋补强壮，扶正固本，益胃增食。

【适应病证】用于黄疸胁痛，积聚癥瘕，体质虚弱、倦怠乏力，面色不华，大便不实，舌质淡，脉细弱者，慢性迁延性肝炎，慢性活动性肝炎及肿瘤的综合治疗。

【用法用量】口服。一次2片，一日3次，或遵医嘱。

93. 新癀片

【主要成分】肿节风、三七、人工牛黄、肖梵天花、珍珠层粉、水牛角浓缩粉、红曲、吲哚美辛。

【主要功效】清热解毒，活血化瘀，消肿止痛。

【适应病证】用于热毒瘀血所致的咽喉肿痛、牙痛、痹痛、胁痛、黄疸、无名肿毒等症。

【用法用量】口服，一次2~4片，一日3次，小儿酌减。外用，用冷开水调化，敷患处。

94. 血复生片

【主要成分】黄芪、当归、白芍、熟地黄、川芎、女贞子、墨旱莲、茯苓、山药、天花粉、牡丹皮、泽泻、川牛膝、甘草、大黄、猪脾粉。

【主要功效】益气养血，滋阴凉血，化瘀解毒。

【适应病证】用于气血两虚、阴虚津亏、自汗盗汗、烦躁失眠，出血紫斑等恶性贫血，癌症放、化疗后的血象异常；尤其是对白细胞减少症有明显的升高或调整血象作用。

【用法用量】口服，一次3~6片，一日3次。小儿酌减或遵医嘱。

95. 养血饮口服液

【主要成分】当归、黄芪、鹿角胶、阿胶、大枣。

【主要功效】补气养血，益肾助脾。

【适应病证】用于气血两亏，体虚羸弱。

【用法用量】口服，一次10ml，一日2次。

96. 养阴生血合剂

【主要成分】当归、黄芪、鹿角胶、阿胶、大枣。

【主要功效】补气养血，益肾助脾。

【适应病证】用于气血两亏，体虚羸弱。

【用法用量】口服，一次10ml，一日2次。

97. 养正合剂

【主要成分】红参、黄芪、枸杞子、女贞子（酒蒸）、猪苓、茯苓。

【主要功效】益气健脾，滋养肝肾。

【适应病证】用于肿瘤患者化疗后引起的气阴两虚，症见神疲乏力，少气懒言，五心烦热，口干咽燥等及白细胞减少。

【用法用量】口服，一次20ml，一日3次。

98. 养正消积胶囊

【主要成分】黄芪、女贞子、人参、莪术、灵芝、绞股蓝、炒白术、半枝莲、白花蛇舌草、茯苓、土鳖虫、鸡内金、蛇莓、白英、茵陈（绵茵陈）、徐长卿。

【主要功效】健脾益肾、化瘀解毒。

【适应病证】适用于不宜手术的脾肾两虚、瘀毒内阻型原发性肝癌辅助治疗，与肝内动脉介入灌注加栓塞化疗合用，有助于提高介入化疗疗效、减轻对白细胞、肝功能、血红蛋白的毒性作用，改善患者生存质量、改善脘腹胀满、纳呆食少、神疲乏力、腰膝酸软、溲赤便溏、疼痛。

【用法用量】口服。一次4粒，一日3次。

99. 益血膏

【主要成分】黄芪、益母草、木香、何首乌（黑豆酒炙）、当归、菟丝子、白芍、川芎、大黄、地黄、枸杞子。

【主要功效】益精血，补肝肾。

【适应病证】用于气虚血亏引起的面色萎黄，精神倦怠，头晕目眩，妇女血虚，月经不调。

【用法用量】口服，一次10~20g，一日3次。

100. 益血生胶囊

【主要成分】阿胶、龟甲胶、鹿角胶、鹿血、牛髓、紫河车、鹿茸、茯苓、黄芪（蜜制）、白芍、当归、党参、熟地黄、白术（麸炒）、制何首乌、大枣、炒山楂、炒麦芽、炒鸡内金、知母（盐制）、大黄（酒制）、花生衣。

【主要功效】健脾补肾，生血填精。

【适应病证】用于脾肾两虚，精血不足所致的面色无华，眩晕气短，体倦乏力，腰膝酸软；缺铁性贫血、慢性再生障碍性贫血见上述证候者。

【用法用量】口服。一次4粒，一日3次，儿童酌减。

101. 银耳孢糖胶囊

【主要成分】银耳孢糖。

【主要功效】益气和血，滋阴生津，扶正固本。

【适应病证】本品具有升高白细胞，抗放射损伤和改善机体免疫功能的作用，用于放疗、化疗或其他原因引起的白细胞减少症，亦可作为放射损伤的辅助治疗。

【用法用量】口服。一次1g（4粒），一日3次，或遵医嘱。

102. 云芝糖肽胶囊

【主要成分】多糖肽聚合物。

【主要功效】补益精气，健脾养心。

【适应病证】用于食管癌、胃癌及原发性肺癌患者放、化疗所致的气阴两虚、心脾不足证。对细胞免疫功能和血象有一定的保护作用。可改善生活质量。

【用法用量】口服。一次3粒，一日3次。

103. 增抗宁片

【主要成分】白芍、黄芪、大枣、甜叶菊。

【主要功效】益气健脾，养阴生津，清热，并能提高机体免疫功能。

【适应病证】用于化疗、放疗以及不明原因引起的白细胞减少症，青春型痤疮，亦可用于慢性迁延性肝炎的治疗。

【用法用量】口服。一次6片，一日4次。

104. 贞芪扶正胶囊 / 贞芪扶正颗粒

【主要成分】女贞子、黄芪。

【主要功效】补气养阴。

【适应病证】用于久病虚损，气阴不足。配合手术、放射治疗、化学治疗，促进正常功能的恢复。

【用法用量】口服，一次6粒，一日2次。

105. 振源胶囊

【主要成分】人参果总皂苷。

【主要功效】益气通脉，宁心安神，生津止渴。

【适应病证】用于胸痹、心悸、不寐，消渴气虚证，症见胸痛胸闷，心悸不安，失眠健忘，口渴多饮、气短乏力；冠心病，心绞痛，心律失常，神经衰弱，2型糖尿病见上述证候者。

【用法用量】口服，每次1~2粒，每日3次。

106. 至灵胶囊

【主要成分】冬虫夏草。

【主要功效】补肺益肾。

【适应病证】用于肺肾两虚所致咳喘、浮肿等症，亦可用于各类肾病、慢性支气管哮喘、慢性肝炎及肿瘤的辅助治疗。

【用法用量】口服，一次2~3粒，一日2~3次，或遵医嘱。

107. 紫芝多糖片

【主要成分】紫芝多糖粉。

【主要功效】滋补强壮，养心安神。

【适应病证】用于神经衰弱，白细胞和血小板减少症，电离辐射及职业性造血损伤及肿瘤患者放、化疗后白细胞下降等症。

【用法用量】口服，一次 3 片，一日 3 次，饭后服。

108. 止痛化癥片

【主要成分】党参、炙黄芪、炒白术、丹参、当归、鸡血藤、三棱、莪术、芡实、山药、延胡索、川楝子、鱼腥草、北败酱、蜈蚣、全蝎、土鳖虫、炮姜、肉桂。

【主要功效】益气活血，散结止痛。

【适应病证】用于气虚血瘀所致的月经不调、痛经、癥瘕，症见行经后错、经量少、有血块、经行小腹疼痛、腹有瘤块；慢性盆腔炎见上述证候者。

【用法用量】口服。一次 4~6 片或 2~3 片，一日 2~3 次。

第三节 恶性肿瘤外用中成药

1. 阿魏化痞膏

【主要成分】香附、厚朴、三棱、莪术、当归、生草乌、生川乌、大蒜、使君子、白芷、穿山甲、木鳖子、蜣螂、胡黄连、大黄、蓖麻子、乳香、没药、芦荟、血竭、雄黄、肉桂、樟脑、阿魏。

【主要功效】化痞消积。

【适应病证】用于气滞血凝，癥瘕痞块，脘腹疼痛，胸胁胀满。

【用法用量】外用，加温软化，贴于脐部或患处。3~5 天换药 1 次，一个月为 1 个疗程或遵医嘱。

2. 蟾酥锭

【主要成分】蟾酥（酒炙）、人工麝香、冰片、雄黄、朱砂、蜗牛。

【主要功效】活血解毒，消肿止痛。

【适应病证】用于疔毒恶疮，痈疽发背，初起红肿坚硬，麻木疼痛，乳痈肿痛，蝎蛰虫咬伤，焮热疼痛等症。

【用法用量】用醋研磨涂患处。

3. 蟾酥镇痛巴布膏

【主要成分】蟾酥、马钱子、天南星、川乌、雄黄、白芷、姜黄、半边莲、冰片、薄荷脑、樟脑、二甲苯麝香、盐酸苯海拉明。

【主要功效】消肿散结，消肿止痛。

【适应病证】用于各种肿块的止痛消散，也用于肌肉劳损、骨刺、关节炎等引起的疼痛。

【用法用量】贴患处，贴敷 12 小时后揭去，间隔 12 小时后重复使用；或遵医嘱。

4. 蟾乌巴布膏

【主要成分】蟾蜍、生川乌、重楼、两面针、生关白附、芙蓉叶、三棱、莪术、红花、细辛、丁香、肉桂、六轴子、荜茇、甘松、山奈、乳香、没药、薄荷脑、冰片、樟脑、水杨酸甲酯。

【主要功效】活血化瘀，消肿止痛。

【适应病证】用于肺、肝、胃等多种癌症引起的疼痛。

【用法用量】外用，一次一贴，1~2 天换药 1 次；或遵医嘱。

5. 复方蟾酥膏

【主要成分】蟾酥、生川乌、两面针、七叶一枝花、生关白附、芙蓉叶、三棱、莪术、红花、丁香、细辛、肉桂、八里麻、荜茇、甘松、山奈、乳香、没药、薄荷脑、冰片、樟脑、水杨酸甲酯、苯甲醇、二甲基亚砜。

【主要功效】活血化瘀，消肿止痛。

【适应病证】用于肺，肝，胃等多种癌症引起的疼痛。

【用法用量】外用，贴于疼痛处，日用量最高量为 20 贴。

6. 宫颈癌栓

【主要成分】掌叶半夏。

【主要功效】消肿散结。

【适应病证】用于子宫颈癌及子宫颈癌前期病变。

【用法用量】外用，使用时需口服宫颈癌片。鱼雷形栓：阴道用，一次 2 枚，一日 1~2 次。棒形栓：宫颈管用，一次 1 枚，一日 1~2 次。

参考文献

[1] 河北省中医研究院. 清太医院配方 [M]. 石家庄: 河北科学技术出版社, 1997: 224.

[2] 本刊编辑部. 胃癌、食管癌（贲门癌）[J]. 浙江中医学院学报, 1991（5）: 55-56.

[3] 上海市肿瘤防治研究办公室. 实用抗癌药物手册 [M]. 上海: 上海市肿瘤防治研究办公室, 1977: 66-95.

[4] 陕西省革命委员会卫生局, 商业局. 陕西中草药 [M]. 北京: 科学出版社, 1971: 1007.

[5] 《全国中草药汇编》编写组. 全国中草药汇编 [M]. 北京: 人民卫生出版社, 1996: 618.

[6] 上海市肿瘤防治研究办公室. 实用抗癌药物手册 [M]. 上海: 上海市肿瘤防治研究办公室, 1977: 61-97.

[7] 本刊编辑部. 胃癌、食管癌（贲门癌）（续一）[J]. 浙江中医学院学报, 1991（4）: 55-56.

[8] 吉林省卫生局《肿瘤的诊断与防治》编写小组. 肿瘤的诊断与防治 [M]. 长春: 吉林人民出版社, 1973: 216.

[9] 上海市肿瘤医院《肿瘤的防治》编写小组. 肿瘤的防治 [M]. 上海: 上海人民出版社, 1971: 134.

[10] 郑善海, 王华灵. 新生汤Ⅱ号治疗消化道肿瘤23例 [J]. 山东中医杂志, 1993（4）: 33.

[11] 李玉兰, 晋新军. 中药缓解晚期食管、贲门癌梗阻30例疗效观察 [J]. 临床医学, 1996（4）: 35-36.

[12] 王鹤林, 张鸿飞. 自拟方加减治疗食管癌术后放疗毒副反应26例 [J]. 安徽中医临床杂志, 1999（4）: 253.

[13] 褚世金. 益气通瘀法治疗中晚期食管癌45例 [J]. 湖南中医药导报, 2000（10）: 29.

[14] 全国中草药汇编编写组. 全国中草药汇编 [M]. 北京: 人民卫生出版社, 1975: 350.

[15] 内蒙古自治区医院. 中草药验方选编 [M]. 呼和浩特: 内蒙古人民出版社, 1973: 138.

[16] 上海医药工业研究院. 中草药临床方剂选编 [M]. 上海: 上海人民出版社, 1972: 200.

[17] 陕西省中医研究所革命委员会. 陕西中医验方选编 [M]. 西安: 陕西人民出版社, 1972: 29.

[18] 天津市人民医院《肿瘤临床手册》编写小组. 《肿瘤临床手册》[M]. 北京: 人民卫生出版社, 1974: 649.

[19] 北京中医学院. 验方秘方 [M]. 北京: 人民卫生出版社, 1959: 21.

[20] 吉林省卫生局《肿瘤的诊断与防治》编写小组编. 肿瘤的诊断与防治 [M]. 长春: 吉林人民出版社, 1973: 244.

[21] 潘明继, 李永辉, 陈莲舫. 中西医结合治疗269例晚期胃癌的疗效分析 [J]. 福建中医药, 1982（1）: 20-26.

[22] 贺海辉, 卓德斌, 沈洪, 等. 芪竹方联合FOLFOX4方案治疗化疗失败的晚期胃癌患者22例临床观察 [J]. 中医杂志, 2014, 55（23）: 2020-2024.

[23] 周高峰. 郁仁存主任医生治疗肺癌经验 [J]. 吉林中医药, 2002（5）: 4-5.

[24] 赵锡民. 金岩丸合康复汤治疗晚期肺肿瘤16例 [J]. 山东中医杂志, 1989（3）: 10-11.

[25] 王坤, 王俊. 中医药治疗肺癌90例临床观察 [J]. 黑龙江中医药, 1994（2）: 12-14.

[26] 刘嘉湘, 施志明, 李和根, 等. 益肺抗瘤饮治疗271例非小细胞肺癌研究 [J]. 医学研究通讯, 2003（3）: 23-24.

[27] 孙宏新, 蒋士卿, 朴炳奎, 等. 益肺清化膏对早期非小细胞肺癌术后患者治疗作用的随机对照研究 [J]. 光明中医, 2005（5）: 55-58.

[28] 刘新军, 尹君, 徐振晔. 徐振晔教授治疗肺

癌经验方——肺岩宁方发微［J］. 中医临床研究, 2015, 7（14）: 47-48.

［29］赵锡民. 金岩丸合康复汤治疗晚期肺肿瘤 16例［J］. 山东中医杂志, 1989（3）: 10-11.

［30］潘敏求, 黎月恒, 刘静安, 等. 肺复方与化疗对照治疗中晚期原发性支气管肺鳞癌 80 例报道［J］. 中国医药学报, 1990（3）: 19-21, 81-82.

［31］沈丕安, 张培芝, 徐勤, 等. 62 例原发性肺癌的中医治疗［J］. 上海中医药杂志, 1982（7）: 9-10.

［32］中医中药治疗晚期肺癌 89 例疗效观察［J］. 陕西新医药, 1975（4）: 9-12.

［33］徐继恩. 肺癌证治体会——附 3 例报告［J］. 湖南中医杂志, 1987（4）: 8-10.

［34］赵凤达. 洪广祥治疗晚期肺癌的经验［J］. 新中医, 1996（3）: 3-4.

［35］刘振义, 刘勇. 山龙露蜂丸治疗肺癌 120例临床疗效观察［J］. 新中医, 1995（8）: 38-39.

［36］张会钦, 李树君, 乔钦增, 等. 清胰化积中药治疗晚期胰腺癌的随机对照研究［J］. 中国药物与临床, 2010, 10（12）: 1415-1416.

［37］王昱婷, 唐蔚, 潘博, 等. 潘敏求治疗胰腺癌经验［J］. 湖南中医杂志, 2022, 38（3）: 38-40.

［38］本刊编辑部. 胰腺癌、骨肉瘤［J］. 浙江中医学院学报, 1992（5）: 54-56.

［39］尤建良, 赵景芳. 调脾抑胰方治疗晚期胰腺癌 42 例［J］. 中医杂志, 2002（1）: 49.

［40］龙明照, 金妙文, 龙明智. 周仲瑛教授治疗消化系统恶性肿瘤经验［J］. 南京中医药大学学报, 1996（3）: 40-41.

［41］李要远, 刘瑞, 刘睿翙, 等. 花宝金治疗胰腺癌经验浅析［J］. 北京中医药, 2020, 39（8）: 791-794.

［42］王逊. 肿瘤良方——孙桂芝治验精要［M］. 广州: 广东科技出版社, 2013（1）: 80-81.

［43］张宇翔. 张东岳教授治疗肛管直肠癌的学术经验［J］. 中医药管理杂志, 2006（2）: 56-58.

［44］潘敏求, 潘博, 黎月恒. 益气调腑汤配合化疗治疗大肠癌 43 例临床观察［J］. 湖南中医药导报, 2003（11）: 12-14.

［45］乔红丽, 侯炜, 郑红刚, 等. 朴炳奎教授辨治大肠癌经验探析［J］. 中医学报, 2014, 29（2）: 168-170.

［46］李佐清, 祝家兴. 中医治疗恶性肿瘤发热 68 例临床观察［J］. 广西中医药, 1991（5）: 197-198.

［47］李力强. 益气养阴法为主治疗恶性肿瘤晚期非感染性发热［J］. 实用中医内科杂志, 1994（3）: 21.

［48］陈家俊, 金源, 赖义勤. 竹叶石膏汤治疗癌性发热的疗效观察［J］. 福建中医药, 1995（4）: 9.

［49］武新华, 陈树泉, 王兆香. 蓝天汤治疗癌性发热 50 例［J］. 山东中医杂志, 1997（10）: 11-12.

［50］高振华. 小柴胡汤加味辨治晚期肿瘤发热 11例［J］. 甘肃中医, 2001（1）: 37-38.

［51］任建华. 血府逐瘀汤加味治疗癌性发热［J］. 湖北中医杂志, 2003（6）: 40-41.

［52］李佩文, 张代钊, 王素芬, 等. 中药消水方外敷治疗癌性腹水的研究［J］. 中医杂志, 1991（7）: 28-30.

［53］王义君, 孟丽波. 癌性腹水的中药外治法［J］. 中医药信息, 1997（1）: 25.

［54］李佩文, 郝迎旭, 崔惠娟, 等. 中药去痛灵外用治疗癌痛 144 例［J］. 中国中西医结合杂志, 1994（10）: 616-617.

［55］陈天赐. 治疗肺癌癌痛 14 例［J］. 福建中医药, 1993（1）: 27.

［56］张跃祖. 自制"止血散"对肺癌咯血治疗 10 例之我见［J］. 肿瘤防治研究, 1990（2）: 129.

［57］张兴锐, 史慧茹. 食管癌贲门癌术后腹泻的中医治疗（附 30 例分析）［J］. 新中医, 1990（8）: 39-40.

［58］贺用和. 肺癌并发上腔静脉综合征 18 例报告［J］. 中医杂志, 1994（8）: 479-480, 452.

［59］田育英, 田育凤. 化疗便秘验方［J］. 山西

中医, 2004 (2): 19.

[60] 丁纪元, 王雍, 李俊. 枳术黄芪汤治疗肿瘤化疗后便秘的临床观察 [J]. 海峡药学, 2011, 23 (2): 159-160.

[61] 陈泽刚, 赵春妮. "便秘通"治疗化疗相关便秘的临床研究 [J]. 世界最新医学信息文摘, 2018, 18 (68): 161-162.

[62] 张校科, 李建明, 张晓霞. 威灵仙治疗放化疗恶心呕吐 [J]. 山西医药杂志, 1989 (5): 283.

[63] 刘南梅. 止吐散治疗化疗呕吐证临床观察 [J]. 辽宁中医药大学学报, 2010, 12 (1): 130-131.

[64] 贾自建, 马玉琛. 益元化浊汤防治肺癌化疗毒副反应 [J]. 山西中医, 1995 (3): 9-10.

[65] 饶燮卿, 郁仁存, 胡玉芳, 等. 升血汤配合化疗治疗中、晚期胃癌的临床观察及实验研究 [J]. 中西医结合杂志, 1987 (12): 715-717, 707.

[66] 王逊. 肿瘤良方——孙桂芝治验精要 [M]. 广州: 广东科技出版社, 2013 (1): 89-90.

[67] 钱穗毅, 张蓓, 黄莹, 等. 中晚期食管癌患者同期放化疗所致食管炎的中药防治 [J]. 中药材, 2006 (10): 1125-1126.

[68] 王文波. 李岩教授中西医结合治疗肿瘤的方药体会 [J]. 实用中医内科杂志, 1995 (3): 5-6.

[69] 熊楠华, 胡振义, 郭华伦, 等. 中医药治迟发性放射性膀胱炎 16 例体会 [J]. 江西中医学院学报, 1999 (3): 103.

[70] 于祥征, 赵光海, 宓桂平. 清热凉血汤膀胱灌注治疗放射性膀胱炎临床研究 [J]. 中国民间疗法, 2010, 18 (3): 21-22.

[71] 陈荣山. 中药治愈放射性膀胱炎 3 例 [J]. 辽宁中医杂志, 1989 (4): 46.

[72] 张誉华, 沈洋, 龙麟, 等. 养肺消疹方治疗肺癌靶向药物相关性皮疹的临床观察 [J]. 中华中医药杂志, 2016, 31 (1): 100-103.

[73] 袁翠霞. 锡类散配合中药灌肠治疗放射性肠炎的临床护理 [J]. 辽宁中医药大学学报, 2009, 11 (8): 194.

[74] 史中州. 双黄合剂保留灌肠治疗放射性肠炎 32 例 [J]. 中医药临床杂志, 2008 (5): 453-454.

[75] 王淑琳, 朱先花. "祛瘀生肌汤"治疗放射性肠炎 [J]. 江苏中医, 1999 (3): 18.

[76] 王超, 许方玲. 放肠灵煎剂保留灌肠治疗放射性肠炎 [J]. 新中医, 1995 (3): 20-22.